CLINICAL
RENAL PATHOLOGY

临床肾脏病理学

CLINICAL
RENAL PATHOLOGY

临床肾脏病理学

主　编　梅长林　陈惠萍　周新津
副主编　（按姓氏拼音排序）
　　　　陈平圣　郭　晖　胡章学　王素霞
　　　　吴　俊　吴群力　谢院生　杨　莉
　　　　叶文玲　张　红　张志刚

人民卫生出版社
·北京·

图书在版编目（CIP）数据

临床肾脏病理学 / 梅长林，陈惠萍，周新津主编
. —北京：人民卫生出版社，2021.7（2023.1重印）
ISBN 978-7-117-31534-0

Ⅰ.①临…　Ⅱ.①梅…②陈…③周…　Ⅲ.①肾疾病
—病理学　Ⅳ.①R692.02

中国版本图书馆 CIP 数据核字（2021）第 085491 号

人卫智网　www.ipmph.com	医学教育、学术、考试、健康，购书智慧智能综合服务平台	
人卫官网　www.pmph.com	人卫官方资讯发布平台	

临床肾脏病理学
Linchuang Shenzang Binglixue

主　　编：梅长林　陈惠萍　周新津
出版发行：人民卫生出版社（中继线 010-59780011）
地　　址：北京市朝阳区潘家园南里 19 号
邮　　编：100021
E - mail：pmph @ pmph.com
购书热线：010-59787592　010-59787584　010-65264830
印　　刷：北京顶佳世纪印刷有限公司
经　　销：新华书店
开　　本：889×1194　1/16　印张：53
字　　数：2162 千字
版　　次：2021 年 7 月第 1 版
印　　次：2023 年 1 月第 2 次印刷
标准书号：ISBN 978-7-117-31534-0
定　　价：498.00 元

打击盗版举报电话：010-59787491　E-mail：WQ @ pmph.com
质量问题联系电话：010-59787234　E-mail：zhiliang @ pmph.com

编者

（按姓氏拼音排序）

白晓燕	南方医科大学南方医院	刘 虹	中南大学湘雅二医院
卜丽虹	美国明尼苏达大学医学院	刘 磊	郑州大学第一附属医院
陈 旻	北京大学第一医院	刘 凛	美国纽约州立大学水牛城分校医学院
陈惠萍	中国人民解放军东部战区总医院	刘春艳	大连医科大学附属第二医院
陈平圣	东南大学附属中大医院	刘俊兰	厦门大学附属中山医院
陈文芳	中山大学附属第一医院	刘茂东	河北医科大学第三医院
戴 兵	中国人民解放军海军军医大学第二附属医院	刘少军	复旦大学附属华山医院
	（上海长征医院）	罗惠民	云南省第一人民医院
丁 峰	上海交通大学医学院附属第九人民医院	吕吟秋	温州医科大学附属第一医院
丁 洁	北京大学第一医院	梅长林	中国人民解放军海军军医大学第二附属医院
丁国华	武汉大学人民医院		（上海长征医院）
高丽芳	山西医科大学第二医院	倪海锋	东南大学附属中大医院
关天俊	厦门大学附属中山医院	彭 艾	同济大学附属第十人民医院
官 阳	武汉大学人民医院	任善成	中国人民解放军海军军医大学第一附属医院
郭 晖	华中科技大学同济医学院附属同济医院		（上海长海医院）
韩 敏	华中科技大学同济医学院附属同济医院	尚明花	上海交通大学附属第一人民医院
韩 永	中国人民解放军总医院第八医学中心	苏 华	华中科技大学同济医学院附属协和医院
郝传明	复旦大学附属华山医院	苏 震	温州医科大学附属第一医院
何慈江	美国西奈山医学院	孙 林	中南大学湘雅二医院
胡瑞敏	郑州大学第一附属医院	唐 琳	郑州大学第一附属医院
胡章学	四川大学华西医院	王 晨	山西医科大学第二医院
黄 刚	中山大学附属第一医院	王 頔	中国人民解放军空军军医大学西京医院
李 林	中国人民解放军海军军医大学第二附属医院	王朝夫	上海交通大学医学院附属瑞金医院
	（上海长征医院）	王力宁	中国医科大学附属第一医院
李 艳	上海交通大学医学院附属第九人民医院	王明军	广西医科大学第一附属医院
李芙蓉	中国人民解放军陆军军医大学新桥医院	王素霞	北京大学第一医院
李雪梅	中国医学科学院北京协和医院	王文革	兰州大学第二医院
刘 芳	四川大学华西医院	吴 俊	中国人民解放军海军军医大学第二附属医院
刘 刚	北京大学第一医院		（上海长征医院）

吴　珊　吉林大学白求恩第一医院

吴　滢　上海交通大学附属儿童医院

吴群力　美国哈佛大学医学院麻省总医院

吴永贵　安徽医科大学第一附属医院

谢　玲　江苏省中医院

谢琼虹　复旦大学附属华山医院

谢院生　中国人民解放军总医院第一医学中心

邢昌赢　南京医科大学第一附属医院

邢国兰　郑州大学第一附属医院

徐　虹　复旦大学附属儿科医院

徐　静　上海交通大学医学院附属瑞金医院

许　静　中国人民解放军海军军医大学第一附属医院
（上海长海医院）

薛　澄　中国人民解放军海军军医大学第二附属医院
（上海长征医院）

杨　莉　北京大学第一医院

杨　林　江西省人民医院

杨　明　中国人民解放军海军军医大学第二附属医院
（上海长征医院）

杨　杨　中国人民解放军联勤保障部队北戴河康复
疗养中心

叶朝阳　上海中医药大学附属曙光医院

叶文玲　中国医学科学院北京协和医院

尹爱平　西安交通大学第一附属医院

于　光　中国人民解放军海军军医大学第一附属医院
（上海长海医院）

余　晨　同济大学附属同济医院

俞　敏　宁夏医科大学总医院

郁胜强　中国人民解放军海军军医大学第二附属医院
（上海长征医院）

袁　静　贵州省人民医院

袁　莉　南通大学附属医院

袁曙光　中南大学湘雅二医院

岳书玲　金域医学检验中心

查　艳　贵州省人民医院

张　春　华中科技大学同济医学院附属协和医院

张　红　中国人民解放军海军军医大学第二附属医院
（上海长征医院）

张　蕾　哈尔滨医科大学附属第一医院

张爱华　南京医科大学附属儿童医院

张宏文　北京大学第一医院

张敏芳　上海交通大学医学院附属仁济医院

张平川　美国达拉斯贝勒大学医学中心

张亚丽　山西省人民医院

张志刚　复旦大学上海医学院

章宜芬　江苏省中医院

赵景宏　中国人民解放军陆军军医大学新桥医院

甄军晖　山东大学齐鲁医院

周露婷　上海交通大学医学院附属瑞金医院

周新津　美国达拉斯贝勒大学医学中心

朱吉莉　武汉大学人民医院

朱有华　中国人民解放军海军军医大学第一附属医院
（上海长海医院）

庄永泽　中国人民解放军联勤保障部队第九〇〇医院

前　言

肾脏病是一种常见病,是全球第11位死亡原因,预测到2040年,将升为第5位死亡原因。我国每年发生急性肾损伤600余万例,慢性肾脏病患病率达10.8%,累计患病人数超过1.3亿,每年新发肾癌4.5万例,以上数字足以说明肾脏病在我国也是一种多发病。在肾脏病诊治过程中,肾穿刺活检和病理诊断起着基石作用,可明确病因和病理类型,使诊断准确性提高至95%以上,还可以指导治疗和判断疾病预后。因此,肾脏病理是肾科医师必须掌握的一门知识。然而,我国肾脏病理检查技术和诊断水平,特别是肾科医师运用病理知识有效诊治肾病的能力尚有待提高。为了促进肾脏病理医师与临床医师相互交流,共同提高肾脏病诊治水平,我们组织国内外肾脏病理和临床专家编写了《临床肾脏病理学》一书,以飨读者;同时也试图填补目前国内尚缺少一部大型肾脏病理专著的空白。

全书共分十一篇95章。第一篇概述临床肾脏病理学,包括肾脏病理发展史;第二篇讨论原发、继发和遗传性肾小球疾病;第三至第七篇分别讲述肾小管间质性疾病、血管性疾病、肾脏感染、发育不良性肾病和囊肿性肾病;第八和第九篇介绍肾脏肿瘤和集尿系统疾病;第十篇为肾移植;第十一篇叙述操作技术及肾脏病理学新进展。

《临床肾脏病理学》有以下特点:①内容丰富齐全。本书不仅详细介绍常见肾脏病,还囊括罕见肾脏病;不仅描述病理改变,还阐述发病机制;不仅讲述诊断与鉴别诊断,还论及治疗和预后;②新颖实用。本书收集国内外肾脏病领域最新进展,包括随机对照临床试验、真实世界研究及临床实践指南等,能解决病理诊断及临床治疗的实际问题;③图文并茂。全书共配1 000余幅图片,生动直观地表现肾脏病理改变和诊治流程;④特色鲜明。本书采用的绝大多数病理图片及病例来自全国各大医院,体现了中国特色。因此,本书是一本不可多得的肾脏病理与临床相结合的专著,可供成人、儿童肾脏病临床和病理医师,泌尿外科及肾移植医师参考。

编写出版本书历经6年时间。我国肾脏病理前辈邹万忠和郭慕依教授给本书编写提出了宝贵的建设性意见。国内外近百名肾脏病临床及病理专家参加本书编写,他们在繁忙的医教研工作中,挤出时间,笔耕不辍,一丝不苟地完成书稿。书稿经过编委会互审、会议审稿和定稿,又经过正副主编统稿,一年前完毕,实属不易。值此《临床肾脏病理学》出版发行之际,我们向前辈们、向所有参加本书编写的专家和人民卫生出版社老师们一并表示最诚挚的谢意。

正如《礼记·学记》中所言:"学然后知不足,教然后知困"。鉴于我们水平有限,书中难免有疏漏之处,敬请读者不吝赐教,以便再版时更臻完善。

梅长林　陈惠萍　周新津

2021年8月

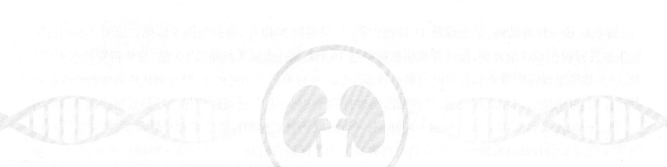

目 录

第三篇 肾小管间质性疾病

第四篇 血管性疾病

第五篇　肾　脏　感　染

第六篇　发育不良性肾病

第七篇　囊肿性肾病

第八篇 肾 脏 肿 瘤

第九篇 集尿系统疾病

第十篇 肾 移 植

第十一篇 操 作 技 术

第一篇

概　论

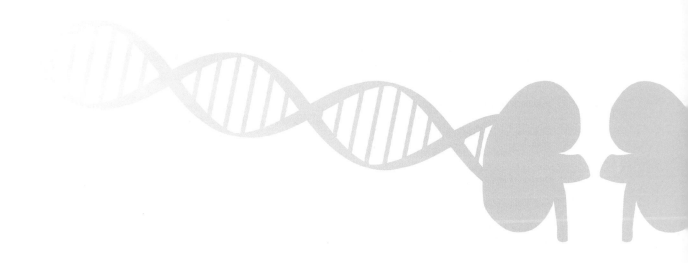

第1章

肾脏病理发展史

肾脏病理学作为肾脏病学的一个分支学科，从它的萌芽孕育，发生、发展及成熟，都与临床肾脏病学的发展密不可分。肾脏病学经历了几千年的发展历程，其间杰出人物如群星璀璨，数不胜数。本章概述一些里程碑式的发现和进展(图1-0-1)，无意也无法涵盖所有重大事件及人物。

一、人类早期对肾脏及肾病的探索

人类对于和肾脏病相关表象的初始认知在人类文明发源的摇篮时期便有迹可循。公元前3500年两河流域文化遗址及稍后的古巴比伦，阿卡德帝国等的楔形文字中就发现了有关尿道梗阻、结石、囊性变、狭窄和分泌物等的记述。在著名的古埃及医药大词典(Ebers Papyrus, 1550 BC)中有

多处提及尿频、尿痛、血尿、尿潴留，以及某些症状与血吸虫感染可能相关。木乃伊的制作也让人们发现了不同的肾脏病变如脓肿、结石、寄生虫及先天异常等。然而，那个时期人们对肾脏以及其他器官的认知多与宗教有关，而对器官的生理功能基本毫无所知。比如在古埃及文化中肾与心被认为是神用于判断人死后是否能重新进入来世的器官。

古希腊语中"肾"(nephro)的词意源于"云"，因"云"可生水，说明那个时期人们已经粗略认识到肾与尿液生成相关。那个时期有关肾病的零星记载多是对尿液的描述。比如流传下来的"医学之父"希波克拉底(公元前460—公元前377)的手稿中有这样的记载："尿液表面的泡沫常表明了肾脏的慢性疾病""突发血尿与肾的小血管破裂有

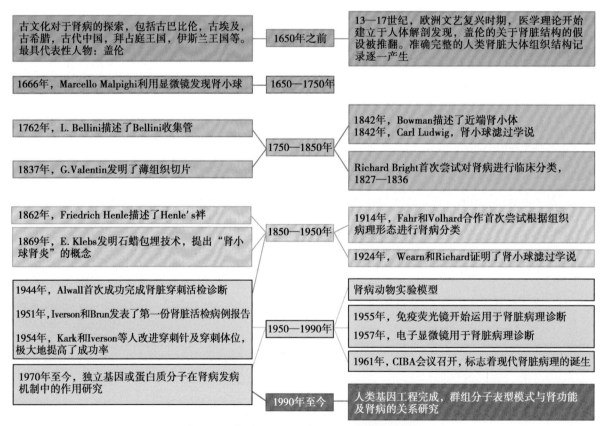

古文化对于肾病的探索，包括古巴比伦，古埃及，古希腊，古代中国，拜占庭王国，伊斯兰王国等。最具代表性人物：盖伦

1650年之前

13—17世纪，欧洲文艺复兴时期，医学理论开始建立于人体解剖发现，盖伦的关于肾脏结构的假设被推翻。准确完整的人类肾脏大体组织结构记录逐一产生

1666年，Marcello Malpighi利用显微镜发现肾小球

1650—1750年

1762年，L. Bellini描述了Bellini收集管

1837年，G.Valentin发明了薄组织切片

1750—1850年

1842年，Bowman描述了近端肾小体
1842年，Carl Ludwig，肾小球滤过学说

Richard Bright首次尝试对肾病进行临床分类，1827—1836

1862年，Friedrich Henle描述了Henle's襻

1869年，E. Klebs发明石蜡包埋技术，提出"肾小球肾炎"的概念

1850—1950年

1914年，Fahr和Volhard合作首次尝试根据组织病理形态进行肾病分类

1924年，Wearn和Richard证明了肾小球滤过学说

1944年，Alwall首次成功完成肾脏穿刺活检诊断

1951年，Iverson和Brun发表了第一份肾脏活检病例报告

1954年，Kark和Iverson等人改进穿刺针及穿刺体位，极大地提高了成功率

1950—1990年

肾病动物实验模型

1955年，免疫荧光镜开始运用于肾脏病理诊断

1957年，电子显微镜用于肾脏病理诊断

1961年，CIBA会议召开，标志着现代肾脏病理的诞生

1970年至今，独立基因或蛋白质分子在肾病发病机制中的作用研究

1990年至今

人类基因工程完成，群组分子表型模式与肾功能及肾病的关系研究

图 1-0-1 肾脏病理发展史上的重大事件和人物

注:CIBA 会议,CIBA 基金会在英国伦敦举行的有关肾活检的研讨会。

关""无色尿液不健康",等等。继希波克拉底之后另一位成就卓著的来自古希腊的医学家盖伦(公元 129—216)是罗马帝国时期的医学代表人物。他主张解剖是医学知识的基础,并做了大量的动物解剖实验,被后人冠以"实验医学之父"的称号。他在动物体中用结扎输尿管的办法证明了尿液由肾脏产生并流向膀胱,并试图阻断血管观察肾脏的变化。然而由于当时社会意识形态对人体解剖的禁忌,使得盖伦由各种动物解剖发现而引申出来的对人体器官结构的阐释不可避免地出现了诸多误区。

与西方遥遥相隔的古老的东方帝国也用完全不同的思维体系很早就开始了对肾脏功能与肾病的探索。中国第一部医学典籍《黄帝内经》(公元前 475—公元前 221)中就出现了对肾脏及功能的论述。如《素问·脉要精微论》记载"腰者,肾之府",已指出肾脏位于腰部;又如《素问·逆调论》记载"肾者水脏,主津液",很早便提出了肾调节水代谢的功能。在《素问·水热穴论》中记载着黄帝(公元前 2717—公元前 2599)与大臣的对话"肾何以主水? 岐伯对曰:肾者,至阴也,至阴者,盛水也"。并认为肾也主生长发育及纳气。这些理论经历了千百年的实践检验及不断完善,至今仍对中医临床有着重要的指导意义。

医学知识的传播常常伴随着文化的侵略与地域的扩张。在罗马帝国之后的拜占庭王国,伊斯兰王国,以及犹太族裔中也相继出现了一些后世留名的医学家对于肾病及尿液的各种观察、诊断与治疗。但此后一千多年直到欧洲文艺复兴,盖伦的医学理论一直处于主导地位。各种临床记录不断丰富着肾病的有关资料但并无质的突破。直到文艺复兴时期(13—17 世纪)开始有了人体解剖的记录才最终打破了这种长久的医学发展停滞状态。

二、欧洲文艺复兴时期至近代肾脏病学及肾脏病理学发展

(一) 人体解剖对肾脏病理的重大贡献

意大利医学家 Berengario da Carpi(1460—1530)由人体解剖的发现率先推翻了盖伦对人体肾结构的设想,并最先描述了肾乳头及肾血管分布的初始模型。比利时解剖学家 Andreas Vesalius(1514 年—1564)由人体解剖观察亲自绘制了 700 多页的解剖图谱,其中有 4 页描述了肾脏,并推测尿液是由血液进入肾的空腔再排出到膀胱产生的。在意大利诸多杰出的解剖学家中,Falloppius(1523—1562)和 Eustachius(1514—1574)更是将肾大体结构研究到肉眼可见的极限。他们描述了肾大盏和肾小盏,甚至推测出肾实质中的小管结构。第一部具有深刻学术意义并在肾脏病理史上影响深远的著作是意大利解剖病理学家 Giovanni Battista Morgagni(1682 年—1771 年)在 1761 年发表的《关于疾病根源与诱因的解剖学探讨》。这部专著汇集了作者 50 年中对 640 具尸体的解剖分析,收集了尽可能有的史料文献,病例报告,并以极其细致精确的描绘详尽记录了各个器官的病理解剖形态和相应的临床症状。其中对于肾病的记录包括单肾、硬化、软化、化脓、积水、结石、肿瘤、囊性变等,并试图以解剖发现来解释临床表现。例如,其中一个病例临床表现出恶心,呕吐,头痛和阵发性意识丧失;在解剖中发现患者肾脏极度缩小坚硬,外表凹凸不平呈灰色;Morgagni 认为是由于肾的病变而导致了患者的上述临床表现。这部系统严谨的解剖巨著奠定了 Morgagni"病理解剖学之父"的历史地位。

(二) 肾小球和肾单位的发现以及肾脏生理学的兴起

在肾脏病及肾脏病理历史上第一个具有划时代意义的突破是 17 世纪显微镜在观察肾组织中的应用。当时屈指可数的几个使用显微镜的学者中,意大利医生和解剖学家 Lorenzo Bellini(1643—1704 年)发现了肾乳头中的集合管(也称 Bellini 管)。意大利生物学家和解剖学家 Marcello Malpighi 在 1666 年第一个发现了肾小球。Malpighi 通过 30 倍放大的显微镜发现了肾髓质中的集合管和这些管道最终汇集于肾乳头的开口。他用酒与黑墨水混合注入的办法看到了被他称为"腺体"的肾小球。他生动地描述它们"就像许多果子挂在血管上……,被黑色液体充盈后,看起来就像一棵美丽的苹果树……",这些精巧的结构被命名为"Malpighian 小体"。Malpighi 还提出了血液和尿液的分离就是在这些"腺体"中完成并滤出的天才设想。

肾小球的结构问题在 175 年之后才等到了另一个质的飞跃。当时年仅 26 岁的英国医生 William Bowman(1816—1892)在 1842 年借助 200~300 倍显微镜及注射颜料的方法讲述了一个近乎完美的肾小球结构的故事。他发现"Malpighian 小体"实际是由一团毛细血管组成,入球小动脉分成多个球袢,在汇集成出球小动脉后再度形成毛细血管网缠绕于肾小管周围,最后形成静脉走出肾脏。他的观察具体到肾小球基底膜和足细胞,当然也包括后来以他名字命名的肾小囊(鲍曼囊,Bowman's capsule)及与肾小管的连通。20 年之后,犹太裔的德国医生,病理解剖学家 Friedrich Gustav Jakob Henle 发现并定义了肾小管的薄壁段(loop of Henle)。当时人们对尿液如何产生有不同的解释,以 William Bowman 为代表的一派认为尿液是由肾小球分泌水以及肾小管分泌其他成分混合而成的产物;而与 Bowman 同时期的德国物理及生理学家 Carl Ludwig(1816—1895)综合了微解剖和化学方法印证了 Malpighi 的推测,得出了尿液是通过肾小球高压高流量滤出并经过肾小管大量重吸收而形成的结论。两种理论各执一词相持了几十年,直到 1924 年才因 Joseph Wearn(1876—1941)和 Alfred Richard(1873—1934)的精美实验而终于盖棺定论。Wearn 和 Richard 用玻璃加热抽丝方法做成的微吸管从青蛙肾小球滤过液中采集极小量样品进行分析,发现液体由近端至远端逐渐浓缩,而在肾小管近端的葡萄糖和氯离子在肾小管远端却检测不到,很有说服力地支持了肾小球滤过和肾小管重吸收形成尿液的学说。Wearn 在文章中记载,在经过大量练习之后,他终于可以比较有把握的把微管插入肾小球而让管尖停在既不触碰毛细血管袢也不触碰肾小球囊壁的位置上了……,一天下午,……微吸管中收集的液体稳定持续地增多。他和 Richard 在实验室中踮着脚尖走路,生怕扰动了装置。他们第一次见到如此"大量"的液体。

(三) 临床肾脏病学

更早于 William Bowman 的英国医生 Richard Bright

(1789—1858)是一位在肾脏病发展史上需要重写一笔的人物。他被认为是那个时代在临床肾脏病方面集古今之大成者。他有着极高的绘画天赋,格外注重对细节的分析。在1份1827年发表的病例报告中,他对25例水肿患者的病史,症状,化验进行了细致地记录分析和类比。这些患者无一例外地有尿蛋白阳性(以勺子取尿样在蜡烛火上加热出现凝固沉淀),在尸解中发现肾脏显著的病理改变。基于大量临床积累他总结了3种临床肾病表现:肾病综合征,急性肾炎综合征和慢性肾炎综合征。在此基础上,他还做了许多显微镜下组织结构变化(并未发表)及生化检测异常的记录,如肾病综合征与低蛋白血症的关联,肾衰竭时尿排含氮物质减少与相应的血含氮物质含量增高等。他第一个在医院中建立肾脏病房及相关的化验室,并组织了肾脏病专科的医疗小组。这个首开先河的尝试在医疗领域的发展中意义深远。他总结出的肾脏病症状包括蛋白尿、水肿、氮质血症、心脏增大等,被通称为"Bright 肾病"。

德国 Friedrich Theodor von Frerichs(1819—1885)也许是首位将临床表现与显微镜观察相结合的医学家。之后德国 Friedrich von Mueller(1858—1941),Volhard 和 Fahr 等也有卓著贡献。20 世纪初,病理学家 Theodor Fahr(1877—1945)与临床医生 Franz Volhard 紧密合作产生了丰硕的成果。其中最有影响力的是他们的经典肾脏病理学专著《Bright 氏肾病:临床,病理学和图谱》。在这部书中他们首次结合显微镜所见,以病理形态为标准将肾病分为三类:退行性病变,炎症性病变以及血管硬化性病变。后者又分为良性和恶性,良性又根据是否存在肾小球损伤而分为代偿与失代偿;而对于恶性血管硬化病变,Volhard 强调了严重血压增高的决定性作用,Fahr 则推测或有炎症机制参与,后来被 Adalbert Bohle 证实这确实存在于少部分患者当中。Fahr 还提出了肾缺血导致肾性高血压是由肾脏释放的一种因子引起。这个假设的因子后来被证明是肾素 - 血管紧张素系统。

三、现代肾脏病学及肾脏病理学的前叶

十九世纪可以说是欧洲科学,技术,发明,文学,艺术各方面蓬勃发展的黄金时期。科学技术带入医学领域推动了肾脏病理学的发展。1837 年,生理学教授 Gabriel Valentin 成功做出了薄组织切片,并观察到死于大量蛋白尿患者的肾组织有大量脂肪沉积,"类脂质肾病"(lipoid nephrosis,即现在的"微小病变")的病名随之而生。1854 年更多的染料可供选择用于组织染色。1869 年,德国病理学家 Edwin Klebs 引入蜡块包埋技术并首次提出了"肾小球肾炎"的概念。显微镜的不断改进,组织固定液的使用以及更多科学技术的发展预示着总结前人发现,揭示肾病深层病理机制的时代就要到来。然而,当时的病理文献皆是根据尸体解剖所见为主,显微镜检查常常有自溶和被动充血等干扰因素;并且尸体解剖看到的肾病大部分都是晚期甚至终末期,早期或疾病发展期的信息量却是少而又少。我们知道,一个特定的病因可以产生多种不同的病理形态改变;反之,一种病理改变也可以由不同的病因引起。这些概念对于当时的人们是无法领会到的,因而对于肾小球肾炎的认知存在无数困惑。除了几类病史与病理发现有明确关联的肾脏疾病,比如糖尿病肾病、多动脉炎、淀粉样变、肾结石、先天肾缺陷等,肾病的总体分类仍旧非常混乱。其中一个例子是 1931 年由美国病理生理学家 Thomas Addis 和 Jean Oliver 合作的专著《慢性 Bright 氏病的肾脏损伤》。这部肾脏病专著对比 1919—1929 年 10 年间 72 例临床不同种类的肾小球肾炎临床资料和病理改变,包括在活动期、潜伏期、终末期、淀粉样变、肾周炎症、脓肿、血吸虫感染、退行性病变以及血管病变中的肾小球变化。然而,在这部内容丰富详实,逻辑观察缜密严谨的专著中却能感受到一种作者因无法找到根据病理形态而有效分类肾小球疾病的无奈与苦涩——肾功能的变化似乎与形态无关。

动物实验在上百年甚至上千年的医学探索中,一定程度上弥补了无法在人体中研究肾病发展过程的缺陷。尤其在十九世纪到二十世纪的转折阶段,人们认识到炎症不仅与感染相关而且也可以导致自身免疫性疾病。各种关于肾脏感染及肾自体免疫的动物实验模型更是纷纷建立。在诸多贡献突出动物模型中,简单的举几个例子有 Theodor Tuffier(巴黎,1857—1929)的肾部分切除对肾结构和功能的影响;Theodor Fahr 和 Metchnifoff(巴黎巴斯德研究院)的过敏模型;以及 W.Lindermann(巴黎巴斯德研究院)建立的自体免疫性肾小球肾炎的模型等。在众多的实验肾脏病理学家中,上面提到的 Jean Oliver(1889—1976)有些与众不同。他采取了微解剖的方法从不同动物中完整分离独立的肾单位,并通过灌注各种不同染料和物质成分的液体来逐一解析肾小球和肾小管各个节段的病理形态与功能的变化。他对于肾单位的发生发育与成熟过程的阐释也有着突出的贡献,其中也包括了对肾脏不同发育阶段的枯燥艰苦的肾小球计数工作。

四、现代肾脏病学及病理学发展

(一)肾活检、免疫荧光镜及电子显微镜的发明及应用

肾脏病理学第二次划时代的突破是人体肾穿刺活检技术的发明和应用。1944 年瑞士病理学家 Nils Alwall 首次用针吸的方法成功地为 13 例患者获取肾组织标本并做出诊断。然而,由于其中一例患者出现并发症而死亡,Alwall 决定不再继续使用这项技术,这份首例针刺技术病例报告也被推迟到 1952 年才发表。与此同时丹麦医生 Iversen 和 Brun,以及古巴的病理同行 Pardo 也同时进行了肾穿刺活检术的尝试,并分别在 1951 年及 1953 年发表了各自的病理报告。针穿刺理念被一些同行采纳改进,其中贡献卓著的应属 Robert M.Kark。他与 Muehrche 和 Franklin 设计了一种 Vim Silverman 针,用切取组织代替了针吸,患者也由坐位改为俯卧位,极大提高了穿刺成功率。即便如此,这项技术在初始阶段受到广泛质疑甚至抵触,很多人对于试图用极小的组织做出完整全面的诊断表示怀疑。Conrad Pirani 领导的芝加哥伊利诺伊大学病理小组系统性的工作对这项技术得到全面推广和认可起到了不可估量的作用。Pirani 小组采取了系列针穿刺取样,揭示了许多肾病发展过程中的病理形态进展及消退;对活动性和慢性病灶的半定量分析也是他的重要贡献之一。随后一些有影响力的

病理学家也纷纷加入肾穿刺诊断的行列,例如 Mount Sinai 医学院的 Jacob Churg,西北大学的 Robert Jennings,芝加哥大学的 Benjamin Spargo,约翰霍普金斯医学院的 Robert Heptinstall,法国的著名女病理学家 Renee Habib 等。在我国,赵魁丹等于 1958 年首先尝试了肾穿刺活检并取得成功。肾活检不但提高了诊断的准确性,也为肾病发病机制的深度理解及肾病分类提供了重要线索。新的组织学形态特征不断被确认并渐渐取代了之前以急性、亚急性、慢性之类笼统的以发病期做标准的分类方法,大大提高了诊断的可重复性并开启了以发病机制为分类标准的可能性。

病理组织学技术在这一时期也有了更多的进步。马松三色染色(Masson trichrome,Masson)和六胺银染色(Jones methenamine,Jones)相继被发明并应用于肾组织切片染色,过碘酸希夫(periodic acid-Schiff,PAS)被用来突出基底膜形态和肾小管细胞纤毛完整性,切片制作也可以达到更薄的 2~3μm 的厚度。与此同时,Coons 和 Kaplan 发明的荧光显微镜在 1950 年问世并用于检测组织中的免疫沉积物。1955 年 Mellors 首先将荧光显微镜用于肾组织检查。许多肾脏疾病尤其是肾小球肾炎是免疫复合物介导的。这个新技术让人们首次直接观察到了免疫反应物在肾小球中的沉积以及它们如何导致了各种不同种类的肾脏病。许多新的免疫复合物性肾小球肾炎被发现和命名,例如 IgA 肾病,感染后肾小球肾炎的补体沉积,膜增殖性肾小球肾炎(MPGN)等,抗肾小球基底膜(anti-GBM)肾炎也由它的特征性的明亮线性染色而被清晰识别。这些新的概念和发现在 20 世纪 60 年代被逐渐整合到常规的肾脏病理诊断当中。

电子显微镜也在 20 世纪 50 年代被引入医疗生物领域。1957 年发表了第一篇肾小球病变的超微结构变化报告。电镜(electron microscope,EM)的应用,提供了大量的肾小球组织与结构的新信息,如内皮细胞的网状样穿孔,基底膜的多层结构,肾小球系膜基质和系膜细胞,纵横交织的足细胞足突和滤过裂隙。这个新技术的应用帮助肾脏病理学家们发现了良性血尿家族性薄基底膜病,Alport 综合征,微小病变中的足突广泛融合,Fabry 病中的特异包涵体"斑马体",以及免疫沉积物中有亚纤维结构的肾小球病如淀粉样变,纤维样肾小球炎和免疫触须样肾小球炎等。曾经自始至终看似庞大而无序的肾脏病理系统画面至此渐渐变得更加丰富而清晰明确起来。

(二)现代肾脏病理知识的普及与推广

肾穿刺技术的日渐成熟以及同时期的电镜与免疫荧光技术的发展,极大地推动了对肾小球疾病发病机制以及疾病进展的理解与研究。大量新信息的涌现使得定期学术交流越加成为一种必然趋势。20 世纪 50 年代,伦敦肾脏协会每月在 CIBA 基金会举行会议,讨论肾穿刺与临床结合的新进展,这为后来 1961 年在 CIBA 举行的世界肾穿刺会议做好了铺垫。1961 年 CIBA 国际肾脏病会议取得了巨大的成功。来自美国、加拿大、英国、法国、瑞士的 29 位临床医师与病理学家们齐聚一堂总结交流了大约 5 000 个肾穿刺的病例经验,讨论肾脏穿刺诊断的利弊和前景,为肾穿刺技术纳入诊断常规并在世界各大肾病中心迅速普及拉开序

幕。自此肾脏病理也逐渐从肾脏病学科中成熟为一支与临床肾脏病并重的系统学科。

随着大量新知识的涌现,病理界急需一部能够反映现代病理发展,统一病理分类标准的肾脏病理学专著。1966 年,从伦敦来到约翰霍普金斯医学院的 Robert Heptinstall 用了 3 年时间写出了第一版《肾脏病理学》(*Pathology of the Kidney*)。Heptinstall 是诊断兼实验病理学家,他在高血压肾病和肾盂肾炎的科学研究中贡献巨大。书中对各种肾脏疾病首次进行了现代的系统归类,澄清了很多一直含混模糊的概念,所言皆有出处,引用了大量科研、病理、临床文献。这部肾脏病理学专著已再版 7 次,在现代肾脏病理几代人的传承中一直被奉为最权威的病理教科书。而随着肾病分类的不断细致和增多,"Bright 氏病"的用法也渐渐减少直至最终封入历史档案。

五、分子生物学和精准医学时代

从 20 世纪 90 年代起,分子生物科学的飞速发展将精准治疗和与之相关的医学理论推到了前所未有的高度,DNA 测序,蛋白质测序,人类基因工程,基因芯片技术等,使个体化诊断和治疗(精准医学)成为新时代的大势所趋。深入的分子机制研究期望能对发病机制,分子标记,疾病分类,预后及治疗有更根本的突破。

早期分子水平的研究理论用于肾脏病诊断和治疗已初见成效。关于膜增殖性肾小球肾炎分类的重新修订便是一个很好的例子。这组疾病传统上依据电镜免疫沉积物在肾小球中的所在部位和形态分为Ⅰ型,Ⅱ型和Ⅲ型;现在我们知道,Ⅰ型和Ⅲ型中的一部分是由免疫复合物介导所致;而另一部分则是由旁路补体激活途径的失调而导致的 C3 沉积引起,称为 C3 肾小球肾炎,与Ⅱ型(致密物沉积病)一起合称为 C3 肾小球病。补体激活旁路中不同的遗传基因变异或调节因子的自身抗体被发现,并被确认为可以引起 C3 肾小球病的独立致病机制,如 H 因子,C3 致肾炎因子等,这就为针对不同变异进行精准治疗提供了基础和方向。同样,原发性膜性肾病也有不同的发病机制,大多数是由抗磷脂酶 A2 受体抗体引起,也有少部分由罕见抗原如牛血清和中性肽链内切酶(endopeptidase)引起,见于新生儿型原发膜性肾病。而用于原发性膜性肾病 IgG 亚型分类染色还同时帮助我们发现了其他新的肾脏病:如单克隆增殖性肾小球肾炎和 IgG4 相关性肾间质性肾炎。

激光微切割技术合并质谱分析在肾淀粉样变的鉴别中已常规应用。除去常见的可以用免疫荧光或免疫组化分析诊断的免疫球蛋白轻链,重链和血清淀粉样蛋白 A(serum amyloid A)沉积物,这项技术帮助我们发现很多罕见的致肾淀粉样变的蛋白:如白细胞趋化因子,纤维蛋白原 a 链,载脂蛋白 A-1 和 A-4,甲状腺结合前蛋白,凝溶胶蛋白,β2- 微球蛋白等。蛋白质谱分析目前是分辨淀粉样变中不同致病分子的主要工具,对于确诊后的遗传咨询,治疗和预后等工作有极为重要的意义。

生物分子研究对进一步理解局灶节段性肾小球硬化(focal segmental glomerulosclerosis,FSGS)的发病机制也有突破性的推动作用。除去形态学上的相似性,FSGS 实际上

是由一系列各种基因变异而引发的不同足细胞病变。最初对 nephrin，podocin，和 WT1 分子的识别是通过早期分子技术，需要大量资金和人力投入。后期高通量二代测序技术有效地检出更多更复杂的基因变异。对于其他遗传性肾病如 Alport 综合征和遗传性囊性肾病，二代测序技术会更加高效地提供诊断与治疗的分子依据。

20 世纪 90 年代起随着人类基因组工程的顺利完成，生物研究的重心也逐渐由对单个基因或蛋白的关注，扩展到对某一特定生理状态下群组基因或蛋白变化的探测。基因芯片的蓬勃兴起提供了大量的有关各种疾病的分子表型资料。研究结果发现，不同的基因表达对应于不同的组织病理形态与所处生理阶段都可以找到可循的分子模式变化。基因组在特定条件下表达数倍增高或减低可提供未知基因作用的线索；反之，已知功能基因的变化也可辅助判别生理病理过程。在肾病学科方面此类研究大多集中于肾移植活检。在关于移植器官的预后，细胞或体液免疫排斥，多瘤病毒（polyomavirus）肾病和慢性肾移植损伤的诊断等方面，已发现不少的特异基因标志物。例如在肾移植免疫排斥的诊断中，由抗体导致血管内皮损伤引起的内皮特异分子的高表达，如第 8 因子，CD31，钙黏蛋白等，已被纳入 Banff 体液免疫排斥的诊断标准之一。在原发或遗传肾脏病方面，多囊肾病、急性肾损伤和原发肾小球肾炎的基因芯片研究也取得了很多进展。

分子诊断技术用于临床诊断的一个比较大的障碍在于对取材的要求。基因芯片和反转录 PCR 都需要新鲜组织，这就增加了取材的复杂性、风险和费用。而后兴起的 NanoString nCounter 计量分析系统可用石蜡包埋组织直接对感兴趣的分子进行计量分析。这项技术意味着分子分析资料可以直接与组织学形态挂钩，比如某些基因常在某种特定细胞中有高表达，这样通过直接的显微镜组织学检查，我们就可以知道分子表型材料的来源，是肾皮质还是髓质等，以协助诊断；这还意味着我们可以做到对大量的肾活检石蜡包埋组织档案再次取材进行回顾性分子表型研究，这样就为我们对各种肾病的研究提供了极大的空间和可行性操作。最近单细胞 RNA 测序技术也已被尝试应用于正常组织功能及疾病分析，更是为深入了解肾脏细胞分类功能及疾病发生的原理与诊断提供了巨大的潜能。

如同任何一种病理检测手段，分子表型的研究也存在一定的局限性：它并不一定具有疾病特异性，也就是说同样的分子表型模式会在不同肾病中出现重叠。例如不同病因导致的慢性晚期肾病阶段，分子表型模式极为相似，完全无法区分病因。因此，分子生物学诊断并不能取代现有的病理诊断方法，而只有通过与其他各种临床检测手段相结合，才能做到更好地为病患服务。

六、数字病理

在信息管理飞速发展并渗透到各行各业的今天，依靠计算机与数据方式管理病理图像，存储调动分析病理资料，正逐渐成为一种常态，这也就是我们所说的数字病理。数字病理是目前病理学界另一个飞速发展的全新领域。数字病理最早可追溯到 1968 年，在波士顿的 Logan 机场几张

病理切片被转化为黑白数字图像并传输到麻省总医院。这个尝试得益于当时麻省总医院与某公司合作的一个软件编程项目。但由于当时计算机硬件及软件技术极不成熟，数字病理在 20 世纪 70、80 年代并无任何进步。直到 20 世纪 90 年代计算机万维网的产生和应用，数字病理的可预见的巨大潜能才又重新开始提起人们的兴趣。由于数字病理的计算机性质，几乎无限可能地赋予这一领域的技术可调控性，数字病理将在远程诊断、教学、科研、会诊，甚至日常诊断中发挥越来越重要的作用。有关数字病理的具体原理及各方面的应用优势，请参阅本书第 94 章数字肾脏病理学。

七、后　记

"问渠那得清如许，为有源头活水来"。南宋教育家及诗人朱熹借助池塘清澈因活水源源不断注入的现象，告诫后人要不断接受新事物，才能保持思想的活跃与进步。肾脏病理的未来对每个肾脏病理工作者来说都是一个不断接纳吸收科学技术新发展的挑战。回顾历史才能更好地展望未来。肾脏病理将成为融合传统的形态学、免疫病理、血清学、临床表现、遗传、分子生物和信息科技为一体的学科，从而达到对疾病机制的更深入更精确的理解，迎接日益增长的精准诊疗时代的需求。肾脏病理同仁们，大家准备好了吗？

（刘凛　周新津）

参考文献

[1] GELLER M J, COHEN S L. Kidney and urinary tract disease in ancient Babylonia, with translations of the cuneiform sources [J]. Kidney Int, 1995, 47 (6): 1811-1815.

[2] SALEM M E, EKNOYAN G. The kidney in ancient Egyptian medicine: where does it stand？[J]. Am J Nephrol, 1999, 19 (2): 140-147.

[3] MARKETOS S G, EFTYCHIADIS A G, DIAMANDO-POULOS A. Acute renal failure according to ancient Greek and Byzantine medical writers [J]. J R Soc Med, 1993, 86 (5): 290-293.

[4] POULAKOU-REBELAKOU E, MARKETOS SG. Kidney disease in Byzantine medical texts [J]. Am J Nephrol, 1999, 19 (2): 172-176.

[5] DEBROE M E, SACRE D, SNELDERS E D, et al. The Flemish anatomist Andreas Vesalius (1514-1564) and the kidney [J]. Am J Nephrol, 1997, 17 (3-4): 252-260.

[6] MEZZOGIORNO V, MEZZOGIORNO A, PASSI-ATORE C. A contribution to the history of renal structure knowledge (from Galen to Malpighi)[J]. Ann Anat, 1993, 175 (5): 395-401.

[7] ANTONELLO A, CALÒ L, BONFANTE L, et al. Giovan Battista Morgagni, a pioneer of clinical nephrology [J]. Am J Nephrol, 1999, 19 (2): 222-225.

[8] JAMISON R L. Resolving an 80-yr-old controversy: the

beginning of the modern era of renal physiology [J]. Adv Physiol Educ, 2014, 38 (4): 286-295.

［9］YOUNG R H. Dr Richard Bright—father of medical renal disease [J]. Arch Pathol Lab Med, 2009, 133 (9): 1365.

［10］WEENING J J, JENNETTE J C. Historical milestones in renal pathology [J]. Virchows Arch, 2012, 461 (1): 3-11.

［11］D'AGATI V D, MENGEL M. The rise of renal pathology in nephrology: structure illuminates function [J]. Am J Kidney Dis, 2013, 61 (6): 1016-1025.

［12］HEIDLAND A, GERABEK W, SEBEKOVA K. Franz Volhard and Theodor Fahr: achievements and controversies in their research in renal disease and hypertension [J]. J Hum Hypertens, 2001, 15 (1): 5-16.

［13］LEMLEY K V, PAULING L. Thomas Addis: July 17, 1881-June 4, 1949 [J]. Biogr Mem Natl Acad Sci, 1994, 63: 3-46.

［14］BRADLEY S E. Jean Redman Oliver: in context [J]. Kidney Int, 1974, 5 (2): 77-95.

［15］HOEDEMAEKER P J, WEENING J J. Relevance of experimental models for human nephropathology [J]. Kidney Int, 1989, 35 (4): 1015-1025.

［16］CAMERON J S, HICKS J. The introduction of renal biopsy into nephrology from 1901 to 1961: a paradigm of the forming of nephrology by technology [J]. Am J Nephrol, 1997, 17 (3-4): 347-358.

［17］COONS A H, KAPLAN M H. Localization of antigen in tissue cells; improvements in a method for the detection of antigen by means of fluorescent antibody [J]. J Exp Med, 1950, 91 (1): 1-13.

［18］MELLORS R C. Histochemical demonstration of the in vivo localization of antibodies: antigenic components of the kidney and the pathogenesis of glomerulonephritis [J]. J Histochem Cytochem, 1955, 3 (4): 284-289.

［19］FARQUHAR M G, VERNIER R L, GOOD R A. An electron microscope study of the glomerulus in nephrosis, glomerulonephritis, and lupus erythematosus [J]. J Exp Med, 1957, 106 (5): 649-660.

［20］SETHI S, FERVENZA FC. Membranoproliferative glomerulonephritis—a new look at an old entity [J]. N Engl J Med, 2012, 366 (12): 1119-1131.

［21］ADAM B, MENGEL M. Molecular nephropathology: ready for prime time ? [J]. Am J Physiol Renal Physiol, 2015, 309 (3): F185-188.

［22］BECK L Jr H, BONEGIO R G, LAMBEAU G, et al. M-type phospholipase A2 receptor as target antigen in idiopathic membranous nephropathy [J]. N Engl J Med, 2009, 361 (1): 11-21.

［23］SETHI S, VRANA J A, THEIS J D, et al. Laser microdissection and mass spectrometry-based proteomics aids the diagnosis and typing of renal amyloidosis [J]. Kidney Int, 2012, 82 (2): 226-234.

［24］DEAN P G, PARK W D, CORNELL L D, et al. Intragraft gene expression in positive crossmatch kidney allografts: ongoing inflammation mediates chronic antibody-mediated injury [J]. Am J Transplant, 2012, 12 (6): 1551-1563.

［25］BERGMANN C. Recent advances in the molecular diagnosis of polycystic kidney disease [J]. Expert Rev Mol Diagn, 2017, 17 (12): 1037-1054.

［26］MEJIA-VILET J M, PARIKH S V, SONG H, et al. Immune gene expression in kidney biopsies of lupus nephritis patients at diagnosis and at renal flare [J]. Nephrol Dial Transplant, 2019, 34 (7): 1197-1206.

［27］BARISONI L, HODGIN J B. Digital pathology in nephrology clinical trials, research, and pathology practice [J]. Curr Opin Nephrol Hypertens, 2017, 26 (6): 450-459.

第2章

肾脏发育

第1节　肾脏胚胎发育

　　肾脏起源于间叶中胚层体节外侧的生肾索,哺乳动物(包括人)其胚胎发育过程,按时间头尾顺序依次经过前肾(pronephros)、中肾(mesonephros)、后肾(metanephros)三个发育阶段。三个阶段的发育是连续的,前肾诱导中肾的发生,中肾诱导后肾的发生。前肾和中肾是暂时的,在胚胎发育过程中相继退化,后肾则发育为永久性的肾脏。正常情况下,人后肾的发生始于胚胎(embryo)第5周(E5W),约在E36W基本完成肾脏的发育。

　　初始形成的后肾由输尿管芽(ureteric bud,UB)和后肾间充质(metanephric mesenchyme,MM)组成。输尿管芽来源于中肾的Wolffian管,最后发育为肾脏的集合管、肾盏、肾盂、输尿管及膀胱三角组织。后肾间充质一部分发育为肾单位,包括肾小球和肾小管;另一部分发育为基质细胞,最后形成肾脏包膜、肾内间质和纤维结缔组织。

　　输尿管芽和后肾间充质的相互诱导是肾脏发育的基础和必要条件。肾脏发育过程中的分子基础涉及两方面内容:①后肾间充质发出的信号和输尿管芽自分泌信号及基质细胞信号协同作用,诱导输尿管芽发芽并侵入间充质形成管状分支、生长延长、形成树状分支,最后输尿管芽的远端形成集合管并与远端小管连接,上皮细胞分化成熟并终止分支发生,这一过程称之为输尿管芽分支的形态发生(ureteric bud branching morphogenesis)。②输尿管芽发出的信号诱导后肾间充质分化并维持其生长发育。弥散分布于输尿管芽分支顶端周围的未分化的后肾间充质细胞,在输尿管芽信号的诱导下增殖并聚集成团,形成以输尿管芽为中心的帽状间充质(cap mesenchyme),帽状间充质细胞首先被诱导分化为肾小囊体(renal vesicle;E13-19W),肾小囊体细胞进一步增生分化形成特征性的逗号形体(comma-shaped body),继而再延长成为具有明确上皮细胞特征的S形体(S-shaped body;E20-24W),S形体的上皮细胞分别发育形成肾单位的不同节段,包括肾小球足细胞、近端小管、亨利氏襻和远端肾小管。S形体来源的远端小管与输尿管芽来源的集合管融合形成连续的集合系统。在S形体分化成为肾单位不同节段的时候,内皮细胞和系膜细胞浸入并形成肾小球毛细血管,然后形成成熟的肾单位(图2-1-1,图2-1-2)。

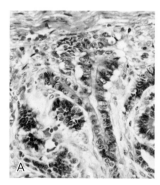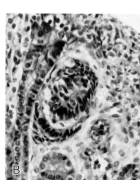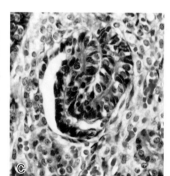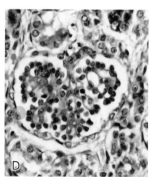

图2-1-1　人体肾脏发育图
注:A.妊娠19周输尿管芽和肾小囊体;B.妊娠22周逗号形体;C.妊娠24周S形体;D.妊娠26周肾单位(A~D,HE×400)。

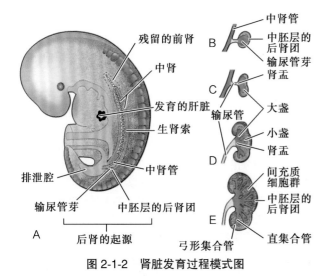

图 2-1-2 肾脏发育过程模式图

（图中标注）中肾管、残留的前肾、中肾、发育的肝脏、生肾索、中肾管、排泄腔、输尿管芽、中胚层的后肾团、后肾的起源；B：中肾管、中胚层的后肾团、输尿管芽、肾盂；C：肾盂、大盏；输尿管、小盏、肾盂；D：间充质细胞群、中胚层的后肾团；E：弓形集合管、直集合管

第 2 节　肾脏发育的重要环节及其调控机制

在肾脏发育过程中，很多转录因子、生长因子、黏附因子及细胞外基质参与其调控，但是肾脏的发育很复杂，由于时间和空间环境的改变，同样的信号，传导通路和作用也不一样。

一、输尿管芽和后肾间充质的相互诱导

输尿管芽和后肾间充质的相互诱导是肾脏发育的基础和必要条件。输尿管芽发出信号诱导和维持后肾间充质分化为肾单位。输尿管芽不仅自身最后发育为集合管、肾盏、肾盂、输尿管；输尿管芽还向外生长并不断分支，决定肾脏结构和肾单位数量。输尿管芽分支形态发生异常，可导致先天性发育缺陷，单肾缺失、肾发育不良、输尿管畸形或膀胱输尿管反流，为临床上常见的肾脏输尿管发育异常。输尿管芽分支缺陷还可以导致肾小球数目减少，使个体在出生后容易患肾病，包括高血压和终末期肾衰竭。肾脏、输尿管发育缺陷有很大一部分与输尿管芽的发育异常有关。

胶质细胞源性神经营养因子（glial cell line-derived neurotrophic factor，GDNF）是输尿管芽末端周围后肾间充质分泌的一种生长因子，通过自始至终存在于输尿管芽顶端的受体 Ret（酪氨酸激酶），经过磷酸肌醇 -3 激酶（PI-3K）及细胞外信号调节激酶（ERK）途径，刺激输尿管芽细胞的增殖和迁移，导致输尿管芽延伸、分支并侵入后肾间充质。GDNF 或 Ret 完全缺失（GDNF$^{-/-}$ 和 Ret$^{-/-}$ 突变）导致输尿管芽形成失败，动物因肾脏和输尿管发育不全死于围产期。GDNF/Ret 受到很多因子的调控。Eya1、Pax2 和 Six1、Six2、Six4 等多种转录因子可上调后肾间充质中 GDNF 的表达。在输尿管芽伸入后肾间充质后，Ret 的持续表达需要 Emx-2，Emx-2 的缺失导致输尿管芽不表达 Ret 和 Pax2。Ret 在输尿管芽的过度表达可引起肾囊肿和膀胱输尿管反流。Sprouty，一种酪氨酸激酶抑制剂，可调节 Ret 对 GDNF 信号的敏感性，是输尿管芽起源所必需的。Foxc1 决定了

GDNF 在中间中胚层的限制性表达，Foxc1 基因缺失可导致多个输尿管芽的形成，进而引起带有多条输尿管的异常膀胱以及肾积水。Slit2-Robo2 限制 GDNF 的表达；Slit 或 Robo 基因缺失也可导致多个输尿管芽的形成。在人类，Foxc1 和 Robo2 基因突变与先天性肾脏尿道异常及膀胱输尿管反流有关。研究发现，Robo2 基因过表达也会导致后肾帽状充质细胞发育障碍，肾小球数目减少和输尿管芽分支形成障碍。

二、帽状间充质分化为上皮细胞

输尿管芽和后肾间充质的相互作用，诱导肾单位的形成。帽状充质细胞转分化为肾小囊体、逗号形体和 S 形体，最后形成肾小球上皮细胞和肾小管上皮细胞，是肾脏发育的重要环节。后肾间充质细胞定向分化为成熟肾脏固有的肾小球上皮细胞、肾小管上皮细胞以及基质细胞是肾脏胚胎发育的核心环节。许多因子及信号通路参与了后肾间充质上皮转分化的过程，如 Six2、Wnt4、Notch1 和 Notch2 分布在帽状间充质细胞、肾小囊体、逗号形体和 S 形体，可以作为各阶段的分子标志。Wnt 信号通路在促进间充质细胞转化为上皮细胞表型中发挥着关键的作用。Wnt 蛋白家族有 19 个高度保守的分泌型糖蛋白，作为一个信号通路的配体，与 Frizzled 受体家族、低密度脂蛋白受体相关蛋白 5（LRP5）或 LRP6 结合，抑制糖原合酶激酶 -3β，使 β-catenin 不被磷酸化而降解，维持胞质 β-catenin 的稳定，促使 β-catenin 进入细胞核，启动下游分子的转录，控制细胞的命运、细胞增殖、干细胞和祖细胞的自我更新等许多生命过程；也可激活不依赖 β-catenin 的通路，与跨膜受体酪氨酸激酶 ROR2 和 RYK 结合，影响细胞运动和极性。研究表明，Wnt4 是后肾间充质分化成肾上皮细胞所必需的。输尿管芽末端细胞生成 Wnt9b，刺激后肾间充质表达 Wnt4。其他 Wnt 因子，包括 Wnt1、Wnt3、Wnt7、Wnt11 在体外可模拟 Wnt4 的作用诱导间充质分化为上皮细胞。转录因子 Pax2 可激活 Wnt4 的表达。细胞外基质有利于 Wnt4 的诱导作用，氨基葡聚糖的抑制物可阻抑上皮细胞分化。其他还有很多转录因子、生长因子、黏附因子和基质蛋白在后肾间充质上皮转分化和上皮细胞的维持中起着重要的作用。

Notch 信号通路在胚胎肾脏的发育分化过程中也具有重要的作用。Notch 受体与 Delta/Jagged 配体结合，激活 γ- 分泌酶分割出 Notch 的胞内段，进入细胞核，与 Rbp-J DNA 结合蛋白形成复合物，激活下游因子的转录。Notch1 主要在肾小囊体到 S 形体的形成中发挥作用；Notch2 主要贡献于近曲肾小管和肾小球足细胞的形成，Notch2 缺失可引起肾小球、近端小管或 S 形体发育不良。但是，在成熟的肾脏，转化生长因子 -β（TGF-β）所致的 Notch1 的激活可以导致足细胞损伤。CREB1 是 Notch2 启动下游通路的重要因子，CREB1 经 cAMP 激活的蛋白激酶 A 磷酸化后能募集转录共激活因子 P300，然后与 Notch2 胞内段、RBP-J 形成转录复合体而启动下游基因转录，在肾脏胚胎发育过程中起重要作用。

三、足细胞和肾血管球的形成

肾单位的形成是肾脏发育的重要环节。S形体细胞分别发育形成肾单位的不同节段，包括肾小球足细胞和肾小管上皮细胞。足细胞的形成和发育是肾血管球形成的基础。

足细胞的发育受到很多因子及信号通路的调控，其中Wt1是调控足细胞发生发育的主控基因，在肾脏有特异的表达。Wt1的表达具有组织和细胞特异性，以小鼠为例，在胚胎发育的E9.5天，尿生殖脊（urigenital ridge）的间充质细胞开始表达Wt1，随着肾脏发育，Wt1的表达主要集中在致密的间充质细胞，这些细胞最后可发育为肾小球足细胞（podocytes）。在发育成熟的肾脏中，Wt1在肾小球足细胞中特异表达。为了系统研究Wt1在肾脏发育和肾脏功能维持方面的作用，有学者制备了Wt1的基因敲除小鼠模型，结果发现，敲除Wt1后导致胚胎在E12.5~E14.5天死亡，而且发现没有肾脏发育，主要是由于Wt1敲除后导致尿生殖脊的间充质细胞发生凋亡。这个结果说明，Wt1在肾脏发育早期是细胞存活所必需的。如果在肾脏发育的E12.5天

左右条件性敲除Wt1，间充质细胞不能进一步分化为肾小球足细胞，在刚出生的小鼠肾脏中没有肾小球，这个结果说明Wt1对肾脏发育过程中肾小球的分化起关键的作用（图2-2-1）。

如果在发育成熟肾小球的足细胞中特异敲除Wt1就会引起大量的足细胞脱落，从而导致肾小球硬化、肾功能衰竭，因此Wt1对正常肾功能的维持也有非常重要的作用（图2-2-2）。

足细胞分泌血管内皮生长因子（VEGF）是调控内皮细胞分化，促进内皮细胞增殖和迁移以及肾小球毛细血管丛形成的必要条件。敲除足细胞中VEGF-A导致肾小球中内皮细胞缺失，表明足细胞的VEGF-A在肾小球形成及发育过程中起着重要作用。足细胞及其前体分泌VEGF通过旁分泌作用于邻近的内皮细胞，调控内皮细胞的增殖和迁移，也可能作用于足细胞本身发挥自身反馈调节。内皮细胞上VEGF的作用需要通过激活VEGFR1和VEGFR2两种受体来实现。

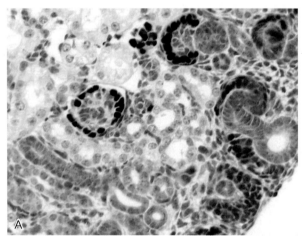
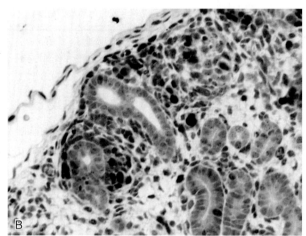

图 2-2-1 条件性敲除 Wt1 对胚胎肾小球发育的影响
注：A. 出生第一天健康对照小鼠肾脏；B. 条件性敲除 Wt1 后出生第一天的小鼠肾脏（没有肾小球形成，Wt1 免疫组化 ×400）。

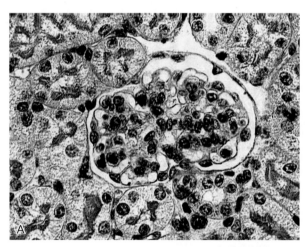
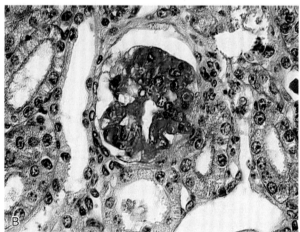

图 2-2-2 条件性敲除 Wt1 对出生后肾小球足细胞的影响
注：A. 成熟肾脏正常的肾小球；B. 敲除 Wt1 后足细胞减少硬化的肾小球。

第 3 节　肾脏发育异常所致的疾病

肾脏发育受到很多关键因子的调控,一些基因缺失可导致肾脏不发育,一些基因的变异可导致肾脏输尿管发育异常或畸形。先天性肾脏和尿路异常(congenital anomalies of the kidneys and urinary tract,CAKUT)占全部先天性疾病的 20%~30%,其患病率为 3‰~6‰。2008—2014 年北京地区先天性肾脏畸形的报告率为 1.25‰(1 761/1 408 302 例)。常见 CAKUT 包括肾盂输尿管连接处梗阻、输尿管膀胱连接部梗阻、肾脏发育不良、单肾缺失(孤立肾)、重复肾、马蹄(形)肾、膀胱输尿管反流以及后尿道瓣膜病等。

从某种意义上说,遗传性肾病也与发育异常有关。先天和遗传性肾病的发病机制主要涉及以下几个方面:环境因素、基因遗传学因素和表观遗传学因素。可能导致肾脏发育异常的环境因素包括:母亲的营养与健康状态、孕期的药物接触、孕期某些物质的摄入过多或缺乏、早产或出生低体重儿等,如维生素 A 及其代谢产物视黄酚摄入不足或过量均会引起肾脏等组织器官发育异常。基因遗传学因素的经典例子,如常染色体显性多囊肾病(autosomal dominant polycystic kidney disease,ADPKD)的主要致病基因为编码多囊蛋白 1/2 的 *PKD1/2*,Alport 综合征的主要致病基因为编码Ⅳ型胶原 α5 链的 COL4A5。笔者检测了 148 例临床诊断为 ADPKD 患者目标基因 *PKD1* 和 *PKD2* 的基因突变,系统分析了基因突变和临床表型的关联,结果发现 85.8% 的患者有 *PKD1* 或 *PKD2* 的基因突变;中国 ADPKD 患者单纯 *PKD2* 突变率比西方高加索人低,带有至少一个致病突变的多个突变具有高风险的临床表型;通过基因检测,可以对患者进行风险分层及优生指导。表观遗传修饰在发育期间可以促进环境因素与遗传因素的相互作用,且对疾病易感性产生影响。表观遗传修饰,主要包括 DNA 甲基化、组蛋白乙酰化、组蛋白甲基化以及组蛋白磷酸化等。笔者团队对一对姐姐先天性单肾缺失、妹妹肾脏形态正常的同卵双胞胎进行了基因层面的差异单核苷酸多态性分析、差异拷贝数变异分析、差异插入和缺失分析以及差异 DNA 甲基化分析,结果发现基因层面两姐妹没有显著性差异,而有 514 个差异甲基化区域,涉及 10 条通路、25 个基因,其中 1 条通路和 6 个基因与器官发育有关,提示环境因素可能通过表观遗传修饰导致单肾缺失。

(谢院生)

参考文献

[1] SAITO Y, YAMANAKA S, FUJIMOTO T, et al. Mesangial cell regeneration from exogenous stromal progenitor by utilizing embryonic kidney [J]. Biochem Biophys Res Commun, 2019, 520 (3): 627-633.

[2] CARGILL K, HEMKER S L, CLUGSTON A, et al. Von Hippel-Lindau Acts as a Metabolic Switch Controlling Nephron Progenitor Differentiation [J]. J Am Soc Nephrol, 2019, 30 (7): 1192-1205.

[3] SCHRANKL J, NEUBAUER B, FUCHS M, et al. Apparently normal kidney development in mice with conditional disruption of ANGⅡ-AT receptor genes in FoxD1-positive stroma cell precursors [J]. Am J Physiol Renal Physiol, 2019, 316 (6): F1191-F1200.

[4] YOSYPIV I V, SEQUEIRA-LOPEZ M L S, SONG R. Stromal prorenin receptor is critical for normal kidney development [J]. Am J Physiol Regul Integr Comp Physiol, 2019, 316 (5): R640-R650.

[5] D'CRUZ R, STRONKS K, ROWAN C J, et al. Lineage-specific roles of hedgehog-GLI signaling during mammalian kidney development [J]. Pediatr Nephrol, 2020, 35 (5): 725-731.

[6] NICOLAOU N, RENKEMA K Y, BONGERS E M, et al. Genetic, environmental, and epigenetic factors involved in CAKUT [J]. Nat Rev Nephrol, 2015, 11 (12): 720-731.

[7] LI S Y, PARK J, GUAN Y, et al. DNMT1 in Six2 progenitor cells is essential for transposable element silencing and kidney development [J]. J Am Soc Nephrol, 2019, 30 (4): 594-609.

[8] YERMALOVICH A V, OSBORNE J K, SOUSA P, et al. Lin28 and let-7 regulate the timing of cessation of murine nephrogenesis [J]. Nat Commun, 2019, 10 (1): 168.

[9] DEL VALLE GUAYTIMA E, BRANDÁN Y R, FAVALE N O, et al. Novel cellular mechanism that mediates the collecting duct formation during postnatal renal development [J]. J Cell Physiol, 2019, 234 (8): 13387-13402.

[10] 谢院生,陈香美.先天·遗传·罕见肾脏病的精准诊断与干预措施 [J/CD]. 中华肾病研究电子杂志,2017, 6 (1): 1-5.

[11] JIN M, XIE Y, CHEN Z, et al. System analysis of gene mutations and clinical phenotype in Chinese patients with autosomal-dominant polycystic kidney disease [J]. Sci Rep, 2016, 6: 35945.

[12] JIN M, ZHU S, HU P, et al. Genomic and epigenomic analyses of monozygotic twins discordant for congenital renal agenesis [J]. Am J Kidney Dis, 2014, 64 (1): 119-122.

第3章

肾脏的结构与功能

第1节　肾脏大体解剖

一、肾脏的解剖结构

　　肾脏是人体重要的器官，左右两个肾脏基本对称性位于脊柱两侧的腹膜后间隙，内贴于腹后壁。左肾长轴向左下倾斜，左肾上极平第11胸椎下缘，下极平第2腰椎下缘；右肾上极平第12胸椎，下极平第3腰椎。以肾门为准，左肾门约平第1腰椎，右肾门平第2腰椎，距正中线5cm。肾脏外形如蚕豆、呈红褐色，肾长10~12cm、宽5~6cm、厚3~4cm，重量约130~150g。女性肾脏的体积和重量略小于男性。

　　肾脏的外缘向外凸出，内缘向内凹陷，是血管、神经、淋巴管和输尿管进出的部位，称为肾门；这些出入肾门的结构总称为肾蒂，肾蒂的主要结构有肾动脉、肾静脉和输尿管。肾门向内连续为一较大的腔，称为肾窦，肾窦为肾血

管、淋巴管、神经、肾小盏、肾大盏、肾盂、脂肪和结缔组织所填充。肾动脉由腹主动脉分出，肾静脉汇入下腔静脉。输尿管由肾门处开始，在脊柱两侧下行，与膀胱相连，膀胱再与尿道相连。肾脏、输尿管、膀胱和尿道共同组成泌尿系统（图3-1-1）。

　　在肾脏的冠状面可以将肾实质分为皮质和髓质两部分，肾皮质位于肾被膜下的外三分之一，厚约1cm，肉眼可见粉红色的肾小体；肾髓质位于深部三分之二，主要由肾小管组成。肾髓质的管状结构向内集合组成肾锥体，锥体尖端圆钝朝向肾窦，称为肾乳头。肾乳头顶端有许多小孔，称乳头孔，尿液从肾乳头孔流入肾小盏。2~3个漏斗状的肾小盏合成一个肾大盏，2~3个肾大盏集合成肾盂。肾盂与输尿管相连。肾脏冠状面的结构（图3-1-2）。

二、肾脏的毗邻结构

　　右肾的前面上2/3为肝，下1/3为结肠右曲，内缘为十二指肠；左肾的上1/3为胃，中1/3为胰腺，下1/3为空

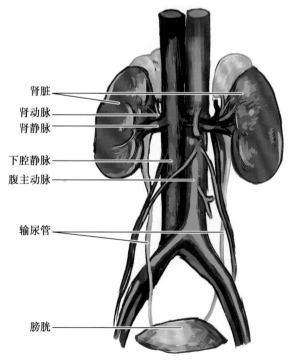

图3-1-1　肾脏大体解剖图

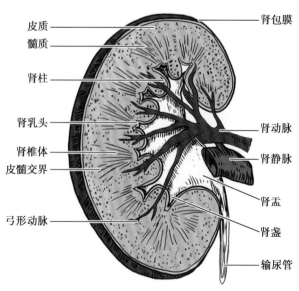

图3-1-2　肾脏冠状面的结构示意图

肠,外侧上 1/2 为脾脏,外下 1/2 为结肠左曲。肾活检穿刺一般选择在右肾下极,从背后进针,邻近的重要器官较少。

第 2 节　肾脏的组织结构

肾脏的基本结构和功能单位是肾单位(nephron)。每个肾脏约有 100 万个肾单位,每一个肾单位是由肾小体和肾小管所组成。肾小体由肾小球和肾小囊组成。肾小管包括近曲小管、髓袢和远曲小管。远曲小管通过连接小管与集合管相连,集合管汇集在肾乳头。从肾脏的冠状面看,肾脏分为皮质和髓质,髓质又分为外髓和内髓,外髓还分为外带和内带。肾小体只存在于肾皮质。肾髓质有肾小管、集合管、肾间质和肾血管。

肾 单 位

(一) 肾小体

肾单位包括肾小体和肾小管(图 3-2-1,图 3-2-2),肾小体包括肾小球和肾小囊。肾小体有两个极,小动脉入出肾小体的区域称血管极,另一端是肾小囊与近曲小管相连的尿极。肾小球是位于肾小囊内的一团袢状毛细血管网,由入球小动脉从血管极处入肾小囊内,先分为数条主支,每条主支又分发出若干个分支,相互形成毛细血管袢,继而再汇合成出球小动脉,从血管极离开肾小体。入球小动脉相对较粗,出球小动脉相对较细,从而构成了入球小动脉和出球小动脉之间的压力差。

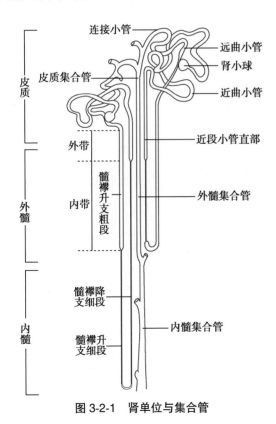

图 3-2-1　肾单位与集合管

1. 肾小球　肾小球的固有细胞包括系膜细胞、内皮细胞和足细胞,三者相互影响(图 3-2-3)。

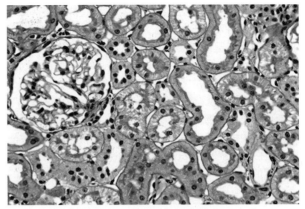

图 3-2-2　正常肾小球和肾小管

注:肾小球无异常改变,肾小管"背靠背"排列,无明显肾间质。近曲小管可见刷状缘。管周毛细血管明显可见(PAS × 400)。

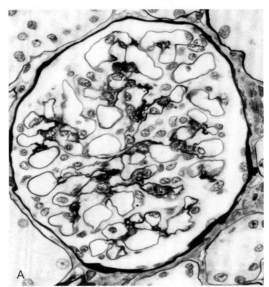

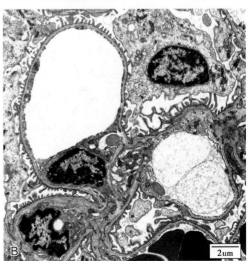

图 3-2-3　肾小球的结构与固有细胞

注:正常肾小球的固有细胞包括,系膜区的系膜细胞、毛细血管腔内的内皮细胞和附着于肾小球基底膜外侧的足细胞。A. 光镜(过碘酸六胺银 PASM × 400);B. 电镜。

肾小球的主要功能是滤过，肾小球滤过屏障包括机械屏障和电荷屏障。肾小球滤过膜的机械屏障由内皮细胞、基底膜和足细胞(即脏层上皮细胞)构成(图3-2-4)。肾小球滤过膜的电荷屏障，主要是分布在内皮细胞管腔侧表面、基底膜内和足细胞足突的顶面区带阴电荷的物质，主要成分为糖胺聚糖以及糖胺聚糖和蛋白质组成的蛋白聚糖。不同部位带阴电荷物质的主要成分不同，如肝素和硫酸肝素是基底膜中糖胺聚糖的主要成分；糖胺聚糖和含有唾液酸的涎蛋白是足细胞足突顶面区主要的带阴电荷的物质。带阴电荷的物质除了电荷屏障的作用外，对保持机械屏障的完整性也具有重要的作用。

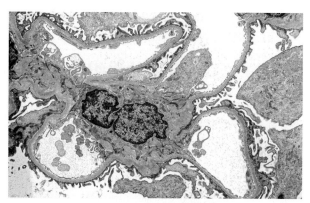

图 3-2-5　肾小球系膜细胞

注：系膜细胞与其周围的系膜基质共同组成了系膜区(图中可见 2 个系膜细胞，EM×4 800)。

(2)内皮细胞：肾小球内皮细胞(图3-2-6)，为衬贴于肾小球毛细血管腔的单层扁平上皮细胞，表面光滑，细胞核居中，核所在部位略隆起，不含核部分很薄。电镜观察，可见肾小球内皮细胞表面覆以厚约 30~60nm 的细胞衣，是一层带负电荷的富含唾液酸的糖蛋白，对血液中的物质有选择性通透作用。相邻内皮细胞间有紧密连接和缝隙连接。肾小球毛细血管为有孔型毛细血管，内皮细胞有许多贯穿细胞的窗孔，孔径一般为 50~100nm。肾小球内皮细胞表面大都有基膜，但在面向系膜一侧的内皮细胞表面则无基膜，此处的内皮细胞与系膜直接接触。

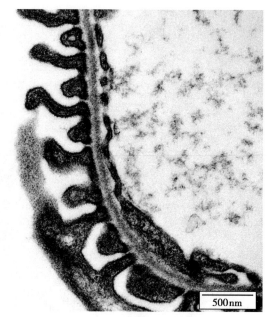

图 3-2-4　肾小球滤过膜的结构

注：电镜显示肾小球滤过膜由内皮细胞、基底膜和足细胞构成。

(1)系膜细胞：肾小球系膜细胞(图3-2-5)，位于肾小球毛细血管襻的中央部位，系膜细胞与其周围的系膜基质共同组成了系膜区。在光镜下可见系膜细胞的核小而圆，染色极深，细胞质与系膜基质融合在一起不易区分。电镜下系膜细胞呈星形，表面有多数长短不一的突起，较长的突起可伸到内皮下，甚至深入毛细血管腔。系膜细胞表面突起可与系膜基质及肾小球基底膜相接，这些突起使系膜细胞能够调节与控制毛细血管管径大小。正常情况下，肾小球系膜细胞的数量较少，在常规 2~3μm 厚的组织切片中，光镜下可见每个系膜区不超过 3 个系膜细胞。系膜细胞具有调节肾小球毛细血管襻收缩或舒张的作用，还可改变肾小球毛细血管的滤过面积及压力通透性，从而局部调节肾小球的血流动力学改变。系膜细胞还有吞噬或清洁功能、参与免疫反应或对肾小球局部损伤的反应，以及迁移功能。系膜细胞产生的系膜基质包括Ⅳ型胶原、纤连蛋白、层黏连蛋白和蛋白多糖等，对肾小球毛细血管襻有支持和保护作用。

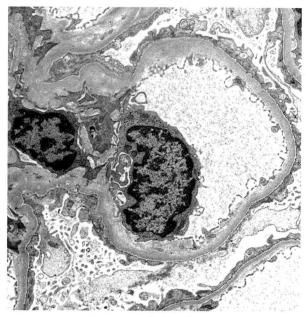

图 3-2-6　肾小球内皮细胞

注：电镜下显示毛细血管襻与系膜区，内皮细胞与系膜区直接接触(EM×6 800)。

(3)足细胞(podocyte)：是肾小球脏层上皮细胞(图3-2-7)，是肾小球中体积最大的终末分化细胞。足细胞贴伏于肾小球基底膜外侧，由结构和功能不同的三部分组成：细胞体、主突和足突，细胞体和主突均悬浮于肾小囊中。足突通过

α3β1 整合素复合体和 αβ 蛋白聚糖复合体连接于肾小球基底膜上。足细胞表面被覆一层厚约 20~60nm 主要由唾液酸蛋白构成的带负电荷的物质。

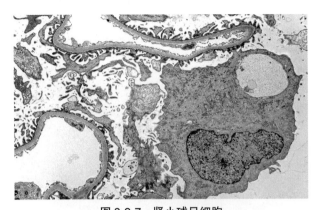

图 3-2-7　肾小球足细胞
注：电镜下显示足细胞与足突（EM×6 800）。

光镜下足细胞核较大，着色较浅，并凸向肾小囊腔。电镜下可见足细胞首先从细胞体伸出几个大的突起，再依次分出次级突起，有的还分出三级突起；扫描电镜观察，不同细胞间的足突可以相嵌交叉形成裂隙，裂隙之间形成的一层薄膜样结构称为裂孔隔膜（图 3-2-8），是由多种分子组成的复合体样结构，直径为 40nm 左右，是肾小球滤过膜的重要组成部分。

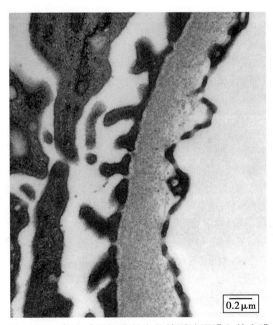

图 3-2-8　肾小球足细胞足突间的裂孔隔膜和基底膜

裂孔隔膜上有很多蛋白分子，与足细胞相关性疾病有紧密联系，目前已认识的裂孔隔膜分子有 nephrin，podocin，CD₂AP，ZO-1，P-cadherin 等。Nephrin 是一个跨膜蛋白，只表达在肾小球足细胞裂孔隔膜上，nephrin 基因失活或者在动物体内注射抗 nephrin 抗体都可引起大量蛋白尿。Podocin 表达在足细胞的足突膜上，其羧基端可特异结合

nephrin 形成聚合物，促进 nephrin 的信号传导。CD₂AP 作为一种连接跨膜蛋白和细胞骨架肌动蛋白的胞浆蛋白可直接与该聚合物作用，锚定 nephrin 胞浆区域到足细胞的细胞骨架。ZO-1 主要表达在足突上，ZO-1 通过 PDZ 结构域将裂孔膜蛋白连接至肌动蛋白细胞骨架上，对足突的稳定非常重要。

足细胞的另一个重要结构就是足细胞骨架，支撑足细胞的细胞体、主突和足突，在维持足细胞正常形态和功能上起重要作用。骨架蛋白主要有肌动蛋白 actin，synaptopodin，α-actinin-1，α-actinin-2，α-actinin-3，α-actinin-4，nestin，talin，vinculin，肌球蛋白等。synaptopodin 常被认为是足细胞特异分化成熟的标志物，它是一种肌动蛋白结合蛋白，一般表达在细胞突触上，正向调节 α-actinin 的表达并且与其共同维持细胞骨架的稳定。actin，α-actinin-4 和 synaptopodin 之间在结构和功能上是相互支撑、相互影响的。F-actin 是一种有极性的结构，这种结构使主突迅速的分支、延伸和解体。α-actinin-4 分子是一种 actin 微丝交联蛋白，可以将松散的肌动蛋白交联形成具有收缩能力的纤维束，对于锚定纤维束至胞浆膜具有辅助作用。nestin 通常只表达于肾小球，与另两种细胞骨架蛋白波形蛋白（vimentin）和 α-internexin 相互作用，并与足细胞中其他细胞骨架蛋白相互作用，共同维持其正常形态和功能。

足细胞具有多重功能。它是肾小球滤过屏障的重要组成部分；合成 GBM 基质成分，产生 Ⅳ 型胶原和氨基多糖，对基底膜合成与修复有重要作用；合成内皮细胞需要的血管内皮细胞生长因子 VEGF，是调节肾小球通透性的重要因子；合成前列腺素 PGE₂、PGI₂ 及血栓素；有很强的吞饮功能，可清除肾小囊腔的免疫复合物及其他大分子物质。

（4）基底膜：肾小球基底膜（图 3-2-8），是肾小球毛细血管壁内皮细胞与足细胞之间的一层细胞外结构，成人肾小球基底膜厚约 310~370nm，儿童较薄，随增龄而增厚。电镜下肾小球基底膜分为 3 层，内层较透亮，称为内疏松层，电子密度低，厚约 20~40nm；中层较致密，称为致密层，电子密度高，厚约 200~240nm；外层较透亮，称为外疏松层，电子密度低，厚约 40~50nm。

肾小球基底膜主要由三类物质组成：① Ⅳ、Ⅴ、Ⅵ 型胶原，相互形成网状结构；② 层粘连蛋白、纤连蛋白等糖蛋白；③ 硫酸肝素等蛋白聚糖。基底膜可以作为细胞附着的支架，维持细胞群正常的形态，同时与邻近细胞相互作用，影响细胞的增殖、分化、黏附、迁移及分子滤过。Ⅳ 型胶原是形成肾小球基底膜网状结构的主要成分。人的 Ⅳ 型胶原包括 6 种 α 链，即 α₁~α₆，分别由 COL4A1~COL4A6 基因编码。3 条 α 链之间相互缠绕，形成三螺旋结构，有 3 种存在形式，即 α₁、α₁、α₂(Ⅳ)，α₃、α₄、α₅(Ⅳ) 和 α₅、α₅、α₆(Ⅳ)。肾小球基底膜的 Ⅳ 型胶原包括 α₁~α₅，没有 α₆ 链。

（5）内皮细胞 - 系膜细胞 - 足细胞之间的相互关系：内皮细胞与系膜细胞在空间维度上相邻，可以直接接触、相互作用。内皮细胞与足细胞，虽然中间有基底膜，但两者关系密切，足细胞产生的血管内皮生长因子 A 和血管生成素是内皮细胞得以维持活性和功能的重要因子。内皮细胞与系膜细胞以及足细胞相互作用，在调节血管紧张度和肾小球

滤过率、氧化应激、平衡促凝和抗凝因子以及抗纤维化过程中均起重要作用。

2. 肾小囊　又称为鲍曼囊(Bowman capsule),是肾小管盲端扩大并内陷所构成的双层球状囊,囊的外层称为壁层,内层称为脏层,两层之间的裂隙称肾小囊腔。脏层即肾小球的脏层上皮细胞(足细胞),壁层由肾小囊基底膜和壁层上皮细胞组成。肾小囊基底膜厚约 1 200~1 500nm,在肾小体的尿极移行为近端肾小管基底膜;壁层上皮细胞为扁平多边形,排列成薄层。病理状态下,壁层上皮细胞可明显增生,可能是一种有分化潜能的干细胞。

(二)肾小管

肾小管是肾单位的另一个重要组成部分,通常分为三段:第一段与肾小囊相连,称近曲小管;第二段称为髓袢(又称亨利袢),成“U”字形,包括髓袢降支粗段(又称近端小管直部)、髓袢降支细段、髓袢升支细段、髓袢升支粗段(又称远端小管直部);第三段称远曲小管,经过连接小管与集合管相连(图 3-2-9)。肾小管的主要功能是重吸收、分泌和排泄。原尿经过肾小管与集合管的选择性重吸收,大约99% 的水分以及一些对机体有用的物质如钠、钾、葡萄糖、蛋白质等重吸收到上皮细胞内继而回到血液中,只有 1%的水分和多余的无机盐、代谢废物、可滴定酸等成为终尿,而排出体外。

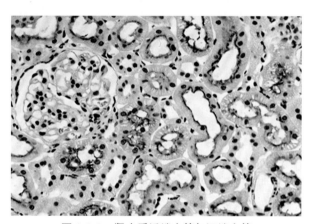

图 3-2-9　肾皮质近端小管与远端小管

注:免疫组化(IHC)染色近端小管刷状缘 megalin 阳性;远端小管没有明显的刷状缘,megalin 阴性(IHC × 200)。

1. 近曲小管　起始于肾小体尿极的鲍曼囊,位于肾小体的周围,是肾小管最粗的一段,近曲小管上皮细胞呈柱状,细胞核较大,呈圆形、靠近基底侧,细胞质嗜酸性,细胞管腔侧有丰富的刷状缘,基底侧可见纵纹。光镜下的刷状缘,在电镜下为大量密集的凸向管腔的指状细长突起,称为微绒毛(图 3-2-10)。微绒毛排列紧密、规则,大大增加了近曲小管的重吸收面积。每根微绒毛中含有数根微丝,微丝中含有肌动蛋白,与微绒毛的收缩、摆动及物质的重吸收转运有关。上皮细胞的侧面伸出许多突起,称为侧突,相邻细胞的侧突呈指状交叉。上皮细胞的基底侧细胞膜向内凹陷,形成细胞膜内褶,褶间有许多纵向排列的线粒体。细胞与细胞之间有许多相互连接的结构,如细胞顶部的紧密连

接、紧密连接下方的中间连接、中间连接深部的桥粒以及缝隙连接,借以维持细胞的紧密关系。近曲小管上皮细胞是有极性的细胞,在细胞的顶端(管腔侧)含有许多与蛋白质吞饮和重吸收有关的分子(如 megalin 和 cubilin);在侧面和基底侧存在许多与离子转运有关的酶(如 Na^+/K^+-ATP酶);在管腔侧、侧面和基底侧都有水通道蛋白 AQP-1。

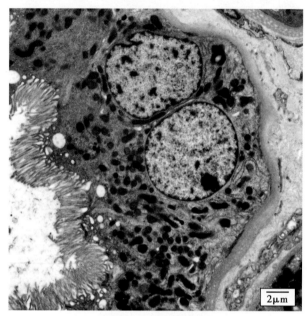

图 3-2-10　近曲小管

注:电镜下为大量密集的凸向管腔的指状细长突起,称为微绒毛。胞浆内可见大量线粒体。

2. 髓袢　又称 Henle 袢,包括髓袢降支粗段(近端小管直部)、降支细段、升支细段和升支粗段(远端小管直部)。髓袢降支粗段为近端小管自髓放线垂直进入髓质的部分,与髓袢降支细段相连,管壁结构与近曲小管基本相似,但上皮细胞较矮,刷状缘不如近曲小管丰富,侧突和细胞膜的内褶也不如近曲小管明显,线粒体、吞噬体、溶酶体也较少,提示近端小管直部的重吸收作用不如近曲小管强。髓袢细段成“U”字形,包括降支细段和升支细段。皮质肾单位髓袢细段较短,仅达髓质内带;近髓肾单位髓袢细段较长,可达内髓。髓袢细段管腔直径约 15μm,管壁为单层扁平上皮,细胞核圆形、突向管腔(图 3-2-11),表达高浓度的水通道蛋白以及 A 型尿素转运子。髓袢升支粗段为远端小管的起始部,管腔直径约 35μm,经髓质和髓放线直行又返回所属肾小体附件的皮质内,移行于远曲小管。髓袢升支粗段,管壁为单层矮立方形细胞,细胞界线不明显,细胞核圆形、靠近管腔面,细胞管腔侧无刷状缘,基底侧有纵纹,产生并分泌 Tamm-Horsfall 糖蛋白。

3. 远曲小管　又称远端小管曲部,与近曲小管一起位于皮质迷路内,盘曲在所属肾小体附近,除致密斑外细胞结构与远端小管直部相似,管腔侧没有刷状缘,基底侧有纵纹,管腔直径约 20~50μm。远曲小管有丰富的 Na^+/K^+-ATP 酶和 Ca^{2+}/Mg^{2+}-ATP 酶,参与 Na^+、Cl^- 和 Ca^{2+} 的重吸收(图 3-2-12)。

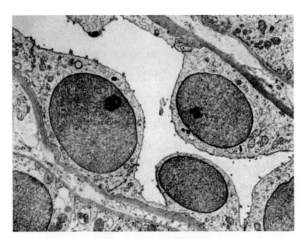

图 3-2-11 髓袢细段

注：管壁为单层扁平上皮,细胞核圆形、突向管腔(EM×6 000)。

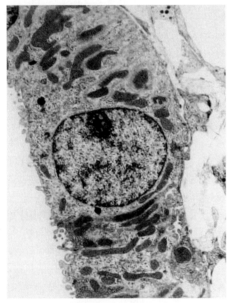

图 3-2-12 远曲小管

注：电镜下无微绒毛(EM×10 000)。

4. 连接小管和集合管 连接小管为远曲小管和集合管之间的过渡小管,呈弓形,在皮质区开始上升,然后下行进入髓放线,最后汇入集合管的起始段。连接小管由多种细胞组成,包括形态位于远曲小管和集合管之间的连接小管细胞、混杂的远曲小管细胞和集合管细胞。连接小管具有明显的分泌 K$^+$ 和排泄 H$^+$ 的功能。

集合管的胚胎发生来自输尿管芽,几个肾单位的连接小管共同汇入一个集合管,因此,集合管不是肾单位的组成部分。根据其所在的位置,分为皮质集合管、髓质外带集合管、髓质内带集合管。髓质内带集合管行至锥体乳头,称为乳头管,并开口于肾乳头形成筛状区。集合管上皮细胞由主细胞(又称亮细胞)和嵌入的闰细胞(又称暗细胞)组成(图 3-2-13)。

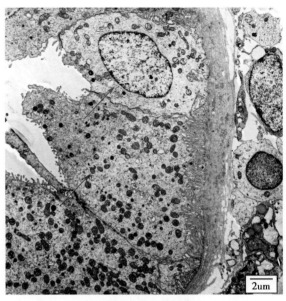

图 3-2-13 集合管

注：集合管上皮细胞由主细胞又称亮细胞(蓝色箭头)和嵌入的闰细胞又称暗细胞(红色箭头)组成。

5. 肾小球旁器(juxtaglomerular apparatus,JGA) JGA 是远端肾小管与肾小体血管极接触部位的一个具有内分泌功能的特殊结构,位于入球小动脉、出球小动脉及远端肾小管之间的区域,包括球旁细胞、致密斑、球外系膜细胞和极周细胞。目前已知,球旁细胞和球外系膜细胞均有分泌肾素的功能,而致密斑可以感受尿液内的钠离子浓度,进而调节肾素的分泌。

6. 肾间质 是位于肾单位与集合管之间的间叶组织,由间质细胞、少量纤维和基质组成。皮质间质细胞产生促红细胞生成素,髓质肾间质细胞产生糖胺多糖、前列腺素以及降压物质;纤维主要包括 I、III 和 IV 型胶原蛋白;基质主要由糖胺多糖和组织液组成。肾间质由皮质向髓质逐渐增加,尤其以肾乳头间含量较多。

7. 肾脏血管 肾脏的血液供应非常丰富,静息状态下,肾血流量占心输出量的 20%。肾脏具有两级毛细血管网,与肾脏的超滤和重吸收作用有关。肾脏的血流经过肾动脉(分前后 2 支)、肾段动脉(前支分 4 段)、叶间动脉、弓状动脉、小叶间动脉、入球小动脉、肾小球内毛细血管、出球小动脉、直小血管(皮层肾单位的出球小动脉管壁薄,不形成直小血管;髓旁肾单位的出球小动脉管壁厚,形成与髓袢伴行的 U 形直小血管)、管周毛细血管、小叶间静脉、弓形静脉,回到肾静脉。与动脉不同的是肾内静脉不分段,而且肾内静脉在不同分支上有吻合现象,当某一静脉阻塞时血液可向其他分支静脉分流。

8. 肾脏淋巴管 分为肾内淋巴管和肾周淋巴管。肾内淋巴管与肾内静脉伴行,毛细淋巴管位于被膜下和肾小管周围。肾周淋巴管主要分布在肾周脂肪层内,与肾内淋巴管有丰富的吻合支,在肾门处与肾内淋巴管汇合,最终引流入主动脉旁淋巴结。

第3节 肾脏的生理功能

肾脏是人体的重要器官,主要功能包括:①通过肾小球的滤过,形成尿液,排出机体的代谢废物;②通过肾小管的选择性重吸收、分泌与排泄,调节水、电解质和酸碱平衡,维持机体内环境的稳定;③通过产生肾素、缓激肽、促红细胞生成素、活化维生素 D_3,调控血压、促进血红蛋白生成和调节骨质代谢等。

一、滤过及排泄代谢废物

肾脏是结构复杂的废物处理器,每天要滤过约 180L 的血液,分离出 1.8L 的尿(代谢废物和多余的水),通过输尿管进入膀胱后排出体外。血液中的废物来自细胞的代谢以及食物的消化。肾脏的滤过功能主要由肾小球完成,当血液流经肾小球时,血浆中的水、葡萄糖、无机盐、氨基酸、尿酸等小分子物质过滤到肾小囊内,然后在肾小管进行选择性重吸收。滤液中的葡萄糖、氨基酸被全部重吸收,钠、氯、钾、碳酸氢根等离子大部分被肾小管重吸收,尿素、磷酸盐、尿酸等被部分重吸收。而肾小管和集合管还可通过分泌方式排出氢离子、铵离子、肌酐等代谢废物。肾小球滤过受神经、体液的调节,影响肾小球滤过的重要因素,除肾小球滤过膜外,主要是跨毛细血管滤过压和肾血流量的变化,此外还有肾小管、肾小球反馈机制和许多激素及血管活性物质的影响。

二、调节水、电解质和酸碱平衡

正常人体组织细胞必须在内环境相对稳定的状态下才能进行正常的生命活动。所谓内环境相对稳定状态主要是指机体水、电解质及酸碱平衡都处于相对稳定的状态,它是维持正常生命活动的基本条件。这种状态主要是通过肾小管对水、电解质及酸碱离子选择性重吸收和排泌来实现的,即肾小管的重吸收和排泌功能是维持机体水、电解质和酸碱平衡的基础。

肾小管和集合管的重吸收方式有两种,即被动重吸收和主动重吸收。被动重吸收为小管液中的溶质顺着浓度差和电位差(电化学梯度),通过扩散作用或渗透作用经过肾小管上皮细胞进入管周间质内,此过程不需耗能。如 Na^+ 重吸收时,由于渗透压的变化,水就被动扩散进入管周间质内。主动重吸收为溶质逆电化学梯度的耗能过程,如葡萄糖、氨基酸和 Na^+ 的重吸收。目前已明确在肾小管的细胞膜上有多种与重吸收有关的蛋白转运通道,如水通道、钠通道、钾通道、氯通道、钙通道以及葡萄糖、氨基酸载体等。肾小管上皮细胞具有两种不同特性的细胞膜,位于管腔侧的管腔膜和位于细胞基底部和侧面的底侧膜。管腔膜和底侧膜上含有的转运通道存在明显差别。如钠通道只存在于管腔膜,而 Na^+-K^+-ATP 酶只存在于底侧膜。这是与肾小管对不同物质的重吸收功能相适应的。重吸收到肾小管管周间质的水和溶质进一步进入管周的毛细血管而进入血液循环。

滤液中的水 65%~70% 在近端小管、10% 在髓袢、10% 在远曲小管、10%~20% 在集合管重吸收。水的重吸收是一被动过程,在近端小管内随着 Na^+、Cl^- 等溶质的重吸收,小管液的渗透压下降,水在渗透压梯度的作用下被吸收。另一部分在远曲小管和集合管被重吸收并受抗利尿激素的调节,这一部分的调节在尿液的浓缩稀释机制中起重要作用。

肾小球滤液中的 Na^+ 有 99% 被肾小管和集合管重吸收,这对机体维持细胞外液中 Na^+ 的浓度和渗透压的恒定起重要作用。Na^+ 由管腔液进入上皮细胞为顺电化学梯度的被动转运,而由细胞内转运到管周间质为主动转运,需要由 Na^+-K^+-ATP 酶主动泵出。各段肾小管对 Na^+ 的重吸收率存在很大差别:近端肾小管约为 65%~70%;远曲小管约为 10%,其余的分别在髓袢升支细段和集合管被重吸收。随着近端小管对 Na^+ 的主动重吸收,在肾小管内外形成电位差,管腔内为负电压,另外小管内的浓度高于管周组织,此时 Cl^- 顺电位差和浓度差而被动重吸收。

每日从肾小球滤出的钾约为 35g,尿中排出的钾为 2~4g。钾可以自由通过肾小球滤过膜进入肾小管,滤出的钾约 90% 在经过近端肾小管和髓袢升支粗段时被重吸收,剩余的约 10% 在远端肾单位被重吸收。远端肾小管具有分泌钾的功能,是肾脏调节钾平衡的主要机制。参与钾分泌的结构包括远曲小管、连接小管和皮质集合管,远曲小管和连接管是泌钾的主要部位。影响肾小管 K^+ 转运的主要因素有盐皮质激素、Na^+ 的转运和重吸收、肾小管中尿液流速、K^+ 的摄入、酸碱平衡及抗利尿激素等。

正常人体内含钙(Ca)量约 1~2g/kg 体重,其中 98% 分布在骨骼,仅少数骨骼表面的钙盐(约 0.5%)可以与细胞外液相交换。成人正常血钙水平为 2.25~2.65mmol/L(9.0~10.6mg/dl)。正常状态下,肾脏可以将血中非结合钙从肾小球滤过,每日总量可达 108mg 左右。肾小球滤出的钙 60% 在近端肾小管以被动转运方式重吸收,与钠、水重吸收比例相似。20%~30% 滤过的钙可在髓袢的粗段被重吸收。远端小管和集合管只负责最后 15% 滤过钙的重吸收,但此处肾小管对钙的重吸收可以与钠、水完全分开,同时受许多激素和利尿剂的影响,对机体钙平衡起很大的调节作用,其转运机制较为复杂。钙的肾脏排泄受肾小球滤过率、利尿剂及甲状旁腺素(PTH)、活性维生素 D_3、降钙素等内分泌因素的调节。

正常身体含磷总量为 10g/kg 体重,其中绝大多数(85%)与钙结合在骨骼,14% 在细胞内,1% 在细胞外,极少量(约占总体重 0.03%)存在于血浆。血磷绝大部分以无机盐形式存在,浓度为 0.9~1.3mmol/L(2.8~4.0mg/dl)。其中 85% 以游离磷酸盐形式存在,仅 15% 的磷酸盐与蛋白相结合,故血浆蛋白水平对血磷影响不大。肾脏对调节细胞外磷平衡具有非常重要的作用。正常情况下每日尿磷排泄量与肠道磷吸收量相同,通常占肾小球滤过磷酸盐的 5%~20%。肾脏滤过的 PO_4^{3-} 约 80%~90% 在肾小管重吸收,其中绝大部分(80%)在近端小管重吸收,多为跨细胞途径转运。髓袢升支及降支对 PO_4^{3-} 重吸收很少。在远曲小管及连接小管处仍有相当一部分 PO_4^{3-} 重吸收,而且能被 PTH 所抑制。在集合管系统 PO_4^{3-} 几乎不被重吸收。

正常人每日经肾小球滤过的 HCO_3^- 约 4 000~4 500mmol,

通过肾小管后约 99.9% 以上被重吸收。其中近端小管重吸收 HCO_3^- 约 80%，髓袢重吸收约 10%，余下 10% 在远端小管被重吸收。近端小管 HCO_3^- 的重吸收与 H^+ 的分泌相关联，近端小管上皮细胞内 H^+ 通过管腔侧的 Na^+-H^+ 交换子，将 Na^+ 转入细胞内，H^+ 排泄至管腔。分泌入管腔内的 H^+ 在细胞膜上的 IV 型碳酸酐酶催化作用下，与 HCO_3^- 结合生成 H_2CO_3，并进一步分解成 CO_2 和 H_2O。生成的 H_2O 几乎全部可以通过细胞膜上的水通道蛋白进入细胞。CO_2 进入细胞后，在细胞内的 II 型碳酸酐酶作用下与 H_2O 结合形成 H_2CO_3，进而解离成 H^+ 和 HCO_3^-。HCO_3^- 通过基侧膜上的 $Na^+-HCO_3^-$ 协同转运子转运至间质，随血循环至全身。髓袢 HCO_3^- 重吸收主要在升支粗段，该处也有碳酸酐酶，其吸收方式与在近端小管相似。由于远端小管管腔侧无碳酸酐酶存在，对 HCO_3^- 的重吸收主要由皮质集合管、内髓集合管和外髓集合管细胞向管腔泌 H^+ 的作用而完成。

NH_4^+ 是一种弱酸，生理 pH 下，NH_4^+ 和 NH_3 主要是以 NH_4^+ 形式存在。NH_4^+ 的排泄占肾脏净排酸的三分之二，NH_4^+ 的排泄量可以随生理情况改变而非常灵活的变动，在酸负荷时 NH_4^+ 的排泄可明显增加。另外，许多不可挥发性酸根也可以通过与 NH_4^+ 结合的方式而排泄。绝大多数 NH_4^+ 在近端小管合成。在近端小管上皮细胞内，谷氨酰胺分解产生 NH_4^+，并分泌入管腔。NH_4^+ 在髓袢升支粗段被重吸收，并分解成 H^+ 和 NH_3，产生髓质高 NH_3 环境。髓质内高 NH_3 不断向集合管管腔内弥散，并与 H^+ 结合，以铵盐形式随尿排出。肾髓间质的 NH_4^+ 有三种去向：部分可分解成 NH_3 和 H^+，NH_3 可弥散入近曲小管和髓袢，再形成 NH_4^+，从而在髓袢、近曲小管和髓袢之间进行再循环；小部分 NH_4^+ 进入循环血液中在肝进行最终的解毒过程；还有部分进入皮质和髓质集合管。

可滴定酸是指可以被氢氧化钠（NaOH）所中和的酸，主要是 HPO_4^{2-}，其他较少的还有肌酐和尿酸。正常情况下尿液中的磷酸盐有 HPO_4^{2-} 和 $H_2PO_4^-$ 两种形式。当 H^+ 分泌增加时，$H_2PO_4^-$ 产生增加，尿液 pH 下降。若尿 pH 继续下降，更多的 HPO_4^{2-} 可转变为 $H_2PO_4^-$。实际上当尿液 pH 为 5.5 时，几乎所有的 HPO_4^{2-} 都已转变为 $H_2PO_4^-$。因此，可滴定酸的形成在缓冲过程中起一定作用，但作用有限。但在糖尿病酮症酸中毒时例外，此时尿中排出大量的 β- 羟丁酸，这些酮症阴离子也可参与尿液的缓冲作用，每天可增加尿可滴定酸排泄约 50mmol。

此外，肾小管还对很多物质具有重吸收的功能，如对葡萄糖和氨基酸的重吸收。肾小球滤液中的葡萄糖浓度与血糖浓度相同，并在近端肾小管（主要是近曲小管）被全部重吸收。葡萄糖的重吸收是主动转运过程，并与 Na^+ 的重吸收密切相关。在近曲小管的刷状缘上存在 $Na^+/$葡萄糖协同载体蛋白，Na^+、葡萄糖与之结合后形成复合体，将 Na^+ 和葡萄糖转运到细胞内。当细胞内葡萄糖浓度增高后，葡萄糖顺浓度梯度透过底侧膜进入组织间隙。肾小管对葡萄糖的重吸收能力有一定限度，当血液中的葡萄糖浓度超过 160~180mg/dl 时达到吸收极限，此时尿中可出现葡萄糖，称为肾性糖尿。氨基酸的转运机制与葡萄糖相似。

三、内分泌功能

肾脏能分泌激素类活性物质，如肾素、缓激肽、前列腺素，通过肾素 - 血管紧张素 - 醛固酮系统和激肽 - 缓激肽 - 前列腺素系统来调节血压。肾脏分泌促红细胞生成素，促使骨髓网织红细胞成熟、释放，进入血循环，促进红细胞生成。肾脏活化维生素 D_3，促进肠道对钙、磷吸收和骨中钙、磷吸收及骨盐沉积。

缓激肽是一种在局部起作用的多肽类组织激素，由激肽释放酶作用于血浆 α 球蛋白而生成，激肽释放酶 90% 由远端小管细胞产生，主要作用包括：①对抗交感神经及血管紧张素，扩张小动脉；②抑制抗利尿激素；③促进远端小管水、钠排出，使血压下降。激肽释放酶的产生、分泌受细胞外容量、体内钠量、醛固酮、肾血流量调节。醛固酮最重要，促进缓激肽分泌；低血钾抑制醛固酮分泌，减少缓激肽释放；高血钾时则相反。激肽由激肽酶灭活。

花生四烯酸在前列腺素合成酶作用下生成前列腺素，由肝、肺、肾皮质内前列腺素分解酶灭活。前列腺素有很强的扩血管作用，对血压、体液起调节作用。前列腺素可刺激环磷酸腺苷生成，对抗抗利尿激素，利钠、排水，使血压下降。

（一）肾素 - 血管紧张素

肾素主要由肾脏入球小动脉的球旁细胞合成和分泌，是一种水解蛋白酶，可催化肝脏产生的血管紧张素原转化为血管紧张素 -I（angiotensin-I，AT-I），AT-I 在肺脏循环中被来自肺上皮细胞的血管紧张素转换酶（angiotensin converting enzyme，ACE）降解为血管紧张素 -II（AT-II），AT-II 在血浆和组织中的血管紧张素酶 A 的作用下，再失去一个氨基酸，成为七肽 AT-III。AT-II 及其产物还可刺激肾上腺皮质球状带合成并分泌醛固酮。当体内失血或血压下降时，肾素 - 血管紧张素系统（renin angiotensin system，RAS）被启动，以协助稳定血压，维持细胞外液量与体液平衡。除循环中的 RAS 外，还存在局部组织的 RAS，在心脏、血管、脑、肾等组织中也发现有肾素、血管紧张素。局部组织的 RAS 可通过自分泌、旁分泌或胞内分泌等方式，对组织的生理功能及其结构起重要调节作用。

血管紧张素原是一种糖基化的球蛋白，主要由肝脏合成。糖皮质激素、雌激素和甲状腺素等可增加血管紧张素原；AT-II 对血管紧张素原基因表达也有正反馈作用，胰岛素则起抑制作用。AT-II 是 RAS 的主要成分，在循环血液中主要由 AT-I 降解而来，在组织中除了肾素和血管紧张素转换酶，还可在另外一些酶的作用下，由血管紧张素原直接转变为 AT-II。血管紧张素 II 的主要生理作用：①具有强力的缩血管作用，收缩全身微动脉，使外周阻力增大、血压升高；也可收缩静脉，使回心血量增多。②作用于交感神经末梢上的血管紧张素受体，促使交感神经末梢释放去甲肾上腺素；还可作用于中枢神经系统内一些神经元的血管紧张素受体，使交感缩血管作用加强；通过中枢和外周机制，使外周阻力增大，血压升高。③强烈刺激肾上腺皮质球状带细胞合成和释放醛固酮，促进肾小管和集合管对 Na^+ 和水的重吸收，并使细胞外液量增加，升高血压。

AT-Ⅱ的作用是通过AT-Ⅱ1型受体(AT-1受体)而实现的。AT-1受体又可分为AT-1A和AT-1B二个亚型,AT-1A受体主要存在于血管,也可在心、肝、肺等组织表达;而AT-1B受体主要存在于肾上腺,也可在垂体和肾脏表达,可见AT-Ⅱ在不同靶组织可发挥不同的作用。近年来,又陆续发现AT-2、AT-3、AT-4受体,但其具体功能尚不清楚。

除了AT-Ⅱ以外,最近还发现AT(1-7)也是RAS新成员,它有独立的转换酶系统,而且与AT-Ⅱ作用不同,可引起血压的下降。AT(1-7)作为AT-Ⅱ升压作用的一种拮抗因子,来调节血压的相对恒定。AT-Ⅰ不具有血管收缩性,AT-Ⅲ的缩血管效应仅为AT-Ⅱ的10%~20%,但刺激肾上腺皮质合成释放醛固酮的作用较强。在正常生理情况下,血循环中血管紧张素浓度较低,因此,对正常血压的维持作用不大。在某些病理情况下,如失血、失水时,肾素-血管紧张素系统的活性加强,对循环功能的调节起重要作用。

RAS不只是一种经典的肾脏内分泌系统,也是一种组织和局部激素,广泛存在于心、脑、肝、肾、血管、脂肪、骨髓、生殖和胚胎等几乎所有的细胞或组织中,参与体内炎症、免疫、凋亡、生长、老化、营养代谢、组织修复、生殖发育、神经传导、学习记忆等各种生理活动调节,是人体作用最广泛的一个调节系统。RAS不仅在高血压、心肌肥厚和肾脏疾病中发挥重要作用,几乎在所有心脑血管病中都具有重要病理生理作用,在糖尿病、代谢综合征、肥胖症、帕金森病、老年痴呆、癫痫、多发硬化、肝硬化、炎症免疫性疾病、呼吸性疾病和肿瘤的发病中亦具有重要意义。它是人体内多种疾病发病和防治的调节系统和分子作用靶点。过度激活的肾素-血管紧张素系统是产生高血压的原因之一。下面几类药物可用于抑制肾素-血管紧张素系统:①血管紧张素转换酶抑制剂(angiotensin converting enzyme inhibitor, ACEI),其作用是抑制血管紧张素转换酶的活性,从而减少AT-Ⅱ的生成。②AT-Ⅱ受体拮抗剂,通过阻断AT-Ⅱ与AT1受体结合而起作用。③肾素抑制剂,通过抑制肾素的合成和释放,从而阻止RAS的启动。

(二)促红细胞生成素

促红细胞生成素(erythropoietin,EPO)是调节红细胞生成的糖蛋白激素,90%由肾脏产生,10%由肝、脾产生。肾远曲小管、肾皮质和外髓部分小管周围毛细血管内皮细胞、肾皮质和外髓部分小管周围的纤维母细胞产生EPO。天然存在的EPO分为两种类型,α型和β型。人类EPO基因位于7号染色体长臂22区,其cDNA被成功克隆后,利用基因重组技术已可大批量生产重组人促红细胞生成素(recombinant human erythropoietin,rHuEPO),现已广泛用于临床。

EPO主要作用于骨髓造血细胞,促进红系祖细胞增生、分化和成熟,对造血干细胞分化为红系祖细胞-前成红细胞-成红血细胞-网织红细胞-成熟红细胞,均有促进作用。EPO还能增强NO的扩血管作用,明显缓解血管痉挛,并能直接作用于血管内皮细胞,促进血管新生,在缺血部位建立侧支循环。EPO还能快速启动原癌基因c-myc表达,发挥抗凋亡并维持细胞存活的作用,所以,有人认为与其说

EPO的作用是促进了红细胞前体的增殖和分化,不如说EPO强大的抗凋亡作用,使红系祖细胞得以存活并最终向成熟红细胞分化。

EPO已广泛应用于各种贫血的治疗。其中最有效的是肾性贫血,对肿瘤相关性贫血、早产儿和孕产妇贫血、围手术期减少异源性输血等方面也有良好的疗效。当前使用的rHuEPO都是单体EPO,慢性贫血患者常需要大剂量长期应用。利用基因重组技术可合成二聚体EPO,它与单体EPO在药代动力学方面性质类似,但二聚体EPO促红细胞再生能力远高于单体。新型红细胞生成刺激蛋白(novel erythropoiesis-stimulating protein,NESP)已开始投入临床。其半衰期延长了2倍,有利于简化给药方案。在慢性肾性贫血的治疗指南中推荐使用EPO纠正贫血使血红蛋白浓度维持于110~130g/L,高于130g/L反而增加心血管事件的风险。长期大量使用EPO会产生一些副作用,如血管反应性下降、血压升高、血黏度增加、血栓形成等。

(三)活化维生素D_3

维生素D是一种脂溶性维生素,是固醇类衍生物,可由维生素D原经紫外线激活而成。皮肤内的7-脱氢胆固醇经光照紫外线作用后进行光化学反应,转变成维生素D_3(cholecalciferol),但它的活性不高。体内生成或摄入的维生素D_3,经肝脏25-羟化酶催化形成25-羟维生素D_3。后者再经肾脏1-羟化酶催化形成具有生物活性的$1,25(OH)_2D_3$,这是维生素D的主要生物活性形式。

活性维生素D_3的生理作用:①与甲状旁腺素协同,动员骨钙入血;促进钙在小肠的吸收;促进钙在肾小管重吸收,维持血清钙磷浓度的稳定。肾脏、骨骼、小肠三条途径使血钙恢复到正常水平后,反馈抑制甲状旁腺素进一步分泌及合成$1,25(OH)_2D_3$。②在妊娠期间$1,25(OH)_2D_3$血浆浓度上升,哺乳期继续上升,促进妊娠及哺乳期母体输送钙到胎儿,维持胎儿和婴儿正常生长。而停经后的妇女$1,25(OH)_2D_3$浓度减低,易出现骨质疏松等症状。

维生素D主要用于构成和维持骨骼的强壮,可用来防治儿童的佝偻病和成人的软骨症、关节痛等。患有骨质疏松症的人通过添加合适的维生素D和镁可以有效提高钙离子吸收度。此外,维生素D还可改善神经肌肉功能、减轻炎症反应、影响某些控制细胞增殖分化凋亡的基因活动。$1,25(OH)_2D_3$在临床上可用于:①肾性骨病,肾功能不全缺少1位羟基化酶,体内不能合成$1,25(OH)_2D_3$,必须从体外摄取;②难治性抗维生素D_3佝偻病,由于遗传因素,磷从肾排出过多;③甲状旁腺素缺少症,患者不能在低血钙时产生$1,25(OH)_2D_3$;④抗维生素D的佝偻病,正常服用维生素D但仍有佝偻病,是由于代谢上的缺陷,维生素D不能1位羟基化;⑤癫痫患者使用苯巴比妥导致的骨病。

最典型的缺乏维生素D会引起少儿佝偻病和成人软骨病。其他的典型症状还包括肌肉萎缩、痢疾样腹泻、失眠、紧张等。皮质类固醇对维生素D的作用也有抵消作用。过量、长期服用维生素D可导致血钙过高,早期征兆主要包括便秘,头痛,食欲下降,头昏眼花,走路困难,肌痛骨痛,以及心律不齐等。晚期症状包括瘙痒,肾功能下降,骨质疏松症,体重下降,肌肉和软组织钙化,等等。

除了活化维生素 D_3 外,肾脏还通过调节钙磷稳态、产生 Klotho 和 BMP7 等,调节骨的发育、损伤修复和组织重构。

(谢院生)

参考文献

［1］邹万忠. 肾活检病理学 [M]. 4 版. 北京:北京大学医学出版社, 2017.

［2］CHAMANZA R, NAYLOR SW, CARREIRA V, et al. Normal anatomy, histology, and spontaneous pathology of the kidney, and selected renal biomarker reference ranges in the cynomolgus monkey [J]. Toxicol Pathol, 2019, 47 (5): 612-633.

［3］GLASSOCK R J, RULE A D. Aging and the kidneys: anatomy, physiology and consequences for defining chronic kidney disease [J]. Nephron, 2016, 132 (4): 25-29.

［4］章友康, 刘德培. 中华医学百科全书:肾脏病学 [M]. 北京:中国协和医科大学出版社, 2016.

［5］RACETIN A, JURIĆ M, FILIPOVIĆ N, et al. Expres-sion and localization of DAB1 and reelin during normal human kidney development [J]. Croat Med J, 2019, 60 (6): 521-531.

［6］HOLLAND N D. The long and winding path to under-standing kidney structure in amphioxus-a review [J]. Int J Dev Biol, 2017, 61 (10-11-12): 683-688.

［7］WEI K, YIN Z, XIE Y. Roles of the kidney in the forma-tion, remodeling and repair of bone [J]. J Nephrol, 2016, 29 (3): 349-357.

［8］ROBINSON P G, NEWMAN D, REITZ C L, et al. A large drawing of a nephron for teaching medical students renal physiology, histology, and pharmacology [J]. Adv Physiol Educ, 2018, 42 (2): 192-199.

［9］ALMEIDA L F, TOFTENG S S, MADSEN K. Role of the renin-angiotensin system in kidney development and programming of adult blood pressure [J]. Clin Sci (Lond), 2020, 134 (6): 641-656.

［10］MITCHELL T, DE MIGUEL C. Sex differences in redox homeostasis in renal disease [J]. Redox Biol, 2020, 101489.

第4章

老年肾与终末期肾病

随着人类生活水平的提高以及在疾病预防与治疗方面的进步,全球人均寿命显著延长,老年人数量也随之不断增加。2017年,联合国经济和社会事务部在其报告中指出:目前中国60岁以上人口已经达到总人口的16%,而全球平均数据是13%。该机构预计:到2050年,全球60岁以上人口数量还将再翻一番,达到21亿。

老年人的慢性肾脏病患病率较高。这一方面是因为老年人肾功能随年龄有不同程度的减退,而另一方面则是由于老年个体慢性病患病率高,如老年人常并发糖尿病、高血压以及心血管疾病,可加速老年相关的肾功能不全。近年来,由于在预防、减缓肾脏疾病发展领域取得的进展,终末期肾病(end stage renal disease,ESRD)发病率总体已趋于稳定,但老年患者ESRD的发病率仍在继续增长。目前,四分之一透析患者年龄在70岁以上。因为终末期肾病的病理生理与肾脏老年化过程有许多相似之处,本章中将合并讨论老年肾与终末期肾病两方面的内容。

慢性肾脏病(chronic kidney disease,CKD)定义为:肾脏损害或肾小球滤过率(glomerular filtration rate,GFR)持续<60ml/(min·1.73m²)3个月或3个月以上。其中肾脏损害通常指出现白蛋白尿,即尿液中白蛋白与肌酐比值>30mg/g。根据这个定义,中国有近11%成年人(约1.19亿)患有CKD。根据GFR的水平,CKD分为5期(表4-1-1);CKD5期,即GFR<15ml/(min·1.73m²)或需要透析时称为ESRD。此外,值得指出的是,虽然肾脏组织结构和功能会随年龄增长发生一定变化,但并没有特定的疾病仅局限于老年人群,因而老年患者肾活检诊断与年轻人群相似。但是,由于老年人群2型糖尿病和高血压发病率高,在将特定的组织形态改变归咎于衰老之前,应排除上述两种疾病。

一、老年肾病理形态学与生理学特点

(一)老年肾病理学特点

1. 肾脏大体形态 从出生到40岁,肾脏重量不断增加,40岁之后逐渐减轻。老年肾脏双侧对称性萎缩,重量可降低20%~30%,这在70~89岁年龄段的老年人中尤为显著。老年肾脏表面呈细颗粒状,肾实质变薄,且皮质变薄比髓质更明显。在40岁以上的人群中,约半数肾脏有一个或多个单纯性囊肿。

表 4-1-1　慢性肾脏病分期

分期	描述	GFR/ (ml·min⁻¹·1.73m⁻²)
G1	肾损害伴肾功能正常或升高	>90
G2	肾损害伴肾功能轻度降低	60~89
G3a	肾功能中度降低	45~59
G3b	肾功能中等到严重降低	30~44
G4	肾功能重度降低	15~29
G5	慢性肾衰竭	<15 或透析

注:GFR,肾小球滤过率。

2. 肾小球 老年肾脏的肾小球形态改变包括:①肾小球数目减少;②硬化肾小球数目和比例增加,尤以外皮质区最为明显;③入球和出球小动脉之间出现直接分流,以近髓肾小球为明显;④早期肾小球体积进行性减小,硬化肾小球数目增加,至后期非硬化肾小球代偿性增大;⑤肾小球基底膜(glomerular basement membrane,GBM)局灶性或弥漫性增厚;⑥系膜区增宽、系膜基质增加。

肾小球数有明显的个体差异。每个肾脏肾小球数为33万~110万个,平均(62±25)万个。其中25%人群肾小球数小于50万个,而另外25%则大于74万;女性比男性少15%。新生儿出生体重每增加1kg,其肾小球增加约26万个。肾小球数目和体积与肾脏重量成正相关,随着年龄增长,肾小球数目逐渐减少,老年肾小球数目较年轻人减少约1/3。

因病因不同,肾小球球性硬化表现种类多样(图4-1-1)。陈旧性硬化呈小而不易辨认的实性团,新鲜硬化体积没有明显缩小。伴有物质沉积,如淀粉样变或糖尿病肾病时,硬化肾小球体积可较大(图4-1-1A)。缺血性废弃(ischemic glomerular obsolescence)的肾小球起初表现为毛细血管襻萎缩、GBM 皱缩增厚，胶原在鲍曼囊血管极处沉积，随后填满鲍曼囊（图 4-1-1B）。实性肾小球硬化（solidified global glomerulosclerosis）指在肾小球硬化过程中，毛细血管袢不回缩，硬化小球呈均质状，体积无明显减小（图 4-1-1C）。其多见于节段性硬化所致的球性硬化（如 APOL1 相关的节段性硬化）。新月体导致的球性硬化，光镜下可见鲍曼囊壁断裂及硬化的毛细血管袢撕裂，这有助于识别此类硬化（图 4-1-1D）。在肾活检组织中寻找球性硬化有时比较困难，单纯苏木精 - 伊红染色（HE 染色）往往低估了硬化肾小球数，特殊染色不仅有助于检出硬化肾小球，而且对区别硬化种类至关重要。由于肾脏衰老的球性硬化和其他疾病引起的肾小球硬化很难区分，所以在诊断老年肾脏之前，必须细心分析研究病史、实验室检查结果、病理形态学改变，以除外其他可能引起肾小球硬化的肾脏疾病。

肾小球球性硬化数目及比例随年龄而变化。对非肾脏死亡病例尸解研究显示，40 岁以下者肾小球球性硬化数不超过 10%，随着年龄增长，肾小球硬化的比例就很难

有一定的规律可循。若肾小球球性硬化比例超过患者年龄除以 2 再减去 10（年龄 ÷ 2-10）时，肾小球球性硬化比例异常增高。采用标准形态定量和多元线性回归分析显示，肾小球硬化的数量和比例与年龄及肾内血管病变直接相关。

老年肾小球球性硬化的发生机制尚不完全清楚，但近 10 年对局灶节段性肾小球硬化发生机制的研究进展很快。老年人入球和出球小动脉的自身调节能力降低，肾小球血浆流量、毛细血管内压增加，继而导致肾小球损伤、系膜基质堆积。肾单位减少后，残存肾小球发生适应性变化，以高灌注和高滤过来维持 GFR。所以肾小球数目减少不仅会诱发高血压病，而且会引起肾小球本身的高灌注压和肾小球肥大，随之出现系膜基质增加，最终导致局灶节段性肾小球硬化。"高灌注"肾小球损伤可见于糖尿病肾病、肥胖相关性肾病、肾单位稀少巨大症和反流性肾病等。近年来，足细胞不可逆损伤在肾小球硬化的作用，日益受到重视。研究显示：随着年龄的增长，足细胞数量减少，体积增大，在达到一定阈值之后，足细胞将脱落死亡，从而导致肾小球基底膜

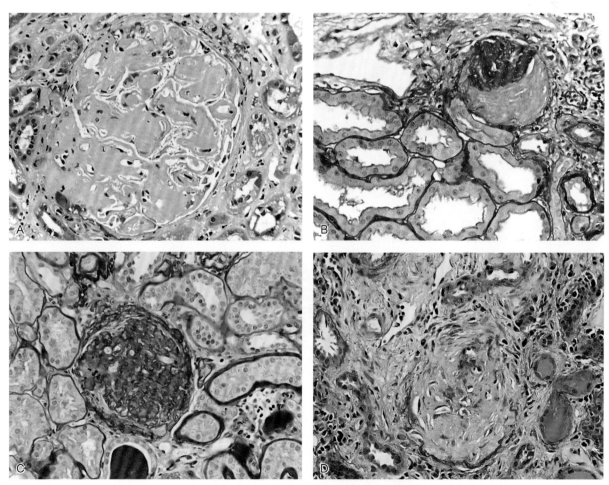

图 4-1-1　不同病因所致的球性肾小球硬化

注：A. 轻链淀粉样变肾病中球性硬化的肾小球。其体积较大，并可见淀粉样物质沉积（HE × 400）。B. 缺血性废弃的球性硬化肾小球。其体积明显减小，毛细血管袢萎缩，胶原沉积、填满鲍曼囊（PAS × 400）。C. 实性肾小球硬化。其体积无明显减小，毛细血管袢萎缩较为一致，多见于节段性硬化所致的肾小球硬化（PAS × 400）。D. 新月体导致的球性肾小球硬化。其鲍曼囊壁断裂，硬化的毛细血管袢撕裂（PAS × 400）。

皱缩与硬化。

3. 肾小管和肾间质　肾小管和肾间质唇齿相依，两者病变往往并存。相对于肾小球病变而言，肾脏功能与肾小管间质病变的关系更为密切。老年肾脏肾小管间质变化包括：①肾小管体积、长度和数量减少；②肾小管憩室数量增加，以远曲小管为著；③肾小管萎缩，细胞扁平形态单一，肾小管基底膜（tubular basement membranes，TBM）增厚；④肾间质增宽，伴有间质纤维化，并可见炎症细胞浸润。

肾小管萎缩分为3种（图4-1-2）：①经典型：TBM增厚皱缩，上皮细胞扁平形态简单化（图4-1-2A）；②内分泌型：上皮细胞形态简单化，TBM不增厚，上皮细胞内充满线粒体（图4-1-2B）；③甲状腺型：肾小管管腔扩张，腔内可见透明管型（图4-1-2C）。以上三种类型，并非特异，可见于任何慢性肾损伤，但内分泌型在缺血性肾病最常见，甲状腺型则多见于慢性肾盂肾炎。此外，通过显微解剖技术发现，成年及老年人肾脏远曲肾小管憩室比例随年龄增长而增加，这是老年肾脏单纯性囊肿的前身。

4. 肾血管　老年性肾脏有如下血管病变：①动脉内膜纤维性增生（intimal fibrosis）或动脉硬化（arteriosclerosis）；②入球小动脉壁透明变性；③入球和出球小动脉之间的直接分流。但以上病变并非老年肾脏所特有。

（1）动脉硬化发病率随着年龄而增加：亦与糖尿病、高血压等疾病相关。常表现为动脉壁增厚、管腔狭窄（图4-1-3A，B）。这一变化可由动脉内膜增厚和内弹力层增生引起。内膜纤维性增生指动脉内膜的胶原性增厚或纤维化。病变的动脉中膜常见萎缩或消失，主要见于小叶间动脉及分支（管径80~300μm）。其可见于所有老年人，与是否合并高血压或冠状动脉粥样硬化性心脏病无关。但病变可因高血压而加重，且形态学上与高血压的动脉病变无法区分。该病变可为局灶性，所以由此产生的肾单位缺血性病变也呈局灶性分布。内膜纤维性增生的病因学尚不清楚，但近心端血管比远心端血管壁增厚更常见，硬化血管引起的血流动力学改变导致远端动脉的形态学改变，远端小动脉透明变性可加重该病变。与小动脉透明变性相比，小叶间动脉内膜纤维性增生与肾小球球性硬化的关系更为密切。

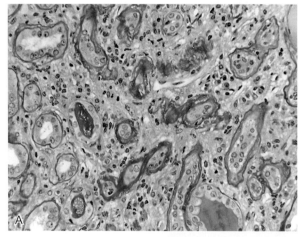
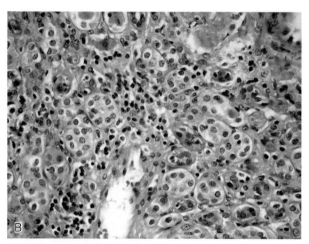
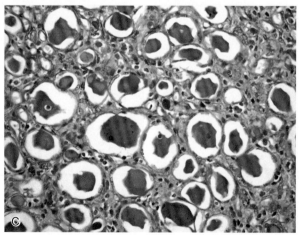

图4-1-2　肾小管萎缩的三种常见形态学改变

注：A. 经典型：肾小管基底膜（TBM）增厚、皱缩，上皮细胞扁平（PAS×400）；B. 内分泌型：上皮细胞简单化，TBM不增厚（HE×400）；C. 甲状腺型：肾小管管腔扩张，腔内可见透明管型（PAS×400）。

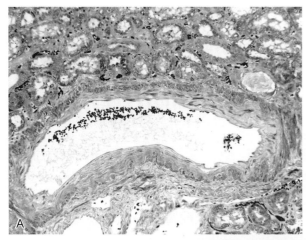
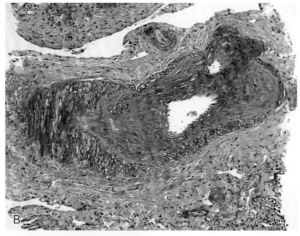
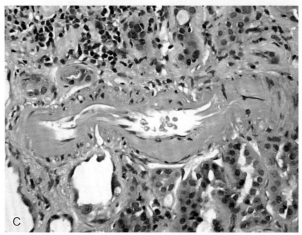

图 4-1-3　老年肾脏肾血管形态学改变

注：A、B. 动脉硬化：动脉内膜纤维性增厚、管腔狭窄（A. Masson×200；B. PAS×200）。C. 小动脉透明变性：玻璃样透明物质沉积于小动脉壁（HE×400）。

（2）小动脉透明变性（图 4-1-3C）：指入球小动脉壁（管径 10~30μm）由于内皮损伤和血管内压增加导致的血浆蛋白在内皮下沉积，是老年肾脏的又一病变特点。该病变也可见于高血压和糖尿病，以晚期糖尿病最严重、也最普遍。该病变病因学不明，年轻人和非高血压人群亦可见。

（3）入球、出球小动脉直接分流：在老年肾脏很常见，在近髓肾单位更为多见，也称为"无肾小球小动脉"，可能与老年肾脏的血管自身调节能力局灶性丧失有关。血压增高是终末期肾病的独立风险因素之一，但高血压是血管病变的因还是果至今尚不清楚。老年肾脏小叶间动脉的进行性硬化发生在系统性高血压之前而不是之后，肾单位缺血导致直径 100μm 的动脉内膜每增厚 1μm，血压平均升高 1.6mmHg。简言之，高血压和血管病变相互影响。老年人常见的内膜纤维化和小动脉硬化的血管病变可因高血压或糖尿病而加重，故高血压、糖尿病患者的肾脏比正常人"衰老"更明显。

（二）老年肾脏病理生理

由于上述肾脏组织结构的改变，老年肾脏对外界刺激，如血管紧张素、高盐、氧化应激、缺血再灌注损伤等的防御能力减弱，较年轻人更容易出现肾衰竭。老年肾脏的功能退化详见表 4-1-2。

表 4-1-2　老年肾功能改变

肾小球功能改变	肾小管功能改变	肾脏内分泌功能改变
肾小球滤过率下降	电解质平衡功能下降	促红细胞生成素减少
肾脏血流量下降、血浆流量下降	远曲小管酸化功能下降	活性维生素 D 生成减少
毛细血管通透性增加	肾小管转运功能下降	

1. 肾小球功能改变　老年肾脏体积减小，肾实质尤其是肾皮质变薄，故肾血流量、肾血浆流量减少明显。40 岁以后肾血流量以每年 1.5%~1.9% 速率递减，65 岁以上老年人的血浆流量仅为青年人的一半。GFR 是评价肾脏功能的重要指标，对判断肾功能损害程度、早期诊断肾衰竭具有重要临床意义。40 岁之后 GFR 随年龄增长而逐渐降低，平均降低速率为 0.75~1.00ml/（min·1.73m²）。菊粉清除率（inulin clearance）检测结果显示：出生时 GFR 约为

20ml/min，30 岁时约为 120ml/min，80 岁以上肾功能损失 30%~40%，GFR 降至 75ml/min。

临床评估肾小球功能的常用指标为血尿素氮（blood urea nitrogen，BUN）、血清肌酐（serum creatinine，SCr）和内生肌酐清除率（creatinine clearance，Ccr），但三者易受营养状态、蛋白质摄入量及机体肌肉量等因素影响，作为反映 GFR 的指标不够准确和敏感，尤其不能准确评估老年人早期肾功能受损情况，临床上应结合其他检查具体分析。老年人肌酐生成量逐渐降低，尿肌酐排出随之降低，故虽 Ccr、GFR 有所降低，SCr 却升高不明显。因此，老年患者出现 SCr 升高，较之年轻患者更有临床意义。近年来，使用三碘非离子水溶性造影剂代替放射性核素进行 GFR 检测，肾毒性小，灵敏度和准确性均较好。此外，血清胱抑素 C（cystatin C）因其在体内生成速率和循环水平稳定，受其他因素干扰小，目前被视为反映早期肾小球滤过功能受损的一个较为理想和可靠的标记物。

公式法估算 GFR：以 MDRD（modification of diet in renal disease study group）和 Cockcroft-Gault 公式为代表，计算需要根据 SCr 及年龄、性别、体重、身高等变量值推算 GFR（eGFR）。MDRD 准确性要优于 Cockcroft-Gault 公式，但两公式都建立在 SCr 的基础之上，作为反映 GFR 的指标，敏感性不高。慢性肾脏病流行病学协作（CKD-EPI）研究开发的 eGFR 公式较以上两公式敏感，因而使用较为广泛。

近年来对于随访 CKD 患者，肾衰竭风险评估（Kidney Failure Risk Equation，KFRE：http://kidneyfailurerisk.com/）成为一项重要进展。通过网站，医生与患者可以输入年龄、性别、eGFR、尿白蛋白 / 肌酐比值等参数，计算肾衰竭风险。KFRE 已经在 31 个国家和地区进行了有效性验证。老年患者使用这一方法，效果尤佳。如，一例来自非北美地区的 70 岁女性患者，eGFR 50ml/（kg·m²），尿白蛋白 / 肌酐比值 5mg/g，2 年内肾衰竭风险为 0.06%，5 年 0.24%。这一风险较相似参数的年轻患者要低很多。

2. 肾小管功能　老年人肾小管对机体各种代谢需求的反应都比较迟钝，肾小管功能变化比肾小球滤过功能的减退出现更早，也更为明显。因为髓袢升支粗段对钠的重吸收降低和基础血浆醛固酮水平低下，老年人肾小管排除过多钠负荷或在低钠时保钠能力均明显减弱。老年肾小管总体积减少，GFR 降低，醛固酮基础水平低下，都是老年人易发高钾血症的原因。另一方面，老年人应用噻嗪类或袢利尿剂，由于抑制髓袢对氯、钠的重吸收，到达远曲小管钠离子增多，K⁺/Na⁺ 交换量增加，钾随尿排出增多，易出现低钾血症。此外，老年人高钙血症发生率为 2%~3%，原因包括甲状旁腺功能亢进、运动量减少、应用噻嗪类利尿剂或恶性肿瘤等。老年人酸化尿液的能力也明显减弱，在给予氯化铵酸负荷后，老年人尿液酸化及排除过多酸性产物的能力比年轻人降低约 40%。老年人中常见尿酸水平升高，可引起痛风。老年人尿液浓缩和稀释功能也随年龄增长而减退。

3. 内分泌功能变化　老年肾脏生成促红细胞生成素减少，贫血发生率增高。研究显示老年贫血患者血清促红细胞生成素水平较年轻患者低，提示衰老肾脏对低血红蛋白水平反应和代偿能力减弱。近年研究发现，老年肾脏功能减退与机体内活性维生素 D 水平相关，老年人体内 1，25- 二羟基维生素 D（1，25-dihydroxyvitamin D_3），即活性维生素 D_3 水平下降，25- 羟基维生素 D 水平正常，表明老年肾脏 25- 羟基维生素 D 转化为 1，25- 二羟基维生素 D 能力减退。此外，维生素 D 与甲状旁腺素亦参与磷酸盐平衡的调节。在这一调节过程中，Klotho 和 FGF23 发挥重要的作用。实验显示 Kotho 缺乏、成纤维细胞生长因子 23（fibroblast growth factor 23，FGF23）或高磷酸盐加速肾脏老龄化，反之则可以逆转这一过程。

二、终末期肾病临床表现及病因

（一）临床表现

ESRD 临床表现多种多样，涉及所有器官系统。表 4-1-3 列出了 ESRD 患者各个系统可能出现的异常。

ESRD 与多种心血管并发症相关，如高血压、心肌病、冠状动脉粥样硬化性心脏病、心脏瓣膜钙化和尿毒症钙化性动脉病（calcific uremic arteriopathy）等。在 ESRD 患者中，心脏疾病是最常见的死亡原因。在这些患者中，高血压也很常见。其特点为在透析治疗间歇期对盐和液体摄入敏感，并伴有血浆肾素水平升高。ESRD 相关心肌病可以是扩张性，亦可是肥厚性的。肥厚性心肌病以左心室肥大（left ventricular hypertrophy，LVH）为特征。LVH 的成因，除了心脏前、后负荷增加以外，也与 FGF23 升高独立相关。此外，在 ESRD 中升高的心脏标记物亦与高磷酸盐血症导致的心肌细胞损伤有直接关系。尿毒症患者也可能会出现纤维素性心包炎，导致胸痛，甚至可能发生心脏压塞。慢性纤维素性心包炎可致缩窄性心包炎和心力衰竭。

CKD 患者心血管死亡率高，与血管钙化密切相关。其危险因素包括：高血压、血脂异常、糖尿病、血浆磷酸盐、同型半胱氨酸和护骨素（osteoprotegerin）升高、内源性抗钙化因子 & klotho 缺乏等。尿毒症性钙化性动脉病镜下表现为真皮和皮下软组织小动脉钙化，累及血管内膜与中层；临床可见红色皮肤结节，有痛感，尤其常见于大腿、臀部和腹部。如病变处一般不出现溃疡，患者死亡率约为 30%，但有溃疡时，死亡率上升至 80% 以上。

系统性炎症与内毒素血症相关。即便临床上不能检测到感染，ESRD 患者体内也不可避免地存在内毒素血症。其机制如下：一方面，高尿素血症时，氨可致结肠上皮紧密连接（tight junction）解体，进而导致内毒素进入血液循环，对肠道局部炎症和全身炎症产生影响。另一方面，ESRD 患者肠道菌群失调。此时，细菌产生的已知与未知的产物，成为促炎 / 促氧化的尿毒症毒素的主要来源。

继发性甲状旁腺功能亢进（简称甲旁亢）在 ESRD 中很常见。在 CKD 早期，源于骨的 FGF23，通过抑制 1α- 羟化酶和刺激 24- 羟化酶，下调磷酸钠协同转运蛋白并抑制骨化三醇［1，25（OH）$_2$D］合成，以维持磷酸盐平衡。在正常生理条件下，骨化三醇通过维生素 D 受体来抑制甲状旁腺素（PTH）的转录和甲状旁腺细胞的增殖。ESRD 时，这种抑制活性减少，骨化三醇血清水平降低，PTH 分泌增加，甲状旁腺细胞增生。此外,低水平骨化三醇能降低肠道钙的吸收,进一步促进甲状旁腺增生。在 ESRD 中,机体摄入的磷酸盐超过 FGF23 的代偿能力,导致高磷血症。高磷血症与骨化三醇的减少及由此产生的低钙血症进一步刺激 PTH 分泌和甲状旁细胞增生。此时,一般四个甲状旁腺均增大,组织学可见主细胞结节性增生。

CKD 矿物质及骨代谢紊乱(CKD-MBD)表现为:①钙、磷、PTH 和维生素 D 代谢异常;②骨转化、骨钙化、骨的体积及骨的线性生长和强度异常;③血管或其他软组织钙化。肾性骨营养不良特指与 CKD 相关的骨形态变化,包括囊性纤维性骨炎、骨软化、混合性骨炎,以及低转化性骨病。囊性纤维性骨炎由继发性甲状旁腺功能亢进引起,其骨转化明显升高。此时,长骨皮质多孔,脆性增高。组织学可见破骨细胞数量增加,骨的吸收活跃并伴骨小梁增厚,其多由非矿化的编织骨和类骨质构成。除了高转化性骨病,ESRD 患者还会出现低转化性骨病。

贫血是慢性肾脏病患者常见的临床表现。肾性贫血由多种因素引起,包括红细胞生成素缺乏、铁缺乏和红细胞寿命缩短等。除了具有一般人群缺铁常见原因外,CKD 患者,尤其是 ESRD 患者由于胃肠道铁吸收受损、血液透析中的失血等原因使其有更大的风险。CKD 通常为正常细胞性贫血。

β_2-微球蛋白是一种相对分子质量为 11 800 的小分子球蛋白,其在股骨和其他骨骼中沉积,形成 β_2-微球蛋白淀粉样变($A\beta_2$-M),可导致囊肿及血液透析患者股骨颈骨折。$A\beta_2$-M 也可沉积于神经鞘,心脏及腕部的软组织中。$A\beta_2$-M 如沉积于腕管,可以导致腕管综合征。

表 4-1-3　ESRD 各系统临床表现

临床表现
心血管
高血压,血脂异常,动脉粥样硬化
心肌病,心力衰竭,瓣膜钙化
尿毒症性心包炎
尿毒症性钙化性动脉病
肺
肺水肿 / 尿毒症性肺炎
胃肠道
恶心 / 呕吐,食管炎,胃炎,结肠炎
出血,结肠菌群紊乱,重症胰腺炎
血液
贫血
出血倾向
神经肌肉
尿毒症性脑病
外周神经病
肌肉病变

续表

临床表现
矿物质及骨代谢紊乱
高磷血症,低钙血症
FGF23 增多
肾性骨营养不良
内分泌
肾产生激素异常:1,25(OH)$_2$D$_3$,促红细胞生成素降低
Klotho 缺乏
继发性甲状旁腺功能亢进
胰岛素分泌减少及外周胰岛素抵抗
水电解质紊乱
脱水,水肿,高血钾,代谢性酸中毒
其他
β_2-微球蛋白淀粉样变性
瘙痒 / 皮炎

注:ESRD,终末期肾病。

(二)病因

ESRD 是多种肾脏疾病晚期的最终结局。不同国家、地区和种族,导致终末期肾病的基础疾病不尽相同。目前,在西方发达国家,糖尿病肾病已成为导致终末期肾病的首要原因;而在中国,肾小球肾炎是第一位病因,但糖尿病等代谢性疾病导致的终末期肾病,亦有逐年增加的趋势。儿童终末期肾病的病因与成人存在差异,以先天性肾脏疾病(如尿路畸形和囊性肾病)、肾小球疾病、遗传性肾病等为主,且有相当一部分患儿病因不明。

三、终末期肾病病理改变

终末期肾脏的大体和组织学研究,有助于识别基本损伤类型,明确原发肾脏疾病类别,以鉴别 ESRD 是否继发于下列疾病,如:原发性高血压、糖尿病、肾小球肾炎、慢性肾盂肾炎、多囊肾病、大血管疾病包括血栓栓塞以及肾乳头坏死等。寻找 ESRD 的病因,最为重要的是将形态学所见与临床病史联系起来。这是因为许多 ESRD 病例中所见的形态改变,并非特异,可见于不同病因所致的 ESRD,例如获得性肾囊肿病(acquired renal cystic disease)、草酸钙结晶沉积,广泛肾小球硬化,肾小管萎缩和间质纤维化等。只有紧密结合临床,才能找到真正的致病原因。

(一)高血压 / 缺血

ESRD 继发于原发性高血压及肾小动脉硬化时,肾脏萎缩,重量可低至 30~40g(正常为 150~175g)。大体病理可见肾脏表面呈特征性细颗粒样外观(图 4-1-4A),切面可见肾皮质变薄,有时可能只有 1~2mm 厚。高血压 / 缺血所致肾脏病变,双侧程度多一致。但是,在伴有单侧或不对称的肾动脉狭窄患者,其高血压 / 缺血性引起的病变在狭窄一侧更严重。

组织学上,高血压 / 缺血引起的 ESRD,动脉和小动脉显著增厚,伴有动脉壁中膜的肌层增生、肌内膜细胞(myointimal cell)增生以及血管同心或偏心性内膜纤维化。肾小管萎缩、间质纤维化及间质淋巴细胞浸润亦常见(图 4-1-4B)。但这些病变,并非特异,各种原因导致的

ESRD 均可见。肾小球通常很小,可见典型的缺血性球性废弃,外皮质层变化一般最为明显,有时肾脏外层纤维膜下的区域可依靠肾上腺动脉供血得以保存。肾小球入球小动脉,可见肾素生成细胞增生。

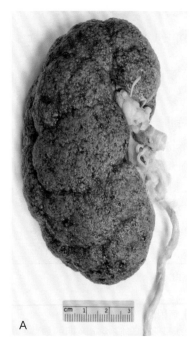
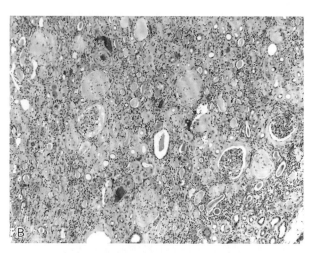

图 4-1-4 高血压及缺血所致终末期肾病的病理改变
注:A. 大体形态:肾脏表面呈细颗粒样外观(感谢美国贝勒大学医学中心 Dr.Joe Guileyardo 提供图片);
B. 光镜下形态:弥漫性球性肾小球硬化、肾小管萎缩、间质纤维化及炎症细胞浸润(HE × 100)。

(二)糖尿病

糖尿病肾的外表面通常因相关的血管病变而呈颗粒状,但是颗粒通常小于原发性高血压性肾硬化。除非合并血栓或肾盂肾炎,肾脏表面一般没有大的凹陷。切面肾皮质较其他原因所致 ESRD 更厚。糖尿病肾出现肾乳头坏死的概率增加。

糖尿病 ESRD,组织学上有许多典型特征,如肾小球相对较大,系膜基质结节样改变(Kimmelstiel-Wilson 结节),鲍曼囊纤维帽,小动脉玻璃样变等。光镜及电子显微镜可见肾小球毛细血管、肾小管、入球和出球小动脉基底膜通常增厚,明显皱缩,并有透明样沉积物(图 4-1-5)。

(三)肾小球肾炎

终末期肾小球肾炎患者,其肾脏病理改变各异。影响因素有:疾病进程、肾小球肾炎的具体类型以及替代治疗持续时间的长短等。晚期肾小球肾炎肾脏体积可能非常小,并呈颗粒状外观,比高血压/缺血所致病变颗粒更粗,切面皮质、髓质分界不清。

光镜下,晚期肾小球肾炎病例往往表现为明显的肾小球病变,小球病变比伴随的肾小管萎缩和间质纤维化更广泛。急进性肾小球肾炎患者,非硬化肾小球中有可能见到细胞性新月体,但在肾脏替代治疗后,这些新月体会消失或纤维化。纤维性新月体需与缺血性球性废弃相鉴别。纤维性新月体可见肾小囊腔胶原基质中的残余细胞,而缺血

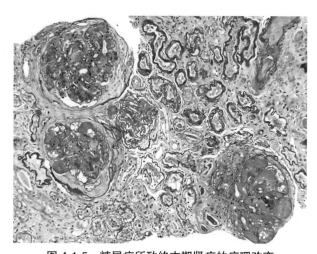

图 4-1-5 糖尿病所致终末期肾病的病理改变
注:肾小球球性硬化或接近球性硬化,可见透明样物质沉积于肾小球内形成结节状;硬化肾小球周围肾小管萎缩、间质纤维化(PAS × 200)。

性球性废弃时,几乎没有细胞。PAS 和银染可显示断裂的肾小球毛细血管基底膜和鲍曼囊。肾小球经常可见节段性的损伤或瘢痕,并与肾小囊部分粘连。肾小球肾炎亦可致玻璃样变性,特别在终末期节段性硬化时。肾小球肾炎患者的玻璃样变病灶往往局限,呈节段性,不像糖尿病那样广

泛。此外,糖尿病玻璃样病变可在出、入球小动脉同时存在(高血压患者一般只见于入球小动脉),并常见较弥散的结节状系膜区硬化。免疫荧光检查,慢性肾炎有时可见免疫复合物沉积,即使在急性发作后数年仍存在(如 IgA 肾病)。另外,肾小球瘢痕化之后,经常非特异地吸附 IgM 和 C3 等。因此,免疫荧光检查终末期肾脏组织,应将重点放在保存良好,硬化最少的肾小球上。电子显微镜可鉴别免疫复合物的电子致密沉积物,但有时很难与硬化肾小球的玻璃样沉积物相区分。

(四)肾盂肾炎和慢性间质性肾炎

在终末期肾盂肾炎患者中,其肾脏大体形态上可见局灶的不规则瘢痕(图 4-1-6A)。慢性非阻塞性肾盂肾炎,肾脏上、下两极易受损伤。因为两极的肾叶融合,形成复合肾乳头,易引起反流。肾脏切面显示不同程度的肾积水,肾盂中可能有结石。

组织学上,肾盂附近的基质有明显的慢性炎症,泌尿道上皮细胞显示反应性细胞学改变,尿路上皮下淋巴滤泡形成(图 4-1-6B)。肾间质炎症浸润明显,且与肾小管萎缩和间质纤维化的程度不成比例。在肾盂肾炎中,中性粒细胞通常在集合管和肾小管的腔内,微小脓肿可存在于间质中。肾小管萎缩的"甲状腺滤泡样变"在肾盂肾炎导致的终末期肾病中很常见,但在其他病因所致的 ESRD 中也可以看到。慢性肾盂肾炎患者的肾小球变化相对较小或非特异性,包括全小球和节段性硬化,以及鲍曼囊增厚。

慢性间质性肾炎导致的终末期肾病与继发于慢性肾盂肾炎的病理改变相似,肾小球都相对受累较轻。白细胞管型在慢性间质性肾炎病例中少见。在药物或过敏反应所引起的间质性肾炎,间质常有嗜酸性粒细胞浸润。

(五)肾乳头坏死

肾乳头坏死在肾脏切面上通常明显可见。坏死乳头质软、灰白或黄色,由此可与正常的肾乳头相区别。脱落的

肾乳头可见于肾盂或输尿管肾盂交界处。有时,坏死的肾乳头全部脱落,只有残存髓质。其残存断面粗糙、呈灰色并常常可见出血。组织学上,肾乳头出现典型的凝固性坏死。相关临床病史及其他形态学特征,可提示相关病因,如肾盂肾炎、糖尿病、镰状细胞性贫血等。

(六)血栓栓塞

心内膜炎赘生物、心脏血栓或动脉粥样斑块引起的血管栓塞可致肾皮质楔形梗死。晚期梗死可见肾小球硬化和肾小管萎缩,间质纤维化,皮质区 V 型瘢痕形成。有时,胆固醇栓子可见于梗死灶顶端附近的弓形动脉和叶间动脉中。

(七)获得性肾囊肿病

有些长期接受肾脏透析治疗的患者,残存肾脏中可形成多发性囊肿,即获得性肾囊肿病(acquired renal cystic disease,ARCD),见图 4-1-7A。在 ARCD 中,肾脏的病理改变不一。切面上,皮质和髓质都可见大小不一、形状不规则的囊肿。大者可似遗传性多囊肾病囊肿。在组织学上,囊肿壁通常由扁平或立方上皮细胞排列而成(图 4-1-7B)。有的囊肿壁由柱状上皮细胞排列而成,细胞可堆积形成假乳头状,细胞核有时呈不典型特征(图 4-1-7C)。凝集素组织化学检测显示这些细胞源于远端或近端肾小管上皮细胞,表明囊肿来自肾单位的多个水平。晚期 ARCD 典型特征:肾小球硬化、肾小管萎缩、间质纤维化和血管壁增厚,间质或囊肿中常出现草酸盐结晶沉积。

(八)肾细胞癌

ESRD 患者,肾细胞癌(renal cell carcinoma,RCC)等恶性肾脏肿瘤发生率增加。17% 终末期肾脏可见肾皮质肿瘤。肾移植受体的自体肾脏中,RCC 发生率比正常人群增加 100 倍,患有 ARCD 的肾脏特别容易发生 RCC。

ESRD 相关的 RCC 中有 40% 是较为常见的组织学类型(如透明细胞癌),剩下的 60% 为二种特殊类型肾细胞癌。第一种即"获得性囊肿病相关的肾细胞癌[acquired cystic

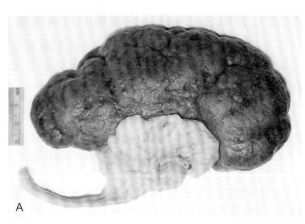
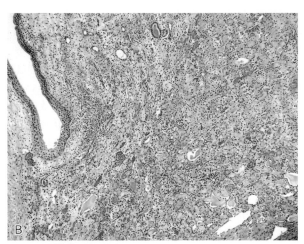

图 4-1-6　慢性肾盂肾炎所致终末期肾病的病理改变

注:A. 大体形态:肾脏表面可见局灶不规则瘢痕(感谢美国贝勒大学医学中心 Dr.Joe Guileyardo 提供图片);B. 光镜下形态:肾盂基质有明显的慢性炎症,泌尿道上皮细胞可见反应修复性细胞学改变。肾小管间质炎性细胞浸润明显,肾小管呈甲状腺样萎缩(HE×100)。

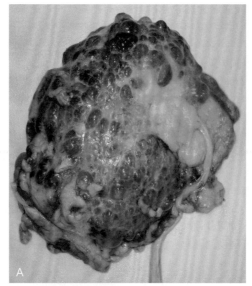

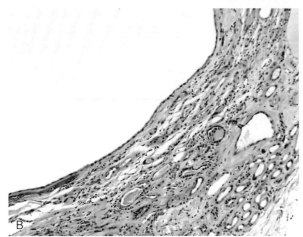
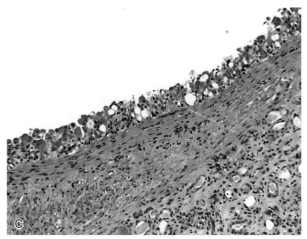

图 4-1-7　获得性肾囊肿病

注：A. 大体形态：肾脏可见大小不一的囊肿（感谢美国贝勒大学医学中心 Dr.Joe Guileyardo，提供图片）；B. 光镜下形态：囊肿壁由扁平或立方细胞排列而成（HE×200）；C. 囊肿壁由柱状扁细胞排列堆积而成，细胞核有时呈不典型特征（HE×200）。

disease（ACD）-associated RCC ］"，见于 ARCD 病例的肾脏，在非 ARCD 的 ESRD 患者中没有发现。获得性囊肿病相关的肾细胞癌病变局限，由囊肿引起。这一类型有典型的微囊结构，嗜酸性胞质，肿瘤内可见草酸盐晶体（图 4-1-8A）。草酸盐沉积是该类肾癌的特征表现，可能与其参与致癌有关。第二种类型为"终末期肾脏的透明细胞乳头状肾细胞癌（clear cell papillary RCC of end stage kidneys）（图 4-1-8B）"，比获得性囊肿病相关的肾细胞癌更少见，可见于 ARCD 和非囊性 ESRD 的病例中。这些肿瘤约有半数具有囊性结构。

ESRD 中的 RCC 比正常肾中的散发 RCC 恶性程度低，仅 17% 患者发生转移。ESRD 伴有 RCC 患者有 2%～10% 死于恶性肿瘤。生存率较高可能与密切临床随访相关。由此，ESRD 相关 RCC 得以早期发现、早期治疗。高生存率亦可能与肿瘤本身侵袭性小有关。

四、肾脏衰老与终末期肾病的发病机制

老年肾与 CKD/ESRD 发病机制复杂，与多种因素相关，其中包括性别、种族、环境、遗传等。慢性炎症、氧化应激、肾素 - 血管紧张素 - 醛固酮系统、肾脏修复能力受损和心血管疾病等亦参与其中。

最新数据表明，衰老和 CKD/ESRD 致病途径相互交织。CKD 和衰老有许多相似的临床表现，如死亡率和对疾病的易感性升高，体力活动减退，肌肉量减少，骨质疏松，动脉粥样硬化等。同样，CKD/ESRD 的病理生理学与衰老过程有许多相似之处。衰老的特征包括基因组不稳定和端粒丢失、氧化损伤、内皮功能障碍、Klotho 缺乏、干细胞衰竭和细胞凋亡等。这些因素同时也是 CKD/ESRD 发病机制的重要环节。老年肾和 CKD/ESRD 的分子基础远未阐明，进一步探索老年肾与 CKD/ESRD 的共同致病机制，将有助于进一步理解 CKD/ESRD 进程、研发新的治疗方法，以改善

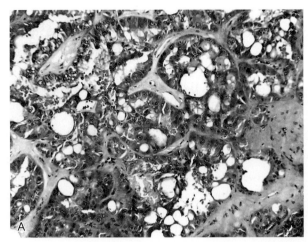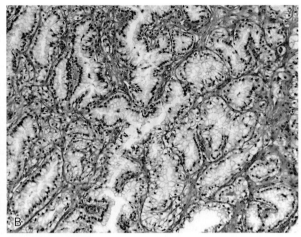

图 4-1-8　终末期肾病相关肾细胞癌

注:A. 获得性囊肿病相关的肾细胞癌:肿瘤细胞胞浆嗜酸性明显,Fuhrman 分级为 3 级核,局部可见草酸钙沉积(HE×200);
B. 终末期肾脏的透明细胞乳头状肾细胞癌:透明细胞呈乳头状排列,胞浆为透明状(HE×200)。

患者的生活质量,延长寿命。

端粒位于染色体末端,其作用是防止不同染色体融合,与细胞老化密切相关。正常情况下,除人生殖细胞和干细胞之外,端粒会随着细胞分裂次数增加而逐渐缩短。端粒缩短进而促使 p53 和 p16 基因活化,导致细胞周期停滞及细胞老化。对肾脏而言,随年龄增长,肾皮质内端粒以每年 0.24%~0.25% 速率缩短,最终缩短至一定阈值,失去功能。此外,因为端粒为富含鸟嘌呤的重复串联结构,与基因组其他部分相比,更容易受到氧化应激的损伤,故氧化应激可引起端粒在非复制条件下断裂缩短。CKD/ESRD 患者的端粒缩短与炎症、全因死亡率相关。

Klotho 基因表达产物为 Klotho 蛋白。动物实验显示,小鼠 Klotho 缺乏,可出现类似早衰综合征(aging-like syndrome)。而其过表达时,小鼠寿命延长,器官老化减缓。与 Klotho 类似,小鼠 FGF23 失去表达时,与 Klotho 缺乏表型相同。研究人员进而发现 Klotho 与 FGF 受体可以构成二元复合物,成为 FGF23 的共同受体。研究表明,逆转与 Klotho 或 FGF23 缺乏相关的高磷血症,老化表型亦可得到改善。摄入过量磷酸盐,则老化加剧。这些实验结果提示血浆中磷酸盐过高可能对老化表型有影响。此外,Klotho 不仅与老年肾相关,CKD/ESRD 患者亦见血浆与尿液中 Klotho 减少。这一减少现象,甚至在 CKD 早期时即可观察到。研究显示肾脏组织 Klotho 表达与肾功能成反比。虽然目前 Klotho 缺乏的具体机制尚不清楚,但研究显示血液循环中维生素 D 降低,高磷血症以及一些炎症介质可促使 Klotho 表达下调。另一方面,在局部肾脏组织中,氧化应激、血管紧张素 II 以及 Klotho 基因甲基化、去酰化都可以导致 Klotho 缺乏。

肾脏间质纤维化是老年肾与 CKD/ESRD 的共同途径和致病机制。通常认为,一旦 GFR 降至正常值 50%~70% 以下,肾脏功能会逐渐减退。此时,肾小管萎缩和间质纤维化进行性发展,成为肾功能下降共同的最终通路,这一过程与最初的肾脏损伤的类型无关。针对这一共同通路,进行预防或治疗,或许能够改善肾脏功能并延缓或无需使用肾脏替代疗法。

在形态学上,GFR 下降的进展阶段主要表现为肾小球硬化、肾小管周围毛细血管缺如导致肾小管缺氧和萎缩,以及间质纤维化。此时,功能性肾单位减少,残存肾小球灌注压上升,肾小球肥大,残留的肾小球滤过增加。由于大量的无功能性肾小球的存在,总 GFR 降低。最后,残存的肥大肾小球,导致其足细胞拉伸、分离,终致节段性和球性肾小球硬化。

肾小管萎缩和间质纤维化,通常比肾小球滤过功能下降更能反映肾功能的预后。导致肾小管萎缩和间质纤维化的分子机制较复杂且尚未完全清楚。细胞外基质和多种细胞包括肌纤维母细胞(myofibroblast),成纤维细胞、肾小管上皮细胞,炎症细胞(淋巴细胞、巨噬细胞、树突细胞和肥大细胞),内皮细胞和微循环系统均参与这个过程。其中,在纤维化细胞激活和信号传递中,肌纤维母细胞动员与分化至关重要。肌纤维母细胞在形态学上类似于纤维细胞,但表达 α 平滑肌肌动蛋白。目前认为,肾肌纤维母细胞可能来源于微血管周细胞(Pericyte)或肾间质干细胞样细胞(mesenchymal stem cell-like cells),血管周围成纤维细胞等,目前认为由内皮细胞和肾小管上皮细胞转化而来的肌纤维母细胞所占比例甚少。而 TGF-β 很可能是导致肾纤维化的关键因素。在这一过程中,首先肾小管上皮细胞或内皮细胞受到损伤,继而在 TGF-β 以及 Notch 通路上调作用下,上皮细胞去分化,分泌一些旁分泌调节因子,如 hedgehog 或 Wnt 配体(ligands),诱导微血管周细胞/肾间质干细胞样细胞转化为肌纤维母细胞,并进一步分化、增生。与此同时,间质肾小管旁毛细血管数量减少,加剧上皮细胞缺氧。间质毛细血管的完整性是肾脏正常代谢活动的必要条件。研究表明,CKD 与间质毛细血管的缺失有关,而毛细血管缺失导致组织缺氧、加重氧化应激,从而加剧组织损伤和纤维化。

TGF-β 可由肾脏内的固有细胞或浸润的炎症细胞产生,它的产生可因许多刺激因素而增加。这些刺激因素包括血管紧张素Ⅱ、胰岛素、内皮素-1、心房利钠肽、血小板活化因子、胰岛素样生长因子-1和局部缺血等。TGF-β通过跨膜受体使各种胞浆蛋白磷酸化，其中包括SMAD蛋白家族成员。最终，这些磷酸化蛋白激活编码基质蛋白基因转录，如胶原蛋白等。结缔组织生长因子（connective tissue growth factor，CTGF）是TGF-β作用的一个非常重要的下游介质。与此同时，一些抗纤维化因子，如干扰素γ、肝细胞生长因子等在这一过程中起对抗平衡的作用。胰岛素样生长因子可有促纤维化和抗纤维化两种作用。

纤维化阶段主要表现为正常的间质蛋白、蛋白聚糖和糖蛋白、多糖、正常肾小管基底膜成分和新基质蛋白产生增加。降解基质蛋白的因素包括纤溶酶原激活物和基质金属蛋白酶（matrix metalloproteinases，MMPs）等。组织基质金属蛋白酶抑制剂-1（metalloproteinase tissue inhibitor-1，TIMP-1）在肾纤维化中明显增加，而TIMP-2和TIMP-3在抑制组织基质的降解和重构方面也起着重要作用。TGF-β是纤溶酶原激活物抑制剂-1（plasminogen activator inhibitor-1，PAI-1）的强效诱导剂，PAI-1由肾小管上皮细胞、间质纤维母细胞和肌纤维母细胞生成，它们是小管上皮蛋白分解代谢的重要抑制剂。在CKD的实验模型中，动物的PAI-1基因缺乏可导致间质纤维化明显减少。

间质纤维化的破坏期表现为肾小管萎缩，并最终重新吸收节段肾单位，有时会留下外观相对正常，但无功能的肾小球。局部缺血可能是正在发生的肾小管损伤的主要因素。肾小管上皮细胞凋亡具有重要意义，并且在CKD中也存在管周毛细血管网内皮细胞的凋亡。间质纤维化破坏期最终结局为肾脏体积变小和功能丧失。

（甄军晖 张平川 周新津）

参考文献

［1］United Nations, Population Division. World Population Prospects: The 2017 Revision, Key Findings and Advance Tables. Working Paper No. ESA/P/WP/248. D. o. E. a. S. A [R]. [S. l.]: United Nations, Population Division, 2017.

［2］ZHOU X J, RAKHEJA D, YU X, et al. The aging kidney [J]. Kidney Int, 2008, 74 (6): 710-20.

［3］United States Renal Data System. 2014 annual data report: An overview of the epidemiology of kidney disease in the United States [R].[S. l.]: National Institutes of Health, 2014.

［4］KOOMAN J P, USVYAT L, THIJSSEN S, et al. Out of control: accelerated aging in uremia [J]. Nephrol Dial Transplant, 2013, 28 (1): 48-54.

［5］STENVINKEL P, LARSSON T E. Chronic kidney disease: a clinical model of premature aging [J]. Am J Kidney Dis, 2013, 62 (2): 339-351.

［6］CHOU Y H, YEN C J, LAI T S. Old age is a positive modifier of renal outcome in Taiwanese patients with stages 3-5 chronic kidney disease [J]. Aging Clin Exp Res, 2019, 31 (11): 1651-1659.

［7］LARSEN C P, BEGGS M L, SAEED M, et al. Histopathologic findings associated with APOL1 risk variants in chronic kidney disease [J]. Mod Pathol, 2015, 28 (1): 95-102.

［8］WANNER N, HARTLEBEN B, HERBACH N, et al. Unraveling the role of podocyte turnover in glomerular aging and injury [J]. J Am Soc Nephrol, 2014, 25 (4): 707-716.

［9］PERALTA C A, LEE A, ODDEN M C, et al. Association between chronic kidney disease detected using creatinine and cystatin C and death and cardiovascular events in elderly Mexican Americans: the Sacramento Area Latino Study on Aging [J]. J Am Geriatr Soc, 2013, 61 (1): 90-95.

［10］TANGRI N, GRAMS M E, LEVEY A S, et al. Multinational Assessment of Accuracy of Equations for Predicting Risk of Kidney Failure: A Meta-analysis [J]. JAMA, 2016, 315 (2): 164-174.

［11］HU M C, SHIIZAKI K, KURO-O M, et al. Fibroblast growth factor 23 and Klotho: physiology and pathophysiology of an endocrine network of mineral metabolism [J]. Annu Rev Physiol, 2013, 75: 503-533.

［12］WANG S, QIN L, DENG B Q, et al. Elevated cardiac markers in chronic kidney disease as a consequence of hyperphosphatemia-induced cardiac myocyte injury [J]. Med Sci Monit, 2014, 20: 2043-2053.

［13］HU M C, KURO-O M, MOE O W. Alpha Klotho and vascular calcification: an evolving paradigm [J]. Curr Opin Nephrol Hypertens, 2014, 23 (4): 331-339.

［14］BRANDENBURG V M, COZZOLINO M, MAZZA-FERRO S. Calcific uremic arteriolopathy: a call for action [J]. Semin Nephrol, 2014, 34 (6): 641-647.

［15］MAFRA D, LOBO J C, BARROS AF, et al. Role of altered intestinal microbiota in systemic inflammation and cardiovascular disease in chronic kidney disease [J]. Future Microbiol, 2014, 9 (3): 399-410.

［16］SILVER J, NAVEH-MANY T. FGF-23 and secondary hyperparathyroidism in chronic kidney disease [J]. Nat Rev Nephrol, 2013, 9 (11): 641-649.

［17］LIN C L, WANG S E, HSU C H, et al. Oral treatment with herbal formula B307 alleviates cardiac failure in aging R6/2 mice with Huntington's disease via suppressing oxidative stress, inflammation, and apoptosis [J]. Clin Interv Aging, 2015, 10: 1173-1187.

［18］BARKER S L, PASTOR J, CARRANZA D, et al. The demonstration of alphaKlotho deficiency in human chronic kidney disease with a novel synthetic antibody [J]. Nephrol Dial Transplant, 2015, 30 (2): 223-233.

［19］HUMPHREYS B D. Mechanisms of Renal Fibrosis [J]. Annu Rev Physiol, 2018, 80: 309-326.

第5章

肾活检适应证、禁忌证及病理诊断意义

水肿、蛋白尿、血尿和高血压、肾功能不全是肾脏病共同的临床表现；不同的临床表现可以有相同的肾脏病理改变，相同的肾脏病理也可以有不同的临床表现，因此，直至目前为止，肾活检组织学检查（简称肾活检）仍是确立各种肾脏疾病的可能病因、病理类型及指导治疗和判断预后的重要手段。肾活检的创立及其临床应用为肾脏病学成为独立学科和发展做出了重要贡献。

哪些患者需要行肾活检？临床医生多是在严格掌握和了解病情之后进行选择的，并根据适应证和禁忌证做出最后的决定；因此，临床医生也应该详细、耐心地和患者交流，说明肾活检病理检查对疾病诊断的意义，告知患者肾活检能为疾病的诊断及鉴别提供准确信息，指导医生及时调整治疗方案；同时也要教会患者配合经皮肾穿刺活检（简称肾穿刺）的动作，并进行演练；接受肾穿刺的患者也应当排除顾虑。总之，尽管肾穿刺是创伤性的检查方法，但总体是安全的。

一、肾活检适应证

（一）对临床最有帮助的指征

1. 各种类型的肾小球肾炎、肾病综合征、全身性疾病如系统性红斑狼疮、糖尿病、结节性多动脉炎、淀粉样变性等引起的弥漫性肾脏损害；

2. 不明原因的肾小球源性血尿；

3. 不明原因持续的蛋白尿；

4. 不明原因的急性/慢性肾功能不全；

5. 经临床各项检查，考虑肾小管-间质病变者；

6. 诊断和确定治疗方案存在困难时，尤其怀疑急进性肾炎时，应及早行肾活检，以确诊并有利于制定治疗方案；

7. 肾移植后出现肾功能异常、蛋白尿或疑似排斥反应治疗无效，怀疑复发性肾病、各种感染等也应行肾活检；

8. 其他，如不明原因的高血压，病情与治疗需要应进行连续肾穿刺活体组织检查以修正诊断、修订治疗方案者；当怀疑为慢性肾盂肾炎，但又不能排除慢性肾炎时，而且临床上又无足够证据进行鉴别诊断者。

（二）对临床可能有帮助的指征

1. 急性发病的影响肾脏的血管性疾病；

2. 妊娠相关性肾脏病变；

3. 尿酸性肾病；

4. 尽管对糖尿病患者是否需行肾活检看法不一，然而，目前已知，糖尿病合并肾脏损伤不一定就是糖尿病肾病，因此，当出现下列情况应考虑并发其他慢性肾脏病：①GFR 很低或迅速降低；②蛋白尿急剧增多；③顽固性高血压；④活动性尿沉渣（血尿、白细胞尿、管型尿等）；⑤其他系统性疾病的症状和体征；⑥ACEI/ARB 治疗后 2~3 月内GFR 下降 >30%。

糖尿病患者肾活检的适应证包括：①糖尿病病程较短；②既往有肾脏病病史；③肾损害先于糖尿病，同时发现糖尿病和肾损害或糖尿病早期出现肾损害；④血尿明显；⑤有肾损害表现，但不伴其他糖尿病微血管病变（如糖尿病视网膜病变）；⑥发病即出现肾病综合征。目前一些研究已证实，糖尿病患者即使不存在微量白蛋白尿，肾活检病理检查也可见形态学异常。

（三）对临床无明确帮助的指征

1. 终末期肾衰竭；

2. 确诊的多囊肾病；

3. 严重感染性肾病；

4. 肝肾综合征。

二、肾活检禁忌证

（一）绝对禁忌证

1. 出血性疾病未能纠正者；

2. 未控制的重度高血压；

3. 孤立肾或严重肾缩小者；

4. 不合作（精神异常或极不配合）者。

（二）相对禁忌证

1. 肾肿瘤；

2. 肾囊肿；

3. 肾盂积水；

4. 肾周围脓肿；

5. 急性肾内感染；

6. 肾钙化；

7. 高血压，血压在 160/110mmHg 以上者；

8. 高龄重度动脉硬化、肾动脉瘤等；

9. 血容量不足或大量腹水；

10. 严重贫血；

11. 重度肥胖（体重减轻后仍可以行肾活检）；

12. 终末期肾衰竭。

三、肾活检并发症

(一)血尿

术后镜下血尿可不列为并发症,肉眼血尿的发生率各家报告不一,约 3.6%~24.6%,严重需输血者仅为 1%~2%。持续肉眼血尿者要明确是否血管与肾盂相通。

(二)肾周围血肿

肾周血肿的发生率与检查手段相关,计算机断层扫描血肿发生率可高达 90%。一般发生血肿者仅感到腰疼或腰部不适,极重者罕见,但视病情有的患者需行手术治疗。

(三)腰痛

较常见,休息后多数患者可以缓解,少数患者由于血凝块堵塞输尿管可以出现肾绞痛。

(四)感染

原有肾脏感染者可在穿刺时扩散,发生率约 2.0%~2.6%,术后如果出现发热、尿频、尿急,血白细胞增高,要及时明确原因,对症治疗。

(五)动静脉瘘

发生率约 0.5%,轻者可以自行闭合,重者需外科处理。

(六)其他脏器损伤

如肝、脾、结肠、胰腺、胆囊、肾上腺等,极少数患者发生气胸。

(七)输尿管梗阻

腹膜后血肿机化引起。

(八)肾破裂

术后应严格平卧休息 6 小时,不活动、多饮水;24 小时后仍有肉眼血尿者应当继续卧床休息 3 天。在 1 周内少活动,3 个月内不剧烈活动和进行重体力劳动。肾穿刺后短时间返回驻地者,应注意选择合适的交通工具。

发生严重并发症者极其罕见,应注意以下几点以避免发生并发症:①严格掌握适应证;②重视术前各项检查;③术中医生、护士和患者之间良好配合;④术者肾穿刺技术娴熟,B 超下肾穿刺部位定位准确;⑤选择良好的设备并保证其性能完好。

四、肾活检病理诊断的意义

肾活检病理诊断是基础与临床之间的桥梁,通过此检查使人们对肾病的认识从单纯临床症候群上升到形态学。回顾性资料显示,临床医师仅通过询问病情和查体对疾病做出诊断的准确性约 50%~60%,当结合实验室检查结果和影像学资料后,其诊断的准确性约 70%~80%;在充分结合年龄、性别、症状体征等和组织学、免疫病理及超微病理所有的临床和实验室检查资料后,病理诊断的准确性高达 95.0%~99.8%。总之,病理医师应具备必要的临床、实验室及影像学检查知识,旨在提高肾活检病理诊断水平;临床医生也必须了解一定的病理学知识,通过肾活检病理诊断共同提高对患者的诊治水平。

然而,肾脏疾病的病理诊断包含原发性、继发性和遗传性肾小球疾病,肾小管间质及血管性疾病。目前已知,先天和遗传性肾脏病是儿童尿毒症的主要原因及成人尿毒症的重要原因;罕见肾脏病的种类繁多,且大多与遗传因素相关,甚至与病毒感染相关的肾脏病也日益增多;因此,仅依靠常规的肾活检手段(组织学、免疫病理和超微病理)已不能满足诊断的需要,更不能为精准治疗提供帮助。

先天、遗传和罕见肾脏病与环境因素、基因遗传因素及表观遗传因素等密切相关,因此,肾脏病的诊断不能停留在常规方法,需要结合病毒抗原的检测、基因测序、质谱分析等手段,只有把这些技术有机地结合起来,才能真正解决临床问题。

(陈惠萍)

参考文献

[1] BANDARI J, FULLER T W, TURNER II RM, et al. Renal biopsy for medical renal disease: indications and contraindications [J]. Can J Urol, 2016, 23 (1): 8121-8126.

[2] ZHUO L, WANG H, CHEN D, et al. Alternative renal biopsies: past and present [J]. Int Urol Nephrol, 2018, 50 (3): 475-479.

[3] CAPRETZ T, PATEL R M. Percutaneous renal biopsy: approach, diagnostic accuracy and risks [J]. Curr Opin Urol, 2018, 28 (4): 369-374.

第6章

肾脏疾病基本病变及常用术语

近年来，肾脏病在基因组学、代谢组学及蛋白组学等领域有了长足进展，精准肾脏病学已是大势所趋。然而，肾活检病理诊断仍然是肾脏疾病诊断和治疗的基础。通过肾活检病理诊断修正了临床诊断的24%~47%，其中31%~42%的患者更改了临床治疗方案；同时其对预后判断也提供重要价值。因此，将组织学、免疫荧光和超微结构改变与临床表现及实验室检查结果有机结合是正确诊断的关键；而认识、鉴别和理解肾活检病理的基本病变，则是正确诊断的前提。本章主要叙述肾活检标本常见的组织学、免疫荧光及超微结构的基本病变和常用术语。

一、肾小球基本病变

(一) 肾小球体积的变化

正常人肾小球的体积(大小)受多种因素影响，如年龄、身高、体重和技术处理过程(脱水、浸蜡、包埋剂等)。一般成人经皮肾穿刺活检组织石蜡切片(1.5~2μm)的形态学定量分析测得肾小球直径(177.0 ± 8.4)μm，面积(24 579.0 ± 2 330.1)μm²(图6-0-1)。

1. **体积增大** 原因包括：①长期处于高灌注状态，肾小球体积代偿性增大：如糖尿病早期、肥胖、部分肾单位丧失、先天性发绀性心脏病、局灶节段性肾小球硬化和肾单位巨大稀少症(寡肾单位肾病)等；②肾小球内增生性病变：肾小球固有细胞成分增多、肿胀或变性，大量细胞浸润、毛细血管襻充血时，肾小球体积也可增大，如毛细血管内增生性肾小球肾炎、卵磷脂胆固醇酰基转移酶(lecithin cholesterol acyltransferase，LCAT)活性降低引起的肾小球损害等；③严重的系膜病变：肾小球系膜区重度增宽，系膜基质弥漫和/或结节样增生，见于糖尿病肾病、肾淀粉样变性及肾小球结节样病变等；④一些特殊的蛋白质或物质沉淀在肾小球系膜区和/或毛细血管襻，即使无细胞增生，肾小球体积也可增大，如脂蛋白肾病、肾淀粉样变性、轻链沉积病等；⑤肾小球毛细血管外周襻高度扩张呈瘤样状态，如放射治疗所致的肾损害、糖尿病肾病、妊娠相关的肾病，肾小球体积也增大；⑥肾小球毛细血管外周襻内皮下、上皮侧或基底膜内嗜复红物沉积，或毛细血管襻腔内血栓形成：各种增生性肾小球肾炎，如膜增生性肾小球肾炎、狼疮性肾炎、冷球蛋白血症等。

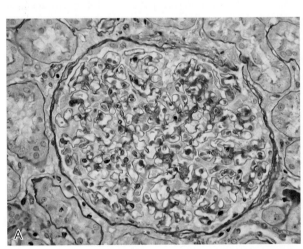
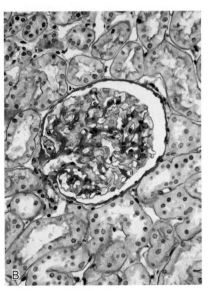

图 6-0-1 正常成人与早期糖尿病肾病患者肾小球大小比较

注：A. 早期糖尿病肾病肾小球体积增大，直径(200.20 ± 1.57)μm(PAS × 400)；B. 正常成人肾小球直径(177.0 ± 8.4)μm(PAS × 400)。

2. 体积大小不一 皮、髓质交界组织出现体积大小不一的肾小球，应该注意排除局灶节段性肾小球硬化症，但是寡免疫复合物性血管炎性肾损害，如微型多动脉炎肾损害、肉芽肿性多血管炎等疾病，也可见急性增生性病变与慢性瘢痕病变同时出现，肾小球体积大小不一。

3. 肾小球体积缩小 缺血性病变如肾动脉狭窄、肾硬化（各种原因的肾小球疾病晚期），由于肾小球毛细血管祥皱缩、闭锁，肾小球体积缩小。

儿童肾活检标本有以下特点：光镜下儿童肾小球体积较小，肾小球毛细血管丛少。8 个月以内的婴儿，肾小球足细胞数量较成人及儿童多，其形态圆而暗，呈立方形（图 6-0-2），肾小球基底膜（GBM）较薄。随年龄增长，肾小球体积逐渐增大，GBM 渐增厚；大约在 9 岁时，肾小球发育与成人相同，GBM 厚度同正常成人。

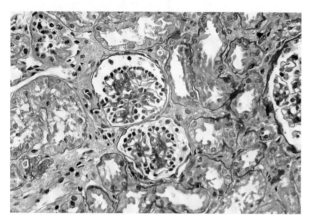

图 6-0-2 正常小于 1 岁儿童肾小球

注：光镜下体积较小，足细胞呈立方状（PAS×200）。

（二）肾小球细胞数及细胞成分的变化

一般正常成人每个肾小球（1.5μm 切片）平均细胞数不超过 70~80 个，儿童每个肾小球（1.5μm 切片）平均细胞数则不超过 90 个。肾小球切片的厚薄与细胞数相关。光镜下主要根据细胞在肾小球中的位置、形态和胞质染色特点区分增多的细胞是肾小球固有细胞（内皮细胞、系膜细胞、足细胞），还是血管内渗出的细胞。通过 PAS 染色能清晰显示 GBM 结构，油镜观察切片，一般能分清增生细胞的来源。

血管内渗出细胞增多（>10 个 / 球），常见于急性肾小球肾炎的渗出期、白血病等。各种慢性肾小球肾炎中，则可见肾小球固有细胞的变化。

1. 固有细胞数增多 肾小球毛细血管祥内皮细胞增加或内皮细胞肿胀（或二者并存），可致使祥腔狭窄，影响肾小球滤过功能。

2. 多形核中性粒细胞 正常肾小球毛细血管祥内多形核中性粒细胞应 <5 个（电镜观察罕见 >2 个），如多形核中性粒细胞数增加（>5 个 / 球），则表明肾小球急性增生性或渗出性病变（如急性感染后肾小球肾炎或膜增生性肾小球肾炎）、狼疮性肾炎（WHO 分类Ⅲ、Ⅳ型）、节段坏死性和新月体性肾小球肾炎（抗中性粒细胞胞浆抗体相关）、急性血液系统疾病所致的肾脏病、甚至急性排斥反应及血管内凝血也可伴肾小球毛细血管祥内中性粒细胞数目增加

（图 6-0-3）。

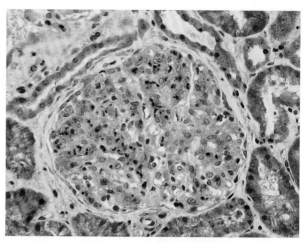

图 6-0-3 肾小球毛细血管祥

注：毛细血管祥内见多形核中性粒细胞（Masson×400）。

3. 单个核细胞 冷球蛋白血症肾损害时肾小球毛细血管祥腔内可见大的、核疏松的单个核细胞，此时，单个核细胞的数量常常超过中性粒细胞，在形态学改变为膜增生性肾小球肾炎时，更应排除冷球蛋白血症引起的肾脏疾病。

4. 红细胞 当患者存在慢性充血性心功能不全、局灶性肾梗死、移植肾早期血管性排斥反应以及各种慢性肾小球肾炎引起的肾静脉血栓时，可见肾小球内有大量红细胞堆积。

（三）肾小球毛细血管祥的变化

1. 毛细血管祥假血管瘤 肾小球系膜基质疏松或溶解，致毛细血管祥附着点薄弱，造成一些祥高度扩张或完全游离于鲍曼囊腔中，呈血管瘤样改变（图 6-0-4）。结节性糖尿病肾病、轻链沉积病、血栓性微血管病及狼疮性肾炎、放射线治疗及妊娠相关肾病时，最易见到这种病变。此外，各种原因所致的肾淤血，由于毛细血管容量增大，扩张的毛细血管祥内大量红细胞壅塞，也可见到这种病变。

2. 毛细血管祥塌陷 肾小球毛细血管祥呈收缩状、祥腔狭小，甚至闭锁，GBM 增厚和皱缩称之肾小球毛细血管祥塌陷。局灶或广泛的肾小球毛细血管祥塌陷伴足细胞病变，称塌陷性肾小球病或局灶节段性肾小球硬化—塌陷型。除见于HIV 和海洛因肾病外，某些药物也可以引起这种形态学改变。

在无 HIV 感染也无滥用海洛因史的患者中，也可出现肾小球毛细血管祥塌陷、足细胞增生的组织学改变，即特发性塌陷性肾小球病。但诊断特发性塌陷性肾小球病时，应注意除外 HIV 感染或海洛因肾病。

3. 毛细血管祥坏死 各种原因引起肾小球正常结构消失，毛细血管祥崩解或断裂，与周围祥界限不清，同时见细胞核破碎乃至溶解；坏死性病变处常伴纤维素沉积，称为纤维素样坏死（fibrinoid necrosis）。常规染色（HE）和特殊染色（PAS，Masson）活动性坏死区域呈红色（图 6-0-5A，B）；免疫荧光（IF）染色则证实病变部位的纤维素或纤维素相关抗原阳性（图 6-0-5C）。当整个肾小球的正常形态消失时，则称为肾小球坏死。

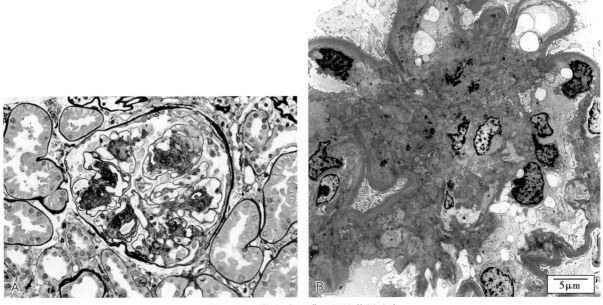

图 6-0-4　肾小球系膜区呈结节样改变

注:A. 系膜溶解,外周袢融合、扩张,呈血管瘤样(PASM×400);B. 电镜下见系膜区基质增多,系膜溶解外周袢与系膜脱离。

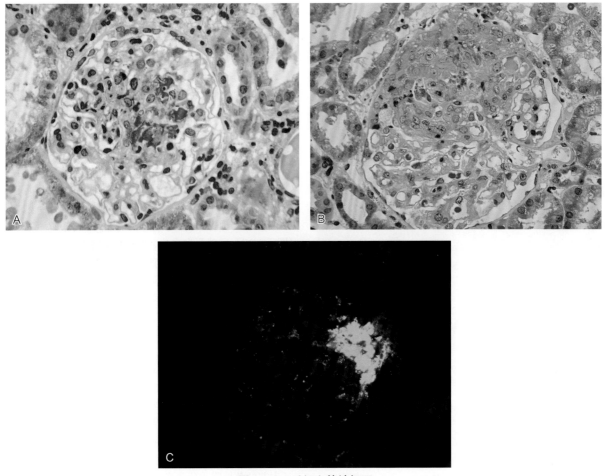

图 6-0-5　毛细血管袢坏死

注:A、B. 肾小球节段外周袢坏死,节段袢周见中性粒细胞(A. Masson×400,B. HE×400);C. 肾小球毛细血管外周袢 Fibrin 染色阳性(IF×400)。

活动性坏死性病变周围常并发祥内血栓或栓子形成，如狼疮性肾炎、毛细血管内增生性肾炎、亚急性细菌性心内膜炎、Goodpasture 病及肉芽肿性多血管炎；节段祥坏死最常见于抗中性粒细胞胞浆抗体（ANCA）相关性血管炎。若坏死性病变继续进展，毛细血管祥可见瘢痕形成，有时与周围祥粘连形成节段性肾小球废弃。

4. **毛细血管祥堵塞**　除各种增生的细胞成分可以堵塞肾小球毛细血管祥腔外，各种无定形、少细胞、嗜伊红的物质如透明血栓（免疫复合物、冷球蛋白）、脂蛋白、血小板、纤维素性血栓、纤维丝状结构等也可造成毛细血管祥开放不良或闭锁。若病变严重，范围广泛，则可使肾小球滤过率（GRF）下降，甚至诱发肾衰竭。

光镜、免疫病理及电镜检查有助于区分祥腔内的成分。PAS 染色免疫复合物（包括冷球蛋白）呈少细胞、嗜复红；Masson 染色亦可见嗜复红的物质堵塞祥腔。根据不同的原发病因行免疫组化染色，可呈现不同种类的免疫球蛋白和/或补体阳性；纤维素性血小板血栓，除 HE 染色可见纤细颗粒状的物质外，免疫荧光纤维素染色也可证实。有时淀粉样物质也可堵塞肾小球毛细血管祥腔，此时轻链沉积病则可在 GBM 内皮侧及肾小管基底膜（tubular basement membrane，TBM）外侧见到高电子密度的、无定形的电子致密物。电镜观察有时也能对栓子的组成成分判断提供一定帮助。肿瘤细胞堵塞肾小球毛细血管祥腔极为罕见。

（1）血栓及栓子

1）血小板 - 纤维素性血栓：当血小板和纤维素同时出现时，则为病理过程。各种原因所致的血栓性微血管病、肾移植和血管内凝血的患者，有时肾小球内亦可见血小板 - 纤维素性血栓。正常肾活检标本中较少见到完整的血小板。

2）透明血栓：狼疮性肾炎、血管内凝血、亚急性细菌性心内膜炎等伴炎症反应的疾病常见血栓形成。严重的弥漫增生性肾炎也可见祥内透明血栓（图 6-0-6）。

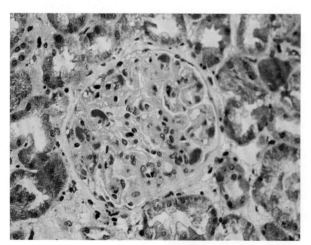

图 6-0-6　肾小球毛细血管祥腔内血栓

注：Masson 染色见血栓呈红色（Masson×400）。

3）其他物质：①淀粉样物质：自肾小球系膜区及系膜旁区向外周祥延伸，直至占据整个肾小球毛细血管祥腔（图 6-0-7）。PAS 淡染的淀粉样物质过碘酸六胺银（periodic acid-silver metheramine，PASM）染色则阴性，AL 型淀粉样变性，轻链 κ 或 λ 染色可阳性；刚果红染色及甲基紫染色有助于鉴别。电镜最能对以丝状结构为特征的肾小球改变的疾病进行鉴别，如淀粉样变性时，可见无分枝状、随机排列、直径约 8~12nm 的丝状结构。②脂蛋白栓子：HE 染色淡染，PAS 染色见层状结构，其中可见脂质空泡。若栓子巨大，可充填整个毛细血管祥，致使祥高度扩张状、肾小球体积增大（图 6-0-8A）；若行油红 O 染色则肾小球祥腔内栓子阳性（图 6-0-8B）；免疫荧光染色可见祥腔内 ApoE、ApoB 阳性的栓子（图 6-0-8C，D）。电镜观察栓子含有较多脂质空泡。

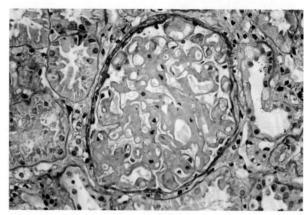

图 6-0-7　淀粉样变

注：肾小球细胞数目减少，大量 PAS 淡染物质沉积在系膜区，节段堵塞肾小球毛细血管祥腔（PAS×400）。

（2）巨大沉积物：肾小球毛细血管祥内的巨大沉积物有时需与血栓相鉴别。HE 染色时，巨大沉积物为均质、鲜红的，PAS 染色阳性。最常见巨大沉积物的疾病是狼疮性肾炎，常被描述为"白金耳"（图 6-0-9A），电镜下则为肾小球毛细血管祥基底膜内皮下高电子密度的致密物沉积（图 6-0-9B）；巨球蛋白血症、冷球蛋白血症也可见巨大沉积物。光镜下巨大沉积物和血栓有时很难鉴别，因为光镜观察巨大沉积物的位置不明确，电镜观察则较易区分。

（3）毛细血管祥腔内的细胞浸润：各种急性增生性肾小球肾炎的渗出期（如狼疮性肾炎、膜增生性肾小球肾炎等）、感染相关的肾小球肾炎（细菌感染、病毒感染等）、血液系统和淋巴系统增生性疾病等，均可以引起肾小球毛细血管祥内大量细胞浸润，造成肾小球毛细血管祥腔堵塞，甚至引发肾功能一过性减退（图 6-0-10A）。

当肾小球毛细血管祥内浸润细胞以中性粒细胞为主，行 PASM 染色见肾小球外周祥孤立性嗜复红物；免疫荧光染色除肾小球系膜区和外周祥阳性外，若外周祥还可见圆形、致密、散在分布的阳性物时，要考虑是否为链球菌感染所引起的急性肾小球肾炎；若电镜观察到"驼峰"则有助于诊断。"驼峰"是嗜锇的，其周围有膜，有时可见于足细胞胞质内（图 6-0-10B）。

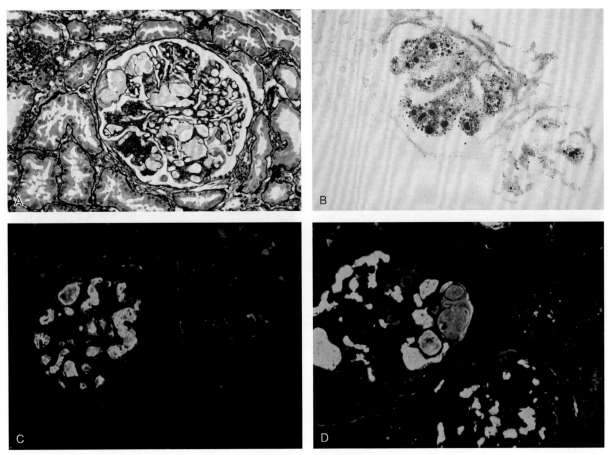

图 6-0-8　脂蛋白肾病

注:A. 肾小球毛细血管袢腔内见含脂质空泡、层状改变的栓子(PASM×400);B. 肾小球袢腔内栓子油红 O 染色阳性(油红 O×400);C、D. 免疫荧光染色可见团块状的 ApoB(C),ApoE(D)阳性栓子(IF×400)。

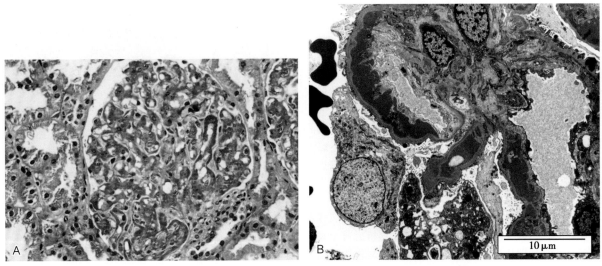

图 6-0-9　狼疮性肾炎

注:A. 肾小球毛细血管袢内皮下的巨大沉积物,呈"白金耳"样改变(Masson×400);B. 电镜:肾小球基底膜内皮下高电子密度的致密物沉积。

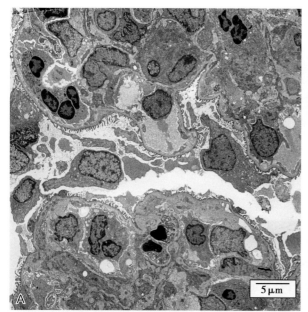

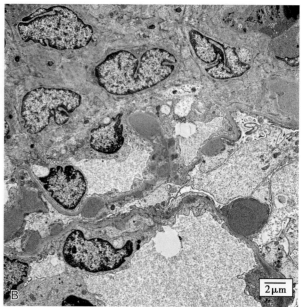

图 6-0-10 急性感染后肾小球肾炎

注:A.电镜下肾小球毛细血管祥内见大量浸润的中性粒细胞;B.肾小球基底膜上皮侧内可见"驼峰"。

肾小球内皮细胞本身的变化,如严重的内皮细胞肿胀、增生、泡沫变性等,也可以造成肾小球毛细血管祥腔堵塞(见本章肾小球内皮细胞病变)。当大量淋巴细胞聚集在肾小球毛细血管祥内时,需行肾组织浸润细胞表型染色,明确是否存在与血液系统疾病相关的肾脏损害。

(四)肾小球基底膜病变:正常 GBM 位于肾小球内皮细胞和足细胞之间,为均匀一致的、PAS 呈阳性的膜性结构。光镜下判断 GBM,切片的厚度不仅要薄(1.5~2.0μm),而且还要用能显现 GBM 的 PAS、PASM 染色,HE 染色往往给人以假象,因为内皮细胞胞质和肾小球足细胞如同 GBM 染色一样。电镜最能精确地测得 GBM 厚度。文献报告正常 GBM 厚度为(330±100)nm,男性平均值 373nm,女性则为 326nm。事实上,每个实验室应有自己确立正常值范围,我们观察成人 GBM 厚度为 350~450nm,儿童则为 100~300nm。年龄与 GBM 厚度有关联,2 岁后,GBM 的厚度迅速增加,9 岁时即已接近成人值。

PAS 或 PASM 染色、免疫荧光检查及电镜均能观察到 GBM 的变化。PAS 或 PASM 染色可见 GBM 增厚、不连续、串珠样或链条样、分层等改变。当 GBM 上皮侧、内皮下存在免疫复合物时,则称之嗜复红物沉积。电镜观察光镜下的嗜复红物则称电子致密物,其密度和形态不同。

1. **基底膜增厚不伴致密物沉积** 最常见糖尿病肾病、肾脏的长期慢性缺血以及老年性肾病、移植后肾小球病变等。此时,即使免疫荧光染色阳性也多是非特异性的。例如,糖尿病肾病时,可见 IgG 或白蛋白沿 GBM 呈假线性分布。2007 年日本报告了一组临床诊断狼疮性肾炎、干燥综合征、大动脉炎、类风湿关节炎及胆汁性肝硬化患者,肾活检组织学改变包括膜性肾病、局灶节段肾小球硬化、膜增生性肾炎等,但超微结构观察肾小球基膜内存在膜样结构,他们认为是足细胞胞浆折叠进入肾小球基膜

内,称之"足细胞折叠性肾小球肾病(podocytic infolding glomerulopathy)",这些患者肾小球毛细血管祥基膜厚度也增加(图 6-0-11)。

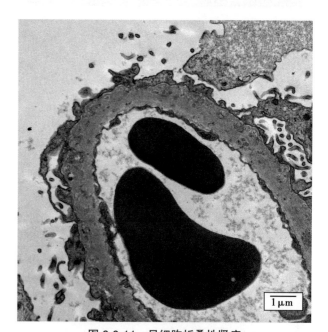

图 6-0-11 足细胞折叠性肾病

注:电镜下弥漫增厚的肾小球基膜内见较多膜性结构。

2. **免疫复合物沉积致肾小球基底膜增厚** 电子致密物(或免疫复合物)沉积于 GBM 的上皮侧、膜内和内皮下,可引起肾小球基底膜增厚。电镜对 GBM 病变及测量厚度最准确,能分清电子致密物沉积的部位及性质,对肾小球膜性病变的分期也最为准确。孤立、巨大的上皮侧沉积物,常见于急性感染后肾小球肾炎,薄切片 PASM 染色时,可见肾

小球外周袢孤立性嗜复红物,免疫荧光染色除可见肾小球外周袢节段阳性外,还可见圆形、致密、散在分布的阳性物沿外周袢稀疏分布。电镜观察则可见 GBM 上皮侧"驼峰"形成(图 6-0-10B)。肾小球毛细血管袢上皮侧及内皮下同时出现沉积物,可见于其他免疫复合物介导的肾小球肾炎,如狼疮性肾炎、膜增生性肾小球肾炎Ⅲ型(尤其是儿童病例)等。

GBM 内疏松层沉积称为内皮下致密物沉积。PASM-Masson 或 Masson 染色常呈嗜复红(图 6-0-9A);免疫荧光染色内皮下沉积物,呈粗大颗粒或团块样改变(图 6-0-12A);电镜观察则为内皮下团块状或沿 GBM 内皮下嗜锇的电子致密物(图 6-0-12B),肾小球内皮下免疫复合物沉积,常见于膜增生性肾小球肾炎及其他增生、硬化性肾炎。继发性肾脏病如狼疮性肾炎,内皮下沉积物常伴有袢内血栓。电镜观察狼疮性肾炎患者内皮下沉积物,有时可见特殊结构(如指纹状)(图 6-0-12C,D);冷球蛋白血症时,内皮下沉积物可呈现结晶样改变。内皮下巨大沉积物常伴毛细血管袢内透明血栓形成,有时血栓内可含脂质。

肝炎相关性肾病 GBM 内皮下沉积物则呈粗大团块样。存在肾小球内皮下巨大沉积物的疾病,常伴系膜区电子致密物(免疫复合物)沉积,同时系膜基质亦增多。

致密物沉积病患者,GBM 中间致密层中有高密度的电子致密物沉积,致使 GBM 增厚,有时鲍曼囊壁和 TBM 中也可见高密度的电子致密物,亦可见 GBM 上皮侧"驼峰"。

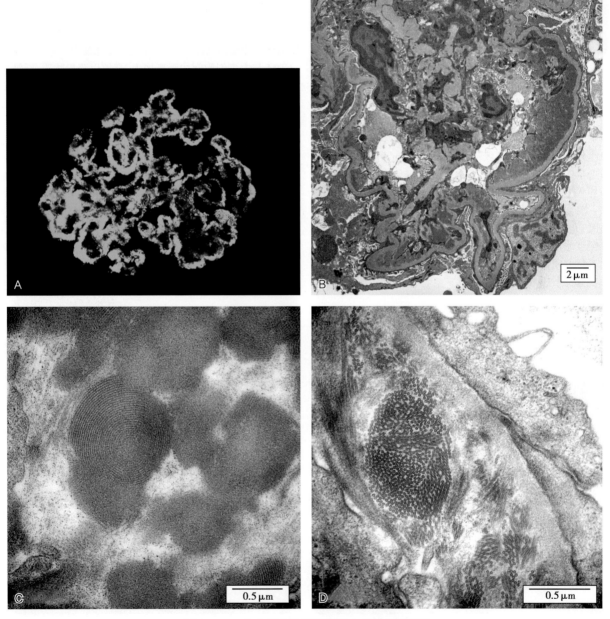

图 6-0-12 免疫复合物沉积致肾小球基底膜增厚

注:A. IgG 染色呈粗颗粒/团块状,沿肾小球毛细血管袢内皮下沉积(IF×400);B. 电镜下肾小球毛细血管袢基底膜内皮下电子致密物沉积;C、D. 内皮下电子密度的致密物中见指纹样(C)及微管样(D)结构。

抗肾小球基底膜病（抗 GBM 病）患者电镜观察 GBM 常无电子致密物沉积，但免疫荧光染色可见 IgG 沿肾小球外周袢呈线状（绸缎样）沉积（图 6-0-13）。

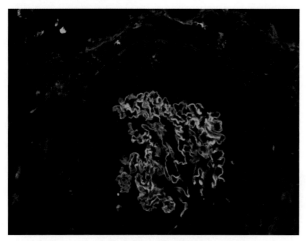

图 6-0-13 抗 GBM 病

注：IgG 沿肾小球毛细血管袢呈绸缎样（线样）沉积（IF×400）。

3. 基底膜增厚伴双层化（doubling） PASM、PAS 染色可见 GBM 失去细线状的形态，呈现双层或多层结构。其发生机制有两种：①系膜插入（mesangial interposition）：大量增生的系膜细胞和系膜基质，沿毛细血管内皮细胞下间隙伸入毛细血管壁；由于系膜基质与 GBM 的染色特性相似，当原来的 GBM 内侧形成新生的 GBM 或基底膜样物质时，光镜观察可见"双轨"现象，免疫荧光染色则见外周袢免疫球蛋白和/或补体不均匀的沉积。电镜下可见明确的系膜基质插入及新形成的 GBM 出现双层化；有时可呈非特异性节段双层改变。如见于系膜增生性病变等，呈弥

漫分布则有诊断价值，见于原发和继发的膜增生性肾小球肾炎。②非系膜插入性 GBM 双层化：免疫复合物和特殊蛋白质沉积于 GBM 内、上皮侧及内皮下，被增生的基底膜样物质包裹时，在 GBM 内形成了占位性的非 GBM 物质，从而导致 GBM 双层化和链环状形态。除组织学特殊染色和电镜检查，能清晰地证实这些病变外，免疫荧光染色常可见肾小球外周袢不均一、团块或粗颗粒状的免疫球蛋白和/或补体沉积。见于各种原发性或继发性膜增生性病变、狼疮性肾炎、乙型肝炎病毒相关性膜性病变及轻链沉积病等。

4. 基底膜上皮侧特殊物质沉积 除免疫复合物沉积致使 GBM 增厚外，一些特殊物质的沉积或由系膜旁区、内皮下插入 GBM 上皮侧，也可引起 GBM 病变，如淀粉样变性物质可透过 GBM 至上皮侧，光镜下可见上皮侧不规则的毛刺样改变（图 6-0-14A），电镜证实这些毛刺样结构为直径 8~12nm 的淀粉丝（图 6-0-14B）。

5. 基底膜内疏松层增宽 PASM 或 PAS 染色可见 GBM 呈模糊的增厚状，有时呈现双层化现象。电镜下可见 GBM 与内皮细胞间的距离加大，充填以疏松物质、纤维素及细胞碎片（图 6-0-15）。免疫荧光染色肾小球外周袢并不一定全阳性，与病因有一定联系。各种原因所致血栓性微血管病均可出现上述病变。

6. 基底膜皱缩 PAS 和 PASM 染色见 GBM 结构已失去正常的光滑柔顺，呈现多皱的屈曲状，致使毛细血管袢狭窄或闭塞；有时免疫荧光染色可见非特异性沉积。电镜观察 GBM 除 3 层结构消失外，尚可见 GBM 节段皱缩，甚至完全皱缩；也可见于肾小球缺血性损伤后（图 6-0-16A，B）。

7. 基底膜空泡变性（vacuolization） 正常 GBM 在 PASM 或 PAS 染色时呈细线状。但疾病状态下肾小球足细胞出现微小空泡，PASM 染色可见 GBM 呈不连续、着色深浅不一，有的呈现节段、串珠样或小空泡性改变；足细胞完全贴

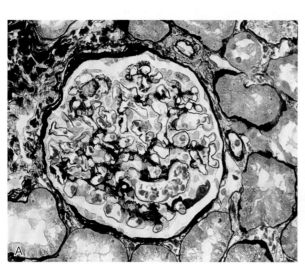

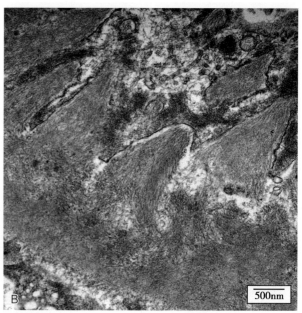

图 6-0-14 淀粉样变性

注：A. 肾小球毛细血管袢基底膜上皮侧不规则的毛刺样改变（PASM×400）；B. 电镜证实这些毛刺样结构为直径 8~12nm 的淀粉丝。

附于 GBM 上，致使 GBM 失去了正常的细线状形态，尤以斜切面表现得更为明显。免疫荧光染色则很难区分这一病变。常见于膜性肾病和 Alport 综合征等（图 6-0-17）。

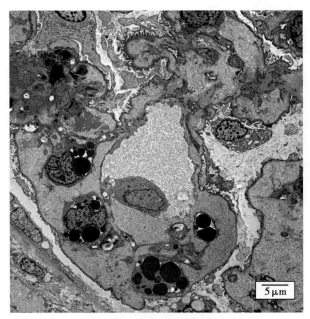

图 6-0-15　基底膜内疏松层增宽

注：肾小球毛细血管袢的内皮细胞与肾小球基底膜剥离，内皮下区域增宽，见红细胞及细胞碎屑（EM）。

8. 基底膜内胶原纤维增生　正常 GBM 虽含有 IV 型胶原，但无胶原纤维束。在一些先天性肾小球疾病中，则可见大量胶原纤维束出现于 GBM 内，如指甲 - 髌骨综合征、胶原 III 肾病等。若肾小球鲍曼囊壁断裂，间质中的胶原亦可伸入肾小球；胶原 III 肾病除 GBM 内胶原纤维增生外，肾小球内皮下、系膜区及系膜旁区，也可证实有胶原纤维，免疫

荧光检查证实胶原 III 阳性（图 6-0-18）。

9. 基底膜变薄　电镜观察有时肾小球疾病可见局灶、节段、非特异性的 GBM 变薄；当 GBM 广泛变薄，临床表现以血尿为主时，需排除肾小球薄基底膜肾病。局灶、节段性 GBM 变薄，除见于 Alport 综合征外，还可见于其他各种类型的慢性肾小球肾炎，如 IgA 肾病等。

10. 基底膜断裂　正常 GBM 是连续的，其边缘与系膜区相连接。某些疾病如重度增生性或坏死性肾小球肾炎，GBM 可出现裂口，甚至断裂。在坏死性病变时，常伴细胞核破碎或溶解，纤维素及其他血浆成分也可通过破损的 GBM 外溢入鲍曼囊腔。此时，特殊染色 MSB 可呈阳性，免疫荧光染色除与原发病相关的免疫球蛋白和 / 或补体阳性外，尚可见纤维素相关抗原在坏死区的沉积。

11. 球基底膜节段扭曲、塌陷形成塌陷区　电镜下 GBM 扭曲、塌陷而形成塌陷区，即使在光镜下也可见到；免疫荧光检查节段塌陷区可见非特异性沉积，以 IgM 为最常见，电镜下则更清晰。

12. 基底膜与基底膜粘连　光镜下难以区分 GBM 与 GBM 粘连，电镜下则可较清晰地分辨（图 6-0-19）。

13. 基底膜厚薄不一　儿童和成人 GBM 的厚度波动在一定范围内。疾病状态下 GBM 除增厚、变薄外，厚薄不一也十分常见，如 IgA 肾病、膜性肾病时，尤其在 Alport 综合征的早期，GBM 分层不明显，而以 GBM 厚薄不一为主要特征（图 6-0-20A）。

14. 基底膜撕裂、致密层分层、内外侧缘不规则　电镜观察证实 GBM 结构发生改变还包括 GBM 撕裂、分层和致密层呈虫蚀样改变、颗粒状包涵体等病变。这种改变既见于先天遗传性疾病，也见于慢性肾小球肾炎。因此，要注意观察这些病变的范围，是弥漫、广泛的还是局灶、节段的。此外，还应结合免疫组化和临床病史进行综合分析。如 GBM 广泛出现撕裂、分层样改变，则应注意排除 Alport 综合征，如 GBM 轮廓不

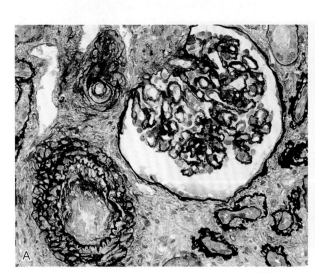

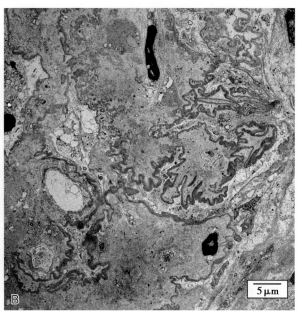

图 6-0-16　基底膜皱缩

注：A. 肾小球毛细血管袢扭曲、皱缩（PASM×400）；B. 电镜下肾小球基底膜正常结构消失，完全皱缩、塌陷。

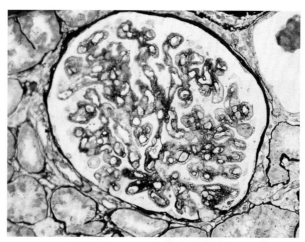

图 6-0-17　基底膜空泡变性

注：肾小球毛细血管袢可见微小空泡变性（PASM×400）。

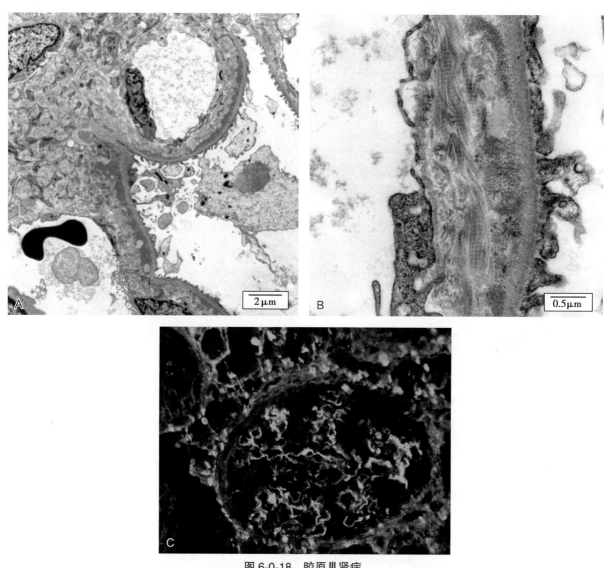

图 6-0-18　胶原Ⅲ肾病

注：A.低倍镜观察肾小球毛细血管袢内皮下见电子致密物沉积（EM）；B.高倍镜观察致密物为有明暗带分布，直径约
40~60nm 的胶原纤维（EM）；C.胶原Ⅲ染色肾小球毛细血管袢阳性（IF×400）。

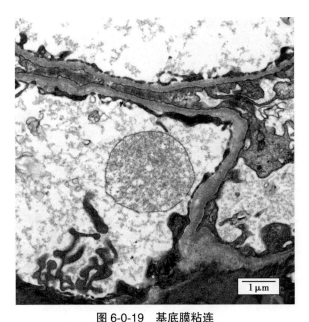

图 6-0-19　基底膜粘连

注：电镜下见肾小球基底膜与基底膜粘连。

规则而呈花篮状，TBM 甚至鲍曼囊壁也会出现这些病变，则 Alport 综合征的诊断成立；若只是呈局灶、节段出现 GBM 分裂等病变，应注意测量 GBM 厚度，以排除肾小球薄基底膜肾病。由于免疫复合物的吸收，造成 GBM 外形不规则、呈节段层状改变，则应排除膜性肾病晚期、膜增生性肾小球肾炎（Ⅲ型）、急性感染后肾小球肾炎，甚至慢性移植肾肾病等。

正常 GBM 外侧缘有足细胞覆盖，内侧缘为内皮窗，GBM 平滑、柔顺。若电镜下 GBM 内外侧缘不规则，呈"花篮样"改变，应注意排除 Alport 综合征（图 6-0-20B）。

（五）肾小球毛细血管袢内皮细胞改变

1. 肾小球内皮细胞肿胀　肾小球内皮细胞核增大，胞

质肥大，致使内皮细胞肿胀，因而减少了毛细血管袢的滤过面积，甚至堵塞毛细血管腔。毛细血管内增生性肾小球肾炎、血栓性微血管病及其他类型的肾炎，除内皮细胞肿胀外，亦可见其他浸润细胞，而单纯高滤过引起的肾脏疾病，仅见肾小球内皮细胞肿胀，多无其他细胞浸润。

2. 内皮细胞增生　肾小球毛细血管袢内皮细胞数增多、富含胞质，胞质呈连拱状，严重时堵塞袢腔。以往认为内皮细胞的这些变化与感染有关。事实上，引起肾小球高滤过、高压力的疾病早期（如糖尿病、肥胖）及血管炎性疾病、移植肾急性排斥反应，均可引起肾小球内皮细胞病变。

3. 内皮细胞泡沫变性　内皮细胞内可见被吞饮的含脂质物质。光镜下可见内皮细胞呈泡沫样改变，电镜观察可见内皮细胞胞质内存在吞饮脂质的溶酶体（图 6-0-21）。常见于高脂血症、糖尿病及肾病综合征，先天性肾脏病及慢性移植肾肾病患者也可见此种变化，局灶节段性肾小球硬化患者组织学光镜及电镜观察，均可证实存在内皮性泡沫细胞。家族性卵磷脂胆固醇酰基转移酶缺乏症（LCAT）患者，组织学观察可见肾小球内皮细胞被巨大的泡沫细胞所占据。

4. 内皮细胞包涵体　一些疾病如狼疮性肾炎、类风湿性疾病、人类免疫缺陷病毒感染相关的肾脏损害等，均可在肾小球毛细血管袢内皮细胞及血管内皮细胞的胞质内见有大量微管样包涵体，其形成与血循环中干扰素水平升高有关。电镜下它们是一束被膜性结构包绕的微管结构。内皮细胞包涵体本身并无诊断价值，但若大量存在，提示可能存在某些继发性肾脏病。

5. 内皮下区域增宽　血栓性微血管病（如妊娠相关性肾损害、恶性高血压、硬皮病等），均可见内皮细胞病变，PASM-Masson 染色时，光镜下可见基底膜分层；电镜下可见内皮细胞与基底膜剥离，内皮下区域增宽。

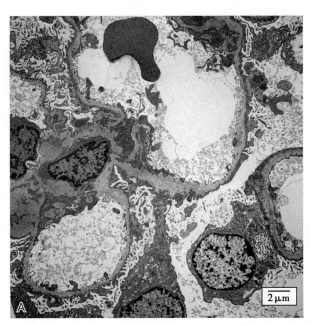

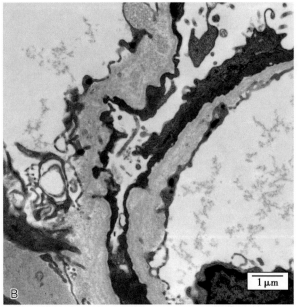

图 6-0-20　肾小球基底膜改变

注：A. 电镜下毛细血管袢基底膜厚薄不一，节段中间致密层消失；B. 肾小球基底膜厚薄不一，中间致密层分层，内外侧缘不规则，呈"花篮状"改变，足突弥漫融合。

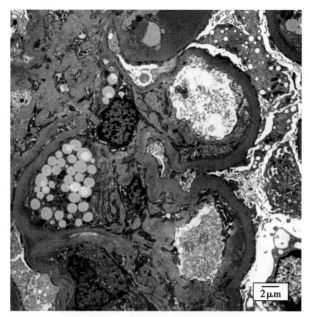

图 6-0-21　肾小球内皮细胞泡沫变性
注：胞质内可见吞饮脂质的溶酶体（EM）。

6. 内皮细胞坏死　极为罕见，为凝固性坏死。

（六）肾小球足细胞病变

1. 足细胞胞质蛋白吸收滴　光镜下可见病变常较局限，仅能发现足细胞胞质内散在和聚集的蛋白吸收滴（称透明滴），有时游离于鲍曼囊腔中，电镜下可见足细胞胞质中有大量溶酶体（图 6-0-22）。

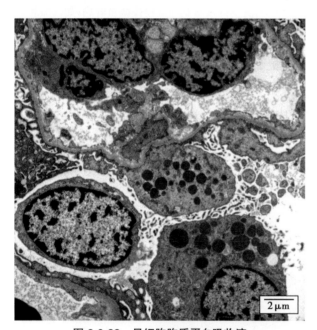

图 6-0-22　足细胞胞质蛋白吸收滴
注：电镜下足细胞胞浆内大量电子致密的溶酶体，符合蛋白吸收滴。

2. 足细胞泡沫样变或结晶　在贮存性疾病时（如Fabry 病等）可见足细胞泡沫样变，足细胞胞浆内见大小均一的、圆形的"蜂巢"样改变，轻链足细胞病时肾小球足细

胞胞质内可见多种形态的结晶形成，甲苯胺蓝染色有助于鉴别两者的形态；电镜观察证实前者足细胞胞质内充满髓样小体（图 6-0-23），后者则见足细胞胞质内有特殊结构，胶体金标记的免疫电镜（IEM）检查能明确诊断，免疫荧光轻链染色也有鉴别诊断价值（图 6-0-24）。

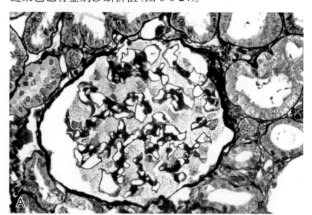

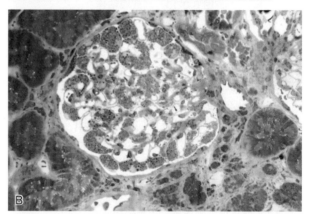

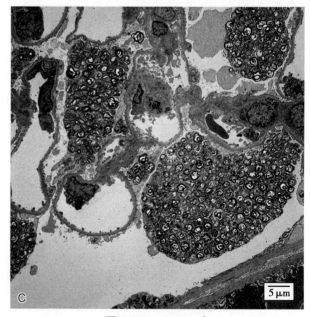

图 6-0-23　Fabry 病
注：A. 肾小球足细胞呈泡沫样变性（PASM×400）；B. 肾小球足细胞的胞质内可见大量深浅不一、圆形的嗜甲苯胺蓝的颗粒状物质（甲苯胺蓝×400）；C. 电镜下肾小球足细胞的胞质内大量嗜锇、同心圆样的包涵体（髓样小体）。

此外,药物毒性(庆大霉素、胺碘酮等)亦可见足细胞质内髓样小体,但分布局限。慢性肾炎及移植肾肾病中也可见局灶节段性分布的、孤立的足细胞泡沫样变。

3. 足细胞肥大　胞质内以内质网和高尔基复合体增加为特征,罕见核糖体,肥大的足细胞可伴微绒毛形成。

4. 足细胞胞质内细胞器的变化　足细胞的胞质内线粒体肿胀、嵴消失,甚至膜断裂,有时则变形,呈现多种形态。大量蛋白尿时,可见粗面内质网扩张及吞噬性溶酶体;有时足细胞的胞质内还可见大空泡及脂质变性。常见于各种原因的肾病综合征、中毒等。

5. 足细胞胞质内的其他变化　近年研究证实,足细胞空泡化为局灶节段性肾小球硬化症(focal segmental glomerulosclerosis,FSGS)的早期病变。由免疫复合物引起的肾小球疾病中,尤其是狼疮性肾炎,肾小球足细胞胞质内可见特殊结构;药物中毒时,足细胞质内也可见空泡及各种形态的物质,光镜下难以区分,电镜观察可以证实(图6-0-25)。

6. 足突广泛融合　连接成片的足细胞足突,取代排列有序的足突。常见于各种原因的肾病综合征及大量蛋白尿患者;先天性肾病综合征患者不仅足突广泛融合,而且足细胞胞质厚度亦增加。

7. 大量微绒毛化　鲍曼囊腔中许多纤细的细胞质,不与基底膜接触。常见于各种原因的肾病综合征及大量蛋白尿患者。肾小球足细胞的这些变化,常与蛋白尿的量相关,治疗后,蛋白尿减少或消失,形态学改变也可逆转。一般认为足细胞足突微绒毛化最后恢复。

8. 足细胞胞核的变化　疾病状态下,肾小球足细胞可呈现双核或呈大核、小胞质(图6-0-26)。

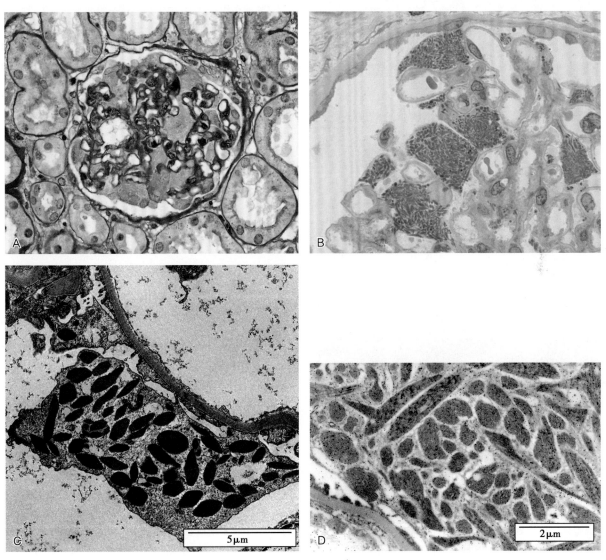

图6-0-24　结晶性肾小球病(crystalline glomerulopathy)

注:A. 肾小球足细胞呈不同形态的泡沫样变性(PAS×400);B. 肾小球足细胞的胞质内可见大量深浅不一、形态各异的嗜甲苯胺蓝的颗粒状物质(甲苯胺蓝 ×400);C. 电镜下肾小球足细胞的胞质内大量形态各异的结晶物;D. 电镜胶体金标记的κ轻链在形态各异的结晶物中沉积。

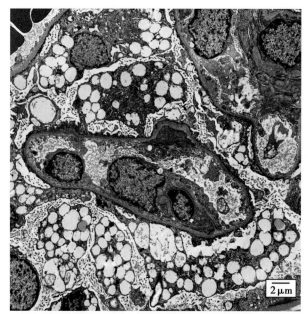

图 6-0-25 局灶节段性肾小球硬化症

注：电镜下局灶节段性肾小球硬化症(FSGS)肾小球足细胞的胞质内可见大空泡。

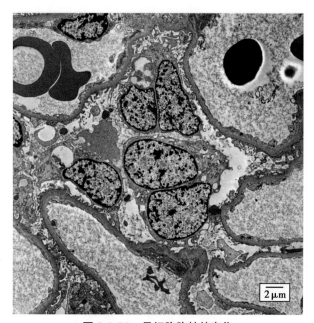

图 6-0-26 足细胞胞核的变化

注：某些疾病状态下，肾小球足细胞呈双核(EM)。

9. 足细胞减少 足细胞数目减少可见于 FSGS 及糖尿病肾病。另外，当肾小球体积增大时，足细胞的胞体相对变小，外周袢未见足细胞胞体，有时鲍曼囊腔内见有脱落的足细胞胞体。见于各种原因引起的肾小球体积增大，如肥胖相关性肾病、糖尿病肾病及局灶节段性肾小球硬化症的早期病变等。

10. 足细胞坏死、凋亡 肾小球足细胞电子致密增高，无胞质成分，染色质分布异常。足细胞的变化在电镜下观察最清晰，特殊染色(如甲苯胺蓝染色)有时也能证实存在足细胞病变。仅从足细胞形态学和超微结构改变，难以明

确病因，对疾病的鉴别并无价值。因为众多肾小球疾病，都可出现足细胞病变(如微小病变、局灶节段性肾小球硬化症、膜性肾病、塌陷型肾病、新月体性肾炎及糖尿病肾病等)，只有对足细胞相关蛋白的检测以及对足细胞致病基因及其编码蛋白的分析，才有助于诊断和鉴别诊断。

(七)肾小球系膜

肾小球系膜起支撑毛细血管袢的作用。肾小球系膜区由基质(基底膜样物质)和系膜细胞组成，可分球外系膜区和球内系膜区。球外系膜区位于血管极入球小动脉和出球小动脉之间，球内系膜区是毛细血管袢间的支持成分，血管极处广泛地联系着每个毛细血管小叶，使血管球悬吊在肾小体的血管极处。球内系膜区由球内系膜细胞和基质组成。系膜基质是系膜细胞产生的细胞外基质。PASM 及 PAS 染色最易识别，它与基底膜染色相同。因此，进行超微结构观察时，又可称之为基底膜样物质。

肾脏疾病进展中，由于肾小球系膜细胞的增生、硬化及系膜区沉积物堆积，产生了一系列以系膜病变为主要病理变化的肾小球疾病(表 6-0-1)，事实上，任何一种肾小球疾病，在不同时期内都可见肾小球系膜病变。因此，肾小球系膜病变可以是疾病过程中出现的一种反应性改变，与疾病和肾活检取材时间有一定联系。因此，我们认为肾小球系膜增生并不是一种单一的疾病，而是与病程、时间、疾病类型有联系的病变。

表 6-0-1 常见伴系膜细胞增生的肾小球病变

IgA 肾病(Berger 病)
狼疮性肾炎
急性感染后肾小球肾炎的恢复期
弥漫性和结节性糖尿病肾小球硬化
单克隆免疫球蛋白沉积病
局灶节段性肾小球硬化
膜增生性肾小球肾炎(尤其是 1 型和 3 型)

除组织学及超微结构改变可证实肾小球系膜病变外，免疫荧光染色也有助于分析系膜病变的病因。由免疫介导的肾小球肾炎可见肾小球系膜区免疫球蛋白和/或补体沉积，如 IgA 肾病就是以系膜区 IgA 沉积命名的肾小球疾病。现对常见的肾小球系膜区基质及系膜细胞病变分述如下。

1. 系膜增生 指肾小球系膜细胞增生和/或系膜基质增多。系膜细胞增生是很常见的病变，它可伴或不伴系膜基质增多。在 2μm 的切片上，肾小球系膜区系膜细胞不超过 2 个，系膜区的宽度不超过肾小球毛细血管袢的直径(以肾小球外周毛细血管袢为标准)。系膜细胞增生和基质增多，均可导致系膜区增宽。系膜增生性病变最常见的临床表现是血尿。

肾小球系膜增生性病变的程度，分为 3 级：①轻度系膜增生：增生的系膜基质对肾小球毛细血管袢无明显影响，系膜区宽度不超过毛细血管袢直径，呈节段性分布；②中度系膜增生(轴性系膜增生)：增生的系膜组织对肾小球毛细

血管袢有一定的压迫现象,系膜区宽度略超过肾小球毛细血管袢的直径,呈弥漫性分布;③重度系膜增生(全系膜性或结节性系膜增生):增生的系膜基质严重压迫和破坏肾小球毛细血管袢的开放,系膜区呈结节状或团块状实变区,弥漫性分布节段性加重,并常伴有丝球体鲍曼囊粘连。

2. 系膜基质增加

(1)肾小球系膜区增宽,不伴细胞增生:见于4种情况:①肾小球系膜区水肿:仅表现为轻度增宽,PAS染色显示略增宽的系膜区呈浅粉色,PASM染色则无明显变化,因为水肿的系膜区内尚无嗜银纤维形成。见于急性肾小管坏死、急性间质性肾炎以及各种肾小球疾病所导致的肾病综合征。②肾小球系膜基质增多:各种原发性和继发性肾小球系膜增生性病变,原来增生的系膜细胞可逐渐被系膜基质所取代。肝病性肾小球硬化症、弥漫性肾小球系膜硬化(芬兰型先天性肾病综合征)等,主要显示系膜基质增多。系膜基质增多不仅可用PAS染色显示,PASM染色也可证实(出现嗜银纤维)。③肾小球系膜区特殊蛋白质沉积:肾小球硬化症、肾淀粉样变性、糖尿病肾小球硬化症以及轻链沉积病,均可由于各自相应的特殊蛋白质在系膜区大量沉积,致使肾小球系膜基质增多,甚至出现肾小球硬化(图6-0-27A)。④纤维素样物质或管状结构物质沉积:常见于胶原Ⅲ肾病及免疫管状肾小球病。

(2)肾小球系膜增宽伴有细胞增生:肾小球系膜细胞是固有细胞中反应最活跃的细胞,免疫复合物以及其他损伤因子,引起系膜细胞增生。多见于原发和继发的毛细血管内增生性肾小球肾炎、膜增生性肾小球肾炎以及各种原因引起的肾小球系膜增生性病变(图6-0-27B)。

(3)肾小球毛细血管袢分叶(lobulation):正常的肾小球由5~8个毛细血管小叶组成,毛细血管小叶间仅有少量系膜组织支撑,所以在组织切片上只显示均匀分布的毛细血管团,而无分叶现象。当系膜细胞和系膜基质大量增生时,一方面在肾小球毛细血管袢之间,出现了系膜基质增生形成的结节状结构;另一方面部分受挤压的毛细血管丛萎陷,肾小球因而可见明显的呈分叶状改变(图6-0-28A)。主要见于原发性和继发性的膜增生性肾小球肾炎、毛细血管内增生性性肾小球肾炎和各种重度系膜增生性肾小球病变。

3. 系膜硬化　指肾小球系膜基质(或基底膜样物质)增加伴或不伴细胞增生。肾小球系膜区基质聚集,可以是系膜细胞产生增多,也可以是清除减少所致。严重病例,由于肾小球系膜基质大量增生,系膜区高度膨胀,致使毛细血管袢开放受限,系膜区呈无/少细胞性结节样改变。此时,称为结节性肾小球硬化(表6-0-2)。

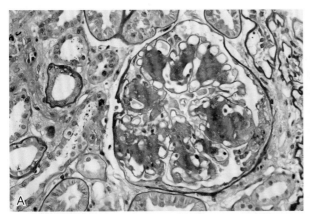
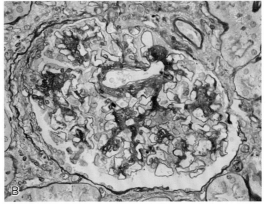

图 6-0-27　肾小球系膜区改变

注:A. 系膜区增宽,不伴细胞增生(PAS×400);B. 轻度系膜增生(正对6点处),肾小球系膜增宽伴有细胞增生(右3点处),肾小球系膜区增宽不伴细胞增生(左9点处)。

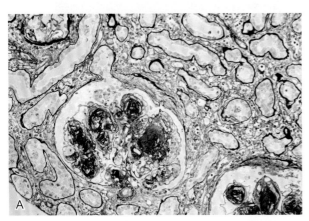
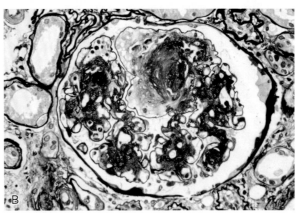

图 6-0-28　肾小球病变

注:A. 毛细血管袢呈分叶状改变;B. 肾小球系膜溶解,致外周袢扩张,形成瘤样改变(PASM×400)。

表6-0-2 常见肾小球结节性/分叶性病变的组织学类型

弥漫性毛细血管内(增生性)肾小球肾炎(如WHO狼疮性肾炎Ⅳ)
急性感染后肾小球肾炎
膜增生性肾小球肾炎 C3肾小球病
糖尿病结节性肾小球硬化
淀粉样变性
免疫球蛋白沉积病
特发性结节性肾小球硬化
冷球蛋白血症性肾损害
纤维性肾小球病
免疫管状肾小球肾病
胶原Ⅲ肾病
纤维连接蛋白肾病

4. 系膜溶解 光镜下肾小球系膜区PASM淡染,甚至染色完全消失,溶解的系膜区边界模糊。由于系膜基质完全(或部分)溶解,致使毛细血管袢附着于系膜区的支撑点丧失,周边袢高度扩张呈假血管瘤样。可见于血栓性微血管病、恶性高血压、移植肾肾小球病、放射性损伤、化疗、糖尿病肾病、浆细胞性疾病及中毒(巴豆油及蛇毒),免疫复合物介导的肾小球肾炎,有时也可见系膜溶解,如狼疮性肾炎、IgA肾病等(图6-0-28B)。一些作者认为,肾小球毛细血管袢的假血管瘤可机化和修复,进而引发系膜硬化,并可能形成结节(如糖尿病肾病中K-W结节)。

5. 系膜插入 绝大多数原发性及继发性肾小球疾病,都可出现系膜插入的形态学改变,但仅节段性分布;膜增生性肾小球肾炎Ⅰ型(MPGN Ⅰ),系膜插入最广泛、最严重,同时伴有内皮下嗜复红物(电子致密物)沉积。如果电镜观察内皮细胞与肾小球基膜分离,内皮下间隙增宽,基底膜与内皮细胞间的物质并非系膜细胞及基质,而是纤维素或"蓬松的"物质或破碎的红细胞,常见于血栓性微血管病,有时为淡染的可吸收的免疫沉积物,这些改变光镜下称之"假双轨"。

6. 系膜区嗜复红物(电子致密物)沉积 这一病理改变并非某一种疾病所特有,从免疫复合物相关的肾损害到非免疫因素引起的某些特殊的蛋白质、脂质,均可沉积在系膜区(嗜复红物或嗜锇的电子致密物)。在IgA肾病和狼疮性肾炎中,嗜复红物或嗜锇的电子致密物不仅见于系膜区,也可见于系膜旁区(图6-0-29),同样膜增生性肾小球肾炎Ⅰ型及急性感染后肾小球肾炎系膜区也见较多嗜复红物或嗜锇的电子致密物沉积。

（八）肾小球鲍曼囊病变

肾小球鲍曼囊内侧被覆一层壁层上皮细胞,鲍曼囊壁的厚度与近曲小管基底膜一样,约为肾小球毛细血管袢基底膜厚度的2倍。如同其他膜性结构(GBM、TBM)一样,PAS或PASM染色观察鲍曼囊壁最清晰。

1. 鲍曼囊改变 鲍曼囊壁为肾小球的最外层结构,由壁层上皮细胞、基底膜组成。正常状态下,鲍曼囊壁与脏层上皮细胞构成一狭窄的裂隙,并与近端肾小管相连,此称之鲍曼囊腔。在病理状态下,肾小球鲍曼囊壁和鲍曼囊腔可出现一些病变,如鲍曼囊壁增厚、断裂、粘连、鲍曼囊腔扩张、新月体填塞和肾小球鲍曼囊壁外纤维化等病变。

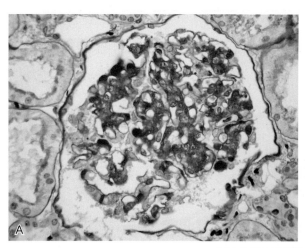
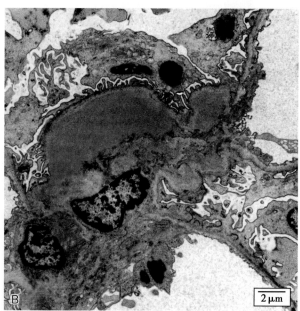

图6-0-29 系膜区免疫复合物沉积

注:A. 肾小球系膜区增宽,见圆拱状嗜复红物质(PAS×400);B. 肾小球系膜旁区大块中等电子密度的致密物(EM)。

(1)壁层上皮细胞:其病变包括肥大、细胞质中可见溶酶体、脂滴或蛋白滴(亦称为脂质/蛋白包涵体),罕见有壁层上皮细胞坏死。在肿瘤或肝脏疾病时,壁层上皮细胞呈圆柱形或乳头样改变。Alport 综合征患者壁层上皮细胞的胞质内可有糖原颗粒。

一些疾病如肝肾综合征、急性肾衰竭等,可见与尿极相连的壁层上皮细胞转变为有较多微绒毛、酷似近端肾小管上皮细胞,称此为"肾小管反流"(图 6-0-30)。若见到这种变化,常提示患者曾有一过性的肾功能改变。

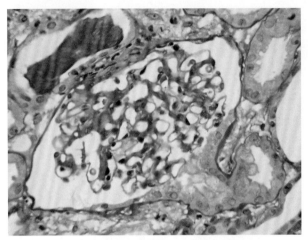

图 6-0-30　鲍曼囊壁层上皮细胞改变

注:鲍曼囊尿极相连的壁层上皮细胞转变为有较多微绒毛,酷似近端肾小管上皮细胞(PAS × 400)。

(2)新月体(毛细血管外增生):经典的肾小球新月体的定义为沿鲍曼囊内至少存在两层或两层以上增生的壁层上皮细胞和单核细胞。按新月体的大小可将新月体分为节段性新月体、新月体及环状体。若新月体仅充填鲍曼囊腔的一小部分(<50%),称之为节段性新月体;若充填鲍曼囊腔的大部分(>50%),则称之为新月体;若整个鲍曼囊腔均见增生的上皮细胞和/或单核细胞,则称环状体。按肾小球新月体的组成成分,可将新月体分为细胞性新月体、细胞纤维性新月体和纤维性新月体 3 种类型。细胞性新月体由增殖的壁层上皮细胞、足细胞、单核巨噬细胞甚至炎症细胞组成(图 6-0-31A)。增殖的壁层和脏层上皮细胞常组成一管状结构,类似假小管,因而称之为"假小管",多见于细胞性或细胞纤维性新月体(图 6-0-31B)。光镜下难以区分增殖细胞的成分,免疫组织化学染色可以区分组成新月体的细胞。随着疾病时间的延长,细胞性新月体逐渐转变为含有胶原纤维成分的新月体,最终形成以胶原纤维为主的新月体,称之为纤维性新月体(图 6-0-31C)。因此,按照组成新月体的成分可以判断疾病的病程。肾小球新月体的数量、大小及组成新月体的成分与患者的预后及治疗反应密切相关。新月体数量 >50%,则预后不佳,纤维性新月体则提示对治疗反应差;细胞性新月体可引起肾小球瘢痕或鲍曼囊壁的粘连。此外,光镜下应注意纤维性新月体与肾小球外周纤维化的鉴别(PAS 和 PASM-Masson 染色较易区分),存在新月体时,常提示病情急骤,影响肾功能,尤其存在较多巨大新月体时,临床常表现为迅速进展的肾小球肾炎。

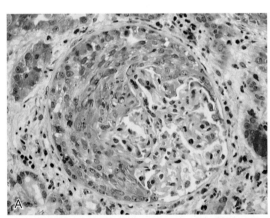

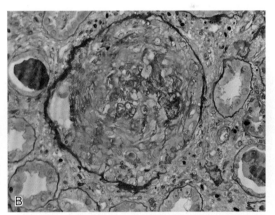

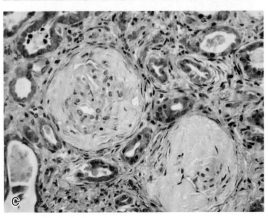

图 6-0-31　新月体形成

注:A. 肾小球细胞性新月体(Masson × 400);B. 细胞纤维性新月体及假小管形成(PAS × 400);C. 纤维性新月体(Masson × 400)。

肾小球新月体形成见于各种毛细血管袢严重损伤后的肾小球疾病，如原发性、继发性渗出和坏死性肾小球肾炎、血管炎性肾小球疾病等。经典的新月体性肾小球肾炎分为：①Ⅰ型即抗肾小球基底膜疾病；②Ⅱ型即免疫复合物介导的肾小球肾炎（如急性感染后肾小球肾炎、狼疮性肾炎和 IgA 肾病等）；③Ⅲ型即寡免疫复合物性肾小球肾炎（如 ANCA 阳性的肾脏血管炎）。

2. 鲍曼囊壁 疾病状态下鲍曼囊壁可以断裂（如肉芽肿性血管炎、Goodpastures 综合征等）。其他类型肾小球肾炎有时也可见节段性囊壁断裂。糖尿病肾病时鲍曼囊壁可见粗大纺锤形或卵圆形的改变，称为"球囊滴"（图 6-0-32A）。狼疮性肾炎及各种其他原因的免疫复合物性肾小球肾炎，鲍曼囊壁可见免疫复合物（电子致密物）；致密物沉积病可见囊壁电子致密沉积物（图 6-0-32B）；在遗传性肾炎中，鲍曼囊壁免疫荧光胶原Ⅳα3、α5 染色，可为诊断提供信息，如胶原Ⅳα3、α5 缺如，应注意排除 Alport 综合征（图 6-0-33）。

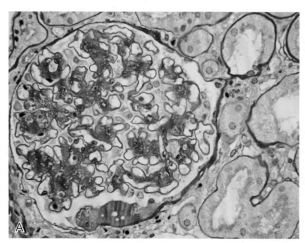

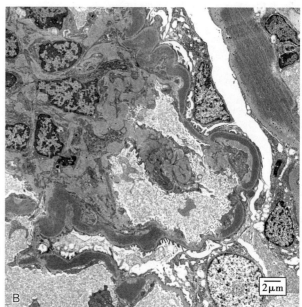

图 6-0-32 鲍曼囊壁改变

注：A. 肾小球系膜区增宽，基质增多，可见"球囊滴"（PAS×400）；B. 肾小球鲍曼囊壁及基底膜内可见高电子密度的致密物（EM）。

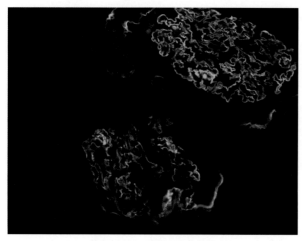

图 6-0-33 Alport 综合征

注：肾小球鲍曼囊壁Ⅳ型胶原 α5 链节段消失（IF×400）。

（1）鲍曼囊粘连：肾小球毛细血管袢部分与鲍曼囊壁层粘连融合，称为鲍曼囊粘连（图 6-0-34A）。见于各种肾小球炎症损伤的后期及各种增殖性肾小球肾炎，因局部渗出物机化所致，也见于足细胞增生性病变，其周围可能出现细胞反应。

（2）鲍曼囊壁断裂：鲍曼囊壁可出现溶解和断裂，见于新月体性肾小球肾炎等（图 6-0-34B）。

（3）鲍曼囊壁增厚：指鲍曼囊基底膜增厚，PAS 或 PASM 深染，常见于慢性病变，有时伴有分层和断裂。

3. 鲍曼囊腔 壁层和脏层上皮细胞之间的透明空隙，称为鲍曼囊腔。正常鲍曼囊腔内有少量蛋白渗出，若囊腔内见红细胞、白细胞和纤维素，均为病理性的；见于各种增殖性肾小球肾炎和肾移植患者。电镜观察发现鲍曼囊腔内细胞成分、线粒体、蛋白滴、足细胞碎片、近端肾小管刷状缘等为病理状态，但应除外假象。

4. 鲍曼囊扩张 见于各种肾小球疾病的晚期和肾间质疾病、POEMS 综合征等（图 6-0-34C）。缺血性肾小球袢开放不佳，鲍曼囊腔也可相对扩大。

5. 鲍曼囊壁外纤维化 可见鲍曼囊壁为不连续、层状结构，其染色性质同间质胶原纤维（Masson 染色）。常见于慢性间质性肾炎、各种原发性和继发性肾小球肾炎的慢性阶段（图 6-0-34D）；Alport 综合征患者有时鲍曼囊壁Ⅳ型胶原 α5 表达缺失或不连续。

（九）肾小球硬化/废弃

整个肾小球毛细血管袢皱缩、不开放，鲍曼囊腔有渗出，称为肾小球球性硬化，可分为：①缺血性肾小球废

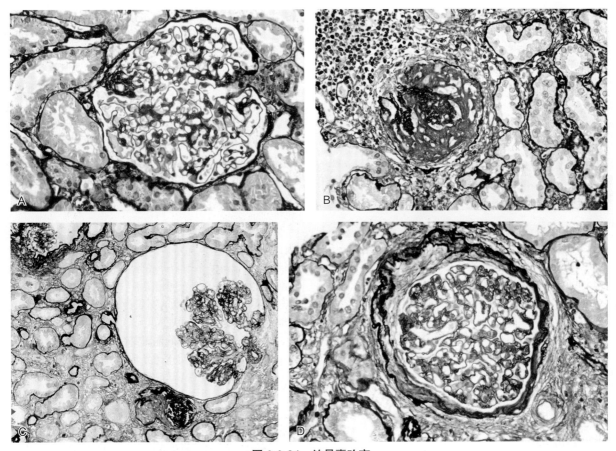

图 6-0-34　鲍曼囊改变

注:A. 肾小球毛细血管祥与鲍曼囊壁粘连(PASM×400);B. ANCA 相关性血管炎患者肾小球鲍曼囊壁断裂(PASM×400);
C. 肾小球鲍曼囊扩张,毛细血管祥皱缩(PASM-Masson×400);D. 鲍曼囊壁纤维化、鲍曼囊壁内外均见层状结构(PASM×400)。

弃(ischemic obsolescence):这种病变常起源于血管病变,进展缓慢,最明显的特征包括肾小球基底膜完全皱缩、增厚,系膜细胞消失,鲍曼囊腔内被含纤维状胶原所占据。纤维素染色阳性,Van Gieson 染色时黄染(因缺血,使肾小球祥渗透性增加所致);②实体型硬化(solidified glomerulosclerosis):硬化毛细血管祥充满整个鲍曼囊腔并可见玻璃样变,常见于糖尿病肾病及 FSGS 等。另外,也有肾小球破坏所致的废弃,肾小球完全破坏,瘢痕形成,或仅见残存卷曲状的基底膜,不存在肾小管。此时,仅 HE 染色较难辨认,行 Van Gieson 染色较清晰。多见于结核、肉芽肿性血管炎、Goodpasture 综合征等。

（十）肾小球旁器

由入球小动脉和出球小动脉壁上的球旁细胞、远曲小管的致密斑和球外系膜细胞组成,位于血管极。

1. 球旁细胞　与普通平滑肌细胞不同,球旁细胞体积较大,呈立方形或多边形,核较大,呈圆或卵圆形,着色浅,胞质丰富,呈弱嗜碱性,胶原纤维少,粗面内质网和核糖体丰富,高尔基复合体发达,细胞内充满较多特殊的分泌颗粒,直径约 5~10nm,呈 PAS 阳性反应,多数颗粒呈均质状,有时则为结晶样。

2. 致密斑　与入球小动脉、球外系膜细胞和出球小动脉接触,细胞染色浅,核呈椭圆形,常位于细胞顶部,排列非常紧密,核染色质细小,高尔基复合体位于细胞基部,细胞质内有溶酶体、自噬体和内质网,有不发达的胞膜褶,指状突起可伸至球旁细胞,McManus 认为致密斑没有基底膜,它和球旁细胞直接接触,但不少电镜报告观察到基底膜。

3. 球外系膜细胞　位于血管极入球和出球小动脉间的一群细胞,它们与球内系膜细胞相连,细胞体积较小,具有分支和突起,有时可见分泌颗粒,其功能并不十分清楚。

4. 球旁器肥大　正常肾小球旁器细胞数不应 >9 个,若细胞数目增多,或特殊染色及免疫组化方法见其数量增多、体积增大,胞质内含肾素的分泌颗粒增加时,应考虑疾病状态。肾小球旁器肥大见于各种原因的固缩肾、肾小球长期慢性缺血、原发性慢性肾上腺皮质功能减退症、肝硬化、子痫肾损害及 Bartter 综合征、肾动脉狭窄等(图 6-0-35)。

5. 球旁器萎缩　球旁细胞成分减少、体积缩小、内分泌颗粒减少,见于 Conn 综合征(原发性醛固酮增多症)及容量过多等。

二、肾小管的基本病变

正常情况下,各段肾小管的结构不同,其生理功能也不一样。因此,了解各段肾小管的正常结构有助于判断肾小管基本病变。

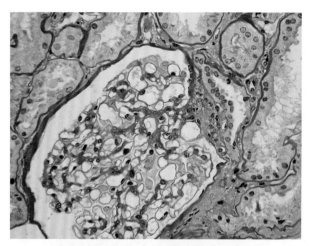

图 6-0-35　肾小球旁器肥大（PAS×400）

（一）肾小管上皮细胞吸收性蛋白滴状变性

肾小管上皮细胞对滤过的血浆蛋白具有重吸收功能，近端肾小管上皮细胞胞质内可见许多溶酶体性的胞质蛋白吸收滴。主要为严重蛋白尿导致肾小管上皮细胞异常重吸收造成。蛋白吸收滴的大小不一（直径为 0.5~2.0μm），PAS、HE 染色嗜酸性、银染色阳性。免疫荧光染色这些滴状物白蛋白、免疫球蛋白和其他从肾小球滤过的蛋白均呈阳性（非特异性）。吸收性蛋白滴状变性又称为玻璃滴状变性（hyaline droplets）（图 6-0-36A）。电镜下可见较多各级溶酶体（图 6-0-36B）。

（二）肾小管上皮细胞空泡变性

在疾病状态下，可引起肾小管上皮细胞肿胀，胞质内布满空泡。可分以下类型。

1. 细小空泡变性　光镜下示肾小管上皮细胞肿胀，胞质淡染，且胞质内遍布界限清晰的、纤细的、弥漫的微小空泡。这些空泡内既可以是碳水化合物或糖原，也可以是脂类物质。电镜下可见各级溶酶体、吞噬泡和脂滴。多见于因过量输注高渗性液体所致的渗透性肾病、先天性糖原贮积病性肾病以及因缺氧和中毒等引起。

2. 粗大空泡变性　肾小管上皮细胞肿胀，胞质内出现边界清晰、粗大、不规则的巨大空泡，刷状缘尚完整。电镜下显示界限清楚的吞噬泡，主要是由于细胞的水盐代谢障碍造成，有的是因肾小管上皮细胞基底内褶扩张造成。慢性长时间钾丢失（长期服泻药、直肠/乙状结肠瘘致使钾丢失，各种肾小球肾炎等）、钾代谢异常、大量糖原沉积所致的肾脏损害时发生粗大空泡变性。经补钾后病变可逆转。

3. 等立方空泡变性　主要发生在近端小管直段，空泡内含液体而非脂质，系胞质内的细胞器（如溶酶体、内质网）膨胀所致，也可能是细胞外成分。此病变需与等渗性利尿剂所致的肾小管空泡变性相区别。若等立方空泡变性病变范围局限，常见于环孢素 A 肾毒性，若分布范围大，则与渗透性利尿剂相关（图 6-0-37）。

（三）肾小管上皮细胞泡沫变性

大量蛋白尿和脂质代谢异常时，肾小管上皮细胞含大量脂质，称为泡沫变性（图 6-0-38），此时脂肪染色阳性。

（四）肾小管巨大上皮细胞

肾小管上皮细胞体积增大或细胞核增大、染色质增多，可见于再生的肾小管上皮细胞或免疫抑制剂治疗后反应。巨核细胞性间质性肾炎患者也可见远端肾小管上皮细胞核巨大。

（五）肾小管上皮细胞包涵体

病毒感染是否引起肾小管上皮细胞形态学改变，取决于病毒的种类、患者对病毒感染的反应性等因素。例如，巨细胞病毒感染时，可见肾小管上皮细胞核内或胞质内大量

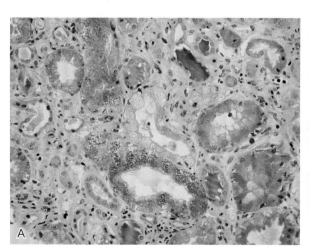

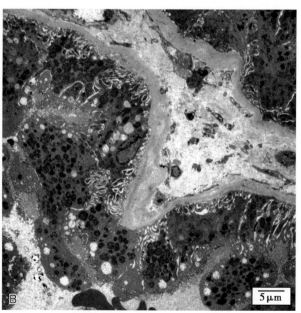

图 6-0-36　肾小管上皮细胞改变

注：A. 粗大的蛋白吸收滴（HE×400）；B. 电镜下肾小管上皮细胞胞质内可见较多溶酶体。

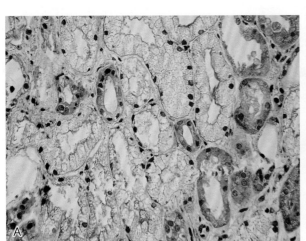

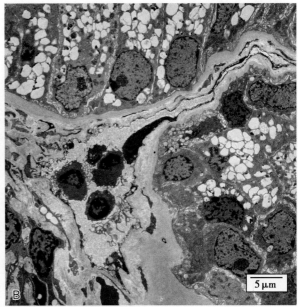

图 6-0-37　渗透性利尿剂相关性肾损害

注：A. 远端肾小管大量空泡（Masson × 200）；B. 电镜下肾小管上皮细胞胞浆内空泡。

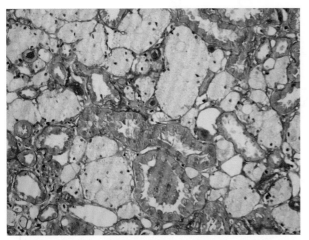

图 6-0-38　肾小管上皮细胞泡沫变性（PAS × 200）

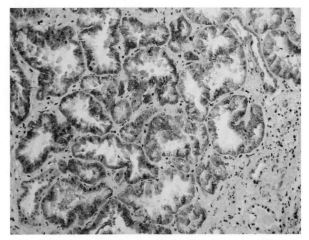

图 6-0-39　肾小管上皮细胞肥大（Masson × 200）

包涵体；腺病毒和多瘤病毒感染时，以细胞核模糊、不清晰为特点。病毒感染时，核内包涵体应与再生的肾小管上皮细胞内大的、含染色质多的（浓染的）、密集的核相鉴别。电镜观察、免疫组织化学或原位杂交技术，有助于鉴别病毒感染和肾小管上皮细胞再生。许多病毒包涵体最早见于肾髓质，因此，取材对正确诊断至关重要。使用免疫抑制剂（肾移植、狼疮性肾炎）或重度感染的患者，有时可见肾小管上皮细胞核内包涵体。铅、铋等重金属中毒时，可见特殊的肾小管上皮细胞包涵体。

（六）肾小管上皮细胞肥大

有两种情况，一种是由于高滤过、高代谢所造成的细胞肥大，主要见于糖尿病、肥胖及高血压肾损害；另一种情况见于代偿性肾小管细胞肥大（图 6-0-39）。

（七）肾小管上皮细胞损伤、坏死及再生

肾小管上皮细胞坏死系凝固性坏死，其组织学改变可见细胞轮廓完好，胞质浓缩，强嗜伊红性，细胞核小、深染，可见核碎裂或核溶解，胞质崩解，脱落于管腔中。肾小管上皮细胞损伤表现为细胞扁平，管腔轻度扩张（图 6-0-40A），病变重时，肾小管基底膜裸露，甚至断裂（图 6-0-40B）。电镜下见肾小管上皮细胞核碎裂，胞质呈皱缩状、细胞器变性、外溢，尤其以基底褶处病变明显（图 6-0-40C）。缺氧、休克时，首先见上皮细胞扁平；中毒性小管损害坏死的上皮细胞，部分或完全脱落至管腔中；若病变持续，则基底膜断裂。严重肾小管上皮细胞损伤后常伴肾小管上皮细胞修复，光镜下可见肾小管上皮细胞核染色质增多、核深染，胞质少，呈多层排列。

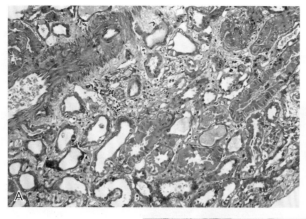
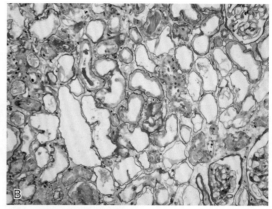
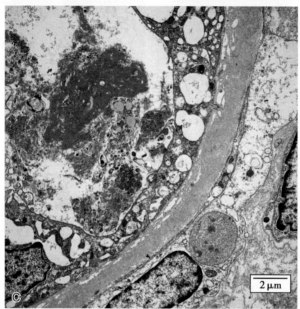

图 6-0-40　肾小管上皮细胞损伤

注：A. 肾小管上皮细胞扁平,管腔轻度扩张,刷状消失(PAS×200);B. 肾小管基底膜裸露,甚至断裂(PAS×200);
C. 肾小管上皮细胞破溃,胞浆与基膜分离脱落至管腔(EM)。

（八）肾小管炎

炎症细胞主要是淋巴细胞侵入肾小管,并位于肾小管基底膜与上皮细胞之间,称之为"小管炎"。"小管炎"是各种活动性肾小管 - 间质性肾炎的标志,也是各种肾小球疾病(原发性及继发性)存在急性肾小管间质损伤的证据。最常见于活动性狼疮性肾炎、新月体肾炎、坏死性血管炎、急性间质性肾炎及肾移植后急性细胞性排斥反应;严重感染可见中性粒细胞性"小管炎"。

（九）管型

尿液内的蛋白、细胞及细胞碎片,以 T-H(Tamm-Horsfall)糖蛋白为基质,以肾小管腔为模板,形成圆柱体者,称之为管型。组织学切片可见多种管型。管型多见于远端肾小管(包括集合管),分为上皮细胞和颗粒管型(急性肾小管损伤)、透明管型(肾衰竭或尿流速减缓)、白细胞管型(肾小管间质病变)和红细胞管型(肾小球出血)。T-H 糖蛋白管型经 PAS 染色质地均一,色彩鲜亮。此外,偶见粗大颗粒、嗜酸性肌红蛋白和血红蛋白管型,胆汁管型等。肾穿刺标本中若观察到红细胞管型,是肾小球疾病的标记,但有

时很难与经皮肾活检血肿引起的红细胞管型区别。肾小管腔及鲍曼囊腔中偶然观察到孤立性的红细胞,也见于严重的肾小管疾病,如急性缺血性肾小管坏死和间质性肾损害。色素管型则多见于急性肾小管坏死、血红蛋白尿及肌红蛋白尿或胆汁性肾损害。此外,还应注意观察管型的特点,管型巨大、透明,且有"骨折线",常伴巨细胞和多形核粒细胞管型者,则提示沉积病或骨髓瘤肾病等(图 6-0-41)。

除观察上述各类管型外,肾小管管腔内还可见脱落的上皮细胞、白细胞、细胞碎屑。草酸盐肾病、尿酸肾病、肾脏钙化、药物引发的肾小管损害(如阿昔洛韦中毒),可见广泛结晶状管型,常伴间质结晶沉积(图 6-0-42A、图 6-0-42C);严重肝脏损害时,肾小管腔中还可见胱氨酸结晶。

（十）肾小管上皮细胞内嗜碱性物质

有些疾病时,肾小管上皮细胞胞质内可见嗜碱性物质,如急性肾小管坏死(ATN)的修复期、各种盐类结晶及中毒等(图 6-0-42B)。

（十一）肾小管上皮细胞色素沉积

由于肾小管上皮细胞的重吸收作用,当患者尿中出现

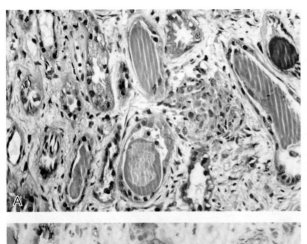

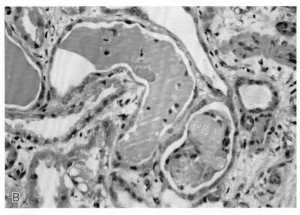

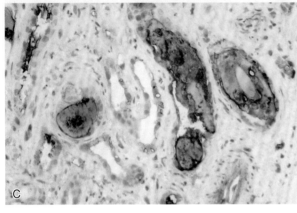

图 6-0-41　轻链管型肾病

注：A. 肾小管见有"骨折线"样的巨大管型（Masson ×400）；B. 巨大管型周见细胞反应（HE×400）；C. 免疫组化染色 κ 轻链蛋白管型阳性（IHC×400）。

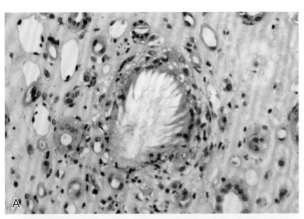

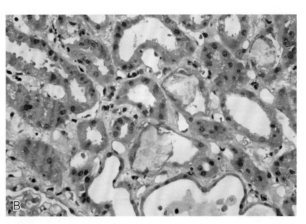

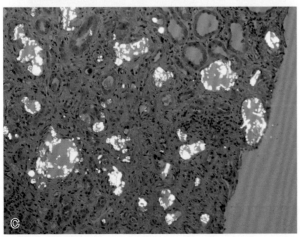

图 6-0-42　肾小管间质结晶

注：A. 肾间质内可见放射状的尿酸结晶（HE ×400）；B. 肾小管上皮细胞胞质内见轻度嗜碱性草酸盐结晶（HE×200）；C. 肾小管腔内及上皮细胞胞质内折光性的草酸盐结晶（偏光显微镜 ×200）。

血红蛋白、肌红蛋白、胆色素时,肾小管上皮细胞的胞质内可出现相应的色素沉积。见于输注异型血、溶血性贫血(镰状细胞性贫血、自身免疫性贫血)、血管内溶血等疾病,这些疾病患者肾小管上皮细胞的胞质内有含铁血黄素沉积。老年患者或长期慢性消耗性疾病患者的肾小管上皮细胞内,可见脂褐素沉积。区分这些色素的方法,有赖于各种相应的特殊染色方法(图 6-0-43)。电镜下可见各级溶酶体增多。

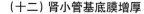

(十二) 肾小管基底膜增厚

肾小管基底膜增厚见于两种情况。一种是肾小管萎缩造成的肾小管基底膜增厚,常伴或不伴基底膜分层或皱缩;另一种肾小管基底膜增厚并非一定存在肾小管萎缩,当免疫复合物或一些特殊的蛋白质沉积时,光镜下也可见肾小管基底膜增厚,有的呈绸带样改变。常见的疾病为糖尿病肾病、遗传性肾炎、致密物沉积病、轻链沉积病等(图 6-0-44),钙质也可沉积于严重萎缩的肾小管基底膜上皮侧。某些间质

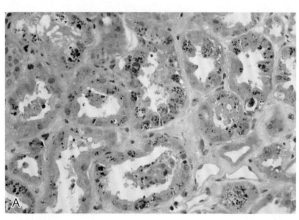

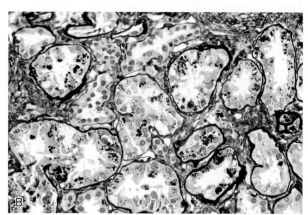

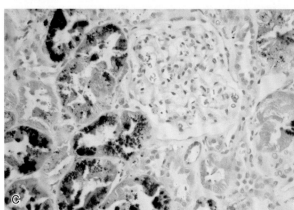

图 6-0-43 肾小管上皮细胞色素沉积

注:A、B. 肾小管上皮细胞的胞质内可见大小不一、圆形的、棕黄色(A. HE×400)并嗜银的颗粒(B. PASM×400),难以区分是含铁血黄素或脂褐素;C. 普鲁士蓝染色阳性,证实为含铁血黄素(×400)。

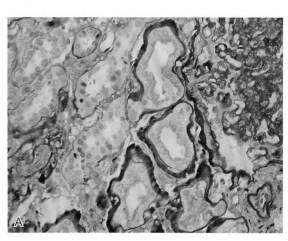

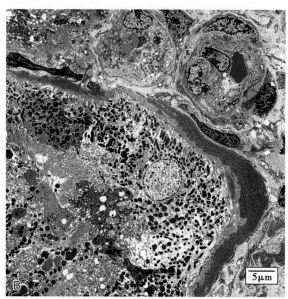

图 6-0-44 致密物沉积病(DDD)

注:A. 患者灶性肾小管基底膜飘带样增厚(PAS×400);B. 电镜下肾小管基底膜内高电子致密物沉积。

性肾炎及狼疮性肾炎也可见肾小管基底膜增厚。有的疾病（致密物沉积病、轻链沉积病、狼疮性肾炎）电镜下可见肾小管基底膜内或外侧缘不同密度的电子致密物（图 6-0-45）。有时增厚的肾小管基底膜呈串珠样改变。

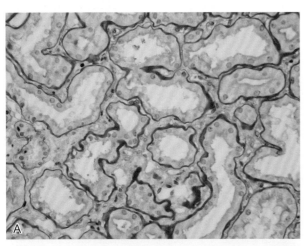

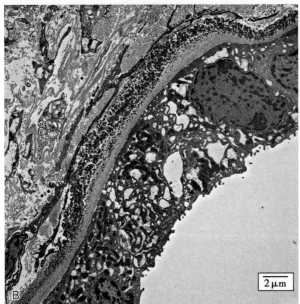

图 6-0-45　轻链沉积病

注：A. 患者肾小管基底膜增厚（PAS × 400）；B. 肾小管基底膜外颗粒样电子致密物沉积（EM）。

（十三）肾小管基底膜断裂、不连续

各种原因致使肾小管遭到破坏，可使肾小管基底膜断裂，失去再生的机会；在遗传性肾炎如 Alport 综合征时，肾小管基底膜Ⅳ型胶原免疫荧光检查可见 α3 或 α5 表达缺失或不连续。

（十四）肾小管萎缩

肾小管萎缩是指受累的肾小管无功能，不可能再生。引起肾小管萎缩的原因众多，从肾小球疾病、肾小管疾病、肾间质直至血管性疾病。光镜下肾小管萎缩有 3 种类型：①经典型：肾小管基底膜增厚、皱缩（图 6-0-46A），偶尔见肾小管基底膜分层，上皮细胞扁平，呈单层、矮小、立方状改变；②内分泌型：光镜下见萎缩的肾小管聚集成簇，仅见一

层清晰的肾小管上皮细胞排列成小腔隙，甚至无腔隙，基底膜薄；③甲状腺型：萎缩肾小管腔内充满均质红染管型，整个形态酷似甲状腺（图 6-0-46B）。

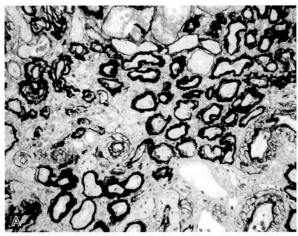

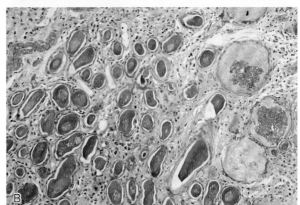

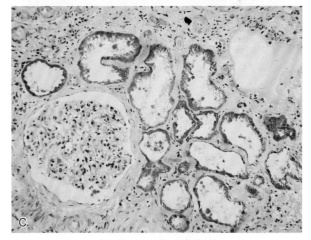

图 6-0-46　肾小管萎缩

注：A. 经典型小管萎缩，基底膜增厚（PASM × 400）；B. 甲状腺型小管萎缩，萎缩肾小管腔内充满均质红染管型，整个形态酷似甲状腺（PAS × 400）；C. 尚存功能的肾小管代偿性肥大，管腔扩张（Masson × 200）。

肾小管萎缩的程度，常与间质纤维化的严重性相平行，其病变范围和程度，与预后直接相关。肾小管-间质病变在判断肾脏病患者预后方面的意义，已超出肾小球损害程

度对患者预后的判断。各种原因引起的缺血、梗死、反流或严重的炎症，均可引起肾小管萎缩；终末期肾脏损害时，尚存功能的肾小管则代偿性肥大，管腔扩张（图6-0-46C）。肾小管萎缩的范围可呈局灶或弥漫分布，因此，在诊断、鉴别诊断及预后判断时，应注意取材所带来的局限性。

三、肾间质的基本病变

肾间质急性损伤（水肿和炎症细胞浸润）是可逆的，慢性病变则与肾脏疾病的预后密切相关。许多常见的疾病，都可以引起间质病变，包括药物引起的过敏反应、细菌感染等（急性肾盂肾炎），观察浸润细胞的特点和间质沉积物的成分，有利于明确疾病的性质。

（一）肾间质细胞浸润

观察间质细胞浸润时，必须注意鉴别浸润细胞的种类（中性粒细胞、大小淋巴细胞、浆细胞、巨噬细胞、嗜酸性细胞等）、浸润的范围（轻、中、重）和浸润细胞聚集的部位（肾小球周、肾小管周、血管周和间质内）（图6-0-47），这样才能为诊断及鉴别诊断提供重要的信息。

当间质以中性粒细胞浸润为主，管腔中有较多中性粒细胞及细胞碎片，同时伴有肾小管炎时，则高度提示急性感染，如患有急性肾盂肾炎的可能；若肾小管-间质性肾炎存在以嗜酸性细胞为主浸润时，则表明存在过敏反应，间质性肾炎很有可能与药物相关。间质嗜酸性细胞浸润同时伴

血管炎时，不仅要考虑到Churg-Strauss综合征，而且也应考虑到其他类型的血管炎（图6-0-47）。间质存在大量淋巴细胞、免疫母细胞和浆细胞时，高度提示活动、免疫性炎症反应，以小淋巴细胞为主时，则提示遗留"静止"的浸润的炎症细胞（即无致病作用）。肾组织免疫组化针对某一细胞成分的染色，是鉴别肾间质炎症细胞种类、是否活化的最准确的方法，如要明确巨噬细胞是否活化，则应行CD68等染色。

当间质浸润细胞表现为多灶性分布的浆细胞为主时，肾小球病变轻微，则高度提示干燥综合征，如弥漫分布，且每个高倍视野大于10个，则应行肾组织IgG4免疫酶标染色（图6-0-48A），并计算每个高倍视野IgG4的个数，明确是否IgG4相关的间质性肾炎或肾小球病变（图6-0-48B）。

偶尔肾小管腔内见巨大蛋白管型（T-H糖蛋白）可以破坏肾小管，致使肾小管基底膜断裂，蛋白溢入肾间质，其周围大量浸润细胞聚集。

（二）肾间质泡沫细胞

泡沫细胞起源于单核细胞/巨噬细胞（CD68+，图6-0-49），胞质丰富，含胆固醇酯和其他脂质，核圆形、椭圆形，位于细胞中央。在长期肾病综合征和高脂血症、高脂尿的患者中最常见肾小管上皮细胞泡沫变性和间质泡沫细胞；无大量蛋白尿的患者若存在泡沫细胞，则应注意排除Alport综合征。

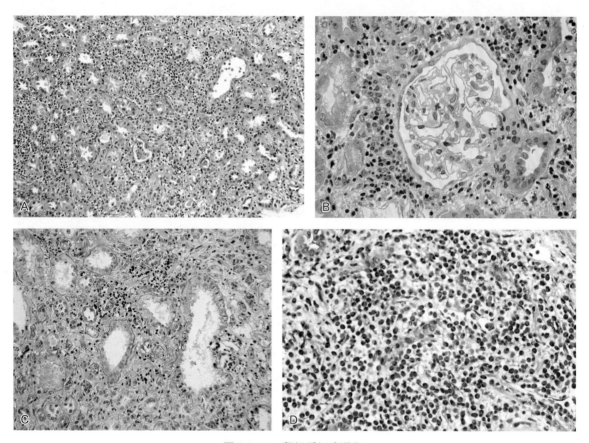

图 6-0-47　肾间质细胞浸润

注：A. 肾间质弥漫炎症细胞浸润（PAS×200）；B. 浸润细胞聚集在肾小球周（HE×400）；

C. 浸润细胞聚集在肾小管周（PAS×400）；D. 肾间质大量聚集的嗜酸性细胞（Masson×200）。

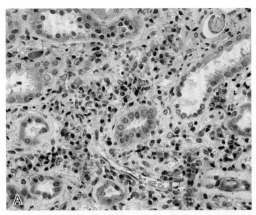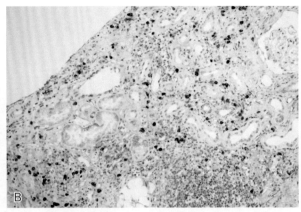

图 6-0-48 IgG4 相关的间质性肾炎

注：A. 肾间质浆细胞呈灶性聚集（Masson×400）；B. 免疫组化染色显示肾间质 IgG4 阳性细胞数增加（IHC×200）。

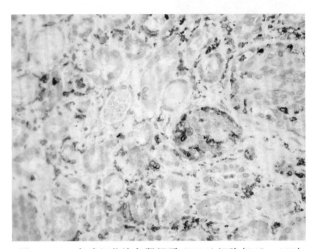

图 6-0-49 免疫组化染色肾间质 CD68⁺ 细胞（IHC×400）

（三）肾间质沉积物

在系统性血管炎、肾移植、急性间质性肾炎及恶性高血压等疾病时，可见肾间质纤维素沉积，免疫荧光纤维素相关抗原染色阳性。肾间质还可见免疫球蛋白沉积，如狼疮性肾炎患者肾间质内可见免疫复合物沉积。此外，尚可见一些特殊物质的沉积，如尿酸结晶、钙质、淀粉样物质等。这些特殊物质的检出率与使用的固定液有一定关系。

（四）肾间质出血

间质出血提示血管或管周毛细血管完整性被破坏，红细胞自毛细血管中漏出，溢入肾间质的结果。常见肾间质出血的疾病状态包括楔状梗死、汉坦病毒感染所致肾出血热综合征、严重高血压、血管炎和严重的移植肾急性排斥反应，排斥反应的间质出血多为不可逆性的。

（五）肾间质肉芽肿样反应

肾间质内出现组织细胞、上皮样细胞、多核巨细胞、淋巴样细胞和成纤维细胞的局灶性增生，则称肉芽肿样反应。见于药物相关性间质性肾炎、血管炎、肾结核病、结节病、尿酸性肾病和某些特殊的病原体导致的间质性肾炎。肾小球毁损，其周围有大量炎症细胞聚集还可形成"肉芽肿样"反应（图 6-0-50A、B）；其与肉芽肿有所不同（图 6-0-50C）。

（六）肾间质纤维化

肾间质纤维化的范围及严重程度，与肾功能损害的轻重密切相关。纤维化处的肾小管病变往往较重，偶见残存断裂的肾小管基底膜。间质纤维化时，Van Gieson 染色呈强阳性（红色），与硬化相比，成纤维细胞核和纤维丝数量增加。纤维化部位有时见较多的淋巴细胞浸润。

肾间质纤维化可呈弥漫性或局灶性分布，当间质纤维化呈条索状分布时，应注意与药物中毒相鉴别。此外，对间质纤维化进行评估时，应注意标本局限性引起的误差。与水肿最好的鉴别是 Masson 三色染色时，纤维化的区域呈深蓝色，HE 染色呈嗜酸性的。各种肾小球疾病的晚期、慢性间质性肾炎、移植肾的慢性排斥反应，均可见间质纤维化。

（七）肾间质水肿

HE 染色的切片很难鉴别间质水肿和纤维化，Masson 染色肾间质水肿为淡蓝色。间质水肿时，组织呈现纤细的网状结构，高倍镜下胶原纤维少，不密集，超微结构观察证实，无或胶原纤维不增加。水肿是对各种损伤包括炎症、急性肾小管损伤或淋巴 / 静脉回流阻碍等的过敏性病变是可逆的。

四、肾血管的基本病变

肾活检标本中血管受累的范围及病变性质，能对诊断提供一些信息，但仅通过观察、分析血管病变本身并不能明确疾病的病因，也不一定能对疾病确诊。因为血管很可能是无辜受累者，同种病理变化（如小动脉透明变性）可能原发于血管病变（动脉粥样硬化），也可能继发于血管外的疾病（如糖尿病等），甚至两种疾病同时存在，也可能发生小动脉透明变性。由于这些情况经常交织在一起，临床观察者不可能仅通过组织学改变明确病因。

对血管的结构变化除采用特殊染色（弹性蛋白染色）和进行仔细电镜分析外，还需结合病史、临床表现和实验室检查结果，方有可能认清血管病变的原因。

（一）肾活检标本中所见到的肾血管

肾血管有弓状动脉、小叶间动脉、入出球小动脉、细动脉，其他还可见到毛细血管（血管球、管周毛细血管）和静脉。

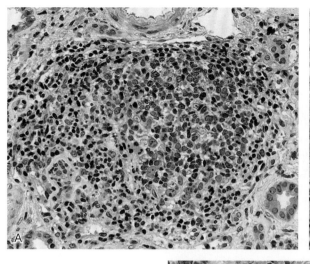

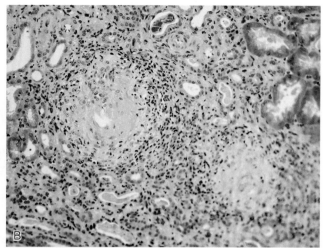

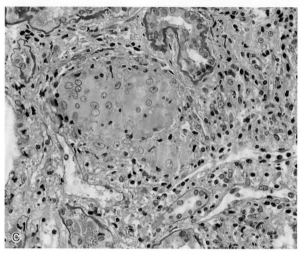

图 6-0-50　肾间质肉芽肿样反应

注：A. 肾间质浸润细胞聚集，形成肉芽肿样病变（Masson×400）；B. 废弃的肾小球周围有大量炎症细胞浸润，并非真正的肉芽肿（Masson×200）；C. 肾间质肉芽肿形成（PAS×400）。

1. 弓状动脉和小叶间动脉　此类动脉可有内膜、中膜和外膜之分。内膜由内皮、内皮下层、内弹力膜组成。内皮下层位于内皮之外，为较薄的疏松结缔组织，内含少量平滑肌纤维。内弹力膜由弹力蛋白构成，弹力上皮侧有许多小孔。血管收缩时，内弹力膜呈波浪状，可作为内、中膜的分界线；中膜较厚，主要由 10~40 层平滑肌细胞组成，故称肌性动脉；在平滑肌之间有少量弹力纤维和胶原纤维。平滑肌细胞的舒缩可调控管径的大小，调节器官血流量。此外，平滑肌细胞具有产生结缔组织和基质的功能。外膜厚度与中膜相近，由疏松结缔组织组成。

2. 小动脉和细动脉　小动脉管径在 20~100μm，管壁结构与中动脉相似，但各层均变薄，无内弹力膜，中膜含 1~2 层平滑肌细胞，外弹力膜不明显，平滑肌舒缩可使管径变小，增加血流阻力，因此，小动脉又称外周阻力血管；管径在 30μm 以下者为细动脉，管壁由内皮和 1~2 层平滑肌细胞构成，外膜较薄。

3. 毛细血管　是连于动、静脉之间的微血管，管径约 8~10μm，相互吻合成网，遍布全身。毛细血管基底膜上覆盖着有孔的内皮，此孔被隔膜覆盖。下行的直小血管近段仍保留着一些小动脉的特点，有薄的单层平滑肌细胞和无孔的内皮细胞。当直小血管下行至髓质时，这些平滑肌细胞被代之以外膜细胞。管周毛细血管和静脉性直小血管的管壁结构相同。

4. 静脉　管壁较薄，管径较大，弹性较小，收缩力微弱。

（二）疾病状态下血管病变

炎症、特殊物质沉积、中毒及高血压等，都可使血管受损。引起血管病变的机制不同，血管病变的类型也不一样。

1. 内膜增厚　可分为两种情况：一是内皮细胞因黏液性水肿致使内膜增厚，光镜下因内膜水肿血管呈同心增厚，增厚的内膜中可混有少量胶原纤维，HE 染色略呈嗜碱性（图 6-0-51A）。二是内膜层呈纤维性增厚，光镜下见内膜层增宽，以肌成纤维细胞和胶原纤维为主，通常伴有管腔狭窄（图 6-0-51B）。

2. 中膜增厚　因中膜肌纤维增生和 / 或肥大，致使中

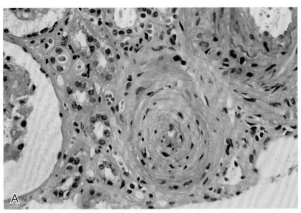 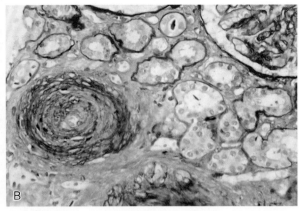

图 6-0-51　动脉内膜病变

注:A. 内膜黏液性水肿,HE 染色略呈嗜碱性(HE×400);B. 小叶间动脉内膜层呈纤维性增厚,其中可见不连续的弹力层,中膜变薄(PAS×400)。

膜增厚,细胞外基质大量增加,内膜下多层化,一些患者还可见中层细胞消失,中膜内的平滑肌细胞被增厚的基底膜包绕,PAS 及 PASM 染色较清晰。

3. 透明变性　光镜下呈均一的、嗜酸性、PAS 阳性、无细胞或少结构的物质(主要由糖蛋白组成,有时含脂质)在血管壁聚集,轻者仅在内膜(早期可呈滴状),重者为血管全层透明变性,无肌细胞残留(图 6-0-52A)。Masson 染色呈红色,PASM 染色阴性,纤维素和脂质染色阳性(图 6-0-52B)。

动脉透明变性的超微结构改变为含/不含脂质成分的嗜锇性颗粒状物质,血管平滑肌层常呈萎缩状态。渗出物(细动脉透明样变主要为血浆渗出)占据血管腔,管腔缩小,导致肾小球和肾小管缺血性改变,称之为“良性肾动脉硬化”。常见于原发性及继发性高血压、糖尿病的微血管病及老年性肾脏改变。

4. 纤维素样坏死　血管壁坏死最易发生于血管中层,经常累及平滑肌细胞,也可累及血管壁全层。血管壁纤维素样坏死,既可以为非炎症性的,也可以为炎症性。

(1)纤维素样坏死(不伴炎症):HE 和 Masson 染色时,血管壁坏死处细胞和动脉壁组成结构不清晰,核不完整,伴有“核碎裂”,核周无白细胞,通常可见血栓(图 6-0-53A)。纤维素染色阳性。非炎症性的纤维素样坏死,多见于血栓性微血管病和系统性红斑狼疮中非坏死性血管病变。

(2)纤维素样坏死(伴炎症):HE 和 Masson 染色时,血管壁坏死处细胞和动脉壁组成结构不清晰、核固缩或碎裂,核边界不清,呈深红色。由于尚存在急性炎症过程,常有多形核中性粒细胞(混有单核细胞)浸润及较多细胞碎片(白细胞不侵入血管壁,也可在原位崩解)。这种病变常见于真正的“血管炎”,如结节性多动脉炎、肉芽肿性血管炎、过敏性血管炎等,严重者血管壁断裂、动脉瘤和血栓形成(图 6-0-53B);若仅见动脉外膜炎症细胞浸润,则无诊断价值。若有纤维素染色阳性,称之为“纤维素样坏死”,有时也可无纤维素沉积。免疫荧光染色时,血管的坏死性病变部位可见 Fbrin 纤维蛋白染色阳性(图 6-0-53C)。

5. 炎症细胞浸润　动脉全层各断面(既可为节段性,也可累及所有环状面)见多形核中性粒细胞(也可混有单核

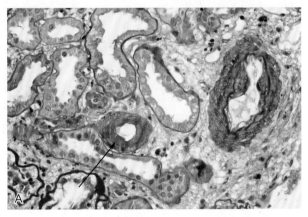 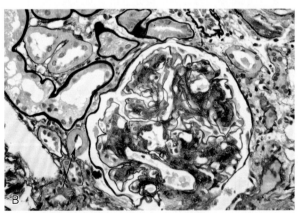

图 6-0-52　小动脉和细动脉透明变性

注:A. 小动脉呈均一的、嗜酸性、PAS 阳性、无细胞或少结构的透明变性(箭头,PAS×400);B. 透明变性的小动脉 PASM 染色阴性(箭头,PASM×400)。

63

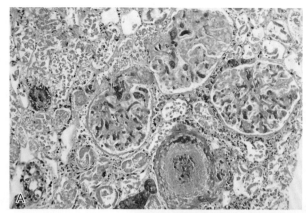

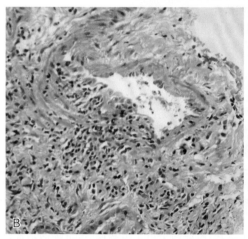

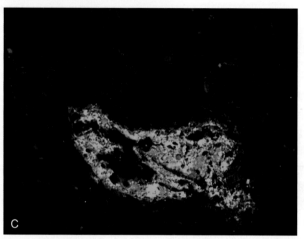

图 6-0-53　动脉纤维素样坏死

注：A. 纤维素样坏死不伴炎症（Masson×400）；B. 纤维素样坏死伴炎症（HE×400）；C. 血管的坏死性病变部位可见纤维蛋白染色阳性（IF×400）。

细胞）浸润。若仅见动脉外膜层浸润，不能称为动脉炎，而只能称为血管周围浸润。因动脉炎常伴有动脉壁坏死。当以大单核细胞在肾内动脉节段浸润，且见多核巨细胞时，称之为肉芽肿样改变。肾穿刺活检标本典型的动脉全层各断面多形核中性粒细胞或大单核细胞浸润的形态学改变不常见，一般多见节段坏死性炎症性病变。

6. 外膜增厚　肾穿刺活检标本很少见到典型的外膜增厚。

7. 洋葱皮样病变　结构松散的网状蛋白和胶原纤维增生，使血管内膜断裂并呈"洋葱皮"样分层，同时血管壁的黏液样（阿利新兰染色阳性）物质聚集。这些病变通常见于小叶间动脉，有时见于小动脉，以 PAS 或 PASM 染色观察病变最为清晰。该病变见于慢性 TMA（图 6-0-54）。

8. 特殊物质沉积　淀粉样物质沉积在血管壁，使血管的正常结构丧失。HE 染色呈均质、淡染、无结构；特殊染色（刚果红、PAS 或 PASM）有助于鉴别；偏光显微镜观察橘红色的淀粉样物质，呈现苹果绿或黄绿色（图 6-0-55）。电镜下可见排列不规则的、直径 8~12nm 的丝状结构。

9. 血栓形成　新鲜的血栓常称为透明血栓（更确切地说是纤维素样血栓），可伴轻微或无明显血管壁炎症；新鲜或陈旧的血栓常同时出现，如高凝状态、脓毒症或继发性休

克、溶血尿毒症综合征和血栓性微血管病患者的肾活检组织学切片上。这些患者肾组织切片上也常见肾小球毛细血管袢内透明血栓（图 6-0-56）。

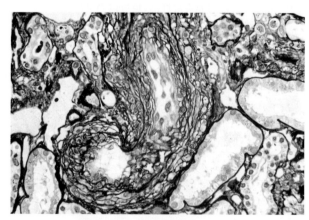

图 6-0-54　动脉洋葱皮样病变

注：动脉弹力层分层、断裂（PASM×400）。

10. 栓子形成　一些疾病如高血压、心脏或血管外科的介入治疗、血管造影等疾病时，血管内可见结晶样胆固醇栓子，其周围有时见纤维组织包绕，有时则伴巨噬细胞反应。

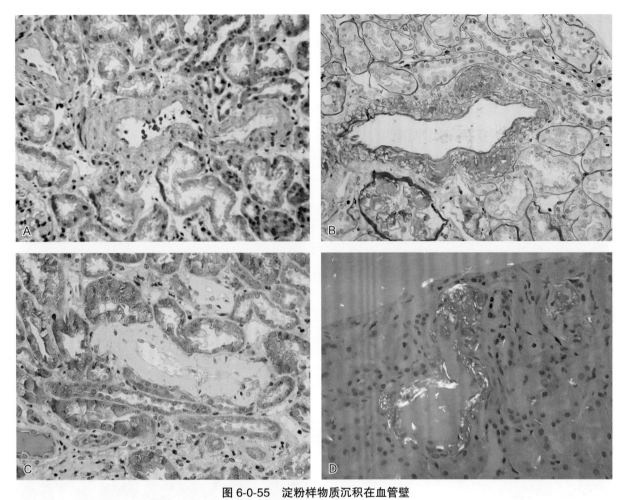

图 6-0-55　淀粉样物质沉积在血管壁

注:A、B、C. 小叶间动脉壁均质、淡染、无结构物质沉积(A. HE×400,B. PAS×400,C. Masson×400);D. 偏光显微镜可见橘红色的淀粉样物质呈苹果绿色或橘黄色(×200)。

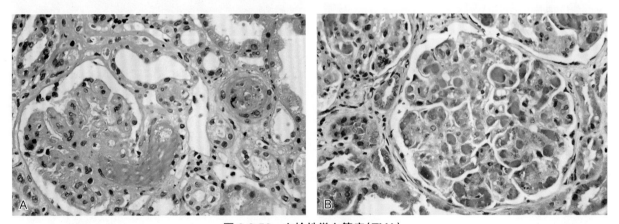

图 6-0-56　血栓性微血管病(TMA)

注:A. 肾间质小动脉及入球动脉血栓形成(HE×400);B. 肾小球毛细血管袢内血栓形成(Masson×400)。

11. 管周毛细血管　光镜下不易发现管周毛细血管改变,电镜观察却十分清晰。一些以血管改变为主要病变的疾病,如流行性出血热,管周毛细血管内可见大量红细胞堆积(在皮髓交界处尤为突出)。严重时,可损伤管周毛细血管,致使血细胞进入间质(间质出血),狼疮性肾炎、急性间质性肾炎及肾移植抗体介导的排斥反应等情况下,管周毛

细血管呈扩张状,其中有大量炎症细胞(中性粒、淋巴、单核等)浸润,对疾病有诊断价值(图 6-0-57A)。

管周毛细血管壁可因免疫复合物沉积(如狼疮性肾炎时)形成不均一性增厚(图 6-0-57B),电镜观察也可以证实间质小动脉血管壁及管周毛细血管甚至静脉电子致密物沉积(图 6-0-57C),此外,各级血管也可因特殊物质沉积(如淀

粉样蛋白)致均匀一致性增厚;但管周毛细血管增厚很难从组织学观察判断;因此,刚果红染色已作为肾活检病理检查常规的染色项目。管周毛细血管分层改变,则为慢性体液性排斥反应、缺血等因素造成的慢性化病(图6-0-57D)。

12. 静脉病变 肾脏各级静脉病变与肾动脉相似,但以淤血及血栓形成多见,偶见肾静脉炎。

五、肾脏疾病常用术语

(一)弥漫病变
弥漫是指病变累及所观察的组织中所有或绝大部分(>50%)肾小球(图6-0-58A)。

(二)局灶病变
局灶是对病变累及观察组织中的部分(<50%)肾小球

(图6-0-58B)。

(三)球性病变
球性病变指病变累及整个肾小球的分叶(图6-0-58C)。

(四)节段病变
节段病变则就一个肾小球而言,病变仅累及肾小球的一部分(即部分毛细血管袢受累,另一部分毛细血管袢相对正常)(图6-0-58D)。

1. 肾小球毛细血管内增生 指除壁层上皮细胞外,肾小球内的细胞增殖,主要包括肾小球内皮细胞、系膜细胞和肾小球内浸润细胞。最常见为各种增生性肾炎,如毛细血管内增生性肾炎、膜增生性肾炎、狼疮性肾炎、过敏性紫癜性肾炎等(图6-0-59A)。

2. 肾小球毛细血管外增生 指壁层上皮细胞和单核

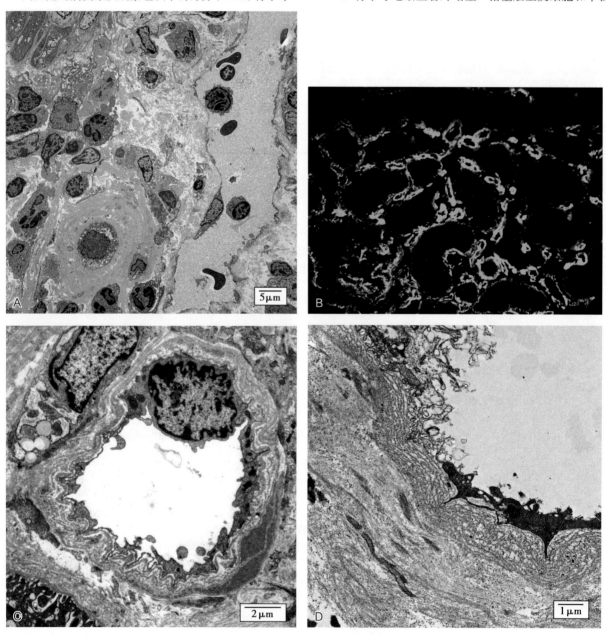

图 6-0-57 肾间质管周毛细血管改变

注:A. 管周毛细血管见浸润细胞(EM);B. 管周毛细血管可见 C1q 沉积(IF×200);C. 管周血管壁电子致密物沉积(EM);D. 管周毛细血管分层(EM)。

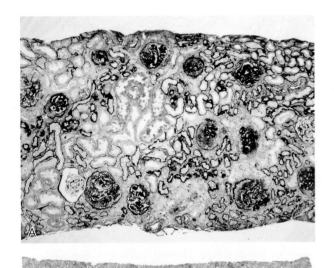

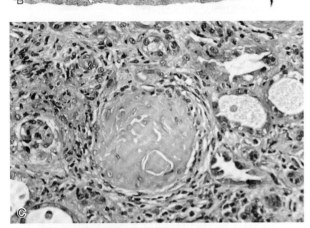

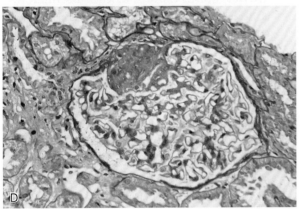

图 6-0-58　肾小球病变

注:A. 弥漫性病变,>50% 肾小球受累(PASM×200);B. 局灶性病变(<50% 肾小球受累),图中可见 33 个肾小球,1 个球性废弃(PAS×100);C. 肾小球球性废弃,累及整个肾小球的分叶(Masson×400);D. 肾小球节段硬化,病变仅累及肾小球的一部分(PAS×400)。

细胞增生,典型病变为新月体形成。常见各种增生性肾炎,如膜增生性肾炎、狼疮性肾炎、过敏性紫癜性肾炎、抗肾小球基底膜疾病、系统性血管炎等(图 6-0-59B)。

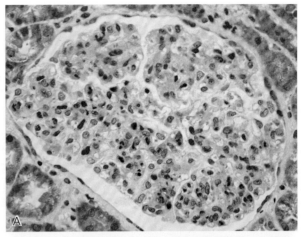

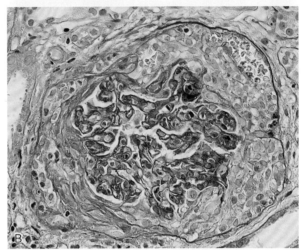

图 6-0-59　肾小球细胞增生

注:A. 毛细血管内细胞增生(包括内皮细胞、系膜细胞和肾小球内浸润细胞)(Masson×400);B. 肾小球毛细血管外增生包括壁层上皮细胞和单核细胞增生(典型病变为新月体)(PAS×400)。

（五）肾小球硬化

多种因素可导致肾小球硬化。肾小球硬化可以是节段性的,也可以是球性的。

（六）肾小球顶部病变

肾小球毛细血管袢与鲍曼囊和近端肾小管连接处(肾小球顶部)粘连(图 6-0-60A)。

（七）肾小球脐部病变

肾小球毛细血管袢脐部(肾小球毛细血管袢血管极)塌陷伴硬化,袢腔闭锁(图 6-0-60B)。

（八）无肾小管的肾小球

运用连续切片技术在光镜下观察肾小球与近曲小管连接部位的变化。若肾小球无肾小管,称之为无肾小管的肾小球;若近端肾小管上皮细胞萎缩,称之为肾小球颈部节段萎缩。多囊肾病、局灶节段性肾小球硬化等疾病,常见有此种病变(图 6-0-61)。当切片中大量肾小球无肾小管时,应警惕局灶节段性肾小球硬化。此种病变的观察应采用连续切片肾组织标本。

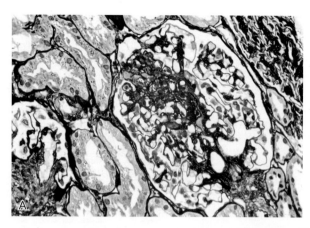 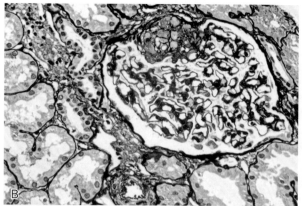

图 6-0-60 肾小球病变部位

注:A.顶部病变:毛细血管袢与尿极粘连(PASM×400);B.脐部病变:毛细血管袢血管极塌陷伴硬化(PASM×400)。

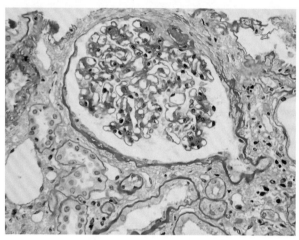

图 6-0-61 无肾小管的肾小球

注:肾小球与近端肾小管连接处显示近端肾小管上皮细胞几近消失(PAS×400)。

(陈惠萍 祝爽爽 王 林 刘小婷 侯晓涛)

参考文献

［1］JENNETTE J C, OLSON J L, SCHWARTZ M M, et al. Primer on the pathologic classification and diagnosis of kidney disease [M].//Jennette JC, Olson JL. Heptinstall's Pathology of the Kidney. 7th ed. Philadelphia: Wolters Kluwer, 2015: 91-117.

［2］CHEN H P, LIU Z H, GONG R J, et al. Lipoprotein glomerulopathy: clinical features and pathological characteristics in Chinese [J]. Chin Med J (Engl), 2004, 117 (10): 1513-1517.

［3］BARISONI L, MUNDEL P. Podocyte biology and the emerging understanding of podocyte diseases [J]. Am J Nephrol, 2003, 23 (5): 353-360.

［4］D'AGATI V D, FOGO A B, BRUIJN J A, et al. Pathologic classification of focal segmental glomerulosclerosis: a working proposal [J]. Am J Kidney Dis, 2004, 43: 368-382.

［5］YANG J W, DETTMAR A K, KRONBICHLER A, et al. Recent Advances of Animal Model of Focal Segmental Glomerulosclerosis [J]. Clin Exp Nephrol, 2018, 22 (4): 752-763.

［6］OTANI M, ZHANG L, AOYAGI D, et al. Postinflammatory glomerular recanalization is established under the accommodation of transformed mesangial cells [J]. J Nephrol, 2006, 19 (4): 449-457.

［7］GONG W, LIU Z H, CHEN H P, et al. Spectrum of clinical features and type IV collagen alpha-chain distribution in Chinese patients with Alport syndrome [J]. Nephrol Dial Transplant, 2006, 21 (11): 3146-3154.

第二篇
肾小球疾病

第 7 章

肾小球疾病概述

第 1 节　肾小球疾病发病机制

肾小球疾病种类繁多,发病机制复杂,可分为免疫介导及非免疫介导两大机制。

一、免疫介导的肾小球疾病

（一）免疫学基础

1. 抗原(antigen,Ag)　是指能刺激机体产生(特异性)免疫应答,并与免疫应答产物抗体和致敏淋巴细胞结合,发生免疫效应的物质。

抗原的种类繁多,来源广泛,化学组成不一,物理性状不同,诱导免疫应答所需的细胞也不同。根据化学性质不同抗原可分为五类:①蛋白质:常见于异种动物血清、细菌或病毒蛋白、移植抗原(即为 MHC Ⅰ类分子和Ⅱ类分子)、Rh 抗原、肿瘤抗原和基因工程抗原等。蛋白质是自然界存在的主要抗原物质。②多糖:多糖抗原可独立存在,如肺炎链球菌的荚膜多糖,免疫原性弱,可直接激活 B 细胞,产生抗体;也可与肽类或脂类结合,如肽聚糖、脂多糖和 ABO 血型的多肽寡糖等。肽聚糖主要见于革兰氏阳性细菌,是细菌细胞壁上主要组成成分,免疫原性较强。脂多糖(常称为内毒素)是革兰氏阴性细菌细胞壁主要成分,由类脂 A、核心多糖和特异性多糖组成,可引起机体发热反应。B 淋巴细胞表面有脂多糖受体,与其结合可直接活化 B 细胞,产生抗体应答。③多肽寡糖:如人类 ABO 血型抗原,表达于红细胞表面。④核酸和脂类:核酸和脂类一般为半抗原,是 B 淋巴细胞识别的表位,如果与多肽或多糖结合可获得免疫原性。脂类抗原常见于病原体的细胞膜、外膜、病毒包膜和脂多糖。核酸抗原常见于 DNA,系统性红斑狼疮(SLE)患者体内可出现较高水平的抗 DNA 抗体。⑤小分子化学物质:为半抗原,进入机体与蛋白质结合后获得免疫原性,刺激机体产生免疫应答,引起超敏反应。临床最常见的是青霉素及其他化学治疗药物。

有些抗原存在于人、动物及微生物等不同种属之间,为异嗜性抗原,例如,溶血性链球菌表面成分与人肾小球基底膜及心肌组织具有共同抗原,故链球菌感染机体所产生的抗体可与具有共同抗原的心、肾组织发生交叉反应,导致肾小球肾炎或心肌炎;同种异型抗原指在同一种属不同个体间存在的特异性抗原,亦称同种抗原或同种异体抗原。人类重要的同种异型抗原有组织相容性抗原、免疫球蛋白遗传标志抗原和血型抗原等。组织相容性抗原是指不同个体间进行器官或组织移植时诱导产生移植排斥反应的抗原,是移植成功的障碍。自身抗原是指自身组织细胞所表达的抗原。一般在 T 细胞和 B 细胞发育成熟过程中,通过阴性选择,针对自身抗原的细胞克隆被清除或功能受到抑制。因此,正常情况下,机体免疫系统对自身组织细胞不会产生免疫应答,即形成自身耐受。但在某些特殊情况下,自身成分可以成为抗原物质,引发免疫应答,如释放的隐蔽性自身抗原和被修饰出现新表位的自身抗原。脑组织、精子、甲状腺球蛋白及眼晶状体蛋白等,在正常情况下,由于与免疫系统相对隔绝,因此不能激发免疫应答。当这些部位的屏障结构被感染、外伤或手术等因素破坏后,这些成分可进入血流,即隐蔽的自身抗原被释放,暴露于免疫系统,引起自身免疫应答。自身组织成分的结构在感染、烧伤、电离辐射或化学药物等因素的作用下,也可发生改变,形成新的抗原表位,成为被修饰的自身抗原,也能刺激机体产生免疫应答,引起自身免疫病。

2. 抗体　即免疫球蛋白,由 B 细胞接受抗原刺激后增殖分化形成的浆细胞产生,主要存在于血清等体液中,能与相应抗原特异性地结合,是介导体液免疫的重要效应分子。根据重链将抗体分成 5 类,即 IgM、IgD、IgG、IgA 和 IgE,每类 Ig 又可分为不同亚类(subclass)。轻链分为 κ 和 λ 链两种,据此可将 Ig 分为 κ 和 λ 两型。

作为体液免疫应答的效应分子,抗体具有两种功能。首先特异性识别并结合抗原分子,然后吸引其他的效应细胞或分子来清除抗原。负责识别外来抗原的部分为 Ig 的可变区,Ig 恒定区结构域决定抗体诱导的分子或细胞效应。只有在结合抗原后,抗体才能引发分子和细胞的效应。抗体与抗原结合后,还会产生另一个非常重要的效应,即造成细胞膜上与抗体结合的受体发生聚集,随后启动下游的信号转导通路。

机体产生的某些抗体可识别病原体上能与宿主细胞相互作用的位点。当抗体结合在这些位点上后能将其封闭,使得病原体不能够再与宿主细胞结合,此即抗体的中和作用。产生中和作用的抗体称为中和抗体。与抗原形成复合物的抗体与补体 C1q 结合后可启动补体经典途径的活化。

并非所有的 Ig 都能激活补体,只有 IgG 和 IgM 具有 Clq 的结合位点。IgM 是补体经典途径强有力的激活物。IgG 有 4 种亚类,其中 IgG1 和 IgG3 是很强的补体激活物。抗体还是调理素,它们可以增强细胞对病原体的吞噬作用。吞噬细胞等多种效应细胞表面表达 Fc 受体,包括单核巨噬细胞、中性粒细胞、嗜酸性粒细胞、嗜碱性粒细胞、NK 细胞、肥大细胞等,可与抗体的 Fc 段结合,来实现抗体的调理作用,并引发一系列的细胞反应,如吞噬免疫复合物;产生大量耗氧的活性氧爆发(又称氧化爆发)反应,导致活性非常高的超氧阴离子(superoxide anion),过氧化氢和氧自由基的生成;释放各种各样的溶菌酶和杀菌物质等,最后达到消灭清除病原体的目的。

(1)免疫球蛋白特性:不同 Ig 在体内承担着不同的生物学功能,它们诱导的效应可以互补,使免疫系统尽可能地动员起来。另外,由于病原体可能在身体的各个部位出现,那么 Ig 也必须存在于各个部位以对抗病原体的入侵。

1)分泌型 IgA:可有效地抵御病原体经由黏膜上皮的感染。IgA 是黏膜表面和分泌液中主要的免疫球蛋白。人类 IgA 单体的相对分子质量为 160 000,有 IgA1 和 IgA2 两种亚类。分泌型的 IgA 都是多聚体,这样它们才能被相应的受体结合,并被转运到黏膜表面。黏膜表面是机体抵御外来病原体入侵的第一道防线,IgA 在黏膜局部免疫中起重要作用,它们帮助机体抵御病原体经由黏膜上皮特别是呼吸道、肠道以及泌尿生殖道的感染。IgA 可以发挥中和作用和调理作用。血液和黏膜组织的 IgA 不同。黏膜表面的 IgA 以 IgA2 二聚体为主,主要由胃肠淋巴组织的浆细胞合成。除此以外,呼吸道上皮组织下和其他许多外分泌腺也含 IgA 分泌细胞。血液中的 IgA 以 IgA1 单体为主,主要由骨髓产生。目前对血液中 IgA 的作用尚不明了,不过血液中可以表达 IgA Fc 受体的细胞很多,如中性粒细胞、单核细胞、嗜酸性粒细胞等。血液中的 IgA 对病原体的结合显然有助于吞噬细胞经由 Fc 受体将其清除。

2)IgD:是 B 细胞发育分化成熟的标志。IgD 是相对分子质量为 184 000 的糖蛋白,只有单体形式。IgD 的性质和功能至今尚未阐明。已知膜 IgD 是 B 细胞发育分化成熟的标志,与 B 细胞的耐受诱导有关,因此 IgD 可能起着免疫调节作用。

3)IgE:结合在肥大细胞上可引发强烈的细胞反应。IgE 相对分子质量为 190 000,仅有单体形式。IgE 主要由呼吸道和肠道上皮下的浆细胞分泌。在血液中 IgE 含量很低,正常人血液仅含 50ng/ml 左右,过敏患者 IgE 水平可升高数倍。在体内大部分 IgE 与组织细胞结合,分布在呼吸道、泌尿生殖道和胃肠道的上皮下及皮肤下的结缔组织内靠近血管的肥大细胞表面。尽管含量很低,IgE 却会引发非常强的免疫应答反应,这与肥大细胞有很大关系。当病原体成功地穿过黏膜表面的 IgA 屏障进入组织中后,与肥大细胞表面的 IgE 结合,导致肥大细胞释放大量的炎性介质和趋化因子,募集补体和吞噬细胞以清除病原体。在病理条件下,一些人会对抗原产生异常的高反应性,导致 I 型变态反应的发生。

4)IgG:是再次免疫应答的主要抗体。IgG 是人体含量最高的 Ig,在体内分布广泛,是血液和组织液的主要 Ig,它仅有单体形式,人类 IgG 可以分为 IgG1、IgG2、IgG3 和 IgG4 四个亚类。血液中 IgG1 的含量最高,IgG2 其次,IgG3 和 IgG4 的含量很低。IgG1、IgG2 和 IgG4 在体内的半衰期较长,约为 20 天左右。

IgG 主要在 B 细胞经过亲和成熟后的再次免疫应答(secondary immune response)中产生,它们对抗原的亲和力要比 IgM 高很多。因此 IgG 是再次免疫应答中的主要抗体。IgG 具有活化补体的功能,又是很强的调理素,能够促进吞噬细胞吞噬病原体。IgG 通过 C2 区与 Clq 结合启动补体经典途径的激活,IgG1 和 IgG3 是非常强的补体激活剂,IgG2 次之,而 IgG4 几乎没有激活补体的能力。

5)IgM:在早期感染中发挥重要的免疫防御作用。IgM 单体的相对分子质量为 180 000,主要以膜蛋白的形式和膜 IgD 一起在初始 B 细胞上表达,构成了初始 B 细胞的抗原受体库。血液中的 IgM 大多是相对分子质量为 970 000 的五聚体。健康人血液中也含有极少量的 IgM 单体,在原发性巨球蛋白血症、系统性红斑狼疮、类风湿关节炎和毛细血管扩张失调症患者中常见 IgM 单体。

机体初次免疫应答时最初产生的抗体是 IgM。此时的 IgM 的亲和力较低,对仅有单个表位的抗原结合较差。不过 IgM 是五聚体,有 10 个抗原结合位置,具有较高的亲和力,对大多数具有重复表位的细菌等病原体仍然有很强的结合作用。

IgM 可以像 IgA 一样通过跨细胞转运的方式输送到黏膜表面,但是机体中主要的 IgM 还是存在于血液中,保护宿主不受血液中的病原微生物的感染。IgM 通过激活补体的经典途径来杀死病原微生物。由于 IgM 为五聚体结构,一个 IgM 分子即可为 Clq 提供多个结合位点,因此 IgM 激活补体的能力很强。

(2)免疫球蛋白介导的肾脏病

1)IgA 肾病:是最常见的原发性肾小球肾炎,其免疫发病机制包括黏膜免疫屏障的作用、补体激活和沉积、T 细胞依赖性和非依赖性 B 细胞活化的机制以及 IgA1 复合物的沉积和下游炎性信号通路的作用。失调的黏膜免疫系统对共生或常见病原体具有免疫耐受缺陷,可能是引发疾病的关键因素。B 细胞产生异常的糖基化 IgA1,即半乳糖缺乏的 IgA1(GD-IgA1),可刺激产生抗 IgA1 抗体 IgG,这些自身抗体在循环中形成免疫复合物,抗 IgA1 和 C3 的复合物,沉积在肾小球系膜区,诱导炎症介质和生长因子的表达,激活肾小球系膜细胞并增强细胞外基质蛋白的分泌,从而导致肾小球硬化和肾功能丧失。已证明 IgA1 在体外激活补体的经典和凝集素途径。

2)IgG4 相关性肾病:是一种新近发现的系统性自身免疫性疾病,其特征是血清 IgG4 水平增高,IgG4 阳性浆细胞在多个器官致密浸润,也包括肾脏。IgG4 相关性肾病最常见的肾脏病变是肾小管间质性肾炎,也可见肾小球疾病,尤其是膜性肾病。肾脏也会发生 IgG4 相关的浆细胞动脉炎。在 IgG4 相关性肾病中最常见富含浆细胞的局灶性或弥漫性,伴有 IgG4+ 浆细胞增多的间质纤维化、血清 IgG 和 IgG4 水平高、低补体血症、血清 IgE 水平高和 / 或外周血嗜酸性粒细胞增多。

3）IgM 肾病：在许多原发性和继发性肾脏疾病中出现肾小球 IgM 沉积。IgM 肾病则用于描述光镜下呈微小病变但有大量 IgM 在系膜区沉积的肾脏病理改变。致肾炎性 IgM 主要是由 B 细胞亚群产生的天然抗体。肾小球 IgM 的沉积是由于 IgM 的特异性克隆与肾小球表位的结合。C4 和 C3 片段在肾小球中的沉积是由 IgG 沉积和补体经典激活引起的。

3. 补体（complement）　是一组按顺序相互作用的蛋白质，主要由肝脏产生，以无活性形式存在于血液和细胞外液中，经激活后介导免疫应答和炎症反应。补体包含近 60 种可溶性和膜结合蛋白质，组成三种活化途径（经典、旁路和凝集素）以及共同末端细胞溶解途径，故又称补体系统（complement system）。补体系统具有快速、高度针对性和强大的防御能力抵抗微生物。在不到五分钟的时间里，数以百万计的蛋白质可以附着在细菌和病毒病原体上，在某些情况下，可以溶解微生物。补体系统在自然免疫中起着关键作用，是体液免疫的主要效应器。补体的成分可分为三类：补体固有成分、补体调节蛋白和补体受体。

（1）补体固有成分：包括①参与经典活化途径的 C1q、C1r、C1s、C2、C4；②参与旁路活化途径的 B 因子、D 因子等；③参与凝集素途径的甘露聚糖结合凝集素和与其相关的丝氨酸蛋白酶；④参与三条活化途径的共同成分 C3 和共同末端途径的 C5、C6、C7、C8 及 C9。

（2）补体调节蛋白：包括①备解素（P 因子）、H 因子、I 因子、C1 抑制因子和 C4 结合蛋白等血浆可溶性因子；②衰变加速因子（DAF）、膜辅助蛋白（CD46）、同源限制因子及膜反应性溶解抑制因子（CD59）等细胞膜结合蛋白。

（3）补体受体（complement receptor，CR）：已知的补体受体有 CR1-CR5、C3aR-C5aR、C1qR、C3eR 等。补体系统各组分均为糖蛋白，但是肽链结构各不相同。大多数补体分子属于 β 蛋白，少数属于 α 球蛋白及 γ 球蛋白。相对分子质量从 25 000～400 000 不等。血清补体蛋白约占总蛋白的 5%～6%。补体代谢率极快，每日有大约 50% 血浆补体被更新。

补体的激活分为经典、旁路和凝集素三个途径。在抗感染免疫过程中，旁路途径和凝集素途径最先依次发挥效应，最后是依赖抗体的经典途径。旁路途径和凝集素途径主要参与固有免疫的效应阶段，经典途径则在适应性体液免疫的效应阶段发挥作用。三条途径参与的启动机制都是独特的，但具有共同的末端通路，最后均产生攻膜复合物（membrane attack complex，MAC）。三条途径的两个共同目标是破坏靶向细胞膜以及促进炎症反应。

经典途径是抗原抗体复合物结合 C1q 所启动的激活途径。旁路途径或替代途径（alternative pathway，AP）由 C3 启动的激活途径，故称为旁路途径。旁路途径的主要激活物质是病原微生物，包括细菌、真菌、病毒感染的细胞等，它们提供了使补体激活级联反应得以进行的附着表面。凝集素途径（lectin pathway，LP）是不依赖于抗体参与，由病原微生物直接触发，通过甘露聚糖结合凝集素（mannosebinding

lectin，MBL）介导的激活途径，故称为凝集素途径。MBL 识别并结合微生物表面的糖结构（如甘露糖、岩藻糖及 N-乙酰葡糖胺等）后启动补体激活程序，而脊椎动物细胞表面的相应糖结构均被其他成分覆盖，不能启动激活途径。所以，机体能够通过该途径区分"自身细胞"和"非己病原微生物"。

上述三条途径在激活 C3 这一步骤汇合，形成 C5 转化酶（C4b2a3b 或 C3bnBb）后，进入共同的末端通路（terminal pathway），最终形成 MAC。补体激活的共同终末效应为细胞溶解（图 7-1-1）。

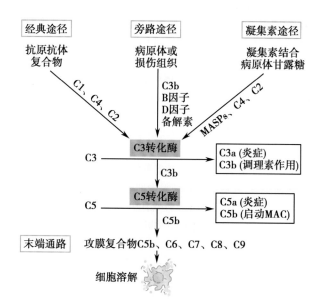

图 7-1-1　补体三条激活途径示意

补体系统通过三条途径激活，导致细胞溶解，即发挥补体依赖的细胞毒作用。在某些病理情况下引发机体自身细胞溶解，导致组织损伤与疾病（如自身免疫病）。生理条件下，机体经常产生大量凋亡细胞，含有多种自身抗原，若不能及时有效清除，可能引起自身免疫病。多种补体成分（如 C1q 和 C3b 等）可识别和结合凋亡细胞，并通过与吞噬细胞表面受体相互作用促进这些细胞的清除，发挥自身免疫稳定作用。

补体激活过程中产生多种具有炎症介质作用的活性片段，如 C3a、C4a 和 C5a 等。C3a 和 C5a 被称为过敏毒素，它们与肥大细胞或嗜碱性粒细胞表面 C3aR 和 C5aR 结合，释放组胺和其他生物活性物质，导致血管扩张、毛细血管通透性增高、平滑肌收缩等，从而介导炎症反应。

血浆中还存在其他类似于补体系统的酶系统（如凝血系统、激肽系统及纤溶系统），它们在酶解级联反应中，形成某些活性片段并发挥各自效应，成为具有重要生物学意义的放大系统。上述各系统间具有许多共同特征，并相互激活，产生一系列生理与病理效应，是介导炎症、超敏反应、休克、DIC 等病理过程发生和发展的重要机制。

4. 免疫细胞　免疫细胞是免疫系统的功能单元。绝大多数免疫细胞由造血干细胞分化而来。根据功能，免疫细胞可分为固有免疫细胞和特异性免疫细胞。固有免疫细胞包括中性粒细胞、单核巨噬细胞、嗜酸性粒细胞、嗜碱性粒细胞、肥大细胞、树突状细胞、自然杀伤细胞、NKT 细胞、γδT 细胞、B-1 细胞和固有淋巴细胞。特异性免疫细胞包括 T 淋巴细胞和 B 淋巴细胞。

(1) 吞噬细胞(phagocytes):是一类具有吞噬杀伤功能的细胞,主要由中性粒细胞和单核巨噬细胞组成。中性粒细胞吞噬和杀灭细菌,参与急性炎症反应。嗜酸性粒细胞可抗寄生虫感染和调节 I 型超敏反应。嗜碱性粒细胞和肥大细胞参与 I 型超敏反应。单核巨噬细胞具有两种功能:一是吞噬颗粒性抗原,如细菌;二是摄取、加工和提呈抗原给 T 细胞,是重要的抗原提呈细胞(APC),在诱导特异性免疫应答中起着重要作用。自然杀伤细胞(natural killer cell,NK cell)是淋巴细胞,来源于骨髓。体细胞在病毒感染或发生基因突变时,其细胞表面的 MHC I 类分子表达下调或者缺失,抑制性受体所介导的细胞毒抑制效应消失,故 NK 细胞可启动杀伤靶细胞的效应。NK 细胞是抗感染和抗肿瘤免疫的第一道天然防线。

(2) 抗原提呈细胞(antigen presenting cell,APC):具有抗原提呈功能,即捕获微生物或其他抗原,将其处理后递呈给 T 淋巴细胞,同时为 T 细胞活化提供必需的刺激信号。启动 T 细胞免疫应答的主要 APC 为树突状细胞(dendritic cell,DC)。在细胞免疫应答中,巨噬细胞将抗原提呈给 T 细胞。在体液免疫应答中,B 细胞发挥 APC 作用为 Th 提呈抗原。

(3) B 淋巴细胞:其表面表达抗原受体,称为 B 细胞受体(BCR),实质是膜型 Ig,可特异性地直接识别抗原分子表面的表位(epitope)。B 细胞识别抗原后,细胞发生活化,导致细胞分裂增殖,分化成为浆细胞(在功能上也称之为抗体产生细胞,AFC),合成并分泌可溶性免疫球蛋白(Ig),即抗体,在体液中发挥结合和清除抗原的作用。因此,B 细胞是介导体液免疫应答的主要免疫细胞。

(4) T 淋巴细胞:其表面表达抗原受体,称为 T 细胞受体(TCR)。表达两类不同 TCR 的 T 细胞分别称为 αβT 细胞和 γδT 细胞,后者属于固有免疫细胞,主要分布在黏膜和皮肤免疫系统,可直接识别某些抗原,并杀伤靶细胞。αβT 细胞可特异性识别由 APC 加工、并由其表面 MHC 分子提呈的抗原多肽(表位)。根据其功能和表型,αβT 细胞分为两种类型:CD4$^+$T 细胞和 CD8$^+$T 细胞。CD8$^+$T 细胞通过细胞毒作用特异性杀伤胞内感染病原体,如病毒等所感染的靶细胞和体内突变的细胞,故称为细胞毒 T 淋巴细胞(cytotoxic T lymphocyte,CTL)。CD4$^+$T 细胞主要合成和分泌细胞因子,对免疫应答起辅助和调节作用,在功能上将其称为 T 辅助细胞(T helper cell,Th)。Th 根据不同的功能可以进一步分为 Th1、Th2、Th17、Th9 和 Tfh(follicular helper T cell)等亚型。Th1 和 Th2 是经典的两类辅助性 T 细胞,Th1 细胞主要分泌干扰素(interferon,IFN)、肿瘤坏死因子(tumor necrosis factor,TNF)、白细胞介素 -2(interleukin-2,IL-2),主要辅助细胞免疫,比如辅助单核巨噬细胞杀灭细胞内病原体、辅助 CD8$^+$T 细胞的功能;Th2 细胞分泌 IL-4、IL-5 和 IL-13,主要辅助体液免疫,辅助 B 细胞增殖、分化和产生抗体。Th17 细胞主要分泌 IL-17,是近年来新发现

的亚群,与自身免疫病的发生关系密切,是免疫学研究的热点之一。调节性 T 细胞(regulatory T cell,Treg)也是近年的一个研究热点,具有下调免疫应答的免疫抑制功能,重要表型为 CD4$^+$CD25$^+$ Foxp3$^+$,可通过细胞接触或分泌免疫抑制性细胞因子来抑制免疫效应细胞活性,参与多种免疫性疾病的发生。

(二)发病机制

1. 原位免疫复合物 抗肾小球基底膜(glomerular basement membrane,GBM)病是典型的抗体介导的原位免疫复合物肾小球肾炎,其特征是循环中有针对 GBM 的抗体 IgG,IgG 沿着 GBM 沉积(图 7-1-2)。如果只累及肾脏,称为抗 GBM 肾炎,如果同时累及肾脏和肺,则称为肺出血 - 肾炎综合征(Goodpasture's syndrome)。基底膜是细胞外结构,它们提供组织和器官的支撑以及是调节组织分化和维护的重要信号,由特定的分子组成,如 IV 型胶原,层黏连蛋白、蛋白多糖和内肌动蛋白等。层粘连蛋白和 IV 型胶原形成一个长而连续的网络。最近研究表明 α3、4、5 网络仅由足细胞合成并沉积在肾小球基底膜。抗 GBM 自身抗体与 IV 型胶原 α3 链和 α5 链非胶原结构域的表位发生反应。该抗原表位在 α3 链末端区的氨基酸序列 198 和 237 之间。天然自身抗原中的 Goodpasture 表位被固定在 α3α4α5(IV)胶原网络的 NC1 六聚体中。NC1 链的离解暴露 α3 和 α5 链的致病性表位,决定抗 GBM 抗体的产生。IV 型胶原的 α3 链主要分布在肾小球基底膜和肺泡毛细血管基底膜中,这与 Goodpasture 综合征中病变累及的局限性分布有关。Goodpasture 综合征现在被认为是一种自身免疫的"构象病变",涉及干扰 IV 型胶原 α3、4、5 NC1 六聚体的四维结构。这些自身抗体与 α5 NC1 结构域中的 Ea 区域以及 α3 NC1 结构域的 Ea 和 Eb 区域的表位结合,但不与非变性天然交联 α3、4、5 NC1 六聚体结合。该表位在肾小球和肺泡基底膜中是相同的,可能需要部分变性才能完全暴露自身抗原。

实验模型和临床研究表明,自身反应性 T 细胞的存在有助于抗 GBM 抗体疾病的发生。从患者分离的 T 细胞与 IV 型胶原 α3 链发生反应,而对照组并无此反应。应用抗 CD8 或抗 CD154 单克隆抗体在实验模型可预防和治疗肾小球新月体形成;同样在抗 GBM 肾小球肾炎小鼠模型,T 调节细胞(CD4$^+$CD25$^+$)降低肾小球病变的严重程度。这些结果表明自身反应性 T 细胞与 B 细胞产生的抗体有关,在肾小球和肺泡病变中起着直接作用。然而,自身反应性 T 细胞也存在于健康个体中。

一些遗传学研究已经证明了抗 GBM 抗体疾病与 HLA-DRB1*1501 和 DRB1*1502 之间的关系,在白种人群中,多数报道抗原 DRB1*15 存在于 70%~80% 的病例。尽管被认为是遗传易感性、转录后修饰、表位延伸与环境因素综合的结果,但暴露这些表位的最终决定因素仍未阐明。推测环境因素(如暴露于碳氢化合物,烟草烟雾和内源性氧化剂),也可以暴露隐蔽的 Goodpasture 表位。疾病的恶化,尤其是肺部疾病伴咯血与接触碳氢化合物烟雾、吸烟、染发剂、金属粉尘、D- 青霉胺和可卡因吸入有关。

抗 GBM 抗体对 IV 型胶原表位的识别与疾病预后密

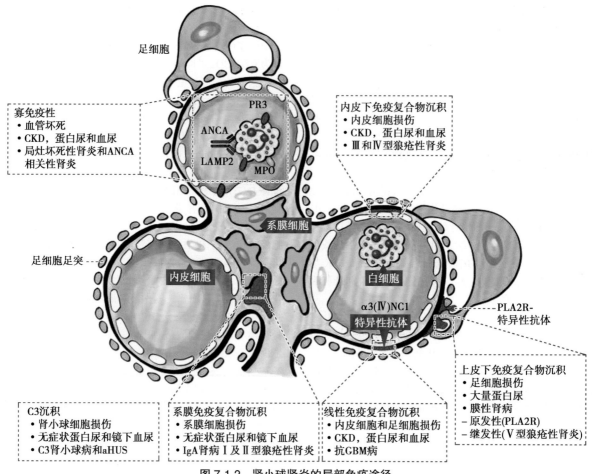

足细胞

寡免疫性
· 血管坏死
· CKD，蛋白尿和血尿
· 局灶坏死性肾炎和ANCA
相关性肾炎

PR3
ANCA
LAMP2
MPO

内皮下免疫复合物沉积
· 内皮细胞损伤
· CKD，蛋白尿和血尿
· Ⅲ和Ⅳ型狼疮性肾炎

系膜细胞

足细胞足突

内皮细胞

白细胞

α3(Ⅳ)NC1
特异性抗体

PLA2R-
特异性抗体

C3沉积
· 肾小球细胞损伤
· 无症状蛋白尿和镜下血尿
· C3肾小球病和aHUS

系膜免疫复合物沉积
· 系膜细胞损伤
· 无症状蛋白尿和镜下血尿
· IgA肾病Ⅰ及Ⅱ型狼疮性肾炎

线性免疫复合物沉积
· 内皮细胞和足细胞损伤
· CKD，蛋白尿和血尿
· 抗GBM病

上皮下免疫复合物沉积
· 足细胞损伤
· 大量蛋白尿
· 膜性肾病
－原发性(PLA2R)
－继发性(Ⅴ型狼疮性肾炎)

图 7-1-2　肾小球肾炎的局部免疫途径

注：α3(Ⅳ)NC1，Ⅳ型胶原 3α 链的非胶原 1(NC1)结构域；CKD，慢性肾脏病；LAMP2，溶酶体相关膜蛋白 2；MPO，髓过氧化物酶；PLA2R，分泌型磷脂酶 A2 受体；PR3，蛋白酶 3。

切相关。识别多个表位的抗 GBM 抗体，直接与 NC1 的 N- 末端结合的抗体滴度与肾脏存活相关，而与其他结构域结合的抗体滴度与肾脏疾病预后并无关联。健康人群中亦发现低滴度的抗 GBM 抗体。但健康人抗 GBM 抗体限于 IgG2 和 IgG4，而患者的抗 GBM 抗体主要是 IgG1 和 IgG3，抗体亚类的不同分布与抗 GBM 疾病的发生和发展相关。自身抗体不同亚类的致病作用与其激活补体和选择性结合 Fc 家族的受体能力有关。

　　肾小球免疫病理常由肾小球内补体激活发展而来，通过经典（免疫复合物相关）或替代（寡免疫复合物）补体途径。免疫复合物可以在肾小球的不同部分形成，这决定了最终的组织病理学损伤，因为不同的肾小球细胞类型主要在各自部位被激活。由此引起的组织病理学损害决定了肾小球肾炎的分类。免疫复合物在系膜中的沉积激活系膜细胞，从而导致系膜增生性肾小球疾病，如 IgA 肾病或狼疮性肾炎Ⅰ和Ⅱ型。内皮下免疫复合物沉积激活内皮细胞，如狼疮性肾炎Ⅲ和Ⅳ型。上皮下免疫复合物沉积优先激活肾小球脏层上皮细胞，即足细胞，通常引起大量蛋白尿，因为这些细胞是肾小球滤过屏障不可少的。与其他肾小球细胞类型相比，足细胞再生不良，导致进行性膜性肾病和终末期肾病。原发性膜性肾病主要由对 PLA2R 的自身免

疫引起，而继发性膜性肾病则是狼疮性肾炎等系统性疾病的肾脏表现。因此，蛋白尿水平是肾小球疾病预后不良的重要生物标志物和预测指标。线性免疫复合物沉积表明抗体与肾小球基底膜（GBM）内的自身抗原结合，例如，抗 GBM 抗体疾病中的Ⅳ型胶原抗体。抗中性粒细胞胞浆抗体（antineutrophil cytoplasmic antibody，ANCA）相关肾小球肾炎的发生无免疫复合物沉积（称为寡免疫性），因为它是由 ANCA 和细胞免疫共同导致的。补体成分 C3 肾小球疾病和非典型溶血尿毒症综合征（aHUS）是由补体替代途径的异常激活引起的。图 7-1-2 中方框按免疫沉积类型、主要受影响的肾小球结构、主要临床症状和每个机制的相关疾病排列。

　　2. 循环免疫复合物　狼疮肾炎（LN）为典型的循环免疫复合物疾病。自身抗体与自身抗原结合产生循环免疫复合物并沉积在肾小球中，激活补体，引发炎症反应（图 7-1-2）。在皮肤真皮 - 表皮交界处、脉络丛、心包和胸膜腔也可检测到免疫复合物。免疫复合物的大小、电荷、亲和力、局部血流动力学因素以及肾小球系膜的清除能力影响循环免疫复合物在肾小球内的定位。在弥漫增殖性 LN 中，沉积的复合物由核抗原（如 DNA）和高亲和力补体固定 IgG 抗体组成。SLE 与 T 细胞的调控缺陷有关，包括细胞毒性和抑

制性 T 细胞数量减少,辅助性 T 细胞(CD4⁺)增加,T 细胞信号转导功能障碍,以及 Th1、Th2 和 Th17 细胞因子产生异常;SLE 也有 B 细胞多克隆激活和 B 细胞耐受缺陷。凋亡机制删除自身反应性 B 细胞和 T 细胞克隆的失败可能促进其 B 细胞扩增,并可能通过与 Toll 样受体相互作用而触发免疫应答,从而产生自身抗体。这种耐受性缺失的结果是产生了广泛的自身抗体,包括针对核酸、核小体(与带正电组蛋白核心相连的双链 DNA)、染色质抗原、细胞核及细胞质核糖核蛋白的抗体。含有与天然抗原相似序列的病毒或细菌肽可能导致"抗原模拟"并刺激自身抗体的产生。经历细胞死亡的中性粒细胞可释放染色质基质网,这些基质网在 LN 的患者中并未正常降解,并且是浆细胞样树突状细胞呈递和诱导 IFN-α 的自身抗原的来源。肾小球损伤可能通过不同于免疫复合物沉积的机制而增强,如高血压和凝血异常。抗磷脂抗体的存在,以及伴随的内皮和血小板功能的改变(包括前列环素和其他内皮抗凝因子的减少、纤溶酶原的激活、蛋白 C 或 S 的抑制以及血小板聚集的增强),也可能增强肾小球和血管病变。

在一些 SLE 患者中,起始事件可能是阳离子核抗原如组蛋白局部结合到肾小球毛细血管壁的上皮下区域,随后形成原位免疫复合物。一旦形成肾小球免疫沉积,补体级联被激活,导致补体介导的损伤、促凝因子的激活、白细胞浸润时白细胞 Fc 受体的激活、蛋白水解酶的释放以及调节肾小球细胞增殖和基质合成的各种细胞因子的产生。

3. 抗中性粒细胞胞浆抗体　抗中性粒细胞胞浆抗体(anti-neutrophil cytoplasmic antibodies,ANCA)相关性血管炎(ANCA-associated vasculitis,AAV)包括肉芽肿性多血管炎(GPA,以前称为 Wegener 肉芽肿)、显微镜下多血管炎(MPA)及嗜酸细胞肉芽肿性多血管炎(EGPA,称 Churg-Strauss 综合征)。肾局限性 ANCA 相关性血管炎被认为是第四种病变。尽管 ANCA 相关性血管炎病因尚不明确,抗髓过氧化物酶 ANCA(MPO-ANCA)的发病机制通过 MPO-ANCA 主动传递的动物模型得到支持,但抗蛋白酶 3 ANCA(PR3-ANCA)的致病作用尚未得到有力的证据。此外,最近发现针对某些特定 MPO 表位的一些 MPO-ANCA 亚型与疾病有更好的关联,但是需要用不同于当前常规检测的方法进行检测。在许多 ANCA 阴性的 MPA 患者中检测到直接针对 MPO 分子线性氨基酸序列 447-459 的特异性 ANCA,并且与疾病活动性密切相关。由于测试是基于总血清,所以常规的 ANCA 试验无法正确地检测这些特定的 MPO 表位 ANCA。有研究表明,必须首先纯化血清免疫球蛋白,以便检测这些特异性 MPO 表位(ANCAs447-459)。血清因子(可能是铜蓝蛋白的一部分)与这些特异性 MPO 表位(ANCAs447-459)结合,从而阻止了常规检测。B 细胞可能在发病机制中起主要作用,因为它们产生 ANCA。中性粒细胞异常、不同 T 细胞亚型的失衡(Th1、Th2、Th17、CD4⁺CD25⁺FoxP3⁺T 细胞)和 / 或细胞因子 - 趋化因子网络的失衡也可能导致或至少参与耐受性断裂,触发自身免疫和 / 或对内皮细胞具有氧化爆发攻击力。近期研究表明 ANCA 类型与遗传的相关性最强。

旁路补体途径亦参与发病机制,在 MPO-ANCA 小鼠模型中阻断旁路补体途径可预防肾脏疾病的发生。最新研究表明,在小鼠模型中,口服 C5a 受体(C5aR,CD88)阻断剂 CCX168,不仅可以预防而且可以局限小鼠模型的血管炎肾脏病变。

目前仍缺乏令人信服的证据来支持 PR3-ANCA 的致病作用,也很难解释 ANCA 阴性 GPA 或 MPA。可能的机制包括:①人与鼠 PR3 的同源性低于 MPO。因此更难建立动物模型;②只有小部分 ANCA 是致病性的,例如只有那些针对一个或几个特定表位的 ANCA 是致病性的。最近报道,某些 MPO-ANCA 与肾皮质细胞浆膜中的肝素结合蛋白膜突蛋白(moesin)反应,激活 SCG/Kj 小鼠的肾小球内皮细胞,从而自发产生 MPO-ANCA 相关的肾脏疾病。在 MPO-ANCA 相关性血管炎患者中可检测到具有抗膜突蛋白特异性的 ANCA。ANCA 的特异性改变和"成熟"对于它们成为致病性也是必要的,包括在鼻黏膜肉芽肿中选择高亲和力的 PR3-ANCA,或调节其唾液酸化水平。

在许多 GPA 和 MPA 患者中可检测到抗内皮细胞抗体,但是它们是否能引起血管病变或仅仅由于血管损伤而发生仍然存在争论,这些抗内皮细胞自身抗体的精确分子靶标有待进一步鉴定。

4. 补体途径异常激活　在肾脏病发病机制中,补体系统参与了自身抗体介导的肾小球肾炎、C3 肾小球肾病、非典型溶血性尿毒症综合征、移植肾缺血再灌注损伤和抗体介导的肾移植排斥反应(图 7-1-2)。不同的补体调节位点的缺陷或特定成分的缺乏可导致补体相关疾病的各种临床表现并影响其结果。

(1)ANCA 相关性血管炎(AAV):特点是小血管坏死性炎症,ANCA 定向作用于蛋白酶 3(PR3)或髓过氧化物酶(MPO)。肾脏是受 AAV 影响最大的器官。旁路途径参与 AAV 的发病过程。

(2)膜性肾病(MN):主要致病机制是机体产生了针对足细胞抗原(磷脂酶 A2 受体)的抗体,免疫复合物沉积激活补体,导致足细胞致死性损伤。旁路或凝集素途径可能参与 MN 的发病过程。

(3)Goodpasture 综合征:是一种罕见病,由针对肺毛细血管基底膜和 GBM 自身抗体引起的严重疾病。补体系统通过经典途径激活,产生 C5a 促炎症作用和 C5b-9 裂解细胞作用,在 Goodpasture 综合征的肾损伤中发挥作用。

(4)过敏性紫癜性肾炎(HSPN)和 IgA 肾病:补体旁路和凝集素途径激活参与了这些疾病的发病机制。

(5)溶血尿毒症综合征(hemolytic uremic syndrome,HUS):是一种以溶血性贫血、血小板减少症和急性肾衰竭为特征的微血管病。典型 HUS 是由大肠埃希菌(大肠杆菌)或志贺痢疾杆菌感染引起,多见于 3 岁以下儿童,长期预后良好。然而,10%HUS 是家族性或散发性的非典型溶血尿毒症综合征(aHUS),没有任何细菌感染的证据。旁路途径激活调控异常在 aHUS 发病中发挥重要作用。

(6)膜增生性肾小球肾炎(membrano-proliferative glomerulonephritis,MPGN):依据发病机制和免疫荧光发现,可将其分为免疫复合物介导和补体介导的 MPGN 两大类。后者以补体 C3 沉积为主称 C3 肾小球病包括致密物沉积病（dense deposit disease，DDD）和 C3 肾小球肾炎两种，其发病机制主要是补体旁路途径的调节异常。

在正常情况下，旁路途径处于平衡状态，由"低速运转"引起基线低水平 C3 激活。低速运转使 C3 转化酶形成，随后增加 C3 裂解和更多的 C3 转化酶形成，通过正反馈引起 C3 激活放大。为了防止 C3 过度激活引起组织损伤，补体系统活性受到多个补体抑制剂的严密调控，其中最重要的液相补体抑制剂是 H 因子。三种不同机制可导致 C3 转化酶活性异常增高：①自身抗体，即 C3 致肾炎因子（C3 nephritic factor，C3NeF）的产生；②缺乏循环抑制剂（如 H 因子）；③出现抑制 H 因子的物质。其中最常见的是C3NeF。C3NeF 是保护 C3 转化酶不被 H 因子解离从而延长 10 倍半衰期的抗体，导致 C3 被不停的裂解。由于大多数患者血液中含有 C3NeF，因此通常认为这是膜增生性肾小球肾炎，尤其是 DDD 的主要发病机制。然而，C3NeF 并不总是与疾病活动相关，更重要的是，补体水平正常的患者也发生进行性肾损害。

DDD 遗传因素相当复杂，与 DDD 遗传关联度最强的是补体 H 因子（CFH）基因突变引起 H 因子缺失或无功能，使 C3 转化酶活性增加；体内产生抗 CFH 的自身抗体也可引起 C3 转化酶活性增加。因此，DDD 可继发于遗传因素或后天因素。同样，C3 肾小球肾炎也是补体旁路途径调控因子，如 CFH、补体 I 因子（CFI）或补体 H 因子相关蛋白 5（CFHR5）基因突变和 / 或产生自身抗体导致补体旁路过度激活所致。

单克隆免疫球蛋白在肾小球沉积，通过激活补体旁路途径，可引起膜增生性肾小球肾炎。

（7）感染后肾小球肾炎：是一种常见肾小球疾病，多数情况下肾功能完全恢复。在少部分患者肾小球肾炎需要较长时间才能缓解，导致持续性血尿和蛋白尿，甚至发展为终末期肾病。在一些持续性血尿和蛋白尿病例中，肾活检发现甚至在没有任何先前感染情况下，也发生了感染后肾小球肾炎。这种"非典型"感染后肾小球肾炎的原因，大多由于补体旁路途径调控的潜在缺陷。这些缺陷包括补体调节蛋白异常或存在 C3 致肾炎因子。因此，在感染缓解后，补体旁路途径仍然异常激活，导致补体因子持续在肾小球沉积，发生"非典型"感染后肾小球肾炎。

5. 单克隆免疫球蛋白沉积　异常蛋白血症是以 B 细胞克隆性扩增产生过量的免疫球蛋白为特征。单克隆蛋白可以由整个免疫球蛋白分子或其组分组成，可引起肾小球、肾小管和肾血管损伤。

单克隆蛋白引起肾毒性机制有蛋白质沉积、补体激活、细胞因子激活和沉积。沉积是最常见的病变，多见于肾小球如免疫球蛋白相关淀粉样变性、单克隆免疫球蛋白沉积病（monoclonal immunoglobulin depositon disease，MIDD）、增殖性肾炎伴单克隆免疫球蛋白沉积（proliferative glomerular nephritis with monoclonal immunoglobulin deposition，PGNMID）、免疫微管状肾炎、纤维样肾炎以及冷球蛋白血症性肾炎，特别由 1 型和 2 型冷球蛋白所致者。沉积物可以有规律排列，如淀粉样蛋白轻链（amyloid light chain，AL）、免疫微管状肾炎和纤维样肾炎；或杂乱无序排列，如 PGNMID 和 MIDD。肾外沉积可发生在免疫球蛋白相关淀粉样变性和 MIDD，少见于免疫微管状肾炎和纤维样肾炎。

沉积是管型肾病、冷球蛋白血症和（冷）结晶球蛋白血症损伤的机制。在管型肾病主要在远端小管沉积；在冷球蛋白血症，沉积在肾小球毛细血管内，形成冷球蛋白假血栓。

补体激活和细胞因子激活也是单克隆免疫球蛋白病发病机制。在 C3 肾小球病患者中，单克隆丙种球蛋白病发生率远远超过正常人群，尤其是大于 50 岁患者。虽然 C3致肾炎因子和抗 H 因子抗体在一些患者已有报道，其他患者具有补体基因多态性，在大多数患者补体激活机制尚不清楚。补体激活还见于单克隆免疫球蛋白病相关的膜性肾病、PGNMID、免疫微管状肾炎等。细胞因子活化参与POEMS（多发性神经病、内分泌病、器官肿大，单克隆免疫球蛋白病与皮肤改变综合征）的肾脏损害。

6. 细胞免疫　CD4[+] 和 CD8[+] T 淋巴细胞具有各种 αβT 细胞受体，能够识别种类繁多的抗原多肽。CD4[+]T 细胞协调适应性免疫，分化为亚群，指导免疫反应的后续部分。这些亚群虽然不是绝对的，但可以通过其标志性细胞因子、转录因子以及趋化因子受体来确定。在肾小球疾病中，T 辅助细胞促进 T 细胞依赖性抗体的产生。相比之下，Th1 和 Th17 细胞识别肾小球固有或植入的抗原，作为肾小球损伤的局部效应器，参与实验性快速进展性肾小球肾炎的发病。Th1 细胞特别与巨噬细胞活化有关，Th17 细胞与中性粒细胞募集和活化有关。从时序上看，Th17 细胞在免疫反应中作用较早，并随着时间的推移转化为混合的 Th1/Th17 或 Th1 表型。Th2 细胞辅助嗜酸性粒细胞，在变应性间质性肾炎发病中起重要作用。CD8[+] 细胞具有细胞毒性，杀死表达同源肽的 MHC Ⅰ 类细胞，但也分泌细胞因子促进炎性反应。

7. 药物诱导的自身免疫　药物是肾小管间质损害的重要原因，药物亦可导致肾小球损伤。其机制包括：①直接细胞毒性；②药物诱导的免疫反应。

血栓性微血管病（thrombotic micro-angiopathy，TMA）是一种严重全身性和肾实质的内皮损伤，药物通过多种机制损伤内皮细胞，包括药物直接诱导的内皮损伤、诱导抗 ADAMTS-13 的自身抗体和抗血小板抗体。在少数患者中，ADAMTS-13 缺乏或补体 H 因子突变，是药物引起 TMA 的触发剂。另外，通过抑制血管内皮细胞生长因子通路干扰血管生成可能是药物诱导 TMA 最常见的原因。

药物诱发足细胞病可在多种情况下发生。IFN 治疗与足细胞损伤相关，足细胞损伤可表现为肾病综合征和组织学病变。高剂量帕米膦酸二钠可引起细胞能量代谢受损、细胞骨架破坏或细胞信号改变直接损伤足细胞。MCD 是非甾体抗炎药引起的最常见肾小球病变，可能由于花生四烯酸代谢物改变免疫功能和促进足细胞损伤。

自从 1945 年磺胺嘧啶相关的狼疮样症状首次被描述以来，已报道某些药物干扰免疫系统并诱发一系列自身免疫疾病，称为药物诱导自身免疫性疾病（drug induced autoimmunity，DIA），如系统性红斑狼疮（SLE）。在这些药物中,普鲁卡因胺和肼屈嗪被认为诱发狼疮发生的风险最高,而奎尼丁具有中等风险。最近发现,药物诱发的狼疮与生物调节剂如肿瘤坏死因子 -α 抑制剂和细胞因子的使用有关。除了狼疮外,其他主要的自身免疫性疾病如血管炎和关节炎也与药物有关。

二、非免疫性肾小球疾病发病机制

(一) 血流动力学改变

血压显著升高导致肾小球血流动力学异常是引起高血压肾损害的主要机制,包括良性肾小动脉硬化和恶性高血压肾损害。

1. 正常肾小球血流动力学调节 正常情况下,机体可以通过自动调节机制保护肾脏免受系统性血压增高所导致的损害,与血流动力学密切相关的调控机制为肾脏的肌源性机制,在一定肾灌流压阈值范围内(80~180mmHg)肾脏可通过肌源性机制维持其血流量的稳定,但是超过这一调节阈值范围后,高血压将会引起肾小球前血管结构和功能异常。

2. 良性肾小动脉硬化 在良性肾小动脉硬化中,肾脏肌源性调节机制受损,导致部分肾小球入球动脉扩张,升高的血压直接传递入肾小球,引起肾小球内高压力、高灌注及高滤过;另一部分肾小球由于血管收缩引起肾小球低灌注和缺血。肾小球内高压可引起肾小球毛细血管拉伸、基底膜增厚,蛋白滤过增加以及足细胞损伤,导致肾小球硬化;肾小球内高压或缺血,又可以刺激球旁细胞肾素释放增加,激活肾素 - 血管紧张素 - 醛固酮系统(renin-angiotensin-aldosterone system,RAAS),进一步加重肾脏损害。

3. 恶性高血压 上述机制基础上还可导致内皮功能紊乱及氧化应激反应,引起肾血管进一步收缩和损伤、脂质过氧化和炎症反应等,最终引起肾小球硬化和肾间质纤维化,使肾功能急剧下降。

4. 高血压肾损害的主要机制 高血压肾病是发达国家和发展中国家终末期肾病(ESRD)的重要原因。高血压引起的肾损伤反应以肾纤维化、肾小管肥大和肾小球改变为特征。肾内血流动力学失调从根本上触发纤维化瘢痕形成和肾功能最终丧失。高血压性肾纤维化是一个复杂的过程,涉及多种病理性瘢痕形成过程,如细胞外基质(ECM)组装、锚定或降解失调、炎性细胞因子形成、肾小管上皮再生失败、微血管稀疏和成纤维细胞活化。此外,上皮细胞 - 间质转分化(EMT)也被认为是肾纤维化的一种替代机制,许多研究支持此种观点,即常驻上皮细胞可能去分化通过EMT过程形成成纤维细胞样表型。

在 RAAS 中,血管紧张素 II(angiotensin II,Ang II)被认为是高血压和高血压肾病的重要介质。肾内 Ang II 的水平比循环 Ang II 大约高一千倍。Ang II 的大多数有害作用被认为是由 Ang II 1 型(AT1)受体介导的,诱导多种生物学效应,包括细胞骨架重塑、细胞外基质生成、炎症反应、巨噬细胞浸润、成纤维细胞增殖、肾小管上皮细胞分化和凋亡,所有这些因素相互作用,最终导致高血压和肾纤维化。

大量研究证实,氧化应激参与了炎症、内皮功能障碍、组织损伤和肾纤维化相关的高血压肾病。过量的肾脏氧化应激导致肾损害和高血压,抗氧化剂可逆转氧化应激,降低血压和相关的肾损害。NADPH 氧化酶是活性氧产生的主要酶。PPARγ 激动剂抗纤维化作用与线粒体活性氧(reactive oxygen species,ROS)的减少有关。厄贝沙坦的应用可激活 PPARγ,改善盐敏感性高血压小鼠肾纤维化、肾小球损伤、EMT 和氧化应激。

免疫反应亦参与了高血压肾纤维化。在高血压时,树突状细胞中 ROS 过度产生引起花生四烯酸氧化和异前列酮形成。树突状细胞高表达共刺激分子(CD80/B7-1、CD86/B7-2)使 T 细胞活化,产生和释放白细胞介素 -1β(IL-1β)和干扰素 γ(IFN-γ)等特异性细胞因子。这些释放的细胞因子促进血管紧张素原的产生,血管紧张素 I(Ang I)通过肾内血管紧张素转换酶转化为 Ang II。Ang II 上调近端和远端小管中的氯化钠联合转运蛋白(NCC)等转运通道。在盐和水潴留情况下,T 细胞的激活也会触发肾活性氧的产生,肾损伤和纤维化。

对人高血压肾硬化活检的微小 RNA(miRNA)分析显示 miR-141、miR-192、miR-200a、miR-200b、miR-205 和 miR-429 的水平显著升高。ACE 抑制剂下调 miR-324-3p,可抑制高血压大鼠肾损害,肾间质纤维化程度减轻。

(二) 代谢异常

1. 糖代谢异常 糖尿病肾病(diabetic nephropathy,DN)的发病机制涉及遗传因素、高血糖造成的代谢紊乱、血流动力学改变、氧化应激、天然免疫与炎症、自噬及非编码RNA 等方面。目前认为糖尿病中的肾脏损害主要是由于代谢因素和血液动力学异常相互作用并通过多条信号转导通路导致的结果。

(1) 遗传因素:血管紧张素 II 受体 1 型(AGTR1)A1166C、内皮细胞一氧化氮合酶(eNOS)G894T、TCF7L2 基因 rs7903146 和 MTHFR C677T 多态性(rs1801133)、触珠蛋白(haptoglobin,Hp)1-1 和 2-2 基因型都与糖尿病肾病的易感性相关。

(2) 高血糖造成的代谢紊乱:在慢性高血糖状态,晚期糖基化终末产物(advanced glycation end products,AGEs)的生成,导致 MAPK 通路、NF-κB 通路、Ras 通路、Rac/Cdc42通路、多元醇通路、蛋白激酶 C(PKC)的激活,引起活性氧自由基产生、蛋白尿、基底膜增厚、GFR 降低、肾小球硬化。高血糖可导致抗氧化酶的糖基化,使超氧化物歧化酶、过氧化氢酶、谷胱甘肽过氧化物酶等多种抗氧化酶活性显著下降,削弱了机体清除氧自由基的能力,导致肾脏组织炎症状态及线粒体依赖性细胞凋亡。

(3) 血流动力学改变:Ang II 水平上升,肾小球毛细血管内高压,导致肾小球损伤;Ang II 可诱导 ERK1/2 信号通路激活,引起足细胞凋亡和以剂量依赖性方式产生 I 型胶原和纤连蛋白,Ang II 还可通过激活 Smad2 依赖性转化生长因子 -β1(TGF-β1)途径帮助肾小球系膜细胞产生细胞外基质蛋白和纤连蛋白,导致严重的肾小管间质纤维化。

(4) 免疫与炎症:在 DN 个体血浆中 IL-1、IL-6、TNF-α、MCP-1 等炎性细胞因子和 CTGF、TGF-β 等生长因子处于较高水平。同时 CC 基序趋化因子配体 2(C-C motif chemokine ligand 2,CCL2)、CCL5、CXC 基序趋化因子配体

10（C-X-C motif chemokine ligand 10,CXCL10）、CXCL2 等趋化因子升高，募集更多的炎性单核细胞到肾脏中，造成肾功能损害。高循环水平的葡萄糖和 AGEs 可刺激肾小管上皮细胞中细胞间黏附分子 -1（ICAM-1）和单核细胞趋化蛋白 -1（MCP-1）的表达，而 ICAM-1 和 MCP-1 又可促进巨噬细胞向肾脏募集，被募集到肾脏的巨噬细胞向促炎症表型 M1 型极化，TNF-α、IL-18、IL-1β 和 IFN-γ 等促炎症细胞因子、ROS 的产生增加，加速肾功能损害。在 DN 患者的肾活组织检查中观察到中性粒细胞浸润显著增加，中性粒细胞 - 淋巴细胞比率（NLR）增加，升高的 NLR 与 CRP 升高及微量白蛋白尿和 GFR 下降有关，提示 NLR 是一种新型的炎症标志物。浸润的中性粒细胞可以释放酶和核物质，形成中性粒细胞外诱捕网（NETs），NETs 结构上含有大量 ROS，可诱导肾脏的氧化应激，造成肾组织损伤。天然免疫组成成分 Toll 样受体（Toll-like receptor，TLRs）和 Nod 样受体蛋白 3（Nod-like receptor protein 3，NLRP3）炎性体与调节炎性反应和 DN 发病密切相关。TLR2 通过 MyD88 依赖性信号传导途径，而 TLR4 通过 MyD88 依赖性和非依赖性途径激活 NF-κB，从而启动 IL-1、IL-6、IL-8、TNF-α 和 MCP-1 等表达，同时也促进了趋化因子的释放和巨噬细胞的浸润。高糖诱导的 NLRP3 炎性体激活是由 Syk/JNK 活化介导，Syk/JNK/NLRP3 信号通路可能在 DN 的发病机制中起重要作用。NLRP3 炎性体也可诱导 ERK 和 p38MAPK 等重要信号分子的磷酸化，上调 IL-1β 和 IL-18 等表达，诱导足细胞损伤。在糖尿病肾脏中可发现核苷酸结合寡聚化结构域蛋白 2（nucleotide-binding oligomerization domain-containing protein 2，NOD2）表达增加，并且在 NOD2 缺陷型糖尿病小鼠中足细胞损伤、白蛋白尿和系膜扩张减少，IL-1β、IL-6、TNF-α、MCP-1 和 ICAM-1 等炎症分子的产生也减少。

（5）非编码 RNA：miRNA 的失调可能导致足细胞稳态的破坏和 EMT，以及与纤维化和肾小球功能障碍相关的 ECM 蛋白的积累。研究较多的有 miR-192、miR-21、miR-200 家族、miR-29 家族、miR-23b 和 miR-30 家族。此外，糖尿病高糖等状态会调节长非编码 RNA 水平。PVT1,LNC-MGC,CYP4B1-P1-001,MALAT1 及 MIAT 等水平失调影响到 ECM 平衡和炎症调节。

2. 脂代谢异常　肥胖和高脂血症是 CKD 的常见独立危险因素，提示脂质在肾实质累积对肾功能有害。非酯化脂肪酸（又称游离脂肪酸，FFA）对肾脏尤其有害。多种因素导致其在非脂肪组织细胞内累积包括高脂饮食，脂肪酸细胞摄入系统过度表达（如 CD36 受体和脂肪酸转运蛋白），及脂肪酸 β 氧化降低。游离脂肪酸过量可以通过多种机制损害足细胞、近端小管上皮细胞及小管间质组织，特别是增加活性氧自由基的产生和脂质氧化、促进线粒体损伤和组织炎症等，都可以导致肾小球和肾小管的损害。

CD36 是介导氧化 LDL（ox-LDL）摄取的多功能跨膜糖蛋白，也是肾脏主要的脂肪酸摄取系统，在 CKD 的发生发展中起着重要作用。在肾损害患者中发现较高的肾 CD36 水平。CKD 并糖尿病肾病患者肾脏 CD36 表达水平较高且与肾脏脂质异常积聚相关。慢性炎症是肥胖症的

一个特征，已知可诱导 CD36 的表达，从而加重肾脏损伤，加速疾病的进展。CD36 在肾小管上皮细胞、足细胞、系膜细胞、微血管内皮细胞和间质巨噬细胞中高表达。在巨噬细胞中，CD36 水平与细胞内 ox-LDL 水平相关。ox-LDL 被代谢为 9- 羟基十八碳烯酸和 13- 十八碳烯酸，激活过氧化物酶体增殖物激活受体 γ（PPARγ），这是脂肪生成的一个转录因子。PPARγ 激活还通过反式激活 CD36 基因启动子，从而增加 CD36 的表达，产生正反馈。在足细胞中，CD36 介导的棕榈酸摄取导致活性氧水平、线粒体膜电位去极化、ATP 消耗和凋亡途径激活的剂量依赖性增加。除了氧化低密度脂蛋白外，CD36 还可以识别高级氧化蛋白产物（AOPPS）和晚期糖基化终末产物（AGEs），后者被公认为促进炎症和动脉粥样硬化的物质。CD36 还可以与 Na⁺/K⁺-ATPase 相互作用和促进炎症和氧化应激通过结合多种循环配体（例如，强心甾体）。这些配体中的几种通过高脂饮食增加，增强了近端小管细胞和巨噬细胞之间的 CD36/Na⁺/K⁺ ATPase 依赖性炎症旁分泌循环，从而促进慢性炎症、氧化应激和肾脏功能障碍的纤维化发展。

（三）肿瘤

肿瘤患者是急性肾损伤和慢性肾脏病发生的高危群体，主要原因包括代谢紊乱如高钙和高尿酸，恶性肿瘤细胞在肾脏的浸润，化疗及其他肾毒性药物的使用，肿瘤溶解综合征，感染及脓毒血症，原发性血栓性微血管病，造血干细胞移植和恶性肿瘤的直接影响等。

肿瘤相关的肾小球病变（如淀粉样变、轻链或免疫球蛋白沉积病、MPGN、C3 肾小球病、局灶节段性 GN，纤维状和免疫触须样 GN 及血栓性微血管病）可由药物（如帕米膦酸钠、干扰素、抗血管生成药、钙调磷酸酶抑制剂、丝裂霉素 C、吉西他滨、抗血管生成药）、全身照射（TBI）及移植物抗宿主病（GVHD）等诱发。引起近端肾小管损伤的常见药物有顺铂、对比剂及双膦酸盐等。引起远端肾小管损伤的原因有副蛋白管型肾病及甲氨蝶呤沉淀（结晶性肾病）。肾小管间质损伤则常见于酪氨酸激酶抑制剂（包括 BRAF 抑制剂）和免疫检查点抑制剂（ICIs）的应用，后者为抗 CTLA4 和抗 PD-1/PD-L1 单抗。

（四）感染

感染性肾脏疾病的范围广泛，导致肾损伤的机制也不尽相同。致病微生物可以通过直接入侵肾脏造成细胞损伤如化脓性感染、结核病、钩端螺旋体病和线虫感染等。感染也可能通过涉及微生物的免疫机制影响肾脏，如导致产生循环或原位免疫复合物的抗原，诱发细菌或病毒性肾小球肾炎，或引起先天性和细胞免疫紊乱，诱发感染性肾小球肾炎（IRGN）。肾损伤也可能是脓毒症相关多器官衰竭的一部分，即全身炎症反应综合征伴细胞因子表达异常、血流动力学紊乱、溶血、横纹肌溶解症和肝肾综合征。值得注意的是，不能低估用于治疗感染的抗菌药物的肾毒性作用，在许多情况下它可能是肾损伤的唯一或主要原因。

例如人类免疫缺陷病毒（HIV）相关性肾病（HIVAN），目前实验室证据支持 HIV-1 对肾实质细胞的直接感染是主要致病因素。通过原位杂交方法，在肾小管上皮细胞，肾小球上皮细胞和间质白细胞中检测到 HIV-1 RNA。肾上皮

细胞可能是 HIV 的重要储存库,因为 HIV RNA 在患者的肾脏可以找到,但是在外周血中无法检测到病毒。塌陷性肾小球损伤与足细胞增殖和去分化有关。两种细胞周期蛋白依赖性激酶抑制剂(调节细胞周期)p27 和 p57 的表达在 HIVAN 活检组织中下调,而另一种抑制剂 p21 表达上调。研究已经发现了产生这些变化所需的特定 HIV 基因。nef 基因在 HIV 诱导的足细胞改变和 HIVAN 的一个小鼠模型中是必不可少的。而 nef 基因和 vpr 基因在引发足细胞功能障碍和进行性肾小球硬化中似乎具有协同作用。vpr 基因具有 G2 细胞周期停滞和诱导细胞凋亡的作用。足细胞的一些其他异常与其未成熟的表型和随后的功能丧失有关,视黄酸(一种重要的分化因子)的合成受损,与视黄醇脱氢酶的表达降低有关;端粒酶蛋白 TERT 在 HIVAN 足细胞中的表达增加,TERT 可上调 Wnt 通路,这也与足细胞的去分化有关,因此抑制 TERT 或 Wnt 信号传导通路可改善足细胞病变。

(五) 变性性疾病

淀粉样变性是一组相对少见的疾病,其特征在于由蛋白质的异常折叠引起的不溶性纤维在细胞外沉积。刚果红染色在偏振光下观察时,呈特征性的苹果绿双折光。电镜显示随机取向、无分支的淀粉样纤维丝(平均直径为 8~10nm)。最常见的两种肾脏淀粉样变性类型是 Ig 来源的淀粉样变性(占肾脏淀粉样变性的绝大部分,约 85.9%)和源自血清淀粉样蛋白 A(SAA)的反应性 AA 淀粉样变性(约占 7%),AA 型淀粉样变通常与慢性炎症状况相关。Ig 来源的淀粉样变性可分为三个亚型,即轻链(AL)、重链(AH)以及重链和轻链淀粉样变性(AHL),其中 AL 型淀粉样变性最为常见。AL 型淀粉样变性可能发病机制包括:①致病性自由轻链(FLC)存在时,系膜细胞会像巨噬细胞一样发生“变形”,并积极参加淀粉样蛋白纤维的产生;②系膜细胞对 FLC 发生内吞作用后,溶酶体对其进行不完全蛋白水解过程,产生淀粉样蛋白纤维,蛋白纤维被挤压到细胞外间隙并积聚,破坏正常的肾小球系膜;③基质金属蛋白酶(MMPs)可能在基质破坏中发挥了致病性作用;④血清淀粉样 P 成分(SAP)、葡萄氨基葡聚糖、载脂蛋白 E 和 J 等辅因子也与 AL 淀粉样变性有关;⑤ SAP 可通过钙离子调节通路结合淀粉样蛋白纤维的决定因子,促进其对吞噬细胞蛋白酶解的稳定性和抵抗性。

(六) 药物 / 化合物

药物被广泛认为是小管间质性损伤的“病因”,但是药物相关性肾小球损伤却很少被关注和提及,随着各种化学药品和新型生物制剂的不断问世以及某些药物的滥用,药物性肾损伤的发生率不断增高,越来越多的文献报道已经开始强调药物诱导的肾小球损害。

1. 足细胞损伤　药物诱导的足细胞病可在多种情况下发生。干扰素治疗与足细胞损伤相关,可以表现为肾病综合征以及组织学损伤,包括微小病变或 FSGS;FSGS 呈现塌陷型与非塌陷型的多样变化。高剂量的帕米膦酸二钠可通过抑制细胞内的甲羟戊酸途径,损害细胞能量,破坏细胞骨架的组装,或者改变细胞信号转导及细胞凋亡来引起直接的足细胞损伤。慢性锂暴露,尽管主要与肾小管间质损伤有关,但是也与微小病变有关,较少与 FSGS 有关。尽管有假说认为这可能与带正电荷的锂与带负电荷的肾小球基底膜相互作用以及锂导致的淋巴细胞趋化因子的释放进而改变肾小球滤过膜屏障有关,但其确切机制尚不清楚。非甾体抗炎药(NSAIDs)可引起多种肾病综合征。微小病变是 NASAIDs 导致的最常见肾小球损伤,这可能是因为将花生四烯酸的代谢产物分流到了改变免疫功能以及促进足细胞损伤的通路上。使用雷帕霉素治疗的患者可出现蛋白尿(有时也是肾病范围的),在病理切片上可以看到典型的 FSGS 损害。雄激素类的合成类固醇经常被举重运动员以及健身者滥用,在暴露于这些药物患者的疾病进程中,塌陷型和非塌陷型 FSGS 都可能出现,临床表现为肾性蛋白尿和急性肾损伤。

2. 内皮细胞损伤　血栓性微血管病(TMA)是内皮损伤比较严重的一种形式。最常见的相关药物包括抗血管生成药物、化疗药物、干扰素、抗血小板药物(噻吩并吡啶)、钙调磷酸酶抑制剂和奎宁。这些药物促进这种类型的内皮细胞损伤通过多种不同的机制,包括药物诱导的血管内皮损伤,诱导自身抗 ADAMTS-13 抗体以及抗血小板抗体。在一小部分 ADAMTS-13 缺陷或补体 H 因子突变的患者中,这些药物的使用成为揭开 TMA “面纱” 的关键。最终通过抑制血管内皮生长因子途径干扰血管的再生可能是 TMA 最常见的药物诱导机制。

3. 系膜细胞损伤　特发性结节性肾小球硬化症被认为与吸烟相关。其发病机制可能为吸烟引发机体的氧化应激反应、晚期糖基化终末产物(AGEs)增加,而 AGEs 与其受体 RAGE 的相互作用增加又会促进氧化应激,共同导致 PDGF、TGF-β 以及 IGF-R 表达增多,蛋白交联增加,引起 ECM 过度累积,导致结节性肾小球硬化。此外吸烟还可导致交感神经的神经兴奋性增强,慢性阻塞性肺疾病乏氧以及尼古丁与内皮细胞的乙酰胆碱受体反应,在引发高血压,GFR 下降的同时,导致结节性肾小球硬化。

(七) 氧化应激

越来越多的证据显示,活性氧(ROS)的过量产生是链接肾脏代谢途径改变和血液动力学异常的关键物质。过表达的 ROS 触发了肾脏的炎症和纤维化,通过促进脂质过氧化作用,DNA 损伤,蛋白修饰以及线粒体功能障碍等导致组织损伤。高血糖诱导的 ROS 可刺激炎症细胞(巨噬细胞,T 细胞等)的募集,炎症细胞因子(MCP-1,TNF-α,IL1、IL-6 等)、以及转录因子(NF-κB)的产生,介导肾脏炎症的产生,参与糖尿病肾病的发生和发展。此外增加的 ROS 可刺激产细胞外基质(ECM)细胞的募集,多种生长因子和细胞因子的产生,如 TGF-β1,CTGF,血小板衍生生长因子以及血管内皮生长因子(VEGF),导致 ECM 的过度累积,同时上调纤溶酶原激活物抑制剂 -1 的表达,减少 ECM 的降解,介导肾脏的纤维化和硬化。

(八) 遗传

随着分子遗传学和相关技术的不断进步与发展,我们对遗传性肾病也有了更深入的了解,目前认为,涉及肾脏疾病的基因异常主要包括三大类:染色体、单基因、多因子 / 多基因异常。

1. **染色体异常和拷贝数变异** 染色体畸形或异倍体是指基因量的异常，可以是整个染色体的单体型或三体型，也可以是由于缺失及复制导致的部分单体型或三体型。通常伴有综合征或畸形特点，生长问题，出生缺陷和发育障碍。例如染色体 17q12 的微缺失伴随 *HNF1B* 基因的缺失或者该基因的突变是结构性肾脏异常的原因。

2. **单基因异常** 由单个基因突变导致的基因异常，其典型遗传的模式包括常染色体显性遗传、常染色体隐性遗传以及 X 连锁遗传。常见的单基因肾小球遗传肾病有 Alport 综合征、薄基底膜肾病、激素抵抗型肾病综合征、特纳-卡斯综合征、德尼-德拉什综合征（Denys-Drash syndrome）和弗雷泽综合征（Frasier syndrome）等。

3. **多因子/多基因异常** 由多基因敏感性或基因-环境相互作用引起的状况被称为复杂或多因子异常。例如 *ZIC3* 和 *FOXF1* 基因的突变与椎体、肛门、心脏、气管-食管、肾脏和肢体缺陷有关，这一组出生缺陷称为 VACTERL 联合征。

4. **遗传基因不明** 如 Galloway-Mowat 综合征和 IgA 肾病。1968 年首次报道了 Galloway-Mowat 综合征，之后有超过 50 个病例被报道，这种疾病通常在出生后的 4 个月内诊断为肾病综合征，并且伴有激素抵抗，很快进展至 ESRD，但是目前为止还没有鉴定出任何致病基因。而 IgA 肾病作为最常见的肾小球肾炎类型，约有 15%~20% 的 IgA 肾病家系具有遗传性，GWAS 研究已经确定了多个 IgA 肾病基因座，但尚未找到任何有因果关系的基因变异。

三、肾小球疾病发病机制中的信号通路

肾小球疾病的发病机制复杂多样，但是无论哪种发病机制，致病因素都需要通过多种信号转导通路，将异常信号或致病信息传递下去，最终作用于靶目标，导致疾病的发生和进展。以糖尿病肾病（DN）为例，从高血糖状态到引发肾脏疾病，涉及多条信号转导通路。

（一）MAPK 信号通路

丝裂原活化蛋白激酶（MAPK）超家族成员可以分为四个亚族：细胞外信号调节激酶（ERK1/2），c-Jun 氨基末端激酶（JNK1/2/3）又被称为应激活化蛋白激酶 SAPK，p38 丝裂原活化激酶（p38MAPK）和 ERK5/BMK1。

1. **p38MAPK 信号通路** 高血糖可导致 p38MAPK 的磷酸化及活化，活化的 p38MAPK 可以磷酸化部分转录因子包括 cAMP 反应元件结合蛋白，激活肌细胞增强因子-2C（myocyte enhancer factor，MEF-2C），转录因子-1（activating transcription factor-1，ATF-1）和 ATF-2，进而调节纤连蛋白（fibronectin，FN）的转录以及蛋白的积累，p38MAPK 信号通路下游分子的改变又可以激活 RAAS，诱导 ECM 的产生，增加 ROS 以及诱导生长细胞因子的释放，最终导致细胞肥大，系膜和足细胞的细胞凋亡。p38MAPK 的活化还可引发 TGF-β 的过表达，加速 ECM 的蓄积，导致肾小球硬化和间质纤维化。此外 MEF-2C 和 ATF-2 表达的增加可显著上调 TNF-α 和 IL-β 的表达，进而引发 IL-6 和 IL-8 的释放，促进 DN 的发展。

2. **ERK 信号通路** 高糖及高糖诱导的 ROS 状态等可激活 ERK 信号通路，ERK 活化后可激活 RAAS，通过一系列机制导致肾脏细胞损伤。如引起肾小球高压导致肾脏损伤，活化肾脏纤维母细胞向肌成纤维细胞转化，刺激趋化因子和骨调素的产生，促进 TGF-β 的表达，引发氧化应激，通过这些机制可导致肾脏的炎症状态，刺激血管和系膜细胞（mesangial cells，MCs）的增生与肥大，促进 DN 的进展。

3. **JNK/SAPK 信号通路** 在糖尿病患者及相关动物模型中均发现 JNK/SAPK 信号通路的活化，JNKs 活化后磷酸化 c-Jun 蛋白，进而调节激活蛋白 1 的转录和表达，最终引发胰岛素抵抗，胰岛素缺乏及高糖血症，促进 DN 的发生和发展。

（二）TGF-β 信号通路

TGF-β 是一种促细胞肥大和纤维化细胞因子，广泛分布于各种组织器官中，在许多细胞信号转导过程中发挥关键作用。早有研究发现在高糖条件下培养的肾脏细胞以及 db/db 小鼠模型的肾脏组织中 TGF-β 表达上调。TGF-β 信号通路激活后，可通过 Smad 依赖和非 Smad 依赖途径以自分泌或旁分泌的形式参与到多种生理和病理活动中，如肾脏炎症，细胞外基质（ECM）积聚，肾脏肥大以及肾小球硬化和纤维化。

（三）RhoA/ROCK 信号通路

高糖血症及糖尿病状态可以活化 PKC，而 PKCkeyi 导致 RhoA 的激活，此外高糖诱导产生的 ROS 同样可以导致 RhoA 活化，RhoA 活化后在肾脏皮质激活 ROCK，形成完整的信号通路，促进线粒体自噬，蛋白尿产生和足细胞凋亡。此外，增加的 RhoA 易位至暴露于高糖的肾皮质细胞和 MCs 会降低肾小球的渗透性，破坏肾脏血流动力学，加剧代谢性肾小球硬化。RhoA/ROCK 信号通路还可以调节 HG 活化的 NF-κB 和 Ang-Ⅱ通路，进而调控相关炎症因子，如细胞间黏附分子-1（ICAM-1）和 TGF-β1 在 MCs 中显著增加，导致 FN 的积聚，加速肾脏纤维化与 DN 的进展。

（四）NF-κB 信号通路

NF-κB 信号通路可分为经典和非经典通路，有研究发现活化的 NF-κB 易位至细胞核并促进靶基因的表达，包括其下游炎症介质，如 TNF-α，iNOS，TGF-β1，IL-1β 和 ICAM-1，进而诱导持续且强烈的炎症反应，导致过量 FN 的产生和 ECM 的积聚，刺激 MCs 增殖，导致肾小球硬化和 DN 的进展。

（五）Wnt 信号通路

Wnt 信号传导通路是一类高度保守的信号转导通路，它通过指导细胞极化，调节分支形态发生以及协调增殖来改变细胞"命运"。Wnt 信号传导通路由至少两种不同的途径组成：经典 Wnt 通路和非经典 Wnt 通路。高糖刺激下肾小球 MCs 中的 Wnt4 和 Wnt5a mRNA 表达受到抑制，导致 Wnt 的下调和细胞内信号的激活，进而提高 GSK-3β 酶的活性。形成的 β-catenin 降解复合物（包含 Axin，APC，CK1，PERK 和 GSK3）可促 β-catenin 氨基端磷酸化，从而导致泛素介导的 β-catenin 蛋白酶体降解并使其保持细胞内低水平。下调的核 β-catenin 减少了双向转录因子 β-cat/

TCF 的形成,导致 TGF-β 表达和 FN 基因增强,从而增加 ECM 基因表达,引发 ECM 过量积聚,最终导致肾小球系膜扩张和纤维化,糖尿病肾脏进行性纤维化和糖尿病肾小球硬化。目前认为,最具特征性的非经典 Wnt 通路是 Wnt-Ca^{2+} 通路和平面细胞极性(PCP)通路。Wnt-Ca^{2+} 通路参与糖尿病肾病,炎症及神经退行性疾病的发生和发展,同时也参与经典 Wnt 通路的调节,而 PCP 通路调节脊椎动物形态发生过程中的细胞极性。

(六)JAK-STAT 信号转导通路

Janus 酪氨酸激酶家族和信号转导及转录激活因子是一类重要的信号通路,参与许多细胞生命活动的调节。在高糖条件下,生长因子、细胞因子、Ang-Ⅱ 及增加的 ROS 等均可能成为 Jak/Stat 信号通路的主要激活因子。激活后,JAK-2 mRNA 水平显著增加,并且通过自身磷酸化的活化形式增强 Jak-2 的表达。一旦被激活,JAKs 及其随后的酪氨酸和丝氨酸磷酸化,激活其他下游转录因子,包括 STAT 家族。此外,该途径对细胞因子 TGF-β、Ⅳ 胶原和 FN 的产生以及 ECM 的积聚具有重要作用,进而导致肾小球系膜扩张和纤维化,肾小管间质纤维化和肾功能下降,这些都可促进 DN 的发生和发展。

(七)其他

在 DN 中还涉及除上述信号转导通路以外的其他多条信号转导通路,如 DAG/PKC 信号转导通路,PI3K/AKT 信号转导通路,mTOR 信号转导通路,TGF-β1/Smad 信号转导通路,Polyol 通路等。

无论是哪种信号转导通路,在导致肾小球疾病的过程中都不是独立存在发挥作用的,不同的信号转导通路之间存在着"串话"(crosstalk),共同交织形成一个庞大而复杂的信号网络,对细胞的各项生命活动进行着精密的调控,最终导致疾病的发生和发展。

(杨林 杨明 梅长林)

第 2 节 肾小球疾病临床及病理分类

肾小球疾病是病因、发病机制、临床表现、病理改变、病程和预后不尽相同的主要累及双肾肾小球的一组疾病。肾小球疾病按病因可分为原发性、继发性和遗传性肾小球疾病。原发性肾小球疾病常病因不明;继发性肾小球疾病系指全身性疾病造成的肾小球损害,如糖尿病、高血压病、系统性红斑狼疮、过敏性紫癜、血管炎、感染、药物、肿瘤等病因引起;遗传性肾小球疾病由体内一些遗传变异基因引起。其中原发性肾小球疾病仍是危害我国人群健康的最主要肾脏疾病。

一、肾小球疾病临床分类

肾小球疾病依据临床特点分为 5 类:①急性肾小球肾炎;②急进性肾小球肾炎;③慢性肾小球肾炎;④无症状性血尿和 / 或蛋白尿;⑤肾病综合征。我国以肾病综合征和慢性肾小球肾炎为最常见。

(一)急性肾小球肾炎

急性起病,几乎所有患者都有镜下血尿或肉眼血尿、蛋白尿、高血压和水肿。病情重者,可表现为少尿、甚至急性肾功能不全。发病前多有前驱感染,常见于咽部或皮肤感染,咽部感染的潜伏期一般 7~21 天,皮肤感染的潜伏期比咽部感染稍长。常发生于细菌、病毒、寄生虫感染之后,其中链球菌感染最常见。多数患者可出现一过性补体 C3 降低,一般在 8 周内恢复正常。肾脏病理为弥漫性毛细血管内增生性肾小球肾炎;免疫荧光:以 IgG 和补体 C3 为主的免疫复合物沿毛细血管和系膜区沉积;电镜:上皮下驼峰样电子致密物沉积。

(二)急进性肾小球肾炎

起病急、快速进展、预后差。多数患者有前驱感染,上呼吸道感染常见。几乎所有患者都有镜下血尿,蛋白尿少量至中等量,也可大量蛋白尿,轻度水肿,血压正常或轻中度升高。在血尿、蛋白尿、水肿和高血压的基础上,短时间内出现少尿、无尿、肾功能急速恶化,如不积极治疗,常会进展至肾衰竭,如果早期诊断和及时治疗,可显著改善预后。

肾脏病理以新月体形成为特点,又称新月体性肾炎。根据免疫病理和血清抗中性粒细胞胞浆抗体(ANCA)的结果可分为 5 型:Ⅰ 型:抗肾小球基底膜(GBM)型;Ⅰ 型患者如同时合并咯血、咳嗽等肺出血表现,临床上称为肺出血肾炎综合征(Goodpasture 综合征)。肾脏病理为新月体性肾炎。免疫荧光:IgG 和 / 或 C3 在 GBM 上呈弥漫性细线状沉积;Ⅱ 型:免疫复合物型;Ⅲ 型:寡免疫复合物型;Ⅳ 型:ANCA 阳性的抗肾小球基底膜(GBM)型;Ⅴ 型:ANCA 阴性的寡免疫复合物型。

(三)慢性肾小球肾炎

病程长、缓慢进展,以蛋白尿、血尿、水肿和高血压为临床表现。随着病情进展,肾功能逐渐恶化,最终可进展至慢性肾衰竭。由多种病理类型组成,常见的有 IgA 肾病、系膜增生性肾小球肾炎、膜性肾病、膜增生性肾小球肾炎、局灶性节段性肾小球硬化、硬化性肾小球肾炎等。我国以 IgA 肾病为最常见。

(四)无症状性血尿和 / 或蛋白尿

起病隐匿,血尿和 / 或轻中度蛋白尿,不伴水肿、高血压和肾功能损害。肾脏病理类型多样,我国以 IgA 肾病多见。

(五)肾病综合征

以大量蛋白尿(24h 尿蛋白 >3.5g)、低蛋白血症、水肿、高脂血症为临床特征。原发性肾病综合征有多种病理类型,主要有肾小球微小病变、膜性肾病、局灶节段性肾小球硬化、系膜增生性肾小球肾炎、膜增生性肾小球肾炎。继发性肾病综合征常见于糖尿病肾病、肾淀粉样变性等。

二、肾小球疾病的病理分类

自从 20 世纪 50 年代初第一例经皮肾穿刺活检问世以来,肾活检病理诊断已成为各种原发和继发性肾小球疾病、代谢性疾病、先天性疾病、肾小管 - 间质病变和某些血管性疾病等诊断和鉴别诊断的重要手段。肾活检不仅有助于对肾脏疾病早期的临床表现及实验室检查特点的了解，而且还能指导治疗，更重要的是通过重复肾活检，可以监测治疗效果，进一步确立、调整治疗方案。此外，通过一系列重复肾活检，对许多肾脏疾病的自然病程也有新的认识。尤其是近年来，由于分子病理学技术逐渐渗透并应用于肾活检病理学领域，为探索肾脏疾病的病因、发病机制提供了新的信息，为治疗提出了可靠的依据。

真正完美的肾活检病理诊断的分类应具备 3 个条件：①便于临床应用，能够指导治疗和提示预后；②对同一标本诊断的重复性好；③基于发病机制。到目前为止尚无一种既能反映病因、发病机制，又能体现组织形态学改变特点，起到指导临床治疗的集病因 - 发病机制 - 临床综合征 - 病理特点为一体的、令人满意的肾脏疾病分类法。目前，国际上普遍采用的分类方法仍是 WHO 1982 年制订 1995 年修订的肾小球疾病的病理分类法，现作以下介绍。

（一）WHO 修订的肾小球疾病病理分类（1995 年）

1. 原发性肾小球疾病（肾小球肾炎及其相关的状况）

（1）肾小球轻微病变（glomerular minor lesion）

（2）局灶 / 节段性肾小球病变（focal segmental glomerular change）［其他肾小球轻微病变（other glomerular minor lesion），包括局灶性肾炎（focal nephritis）］

（3）弥漫性肾小球肾炎：①膜性肾小球肾炎（membranous glomerulonephritis）［膜性肾病（membranous nephropathy）］。②增生性肾小球肾炎（proliferative glomerulonephritis）：a. 系膜增生性肾小球肾炎（mesangial proliferative glomerulonephritis）；b. 毛细血管内增生性肾小球肾炎（endocapillary proliferative glomerulonephritis）；c. 系膜毛细血管性肾小球肾炎（mesangiocapillary glomerulonephritis）［膜增生性肾小球肾炎 I 及 III 型（membranoproliferative glomerulonephritis type I and III）］；d. 新月体性（毛细血管外）（crescentic glomerulonephritis）和坏死性肾小球肾炎（necrotizing glomerulonephritis）。③硬化性肾小球肾炎（sclerosing glomerulonephritis）。

（4）未分类的肾小球肾炎（unclassified glomerulonephritis）

2. 系统性疾病所致的肾小球肾炎

（1）狼疮性肾炎（lupus nephritis）

（2）IgA 肾病（IgA nephropathy）［Berger 病（Berger's disease）］

（3）过敏性紫癜性肾炎（nephritis of Henöch-Schonlein purpura，nephritis of anaphylactoid purpura）

（4）抗肾小球基底膜肾炎（anti-GBM nephritis）和 Goodpasture 综合征（Goodpasture syndrome）

（5）全身感染相关的肾小球病变：①脓毒症（sepsis）；②感染性心内膜炎（Infective endocarditis）；③分流性肾炎（shunt nephritis）；④梅毒（syphilis）；⑤人类免疫缺陷综合征（acquired Immune deficiency syndrome）；⑥乙型和丙型肝炎病毒感染（HBV and HCV infection）；⑦衣原体感染（chlamydial Infection）；⑧立克次体感染（rickettsiosis Infection）。

（6）寄生虫相关的肾脏病变：①疟疾；②血吸虫病；③黑热病；④丝虫病；⑤旋毛虫病；⑥类圆线虫病；⑦后睾吸虫病。

3. 血管病变相关的肾小球病变

（1）系统性血管炎（systemic vasculitis）

（2）血栓性微血管病（thrombotic microangiopathies）［溶血尿毒症综合征（hemolytic uremic syndrome）和血栓性血小板减少性紫癜（thrombotic thrombocytopenic purpura）］

（3）肾小球血栓病（血管内凝血）（glomerular thrombosis，intravenous coagulation）

（4）良性肾硬化（benign nephrosclerosis）

（5）恶性肾硬化（malignant nephrosclerosis）

（6）硬皮病（scleroderma）［系统性硬化（systemic sclerosis）］

4. 代谢疾病所致的肾小球病变

（1）糖尿病肾病（diabetic nephropathy）

（2）致密物沉积病（dense deposit disease）

（3）淀粉样变性病（amyloidosis）

（4）单克隆免疫球蛋白沉积病（monoclonal immunoglobulin deposition disease）

（5）纤维丝样肾小球肾炎（fibrillary glomerulonephritis）

（6）触须样免疫性肾小球病（免疫管状肾病）（immunotactoid glomerulopathy）

（7）瓦氏巨球蛋白血症（Waldenstrom's macroglobulinemia）

（8）冷球蛋白血症（cryoglobulinemia）

（9）肝病性肾病（nephropathy of liver disease）

（10）镰状细胞病性肾病（nephropathy of sickle cell disease）

（11）先天性发绀型心脏病及肺动脉高压症所致肾病（nephropathy of cyanotic congenital heart disease and in pulmonary hypertension）

（12）肥胖相关肾病（obesity-related glomerulonephropathy）

（13）Alagille 综合征（Alagille syndrome）：先天性肝内胆管发育不良症或动脉 - 肝脏发育不良综合征（arteriohepatic dysplasia syndrome）

5. 遗传性肾病

（1）Alport 综合征（Alport syndrome）

（2）薄基底膜综合征（thin basement membrane syndrome）［良性反复发作性血尿（benign recurrent hematuria）］

（3）甲 - 髌综合征（nail-patella syndrome）

（4）先天性肾病综合征（芬兰型）（congenital nephrotic syndrome，French type）

（5）婴儿型肾病综合征（infantile nephrotic syndrome）［弥漫性系膜硬化（diffuse mesangial sclerosis）］和 Drash 综合征（Drash syndrome）

（6）Fabry 病（Fabry disease）及其他脂类沉积症（other lipoidosis）

6. 其他原因的肾小球疾病

（1）妊娠中毒性肾病（先兆子痫性肾病）（nephropathy of toxemia of pregnancy，pre-eclamptic nephropathy）

（2）放射性肾病（radiation nephropathy）

7. 终末期肾

8. 移植后肾小球病变

目前使用的分类方法还存在一些缺陷，例如，仍使用"系膜增生性肾小球肾炎"这一诊断名称。事实上肾小球系膜增生只是一种病变，全身各系统疾病包括一过性的症状如发热、感染，甚至中毒等，这些原因不同的疾病或症状都可引起肾小球系膜反应性改变。因此，不论临床疾病背景如何，就将肾小球"系膜增生性病变"诊断为"肾小球系膜增生性肾炎"可能令临床医师满足于此诊断，而掩盖了引起肾小球系膜病变的真正原因与疾病的真实情况，使治疗缺乏针对性。再者 WHO 的分类法并未包括新近发现的一些肾脏疾病如脂蛋白肾病等，也未涉及肾小管 - 间质性疾病。因此，日常实践中我们应以 WHO 分类为基础，结合最新进展加以分类。

（二）肾脏病理报告模式

针对肾脏病的病因及病理改变错综复杂，多种多样，目前病理报告的格式也不尽相同，不利患者的诊治及随访，也限制了当今关于大数据的收集、整理和共享。2015 提出了基于病因学和发病机制的"梅奥诊所 / 肾脏病理学会关于肾小球肾炎病理分类、诊断和报告的共识"（表 7-2-1）。然而，此病理分类仅限于增生性肾小球肾炎，不包括肾小球疾病的其他类型如膜性肾病、足细胞病及先天和遗传性肾病等疾病，也未涵盖血栓性微血管病、肾小管间质性疾病甚至肾移植等的病理诊断及分类；其优点是按增生性肾脏疾病可能的致病类型，即使暂时诊断不清，也有利于临床治疗。

表 7-2-1　肾小球肾炎分类（梅奥，2015）

致病类型	具体疾病	病变类型：局灶或弥漫	评分或分类
免疫复合物相关性肾小球肾炎[a]	IgA 肾病，过敏性紫癜性肾炎，狼疮性肾炎，感染相关的肾小球肾炎，纤维性肾小球肾炎（多克隆免疫球蛋白相关）	系膜增生性，毛细血管内增生性，渗出性，膜增生性，坏死性，新月体性，硬化性或多重[b]	IgA 肾病牛津分型 /MEST，狼疮性肾炎 ISN/RPS 分型
寡免疫复合物性肾小球肾炎	ANCA 相关性血管炎肾损害，包括 MPO-ANCA 和 PR3-ANCA 阳性，ANCA 阴性血管炎肾损害	坏死性，新月体性，硬化性或多重[b]	局灶，新月体性，混合性或硬化型（Berden/EUVAS 分型）
抗 GBM 肾炎	抗 GBM 肾炎	坏死性，新月体性，硬化性或混合性[b]	
单克隆免疫球蛋白相关性肾小球肾炎[a]	单克隆免疫球蛋白沉积病，伴单克隆免疫球蛋白沉积的增生性肾小球肾炎，免疫管状病，纤维性肾小球肾炎（单克隆免疫球蛋白相关）	系膜增生性，毛细血管内增生性，渗出性，膜增生性，坏死性，新月体性，硬化性或多重[b]	

续表

致病类型	具体疾病	病变类型：局灶或弥漫	评分或分类
C3 肾小球病	C3 肾小球肾炎，致密物沉积病	系膜增生性，毛细血管内增生性，渗出性，膜增生性，坏死性，新月体性，硬化性或多重[b]	

注：MEST：系膜增生，毛细血管内增生，节段硬化，间质纤维化 / 肾小管萎缩；ISN/RPS：国际肾脏病协会 / 肾脏病理协会；EUVAS：欧洲血管炎研究组；GBM：肾小球基膜；[a]：部分病理医生使用免疫复合物介导的肾小球肾炎，单克隆免疫球蛋白相关的肾小球肾炎等，具体使用由病理医师自行裁定；[b]：多重模式指的是两种或两种以上类型并存。病变类型必须描述（如局灶系膜增生性、新月体性和硬化性或弥漫坏死性、新月体性和硬化性）。

此外，对于报告格式也提出了要求，肾活检病理报告包含以下几方面内容：标本类型、诊断（包括主要诊断和次要诊断）、评论、临床资料、大体描述、光镜描述、免疫荧光描述、电镜描述及其他特殊检查结果（表 7-2-2）。

表 7-2-2　肾活检病理报告格式

（1）标本类型：细针穿刺肾活检标本，手术刀楔形切取肾活检标本等

（2）诊断

主要诊断

A. 疾病名称 / 致病类型（如 IgA 肾病，狼疮性肾炎，ANCA 相关性血管炎肾损害，C3 肾小球病）

B. 肾小球病变类型（如系膜增生性病变、膜增生性病变、坏死性 / 新月体性病变和局灶节段性肾小球硬化性病变）

C. 组织评分或分级（如 IgA 肾病牛津分型 /MEST，狼疮性肾炎 ISN/RPS 分型）

D. 其他特征（如肾小球球性硬化，肾小管萎缩 / 间质纤维化、动脉硬化等的程度，临床相关病因提示，如冷球蛋白 / 临床 HCV 感染相关，细菌性心内膜炎 / 临床，金黄色葡萄球菌性蜂窝织炎 / 临床等）

次要诊断必须列出，如急性间质性肾炎和糖尿病肾病，它们并非主要诊断的组成部分

（3）评论 / 叙述

用于总结 / 阐明主要诊断和 / 或次要诊断的形态学机制或临床病理联系，提供预后信息、分析鉴别诊断和列举合适的参考文献

（4）临床资料小结

（5）大体描述

续表

| (6) 光镜描述 |
| (7) 免疫荧光 / 免疫组化描述 |
| (8) 电镜描述 |
| (9) 辅助或特殊检查 |

注:MEST,系膜增生、毛细血管内增生、节段硬化、间质纤维化 / 肾小管萎缩;ISN/RPS,国际肾脏病协会 / 肾脏病理协会。

针对当今肾活检病理诊断的特点是复杂病例多、可以多种疾病同时存在,因此,梅奥诊所 / 肾脏病理学会制定的报告格式有一定价值(表 7-2-3)。但是,对出报告的病理医师来说要求更高,不仅要将组织学改变、免疫病理检查结果和超微结构观察结合分析,同时要有一定的临床知识,更重要的是能否完成评论和叙述。因此,临床 - 病理讨论会可以弥补此不足,使肾活检病理诊断真正为临床服务。

表 7-2-3 肾小球疾病诊断举例

1. IgA 肾病

主要诊断:IgA 肾病

肾脏损伤类型:弥漫系膜增生和局灶节段毛细血管内增殖,以及肾小球硬化病变

评分 / 分级:牛津分类 M1E1S1T1

其他病理特征:局灶球性肾小球硬化(20%),中度肾小管萎缩 / 间质纤维化(30%),轻度动脉硬化和小动脉透明变性

次要诊断:糖尿病肾病(轻度)

2. 狼疮性肾炎

主要诊断:(1)狼疮性肾炎(2)血栓性微血管病

肾脏损伤类型:弥漫增生性病变和肾小球硬化病变,以及局灶细胞性新月体(10%)

评分 / 分级:ISN/RPS 分级Ⅳ-G(A/C)

其他病理特征:血栓性微血管病(抗磷脂抗体阳性 / 临床),局灶球性肾小球硬化(10%),轻度肾小管萎缩 / 间质纤维化(10%),中度动脉硬化和中度小动脉透明变性

3. 丙型肝炎相关的免疫复合物性肾小球肾炎

主要诊断:免疫复合物相关性肾小球肾炎

肾脏损伤类型:膜增生性肾小球肾炎

其他病理特征:冷球蛋白血症相关肾小球肾炎(丙型肝炎 / 临床),局灶球性肾小球硬化(20%),中度肾小管萎缩 / 间质纤维化(30%),中度动脉硬化和中度小动脉透明样变性

4. 感染相关肾小球肾炎

主要诊断:伴 IgA 沉积的感染相关性肾小球肾炎

肾脏损伤类型:弥漫渗出性肾小球肾炎

续表

其他病理特征:金黄色葡萄球菌感染 / 临床,局灶球性肾小球硬化(30%),中度肾小管萎缩 / 间质纤维化(30%),中度动脉硬化和中度小动脉透明变性

次要诊断:糖尿病肾病(中度)

5. ANCA 相关血管炎肾损害

主要诊断:PR3-ANCA 相关血管炎肾损害

肾脏损伤类型:坏死性和新月体性肾炎

预后分型:局灶型(正常肾小球 ≥ 50%)

其他病理特征:临床病理特征表现为肉芽肿性多动脉炎(PR3-ANCA 和 cANCA 阳性 / 临床),局灶球性肾小球硬化(10%),轻度肾小管萎缩 / 间质纤维化(10%),轻度动脉硬化和中度小动脉透明样变性

6. 抗 GBM 肾炎

主要诊断:抗 GBM 肾炎

肾脏损伤类型:坏死性和新月体性肾炎(重度)

其他病理特征:临床表现为 Goodpasture 综合征(抗 GBM 抗体阳性 / 临床),局灶球性肾小球硬化(40%),中度肾小管萎缩 / 间质纤维化(40%),轻度动脉硬化和中度小动脉透明样变性

7. 单克隆免疫球蛋白相关性肾小球肾炎

主要诊断:单克隆免疫球蛋白相关性肾小球肾炎

肾脏损伤类型:膜增生性肾小球肾炎伴毛细血管内透明血栓形成(假血栓)

其他病理特征:IgM κ 沉积于肾小球毛细血管袢内,与Ⅰ型冷球蛋白血症病理损害一致(瓦氏巨球蛋白血症 / Ⅰ型冷球蛋白血症 / 临床),局灶球性肾小球硬化(30%),中度肾小管萎缩 / 间质纤维化(40%),中度动脉硬化和中度小动脉透明变性

8. C3 肾小球病

主要诊断:C3 肾小球肾炎

肾脏损伤类型:膜增生性肾小球肾炎

其他病理特征:局灶球性肾小球硬化(20%),轻度肾小管萎缩 / 间质纤维化(20%),轻度动脉硬化和中度小动脉透明样变性

注:ISN/RPS,国际肾脏病协会 / 肾脏病理协会;GBM,肾小球基膜;A/C,活动性 / 慢性。

总之,完整的肾脏疾病的诊断应该包括以下几个层面:①临床症候群:如肾病综合征、肾炎综合征、急进性肾炎综合征等;②功能特点:如急性肾衰竭;慢性肾衰竭等;③组织学诊断:诸如新月体性肾炎、膜性病变等;④发病机制及病理生理学基础;⑤病因学诊断。因此,病理医师应真实反映肾活检组织学特点,并结合免疫荧光检查和电镜观察结果,给临床提供大量信息,使临床医师能结合临床特点及肾

活检资料综合分析。尤其在诊断不明确时,切不可简单下某某肾炎这一诊断,应以某某病变作为小结,并提出自己的看法和建议,给临床医师留下一个继续探索病因的空间。

(孙 林　苏 震　陈惠萍)

第3节　足细胞病

足细胞及其裂孔隔膜(slit diaphragm,SD)是肾小球滤过屏障的重要组成部分。其结构和功能异常是导致肾小球疾病大量蛋白尿的关键环节。足细胞从肾小球脱落、丢失、数量减少与肾小球疾病的不良预后密切相关。多种遗传性及获得性因素均可引起足细胞损伤,发生结构和功能改变。随着对足细胞相关蛋白及生物学特性了解的愈发深入,越来越多足细胞相关蛋白及其基因被鉴定出来,人们已认识到这些基因突变是导致某些肾小球疾病大量蛋白尿、肾病综合征的根本原因,因而足细胞病的概念逐渐被提出。

足细胞病(podocytopathies)的概念于 2007 年被提出,被认为是由于始发于足细胞结构和功能改变而导致临床主要表现为大量蛋白尿的一组肾小球疾病。该定义包括 2 个含义:①足细胞结构和功能损伤是肾小球疾病的始动环节;②临床表现为大量蛋白尿,表明足细胞病变引起肾小球滤过屏障受损。足细胞病概念的提出引起对足细胞在肾小球疾病发病机制中作用的重视,并为将来寻找特异性的靶向治疗提供依据。

在所有伴有蛋白尿的肾小球疾病中,几乎都伴有足细胞结构或功能的异常,如足突融合。虽然足细胞病变是蛋白尿产生的重要原因,但并非所有伴有蛋白尿的肾小球疾病都归为足细胞病。只有肾小球疾病的始动环节是因为足细胞病变所引起时,才考虑足细胞病。典型的足细胞病包括微小病变肾病、局灶节段性肾小球硬化等。本文将主要介绍足细胞基本结构和功能、足细胞损伤及修复的机制、足细胞病的形态学表现以及引起足细胞病的病因。

一、足细胞结构和功能

足细胞又称肾小球脏层上皮细胞,其高度分化、功能特异,结构复杂,通常失去再生能力。近年来,随着对足细胞相关蛋白的研究深入,对足细胞结构了解越来越清晰,为阐明足细胞病的发病机制提供了生物学基础。

(一)足细胞的结构

足细胞是肾小球滤过屏障(glomerular filtration barrier,GFB)的重要组成成分。循环血液通过 GFB 在肾脏形成血浆超滤液,其包含三层结构:有孔的内皮细胞、肾小球基底膜(GBM)和足细胞以及裂孔隔膜(SD)。

足细胞位于毛细血管袢的外侧,由结构和功能独特的三部分组成,分别是细胞体、主要突起和足突。大的细胞体位于鲍曼囊腔中,其伸出主要突起通过众多的指状足突包绕于 GBM 上。细胞体表面及胞浆内均含有一些功能蛋白,参与足细胞负电荷屏障、与基底膜的锚定及细胞的骨架结构稳定。相邻足细胞的足突相互交错,足突间的裂缝宽约 40nm,通过裂孔隔膜相连。裂孔隔膜是由多种裂孔隔膜蛋白构成拉链样结构,构成肾小球滤过膜最重要的屏障(图 7-3-1)。目前已知与足细胞参与肾小球滤过屏障密切相关的蛋白及基因如下。

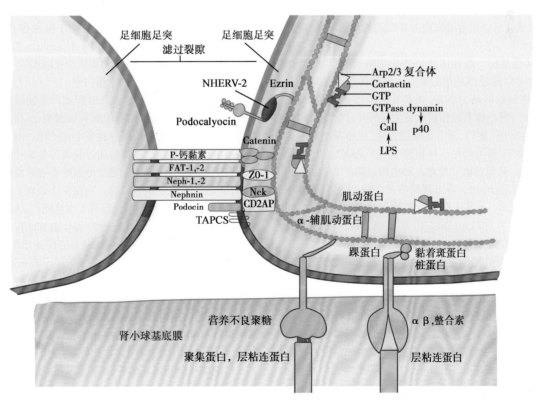

图 7-3-1　足突裂孔隔膜、足突细胞骨架及基底膜部分连接模式

1. 裂孔隔膜蛋白复合体　裂孔隔膜是肾小球滤过膜的最外层，是由蛋白复合体构成，被认为是一类特殊的细胞间连接。目前已鉴定出的蛋白复合体成分有：nephrin、neph-1 和 neph-2、FAT-1 和 FAT-2、podocin、瞬时受体电位阳离子通道蛋白 6（TRPC6）、P-钙黏素（p-cadherin）等，复合体通过连接蛋白与足细胞的肌动蛋白细胞骨架相互作用。这些连接蛋白包括：紧密连接蛋白 ZO-1、CD2-相关蛋白（CD2AP）、Nck、封闭蛋白-1（zona occludens-1）和环联蛋白（catenins）。若裂孔隔膜蛋白复合体或其连接至细胞骨架的连接蛋白发生基因突变或变异，则可能导致足突融合和蛋白尿。如编码 nephrin 的 NPHS-1 基因突变可导致先天性肾病综合征芬兰型的发生；编码 podocin 的 NPHS-2 基因突变可导致激素抵抗型肾病综合征的发生。

2. 肌动蛋白细胞骨架　足细胞体、主要突起和足突均具有以肌动蛋白为基础的细胞骨架结构，包括肌动蛋白、Ⅰ型和Ⅱ型肌球蛋白、α-辅肌动蛋白、talin、paxillin、vinculin 和 palladin。这些细胞骨架具有收缩作用，对维持足细胞形态、支撑肾小球毛细血管壁有重要作用。这些细胞骨架蛋白的突变也与蛋白尿疾病的发生相关。α辅肌动蛋白 4 基因 ACTN4 突变可引起常染色体显性家族性 FSGS。

3. 足细胞顶膜侧及基底膜侧结构　足细胞顶膜侧膜蛋白 podocalyxin 是细胞膜唾液蛋白，使足细胞带负电荷，与肾小球内皮细胞和基底膜上的负电荷共同构成肾小球滤过膜的电荷屏障。Podocalyxin 缺乏可能导致细胞骨架与足突分离、电荷屏障破坏，导致蛋白尿的发生。足细胞通过其基底膜侧的黏附分子如 α3β1 整合素复合物及 α-、β-营养不良聚糖（dystroglycan，见图 7-3-1）铆定在基底膜上，防止足细胞从肾小球基底膜上分离、脱落。若这些铆定蛋白基因突变或缺乏会引起足细胞与基底膜的黏附减弱，可导致足细胞分离与丢失。

4. 其他结构　线粒体对足细胞功能至关重要，其正常的功能可以使足细胞避免凋亡。线粒体是动态更新的细胞器，是细胞的动力枢纽，其异常可导致足突融合、介导细胞凋亡，肾小球节段性硬化发生。另外足细胞细胞核表达核转录因子 WT1，调节足细胞分化，成熟肾小球表达 WT1。与 WT1 有关的另一种核转录因子 PAX2 在肾脏发育早期表达，调节肾脏的发育。肾小球成熟时 PAX2 表达减少、WT1 表达增加。若出现相反的情况则发生足细胞病，产生蛋白尿。另外还有一个重要的转录因子是 LIM 同源框转录因子 1β（Lmx1b）。其调节 COL4A3 和 4，以及 podocin 编码基因 NPHS2。Lmx1b 突变导致异常胶原沉积于 GBM，改变裂孔隔膜发生足细胞病。其基因突变的患者可发生甲髌综合征。

（二）足细胞功能

足细胞正常情况下的生理功能包括：①支撑肾小球毛细血管祥。②维持肾小球滤过屏障。③合成及修复 GBM。④与其他肾小球细胞建立信号连接，如产生的血管内皮生长因子（vascular endothelial growth factor，VEGF），作用于内皮细胞上的 VEGF 受体，维持正常内皮细胞功能。产生血小板源性生长因子（platelet-derived growth factor，PDGF），

滋养邻近系膜细胞。⑤免疫功能：足细胞持续表达 Toll 样受体 4（Toll-like receptor 4，TLR4），C3b 受体等参与免疫功能。

（三）足细胞对损伤的反应

可以引起足细胞损伤的因素如表 7-3-1 所示。足细胞受刺激后可经历一系列的变化，包括肥大、自噬、去分化、上皮间充质细胞转化（epithelial-to-mesenchymal transition，EMT）、有丝分裂异常、脱离和凋亡。虽然这些变化可能不会全部发生，但是会引起肾小球滤过功能缺陷，导致蛋白尿产生。根据损伤的严重程度和持续时间，足细胞的反应可以分为三个阶段：适应阶段，适应不良阶段及毁灭性阶段，每个阶段有相应的后果。

1. 适应性反应　足细胞对损伤的最初反应是肥大或自噬。这些反应是适应性或者保护性的，以防止损伤的毁灭性后果。虽然足细胞是几乎不存在增殖能力的终末分化细胞，但是可通过增加自身的体积即肥大来弥补功能的损失。另外，越来越多的研究还表明，足细胞具有高基础水平的自噬，一种溶酶体介导的自身降解过程。研究表明足细胞损伤促进自噬，而抑制自噬引起足细胞凋亡并且加重肾小球疾病和衰老相关肾病。因此，诱导自噬可能是维护足细胞的一种保护性反应。

2. 适应不良反应　在进展性或严重损伤的情况下，足细胞进行去分化和间充质转化，导致高度分化的足细胞特性丢失，如足细胞特异性标志物的丢失，并获得新的间充质标志物。这些表型转换与 EMT 相一致。如 TGF-β1 治疗后发生的足细胞损伤，不再表达 nephrin、podocin、紧密连接蛋白（ZO-1）和 P-钙黏素蛋白（P-cadherin），并获得新的标记物，如肌间线蛋白（desmin）、成纤维细胞特异性蛋白 1（fibroblast-specific protein 1，FSP1）、基质金属蛋白酶 7（matrix metalloproteinase-7，MMP7）和纤维连接蛋白（fibronectin）。因为 P-cadherin、ZO-1 和 nephrin 都是重要的裂孔隔膜成分，失去这些成分将丧失裂孔隔膜的完整性，因而足细胞适应不良反应可产生蛋白尿。

3. 毁灭性反应　持续较长时间或严重的损伤出现的毁灭性反应主要引起足细胞脱离和细胞凋亡，从而导致足细胞丢失，可加重蛋白尿并导致肾小球硬化。因为足细胞的增殖能力非常有限，不管是通过脱离还是凋亡的方式丢失，都将导致不可逆损伤。对于足细胞受损后发生足突融合，可能是足细胞避免脱离的一种保护性表现。近年研究表明，足细胞异常有丝分裂会导致足细胞死亡，因足细胞为终末分化细胞，损伤后，有丝分裂信号如 Wnt/β-catenin 或其下游靶细胞周期蛋白 D1（cyclin D1）促使足细胞增殖。但是当足细胞尝试有丝分裂时，胞质分裂不能有效地完成，大概是因为肌动蛋白细胞骨架重排扰乱了足细胞足突的完整性，从而导致足细胞有丝分裂异常、足细胞脱离和死亡，这一过程被称为有丝分裂灾难。因此，成熟的足细胞若试图进行有丝分裂则有可能加速足细胞丢失，并且促进蛋白尿。

足细胞从肾小球基底膜分离、丢失是不可逆损伤的表现。足细胞丢失的程度不仅与蛋白尿发生有关，还与肾小球硬化的发生密切相关。

值得注意的是,在一个特定的肾小球中,不同的足细胞能以不同的方式对相同的损伤做出反应。足细胞对损伤的反应是不同步的,但是随着损伤严重程度和持续时间的增加,足细胞对损伤的反应的主要方式可从适应性途径转换到毁灭性途径。

表 7-3-1 导致足细胞损伤的各种内源性及外源性因素

内源性因素	外源性因素
转录调节因子突变:WT1、PAX-2、WTIP、LIM1b	感染:循环病毒蛋白、脂多糖
裂孔隔膜复合体异常:Nephrin、podocin、CD2AP、FAT-1、FAT-2、ZO-1	毒物:药物(帕米膦酸钠、干扰素)、毒素(嘌呤霉素、氨基核苷酸、多柔比星)
细胞骨架异常:actin-4 突变 顶端侧和基底膜侧蛋白异常:α、β 营养不良聚糖、podocalyxin、TRPC6	淋巴因子或其他宿主蛋白:IFN-α、IFN-β、FSGS 通透蛋白、TGF-β
细胞浆蛋白异常:PLCε1	机械性因素:肥胖、高滤过、TMA 导致的急性缺血
线粒体:rRNA 突变、COQ2 突变	免疫因素:狼疮、IgA 肾病、膜性肾病
代谢异常:Fabry 病,SCARB2/LIMP-1	代谢性:糖尿病
细胞外基质异常:LAMB2	混杂因素:应激诱导产生 CD80

二、足细胞损伤的病理表现

上述足细胞对损伤的反应机制,决定了足细胞通常会以 4 种途径对损伤发生反应。①足突融合:足细胞受到损伤刺激后发生足突回缩,失去指状结构,细胞扁平。细胞骨架重新组合或重新分布,裂孔隔膜消失或由其他细胞连接替代。足细胞下间隙消失,但足细胞数量不变;②足细胞脱落 / 凋亡:受损足细胞发生程序化凋亡,从肾小球基底膜上分离、脱落,这会导致足细胞数量减少,且不可逆转;③发育阻滞:由于肾小球发育过程中,某些基因突变导致足细胞不能完全成熟,伴随较低的增生活性,肾小球发育不良,伴随弥漫性系膜基质增加;④足细胞去分化:受损足细胞也可以退回到不成熟的状态,重新进入细胞周期中,足细胞增生,数量增加,但这种有丝分裂对足细胞是有害的,最终导致足细胞死亡。

由上述四个损伤修复通路可引发足细胞病四种形态学表现:①微小病变性肾病(MCD):电镜下足细胞足突弥漫融合,而光镜下肾小球只表现轻微异常。足细胞数量正常(图 7-3-2);②局灶节段性肾小球硬化(FSGS):表现为肾小球毛细血管袢节段性硬化,足细胞从肾小球基底膜上分离、脱落,足细胞数量减少(图 7-3-3);③弥漫性系膜硬化(DMS):系膜区弥漫性硬化伴或不伴轻度系膜增生,足细胞轻度增生(图 7-3-4);④塌陷性肾小球病(CG):肾小球毛细血管袢可表现为节段性或全球塌陷、受压,足细胞明显增生,可形成假新月体(图 7-3-5)。

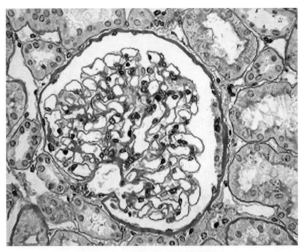

图 7-3-2 微小病变性肾病

注:光镜下肾小球结构基本正常(PAS × 400)。

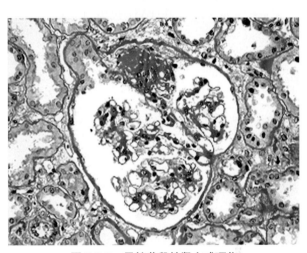

图 7-3-3 局灶节段性肾小球硬化

注:肾小球毛细血管袢节段性硬化,与囊壁粘连;足细胞从肾小球基底膜上分离、脱落,肾小球外周袢足细胞数量减少(PAS × 400)。

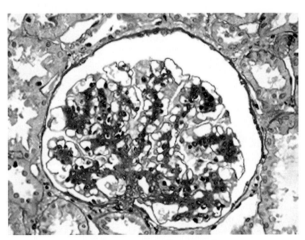

图 7-3-4 弥漫性系膜硬化

注:肾小球系膜区基质明显增多,呈弥漫性硬化,伴或不伴轻度系膜细胞增生(PAS × 400)。

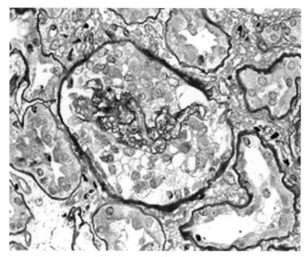

图 7-3-5　塌陷性肾小球病

注：肾小球毛细血管袢明显塌陷、受压，外围足细胞明显增生，紧贴囊壁，形成假新月体（PAS×400）。

对于上述四种形态学表现，不应将其看成是疾病实体，而应看作是病理形态表现。一方面，同一病理形态可由不同的病因导致，如微小病变肾病，这一病理表现可以由原发性微小病变肾病所致；也可以由药物如某些 NSAIDs、抗肿瘤药物所致；还可以由 NPHS1 基因突变导致足细胞 nephrin 表达减少所致。临床上尽管都可以表现为大量蛋白尿、肾病综合征，病理都表现为足突广泛融合，而没有电子致密物沉积，但是这些疾病病因不同，对激素治疗的反应性也不同，分属不同的疾病实体。另一方面，相同的致病因素也可能表现出不同的足细胞损伤形态。如同一个患者的细胞型 FSGS，可同时表现出广泛足突融合、足细胞脱离，甚至足细胞增生。因此形态学的分类对病理医生和临床医生的意义在于可以从病理形态学入手，进一步确定疾病的病因和发病机制。

三、足细胞病的病因

从病因学的角度可将足细胞病分为特发性、遗传性和反应性 / 继发性足细胞病。表 7-3-2 列出了足细胞病形态学与病因之间的对应。

表 7-3-2　足细胞病病因分类

足细胞病	特发性	遗传性	反应性 / 继发性
微小病变性肾病（MCD）	特发性微小病变性肾病 激素敏感型 激素抵抗型	非综合征型 　NPHS2 综合征型 　DYSF（肢带型肌营养不良 2B）	反应性 / 继发性 MCD 霍奇金病 免疫原性刺激 药物相关、NSAIDs、金、锂、青霉胺、IFN-α、β、帕米膦酸钠
局灶节段性肾小球硬化（FSGS）	特发性 FSGS	非综合征型 　NPHS1+NPHS2 　NPHS2 　ACTIN4 　TRPC6 　WT1 　mtDNA tRNA^{Leu} 　PLCε1 综合征型 　WT1（Frasier 综合征） 　mtDNA tRNA^{Leu}（MELAS） 　PAX2（肾 - 眼综合征伴肾单位稀少巨大综合征） 　LMX1B（甲髌综合征） 　COQ2 　ITGB4 　COL4A3、A4、A5（alport） 　GLA（Fabry）	适应性 FSGS 肾单位减少：肾脏发育不良、肾脏肿物手术切除、反流性肾病、慢性间质性肾炎 起始肾质量正常：肥胖、肌肉组织增加、镰状细胞贫血、发绀型先天性心脏病、高血压 药物相关 FSGS 环孢素、他克莫司、IFN-α、锂、帕米膦酸钠

续表

足细胞病	特发性	遗传性	反应性 / 继发性
弥漫性系膜硬化（DMS）	特发性 DMS	非综合征 NPHS1（先天性肾病综合征，芬兰型） WT1 NPHS2 PLCE1 综合征 LAMB2（Pierson） WT1（Denys-Drash）	
塌陷型肾小球病（CG）	特发性 CG	非综合征 COQ2 综合征 运动肌阵挛 - 肾衰竭	感染相关 病毒（HIV-1、细小病毒 B19、CMV） 其他（罗阿丝虫、内脏利什曼病、结核分支杆菌） 疾病相关 成人 still 病、TMA、多发性骨髓瘤 药物相关 IFN-α、帕米膦酸钠

总之，足细胞病是多种病因及发病机制引起的多种病理形态学改变的一组肾小球疾病，对其不断的深入研究，将大大提高肾小球疾病的诊治水平。

（刘 刚）

参考文献

[1] SKORECKI K, CHERTOW G M, MARSDEN P A, et al. Brenner and Rector's The Kidney [M]. 10th ed. Elsevier, 2016.

[2] PENFOLD R S, PRENDECKI M, MCADOO S, et al. Primary IgA nephropathy: current challenges and future prospects [J]. Int J Nephrol Renovasc Dis, 2018, 11: 137-148.

[3] LISZEWSKI M K, JAVA A, SCHRAMM E C, et al. Complement dysregulation and disease: insights from contemporary genetics [J]. Annu Rev Pathol, 2017, 24 (12): 25-52.

[4] CHEN S F, CHEN M. Complement activation in progression of chronic kidney disease [J]. Adv Exp Med Biol, 2019, 1165: 423-441.

[5] ZUO C, ZHU Y. An update to the pathogenesis for monoclonal gammopathy of renal significance [J]. Crit Rev Oncol Hematol, 2020, 149: 102926.

[6] LEUNG N, DROSOU M E, NASR S H. Dysproteinemias and glomerular disease [J]. Clin J Am Soc Nephrol, 2018, 13 (1): 128-139.

[7] CARA-FUENTES G, CLAPP W L, JOHNSON R J, et al. Pathogenesis of proteinuria in idiopathic minimal change disease: molecular mechanisms [J]. Pediatr Nephrol, 2016, 31 (12): 2179-2189.

[8] RADHAKRISHNAN J, PERAZELLA M A. Drug-induced glomerular disease: attention required！ [J]. Clin J Am Soc Nephrol, 2015, 10 (7): 1287-1290.

[9] RUBIN R L. Drug-induced lupus [J]. Expert Opin Drug Saf, 2015, 14 (3): 361-378.

[10] SIEVERS L K, ECKARDT K U. Molecular mechanisms of kidney injury and repair in arterial hypertension [J]. Int J Mol Sci, 2019, 20 (9): 2138.

[11] SUN H J. Current opinion for hypertension in renal fibrosis [J]. Adv Exp Med Biol, 2019, 1165: 37-47.

[12] SECCIA T, CAROCCIA B, PIAZZA M, et al. The key role of epithelial to mesenchymal transition (emt) in hypertensive kidney disease [J]. Int J Mol Sci, 2019, 20 (14): 3567.

[13] RAO V, TAN S H, CANDASAMY M, et al. Diabetic nephropathy: An update on pathogenesis and drug development [J]. Diabetes Metab Syndr, 2019, 13 (1): 754-762.

[14] ZENG L F, XIAO Y, SUN L. A Glimpse of the Mechanisms Related to Renal Fibrosis in Diabetic Nephropathy [J]. Adv Exp Med Biol. 2019, 1165: 49-79.

[15] GAI Z B, WANG T Q, VISENTIN M, et al. Lipid Accumulation and Chronic Kidney Disease [J]. Nutrients. 2019, 11 (4): 722.

[16] ROSNER M H, PERAZELLA M A. Acute kidney injury in the patient with cancer [J]. Kidney Res Clin Pract, 2019, 38 (3): 295-308.

[17] MEHTA L, JIM B. Hereditary Renal Diseases [J]. Semin Nephrol. 2017, 37 (4): 354-361.

［18］SETHI S, HAAS M, MARKOWITZ G S, et al. Mayo Clinic/Renal Pathology Society Consensus Report on Pathologic Classification, Diagnosis, and Reporting of GN [J]. J Am Soc Nephrol, 2016, 27 (5): 1278-1287.

［19］MALLIPATTU S K, HE J C. The podocyte as a direct target for treatment of glomerular disease？[J]. Am J Physiol Renal Physiol, 2016, 311 (1): F46-F51.

［20］MIMA A, YASUZAWA T, NAKAMURA T. Lina-gliptin affects IRS1/Akt signaling and prevents high glucose-induced apoptosis in podocytes [J]. Sci Rep, 2020, 10 (1): 5775.

第8章

微小病变性肾病

第1节　概　述

微小病变性肾病(minimal change disease,MCD)是一种临床病理综合征。临床表现为大量蛋白尿,光镜下肾小球结构大致正常,免疫荧光阴性,电镜下表现为足细胞足突广泛融合。MCD可由原发、遗传或继发性病因引起,足细胞是MCD主要受损靶细胞。绝大多数儿童和青少年患者对激素治疗敏感,该病预后良好,但80%患者完全缓解后易复发。

一、历　史

1913年,Munk对死于肾病综合征儿童进行尸检时发现肾小管上皮细胞及尿液中存在脂类物质,提出类脂性肾病(lipoid nephrosis)这一术语。后来根据光镜和免疫荧光检查,发现肾小球病变轻微,所以该类疾病又有肾小球微小病变、无病变肾小球病(nil disease)之称。1950年电镜使用后,根据电镜观察结果称为肾小球上皮细胞病(glomerular epithelial disease)。随着对本病的逐渐认识,类脂性肾病等术语被弃用,广泛使用MCD。

二、流行病学

MCD发病率在儿童和成人不尽相同。目前还没有一个确切发病率的统计,1980—2007年的统计结果显示儿童MCD每年发病率在0.23~15.6/10万人群,成人每年发病率在0.2~0.8/10万人群。儿童发病率高于成人。多数MCD患者,尤其儿童患者对激素治疗敏感,当激素治疗无效或临床提示其他病因时方考虑肾活检,因此MCD肾活检中比例的准确性受到影响。国外报道成人MCD占肾活检比例为25%~30%,我国报道成人MCD占肾活检比例为16%。

MCD典型临床表现为肾病综合征。国外报道,MCD是大于1岁儿童肾病综合征最常见病因,大约占70%~90%;MCD在青少年发病率显著下降;成人MCD是膜性肾病、局灶节段性肾小球硬化症后引起原发性肾病综合征的第三大原因,大约占10%~15%。国内报道,14~81岁人群MCD占肾活检肾病综合征的20.4%,其中14~24岁人群MCD占肾活检肾病综合征33.0%,是引起肾病综合征的主要病因。

人口学特征影响MCD流行率:①年龄:MCD可发生于各个年龄段,以儿童为主,2~8岁为最高峰,随着年龄增长,发病率逐渐降低,但60岁以后出现增高趋势;②种族:任何种族人群均可患病,高加索人每年发病率为0.23/10万~2.8/10万,亚洲儿童每年发病率为6.2/10万~15.6/10万,显示亚洲人发病率高于北美和欧洲人。③性别:在儿童,MCD多见于男性(男性患病率是女性的2倍)。在成人,男女患病率相近。

三、病　因

引起MCD病因复杂,可分为以下几类。

(一)原发性或特发性

(二)继发性

1. 家族遗传性基因突变　NPHS1、NPHS2、EMP2等基因致病突变。

2. 感染　人免疫缺陷病毒(HIV)、梅毒、支原体(肺炎支原体)、寄生虫等感染。

3. 药物　非甾体抗炎药、抗生素类(磺胺类、青霉素类)、硫普罗宁、水银、干扰素α、干扰素β、锂、金制剂、酪氨酸激酶抑制剂等药物。

4. 恶性肿瘤　霍奇金淋巴瘤、非霍奇金淋巴瘤、白血病、多发性骨髓瘤、实体肿瘤(胸腺瘤、支气管癌、结肠癌等)、嗜酸细胞性淋巴肉芽肿(Kimura病)等。

5. 过敏　动物毛发、食物(牛奶、鸡蛋等)、花粉、粉尘、霉菌、昆虫叮咬(蜂蜇伤)等。

6. 自身免疫性疾病　系统性红斑狼疮、糖尿病、重症肌无力、自身免疫性胰腺炎、乳糜泻、异体干细胞移植。

第2节　原发性微小病变性肾病

原发性MCD是一种病因不明的肾小球疾病,是肾病综合征中常见病理类型;临床表现为大量蛋白尿、低蛋白血症和高脂血症;在儿童主要为选择性白蛋白尿;病理以光镜下肾小球结构基本正常,免疫荧光阴性,电镜下可见弥漫性肾小球脏层上皮细胞足突广泛融合为特征;诊断需排除继发性MCD,如药物、淋巴瘤、白血病、过敏、重症肌无力、囊虫病和恶性肿瘤等;原发性MCD对类固醇糖皮质激素治疗敏感,缓解率高达90%以上,但缓解后易复发。

一、病因及发病机制

原发性 MCD 发病机制目前未明,可能与以下机制相关。

1. 免疫功能异常 原发性 MCD 的发生与机体免疫功能紊乱有关,其中细胞免疫起着更重要作用。调节性 T 细胞(Treg)和辅助性 T 细胞(Th17)功能异常,产生循环致病细胞因子,作用于足细胞,引起足细胞骨架重排,增加滤过膜通透性和 / 或肾小球基底膜上硫酸乙酰肝素改变而产生蛋白尿。已从 MCD 患者尿液、单核细胞、血浆和血清中分离出引起肾小球毛细血管壁通透性增加的循环通透因子。

2. 足细胞作用 近年来研究证实足细胞损伤是导致蛋白尿的关键环节。足细胞不仅受损伤,而且合成一些蛋白分子参与 MCD 发病。如血管生成素样蛋白 -4(angiopoietin-like-4)是足细胞合成的一种糖蛋白,在 MCD 患者血清、尿液和肾小球中增多,可诱导转基因小鼠 MCD。CD80 是一种跨膜蛋白,在脂多糖与 Toll 样受体结合后,足细胞上调 CD80,后者与 CD28 结合后共刺激抗原提呈细胞。MCD 复发时,患者尿液 CD80 显著增加,提示有致病作用。

3. MCD 肾病综合征病理生理

(1)大量蛋白尿:MCD 中由于肾小球滤过膜电荷屏障中负电荷的丢失,致使原尿中蛋白含量增加,以白蛋白为主,当尿中蛋白明显超过近曲小管回吸收量时,形成大量蛋白尿。此外,增加肾小球内压力或导致高灌注、高滤过的因素均加重尿蛋白的排出。

(2)低蛋白血症及高脂血症:大量白蛋白从尿中丢失,肝脏代偿性合成白蛋白增加。当肝脏白蛋白合成增加不足以克服丢失和分解时,则出现低白蛋白血症。此外,蛋白质摄入不足、吸收不良或丢失,也是加重低蛋白血症的原因。同时肝脏合成脂蛋白增加和脂蛋白分解减少,形成高脂血症。

(3)水肿:肾病综合征时低蛋白血症、血浆胶体渗透压下降,水分从血管腔内进入组织间隙,是造成肾病综合征水肿的基本原因。肾灌注不足,导致肾素 - 血管紧张素 - 醛固酮系统激活,促进水钠潴留。

二、病 理

大体观察,MCD 患者肾脏体积增大,有时可达正常 2 倍。外表苍白,被膜光滑,切面可见肾组织肿胀和水肿。

(一)光镜

1. 肾小球 肾小球正常或轻度异常。肾小球毛细血管腔开放,肾小球基底膜结构无明显病变(图 8-2-1A)。有些肾小球可见轻度系膜基质或系膜细胞增生,光镜下足细胞多无明显病理改变。

2. 肾小管 肾小管上皮细胞可见轻重不等的颗粒变性、空泡变性及伊红色透明滴(图 8-2-1B)。细小空泡表示脂质沉积,透明滴表示重吸收的蛋白质,特别在大量蛋白尿时易见。

3. 间质及血管 间质一般没有明显病变。少数 MCD 患者肾组织可见间质水肿,老年患者可见局灶肾小管萎缩、局灶间质纤维化和间质小动脉硬化。

(二)免疫荧光

肾小球无免疫球蛋白和补体沉积。部分患者系膜区可见低强度 IgM,或伴 C1q 和补体 C3 沉积。免疫荧光低强度与免疫荧光阴性患者对类固醇糖皮质激素反应没有差异,因此认为这种免疫球蛋白局灶性沉积多继发于蛋白尿的一种非特异性滞留,不是原发性致病。肾小管上皮细胞重吸收蛋白质也可产生荧光阳性。肾小球有显著免疫沉积物可排除 MCD 的诊断。

(三)电镜

电镜下 MCD 特征性病理改变是足细胞弥漫性足突融合,同时因足细胞胞体常常形成大量微小细长的突起而伴有微绒毛样变(图 8-2-2),细胞质基底膜侧微丝增多,无电子致密物沉积。虽然足突融合普遍存在于 MCD 中,但足

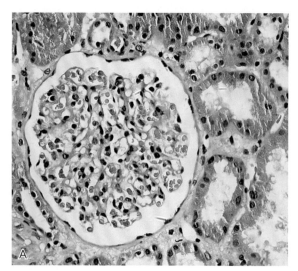
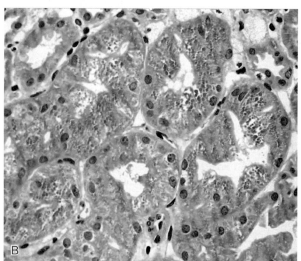

图 8-2-1 微小病变性肾病(MCD)

注:A. 肾小球结构基本正常,无明显增生等病变(HE×400);B. 肾小管上皮细胞胞浆内吸收蛋白颗粒(HE×400)。

突融合程度与尿蛋白量并不一定成正比。MCD 患者肾病综合征的缓解与足突恢复相关。除此之外,足细胞还有肥大、空泡变性和脂质吸收滴等其他变化,有学者认为足细胞空泡变性更多见于 FSGS 患者,MCD 足细胞空泡变性突出时,要警惕早期 FSGS 的可能。

通常肾小球基底膜无明显病变,由于大量蛋白的滤过,致密层与疏松层的界限模糊,但无致密物沉积及基底膜增厚或变薄。部分患者可见内皮细胞肿胀、系膜细胞脂滴等改变。系膜区和内皮下无电子致密物沉积。肾小管上皮细胞内质网扩张、溶酶体和吸收空泡增多,也可见脂肪滴。

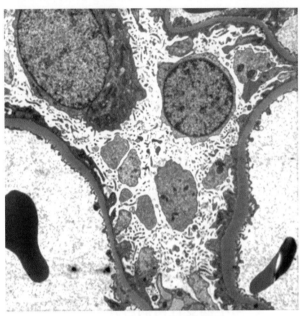

图 8-2-2　MCD 电镜下表现

注:电镜下肾小球足细胞足突广泛性融合及微绒毛改变,肾小球基底膜无明显病变,无致密物沉积(EM×3 000)。

三、临床表现

1. **蛋白尿**　肾病综合征范围(>3.5g/d)的蛋白尿常见,甚至每日可达几十克;血浆白蛋白可降至 10g/L 以下。儿童病例中主要为选择性白蛋白尿。

2. **水肿**　常为起病后首发表现,往往较严重,可出现浆膜腔积液。

3. **血尿**　镜下血尿发生率为 25%。肉眼血尿少见,发生率大约为 3%。

4. **急性肾损伤**　成人常见,儿童发生率 50%。

5. **高血压**　少见,部分患者出现一过性高血压。

四、诊断与鉴别诊断

(一)MCD 诊断

临床表现肾病综合征,光镜下肾小球无或仅有轻微改变,免疫荧光阴性,电镜下足细胞足突现广泛融合(通常 >75%)。

诊断 MCD 时,理想肾小球数量在 25 个以上,最佳组织标本取自皮髓交界处,以排除早期 FSGS。光镜切片应为 2~3μm 薄切片,有 HE、PAS、Masson 染色和 PASM 等全套染色,而且连续观察 15 张切片最为理想,以免误诊。

(二)鉴别诊断

1. **与继发性 MCD 鉴别**　继发性 MCD 发生前有继发因素,服用药物、过敏或恶性肿瘤等原因。如非甾体抗炎药的使用,特别是非诺洛芬,可能会导致 MCD,在这种情况下,多数患者不仅有蛋白尿和肾功能异常等,往往伴随急性小管间质性肾炎。继发性 MCD 在诱因终止后,大多数患者临床症状会缓解。

2. **与先天遗传性肾病综合征鉴别**　主要根据患儿的家族史及基因检测结果鉴别。先天遗传性肾病综合征(hereditary nephrotic syndrome)指由于肾小球滤过屏障组成蛋白的编码基因或其他相关基因突变所致的肾病综合征,临床绝大多数表现为激素耐药型肾病综合征,10 年后约 30%~40% 的患儿进展为终末期肾病。根据有无家族史可分为家族性和散发性;根据发病年龄可以分为先天性、婴儿型、儿童型、青少年型及成人型肾病综合征;根据有无其他系统受累可分为非系统性(孤立性)和系统性肾病综合征。病理类型主要为 FSGS 和弥漫性系膜硬化(diffuse mesangial sclerosis,DMS)。

3. **与取样不当 FSGS 鉴别**　FSGS 是一种常见的肾小球病理类型,由于病变局灶分布,取材组织中没有取到肾小球局灶性硬化灶时,给鉴别 MCD 与 FSGS 带来困难。需结合临床、病理等方面进行鉴别:①临床上,90% MCD 对糖皮质激素敏感,FSGS 对糖皮质激素反应差,需要 12~16 周足量激素治疗,仅 40% 患者得到缓解;此外,FSGS 常合并高血压,后期肾功能减退;②病理上,MCD 肾小球体积正常,但 FSGS 肾小球可出现肥大,是正常的 1.75 倍,及内皮细胞的泡沫化;MCD 间质无明显病变,FSGS 往往有肾小管萎缩和间质纤维化。

五、治　疗

儿童 MCD 对激素治疗较为敏感。但成人患者对激素治疗反应有很大差异,有些患者迅速缓解且不再复发,有的病例则在反复复发过程中,由原来对激素敏感,发展至激素依赖,甚至激素抵抗。目前用于 MCD 临床治疗的药物如下。

(一)糖皮质激素

糖皮质激素是 MCD 初始治疗的首选药物,缓解率高达 90% 以上,但缓解后易复发。

(二)免疫抑制剂

免疫抑制剂是治疗 MCD 二线药物,包括环磷酰胺(CTX)、环孢素 A(CsA),他克莫司(TAC,FK506),吗替麦考酚酯(MMF)和利妥昔单抗(rituximab,RTX)等。

(三)MCD 治疗指南

1. **初发 MCD 治疗**　①推荐糖皮质激素作为 MCD 初始治疗;②泼尼松或泼尼松龙 1mg/kg,每日顿服(最大剂量 80mg);或 2mg/kg,隔日顿服(最大剂量 120mg);③初始大剂量糖皮质激素至少维持 4 周,使患者达到完全缓解;未达到完全缓解患者如能耐受,用至获得完全缓解,但不超过

16周；④获得缓解后激素在6个月内缓慢减量；⑤对使用激素有禁忌证或不能耐受大剂量激素患者（如未控制的糖尿病、精神异常、严重骨质疏松），选择口服CTX或钙调磷酸酶抑制剂，与频繁复发MCD的治疗方案相同。

2. 复发MCD治疗　对非频繁复发的患者，复发后重新使用糖皮质激素仍可取得缓解，采用初发MCD相同的治疗方案。对频繁复发和/或激素依赖型MCD患者，口服CTX、CsA、他克莫司（FK506）可使部分MCD患者获得缓解。

3. 激素抵抗MCD治疗　对糖皮质激素抵抗型MCD患者需重新进行评估，以寻找肾病综合征其他病因。

结合临床症状及治疗指南制定成人MCD治疗流程，见图8-2-3。

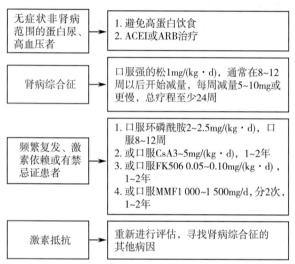

无症状非肾病范围的蛋白尿、高血压者	→	1. 避免高蛋白饮食 2. ACEI或ARB治疗
肾病综合征	→	口服强的松1mg/（kg·d），通常在8~12周以后开始减量，每周减量5~10mg或更慢，总疗程至少24周
频繁复发、激素依赖或有禁忌证患者	→	1. 口服环磷酰胺2~2.5mg/（kg·d），口服8~12周 2. 或口服CsA3~5mg/（kg·d），1~2年 3. 或口服FK506 0.05~0.10mg/（kg·d），1~2年 4. 或口服MMF1 000~1 500mg/d，分2次，1~2年
激素抵抗	→	重新进行评估，寻找肾病综合征的其他病因

图8-2-3　成人原发性微小病变性肾病（MCD）治疗方案
注：ACEI，血管紧张素转换酶抑制剂；ARB，血管紧张素受体拮抗剂；CsA，环孢素A；MMF，吗替麦考酚酯。

（四）对症治疗

1. 利尿　严重水肿时可使用利尿剂，常用噻嗪类利尿剂、潴钾利尿剂和袢利尿剂。噻嗪类利尿剂，主要是抑制钠和氯的重吸收，增加钾的排泄利尿，常用氢氯噻嗪25mg，每日3次。潴钾利尿剂主要是排钠、排氯、保钾，适用于低钾血症的患者，常与噻嗪类利尿剂合用，常用氨苯蝶啶50mg，每日3次，或螺内酯20mg，每日3次。袢利尿剂具有强力的排钠、排氯、排钾的作用。常用呋塞米1~2mg/（kg·d），口服安全有效，应警惕低血容量性休克。如水肿非常严重，血清白蛋白≤25g/L，而患者对利尿剂耐药，可静脉使用呋塞米，同时予白蛋白静脉输入。当水肿消退应停用利尿剂。

2. 降压　对伴有高血压的患者，应予降压治疗，药物首选血管紧张素转换酶抑制剂（angiotensin-converting enzyme inhibitors，ACEI）或血管紧张素受体拮抗剂（angiotensin receptor blocker，ARB）。而对血压正常的患者，无需使用ACEI或ARB来降低蛋白尿。

3. 急性肾损伤的治疗　部分成人MCD患者会出现急性肾损伤（acute kidney injury，AKI）。严重时需透析治疗，但多数患者经治疗后肾功能可明显好转。对伴发AKI的

MCD患者，指南建议必要时采用肾脏替代治疗，但需合用糖皮质激素，方案同初发MCD的治疗。

4. 高脂血症的治疗　MCD患者的蛋白尿通过激素治疗通常会明显改善，而随着蛋白尿的缓解，其伴发的高血脂将自行好转，因此指南建议初发的MCD肾病综合征患者，无需使用他汀类药物治疗高脂血症，血压正常者无需使用ACEI和ARB来减少尿蛋白。

六、预　后

成人MCD病因较儿童复杂，在预后方面差异较大。儿童患者对激素的治疗反应较成人快，但复发率比成人高。部分激素抵抗患儿，尤其是初始激素敏感，后续出现激素抵抗者，大剂量甲泼尼龙静脉冲击治疗能明显提高缓解率。停用激素6个月内不复发者，其长期缓解率为75%。对于反复复发的患者缓解后，如3年之内不再复发，其长期缓解率可达85%。总体来说，激素敏感者预后好，儿童患者比成人预后好。部分治疗效果不好的患者重复肾活检表现为FSGS病变。因此，对激素治疗反应不佳的患者建议行重复肾活检，调整治疗方案。成人MCD往往与一些继发因素有关，这点在治疗上一定要注意。积极寻找继发性因素，病因治疗是这类患者治疗的关键。

第3节　微小病变性肾病亚型及继发性微小病变性肾病

本节将简述微小病变性肾病的不同亚型和一些继发性微小病变性肾病。

一、微小病变性肾病合并急性肾衰竭

（一）病因和发病机制

临床上部分MCD患者可同时患有急性肾衰竭。其病因和发病机制尚未完全阐明。临床和实验研究结果表明，动脉硬化、高血压、老年患者、大量蛋白尿所致的低白蛋白血症及重度水肿是微小病变性肾病合并急性肾衰竭的危险因素，其原因可能是由于肾脏有效灌注下降而血流动力学代偿机制不足所致。

（二）病理

1. 光镜　与原发性MCD相似，肾小球病变轻微或无病变，部分仅表现为局灶节段性轻度系膜细胞和基质增生，毛细血管腔不受影响（图8-3-1A）。约70%病例伴缺血性急性肾小管损伤、坏死，表现为近端肾小管不规则扩张、上皮细胞扁平化以及刷状缘减少或消失（图8-3-1B）。部分肾小管上皮细胞再生，有丝分裂增加，部分亦可见凋亡小体。剩余30%病例小管病变不明显。此外，由于尿蛋白含量和重吸收程度的不同，部分肾小管上皮细胞可见轻重不等的颗粒变性、滴状变性、空泡变性和脂肪变性。肾间质疏松水肿较明显（图8-3-1C）。肾血管壁增厚和动脉硬化，特别是在有高血压病史的老年患者更为明显。

2. 免疫荧光　肾小球无免疫球蛋白和补体沉积，免疫荧光染色阴性。

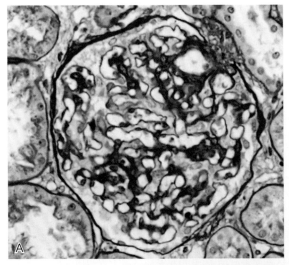
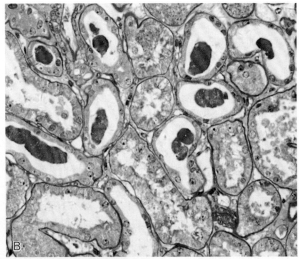
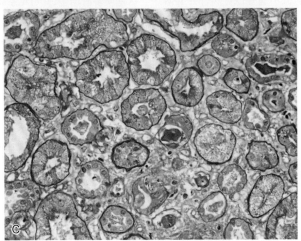

图 8-3-1 微小病变性肾病合并急性肾衰竭

注:A. 肾小球病变轻微;B. 近端肾小管不规则扩张、上皮细胞扁平化以及刷状缘减少或消失;C. 肾小管上皮细胞空泡变性,肾间质疏松水肿(PAS × 400)。

3. 电镜 肾小球内无电子致密物沉积。上皮细胞足突弥漫性融合、消失伴微绒毛变性。肾小球基底膜病变轻微。近端肾小管上皮细胞顶端微绒毛减少,细胞及基底侧连接疏松,细胞器数量减少。肾小管上皮细胞内质网扩张,溶酶体和吸收空泡增多,可见脂滴形成。

（三）鉴别诊断

主要与肾毒性药物(如非甾体抗炎药)引起的 MCD 伴肾功能不全相鉴别(见后文)。

（四）临床特点

主要发生在患有严重肾病综合征、高度水肿和有高血压病史的老年患者。急性肾衰竭可在无明显低血容量时发生,表现为少尿型和非少尿型。

（五）治疗及预后

经免疫抑制和利尿治疗后,大多数患者的肾功能在5~7 周内恢复,少数出现不可逆的肾损伤。

二、微小病变性肾病合并弥漫性系膜细胞增多

微小病变性肾病合并弥漫性系膜细胞增多(diffuse mesangial hypercellularity, DMH)约发生在 3% 的儿童肾病综合征患者。ISKDC(International Study of Kidney Disease in Children)将 DMH 定义为:在 2~3μm 厚的肾组织切片中,每个系膜区系膜细胞数量超过 4 个并累及至少 80% 的肾小球。而 SPNSG(The Southwest Pediatric Nephrology Study Group)则将其规定为 75% 的肾小球受累,并依系膜细胞增生程度分为轻度(每个系膜区有 3 个核)、中度(每个系膜区有 4 个核)及重度(每个系膜区 ≥ 5 个核)。

（一）病因及发病机制

系膜细胞是肾小球内对各种刺激较易产生反应的固有细胞。系膜细胞对不同刺激(免疫复合物、大分子物质、缺氧等)均可产生增生反应。被激活和增生的系膜细胞可产生多种血管活性物质(组胺、五羟色胺等)和细胞因子(白细胞介素、细胞生长因子等),通过自分泌和旁分泌机制促进自身及其他细胞增生。

（二）病理

1. 光镜 病变肾小球系膜区呈弥漫性增生,以系膜细胞增生为主,系膜基质亦有增生,依增生程度不同,可分为轻、中、重度。系膜增生可呈弥漫性分布,也可呈局灶性分

布(图 8-3-2A)。

2. 免疫荧光(IF)　肾小球无免疫反应物沉积。部分病例系膜区可见低强度的 IgM 和 C3 沉积。

3. 电镜(EM)　肾小球系膜细胞和系膜基质不同程度增生,足细胞足突弥漫性融合。少于一半的病例可见肾小球副系膜区少量电子致密物沉积(图 8-3-2B)。肾小管间质的改变与肾小球病变及蛋白尿的多少有关。

(三)鉴别诊断

临床表现为大量蛋白尿或肾病综合征的微小病变性肾病合并弥漫性系膜细胞增多的病例,需与系膜增生性狼疮性肾炎、轻度系膜增生性肾小球肾炎、IgA 肾病、C1q 肾病以及急性感染后肾小球肾炎恢复期相鉴别。对于不足 1 岁的患儿,应注意排除遗传性疾病。根据完整的免疫病理和电镜检查资料,结合临床表现,一般不难鉴别。与 MCD 合并 IgM 肾病的区别见本节“三、微小病变性肾病合并 IgM 肾病”。

(四)临床特点

与单纯性 MCD 相比,合并弥漫性系膜细胞增多的MCD 患者更容易发生血尿(89%,可以是肉眼血尿)和高血压(46%)。

(五)治疗及预后

与单纯 MCD 相比,MCD 合并弥漫性系膜细胞增多治疗初期激素抵抗发生率较高,但远期疗效两者无明显差异。

三、微小病变性肾病合并 IgM 肾病

IgM 肾病(immunoglobulin M nephropathy)是指微小变性肾病伴系膜区 IgM 高强度沉积为主要特点的一组肾小球疾病。组织学上,IgM 肾病肾小球结构基本正常。系膜区 IgM 高强度沉积(≥ 2+,范围 0~3+)是 IgM 肾病确诊的必要条件,与系膜细胞的增生程度或系膜区有无电子致密物沉积无关。

(一)病因及发病机制

病因尚不明确。系膜区 IgM 沉积可以发现在 MCD、系膜增生性肾小球肾炎和局灶节段性肾小球硬化症(focal segmental glomerulosclerosis,FSGS)病变的系膜区,其沉积的意义仍有待于进一步明确。有学者认为可能是由于系膜细胞的清除功能受损,导致非特异性循环血浆蛋白沉积,激活经典补体途径(包括 C1q,C4 和 C2)所致。

(二)病理

1. 光镜　肾小球无明显组织学改变,有时表现为系膜细胞和系膜基质不同程度增生(图 8-3-3A)。

2. 免疫荧光　系膜区 IgM 高强度沉积,2+ 或更强(图8-3-3B)。1/3 以上的病例伴有 C3 沉积,极少数病例伴微量 IgG、IgA 和 / 或 C1q 节段性系膜区沉积。

3. 电镜　除了肾小球毛细血管襻足突广泛融合,系膜区基质多有增多,并可见系膜区电子致密物沉积(图 8-3-4)。

(三)鉴别诊断

应与 IgA 肾病、系膜增生性狼疮性肾炎和急性感染后肾小球肾炎恢复期等疾病鉴别。IgM 肾病以系膜区 IgM 沉积为特点,伴或不伴 C3 沉积,电镜下足突融合,临床表现为肾病综合征。

(四)临床特点

儿童发病常见,多表现为肾病综合征。与单纯性 MCD相比,IgM 肾病患者高血压和血尿更常见,部分患者表现为血尿和轻度蛋白尿。

(五)治疗及预后

与 MCD 相比,IgM 肾病患者治疗初期激素抵抗和激素依赖的发生率较高,占 25%~50%。与 FSGS 相比,进展至慢性肾衰竭及肾移植后复发率较低。因此,确定能预测IgM 肾病进展至 FSGS 的临床和病理因素尤为重要。1 项研究显示,50% 的 IgM 肾病合并高血压,36% 发展为肾功能不全,23% 进展至终末期肾病(end stage renal disease,

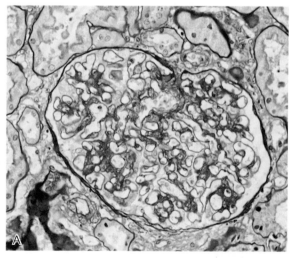
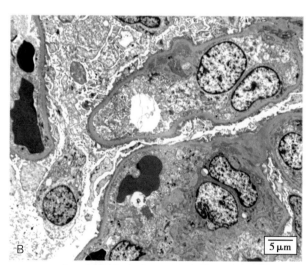

图 8-3-2　微小病变性肾病合并系膜细胞增生

注:A.肾小球系膜细胞轻度增生(PAS × 400);B.电镜下肾小球足细胞足突弥漫性融合、肾小球系膜旁区偶见少量电子致密物沉积(EM × 4 000)。

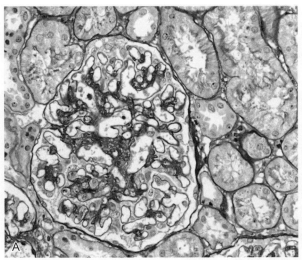
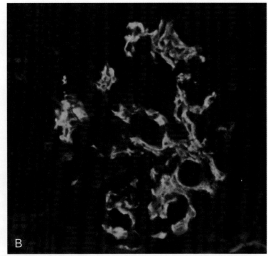

图 8-3-3　微小病变性肾病合并 IgM 肾病

注:A. 肾小球系膜细胞和基质轻度增生(PAS×400);B. IgM 沿系膜区团块状或分枝状弥漫性沉积(IF×400)。

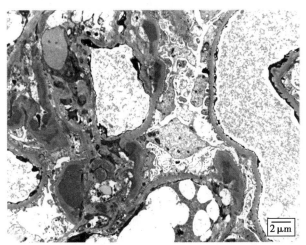

图 8-3-4　微小病变性肾病合并 IgM 肾病

注:肾小球系膜区少量电子致密物沉积(EM×4 000)。

ESRD)。与 MCD 相似,一些 IgM 肾病患者,在重复肾活检时发现 FSGS。FSGS 的出现是因为疾病本身进展所致还是初次肾活检时被漏诊尚不清楚。

四、微小病变性肾病合并 IgA 肾病

当肾病综合征患者具有 MCD 临床及病理特征,但免疫荧光肾小球有 IgA 和补体沉积,电镜下电子致密物在系膜区沉积,足突广泛融合,周围毛细血管壁无免疫复合物沉积,对糖皮质激素治疗敏感,称为 MCD 合并 IgA 肾病。这一特殊疾病类型是 IgA 肾病的亚型,还是 IgA 肾病合并 MCD,亦或 MCD 合并 IgA 非特异性沉积尚存在争议。目前更倾向于该病变是一种双重肾小球疾病,即 MCD 合并 IgA 肾病(MCD-IgAN)。

（一）病因及发病机制

目前普遍认为,MCD 合并 IgA 沉积是两种不同疾病同时发生或者相互重叠。支持上述观点的证据包括:①表现为轻度系膜增生的单纯 IgA 肾病,一般临床表现为轻度蛋白尿和血尿;只有伴内皮细胞增生、节段性硬化、新月体形成以及明显小管间质损伤时才表现为肾病综合征并且出现肾功能异常;②对糖皮质激素治疗敏感,复发率高,二线药(烷化剂、钙调磷酸酶抑制剂及 MMF)治疗有效,很少进展至 ESRD;③电镜下足突广泛融合。有学者报道 13 例 IgA 肾病合并 MCD 样改变的患者,对激素治疗高度敏感,复发率 53.8%,随访 5 年无一例进展至 ESRD。

（二）病理

1. 光镜　肾小球系膜细胞轻度或无明显增生,系膜区基质可轻度增多,毛细血管内皮细胞无明显增生。肾小管管腔内可见红细胞管型(图 8-3-5A)。

2. 免疫荧光　IgA 在肾小球系膜区呈粗大颗粒状或团块状弥漫性沉积,荧光强度为 2+ 或更强(图 8-3-5B),常伴 C3 沉积,少数可见 IgG 和 IgM 沉积。典型病例 C1q 阴性。

3. 电镜　电镜下表现为足突弥漫性融合,系膜区电子致密物沉积,而内皮下或上皮下无沉积(图 8-3-6)。

（三）鉴别诊断

主要与以肾病综合征为临床表现的单纯 IgA 肾病鉴别。后者表现为严重的肾小球增生或硬化,免疫沉积物累及肾小球毛细血管壁。

（四）临床特点

10 岁以下儿童多见,其他年龄段亦可见,男女比例 3:1。所有患者均表现为肾病性蛋白尿,50% 患者出现血尿,25% 患者合并上呼吸道感染,偶见肉眼血尿,急性肾小管损伤要重于 MCD。与单纯 MCD 相比,MCD 合并 IgA 肾病蛋白尿持续时间较长,血浆白蛋白浓度较低,可能导致较严重的肾小管损伤,但对远期预后没有影响。

（五）治疗及预后

IgA 沉积是肾功能受损的危险因素,预示疾病复发率增加。大多数患者激素治疗后肾病综合征可迅速缓解,肾脏预后良好。但也有报道认为预后不确定。与 MCD 相比,降低 MCD-IgAN 的复发率需加用免疫抑制剂。

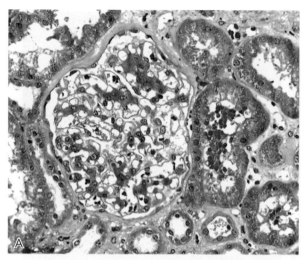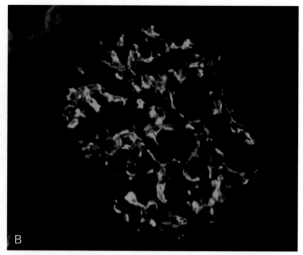

图 8-3-5 微小病变性肾病合并 IgA 肾病

注:A. 肾小球系膜细胞轻 - 中度增生,肾小管管腔内可见红细胞管型(HE×400);B. IgA 沿系膜区呈粗大颗粒状或团块状沉积(IF×400)。

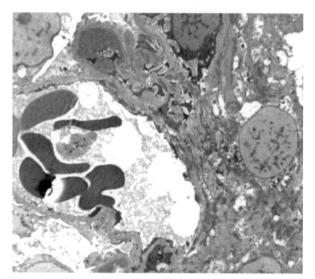

图 8-3-6 微小病变性肾病合并 IgA 肾病

注:肾小球足细胞足突弥漫性融合,系膜区电子致密物沉积(EM×3 500)。

五、药物导致的微小病变性肾病

既往有使用肾毒性药物史,经肾活检证实为 MCD 的肾病综合征患者。最常见的药物是非甾体抗炎药(nonsteroidal anti-inflammatory drugs,NSAIDs),此外,锂制剂、干扰素、皮肤增白剂及帕米膦酸钠亦可诱发。停药后数周肾病综合征可自行缓解。

(一)病因及发病机制

非甾体抗炎药导致的肾脏 MCD,与药的剂量无关,其损伤机制可能是非甾体抗炎药导致肾小球电荷屏障的损伤致使肾小球滤过膜通透性增加。足突弥漫性融合提示药物可能对足细胞有直接毒性作用。目前,其详细机制还需进一步研究。

除非甾体抗炎药外,其他药物也可导致 MCD,如治疗丙型肝炎病毒的干扰素 α 及治疗恶性黑色素瘤的干扰素 β。由于低蛋白血症导致的肾灌注不足以及 NSAIDs 抑制前列腺素等血管舒张剂,可以导致缺血性急性肾小管损伤。

(二)病理

1. 光镜 与特发性 MCD 类似,肾小球正常或轻度异常。可伴有急性肾小管损伤,可见肾小管上皮细胞刷状缘脱落、细胞扁平、管腔扩张。肾间质水肿以及淋巴细胞浸润。急性肾小管坏死或急性间质性肾炎可有少量嗜酸细胞浸润(图 8-3-7A)。严重者可出现急性肾功能衰竭。

2. 免疫荧光 肾小球无免疫球蛋白和补体沉积。

3. 电镜 肾小球可见足细胞足突广泛融合,微绒毛化(图 8-3-7B)。肾小管可见部分有萎缩,间质有多量炎症细胞浸润。

(三)鉴别诊断

主要与特发性 MCD 相鉴别。药物诱发的 MCD 可伴有类似于急性间质性肾炎的药物过敏反应。停用肾毒性药物后症状缓解或消失,未接受激素治疗的患者,在停止使用肾毒性药物 8 周之后,如肾病综合征仍持续存在,则支持特发性 MCD 的诊断。

(四)临床特点

药物导致的肾脏损伤病理仅表现为 MCD 的患者其发病率非常低,肾病综合征是其主要的临床表现,常伴有肾小管损伤引起的急性肾功能下降。NSAIDs 诱发的 MCD 主要发生于老年患者(平均年龄 65 岁)。发病时 NSAIDs 的平均使用时间为 11 个月,但也可在用药数年后发生。部分患者表现为肾病综合征和急性肾衰竭。少于 20% 患者出现过敏现象(如发热、皮疹、嗜酸性粒细胞增多),可能与 NSAIDs 的抗炎特性有关。

(五)治疗及预后

蛋白尿和肾功能不全通常在停药后 2~8 周内恢复。激素治疗可以加速症状缓解和恢复。但是应避免再次使用 NSAIDs,以免再次复发。

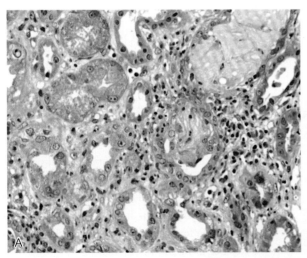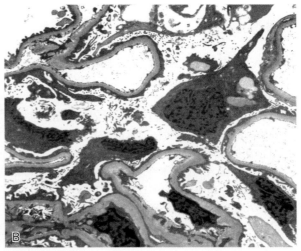

图 8-3-7　药物导致的微小病变性肾病

注：A. 间质水肿，淋巴细胞和少量嗜酸细胞浸润（HE×400）；B. 电镜下肾小球可见足细胞足突广泛融合，微绒毛化（EM×2 500）。

六、淋巴瘤及其他肿瘤所致微小病变性肾病

（一）病因及发病机制

恶性淋巴瘤或其他肿瘤以多种方式影响肾脏功能，①肿瘤直接压迫输尿管造成梗阻或直接浸润肾实质；②恶性血液肿瘤的肿瘤细胞直接侵入肾脏组织；③自身免疫机制及 T 淋巴细胞功能障碍引起肾小球滤过屏障障碍，如 T 细胞向 Th2 表型极化；④一些淋巴瘤或实体肿瘤中 B 细胞参与了其致病过程，如套细胞淋巴瘤中 B 细胞、单克隆蛋白参与肾脏损伤。

（二）病理

1. 光镜　肾小球未见明显改变，或伴有局灶节段性系膜增生，肾小管间质无明显病变。

2. 免疫荧光　肾小球无免疫球蛋白及补体沉积。

3. 电镜　肾小球最突出的形态学特征是足细胞足突广泛融合，微绒毛化，未见电子致密物沉积。

（三）临床表现

恶性肿瘤患者的肿瘤抗原可导致肾小球病变，约 11% 肾病综合征患者与肿瘤相关，60 岁以上肾病综合征患者比率甚至可增加到 22%，常见的是膜性肾病，MCD 少见。大多数 MCD 病例与淋巴瘤相关，最常见的是霍奇金淋巴瘤，0.4% 霍奇金淋巴瘤患者可发生 MCD。肾病综合征和霍奇金淋巴瘤常同时诊断，或一些患者先诊断为肾病综合征，进而诊断霍奇金淋巴瘤。霍奇金淋巴瘤治疗有效时，蛋白尿可迅速下降，霍奇金淋巴瘤复发时肾病综合征亦复发。非霍奇金淋巴瘤、白血病或其他淋巴组织增生性疾病以及某些实体肿瘤（如支气管癌、胸腺瘤等）所致肾脏损伤也可表现为 MCD。

（四）诊断及治疗

在大多数病例中，肾病综合征先于（6 个月之内）或发生在接近癌症诊断的时间。出现下列情况可考虑诊断由肿瘤导致的 MCD：①没有任何其他病因；②肾病综合征发生在癌症诊断之前或之后的 6 个月内；③蛋白尿减少与癌症治疗有关或癌症复发与蛋白尿增加有关；④肾活检病理类型表现为 MCD。

MCD 继发于肿瘤，其原发病的治疗是关键。原发肿瘤经治疗缓解后，部分肾病综合征患者甚至无免疫抑制治疗临床症状即可缓解。

七、蜂蜇伤、超敏反应及自身免疫性疾病所致微小病变性肾病

（一）病因及发病机制

蜂蜇伤的发病机制可能与蜂毒素对人体的毒害作用及机体的过敏反应有关，但是其具体发病机制目前尚不清楚。

（二）病理

蜂蜇伤、超敏反应及自身免疫性疾病等引起的肾脏 MCD 与原发性 MCD 病理表现无明显差别。

（三）临床表现

蜂毒成分较为复杂，蜂蜇伤可导致人体多脏器功能损害，临床以肾损伤最常见，心脏和肝脏次之。蜂毒肾损伤主要表现为急性肾小管坏死、急性肾小管间质性肾炎；合并 MCD 时出现肾病综合征，但其临床发生率很低。

（四）诊断及治疗

蜂毒与肾病综合征发病之间存在着密切的时间关系，病理表现为 MCD 的患者临床表现与原发性 MCD 患者临床表现相似，对类固醇治疗敏感，随访后未发现复发。

附：肾小球轻微病变

肾小球轻微病变（glomerular minor/minimal lesion）是指一组临床表现为镜下血尿或无症状蛋白尿、病变轻微的肾小球疾病。对于一些缺乏免疫病理学检查和电镜检查，而只有光镜下表现为肾小球病变轻微或基本正常，或轻微系膜增生性肾小球肾炎、I 期膜性肾病以及继发性病变轻微的肾小球病，这时诊断的肾小球轻微病变只是一个尚未终结的病理形态诊断。建议尽可能不用此名称。

（赵景宏　李芙蓉　白晓燕　周新津）

参考文献

［1］RAVANI P, BERTELLI E, GILL S, et al. Clinical trials in minimal change disease [J]. Nephrol Dial Transplant, 2017, 32 (suppl_1): i7-i13.

［2］VIVARELLI M, MASSELLA L, RUGGIERO B. Minimal change disease [J]. Clin J Am Soc Nephrol, 2017, 12 (2): 332-345.

［3］FLOEGE J, AMANN K. Primary glomerulonephritides [J]. Lancet, 2016, 387 (10032): 2036-2048.

［4］VIVARELLI M, MASSELLA L, RUGGIERO B, et al. Minimal Change Disease [J]. CJASN, 2017, 12 (2): 332-345.

［5］JENNETTE J C, OLSON J L, SILVA F G, et al. Heptinstall's pathology of the kidney [M]. 7th ed.[S. l.]: Wolters Kluwer, 2015.

［6］RANGANATHAN S. Pathology of Podocytopathies Causing Nephrotic Syndrome in Children [J]. Front Pediatr, 2016, 4: 32.

［7］COLVIN R B, CHANG A, GAUT JP, et al. Diagnostic Pathology: Kidney Diseases [M]. 2nd ed. [S. l.]: Elsevier, 2016.

［8］KARL SKORECKI, CHERTOW G M, PHILIP A. MarsdenBrenner & Rector's the kidney [M]. 10th ed. [S. l.]: Elsevier, 2016.

［9］FOGO A B, LUSCO M A, NAJAFIAN B, et al. AJKD Atlas of Renal Pathology: Minimal Change Disease [J]. Am J Kidney Dis, 2015, 66 (2): 376-377.

［10］Kidney Disease:(KDIGO) glomerunephritis Work Group. KDIGO Clinical Practice Guidelines for Glomerulonephritis [J]. Kidney Int (Suppl 2), 2012, 139-274.

［11］SILIGATO R, CERNARO V, NARDI C, et al. Emerging therapeutic strategies for minimal change disease and focal and segmental glomerulosclerosis [J]. Expert Opin Investig Drugs, 2018, 27 (11): 839-879.

［12］SINHA A, PURASWANI M, KALAIVANI M, et al. Efficacy and safety of mycophenolate mofetil versus levamisole in frequently relapsing nephrotic syndrome: an open-label randomized controlled trial [J]. Kidney Int, 2019, 95 (1): 210-218.

［13］BRUGNANO R, DEL SORDO R, COVARELLI C, et al. IgM nephropathy: is it closer to minimal change disease or to focal segmental glomerulosclerosis？ [J]. J Nephrol, 2016, 29 (4): 479-486.

［14］KHOW K S, YONG A S, YONG T Y, et al. Minimal change disease associated with newly diagnosed mantle cell lymphoma [J]. Renal Fail, 2014, 36 (4): 634-637.

［15］CASALE T B, BURKS A W. Clinical practice. Hymenoptera-sting hypersensitivity [J]. The New England J Med, 2014, 370 (15): 1432-1439.

［16］HU W, CHEN Y, WANG S, et al. Clinical-Morphological Features and Outcomes of Lupus Podocytopathy [J]. CJASN, 2016, 11 (4): 585-592.

［17］BOMBACK A S, MARKOWITZ G S. Lupus Podocytopathy: A Distinct Entity [J]. CJASN, 2016, 11 (4): 547-548.

［18］Kidney Disease: Improving Global Outcomes (KDIGO) Glomerulonephritis Work Group. KDIGO clinical practice guideline for glomerulonephritis [J]. Kidney Int Suppl, 2020: 176.

第9章

局灶节段性肾小球硬化

第1节 概 述

局灶节段性肾小球硬化（focal segmental glomerulosclerosis，FSGS）是一种病理诊断术语，病理特征为局灶、节段分布的肾小球硬化及足细胞病变；由原发或继发性病因引起的一种临床病理综合征。FSGS以肾小球损伤为组织学特征，足细胞病变为主要的发病机制。根据哥伦比亚分型将其形态学分为五型。临床表现为中度至重度蛋白尿。该病预后不良，大多数病例进入终末期肾病。

一、历 史

1925年，Fahr在研究脂质肾病时首次描述了局灶节段性肾小球透明样变和毛细血管襻皱缩。1957年，Rich对死于肾病综合征的儿童进行尸检，描述了肾髓质旁肾小球硬化。20世纪70年代，国际儿童肾脏病研究组（International Study of Kidney Disease in Children，ISKDC）正式将FSGS列为一种独立的病理类型。20世纪80年代，Weiss报道塌陷型FSGS，之后发现此种FSGS是人免疫缺陷病毒相关性肾病（HIVAN）的主要病理类型。

二、流行病学

（一）发病率

FSGS发病率主要依据肾活检结果、透析登记以及人口统计学资料。FSGS发病率各国不尽相同。1984—1995年美国儿童FSGS发病率为0.5/10万。澳大利亚研究发现，1995—1997年成人FSGS发病率为2.15/10万。我国尚缺乏儿童和成人FSGS发病率资料。

（二）在肾活检及肾病综合征中的占比

FSGS在肾活检中所占比例世界各地报道不一。美国成人FSGS约占肾活检10%~30%，法国5~60岁人群FSGS占肾活检47.0%。我国成人FSGS占肾活检3.3%~18.5%。以上资料表明FSGS是一种常见的原发性肾小球疾病。

FSGS临床表现为肾病综合征。我国成人FSGS占原发性肾病综合征病因6.33%；日本成人FSGS占原发性肾病综合征病因11.8%；美国1976—1979年成人FSGS占原发性肾病综合征病因15%，而1995—1997年则达到35%，成为原发性肾病综合征最常见病因。以上研究发现FSGS

在原发性肾病综合征中构成比呈增加趋势。

（三）人口学特征

人口学特征对FSGS流行率的影响：①年龄：FSGS可发生于各个年龄段。美国儿童6岁之前FSGS在原发性肾病综合征中的构成比<10%，青少年占20%~50%，45岁以上人群FSGS发病率更高。在欧洲，16~45岁人群是FSGS好发年龄段。我国学龄儿童中FSGS多见。②种族：任何种族人群均可患病，但美国黑种人FSGS发病率高于白种人和亚裔，发生终末期肾病风险也比白种人和亚裔高4倍。③性别：男性FSGS患病率比女性高1.5~2.0倍，病情更严重，这可能与雌激素对肾脏保护作用有关。

三、病因学分类

引起FSGS病因复杂，可分为以下几类。

（一）原发性或特发性

（二）继发性

1. 家族遗传性基因突变 如 *NPHS1*、*NPHS2*、*PLCE1*、*INF2*、*ACTN4*、*TRPC6*、*CD2AP*、*WT1* 等基因致病突变。

2. 感染 HIV，细小病毒B19，巨细胞病毒（CMV），HCV，结核杆菌，丝虫病，血吸虫等感染。

3. 药物诱导 干扰素α，干扰素β，锂，二磷酸盐，海洛因，钙调磷酸酶抑制剂，雷帕霉素等药物。

4. 结构、功能适应性改变

（1）先天性肾单位缺陷：单侧肾发育不良，肾单位稀少巨大症等。

（2）获得性肾单位丢失：反流性肾病，瘢痕组织引起肾单位减少。

（3）代谢需求增加：肥胖症，滥用类固醇激素，肢端肥大症，发绀型先天性心脏病，糖尿病，子痫前期，糖原贮积症。

四、病 理

此处只描述FSGS病理改变的一般特征，详细描述见之后各节。

（一）光镜

1. 肾小球 肾活检取到的肾小球中多数形态大致正常，少数肾小球有病变（<50%，局灶）；在FSGS早期，病变常从皮髓交界处（髓旁）肾小球开始。个别有病变的肾小球中可见一个节段性的毛细血管襻基质增多，系膜区扩大，

毛细血管腔闭塞,细胞减少,形成节段性病变灶,并与球囊壁粘连。PAS 染色阳性,但没有玻璃样变(图 9-1-1)。以后病变发展,节段病灶中细胞消失,形成完全伊红均质的硬化灶,部分硬化灶中常有圆滴状强嗜复红的均质玻璃样变渗出物(图 9-1-2)。病变未累及的肾小球可出现体积增大,这是节段性硬化的早期表现。因此在没有取到皮髓交界处肾小球时,如发现肾小球肥大,提示 FSGS 诊断。由于肾穿刺组织的局限性,一个仅 10 个左右肾小球的切片中,约 35% 的概率找不到节段性硬化灶。因此即使只发现一个肾小球呈节段性硬化也足以支持 FSGS 诊断。依据病变的不同进程,还可见数量不等的球性硬化肾小球。

2. 肾小管 肾小管上皮细胞含有 PAS 染色阳性的重吸收小滴,这是由于肾小球滤出的蛋白质被肾小管重吸收增多所致。在 FSGS 早期,可见灶性肾小管萎缩,萎缩肾小管基底膜增厚,伴有间质灶性炎症细胞浸润。在 FSGS 晚期,肾小管萎缩更明显,间质炎症及纤维组织增生。

3. 血管 小动脉常有管壁增厚,内膜增生纤维化。有时入球小动脉可以有管壁玻璃变,这可能与继发性高血压肾损害有关,但不能作为硬化(如门周型 FSGS 中)的证据。

(二)免疫荧光

在硬化区或系膜基质增多区有 IgM 阳性,伴或不伴有 C3 阳性,没有硬化的肾小球多阴性,有时在系膜区有 IgM、C3 弱阳性(图 9-1-3A)。IgM 阳性主要是血浆免疫球蛋白沉积,一般不认为是免疫复合物形成。

(三)电镜

节段性硬化灶主要为大量基质增多,系膜区扩大,边缘常

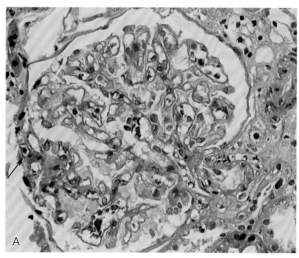
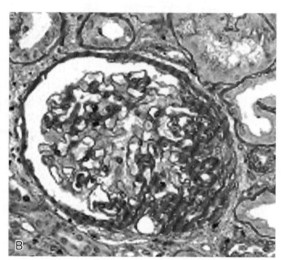

图 9-1-1 局灶节段性肾小球硬化

注:A. 早期病变,肾小球节段基质增多,毛细血管袢与球囊壁粘连(箭头处),足细胞肿胀泡沫状(HE×400);B. 肾小球节段硬化灶,PAS 染色阳性(PAS×400)。

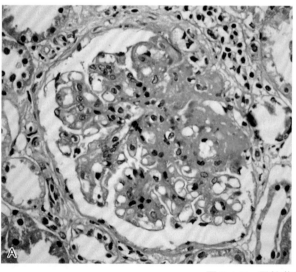
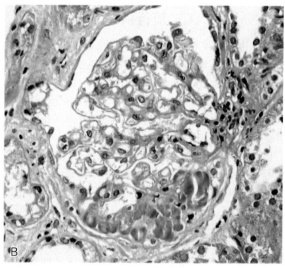

图 9-1-2 局灶节段性肾小球硬化

注:A. 肾小球节段性无细胞硬化灶形成,与球囊壁粘连(HE×400);B. 肾小球节段硬化灶与球囊壁粘连,有强嗜伊红玻璃样变的蛋白渗出(HE×400)。

有致密性团块状的蛋白质渗出物沉积。未硬化区尚保留毛细血管袢上皮细胞足突形成广泛的融合，与微小病变肾病电镜改变相似。继发性 FSGS 足突融合通常较特发性 FSGS 局限（图 9-1-3B）。但若无足突融合现象，则不支持 FSGS 诊断。

五、形态学分型

根据肾小球组织学改变进行分型，哥伦比亚分型法（2004）将 FSGS 分为五型（表 9-1-1）。

1. 顶端型（tip variant）
2. 细胞型（cellular variant）
3. 门周型（perihilar variant）
4. 塌陷型（collapsing variant）
5. 非特异型（not otherwise specified，NOS）

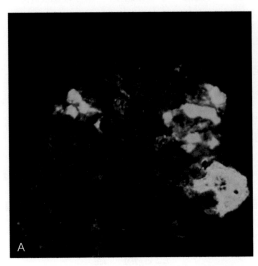
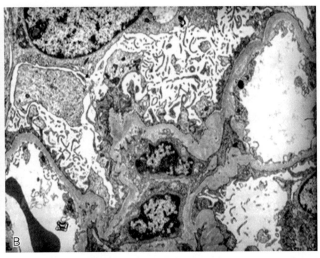

图 9-1-3 局灶节段性肾小球硬化

注：A. 肾小球节段硬化部位 IgM 强阳性（IF×400）；B. 电镜下肾小球外周袢基膜上皮细胞足突广泛融合，大量微绒毛形成（EM×4 000）。

表 9-1-1 FSGS 形态学分型

亚型	诊断标准	排除其他亚型	预后	占 FSGS 比例
顶端型	至少一个肾小球尿极节段性病变（靠近尿极的 25% 周围毛细血管袢），可以是细胞性病变或硬化，但一定要有球囊粘连或足细胞与壁层上皮细胞、肾小管上皮细胞的汇合	塌陷型	预后较好；对激素治疗有反应，长期预后类似于肾小球微小病变	1%~10%
细胞型	至少一个肾小球呈节段性毛细血管内增生堵塞管腔	塌陷型、顶端型	可能为早期病变；大量蛋白尿（67% 病例尿蛋白大于 10g/24h），进展至 ESRD 发生率高于经典型；对激素治疗反应较差，与经典型无区别	1%~3%
门周型	至少一个肾小球有门部周围（肾小球毛细血管极）透明样变或硬化，大于 50% 节段性硬化或透明样变位于门周部	细胞型、塌陷型、顶端型	常见于继发性 FSGS	1%~7%
塌陷型	至少一个肾小球呈节段性或球性塌陷，伴有足细胞增殖和肥大	无	预后差；严重肾病综合征及血肌酐升高，对激素治疗无反应，快速进展至 ESRD，为恶性 FSGS	8%~12%
非特异型	至少一个肾小球呈节段性细胞外基质增多，毛细血管闭塞，可伴有节段性毛细血管塌陷而无相应的足细胞增殖	门周型、细胞型、塌陷型、顶端型	与预后相关的临床指标：血肌酐及蛋白尿程度；与预后相关的病理改变：肾间质纤维化程度	68%~90%

（张 红 梅长林）

第2节　原发性局灶节段性肾小球硬化

原发性FSGS是一种病因不明的肾小球疾病,为临床病理综合征;临床表现为蛋白尿、甚至出现肾病综合征,高血压和氮质血症;病理以少数肾小球的节段性硬化灶、球囊壁粘连及足细胞足突融合为特征;诊断需排除继发性FSGS,如基因突变、药物、感染和功能适应性改变等;对类固醇糖皮质激素治疗反应差。

一、病因及发病机制

原发性FSGS病因未明,可能与以下机制有关。

(一)肾小球足细胞损伤

表现为足突融合。因足细胞缺乏再生能力,当足细胞变性、转分化、脱落时,肾小球内足细胞数量和密度减少,裸露出GBM,破坏滤过膜的分子屏障和电荷屏障,导致蛋白尿;并使GBM失去了来自足细胞负电荷的反向作用力,进而与肾小球鲍曼囊壁层上皮细胞相吸粘连,启动肾小球硬化。

(二)循环渗透因子

FSGS患者肾移植后复发率高,可在术后血液再灌注几分钟内发生蛋白尿;FSGS患者血清可使动物肾小球渗透性增加;说明FSGS患者血中存在致病渗透因子。心肌营养素样细胞因子1(cardiotrophin-like cytokine-1),可溶性尿激酶型纤溶酶原激活物受体(soluble urokinase plasminogen activator receptor,suPAR)等可能是潜在的致病渗透因子。

(三)肾小管间质损伤

蛋白尿引起肾小管细胞表达炎性细胞因子上调和内质网应激,损伤肾小管间质,进而引起小管萎缩和间质纤维化。

FSGS的发生发展机制尚未完全清楚。在循环渗透因子或其他因子作用下,肾小球开始少数肾单位足细胞受损,发生节段性硬化。并从肾小球节段性硬化进展为全球硬化。在同一肾小球内两种病理演变过程较常见:①节段性硬化不断增多、扩大、融合导致球性硬化;②球囊粘连处仍能继续滤过产生原尿,但不能像正常状态下进入鲍曼囊腔,而是直接进入壁层上皮细胞与鲍曼囊壁之间,在囊壁的约束下,原尿量增多进一步剥离壁层上皮细胞直至血管极,并通过系膜区再进入到该肾小球尚未硬化的部分,使之硬化。这两种演变可同时出现。在后一种情况下,当原尿沿鲍曼囊壁剥离到肾小球尿极时,可通过剥离肾小管上皮细胞及肾小管基底膜,沿肾小管向下游肾单位侵犯,引起灶性肾小管萎缩,肾间质纤维化(图9-2-1)。这可能是在FSGS患者的病理标本中常见到灶性肾小管萎缩和肾间质纤维化,而在同样大量蛋白尿的MCD患者中却难以见到以上改变的主要机制之一,因此成为两者鉴别的重要线索。

除上述机制以外,还存在着加速病变进展的其他因素,如劳累、盐摄入过多、高血压、高血脂、健存肾单位高血流动力学状态等。

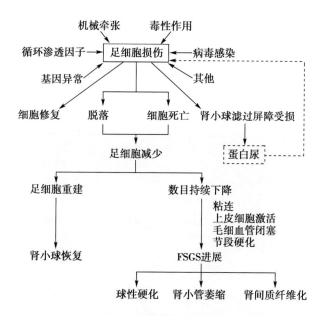

图9-2-1　足细胞持续损伤与FSGS病情演变过程

二、病　理

(一)光镜

1. 顶端型　至少有一个肾小球节段性病变或硬化灶,发生在肾小球尿极区域,受累节段可突入尿极凹陷或近端小管腔内;与尿极邻近的肾小管腔面或顶部球囊粘连,受累区域毛细血管丛可见足细胞肿胀,形成泡沫样细胞;顶端型损伤可发生在原发性FSGS,也可发生在其他肾小球疾病(图9-2-2)。

2. 细胞型　肾小球有节段性毛细血管内细胞增多,毛细血管内可见内皮细胞增生肿胀、泡沫细胞和巨噬细胞,使节段增大,毛细血管内充满细胞,管腔闭塞,有时可见中性粒细胞和核固缩、碎裂及细胞凋亡;病变节段可与球囊壁粘连(图9-2-3)。

3. 门周型　一个或多个肾小球在血管极出现大量基质增多硬化灶或透明样变,大于50%节段性硬化或透明样变位于门周部。常有入球小动脉玻璃变,有时入球小动脉被硬化灶基质包围,但注意仅有细小动脉玻璃变不足以诊断。周围血管袢足细胞可发生泡沫样变。此病理类型在原发性FSGS中比较少见,其发生率<10%,常见于适应代偿性反应的继发性FSGS(图9-2-4)。

4. 塌陷型　至少一个肾小球毛细血管袢节段性或球性塌陷、皱缩,毛细血管腔闭塞,基底膜皱缩、折叠;同时伴足细胞肥大及增生,胞浆呈泡沫状,多层的足细胞局部增生围绕在皱缩的毛细血管袢周围,形似新月体(假新月体)形成(图9-2-5)。肥大的上皮细胞内常常可见吸收的蛋白质小滴(图9-2-5)。肾小球多无球囊粘连及透明样变;肾小管间质损伤重,小管上皮细胞变性、崩解及再生,管腔扩张呈微囊状,内含淡染的蛋白管型。需除外各种继发性FSGS。

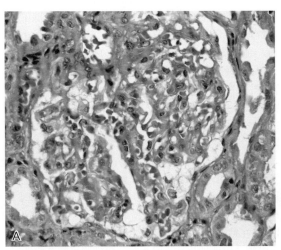

图 9-2-2 顶端型 FSGS

注:A. 顶端病变呈节段细胞增殖,在肾小球顶端区域见足细胞肿胀,呈泡沫细胞,增生的节段与顶端球囊壁粘连(HE×400);B. 在肾小球顶端区域可见毛细血管袢与尿极粘连(PASM×400)。

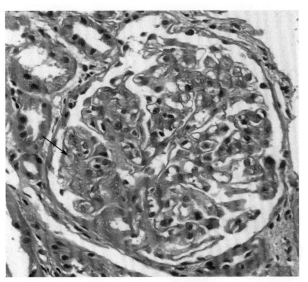

图 9-2-3 细胞型 FSGS

注:肾小球个别节段毛细血管内细胞增多,内皮细胞增生肿胀,使节段增大,毛细血管内充满细胞,如箭头所指(HE×400)。

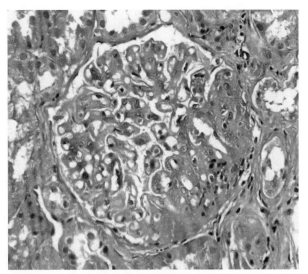

图 9-2-4 门周型 FSGS

注:肾小球血管极周围毛细血管袢基质增多,形成硬化灶,入球小动脉也被包围在硬化灶中间(HE×400)。

塌陷型 FSGS 是一个特殊的 FSGS 病理亚型,与其他亚型不同,其中少数为不明原因的特发性 FSGS,多数为其他原因如病毒感染(人类免疫缺陷病毒、细小病毒 B19)、自身免疫性疾病、药物、基因突变和种族等因素引起的塌陷性 FSGS,临床以大量蛋白尿和急进性肾功能恶化为特征。因此又有塌陷型肾小球病(collapsing glomerulopathy,CG)的命名。近年来有学者认为塌陷型肾小球病可能是与 FSGS 不同的一种疾病。

引起塌陷型 FSGS 病变的机制主要是足细胞结构和功能受损;另一重要原因是病毒感染,后者半数以上患者存在 HIV 感染。除引起肾小球病变,HIV 感染还激活 T 淋巴细胞,促进肿瘤坏死因子等炎症因子水平升高,这些免疫应答反应可加重肾小管 - 间质损害,促进病变进展。其他巨细胞病毒、丙型肝炎病毒、人类 T 细胞嗜淋巴病毒 -1 及细小病毒 B19 都与塌陷型肾小球病的发生有关。

继发性塌陷型 FSGS 与原发性塌陷型 FSGS 病理表现基本相同(图 9-2-6A)。肾小球毛细血管袢明显皱缩,脏层上皮细胞增生。免疫荧光差异较大,可全阴性,也可出现

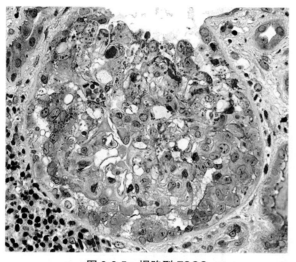

图 9-2-5　塌陷型 FSGS

注：肾小球毛细血管袢闭塞性塌陷，脏层上皮细胞肥大、增生，形成假新月体上皮细胞内含大量空泡和嗜复红蛋白吸收滴（Masson×400）。

IgM、IgA、IgG、C3、C1q 或纤维蛋白均阳性，在系膜区或肾小球毛细血管壁呈线样或颗粒样沉积，但 IgM、C3、C1q 阳性居多且常在系膜区沉积（图 9-2-6B）。电镜下除 FSGS 一般特点，部分足细胞胞浆显著增多，可见胞浆内电子致密物。细胞核染色质呈网粒状改变。HIV 相关性或狼疮性肾炎相关的塌陷性病变部位可见肾小球内皮细胞内网状内涵物（图 9-2-6C），而特发性塌陷性肾小球病不存在网状内涵物。塌陷型 FSGS 对免疫抑制治疗反应差，是 FSGS 中较差的一种亚型，又有"急进性肾病综合征"之称。约半数塌陷性肾小球病患者 2 年内进入终末期肾病，需透析治疗。

5. 非特异型　发病率最高，占 FSGS 68%~90%，是原发性 FSGS 的主要病理类型。病变肾小球特点不能归入上述类型。有病变的肾小球毛细血管袢个别节段基质增多，与鲍曼囊粘连，粘连部位除顶端和门周区之外的其他任何区域，在粘连部位多见透明样蛋白滴沉积，形成肾小球毛细血管袢节段性硬化灶。肾小球系膜细胞可有节段性轻度增生，无足细胞增殖（图 9-2-7）。硬化的肾小球区域出现肾小管萎缩，间质炎症及纤维化。

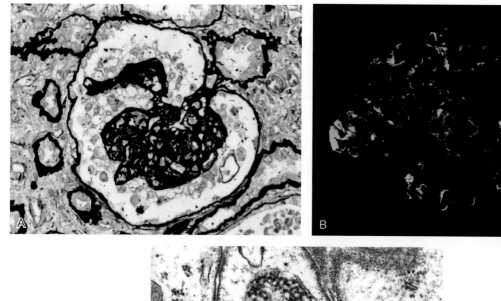

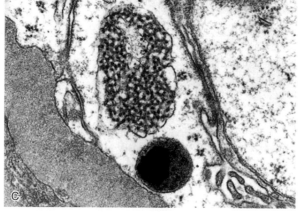

图 9-2-6　塌陷型 FSGS

注：A. 肾小球毛细血管袢明显皱缩，脏层上皮细胞增生（PASM-Masson×400）；B. 免疫荧光可见 IgM 在系膜区沉积（IF×400）；C. HIV 相关的塌陷型 FSGS，肾小球内皮细胞内管网状聚集体（EM×15 000）。

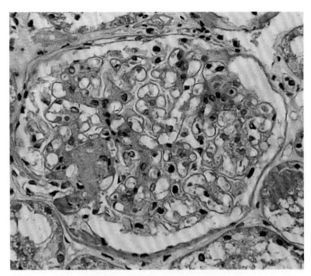

图 9-2-7 非特异型 FSGS

注:肾小球个别节段基质增多,形成一个小的硬化灶,与球囊壁粘连,硬化灶边缘有强嗜复红圆滴状蛋白渗出 / 玻璃样变(HE × 400)。

(二) 免疫荧光

各型 FSGS 的免疫荧光基本相似。可有 IgM 及 C3 沉积在硬化区域,为非特异性沉积,无其他免疫球蛋白沉积。

(三) 电镜

原发性 FSGS 特征性电镜表现如前述。各亚型主要根据光镜组织学形态区分。

三、临床表现

中度至肾病综合征范围(>3.5g/d)的蛋白尿常见,非特异型 FSGS 出现大量蛋白尿比例占 60%,顶端型占 97%。65% 患者出现高血压;镜下血尿发生率为 25%~75%;GFR 下降发生率为 20%~30%。

四、诊断与鉴别诊断

(一) 病理诊断要点

1. 诊断 FSGS 时,最佳组织标本取自皮髓交界处,理想肾小球数量在 20 个以上,以免误诊。据报道,10 个肾小球组织标本误诊达 35%,而 20 个肾小球组织标本误诊率可下降至 12%。

2. 诊断 FSGS 时需要分步进行,首先以光镜病理形态作为 FSGS 病理诊断的基础,结合临床、免疫荧光及电镜检查除外继发性 FSGS,然后根据各亚型特点再进行病理分型。

(二) 鉴别诊断

1. 微小病变肾病 由于 FSGS 和微小病变肾病临床表现相似,非硬化肾小球组织学改变也相似,所以找到节段性硬化灶(即使只有一个病灶)是重要鉴别依据。因肾活检标本取材原因未取到皮髓交界处肾单位而易漏诊。因此,如果未发现节段性肾小球硬化病变,当微小病变肾活检标本出现肾小球肥大、灶状肾小管萎缩和间质纤维化,临床上出现高血压、血尿、血肌酐升高和 GFR 下降,激素治疗不敏感

时,要考虑 FSGS 的可能。

2. 遗传性 FSGS 其诊断标准为:①一个家族中有 2 例或 2 例以上的患者经病理检查证实为 FSGS;②一个家族中有 1 例或 2 例患者经病理检查证实为 FSGS,有 1 例或 1 例以上患者患终末期肾病;③一个家族中有 1 例患者经病理检查证实为 FSGS,有 1 例或 1 例以上患者出现蛋白尿 ≥ 2+ 或肾功能不全。当有上述表现时,应进一步做遗传基因检测,以证实遗传性 FSGS。

3. 继发性 FSCS 主要由感染、药物、相关疾病及适应性反应等病因引起,一般有明确的病因。因此,首先通过病理和实验室检查除外继发因素。免疫病理学检查也可以进一步除外免疫复合物性肾炎病变,如局灶增生硬化型 IgA 肾病,临床表现及光镜组织学与 FSGS 相似,但免疫荧光系膜区可有 IgA 阳性。其他个别易混淆病变需结合临床及病理考虑:①高血压性肾损伤:为血流动力学改变所致。与门周型 FSGS 鉴别:以血管极病变为主,伴有肾小球肥大和系膜基质增生,但足细胞足突融合病变较轻。②肾小球稀少巨大症:肾小球数量少,皮质组织中肾小球数 <10 个,多在 2~6 个;肾小球体积增大,其直径是正常人肾小球的 2 倍或 2 倍以上;肾小球鲍曼囊壁增厚;邻近肾小球近曲肾小管肥大等。

4. 继发性塌陷型 FSGS(HIV 相关性肾病) 特发性塌陷型 FSGS 常需与 HIV 感染引起的继发性塌陷型 FSGS 鉴别。后者肾小球也是塌陷型 FSGS,同时可见肾小管囊性扩张,及大量蛋白管型。电镜下内皮细胞内管网状聚集体有重要诊断价值。

五、治 疗

目前针对原发性 FSGS 的治疗方案仍存在一些争议和个体疗效差异,主要原因:①发生 FSGS 的一些遗传变异因素尚未明确,导致原发性和继发性 FSGS 不能完全界定清楚;②病程可变性,不同病理分型预后不一致;③尽管 FSGS 在成人发病较常见,但治疗仍缺乏随机对照研究,使 FSGS 治疗存在偏差。目前用于治疗 FSGS 的药物如下。

(一) 糖皮质激素

激素是 FSGS 初始治疗的首选药物。大约 33% 原发性 FSGS 患者对激素不敏感,即使缓解也常出现复发。不同 FSGS 病理亚型疗效存在差异,顶端型 FSGS 对激素敏感性达 80%,完全缓解率达 60%,类似微小病变的治疗效果。

(二) 免疫抑制剂

治疗 FSGS 二线药物,环孢素 A(CsA),他克莫司(TAC,FK506),吗替麦考酚酯(MMF),利妥昔单抗等。

(三) 血管紧张素转换酶抑制剂

ACEI/ARB 可降低蛋白尿,减轻肾小管间质损伤。

(四) 阿巴西普

阿巴西普是细胞毒性 T 淋巴细胞相关抗原 4- 免疫球蛋白融合蛋白,其作用靶点为 B7-1(CD80)。一系列小型研究表现,阿巴西普能使蛋白尿达到完全缓解。

KDIGO 制定的 FSGS 临床实践指南指出,首先对原发性 FSGS 进行全面评估以排除继发性 FSGS。原发性 FSGS

初始治疗：①有肾病综合征的FSGS，推荐使用激素和免疫抑制剂治疗；②泼尼松1mg/（kg·d）顿服（最大剂量80mg/d）或隔日顿服2mg/kg（最大剂量120mg/隔日）；③初始大剂量激素治疗4~16周。大剂量至少持续4周，直至完全缓解或达到16周最长疗程；④如获得快速完全缓解：大剂量激素需持续4周，或蛋白尿消失满2周，之后缓慢减量，每1~2周减少5mg至疗程满6个月；如在大剂量激素治疗8~12周缓解，持续服用至16周，明确是否蛋白尿进一步下降甚至可能达完全缓解，之后缓慢减量，每1~2周减少5mg，至疗程满6个月；⑤对使用激素有禁忌证或不能耐受大剂量激素患者（如未控制的糖尿病、精神异常、严重骨质疏松等），激素应迅速减至可耐受剂量，并选择钙调磷酸酶抑制剂作为一线治疗用药。

激素抵抗FSGS治疗：①给予环孢素3~5mg/（kg·d），分2次口服，或他克莫司0.05~0.10mg/（kg·d），分2次口服，并监测目标谷浓度，环孢素目标谷浓度100~175ng/ml，他克莫司目标谷浓度5~10ng/ml，如能耐受，达到目标谷浓度，治疗至少维持6个月，判断其治疗有效性；②如获得完全或部分缓解，环孢素或他克莫司治疗至少持续12个月，之后缓慢减量；③不能耐受环孢素或他克莫司治疗且对泼尼松抵抗的FSGS患者，联合使用MMF和大剂量地塞米松治疗、利妥昔单抗、促肾上腺皮质激素等，治疗需要考虑个性化以及药物的利与弊。

复发治疗：FSGS复发表现为肾病综合征，之前激素敏感，复发后治疗方案与成人微小变复发治疗相同。

结合临床症状及肾小球肾炎治疗指南制定原发性FSGS治疗方案，见表9-2-1。

表9-2-1　原发性FSGS治疗方案

症状	治疗原则
无症状非肾病范围的蛋白尿	1. 避免高蛋白饮食 2. ACEI/ARB，控制血压<130/80mmHg 3. 他汀类药
出现肾病综合征	1. 避免高蛋白饮食 2. ACEI/ARB，控制血压<125/75mmHg 3. 他汀类药 4. 泼尼松1mg/（kg·d），或2mg/kg隔日1次，治疗4~16周； （1）如治疗2~4周获得完全缓解，缓慢减量，维持6个月； （2）如治疗8~12周获得部分缓解，最大剂量持续至16周判断是否完全缓解，缓慢减量，维持6个月。
激素抵抗或有禁忌证	1. 口服环孢素3~5mg/（kg·d）或他克莫司0.05~0.1mg/（kg·d），至少维持6个月，判断其治疗有效性；部分或完全缓解，维持至12个月。 2. 或MMF和大剂量地塞米松治疗、利妥昔单抗、促肾上腺皮质激素等

六、预　后

由于患者的选择和治疗方案不同，判断预后差异大；各病理分型中3~5年内进入ESRD比例各有差异：顶端型6%~24%，细胞型0~33%，门周型0~37%，塌陷型18%~70%，非特异型20%~37%。

影响FSGS进入ESRD的危险因素：①临床表现：发病初期就出现高血压，肾活检时表现肾病范围蛋白尿，血清肌酐升高；②肾活检病理改变：FSGS塌陷型，肾小管间质纤维化，顶端型FSGS但损伤在非顶端区域；③对药物的反应：在治疗过程中未得到部分或完全缓解。

FSGS患者进入ESRD后接受肾移植治疗。肾移植后复发率为40%，其中儿童患者、起初大量蛋白尿及病程进展快的患者肾移植后复发风险大。第一次移植后因FSGS复发而失败的患者第二次移植后复发率可达80%。FSGS复发的典型临床表现为术后1个月左右出现蛋白尿（常为肾病范围的蛋白尿），少数患者可于肾移植数日后即发生，这点支持循环因子的致病作用。

（张　红　梅长林）

第3节　继发性局灶节段性肾小球硬化

继发性FSGS病因复杂，包括适应性、家族遗传、病毒感染和药物等，见表9-3-1。本节主要讨论适应性FSGS（adaptive FSGS），适应性FSGS是指由于肾小球内高灌注、高压力和高滤过导致肾小球肥大，进而产生继发性肾小球结构和功能的适应性改变。这些变化最初是代偿性反应，发生于正常功能的肾单位减少或原本正常的肾单位但发生了血流动力学改变后（表9-3-1）。适应性FSGS在包括原发性肾小球疾病在内的多种慢性肾脏病的进展中均占有重要的地位。最常表现为非肾病范围的蛋白尿，通常存在一定程度的肾功能不全。

一、病因及发病机制

（一）病因

继发性FSGS的病因见表9-3-1。

表9-3-1　继发性FSGS分类及病因

分类	原因
适应性	肾小球毛细血管压和滤过率升高导致肾小球血流动力改变，肾小球随之发生结构功能的适应性反应 **肾单位减少型** 肾单位巨大稀少症、极低出生体重、单侧肾发育不全、肾发育不良、反流性肾病、肾皮质坏死后遗症、肾切除术后、肾移植、衰老肾、肾单位减少的任何晚期肾脏病

续表

分类	原因
适应性	**肾单位非减少型** 高血压、急慢性血管疾病(动脉栓塞,血栓性微血管病变,肾动脉狭窄)、体重指数增高(肥胖,健身后肌肉含量增加)、发绀型先天性心脏病、镰状细胞性贫血
家族或基因性	足细胞相关特异基因突变
病毒相关	人免疫缺陷病毒 1 型、细小病毒 B19、SV40、巨细胞病毒、EB 病毒
药物	海洛因、干扰素 α、β 和 γ、锂、帕米膦酸二钠、西罗莫司、钙调磷酸酶抑制剂肾毒性、合成代谢类固醇

（二）发病机制

1. 足细胞损伤　适应性 FSGS 是由于肾小球的毛细血管压及滤过率增加而引起,这些变化是继发于有功能的肾单位减少及其他血流动力改变的适应性反应。升高的管壁压力使足细胞足突和 GBM 之间的机械张力增加,进而导致局部毛细血管的扩张和足细胞拉伸。以上严重持久的压力导致假性囊肿形成及进行性足细胞胞体衰退,最终足细胞由 GBM 剥脱。足细胞是不可再生的,足细胞剥脱后裸露的 GBM 与鲍曼囊粘连后产生非正常的血液滤过,引起尿级的闭塞及鲍曼囊扩张,这些改变最终可以形成灶状节段硬化。足细胞破坏后肾小球滤过膜受损,漏出白蛋白等分子,而大分子(如 IgM、纤维蛋白原和补体代谢物质)不能通过基底膜从而在内皮下形成透明样沉积物。

不管原发病如何,肾单位丢失到一定程度即可激活 RAS,从而加重蛋白尿和进行性肾小球硬化,血管紧张素 Ⅱ 对于足细胞有直接的促凋亡作用。足细胞摄取蛋白过多可以诱导 TGF-β 的产生,促进凋亡并导致内质网应激,细胞骨架重组和去分化。

2. 高滤过　指单个肾单位中肾小球的适应性滤过压异常升高。肾小球肥大及高滤过可发生在许多疾病,这些疾病中可以肾单位减少或者初始肾单位数量正常但是伴有肾小球内高压力。

3. 肾单位丢失　对肾单位丢失的适应性反应诱发 FSGS,可见于多种 CKD 包括非肾小球疾病,如反流性肾病和良性高血压肾硬化时的缺血;此外亦能发生在先天性缺失或手术切除所致肾实质显著减少时。在这些情况下,残余肾小球代偿性高压力和肥大将导致肾单位滤过率的增加,这种效应在最初往往可维持总 GFR。然而,持续数年的肾小球内高压相关的损伤可导致 FSGS 的发生和 GFR 下降。

孤立肾患者及肾移植中供肾者肾脏的长期预后良好。当然孤立肾发生 FSGS 的风险也较正常人高,孤立肾中往往同时存在结构性异常,如膀胱输尿管反流或部分尿路梗阻最多见,这可能导致更大程度的肾单位丢失。而在肾切除大于 75% 的患者,发生蛋白尿、FSGS 及肾衰竭的风险大大增加。

低体重和早产可导致肾单位减少,因此也是发生 FSGS 的高风险因素。日本单中心研究,回顾了 1995—2011 年所有肾活检患者出生体重及孕期。发现 16 例诊断为 FSGS 患者中有 6 例(37.5%)出生低体重,比例明显高于日本平均低出生体重水平(9.7%),并且所有低体重患儿均为早产儿。

4. 重度肥胖　在肥胖相关性肾病(obesity-related glomerulopathy,ORG)和肌肉质量增加人员(例如健美运动员)中,体重与肾重的比值升高与增加的 GFR 和肾血浆流量相关。此外,肥胖患者中多种促 FSGS 发生的因子均增加,如生长激素、胰岛素、血管紧张素 Ⅱ、TGF-β1 和瘦素等;另外如果同时有睡眠呼吸暂停综合征的低氧状态可激活交感神经系统,从而刺激肾素血管紧张素系统(RAS)释放和升高肾小球内血压。

二、病　理

（一）光镜

1. 基本病理特点　适应性 FSGS 的基本病理改变与原发性 FSGS 相似。主要有肾小球节段性硬化灶及透明变,病变肾小球足细胞肥大、泡沫样改变,灶性肾小管萎缩,间质炎症及纤维组织增生等。而与原发性 FSGS 不同的主要是肾小球肥大以及一些与继发病因有关的病理改变。

肾小球肥大是适应性 FSGS 的重要病理指标。不同人种肾小球大小存在很大差异,肥大肾小球的直径要大于相同年龄段正常人群的 1.5 倍,具体肾小球肥大的判定数值各文献报道不一。国内有学者对正常成人经皮肾穿刺活检组织石蜡切片分析后得出正常人肾小球直径(177.0 ± 8.4)mm,肾小球体积仅为(2.94 ± 0.43)× $10^6μm^3$;肥大肾小球直径 >200μm,面积 >25 000μm²,肾小球体积平均为(4.64 ± 0.98)× $10^6μm^3$。国外报道,肾小球直径 >220μm(在 40 倍目镜下观察肾小球直径超过所见区域 50%,可称为肾小球肥大)。

2. 不同病因的特殊病理改变

(1)肥胖:肾小球体积增大,囊腔扩张。肾小球系膜区基质增多扩张,局限性基底膜增厚;肾小球球门部节段硬化并伴透明变;与肾小球病变相比,肾小管及间质病变程度轻(图 9-3-1)。

(2)高血压:肾小球硬化常发生于皮髓交界处,肾小球肥大,节段硬化也常发生于门部;可表现为肾小球血管袢的皱缩同时鲍曼囊的囊腔扩张;肾间质纤维化和小管萎缩明显。常存在动脉内膜增厚和细动脉壁玻璃样变(图 9-3-2)。

(3)反流性肾病:在反流性肾病导致的适应性 FSGS 中,可见显著的鲍曼囊周纤维化,鲍曼囊增厚,不均一的肾小球硬化及肾间质条带状纤维化。

(4)镰状细胞性贫血:肾小球肥大,毛细血管袢被镰形红细胞阻塞;毛细血管袢因为血栓性微血管病变而出现双轨样改变。

（二）免疫荧光

可见 IgM 和 C3 局灶及节段沉积,也可见其他类型免疫球蛋白少量沉积。

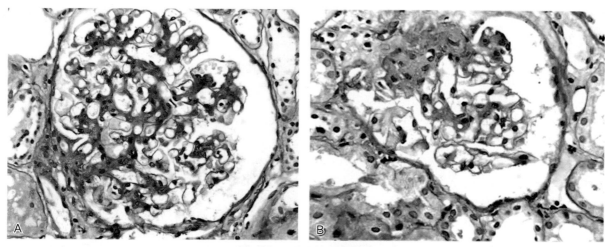

图 9-3-1　肥胖相关性肾病

注：患者男性，36 岁，肾病综合征，BMI 30kg/m²，24 小时尿蛋白 4.7g，血白蛋白 41g/L。A. 肾活检见肾小球肥大，部分节段系膜细胞轻度增生及基质轻度增多（PAS×400）；B. 表现为门周型 FSGS（PAS×400）。

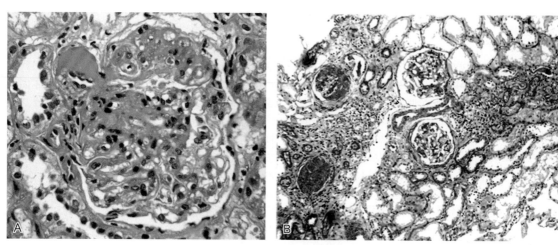

图 9-3-2　高血压肾病

注：患者男性，66 岁，高血压 30 年，血压控制不佳，肾功能不全 1 年。24 小时尿蛋白 0.7g，肌酐 150umol/L。A. 肾小球门周型 FSGS，入球动脉管壁显著增厚玻璃样变（HE×400）；B. 可见肾小球节段硬化及球性硬化，肾小管灶性萎缩及间质炎症纤维化（PAS×200）。

（三）电镜

足细胞的足突融合是适应性 FSGS 中主要的病变之一，其足细胞融合呈节段性分布，融合程度较轻，融合比例小于 50%。平均足细胞宽度 <1 500um 可以作为与原发性 FSGS 的鉴别要点。足细胞的增生及肥大病变通常少于原发性 FSGS，可见足细胞脱落及裸露的 GBM。

三、临床表现

适应性 FSGS 患者蛋白尿各异，但多数不伴大量蛋白尿，肾功能恶化进展缓慢。对于蛋白尿达到肾病综合征范围的适应性 FSGS 患者，其血浆白蛋白通常正常，常缺少水肿、低蛋白血症及高脂血症；因此，不能完全符合肾病综合征的诊断标准，这是有鉴别意义的临床特点。

与原发性 FSGS 不一样，适应性 FSGS 可以找到相关的病变原因如高血压、肥胖、反流性肾病或肾切除等病史。

高血压性动脉粥样硬化患者在出现蛋白尿的同时，已有长期的高血压及肾功能不全病史。肥胖相关性肾小球疾病虽然可以发生于各种程度的肥胖患者（BMI > 30.0kg/m²），但报道大多数发生于病态肥胖的患者（BMI > 40.0kg/m²），在疾病初期，GFR 可以升高（大于 120ml/min）。肾单位巨大稀少症亦称为先天性肾单位减少症伴代偿肥大是罕见的先天性肾脏发育不良，患者在婴儿期可以出现多尿及多饮，随疾病进展发生蛋白尿及肾功能不全。

四、诊断与鉴别诊断

（一）诊断

适应性 FSGS 诊断主要依靠临床表现，病理见到肾小球肥大，同时存在门部 FSGS 改变。临床缺乏完整的肾病综合征表现以及电镜下节段性足突融合提示适应性 FSGS 的诊断。

（二）与原发性 FSGS 的鉴别诊断

1. 结合临床及病理来区别两者　原发性与适应性 FSGS 之间的鉴别是临床上的难题，血清白蛋白水平和电镜下足突融合程度对于两者的鉴别诊断具有一定意义。对于尿蛋白排泄率 >3.0g/d，光镜下表现为 FSGS 的患者，血清白蛋白水平是重要的鉴别指标，原发性 FSGS 血清白蛋白通常 <30g/L，而适应性 FSGS 通常 >35g/L。对于血清白蛋白浓度为 30~35g/L 并且缺乏相关继发性病因的患者，电镜观察足突病变程度或许有些帮助。

原发性 FSGS 足突融合程度相对广泛，而适应性 FSGS 足突融合程度通常较局限、程度较轻、足突宽度相对较窄。有研究表明原发性 FSGS 足突宽度约为 3 236nm，而适应性 FSGS 仅为 1 098nm，明显窄于前者；足突融合程度与 FSGS 的类型相关而与蛋白尿程度不相关。治疗中，如对 RAS 拮抗剂反应良好，特别是与限钠相结合后血清白蛋白上升或恢复正常，也支持适应性 FSGS 的诊断。

2. 明确适应性 FSGS 的病因　除结合病史及临床表现之外，在有些适应性 FSGS 中，不同的小球硬化形式可提示疾病初始病因从而帮助诊断。

3. 明确是否有合并的肾脏病　寻找是否合并存在免疫复合物，增殖性疾病及非免疫复合物肾脏病，如局灶性肾小球肾炎中节段的硬化是感染后肾小球肾炎残留的病变。

五、治疗和预后

原发性与适应性 FSGS 二者治疗有很大的差别，适应性 FSGS 的治疗如下：①改善潜在的继发病因，如控制系统性高血压，减肥和治疗睡眠呼吸暂停综合征；②药物治疗：主要使用 RAS 抑制剂（renin-angiotensin system inhibitor，RASI），如血管紧张素转换酶抑制剂（ACEI）和血管紧张素受体拮抗剂（ARB），而不是免疫抑制剂。RASI 通过抑制血管紧张素 Ⅱ 介导的出球小动脉收缩来降低肾小球内滤过压，增加缓激肽有助于出球小动脉扩张。通过抑制 RAS 降低蛋白尿，发挥对足细胞和肾小管细胞的保护作用。类固醇和免疫抑制对治疗适应性 FSGS 无益，并且在肥胖症患者中是禁忌的，因为这些药物可能加剧肥胖症或诱发潜在的糖尿病。总体上，适应性 FSGS 的预后要好于原发性 FSGS。

（袁　莉）

第 4 节　C1q 肾病

C1q 肾病（C1q nephropathy）是一种在肾小球系膜区以 C1q 沉积为主的肾小球疾病，主要依据免疫病理进行诊断。临床表现为肾病范围的蛋白尿或肾病综合征，可伴有血尿、高血压、肾功能不全；光镜下呈微小病变肾病、局灶节段性肾小球硬化，或表现为各种增生性肾小球肾炎；诊断需排除同样伴有明显 C1q 沉积的疾病，如系统性红斑狼疮性肾炎、膜增生性肾小球肾炎及乙型肝炎病毒相关性肾炎；因对糖皮质激素依赖或抵抗，需联合免疫抑制剂治疗，但治疗反应差。

一、流行病学

C1q 肾病是一种较为少见的肾小球疾病，可见于任何年龄和性别的患者。研究报道，C1q 肾病在行肾活检患者中占 0.2%~2.5%，在行肾活检儿童中占 2.1%~9.2%；也有报道最高比例占 16%，在临床表现为肾病综合征和持续性蛋白尿的患者中占 16.5%。C1q 肾病在儿童和年轻人中多见，比成人发病率高，平均发病年龄为 17.8 岁，在男性和女性人群中发病率相同。

二、病因及发病机制

C1q 是正常健康人血液循环中的一种蛋白质，是补体 C1 多聚体复合物中分子量最大的一个亚基。因在起始阶段 C1q 与抗体 Fc 段相结合，使 C1q 构型发生改变，从而依次活化 C1r、C1s，活化的 C1s 分别使 C4、C2 裂解，裂解物结合形成 C5 转化酶，在级联激活反应作用下形成攻膜复合物，最终启动补体经典激活途径。因此，C1q 是补体经典激活途径中重要的启动分子。

C1q 肾病的发病机制至今未完全阐明。普遍认为，C1q 通过与肾小球抗原 - 抗体复合物的结合，引起补体经典途径的激活为 C1q 肾病可能的发病机制。由于 C1q 能够识别抗体 Fc 段的补体结合位点，与之结合开始启动并激活补体，而抗体 Fc 段则存在于抗原与 IgM 或部分 IgG 亚基结合形成的抗原 - 抗体复合物（免疫复合物）中，因此人们推测，C1q 肾病系膜区 C1q 的沉积可能是由于 C1q 与系膜区的 IgM 或 IgG 抗原 - 抗体复合物相结合而导致，故 C1q 肾病除高强度的 C1q 在系膜区沉积外，还可见少量的 IgM、IgG 的沉积。当正常血液循环中 C1q 沉积于肾组织，顺序活化 C1 启动补体经典途径，激活免疫系统，引起肾小球炎症反应，导致大量蛋白从尿液中排出。

另外，C1q 受体也存在于多种细胞中，如巨噬细胞、淋巴细胞及肾小球内皮细胞和系膜细胞，也可与 DNA、RNA 及脂多糖等相结合，这种直接的关联也可以导致肾小球损伤。

目前对于 C1q 肾病是否为独立疾病仍有争议。由于电镜表现为足突的广泛融合，大多数研究认为 C1q 肾病可能是微小病变肾病或局灶节段性肾小球硬化症的一种"变异"；也有人认为光镜表现为增生性病变的 C1q 肾病是由免疫复合物介导；近年也有学者通过重复肾活检发现，即使 C1q 肾病患者肾组织沉积的 C1q 已清除，也不能逆转肾脏损伤的进展。因此，C1q 肾病是独立的一种临床病理类型还是一个更复杂的疾病过程，仍有待于进一步的研究和探讨。

三、病　理

（一）光镜

1. 肾小球　光镜下呈多样化：①微小病变：肾小球病变轻微，或仅见节段系膜区轻度增宽；②局灶节段性肾小球硬化：肾小球呈局灶节段性硬化性病变（图 9-4-1A），可见塌陷型、细胞型和非特异型三种亚型；③增生性肾小球肾炎：

常见肾小球局灶或节段性、轻重不等的系膜区增宽,系膜细胞增生和基质增多,也可见膜增生性病变、膜性病变、毛细血管内增生性病变等。另外也出现其他病理类型的报道,如表现为新月体性肾小球肾炎。

2. 肾小管间质　可病变轻,亦可在硬化的肾小球区域出现肾小管萎缩、基膜增厚;肾间质增宽,单个核细胞浸润,以淋巴单核细胞为主,或出现肾间质纤维化。

3. 血管　无特异性,可表现为血管慢性病变,如动脉内膜纤维样增厚,细动脉壁透明变性等。

(二) 免疫荧光

免疫荧光见肾小球系膜区有高强度 C1q 为主的沉积,可伴或不伴毛细血管袢沉积,呈颗粒样、团块样。以高强度 C1q 在系膜区为主的沉积作为 C1q 肾病重要的诊断依据(图 9-4-1B)。

C1q 沉积的强度一般 ≥ 2+,呈弥漫性分布,可伴有少量 IgM(占 58%)、IgG(占 48%,以 IgG1 及 IgG3 阳性率较高,IgG4 阳性率低)、IgA(占 34%)及 C3(占 60%)、C4(占 25%)沉积,但荧光强度均不超过 C1q。也有 30.6% 以增生

性肾炎为病理表现,免疫荧光呈现"满堂亮",但仍以 C1q 沉积为主。

(三) 电镜

电镜下可见系膜区为主的高密度电子致密物沉积,这也是 C1q 肾病诊断的必要条件。内皮或上皮下电子致密物罕见(图 9-4-1C)。当光镜下微小病变型肾病或局灶节段性肾小球硬化时,电镜下还可见足突弥漫融合;以增生性病变为主时可见足突呈节段融合。

四、临床表现

C1q 肾病临床表现无特异性,表现可多样。蛋白尿为主要临床表现,以肾病范围的蛋白尿或肾病综合征最常见,病理改变以足细胞损伤为主;可伴血尿,或有以单纯镜下血尿或肉眼血尿为临床表现;病理改变为新月体性肾小球肾炎时,临床表现为急进性肾炎快速进入 ESRD;可伴有高血压、肾功能不全、高胆固醇血症。目前也发现与病毒感染或类风湿关节炎相关的继发性 C1q 肾病的个案报道。

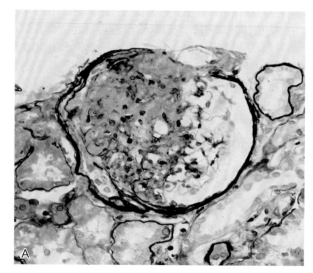
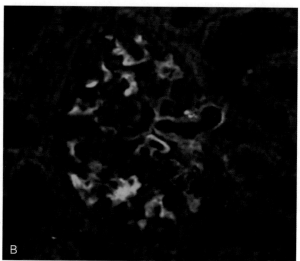
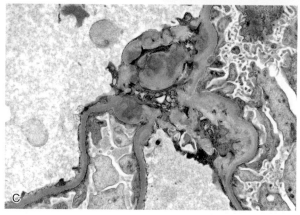

图 9-4-1　C1q 肾病

注:A. 光镜下非特异型 FSGS,左侧节段硬化区域基质大量增多,并与鲍曼囊粘连,右侧非硬化区毛细血管袢腔开放尚好(PASM×400);B. 免疫荧光 C1q 在系膜区沉积,伴节段毛细血管袢沉积(IF×400);C. 电镜下肾小球毛细血管外周袢足细胞足突广泛融合,肾小球系膜区可见电子致密物沉积(EM×3 000)。

五、诊断与鉴别诊断

（一）病理诊断

1985 年，Jennette 和 Hipp 将 C1q 肾病定义为免疫荧光染色以系膜区高强度 C1q 沉积，可伴有或不伴有其他荧光沉积；临床上缺乏系统性红斑狼疮的临床表现和血清学证据。此 C1q 肾病的诊断标准目前仍沿用至今。

肾活检仍然是诊断 C1q 肾病唯一的手段，免疫病理检查是确诊 C1q 肾病的重要依据。按免疫荧光强度（阴性～++++）为标准，可见在肾小球系膜区有高强度 C1q 为主的沉积，C1q 沉积强度一般 ≥ 2+，呈弥漫性分布，可伴有少量的 IgM、IgG、IgA 及 C3、C4 沉积，但荧光强度不超过 C1q，且除外系统性红斑狼疮性肾炎等其他伴有 C1q 沉积的疾病，即可诊断为 C1q 肾病。

（二）鉴别诊断

1. 微小病变、局灶节段性肾小球硬化症　C1q 肾病的病理改变可表现为微小病变或局灶节段性肾小球硬化症，鉴别主要根据免疫荧光和电镜检查，通常可以做出鉴别。

2. 系统性红斑狼疮性肾炎　C1q 肾病在临床上诊断率不高，这是因为 C1q 肾病在组织学表现上与系统性红斑狼疮性肾炎非常相似，因此，诊断 C1q 肾病首要与同样伴有高强度 C1q 沉积的狼疮性肾炎相鉴别。后者具有系统性红斑狼疮的临床表现，抗核抗体和 ds-DNA 阳性，病理上免疫荧光除 C1q 沉积外，一般呈现"满堂亮"，光镜及电镜可见多部位嗜复红物（即电子致密物）沉积。在临床上，必须首先除外伴有 C1q 沉积的系统性红斑狼疮性肾炎才可考虑 C1q 肾病的诊断。

3. 乙型肝炎病毒相关性肾炎　也可伴有系膜区高强度 C1q 沉积，但其病理上多以膜性肾病和膜增生性肾炎为主，最主要的鉴别要点是血清中乙型肝炎病毒相关抗原阳性，尤其是在肾组织上直接检测到乙型肝炎病毒抗原的沉积。

4. I 型膜增生性肾小球肾炎　临床上多伴有血尿、血清补体降低；光镜下系膜细胞和基质重度增生，沿内皮细胞下向毛细血管壁广泛插入，基底膜弥漫双轨征形成，电镜可见除系膜区外内皮下的电子致密物沉积，而免疫荧光以 C1q 系膜区高强度的沉积为主仍然是主要的鉴别要点。

5. IgA 肾病　也是依靠病理诊断的肾小球疾病，也可伴有 C1q 系膜区沉积，因此二者需要鉴别。IgA 肾病通常表现为肉眼血尿或镜下血尿，尿蛋白可阴性或至肾病综合征范围，病理可见以 IgA 系膜区沉积为主，不管是沉积部位或强度都应强于其他免疫球蛋白（IgM 及 IgG），并且可伴有补体 C3 沉积，当伴有 C1q 沉积且强度 >++ 时，应排除继发性肾小球病。而 C1q 肾病中也可伴有少量 IgA 沉积，但强度及沉积范围都不应超过 C1q。

六、治　疗

C1q 肾病的治疗缺乏循证医学证据，尚无有效的治疗方案，目前治疗主要依据肾穿刺病理光镜结果采取个体化的治疗方案为主。糖皮质激素联合免疫抑制剂治疗仍然是最主要的治疗方案。对于肾病综合征患者可给予此方案，但只有少数患者可缓解，绝大多数患者表现为糖皮质激素依赖或抵抗，这也使得 C1q 肾病有别于常见的微小病变和局灶节段性肾小球硬化，C1q 肾病对激素的耐药与病理类型无关。并发急性肾衰竭患者必要时需透析治疗；慢性肾衰竭患者予以透析治疗或肾移植等。此外，应予以低钠饮食、利尿消肿、抗凝预防血栓形成等对症治疗。而在儿童 C1q 肾病治疗中普遍认为，如果临床表现为孤立性镜下血尿可密切随访观察，出现蛋白尿时首先予以激素治疗，激素耐药型或反复复发的患儿评估后加用免疫抑制剂治疗。目前用于 C1q 肾病临床治疗的药物如下。

（一）糖皮质激素

C1q 肾病初始治疗的首选药物。泼尼松 1mg/(kg·d) 顿服，最大剂量 60mg/d，起始足量，缓慢减量，绝大多数患者表现为糖皮质激素依赖或抵抗。

（二）免疫抑制剂

依病理类型需要或激素抵抗时治疗 C1q 肾病的联合用药，包括环磷酰胺、雷公藤多苷、环孢素 A、吗替麦考酚酯和他克莫司等。

（三）利妥昔单抗

利妥昔单抗成功治疗 C1q 肾病也有报道。其作用靶点为 B 细胞表面抗原分子 CD20，通过影响 B 淋巴细胞的增殖和分化而发挥免疫调节作用。一系列小型研究表明，对于激素依赖或抵抗的 C1q 肾病患者应用利妥昔单抗治疗，能够获得更好的临床缓解。可能原因是由于抑制了与 C1q 结合的病理性免疫球蛋白的产生或与在肾小管间质及系膜区浸润的 B 细胞相结合。

（四）血管紧张素转换酶抑制剂（ACEI）和血管紧张素 Ⅱ 受体拮抗剂（ARB）

降低蛋白尿，降低血压，减轻肾小管间质损伤。

（五）他汀类药物

使用他汀类药物适当的控制高胆固醇血症，可通过减少炎症因子、脂质毒性和血管通透性因子，并增强机体对免疫抑制剂（如糖皮质激素、环孢素 A）的反应等多种机制治疗肾病综合征。最新研究报道可通过使用他汀类药物、低密度脂蛋白血液清除疗法可成功治疗 C1q 肾病。

（六）中医药

中医药通过"清热养阴"的中医理论可减少糖皮质激素的副作用。在 C1q 肾病的临床治疗中加用昆明山海棠、雷公藤多苷等具有免疫调节作用的中药，尤其对糖皮质激素抵抗患者的治疗有辅助作用。

七、预　后

C1q 肾病预后虽然与肾脏病理类型相关，但是目前缺乏大样本的统计学证据，故预后结论不一。研究报道有 C1q 沉积的微小病变性肾病，虽然对激素敏感，预后较好，但是复发率较高。部分病例报道 C1q 肾病可迅速进入 CKD，甚至 ESRD 需要肾脏替代治疗，尤其是病理表现为局灶节段性肾小球硬化。表现为肾病综合征但激素抵抗的大多数年龄较大的儿童和青少年，长期预后较差。

（俞　敏）

参考文献

［1］FOGO A B: Causes and pathogenesis of focal segmental glomerulosclerosis [J]. Nat Rev Nephrol, 2015, 11 (2): 76-87.

［2］MIRIOGLU S, CALISKAN Y, OZLUK Y, et al. Co-deposition of IgM and C3 may indicate unfavorable renal outcomes in adult patients with primary focal segmental glomerulosclerosis [J]. Kidney Blood Press Res, 2019, 44 (5): 961-972.

［3］LIM B J, YANG J W, DO W S, et al. Pathogenesis of Focal Segmental Glomerulosclerosis [J]. J Pathol Transl Med, 2016, 50 (6): 405-410.

［4］STOKES M B, D'AGATI V D. Morphologic variants of focal segmental glomerulosclerosis and their significance [J]. Adv Chronic Kidney Dis, 2014, 21 (5): 400-7.

［5］KIENZL-WAGNER K, WALDEGGER S, SCHNEE-BERGER S, et al. Disease recurrence-the Sword of Damocles in kidney transplantation for primary focal segmental glomerulosclerosis [J]. Front Immunol, 2019, 10: 1669.

［6］RICHARD J, FEEHALLY J J, FLOEGE J, et al. Comprehensive Clinical Nephrology [M]. 5th ed. Elsevier, 2015: 222-228.

［7］COLAVITA L, SALPIETRO C, CUPPARI C. Nephrotic syndrome: immunological mechanisms [J]. J Biol Regul Homeost Agents, 2019, 33 (5 Suppl. 1): 13-18.

［8］COLVIN R B, CHANG A, GAUT J P, et al. Diagnostic Pathology: Kidney Diseases [M]. 2nd ed. Elsevier, 2016: 60-68.

［9］SADOWSKI C E, LOVRIC S, ASHRAF S, et al: A Single-Gene Cause in 29.5% of Cases of Steroid-Resistant Nephrotic Syndrome [J]. J Am SocNephrol, 2015, 26 (6): 1279-1289.

［10］Kidney Disease: Improving Global Outcomes (KDIGO) Glomerulonephritis Work Group. KDIGO clinical practice guideline for glomerulonephritis [J]. Kidney Int Suppl, 2012, 2: 181-185.

［11］ROVIN B H, CASTER D J, CATTRAN D C, et al. Management and treatment of glomerular diseases (part 2): conclusions from a Kidney Disease: Improving Global Outcomes (KDIGO) Controversies Conference [J]. Kidney Int, 2019, 95 (2): 281-295.

［12］KIM K, SON H E, RYU J Y, et al. C1q nephropathy in adults is a form of focal segmental glomerulosclerosis in terms of clinical characteristics [J]. PLoS One, 2019, 14 (4): e0215217.

［13］Kidney Disease: Improving Global Outcomes (KDIGO) Glomerulonephritis Work Group. KDIGO clinical practice guideline for glomerulonephritis [J]. Kidney Int Suppl, 2020: 190.

第10章

膜性肾病

膜性肾病（membranous nephropathy, MN）是一个病理学术语，曾被称为 epimembranous nephropathy, perimembranous nephropathy, extramembranous glomerulonephritis。这些词汇从不同的侧面描述了膜性肾病中肾小球基底膜改变的特点，即肾小球毛细血管壁基底膜上皮下有免疫复合物沉积，同时可伴有基底膜增厚改变。足细胞病变是本病的核心。膜性肾病在60岁以上人群中相对常见，儿童相对少见，临床上常表现为肾病综合征，约50%患者可出现镜下血尿。近年来我国膜性肾病发病率逐年升高，已占肾活检总数的20%~30%甚至更多，在肾病综合征中所占比例更高。发病率升高的具体原因尚不清楚，有研究表明可能与空气中PM2.5浓度有关。

膜性肾病通常分为原发性和继发性两大类，其中70%~80%的患者病因不详，为原发性膜性肾病，20%~30%与其他系统性疾病或暴露于某些药物或重金属相关，称之继发性膜性肾病。目前尚缺乏明确的遗传性膜性肾病的报道，但偶有研究提示膜性肾病有一定的家族聚集性；也有报告提出绝大多数膜性肾病存在 HLA-DRB1*15 :01/HLA-DRB3*02 :02 的基因异常，提示膜性肾病可能与遗传背景有关。

第1节 原发性膜性肾病

原发性膜性肾病又称特发性膜性肾病（idiopathic membranous nephropathy），是指病因不明，病理表现类似，即以肾小球毛细血管袢基膜上皮下免疫复合物沉积为主的一组疾病。原发性膜性肾病主要是原位免疫复合物的形成，70%~80%患者自身抗原为位于足细胞上的M型抗磷脂酶A2受体（PLA2R），2%~3%的患者为1型血小板反应蛋白7A域（THSD7A），其余患者可能是由一些未被发现的抗原所致。

一、病因及发病机制

膜性肾病患者主要受损部位是足细胞，致使肾小球毛细血管袢通透性明显增加，但几乎没有细胞浸润或增生。既往认为血液中存在循环免疫复合物，在经过肾小球毛细血管袢基底膜时，抗原抗体复合物解离，穿过基底膜后再次形成免疫复合物，沉积在上皮下。但在原发性膜性肾病电

镜中，不能看见内皮下免疫复合物沉积，提示这一假说并不准确。

早期我们对膜性肾病发病机制的了解主要来自Heymann肾炎，该模型与人类膜性肾病相似。Heymann肾炎分为主动性和被动性两种：给动物注射同种异体肾皮质提取物可以诱发主动性Heymann肾炎（active Heymann nephritis），形成典型的上皮下免疫复合物沉积。而直接给大鼠静脉注射抗肾小管刷状缘抗体（Fx1A）所诱导的膜性肾病样改变则称为被动性Heymann肾炎（passive Heymann nephritis）。研究表明，Fx1A中的megalin与其受体相关蛋白（RAP）复合物为Heymann肾炎的主要致病抗原。但是，人类足细胞中并未发现megalin或其抗体。

2002年Debiec等在4例先天性膜性肾病中发现患儿母亲缺乏中性肽内切酶（neural endopeptidase, NEP），当她怀孕时，胎儿体内正常表达的NEP进入母体并刺激产生抗NEP抗体，抗体穿过胎盘后在胎儿中诱导典型的膜性肾病。该研究在人体内证明了针对足细胞自身抗原的抗体在上皮下形成原位免疫复合物能导致膜性肾病，但绝大多数特发性膜性肾病患者体内不存在中性肽内切酶抗体。

2009年，Beck等通过非还原状态下的Western Blot发现，在37例原发性膜性肾病患者中，有26例（70%）患者血清中存在一个针对高度糖基化的，相对分子质量为185 000的蛋白质，即PLA2R的自身抗体。正常情况下PLA2R表达在足细胞、Ⅱ型肺泡上皮细胞和少量脾脏中的淋巴细胞。膜性肾病患者的血清中并未检测到PLA2R，但能检测到抗PLA2R抗体。血清抗PLA2R抗体能与足细胞中的PLA2R（抗原）结合，形成原位免疫复合物，且PLA2R抗体滴度与膜性肾病活动度密切相关。在肾脏组织中通过免疫组化的方式了解PLA2R是否表达则是肾脏病理中常用方法（图10-1-1）。通常免疫组化无法检测到正常的PLA2R，但在原发性膜性肾病中，PLA2R可能会聚集成团块状，从而能通过免疫组化的方式检测到。

血清PLA2R抗体诊断膜性肾病的敏感性70%~80%，特异性达98%以上。目前未发现非膜性肾病患者血清PLA2R抗体阳性，因此在肾活检存在禁忌的患者中，尽管未行肾活检无法明确肾小球病变性质，也无法发现叠加的其他肾脏疾病，若血清PLA2R抗体阳性，可诊断膜性肾病。

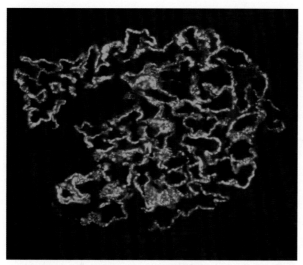

图 10-1-1　膜性肾病

注：免疫荧光 PLA2R 染色显示细颗粒状阳性沿肾小球毛细血管袢沉积（IF×400）。

血清 PLA2R 抗体的滴度与疾病活动相关，因此它可以用于监测疾病的活动，预测疾病的缓解或复发。有较多研究提示抗体滴度和疾病活动度之间存在时间关系，抗体滴度下降提示即将临床缓解，临床缓解一般滞后于抗体滴度的下降。治疗后的抗体水平也可预测长期预后，研究表明大约 60% 治疗后抗 PLA2R 抗体转阴的患者出现临床缓解，而治疗后抗体仍阳性的患者全部临床复发。原发性膜性肾病在肾移植后容易复发，而复发与血清抗 PLA2R 抗体的存在密切相关，因此监测抗 PLA2R 抗体对于移植肾膜性肾病复发也有重要的价值。

25%~30% 的原发性膜性肾病患者 PLA2R 抗体阴性，这些患者可能存在其他未知的抗体。研究发现抗 PLA2R 抗体阴性的原发性膜性肾病患者中，约 10% 存在抗 1 型血小板反应蛋白 7A 域（THSD7A）抗体。THSD7A 也表达于足细胞膜上，与 PLA2R 具有相似的结构和生化特性。但目前报道 25% 抗 THSD7A 抗体阳性的患者同时存在肿瘤，而肿瘤组织中可检测到 THSD7A 表达，抗体水平的波动也和肿瘤的治疗及复发密切相关，这提示 THSD7A 可能也是肿瘤相关性膜性肾病的自身抗原。此外，也有 PLA2R 和 THSD7A 双阳性的报道。对于 PLA2R 和 THSD7A 均阴性的原发性膜性肾病，可能还存在其他足细胞自身抗原。

二、病　理

膜性肾病的主要病变在肾小球基底膜。原发性膜性肾病中各肾小球病变较为均一，通常认为一个肾小球有典型表现，即可明确诊断。

（一）光镜

疾病早期，肾小球通常较为僵硬、饱满，较正常肾小球更为扩张，体积可略大，一般无明显的系膜细胞增生。HE 染色可见基底膜有不同程度的增厚（图 10-1-2A）；PAS 染色可区分基底膜和足细胞胞浆，观察基底膜增厚较 HE 容易（图 10-1-2B）；Masson 三色染色常可在上皮下观察到嗜复红物质沉积（图 10-1-2C）；PASM 染色可见基底膜增厚。在疾病稍后期，可见明显的钉突及空泡形成（图 10-1-2D），甚至可观察到明显的假双轨样改变（图 10-1-2E）。若这些改变极为轻微或仅局部分布，就需要在油镜下仔细观察。在疾病极早期，光镜有可能未发现明显异常。

除肾小球病变外，肾小管上皮细胞胞浆内可见伊红均质圆形蛋白滴或脂质空泡，这与肾小管上皮细胞吸收大量滤过的血浆脂蛋白成分有关。肾小管有不同程度或灶性损伤，可导致相应肾小管萎缩和间质纤维化。一般原发性膜性肾病患者肾小球及间质少有炎细胞浸润，但一些患者间质也存在炎细胞增多，但通常小管炎不明显。大量蛋白尿者，间质常可见泡沫细胞（图 10-1-2F），通常泡沫细胞与蛋白尿及高脂血症的严重程度并不相关。原发性膜性肾病通常不会直接导致血管病变，由于此类患者多数年龄较大，因此动脉硬化等病变亦较常见。部分膜性肾病患者可观察到节段硬化，以顶端多见。在早期可能存在泡沫细胞和足细胞帽，晚期则主要是细胞外基质增多和毛细血管腔闭塞，这可能与严重的蛋白尿有关。此类患者高血压发生率较高，镜下血尿和蛋白尿较重，肾小管萎缩和间质纤维化较明显，预后相对较差。节段硬化可能是膜性肾病的一个慢性化标志，在罕见的情况下，两个病理改变也可同时存在。少数原发性膜性肾病患者组织学可见新月体，如发现新月体需除外继发性膜性肾病，如狼疮性肾炎，或合并血管炎或抗 GBM 病及感染后肾小球肾炎等。

（二）免疫荧光

典型的膜性肾病患者肾小球可见细颗粒的 IgG 沿毛细血管袢沉积（图 10-1-3A），在极早期或恢复期，也可仅表现节段沉积。多数患者同时有 C3 沉积，分布特点与 IgG 相似，但强度通常较 IgG 弱（图 10-1-3B）。原发性膜性肾病的 IgG 亚型以 IgG4 为主，而继发性膜性肾病则以 IgG1 或 IgG2/3 沉积为主（图 10-1-4）。该特点特异性较差，不同疾病之间有一定的重叠。

检测肾组织中 PLA2R/THSD7A 非常重要。但抗原和抗体检测也有不一致的地方，如在疾病早期或晚期，可以出现血清抗体阴性，而肾组织抗原阳性，疾病后期，抗体从血清中消失，肾脏中仍可以检测到抗原。总之，PLA2R/THSD7A 的滴度与疾病活动度相关。

PLA2R 阳性并不特异存在于原发性膜性肾病中，乙型肝炎相关性膜性肾病、丙型肝炎相关性膜性肾病、结节病、NSAIDs 相关膜性肾病也有较高的阳性率；结缔组织疾病相关的膜性肾病如狼疮性肾炎 V 型，PLA2R 的阳性率很低，因此有一定的鉴别意义。虽然膜性肾病常合并肿瘤，但 PLA2R 相关膜性肾病在肿瘤筛查方面的积极程度可同一般人群。由于 25% 的 THSD7A 相关膜性肾病合并肿瘤，若发现肾组织 THSD7A 阳性，则应对肿瘤进行积极排查。

（三）电镜

电镜检查对明确诊断以及膜性肾病病理分期有重要意义。电镜下可见肾小球毛细血管袢上皮下电子致密物沉积，即便是节段性沉积，亦应考虑膜性肾病。随着病变进展，上皮下电子致密物可刺激基底膜增生，增生的基底膜可将电子致密物包裹、吸收，最后恢复正常。通常根据电镜下的改变将膜性肾病分为 4 期。

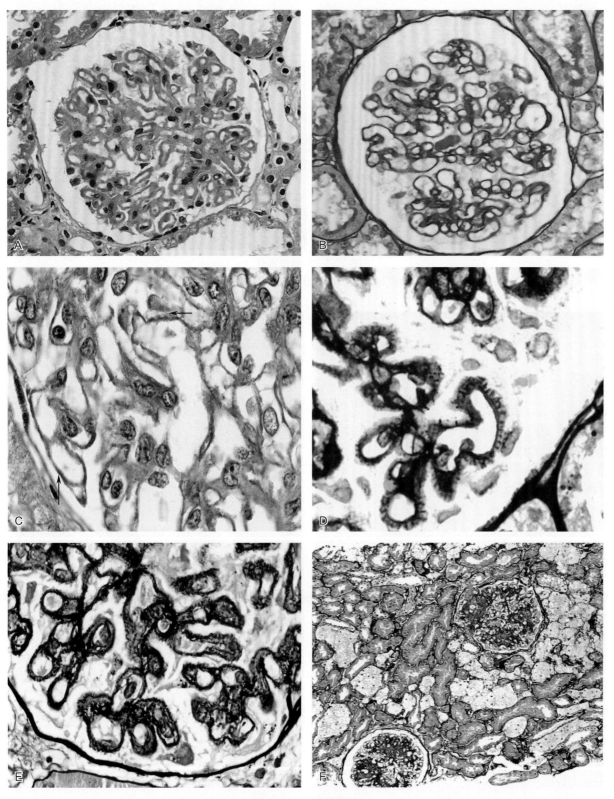

图 10-1-2 膜性肾病

注:A. 肾小球毛细血管袢弥漫增厚僵硬,血管腔开放圆润,细胞不增生 (HE×400);B. 肾小球形态饱满,毛细血管袢基底膜增厚 (PAS×400);C. 肾小球毛细血管袢细小颗粒嗜复红物沿基膜上皮下沉积↑ (Masson×1 000);D. 肾小球毛细血管袢基底膜上皮侧较多 "钉突" 形成 (PASM×1 000);E. 节段肾小球毛细血管袢基底膜少量空泡形成及假双轨征 (PASM×400);F. 肾间质泡沫细胞成灶性分布 (PASM×100)。

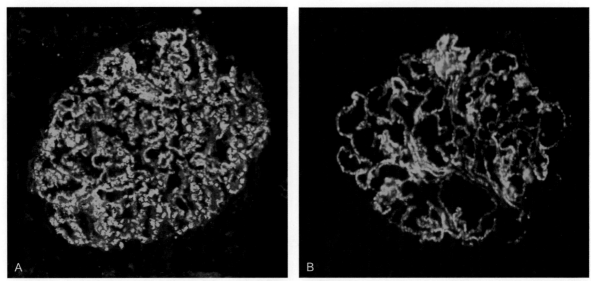

图 10-1-3 膜性肾病
注：肾小球毛细血管袢 IgG（A 图）和 C3（B 图）细颗粒样沿袢沉积（IF×400）。

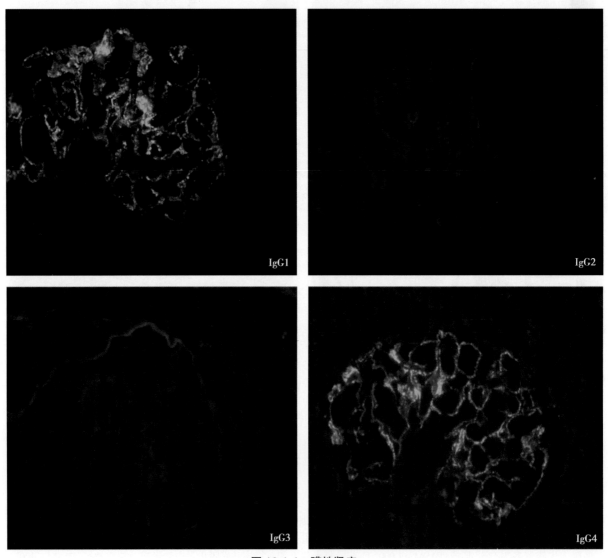

图 10-1-4 膜性肾病
注：肾小球毛细血管袢 IgG1+，IgG2-，IgG3-，IgG4+（IF×400）。

Ⅰ期:光镜下病变轻微,或仅见肾小球毛细血管袢稍僵硬,足细胞肿胀,肾小球相对饱满;Masson 三色染色可见肾小球毛细血管袢上皮下少量嗜复红物沉积;电镜下可见肾小球毛细血管袢上皮下少量电子致密物,但基底膜本身并无明显增厚(图 10-1-5A),常可见足突广泛融合。病变处于此期,光镜有时容易忽视,免疫荧光,特别是电镜有助明确诊断。

Ⅱ期:光镜下肾小球毛细血管袢僵硬,PASM 染色常见大量钉突形成(图 10-1-2D);由于肾小球毛细血管袢基底膜在较多免疫复合物的刺激下发生增生性反应,电镜下肾小球毛细血管袢上皮下电子致密物沉积,增生的基底膜将上皮下颗粒状电子致密物进行分隔(图 10-1-5B)。

Ⅲ期:光镜下亦可见肾小球毛细血管袢基底膜明显增厚,PASM 染色可见基底膜钉突或少许空泡样改变。由于肾小球毛细血管袢基底膜增生明显,导致免疫复合物被新生的基底膜组织包裹(图 10-1-5C),因病程较长部分免疫复合物被吸收,少数电子致密物周出现空晕。

Ⅳ期:病变后期,光镜下基底膜显著增厚,钉突不明显,基底膜呈链条状或串珠样改变;少数病例 PASM 染色可呈不典型的假双轨样改变。免疫荧光强度在此阶段也有所减弱。电镜观察肾小球毛细血管袢基底膜内陈旧电子致密物逐渐被吸收,又可出现新的免疫复合物沉积,病变反复,基膜增厚更甚,结构疏松,出现较多的吸收形成的虫蚀状电子透亮区(图 10-1-5D)。膜性肾病患者四期病变可以交叉出现。

三、临床表现

80% 膜性肾病患者表现为肾病综合征,超过 50% 患者存在镜下血尿,肉眼血尿或红细胞管型罕见。多数患者病初血压和肾功能正常,20%~33% 患者膜性肾病可自发缓解,自发缓解常发生在肾病综合征起病 1~2 年后;约 1/3 患者虽然肾病综合征持续,但肾功能稳定;另 1/3 患者则进

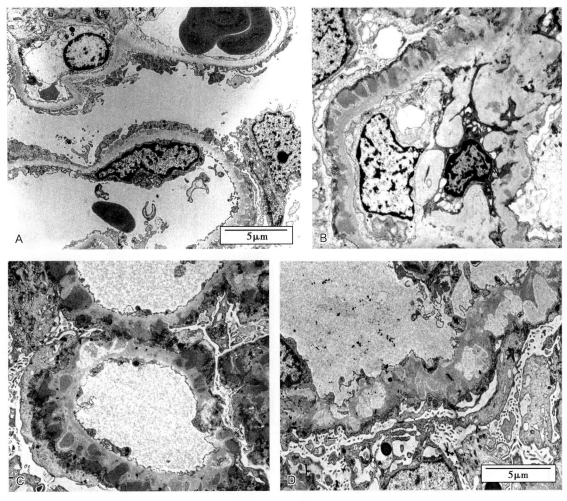

图 10-1-5 膜性肾病

注:A.Ⅰ期:肾小球毛细血管袢基底膜上皮下电子致密物沉积,上皮细胞足突较广泛融合;B.Ⅱ期:肾小球毛细血管袢基底膜上皮下较多的电子致密物沉积,基底膜增生包绕电子致密物,上皮细胞足突广泛融合(EM×9 000);C.Ⅲ期:肾小球毛细血管袢上皮下大量电子致密物沉积致基底膜明显增厚,少数致密物颗粒吸收,其周可见透亮区;基底膜增生并将致密物包裹(EM×8 000);D.Ⅳ期:基底膜显著增厚,结构疏松,上皮下少量电子致密物残留,并出现较多的吸收形成的虫蚀状电子透亮区。

展为肾功能衰竭或死于肾病综合征相关的并发症。男性、高龄、高血压和持续严重的肾病综合征是不良预后的危险因素。虽然部分患者肾功能会逐渐减退，但进展通常较缓慢。如果短期内血清肌酐迅速升高，需考虑以下情况：①肾静脉血栓形成，其发生率报道4%~52%不等；②快速利尿导致的急性肾小管坏死；③药物相关的过敏性间质性肾炎；④极少数膜性肾病可合并ANCA相关性血管炎或抗GBM病，这类患者血尿较明显。若原因不明，需考虑重复肾活检。虽然深静脉血栓形成是肾病综合征的并发症之一，但其在膜性肾病中发病率最高，主要包括肺栓塞、下肢深静脉血栓和肾静脉血栓形成。

四、诊断与鉴别诊断

如果资料齐全（光镜、免疫荧光、电镜），膜性肾病的诊断并不困难，但其他一些肾炎的形态学改变可能与膜性肾病类似，需要做一些鉴别诊断。首先是急性感染后肾小球肾炎，该病也有免疫荧光IgG阳性，但临床上常存在低补体血症，肾小球毛细血管袢基膜上皮下见"驼峰"，通常没有基底膜的反应性增生，免疫荧光检查C3强于IgG。如感染后肾小球肾炎合并膜性肾病，电镜观察可以鉴别。其次，组织学观察Ⅲ期膜性肾病和膜增生性肾小球肾炎有一定难处，也可以通过超微结构观察区分。总之，不同分期的膜性肾病与其他以肾小球毛细血管袢基膜病变为主的疾病鉴别时，电镜观察是必不可少的。

膜性肾病诊断确立后，还需仔细寻找继发的迹象。继发性膜性肾病原因很多，包括自身免疫性疾病（如系统性红斑狼疮），感染相关性疾病（如乙型肝炎），肿瘤（如肺癌、前列腺癌、乳腺癌、胃肠道肿瘤）和药物（如汞、NSAIDs）等。具体的鉴别诊断详见本章第2节继发性膜性肾病。如发现可能为膜性肾病的增生性肾小球肾炎伴单克隆免疫球蛋白沉积病（proliferative GN with monoclonal Ig deposits, PGNMID）应同时检测κ和λ轻链。

膜性肾病需与足细胞内陷肾小球病（podocytic in folding glomerulopathy）相鉴别。后者电镜下增厚的肾小球毛细血管袢基膜上皮下及膜内有特殊的微球体或微管结构（图10-1-6），伴或不伴颗粒状电子致密物，与膜性肾病类似。近来部分报道发现足细胞内陷肾小球病多发生在狼疮性肾炎、干燥综合征、混合性结缔组织病等自身免疫性疾病中，足细胞内陷肾小球病的病因及发病机制仍不清楚，是否为一种罕见的独立肾小球疾病类型尚未定论。

原发性膜性肾病还可以和其他肾小球疾病同时发生，如糖尿病肾病、新月体肾炎、局灶节段性肾小球硬化、IgA肾病等。这些疾病同时发生是偶然现象还是存在一定的因果关系尚不清楚。如在膜性肾病患者中观察到局灶节段硬化时，可能是大量蛋白尿或继发性肾小球内高滤过压所诱导的继发性节段硬化性损伤，出现节段硬化的患者更容易发生肾功能不全。在糖尿病患者中，无论是否存在糖尿病肾病，均可发生膜性肾病，但在糖尿病肾病基础上发生膜性肾病时，基底膜增厚尤为明显（图10-1-7）。糖尿病肾病和膜性肾病可能并不相关，但在某些情况下患者的膜性肾病可能与使用猪源性胰岛素所诱发的抗体有关，因为在肾

小球免疫复合物中检测到猪胰岛素及其抗体，且这些患者在将猪胰岛素转换为人胰岛素后，蛋白尿可获得缓解。膜性肾病合并新月体并不常见，如发现有较多新月体，需除外自身免疫性疾病、ANCA相关性血管炎或抗GBM病（图10-1-8）。膜性肾病可与抗GBM病同时发生亦或先后发生。其机制可能与膜性肾病诱导抗原暴露，从而诱导抗肾小球基底膜抗体产生，或是存在某种免疫紊乱。

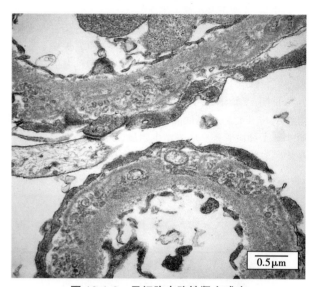

图 10-1-6　足细胞内陷性肾小球病

注：电镜显示肾小球毛细血管袢基底膜增厚，上皮下及基膜内较多微球体成簇分布，上皮细胞足突广泛融合。

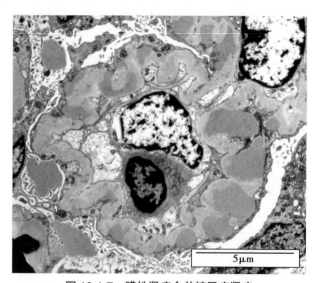

图 10-1-7　膜性肾病合并糖尿病肾病

注：电镜显示肾小球毛细血管袢基底膜显著增厚，管腔狭窄；增厚的基底膜膜内大块状电子致密物沉积。

五、治　疗

（一）支持治疗

原发性膜性肾病明确诊断后均应给予支持治疗，主要包括使用RAS阻断剂、利尿、抗凝和降脂。研究表明ACEI/ARB能减少40%~50%的蛋白尿，延缓肾功能恶化，

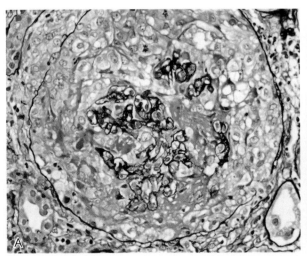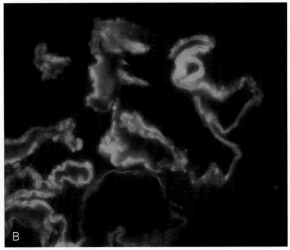

图 10-1-8　膜性肾病合并抗 GBM 病

注:A. 肾小球见细胞性新月体形成,挤压毛细血管袢致使袢闭锁,节段袢纤维素样坏死(PASM×400);B. 肾小球内 IgG 沿毛细血管袢基底膜线样沉积(IF×1 000)。

因此推荐采用最大可耐受剂量的 ACEI/ARB 治疗;ACEI 和 ARB 联合使用增加 AKI 发生风险,故不推荐;合并高血压的者要积极控制血压,血压控制 <130/80mmHg。肾病综合征持续不缓解患者,建议低脂饮食,常需联用他汀类降脂药治疗,他汀类药物有潜在肝功能异常或横纹肌溶解等副作用,使用时要注意监测。水肿患者建议中度限钠(1.5~2.0)g/d,必要时辅予利尿剂;利尿剂首选口服袢利尿剂,严重肾病综合征时胃肠道水肿,口服吸收效果不确定,需静脉使用;利尿速度不可过快,避免容量不足所致急性肾小管坏死,同时密切监测电解质。膜性肾病存在高凝状态,血栓形成风险与血清白蛋白水平呈负相关;虽然证据力度不强,但一般推荐白蛋白低于 25g/L 且存在高危因素(蛋白尿 >10g/d,BMI>35kg/m²,有遗传性倾向血栓形成家族史,心功能不全,腹部或整形手术,长期卧床)并除外抗凝禁忌证时给予预防性抗凝治疗;抗凝方案首选口服华法林,INR 控制在 2~3。在 eGFR>30ml/min 患者中使用新型口服直接抗凝剂是安全的,故应用正逐渐增多。

(二)免疫抑制治疗

鉴于原发性膜性肾病转归的异质性,对于持续表现为严重肾病综合征或肾功能恶化风险高的患者考虑使用免疫抑制治疗。

1. 初始免疫抑制治疗的时机　KDIGO 指南中建议原发性膜性肾病患者肾病综合征且满足以下条件之一可考虑使用免疫抑制治疗:①非免疫治疗半年,尿蛋白持续大于 4g/d 且大于基线 50%,没有下降趋势;②肾病综合征相关的严重并发症;③6~12 个月非并发症所导致的肌酐升高 >30%。下列情况不考虑使用免疫抑制剂治疗:持续血肌酐 >309μmol/L(或 eGFR<30ml/min)伴双肾缩小,伴随严重的或危及生命的感染。

越来越多的证据表明,血清抗 PLA2R 抗体水平与肾病综合征的严重程度密切相关,抗体水平越高,肾病综合征越严重,肾功能下降的可能性越大,自发缓解率越低。且抗体水平的下降常发生在肾病综合征缓解之前。有研究表明,

对于具有高滴度抗 PLA2R 抗体患者,仅 4% 患者在给予支持治疗后缓解。因此,抗体水平的检测也可作为决定免疫抑制治疗的参考指标。

2. 免疫抑制治疗方案

(1)激素联合烷化剂:强有力证据表明,激素联合烷化剂治疗不仅可以诱导肾病综合征的缓解,而且能延缓肾功能的恶化。最先采用的 Ponticelli 方案是指在 1,3,5 月时,前 3 天静脉滴注甲基泼尼松龙 1g/d,后 27 天口服泼尼松 0.5mg/(kg·d);而 2,4,6 个月则给予苯丁酸氮芥;鉴于苯丁酸氮芥耐受性差,后改为环磷酰胺(CTX),后者又称改良 Ponticelli 方案。也有研究采用激素起始 1mg/(kg·d),逐渐减量联合环磷酰胺每月静脉冲击治疗的方案,诱导肾病综合征缓解的效果同前两者。因此,激素联合环磷酰胺目前是原发性膜性肾病初始免疫抑制治疗的一线方案。该方案治疗 6 个月,50%~60% 患者在一年内获得缓解,70%~80% 在 2~3 年内获得缓解。10 年肾脏失功率由 30%~40% 减至 10% 以下,约 25% 患者可复发。

(2)钙调磷酸酶抑制剂(CNI)联合或不联合激素:该方案在诱导肾病综合征缓解方面的效果不差于激素联合烷化剂的方案,但副作用较小。因此也被推荐为原发性膜性肾病初始免疫抑制治疗的一线替代方案。代表性药物是环孢素 A 和他克莫司,环孢素 A 通常 3.5~5.0mg/(kg·d),目标谷浓度为 120~200ug/L,常在使用 1.0~1.5 年后再逐步减量;他克莫司靶目标则是谷药浓度为 5 ~10ug/L,疗程与环孢素 A 相似。与 CTX 相比,CNI 方案感染/恶性肿瘤的并发症相对较少,但复发率相对较高(约 40%)。CNI 除免疫抑制外,也能通过稳定足细胞的骨架,直接减少蛋白尿。对 CTX 方案无效者,该方案仍可能有效。

(3)利妥昔单抗(CD20 单抗):越来越多的证据表明利妥昔单抗在膜性肾病中治疗有效。MENTOR 研究结果提示利妥昔单抗诱导膜性肾病的缓解效果同环孢素 A,但 2 年后复发率明显减少。对于激素联合环磷酰胺或 CNI 方案治疗无效的患者,利妥昔单抗治疗还有 50% 的有效率。

利妥昔单抗用法包括 375mg/m² 每周 1 次,4 次为一疗程;或者滴定法,375mg/m² 使用 1 次后根据 CD19 细胞决定是否再用 1 次;或在第 1 和第 15 天各使用 1 000mg,2 次为一疗程;或第 1 和第 8 天各使用 375mg/m²。该方案优点包括避免用激素,感染风险较小;与 CNI 方案相比,费用并不昂贵,且复发率较低。

(4)其他:激素联合 MMF 方案治疗膜性肾病可能有效,但目前证据不足以作一线推荐。使用激素虽在早期减少蛋白尿(平均减少蛋白尿 30%),但后续的研究表明该方案不能获益且副作用明显,因此不推荐激素单药治疗。此外,有研究表明 MMF 或硫唑嘌呤单药治疗膜性肾病无效。

3. 肾移植后膜性肾病复发的治疗 目前认为抗 PLA2R 抗体阳性患者接受肾移植后膜性肾病复发率高达 83%,最早 6 天内即可在上皮下观察到电子致密物沉积。随着沉积物增多,40%~50% 的患者在 13~15 个月时可观察到临床复发(蛋白尿)并可促进移植物丢失。因此,宜在抗 PLA2R 抗体转阴后再行肾移植。抗体阴性患者移植后亦可能复发。对于移植肾膜性肾病复发仅在蛋白尿大于 1g 时给与治疗。移植肾新发膜性肾病则仅在蛋白尿 >4g/d 时治疗。抗 PLA2R 抗体鉴别复发或新发膜性肾病敏感性 83%,特异性超过 90%。这类患者需考虑利妥昔单抗治疗。

六、预 后

研究表明,原发性膜性肾病患者经非免疫治疗,5%~30% 完全缓解,25%~40% 部分缓解。ESRD 的风险 5 年为 14%;10 年为 35%;15 年为 41%。提示病情恶化的危险因素包括老年、男性、起病 2 年内有血肌酐升高,肾活检中有明显间质纤维化和小球硬化或血管病变或较多肾小球节段硬化,持续大量蛋白尿(>8g/d,超过 6 个月)等。

(刘少军 谢琼虹 郝传明)

第 2 节 继发性膜性肾病

在原发性膜性肾病中,上皮下免疫复合物中的抗原位于足细胞,抗原抗体在足细胞表面形成免疫复合物,即所谓的原位免疫复合物形成。而继发性膜性肾病中上皮下沉积的免疫复合物通常来自循环。继发性膜性肾病占 20%~30%,儿童患者相对少见。

一、病因及发病机制

继发性膜性肾病多继发于一些病因明确的全身系统性疾病,常见的病因包括:①自身免疫性疾病,如系统性红斑狼疮、自身免疫性甲状腺炎、原发性干燥综合征等;②肿瘤,如来自上皮的恶性肿瘤(肺癌、前列腺癌、胃癌、肠癌),或淋巴造血肿瘤霍奇金淋巴瘤等;③感染,如乙型肝炎病毒感染、梅毒、血吸虫感染等;④药物/重金属,如 NSAIDs、青霉胺、氯吡格雷、卡托普利、非诺芬芬等,重金属如汞、金等。继发性膜性肾病患者常存在循环免疫复合物。例如,在乙型肝炎相关性膜性肾病中,免疫复合物中的抗原为乙型肝炎病毒抗原;在肿瘤相关性膜性肾病中,可以检测到肿瘤特异性抗原如 CEA 等。有时肿瘤表达的抗原可能与足细胞固有抗原相一致或类似。有研究者报道,胆囊癌患者的肿瘤组织表达了 THSD7A,诱导抗体产生,而该抗体可能通过分子模拟等机制,再识别足细胞表面固有抗原,从而诱发膜性肾病。部分病例其病理改变与继发性膜性肾病相似,但病因不明确,又称为不典型膜性肾病。

二、病 理

(一)光镜

继发性膜性肾病患者肾小球主要病变为毛细血管袢基底膜广泛增厚,僵硬,与原发性膜性病变相似。同时常伴有系膜细胞和/或内皮细胞增生,基质增多(图 10-2-1A)。Masson 染色除毛细血管袢基底膜上皮下见嗜复红物质沉积外,系膜区或内皮下沉积亦见嗜复红物质沉积。六胺银染中可观察到基底膜增厚及钉突形成,或可形成较明显的双轨样改变。部分继发性膜性肾病中,可见肾小球内较明显的炎细胞浸润。原发膜性肾病少有新月体,如新月体较多,尤其是基底膜断裂或纤维素样坏死,高度提示为继发性膜性肾病。如观察到微血栓或动脉内膜炎或坏死等,亦应注意排除继发可能。

(二)免疫荧光

继发性膜性肾病亦可观察到 IgG 和 C3 在上皮下细颗粒样沉积。但与原发性膜性肾病不同的是,其颗粒大小更不均一,有时局灶/节段性分布,系膜区也常见阳性(图 10-2-1B)。继发性膜性肾病免疫荧光中 C1q 常为阳性。但 PLA2R 几乎阴性,部分自身免疫性疾病引起的继发性膜性肾病可出现各种免疫球蛋白及补体染色均阳性。IgG 和 C3 在内皮下/小管基底膜/间质血管沉积,如在 V 型狼疮性肾炎等(图 10-2-2A)。此外,继发性膜性肾病中 IgG 亚型与原发性膜性肾病并不完全一致,原发性膜性肾病常以 IgG4 为主,而继发性膜性肾病则常以 IgG1 和 IgG2/IgG3 为主。肿瘤所导致的膜性肾病中主要是 IgG1/IgG2。

(三)电镜

肾小球毛细血管袢基膜上皮下观察到电子致密物沉积和足突广泛融合,电子致密物的形态和基底膜的反应性增生可不一致;系膜区或内皮下亦可观察到电子致密物沉积(图 10-2-2B)。少数继发性膜性肾病如 V 型狼疮性肾炎中可见肾小管基底膜或间质血管壁电子致密物沉积。

三、常见的继发性膜性肾病

(一)自身免疫性疾病相关膜性肾病

系统性红斑狼疮(SLE)是继发性膜性肾病的最常见病因。大约 10%~20% 的 SLE 患者肾活检证实为 V 型狼疮性肾炎,即膜性肾病样改变。病理形态上膜性狼疮性肾组织免疫复合物沉积广泛,除肾小球各部位外,肾小管间质和血管也可观察到多种免疫球蛋白和补体沉积,即常说的"满堂亮(full house)"。光镜下肾小球毛细血管袢管壁弥漫增厚,节段性系膜细胞增生和基质增多,有时可观察到毛细血管内细胞增多或明显的炎细胞浸润或新月体或纤维素样坏死等。间质往往可观察到活动性炎细胞浸润。电镜下发现电子致密物多部位沉积,有时可在上皮细胞胞浆和内皮细胞胞浆中观察到特殊结构(图 10-2-2C)。

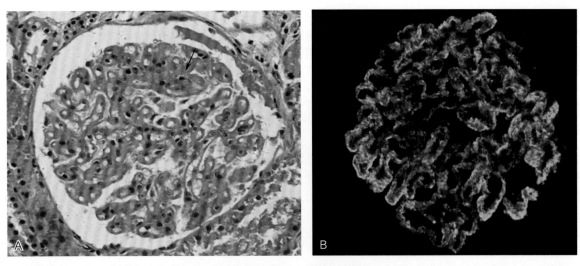

图 10-2-1　继发性膜性肾病

注:A. 肾小球毛细血管壁广泛增厚,箭头所指处节段系膜细胞增生及基质增多(HE×400);B. IgG 沿肾小球毛细血管袢及系膜区沉积(IF×400)。

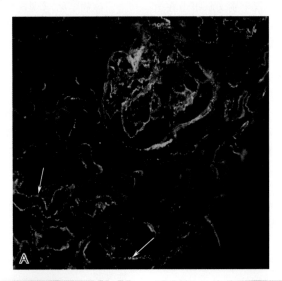

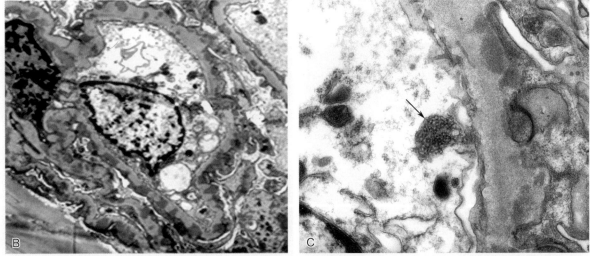

图 10-2-2　狼疮性肾炎 V 型

注:A. C1q 沿肾小球血管袢及肾小管基底膜(箭头)沉积(IF×400);B. 电镜下肾小球毛细血管袢基底膜上皮下大量颗粒状电子致密物沉积,系膜区部分致密物沉积,基底膜增厚(EM×2 000);C. 电镜下肾小球毛细血管袢基底膜上皮下颗粒状电子致密物沉积,内皮细胞胞浆中见管网状结构(箭头,EM×3 000)。

类风湿关节炎患者常常接受金制剂和青霉胺治疗,这两类药物均可诱导药物相关性膜性肾病。至于类风湿关节炎能否直接导致膜性肾病目前尚有争议。但目前已有多例未接受上述药物治疗的类风湿关节炎患者同时合并有膜性肾病的报道,在接受肾活检的类风湿关节炎患者中约17%患者为膜性肾病。混合性结缔组织疾病和干燥综合征亦可诱导继发性膜性肾病。

(二)感染相关性膜性肾病

最常见的病因是乙型肝炎病毒和梅毒。对乙型肝炎流行区域的儿童膜性肾病患者而言,继发性膜性肾病首先需除外乙型肝炎相关性膜性肾病。许多此类患者是无症状乙型肝炎患者,缺乏活动性肝炎病史。血清转氨酶正常或仅轻度升高,血清标志物往往提示 HBsAg、HBeAg 和 HBcAb 阳性。在肾小球沉积的主要是 HBeAg 及带正电荷的 HBeAb,有时亦可检测到 HBsAg 或 HBcAg(图10-2-3)。HBV 感染患者中最常见的肾脏病理改变是膜性肾病和膜增生性肾小球肾炎。与 HBV 相关性膜性肾病不一致的是,HCV 相关性膜性肾病仅个别文献报道在上皮下免疫复合物中观察到病毒样颗粒或检测到 HCV 相关抗原,有学者认为可能是原发性膜性肾病与 HCV 感染共存。

先天性和继发性梅毒与膜性肾病的关系已经得到较好的确认。此类患者常可通过免疫荧光法在肾小球内检测到梅毒抗原。通过抗原抗体洗脱法,发现肾小球内存在针对梅毒特异性抗原的抗体。同样的,积极治疗梅毒本身即可获得蛋白尿的缓解。此外,亦有多种寄生虫感染诱导继发性膜性肾病的报道。

(三)肿瘤相关性膜性肾病

成人膜性肾病患者约5%~20%患者可能合并恶性肿瘤,特别是年龄超过65岁患者。通常为上皮细胞来源的恶性肿瘤,如乳腺癌、肺癌、前列腺癌、胃癌或肠癌等,或血液系统肿瘤如慢性淋巴细胞性白血病等。良性肿瘤则相对少见。

肿瘤相关性膜性肾病的发病机制可能与肿瘤相关抗原沉积在上皮下,形成免疫复合物,激活补体并导致上皮细胞和肾小球基底膜受损。

膜性肾病多见于老年,因此,膜性肾病患者若发现肿瘤,并不完全表明膜性肾病继发于肿瘤。应采用相应的免疫组化染色证实膜性病变与肿瘤相关。

(四)药物相关性膜性肾病

汞、金、青霉胺可引起膜性肾病,接受青霉胺治疗的患者膜性肾病发生率高达7%。其他药物特别是非甾体抗炎药(nonsteroidal anti-inflammatory drugs,NSAIDs)亦可引起膜性肾病。1 项 125 例膜性肾病的研究表明,29 例患者曾接受过 NSAIDs 治疗,其中 13 例膜性肾病患者高度怀疑与 NSAIDs 相关。患者通常在接受相关药物治疗 6~12 个月后,出现蛋白尿,也有 3~4 年后才发生膜性肾病的报道。中断药物治疗后,部分患者膜性肾病缓解。目前药物引起膜性肾病的机制尚不清楚,有研究表明可能与遗传相关。

(五)伴抗肾小管基底膜抗体阳性的膜性肾病

该病罕见,多见男性患儿,起病时多小于 5 岁。且可能存在家族聚集性。肾活检标本中除有膜性肾病病理形态改变外,还可观察到抗肾小管基底膜抗体线样沉积于基底膜,特别是在近端肾小管。研究表明,抗肾小管基底膜抗体的抗原是一种相对分子质量约 58 000 的小管基底膜糖蛋白,是肾小管基底膜的非胶原部分。主要表达在近端肾小管基底膜,并不表达在肾小球基底膜。这类患者临床主要表现为肾病综合征,部分患者开始肾活检时诊断膜性肾病,未观察到抗肾小管基底膜抗体阳性,随后血清 ELISA 检测提示抗肾小管基底膜抗体阳性。随访中出现肾小管功能障碍和抗小管基底膜抗体。

光镜下肾小球改变似继发性膜性肾病,除了肾小球毛细血管袢基膜上皮下电子致密物沉积,基底膜增厚外,同时伴节段性系膜细胞增生。常见肾小管破坏及萎缩,小管基底膜增厚,间质单个核细胞浸润及小管炎。血管常无特征性改变。

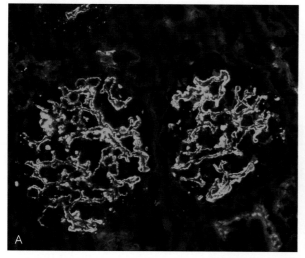
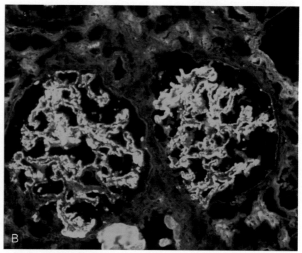

图 10-2-3 乙型肝炎相关性膜性肾病

注:HBsAg(A)和 HBcAg(B)沿肾小球毛细血管袢基膜分布(IF×200)

免疫荧光显示 IgG 和 C3 颗粒样、非线样沿肾小球毛细血管祥沉积,偶尔也可见 IgA、IgM 或 C1q 的沉积。在肾小管基底膜则可观察到 IgG 线样沉积,伴或不伴 C3 的沉积,如果肾小管基底膜仅有 C3 沉积,则往往非特异性。

电镜下除膜性肾病改变外,还可观察到肾小管基底膜增厚,但缺乏电子致密物沉积。

此类患者临床表现为肾病综合征,镜下血尿亦较常见。还可出现近端肾小管功能障碍或 Fanconi 综合征或慢性间质性肾炎,治疗主要依靠激素和免疫抑制剂,疗效尚不明确。有肾小管功能障碍者预后更差。多在幼年时即进入ESRD。

(刘少军 谢琼虹 郝传明)

参考文献

[1] FRANCIS J M, Beck Jr L H, SALANT D J. Membranous nephropathy: a journey from bench to bedside [J]. Am J Kidney Dis, 2016, 68 (1): 138-147.

[2] XU X, WANG G B, LU T, et al. Long-term exposure to air pollution and increased risk of membranous nephropathy in China [J]. J Am Soc Nephrol, 2016, 27 (12): 3739-3746.

[3] Gupta S, Köttgen A, Hoxha E, et al. Genetics of membranous nephropathy [J]. Nephrol Dial Transplant, 2018, 33 (9): 1493-1502.

[4] LE WB, SHI J S, ZHANG T et al. HLA-DRB1*15: 01 and HLA-DRB3*02: 02 in PLA2R-related membranous nephropathy [J]. J Am Soc Nephrol, 2017, 28 (5): 1642-1650.

[5] TOMAS N M, BECK JR L H, MEYER-SCHWESINGER C, et al. Thrombospondin type-1 domain-containing 7A in idiopathic membranous nephropathy [J]. N Engl J Med, 2014, 371 (24): 2277-2287.

[6] LARSEN C P, MESSIAS N C, SILVA F G, et al. Determination of primary versus secondarymembranous glomerulopathy utilizing phospholipase A2 receptor staining in renal biopsies [J]. Mod Pathol, 2013, 26 (5): 709-715.

[7] DE VRIESE A S, GLASSOCK R J, NATH K A, et al. A proposal for a serology-based approach to membranous nephropathy [J]. J Am Soc Nephrol, 2017, 28 (2): 421-430.

[8] HOXHA E, WIECH T, STAHL P R, et al. A mechanism for cancer-associated membranous nephropathy [J]. N Engl J Med, 2016, 374 (20): 1995-1996.

[9] ZOU R, LIU G, CUI Z, et al. Clinical and immunologic characteristics of patients with anca-associated glomerulonephritis combined with membranous nephropathy: a retrospective cohort study in a single Chinese center [J]. Medicine (Baltimore), 2015, 94 (37): e1472.

[10] RODRIGUEZ E F, NASR S H, LARSEN C P, et al. Membranous nephropathy with crescents: a series of 19 cases [J]. Am J Kidney Dis, 2014, 64 (1): 66-73.

[11] NA W, YI K, SONG Y S, et al. Dissecting the relationships of IgG subclasses and complements in membranous lupus nephritis and idiopathic membranous nephropathy [J]. PLoS One, 2017, 12 (3): e0174501.

[12] RADICE A, PIERUZZI F, TREZZI B, et al. Diagnostic specificity of autoantibodies to M-type phospholipase A2 receptor (PLA2R) in differentiating idiopathic membranous nephropathy (IMN) from secondary forms and other glomerular diseases [J]. J Nephrol, 2018, 31 (2): 271-278.

[13] POZDZIK A, TOUZANI F, BROCHÉRIOU I. Molecular classification of membranous nephropathy [J]. Curr Opin Nephrol Hypertens, 2019, 28 (4): 336-344.

[14] HOFSTRA J M, FERVENZA F C, WETZEIS J F. Treatment of idiopathic membranous nephropathy [J]. Nat Rev Nephrol, 2013, 9 (8): 443-458.

[15] FERVENZA F C, APPEL G B, BARBOUR S J, et al. Rituximab or cyclosporine in the treatment of membranous nephropathy [J]. N Engl J Med, 2019, 381 (1): 36-46.

[16] Kidney Disease: Improving Global Outcomes (KDIGO) Glomerulonephritis Work Group. KDIGO clinical practice guideline for glomerulonephritis [J]. Kidney Int Suppl, 2020: 133.

第11章

膜增生性肾小球肾炎

第1节 概　述

膜增生性肾小球肾炎(membranoproliferative glomerulonephritis,MPGN)是一种病理形态描述,表现为肾小球弥漫性系膜细胞及基质增生伴基底膜增厚。膜增生性肾小球肾炎临床表现多样,可为肾病综合征、血尿、高血压及肾功能损害等。持续性低补体血症是膜增生性肾炎的重要血清学改变。MPGN发病机制复杂,病程进行性加重,大多数病例预后不良,50% MPGN患者在10年内发生慢性肾衰竭。

MPGN形态改变最早在18世纪由英国医生Richard Bright描述为"毛细血管内增生的亚急性肾小球肾炎"。后来称为"慢性进行性肾炎"、"慢性分叶性肾小球肾炎"、"系膜毛细血管性肾小球肾炎(mesangiocapilliary glomerulonephritis)"等。1963年Berger和Galle正式提出膜增生性肾小球肾炎Ⅰ型和Ⅱ型概念,1990年Burkholder等又增加了Ⅲ型。主要根据光镜下肾小球形态改变和电镜下电子致密物沉积部位将其分为三型。Ⅰ型为典型的肾小球系膜细胞及基质显著增生扩张,并插入毛细血管内皮下导致血管基底膜增厚,呈双轨现象。电镜下发现免疫复合物主要沉积于内皮下;Ⅱ型以肾小球基底膜弥漫增厚为主,系膜细胞及基质增生及内皮下插入不明显。电镜下以补体为主的电子致密物呈绶带状连续沉积于肾小球基底膜内,因而称为致密物沉积病(dense deposit disease,DDD);Ⅲ型为免疫复合物沉积所致。光镜下病变与Ⅰ型相似,电镜下电子致密物沉积于多个部位。又分为两个亚型。Burkholder亚型电镜下不仅在内皮下和系膜区,而且在基底膜的上皮下同时有大量电子致密物沉积。Strife-Anders亚型主要沉积在基底膜全层,引起基底膜不规则增厚分层等改变。

MPGN病因及发病机制尚未完全阐明,传统上分为原发性和继发性。原发性(或特发性)MPGN是少数原因不明的病例,儿童发生的膜增生性肾小球肾炎多为原发性,成人绝大多数病例为继发性。MPGN可继发于多种系统性疾病,如系统性红斑狼疮、乙型肝炎、丙型肝炎、感染性心内膜炎、冷球蛋白血症、淋巴瘤等。近年来对MPGN发病机制的研究取得了一些进展。依据发病机制和免疫荧光发现,可将其分为免疫复合物介导和补体介导的MPGN两大类。后者以补体C3沉积为主称C3肾小球病(包括C3肾小球

肾炎和DDD),将在第12章详细讨论。本章主要叙述免疫复合物介导的MPGN的病理和临床特点。

第2节 原发性膜增生性肾小球肾炎

一、流行病学

MPGN发病率主要依据肾活检结果、透析登记以及人口统计学资料。MPGN发病率各国不尽相同,国外报道膜增生性肾小球肾炎占原发性肾小球肾炎的6.4%~7.3%。我国MPGN发病率较低,有研究显示MPGN占原发性肾小球肾炎的3.4%。MPGN在成人绝大多数为继发性,常继发于长期慢性感染性疾病。

二、病因及发病机制

原发性MPGN病因未明,占膜增生性肾炎的比例较少,可能与以下机制有关。

(一)循环免疫复合物的形成与体液免疫

抗原激发体内免疫反应产生抗体,形成循环免疫复合物,并随着血流循环沉积于肾小球毛细血管壁及系膜区,同时通过经典途径激活补体、释放各种炎性介质,损伤肾小球。约50%免疫复合物介导的MPGN可检出C3致肾炎因子(C3NeF),即循环抗补体旁路途径C3转化酶抗体,提示补体旁路途径的重要作用。

(二)肾固有细胞激活及炎症介质

多种细胞因子及血管活性物质可激活肾固有细胞,以系膜细胞最敏感和最活跃,受刺激后产生增殖反应。肾脏固有细胞和浸润细胞的活化和增殖引起补体活化、细胞因子合成、中性粒细胞浸润、蛋白溶解酶和前炎性介质的释放、凝血级联反应的激活等引起肾损伤。也有报道足细胞病及足细胞数量的减少在MPGN具有重要作用。

(三)细胞免疫

细胞免疫也可诱导肾组织损伤,其机制尚不明确。有研究发现MPGN患者体内淋巴细胞毒抗体滴度升高,可能通过调控淋巴细胞亚群或T辅助细胞,参与发病过程。

三、病 理

（一）光镜

1. 肾小球 体积增大，细胞数目显著增多，呈弥漫性系膜细胞和基质的中至重度增生，系膜区扩大，肾小球毛细血管襻呈分叶状，管腔狭窄或闭塞（图 11-2-1A、B），部分病例可伴有中性粒细胞和 / 或单核巨噬细胞浸润。大量增生的系膜成分（包括基质和细胞）在系膜区边缘沿内皮下向周边的毛细血管基底膜内侧插入，使毛细血管壁不规则增厚，并在插入物质的内侧形成新基底膜样基质（图 11-2-1B）。PASM 染色中因内皮下新形成的基底膜样物质也被银染色，使毛细血管基底膜呈"双轨"状。Masson 染色可见系膜区和内皮下嗜复红物沉积（图 11-2-1C）。有时在系膜区、内皮下和上皮下有嗜复红物沉积。Ⅲ型 MPGN 在 PASM 染色中，不仅有双轨现象，部分节段可有"钉突"形成（图 11-2-1D）；部分病例可出现新月体（图 11-2-2A），若新月体大于 20% 则提示预后不良。随着病变的进展，部分系膜区的系膜细胞增生程度减低而基质持续增多，逐渐形成系膜区结节状形态（图 11-2-2B）。伴随肾小球病变的发展，结节硬化增多融合（图 11-2-2C），最终导致肾小球完全闭塞，形成肾小球硬化。

2. 肾小管 肾小管上皮细胞肿胀，可含有 PAS 染色阳性的重吸收小滴。细胞胞浆形成空泡变性及颗粒变性，在 MPGN 早期，也可见灶性肾小管萎缩、蛋白管型、红细胞管型。在 MPGN 晚期，肾小管萎缩更明显。

3. 间质 MPGN 早期，局灶性间质纤维化；晚期可见广泛间质纤维化伴淋巴细胞及单核细胞浸润。肾间质内也可见泡沫细胞。

4. 血管 动脉可见内膜增厚、小动脉可见透明样变性，随着疾病进展，肾脏体积变小，表面大小一致的颗粒样萎缩，主要与肾动脉病变显著相关。

（二）免疫荧光

免疫荧光检查表现多样，IgG、IgM 和 C3 沿毛细血管壁和在系膜区呈颗粒状沉积（图 11-2-3），通常情况下 C3 强

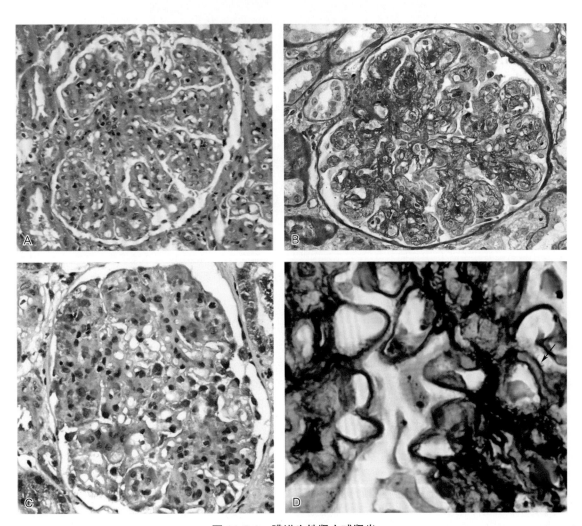

图 11-2-1 膜增生性肾小球肾炎

注：A. 肾小球系膜细胞增生及系膜区增宽，基质增多，多数毛细血管腔受压闭塞，边缘血管壁增厚（HE×400）；B. 肾小球系膜细胞增生及系膜区基质增多，肾小球呈分叶状，毛细血管壁增厚可见双轨样改变（PAS×400）；C. 系膜区、基底膜内皮下可见嗜复红物沉积（Masson×400）；D. 箭头所指处基底膜增厚，双轨，外侧有散在"钉突"形成（PASM×1 000）。

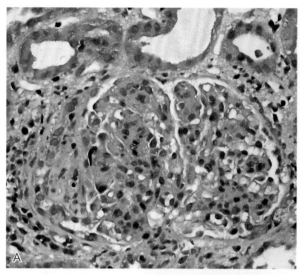
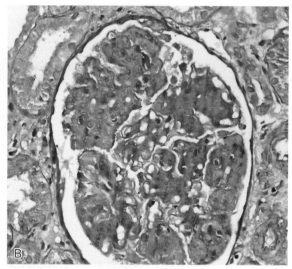
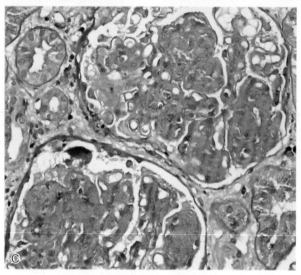

图 11-2-2　膜增生性肾小球肾炎

注：A. 肾小球系膜及基质增生，基底膜增厚，伴有小细胞性新月体形成（HE×400）；B. 肾小球系膜区细胞及基质大量增生，个别节段呈结节样结构，PAS 染色强阳性（PAS×400）；C. 肾小球内多个系膜结节形成，互相融合，向小球硬化发展（PAS×400）。

于 IgG，偶见 IgA、C1q、C4 沉积。部分 IgG 或 C3 沿毛细血管壁沉积，沉积物外观似花瓣样，且因免疫球蛋白沉积于肾小球基底膜内皮下，所以外侧缘比较光滑，内侧缘呈不规则的荧光图像（图 11-2-3）。有些病例可显示 IgG 或 C3 微弱阳性，甚至阴性，这可能与病程发展较长，部分吸收等因素有关。病变后期肾小球硬化，荧光可以是阴性。

（三）电镜

电镜显示肾小球系膜细胞增生，基质增多，系膜区扩大，系膜区可见颗粒或团块状电子致密物。基底膜不规则增厚。内层为系膜区延伸插入内皮下的基质及系膜细胞胞质、炎症细胞及免疫复合物沉积等。在插入物内侧有不规则的膜样结构，结构紊乱、不均匀，紧贴着基膜的内疏松层。外层保留的基膜多呈细带状连续分布（图 11-2-4），为 Ⅰ 型 MPGN。当内皮下和系膜区沉积同时伴有大量上皮下电子致密物沉积时，称为 Ⅲ 型 MPGN，Burkholder 亚型，可形成

钉突样结构（图 11-2-5A）。在 Ⅲ 型 MPGN，Strife-Anders 亚型，除系膜区致密物沉积外，主要伴有内皮下及基底膜内沉积，偶尔会从内皮到上皮贯通沉积在血管基底膜全层，引起基底膜不规则增厚分层等改变（图 11-2-5B）。各型 MPGN 中，肾小球脏层上皮细胞多见足突广泛消失、微绒毛变性。肾小管及肾间质电镜下无特异性改变。

四、临床表现

原发性 MPGN 可发生于任何年龄，发病高峰年龄为 8~30 岁，2 岁以下和 50 岁以上少见，男女无明显差异。临床表现复杂，预后较差。常表现为肾病综合征、肾炎综合征、大量蛋白尿、低蛋白血症、高脂血症和高度水肿，部分患者表现出低补体血症，主要 C3、C5 和 P 因子下降等。部分患者呼吸道感染，出现低补体血症、少尿、血尿、水肿、高血压及肾功能不全。高血压可为本病的首发症状。

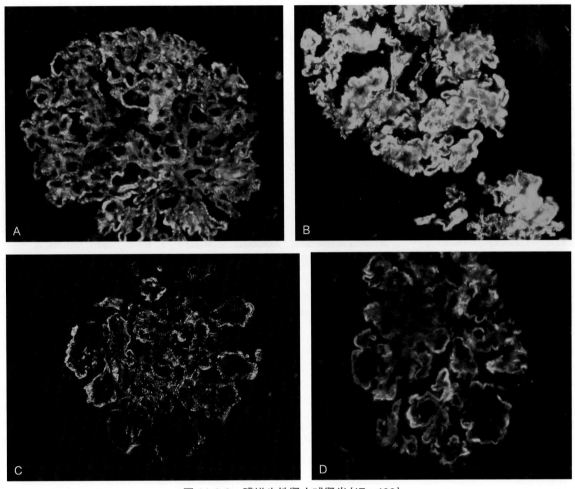

图 11-2-3　膜增生性肾小球肾炎（IF×400）

注：A. 肾小球基底膜和系膜区 IgG 小颗粒样阳性；B. IgG 因沉积于肾小球基底膜内皮下，形成外侧缘比较光滑，内侧缘不规则的荧光图像；C. C1q 沿肾小球基底膜和系膜区沉积，荧光强度一般较弱；D. C3 在肾小球毛细血管壁沉积，沉积物外观似花瓣样。

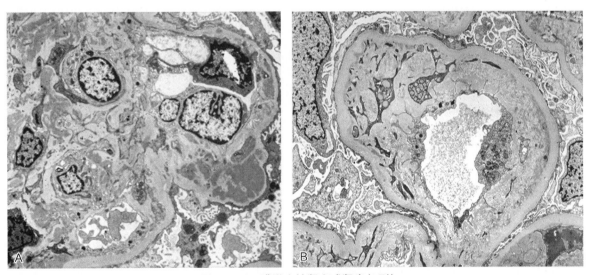

图 11-2-4　膜增生性肾小球肾炎（I 型）

注：A. 肾小球血管壁基底膜明显增厚，内皮下为插入的系膜基质和系膜细胞胞质，以及少量电子致密物沉积；外层为基底膜。B. 系膜区基质内有电子致密物沉积，周围血管内皮下有大量基质插入，基底膜呈双层增厚，外层仍保留原有的基底膜；内皮下少量电子致密物沉积。（A、B. EM×3 000）

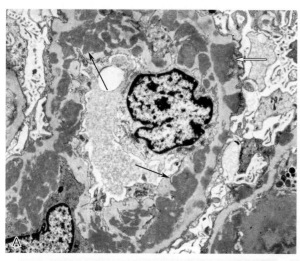
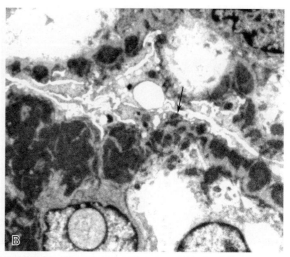

图 11-2-5 膜增生性肾小球肾炎（Ⅲ型）

注：A. Burkholder 亚型：肾小球系膜区大量电子致密物沉积，增生的系膜基质插入内皮下，同时内皮下多量(实心箭头处)及上皮下少量电子致密物沉积(空心箭头处)，基底膜明显增厚，上皮下致密物之间有钉突形成(EM×5 000)；
B. Strife-Anders 亚型：肾小球系膜区大量电子致密物沉积，内皮下大量插入，基底膜明显增厚，同时膜内大量电子致密物沉积(箭头处)，贯穿基底膜全层(EM×5 000)。

五、诊断与鉴别诊断

（一）原发与继发性 MPGN

MPGN 本质上是一个病理形态学的诊断名词，主要依据肾小球系膜细胞和基质弥漫增生，基膜增厚及双规征形成，结合临床、免疫荧光及电镜检查，可明确病理诊断。病理分型主要依靠电镜下电子致密物沉积的部位和方式。引起 MPGN 的原因非常多，多数病例为继发性病因，因此不能仅根据病理改变诊断。需仔细结合临床及实验室检查，查找继发性原因（详见本章第 3 节）。

（二）慢性血栓性微血管病（chronic TMA）

慢性 TMA 肾小球呈明显双轨征，光镜形态与 MPGN 类似，但荧光阴性，电镜下无电子致密物。内皮下可见电子疏松物质。

（三）后期与其他形成结节的疾病鉴别

后期的 MPGN 呈明显分叶状，应与结节性糖尿病肾小球硬化症、淀粉样变性肾病和单克隆免疫球蛋白沉积性肾病鉴别。糖尿病肾病可有长期高血糖史及视网膜血管病变，肾淀粉样变有刚果红阳性，单克隆球蛋白血症常有血清异常轻链升高等表现，通过实验室检查这些肾病相关的特殊蛋白沉积，结合免疫荧光和电镜检查，应可以鉴别。

六、治 疗

目前针对原发性 MPGN 的治疗方案仍存在很大争议及个体疗效差异较大。主要原因：①发生 MPGN 病因尚未明确，导致原发性和继发性尚不能完全界定清楚；②病程变异性大，预后较差；③治疗缺乏大样本对照研究。

（一）激素治疗

原发性 MPGN 的治疗一直在研究探讨中，糖皮质激素对 MPGN 疗效有限。多数学者认为起病一年内应用泼尼松效果反应较好，5 年后治疗大多无效。目前有报道激素联合吗替麦考酚酯治疗原发性 MPGN 效果较好；根据临床表现和病理改变，主要是早期采用隔天激素疗法，联合细胞毒药物和抗凝药治疗，能够在一定程度上改善或稳定肾功能，提高肾脏存活率。

（二）细胞毒药物和抗凝药治疗

目前不单独使用细胞毒类药，多联合激素使用，可稳定肾功能。抗凝药的使用可根据激素的使用与血栓的形成以及维生素 D 的情况，酌情使用。

（三）其他

血管紧张素转换酶抑制剂（ACEI）和血管紧张素Ⅱ受体拮抗剂（ARB）具有降压和非降压依赖性的肾脏保护作用，可以明显减少尿蛋白的排泄及终末期肾衰竭的发生。对膜增生性肾小球肾炎高血压患者可联合应用钙通道阻滞剂、β 受体阻滞剂或利尿剂等控制血压。其他还有血浆置换、营养支持治疗等。近期也有一些关于利妥昔单抗治疗 MPGN 的报道。

七、预 后

由于患者的个体差异和治疗方案不同，判断预后差异大，2~5 年内进入 ESRD 各有差异。影响 MPGN 进入 ESRD 的危险因素：①临床表现：发病初期就出现高血压，肾病范围蛋白尿，血清肌酐升高；②肾活检病理改变较弥漫；③进展的临床特征：在治疗过程中未得到部分或完全缓解。MPGN 患者进入 ESRD 后接受肾移植治疗。肾移植后复发率较高，其中儿童患者、起病大量蛋白尿及病程进展快的患者肾移植后复发风险大。第一次移植后因 MPGN 复发而失功的患者第二次移植后复发率会提高。少数患者可于肾移植数日后即发生 MPGN，这点支持循环因子的致病作用。

第3节　继发性膜增生性
肾小球肾炎

一、病因及发病机制

MPGN 多数病例为继发性病因引起。其中尤以继发性 I 型膜增生性肾小球肾炎多见,可继发于多种系统性疾病,如自身免疫性疾病、感染性疾病、补体紊乱相关性疾病等(表 11-3-1)。

表 11-3-1　继发性膜增生性肾小球肾炎的病因

病因分类	内容
基因代谢异常	补体代谢障碍(遗传性和获得性)等
感染	乙型肝炎、丙型肝炎、肝炎相关性冷球蛋白血症、HIV、汉坦病毒感染、脊柱结核、感染性心内膜炎、脓肿、分流性肾病、疟疾等
自身免疫性疾病	系统性红斑狼疮、过敏性紫癜、干燥综合征等
慢性肝脏疾病	肝硬化、慢性肝脏疾病、抗胰蛋白酶缺乏
恶性肿瘤	慢性淋巴细胞性白血病、淋巴瘤、胸腺瘤等
其他	冷球蛋白血症、药物、镰刀状细胞病等

如表 11-3-1 所见,引起继发性 MPGN 的原因主要有三类:

(一)免疫复合物沉积介导的继发性 MPGN

与原发性 MPGN 相似,体内抗原抗体免疫复合物随着血液循环沉积于肾小球毛细血管壁及系膜区,同时激活补体、释放各种炎性介质,损伤肾小球。这类病变主要见于自身免疫性疾病,如系统性红斑狼疮、干燥综合征等。自身免疫疾病患者血液中有各种高浓度的自身抗体,并与相应抗原分子结合形成循环免疫复合物,进一步激活补体系统。因此在这类相关性肾炎中总是可以发现免疫复合物在肾小球的多个部位(系膜区、内皮下和上皮下)沉积,甚至沉积在肾小管基膜等。光镜下 IV 型狼疮性肾炎有 MPGN 病理改变;乙型肝炎、丙型肝炎等感染性疾病中也常表现为继发性膜增生性肾小球肾炎的病理改变。成人乙型肝炎病毒相关性肾炎中的抗原以 HBsAg 为多,其形成的免疫复合物分子量相对较大,并发现其与肾小球基底膜板层内侧亲和力较强,故免疫复合物多沉积于肾小球系膜区和内皮下,形成 MPGN。而丙型肝炎病毒感染引起 B 细胞反应性增生,从而病毒蛋白与血中单克隆轻链结合,导致混合性冷球蛋白血症相关肾病,并产生大量免疫复合物在肾脏沉积,也表现为继发性 MPGN。其他血液肿瘤也以相似发病机制而易发 MPGN 病理改变。

(二)补体介导的 MPGN

这是一类由体内补体系统异常调节和激活、或补体旁路途径异常激活而产生的肾小球病变,包括致密物沉积病和 C3 肾小球肾炎(详见第 12 章)。此外,MPGN 还与机体补体缺陷有关,故可在遗传性补体缺陷病等患者中形成 MPGN 改变。

(三)其他

这类病例免疫荧光检查阴性,严格讲不属于免疫复合物介导的 MPGN,但病理形态类似 MPGN,如血栓性微血管病,放射性肾炎、镰刀状细胞病和药物等。其机制各不相同,多与肾小球系膜细胞或内皮细胞直接受损、激活增生等机制有关。

二、病　理

继发性 MPGN 的病理改变与原发性 MPGN 基本相似。但在此基础上,又可出现相关疾病的一些特殊改变,需仔细观察,并结合临床及实验室检查进行鉴别。狼疮性肾炎引起的 MPGN,实验室检查有血清自身抗体升高,荧光呈满堂亮,电子致密物沉积在系膜区、内皮下到上皮下多个部位。有时可发现一些指纹结构、管网状结构、血管壁纤维素样坏死、微血栓等。乙型肝炎病毒相关性肾炎引起的 MPGN,除了内皮下和系膜区,常有上皮下较多电子致密物沉积,钉突形成,有时还可在上皮细胞内找到病毒颗粒。在冷球蛋白血症相关的 MPGN,常伴有毛细血管内微血栓形成,荧光可有单克隆免疫球蛋白阳性。电镜下系膜区和内皮下除了有多少不等电子致密物沉积,还可找到特殊的结晶样结构包括晶体样、微管样、指纹状或纤维状等(图 11-3-1)。实验室检查血清冷球蛋白阳性。

值得注意的是,与特定疾病的关联并不一定等于因果关系,在解释这些关联研究时仍须谨慎。基于多数病因明确的继发性 MPGN 有专门章节进行叙述,本节仅描述一些引起继发性 MPGN 的少见疾病。

三、少见的继发性 MPGN

(一)感染与继发性 MPGN

除丙型肝炎病毒和乙型肝炎病毒外,其他多种形式的慢性传染病都与 I 型和 III 型 MPGN 有关。最常见的是持续性慢性细菌感染,特别是葡萄球菌感染。继发于心内膜炎和受感染的心室分流器的肾小球肾炎通常表现为 MPGN I 型。表皮葡萄球菌是最常见的病原体(约占所有分流感染的 75%),与感染的心室分流术相关的肾小球肾炎,已有 150 多例报道,组织学改变与 MPGN I 型相似。肾小球发现以 IgM(84%)、IgG(66%)和 C3(94%)为主的沉积物。更换感染的分流通路后,临床表现可以消失。流行性肾病(nephropathia epidemica)是由普马拉 - 汉坦病毒引起的肾综合征出血热的一种轻型病症。肾活检形态学通常表现为急性小管间质性肾炎,肾小球仅有非常轻微的非特异性系膜性改变。但 Mustonen 等报道 12 例流行性肾病的恢复期有 10 例患者表现为 MPGN I 型,其中 5 例显示肾小球内明显的中性粒细胞浸润,C1q、C3、IgG 和 IgM 的毛细血管壁上呈颗粒状沉积。大量 C1q 和 C3 在肾小球沉积以及低

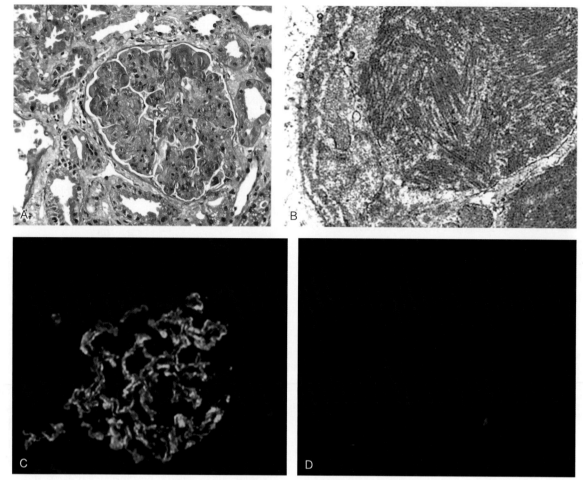

图 11-3-1　继发性 MPGN（冷球蛋白血症肾病）

注：A. 肾小球系膜细胞增生及血管基底膜增厚，部分节段毛细血管腔内有微血栓（Masson×400）；B. 电镜下肾小球毛细血管基底膜内皮下电子致密物显示微管状结构（EM×20 000）；C. 肾小球内 IgG-κ 轻链阳性，沿毛细血管袢基底膜及内皮下沉积；D. 肾小球内 IgG-λ 阴性（C、D. IF×400）。

补体血症与经典补体途径的激活相关。莱姆病是由蜱传播的伯氏疏螺旋体引起的一种多系统疾病，MPGN Ⅰ型已在少数莱姆病患者中被报道。动物实验已证实伯氏疏螺旋体感染会诱发狗的 MPGN。

（二）α 抗胰蛋白酶缺乏症相关肾病

本病少见。但在 α 抗胰蛋白酶缺乏症患者中已观察到多种免疫复合物介导的肾小球肾炎，以 MPGN Ⅰ型最常见。例如，3 例均死于肝硬化的 α 抗胰蛋白酶缺乏症（蛋白酶抑制剂 ZZ 型）的患儿，尸检发现他们同时患有 Ⅰ型 MPGN。临床表现少尿、血尿和肾功能异常，光镜显示 MPGN 样改变。其中一例电镜检查可见肾小球系膜区和内皮下沉积物。IF 显示 IgG、IgA、IgM、C3 和 C4 沿肾小球毛细血管壁颗粒状沉积。并在肾小球毛细血管中检测到 α 抗胰蛋白酶表达。α 抗胰蛋白酶缺乏在肾小球病变中的作用是有争议的。降低 α 抗胰蛋白酶水平对蛋白水解酶的抑制作用无效，可能导致肺外组织损伤。有人认为，异常的等位基因 PIZ 蛋白可能作为抗原，导致循环免疫复合物的形成和肾脏损伤。在 1 例 23 岁严重 α 抗胰蛋白酶缺乏的妇女接受肝移植后，GBM 内皮下出现异常的等位基因 PIZ 蛋白，并伴有肾病综合征和肾功能的好转，支持了上述假设。

（三）肿瘤和单克隆丙种球蛋白病相关肾病

研究显示多种肿瘤与 Ⅰ型 MPGN 有关。包括食管癌、胃癌、肺癌、肾癌和膀胱癌等。其中最常见的相关肿瘤是 B 淋巴细胞肿瘤，以及其他产生单克隆免疫球蛋白的 B 淋巴细胞异常。在意义未明的单克隆免疫球蛋白病（MGUS）、低级别 B 细胞淋巴瘤、淋巴浆细胞淋巴瘤、慢性淋巴细胞白血病和多发性骨髓瘤病例中，已有 Ⅰ型和 Ⅲ型 MPGN 病例的报告。在一项回顾性单中心研究中，68 例没有明显的自身免疫或慢性感染过程的 Ⅰ型 MPGN 患者，其中 28 例（41%）有血清和 / 或尿免疫电泳确定的单克隆丙种球蛋白。在另一项与单克隆 IgG 沉积相关的增生性肾小球肾炎病例研究中，病变类似于免疫复合物介导的肾小球肾炎，其中 57% 为 MPGN。免疫荧光下可见单一型轻链和单个重链亚类（最常见的是 IgG-κ）的沉积物表达。需要强调的是，如果不常规进行轻链染色，就无法将单克隆 IgG 引起的 MPGN 与免疫复合物介导的 MPGN 区分开来。大约 30% 患者血清单克隆免疫球蛋白检测阳性。大多数患者出现肾病范围蛋白尿和血尿、伴或不伴肾功能不全。另外，具有单克隆免疫球蛋白沉积的 MPGN 应与具有单克隆免疫球蛋白沉积的冷球蛋白血症肾病或免疫触须样肾小球病区别开来,三者都可以通过光镜观察到与 MPGN 相似的形态学改变。单克隆免疫球蛋白沉积病(MIDD)可由轻链(通常是κ)、重链(通常是截短的γ)或两者共同引起。光镜下,MIDD 通常比原发性 MPGN 具有更多的结节性。免疫荧光下,可见单克隆免疫球蛋白线样沉积;电镜下,可见颗粒性而非微管状沉积物。冷球蛋白血症肾病肾小球改变在膜增生基础上,常伴有微血栓。血清检查有冷球蛋白。电镜下肾小球内发现特异性的结晶样结构。而免疫触须样肾小球病在电镜下通常具有特征性的平行排列的微管结构,光镜下没有透明血栓,血清中没有冷球蛋白。

(朱敬凤 邢昌赢 吴 俊 张志刚)

参考文献

[1] SETHI S, FERVENZA F C. Membranoproliferative glomerulonephritis: a new look at an old entity [J]. N Engl J Med, 2012, 366 (12): 1119-1131.

[2] NAKANO M, KARASAWA K, MORIYAMA T, et al. Characteristics of membranoproliferative glomerulonephritis based on a new classification at a single center [J]. Clin Exp Nephrol, 2019, 23 (6): 852-858.

[3] RUGGENENTI P, DAINA E, GENNARINI A, et al. C5 convertase blockade in membranoproliferative glomerulonephritis: a single-arm clinical trial [J]. Am J Kidney Dis, 2019, 74 (2): 224-238.

[4] NAKAGAWA N, HASEBE N, HATTORI M, et al. Clinical features and pathogenesis of membranoproliferative glomerulonephritis: a nationwide analysis of the Japan renal biopsy registry from 2007 to 2015 [J]. Clin Exp Nephrol, 2018, 22 (4): 797-807.

[5] RIEDL M, THORNER P, LICHT C. C3 Glomerulopathy [J]. Pediatr Nephrol, 2017, 32 (1): 43-57.

[6] KIMURA J, ICHII O, OTSUKA S, et al. Close Relations between podocyte injuries and membranous proliferative glomerulonephritis in autoimmune murine models [J]. Am J Nephrol, 2013, 38 (1): 27-38.

[7] ABHILASH K, FREDDY R M, JUSTIN L L, et al. Idiopathic membranoproliferative glomerulonephritis treated with mycophenolate mofetil [J]. Clin Case Rep, 2018, 6 (11): 2287-2288.

[8] LU Q S, ZUO L, DONG B, et al. Rituximab treatment for immune-complex-mediated membranoproliferative glomerulonephritis [J]. Immunotherapy, 2018, 10 (12), 1027-1031.

[9] LI J, UMAKANATHAN M, P′ NG C H, et al. Cryoglobulinemic Glomerulonephritis Associated With Nodal and Renal Infiltration by T-Cell Lymphoma of T-Follicular Helper Phenotype: A Case Report [J]. Am J Kidney Dis, 2018, 72 (4): 606-611.

[10] KIRMIZIS D, EFSTRATIADIS G, ECONOMIDOU D, et al. MPGN secondary to Lyme disease [J]. Am J Kidney Dis, 2004, 43 (3): 544-510.

[11] SETHI S, ZAND L, LEUNG N, et al. Membranoproliferative glomerulonephritis secondary to monoclonal gammopathy [J]. Clin J Am Soc Nephrol, 2010, 5 (5): 770-782.

[12] Kidney Disease: Improving Global Outcomes (KDIGO) Glomerulonephritis Work Group. KDIGO clinical practice guideline for glomerulonephritis [J]. Kidney Int Suppl, 2020: 238.

第12章

C3 肾小球病

第1节　概　述

C3 肾小球病是一类由于补体旁路途径遗传性或获得性调节缺陷所致补体 C3 在肾小球内异常沉积而导致的疾病,主要病理特点为肾小球内以 C3 沉积为主,伴少量或不伴免疫球蛋白沉积[至少较其他免疫球蛋白荧光强度 ≥ 2+(基于 0~3+ 评分系统)],并且在电镜上表现为相应部位的电子致密物沉积。C3 肾小球病的病理表现比较多样,包括系膜增生型、膜增生型、毛细血管内增生型或新月体型等病理类型。根据电镜下致密物沉积部位和性状的不同,主要分为致密物沉积病(dense deposit disease,DDD)和 C3 肾小球肾炎。

一、历　史

DDD 在 1963 年被 Berger 和 Galle 首次报道。因为 DDD 常常表现为系膜细胞和基质的增生、插入伴电镜下基底膜致密层内高电子致密物缎带状沉积的特征,1975 年曾被 Habib 等命名为膜增生性肾小球肾炎(membranoproliferative glomerulonephritis,MPGN) Ⅱ 型,以示与免疫复合物介导的 Ⅰ 型和Ⅲ型 MPGN 区别。但是,随着研究的深入,发现 DDD 在病因、病理和发病机制上与免疫复合物介导的 MPGN 明显不同,现已独立归为补体代谢异常性肾脏疾病,命名为 DDD。DDD 最显著的具有诊断意义的特征是电镜下肾小球基底膜致密层内呈现均质的、缎带状高电子致密物沉积。对显微微切割的肾小球进行质谱分析发现,沉积的致密物成分包括 C3、C5、末端补体复合物(TCC)、CFHR5、波连蛋白和载脂蛋白 E 等。因此,DDD 中肾小球的电子致密物主要是由旁路补体激活途径中产生的补体片段而不是抗原抗体反应的免疫复合物。

C3 肾小球肾炎也是补体激活异常引起的肾小球病。主要是指肾小球以 C3 沉积为主,伴少量或者不伴免疫球蛋白沉积,而电镜下电子致密物沉积在系膜区、内皮下,部分可伴上皮下、肾小球基底膜内非连续性电子致密物沉积,但与 DDD 连续、均质、缎带样高电子致密物的特征有显著区别。目前认为,在 C3 肾小球病患者中,排除 DDD 后,均可诊断为 C3 肾小球肾炎。

二、病因及发病机制

C3 肾小球病是由于补体旁路途径调节异常引起的(图 12-1-1)。正常情况下,补体经典途径和凝集素途径需要一个触发反应才能激活,而补体旁路途径与经典途径和凝集素途径不同,存在一个很低水平的自主活化,受到液相(循环蛋白)和膜相(结合在膜上的蛋白)多种补体调节因子的严密调控。这些补体调节因子的基因突变或自身抗体形成,都可能引起补体旁路途径的异常激活,活化产物对宿主细胞造成损伤。补体旁路途径的液相调节异常引起 DDD 和 C3 肾小球肾炎,而膜相调节异常则会导致非典型的溶血尿毒症综合征。液相调节蛋白包括补体 H 因子、CFI 因子、P 因子、C1 抑制因子(C1INH)和 C4 结合蛋白(C4BP)等。这些补体调节蛋白的表达异常,可引起补体旁路途径过度活化。

血浆中的 C3 可自然地、缓慢地裂解,持续产生少量的 C3b,释入液相中的 C3b 迅速被 I 因子灭活,若与微生物表面结合,则 C3b 与补体 B 因子(CFB)结合形成稳定的 C3bB,进而形成具有酶活性的 C3bBb 复合物即是旁路途径的 C3 转化酶,其中的 Bb 片段具有蛋白酶活性,可裂解 C3。C3bBb 极不稳定,可被迅速降解。血清中的备解素(properdin,P 因子)可与 C3bBb 结合,成为 C3bBbp 即稳定的 C3 转化酶,进而催化产生更多的 C3b 分子,后者再参与旁路激活途径,形成更多的 C3 转化酶。上述过程构成了旁路途径的反馈性放大机制,也称为 C3 正反馈。血清持续的低水平 C3,最终激活终末途径(图 12-1-1)。C3b 沿 GBM 沉积,损伤 GBM 引起蛋白尿,C3bC3b 二聚体在 GBM 形成,能有效促进 C5 转化酶的形成及过敏毒素 C5a 的形成,趋化白细胞及引起 GBM 的损伤。

补体 H 因子(CFH)是旁路途径中最重要的调节因子之一,在 DDD 和 C3 肾小球肾炎患者肾组织中发现 CFH、CFI 和 C3 转化酶的组分(CFB 及 C3b 等)。CFH 与补体 B 因子(CFB)竞争性结合 C3b 进而抑制旁路途径 C3 转换酶的形成。CFH 还可以加速旁路途径 C3 转换酶的降解,同时是补体因子 I(CFI)介导的 C3b 蛋白水解的辅助因子,另外还通过 CFH 相关(CFHR)蛋白家族级联反应进行调控。CFHR 包 括 CFHR1、CFHR2、CFHR3、CFHR4 和 CFHR5,所有的 CFHR 拥有不同程度的保守序列,能不同程度地结

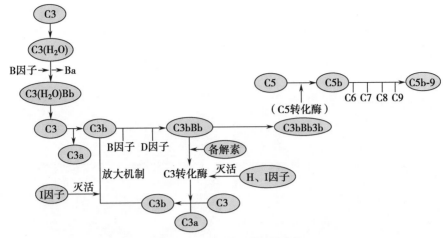

图 12-1-1　补体旁路激活途径

合 C3b、iC3b、C3dg，并能和 CFH 竞争性地结合在宿主细胞的特定区域，然而，CFHR 是如何通过与 C3b、iC3b 和 C3dg 的相互作用调节补体旁路途径的仍然存在争议。目前研究发现，CFHR 的羧基末端的基因突变、缺失及重排与许多疾病的发生有关，包括非典型性溶血尿毒症综合征和 C3 肾小球病。

血清 C3 致肾炎因子（C3 nephritis factor，C3NeF）是循环性针对 C3bBb 的自身抗体，是最常见的获得性旁路补体异常，它与 C3 转化酶 C3bBb 结合，增强和延长其活性，引起补体旁路途径的异常激活。C3NeF 能够将 C3 转化酶的半衰期从几秒钟延长到 4~60 分钟。C3NeF 在 80% 以上 DDD 和 40%~50% 的 C3 肾小球肾炎血清中阳性。然而，大多数研究并没有关于 C3NeF 与疾病活动性及预后的关联性阐述。另外，在无症状 DDD 家系患者、狼疮性肾炎、脑膜炎球菌性脑膜炎患者及健康人血清也发现 C3NeF 阳性，这提示仅有 C3NeF 并不足以导致 C3 肾小球病。C3NeF 在 C3 肾小球病发病机制中的确切作用仍不清楚。

有报道发现部分 DDD 和 C3 肾小球肾炎患者伴单克隆丙种球蛋白血症。部分具有肾脏意义的单克隆球蛋白病相关的 DDD 或 C3 肾小球肾炎，是由于单克隆丙种球蛋白和 H 因子结合从而导致 H 因子功能异常所致。

补体旁路途径的调节分子的基因突变或者缺陷，也可以引起旁路途径的异常激活，导致 DDD 和 C3 肾小球肾炎。目前报道的包括：备解素缺陷，C3 基因突变，CFH 基因突变（H402 和 V62 等位基因），I 因子和辅膜蛋白（CD46）基因的杂合突变，CFHR5 的基因突变等。

第 2 节　致密物沉积病

致密物沉积病（dense deposit disease DDD）是一种罕见病，过去归类为 MPGN。现有资料报告全球发病率大约每百万人口 2~3 例，国外报道发病率占原发性肾小球疾病 1.6%~3.3%，占 MPGN 不足 1/3；在我国 DDD 只占原发性肾小球疾病 0.04%~0.20%，占 MPGN 1.0%~2.8%。男女均可发病，男性稍多。儿童和青年人多发，平均中位发病年龄为 14 岁。也有学者报道，39% 成年患者超过 60 岁，在 65 岁以上的 DDD 患者中，部分患者临床提示有意义不明的单克隆免疫球蛋白病（MGUS）。

一、病　理

（一）光镜

DDD 光镜病理表现多样，25%~44% 表现为膜增生型（图 12-2-1A），肾小球系膜细胞增生伴基质大量增多，呈分叶状，节段边缘毛细血管基底膜增厚。PASM-Masson 染色基底膜嗜银性减弱，呈灰褐色，沉积物明显者基底膜呈假"双轨征"改变（图 12-2-1B）。部分病例可以肾小球病变轻微，除肾小球基底膜增厚之外其余结构基本正常（图 12-2-2A、B）。但系膜区或基底膜有 C3 沉积。沉积物表现为 PAS 阳性；Masson 染色具有折光性的嗜复红物沿基底膜条带样沉积（图 12-2-2C、D）。在一些病例中，系膜区增宽甚至出现结节样外观。也有报道表现为系膜增生性肾小球肾炎（44%）、新月体性肾小球肾炎（18%）（图 12-2-3A、B）、毛细血管内增生性肾小球肾炎（12%）。随着疾病进展，肾小球基底膜内 C3 沉积逐渐增多，小球基底膜广泛增厚，肾小球逐渐管腔闭塞，发生硬化。另在鲍曼囊壁、近端小管和远端小管基底膜及少数病例的小动脉壁上也可见类似嗜复红物沉积。肾小管上皮细胞可见重吸收蛋白滴或者空泡变性。肾小管萎缩、肾间质纤维化及肾间质慢性炎症程度与肾小球硬化程度相平行。

（二）免疫荧光

补体 C3 沿肾小球毛细血管壁沉积（图 12-2-4A），表现为线状、双线状、伪线状、缎带样、颗粒状或者结节状。而系膜区沉积主要表现为颗粒状或者围绕系膜区周边阳性的圆环状。另外在鲍曼囊壁和小管基底膜也可见到 C3 沉积（图 12-2-4B）。C1q 和 C4 在免疫荧光染色阴性。IgM、IgG 及 IgA 通常阴性或表现为局灶节段沉积，免疫强度至少较 C3 弱 2+ 以上。

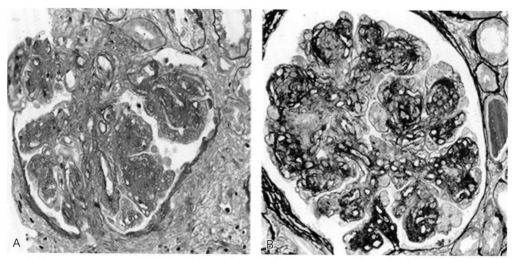

图 12-2-1　致密物沉积病 - 膜增生型

注：患者为女童，12 岁，蛋白尿，镜下血尿，血清 C3 降低。A. 肾小球分叶状，系膜细胞增生伴基质大量增多，节段性边缘毛细血管基底膜增厚（PAS × 400）；B. PASM 染色显示增厚的基底膜为系膜插入，"双轨"征形成（PASM × 400）。

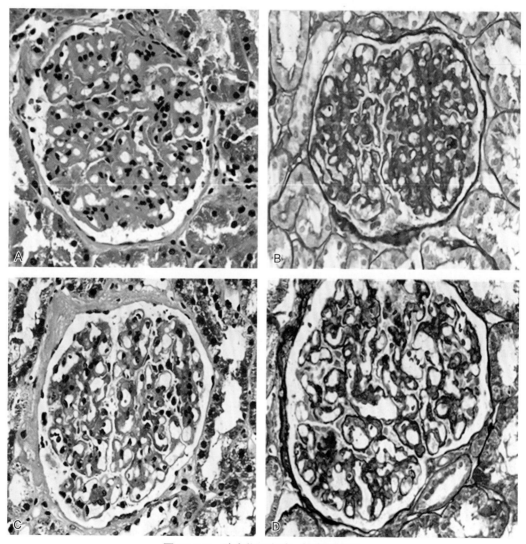

图 12-2-2　致密物沉积病 - 轻微病变型

注：患者男性，21 岁，非肾病综合征范围蛋白尿，血清 C3 降低。A. 肾小球基底膜增厚，系膜区基质增多扩大，少量系膜细胞增生（HE × 400）；B. 增厚的基底膜 PAS 阳性（PAS × 400）；C. 肾小球基底膜增厚，具有折光性，Masson 染色有大量嗜伊红物沉积在基底膜中（Masson × 400）；D. 肾小球基底膜嗜银性减弱，呈现灰褐色。基底膜内有嗜伊红物沉积（PASM × 400）。

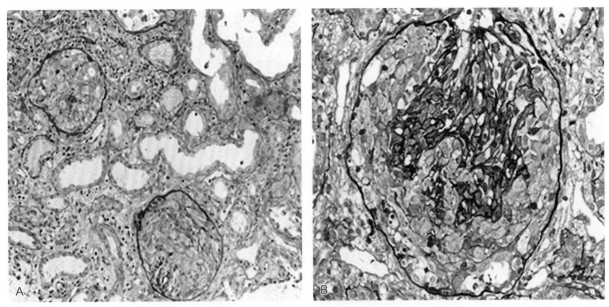

图 12-2-3 致密物沉积病 - 新月体型

注：患者男童，9 岁，肾病综合征范围蛋白尿，肉眼血尿，肾功能不全，血清 C3 正常。A. 多数肾小球细胞性新月体形成（PAS×200）；B. 肾小球内大细胞性新月体（PASM×400）。

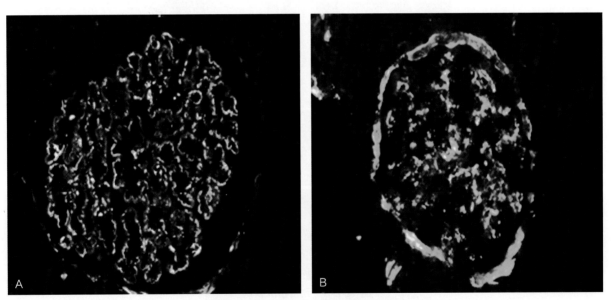

图 12-2-4 致密物沉积病（IF×400）

注：A. 免疫荧光显示 C3 阳性沿毛细血管壁；B. 免疫荧光显示 C3 在系膜区及鲍曼囊壁沉积。

（三）电镜

DDD 具有特征性的超微结构改变，因此电镜观察是确诊 DDD 的主要诊断依据。表现为基底膜弥漫性增厚，基底膜致密层内大量均质、连续的"缎带状"高电子致密物沉积。高电子致密物可弥漫分布在所有的基底膜或者部分基底膜，部分致密物沉积呈现不连续或者间断沉积（图 12-2-5A、B）。不同病例基底膜增厚程度不同，轻度增厚者仅比正常基底膜稍厚、重度增厚者基底膜明显增厚且屈曲，在病程后期致密物开始吸收，厚薄不均，呈"虫蚀"样改变。系膜区普遍增宽，系膜区及系膜旁区电子致密物呈小圆形结节状、环状沉积，以系膜旁区较为明显。在膜增生型病例中，内皮下可见节段性块状沉积物，但电子密度较致密层内沉积物低；在毛细血管内增生性肾小球肾炎病例中，高电子致密物可分别沉积在内皮下或上皮下。另外，沉积物也可出现在鲍曼囊壁、血管壁内和肾小管基膜内（图 12-2-5C），更有甚者可透过基底膜进入肾间质。上皮细胞足突融合，常伴微绒毛变性，肾小管上皮细胞胞浆内可见脂滴、蛋白滴等变性。肾间质可有不同程度的纤维化及数量不等的淋巴细胞、浆细胞及泡沫细胞浸润。

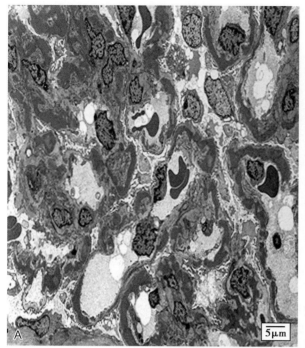
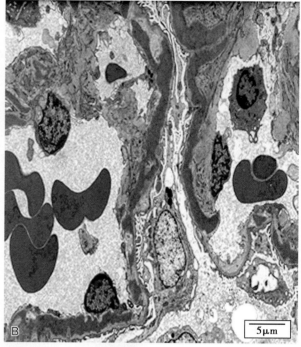
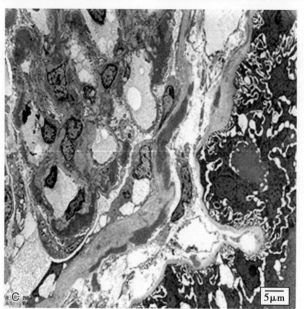

图 12-2-5　致密物沉积病

注:A.电镜下见肾小球基底膜内有高电子致密物呈连续缎带状沉积;B.高倍镜下见基底膜内缎带状电子致密物沉积,无致密物的基底膜厚度基本正常;C.肾小球鲍曼囊壁和肾小管基底膜内也有高电子致密物沉积。

二、临床表现

在大约 50% DDD 患者中,肾脏症状与上呼吸道感染有关,临床表现为急性肾炎综合征(16%~38%)、单纯性肉眼血尿(21%~36%)、单纯蛋白尿(15%~41%)、镜下血尿伴非肾病综合征范围蛋白尿(15%)、肾病综合征(12%~55%)和一定程度的肾功能不全,血清补体 C3 水平常常降低(约65%)。与免疫复合物介导的 MPGN 不同,DDD 中补体经典激活途径 C1q 和 C4 血清水平通常正常;血清 C3NeF 在70%~80% 病例中与疾病发生密切相关。20%~25% DDD

患者有获得性脂代谢障碍,主要表现为面部和上部肢体的脂肪萎缩,可以早于肾脏损害之前很多年出现。有趣的是,DDD 与眼睛的脉络膜玻璃膜疣有关,主要是包含补体片段的脂蛋白沉积在视黄醇色素内皮和脉络膜玻璃膜(布鲁赫膜)之间所致,在约 20% DDD 患者中表现为视觉敏感,病理类似老年性黄斑变性。还发现致密物沉积在 DDD 患者脾脏上。

三、鉴别诊断

1. DDD 与免疫复合物介导的 MPGN、系膜增生性肾小球肾炎等的鉴别　DDD 与免疫复合物介导的 MPGN、系膜增生性肾小球肾炎等在临床表现和光镜形态学方面有相似之处,但免疫病理和电镜检查与后者完全不同。电镜检查对 DDD 的诊断具有特异性。DDD 免疫荧光主要表现为补体 C3 为主沿血管壁基底膜致密层内大量均质、连续的"缎带"状高电子致密物沉积,而后者免疫荧光多表现为多种免疫球蛋白在系膜区及内皮下沉积,电镜下肾小球基底膜没有"缎带"状高电子致密物沉积特征性表现。

2. 与轻链型肾病的鉴别　轻链型肾病电子致密物主要沉积于 GBM 的内疏松层,且免疫病理检查显示肾小球内有免疫球蛋白轻链(κ 或 λ)的沉积,电镜表现为肾小球基底膜内侧及肾小管基底膜外侧泥沙样沉积。

3. 与膜性肾病的鉴别　DDD 在疾病后期致密物开始吸收致"虫蚀"样改变,应注意与膜性肾病相鉴别。后者免疫荧光主要表现 IgG(IgG 亚型多以 IgG4 为主)和 C3 沿毛细血管壁颗粒状沉积,多数患者血清及肾组织 PLA2R 阳性,电镜主要表现为上皮下及基底膜内电子致密物沉积。

四、治疗及预后

DDD 预后不良,大部分患者发展为终末期肾衰竭,肾脏存活中位时间是 5~12 年,DDD 较免疫复合物介导的 MPGN 预后更差,进展至肾衰竭的时间更短。影响 DDD 进展的临床和组织学因素包括高龄、高血压、血尿、诊断时已出现肾病综合征或者肾功能不全、新月体出现、小管间质性肾病、肾小球硬化。在一个包括 111 例 C3 肾小球病(87 例 C3 肾小球肾炎,24 例 DDD)关于进展为终末期肾病的预测因子的研究中发现,诊断时肾小球滤过率和肾小管萎缩/间质纤维化是 C3 肾小球病进展的预测因子,且在 C3 肾小球肾炎和 DDD 之间差异无统计学意义。系膜区电子致密物沉积和上皮下驼峰的出现也提示临床预后不良。在接受肾移植的 DDD 患者中,67%~100% 会复发,有报道肾移植后 12 天移植肾就出现 DDD 复发,至少 15% 会发展为移植肾失功能。

关于 DDD 的治疗,一直存在争议,至今为止依然缺乏特异性治疗。ACEI 和血管紧张素 Ⅱ 1 型受体拮抗剂用来控制血压和降低蛋白尿依然是 DDD 的一线用药方案。激素治疗已被证明无效,在一个回顾性分析中证明,免疫抑制剂吗替麦考酚酯和利妥昔单抗(抗 CD20 抗体)并没有改善肾脏生存率,而且,免疫抑制剂的应用同时会增加患者的感染风险,进而激活补体系统,加速疾病的进展。在另一个研究中则发现,吗替麦考酚酯联合激素的治疗反应优于其他免疫抑制方案。在耐受吗替麦考酚酯的患者中,使用激素的联合治疗在队列的 67% 中诱导缓解,且对于吗替麦考酚酯逐渐减量的患者,C3 肾小球病的复发率为 50%。治疗开始时较重的蛋白尿和较低的可溶性攻膜复合物水平与治疗抵抗相关。对于血液中出现循环 C3NeF 的大部分患者中,血浆置换可能是一个选择,除了能去除 C3NeF,还能置换出激活的 H 因子自身抗体。对于 H 因子缺乏的患者,血浆输注或者置换对于纠正 H 因子缺乏比较有效。最近,人抗 C5

抗体(依库丽单抗)的应用可抑制 C5 的激活,进而抑制 C5a 的释放,不失为一种可行的治疗选择,但有研究结果表明部分患者可得到部分缓解,而另一部分患者则对治疗没有反应,对治疗反应最好的发生在可溶性攻膜复合物升高比较显著的患者。在另一个研究中发现,6 个 C3 肾小球病患者(3 个致密物沉积病,3 个 C3 肾小球肾炎)中,仅有 4 人对依库丽单抗有反应,提示在 DDD 治疗中,抑制 C5 激活只是部分有效。目前仍然需要一种能够在 C3 转化酶水平而非 C5 水平来调节补体的抗补体疗法。

第 3 节　C3 肾小球肾炎

C3 肾小球肾炎任何年龄均可发病,男女发病没有差异,中位发病年龄 21 岁。C3NeF,H 因子自身抗体的产生,补体 H 因子、B 因子、I 因子或者补体 C3 基因缺陷均可导致补体旁路途径的过度活化,补体 C3 持续激活,补体 C3 及相关激活片段和终产物沉积在肾脏导致 C3 肾小球肾炎。

一、病　理

(一) 光镜

C3 肾小球肾炎在光镜下主要以膜增生型,系膜增生型和弥漫毛细血管内增生型较常见(图 12-3-1,图 12-3-2),另外也有轻微病变、新月体性肾小球肾炎或硬化性肾小球病的报道。在 56 例样本中,71% C3 肾小球肾炎表现为膜增生型,29% 无系膜增生和基底膜增厚,极少病例光镜下肾小球基本正常。肾小管、间质及小动脉无特异改变。

(二) 免疫荧光

免疫荧光以 C3 沉积为主[至少较其他免疫球蛋白荧光强度 ≥ 2+(基于 0~3+ 评分系统)]伴有或不伴有其他免疫球蛋白(IgG、IgA、IgM)沉积,轻链 κ 和 λ 通常阴性,免疫荧光能帮助排除免疫复合物介导的肾炎。C3 主要沉积在肾小球系膜区,伴或不伴毛细血管壁沉积(图 12-3-3)。有学者认为 C4d 可以用来鉴别免疫复合物介导的肾小球肾炎和 C3 肾小球肾炎,前者 C4d 沿毛细血管壁阳性,而后者则阴性,但是无论是哪一种肾炎,C4d 在系膜区都呈阳性表达。

国外学者研究发现,在 13 例骨髓活检证实为浆细胞病或者 B 细胞淋巴增殖性疾病的患者中,10 例患者常规的免疫荧光染色提示单克隆免疫球蛋白呈阴性且符合 C3 肾小球肾炎诊断,进一步用福尔马林固定石蜡包埋组织经酶消化的方法染免疫荧光则证实其实际为单克隆免疫球蛋白血症肾损伤。为避免将这类的疾病误诊为 C3 肾小球肾炎,对于有相应临床证据提示副蛋白血症的患者均应该应用石蜡组织酶消化的方法染免疫荧光进一步证实。

(三) 电镜

相对于 DDD,C3 肾小球肾炎沉积物电子密度低,主要沉积在系膜区和 / 或内皮下、上皮下,甚至可能为驼峰样;极少情况下 GBM 内可见电子致密物(图 12-3-4)。显微微切割质谱分析显示,C3 肾小球肾炎电子致密物主要是 C3 和末端补体成分,而非抗原抗体免疫复合物。

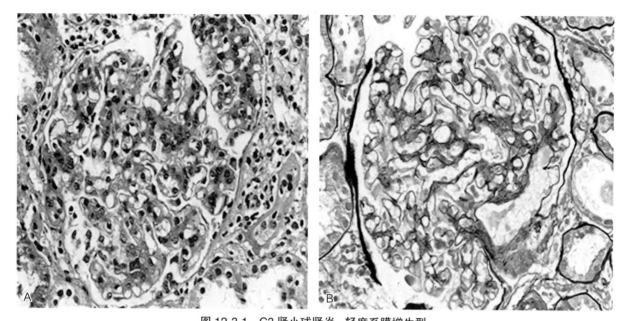

图 12-3-1　C3 肾小球肾炎 - 轻度系膜增生型

注：A. 肾小球节段系膜细胞及基质轻度增生（Masson×400）；B. 肾小球系膜区有嗜复红颗粒沉积（PASM×400）。

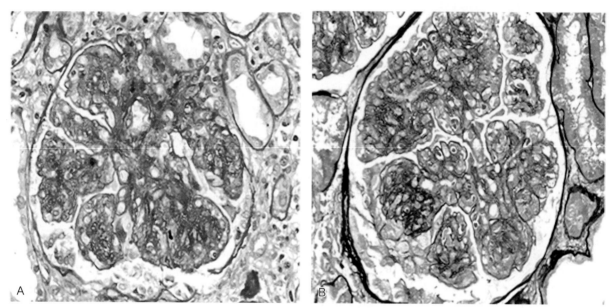

图 12-3-2　C3 肾小球肾炎 - 膜增生型

注：男性患者，52 岁，肾病综合征，肾功能不全，血清 C3 降低。A. 镜下肾小球示分叶状，系膜细胞及基质大量增生，基底膜增厚（PAS×400）；B. 肾小球基底膜增厚，"双轨"征形成（PASM×400）。

二、临床表现

临床主要表现为血尿和 / 或蛋白尿，可伴有高血压及肾功能不全。与 DDD 不同，尽管 C3 肾小球肾炎可见单克隆丙种球蛋白血症，但脂质代谢障碍和眼脉络膜玻璃膜疣却不常见。

所有 C3 肾小球肾炎患者都应该进行补体异常活化的检测，通过检测血清补体水平（C3、C4、CH50、AH50 等）、补体激活产物（C3c 和 sMAC）和疾病相关的自身抗体如 C3NeF 和 CFH、CFB 自身抗体来评估补体旁路系统的激活。特异性基因检测可以检测补体调节因子 CFH、CFI、MCP 和 5 个 CFHRs 的突变。对于年龄较大的患者要进行血清蛋白电泳及血清游离轻链检测，以免漏诊单克隆丙种球蛋白导致的 C3 肾小球肾炎。

血清补体 C3 水平通常持续降低，但是 C4 水平基本正常。然而，血清 C3 水平正常不能排除 C3 肾小球肾炎。

三、鉴别诊断

（一）与免疫复合物介导的肾小球肾炎鉴别

包括原发性和继发性 MPGN、DDD、狼疮性肾炎、感染

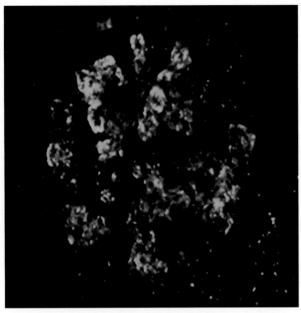

图 12-3-3　C3 肾小球肾炎

注：免疫荧光示 C3 系膜区颗粒状沉积（IF × 400）。

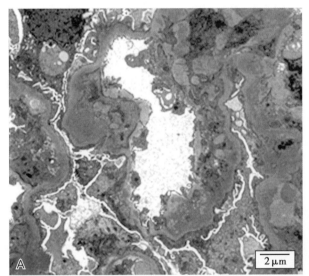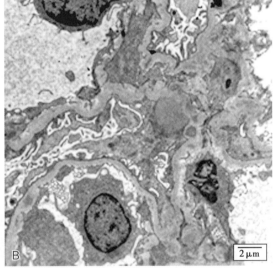

图 12-3-4　C3 肾小球肾炎

注：A. 电镜显示肾小球系膜插入毛细血管袢基底膜和内皮之间，引起血管袢增厚，系膜区中等偏高密度的电子致密物沉积及基质增多；B. 肾小球系膜区有电子致密物沉积，肾小球基底膜内及上皮下也见致密物沉积。

相关性肾炎等。免疫球蛋白（IgG、IgM、κ 和 λ）和 C3 染色均阳性为免疫复合物介导的肾小球肾炎，C3 肾小球肾炎 C3 染色强度至少较其他免疫球蛋白荧光强度 ≥ 2+（基于 0~3+ 评分系统）。狼疮性肾炎免疫荧光除免疫球蛋白染色阳性外，常有 C1q、C4 阳性，使之可与 C3 肾小球肾炎鉴别开来。需要强调的是，对于有临床证据提示副蛋白血症而免疫荧光单克隆沉积物阴性的患者需要用石蜡组织酶消化的方法染免疫荧光进行确证。

（二）与急性链球菌感染后肾炎鉴别

C3 肾小球肾炎与急性链球菌感染后肾炎鉴别有难点：一是急性链球菌感染后肾炎在一定时相仅有 C3 沉积而不伴免疫球蛋白沉积，急性链球菌感染后肾炎的近期感染史对于诊断可能有帮助，但 C3 肾小球肾炎有时也伴有感染发作；二是电镜下急性链球菌感染后上皮下驼峰也可发生在 C3 肾小球肾炎。以下几点有助于鉴别 C3 肾小球肾炎和急性链球菌感染后肾炎：①缺乏临床感染证据；②持续性低补体血症；③持续数月的活动性肾炎表现；④病理表现为膜增生型；⑤广泛的系膜区、基底膜内或内皮下沉积，而急性链球菌感染后肾炎主要以上皮下沉积为主，系膜区较少沉积。另外，C4d 染色或许对鉴别急性链球菌感染后肾炎和 C3 肾小球肾炎有所帮助。C4d 染色阴性不能区别二者，但 C4d 沿毛细血管壁阳性倾向提示急性链球菌感染后肾炎。对于一些难以鉴别的病例,可诊断为以 C3 沉积为主的肾小球肾炎,可进一步询问感染史、检测血清学指标及补体异常表达等。

四、治疗和预后

C3 肾小球肾炎的治疗目前还没有随机对照研究的报道。一项研究发现,肾素 - 血管紧张素 - 醛固酮系统抑制剂,能够提高肾脏存活率。C3 肾小球病的治疗应包括控制血压和降低蛋白尿。最近研究发现,依库丽单抗(人单克隆抗 C5 抗体)可用于部分 C3 肾小球病患者,可延缓疾病进展。部分 C3 肾小球病患者对依库丽单抗有效,尤其是 sC5b-9 升高的患者。依库丽单抗的应用能够显著改善肾功能,重复肾穿刺提示肾小球炎症得到改善,肾小球免疫荧光染色 C5b-9 减弱。

利妥昔单抗在 C3 肾小球病的治疗应用比较有限,选择性用于 C3NeF 或者 CFH 自身抗体阳性患者。血浆置换对于 H 因子功能缺陷患者有效。C3 肾小球肾炎通常会在移植后 18 个月内复发。

目前对于 C3 肾小球肾炎的预后还缺乏详细的研究。有报道,与免疫复合物介导的 MPGN 比较,C3 肾小球肾炎 10 年肾脏存活率大约 64%。最近 80 例 C3 肾小球病(21 例 DDD,59 例 C3 肾小球肾炎)的研究中,发现 DDD 和 C3 肾小球肾炎临床病理有着重要区别:DDD 患者更年轻,更容易发生低补体血症和新月体性肾炎;C3 肾小球肾炎患者患病年龄较大,更容易发生血管、肾小球硬化及间质纤维化,总的来说,大约 30% 在平均中位时间 28 个月进展为终末期肾衰竭。患病年龄大于 16 岁,DDD 和新月体型 C3 肾小球肾炎则是终末期肾衰竭的独立预测因子。

第 4 节　补体 H 因子相关蛋白 5 肾病

补体 H 因子相关蛋白 5 肾病(complement factor H-related protein 5 nephropathy,CFHR5 肾病),是 C3 肾小球肾炎的一种,是由遗传性补体旁路途径异常活化所致,主要发生在希腊塞浦路斯人群中。可检测到患者 CFHR5 突变,呈常染色体显性遗传。突变体 CFHR5 蛋白与 C3b 结合效率较低,从而提高 C3 转化酶活性,补体旁路途径过度活化,但血清补体水平始终正常,这提示 C3 过度活化仅仅发生在肾小球内而非体液循环中。

一、病　理

光镜下肾小球系膜区系膜基质增多,系膜细胞增生,也可有毛细血管内增生;免疫荧光以 C3 为主沿毛细血管壁和系膜区分布,而 IgG、IgA、κ、λ 及 C1q 阴性或者弱阳性;电镜下在系膜区及内皮下或 GBM 内可见电子致密物沉积。

二、临床表现

通常以持续镜下血尿为主要表现,25%~50% 患者出现肉眼血尿伴呼吸道或其他部位感染;可表现为少量蛋白尿

(<1g/d),血清 C3、C4 水平正常,男性患者临床症状明显重于女性,性别差异原因不明,80% 以上成年男性患者出现进行性肾功能恶化直至终末期肾衰竭。

三、治疗和预后

临床过程可以是良性过程或者表现为快速恶化。快速恶性病程主要发生在男性患者,其中大部分患者进展为慢性肾衰竭,35% 进展为终末期肾衰竭。几乎所有进展为终末期肾衰竭的 CFHR5 肾病男性患者在儿童或者青春期都出现肉眼血尿。女性患者仅在 50 岁年龄组大约 20% 可出现肾损伤。血浆置换对于 CFHR5 肾病患者有一定疗效。依库丽单抗的疗效目前仍在研究中。肾移植患者在所有的同种移植物中均发现补体沉积,然而使用标准免疫抑制方案的肾移植患者远期存活良好。

（邢国兰　胡瑞敏）

参考文献

[1] PICKERING M C, D'AGATI V D, NESTER C M, et al. C3 glomerulopathy: consensus report [J]. Kidney Int, 2013, 84 (6): 1079-1089.

[2] HOU J, MARKOWITZ G S, BOMBACK A S, et al. Toward a working definition of C3 glomerulopathy by immunofluorescence [J]. Kidney Int, 2014, 85 (2): 450-456.

[3] DE VRIESE A S, SETHI S, VAN PRAET J, et al. Kidney disease caused by dysregulation of the complement alternative pathway: an etiologic approach [J]. J Am Soc Nephrol, 2015, 26 (12): 2917-2929.

[4] COOK H T, PICKERING M C. Histopathology of MPGN and C3 glomerulopathies [J]. Nat Rev Nephrol, 2015, 11 (1): 14-22.

[5] BOMBACK A S, SANTORIELLO D, AVASARE R S, et al. C3 glomerulonephritis and dense deposit disease share a similar disease course in a large United States cohort of patients with C3 glomerulopathy [J]. Kidney Int, 2018, 93 (4): 977-985.

[6] CHEN Q, MANZKE M, HARTMANN A, et al. Complement factor H-related 5-hybrid proteins anchor properdin and activate complement at self-surfaces [J]. J Am Soc Nephrol, 2016, 27 (5): 1413-1425.

[7] ZHAO W, DING Y, LU J, et al. Genetic analysis of the complement pathway in C3 glomerulopathy [J]. Nephrol Dial Transplant, 2018, 33 (11): 1919-1927.

[8] MCCAUGHAN J A, O'ROURKE D M, COURTNEY A E. Recurrent dense deposit disease after renal transplantation: an emerging role for complementary therapies [J]. Am J Transplant, 2012, 12 (4): 1046-1051.

[9] AVASARE R S, CANETTA P A, BOMBACK A S, et al. Mycophenolate Mofetil in Combination with Steroids for Treatment of C3 Glomerulopathy: A Case Series [J]. Clin

J Am Soc Nephrol, 2018, 13 (3): 406-413.

[10] SERVAIS A, NOEL L H, ROUMENINA L T, et al. Acquired and genetic complement abnormalities play a critical role in dense deposit disease and other C3 glomerulopathies [J]. Kidney Int, 2012, 82 (4): 454-464.

[11] SETHI S, NASR S H, DE VRIESE A S, et al. C4d as a Diagnostic Tool in Proliferative GN [J]. J Am Soc Nephrol, 2015, 26 (11): 2852-2859.

[12] SETHI S, VRANA J A, THEIS J D, et al. Mass spectrometry based proteomics in the diagnosis of kidney disease [J]. Curr Opin Nephrol Hypertens, 2013, 22 (3): 273-280.

[13] SATHICK I J, ZAND L, NASR S H. Corticosteroid therapy alone for the treatment of C3 glomerulonephritis in association with monoclonal gammopathy [J]. Clin Nephrol, 2019, 91 (2): 79-86.

[14] YANG Y, DENTON H, DAVIES O R, et al. An engineered complement factor H construct for treatment of C3 glomerulopathy [J]. J Am Soc Nephrol, 2018, 29 (6): 1649-1661.

[15] MEDJERAL-THOMAS N R, MOFFITT H, LOMAX-BROWNE H J, et al. Glomerular complement factor H-related protein 5 (FHR5) Is highly prevalent in C3 glomerulopathy and associated with renal impairment [J]. Kidney Int Rep, 2019, 4 (10): 1387-1400.

第13章

IgA 相关性肾小球肾炎

第1节 概 述

IgA 相关性肾小球肾炎是法国学者 Berger 和 Hinglais 于 1968 年首先报告,1969 年 Berger 系统地介绍了肾病中 IgA 在肾小球的沉积,包括特发性 IgA 肾病、过敏性紫癜性肾炎和狼疮性肾炎。IgA 相关性肾小球肾炎是以 IgA 为主的免疫球蛋白在肾小球系膜区弥漫性沉积为特征的肾小球肾炎。虽然有 IgA 在肾脏沉积,如果不是以 IgA 为主、沉积部位不在系膜区、沉积状态不是弥漫性,则不能诊断 IgA 相关性肾小球肾炎。

有学者将 IgA 相关性肾小球肾炎归为系统性疾病的范畴,但大多数学者将 IgA 相关性肾小球肾炎分为原发和继发两种。由于 IgA 相关性肾小球肾炎具有多样的临床表现、复杂的病理改变和不同的预后,越来越多的学者认为 IgA 相关性肾小球肾炎不是单一的疾病,而是一个具有共同免疫病理特征的综合征。

IgA 相关性肾小球肾炎分为原发性和继发性两大类,原发性 IgA 相关性肾小球肾炎的病因还不清楚。由于细菌和病毒感染后可发生 IgA 相关性肾小球肾炎,一些抗原可诱发 IgA 相关性肾小球肾炎样的病理改变,提示 IgA 相关性肾小球肾炎的发病与感染和免疫异常有关。

很多全身性疾病可合并或伴随 IgA 在肾小球系膜区沉积,出现 IgA 相关性肾小球肾炎的临床和病理改变。继发于全身系统性疾病的 IgA 相关性肾小球肾炎称为继发性 IgA 相关性肾小球肾炎。继发性 IgA 相关性肾小球肾炎的常见原发病包括:过敏性紫癜、病毒性肝炎、肝硬化、强直性脊柱炎、类风湿关节炎、混合性结缔组织疾病、结节性多动脉炎、结节性红斑、银屑病、溃疡性结肠炎、克罗恩病(曾称克隆病)、肿瘤、艾滋病等。

原发性 IgA 相关性肾小球肾炎,又称为原发性 IgA 肾病,是世界范围内最常见的原发性肾小球疾病,在我国约占原发性肾小球疾病的 45%、占肾活检患者的 35%。即使是 IgA 肾病发病率比较低的美国,20~39 岁的成人中,IgA 肾病仍占原发性肾小球病的第一位。IgA 肾病的发病有一定的年龄、性别、种族和地区差异:青少年多见;男性多于女性;黄种人多于白种人和黑种人;亚洲多于欧洲和北美。

IgA 肾病多数呈慢性进行性发展,发病后每 10 年有约 20% 的患者进展为终末期肾病(end stage renal disease, ESRD)。迄今,IgA 肾病仍然是我国慢性肾衰竭的重要原发病。

第2节 IgA 肾病

一、发病机制

尽管对 IgA 肾病(IgA nephropathy,IgAN)的研究取得了不少进展,但确切病因和发病机制仍然不很清楚,至今为止的研究显示,IgA 肾病的发生主要与遗传因素、IgA 分子异常、肾小球系膜细胞及补体激活、凝血纤溶异常有关。

(一)遗传因素

由于 IgA 肾病具有一定的种族差异,部分患者具有家族聚集现象,提示遗传因素可能参与 IgA 肾病的发病,但尚未发现明显的致病基因。近年来,研究显示一些基因(如 *Megsin*、*MUC20*、*Uteroglobin*、*ACE*、*PAI-1*)的多肽性与 IgA 肾病的发生或发展有关。

(二)IgA 分子异常

1. IgA 分子结构 人 IgA 分子可分为二个亚类,IgA1 和 IgA2。IgA1 与 IgA2 均以单体(mIgA)和多聚体(pIgA)两种形式存在。pIgA 常为二聚体(dIgA),含有一个相对分子质量 21 000 的 J 链。IgA 和 J 链均由浆细胞产生,pIgA 在分泌之前即已完成组合。

IgA1 有 2 条重链和 2 条轻链。在重链的 CH1 区和 CH2 区之间有一个由 18 个氨基酸组成的铰链区,包括第 223 到 240 个氨基酸;铰链区由脯氨酸、丝氨酸和苏氨酸残基的重复序列组成,并且携带有复杂的 O- 连接的糖链,丝氨酸和苏氨酸残基是 O- 糖基化的位置;各种 O- 糖链均连着一个 N- 乙酰半乳糖胺(GalNAc)。GalNAc 可以独立存在,但通常带有半乳糖(β1,3 半乳糖)和 / 或唾液酸(α2,3 或 / 和 α2,6 唾液酸)。每一个 IgA1 分子均携带有多种糖链,使得 IgA1 分子结构复杂多样。IgA2 分子无铰链区。

2. IgA 的产生 人 IgA 主要由浆细胞产生。浆细胞主要存在于黏膜和骨髓。黏膜产生的 IgA 包括 IgA1 和 IgA2,不同部位黏膜产生的 IgA1 和 IgA2 亚类的比例有所不同。黏膜产生的 IgA 多为含有 J 链的 pIgA,与上皮细胞基底侧上的多聚免疫球蛋白受体(pIgR)结合,形成 pIgA-

pIgR 复合物,通过内吞作用,从上皮细胞的管腔侧向外分泌。通过这种方式转运的 IgA 还保留有一部分分泌型 IgA(sIgA)。J 链对黏膜 pIgA 的产生和分泌很重要,黏膜产生的 IgA 很少进入血液。骨髓产生的 IgA 几乎都是 mIgA1,主要进入血循环。因此,正常人血中的 IgA 主要是骨髓产生的 mIgA1。

沉积在系膜区的 IgA 主要是 pIgA1,pIgA1 来自哪里,黏膜或骨髓? 还不很清楚。支持黏膜免疫缺陷致 pIgA1 生成过多的依据是:①IgA 肾病的发病常与呼吸道及胃肠道黏膜感染相伴;②在一些 IgA 肾病患者的肾活检中发现呼吸道病毒和肠道菌群等成分及抗体;③血尿的产生与 pIgA1 产生有关。但随着研究的深入,发现黏膜浆细胞分泌的 pIgA 由两个单体、一个分泌片和一个 J 链构成。IgA 肾病的系膜区 IgA 无分泌成分,仅有两个单体和一个 J 链,这对 pIgA 是否来源于黏膜提出质疑。有学者提出“黏膜-骨髓轴”说法,认为血清异常升高的 IgA 并非由黏膜产生,而是由黏膜内抗原特定的淋巴细胞或抗原提呈细胞进入骨髓腔,引起骨髓 B 细胞分泌 IgA 增加。支持 IgA 肾病患者 pIgA1 的过多产生源自骨髓的依据有:IgA 肾病患者血清异常升高的 IgA1 为骨髓源性 IgA1 亚型,而洗脱肾小球系膜区沉积的 IgA 亦属 IgA1,是否为循环 IgA1 结合抗原形成免疫复合物沉积在系膜区仍有争议。循环 pIgA 是低亲和力天然抗体,由多克隆性 B 细胞产生。IgA 肾病外周血 B 淋巴细胞即使在缺乏抗原刺激时也显示不正常 IgA 分泌升高。T 细胞功能异常促使 B 细胞产生 IgA 增加,尤其是辅助性 T 淋巴细胞,它能开启 B 细胞从 IgM 到 IgA 的合成。

3. IgA 的清除　血中的 IgA 及 IgA 循环免疫复合物,至少部分是由肝脏清除的。肝脏的无唾液酸糖蛋白受体(ASGPR)及 Fcα 受体(CD89)是肝脏表达的 IgA 结合受体。血中正常的 IgA 与肝细胞上的 IgA 受体结合,通过内吞作用被清除出血循环。另外,血中的 IgA 还可经过单核巨噬细胞或中性粒细胞表达的 Fcα 受体被分解代谢。

4. IgA 肾病的 IgA 分子特征　IgA 肾病的核心是 IgA 在肾小球系膜区的沉积,并导致肾小球系膜细胞的增殖和系膜基质增多。沉积在系膜区的 IgA 主要是 pIgA1。对人类和小鼠的研究表明,pIgA 对肾小球系膜细胞结合位点的亲和力比 mIgA 高,结合位点的数量也更多。IgA 和肾小球系膜细胞的结合是电荷依赖性的,带有较多负电荷的 pIgA 与肾小球系膜细胞的结合力较强。与正常血中的 IgA 比较,IgA 肾病患者血和系膜中 IgA 分子的 λ 轻链比例增高,负电荷增加,因为 λIgA1 携带负电荷。

IgA1 之所以在血中升高以及容易在肾小球系膜区沉积,可能与 IgA 分子的结构异常有关。电泳、层析和质谱分析的研究结果均显示 IgA 肾病患者的 IgA1 分子存在 O-半乳糖链的缺失,这种 O-糖链的缺失可能是由于 β1,3-半乳糖转移酶功能缺陷引起 O-糖基化下降所致。因为 β1,3-半乳糖转移酶具有催化半乳糖加到 O-连接的 GalNAc 末端的作用,而 IgA 肾病患者外周血 B 细胞 β1,3-半乳糖转移酶功能缺陷。β1,3-半乳糖转移酶活性下降的原因可能与伴侣蛋白 cosmc 表达下降以及 miR-148b 的过表达有关,

cosmc 表达下降可能与感染或炎症有关。但是,cosmc 的基因变异与 IgA 肾病的易感性没有明显的关系。

O-糖链缺失可以影响 IgA1 分子的三维结构和电荷情况,进而可影响 IgA1 与细胞和蛋白的相互作用。由于其结构发生了改变,正常肝细胞和单核巨噬细胞上的 IgA1 受体 ASGPR 和 CD89,不能识别和清除异常的 IgA1,从而导致血中致病性 IgA1 增高。体外实验表明,缺乏残基端唾液酸及半乳糖的 IgA1 分子与细胞外基质成分纤连蛋白及 IV 型胶原亲和力升高。

循环中糖基化异常的 IgA1(Gd-IgA1)的检测不仅有助于诊断,还有助于预后判断。研究表明,如果以 90% 成年健康人循环 Gd-IgA1 水平为阈值,76% 的成年 IgAN 患者循环 Gd-IgA1 水平升高,其敏感性 79%,特异性 89%。而且,血清 Gd-IgA1 水平升高与病情严重程度呈正相关。Gd-IgA1 还可以刺激机体产生抗 Gd-IgA1 的抗体,IgA 肾病患者血清抗 Gd-IgA1 的 IgG 自身抗体增高。一种特异性的单克隆抗体(KM55mAb)可以通过 ELASA 方法识别人体循环中的 Gd-IgA1,也可特异性检测 IgA 肾病患者肾小球的 IgA。

(三)肾小球系膜对 IgA 沉积的反应

尽管系膜区 IgA 的沉积是 IgA 肾病的标志,但并不是所有 IgA 沉积均与肾小球肾炎的进展有关。日本的研究表明,不少肾移植“健康”供肾的肾小球系膜区有 IgA 沉积,但并无肾脏受损表现,称为“没有意义的 IgA 沉积”。说明肾小球系膜区 IgA 沉积不一定会导致 IgA 肾病。IgA 肾病的发生发展还取决于系膜细胞对 IgA 的反应。我们的研究发现,系膜区 IgA 的沉积是一种可逆的过程,重复肾活检的研究证实,部分 IgA 肾病患者经过激素和扁桃体摘除等治疗后,沉积在系膜区的 IgA 可以消失。

研究提示,系膜可以清除一定量的 IgA。IgA 在系膜区的积累是由于其沉积的速率超过了被清除的速率。IgA 清除的主要途径是通过系膜受体介导的内吞作用及 IgA 沉积物的分解代谢。系膜细胞有受体介导的内吞、清除 IgA 的能力,但具体是什么受体以及如何清除,其细节还不很清楚。已知的系膜细胞上 IgA 受体有转铁蛋白受体 CD71(transferring receptor,TfR)、CD89(FcαR I)、多聚 Ig 受体(polymeric Ig receptor,pIgR)以及 ASGPR。还有证据表明,人类系膜细胞还能表达 Fcα/μ 受体及一种不同于 CD89 的新的 FcαR。目前仍不清楚 IgA 肾病中 IgA 与系膜细胞结合的过程是否也存在异常,但有可能 IgA 与系膜细胞结合异常导致 IgA 清除障碍,IgA 沉积于系膜区,导致系膜细胞激活和局部补体激活,诱发肾小球肾炎。

1. 沉积在系膜区的 IgA 对系膜细胞的激活　系膜细胞 IgA 受体与大分子 IgA 结合后引起系膜细胞促炎症反应和促纤维化表型的转变。这与 IgA 肾病患者肾活检标本中观察到的对 IgA 反应性系膜细胞数量增加一致。而且,IgA 沉积还可上调细胞外基质成分及促纤维生长因子 TGF-β 的表达。沉积的 IgA 也能通过调节整合素表达来改变系膜细胞-基质的相互作用,这可能在肾小球损伤后系膜区的重构上发挥重要作用。IgA 沉积还能启动促进炎症级联反应,使系膜细胞分泌白细胞介素 -1β(IL-1β)、IL-6、肿瘤坏死因子 -α(TNF-α)、移动抑制因子(MIF),同时系膜细胞释放

趋化因子如单核细胞趋化蛋白（MCP-1）、IL-8、IL-10；并通过 IL-6、TNF-α 上调系膜细胞 IgA 受体表达，进一步促进炎症反应。IgA 和肾小球系膜细胞的结合，可以引起核转录因子（NF-κB）、c-jun 的表达增加。IgA 肾病时，不仅系膜细胞 TGF-β 合成增加，循环中 CD4⁺T 细胞 TGF-β 的表达也增加，可以增加胶原、蛋白多糖和纤连蛋白的合成，引起肾小球硬化。共沉积的 IgG 也可激活系膜细胞，对促进系膜细胞的炎症有协同作用。系膜细胞活化可进一步影响其他肾脏固有细胞，如使足细胞 nephrin 表达下调。此外，也有证据表明 IgA 肾病时共沉积的 IgG 也能活化系膜细胞，与 IgA 促进系膜细胞发生表型改变具有协同作用，从而加重肾小球损伤的程度。目前还不清楚系膜沉积 IgA 的何种理化特性导致系膜细胞活化。然而，体外研究表明，从 IgA 肾病患者半乳糖基化不良的 IgA1 能够增加、亦能减少系膜细胞的增殖率，在培养系膜细胞中发现它能增加 NO 合成及系膜细胞凋亡，促进整合素合成。这一作用与异常糖基化 IgA 在系膜区的过度聚积一起提示 O- 糖基化 IgA1 在 IgA 沉积及后续损害中起了重要作用。

2. 系膜沉积 IgA 对肾脏局部补体系统的激活　肾脏局部补体系统的活化影响肾小球损伤的发生发展。系膜沉积的 IgA 可能通过甘露糖结合凝集素（mannose-binding lectin，MBL）途径激活补体 C3、生成衰变加速因子（decay accelerating factor，DAF），一种控制补体活化的因子，最终导致 C5b-9 产生，后者能活化系膜细胞产生炎症介质和基质蛋白。正常时，肾小球旁器生成 DAF，但很少或监测不到补体 C3。而在 IgA 肾病中补体 C3 及 MBL 不仅沉积在肾脏，而且还可由系膜细胞及足细胞在局部合成，同时 DAF 的生成也增加，补体 C3、DAF 的增加与系膜增殖和肾小球硬化程度呈正相关。肾小球 C4d 阳性是补体凝集素通路激活的标志，10 年随访的资料显示，C4d 阳性的患者肾脏存活率为 43.9%；而 C4d 阴性的患者肾脏存活率为 90.9%。因此，系膜细胞与 IgA 结合后，就能够通过内源性补体 C3 和 MBL 激活局部补体。目前原位补体合成及激活对进展性

肾小球损伤的机制尚未明了。

综上所述，黏膜免疫缺陷致骨髓 pIgA1 生成过多以及血清 IgA1 分子半乳糖缺失可能共同参与了肾小球系膜区 IgA1 沉积作用，激活系膜细胞及补体，从而促发各种细胞因子或生长因子的作用，最终系膜细胞增生、小球硬化。

（四）凝血纤溶异常

炎症和凝血纤溶异常是包括 IgA 肾病在内的肾小球肾炎的两个最重要的病理生理改变。两者互为因果、相互促进，不同时期各有侧重。早期以炎症为主，后期以凝血纤溶异常为主。肾小球肾炎中纤维蛋白在肾脏沉积是一种普遍现象，并认为是由凝血机制局部激活或纤溶功能障碍或两者的共同作用所致。在 IgA 肾病的进展过程中，纤溶酶原激活剂抑制物 1（PAI-1）表达上调，纤维蛋白在血管内外沉积和细胞外基质积聚等起着重要的作用；抗凝、促纤溶治疗可望减轻肾损伤，延缓 IgA 肾病的进展。一些抗血小板聚集的药物还有抗炎的肾保护作用。

二、病　理

（一）光镜

IgA 肾病的基本病理改变为系膜细胞增生伴有基质增多，但在不同病例中的增生程度及分布变化是多种多样的。早期患者可以表现为几乎正常的"轻微病变"，光镜下肾小球无明显病变，系膜细胞无增生（<4 个细胞 / 系膜区）。个别系膜区基质轻度增多，偶见有嗜伊红物颗粒状沉积（图 13-2-1）；或系膜细胞轻度增生（4~5 细胞 / 系膜区）、中度增生（6~7 细胞 / 系膜区）或重度增生（≥ 8 细胞 / 系膜区），及基质的增多（图 13-2-2）。增生可为部分肾小球和部分节段（局灶节段性）或广泛增生。常可有少数节段与球囊壁粘连（图 13-2-3），或形成节段性硬化灶（图 13-2-4A）。严重病例可见多数肾小球系膜细胞弥漫性中至重度增生，基质大量增多（图 13-2-4B、C），或伴有部分血管壁增厚，内皮下插入及双轨形成，呈膜增生分叶状改变。少数病例可出现系膜细胞增生伴节段性毛细血管腔内皮细胞增生，与急性

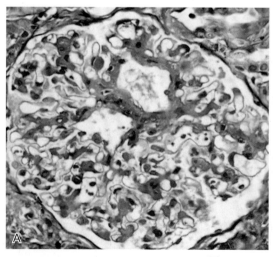
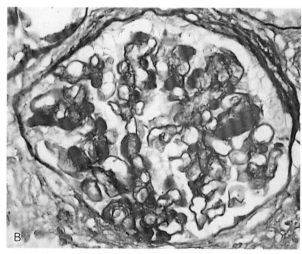

图 13-2-1　IgA 肾病（轻微病变）

注：A. 镜下肾小球结构无明显改变，细胞无增生，但多个系膜区有明显的砖红色圆形颗粒沉积（Masson × 400）；B. 系膜区基质轻度增多，内有嗜伊红物沉积（PAS × 400）。

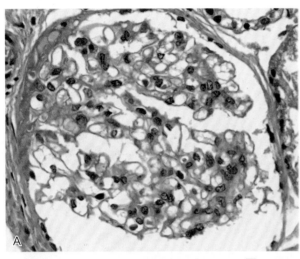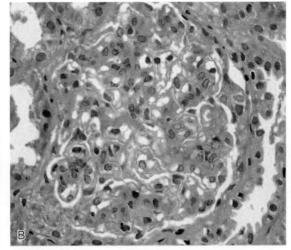

图 13-2-2　IgA 肾病

注：A. 肾小球个别节段系膜细胞轻度增生，伴基质轻度增多（HE×400）；B. 肾小球系膜细胞中度增生伴基质增多，个别节段与球囊壁粘连（HE×400）。

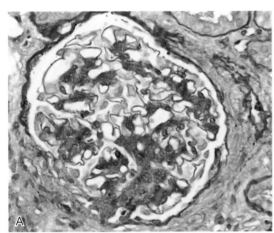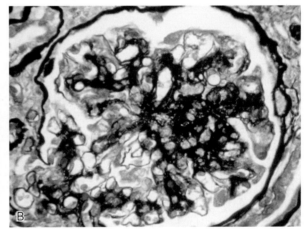

图 13-2-3　IgA 肾病

注：A. 肾小球节段性系膜细胞中度增生伴基质增多，个别节段与球囊壁粘连（PAS×400）；B. 肾小球节段性系膜细胞中度增生，个别节段与球囊壁粘连（PASM×400）。

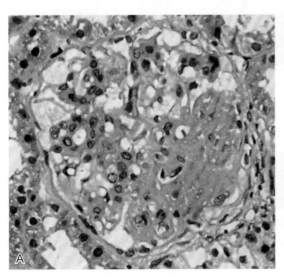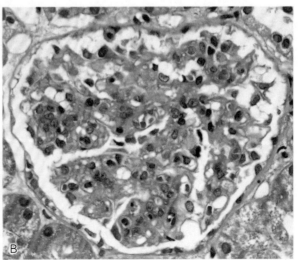

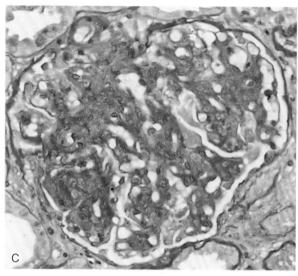
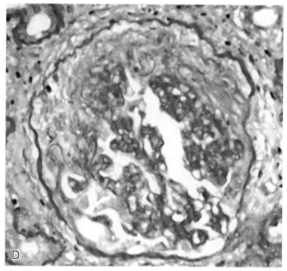

图 13-2-4　IgA 肾病

注:A. 肾小球节段性系膜细胞中度增生伴基质增多,有一节段硬化灶与球囊壁粘连(HE×400);B. 肾小球弥漫性系膜细胞中 - 重度增生伴基质增多(HE×400);C. 肾小球弥漫性系膜细胞重度增生伴基质增多(PAS×400);D. 细胞纤维性新月体形成,肾小球毛细血管袢受压,系膜细胞轻度增生伴基质增多(PAS×400)。

弥漫毛细血管内增生肾炎相似。弥漫增生病变常可伴有部分大小不等的新月体形成(<50%),多见于临床有肉眼血尿伴急进性肾功能不全的肾活检病例。IgA 肾病新月体大多数是半周以内的细胞性小新月体(图 13-2-4D);IgA 肾病组织中常有多少不等的硬化肾小球,随着病程的进展而逐渐增多。

肾小管有程度不等的灶性萎缩,部分肾小管有蛋白管型和 / 或红细胞管型,间质有程度不等的以淋巴细胞为主的炎症细胞浸润,多呈灶性围绕萎缩肾小管周围分布,并有程度不一的纤维组织增生。间质肾小动脉早期无明显改变,病变严重者也可因继发性高血压而出现细动脉管壁增厚玻璃变。

病变后期,在肾小球不同增生程度的背景下,多数肾小球可出现球性硬化,肾小管大量萎缩,灶状或片状分布,间质中等量以上炎症细胞灶性及散在浸润,伴纤维组织广泛增生(>50% 肾穿刺组织面积),见图 13-2-5。间质血管常有管壁增厚硬化及周围炎症细胞浸润等病变。研究显示 IgA 肾病血管病变的发生率高于非 IgA 系膜增生性肾小球肾炎和特发性膜性肾病,肾小动脉管壁可见增厚及玻璃样变(图 13-2-6A),以及肾内动脉硬化,包括动脉管壁增厚、透明样变(图 13-2-6B)。少数患者表现为恶性高血压,具有原发性恶性高血压类似的血管和病理表现,如动脉管壁增厚、管腔狭窄,小动脉闭塞,纤维素样坏死以及动脉“葱皮样”增殖性改变(图 13-2-6C)。

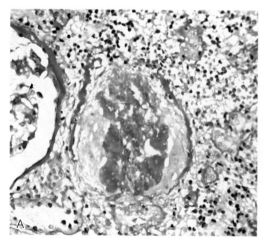
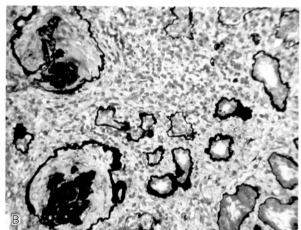

图 13-2-5　IgA 肾病

注:A. 肾小球硬化,在病变或硬化的肾小球周围,间质炎细胞浸润、肾小管萎缩和间质较多炎细胞浸润(PAS×400);B. 多个肾小球硬化,大片肾小管萎缩,间质炎症细胞浸润及纤维化(PASM×200)。

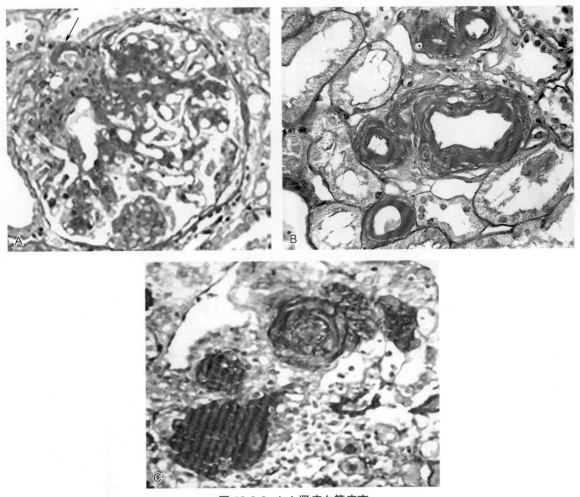

图 13-2-6　IgA 肾病血管病变

注：A. 入球小动脉管壁增厚玻璃样变（PAS×400）；B. 血管壁玻璃样变，血浆蛋白渗入细动脉内膜，使细动脉壁全层增厚，形成无结构均匀红染物质（PAS×400）；C. 间质动脉弹力层分层，管腔内血栓形成（PAS×200）。

（二）免疫荧光

IgA 肾病的诊断必须依赖免疫病理。除个别单位使用免疫组化以外，国内外绝大多数单位都使用免疫荧光检查。抗 IgA 抗体标记的免疫荧光阳性在肾小球系膜区呈团块状或粗颗粒状沉积为 IgA 肾病的标志性改变。IgA 在系膜区的沉积常常是弥漫和全小球性的，即使光镜改变是局灶和节段性的。偶尔在肾小球毛细血管壁也可见到 IgA 的沉积。绝大多数患者合并 C3 的沉积，并与 IgA 的分布一致（图 13-2-7）。约半数患者同时合并 IgG、IgM 的沉积，只有少部分患者表现为单纯的 IgA 沉积。原发性 IgA 肾病少有 C1q 和 C4 的沉积。

（三）电镜

系膜区和旁系膜区电子致密物沉积是 IgA 肾病的主要电镜表现（图 13-2-8）。少量可呈粗颗粒状，大量则可呈团块状弥漫沉积在增多的系膜区基质中，偶尔在上皮下也可以见到孤立的小颗粒状致密物沉积。部分 IgA 肾病肾小球基底膜也可变薄，但大多数是节段性的。部分 IgA 肾病中足细胞也可出现节段性足突融合。

三、IgA 肾病病理分类演变及新牛津分类

长期以来，因 IgA 肾病的病理改变复杂多样性，其病理分类标准一直在研究变化中。Katafuchi 积分是用 0，1，2，3 数字作为小球、小管、间质、血管各项指标的病理改变半定量积分，最后以总分表示病变的程度。这种半定量分析比较全面，也比较细，但评分很费时间，多用于临床病理研究，很少在肾活检病理报告中应用。

1982 年 Lee 主要根据肾病的病理改变特点，提出了 5 级的病理分级。Lee 分级经临床实践证实，对 IgA 肾病有一定的临床指导作用。以后，Haas M（1997）又在此基础上进一步细化，更加强调了 IgA 肾病的病理改变与预后的相关性。其中新月体数量、肾小管和肾间质的损伤程度与预后关系密切。Lee 分级和 Haas 分型均根据病理改变的严重程度和病变的类型，分为 Ⅰ、Ⅱ、Ⅲ、Ⅳ、Ⅴ级，但具体标准略有不同，具体见表 13-2-1。

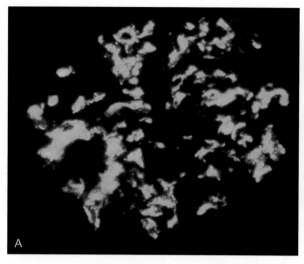
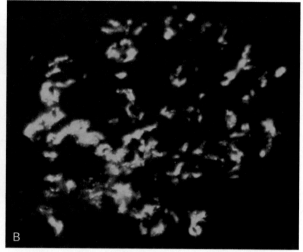

图 13-2-7 IgA 肾病

注:A. 肾小球系膜区 IgA 呈不规则块状分布(IF×400);B. 肾小球系膜区 C3 沉积与 IgA 分布一致(IF×400)。

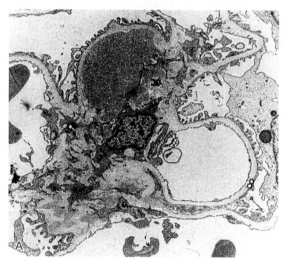
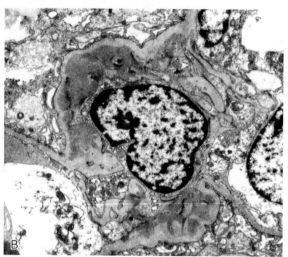

图 13-2-8 IgA 肾病电镜表现

注:A. 大块状电子致密物沉积在旁系膜区;B. 电子致密物沉积在肾小球系膜区和旁系膜区(A、B,EM×5 000)。

表 13-2-1 IgA 肾病病理 Lee 分级与 Hass 分型比较

Lee 分级		Haas 分型
I	大致正常	轻微肾小球病变
II	局灶节段性系膜增殖和硬化	局灶节段性肾小球硬化
III	弥漫性系膜增殖,节段性加重	局灶增生性肾小球肾炎(不足 50%)
IV	弥漫性系膜增殖,小于45% 肾小球有新月体和球性硬化,肾小管萎缩和间质炎细胞浸润	弥漫增生性肾小球肾炎
V	比 IV 级更重,45% 以上的肾小球有新月体	慢性进展性肾炎,40%以上肾小球全球硬化、肾小管萎缩或丧失

遗憾的是这些分类法中使用的病理学变量,没有明确的定义。为了能正确地理解 IgA 肾病病理与临床的关系、病理对预后判断的指导意义,在统一标准的情况下进行学术交流、开展多中心的前瞻性临床治疗试验,2004 年国际 IgA 肾病协作组和美国肾脏病理协会的专家们成立了一个工作组,希望通过可重复性高和预测性强的肾脏病理组织学改变,在 IgA 肾病的病理组织学分类上达成一个国际共识。于是,来自 10 个国家的肾脏病学家和病理学家分别于 2005 年和 2008 年参加了在英国牛津举行的国际共识会议。对从世界四大洲(亚洲、欧洲、北美、南美)、8 个国家(中国、日本、法国、意大利、英国、加拿大、美国、智利)收集的 265 例(包括 206 例成人和 59 例儿童)起始 eGFR ≥ 30ml/(min·1.73m²)、尿蛋白 >0.5g/24h[儿童尿蛋白 ≥ 0.5g/(24h·1.73m²)]IgA 肾病进行了系列研究。

首先,专家们对 IgA 肾病肾活检中的各种病理变量进行了明确的定义。然后,从中挑选出 6 种具有重复性较好的病变变量作为预测肾脏预后的候选因子:①系膜细胞增多;②节段硬化或粘连;③毛细血管内细胞增多;④细胞性或细胞纤维性新月体;⑤肾小管萎缩/间质纤维化;⑥动脉病变。其中球性肾小球硬化也具有很高的可重复性,但由于与肾小管萎缩/间质纤维化高度相关以及容易导致抽样误差,在分析中被排除。上述 6 种病理改变与肾活检时的临床表现具有较好的相关性,其中系膜细胞增多、节段硬化或粘连、毛细血管内细胞增多、细胞性或细胞纤维性新月体与蛋白尿相关性很高;肾小球节段硬化与 eGFR 降低和平均动脉压增高具有相关性;肾小管萎缩/间质纤维化与起始 eGFR 降低、平均动脉压增高及蛋白尿相关;动脉病变与起始血压和 eGFR 有关。

专家组又经过回顾性研究和医学统计模式分析检验,最后提出 4 种病理组织特征作为 IgA 肾病预后的病理组织预测因子:①系膜细胞增多;②节段硬化或粘连;③毛细血管内细胞增多;④肾小管萎缩/间质纤维化。IgA 肾病的肾活检报告,应该详细描述这些病理特征在光镜、免疫荧光及电镜下的表现,给出诊断并对所见的特征进行评分。系膜细胞增殖:≤ 50% 肾小球(M0),>50% 肾小球(M1);节段硬化或粘连:无(S0),有(S1);毛细血管内细胞增多:无(E0),有(E1);肾小管萎缩/间质纤维化:≤ 25%(T0),26%~50%(T1),>50%(T2)。还需描述肾小球的总数目及毛细血管内增殖、坏死、细胞性/细胞纤维性新月体、球性肾小球硬化及节段肾小球硬化的肾小球数目。诊断报告模式举例,IgA 肾病:系膜增殖、节段硬化、40% 肾小管萎缩/间质纤维化(M1 E0 S1 T1)。

IgA 肾病牛津分类经几年的临床实践,已逐渐得到肾病医师的认同,但也发现仍有一些局限性及尚待解决的问题,如牛津分类研究人群缺少极轻(蛋白尿 <0.5g/24h)和极重(GFR<30ml/min)病例;IgA 肾病的发病与转归可能与种族有关,不同种族是否有可比性不清楚;IgA 肾病的预后与治疗有关,但不同中心治疗方案差别很大,而进一步验证时大多没有考虑治疗的影响;病理分类对治疗的提示作用不清楚;新月体对预后的影响意见不统一等。为了解决这些问题,2017 年 IgA 肾病病理分类工作组对国际上 4 个回顾性队列共 3 096 例 IgA 肾病数据进行了汇总分析,对牛津分类做进一步补充。如发现 36% IgA 肾病存在细胞和/或细胞纤维性新月体。分析新月体比例及免疫抑制治疗与肾脏预后的关系,发现新月体 <25% 如不接受免疫抑制治疗肾脏预后差;而新月体 >25% 的 IgA 肾病,即使免疫抑制治疗,仍有进展的很大风险。提示除系膜细胞增生、肾小球节段硬化或粘连、内皮细胞增多、肾小管萎缩或肾间质纤维化外,肾小球是否有新月体以及新月体的程度,对治疗和预后都有重要影响。因此,新版 IgA 肾病牛津分类的肾活检报告,推荐增加有无细胞/细胞纤维性新月体及其程度的描述,具体如表 13-2-2。

四、临床表现

IgA 肾病在临床上可以表现为无症状性的血尿、蛋白尿,也可以表现为急性肾炎综合征、急进性肾炎综合征、慢性肾炎综合征和肾病综合征。根据 IgA 肾病不同的临床表现,可将 IgA 肾病分为若干个临床症候群。不同的临床症候群,发病机制和病理表现不同,治疗和预后也不一样。

表 13-2-2　新版 IgA 肾病牛津分类肾活检报告

1. 详细报告光镜、电镜、免疫组化/免疫荧光检查特点(至少 8 个肾小球)

2. 评估五大病理特点
   (1) 系膜增殖评分 <0.5(M0)或 >0.5(M1)
   (2) 无毛细血管内细胞增多(E0)或毛细血管内细胞增多(E1)
   (3) 无节段性肾小球硬化(S0)或节段性肾小球硬化(S1);
   (4) 肾小管萎缩/间质纤维化 ≤ 25%(T0),26%~50%(T1)或 > 50%(T2)
   (5) 无细胞/细胞纤维性新月体(C0),≥ 1 个肾小球(C1),> 25%(C2)

3. 量化肾小球数
   (1) 肾活检标本的肾小球总数
   (2) 出现毛细血管内细胞增多、坏死、毛细血管外细胞增多(细胞/细胞纤维性新月体)、肾小球全球硬化和节段性肾小球硬化的肾小球数

(一)IgA 肾病常见的临床症候群

1. **反复发作性肉眼血尿**　特征是反复发作性肉眼血尿,多在呼吸道、消化道、泌尿道黏膜和皮肤感染后出现,尤其是扁桃体发炎或咽炎后发作,常伴有双侧扁桃体增大和咽后壁淋巴滤泡增生。通常在感染数小时后出现肉眼血尿,尿呈鲜红色或洗肉水样。感染控制后,肉眼血尿减轻。肉眼血尿期间,多数没有明显的自觉症状,偶有腰酸胀痛感,血尿间歇期间很少出现大量蛋白尿和高血压,预后较好,肾功能多能长时间保持稳定。病理改变以系膜细胞增殖为主,可有局灶、节段性细胞新月体形成。

2. **无症状性尿检异常**　包括单纯无症状性镜下血尿和持续性镜下血尿伴轻中度蛋白尿两个亚型。多数患者起病隐匿,多无高血压及肾功能不全等临床表现。单纯无症状性镜下血尿的病理改变以轻度系膜增殖或轻微病变为主,较少出现肾间质、小管和血管病变。持续性镜下血尿伴轻度蛋白尿的病理改变复杂多样,可出现系膜增殖、硬化、球囊粘连,间质病变轻重不一。

3. **大量蛋白尿**　临床突出表现为持续性大量蛋白尿(尿蛋白 >3.5g/24h)。根据其临床表现和实验室检查,分为肾病型和非肾病型两个亚型。肾病型表现为大量蛋白尿(尿蛋白 >3.5g/24h)、低蛋白血症(血白蛋白 <30g/L)、高脂血症、水肿等肾病综合征的典型改变。如果肾病型 IgA 肾病,无明显的血尿和高血压,病理上表现为肾小球微小病变或轻度系膜增殖(疾病的本质为微小病变肾病综合征合并轻度 IgA 肾病)。电镜表现为广泛的足突融合,这种情况通常对激素敏感、预后较好。如果大量蛋白尿,合并明显血尿、高血压,肾脏病理表现为肾小球硬化、肾小管萎缩、间质纤维化等慢性化改变,病程常迁延,预后不良。

4. **高血压**　高血压是 IgA 肾病的常见表现之一。随着病程的延长和病情的加重,高血压的发生率增加。这一类型的患者可伴有不同程度的血尿、蛋白尿和肾功能不全

以及高尿酸血症。少数患者表现为恶性高血压，但蛋白尿和肾小球损害比原发性恶性高血压更加明显。

5. 血管炎　一般起病较急，病情进展较快，肾功能快速进行性恶化。临床上血尿症状较突出，蛋白尿明显，可合并程度不等的高血压。肾组织学病理改变除系膜病变外，多有明显的新月体形成，根据病程的长短可表现为细胞性新月体、细胞纤维性新月体和纤维性新月体，因此，这一类型又称为新月体型 IgA 肾病。由于部分患者病理上表现为肾小球毛细血管祥坏死及间质血管炎等病变，又称为血管炎型 IgA 肾病。早期积极有效的治疗，可使这些患者病情缓解，恶化的肾功能部分逆转。

6. 终末期肾病　除表现蛋白尿、镜下血尿及高血压外，还合并慢性肾功能不全的其他表现，如贫血、夜尿增多等，血肌酐多在 442μmol/L 以上，B 超显示肾脏缩小、双肾皮质变薄、皮髓质分界不清、反光增强。很多患者已失去肾活检的机会。如果肾活检，病理改变为绝大多数肾小球已球性硬化，伴有弥漫性肾小管萎缩、肾间质纤维化。这一类患者，肾活检后容易出血，尤其是合并高血压患者。

值得注意的是，上述临床分型是相对的。部分患者可以交叉、重叠，甚至转变。如血管炎型 IgA 肾病合并明显高血压和大量蛋白尿；高血压、大量蛋白尿的患者，不积极治疗，最后可发展为终末期肾病。

（二）实验室及其他检查

IgA 肾病的尿红细胞多为畸形红细胞，尤其是出现芽孢状或刺形的红细胞，对诊断有较大的价值。但肉眼血尿明显时，尿中正常形态红细胞比例可能会增加。尿蛋白定量多数 <2g/24h，为非选择性蛋白尿。

30%~50% 患者血清 IgA 增高超过 3.15g/L。增高的 IgA 主要是 PIgA1。研究发现，IgA 肾病患者血清低半乳糖化 IgA1 水平高于健康对照组和非 IgA 系膜增生性肾炎组。部分患者血清 C3 水平低、循环免疫复合物阳性。

肾功能不全患者血清肌酐、尿素氮和尿酸增高。即使是肾功能正常 IgA 肾病患者，也有不少血尿酸升高，这部分患者常合并肾内动脉硬化。

利用先进的分子细胞生物学、基因芯片、蛋白质谱分析、代谢组学等方法和手段，检测血和尿中反映 IgA 肾病变程度、类型和预后的特异性标志物，已逐渐从实验研究向临床应用过渡。如血和尿白细胞介素 -6 增高，提示 IgA 肾病预后不良。尿蛋白质组学分析显示，IgA 肾病具有不同于其他肾小球肾炎特有的尿蛋白质谱和尿 miRNA 的改变。血清 Gd-IgA1 及其抗 Gd-IgA1 的抗体（KM55mAb）的检测，可望成为 IgA 肾病的无创诊断指标。

五、诊断与鉴别诊断

（一）诊断

1. 临床上有下列诊断线索应高度怀疑 IgA 肾病　①上呼吸道感染或扁桃体炎发作后出现肉眼血尿或尿检异常加重；②血清 IgA 值增高或血清 IgA/C3 比值 >3.1；③典型的畸形红细胞尿合并不同程度蛋白尿。

2. IgA 肾病的确诊依赖于肾活检免疫病理检查　①以IgA 为主的免疫球蛋白在肾小球系膜区弥漫性沉积是 IgA 肾病诊断必备的条件，C3 同部位、同类型的沉积有辅助诊断价值；②光镜检查系膜细胞增生和系膜区或旁系膜区有均质的嗜复红免疫复合物沉积，支持 IgA 肾病的诊断；③电镜检查表现为系膜区和旁系膜区电子致密物的沉积。

3. 除外引起 IgA 沉积的继发性肾小球疾病　诊断 IgA 肾病时，必须除外各种继发性引起 IgA 沉积的肾小球疾病。临床病史和辅助检查对于发现继发性病因非常重要。一般情况下，虽然肾小球系膜区有 IgA 沉积，只要有明确继发因素存在，首先考虑继发性肾小球疾病。常见继发性 IgA 肾病的原发病有过敏性紫癜、病毒性肝炎、肝硬化、类风湿关节炎、银屑病等。

（二）鉴别诊断

1. 以 IgA 沉积为主的急性毛细血管内增生性肾炎　部分成年人临床为肾病综合征，光镜下为急性弥漫增生肾小球肾炎，但免疫荧光显示 IgA 阳性，系膜区及毛细血管壁颗粒状分布。电镜检查除系膜区电子致密物沉积外，在上皮下有散在性驼峰状沉积，合并毛细血管内细胞增多，则诊断为 IgA 沉积为主的急性感染后毛细血管内增生性肾小球肾炎（IgA-dominant postinfective proliferative endocapillary glomerulonephritis）。多数为金黄色葡萄球菌感染后引起。

2. IgA 肾病合并膜性肾病　IgA 肾病有时会出现与其他肾小球肾炎或肾小球病合并发病的现象，称为复合型 IgA 肾病（compound IgA nephropathy）。IgA 肾病除在系膜区大量电子致密物沉积，偶尔可以在毛细血管祥上皮下有小量的沉积。但如果在 IgA 肾病中发现免疫荧光 IgG 明显阳性，连续颗粒状沿血管基底膜排列，及系膜区 IgA 团块阳性，同时电镜下见系膜区电子致密物沉积，伴有毛细血管祥基膜上皮下弥漫性电子致密物沉积，可诊断为 IgA 肾病合并膜性肾病。

3. 微小病变性肾病合并 IgA 肾病　光镜下见肾小球病变轻微；免疫荧光在系膜区 IgA 阳性；电镜检查可见系膜区电子致密物沉积，无上皮下沉积，同时上皮细胞足突广泛融合及微绒毛形成。临床表现为肾病综合征，没有明显的血尿，常对糖皮质激素敏感。目前认为，这一部分患者为微小病变性肾病综合征合并 IgA 肾病。

4. 其他肾小球病　一些其他肾小球病也可以合并 IgA 肾病，比较少见，如糖尿病肾病合并 IgA 肾病、薄基底膜肾病伴 IgA 肾病等。主要结合临床病史、相应实验室检查及病理检查，一般鉴别不难。

5. 腰痛血尿综合征（loin pain hematuria syndrome，LPHS）　IgAN 如果临床上以无症状血尿起病，其鉴别诊断包括薄基底膜病和腰痛血尿综合征（loin pain hematuria syndrome，LPHS）。前者在第 23 章详述，此处不再赘述。LPHS 是一种以反复发作的剧烈腰痛伴血尿为主要临床表现的罕见疾病。由 Little 等人在 1967 年首次提出，病因不明，临床主要表现为复发性单侧或双侧腰痛伴肉眼或镜下血尿，影像学检查或组织学检查基本正常。LPHS 的病因和发病机制仍未完全阐明，目前已有以下几种的研究观点包括：①肾内血管疾病，血管痉挛和凝血机制异常；部分患者肾内血管分支可出现狭窄、迂曲和串珠样结构,血管可有节段性痉挛及小动脉内微血栓形成,进而引起肾实质节段性缺血及硬化,出现疼痛和血尿;②肾小管内异物沉积和阻塞:红细胞管型或肾小管内钙盐沉积和尿酸结晶梗阻,可导致滤过液返流,急性肾小管损伤和间质水肿,引起肾脏肿大和扩张,被膜张力增大及肾蒂遭受牵拉引起腰痛;③肾小球基底膜病变:肾小球基底膜变薄,可导致肾小球毛细血管袢出血阻塞,出现红细胞管型和血尿,间质水肿,进而引起被膜张力增高导致腰痛。

光镜下肾小球基本正常或者一些非特异的表现,如轻度系膜增生,局灶硬化伴随肾小管及间质的萎缩,肾小球基底膜变薄。肾小管内可见红细胞管型,间质水肿。小动脉管壁增厚,伴玻璃样变,较大血管也可出现内膜纤维性增厚,平滑肌细胞增生。免疫荧光:通常为阴性。电镜无特异性改变或者轻微的基底膜改变。

对 LPHS 尚缺乏理想的治疗方法,一般给予对症处理。①镇痛药:麻醉剂和阿片类药物可缓解发作时的剧烈腰痛,但易成瘾,可采用辣椒素(capsacin)治疗亦可有效控制疼痛。②抗凝剂和血管紧张素转换酶抑制剂(ACEI):可以降低肾小球血管袢内压力,减少肾小球出血。③手术治疗:肾蒂去神经治疗,自体肾移植和肾切除术。④心理精神治疗:抗抑郁药等缓解疼痛、焦虑等症状。LPHS 的预后较好,25%~30% 患者可自行缓解。

六、治　疗

由于 IgA 肾病预后主要与高血压、大量蛋白尿、肾功能受损程度、肾小球硬化、间质纤维化以及肾小动脉硬化有关。因此,IgA 肾病治疗要点是,根据危险因素有无及程度、IgA 肾病临床分型和病理改变,实施个体化治疗。处理原则为:①防治感染;②控制高血压;③减少蛋白尿;④保护肾功能;⑤避免劳累、脱水和肾毒性药物的使用;⑥定期复查。常用治疗方法包括:血管紧张素转换酶抑制剂(angiotensin-converting enzyme inhibitor,ACEI)、血管紧张素 Ⅱ 受体拮抗剂(angiotensin Ⅱ receptor blocker,ARB)、糖皮质激素和免疫抑制剂、抗血小板聚集、抗凝及促纤溶药、中药的应用以及扁桃体摘除。欧美国家部分学者推荐使用鱼油,但由于其疗效不确切,国内很少用。

(一)ACEI/ARB

对于血压正常、肾功能正常、轻到中度蛋白尿 IgA 肾病患者,应用 ACEI/ARB 减少尿蛋白、保护肾功能。对于中度蛋白尿、肾功能轻到中度异常的 IgA 肾病患者,使用 ACEI/ARB 也有肾脏保护作用。因此,对于轻中度进展性慢性肾功能不全患者可应用 ACEI/ARB。

(二)糖皮质激素

糖皮质激素(简称激素)是肾小球疾病中应用最广泛的免疫调节剂,但是激素对 IgA 肾病的治疗作用一直有争议。

1. 糖皮质激素在肾功能正常 IgA 肾病中的应用　激素治疗 IgA 肾病,可使系膜细胞和基质增生减轻、细胞性新月体明显减少,而慢性化组织病变无增加。激素治疗能减少早期和低风险 IgA 肾病患者蛋白尿,改善肾组织病变。对于血肌酐正常的进展性 IgA 肾病患者(蛋白尿 1~2g/d),

给予激素治疗并长期随访,证实激素治疗可长期稳定早期进展性 IgA 肾病患者的肾功能。对于尿蛋白定量持续 >1g/d、血肌酐 <133μmol/L 的 IgA 肾病患者,激素治疗可降低尿蛋白、保护肾功能,而且 6 个月激素治疗能够长期受益。荟萃分析结果也同样支持激素降低尿蛋白的作用:对轻 - 中度肾组织损害者激素降低尿蛋白的作用是肯定的,即使小剂量激素对降低尿蛋白也是明显的,而且这种作用始于治疗的第 1 个月,尿蛋白降低可持续 5 年以上,但难以说明对肾功能的保护作用,激素对肾功能的保护作用似乎只在高危和进展性患者中才能观察到。

2. 糖皮质激素在肾功能异常 IgA 肾病中的应用　对于肾功能轻至中度异常(GFR 下降超过 40%,133μmol/L<血肌酐 <250μmol/L)IgA 肾病的 RCTs 研究表明,糖皮质激素联合细胞毒药物[环磷酰胺 1.5mg/(kg·d)]治疗 3 个月后给予硫唑嘌呤 1.5mg/(kg·d)治疗能保护进展性 IgA 肾病肾功能、降低尿蛋白、改善病理损伤,但要注意骨髓抑制和糖尿病等副作用。"评价糖皮质激素治疗 IgA 肾病全球研究(Therapeutic Evaluation of Steroids in IgA Nephropathy Global study,TESTING 研究)"的中期分析结果显示,对于 IgA 肾病,糖皮质激素(甲泼尼龙)治疗可以减少三分之二以上的肾衰竭事件,但是也明显增加患者的严重不良事件(包括致死性感染)。这一结果提示,目前临床常用的足量激素治疗方案,在保护肾脏的同时明显增加了患者严重不良反应(包括死亡)的风险。具有高效局部抗炎作用的糖皮质激素布地奈德靶向释放剂在远端回肠靶向定位给药治疗 IgA 肾病安全有效。但是,要注意深静脉血栓和不明原因肾功能下降的风险。

考虑到药物的副作用及已有的 RCTs 研究中对照治疗方法的局限性,当用足量 ACEI 和 / 或 ARB、目标血压控制在 125/75mmHg,而尿蛋白定量仍持续大于 1g/d 时,若肾功能正常,可考虑单纯激素治疗,但剂量不宜过大。一旦 GFR 丧失超过 50%~60%、SCr>250μmol/L,除非是慢性肾脏病急性加重,否则少有哪种治疗是有效的;因而,此种情况下使用激素治疗 IgA 肾病应慎重。

3. 糖皮质激素在血管炎和新月体型 IgA 肾病中的应用　目前对于血管炎型和新月体型 IgA 肾病的治疗尚无 RCT 研究,回顾性研究表明激素联合免疫抑制剂能够减轻新月体或血管炎性病理改变,保持肾功能稳定,降低尿蛋白。由于新月体或血管炎型 IgA 肾病通常呈快速进展,预后不良,因此应提倡早期诊断、积极强化免疫抑制治疗。

综上所述,糖皮质激素治疗 IgA 肾病具有一定的降低蛋白尿、保护肾功能,减轻或延缓肾组织损害的作用,但是考虑到药物副作用及上述研究中对照治疗方法的局限性,在实际运用中应当结合患者临床及肾脏病理改变,把握好激素的应用时机。

(三)免疫抑制剂

1. 吗替麦考酚酯(mycophenolate mofetil,MMF)　在体内脱酯化后形成具有免疫抑制活性的霉酚酸(mycophenolic acid,MPA)。MPA 是次黄嘌呤核苷酸脱氢酶(IMPDH)的可逆性、非竞争性抑制剂,抑制嘌呤的生物合成。MMF 不仅能够有效地抗急性和慢性排异反应,也可用于许多原发性和继发性肾小球疾病。MMF 治疗 IgA 肾病的疗效仍存在争议,其原因主要与病例严重程度的选择、药物的用法用量和随访时间的长短有关,对于增殖比较明显的活动性病变,可使用 MMF。

2. 咪唑立宾　是一种免疫抑制剂,在临床上已用于防治肾移植排斥反应、狼疮性肾炎、类风湿关节炎、肾病综合征的治疗。咪唑立宾进入机体细胞后,一方面使核酸的合成减少,另一方面通过上调细胞周期负调控蛋白 -p27 kip1 的水平进一步抑制细胞增殖。此外,咪唑立宾可与糖皮质激素受体结合,增加糖皮质激素受体的转录活性,发挥生物学作用。咪唑立宾开始主要用于治疗儿童 IgA 肾病,可以减少蛋白尿和血尿,改善肾组织损害。咪唑立宾和氯沙坦单独用药或两者联合用药治疗成人 IgA 肾病,均可降低尿蛋白。咪唑立宾联合氯沙坦可减少咪唑立宾高尿酸血症的副作用。

3. 环磷酰胺和硫唑嘌呤　STOP-IgAN 临床试验结果显示,对于 ACEI 或 ARB 强化治疗后蛋白尿仍明显的 IgA 肾病患者,激素联合免疫抑制剂加强治疗[先用 3 个月环磷酰胺 1.5mg/(kg·d),第 4~36 个月用硫唑嘌呤 1.5mg/(kg·d)维持],可以提高蛋白尿缓解率,但对肾功能的保护作用并不明显,而且还有增加感染的潜在风险。

(四)抗血小板聚集、抗凝及促纤溶药

这些药物在 IgA 肾病中的应用已有的 RCT 研究。结果显示,抗血小板聚集抗凝及促纤溶药治疗能降低 IgA 肾病患者的尿蛋白、稳定肾功能,而且安全性好、无明显副作用。其减少尿蛋白、保护肾功能的可能机制包括:①抗血小板药物可减少血小板释放 5- 羟色胺、血小板源生长因子等炎症因子,减轻肾组织炎症反应;②抑制补体活化,减轻肾组织损伤;③保护肾小球基底膜阴离子屏障,减少尿蛋白漏出;④抑制肾小球系膜细胞增殖;⑤抑制肾脏微血管内血栓形成,改善肾组织缺血;⑥降解纤维蛋白和细胞外基质蛋白,抑制肾组织纤维化进程等。

(五)扁桃体摘除

由于许多 IgA 肾病患者扁桃体急性感染后,容易出现肉眼血尿或尿检异常加重,沉积在肾小球系膜区的 IgA 和扁桃体淋巴细胞产生的 IgA 主要是 PIgA1,部分 IgA 肾病患者血清 IgA 升高,扁桃体摘除可以降低血清 IgA 水平,因此,有人认为 IgA 肾病与扁桃体有密切的关系。

人体的扁桃体包括腭扁桃体、咽扁桃体(腺样体)、舌扁桃体和管扁桃体,属于黏膜淋巴组织,学龄前儿童的扁桃体免疫细胞多而活跃,血清 IgA 和唾液分泌的 IgA 浓度在 11~13 岁达到成人水平,儿童的扁桃体是鼻咽部重要的免疫防御组织,对人体是有用的。但是,成年以后,扁桃体一般慢慢萎缩。如果成人扁桃体仍肿大,提示有感染,作为一个感染灶,对人体有害无益。扁桃体摘除不会增加上呼吸道感染的发病率。部分 IgA 肾病患者,扁桃体摘除能改善尿检异常并维持稳定的肾功能。如果扁桃体摘除当天或 1 周内出现明显的肉眼血尿或尿红细胞、尿蛋白增加,这是扁桃体摘除的"激惹"现象,说明扁桃体与 IgA 肾病关系密切,扁桃体摘除是对的。一般扁桃体摘除 1 个月后尿蛋白、血尿较手术前好转,6 个月后效果明显。重复肾活检研究表明,IgA 肾病患者在甲泼尼龙冲击、泼尼松、抗血小板药和扁桃体摘除综合治疗后,肾脏组织学病变明显改善;绝大多数患者,活动性的肾脏病变消失,系膜增殖和间质单核细胞浸润显著减少,大部分患者系膜区 IgA 沉积强度减弱,部分患者 IgA 沉积消失。

分析结果显示,扁桃体摘除可以提高 IgA 肾病的临床缓解率,降低其终末期肾病的发生率。但是欧美国家的学者对扁桃体摘除对 IgA 肾病的有效性持否定态度,原因有二个:第一、他们的病例研究显示扁桃体摘除对 IgA 肾病无效,是因为欧美肾活检的适应证很严,诊断并行扁桃体摘除的 IgA 肾病都比较重,重症 IgA 肾病患者行扁桃体摘除当然是无效的;第二、扁桃体摘除对 IgA 肾病的疗效、尤其是对肾脏的长期存活(如是否需要透析)需要长期观察,3~5 年看不出差别,需要 10 年、15 年甚至更长的时间,才能显示出疗效的差别。

扁桃体摘除术是临床上常见的手术。从耳鼻喉科角度考虑,扁桃体摘除主要有两个手术指征,即扁桃体肥大导致上呼吸道阻塞和反复发作的急性或慢性扁桃体炎。从肾脏病学方面考虑,扁桃体肿大的 IgA 肾病患者,尤其是扁桃体感染后血尿、蛋白尿明显的 IgA 肾病患者,行扁桃体摘除效果较好。但是扁桃体摘除效果是有限的,如果肾脏损害已经很重,即使做了扁桃体摘除也没有多大帮助。因此,扁桃体摘除也有其局限性,也要掌握适应证。

七、IgA 肾病的病情评估及预后判断

(一)临床和病理指标

过去认为 IgA 肾病是一种预后良好的疾病,现在认为 IgA 肾病是一种进展性疾病,只有少数 IgA 肾病患者尿检异常可以完全缓解,大多数患者呈慢性进行性发展。从首发症状起,每 10 年约有 20% 的患者发展到终末期肾病。目前,IgA 肾病仍然是我国慢性肾衰竭的首位原发病。关于 IgA 肾病进展的危险因素,学术界意见比较一致的是肾小球硬化、肾间质纤维化、高血压、大量蛋白尿和肾功能损害。此外,肾小管萎缩、肾内动脉硬化以及纤维性或细胞纤维性新月体也是预后不良的因素。介于上述观点,一般认为临床表现为反复发作性肉眼血尿、单纯性镜下血尿,病理表现为轻微病变、即 Lee 氏 I 级的患者预后较好;临床表现为顽固性高血压、持续性大量蛋白尿、病理改变为 Lee 氏 IV~V 级的患者,预后较差。经过多年的探索,对 IgA 肾病有了很多新的认识,也发现了一些反映 IgA 肾病病情和预后的生物标志物。

(二)生物标志物

1. 血尿　血尿在预测 IgA 肾病病情进展中的作用存在争议。一般认为,单纯性镜下血尿和发作间期尿沉渣检查阴性的复发性肉眼血尿的患者肾功能可以长期保持稳定,而合并大量蛋白尿的 IgA 肾病患者,血尿的严重程度与肾脏病理的严重程度呈正相关。

2. 血清胱抑素 C　当肾功能轻度损害时,血清胱抑素 C 的阳性检出率明显高于血肌酐,血清胱抑素 C 可用于早期评估 IgA 肾病患者肾组织病变的程度。

3. 血尿酸　IgA 肾病患者血清尿酸水平与肌酐清除率

呈负相关,与尿蛋白、小管间质损伤及肾内动脉病变程度正相关,肾功能正常的 IgA 肾病患者高尿酸血症是疾病进展的独立危险因素。

4. 血清 IgA/C3 比值　血清 IgA/C3 比例 ≥ 4.5 的 IgA 肾病患者预后较差,血清 IgA/C3 比值随疾病预后分级的加重逐渐增大,该值可作为预测 IgA 肾病预后分级的指标。

5. 尿足细胞　足细胞从尿中丢失形成足细胞尿,是肾小球瘢痕形成的重要原因。重复肾活检发现有严重肾组织病理学进展的 IgA 肾病患者有持续性的足细胞尿。

6. 尿 IV 型胶原　尿 IV 型胶原含量与 IgA 肾病患者的肾功能损害程度有关。肾脏病理损害越严重,尿 IV 型胶原水平越高。

7. 尿表皮生长因子(EGF)、单核细胞趋化蛋白 -1 (MCP-1) 及 EGF/MCP-1 比值 EGF 促进肾损伤的修复,尿中 EGF 排泄量与 IgA 肾病小管间质损伤范围呈负相关。MCP-1 除了募集单核细胞,还具有促炎症反应作用,尿 MCP-1 的排泄与肾间质炎症性浸润范围有关。研究发现预后不佳的 IgA 肾病患者尿 MCP-1 水平较高,EGF 水平及 EGF/MCP-1 比值较低。在预测预后方面,EGF/MCP-1 比值比单纯 EGF、MCP-1、肾脏病理组织学分级、肌酐清除率和尿蛋白,具有更高的敏感性和特异性,提示尿 EGF/MCP-1 可作为判断 IgA 肾病预后的生物标志物。

8. 尿白细胞介素 -6(IL-6)、IL-6/EGF 比值　IL-6 是重要的细胞因子,在慢性肾小球疾病免疫发生机制和促进肾脏硬化中起重要作用,它在尿中的水平被认为是系膜增殖和小管间质损伤的标志物。一项研究平均随访 8 年,尿 IL-6>2.5ng/d 的肾功能正常的 IgA 肾病患者比 IL-6<1.0ng/d 的患者疾病进展的危险性高 7.8 倍。提示尿 IL-6 水平可作为 IgA 肾病患者长期预后的指标,>2.5ng/d 的患者预后不佳。还有研究发现 IgA 肾病患者尿 IL-6 水平升高和 EGF 水平降低的程度与病理组织学损伤程度、高血压、血肌酐水平相关,尿 IL-6/EGF 比值最高的患者在 3 年随访后肾损伤进展最明显,IL-6/EGF 比值也可作为 IgA 肾病进展的预后指标。

9. 尿转化生长因子 -β1(TGF-β1)　转化生长因子 -β1 (transforming growth factor-β1, TGF-β1) 是目前公认的肾脏促纤维化因子,在促进肾脏系膜细胞增殖及肾间质纤维化中起重要作用。肾活检时取 TGF-β1 水平与 IgA 肾病患者系膜增殖程度、间质纤维化程度有关,与新月体形成范围有关。TGF-β1 还可以影响肾小球系膜细胞凋亡,促进 IgA 肾病进展。

10. 中性粒细胞明胶酶相关脂质运载蛋白(NGAL) NGAL 是 IgA 肾病肾损伤的早期标志物。尿 NGAL 水平和 NGAL/Cr 比值在 Lee 氏 III 级 IgA 肾病患者明显升高,并与进展性肾小球系膜增殖和小管间质损伤相关,提示尿 NGAL 是 IgA 肾病小管间质损伤的早期生物标志物。

11. 肾损伤分子 -1(KIM-1)　KIM-1 是一种跨膜糖蛋白,在正常肾脏不表达,而在受损后再生的近曲小管上皮细胞中表达显著增强,是检测肾损伤的生物学标记物。

影响 IgA 肾病病情评估和预后的生物标志物还有很多,包括年龄、血压、肾脏病理组织学改变以及一些分子病理指标等。上述内容只是其中的一部分。很多指标并非 IgA 肾病所特有,同时也可能适合其他慢性肾脏病。IgA 肾病临床和病理改变是动态的,可逆和不可逆也是相对的。另外,影响 IgA 肾病预后的因素很多,除了临床和病理指标以外,还有治疗的因素。因此,在推测和判断 IgA 肾病预后时,需要综合考虑。总之,IgA 肾病的肾功能可以长时间保持稳定,也可以出现不同类型的肾功能不全,包括急性、急进性和慢性肾功能不全。如合并肾小球毛细血管袢坏死、大量细胞性新月体形成、恶性高血压、肾病综合征时,可出现急性或急进性肾功能不全,血尿素氮、肌酐急剧增高、尿量减少、肾脏体积增大,经过积极有效的治疗,肾功能可以逆转。多数 IgA 肾病患者表现为慢性进展性肾功能下降,逐渐出现夜尿增多、贫血、肾脏体积缩小,最后发展成终末期肾衰竭。

第 3 节　过敏性紫癜性肾炎

过敏性紫癜(anaphylactoid purpura)是一种急性小血管炎,其临床特征为非血小板减少性紫癜皮疹、非变形性关节炎、胃肠道损害、肾小球肾炎。由于 1837 年 Schönlein 首先报告紫癜与关节炎有关,1874 年 Henoch 补充紫癜累及胃肠道、1899 年进一步补充紫癜累及肾脏,因此,过敏性紫癜又称之为 Henoch-Schönlein purpura(HSP)。过敏性紫癜性肾炎(Henoch-Schönlein purpura nephritis,HSPN)是 HSP 的肾损害,是一种常见的继发性肾小球肾炎。HSPN 常表现为血尿、蛋白尿,部分患者可伴高血压和肾功能不全。HSPN 患者可因致敏原性质不同、个体反应性差异及血管炎累及的器官和病变程度不同,在临床和肾脏病理上呈现不同的改变,对治疗的反应和预后也有较大差异。部分儿童患者可自愈。

一、病因及发病机制

HSP 的发病与细菌、病毒等病原体感染以及食物(异种蛋白)、药物和其他因素(寒冷刺激、尘螨、昆虫叮咬、植物花粉、动物羽毛吸入和疫苗接种等)的过敏(变态反应)有关。黏膜免疫的异常导致机体产生糖基化异常的 IgA1 增多,继而导致机体抗糖基化异常 IgA1 的抗体增多,抗原抗体形成复合物,沉积在肾脏,激活补体,导致炎症及肾脏固有细胞损伤、增殖,甚至新月体形成。

二、病　理

(一)光镜

HSPN 病理改变类似于 IgA 肾病的病理改变。HSPN 典型的光镜检查特点为系膜增生性肾炎,系膜病变包括系膜细胞增多和系膜基质增宽,可为局灶性或弥漫性。有些病例的病理表现类似于膜增生性肾炎,肾小球基底膜出现"双轨征"。可伴不同程度新月体形成,新月体可"小"可"大"、可"新"可"旧"。新月体可为节段性或环性,可为细胞性、也可为细胞纤维性或纤维性(图 13-3-1A)。严重情况下,肾小球内出现中性粒细胞和单个核细胞浸润,甚至出现节段性袢坏死(图 13-3-1B)。肾小管萎缩和肾间质纤维化程度与肾小球损伤程度一致。

（二）免疫荧光

免疫荧光检查可见以 IgA 为主的免疫球蛋白在肾小球内沉积，IgG、IgM 和 C3 常伴随沉积。主要沉积部位是系膜区，也可见于内皮下（图 13-3-2A）。

（三）电镜

电镜检查可见肾小球系膜区有电子致密物沉积（图 13-3-2B），伴系膜细胞增殖和系膜基质增多。电子致密物也可见于内皮下。免疫电镜证实电子致密物主要是 IgA 伴 C3 和 IgG 沉积。严重新月体形成时出现肾小球毛细血管壁断裂。

（四）病理分型

HSPN 按国际儿童肾病研究（ISKDC）标准分为六级。Ⅰ级：轻微病变；Ⅱ级：单纯性系膜增生；Ⅲ级：系膜增生伴 50% 以下肾小球新月体形成和 / 或节段损害；Ⅳ级：系膜增生伴 50%~75% 肾小球有新月体形成和 / 或节段损伤；Ⅴ级：系膜增生伴 75% 以上肾小球有新月体和 / 或节段损伤；Ⅵ级："假性"膜增生性肾炎。

最近有学者将 HSPN 肾脏病理改变给予半定量评分，内容包括肾小球的分叶状、系膜增殖、新月体、粘连、纤维素性血栓、球性硬化、节段硬化，肾小管基底膜增厚、萎缩和扩张，肾间质纤维化、炎症，动脉硬化和动脉壁炎症。分别将这些指标定义为活动性或慢性，并根据严重程度给予 0~3 分，最后计算总分、活动性指数积分和慢性化指数积分。对 53 例患者经过平均 7.3 年的随访，发现这一半定量评分系统对预后的预测价值比 ISKDC 的分级标准更敏感。

三、临床表现

（一）全身表现

HSP 通常累及皮肤、胃肠道、关节和肾脏，但临床上并

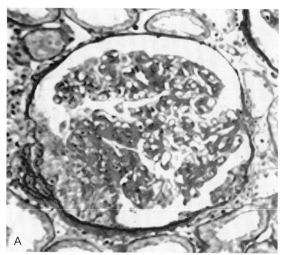
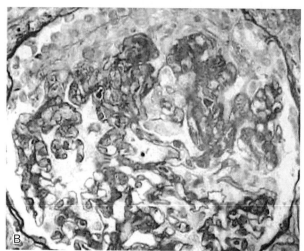

图 13-3-1　紫癜性肾炎

注：A. 肾小球内细胞新月体形成，节段性系膜细胞和基质增生（PAS×400）；B. 肾小球细胞性大新月体形成，毛细血管袢受压，节段性肾小球毛细血管袢纤维素样坏死（PAS×400）。

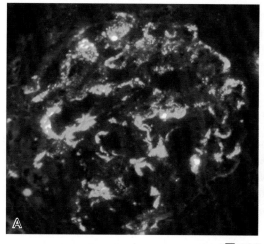
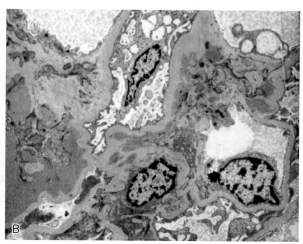

图 13-3-2　紫癜性肾炎

注：A. 免疫荧光检查可见以 IgA 为主的免疫球蛋白在肾小球系膜区和外周袢沉积（IF×400）；B. 电镜检查可见肾小球系膜区有电子致密物沉积（EM×5 000）。

不是所有患者均有上述全部器官受累的表现。全身症状包括发热、乏力和虚弱。皮肤病变通常发生在四肢，也可发生于其他部位，表现为出血性皮疹，压之不褪色，皮疹分界清晰，或融合成片(图 13-3-3)。皮肤活检可见 IgA 免疫复合物沉积。25%~90% 患者出现胃肠道表现，如腹部绞痛、恶心、呕吐和血便。关节病变最常累及的部位是踝关节和膝关节，表现为关节痛或关节肿胀。

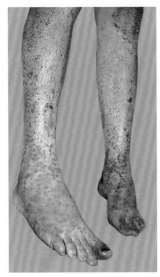

图 13-3-3　皮肤过敏性紫癜

(二) 肾脏表现

HSP 肾脏受累情况报道不一，尿常规检查发现约 40%~60% 的 HSP 患者发生 HSPN。一般情况下，全身症状和体征出现数天或数周后发生活动性肾脏病变，表现为镜下血尿和蛋白尿。儿童患者即使无肾脏病临床表现，尿检仍能发现红细胞超出正常范围。一些患者临床表现为肾病综合征，少数患者出现肾功能不全表现。肾外临床表现与肾脏病变严重程度无明显相关性。部分患者可以肾脏损害表现作为 HSP 的首发表现。

四、诊断与鉴别诊断

HSPN 的诊断必须符合下述三个条件：①有过敏性紫癜的皮肤紫癜等肾外表现；②有肾损害的临床表现，如血尿、蛋白尿、高血压、肾功能不全等；③肾活检表现为系膜增殖、IgA 在系膜区沉积。

就诊时没有紫癜的 HSPN，需与原发性 IgA 肾病、血管炎肾损害、狼疮性肾炎、急性肾小球肾炎等肾脏疾病鉴别，追问病史，包括回顾皮疹的形态和分布、关节和胃肠道症状有助于 HSPN 诊断。紫癜合并肾损害的患者，需与特发性血小板减少性紫癜、血栓性血小板减少性紫癜鉴别，血小板数量和功能的检查有助于鉴别诊断。

五、治　疗

本病有一定的自限性，特别是儿童病例。对一过性尿检异常者不需特殊治疗，但应注意观察尿常规变化。对于其肾炎的治疗以及糖皮质激素和免疫抑制剂的使用，与

IgA 肾病类似，可参照 IgA 肾病的治疗。

(一) 一般治疗

急性期应注意休息、保暖、停用可疑过敏药物及食物，避免接触可疑过敏原。腹痛明显和便血者可应用 H_2 受体拮抗剂、肌内注射维生素 K1、阿托品等。酌情采用抗过敏、抗感染、降压和利尿治疗。

(二) 糖皮质激素

临床表现为肾病综合征，或尿蛋白定量 >1g/d，病理表现为活动增殖性病变的患者，可用糖皮质激素治疗。激素可减轻蛋白尿，缓解胃肠道症状、关节肿痛及皮肤紫癜。泼尼松初始剂量 0.6~1.0mg/(kg·d)，服用 8 周后逐渐减量，每 2~4 周减 10%，逐渐减量至隔日顿服，维持量为隔日 5~10mg，总疗程 6~12 个月以上。对于有细胞性或细胞纤维性新月体形成、毛细血管袢坏死的患者，首选甲泼尼龙冲击治疗，剂量 0.5~1.0g/d，静脉滴注，连用 3d，根据病情需要可追加一疗程，间歇期及疗程结束后，改为泼尼松口服 0.6~1.0mg/(kg·d)，减量方案同上。

(三) 免疫抑制剂

对于明显新月体形成、单用激素效果不佳的患者，可联合使用其他免疫抑制剂，如环磷酰胺(cyclophosphamide，CTX)、吗替麦考酚酯(mycophenolate mofetil，MMF)、环孢素 A、来氟米特、咪唑立宾、雷公藤多苷等。

1. 环磷酰胺　静脉或口服用药。静脉用 CTX 剂量为 0.75/m² 体表面积，每月 1 次，连用 6 个月改为每 3 个月静滴 1 次，总剂量 <12g。肾功能不全者 CTX 剂量减半；CTX 冲击后如出现血白细胞减少，下次剂量减半或停药。应用 CTX 时要注意性腺抑制、出血性膀胱炎、骨髓抑制等副作用。用药时应充分水化、定时排尿、处理胃肠道症状，如果发生感染则暂缓用药。

2. 吗替麦考酚酯　起始治疗剂量成人(1.0~1.5)g/d × 6 个月，然后逐渐减量，总疗程 9~12 个月。MMF 剂量调整方案如下：①治疗初期有严重消化道症状者剂量可减半，待症状减轻后逐渐加至治疗剂量；②治疗过程中如出现血白细胞减少，剂量减半或停药；③如果并发感染，MMF 减至 0.5g/d 或暂停，激素同时减量，待感染完全控制后加至原剂量。

(四) RAS 阻断剂

可使用血管紧张素转换酶抑制剂(ACEI)或血管紧张素 Ⅱ 受体拮抗剂(ARB)治疗，这两类药物除降压作用外，还具有减少蛋白尿、减轻肾脏炎症和纤维化的作用。用药期间注意防止出现低血压、咳嗽、高钾血症等副作用。

(五) 抗凝治疗

有新月体形成、明显纤维蛋白沉积或肾病综合征患者，可给予低分子肝素、双嘧达莫、硫酸氯吡格雷、舒洛地特等抗凝、抗血小板治疗。

第 4 节　其他继发性 IgA 肾病

IgA 肾病是一个免疫病理诊断名词，其依据是以 IgA 为主的免疫球蛋白在肾小球系膜区弥漫性沉积。换言之，任何导致以 IgA 为主的免疫复合物在系膜区弥漫性沉积的

疾病,都可以理解为广义的"IgA 肾病"。

能够导致和伴随 IgA 肾病的原因很多,找不到原因或原发病的 IgA 肾病,称为特发性或原发性 IgA 肾病;能找到原因或原发病的 IgA 肾病,称为继发性 IgA 肾病。引起继发性 IgA 肾病常见的原因有:①过敏性紫癜;②消化系统疾病:肝硬化、肝炎、溃疡性结肠炎、克罗恩病、慢性血吸虫病等;③免疫风湿性疾病:强直性脊柱炎、类风湿关节炎、混合性结缔组织病、白塞病、结节性多动脉炎、结节性红斑等;④皮肤病:银屑病、疱疹性皮炎等;⑤慢性感染:慢性骨髓炎、病毒性肝炎、EB 病毒感染、HIV 感染、麻风病、结核病等;⑥呼吸系统疾病:结节病、特发性肺含铁血黄素沉积症、纤维囊泡症、梗阻性细支气管炎等;⑦肿瘤;⑧其他:冷球蛋白血症、单克隆免疫球蛋白增多病、红细胞增多症、腹膜后纤维化等。

IgA 肾病的诊断,只有排除继发,才能诊断原发。对过敏性紫癜、肝脏疾病和风湿性疾病所引起的继发性 IgA 肾病,由于其肾外临床表现不典型,容易漏诊。仔细询问病史(肾外系统性症状、职业、既往史等)、全面体检(皮肤、关节、淋巴结、肝脾等),有针对性的排除性实验室检查(自身抗体、补体、冷球蛋白、类风湿因子、肝炎及其他感染性标志物、肝肾功能等),有助于鉴别诊断。对不典型病例,可以通过随访观察,进一步明确诊断。

继发性 IgA 肾病,不同原发疾病具有不同的临床特征,但其肾脏受损具有相似的组织学特点:均存在肾小球系膜区病变,肾小球毛细血管祥病变多为节段性分布,可以是急性的、也可以是慢性的,同一患者可以同时存在急性和慢性病变。急性病变为血管祥纤维素样坏死、新月体形成,慢性化病变则为肾小球毛细血管祥瘢痕形成导致肾小球球性 / 节段废弃。此外还可见,肾小球内皮细胞肿胀,球内炎细胞浸润。免疫荧光检查,除 IgA 沉积外,可见多种免疫球蛋白沉积,即 IgA 合并 IgG 或 IgM 沉积,IgA、IgG、IgM 均可阳性。

不同病因所致的继发性 IgA 肾病的组织学改变各有特点。

肝病相关的 IgA 肾病,包括各种原因所致的肝硬化和病毒性肝炎。肝硬化患者肾组织中出现 IgA 沉积的比例较高,以酒精性肝硬化尤为多见。一般起病隐匿,表现为镜下血尿、少量蛋白尿或中度肾功能受损。部分患者血清 IgA 增高,可能与肝脏对 IgA 的清除能力下降有关。其肾组织学改变与原发性 IgAN 类似,以系膜细胞增殖、基质增多为主,一些患者表现为膜增殖性肾炎的改变,出现系膜插入和双轨。免疫荧光可见 IgA 在系膜区沉积,也可在上皮下或内皮下沉积,并可伴有 C1q 的沉积。由于原发性 IgA 肾病很少有 C1q 的沉积,因此,C1q 的沉积可以作为继发性 IgA 肾病,尤其是肝病相关性 IgA 肾病较为特征的表现(除了 C1q 肾病以外)。病毒性肝炎相关性肾炎最常见的是膜增生性肾炎和继发性膜性肾病,其次是继发性 IgA 肾病。乙型肝炎病毒继发的 IgA 肾病临床和病理表现与上述肝硬化继发的 IgA 肾病基本一致。但是乙型肝炎病毒相关性 IgA 肾病的诊断,除了肾小球有明显的 IgA 沉积以外,还应该符合以下条件:①血清 HBV 抗原标志物阳性;②肾组织切片

中找到 HBV 抗原;③除外狼疮性肾炎等其他继发性肾脏疾病。值得注意的是,HBV 抗体特异性欠佳,因此乙型肝炎病毒相关性肾炎的诊断一定要结合临床。

许多结缔组织病都可以出现肾脏损害,相当多的肾损害表现为 IgA 在肾小球系膜区的沉积。如狼疮性肾炎,可以有 IgA 的沉积。尤其是以 IgA 为主的免疫球蛋白在肾小球系膜区沉积时,容易误诊为 IgA 肾病。免疫荧光"满堂亮"和血清特异性自身抗体异常有助于鉴别诊断。类风湿关节炎和强直性脊柱炎的肾脏损害可与三种因素相关:原发病直接引起,药物治疗导致和慢性炎症引起的肾淀粉样变性。组织学改变包括膜增生性病变、膜性病变、单纯系膜增生性病变、急性或慢性间质性肾炎及肾淀粉样变性。这些患者肾脏损害的特点是病情常较隐匿,往往在肾脏病变较明显时才就诊,因此就诊时肾脏组织学改变常较重,肾小球及间质血管存在血管炎性改变,如节段祥坏死、新月体、间质血管纤维素样坏死、血栓形成等。出现节段肾小球废弃甚至球性废弃的病例较高,相应的肾小管 - 间质病变突出,常常是慢性化病变与急性炎症性病变同时存在。

银屑病是一种反复发作的炎性、增生性皮肤病,与多基因遗传背景下 T 细胞异常有关。银屑病肾损害以膜性病变居多,也可表现为肾小球系膜增生性 IgA 肾病。有些病例还存在血管炎性病变。肾小球常表现为节段病变,可见节段肾小球废弃及节段新月体形成,有些病例在肾小球基膜上皮侧可见稀疏的嗜复红物沉积。银屑病患者肾间质也可见浸润细胞,以非浆细胞为主。

(谢院生　张志刚)

参考文献

[1] PLACZEK W J, YANAGAWA H, MAKITA Y, et al. Serum galactose-deficient-IgA1 and IgG autoantibodies correlate in patients with IgA nephropathy [J]. PLoS One, 2018, 13 (1): e0190967.

[2] SUZUKI H, YASUTAKE J, MAKITA Y, et al. IgA nephropathy and IgA vasculitis with nephritis have a shared feature involving galactose-deficient IgA1-oriented pathogenesis [J]. Kidney Int, 2018, 93 (3): 700-705.

[3] Working Group Of The International Iga Nephropathy Network And The Renal Pathology Society. The Oxford classification of IgA nephropathy: pathology definitions, correlations, and reproducibility [J]. Kidney Int, 2009, 76 (5): 546-556.

[4] YANG H, ZHANG W, LI Y. Neutrophil-to-lymphocyte ratio: An effective predictor of corticosteroid response in IgA nephropathy [J]. Int Immunopharmacol, 2019, 74: 105678.

[5] SEGARRA A, ROMERO K, AGRAZ I, et al. Mesangial C4d Deposits in Early IgA Nephropathy [J]. Clin J Am Soc Nephrol, 2018, 13 (2): 258-264.

[6] HAAS M, VERHAVE J C, LIU Z H, et al. A Multicenter

Study of the Predictive Value of Crescents in IgA Nephropathy [J]. J Am Soc Nephrol, 2017, 28 (2): 691-701.

[7] LV J, ZHANG H, WONG M G, et al. Effect of Oral Methylprednisolone on Clinical Outcomes in Patients With IgA Nephropathy: The TESTING Randomized Clinical Trial [J]. JAMA. 2017, 318 (5): 432-442.

[8] FELLSTRÖM B C, BARRATT J, COOK H, et al. Targeted-release budesonide versus placebo in patients with IgA nephropathy (NEFIGAN): a double-blind, randomised, placebo-controlled phase 2b trial [J]. Lancet, 2017, 389 (10084): 2117-2127.

[9] XIE Y, HUANG S, WANG L, et al. The efficacy and safety of mizoribine combined with losartan in the treatment of IgA nephropathy: A multicenter, randomized, controlled study [J]. Am J Med Sci, 2011, 341 (5): 367-372.

[10] RAUEN T, FITZNER C, EITNER F, et al. Effects of two immunosuppressive treatment protocols for IgA nephropathy [J]. J Am Soc Nephrol, 2018, 29 (1): 317-325.

[11] LIU L L, WANG LN, JIANG Y, et al. Tonsillectomy for IgA nephropathy: a meta-analysis [J]. Am J Kidney Dis, 2015, 65 (1): 80-87.

[12] XU K, ZHANG L, DING J, et al. Value of the Oxford classification of IgA nephropathy in children with Henoch-Schönlein purpura nephritis [J]. J Nephrol, 2018, 31 (2): 279-286.

[13] SAHA M K, JULIAN B A, NOVAK J. Secondary IgA nephropathy [J]. Kidney Int, 2018, 94 (4): 674-681.

[14] LEEAPHORN N, GARG N, KHANKIN E V, et al. Recurrence of IgA nephropathy after kidney transplantation in steroid continuation versus early steroid-withdrawal regimens: a retrospective analysis of the UNOS/OPTN database [J]. Transpl Int, 2018, 31 (2): 175-186.

[15] OBRIŞCĂ B, ŞTEFAN G, GHERGHICEANU M, et al. "Associated" or "Secondary" IgA nephropathy? An outcome analysis [J]. PLoS One, 2019, 14 (8): e0221014.

[16] Kidney Disease: Improving Global Outcomes (KDIGO) Glomerulonephritis Work Group. KDIGO clinical practice guideline for glomerulonephritis [J]. Kidney Int Suppl, 2020: 109.

第14章

自身免疫病相关性肾炎

第1节 概 述

自身免疫性疾病(autoimmune disease)简称自身免疫病,是指免疫系统出现异常,自身抗体和/或自身反应性淋巴细胞攻击表达自身抗原的宿主组织和器官,造成其组织或器官的病理性损伤、影响其生理功能、并最终导致各种临床症状的疾病。

自身免疫病的基本特点有:①存在自身抗体或与自身抗原反应的致敏淋巴细胞;②多数自身免疫病是自发性或特发性的,感染、药物等外因可有促进作用;③病变组织或器官局部有变性的免疫球蛋白沉积,呈现大量淋巴细胞和浆细胞浸润为主的慢性炎症;④病程一般较长,发作与缓解交替出现,仅有少数为自限性;⑤常有多个器官病变;⑥有家族倾向,多种自身免疫病高发病率与 HLA-DR 抗原类型相关;⑦应用肾上腺皮质激素等免疫抑制剂有效。

自身免疫病主要分为两大类:①局限某特定器官,由对该器官中一种或多种自身抗原的免疫应答引起;②主要是抗原抗体复合物广泛沉积于血管壁而引起的全身性或系统性病变,又称系统性自身免疫性疾病,或结缔组织病(表 14-1-1)。

表 14-1-1 常见自身免疫病分类

器官特异性自身免疫病	非器官特异性自身免疫病
桥本甲状腺炎	系统性红斑狼疮
Ⅰ型糖尿病	干燥综合征
多发性硬化症	类风湿关节炎
肺出血-肾炎综合征	硬皮病
	系统性血管炎

各种自身免疫病多数都会累及肾脏,引起肾组织的病变。一方面,某些自身抗体是针对肾脏组织中某一特定的靶抗原,识别并结合后,直接引起肾组织炎症和损伤。如抗肾小球基底膜病(抗 GBM 病),循环自身抗体结合肾小球基底膜胶原Ⅳα3 链的 NC1 结构域[α3(Ⅳ)NC1],引起进一步的构象变化和抗原-抗体复合物的形成,导致血管壁炎症损伤。由肾小球基底膜产生的线性免疫沉积物[通常由免疫球蛋白(Ig)G 抗体和补体成分组成]可破坏周围的

内皮细胞和足细胞,导致强烈的免疫细胞浸润、炎症和基膜损伤。若抗 GBM 抗体同时与肺泡基底膜交叉反应,则表现为肺出血-肾炎综合征(Goodpasture's syndrome)。

另一方面,一些非器官特异性自身免疫疾病如系统性红斑狼疮、干燥综合征(Sjögren syndrome,SS)、类风湿关节炎(rheumatoid arthritis,RA)、硬皮病、系统性血管炎等患者血液中有高浓度的自身抗体可与相应抗原分子结合形成循环免疫复合物,经血流循环到达肾脏,在肾小球过滤时常因其不同大小及不同电荷被肾小球滤过屏障阻挡,沉积在肾组织的不同部位,进一步引起炎症和损伤。因此在这类相关性肾炎中总是可以发现免疫复合物在肾小球的多个部位沉积,如上皮下、内皮下和/或系膜区,或肾小管基膜等,形成不同类型的病理损伤形态。或常沉积在肾间质血管壁基膜,引起血管炎改变。

自身免疫病相关性肾病(autoimmune disease associated kidney disease)主要是指在非肾脏器官为始发部位的自身免疫疾病如系统性红斑狼疮、类风湿关节炎等的发病的过程中,病变累及到肾脏组织,进而引起肾小球或肾小管的病变。近来 Hickey 等在自身免疫疾病相关性肾病的发生机制的研究中有了新的发现。血液中单核细胞得擅长发现并清除血液中异常存在的分子如免疫复合物,从而保护机体。但是在自身免疫疾病中,循环系统中的一些单核细胞对肾脏中发现的异常分子高度敏感。前哨兵单核细胞会把这些分子信息呈递给血液中的其他活性免疫细胞,导致免疫细胞把异常分子截留在肾脏并进行免疫攻击。引起肾脏的自身免疫损伤。本章主要描述这一类自身免疫疾病相关性肾病的临床病理特点。

(吴 俊)

第2节 狼疮性肾炎

系统性红斑狼疮(systemic lupus erythematosus,SLE)是一种累及多系统多脏器的自身免疫性疾病,育龄期女性较易受累。SLE 所致肾损害称为狼疮性肾炎(lupus nephritis,LN)。LN 是我国常见的继发性肾小球疾病,其临床表现多样。轻者仅表现为无症状蛋白尿或血尿;部分患者表现为肾病综合征,伴有水肿、高血压或肾功能减退;少数患者起病急骤,肾功能短期内恶化甚至发生急性肾衰竭。如活动性病变未得到有效控制,病情迁延不愈,部分患者可逐渐进展至慢性肾衰竭。存在肾小管间质损伤者,表现为

低比重尿、低分子蛋白尿,可伴随 1 型肾小管酸中毒。

一、病因及发病机制

LN 的发病机制尚不完全明确,可能涉及遗传(基因变异、HLA Ⅱ 类分子多态性、补体遗传缺陷、非组织相容性复合物基因)、环境(药物、部分工业 / 农业化学衍生物、烟草、染发剂、紫外线)、内分泌紊乱(雌激素、泌乳素升高)以及免疫系统异常等多个方面。上述致病因素的相互作用可导致如下结局:①T 辅助细胞活化,B 细胞增殖,从而产生损伤性自身抗体。动物实验显示应用抗核抗体 PL2-3 可诱导肾脏局部产生 B 淋巴细胞刺激因子,导致小鼠自身抗体水平显著升高,并进展为狼疮性肾炎;②免疫应答调节紊乱导致抗体与免疫复合物大量产生而不能下调,从而损伤组织器官。近期在狼疮性肾炎患者 MHC 基因区域发现了 5 个与狼疮性肾炎相关的独立危险突变,引起 MHC Ⅰ 类和 Ⅱ 类分子抗原呈递异常,参与了狼疮性肾炎的发病机制;③循环或原位免疫复合物沉积于肾脏不同部位,导致不同的肾脏病理类型。

SLE 的组织损害主要与自身抗体的作用有关,体内存在多种高滴度的自身抗体,其中以抗核抗体的阳性率最高(可达 95%),主要包括抗 DNA 抗体、抗组蛋白抗体、抗 RNA 结合的非组蛋白抗体以及抗核糖核蛋白抗体(主要是 Smith 抗原,简写为 Sm 抗原),其中抗双链 DNA 和抗 Sm 抗体的检测对 SLE 的诊断具有相对特异性,其阳性率分别为 60% 和 30%。免疫复合物介导大多数内脏的损伤病变(表现为 Ⅲ 型超敏反应)。肾及其他器官的小血管中可检出 DNA- 抗 DNA 复合物的存在;低水平的血浆补体浓度和肾小球等小血管中补体和免疫球蛋白的沉积,则进一步说明免疫复合物为本病发生的重要原因。

二、病理与临床表现

(一)病理

1. 光镜　狼疮性肾炎的病理改变复杂多样,主要为肾小球病变。肾小球细胞增生是 LN 的病理特点,细胞增生可发生在不同的部位,如系膜区、毛细血管内或毛细血管外。系膜细胞增生分为轻度增生(定义为 3μm 厚切片中非血管极系膜区有系膜细胞 4~5 个、中度有 6~7 个和重度有 8 个及以上,并伴有基质增多(图 14-2-1A)。常伴随系膜区免疫复合物的沉积。毛细血管内增生定义为血管腔内细胞数增多,包括内皮细胞及血液白细胞(中性粒细胞、单核细胞和 / 或淋巴细胞)浸润,导致毛细血管腔狭窄或阻塞(图 14-2-1B)。毛细血管外增生,即新月体形成,壁层上皮细胞多层增生占据 10% 以上的鲍曼囊腔(图 14-2-1C)。肾小球在病变范围上可分为弥漫性(diffuse)和局灶性(focal)。如病变分布广泛,超过肾穿刺组织全部肾小球数目的 50%,则为弥漫性病变;如小于全部肾小球数目的 50%,称为局灶性病变(图 14-2-2)。

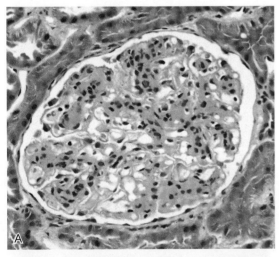

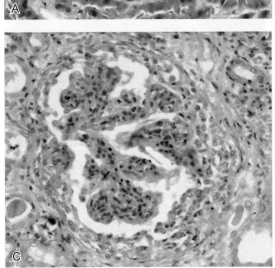

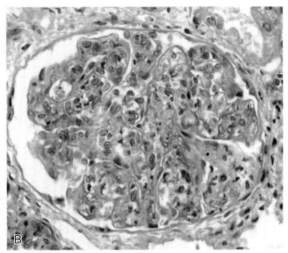

图 14-2-1　狼疮性肾炎

注:A. 肾小球系膜细胞中到重度增生及基质增多(PAS × 400);B. 肾小球毛细血管内细胞增多伴少量中性粒细胞;C. 肾小球毛细血管内细胞增多伴有细胞性新月体形成,毛细血管袢局部受压(B、C. HE × 400)。

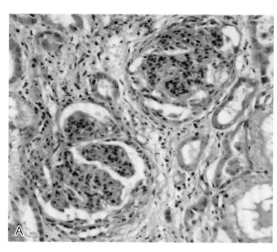

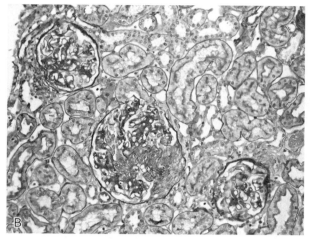

图 14-2-2　狼疮性肾炎

注:A.两个肾小球显示球性毛细血管内细胞增多伴新月体形成,呈弥漫球性病变(HE×400);B.部分肾小球中个别节段毛细血管内细胞增生伴新月体形成,形成局灶节段性病变(PAS×200)。

结合临床症状,LN病理改变又分为活动性病变,或非活动性和慢性病变。活动性病变的组织学特征可表现为中重度毛细血管内增生,纤维素样坏死(图14-2-3),肾小球基底膜断裂,浸润白细胞坏死产生核固缩或核碎裂。光镜下可看到免疫复合物主要沉积于内皮下和系膜区,在Masson染色中表现为系膜区嗜复红物沉积,或较大的内皮下沉积物沿毛细血管壁节段性沉积,形成血管壁明显增厚,呈强嗜伊红性均质环状结构,称为铁丝圈样(wire-loop)或"白金耳"样改变(图14-2-4A),电镜下显示为毛细血管基膜内皮下大量电子致密物沿管壁沉积所致(图14-2-4B)。在部分区域,由于内皮下新生的基底膜可产生双轨,常常伴有系膜插入。大块内皮下沉积物可突出进入毛细血管腔形成腔内免疫复合物聚集体,形成透明血栓样结构,为假血栓样改变(图14-2-5)。在一些活动性增生性病变中,肾小球毛细血管腔内的纤维蛋白也可同时积聚,形成均质样真正的微血栓。

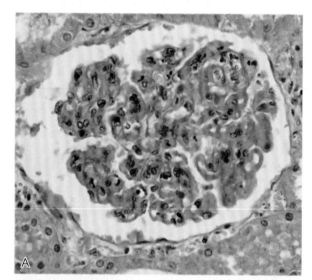

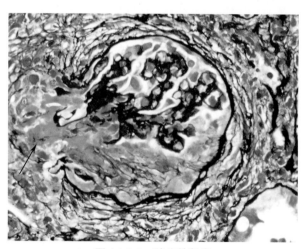

图 14-2-3　狼疮性肾炎

注:肾小球节段血管袢基膜断裂,结构模糊,呈纤维素样坏死(箭头,PASM×400)。

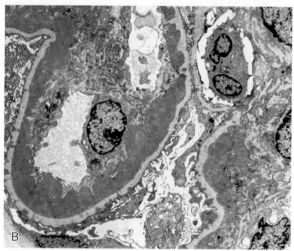

图 14-2-4　狼疮性肾炎

注:A.肾小球节段毛细血管袢基膜显著增厚,强嗜伊红,呈白金耳样改变(HE×400);B.电镜下显示毛细血管袢基膜内皮下大量电子致密物沉积,呈"白金耳"样改变(EM×2 000)。

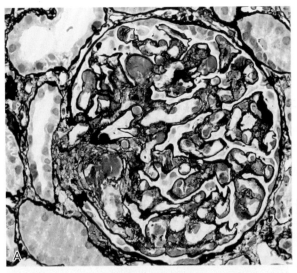
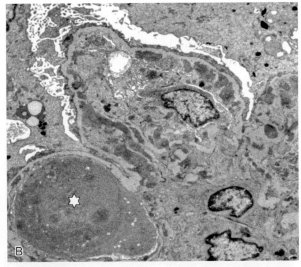

图 14-2-5　狼疮性肾炎

注：A. 假血栓形成，大块内皮下沉积物突出进入肾小球毛细血管袢腔，形成腔内免疫复合物聚集体，类似透明血栓（PASM×400）；B. 图中"六角星"位置，毛细血管腔内有"透明血栓"（EM×7 500）。

苏木素小体是 LN 罕见但是独有的特征，在 HE 染色中表现为模糊、淡紫色结构（裸核），其在细胞死亡后被挤压出来，通常小于正常的细胞核。抗核抗体与这些裸核结合，导致粗染色质凝集，嗜碱性增加，从而产生苏木素小体（图 14-2-6）。苏木素小体可见于活动性毛细血管内增生性肾炎（Ⅲ型或Ⅳ型），但是在活检组织中较少见到（约占 2%），具有诊断意义。

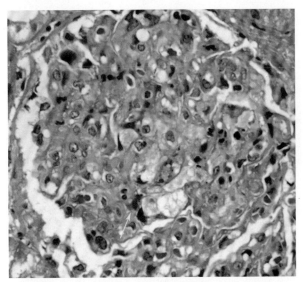

图 14-2-6　狼疮性肾炎

注：肾小球系膜细胞增生及基质增多，内有苏木素小体（箭头处）及核碎片等（HE×400）。

非活动性和慢性病变包括肾小球基底膜弥漫性增厚、肾小球节段性或球性硬化、纤维性新月体形成、肾小管萎缩、肾间质纤维化、肾血管硬化。

小管间质和血管病变包括肾小管萎缩、间质炎症、间质纤维化、动脉粥样硬化、血管免疫复合物沉积、血栓形成和动脉炎等。这些病变应根据组织累及的程度给予半定量分级（无、轻、中、重）。由于 LN 的分型主要基于小球病变，这些伴随的小管间质病变和血管病变需在肾穿刺诊断报告中单独列出，加以描述。

2. 免疫荧光　由于 LN 是由多种自身抗体形成的免疫复合物引起发病，因此免疫荧光检查中多数指标包括免疫球蛋白：IgG、IgA、IgM，均可不同程度阳性，同时补体 C3、C1q 也可不同程度阳性，称为"满堂亮"（图 14-2-7），其为 LN 特异性表现。IgG 染色在免疫复合物中较强，IgG 的各亚型 IgG1、IgG2、IgG3、IgG4 都可阳性，以 IgG3 阳性最多见。轻链 κ 和 λ 均为阳性。抗 PLA2R 一般为阴性。另外，免疫复合物也可沉积于小管、间质和血管。罕见情况下仅见免疫复合物在球外沉积。对患者的皮肤（特别是红斑处的皮肤）做 IgG 免疫荧光检查时，可见表皮与真皮交界处有连续线状阳性，称为狼疮带，有辅助诊断意义。

IgG 免疫荧光染色有时显示肾小管上皮细胞核阳性，呈斑点状分布（图 14-2-8），提示部分与小管上皮细胞核结合的 ANA 在冰冻切片的过程中被暴露。称为"组织 ANA"，但这种现象并不和 LN 疾病的活动程度相关。这种"组织 ANA"也可以出现在其他一些有血清 ANA 升高的自身免疫性疾病中，可能会与免疫复合物沉积相混淆，这时需仔细观察鉴别，以及需要与电镜相结合予以确认。

3. 电镜　在电镜中可看到不连续的电子致密物沉积，与免疫荧光相对应。几乎所有的 LN 均存在多少不等的系膜区免疫复合物沉积，伴有上皮下、膜内及内皮下多部位的沉积（图 14-2-9A）。轻型 LN（Ⅰ型和Ⅱ型）主要有少量电子致密物在系膜区沉积，而Ⅲ型和Ⅳ型 LN，常在系膜区有大量高密度电子致密物呈团块状沉积，并伴有内皮下和／或上皮下沉积，特别在内皮下大量电子致密物呈弯月状沉积，是光镜中白金耳形态的电镜下结构。Ⅴ型 LN 则以上皮下颗粒状电子致密物沉积为主。此外 LN 的沉积物中也可形成亚结构，如指纹样、晶格状、微管或纤维丝样排列。指纹样亚结构（图 14-2-9B）是平行排列的微管状结构，直径在 10~15nm，这些排列通常是弯曲的，类似人类的指纹，但也可以是直线或者是管状的。注意有时这些亚结构的存在可能同时合并了Ⅲ型混合型冷球蛋白血症，需要细心鉴别。其他 LN 的常见超微结构包括细胞内管网状内容物（intracellular tubuloreticular inclusions or reticular aggregates，图 14-2-9C），通常位于内皮细胞，罕见情况下可见于肾小球上皮细胞和系膜细胞。此结构也可见于干扰素治疗及 HIV 或其他反转录病毒感染。足突融合反映外周毛细血管壁损伤和免疫复合物沉积的程度，大致和蛋白尿的严重程度相关。

（二）病理分型

1. 病理分型的发展　自 20 世纪 50 年代初肾活检病理检查应用于临床后，研究者发现 LN 的病理组织学表现不一。1974 年世界卫生组织（WHO）正式公布了 LN 的病理学分类。1982 年国际儿童肾脏疾病研究病理学顾问委员会（ISKDC）对上述分类进行了完善。1995 年 Churg、Bernstein 和 Classock 等在原分类基础上进行了改进。2003 年国际肾脏病学会（International Society of Nephrology，ISN）和肾脏病理学会工作组（Renal Pathology Society Working Group，RPS）根据近年的工作经验，提出一个更为全面的修订方案（表 14-2-1）。

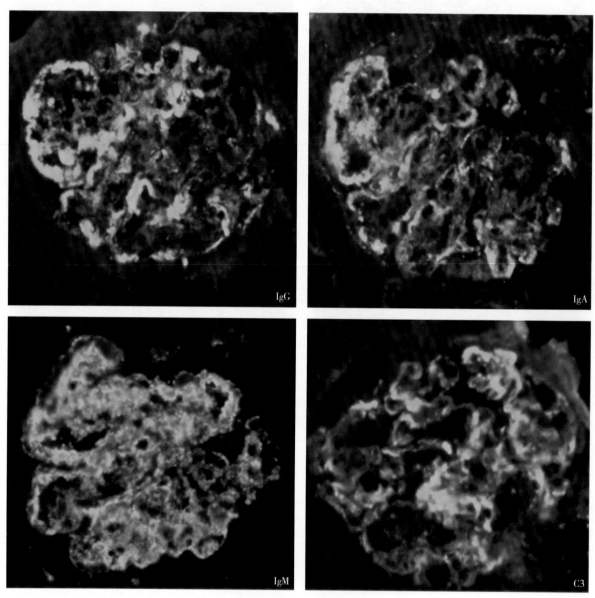

图 14-2-7　狼疮性肾炎

注：免疫荧光"满堂亮"，显示 IgG、IgA、IgM、C3 均为阳性，分布基本一致（IF × 400）。

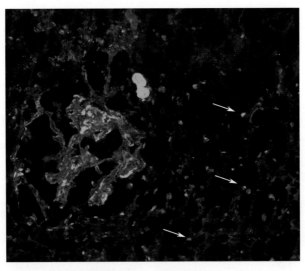

图 14-2-8　狼疮性肾炎

注:ANA 免疫染色中肾小球周围的肾小管可显示核阳性
(箭头所指,IF×200)。

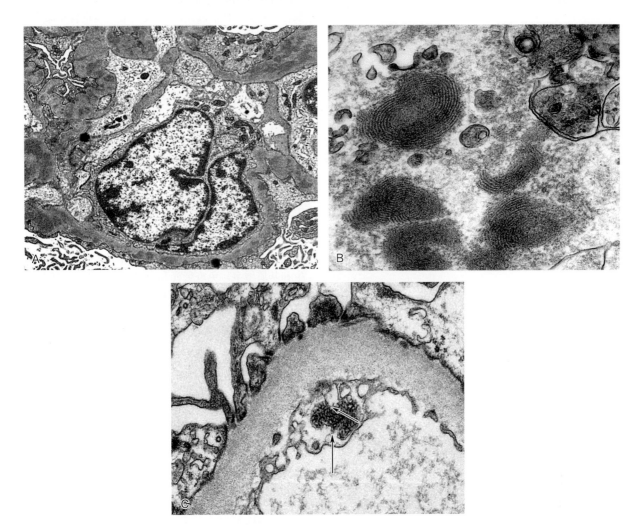

图 14-2-9　狼疮性肾炎电镜下表现

注:A. 肾小球系膜区大量致密物沉积,基底膜内、上皮下少量沉积,基膜不规则增厚(EM×3 000);B. 细胞内指纹样亚结构(EM×60 000);C. 内皮细胞浆内有细胞内管网状内容物(箭头,EM×13 500)。

表 14-2-1 ISN/RPS 狼疮性肾炎的病理分型 (2003)

Ⅰ型 轻度系膜病变

光镜下肾小球正常,免疫荧光下系膜区可见免疫复合物沉积

Ⅱ型 系膜增生性病变

光镜下见单纯系膜细胞增生或系膜区增宽,免疫荧光或电镜下可见系膜区免疫复合物,可能伴有少量上皮下或内皮下复合物沉积

Ⅲ型 局灶性病变

活动或非活动性的局灶节段(或球性)毛细血管内或毛细血管外肾小球肾炎,累及少于 50% 的肾小球。一般可见局灶内皮下免疫复合物沉积伴或不伴系膜区改变

Ⅲ(A):活动性病变:局灶增生性 LN

Ⅲ(A/C):活动性和慢性病变:局灶增生和硬化性 LN

Ⅲ(C):慢性非活动性病变伴肾小球硬化:局灶硬化性 LN

Ⅳ型 弥漫性病变

活动或非活动性的弥漫节段(或球性)毛细血管内或毛细血管外肾小球肾炎,累及超过 50% 肾小球。一般可见弥漫内皮下免疫复合物沉积伴或不伴系膜区改变。此型被分为:弥漫节段性(Ⅳ-S)LN,即 50% 以上受累小球为节段性病变;弥漫球性(Ⅳ-G)LN,即 50% 以上受累小球为球性病变。节段性定义为少于 50% 血管袢受累的一种肾小球病变。此型包括弥漫性白金耳沉积,但很少或无肾小球增生的病例。

Ⅳ-S(A):活动性病变:弥漫节段增生性 LN

Ⅳ-G(A):活动性病变:弥漫球性增生性 LN

Ⅳ-S(A/C):活动性和慢性病变:弥漫节段增生和硬化性 LN

Ⅳ-G(A/C):活动性和慢性病变:弥漫球性增生和硬化性 LN

Ⅳ-S(C):慢性非活动性病变伴肾小球硬化:弥漫节段硬化性 LN

Ⅳ-G(C):慢性非活动性病变伴肾小球硬化:弥漫球性硬化性 LN

Ⅴ型 膜型病变

光镜、免疫荧光和电镜下可见球性或节段性上皮下免疫复合物沉积伴或不伴系膜区改变。Ⅴ型 LN 可能与Ⅲ型或Ⅳ型同时出现,在这种情况下,二种类型都需诊断

Ⅵ型 晚期硬化型病变

超过 90% 的肾小球球性硬化,且残余肾小球无活动性病变

ISN/RPS 分型历经十余年检验,被认为较以往分型更清楚和准确的描述了病变的特征,诊断重复性较高,是目前主要采用的诊断依据。但在实际应用中仍存在一些问题,主要在分类中每例都要区分球性病变与节段性病变,活动性病变与慢性非活动病变,但这些界限并不明确,常有不同

阶段的病变混合,实际操作困难。该分类也有一定的局限性,其侧重于肾小球损害,而对肾小管、间质和血管的病变重视不够。2018 年,对 LN 分型中的一些细节进行了重新定义,取消了分类中区分 S/G,A/C 等要求,并做出一些补充和相关推荐。目前狼疮性肾炎分类见表 14-2-2。

表 14-2-2 修改后狼疮性肾炎的病理分型 (2018)

Ⅰ型 轻微系膜病变性 LN (minimal mesangial LN)

光镜下肾小球基本正常,免疫荧光和/或电镜下系膜区可见少量免疫复合物沉积

Ⅱ型 系膜增生性 LN (mesangial proliferative LN)

光镜下见肾小球系膜细胞增生及基质增多,系膜区增宽,荧光或电镜可见系膜区免疫复合物,可以伴有少量上皮下或内皮下沉积

Ⅲ型 局灶性 LN (focal LN)

肾小球出现局灶节段(或球性)毛细血管内细胞数增加,或伴少量新月体形成,病变累及少于 50% 的肾小球。荧光和电镜显示系膜区及内皮下为主免疫复合物沉积,可伴有上皮下、内皮下多处少量沉积。同时有肾小管灶性萎缩,间质灶性炎症细胞浸润及纤维组织增生

Ⅳ型 弥漫增生性 LN (diffuse proliferative LN)

肾小球出现弥漫节段(或球性)毛细血管内细胞数增加(系膜细胞、内皮细胞增生或循环白细胞),或新月体肾炎。病变累及超过 50% 肾小球。可出现膜增生性病变、白金耳、微血栓等多样病变。如出现弥漫性白金耳,但肾小球轻度或无细胞增生,仍属于Ⅳ-LN。荧光和电镜显示系膜区、内皮下、上皮下或膜内多部位较多量或大量免疫复合物沉积

Ⅴ型 膜性 LN (membranous LN)

光镜下肾小球基膜弥漫增厚,可伴有节段性系膜细胞增生和基质增多。免疫荧光和电镜下可见广泛或节段性上皮下为主的免疫复合物沉积,伴/或不伴系膜区沉积。如同时有大量内皮下沉积,则说明Ⅴ型 LN 同时合并有Ⅲ型或Ⅳ型病变,在这种情况下,二种类型都需诊断,即Ⅲ+Ⅴ或Ⅳ+Ⅴ

Ⅵ型 进展硬化性 LN (advanced sclerosing LN)

超过 90% 的肾小球球性硬化,且残余肾小球无活动性病变。肾小管大量萎缩,间质广泛纤维化

2. 病理与临床特点 最新 LN 共分为六型,各病理分型之间可以相互转换或合并。

Ⅰ型,轻微病变性 LN:光镜下肾小球基本正常(图 14-2-10A),免疫荧光在系膜区可见免疫复合物沉积(图 14-2-10B),同时电镜观察到系膜区存在电子致密物(图 14-2-10C)。如果光镜、免疫荧光和电镜均未发现异常,则不能诊断为Ⅰ型 LN。

临床上,通常无血尿或蛋白尿,肾功能正常,但可有系统性红斑狼疮的全身表现或血清学检测阳性。

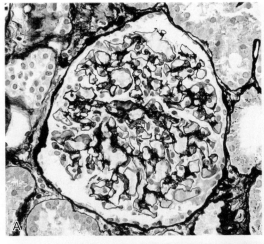

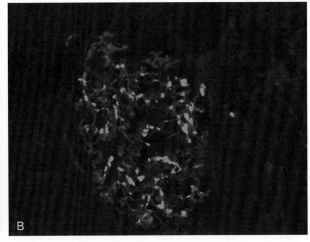

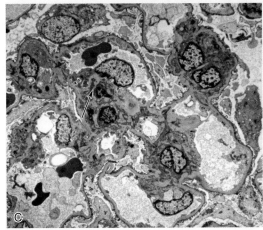

图 14-2-10 Ⅰ型狼疮性肾炎

注:A. 光镜下肾小球大致正常(PASM×400);B. 免疫荧光示 IgG 系膜区少量沉积(IF×400);C. 电镜显示肾小球轻度系膜基质增多,细胞不增生(<4 细胞/系膜区);系膜区可见少量电子致密物沉积(箭头,EM×4 500)。

Ⅱ 型,系膜增生性 LN:光镜下,肾小球节段性或较广泛的系膜细胞增生伴系膜基质增多(图 14-2-11A)。免疫荧光(图 14-2-11B)和电镜检查可显示系膜区为主免疫复合物沉积(图 14-2-11C)。

临床上,大部分患者无或仅有轻度肾脏异常的表现,小于 50% 的患者表现为轻度血尿或蛋白尿(<1g/d),肾功能检测正常,<15% 的患者出现肾小球滤过率轻度下降。如有大量蛋白尿需注意排除足细胞病。尽管肾小球病变相对较轻且呈非活动性表现,但在不超过 25% 的患者血清中可检测到抗体强阳性。

Ⅲ 型,局灶性 LN:病变累及小于 50% 的肾小球。受累肾小球常表现为节段性或球性毛细血管内细胞数增加(图 14-2-12A),增生节段可与球囊壁粘连或节段性硬化(图 14-2-12B),或伴毛细血管壁纤维素样坏死和新月体,有时可见透明血栓和苏木素小体。Ⅲ 型 LN 中许多病变都是活动性病变,在描述中需要加以注明。免疫荧光及电镜检查显示Ⅲ 型 LN 也是系膜区为主电子致密物沉积,但多有内皮下沉积及少量上皮下沉积。(图 14-2-12C,D)

Ⅲ 型 LN 临床表现各异,超过 50% 的患者血清学证据提示疾病活动,表现为高滴度 ANA、ds-DNA 和低补体血症,但是这些血清学数据并不总是和组织学异常的严重程度相关。约 50% 患者存在血尿,25%~50% 的患者出现蛋白尿,约 1/3 患者存在肾病综合征,但是肾功能不全并不常

见,仅影响 10%~25% 的患者。1/3 患者出现高血压。节段性硬化较多以及非活动性肾小球病变者更常见高血压和肾功能减退。

Ⅳ 型,弥漫增生性 LN:累及大于/等于 50% 的肾小球。受累小球中病变可以是节段性或球性。弥漫增生性 LN 主要显示肾小球毛细血管内细胞数增加伴系膜基质增多(图 14-2-13A),可伴血管袢纤维素样坏死,或血管壁高度嗜伊红性增厚,即白金耳样改变等病变(图 14-2-13B),以及白细胞浸润、透明血栓、苏木素小体和新月体形成等各种活动性病变不同程度的组合。肾小球增生性改变可类似膜增生性、毛细血管内增生性或新月体肾炎改变(图 14-2-13C)。膜增生改变常形成分叶状,伴随系膜插入和基底膜双轨改变(图 14-2-13D)。毛细血管内病变除了内皮细胞增生外,常有单核细胞及中性粒细胞浸润。个别病例增生不明显,而白金耳样结构非常弥漫时,也应列入Ⅳ型 LN(图 14-2-13E)。肾小球增生性病变可逐渐进展至节段性或球性肾小球硬化。免疫荧光常表现为"满堂亮"现象,主要沉积在系膜区和血管袢(图 14-2-13F)。电镜下则可见系膜区、膜内、上皮下及内皮下多部位电子致密物沉积(图 14-2-14)。有白金耳样改变时则见内皮下弯月状大量电子致密物沉积。和Ⅲ型一样,散在的上皮下沉积并不少见,但如果上皮下颗粒样沉积累及至少 50% 肾小球,且在受累的肾小球中累及的毛细血管袢比例超过 50%,需考虑同时合并 Ⅴ 型(图 14-2-15)。

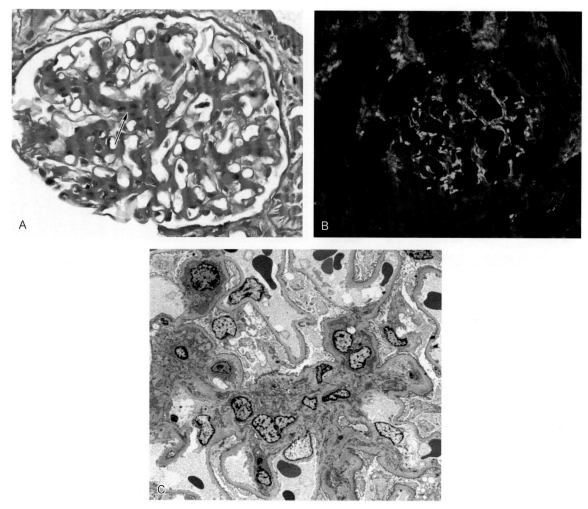

图 14-2-11　Ⅱ型狼疮性肾炎

注:A. 肾小球节段系膜细胞轻度增生(箭头)及基质增多(PAS×400);B. 免疫荧光示 IgG 系膜区沉积(IF×400);C. 系膜区有电子致密物沉积,伴系膜细胞轻度增生(EM×4 500)。

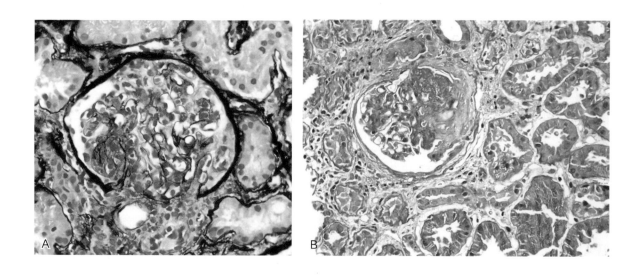

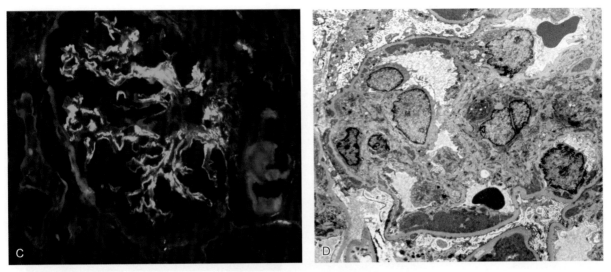

图 14-2-12　Ⅲ型狼疮性肾炎

注:A. 肾小球节段性毛细血管内细胞增多,管腔闭塞(PASM×400);B. 肾小球节段性硬化(Masson×400);C. 免疫荧光 IgG 在肾小球系膜区和节段毛细血管祥沉积(IF×400);D. 系膜区和内皮下电子致密物沉积(EM×7 500)。

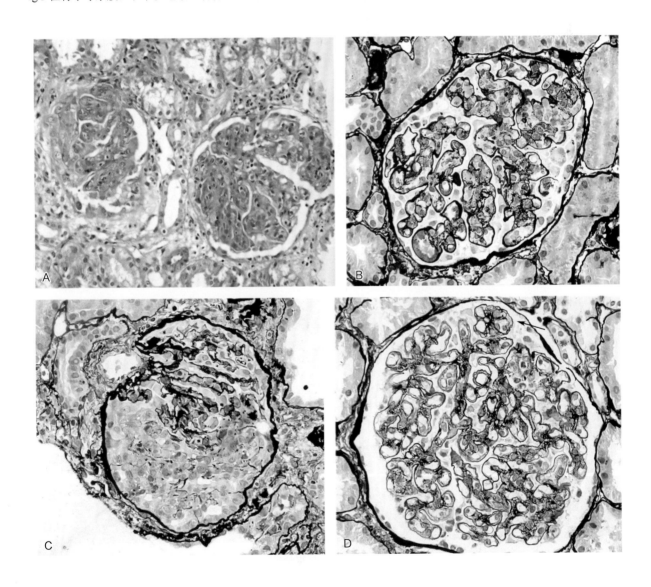

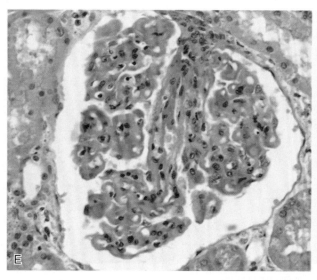

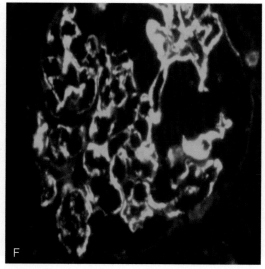

图 14-2-13　Ⅳ型狼疮性肾炎

注:A. 肾小球弥漫性毛细血管内及系膜细胞增生,管腔闭塞,基膜增厚,呈膜增生分叶状。左边肾小球伴新月体(HE×400);B. 肾小球毛细血管内增生伴白金耳形成(PASM×400);C. 肾小球大细胞性新月体(PASM×400);D. 肾小球基底膜增厚分层,节段呈"双轨"状(PASM×400);E. 肾小球毛细血管袢基膜广泛强嗜伊红样增厚,节段呈白金耳样改变,细胞增生不明显(HE×400);F. 免疫荧光示 IgG 在肾小球毛细血管袢和系膜区沉积(IF×400)。

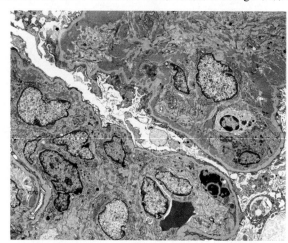

图 14-2-14　Ⅳ型狼疮性肾炎

注:肾小球系膜区和内皮下大量电子致密物沉积(EM×5 000)。

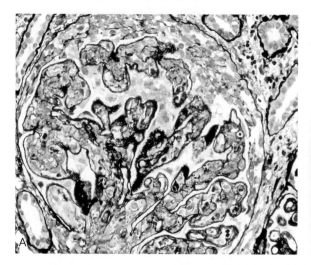

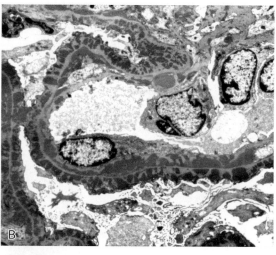

图 14-2-15　Ⅳ+Ⅴ型狼疮性肾炎

注:A. 肾小球见毛细血管内及毛细血管外增生(新月体形成),节段肾小球外周袢基膜上钉突形成(PASM×400);B. 毛细血管基膜上皮下和内皮下均可见大量电子致密物沉积,基膜显著增厚(EM×7 500)。

Ⅳ型 LN 临床上常伴随较为严重的肾脏表现,患者常存在活动性血清学标志,包括抗 ds-DNA 升高和低补体血症。将近 75% 患者存在活动性尿沉渣。高血压和蛋白尿较为常见,约 50% 患者存在肾病范围蛋白尿。采用 GFR 评估肾功能,约超过 50% 的患者可能存在肾功能不全。

Ⅴ型,膜性 LN:定义为弥漫性上皮下颗粒样免疫复合物沉积(光镜或免疫荧光显示 >50% 肾小球受累,且在受累的小球中累及的毛细血管袢比例超过 50%,常伴随系膜区免疫复合物沉积,可有不同程度的节段性系膜细胞增多。在早期阶段,光镜下肾小球基底膜增厚可不明显,随着疾病进展,由于基质沉积增多,钉突形成可导致基底膜增厚(图14-2-16 A,B)。

免疫荧光 IgG 以肾小球毛细血管袢为主沉积(图 14-2-16C)。电镜下除大量上皮下沉积,还可看到散在的内皮下免疫复合物沉积(图 14-2-16D)。但如果光镜下看到

内皮下也出现较多量免疫复合物,根据累及面积需考虑合并Ⅲ型或Ⅳ型。由于Ⅴ型 LN 也可以引起慢性化病变,导致节段硬化或球性硬化,因此对于这些硬化性病变需仔细鉴别是否既往存在增生、坏死或新月体等,在诊断上决定是否合并Ⅲ型或Ⅳ型。

Ⅴ型 LN 需和原发性膜性肾病和其他原因导致的继发性膜性肾病相鉴别,包括药物、感染(HBV 和 HCV 等)和肿瘤。病理上,LN 可表现为系膜细胞增多、系膜区或内皮下免疫复合物沉积、免疫荧光满堂亮、C1q 染色阳性、球外免疫复合物沉积、组织 ANA 和内皮细胞管网状内容物等。PLA2R 常为阴性,而在大部分特发性膜性肾病患者中 PLA2R 为阳性。

临床上,Ⅴ型 LN 常表现为较多的蛋白尿和肾病综合征,然而,仍有不超过 40% 的患者存在非肾病范围蛋白尿(<3g/d),其中约 20% 患者在肾活检时蛋白尿 <1g/d。血尿可存在于半数患者中。活动性血清学证据、高血压和肾功

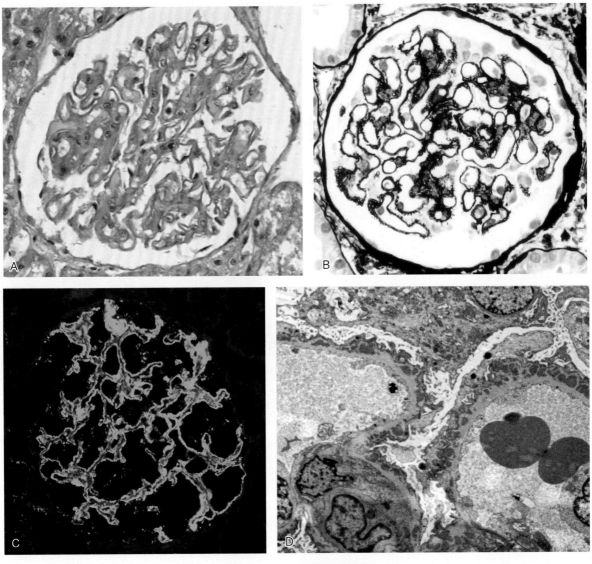

图 14-2-16　Ⅴ型狼疮性肾炎
注:A. 肾小球毛细血管基膜广泛增厚,细胞增生不明显(HE × 400);B. 肾小球基膜增厚,有钉突形成(PASM × 400);C. 免疫荧光示 IgG 沿肾小球毛细血管袢为主沉积(IF × 400);D. 上皮下和系膜区大量电子致密物沉积(EM × 7 500)。

能不全较Ⅲ或Ⅳ型 LN 少见。将近 50% 的患者存在低补体血症。患者可能缺乏肾外表现,肾脏疾病的起始可能早于 SLE 的诊断数月或数年,部分患者发病时 ANA 阴性。V 型 LN 患者发生肾静脉血栓形成和肺栓塞的风险较高。

Ⅵ型,硬化型 LN:大于或等于 90% 的肾小球发生球性硬化,且有临床或病理证据显示这些硬化小球由 LN 所致(图 14-2-17)。无活动性病变的证据,大部分小球呈球性硬化,也可存在一些节段性硬化,残余肾小球可有系膜细胞增多,基底膜增厚或陈旧的纤维性新月体伴鲍曼囊的断裂。此型通常伴随严重的小管萎缩、间质纤维化和动脉硬化。免疫荧光和电镜显示在硬化小球内、小管间质以及血管壁残存免疫复合物沉积。Ⅵ型可由Ⅲ型、Ⅳ型或 V 型 LN 逐步进展而来,如果没有连续肾活检的资料,很难判断硬化小球是由哪一型转化而来。

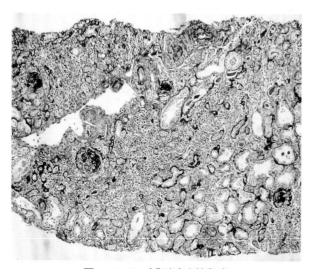

图 14-2-17　Ⅵ型狼疮性肾炎
注:多个肾小球硬化,大量肾小管萎缩消失,间质大量炎症细胞浸润及纤维组织增生(PASM×100)。

此型需和任何原因导致的终末期肾病相鉴别。病理学特征表现为残余免疫复合物沉积,组织 ANA 阳性和内皮细胞内管网状内容物支持Ⅵ型 LN 的诊断。如果缺乏这些特征性病变,临床 SLE 病史和既往肾活检显示活动性 LN 也支持该诊断。

临床上,肾功能不全和高血压常见。多数患者不存在活动血清学证据,但是可能持续存在镜下血尿和少量蛋白尿。

(三)狼疮性肾炎的活动性和慢性指数

狼疮性肾炎的肾活检除了要根据上述病理特点进行病理分型外,还要求对肾组织病变的活动性和慢性损伤进行半定量评分,以利于临床治疗和监测疾病进展提供有效的依据。这些评分应包含在肾活检报告中。目前主要沿用美国国立卫生研究院(NIH)评分系统。2018 年对此评分系统作了修订(表 14-2-3)。

NIH 评分分级如下:0,无;1+,<25%;2+,25%~50%;3+,>50%。因考虑和不良预后显著相关,新月体和纤维素样坏死需双倍积分。活动性指数 0~24 分,慢性指数 0~12 分。尽管尚有争议,但一般认为活动性指数 >7 分和慢性指

数 >3 分与较差的预后相关。

(四)LN 相关其他肾小球病变

除了典型的肾小球病变分型以外,还需关注其他肾小球损害,应列入诊断中。这些病变包括狼疮足细胞病和 ANCA 相关性肾炎。

表 14-2-3　NIH 狼疮性肾炎活动性和慢性指数(2018)

活动性指数(0~24)	评分
毛细血管内细胞增多	(0~3)
中性粒细胞浸润/核碎裂	(0~3)
内皮下透明样物质沉积	(0~3)
纤维素样坏死	(0~3)×2
细胞/纤维细胞性新月体	(0~3)×2
间质炎症细胞浸润	(0~3)
慢性指数(0~12)	**评分**
肾小球节段和/或球性硬化	(0~3)
纤维性新月体	(0~3)
小管萎缩	(0~3)
间质纤维化	(0~3)

1. **狼疮足细胞病**　临床常表现为肾病综合征,电镜下可见足突广泛融合,多数患者系膜区可见免疫复合物,但外周毛细血管壁没有沉积物(图 14-2-18)。目前发病机制尚不清楚,可能由于 T 细胞激活所介导,也可能与使用非甾体抗炎药相关,或者偶然合并原发性微小病变/FSGS。激素治疗较为敏感。

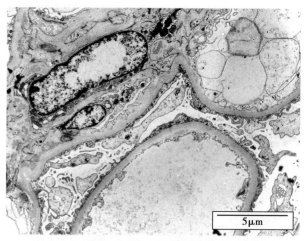

图 14-2-18　狼疮足细胞病
注:电镜下示肾小球系膜区少量电子致密物沉积,毛细血管祥足细胞足突广泛融合。

SLE 患者中偶尔也可发生塌陷型肾小球病变,临床上常表现为大量蛋白尿,肾功能快速进展至终末期,其是否归于特发性塌陷型肾小球病变或属于狼疮足细胞病仍有争议。

2. ANCA 相关性肾炎 在部分 LN 患者中,活检表现为显著的肾小球袢纤维素样坏死、新月体形成,但却缺乏明确的毛细血管内增生或内皮下沉积物,需考虑存在 ANCA 相关性肾炎。寡免疫复合物性坏死性新月体性肾炎与 LN 不同,不伴有肾小球免疫复合物沉积。部分典型免疫复合物介导的 LN 患者可能也存在 ANCA 血清学阳性,提示可能两种自身免疫性疾病的共存。此时治疗需在免疫抑制剂的基础上增加血浆置换等治疗。

(五)LN 相关性血管病变

包括血管免疫复合物沉积、狼疮血管病(lupus vasculopathy)、血栓性微血管病、坏死性血管炎、动脉粥样硬化等。后四者均与肾脏生存率降低相关。

1. 血管免疫复合物沉积 免疫荧光显示免疫复合物沉积于血管壁,IgG 伴或不伴 IgM、IgA、C3、C1q 颗粒样沉积于小动脉的内膜或中层(图 14-2-19),但并无任何光镜改变,在电镜中也可见颗粒样免疫复合物沉积,发生于 10% 的 LN 患者中,一般不影响预后。

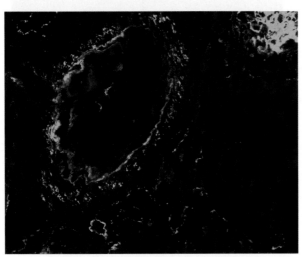

图 14-2-19 狼疮血管免疫复合物沉积
注:免疫荧光显示 IgG 沉积于血管壁(×400)。

2. 狼疮血管病 光镜下发现细小动脉管壁纤维素样坏死,管壁嗜伊红物沉积,管腔狭窄或闭塞,称之为狼疮血管病。这些沉积物 IgG、补体和纤维蛋白阳性,提示同时存在免疫复合物沉积和血管内凝血。此病变常见于严重的Ⅳ型 LN 患者中,提示预后较差。值得注意的是,这些病变并无血管周围间质炎症的证据,因此病变本质不是血管炎。

3. 血栓性微血管病 常发生于抗磷脂抗体综合征的患者中,在 LN 的活检中占 10%~32%。病理上,多发性毛细血管腔内和小动脉内纤维素样血栓形成(图 14-2-20)。另外,肾小球基底膜分层,内皮下疏松层增宽和系膜溶解,血管壁可出现黏液样水肿、红细胞碎片滞留和纤维素样坏死。临床上,呈快速进展性肾衰竭,与成人 HUS 相类似。有研究显示,纤溶障碍可能是部分 SLE 患者易于形成肾脏微血栓的原因之一。另外,ADAMST13 抗体可能导致类似 TTP 样综合征。其他肾小球内的栓子可能和抗磷脂抗体综合征相关。血清中存在狼疮抗凝物的患者易于产生肾小球

内栓子。在这些患者中,即使没有伴随的免疫反应的参与,肾小球内的栓子可能是主要的致病事件,从而导致肾脏疾病的进展。TMA 可与各型 LN 同时存在,也可能是肾活检中独立的表现。

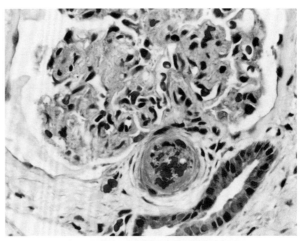

图 14-2-20 狼疮血栓性微血管病变
注:肾小球毛细血管内皮细胞水肿,管腔闭塞。入球小动脉血栓形成(Masson×400)。

4. 坏死性动脉炎 相对比较罕见,其特征为小动脉和细动脉的纤维素样坏死,伴随血管壁的炎细胞浸润(图 14-2-21)。在 LN 患者中提示预后较差。

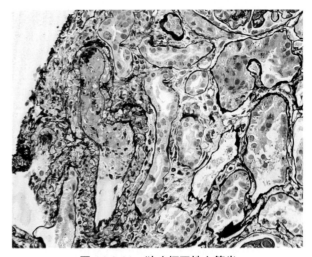

图 14-2-21 狼疮坏死性血管炎
注:肾小动脉管壁纤维素样坏死,结构破坏伴炎细胞浸润(PASM×400)。

5. 动脉粥样硬化 动脉血管内膜纤维性增厚和细动脉血管壁的透明变性也可在 LN 患者中发现,尤其存在于高血压和高龄的患者中。这些病变不仅可促进肾脏疾病进展,同时对患者的生存有不利影响。

(六)狼疮性肾炎小管间质病变

间质炎症、纤维化,小管上皮细胞改变常发生于 LN 患者中,严重活动性小管间质性肾炎常见于Ⅲ型或Ⅳ型。在肾病范围蛋白尿的患者中,近端肾小管胞浆内可出现脂质

空泡和蛋白吸收滴。近端肾小管损伤常表现为刷状缘丢失、核增大、核仁显著、有丝分裂特征等。在活动性增生性肾小球肾炎中,可见到红细胞管型。严重的增殖性 LN 可出现间质水肿和炎细胞浸润,多数情况下浸润细胞是淋巴细胞和浆细胞,但中性粒细胞也不少见,反映疾病活动性更强(图 14-2-22A)。免疫荧光有时显示 IgG 和补体呈颗粒样沿小管基底膜沉积(图 14-2-22B)。IgG 在小管壁呈线样沉

积较罕见,提示抗肾小管基底膜抗体的存在。颗粒样小管基底膜沉积在电镜下可见电子致密物,而线样沉积者电镜下不能观察到电子致密物。在一些患者中,小管间质疾病可独立于肾小球疾病,甚至在少见的情况下只有小管间质病变,而无肾小球累及。目前研究显示,浸润的 T 细胞和单核细胞通过介导间质损伤和纤维化在 LN 的慢性损伤中起决定性作用。

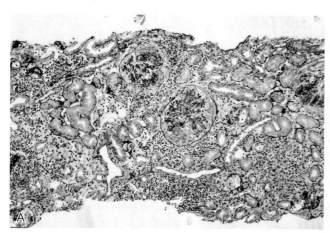

图 14-2-22　狼疮性间质性肾炎

注:A. 肾间质大量炎症细胞浸润,部分肾小管破坏消失(PASM×100);B. IgG 呈颗粒样沿小管基底膜沉积(IF×200)。

(七)狼疮性肾炎的病理类型转化

LN 表现为多样的临床特点和免疫学特征,上述的分类或亚型也仅代表疾病连续发展的不同阶段。受到临床治疗和患者机体内在因素等的影响,LN 可以从一种类型转化为其他类型,可以自发转化,也可以是治疗的结果。如从Ⅲ型病变可转化为Ⅳ型。治疗不当的患者中,Ⅱ型或Ⅴ型也可转化为Ⅳ型。

(八)其他

1. 非狼疮性肾炎(non-lupus nephritis)　在 SLE 患者中虽存在临床肾脏损伤的证据,但肾活检也可出现非免疫复合物介导的病理损害,包括微小病变、局灶节段肾小球硬化、IgM 肾病、薄基底膜肾病、高血压肾硬化、淀粉样变和急性过敏性间质性肾炎等。

2. 静息型 LN(silent lupus nephritis)　在 SLE 患者中存在肾脏病理学改变,但却无临床肾脏损伤的证据。患者尿沉渣、肌酐清除率正常,蛋白尿<300mg/d,但可存在活动性血清学证据。在静息型弥漫增生性 LN 中,活检可显示活动性Ⅳ型 LN 的特征,但却无明显的临床表现。

3. 药物诱导的 LN　其诊断标准如下:①使用相关药物前无狼疮的证据;②使用药物后出现 ANA 阳性和至少一项 SLE 的其他临床特征;③终止药物后血清学和临床改善。有超过 80 种药物可引起 SLE,包括肼屈嗪、普鲁卡因胺、异烟肼、甲基多巴、奎尼丁、米诺环素、氯丙嗪等。与特发性 SLE 患者相比,药物诱导的 SLE 患者通常年龄较大,男女比例相等,ANA 阳性(99%),抗组蛋白抗体阳性(95%),关节痛、肌痛、胸膜炎和发热较多见。抗 ds-DNA 和抗 Sm 抗体常阴性,血补体大多正常。面部皮疹和中枢神经系统疾病罕见。起病隐匿,可在起始药物治疗 1 个月到数年间

起病,肾脏累及较少见(<5%),任何类型的 LN 均可见,局灶增生和新月体形成发生率较高。

三、实验室检查

(一)血液

部分患者出现白细胞减少,血小板降低,贫血;红细胞沉降率(ESR)增快,C 反应蛋白(CRP)增高。

(二)尿液

1. 血尿　镜下血尿 80%,肉眼血尿 1%~2%,红细胞管型 10%。

2. 蛋白尿　几乎所有 LN 患者有蛋白尿,40%~65% 有肾病范围的蛋白尿。

(三)肾功能

40%~80% 患者肾功能异常,血尿素氮、肌酐和胱抑素 C 升高;10%~20% 呈急进性肾炎表现,1%~2% 出现急性肾损伤。

(四)血电解质

高钾血症发生率 15%。

(五)免疫学试验

1. 抗核抗体(antinuclear antibody,ANA)　狼疮性肾炎患者阳性率在 90% 以上,但无特异性。

2. 抗 -dsDNA　见于 75% 未治疗狼疮性肾炎患者,比 ANA 特异,但不如 ANA 敏感;高滴度抗 dsDNA 提示存在 SLE,可作为随访的标志物。

3. 抗单链 DNA 抗体(antibodies to single-stranded DNA,anti-ssDNA)　许多风湿性疾病阳性,与 LN 病程不相关。

4. Sm 抗体　诊断 SLE 和 LN 特异性高,但只有 25%~30% 患者阳性。

5. 抗 C1q 抗体（anti-C1q） 反映 LN 活动性比抗 ds DNA 更相关,有预后作用。

6. 抗磷脂抗体 包括狼疮抗凝物阳性,密螺旋体实验假阳性,抗心磷脂抗体阳性。

7. 补体 在未治疗 LN 患者,C3 和 C4 降低,C4 降低反映补体经典途径激活。部分 LN 患者,C4 降低但 C3 正常,说明有遗传性 C4 缺乏或存在冷球蛋白。

（六）影像学检查

LN 早期,影像学检查肾脏体积大小正常;但在 LN 晚期,肾脏体积缩小。

四、诊　断

LN 虽以肾脏为主要受累器官,但常常伴有其他脏器的损害,包括不明原因的发热、关节炎及皮肤黏膜损害,可有心血管、中枢神经系统、造血系统、消化系统受累以及多发性浆膜炎等。

SLE 的诊断主要根据美国风湿病学会（ACR）和狼疮国际临床合作组（SLICC）修订的诊断标准,见表 14-2-4。

表 14-2-4　ACR 系统性红斑狼疮分类标准（2009）

临床诊断标准	免疫学诊断标准
1. 急性或亚急性皮肤狼疮	1. ANA 阳性
2. 慢性皮肤狼疮	2. 抗 ds-DNA 阳性
3. 非瘢痕性脱发	3. 抗 Sm 抗体阳性
4. 口腔/鼻溃疡	4. 抗磷脂抗体阳性
5. 累及 ≥ 2 个关节的滑膜炎	5. 低补体
6. 浆膜炎（胸膜炎或心包炎）	6. 直接抗人球蛋白试验阳性
7. 肾脏损害（蛋白尿 >500mg/d,红细胞管型）	
8. 神经系统损害	
9. 溶血性贫血	
10. 白细胞减少	
11. 血小板减少	

注:诊断标准是累积的,无需同时符合:患者必须满足至少四项诊断标准,其中包括至少一项临床诊断标准和至少一项免疫学诊断标准,或患者经肾活检证实为 LN 伴抗核抗体或 ds-DNA 抗体阳性。

2012 年,美国风湿病协会（ACR）发布的 LN 临床指南中,LN 的诊断标准为,在确诊 SLE 的基础上,出现肾脏损害的表现,如:持续性蛋白尿（≥ 0.5g/d 或 ≥ +++）或管型（可为红细胞、血红蛋白、颗粒等）。同时肾活检证实肾小球抗核抗体或抗双链 DNA 抗体阳性,并经肾活检明确病理分型。综合以上即可诊断狼疮性肾炎。

五、治疗原则

LN 的治疗包括诱导期和维持期治疗,诱导治疗应尽可

能达到完全缓解,至少应达到部分缓解,缓解后的维持治疗时间应至少 3 年。高危患者（表 14-2-5）需要长期治疗。治疗过程中需要定期随访,以调整药物剂量或治疗方案、评估治疗反应和合并症。提高患者和肾脏长期存活率,改善生活质量是治疗 LN 的最终目标。

表 14-2-5　影响 LN 患者预后的高危因素

患者特征	血清学特征	组织学特征
非洲或西班牙裔	抗磷脂抗体或抗磷脂综合征	新月体性肾炎
男性		血栓性微血管病
儿童起病	持续性低补体血症	
频繁复发		弥漫性间质小管损伤
不完全缓解	dsDNA 抗体滴度	
神经精神性狼疮	C1q 抗体高滴度	
诊断时蛋白尿 >4g/d		

（一）非特异性治疗

1. 羟氯喹 可降低 LN 的发病率及复发率,并能延缓 ESRD 的进展,减少血管栓塞及具有调脂作用,可作为 LN 的基础治疗。

2. ACEI 或 ARB 控制血压、降低蛋白尿。

3. 其他 他汀类药物调节血脂;碳酸氢钠纠正代谢异常（如酸中毒）;抗凝、抗血小板聚集（尤其在肾病综合征患者中）;控制盐和蛋白质的摄入;肥胖者减轻体重等。

（二）免疫抑制治疗

肾脏病理类型及病变活动性是选择 LN 治疗方案的基础,不同病理类型优先选择的诱导和维持治疗方案见表 14-2-6。除病理类型和 AI、CI 评分外,治疗方案和药物剂量还应根据患者的年龄、营养状态、肝功能、感染风险、肾脏损伤指标（如尿蛋白定量、尿沉渣红细胞计数和 SCr 水平）、肾外脏器损伤、生育意愿和既往免疫抑制剂的治疗反应等情况进行个体化选择。

表 14-2-6　狼疮性肾炎病理类型与治疗方案

病理类型	诱导方案	维持方案
Ⅰ 型	激素,或激素 + 免疫抑制剂控制肾外狼疮活动	
Ⅱ 型	激素	MMF 或 AZA
狼疮足细胞病	激素,或激素 +MMF 或 CNI	MMF 或 CNI
Ⅲ 型和Ⅳ 型	激素 +MMF 或 +CYC,或多靶点	MMF 或多靶点,贝利尤单抗
Ⅲ+ Ⅴ 型和Ⅳ+ Ⅴ 型	激素 + 多靶点,CNI 或 MMF	多靶点或 MMF,贝利尤单抗
Ⅴ 型	激素 + 多靶点,或 CNI	MMF 或 AZA,贝利尤单抗
Ⅵ 型	激素控制肾外活动	激素

续表

病理类型	诱导方案	维持方案
狼疮 TMA +/-LN	如肾功能损伤严重，需激素、免疫抑制剂联合血浆置换	MMF、多靶点或 AZA

注：MMF，吗替麦考酚酯；CNI，钙调磷酸酶抑制剂；CYC，环磷酰胺；AZA，硫唑嘌呤；TMA，血栓性微血管病。

（三）顽固性 LN 的治疗

顽固性 LN 的定义国际上缺乏统一标准，通常认为活动性 LN 接受初始免疫抑制治疗任何时间内出现肾损伤加重（SCr 升高，蛋白尿增加），或诱导治疗 6 个月无反应（未获得部分缓解标准）属于顽固性 LN。顽固性 LN 的治疗：①确认患者依从性（服用 MMF 者检测血霉酚酸水平，使用 CTX 治疗者，检查其注射记录）；②如怀疑转为慢性病变或合并 TMA 等其他疾病，应进行重复肾检查，根据病理改变、血清学和临床指标调整免疫抑制治疗方案；③切换 MMF 为 CTX，或 CTX 切换为 MMF；④联合 MMF/CNI 采用多靶点治疗方案或加利妥昔单抗或考虑延长 CTX 静脉冲击疗程；⑤静脉注射免疫球蛋白或血浆置换（特别是伴 TMA 或难治性 APS）。还可采用自体干细胞移植或蛋白酶体抑制剂等。

（四）LN 女性患者的妊娠处理

生育期女性 LN 患者如有生育欲望，前提是 LN 完全缓解至少 3 年以上再怀孕。在计划妊娠期间，应停用肾素 - 血管紧张素系统抑制剂；免疫抑制治疗强度不应降低；怀孕前至少 3 个月停用 MMF 或 CTX，至少 4 个月避免使用生物制剂，换用 AZA；如不能耐受 AZA，可选用 CNI 治疗妊娠期 LN；如 LN 活动，可加大激素剂量。

六、预后

LN 的肾脏 5 年和 10 年存活率已分别上升至83%~92% 和 74%~84%，其预后与病理类型及其程度、临床症状、治疗疗效、性别和种族等因素相关。

（张敏芳）

第 3 节　混合性结缔组织病相关性肾病

混合性结缔组织病（mixed connective tissue disease，MCTD）是一种血清中有高滴度的斑点型抗核抗体（ANA）和抗 u1 核糖核蛋白（u1RNP）抗体，临床上有雷诺现象、双手肿胀、多关节痛或关节炎、肢端硬化、肌炎、食管运动功能障碍、肺动脉高压等特征的临床综合征。部分患者随疾病的进展可成为某种确定的弥漫性结缔组织病，如系统性硬化症（SSc）、系统性红斑狼疮（SLE）、多发性肌炎 / 皮肌炎（PM/DM）及类风湿关节炎（RA）。多年来，尽管对 MCTD 是上述某个病的早期表现或为某病的亚型，还

是一个独立的病种尚存争议，但多数学者仍接受了这一命名，因无论从临床表现还是实验室抗体测定的特征上，确实存在一组此类表现的疾病。MCTD 发病年龄在 4~80 岁之间，平均年龄 37 岁，约 80% 是女性。MCTD 患者部分可累及肾脏，出现蛋白尿、肾功能受损等表现，形成混合性结缔组织病相关性肾病。我国 MCTD 累及成人肾脏约为10%~26%，儿童则达 33%~50%。

一、病因及发病机制

MCTD 是一种自身免疫性疾病，伴有高滴度的斑点型 ANA 和抗 u1RNP 抗体。MCTD 相关性肾病的病因及发病机制与狼疮性肾炎相似。

二、病理

MCTD 患者中很少出现严重的弥漫性肾小球肾炎病理表现，有文献报道，高滴度抗 u1RNP 抗体可保护肾脏免于出现狼疮样肾小球改变。MCTD 相关性肾病最常见的病理类型是膜性肾病，除了基底膜增厚外，此类膜性肾还常常伴随有系膜增生和系膜区电子致密物沉积。免疫荧光显示 IgG 和 C3 在血管袢和系膜区沉积（图 14-3-1），偶尔伴 IgA 和 IgM。其次，MCTD 相关性肾病也可表现为系膜增生性肾炎（图 14-3-2A）。膜增生性肾炎伴内皮下电子致密物沉积比较常见（图 14-3-2B）。肾小球病变可从一种病理类型转化为另一种类型，与狼疮性肾炎相似。肾内小血管病理改变可从轻度管壁增厚到严重内膜纤维化，偶尔可与硬皮病肾损害类似，呈小叶间动脉内膜水肿、纤维素样坏死和葱皮样增厚（图 14-3-3）。另外，还有 MCTD 合并 ANCA 相关性血管炎、微小病变和局灶节段硬化的病例报道。

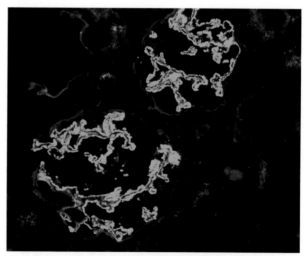

图 14-3-1　混合性结缔组织病继发膜性肾病
注：IgG 沿毛细血管袢为主沉积（IF × 400）。

三、临床表现

疾病早期患者常表现为非特异的症状如乏力、发热、肌痛和关节痛等。随着病情进展，患者可表现出各种结缔组

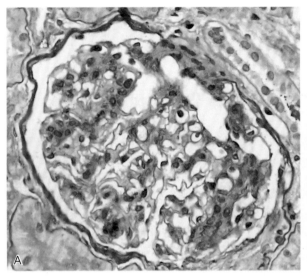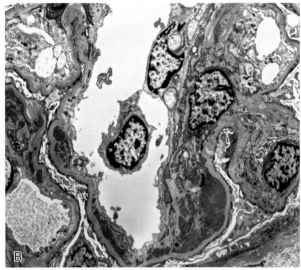

图 14-3-2　混合性结缔组织病继发增生性肾炎

注:A. 肾小球节段系膜细胞增生及基质增多(PAS×400);B. 外周毛细血管袢基膜内皮下可见电子致密物沉积(EM×5 000)。

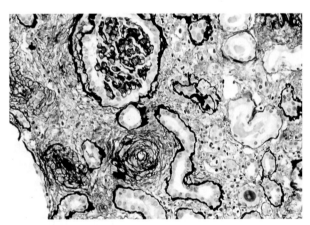

图 14-3-3　混合性结缔组织病肾小血管病变

注:肾间质大量炎症细胞浸润,部分肾小管破坏消失。间质小动脉内膜葱皮样增厚(PASM×400)。

织病的临床症状,然而 MCTD 具有的多种临床表现并非同时出现,重叠的特征可以相继出现,不同的患者表现亦不尽相同。临床特征包括肌痛和肌炎、多关节炎、雷诺现象、手指肿胀或硬化、限制性肺部疾病和肺动脉高压、食管功能障碍、心肌炎和心包炎、浆膜炎、口腔和鼻腔溃疡、远端肢体溃疡和坏疽、颧部红斑、盘状红斑、光过敏、脱发和淋巴结肿大等。神经系统病变也可以出现。75% 患者有贫血,60% 患者 Coombs 试验阳性,但溶血性贫血并不常见。75% 患者可有以淋巴细胞系为主的白细胞减少,这与疾病活动有关。血小板减少相对少见。低补体血症可见于部分病例。50% 患者 RF 阳性。

MCTD 肾脏受累,部分患者临床表现轻微,仅为镜下血尿或少量蛋白尿。但大量蛋白尿和肾病综合征可发生于

1/3 以上的患者。个别患者出现肾血管性高血压危象,与硬皮病肾危象类似,可引发急性肾衰竭。

四、诊断与鉴别诊断

(一)诊断

对有雷诺现象、关节痛或关节炎、肌痛、手肿胀的患者,如果有高滴度斑点型 ANA 和高滴度抗 u1RNP 抗体阳性,而抗 Sm 抗体阴性者,要考虑 MCTD 的可能,高滴度抗 u1RNP 抗体是诊断 MCTD 必不可少的条件。目前较常用 Alarcon-Segovia(1986 年)和 Kahn(1991 年)提出的二项诊断标准,敏感性和特异性均较高,见表 14-3-1 和表 14-3-2。MCTD 患者伴发的急性或慢性肾脏病,必须考虑 MCTD 相关性肾病可能,必要时进一步行肾活检明确诊断。

表 14-3-1　MCTD 的 Alarcon-Segovia 诊断标准

项目	内容
血清学标准	抗 u1RNP 抗体 ≥ 1 : 1 600（血凝法）
临床标准	①手肿胀 ②滑膜炎 ③肌炎（生物学或组织学证实） ④雷诺现象 ⑤肢端硬化
确诊标准	血清学标准及至少 3 条临床标准,必须包括滑膜炎或肌炎

表 14-3-2　MCTD 的 Kahn 诊断标准

项目	内容
血清学标准	存在高滴度抗 u1RNP 抗体,相应斑点型 ANA 滴度 ≥ 1 : 1 200
临床标准	①手指肿胀 ②滑膜炎 ③肌炎 ④雷诺现象
确诊标准	血清学标准及至少 3 条临床标准,必须包括滑膜炎或肌炎

（二）鉴别诊断

1. 弥漫性结缔组织病　依据美国风湿病学会（ACR）或传统分类标准,对典型的六种弥漫性结缔组织病（SLE、SSc、PM、DM、RA、SS）诊断并不困难。MCTD 患者存在高滴度的斑点型 ANA 和抗 u1RNP 抗体,并有手肿胀、滑膜炎或肌炎、雷诺现象,可与弥漫性结缔组织病鉴别。

2. 未分化结缔组织病（UCTD）　结缔组织病早期阶段仅表现出 1、2 个可疑的临床和实验室特征,如有雷诺现象,伴或不伴有不能解释的多关节痛和 ANA 阳性。通常不足以诊断一种明确的弥漫性结缔组织病和 MCTD,在这种情况下,诊断为 UCTD 较为适当。

五、治　疗

MCTD 的治疗方案依据临床表现和受累的器官不同而有所差异,包括非甾体抗炎药、抗疟药、静脉滴注丙种球蛋白、内皮素受体拮抗剂、糖皮质激素、免疫抑制剂、生物制剂和外科治疗等。肾脏病变者,应根据病理类型进行相应治疗。可予以 ACEI/ARB 类药物控制血压和降低蛋白尿,辅以调节血脂和抗凝治疗。对于膜性肾病患者,可考虑糖皮质激素联合免疫抑制剂(环磷酰胺 / 钙调磷酸酶抑制剂)治疗。如并发肾血管性高血压危象,应积极控制血压,必要时可予以透析治疗。

六、预　后

既往认为 MCTD 预后相对良好且对糖皮质激素治疗显效。目前已明确,携带高滴度抗 u1RNP 抗体者较少发生严重肾脏并发症和危及生命的神经系统病变;由此而言,

MCTD 比 SLE 预后佳。但进展性肺动脉高压和心脏并发症是 MCTD 患者死亡的主要原因。心肌炎、肾血管性高血压、脑出血亦可导致死亡。

（张敏芳）

第4节　类风湿关节炎相关性肾病

类风湿关节炎（rheumatoid arthritis,RA）是一种慢性炎症性系统性自身免疫病。基因易感和环境因素的相互作用是导致类风湿关节炎发病的主要病因。该病发病高峰为 40~60 岁,女性发病风险为男性的 2~3 倍。临床表现多样,以关节滑膜炎病变为主,可导致关节畸形,也可引起肾脏、心血管等多脏器损害。RA 患者较正常人更易发生慢性肾脏病（CKD）及肾小球肾炎。RA 患者可发生多种肾脏损害,既可以与疾病本身相关,也可为治疗药物的副作用所致。

一、流行病学

RA 在西方国家患病率约为 0.5%~1.0%,每年发病率约为 5~50/100 000 人口。RA 肾损害确切发病率为 20%~50% 不等,主要与肾损害的判断标准、病例选择、类风湿关节炎的严重程度不同等有关。尸检及肾活检资料显示,RA 患者肾脏受累的发生率可接近 100%。1 项 235 例 RA 患者随访 3 年的研究发现,持续血尿、蛋白尿和血肌酐升高的发生率为 30.2%。

二、发病机制

RA 相关性肾病病理类型多样,总体以系膜增生性肾小球肾炎（MsPGN）和膜性肾病最常见,其中系膜增生性肾小球肾炎约占 1/3~2/3。根据病因 RA 相关性肾病主要分为以下三大类。

（一）RA 继发的肾小球肾炎

包括系膜增生性肾炎、膜性肾病、局灶节段坏死性肾炎（FSNG）和血管炎。MsPGN 可能与类风湿关节炎本身有关,因为与无肾病的 RA 患者相比,肾病患者常伴有更高的类风湿因子（rheumatoid factor,RF）。RF 是类风湿关节炎中经典的自身抗体,IgM 和 IgA 型 RF 是针对 IgG Fc 片段的致病因子。

（二）抗风湿药物相关的肾损伤

包括:①非甾体抗炎药（nonsteroidal anti-inflammatory drug,NSAID）可引起急慢性肾小管间质性肾炎;②缓解病情抗风湿药（disease modifying anti-rheumatic drugs,DMARDs）如金制剂（发生率 1%~3%）、青霉胺（7%）、布西拉明和抗肿瘤坏死因子 α 生物制剂可引起膜性肾病。

（三）继发性淀粉样变

主要与慢性炎症引起血清相关蛋白 A 升高有关,可导致继发性淀粉样变。

三、病　理

MsPGN 最常见的病理学改变是系膜细胞增生和系膜基质增多(图 14-4-1),伴或不伴 IgA 沉积。但其中不伴 IgA 沉积者比例高于伴 IgA 沉积者。其次为膜性肾病,少数为

FSNG、膜增生性肾炎。免疫荧光:MsPGN 多见 IgM、IgA 和 C3 沉积。系膜区 IgA 沉积与类风湿关节炎的持续时间和血清 IgA 水平升高正相关,系膜区 IgM 沉积则与 IgM 类 RF 的血清水平正相关。MsPGN 伴 IgA 沉积者常伴补体 C4、C1q 沉积。MsPGN 不伴 IgA 沉积者则以 IgM 和 C3 沉积为主。

RA 合并膜性肾病病因存在显著差异,我国 RA 合并膜性肾病患者大多无药物使用史,与 RA 本身相关;国外报道则相反,药物引起的膜性肾病占绝大多数。推测原因可能与国外金制剂、青霉胺、生物制剂等药物使用较多有关,如依那西普和阿达木单抗引起的膜性肾病(图 14-4-2A,B),除肾小球毛细血管袢基膜增厚,其系膜区常有免疫复合物沉积,又称为不典型膜性肾病。免疫荧光:膜性肾病患者单纯 IgG 和 C3 沉积只占 20%(图 14-4-2C),其余 80% 的患者多伴 IgG、IgA 或 IgM,均同时伴 C3、C4、C1q 沉积。电镜下主要在肾小球毛细血管袢上皮下颗粒状电子致密物沉积,常伴有系膜区少量沉积(图 14-4-2D)。

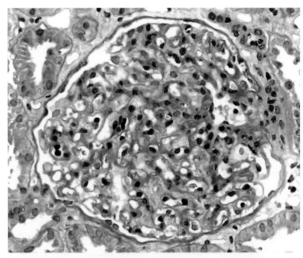

图 14-4-1 类风湿关节炎相关系膜增生性肾小球肾炎
注:可见系膜细胞增多和基质增生(PAS × 400)。

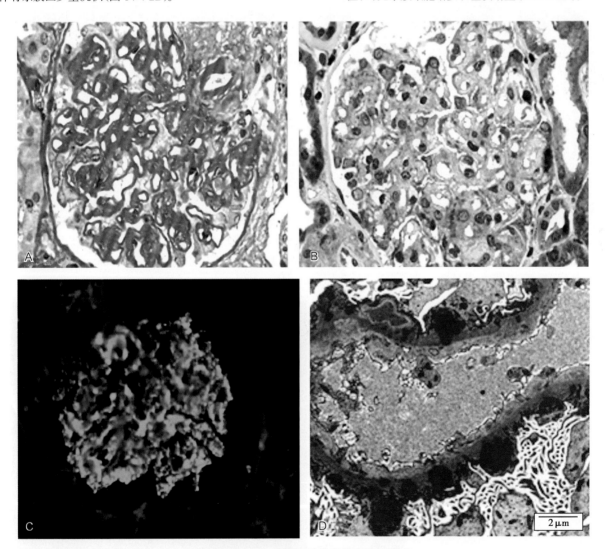

图 14-4-2 类风湿关节炎相关膜性肾病
注:A. 肾小球毛细血管袢基膜轻度增厚、僵硬,囊壁节段增厚(PAS × 400);B. 肾小球毛细血管袢基膜增厚,Masson 染色见毛细血管袢上皮侧及内皮下见嗜复红物沉积(Masson × 400);C. 荧光显示上皮沉积物沿毛细血管袢呈颗粒状分布,沉积物主要是 IgG(IF × 400);D. 电镜显示上皮下大量电子致密物呈大小不一的颗粒沉积,基底膜增厚,并伴有上皮足突消失及微绒毛(EM × 3 000)。

少数 RA 可发生局灶节段坏死性肾炎（FSNG）。近年来 RA 相关 FSNG 报道日渐增多。病理改变主要为肾小球局灶节段性改变，节段性系膜细胞程度不一的增生及基质增多，多伴有新月体（图 14-4-3A），或伴有节段性纤维素样坏死（图 14-4-3B），并有部分肾小球硬化，FSNG 患者球性硬化和伴新月体的比例显著高于 MsPGN 和膜性肾病患者。免疫荧光多见 IgM 和 C3 沉积。

肾 AA 型淀粉样变性也是 RA 相关性肾病的一种。RA 是风湿类疾病中最易发生 AA 型淀粉样变性的疾病，约占 83%，常发生在伴有长期活动性、畸形的关节炎患者中。肾小球系膜区大量浅伊红均质物沉积（图 14-4-4）。

约 24%RA 患者可伴血管炎性肾损害。肾脏病理可表现为寡免疫沉积型新月体肾炎或 FSNG，可见抗中性粒细胞胞浆抗体（ANCA）阳性。核周型 ANCA（pANCA）阳性率差异较大，从 1.7%~68.0% 不等。

肾小管间质及血管病变：40% 以上的 RA 患者伴有慢性肾小管间质损伤，包括小管萎缩，间质纤维化和间质单核细胞浸润。以 MsPGN 伴 IgA 沉积和 FSNG 患者发生率较高，且小管间质损伤程度明显，而膜性肾病患者小管间质病变则较轻。63% 以上的患者存在间质血管病变，主要表现为小动脉管壁增厚，弹力层分层及细动脉壁玻璃样变性。在 MsPGN 伴 IgA 沉积和 FSNG 患者中多见动脉纤维素样

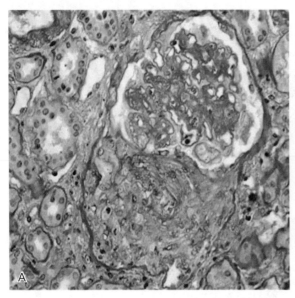
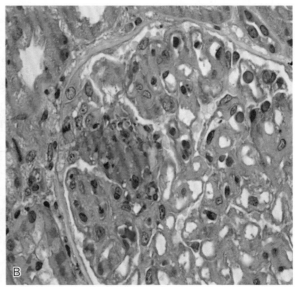

图 14-4-3 类风湿关节炎相关局灶节段坏死性肾炎

注：A. 肾小球节段性系膜细胞增生及系膜基质增多，伴有 1 个新月体形成，使毛细血管袢受压（PAS×400）；B. 肾小球节段系膜细胞轻度增生，基质增多；节段血管袢纤维素样坏死（HE×400）。

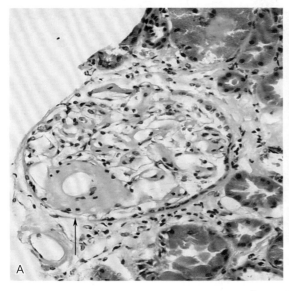
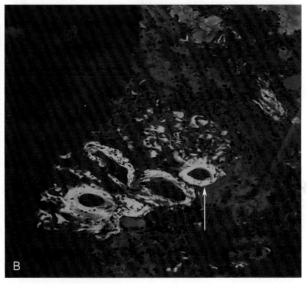

图 14-4-4 类风湿关节炎伴 AA 淀粉样变性

注：A. 肾小球系膜区和入球动脉（箭头）具有无定形的浅红色淀粉样蛋白沉积物（HE×400）；B. 免疫荧光染色血管见模糊阳性 C3 沉积（IF×100）。

坏死和栓塞,小动脉炎细胞浸润。

四、临床表现

RA 肾损害临床表现多样,多表现为单纯蛋白尿和 / 或血尿、甚至出现肾病综合征、肾功能不全。其中蛋白尿发生率 60%,肾病综合征 43%,血尿发生率 45%~58%。

RA 患者 MsPGN 伴与不伴 IgA 沉积的患者临床表现有所差异。日本研究发现,两组人群在尿检异常和肾功能上无明显差别。国内研究发现,MsPGN 伴 IgA 沉积者血尿发生率显著高于不伴 IgA 沉积者,肾功能损害更严重,但尿蛋白水平及大量蛋白尿的发生率低于后者。

RA 合并膜性肾病临床上常表现为肾病综合征,但也可以是非肾病范围蛋白尿或血尿,肾功能不全少见。蛋白尿多在治疗第 1 年出现,停药后可好转,平均需要 9~12 个月缓解。而非甾体消炎药引起的膜性肾病发病快,缓解需 3~10 个月,复发概率小。

RA 伴 FSNG 患者临床表现较重,多见蛋白尿和血尿,常伴有肾功能下降。Harper 等总共纳入 10 例伴 FSNG 的类风湿关节炎患者,均存在血尿和蛋白尿,9 例患者出现肾功能明显下降。激素联合环磷酰胺治疗可使蛋白尿和血尿减轻,RF 和 ANCA 滴度下降。

近年来,由于更有效控制疾病活动性,RA 伴肾脏 AA 型淀粉样变性发病率有所下降。淀粉样蛋白在肾组织中沉积与肾功能显著负相关,肾小球中无淀粉样蛋白沉积患者肾功能可保持稳定。随着对 RA 的有效治疗,淀粉样物质可以消退,蛋白尿也可缓解。

RA 伴血管炎临床可表现为皮肤溃疡(88%)、神经病变(42%)、脾大、皮下结节、指趾梗死、RF 滴度升高和低补体血症。

五、诊　断

RA 临床诊断目前参考 2009 年美国风湿病学会联合欧洲抗风湿联盟(ACR/EULAR)修订的诊断标准。RA 患者若伴有血尿、蛋白尿、或肾功能异常者,应行肾穿刺活检以明确病理类型。虽然肾脏受累的确切诊断来自肾活检病理,但患者的临床症状和实验室检查也有助于鉴别诊断。例如 RA 患者发生肾功能不全多见于肾脏淀粉样变性及止痛剂肾病,少见于膜性肾病和 MsPGN。血尿多见于 MsPGN。无应用金制剂、青霉胺和 NSAID 的病史,膜性肾病的可能性较小。继发性淀粉样变性主要见于长期慢性,活动性 RA 患者。

六、治　疗

如肾脏病变为抗风湿药物(金制剂、青霉胺、环孢素、止痛剂等)的副作用所致,需立即停用;如肾脏病变由 RA 继发,则以治疗类风湿关节炎为主。以甲氨蝶呤、柳氮磺胺吡啶,来氟米特为代表的缓解病情抗风湿药(DMARDs)可以有效减少滑膜炎,降低全身炎症活动。羟氯喹和氯喹可作为辅助用药。DMARDs 亦可联合使用,如甲氨蝶呤、柳氮磺胺吡啶和羟氯喹的三联用药已在临床使用。环孢素和金制剂由于药物毒性,当主要药物无效时可使用。近年来以肿瘤坏死因子抑制剂依那西普为代表的生物制剂应用逐步增多,还包括阿巴西普、利妥昔单抗、托珠单抗等。有学者

发现,生物制剂治疗类风湿关节炎患者可以有效减缓患者进入 G3 期的风险和肾功能下降的速率。

肾病快速进展者需加用激素和 / 或免疫抑制剂如环磷酰胺治疗。在伴肾脏淀粉样变的 RA 患者中,依那西普可显著减少蛋白尿以及血清淀粉样蛋白 A 水平,并可降低患者血清肌酐水平。

(薛　澄　周晨辰)

第 5 节　自身免疫性甲状腺疾病相关性肾病

甲状腺作为人体最大的内分泌腺体,分泌的甲状腺激素作用于全身多种器官和组织,在调节机体生长发育、组织分化、新陈代谢等方面起着重要作用。对于肾脏,甲状腺激素不仅促进肾脏的生长发育,而且对维持正常肾脏功能也具有重要作用。甲状腺功能的异常可以导致肾脏发生多种病理生理改变。一方面,甲状腺激素异常可引起血流动力学改变和水电解质(钾、钠、钙、磷等)紊乱,导致肾脏的排泄功能受到影响;另一方面,某些甲状腺疾病(如自身免疫性甲状腺疾病)本身是由免疫机制异常所致,机体的免疫异常同时也可以导致肾脏损伤,导致继发性肾脏疾病的发生和发展。

自身免疫性甲状腺疾病(autoimmune thyroid disease,AITD)是由遗传因素、环境因素和内源性因素共同作用引起的一组自身免疫性疾病,包括弥漫性毒性甲状腺肿(Graves 病)、慢性淋巴细胞性甲状腺炎(又称桥本甲状腺炎,Hashimoto thyroiditis)、特发性甲状腺功能减退、产后甲状腺炎等,患者可有甲状腺功能亢进、甲状腺机能减退或甲状腺机能正常等多种临床表现。与此同时,部分患者常发现有肾脏病变累及,出现自身免疫性甲状腺疾病相关性肾病,临床表现蛋白尿、肾病综合征或肾小管功能紊乱,以及肾功能减退。

一、历　史

1976 年 O'Reagan 首次报道了 1 例桥本甲状腺炎患者合并膜性肾病。1979 年 Horvath 又发现了 1 例 Graves 病患者合并膜性肾病。此后,国内外陆续报道了多种免疫相关性甲状腺疾病的儿童和成人患者以及动物模型中出现肾病综合征或肾炎综合征的肾脏损伤表现,被统称为自身免疫性甲状腺疾病相关性肾病。

二、流行病学

自身免疫性甲状腺疾病约占甲状腺疾病的 90%,在人群中的发病率约为 5%,尤其好发于女性,发病率高达 10%~20%。而国内外报道自身免疫性甲状腺疾病相关性肾病的患病率差异较大,11%~40% 不等,其中约 1/3 表现为肾病综合征。

三、病因及发病机制

AITD 相关性肾病的确切发病机制至今未明,目前认为与自身免疫紊乱、甲状腺激素异常、抗甲状腺药物以及脂代谢紊乱、动脉粥样硬化等因素有关。近年研究发现,许多

AITD 是 IgG4 相关疾病的一部分。

AITD 为自身免疫性疾病，患者体内可见多种抗甲状腺成分的自身抗体，如甲状腺球蛋白抗体（TGA）、甲状腺微粒体抗体（TMA）、甲状腺胶质抗体和甲状腺细胞表面抗体等。目前，免疫病理已证实了多种甲状腺抗原或相应抗体（如甲状腺球蛋白、甲状腺微粒体抗原、Fucosyl-GM1 抗体等）可沉积在肾小球基底膜或系膜区。此外，甲状腺和肾脏存在共同抗原，如 megalin（gp330）等，AITD 产生的针对甲状腺成分的自身抗体也会同样针对肾脏，导致原位免疫复合物和 / 或循环免疫复合物形成，参与致病。动物实验证实给家兔注射甲状腺球蛋白，使其抗体产生过剩，可产生上皮免疫复合物沉积，引起膜性肾病。部分 AITD 相关肾病患者采用免疫抑制治疗后蛋白尿明显减少，也支持免疫因素参与疾病发病。

肾脏是甲状腺激素重要的靶器官之一，甲状腺激素水平过高或过低都会造成肾脏结构和功能的改变（表 14-5-1）。如甲状腺功能亢进（简称甲亢）时由于甲状腺激素产生过多，心排血量增加、周围血管阻力减小等血流动力学的改变可导致肾脏血流量增加，肾小球滤过率、肾小管重吸收率及排泄增加；甲状腺功能亢进时代谢率增加，肾单位需超负荷工作以排泄增加的代谢废物。长期肾脏负担增加势必损伤肾小球滤膜，通透性增加，致轻度蛋白尿，少数出现大量蛋白尿。肾小管也会受多种因素作用，引起功能失调或上皮细胞损伤。

表 14-5-1　甲状腺功能异常时肾脏变化

	甲状腺功能亢进	甲状腺功能减低
心排血量	增加	下降
外周血管阻力	下降	增加
RAS 活性	增加	下降
肾血流	增加	下降
肾小球血管收缩	下降	增加
肾小球滤过面积	增加	下降
球 - 管反馈	增加	增加
肾小球滤过压	增加	下降
GFR	增加	下降
蛋白尿	增加	增加
肾小管离子转运活性	增加	下降
肾小管质量	增加	下降
浓缩能力	下降	下降

AITD 相关性肾病分为两类，一类主要是由于体内多种自身抗体的调节紊乱，形成免疫复合物在肾脏沉积，引起膜性肾病等改变；另一类可能与治疗抗甲状腺药物对肾脏的损伤有关，其中硫脲类抗甲状腺药物丙硫氧嘧啶是最常见的肾损害药物。20 世纪 90 年代 Dolman 等首先发现丙硫氧嘧啶可引起 ANCA 阳性的小血管炎，其可能机制为：①丙硫氧嘧啶的代谢产物与三磷酸胸腺嘧啶竞争，因而抑制了外周淋巴细胞

DNA 的合成，进而导致免疫调节异常；②丙硫氧嘧啶的代谢产物作为半抗原可与中性粒细胞胞浆中的多种胞质抗原和胞核抗原等大分子结合，形成具有免疫原性的复合物，被 T 细胞识别，进而活化 B 细胞产生自身抗体；③感染状态下，中性粒细胞被完全激活可以发生脱颗粒反应，释放髓过氧化物酶，使丙硫氧嘧啶转化为反应氧族，造成血管内皮损伤；丙硫氧嘧啶与髓过氧化物酶结合，改变了酶的亚铁血红素结构，之后改变了结构的酶就成为半抗原，可诱导 ANCA 的产生，介导血管损伤。血管炎影响全身多个系统，以肾损伤最为常见。除了引起新月体肾炎外，抗甲状腺药物还引起 IgA 肾病、微小病变肾病及膜性肾病等其他病理类型的肾病。文献还报道丙硫氧嘧啶可引起药物性狼疮、急慢性间质性肾炎等。

此外，甲状腺功能减退患者常出现代谢紊乱，如高尿酸血症、高脂血症等，均可引起肾脏损伤。甲状腺功能减退患者的血脂异常表现为总胆固醇、甘油三酯增高、尤其是低密度脂蛋白升高为主。血脂异常刺激肾脏固有细胞增殖，导致足细胞足突融合，滤过屏障受损，蛋白尿进一步刺激足细胞转化为纤维样细胞，参与肾小球硬化。同时，高脂血症激活促炎症因子及促生长因子，刺激细胞外基质大量合成，导致肾脏结构与功能的损伤；其次甲状腺功能减退患者常合并动脉粥样硬化，而后者是肾损伤的重要危险因素之一。动脉粥样硬化的形成与血脂异常直接相关。而甲状腺功能减退时舒张外周小动脉平滑肌的 T3 下降导致的血压升高以及内皮细胞功能障碍均促进动脉粥样硬化的发生和发展。同时，TSH 可通过减低一氧化氮合酶、前列腺素，升高内皮素 -1 影响内皮细胞功能等独立于血脂的途径造成动脉粥样硬化。动脉粥样硬化不仅导致临床上约 90% 肾血管疾病，还作用于肾实质和肾内血管，引起肾脏滤过功能下降及肾组织缺血缺氧，肾脏长期缺血缺氧可引起肾脏不可逆性损伤。

四、病　理

（一）光镜

肾穿刺活检显示 AITD 相关性肾病的病理类型多种多样，其中最常见病理类型是膜性肾病，其他依次为 FSGS、系膜增生性肾小球肾炎、IgA 肾病、微小病变性肾病。如与抗甲状腺药物有关，则多表现为 ANCA 相关性血管炎。有报道 AITD 时肾脏病理表现为混合型，如系膜增生并膜性肾病或毛细血管内增生并膜性肾病。个别病例可伴有严重的肾小管间质性肾炎。

（二）免疫荧光及免疫组织化学

根据病理类型的不同呈不同的免疫荧光表现，大多数患者肾小球基膜和 / 或系膜区可见颗粒状 IgG、IgM 及 C3 沉积。药物相关的 ANCA 相关性血管炎与原发性 ANCA 相关性血管炎的寡免疫复合物特点不同，荧光检查常提示为免疫复合物型。

经免疫组织化学检查，肾小球毛细血管基底膜上皮侧和 / 或系膜区可见颗粒状沉积的甲状腺球蛋白等甲状腺相关抗原，但部分患者未检出甲状腺相关抗原或抗体沉积。

（三）电镜

膜性肾病患者肾小球基膜上皮侧和系膜区可见电子致

密物沉积。

五、临床表现

本病多见于中年女性，在患甲状腺疾病后不久或数年后发病，也有部分患者肾病表现先于甲状腺疾病症状。AITD相关性肾病临床可表现为肾炎综合征或肾病综合征。多数患者早期表现为轻度蛋白尿，少数患者可表现为肾病综合征，镜下血尿偶见。大多数患者不伴有高血压及肾功能损害，少数可有高血压及肾功能损害。患者肾小管间质损害一般较轻，少数甲状腺功能亢进患者可合并肾小管酸中毒。而药物诱导的 ANCA 相关性血管炎影响全身多个系统，其中肾脏为最常受累脏器。临床症状多表现为血尿、蛋白尿及水肿等肾炎综合征，严重者甚至发生急性肾损伤。AITD 相关性肾病未及时控制的情况下，随着病程延长可发展为尿毒症。

尿素氮、肌酐以及尿酸的增高是可逆的，甲状腺激素治疗可逆转和部分恢复患者的肾脏功能。但是，随着甲状腺功能减退时间的延长，许多患者甲状腺功能由暂时性甲状腺功能减退发展成永久性甲状腺功能减退，而永久性甲状腺功能减退促使肾脏损害，甚至发展到不可逆转的肾功能不全，即氮质血症及尿毒症。

AITD 相关性肾病临床表现的轻重与肾脏病理类型相关。膜性肾病Ⅰ～Ⅱ期患者多无血尿、高血压及肾功能损害，局灶节段硬化性病变（FSGS）患者可有血尿、高血压及肾功能损害，系膜增生性肾炎（IgA肾病）患者则有血尿、蛋白尿。另外有报道，在 AITD 相关性肾病过程中，可发生如乙型肝炎、糖尿病、红斑狼疮等新的疾病，并造成机体病情迁延加重，促进病情发展。

六、诊断及鉴别诊断

（一）诊断

目前 AITD 相关性肾病的诊断尚无共识，具备以下几点应考虑诊断：① AITD 病史；②血清 TGA、MCA 升高；③蛋白尿；④肾活检：免疫荧光检查发现肾小球基底膜免疫沉积物中有甲状腺球蛋白等多种抗体成分；⑤根据病史、体检及化验检查除外糖尿病、肝病、系统性红斑狼疮、多发性骨髓瘤等导致肾病综合征的其他主要疾病。其中肾活检病理改变在诊断上起着十分重要的作用，不仅为诊断提供较充分依据，还可以确定病理类型，指导制定治疗方案，并提示预后。

该病尽管常有前驱的甲状腺疾病史，但可能数月或数年后才发生蛋白尿或肾病综合征，故极易被忽视。因此，对水肿、蛋白尿的甲状腺疾病患者要动态观察尿蛋白变化，争取做肾脏免疫病理学检查；对肾病综合征患者亦应常规行有关的甲状腺功能检查，对可疑患者还应检测甲状腺球蛋白抗体和甲状腺微粒体抗体以及免疫学指标的变化，以协助诊断。

（二）鉴别诊断

肾脏疾病与甲状腺疾病常常同时发生，二者之间存在一定联系。因此，ATID 相关性肾病与原发性肾脏疾病继发甲状腺功能减退的鉴别难度较大，由于肾脏免疫病理的甲状腺相关抗体阳性率低，因此不能以肾组织中是否存在甲状腺球蛋白作为鉴别依据。

肾病综合征时，包括甲状腺结合球蛋白在内的大量蛋白自尿中丢失，可导致继发性甲状腺功能低下。但一般肾病综合征血 TSH 降低，FT3、FT4 正常或略偏高，而原发性甲状腺功能减退患者血 TSH 升高，FT3、FT4 减少。

肾功能衰竭也常常影响到甲状腺分泌、代谢功能，引起FT3、FT4 降低。但这种情况下不会引起甲状腺球蛋白抗体、甲状腺微粒体抗体及免疫学指标的变化。

七、治　疗

AITD 相关性肾病的治疗目前尚缺乏共识。病因治疗即积极治疗自身免疫性甲状腺疾病具有重要作用。早期发现、早期诊断加上及时有效地治疗 AITD 甚至可以逆转肾脏损害。对于原发性甲状腺功能亢进患者应用丙硫氧嘧啶或甲巯咪唑等药物，甲状腺功能减退或桥本甲状腺炎患者给予甲状腺激素替代治疗。而甲状腺功能亢进药物引起的 ANCA 相关性小血管炎，首先应立即停用抗甲状腺功能亢进药物，然后根据临床表现、脏器受累程度及抗体滴度决定是否应用糖皮质激素或免疫抑制剂，必要时血液净化治疗。

针对肾脏病变，文献报道甲状腺激素替代治疗、RAS抑制剂、糖皮质激素、免疫抑制剂和甲状腺切除术均可能有效。当 AITD 伴少量蛋白尿时单纯甲状腺素替代治疗可能有效；给予血管紧张素转换酶抑制剂（ACEI）或血管紧张素Ⅱ受体拮抗剂（ARB）可通过多种机制减少蛋白尿，保护肾功能；根据尿蛋白量和病理类型可加用糖皮质激素，必要时加用环磷酰胺或其他免疫抑制剂；一旦患者出现肾病综合征表现时，单纯肾上腺皮质激素和免疫抑制剂治疗亦不能使蛋白尿减少，更应强调对 AITD 本身的充分治疗。少数文献报道对 TGA、MCA 高滴度阳性患者还可考虑手术切除部分甲状腺，以减少抗原来源，但尚需要更多的临床资料证实。

同时应重视 AITD 相关性肾病的合并症治疗及长期随访。长期甲状腺功能减退时可形成高脂血症、高尿酸血症均会加大肾小球动脉硬化及间质损害的概率，辅以降脂、降尿酸治疗可延缓肾脏病变的发展。另外，临床上在肾病综合征时大量蛋白尿可造成甲状腺结合球蛋白的丢失，常可加重甲状腺功能减退，故此类患者的甲状腺替代治疗剂量通常需增加。对仅有血中 TSH 升高者，要注意经常动态监测并检测其他指标，观察有无变化，利于早期发现、早期治疗，且减少并发症的发生。

八、预　后

AITD 相关性肾病的转归与治疗时机、肾脏病变类型相关。AITD 相关性肾病如早期发现、早期治疗、有效控制原发甲状腺疾病，同时肾脏病理改变较轻（如微小病变、轻度系膜增生、膜性肾病Ⅰ～Ⅱ期等）的患者预后良好。而治疗延误，甚至出现并发症，则治疗困难，预后不良。需要指出的是 AITD 相关性肾病与原发性肾小球疾病相比，更易复发，尤其 AITD 病变活动可导致肾脏损害的进一步加重，并较前更难以治疗。

（李　林）

第6节 强直性脊柱炎
相关性肾病

强直性脊柱炎(ankylosing spondylitis,AS)是一种慢性进行性炎症性关节疾病,主要侵犯骶髂关节、脊柱棘突、脊柱旁软组织及外周关节,并可伴有关节外损害,如葡萄膜炎、虹膜炎,肾脏损害,主动脉关闭不全,肺纤维化与囊性变等。AS以男性多见,男女之比约为5:1,发病年龄通常在13~31岁。AS的病因未明,流行病学调查发现,基因和环境因素在本病的发病中发挥重要作用。研究证实AS的发病和HLA-B27密切相关,并有明显家族发病倾向。近年来,文献报道AS相关性肾病有所增多,发生率在AS疾病中10%~30%不等。

一、病因及发病机制

AS相关性肾病主要有以下三种病因:AS直接引起肾脏病变,治疗药物导致的肾脏病变和肾脏淀粉样变性。

(一)AS直接引起的肾脏病变

随着对AS发病机制和伴随的肾脏病理的研究深入,发现AS相关性肾病可有多种免疫因素介导的病理改变,包括IgA肾病和膜性肾病等。国内AS相关性肾病病理改变以IgA肾病最为多见。AS和IgA肾病有着相同的免疫特点,在AS相关性肾病患者中血清IgA水平大多升高,提示可能存在着某些导致IgA及相关复合物产生过多或代谢障碍的因素。近来研究发现,AS患者CD89表达受损,通过影响IgA及其相关免疫复合物的循环利用或分解代谢,改变其与受体结合的亲和力,从而造成肾脏损害。AS合并膜性肾病比较少见,很难区分这两种疾病同时存在是因果关系还是简单的并存。文献报道AS患者体内的循环免疫复合物激活了补体系统,然后通过免疫反应造成肾脏损害。引起AS的某些免疫原依靠自身的形状和功能定植在上皮下的基底膜处,然后与血液循环中的特定抗体相结合,形成导致膜性肾病的特定免疫复合物。

(二)治疗药物导致的肾脏病变

AS患者需要长期服药治疗,因此出现肾脏损害时往往需要考虑药物性肾损害。非甾体类抗炎药(NSAIDs)是AS患者的最常用药物,NSAIDs药物对于肾脏的影响主要为以下几种:①通过抑制舒张血管的前列腺素改变肾脏的血流动力学,影响肾脏的微循环,从而损伤肾功能,造成急性肾损伤;②间质性肾炎;③微小病变。有报道使用青霉胺和金制剂治疗AS患者可继发膜性肾病。

(三)肾脏淀粉样变性

国外报告AS患者中肾淀粉样变性的发生率较高,但在国内并不常见。长期持续存在的炎症反应可致AA型淀粉样变性。

二、病 理

(一)AS直接相关的肾脏病变

肾活检病理改变并不均一,以IgA肾病(图14-6-1)和膜性肾病(图14-6-2)最多见,膜增生性肾炎和局灶节段性肾小球硬化少见,常伴有肾小管间质或血管病变。免疫荧光下可见免疫球蛋白如IgG、IgA及补体沉积。AS的基本病变是血管炎症,因此,AS相关IgA肾病既有急性血管炎性病变,表现为新月体形成、袢坏死、肾脏小血管炎症、纤维素样坏死,同时也有慢性血管病变导致的球性/节段性硬化和间质纤维化。

(二)治疗药物导致的肾脏病变

NSAIDs药物引起的急性肾损伤,光镜下常见单个或成簇的肾小管上皮细胞脱落,严重时可致肾小管基底膜裸露,裸露区域附近的细胞扁平、变宽(图14-6-3)。如引发急性间质性肾炎,突出表现为间质弥漫性炎细胞浸润伴间质水肿,浸润细胞主要为T细胞、单核细胞、巨噬细胞,可伴有浆细胞、嗜酸性粒细胞和中性粒细胞(图14-6-4)。如未得到积极治疗,形态学检查可逐渐出现小管萎缩和间质纤维化。NSAIDs药物亦可导致微小病变,电镜下表现为足突广泛融合(图14-6-5)。

(三)肾脏淀粉样变性

初期表现为肾小球系膜区无细胞性增宽,晚期基底膜

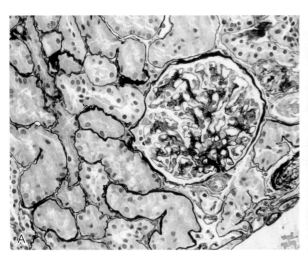

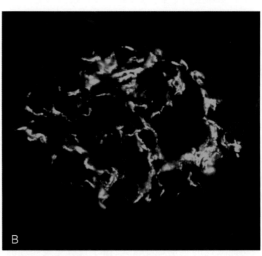

图14-6-1 强直性脊柱炎相关性IgA肾病
注:A.肾小球病变轻微,节段系膜细胞轻度增生(PASM×400);B.免疫荧光显示IgA在系膜区沉积(IF×200)。

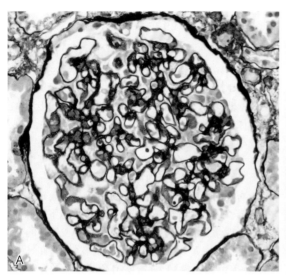

图 14-6-2　AS 相关性膜性肾病
注：A. 肾小球基膜僵硬,有钉突形成(PASM×400);B. 免疫荧光 IgG 沿毛细血管袢沉积(IF×400)。

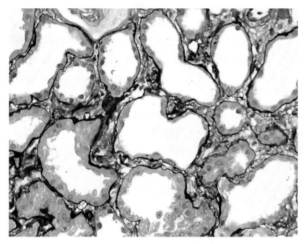

图 14-6-3　AS 相关性急性肾损伤(药物引发的急性肾小管损伤)
注：肾小管管腔扩张,上皮细胞扁平,偶见小管基膜裸露(PASM×400)。

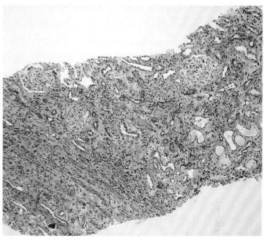

图 14-6-4　AS 相关性间质肾炎(药物引发的急性间质性肾炎)
注：肾间质大量炎症细胞浸润伴肾小管损伤,亦可见小管萎缩和间质纤维化(HE×100)。

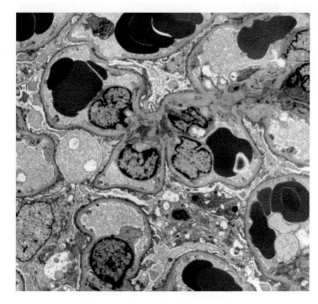

图 14-6-5　AS 相关性肾病
注：电镜下肾小球上皮细胞足突广泛融合(EM×7 500)。

增厚,大量无结构的淀粉样物质沉积。呈淡伊红均质状,肾小管基底膜、肾间质和血管均可受累(图14-6-6)。刚果红染色阳性,偏振光显微镜下呈苹果绿双折光现象(图14-6-6)。电镜下可见无分支、僵硬、排列紊乱的细纤维状结构(直径8~12nm)。AS相关性淀粉样变多为AA型,高锰酸钾预处理后刚果红染色转为阴性,免疫组化抗AA蛋白染色阳性。

三、临床表现

(一)初期症状

AS一般起病比较隐匿,好发于青年男性,早期可无任何临床症状,有些患者在早期可表现出轻度的全身症状,如乏力、消瘦、长期或间断低热、厌食、轻度贫血等。由于病情较轻,患者大多不能早期发现,致使病情延误,失去最佳治疗时机。

(二)关节表现

AS患者多有关节病变,且绝大多数首先侵犯骶髂关节,以后上行发展至颈椎。少数患者先由颈椎或几个脊柱段同时受侵犯,也可侵犯周围关节,早期病变处关节有炎性疼痛,伴有关节周围肌肉痉挛,有僵硬感,晨起明显。也可表现为夜间疼痛,经活动或服止痛剂缓解。随着病情发展,关节疼痛减轻,而各脊柱段及关节活动受限和畸形,晚期整个脊柱和下肢变成僵硬的弓形,向前屈曲。

(三)肾脏表现

AS相关性肾病的临床表现与肾脏病理类型相关,大多出现在AS诊断后,偶有在AS关节症状之前出现。临床上可表现为尿检异常,包括镜下血尿和/或蛋白尿,其中血尿合并蛋白尿多见,占46.7%~60.0%。蛋白尿程度不一,多数为少量蛋白尿,大量蛋白尿仅占10.5%。5.3%~40.0%患者出现慢性肾功能不全,21%患者出现高血压,42.1%患者出现小管间质损害。部分患者也可表现为持续肉眼血尿,急进性肾炎等。

(四)其他表现

AS可侵犯全身多个系统,并伴发多种疾病,如心血管、肺部及神经等系统损害。25%~30%患者可累及眼部,出现结膜炎、虹膜炎、眼色素膜炎或葡萄膜炎。

四、实验室检查

活动期患者可见红细胞沉降率(ESR)增快,C反应蛋白(CRP)增高。轻度贫血和免疫球蛋白轻度升高。类风湿因子(RF)多为阴性,但RF阳性并不排除AS的诊断。虽然AS患者HLA-B27阳性率达90%左右,但无诊断特异性。因为健康人也有阳性。HLA-B27阴性患者只要临床表现和影像学检查符合诊断标准,也不能排除AS可能。

肾脏受累患者表现为镜下血尿,严重时可出现肉眼血尿,常伴不同程度的蛋白尿,部分可达肾病综合征范围,肾功能有不同程度受损。小管间质损害患者表现为尿酸化能力下降、尿NAG酶升高和禁水后尿渗透压下降。

影像学检查具有确定诊断意义。AS最早的变化发生在骶髂关节。X线片显示骶髂关节软骨下骨缘模糊,骨质糜烂,关节间隙模糊,骨密度增高及关节融合。通常按X线片骶髂关节炎的病变程度分为5级,0级:正常;Ⅰ级:可疑;Ⅱ级:有轻度骶髂关节炎;Ⅲ级:有中度骶髂关节炎;Ⅳ级:关节融合强直。脊柱的X线片表现有椎体骨质疏松和方形变,椎小关节模糊,椎旁韧带钙化以及骨桥形成。晚期广泛而严重的骨化性骨桥表现称为"竹节样脊柱"。对于临床早期或可疑病例,可选择CT或MRI检查。

五、诊 断

AS相关性肾炎的诊断首先是临床明确AS的诊断,伴有相应的肾脏病理改变。典型AS诊断并不困难,1987年,Linden推出AS新的诊断标准,此标准提出重视家族史及HLA-B27阳性在AS诊断中的作用(表14-6-1)。值得注意的是,部分AS患者临床症状(腰痛、腰部活动受限)相对较轻。由于腰背痛是普通人群中极为常见的一种症状,但大多数为机械性非炎性背痛,而本病则为炎性疼痛。2009年国际AS评估工作组专家推荐诊断炎性背痛标准为以下5项中至少满足4项:①发病年龄<40岁;②隐匿起病;③症状活动后好转;④休息时加重;⑤夜间痛(起床后好转)。符合上述5项指标中的4项,诊断AS炎性背痛,其敏感性为79.6%,特异

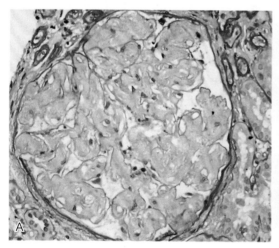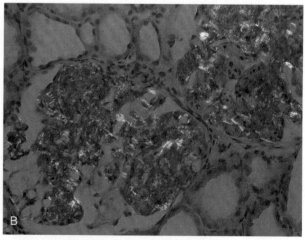

图14-6-6 AS相关性肾病

注:A.光镜下肾小球继发AA型淀粉样变,大量浅伊红色基质物沉积,血管腔闭塞(PAS×400);B.刚果红染色阳性,偏振光显微镜下呈苹果绿双折光现象(×400)。

性为 72.4%。AS 患者伴发的急性或慢性肾脏疾病,必须考虑 AS 相关性肾病可能,必要时进一步行肾活检明确诊断。

表 14-6-1　AS 诊断标准(Linden,1987)

诊断标准
1. 炎症性下腰痛,45 岁以前发病
2. HLA-B27 阳性或家人有 AS 病史,具有下列任何一项:
(1)无法解释的反复胸痛或僵硬
(2)单侧眼葡萄膜炎及肌腱、韧带与骨骼交接处的炎症
(3)其他血清学检查阴性脊椎关节病变
3. 腰椎运动范围受限
4. 扩胸范围受限
5. X 线证实骶髂关节炎

六、治　疗

(一)针对 AS 的治疗

AS 尚无根治方法。但是患者如能及时诊断及合理治疗,可以达到控制症状并改善预后。应通过非药物、药物和手术等综合治疗,缓解疼痛和僵硬,控制或减轻炎症,保持良好的姿势,防止脊柱或关节变形,必要时矫正畸形关节,以达到改善和提高患者生活质量的目的。

1. 非药物治疗

(1)患者教育:对患者及其家属进行疾病知识的教育是整个治疗计划中不可缺少的一部分,有助于患者主动参与治疗并与医师的合作。

(2)体育锻炼:劝导患者坚持合理体育锻炼,以取得和维持脊柱关节的最好位置,增强椎旁肌肉和增加肺活量。

(3)保持正确体位:站立时应尽量保持挺胸、收腹和双眼平视前方的姿势。坐位也应保持胸部直立。应睡硬板床,多取仰卧位,避免促进屈曲畸形的体位。

(4)物理治疗:对疼痛或炎性关节或软组织给予必要的物理治疗。

(5)戒烟。

2. 药物治疗

(1)NSAIDs:可迅速改善患者腰背部疼痛和晨僵,减轻关节肿胀和疼痛,增加活动范围,对早期或晚期 AS 患者的症状首选治疗,但对于合并肾功能损害的患者应谨慎使用。

(2)生物制剂:抗肿瘤坏死因子(TNF)-a 拮抗剂,包括依那西普(etanercept)、英夫利西单抗(infliximab)和阿达木单抗(adalimumab)。多项随机双盲安慰剂对照试验治疗 AS,总有效率达 50%~75%。

(3)柳氮磺胺吡啶:可改善 AS 的关节疼痛、肿胀和发僵,并可降低血清 IgA 水平及其他实验室活动性指标,特别适用于改善 AS 患者的外周关节炎。

(4)糖皮质激素:一般不主张口服或静脉全身应用糖皮质激素治疗 AS。因其不良反应大,且不能阻止 AS 的病程。

(5)其他药物:部分男性难治性 AS 患者应用沙利度胺

后,临床症状和实验室指标均明显改善。对上述治疗缺乏疗效的患者,AS 外周关节受累者可使用甲氨蝶呤和抗风湿植物药。

3. 外科治疗

髋关节受累引起的关节间隙狭窄、强直和畸形是本病致残的主要原因。人工全髋关节置换术是最佳选择,置换术后绝大多数患者的关节痛得到控制,部分患者的功能恢复正常或接近正常,置入关节的寿命 90% 达 10 年以上。

(二)针对 AS 相关性肾病的治疗

首先应明确病因,以原发病治疗为主,再根据病理类型进行相应治疗。

1. IgA 肾病　应在诊断时和随访期间观察蛋白尿、血压和肾小球滤过率(GFR)以评估肾病进展的风险。如无禁忌证,推荐患者长期使用血管紧张素转换酶抑制剂(ACEI)或血管紧张素受体拮抗剂(ARB)治疗。经 3~6 个月有效的支持治疗(包括 ACEI 或 ARB、控制血压),蛋白尿仍持续 $\geq 1g/d$ 且 $GFR>50ml/(min \cdot 1.73m^2)$ 时,可考虑糖皮质激素 $0.5\sim1.0mg/(kg \cdot d)$ 治疗,总疗程半年。

2. 膜性肾病　应区分是源于药物还是源于 AS 本身,药物导致的膜性肾病应尽早停药。AS 导致的膜性肾病应积极治疗原发病,蛋白尿患者可给予 ACEI 或 ARB 治疗。对于上述治疗无效的膜性肾病患者,可考虑糖皮质激素联合免疫抑制剂治疗。

3. 药物导致急性肾损伤　尽早停用相关药物,保持内环境稳定,预防和治疗并发症。

4. 药物导致小管间质性肾炎　尽早停用相关药物,如肾活检显示有活动性病变,无晚期组织瘢痕化,可考虑糖皮质激素治疗。

5. 药物导致微小病变　尽早停用相关药物,并使用糖皮质激素治疗。

6. 肾淀粉样变　积极治疗 AS,不宜采用免疫抑制治疗。

七、预　后

研究证明有多个指标对判断 AS 的预后有参考价值,包括:髋关节炎;腊肠样指或趾;NSAIDs 疗效差;ESR 升高(>30mm/h);腰椎活动度受限;寡关节炎和发病年龄 <16 岁。AS 相关肾脏损害也不容忽视,其后果严重,是 AS 患者终末期死亡的主要原因之一。

(张敏芳)

参考文献

[1] KURTS C, PANZER U, ANDERS H J, et al. The immune system and kidney disease: basic concepts and clinical implications [J]. Nat Rev Immunol, 2013, 13 (10): 738-753.

[2] Kidney Disease: Improving Global Outcomes (KDIGO) Glomerulonephritis Work Group. KDIGO clinical practice guideline for glomerulonephritis [J]. Kidney Int Suppl, 2012, 2 (2): 139-274.

［3］ YUNG S, CHAN T M. Molecular and Immunological Basis of Tubulo-Interstitial Injury in Lupus Nephritis: a Comprehensive Review [J]. Clin Rev Allergy Immunol, 2017, 52 (2): 149-163.

［4］ BAJEMA I M, WILHELMUS S, ALPERS C E, et al. Revision of the International Society of Nephrology/ Renal Pathology Society classification for lupus nephritis: clarification of definitions, and modified National Institutes of Health activity and chronicity indices [J]. Kidney Int, 2018, 93 (4): 789-796.

［5］ YU F, HAAS M, GLASSOCK R, et al. Redefining lupus nephritis: clinical implications of pathophysiologic subtypes [J]. Nat Rev Nephrol. 2017, 13 (8): 483-495.

［6］ ZHOU X J, LASZIK Z G, NADASDY T, et al. Silva's diagnostic renal pathology [M]. 2nd ed.[S. l.]: Cambridge University Press, 2017.

［7］ TUNNICLIFFE D J, PALMER S C, HENDERSON L, et al. Immunosuppressive treatment for proliferative lupus nephritis [J]. Cochrane Database Syst Rev, 2018, 6 (6): CD002922.

［8］ 中国狼疮肾炎诊断和治疗指南编写组 . 中国狼疮性肾炎诊断和治疗指南 [J]. 中华医学杂志 , 2019, 99 (44): 3441-3455.

［9］ FOGO A B, KASHGARIAN M. Diagnostic atlas of renal pathology [M]. 3rd ed.[S. l.]: Elsevier, 2016.

［10］ KRONBICHLER A, BREZINA B, GAUCKLER P, et al. Refractory lupus nephritis: When, why and how to treat [J]. Autoimmun Rev, 2019, 18 (5): 510-518.

［11］ MORIMOTO C, FUJIGAKI Y, TAMURA Y, et al. Emergence of smoldering ANCA-associated glomerulonephritis during the clinical course of mixed connective tissue disease and Sjögren's Syndrome [J]. Intern Med, 2018, 57 (12): 1757-1762.

［12］ KURODA T, ITO Y, IMAI N, et al. Significant association between renal function and area of amyloid deposition in kidney biopsy specimens from patients with AA amyloidosis associated with rheumatoid arthritis and AL amyloidosis [J]. Amyloid, 2019, 26 (sup1): 125-126.

［13］ SANTORO D, VADALÀ C, SILIGATO R, et al. Autoimmune thyroiditis and glomerulopathies [J]. Front Endocrinol (Lausanne), 2017, 8: 119.

［14］ LEVY A R, SZABO S M, RAO S R, et al. Estimating the occurrence of renal complications among persons with ankylosing spondylitis [J]. Arthritis Care Res (Hoboken), 2014, 66 (3): 440-445.

［15］ LEE S H, LEE E J, CHUNG S W, et al. Renal involvement in ankylosing spondylitis: prevalence, pathology, response to TNF-a blocker [J]. Rheumatol Int, 2013, 33 (7): 1689-1692.

［16］ YARKAN TUĞSAL H, ZENGIN B, KENAR G, et al. Infliximab-associated focal segmental glomerulosclerosis in a patient with ankylosing spondylitis [J]. Rheumatol Int, 2019, 39 (3): 561-567.

［17］ Kidney Disease: Improving Global Outcomes (KDIGO) Glomerulonephritis Work Group. KDIGO clinical practice guideline for glomerulonephritis [J]. Kidney Int Suppl, 2020: 274.

第15章

新月体性肾小球肾炎

第1节 概 述

一、基本概念

新月体性肾小球肾炎(crescentic glomerulonephritis,CrGN)是肾小球肾炎中最为严重的一种病理类型,临床通常表现为急进性肾小球肾炎(rapidly progressive glomerulonephritis,RPGN),其特点是在肾炎综合征(肾小球源性血尿和蛋白尿)的基础上,短期内肾功能急骤恶化,常伴有少尿、无尿。临床诊断中的"急进性肾小球肾炎"和病理诊断中的"新月体性肾小球肾炎"经常通用。

我国目前采用的新月体性肾炎的诊断标准是肾脏病理标本中50%以上的肾小球有大新月体(新月体占肾小囊周径50%以上)形成。病变的初期为细胞性新月体,它主要是由于肾小球毛细血管袢局部断裂后,炎症介质和白细胞进入鲍曼囊,引起上皮细胞的增殖和巨噬细胞的浸润,后两者一起形成了细胞性新月体。新月体中的细胞成分大部分为巨噬细胞,还有少量T细胞和壁层上皮细胞。病变严重者有肾小囊基膜(鲍曼囊)的断裂,此时浸润的细胞以巨噬细胞和T细胞为主。也有人认为病变轻,肾小囊及肾小球毛细血管基底膜完整者以壁层上皮细胞增生为主。后期以胶原纤维沉积为主者称为纤维性新月体。

新月体性肾小球肾炎进展迅速,预后凶险,肾功能可在数周到数月内迅速进展至终末期肾衰竭,但如能早期明确诊断并根据各种不同的病因及时采取正确的治疗,可显著改善患者的预后。

二、新月体性肾小球肾炎的分型及其历史沿革

关于新月体性肾小球肾炎的分型,存在着漫长的历史沿革。最经典的分型方法是根据肾脏病理免疫荧光的特点分成三型:①Ⅰ型:免疫荧光特点为IgG和C3沿肾小球毛细血管袢呈线条样沉积,由于这一型患者血清中通常能检测到抗肾小球基底膜(glomerular basement membrane,GBM)抗体,所以又名抗GBM抗体型;②Ⅱ型:免疫复合物型,其特点是免疫球蛋白和补体成分呈颗粒样或团块样

沿肾小球毛细血管袢和系膜区沉积,可在多种肾小球疾病基础上发生,如IgA肾病、过敏性紫癜性肾炎和狼疮性肾炎等;③Ⅲ型:寡免疫沉积型,其特点是无明显免疫球蛋白成分沉积,其中多数为抗中性粒细胞胞浆抗体(antineutrophil cytoplasmic antibody,ANCA)相关性小血管炎,约2/3患者血清中可检测到ANCA。

随着抗GBM抗体和ANCA的发现,并有一系列研究证实这两种自身抗体不仅是多数新月体性肾小球肾炎的血清学标志物,更在发病机制中发挥了关键的作用,因此有学者提出新月体性肾小球肾炎的分型应该在以上根据免疫荧光病理分型的基础上,结合血清中的自身抗体,将新月体性肾炎分为五种类型。在抗GBM抗体型中,单纯抗GBM抗体阳性仍称为Ⅰ型,如合并ANCA阳性则称为Ⅳ型;Ⅱ型仍为免疫复合物型;寡免疫沉积型中,如ANCA阳性仍称为Ⅲ型,如ANCA阴性则称为Ⅴ型。二种分型的关系见表15-1-1。

表 15-1-1 新月体性肾小球肾炎两种分型的关系和免疫病理特点

三型分类法	免疫病理特点	血清学自身抗体	五型分类法
Ⅰ型抗GBM抗体型	IgG、C3沿肾小球毛细血管袢呈线条样沉积	抗GBM抗体阳性,ANCA阴性	Ⅰ型
		抗GBM抗体阳性,ANCA阳性	Ⅳ型
Ⅱ型免疫复合物型	免疫球蛋白和补体成分呈颗粒样或团块样沿肾小球毛细血管袢和系膜区沉积		Ⅱ型
Ⅲ型寡免疫沉积型	无明显免疫球蛋白成分沉积	ANCA阳性	Ⅲ型
		ANCA阴性	Ⅴ型

此后,陆续有研究发现五型分类法中的Ⅰ型和Ⅳ型治疗反应和预后类似,主要取决于抗 GBM 抗体,而 ANCA 阳性与否影响不大;而Ⅴ型与Ⅲ型也似乎差别不大。因此,多数学者认为没有必要分为五型。但随着抗体免疫学特性以及临床表型研究的深入推进,有学者发现在五型分类法的Ⅰ型和Ⅳ型中,抗 GBM 抗体的抗原决定簇存在较大差异,而五型分类法的Ⅲ型和Ⅴ型中,临床表现、预后及发病机制(包括中性粒细胞活化、补体活化、抗内皮细胞抗体等环节)也存在着较大差异,因此,尽管目前三型分类法在学术上占据主流地位,五型分类法仍然存在相当的合理性。

三种类型的新月体性肾小球肾炎在临床表现、肾脏病理改变、治疗和预后方面各不相同。抗 GBM 抗体型和免疫复合物型多见于青壮年发病,其中抗 GBM 抗体型常伴有肺出血;寡免疫沉积型多见于老年人,该型多为 ANCA 相关小血管炎累及肾脏时的表现,往往同时有肾外受累的多系统表现。抗 GBM 抗体型新月体性肾小球肾炎在所有新月体肾炎中预后最差,治疗首选强化血浆置换联合激素和环磷酰胺治疗,另两型的新月体性肾小球肾炎则预后较好。

三、流行病学

新月体性肾小球肾炎较常见,来自意大利的研究显示,新月体性肾小球肾炎在 13 353 例接受肾穿刺活检的患者中占 13%。在三种类型的新月体性肾小球肾炎中,美国的资料显示寡免疫沉积型是其中最常见的类型,占 61%,其次为免疫复合物型(29%),抗 GBM 抗体型最少见(11%)。在我国,新月体性肾小球肾炎疾病谱构成似乎随着时间的推移在发生变化,例如北京大学第一医院在 2001 年对 100 例新月体肾炎的分析发现,我国仍以免疫复合物型为主,占 47%,寡免疫沉积型和抗 GBM 抗体型新月体肾炎则分别占 32% 和 21%;10 年之后(2010 年)的再次分析中发现,三型的分布比例有了一定的变化,寡免疫沉积型的比例已经跃居首位,占 43%,免疫复合物型占 41%。这一方面可能是由于肾穿刺活检水平提高、老年人接受肾穿刺活检者增多,另一方面可能是由于感染性疾病得到有效的控制,致使免疫复合物型者比例下降,此外,医师对 ANCA 相关小血管炎认识水平的提高也与之不无关系。

Ⅰ型新月体性肾小球肾炎的发病年龄分布呈双峰模式,第一个高峰见于 20~30 岁患者,男性居多;第二个高峰见于 60~70 岁,女性稍多。有报道显示,在欧洲,抗肾小球基底膜抗体病的发病率为 0.5~1.0/ 百万人口。Ⅱ型新月体性肾小球肾炎是一组异质性较强的疾病,不同病因引起者不尽相同。例如狼疮性肾炎多见于育龄妇女,过敏性紫癜性肾炎多见于青少年。Ⅲ型新月体性肾小球肾炎多见于老年人,它通常是 ANCA 相关小血管炎累及到肾脏的表现。ANCA 相关小血管炎包括显微镜下多血管炎(MPA)、肉芽肿性多血管炎(GPA)以及嗜酸细胞肉芽肿性多血管炎(EGPA)。不同国家的发病率和患病率有所不同,法国研究报道 MPA、GPA 和 EGPA 的患病率分别为 25.1/ 百万人口、23.7/ 百万人口和 10.7/ 百万人口。在瑞典,GPA 患病率高达 160/ 百万人口,MPA 和 EGPA 则分别为 94/ 百万人口和

14/ 百万人口。在英国的 1 项研究中,AAV 发病率为每年 18/ 百万人口,其中 GPA 为每年 7.9/ 百万人口,MPA 为每年 7.5/ 百万人口,EGPA 为每年 1.3/ 百万人口。

第 2 节 抗肾小球基底膜抗体型新月体肾炎

一、概 述

在新月体性肾小球肾炎中,约 10%~20% 为抗 GBM 抗体介导,占抗体介导的肾小球病的 1%~5%,白种人多见。本病是抗 GBM 病累及到肾脏的表现,该病可以表现为单独的肾脏受累,也可以是单独肺脏受累,典型的表现是弥漫性肺泡出血;也可以是肾和肺同时受累,表现为 Goodpasture 综合征,其特点为外周血中可以检测到抗 GBM 抗体,和 / 或肾脏 GBM 上有抗 GBM 抗体沉积。

二、病 因

(一)遗传因素

抗 GBM 病的遗传易感性与 HLA-DR2 密切相关,该等位基因编码 HLA Ⅱ类分子可能影响呈递抗原给辅助性 T 细胞的过程,从而影响疾病的发生和进展。HLA-DRB1 与疾病的发生关系密切,其中 HLA-DRB1*1501 是疾病的易感性等位基因;而 DRB1*0101 和 DRB1*0701 则是疾病的保护性等位基因。

(二)环境因素

抗 GBM 病的患者中有 20%~60% 在起病时有上呼吸道感染的前驱病史。来自北京大学第一医院的研究显示,有前驱感染者病情更为严重。但是疾病的发生并没有群体聚集性或季节多发性,具体哪种病原微生物的感染与本病的发生有关尚不得而知。约 6% 患者有碳氢化合物吸入史。肺出血和吸烟的关系非常密切,在抗 GBM 病患者中,几乎所有吸烟的患者均发生了肺出血,而在不吸烟的患者中,肺出血发生率显著下降。呼吸道感染、吸入碳氢化合物、吸烟以及其他一些因素均可使肺泡毛细血管壁受损,肺泡基底膜成分暴露或抗原释放,从而导致自身免疫反应,产生抗肺泡基底膜抗体并与 GBM 有交叉反应,从而引起肾小球肾炎和肺出血。

抗 GBM 病也可以伴发于或继发于其他肾小球病,其中最为常见的是膜性肾病。推测可能是由于这些原有的肾小球疾病可以使肾小球基底膜结构损伤,使原本处于遮蔽状态的抗原暴露,诱导自身免疫反应产生自身抗体,导致抗 GBM 肾炎的发生。合并膜性肾病的抗 GBM 病可能是一种特殊的临床表型。此外,Alport 综合征的患者可先天缺乏 GBM 的抗原成分,因此接受正常人肾移植的患者中有 5%~10% 会产生抗 GBM 抗体而诱发抗 GBM 病。

三、发病机制

抗 GBM 抗体具有明确的致病作用。从本病患者肾脏洗脱下来的抗体注射给猴子可诱发严重的肾炎和肺出血,免

疫荧光病理呈现典型的免疫球蛋白呈线条样沉积。抗体识别的抗原决定簇是基底膜Ⅳ型胶原 α3 链的非胶原区 1［α3（Ⅳ）NC1］。抗 GBM 抗体的免疫学特性对其致病性起了重要作用,后者包括抗体的滴度和亲和力,它们与肾脏损伤的严重程度相关。在疾病发生和发展过程中,抗 GBM 抗体的滴度逐渐升高,IgG1 亚型逐渐出现并增多,抗体识别的靶抗原也从局限于 α3（Ⅳ）NC1 和 α5（Ⅳ）NC1 发展到 α1～α5（Ⅳ）NC1 五种靶抗原均可识别。通过血浆置换清除循环中的抗体,对于肺出血和肾功能的恢复具有良好的效果。

细胞免疫,尤其是自身反应性 T 细胞,在疾病的发生和进展中也有重要作用。GBM 的单体成分以及合成短肽均能够刺激循环中的 T 细胞增殖,这种 α3（Ⅳ）NC 特异性的 T 细胞在起病时明显高于正常对照,随着时间延长而逐渐减少直至几年后恢复至正常水平。

四、病　理

（一）光镜

光镜的典型表现是肾小球毛细血管袢纤维素样坏死及新月体形成。通常抗肾小球基底膜病的新月体比例较高,平均为 80%（范围为 5%～100%）。但毛细血管袢纤维素样坏死常表现为局灶节段性 GBM 断裂伴纤维蛋白渗出,银染色和 Masson 显示断裂的 GBM 处嗜复红纤维蛋白,并渗漏到鲍曼囊腔内,局部可见中性粒细胞浸润伴核碎裂（图 15-2-1A、B）,部分可见 GBM 和鲍曼囊壁断裂。新月体病变以大型新月体（新月体占肾小囊壁周长 50% 以上）或环状体多见,也可为节段性或小型新月体（新月体占肾小囊壁周长 ≤ 50%）。早期形成的新月体为细胞性,随着病程进展,转化为细胞纤维性或纤维性新月体（图 15-2-2A、B）。

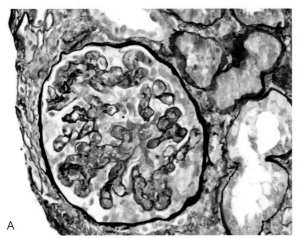
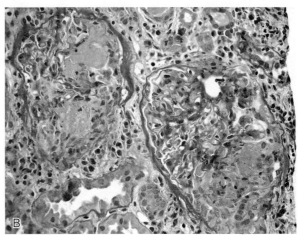

图 15-2-1　抗 GBM 抗体型新月体肾炎

注:A. 肾小球基底膜节段性断裂,伴纤维素渗出及袢坏死（PASM×400）;B. 肾小球呈节段毛细血管袢断裂坏死,肾小囊内细胞性新月体形成（PAS×200）。

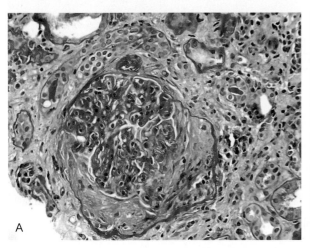
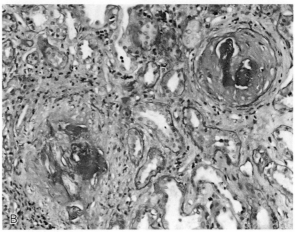

图 15-2-2　抗 GBM 抗体型新月体肾炎

注:A. 细胞纤维性新月体（PAS×400）;B. 纤维性新月体（PAS×400）。

也可见节段性纤维素样坏死病变演变为节段性硬化。本型新月体肾炎的肾小球系膜细胞和内皮细胞增生不明显,无明显嗜复红蛋白沉积。本病新月体类型基本一致,提示其发生时间基本一致,这一点与 ANCA 相关小血管炎引起的新月体性肾炎有明显区别。肾小管可出现急慢性损伤,早期表现为上皮刷状缘脱落,细胞扁平,严重者可见上皮崩解及脱落,伴节段性裸基底膜形成,管腔内可见红细胞管型及细胞碎片,后期可见肾小管萎缩。肾间质常见水肿伴局灶炎症细胞浸润。当合并抗肾小管基底膜抗体阳性时,肾小管间质病变更严重,可见肾小管炎、弥漫性间质炎症细胞浸润,后期进展为肾间质纤维化(图 15-2-3A、B)。肾小动脉无炎症病变,部分仅见动脉内膜增厚硬化。

（二）免疫荧光

典型表现是 IgG 沿着肾小球毛细血管壁呈线样沉积,部分远端肾小管基底膜也可见线样沉积。60%~70% 可伴有 C3 不连续的线样或颗粒样沉积,但是否有 C3 沉积与病情严重程度无关。IgG 亚型以 IgG3 沉积为主,可伴有 IgG2,少数可伴有 IgG1、IgG4 的沉积。肾小球毛细血管袢纤维素样坏死及新月体部位可见纤维蛋白沉积(图 15-2-4A、B)。

（三）电镜

电镜下可见肾小球正常结构破坏,肾小球基底膜断裂及皱缩,纤维蛋白渗出至鲍曼囊腔,伴有上皮细胞、单核巨噬细胞增生形成新月体,偶见中性粒细胞浸润,未见电子致密物沉积(图 15-2-5)。

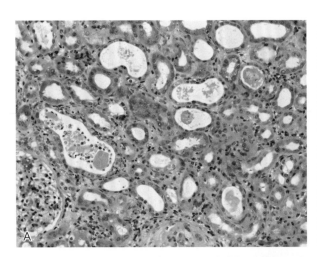
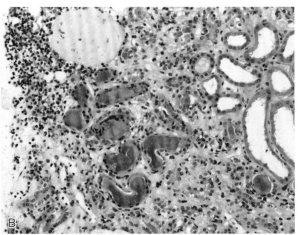

图 15-2-3 抗 GBM 抗体型新月体肾炎肾间质和肾小管损伤（HE×200）
注:A. 肾小管上皮刷状缘脱落,细胞扁平,管腔内可见细胞碎片;B. 肾小管内红细胞管型,肾间质淋巴、单核细胞浸润。

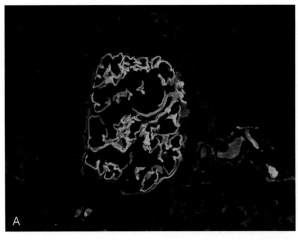
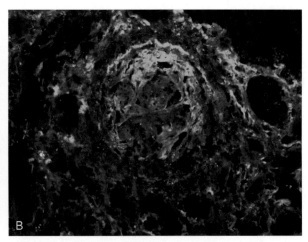

图 15-2-4 抗 GBM 抗体型新月体肾炎
注:A. IgG 沿肾小球毛细血管壁线样沉积(IF×200);B. 纤维蛋白原在节段毛细血管壁及新月体内片状阳性(IF×400)。

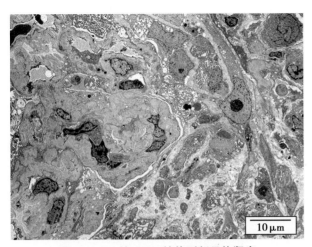

图 15-2-5　抗 GBM 抗体型新月体肾炎

注：电镜可见肾小球基底膜皱缩，毛细血管腔闭塞，鲍曼囊内细胞性新月体形成（EM）。

五、临床表现

抗 GBM 抗体型新月体肾炎多急骤起病，明显的变形红细胞性血尿，甚至可有红细胞管型，病情严重时可出现肉眼血尿和正常形态红细胞。尿蛋白多为轻中度，部分患者可出现肾病综合征水平的蛋白尿。同时患者出现水肿和高血压，病情进展通常很迅速，短期内达到少尿、无尿，肾功能迅速恶化，数天或数月内达到尿毒症水平。少数患者起病隐袭，没有明显的临床症状，发现疾病时已进展至尿毒症期。发病前可有前驱感染的症状，但缺乏特异性。部分患者伴有肺出血，即 Goodpasture 病。多数患者有小细胞低色素性贫血，贫血程度往往与肾功能损害不平行。

如前所述，本病可以继发于或者伴发于其他肾小球肾炎，特别是膜性肾病。研究发现合并膜性肾病的抗 GBM 病患者，与单纯的抗 GBM 病患者相比病情较轻，包括血肌酐水平，少尿 / 无尿及肉眼血尿发生率较低，尿蛋白水平较高；肾脏病理中合并膜性肾病者肾小球新月体比例较低，合并膜性肾病的抗 GBM 病患者对免疫抑制治疗反应较好，肾脏预后也较好。其机制有待于进一步的研究。约 1/3 患者可合并 ANCA 阳性（双阳性）。循环中检测到抗 GBM 抗体是诊断抗 GBM 病的重要依据。目前国际上通用的方法为抗原特异性 ELISA 法，其敏感性和特异性均较好。

六、治疗及预后

抗 GBM 抗体型新月体肾炎的标准治疗方案包括强化血浆置换治疗同时给予糖皮质激素和环磷酰胺治疗。由于循环中抗 GBM 抗体具有直接致病性，因此治疗原则是尽早尽快清除循环中的自身抗体，同时抑制抗体的产生。血浆置换治疗的主要目的是清除循环中已经存在的抗 GBM 抗体以及其他的炎症介质；环磷酰胺治疗可抑制抗体的进一步产生；而激素的主要作用则是抑制抗 GBM 抗体在肾脏所产生的严重的炎症性损伤。

血浆置换能够快速清除循环中的抗 GBM 抗体，显著改善预后。其方案是：每次置换量 50ml/kg（最多 4L/ 次）；

每天置换 1 次，直至抗体转阴，或者连续置换 14 次；采用 5% 的白蛋白作为置换液，每次置换结束后静脉输注 200~400ml 新鲜冰冻血浆，对于有肺出血的患者，或者近期拟接受肾活检或手术的患者，可应用新鲜冰冻血浆作为置换液以改善凝血功能。临床上出现少尿或无尿、血肌酐 >600μmol/L 及肾活检中 >85% 的肾小球有大新月体形成是该病预后不良的指标。不再建议应用血浆置换，除非出现肺大出血时用于挽救生命。

糖皮质激素应用，甲泼尼龙 7~15mg/（kg·d），最大量不超过每天 1g，静脉滴注，连续 3 天；接着应用口服泼尼松片 1mg/（kg·d），至少 4 周，之后逐渐减量，至 6 个月停药。

环磷酰胺应早期应用，并尽快达到累积剂量，以阻止抗体的持续产生。环磷酰胺可以口服，2mg/（kg·d），也可静脉注射，起始量为 0.5g/m² 体表面积，累积剂量 6~8g。对于老年、肾功能不全或白细胞减少的患者，可酌情调整用量。近年来有个例报道尝试使用硫唑嘌呤、环孢素 A、吗替麦考酚酯或立妥昔单抗替代环磷酰胺治疗，但起效较慢且疗效不佳。

临床上出现依赖透析、血肌酐 >600μmol/L 及肾活检中 100% 的肾小球有大新月体形成是肾脏预后不良的指标。近年发现，如果强化血浆置换及免疫抑制治疗在血肌酐 600μmol/L 之前开始，1 年后约 90% 患者可以保存正常肾功能；但如果治疗在血肌酐大于 600μmol/L 之后开始，仅 10% 患者可恢复肾功能。

第 3 节　免疫复合物型新月体肾炎

一、概　述

免疫复合物型新月体肾炎是一组异质性很强的疾病，由多种疾病所构成。在西方发达国家中，免疫复合物型新月体肾炎是仅次于寡免疫复合物型新月体肾炎、第二位常见的新月体肾炎，约占新月体肾炎的 30%，且以青少年为主。在我国，既往免疫复合物型新月体性肾炎是最常见的新月体肾炎的类型，目前这一比例虽有所下降，但在我国仍约占 40%~50%。这可能是由于感染性疾病得到有效控制，致使免疫复合物型新月体肾炎比例下降。

关于我国免疫复合物型新月体肾炎的病因构成，在原发性肾小球疾病中，IgA 肾病最常见；继发性肾小球疾病中狼疮性肾炎最多见，ANCA 相关小血管炎除了表现为经典的寡免疫复合物型新月体肾炎外，还有相当一部分可以表现为免疫复合物型新月体肾炎。研究显示，在免疫复合物型新月体肾炎中，IgA 肾病占 49%，其次是 ANCA 相关小血管炎及狼疮性肾炎，分别占 26% 和 12%；另有报道，在免疫复合物型新月体肾炎中，狼疮性肾炎最多见，占 34.3%，其次是 IgA 肾病，占 17.4%。

二、发病机制

如前所述，免疫复合物型肾小球肾炎不是单一的疾病，是由多种疾病和病因构成的一组异质性疾病，具有多种不同的病因和致病机制,严重的肾小球损伤均可发展成为新月体性肾炎,新月体性肾炎实际上是各种肾小球损伤后引起新月体形成的最后的共同通路。从循环中沉积或原位形成的免疫复合物在肾小球毛细血管祥、系膜区可以活化多种炎症因子和炎症细胞。其中体液炎症介质系统包括凝血系统、激肽系统和补体系统,而炎症细胞则包括中性粒细胞、单核/巨噬细胞、血小板、淋巴细胞、内皮细胞和系膜细胞。活化的炎症细胞可以释放各种可溶性炎症介质,如细胞因子和趋化因子等。补体系统的激活是介导免疫复合物型新月体性肾炎的重要机制。另外,Fc 受体在免疫复合物介导的损伤中也起重要作用。如果炎症反应局限在 GBM 以内,则主要引起毛细血管内皮细胞和系膜细胞增生,如果 GBM 被破坏发生断裂,则炎症反应可发展到毛细血管外、进入鲍曼囊,引起新月体形成。

三、病 理

(一)光镜

光镜可见各种肾小球肾炎的增生性病变,可表现为系膜增生、毛细血管内增生及膜增生性肾小球肾炎等特点,同时伴有多数新月体形成,新月体可表现大小不一、不同阶段的病理特点。Masson 染色可见嗜复红蛋白的沉积,沉积部位与病变类型相关。如 IgA 肾病或紫癜性肾炎,可见系膜区嗜复红蛋白沉积(图 15-3-1A);膜增生性肾炎可见内皮下

伴系膜区嗜复红蛋白沉积;狼疮性肾炎可见上皮下、内皮下及系膜区等多部位电子致密物沉积(图 15-3-2A)。肾小管间质可见相应的急性损伤及慢性病变,小动脉常见动脉硬化病变,少数可见免疫复合物沉积于小血管伴血管炎病变。

(二)免疫荧光

主要特点是免疫球蛋白和补体成分在肾小球系膜区和/或毛细血管祥呈颗粒样或团块状沉积,但不同病因所致者肾脏病理形态也有所差异。例如,狼疮性肾炎表现为"满堂亮",即以 IgG 为主的多种免疫球蛋白以及补体包括 C1q 和 C3 均有广泛的沉积;IgA 肾病和过敏性紫癜性肾炎则表现为以 IgA 为主的免疫球蛋白在系膜区沉积(图 15-3-1B);膜增生性肾炎表现为 IgG、IgM 和 C3 沿肾小球毛细血管祥及系膜区呈花瓣样、颗粒样沉积(图 15-3-2B)。

(三)电镜

依赖于基础肾小球肾炎的类型,其特点是肾小球内可见免疫复合物形成的电子致密物沉积,沉积部位可为系膜区、内皮下、基底膜内、上皮下或多部位等。电子致密物沉积部位和分布形态往往可提示不同类型的免疫复合物型新月体性肾炎。如 IgA 肾病和过敏性紫癜性肾炎表现为系膜区、副系膜区团块状电子致密物沉积(图 15-3-1C);膜增生性肾炎可见内皮下、系膜区伴或不伴上皮下块状电子致密物沉积(图 15-3-2C)。

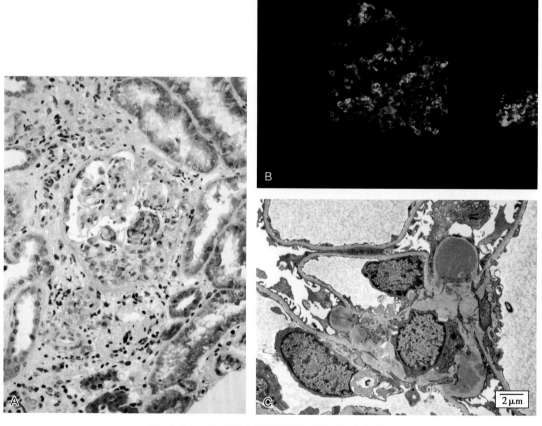

图 15-3-1 免疫复合物型新月体肾炎(IgA 肾病)

注:A.光镜肾小球系膜细胞和基质中度增生,系膜区嗜复红蛋白沉积,伴有细胞性新月体(Masson×400);B.免疫荧光 IgA 在肾小球系膜区团块状沉积(IF×400);C.电镜下系膜区、副系膜区团块状电子致密物沉积。

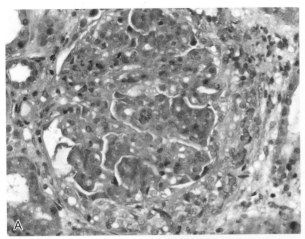

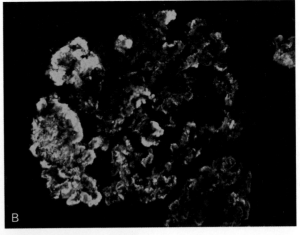

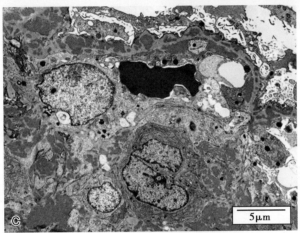

图 15-3-2 免疫复合物型新月体肾炎(狼疮肾炎)

注:A.肾小球毛细血管内增生,内皮下嗜复红蛋白沉积,伴细胞性新月体(Masson×400);B.IgG在肾小球毛细血管袢内皮下、系膜区颗粒样、团块状沉积(IF×200);C.电镜下肾小球内皮下、上皮下及系膜区大量电子致密物沉积。

四、临床表现

免疫复合物型新月体肾炎临床表现除了具有新月体肾炎的共同特点即急进性肾炎综合征之外,还有一些较特殊的表现。首先是蛋白尿水平多高于其他几种类型的新月体性肾炎,多数患者出现大量蛋白尿甚至肾病综合征,肾病综合征发生率明显高于另两型新月体性肾炎;其次是不同病因造成者表现不同,或具备基础肾脏病各自的特点。例如IgA肾病引起的新月体性肾炎多见于年轻人,可有前驱感染病史;狼疮性肾炎多见于育龄女性,可有皮疹、关节痛和光过敏等多系统受累。

五、治疗

免疫复合物型新月体肾炎的治疗取决于不同的病因及疾病种类。常用甲泼尼龙静脉冲击联合免疫抑制剂治疗。甲泼尼龙剂量通常是 500~1 000mg,每天或隔日 1 次,连续3 次为 1 个疗程,继之口服泼尼松片 1mg/(kg·d),持续数周后逐渐减量直至停用。最常用免疫抑制剂是环磷酰胺(口服或静脉给药),应与糖皮质激素联合使用。如为系统性疾病例如狼疮性肾炎等,还应在诱导缓解治疗之后,给予维持

治疗,详见相关章节。血浆置换疗效尚不肯定,有小样本前瞻性非对照研究认为对于新月体型 IgA 肾病可能有效,但有待于大规模的随机对照研究证实。

第4节　ANCA 阳性的寡免疫沉积型新月体肾炎

一、概　述

寡免疫沉积型(pauci-immune)新月体肾炎特点是免疫荧光和电镜检查无或仅有微量免疫复合物或电子致密物沉积。来自国内外的报道均显示,寡免疫沉积型新月体肾炎是成年人新月体肾炎最常见的类型,约占 40%~60%。通常认为寡免疫沉积型新月体肾炎与抗中性粒细胞胞浆抗体(antineutrophil cytoplasmic autoantibody,ANCA)相关性血管炎(ANCA-associated vasculitis,AAV)有密切关系,寡免疫沉积型新月体肾炎大多来自 ANCA 相关性血管炎,且ANCA 在其发病机制中起了重要作用;大约 70%~90%寡免疫沉积型新月体肾炎患者血清中可以检测到 ANCA,被

认为是 ANCA 相关性血管炎全身表现的一部分。

ANCA 相关性血管炎（ANCA-associated vasculitis，AAV）是一组常见的自身免疫性疾病，包括肉芽肿性多血管炎（granulomatosis with polyangiitis，GPA）、显微镜下多血管炎（microscopic polyangiitis，MPA）和嗜酸细胞肉芽肿性多血管炎（eosinophilic granulomatosis with polyangiitis，EGPA），可以累及全身多系统，肾脏和肺脏是最常受累的器官，肾脏受累常表现肾衰竭，肺脏受累可发生大量肺出血而危及生命，常常进展迅速、预后凶险。ANCA 是一种以中性粒细胞和单核细胞胞浆成分为靶抗原的自身抗体，是其特异性的血清学诊断工具。ANCA 的主要检测方法包括间接免疫荧光（indirect immunofluorescence，IIF）和酶联免疫吸附法（enzyme linked immunosorbent assay，ELISA）。间接免疫荧光法可呈胞浆型（cytoplasmic ANCA，cANCA）和环核型（peri-nuclear ANCA，pANCA）。cANCA 主要靶抗原是蛋白酶 3（proteinase 3，PR3），多见于 GPA；pANCA 的主要靶抗原之一是髓过氧化物酶（myeloperoxidase，MPO），多见于 MPA。在寡免疫沉积型新月体肾炎患者中，大约有 10%~30% 患者 ANCA 阴性。本节论述 ANCA 阳性的寡免疫沉积型新月体肾炎，ANCA 阴性的寡免疫沉积型新月体肾炎将在第 6 节中论述。

二、发病机制

关于 ANCA 阳性的寡免疫沉积型新月体肾炎的发病机制，可参阅本书第 38 章第 1 节。

三、病　理

（一）光镜

大多数病理改变为局灶节段性肾小球毛细血管袢坏死和新月体形成（≥90%），其中约 40% 有 50% 以上的肾小球新月体形成，符合新月体性肾小球肾炎。未受累的肾小球无明显病变，或仅见节段性内皮细胞增生，偶见少量中性粒细胞浸润。肾小球毛细血管袢坏死部位可见肾小球基底膜（GBM）断裂伴纤维蛋白渗出，伴少量中性粒细胞浸润，部分肾小囊壁破裂，肾小球周围可见淋巴细胞、单核细胞以及多核巨细胞浸润，形成球周肉芽肿结构（图 15-4-1A、B）。随着病程进展，新月体可由细胞性演变为细胞纤维性和纤维性新月体，肾小球毛细血管袢坏死病变可进展为节段性硬化及球性硬化。由于该病的反复发作，新发生的急性病变与前期遗留的慢性病变可同时并存，肾活检病理改变具有不均一性，常见不同阶段的新月体如细胞性、细胞纤维性和纤维性新月体存在，也可见肾小球节段袢坏死与节段性或球性硬化同时存在（图 15-4-1C）。

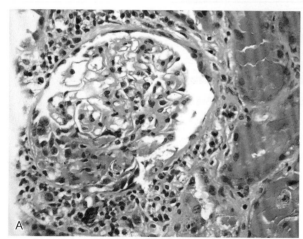
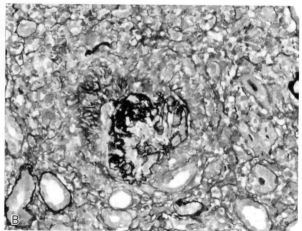
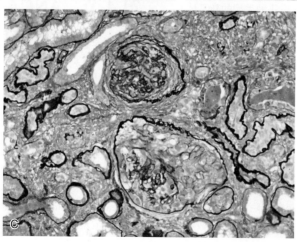

图 15-4-1　寡免疫沉积型新月体肾炎

注：A. 肾小球基底膜断裂伴纤维素样坏死，细胞性新月体形成（HE×400）；B. 肾小球鲍曼囊壁破坏伴球周肉芽肿形成（PASM×400）；C. 细胞性新月体和纤维性新月体同时并存（PASM×200）。

肾小管间质病变的严重程度,多数与受累的肾小球比例显著相关,少数病例以肾小管间质炎症为突出表现。肾小管上皮刷状缘脱落,管腔内可见红细胞管型,后期可见不同程度的肾小管萎缩伴肾间质纤维化;肾间质常见不同程度、范围不一的炎症细胞浸润,细胞类型为淋巴细胞、单核细胞及浆细胞,常伴有少量中性粒细胞浸润,偶可有较多的嗜酸性粒细胞(尤其在 EGPA);部分病例可见上皮样细胞及多核巨细胞等浸润形成肉芽肿病变,分布于肾小球周围、血管壁周围或肾间质内(图 15-4-2A、B)。

肾血管可同时受累,以小叶间动脉受累最常见,中等动脉及髓质直小动脉也可受累。20%~50% 肾活检标本显示肾小动脉呈节段性纤维素样坏死,伴内膜及血管壁炎症细胞浸润,以淋巴细胞、单核细胞和中性粒细胞浸润为主,也可见显著的嗜酸性细胞浸润,见于 EGPA。严重者可伴有中等动脉受累,血管壁发生透壁性坏死,血管壁及其周围炎症细胞浸润,形成以血管为中心的肉芽肿病变(图 15-4-3A、B)。受累

下游肾小球呈现缺血性病变而非炎症性和增殖性病变,病情进展更为凶险和迅速,但早期免疫强化治疗往往可以使肾功能较快好转。

(二) 免疫荧光

寡免疫型新月体肾炎定义是免疫荧光无阳性发现,但是不等同于免疫荧光完全阴性。寡免疫的具体定义通常为肾小球内沉积的免疫球蛋白和补体荧光强度 ≤ 2+(免疫荧光半定量评估为 0~4+)。研究报道,5%~ 20%ANCA 阳性血管炎病例中有少量免疫沉积(免疫荧光 + ~ ++),电镜下也可见少量散在的电子致密物沉积。需要特别注意的是,在肾小球节段性毛细血管袢坏死区及节段性硬化区,常可见非特异 IgM,C3,C1q 及纤维蛋白沉积,新月体内可见纤维蛋白强阳性。如果可见明确阳性的免疫球蛋白沉积,如可见 IgG 沿肾小球毛细血管袢细颗粒样沉积,则提示合并膜性肾炎;如果可见系膜区 IgA 沉积(>2+),则提示合并 IgA 肾病。

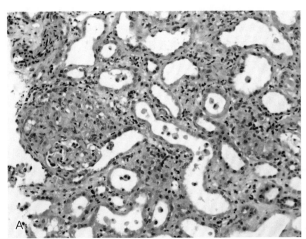
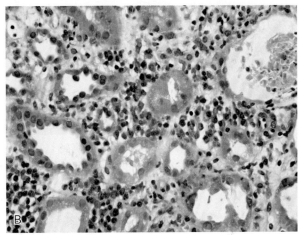

图 15-4-2　寡免疫沉积型新月体肾炎

注:A. 肾小管上皮刷状缘脱落,管腔内可见脱落的细胞;B. 肾间质水肿伴较多淋巴、单核细胞及浆细胞、少量嗜酸性粒细胞浸润(A、B. HE×200)。

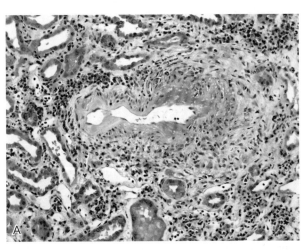
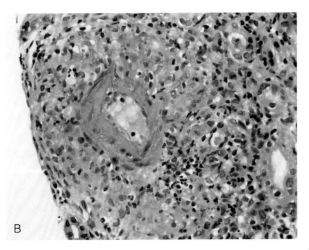

图 15-4-3　寡免疫沉积型新月体肾炎

注:A. 小动脉壁透壁性纤维素样坏死伴周围炎症细胞浸润;B. 肾间质以血管为中心的肉芽肿结构形成(A、B. HE×200)。

（三）电镜

同免疫荧光结果一致，寡免疫型为电镜下肾小球及血管壁无或仅见稀疏微量的电子致密物沉积。免疫荧光弱阳性沉积者，通常电镜可见肾小球系膜区少量、散在电子致密物沉积。病变早期，肾小球内皮细胞肿胀，节段内疏松层轻度增宽，部分内皮剥脱，局部可见血小板黏附及纤维蛋白聚集，毛细血管腔内可见中性粒细胞和单核细胞浸润；严重者肾小球基底膜断裂，纤维蛋白由毛细血管腔内进入肾小囊腔，并在囊壁破裂后进入球周，伴有中性粒细胞浸润（图15-4-4）。当电镜观察到大量电子致密物沉积时，提示合并免疫复合物介导的肾小球肾炎。

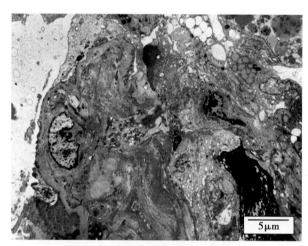

图15-4-4 寡免疫沉积型新月体肾炎
注：电镜显示肾小球基底膜断裂伴纤维素渗出，肾小囊内细胞增生。

（四）ANCA相关性血管炎肾损害的病理分型

ANCA相关性血管炎肾损害的病理改变具有多样性，可表现为坏死性及新月体性肾小球肾炎，也可与局灶节段性硬化及球性硬化等病变同时存在，如何正确评估肾脏损伤的急慢性病变程度，无疑对于临床治疗及预后判断具有重要意义。针对这一问题，欧洲血管炎研究组在2010年提出一种关于ANCA相关性血管炎肾损害的病理分型方法，该分型包括局灶型、新月体型、硬化型以及混合型四类：①局灶型：活检肾组织中正常肾小球比例≥50%；②新月体型：活检肾组织中细胞性新月体比例≥50%；③硬化型：活检肾组织中硬化性肾小球比例≥50%；④混合型：正常肾小球比例、新月体性以及硬化性肾小球比例均<50%。该组研究者又选取了100例ANCA相关性肾小球肾炎患者进行至少1年的随访，在随访中发现患者进入终末期肾病的概率是按照局灶型、新月体型、混合型以及硬化型的顺序而逐渐升高，患者初始肾功能与随访12个月的肾功能也是按照上述顺序逐渐变差；然而，肾间质小管的病变如间质炎症细胞浸润、间质纤维化和小管萎缩等并不是肾脏预后的独立预测因素。北京大学第一医院肾内科对该病理分型方法进行了外部验证，发现该分型方法可反映患者的初始肾功能，并在一定程度上预测肾脏对治疗的反应；更为重要的是，该分型方法是患者进入终末期肾病的独立预测因素。

与欧洲研究结果不同的是，我国患者按照局灶型、混合型、新月体型以及硬化型的肾脏病理分型顺序，进入终末期肾病的概率逐渐升高。造成这一差异的原因可能是由于国人AAV患者中，MPO-ANCA阳性患者占绝大多数，其肾脏慢性病变比PR3-ANCA阳性者突出，因而对强化免疫抑制治疗反应欠佳。值得一提的是，这种肾脏病理的分类方法仅仅是根据病理形态学的差异进行的，虽然临床简便实用，也有助于预测患者的肾脏预后，但并不能够反映不同类型之间发病机制的差异。

四、临床表现

本病通常是ANCA相关性血管炎累及肾脏的表现。肾病活动性突出表现为血尿，可见红细胞管型；缓解期患者血尿可消失，因此血尿是判断肾脏血管炎是否活动的重要标志物。可伴有蛋白尿，但AAV肾脏受累蛋白尿量一般不大，少数人可表现为大量蛋白尿甚至肾病综合征。虽然典型表现是急进性肾小球肾炎，但也有部分患者起病比较隐匿，通常从局部开始发病，如GPA多首先累及上呼吸道，逐渐进展成伴有肾受累的系统性疾病，肾脏病变可轻重不等。比较而言，MPA的肾脏受累发生率较高，而且肾脏可以是唯一受累器官。

除肾脏外，本病几乎可以累及任何一个系统器官，肾外器官中最常受累的是肺脏，临床症状有咳嗽、痰中带血甚至咯血，严重者因肺泡广泛出血发生呼吸衰竭而危及生命；EGPA患者可以表现为哮喘。MPA患者胸部X线可以表现为弥漫性肺泡出血呈密集的细小粉末状阴影，由肺门向肺野呈蝶形分布，可以有肺泡浸润和肺间质浸润影、支气管扩张，也可以表现为肺间质纤维化。GPA常累及上、下呼吸道，肺部可见空洞、结节和非特异性炎症浸润；其他可有眼、耳鼻咽喉部、消化道、神经系统等的受累。

五、治 疗

关于ANCA阳性寡免疫沉积型新月体肾炎的治疗，通常参照ANCA相关性血管炎的治疗。该病治疗分为诱导缓解和维持缓解两个阶段。诱导缓解期治疗目标是尽快控制病情，尽量达到完全缓解，通常应用糖皮质激素联合细胞毒性药物，对于重症患者应采取大剂量甲泼尼龙（MP）冲击治疗或血浆置换，也可使用抗CD20单克隆抗体（利妥昔单抗）治疗。维持期目标是减少疾病复发，保护肾功能，主要长期应用免疫抑制剂加或不加小剂量激素治疗，如硫唑嘌呤联合泼尼松或吗替麦考酚酯联合泼尼松治疗。

六、药物引起的血管炎

近年来关于药物诱发的ANCA相关性血管炎的报道日益增多，并引起广泛重视，常见的药物包括丙硫氧嘧啶（propylthiouracil，PTU）、肼屈嗪、米诺环素、普鲁卡因酰胺等，其中研究最为深入的是PTU诱发的ANCA相关性血管炎，后者是本文论述的重点。

丙硫氧嘧啶（PTU）是硫脲类治疗甲状腺功能亢进症

（简称甲亢）最常用药物之一。1993 年 Dolman 等报道了 6 例甲亢患者在 PTU 治疗过程中出现发热、肌肉关节疼痛、紫癜样皮损、血尿、结膜炎等症状，血清 ANCA 阳性。此后国内外陆续报道 PTU 诱发的 ANCA 相关性血管炎，并日益引起重视。Noh 等研究发现抗甲状腺药物导致的小血管炎患病率为 0.53/10 000~0.79/10 000，PTU 诱发 ANCA 相关性血管炎在抗甲状腺药物引起的血管炎中占 80%~90%。北京大学第一医院报道应用 PTU 治疗甲亢的病例中，ANCA 阳性率为 22.6%；这其中又约 27.3% 患者临床发生小血管炎。

PTU 诱发的 ANCA 相关性血管炎与原发性小血管炎有许多类似之处，可累及全身各个系统如呼吸系统、肾脏、皮肤、肌肉、神经、胃肠和五官等，病变程度轻重不一，临床表现多种多样，可仅有非特异症状如发热、乏力及体重下降等，严重者可出现肺泡大出血、急性肾衰竭甚至危及生命，及时停用 PTU 并对有内脏受累的患者给予免疫抑制治疗可使病情迅速缓解。

（一）PTU 诱发 ANCA 相关性血管炎的发病机制

目前关于 PTU 诱发的 ANCA 相关性血管炎的发病机制尚不清楚。PTU 作为抗甲状腺功能亢进药物，其主要作用机制是通过抑制甲状腺过氧化物酶（TPO）减少甲状腺激素释放，达到治疗目的。而甲状腺过氧化物酶和人 MPO 在结构上有一定同源性，两者核苷酸和氨基酸序列相似性分别为 46% 和 44%，如此看来，PTU 与 MPO 可能存在相互作用并与 PTU 导致的小血管炎发生有关。PTU 可以选择性的在中性粒细胞中积聚，通过改变 MPO 的结构和功能降低 MPO 的氧化活性，被改变结构的 MPO 可以作为一个新抗原，引起免疫反应。另外，中性粒细胞释放的 MPO 和过氧化氢也可以作用于 PTU，将 PTU 转化为有细胞毒性的代谢产物。在体内这种代谢产物具有免疫原性，可以作为一种半抗原与中性粒细胞内多种胞浆抗原、核抗原相结合，被 T 细胞识别，又进一步活化 B 细胞产生相应的自身抗体。药物的毒性代谢产物、ANCA 和中性粒细胞脱颗粒反应释放的活性氧及颗粒酶，均可造成邻近小血管的免疫损伤，引起小血管炎。

中性粒细胞胞外罗网（neutrophil extracellular traps, NETs）由 DNA 和抗菌蛋白质组成，并通过细胞死亡程序（NETosis）释放 NETs，NETs 产生过多和清除受损，与自身免疫性疾病有关，Nakazawa 等在体外实验中证明 PTU 可以诱导异常 NETs 的产生并与导致小血管炎症状有关。

（二）诊断与鉴别诊断

PTU 诱发的 ANCA 相关性血管炎与原发性小血管炎具有相似的临床表现，根据临床表现两者很难区别，但两者存在着一定的差别，首先与原发性小血管炎不同的是 PTU 诱发的 ANCA 相关性血管炎患者中绝大多数为中青年女性，可能与此人群易发甲状腺功能亢进相关。其次，PTU 诱发的 ANCA 相关性血管炎病理较轻，如肾穿刺病理中新月体和毛细血管襻坏死的比例均比原发性小血管炎低，PTU 所致血管炎的肾脏损害免疫复合物沉积较多见，与原发性小血管炎肾损害典型的寡免疫沉积型不同。

PTU 诱发的 ANCA 相关性血管炎与原发性小血管炎在免疫学特点上有较大的差别，首先，后者 ANCA 通常只能识别一种靶抗原如蛋白酶 3（PR3）或髓过氧化物酶（MPO），而前者 ANCA 可以同时识别多种靶抗原，不仅包括 MPO 及 PR3，还包括人白细胞弹性蛋白酶、组织蛋白酶、乳铁蛋白和溶菌酶等。其次，PTU 诱发的 ANCA 相关性血管炎患者抗 MPO 抗体识别的 MPO 分子的抗原决定簇与原发性小血管炎比较虽有部分重叠，但前者识别的抗原决定簇较局限，有研究证明 PTU 诱发的 ANCA 相关性血管炎主要识别 MPO 分子的 H4 和 P 片段。PTU 诱发的 ANCA 相关性血管炎中，ANCA IgG 亚型与原发性小血管炎不同，前者缺少与细胞活化作用最强的 IgG3 亚型，经免疫抑制剂治疗或者停用 PTU 后，IgG4 亚型迅速下降或者消失，而原发性小血管炎在缓解期仍有部分患者 IgG4 持续阳性，这提示可能 PTU 诱发的小血管炎 ANCA 的产生是抗原慢性刺激的结果。另外，在 PTU 诱发的 ANCA 相关性血管炎抗 MPO 抗体亲和力显著低于原发性小血管炎。因此，尽管 PTU 导致的小血管炎的 MPO 抗体呈高滴度，但由于其 MPO 抗体的亲和力较原发性血管炎低，故其致病性相对较弱。

（三）PTU 诱发的 ANCA 相关性血管炎的治疗

1. ANCA 相关性血管炎的治疗 在 PTU 诱发的 ANCA 相关性血管炎的治疗中，早期停用 PTU 至关重要。停用 PTU 后，一些全身非特异性症状包括乏力、发热和关节痛等可以迅速缓解，甚至无需进一步免疫抑制治疗。但如果未去除药物因素，即使应用免疫抑制治疗，小血管炎仍有可能反复。

对于出现严重内脏损害的患者，除了停用 PTU 之外，还需要联合应用糖皮质激素和环磷酰胺进行免疫抑制治疗。对于出现坏死性新月体性肾炎、严重肺出血的患者，需要应用大剂量甲基泼尼松龙、血浆置换等强化免疫抑制治疗。

关于免疫抑制治疗的持续时间以及是否需要进行维持缓解的治疗，目前还没有明确的结论。北京大学第一医院肾内科针对 15 例 PTU 诱发的 ANCA 相关性血管炎患者平均长达 55 个月（25~96 个月）的长期随访研究显示，在停用 PTU 后，免疫抑制治疗的持续时间均在一年以内（平均 7.9 个月），而且没有继续应用维持治疗，80% 患者均获得临床缓解且无一例复发，提示无需继续进行维持缓解治疗。

总体来说，PTU 诱发的 ANCA 相关性血管炎应用免疫抑制剂治疗的疗程短于原发性小血管炎，究其原因可能是因为停药后药物导致的免疫反应减弱。

2. 仅 ANCA 阳性而无小血管炎临床表现患者的治疗 因尚不明确应用 PTU 出现 ANCA 阳性的患者临床无小血管炎表现的原因以及今后是否会出现小血管炎临床表现，为慎重起见，建议此类患者停用 PTU，换用其他类型的抗甲状腺药物或选择其他方法治疗甲状腺功能亢进，并严密监测患者的 ANCA 及有无小血管炎临床表现。

总之，PTU 诱发的 ANCA 相关性血管炎是一种少见的药物副反应，可发生在服药的任何时间，严重者可累及多个重要脏器并危及生命，因而临床医生对服用 PTU 的患者需警惕 ANCA 相关性血管炎的发生，早期诊断，早期治疗，及时停药,防止出现严重并发症。ANCA 作为一重要的血清学诊断工具,有助于诊断小血管炎并指导治疗。对 PTU 诱发的 ANCA 相关性血管炎机制的深入研究有助于进一步揭示原发性小血管炎的发病机制。

第5节 合并 ANCA 阳性的抗 GBM 抗体型新月体肾炎

一、概 述

如前所述,在抗 GBM 抗体型新月体肾炎(即三型分类中的 I 型新月体性肾炎)中,部分患者可以合并 ANCA 阳性,即所谓"双抗体阳性"的新月体性肾炎,在新月体性肾炎的五型分类中属于Ⅳ型新月体性肾炎。约 1/4~1/3 抗 GBM 病患者合并 ANCA 阳性,在 ANCA 相关性小血管炎患者中约有 10% 合并抗 GBM 抗体阳性,这两种自身抗体的高双阳性率提示两种自身抗体的共存可能不是偶然现象。

二、发病机制

ANCA 和抗 GBM 抗体并存的机制尚不清楚,其中 ANCA 针对的靶抗原主要是 MPO。Olson 等发现大多数抗 GBM 病患者在抗 GBM 抗体出现前都可检测到 ANCA,表明 ANCA 可能作为抗 GBM 病的触发因素。这可能是由于 ANCA 介导的肾小球炎症破坏了 GBM 结构,导致抗原暴露从而诱发了抗 GBM 抗体。最近有研究发现,相当比例的抗 GBM 病患者血浆抗体可识别线性的 MPO 表位,提示 MPO 构象表位的反应性可能是由抗 GBM 抗体引发的分子间和分子内表位扩散引起的。此外,双抗体阳性患者抗 GBM 抗体的抗原决定簇和单纯抗 GBM 抗体阳性者的抗原决定簇存在较大差异,前者识别的更为广泛,也提示二者发病机制存在差异。

三、临床与病理表现

双抗体阳性患者的临床表现兼有抗 GBM 病以及 ANCA 相关性血管炎两种疾病的表现,即与单纯抗 GBM 病患者相比,双抗体阳性者可以具有全身多系统受累的临床表现,包括发病年龄较大(平均发病年龄为 55~66 岁)、肌肉痛、关节痛、皮疹、眼、耳鼻咽喉等表现。肾脏受累的表现更接近于抗 GBM 病。与 ANCA 相关性血管炎相比,双抗体阳性的患者起病更急,就诊时血肌酐水平、发生少尿/无尿的比例更高,肾脏病理中肾小球新月体比例更高,可见到 IgG 沿肾小球基底膜线条样沉积,同时,易于出现鲍曼囊壁破坏伴球周肉芽肿病变,易于合并坏死性小动脉炎及较严重的间质性炎症(图 15-5-1)。

四、治疗和预后

双抗体阳性新月体肾炎患者的治疗方案与抗 GBM 病相同。早期给予积极的血浆置换及强化免疫抑制治疗,如患者能够获得缓解,维持治疗可以参考 ANCA 相关性血管炎的维持治疗方案。本病预后也类似于抗 GBM 病患者,

合并 ANCA 阳性并不能改善预后。

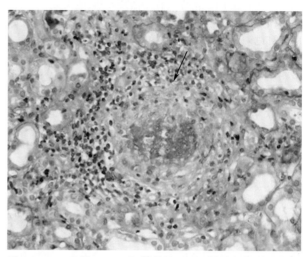

图 15-5-1 合并 ANCA 阳性的抗 GBM 抗体型新月体肾炎患者新月体的形成

注:患者,女性,70 岁,咯血 1 月余,血肌酐 510μmol/L,尿检 RBC50~60/ 高倍视野,变形为主,蛋白 +,抗 GBM 抗体阳性,抗 MPO 抗体阳性,肾穿刺活检为新月体性肾炎,可见肾小囊壁破裂伴球周炎症细胞浸润(箭头所示为新月体形成,PAS × 400)。

第6节 ANCA 阴性的寡免疫沉积型新月体肾炎

一、概 述

如前所述,通常认为寡免疫沉积型新月体肾炎与 ANCA 相关性血管炎相关。大约 70%~90% 的寡免疫沉积型新月体肾炎患者血清 ANCA 阳性,只有 10%~30% 患者 ANCA 阴性,称之为 ANCA 阴性的寡免疫沉积型新月体肾炎,在新月体性肾炎的五型分类中属于 V 型新月体性肾炎。目前关于 ANCA 阴性的寡免疫沉积型新月体肾炎的报道还比较匮乏。

国外学者总结 213 例新月体性肾炎患者资料发现,ANCA 阳性的比例与经直接免疫荧光法检测到的肾小球免疫球蛋白沉积强度成反比。当免疫球蛋白染色强度 1+ 或阴性时(用 0~4+ 的评分系统),ANCA 阳性率大约是 80%~90%。Hedger 等的报道是唯一一项基于人群的寡免疫沉积型新月体肾炎的研究,寡免疫沉积型新月体肾炎年平均发病率是 3.9(3.3~4.7)/ 百万人口,其中 ANCA 阴性患者占 27.3%(35/128)。一项来自台湾的研究报道 ANCA 阴性患者占寡免疫沉积型新月体肾炎患者 37.5%(15/40)。北京大学第一医院肾内科研究将"新月体肾炎"严格限定在"肾组织标本中超过 50% 肾小球有新月体形成","寡免疫沉积"定义为"在 0~4+ 的免疫荧光检查评分体系中,IgG、IgA 和 IgM 染色强度均不超过 1+";根据以上标准研究发现,ANCA 阴性患者占寡免疫沉积型新月体肾炎患者的近 1/3(28/85)。

二、发病机制

关于寡免疫沉积型新月体肾炎发病机制的研究主要集中在 ANCA 阳性患者。ANCA 阴性患者发病机制鲜有涉足。已有大量研究证明 ANCA 不仅是一个血清学标志物，而且在血管炎和寡免疫沉积型新月体肾炎的发病中起重要作用。血清 ANCA 的差异可能是这两组寡免疫沉积型新月体肾炎患者出现差异的一个重要因素。

除外 ANCA，抗内皮细胞抗体（anti-endothelial cell antibodies，AECA）是血管炎和寡免疫沉积型新月体肾炎的另一个可能致病因素。AECA 可以在各种自身免疫病和血管炎疾病中检出，它们在 ANCA 阳性寡免疫沉积型新月体肾炎中也起重要作用。虽然 ANCA 阴性寡免疫沉积型新月体肾炎患者 AECA 的阳性率显著低于 ANCA 阳性寡免疫沉积型新月体肾炎，但半数以上 ANCA 阴性寡免疫沉积型新月体肾炎患者血清中的 AECA-IgG 阳性，AECA 与皮疹等活动性血管炎损伤及伯明翰血管炎活动性评分相关。所以 AECA 在 ANCA 阴性的寡免疫沉积型新月体肾炎发病机制中也可能起一定的作用。

虽然中性粒细胞在 ANCA 阳性寡免疫沉积型新月体肾炎中发挥了重要作用，但在 ANCA 阴性新月体肾炎患者中的研究较少。国外学者在 ANCA 阴性的寡免疫沉积型新月体肾炎患者肾损伤部位发现有中性粒细胞的浸润。提示尽管缺乏 ANCA，中性粒细胞在 ANCA 阴性的寡免疫沉积型新月体性肾小球肾炎中也起作用。血清中性粒细胞明胶酶相关的脂质蛋白（neutrophil gelatinase associated lipocalin，NGAL）和乳铁蛋白是中性粒细胞激活后脱颗粒的重要标志物。北京大学第一医院的研究发现 ANCA 阴性的寡免疫沉积型新月体性肾小球肾炎患者血清中 NGAL 和乳铁蛋白水平显著高于 ANCA 阳性患者，提示即使没有 ANCA，也存在着中性粒细胞的激活和脱颗粒，甚至比 ANCA 阳性组更强。但是调节 ANCA 阴性寡免疫沉积型新月体性肾小球肾炎患者中性粒细胞浸润的机制尚不清楚。

如前所述，补体旁路途径的活化参与了 AAV 的发病机制，在 ANCA 阴性的寡免疫沉积型新月体肾炎中补体通过两种途径，即旁路途径和凝集素途径活化，通过凝集素途径活化者肾脏预后不佳。

细胞介导的免疫如迟发型超敏反应在寡免疫沉积型新月体肾炎中也可能起重要的作用，但缺乏进一步的研究证实。

三、临床和病理表现

北京大学第一医院肾内科的研究表明，ANCA 阴性的寡免疫沉积型新月体肾炎患者就诊年龄比 ANCA 阳性患者年轻，中国台湾的研究也得到类似的结果。但是英国学者研究发现两组患者在就诊年龄上无显著差异，因而不排除不同人种的人群在不同年龄的易感性不同。

与 ANCA 阳性的寡免疫沉积型新月体肾炎患者相比，ANCA 阴性患者全身症状及肺、眼、耳鼻喉以及呼吸道症状较少。总之，ANCA 阴性患者全身多系统受累的典型血管炎表现少，血清 ANCA 可能是寡免疫沉积型新月体肾炎患者临床上出现全身多系统血管炎表现的标志物。

在肾脏损害中，ANCA 阴性患者蛋白尿程度重，达到肾病综合征范围的多，组织病理学发现肾小球损伤更重，新月体比例高（图 15-6-1）。国外学者发现肾间质纤维化和肾小球硬化在 ANCA 阴性患者中更重；这也可能是因为 ANCA 阴性而延迟了诊断。

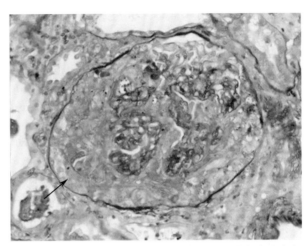

图 15-6-1　ANCA 阴性的寡免疫沉积型新月体肾炎患者新月体的形成

注：患者男性，31 岁，近 1 月来出现双下肢水肿，尿量减少，纳差，化验血肌酐 230μmol/L，尿检蛋白 4g/24h，RBC60~70/HP，ANCA 和抗 GBM 均阴性，肾活检病理显示为寡免疫沉积型新月体肾炎（箭头所示为新月体形成，PAS × 400）。

四、治疗和预后

目前还没有针对 ANCA 阴性的寡免疫沉积型新月体肾炎患者治疗的前瞻性对照研究。这些患者的治疗方案通常参照 ANCA 阳性患者。ANCA 阴性患者比 ANCA 阳性患者肾脏预后差，但还有待于大样本的研究来证实。

总之，与 ANCA 阳性的寡免疫沉积型新月体肾炎患者相比，ANCA 阴性患者在临床、病理表现和治疗反应上均存在差异。ANCA 阴性的寡免疫沉积型新月体肾炎可能代表着一类有别于 ANCA 阳性的寡免疫沉积型新月体肾炎的独立疾病。ANCA 阴性的寡免疫沉积型新月体肾炎发病机制不明，值得进一步研究。

（陈　旻）

参考文献

[1] NACHMAN P H, JENNETTE J C, FALK R J. Primary glomerular disease [M]//Brenner BM, Rector Jr FC. The kidney. 9th ed. Philadelphia: Saunders WB, 2012, 1153-1191.

[2] GU Q H, XIE L J, JIA X Y, et al. Fever and prodromal infections in anti-glomerular basement membrane disease

[J]. Nephrology (Carlton), 2018, 23: 674-482.

[3]　JIA X Y, HU S Y, ZHAO M H, et al. The clinical and immunological features of patients with combined anti-glomerular basement membrane disease and membranous nephropathy [J]. Kidney Int, 2014, 85 (4): 945-952.

[4]　CHEN S, TANG Z, XIANG H, et al. Etiology and outcome of crescentic glomerulonephritis from a single center in China: A 10-Year Review [J]. Am J Kidney Dis, 2016, 67 (3): 376-383.

[5]　UEMATSU-UCHIDA M, OHIRA T, TOMITA S, et al. Rituximab in treatment of anti-GBM antibody glomerulonephritis: A case report and literature review [J]. Medicine (Baltimore), 2019, 98 (44): e17801.

[6]　GUILLEVIN L, PAGNOUX C, KARRAS A, et al. Rituximab versus azathioprine for maintenance in ANCA-associated vasculitis [J]. N Engl J Med, 2014, 371 (19): 1771-1780.

[7]　VAN DAALEN E E, JENNETTE J C, MCADOO S P, et al. Predicting outcome in patients with anti-GBM glomerulonephritis [J]. Clin J Am Soc Nephrol, 2018, 13 (1): 63-72.

[8]　CHEN M, GAO Y, GUO X H, et al. Propylthiouracil-induced antineutrophil cytoplasmic antibody-associated vasculitis [J]. Nat Rev Nephrol, 2012, 8 (8): 476-483.

[9]　WANG C, GOU S J, XU P C, et al. Epitope analysis of anti-myeloperoxidase antibodies in propylthiouracil-induced antineutrophil cytoplasmic antibody-associated vasculitis [J]. Arthritis Res Ther, 2013, 15 (6): R196.

[10]　LI J N, CUI Z, WANG J, et al. Autoantibodies against linear epitopes of myeloperoxidase in anti-glomerular basement membrane disease [J]. Clin J Am Soc Nephrol, 2016, 11 (4): 568-575.

[11]　YANG R, HELLMARK T, ZHAO J, et al. Antigen and epitope specificity of anti-glomerular basement membrane antibodies in patients with goodpasture disease with or without anti-neutrophil cytoplasmic antibodies [J]. J Am Soc Nephrol, 2007, 18 (4): 1338-1343.

[12]　HONG Y, SHI P, LIU X, et al. Distinction between MPO-ANCA and PR3-ANCA-associated glomerulonephritis in Chinese patients: a retrospective single-center study [J]. Clin Rheumatol, 2019, 38 (6): 1665-1673.

[13]　WANG G Q, CHEN Y P, CHENG H, et al. Antineutrophil cytoplasmic antibody and/or antiglomerular basement membrane antibody associated crescentic glomerulonephritis in combination with IgG4-related tubulointerstitial nephritis [J]. Clin Exp Rheumatol, 2019, 37 (2): 279-285.

[14]　PANKOW J D, RICHARD-CARPENTIER G, DAVER N G, et al. Unique case of ANCA-negative pauci-immune necrotizing glomerulonephritis with diffuse alveolar hemorrhage, potentially associated with midostaurin [J]. CEN Case Rep, 2020, 9 (2): 147-151.

[15]　Kidney Disease: Improving Global Outcomes (KDIGO) Glomerulonephritis Work Group. KDIGO clinical practice guideline for glomerulonephritis [J]. Kidney Int Suppl, 2020: 250, 315.

第16章

单克隆免疫球蛋白相关性肾病

第1节 概 述

单克隆免疫球蛋白相关性肾病是由B淋巴细胞或浆细胞克隆性增殖产生的异常免疫球蛋白所致,并在肾脏中发现单克隆免疫球蛋白(M蛋白)沉积为特点的一组肾脏疾病。多数患者可在血液或尿液中检测出M蛋白,M蛋白可以是完整的免疫球蛋白分子、单纯轻链,或重链和轻链(κ或λ链)的组合,少数情况下,仅由重链组成。单克隆免疫球蛋白病有着广泛的疾病谱,从相对良性的意义未明的单克隆免疫球蛋白病(monoclonal gammopathy of undetermined significance,MGUS)到显性恶性肿瘤,如多发性骨髓瘤(multiple myeloma,MM)和瓦氏巨球蛋白血症(Waldenstrom's macroglobulinaemia,WM)等,在整个病变过程均可出现异常蛋白血症。其临床表现不仅与疾病的恶性程度有关,也与异常M蛋白的特点密切相关。部分患者可能同时存在两种表现:既有恶性基础病,又有M蛋白相关的临床表现,如大约10%的AL淀粉样变性病患者同时患有多发性骨髓瘤。但有些疾病,如冷球蛋白血症、多数轻链型淀粉样变性和冷凝集素相关疾病,在未向恶性转型时,即已出现相应的临床表现。

一、基本概念

在引起单克隆免疫球蛋白血症的血液系统疾病中,最常见的为MM,约占所有病例的60%,其次为WM和B细胞淋巴瘤(分别占10%)。MM是最受关注的浆细胞病的一种晚期表现,约占所有恶性肿瘤的1%,占所有血液肿瘤的10%。MM为老年人最为常见的疾病,平均发病年龄为65岁,随着人均寿命的延长和生存率的提高,发病率呈逐渐上升趋势。Kyle报道的869例中,50%以上的MM患者血清肌酐升高,约15%~20%发生急性肾衰竭,约10%为透析依赖。

MGUS是指血循环中存在异常蛋白血症,而无溶骨性病变、贫血、高钙血症及肾衰竭等MM相关症状及其他淋巴增生性疾病的一组孤立的单克隆丙种球蛋白病。MGUS是单克隆免疫球蛋白病最为常见的形式,常在相

关疾病的筛查中偶然发现。多发生于老年人,在50岁以上的人群发生率约为3%~4%。MGUS的诊断需符合三个条件:M蛋白的含量低于30g/L;骨髓中的浆细胞数量少于10%;无终末期脏器损伤的证据。随访研究显示,部分MGUS为MM、WM和B细胞淋巴瘤的前期病变,其以每年1%~2%的速率发展为恶性血液系统肿瘤。根据单克隆细胞产生的异常蛋白质的组成,MGUS可以分为3个不同的亚型:IgM型、非IgM型和轻链型。非IgM型MGUS是最为常见的亚型,有进展成MM的潜在可能,IgM型MGUS则可能发展为WM。轻链型MGUS(LC-MGUS)是一个独特的MGUS亚型,分泌的蛋白质缺乏重链成分。

在多数病例,肾脏损伤是因MGUS阶段分泌的M蛋白所致,而不是发生于MM或WM的恶性期。2012年,国际肾脏病与单克隆免疫球蛋白病研究组把非肿瘤性B淋巴细胞克隆分泌的免疫球蛋白或其片段导致的肾脏损害命名为"具有肾脏意义的单克隆免疫球蛋白病(monoclonal gammopathy of renal significance,MGRS)"。MGRS的诊断依据为血液疾病符合MGUS诊断标准,但存在单克隆免疫球蛋白在肾脏的直接沉积或通过继发作用导致肾损害的一类疾病,以区别于仅有良性血液学异常、无器官功能损伤的MGUS。MGUS和MGRS的区别意义在于明确M蛋白为导致此类肾病的病因,因此治疗目标是以针对导致M蛋白分泌的克隆性病变为主。

二、免疫球蛋白成分的正常结构和代谢途径

浆细胞合成多种免疫球蛋白,每个免疫球蛋白分子由两条相同的重链(每条相对分子质量约为50 000)和两条轻链(每条相对分子质量约为25 000)经不同数量的二硫键连接组成。免疫球蛋白重链共有五种类型,包括γ(IgG)、α(IgA)、μ(IgM)、δ(IgD)和ε(IgE)。每条重链由1个可变区和3个恒定区CH1、CH2和CH3组成。这些特征性免疫球蛋白分子又分为不同亚型,如IgG分为IgG1、IgG2、IgG3、IgG4,IgA分为IgA1和IgA2。IgG常以单体形式存在,IgA往往以"二聚体"形式存在,而IgM主要是由五聚

体的形式存在。IgG 是骨髓瘤患者中最常见的免疫球蛋白（52%），其次是 IgA（25%）。IgE、IgM 和 IgD 型骨髓瘤，仅占不到 1% 的病例。

两种类型的轻链（κ 和 λ 轻链）由一个共同的基本结构组成，即由氨基末端的可变区和羧基末端的恒定区组成。血清中浆细胞正常合成的轻链 κ:λ 保持 2:1 的比例。在效应 B 细胞和浆细胞内，轻链和重链在内质网内独立合成，在分泌前组装形成完整的免疫球蛋白分子。正常情况下，血清中大部分免疫球蛋白以轻链和重链结合的完整状态存在，游离轻链只以低水平存于血清中。轻链和重链的独立合成是轻链和重链成为不同病种或偶尔重叠发病的重要病理生理基础。

游离轻链是低分子量蛋白质，可以自由地经肾小球滤过。正常情况下，滤过的轻链 90% 被近端肾小管重吸收。经过吞噬、降解，氨基酸最终回到血液循环。经过肾小管重吸收处理，只有少量的游离轻链出现在尿液中。而轻链聚合物和重链不能通过肾小球滤过屏障。

三、单克隆免疫球蛋白及其
片段的致病机制

单克隆免疫球蛋白为具有相同的氨基酸序列和蛋白质结构、相同的免疫学特点的免疫球蛋白或其片段，循环的 M 蛋白可由完整的免疫球蛋白、游离轻链或重链组成。除了完整的免疫球蛋白外，单克隆免疫球蛋白病患者还分泌产生各种异常成分，包括增多的游离轻链、轻链片段和多聚体。单克隆免疫球蛋白病可以导致多种肾脏病理损伤，主要的发病机制包括：①各种异常蛋白的直接沉积，如免疫球蛋白及其片段沉积于肾小球、肾小管间质及其肾血管等，以轻链的沉积最为多见；②单克隆蛋白（轻链为主）导致肾小管阻塞和直接的肾小管毒性；③刺激细胞因子或炎症因子，导致肾实质损伤；④活化补体。M 蛋白对肾脏的作用受多种因素影响，包括免疫球蛋白合成的数量、结构、分子量大小、等电点、疏水性和聚集状态等。其中，轻链和重链的结构是决定一个特定的分子是否对肾脏致病以及致病性质最为重要的因素。特定氨基酸序列的变异将导致蛋白质三级结构的变化，改变了分子结构的稳定性，导致蛋白的异常聚集。此外，这些 M 蛋白的糖基化修饰也可能增强它们导致肾损伤的能力。

轻链相关的肾脏疾病是 M 蛋白相关肾损伤的重要组成部分。已知轻链型淀粉样变性主要与 λ 轻链有关；范可尼综合征相关的急性肾小管病几乎都与 κ 轻链相关，κ 轻链也是轻链沉积病（LCDD）和管型肾病中最常见的轻链类型。有关轻链引起不同肾脏病理损伤的具体机制目前仍不清楚，但总体来说轻链导致肾脏损伤可能通过以下几种机制：①轻链产生增加，肾小球滤过液中轻链数量超过近端肾小管细胞重吸收能力，沉积于近端肾小管，引起轻链相关的近端肾小管病；或过多的轻链保留在肾小管滤液中进入远端肾单位，引起肾小管疾病，如轻链管型肾病等。②轻

链分子可变区域的位置特定的氨基酸发生结构改变，近端肾小管内溶酶体不能有效地处理和降解滤过的轻链。③正常情况下，轻链不被系膜区所吸引，不与肾小球系膜细胞相互作用，但来自浆细胞病患者的理化性质异常的轻链可与肾小球系膜细胞受体作用，改变系膜区的稳态，产生轻链沉积病等肾小球病变。④ MM 患者骨髓浆细胞的研究表明，轻链通常被糖基化，修饰后的轻链分子量大于正常轻链，这种改变可以使轻链具有更强的肾毒性或改变他们的作用模式。

重链引起肾脏病变的机制与轻链不同，重链的高分子量使其不能通过肾小球滤过，它们与毛细血管内皮细胞和系膜区相互作用，产生病理过程，如肾脏淀粉样变性（重链淀粉样变性）和重链型单克隆免疫球蛋白沉积病（HCDD）。

此外，M 蛋白可导致补体旁路途径的异常活化间接导致肾脏损伤。M 蛋白通过干扰补体调节蛋白的功能，如延长 C3 转化酶的半衰期，导致补体旁路途径的过度活化，引起致密物沉积病和 C3 肾小球肾炎。少数的有发生不典型的溶血尿毒症综合征的报道。

四、单克隆免疫球蛋白相关肾脏病的
肾脏病理类型

单克隆免疫球蛋白病患者可出现全身多脏器的损伤，但肾脏是最为常见的受累脏器。在 5 410 例肾活检的分析中，单克隆免疫球蛋白相关的肾病占肾活检病例的 2.5%。单克隆免疫球蛋白可引起多种肾脏病理改变，每种疾病都有着特定的发病机制、临床表现和病理特点。M 蛋白相关的肾脏疾病主要包括：①单克隆免疫球蛋白沉积病（MIDD），包括 LCDD、HCDD、轻链和重链沉积病（LHCDD）；②淀粉样变性，轻链型（AL 型）为主，也可见重链型（AH 型）和轻重链型（ALH 型）；③轻链相关的肾小管病变，包括轻链（骨髓瘤）管型肾病、伴或不伴结晶的轻链近端肾小管病；④单克隆免疫球蛋白介导的增生性肾小球肾炎；⑤免疫触须样肾小球病和纤维性肾小球肾炎；⑥其他，结晶贮积性组织细胞增多症等（见表 16-1-1）。在少数情况下，不同的肾脏损害类型也可以同时出现，如 LCDD 和轻链管型肾病可共同存在。根据是否为系统性损伤，单克隆免疫球蛋白相关的肾脏损伤又可分为二类：①肾脏损伤是系统性沉积的一部分，包括淀粉样变性，MIDD 和冷球蛋白血症；②肾脏特异性损伤，包括轻链型近端肾小管病，轻链管型肾病和相关的增生性肾小球肾炎。

M 蛋白可能引起肾小球、肾小管间质及肾血管的病变，可单独或同时受累。免疫球蛋白对肾脏不同部位的作用中，免疫球蛋白分子的理化特征是决定肾损伤类型的关键因素。常见的单克隆免疫球蛋白相关性肾病见表 16-1-1。本章重点介绍单克隆免疫球蛋白沉积病及轻链相关的肾小管疾病，轻链型肾脏淀粉样变性见第 17 章，免疫触须样肾小球病和纤维性肾小球肾炎见第 18 章。

表 16-1-1　单克隆免疫球蛋白病相关肾损害的种类

发病机制及肾脏受累部位	疾病
M 蛋白直接沉积所致	
肾小球受累	伴单克隆免疫球蛋白沉积的增生性肾小球肾炎 Ⅰ型冷球蛋白血症 免疫触须样肾小球病 纤维性肾小球肾炎 轻链足细胞病
肾小管受累	管型肾病 伴结晶沉积的近端轻链肾小管病 不伴结晶沉积的近端轻链肾小管病
肾小球、肾小管及血管受累	淀粉样变性(轻链型、重链型及轻重链型) 单克隆免疫球蛋白沉积病(轻链、重链、轻/重链沉积病)
间接机制	
肾小球受累	C3 肾小球病
血管受累	血栓性微血管病

第 2 节　单克隆免疫球蛋白沉积病

单克隆免疫球蛋白沉积病(monoclonal immunoglobulin deposition disease,MIDD)是单克隆免疫球蛋白以非纤维形式沉积于脏器为特点的克隆性浆细胞增殖性疾病。1957年,Kobernick 和 Whiteside 在多发性骨髓瘤(MM)患者观察到非淀粉样变性肾小球病变,病理改变与糖尿病肾病相似。在 1974 年,首次认识到与 κ 轻链的沉积有关的超微结构改变,称其为轻链沉积病(light chain deposition disease,LCDD)。对轻链和重链沉积病(light and heavy chain deposition disease,LHCDD)以及重链沉积病(heavy chain deposition disease,HCDD)的认识明显晚于 LCDD。直至 1990 年,Buxbaum 等首次提出 LHCDD,1993 年,Aucouturier 等学者才第一次描述了 HCDD,强调单克隆免疫球蛋白重链成分的单独沉积,认识到单克隆重链沉积病。

MIDD 是少见病,尽管肾脏是 MIDD 最常受累的脏器,MIDD 仅占肾活检病例的 0.3%~0.6%。但在 MM 接受肾活检的患者中,占 22%,仅次于管型肾病(33%)。根据沉积的单克隆免疫球蛋白成分的不同,MIDD 分为 LCDD、HCDD 以及 LHCDD。其中,LCDD 为相对常见的类型,占 MIDD 的 67.6%~84.0%,HCDD 和 HLCDD 分别占总 MIDD 的 8.0%~17.6% 和 8.0%~14.7%。LCDD、HCDD 以及 LHCDD 的病理表现除免疫荧光有差异外,光学显微镜及电子显微镜表现极为相似,光镜均以系膜结节硬化性肾小球病为主要表现,电镜以细颗粒电子致密物沿肾小球和肾小管基底膜及血管壁沉积为特点。

一、轻链沉积病

LCDD 是一种单克隆免疫球蛋白轻链(通常是 κ 链)的异常沉积于全身组织而导致的一种非淀粉样变性的系统性疾病,常继发于淋巴浆细胞增生性病变,包括 MM 和淋巴瘤等。LCDD 占肾活检的 0.16%~0.48%,相对 HCDD 和 LHCDD,LCDD 为最常见的 MIDD 类型,占 MIDD 的 67.6%~84.0%。LCDD 患者通常表现为肾脏、心脏或肝脏受累,但肾脏是最为常见的受累器官,常导致进行性肾衰竭。早在 1957 年,于 MM 患者中发现与糖尿病结节状肾小球硬化症类似的肾脏病变,此后,不断有"结节状肾小球硬化"的报道,并被称为"骨髓瘤性结节状肾小球硬化症"。1976 年,Randall 等认识到涉及 MM 的轻链在各脏器的沉积,包括肾脏、心脏、肝脏和胃肠道。因此,也将该类疾病称为 Randall 型 MIDD。

(一)病因及发病机制

轻链型淀粉样变性与 LCDD 存在很多类似之处,均与单克隆免疫球蛋白病有关,均为系统性分布,但两者组织沉积的方式完全不同,轻链型淀粉样变性以纤维结构沉积于肾小球、间质、血管壁为特征,而 LCDD 与各种基底膜具有高亲和力,表现为颗粒状沉积物沉积于肾小球、肾小管基底膜及血管壁。决定单克隆轻链以纤维状或颗粒状沉积的原因目前仍不清楚。体外研究证实,来自轻链型淀粉样变性与 LCDD 患者的轻链引起人肾小球系膜细胞的不同转化,LCDD 的轻链诱导人系膜细胞向肌纤维细胞表型转化,而来自淀粉样变性的轻链则诱导系膜细胞向巨噬细胞样表型转化。在动物研究中,将来自 LCDD 和淀粉样变性患者的单克隆轻链注入小鼠腹腔,小鼠产生与患者相同的肾脏疾病类型。

单克隆轻链的不同生化特性改变可能是决定不同沉积形式的重要决定因素。氨基酸序列的改变导致轻链蛋白的结构变异,致蛋白质稳定性下降。研究表明,引起 LCDD 的轻链在多个区域有别于正常轻链,突出的改变为轻链可变区的暴露部分,通常在 CDR1 和 CDR3,多个疏水性氨基酸取代极性氨基酸,极大地改变了蛋白质的结构。通过对轻链蛋白质沉积器官及骨髓细胞的轻链分子 cDNA 及蛋白质的序列分析,发现编码轻链 DNA 的变异导致轻链蛋白质氨基酸序列异常,主要发生于轻链蛋白质的可变区。导致 LCDD 的轻链一级结构的改变不形成淀粉样变的 β 片层结构,因此刚果红染色为阴性。研究同时发现,LCDD 患者 κ 轻链可变区(V_κ Ⅳ及V_κⅠ)的多个氨基酸被异常成分取代,其确切意义不明确,推测可能与轻链易于形成颗粒状电子致密物有关。此外,有些轻链翻译后发生糖基化修饰,导致较正常轻链更大的分子形成,增加轻链的聚集能力,推测与 LCDD 的轻链组织沉积有关。

此外,轻链与系膜细胞作用后,系膜细胞释放的生长因子在 LCDD 的进展过程中可能也起着重要的作用。研究表明,LCDD 的轻链与系膜细胞之间通过受体相互作用后,导致系膜细胞活化,转化为富含粗面内质网的肌纤维表型,使系膜细胞合成细胞外基质蛋白质的能力增强,致系膜结节形成。肾活检组织研究显示,LCDD 患者系膜区分泌血小板衍生生长因子 -β(PDGF-β)和转化生长因子 -(TGF-β)增加,提示这两种生长因子在该病的发病机制中可能起着一定的作用。轻链作用系膜细胞后,通过 c-fos 等激活导致细胞增殖,继之激活 TGF-β,导致细胞外基质沉积。此外,腱糖蛋白(tenascin)是在体外模型以及在结节性肾小球硬化系膜结节形成中主要的细胞外基质蛋白,由具有肌纤维表型的肾小球系膜细胞产生。腱糖蛋白主要被基质金属蛋白酶 -7(MMP-7)降解。而 MMP-7 由系膜细胞分泌,LCDD 患者系膜细胞功能受损,使腱糖蛋白不能正常降解,也可能是系膜基质聚积和系膜结节形成的原因之一。

(二)临床表现

LCDD 为全身系统性疾病,好发于中老年,男性略高于女性。有肾脏表现的 LCDD 患者平均年龄是 55~60 岁。2/3 病例继发于淋巴细胞增生性病变,包括 MM、淋巴瘤、瓦氏巨球蛋白血症等。

1. 肾病表现　肾脏是最常受累的脏器,多数患者以肾脏受累为首发症状,最常见表现为蛋白尿、肾病综合征和不同程度的肾功能不全。研究显示,30% 存在急性肾损伤,90% 以上患者出现蛋白尿,其中 53% 为肾病范围蛋白尿(一般为 4~5g/d),部分为肾病综合征。另一研究显示,95% 患者存在不同程度的肾功能不全,78%LCDD 患者存在高血压。

LCDD 临床表现与沉积部位有关。以肾小球沉积为主的患者多表现为肾病范围蛋白尿或肾病综合征,而以肾小管为主要沉积部位的患者可能伴有肾小管损伤、肾功能不全,而蛋白尿量相对较少。当 LCDD 与轻链管型肾病并存时,54%~82% 出现急性肾损伤,64% 患者需要透析治疗。

2. 其他脏器损伤表现　除肾脏外,心脏、肝脏、神经系统及皮肤等也常受累,导致相应脏器功能受损的临床症状。肝脏受累者表现为肝大、胆汁淤积性黄疸、肝酶轻度上升,重症患者可发展为肝功能不全和门静脉高压,有的患者甚至死于肝衰竭。心脏受累者,可出现心脏增大、限制性心肌病、心力衰竭或心肌梗死等。

3. 基础疾病表现　除脏器受损外,LCDD 患者的症状与基础疾病密切相关。在 LCDD 诊断时,14%~65% 病例有多发性骨髓瘤的证据,表现为贫血、高钙血症、骨病、反复感染等。多数 LCDD 患者血清和 / 或尿液免疫电泳中检测出 M 蛋白,最常见的单克隆轻链为 κ 轻链。血清或尿液游离轻链是更为敏感的指标,可提高检测的灵敏度。值得注意的是,部分患者尿或血清中检测不到单克隆免疫球蛋白,即使使用最敏感的技术,这类患者仍有 15%~20% M 蛋白阴性。

(三)病理

1. 光镜　LCDD 患者光镜下存在多种病理表现,系膜结节硬化性肾小球病为其特征性改变,约占 LCDD 的 50%~60%,系膜基质增多呈结节状(图 16-2-1),类似于糖尿病肾病的 K-W 结节,但不存在糖尿病肾病的球囊滴和纤维素帽。系膜结节过碘酸希夫染色(PAS)强阳性,过碘酸六胺银染色(periodic acid-silver metheramine,PASM)一般为阴性或弱阳性。LCDD 肾小球病变类型与病程的不同阶段有关,在典型的系膜结节性肾小球病出现以前,可表现为其他多种肾小球形态改变,包括基本正常肾小球、肾小球系膜增生(图 16-2-2)、膜增生性肾小球病变,随着病程的进展,大部分会逐渐演变为典型的系膜结节性肾小球硬化。也有少数肾小球伴有细胞性新月体的报道。

肾小管、间质以及肾内小动脉也可出现明显病变。几乎所有 LCDD 病例均存在不同程度的肾小管损伤,表现为肾小管上皮细胞萎缩,基底膜增厚(图 16-2-3A)、皱缩。合并管型肾病时可见远端肾小管腔内的特征性蛋白管型。肾间质纤维化的程度与肾小球硬化及肾小管的病变一致,早期可表现为局灶性纤维化伴淋巴细胞、单核细胞浸润,晚期可呈现弥漫纤维化。肾小动脉管壁常增厚,约 40%LCDD 病例轻链沉积导致血管壁增厚(图 16-2-3B、C)。

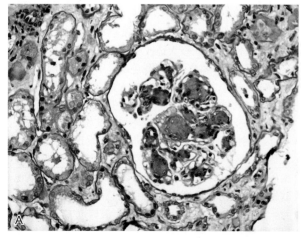
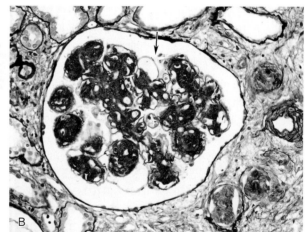

图 16-2-1　轻链沉积病

注:病理表现多样,最典型的为结节性肾小球硬化。A. 肾小球内 PAS 阳性的少细胞性系膜结节形成,类似于糖尿病肾病(PAS×400);B. 肾小球系膜结节呈现弱嗜银着色,结节周围毛细血管袢瘤样扩张(箭头所示),周围肾小管基底膜增厚,伴间质纤维化(PASM×400)。

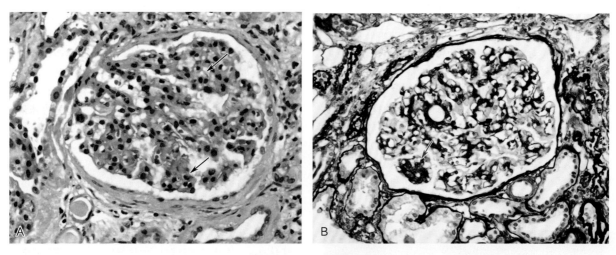

图 16-2-2　轻链沉积病

注：早期表现为系膜细胞增生和细胞外基质增多。A. 肾小球系膜细胞增生（黑色箭头所示），伴系膜基质增多，鲍曼囊壁增厚，刚果红染色阴性（HE×400）；B. 肾小球仅见节段性系膜基质增多（红色箭头所示），多数毛细血管袢开放良好，肾小管片状萎缩伴间质纤维化（PASM×400）。

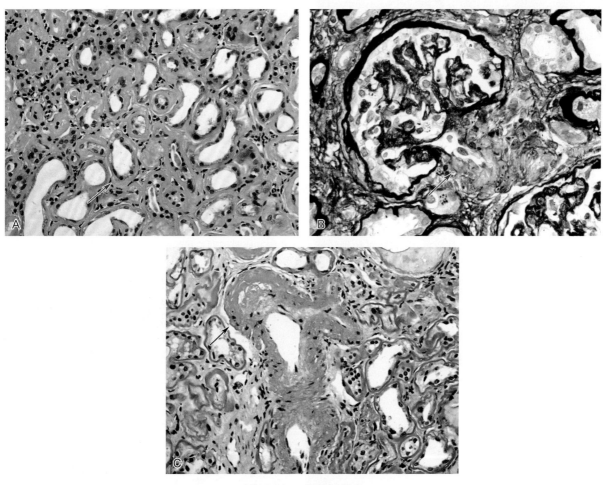

图 16-2-3　轻链沉积病

注：A. 肾小管基底膜弥漫均质性增厚（红色箭头所示，HE×200）；B. 入球和出球小动脉管壁增厚，PASM 淡染物质沉积，肾小球病变基底膜节段性增厚，无明显系膜结节形成（红色箭头所示，PASM×400）；C. 小叶间动脉管壁增厚，PAS 红染物质沉积于血管壁，周围肾小管基底膜增厚伴肾小管萎缩（黑色箭头所示，PAS×200）。

2. 免疫病理　免疫荧光检查具有决定性的诊断意义,典型病例免疫荧光染色单克隆轻链强阳性。与 AL 淀粉样变相反,LCDD 的组织 κ 轻链沉积更为常见(占73%~91%)。特征性表现为单克隆轻链沿着肾小球毛细血管壁、肾小管基底膜和肾内小血管壁呈线样沉积(图 16-2-4),部分病例可表现为短线样。染色的模式和强度取决于轻链沉积物的数量和分布部位。在大多数病例,可伴有单种轻链在肾小球系膜区颗粒状或无定形沉积,一般强度较弱,部分患者间质也可见局灶性颗粒状染色。典型的 LCDD 病例免疫球蛋白重链(IgG、IgM 和 IgA)以及补体 C3、C4、C1q 均阴性。

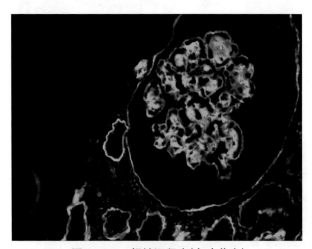

图 16-2-4　轻链沉积病(免疫荧光)

注:κ 轻链沿肾小球基底膜、鲍曼囊壁及肾小管基底膜呈线样沉积,κ 轻链是轻链沉积最常沉积的轻链种类(IF × 400)。λ 轻链及免疫球蛋白 IgG、IgA 及 IgM 荧光染色均为阴性。

在 LCDD 患者,使用通用的 λ 和 κ 轻链抗体检测肾脏沉积的病理性轻链敏感性较低,只有针对病理轻链的特异性抗体才能保证轻链的阳性检出率。此外,异常轻链常存在一定程度的糖基化,也影响轻链的检测。因此,电镜观察到肾小球内的颗粒状沉积物,而免疫荧光检测阴性,可能为沉积于肾小球内的轻链结构异常或被修饰致使抗原决定簇掩盖所致。另外,早期 LCDD 病例,少量轻链沉积时,免疫荧光难以检出。在这些特殊情况下,需要高敏感性的免疫胶体金技术标记异常轻链方可确诊。

3. 电镜　可观察到 LCDD 特征性的超微结构,具有重要的诊断价值。LCDD 表现为点状或细颗粒状电子致密物质沿肾小球基底膜、系膜区、鲍曼囊壁、肾小管基底膜及小血管壁沉积。沉积物一般沿肾小球基底膜内疏松层(图 16-2-5A)、肾小管基底膜外侧面(图 16-2-5B)、鲍曼囊壁(图 16-2-5C)形成条带样细颗粒状沉积。在小血管壁,往往于血管内膜和环绕中层肌细胞内侧沉积。

在罕见的情况下,电子密度轻链物质可沉积于致密层,类似于致密物沉积病。如仅少量、节段性沉积的细颗粒状电子致密物存在,需结合免疫荧光或免疫电镜(图 16-2-5D、E)检查进一步确诊。

(四) 鉴别诊断

1. 糖尿病结节性肾小球硬化　光镜表现与 LCDD 的系膜区结节状病变十分相似,除结节状硬化病变外,常可见纤维素样帽状病变、肾小囊滴等渗出性改变。免疫荧光检查示两种轻链蛋白阴性或均阳性,呈线样沉积于肾小球毛细血管壁,鲍曼囊壁及肾小管基底膜等,电镜检查见 GBM 均质性增厚,无轻链沉积的相关表现。且常有多年的糖尿病病史,易于鉴别。

2. 单克隆 IgG 沉积的增生性肾小球肾炎　光学显微镜显示以膜增生性肾小球肾炎为主,表现为系膜细胞增生,系膜基质增多;荧光可见单克隆 IgG-κ 或 IgG-λ 染色阳性。可伴有补体 C3 和 C4 沉积,电镜观察到肾小球系膜区及内皮下电子致密物,而不同于 LCDD 沿着肾小球基底膜和肾小管基底膜细颗粒状的电子致密物。

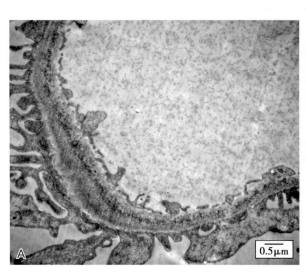

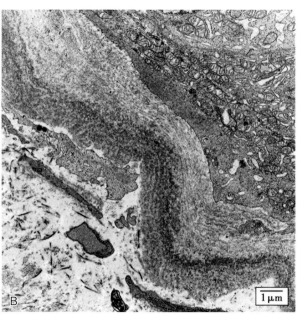

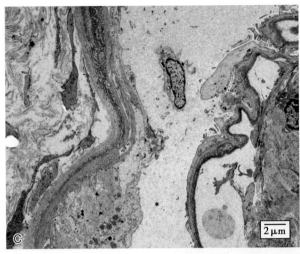

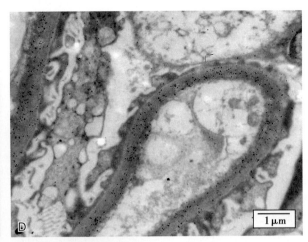

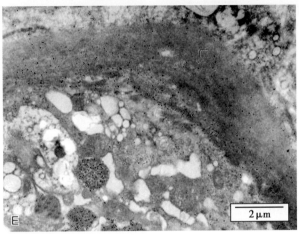

图 16-2-5　轻链沉积病（电镜与免疫电镜）

注：A. 电镜显示细颗粒电子致密物沉积于肾小球基底膜内疏松层，上皮细胞足突节段性融合；B. 电镜显示近曲小管基底膜明显增厚，外层见条带状分布的密集细颗粒状电子沉积物；C. 电镜显示肾小球鲍曼囊壁可见细颗粒状电子致密物沉积。免疫电镜示轻链 κ 特异标记于肾小球基底膜内侧泥沙样电子致密物（D）和肾小管基底膜内密集的粗颗粒样电子致密物（E），轻链 λ 标记为阴性（D、E. 免疫电镜；胶体金颗粒直径为 10nm）。

3. 致密物沉积病　属于 C3 肾小球病的特殊类型，免疫荧光只有 C3 强阳性，呈条带样沉积于肾小球毛细血管壁，部分伴有肾小球鲍曼囊壁和肾小管基底膜的沉积，而轻链染色则为阴性；电镜可见 GBM 致密层的条带状电子致密物均匀沉积。晚期 LCDD 与致密物沉积易于混淆，其颗粒物质可延续至 GBM 致密层。

4. 纤维样或免疫触须样肾小球病　LCDD 与纤维样肾小球病和免疫触须样肾小球病的鉴别诊断主要依靠电镜的超微结构检查。免疫触须样肾小球病免疫荧光可显示单克隆免疫球蛋白沉积，系膜区和肾小球基底膜 IgG-κ 或 IgG-λ 阳性，电镜下为无分支的中空微管状结构，直径 30~50nm。纤维样肾小球病，免疫荧光以多克隆免疫球蛋白阳性沉积多见，κ 及 λ 轻链常同时存在，少数病例也可见单克隆 IgG 沉积，电镜下为平均直径 10~20nm 纤维结构弥漫性沉积于肾小球的内皮、系膜区等，TBM 一般无沉积物，刚果红染色阴性。

5. Ⅰ型冷球蛋白血症性肾小球肾炎　光镜下常表现为膜增生性肾小球肾炎，伴毛细血管内透明血栓形成。免疫荧光为单克隆重链和轻链在肾小球阳性染色，与血清单克隆免疫球蛋白的种类一致；电镜下可见电子沉积物内形成微丝、微管、晶格样等特殊超微结构，而非沿肾小球和肾小管基底膜的细颗粒沉积物。血清中冷球蛋白阳性，以资鉴别。

6. 轻链型肾脏淀粉样变性病　也常继发于 MM 或其他浆细胞病，表现以肾脏受累为主的系统性病变，肾活检示为 PAS 染色阴性、不嗜银的无定形物质沉积于肾小球、血管和肾间质等，免疫荧光检测到单克隆免疫球蛋白轻链的沉积，常以 λ 轻链为主（占 80%），电镜下为直径 7~12nm 的无序排列的细纤维结构。刚果红染色阳性，偏光显微镜下淀粉样物质呈现苹果绿双折光，为其特征性改变。

（五）治疗

LCDD 的基础治疗包括积极的支持对症措施，如纠正高钙血症，碱化尿液，防止本 - 周蛋白尿形成管型等。

有关 LCDD 原发病的治疗数据有限。对于明确浆细胞病的患者，表现为肾病综合征或进行性肾功能不全的 LCDD 患者，早期诊断和积极治疗对肾功能的保护和患者生存率的提高至关重要，治疗目的是控制和减少浆细胞克隆产生的异常轻链。推荐的治疗方法与多发性骨髓瘤的治疗方法相似，通过化疗，以及对特定患者进行自体干细胞移植（HCT）来控制浆细胞增殖性疾病以保留肾功能和延长生存期。

最常用的化疗方案有美法仑联合泼尼松（mephalan prednisone，MP）方案或美法仑联合地塞米松（mephalan dexamethasone，MDex）方案。美法仑和泼尼松联合化疗方案已成功应用于 LCDD 和 MM 患者，美法仑和泼尼松可稳定或改善 LCDD 患者的肾功能。近年，多采用硼替佐米为基础的三联治疗，如硼替佐米 - 环磷酰胺 - 地塞米松（bortezomib-cyclophosphamide-dexamethasone BCD）方案可减缓肾衰竭的进程，尤其对血肌酐＜ 354μmol/L 的早期病例，能够稳定或促进肾功能的改善。

泼尼松结合 CTX 及干细胞移植等亦用于临床。条件符合者可考虑自体造血干细胞移植（autologous stem cell transplantation，ASCT），减轻肾脏病变的进展。在早期诊断的病例，在其他器官病变之前进行骨髓移植取得较好的疗效。

在 MIDD 肾病进入终末期，如果没有 MM、轻链或重链淀粉样变性的证据，无需针对基础疾病进行特殊的治疗。进入终末期肾病时，可考虑肾脏移植。肾移植患者 LCDD 的复发率高，50% 患者于移植后 8~48 个月复发，最终可能导致移植物功能丧失。治疗时需同时使用化疗或 HCT 以控制浆细胞增殖性疾病，基础疾病持续缓解者，复发率低。

当骨髓检查的结果不确定，特别是在血清和尿液中无单克隆蛋白存在时，化疗是否收益存在争议。

（六）预后

LCDD 的预后取决于疾病诊断的早晚和疾病对治疗的反应。1 年和 5 年的肾脏存活率分别为 67% 和 17%，患者生存率分别为 89% 和 70%。在 1 项平均随访 6.2 年的 53 例 LCDD 研究，诊断后肾脏生存期为 5.4 年，患者生存期为 14 年。诊断时未接受透析的患者中，GFR 平均每年下降 3.7ml/min，开始肾脏替代治疗的患者平均生存期为 5.2 年。有报告显示 LCDD 患者治疗后结节性肾小球硬化消失，表明早期干预可逆转这些患者的肾损害。未经治疗的患者数月至数年内进展至 ESRD。此外，有显性 MM 的患者预后明显差于那些非 MM 者。

二、重链沉积病与轻重链沉积病

HCDD 的沉积成分为单克隆重链，而以单克隆免疫球蛋白重链合并一种轻链（κ 或 λ）沉积于组织为 LHCDD。LCDD 早在 20 世纪 70 年代即有报道，直至 1990 年，Buxbaum 等首次提出 LHCDD，而 HCDD 则在 1993 年才被认识。HCDD 和 LHCDD 为非常少见的疾病，LHCDD 和 HCDD 仅占肾活检病例的 0.7‰ 和 0.8‰。Mayo Clinic 1990—2011 年 10 481 例肾活检中，仅 7 例为 HCDD，亦占 0.7‰，而 LHCDD 仅有 6 例，占 0.3‰。根据沉积重链的种类，HCDD 分为三种类型：γ、α 和 μ，其中，γ 重链沉积是 HCDD 最常见的类型，α- 重链沉积少见。IgG 进一步分为四种亚型，γ1、γ2、γ3 和 γ4，与 HCDD 有关的主要为 γ1 和 γ3 亚型。

（一）发病机制

IgG 型 HCDD 的研究显示，沉积物与循环 γ 重链存在 CH1 缺失有关。正常情况下，新生的 γ 重链蛋白 IgG 在内质网中通过 CH1 结构域（部分为 CH2 和铰链区）和重链结合蛋白（Bip）结合，使重链在内质网与轻链组装成完整的免疫球蛋白。CH1 缺失导致游离重链不能与 Bip 结合成完整的免疫球蛋白，导致不成熟的重链分泌进入血液循环，而这些结构异常的重链沉积在靶器官，包括肾脏。目前对 LHCDD 则未见相应研究。

此外，补体活化在 HCDD 和 LHCDD 的发病中可能也起着一定的作用。在 γ1-HCDD 和 γ3-HCDD 有低补体血症。IgG3 与 C1q 具有强的结合能力，活化经典途径，可存在严重的低补体血症。与补体结合的能力依次为 IgG3、IgG1、IgG2，IgG1 含有 C3 的结合位点，活化旁路途径，IgG4 不能活化补体系统。

（二）病理

HCDD、LHCDD 的光镜和电镜超微结构特点与 LCDD 相似，仅依据光镜和电镜病变难以区分 MIDD 类型，必须依靠肾组织免疫病理检查，进行免疫球蛋白重链和轻链的免疫荧光或组织化学染色，以区别三种免疫球蛋白沉积病。

1. 光镜　与 LCDD 类似，HCDD 和 LHCDD 肾脏病理均以结节性肾小球硬化为其特征性改变（图 16-2-6）。90% 以上 HCDD 患者存在此种改变，部分患者可观察到新月体形成（39%）。值得注意的是，新月体在 HCDD 更为常见，涉及 11%~75% 的肾小球；有膜增生性和毛细血管内增生性肾小球肾炎的个例报道。光镜下可见不同程度的间质纤维化和小管萎缩。刚果红染色阴性。

2. 免疫荧光　HCDD 为单种的单克隆免疫球蛋白线样沉积，轻链染色阴性。IgG（γ 重链）、IgA（α 重链）或 IgM（μ 重链）沉积的病例均有报道，其中 IgG 沉积最为常见，占 80%，其次为 IgA，占 20%。染色的分布与 LCDD 相似，通常在不同部位呈线状荧光染色，表现出均匀、连续的沉积，但沿肾小管基底膜染色强度普遍低于 LCDD。在 IgG 型 HCDD 病例，γ 链亚型的染色将有助于确定单一的 γ 种类。IgG1 是最为常见的亚型，其次为 IgG4 和 IgG3。重链成分的肾外沉积也在胰腺、甲状腺、肌肉和肝脏中报道，但较 LCDD 少见。

在所有 IgG3 HCDD 和半数的 IgG1 HCDD 有补体沉积，可观察到和重链同样的分布颗粒性 C1q 和 C3 阳性染色（图 16-2-7）。LHCDD 除单种的单克隆免疫球蛋白 IgG（γ 重链）、IgA（α 重链）或 IgM（μ 重链），同时伴有单种 κ 或 λ 轻链线样沉积于肾小球基底膜和肾小管基底膜。IgG-κ 与 IgG-λ 的比例约为 1:1，重链亚型的分析显示 IgG3 占绝对主导。与 LCDD 不同，LHCDD 肾小球 C3 和 C1q 沉积也较为常见。

3. 电镜　HCDD 和 LHCDD 超微结构的表现与 LCDD 相似。细颗粒状电子致密物沿着 GBM 内侧（图 16-2-8）和 TBM 连续性沉积。在结节性硬化患者可观察到系膜区电子致密物。重链沉积的数量和分布在不同部位可有差异。在 IgM 型 HCDD，有个案报道发现沉积物超微结构为直径 13~18nm 无序排列的纤维，推测此可能是 HCDD 的变异体。

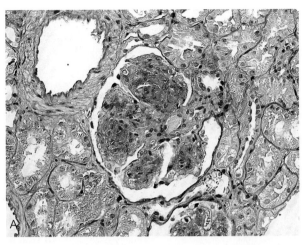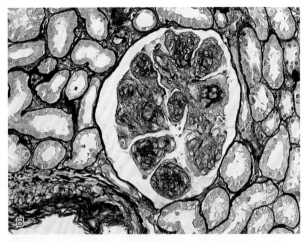

图 16-2-6　重链沉积病

注：患者女性，53 岁。水肿 11 个月，肾功能异常 4 个月入院。尿常规红细胞 2+，24 小时尿蛋白 0.48g，血清白蛋白 32g/L，血肌酐 115μmol/L，血免疫固定电泳阴性。光镜检查为肾小球细胞数明显增多，系膜细胞增生，大部分肾小球呈分叶状，多数有系膜区结节形成（A. PAS×400；B. PASM×400）。

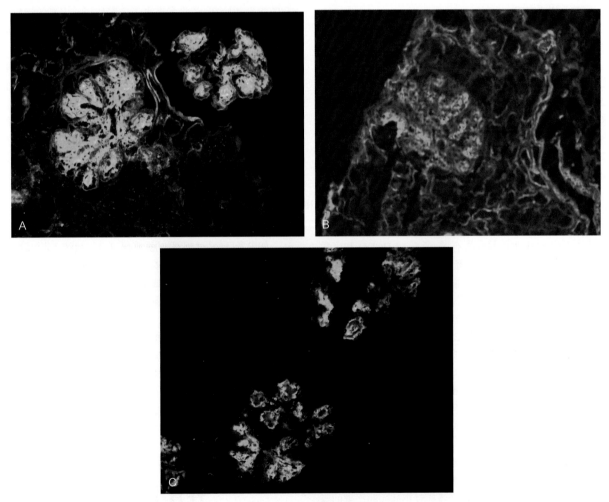

图 16-2-7　重链沉积病

注：与图 16-2-6 为同一患者，免疫荧光显示 IgG（A. IF×200）伴 C3（B. IF×200）于系膜区颗粒或结节状沉积及基底膜线样沉积，IgG 亚型免疫荧光着色显示为 IgG3 阳性（C. IF×200），IgA、IgM、轻链及 IgG1、IgG2、IgG4 阴性。

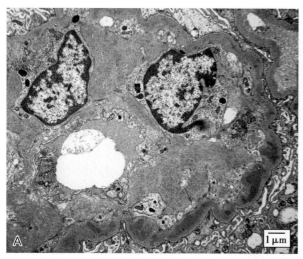
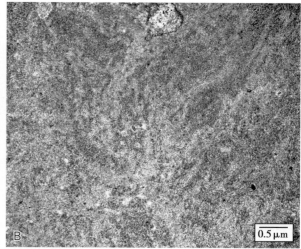

图 16-2-8 重链沉积病

注：与图 16-2-7 为同一患者，电镜下可见系膜细胞、内皮细胞增生，系膜基质明显增多，系膜区呈少细胞性增宽并形成结节状。A. 肾小球基底膜可见条带状、节段分布的电子沉积物沿肾小球基底膜内侧沉积（箭头所示），上皮细胞足突大部分融合（EM）；B. 放大后电子致密物呈细颗粒状（EM）。

（三）临床表现

多见于中老年患者，发病年龄 LHCDD 略高于 LCDD，HCDD 略低于 LCDD，无明显性别倾向。三者临床表现相似，几乎所有 MIDD 患者均有肾脏受累，常表现为大量蛋白尿、血尿、高血压、进展性的肾功能不全。国外学者分析15 例经病理证实的 HCDD 患者，93.3% 为 CKD 3 级以上，60% 为肾病综合征。在三型 MIDD 中，HCDD 患者肾病综合征最为常见，发生率高达 50%~67%，明显高于 LHCDD（20%~33%）和 LCDD（17%）患者。HCDD 患者高血压亦较 LHCDD 和 LCDD 更为常见，几乎所有患者均患高血压。

HCDD 常伴有低补体血症，64% 的患者血清 C3 降低，46% 血清 C4 水平降低，而仅有 20% 的 LHCDD 患者有低补体血症，绝大部分 LCDD 患者血清补体位于正常水平。低补体血症与 HCDD 的种类有关，所有 γ3-HCDD 和半数以上的 γ1-HCDD 显示血补体降低。

常见的基础疾病包括血液系统疾病，如 MM 或 MGUS。HCDD 和 LCDD 不同，就诊时仅有 13.3%~29.0% 并发于 MM，而 65% 的 LCDD 和 50% 的 LHCDD 与 MM 有关。此外，丙型肝炎是在 HCDD 中相对常见。Lin 等的研究显示 5/6 HCDD HCV 抗体阳性，明显高于 LCDD。

67%~86% 的 HCDD、80%~100% 的 LHCDD、25%~69% 的 LCDD 患者血清蛋白电泳和免疫固定检测出单克隆免疫球蛋白，血清游离轻链检测更为敏感，几乎所有 MIDD 患者存在血清游离 κ 和 λ 轻链比值异常。

（四）鉴别诊断

HCDD 和 LHCDD 的鉴别诊断与 LCDD 类似，主要应与 AL 淀粉样变、糖尿病肾病、特发性结节性肾小球硬化、膜增生性肾炎、冷球蛋白血症、纤维样肾小球病和严重的膜增生性肾小球炎等疾病鉴别，详见 LCDD 部分。此外，α-HCDD 应与 IgA 肾病鉴别。

（五）治疗

有关 HLCDD 和 HCDD 治疗的数据有限，目前尚无统一的指南和标准，经验多来自于个案使用。主要的治疗方法源于 MM 的治疗方案，目的是减少单克隆免疫球蛋白的产生，保留肾功能和延长生存期。

个案报道提示，在 LHCDD 患者成功地使用美法仑联合泼尼松的化疗方案，3~4 个疗程后蛋白尿消失、肾功能稳定、单克隆蛋白水平下降。大剂量的美法仑化疗联合自体干细胞移植（HDM/SCT）亦用于 LHCDD 的治疗，可使 M 蛋白减少，异常的血清 κ/γ 游离轻链比值恢复正常，肾功能改善，显示较好的疗效。近年，以蛋白酶抑制剂硼替佐米（bortezomib）为基础的方案成功地使用于 3 例严重肾病综合征伴肾功能下降的 HCDD 患者，治疗后肾病综合征持续缓解、肾功能改善，提示早期诊断和以硼替佐米为基础的联合治疗可能也是改善肾脏预后的重要措施。

如患者已经发展至肾功能衰竭可进行肾脏替代治疗，如同 LCDD，并不常规推荐肾移植。一例接受肾移植的 LHCDD 患者于移植后 1.5 年复发。如果行肾移植，应在移植前通过大剂量化疗和自身干细胞移植降低游离轻链的水平。

（六）预后

轻/重链沉积病发病率低，自然病程尚不明确，但总体预后不佳，从发病到死亡的时间可从 1 个月至 10 年不等，常因肾外脏器的病变而致死。国外学者对 56 例 MIDD 平均随访 64 个月，经过治疗后 57% 的患者肾功能改善，39% 发展为 ESRD，4% 肌酐倍增，但不需肾脏替代治疗。经统计分析，HCDD 和 LHCDD 与 LCDD 的预后无明显差别。

第 3 节 单克隆 IgG 沉积的增生性肾小球肾炎

单克隆 IgG 沉积的增生性肾小球肾炎（proliferative glomerulonephritis with monoclonal IgG deposition，PGNMID）是以单种 IgG 亚型，伴单种轻链（κ 或 λ 轻链）

沉积,以肾小球细胞增生性改变为特点的一组疾病。2004年,由 Nasr 等学者首次描述并命名。此病为唯一的类似于免疫复合物性肾小球肾炎的单克隆免疫球蛋白相关性肾病,相对其他相关的肾脏疾病,此病相对少见,PGNMID 仅占自体肾活检的 0.14%~0.17%。

一、病因及发病机制

PGNMID 的病因并不明确,有限的病例报告显示,少数患者可能与血液系统疾病(如慢性淋巴细胞性白血病、瓦氏巨球蛋白血症)、感染性疾病(如细小病毒 B19 和丙型肝炎病毒)等有关,但大多数患者无明确基础疾病,血液及尿液中也检测不出单克隆免疫球蛋白。

对 PGNMID 的认识时间较短,至今有关本病的发病机制仍不清楚。推测 B 细胞克隆在内源性或外源性抗原的刺激下产生单克隆 IgG,循环完整的单克隆 IgG 分子沉积于肾小球,继之固定补体,活化下游的炎症介质。与 PGNMID 有关的 IgG 亚型主要为 IgG3。正常情况下,IgG3 仅占总 IgG 的 8%,但 IgG3 具有不同于其他 IgG 亚型的独特的理化性质,包括:①相对分子质量最大(170 000),不易通过肾小球基底膜,但可在系膜区或内皮下沉积;②带正电荷,易与带负荷的肾小球成分相互吸引;③具有高度的补体固定能力,沉积后通过经典或旁路途径激活补体,起动下游的炎症介质释放,导致肾小球损伤。④ IgG3 是唯一具有通过 Fc-Fc 相互作用发生自身聚集理化特性的亚型。因此,IgG3 与肾小球的高亲和力和易于自身聚积的特点,使其较其他 IgG 亚型具有更强的肾炎致病作用。IgG3 产生后快速地沉积于肾小球,以此逃避血清免疫固定电泳的检测,可能以此解释多数患者血清单克隆免疫球蛋白的阴性结果。

二、病理

(一)光镜

PGNMID 可表现为多种肾小球病变,以各种类型的增生性改变为主要病理特点,可见不同程度的系膜细胞和内皮细胞增生。最常见的病变类型为膜增生性病变,占

56.8%,表现为肾小球毛细血管内细胞数增多,弥漫性的系膜细胞增生和系膜基质扩张,系膜细胞插入,广泛肾小球基底膜双轨征形成,毛细血管袢呈分叶状(图 16-3-1A、B、C)。35% 为毛细血管内增生性改变,表现为内皮细胞增生、白细胞渗出,导致毛细血管袢腔闭塞。此种病理改变者可伴有节段性系膜插入。膜性或系膜增生性病变少见,约 5.4% 为膜性病变,GBM 增厚,上皮下免疫复合物沉积,常有系膜增生的特征,表现为不典型膜性肾病。

新月体形成较常见,约三分之一的患者局灶或弥漫性新月体形成(图 16-3-1D)。随着病程的进展,可出现节段性硬化或球性硬化。多数 PGNMID 伴有小管间质改变,表现为小管萎缩和间质纤维化。PGNMID 也可发生于移植肾,病理改变与自体肾 PGNMID 类似。

(二)免疫荧光

PGNMID 特征性表现为单克隆 IgG 阳性,一般为系膜区及毛细血管壁的颗粒或团块状染色(图 16-3-2A)。IgG 亚型染色显示为单一亚型沉积,最常见为 IgG3(占65.6%),其次为 IgG1(占 28.1%),IgG2 极少见(6.3%),至今无 IgG4 沉积报道。沉积物呈现单种 IgG 亚型的特点(图 16-3-3)。单克隆 IgG 伴单种轻链 κ 或 λ 染色,研究显示 73% 为 κ 轻链阳性(图 16-3-2B)。C3 阳性率达97.3%,多数病例伴 C1q 阳性(63.9%),C3 和 C1q 阳性表明补体系统活化。其他免疫球蛋白,如 IgA 和 IgM 的染色阴性。PGNMID 单克隆 IgG 主要沉积于肾小球,肾小球外未见阳性沉积。

(三)电镜

PGNMID 的电镜改变与光镜改变一致。以膜增生性肾小球肾炎表现者,电镜下主要为系膜区(94.6%)和内皮下(100%)无特殊结构的电子致密物沉积,系膜细胞增生并广泛插入内皮下形成双轨,可伴有节段性的上皮下电子致密物沉积(图 16-3-4)。表现为系膜增生性肾小球肾炎者,可见系膜细胞增生和系膜基质增多,以系膜区为主的电子致密物沉积。膜性病变表现为广泛的上皮下电子致密物沉积。文献有上皮侧驼峰形成的 PGNMID 个案报道。各型均伴有节段性的上皮细胞足突融合。

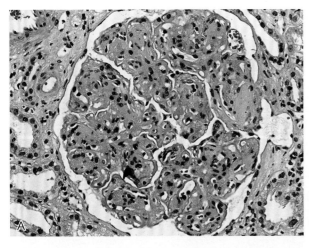

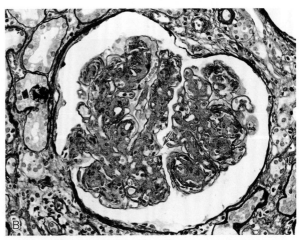

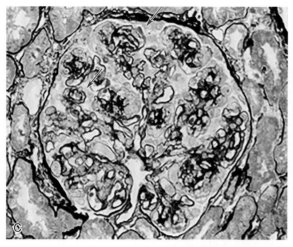
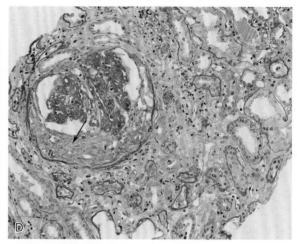

图 16-3-1　单克隆 IgG 沉积的增生性肾小球肾炎

注：患者女性 42 岁，表现为消瘦、乏力，血尿伴蛋白尿，尿红细胞 3+，24 小时尿蛋白 10.2g，血白蛋白 46g/L，血肌酐 76μmol/L，血清游离 κ 轻链升高，OGTT 正常。A. 肾小球毛细血管内细胞数增多，弥漫性系膜细胞增生和系膜基质扩张，毛细血管袢呈分叶状（HE×400）；B. 系膜基质插入，肾小球基底膜广泛双轨征形成（箭头所示，PASM×400）；C. 肾小球系膜区基质增多，嗜银性增强，少数外周毛细血管袢分层，见双轨形成（红色箭头），少量节段内皮下嗜复红物沉积（蓝色箭头，PASM×400）；D. 肾小球见细胞性新月体形成（箭头所示），毛细血管袢皱缩，肾小球周围见肾小管萎缩，少量炎症细胞浸润（PAS×200）；本例刚果红染色阴性。

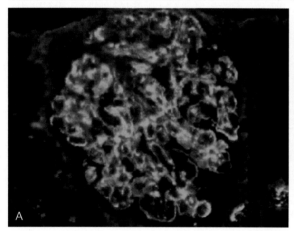
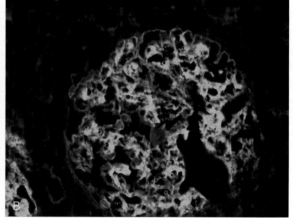

图 16-3-2　单克隆 IgG 沉积的增生性肾小球肾炎

注：A. IgG 呈颗粒样、花瓣样沉积于毛细血管袢和系膜区（IF×400）；B. κ 轻链沉积于肾小球毛细血管壁及系膜区，而 λ 轻链染色阴性（IF×400）。

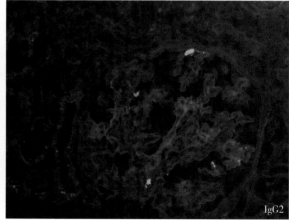

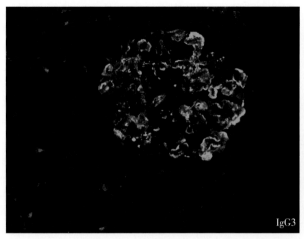
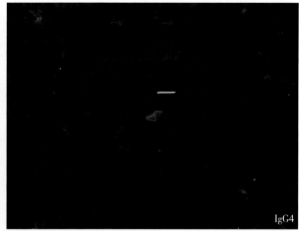

图 16-3-3　单克隆 IgG 沉积的增生性肾小球肾炎

注:IgG 亚型的免疫荧光显示 IgG3 阳性,而 IgG1、IgG2 和 IgG4 均为阴性(IF × 400)。

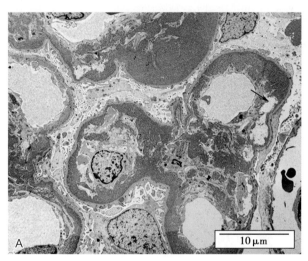
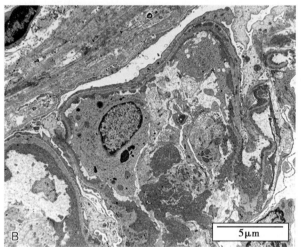

图 16-3-4　单克隆 IgG 沉积的增生性肾小球肾炎(电镜)

注:A. 广泛的系膜区、内皮下电子致密物沉积,系膜细胞插入形成双轨(箭头),毛细血管袢狭窄;B. 系膜区、内皮下、上皮下电子致密物沉物,上皮细胞足突弥漫融合。

三、临床表现

PGNMID 好发于中老年,平均发病年龄为 54.5 岁,但最近发现,此病亦可见于儿童患者。女性更为易发,男女比例约为 1:2。几乎所有患者均表现为大量蛋白尿、血尿、高血压和快速进展性或慢性肾功能不全。就诊时 49% 为肾病综合征,68% 存在不同程度的肾功能不全,77% 存在血尿。少数与多发性骨髓瘤有关,多数患者无明确基础疾病。文献有 PGNMID 与干燥综合征和丙型肝炎相关的个案报道。继发性的 PGNMID,尚有基础疾病相关的临床表现,但肾病的临床表现与无基础疾病者类似。

在 37 例 PGNMID 患者的报道中,仅有 30% 患者 M 蛋白阳性,M 蛋白阴性的患者经过长期随访多数患者 M 蛋白的检测仍为阴性,仅有 1 例在随访第 3 年时 M 蛋白检测阳性。国内报道的 7 例 PGNMID 患者中也只有 1 例患者 M 蛋白阳性,提示循环中血清 M 蛋白低于检测水平仍然可发生 M 蛋白在肾组织中的沉积。40%~50% 患者血清 C3 下降,冷球蛋白试验阴性。PGNMID 的病变局限于肾脏,罕见有肾外表现。

四、诊断与鉴别诊断

PGNMID 的诊断主要依靠肾脏病理的特点,免疫荧光和电镜是本病诊断的关键。诊断需符合以下条件:①肾小球单克隆 IgG 沉积限于单一亚型和单种轻链;②存在膜增生性肾小球肾炎、毛细血管内增生性肾小球肾炎或膜性肾病等肾小球肾炎的病理特点;③电镜可见多部位电子致密物的沉积;④除外冷球蛋白血症。PGNMID 应与以下疾病鉴别。

(一) 特发性膜增生性肾小球肾炎

特发性膜增生性肾小球肾炎显示沉积的免疫复合物为多克隆,除 IgG 外,可伴 IgM 和 IgA,轻链通常为 κ 和 λ

两种同时阳性,而 PGNMID 仅为单克隆 IgG 伴单种轻链染色。

(二)Ⅰ型冷球蛋白血症性肾小球肾炎

在临床诊断 PGNMID 时,应仔细除外Ⅰ型冷球蛋白血症。两者均以膜增生性肾小球肾炎为主要病理类型。光镜下肾小球毛细血管腔内可见大量免疫复合物沉积形成的"透明血栓",PAS 染色强阳性。电镜可见肾小球内皮下大量电子致密物沉积并凸向毛细血管袢腔,高倍视野可见微丝、微管、晶格样等特殊超微结构。血中冷球蛋白试验阳性是与 PGNMID 鉴别的重要依据。PGNMID 血中冷球蛋白阴性,也缺乏特征性的超微结构,沉积物为无特殊结构的电子致密物。

(三)纤维性肾小球肾炎和免疫触须样肾小球病

纤维性肾小球肾炎与免疫触须样肾小球病的病理组织学表现相似,表现为多种病理类型,以膜增生性肾小球肾炎为最常见,可见 PAS 阳性、嗜复红蛋白沉积于系膜区和毛细血管袢,刚果红染色阴性。两种疾病的免疫病理常见 IgG、C3、κ 和 λ 轻链沉积于肾小球系膜区与毛细血管袢,其中免疫触须样肾小球病多见单克隆 IgG 沉积。两种疾病的不同之处在于超微结构的特点,纤维性肾小球肾炎的电镜观察到肾小球系膜区、内皮下或基底膜内见直径约 10~30nm 无分支、无序排列的纤维结构。免疫触须样肾小球病电镜下沉积物呈中空微管状,直径 30~50nm,微管状结构平行有序排列。PGNMID 与此两种疾病的鉴别主要依靠电镜的超微结构差异。

(四)轻链和重链沉积病

轻链和重链沉积病(LHCDD)与 PGNMID 在许多方面表现类似,但 LHCDD 光镜以结节性肾小球病变为特点,免疫荧光为单克隆重链和单种轻链沿肾小球和肾小管基底膜线样沉积,电镜下可见沿肾小球基底膜内侧和肾小管基底膜外侧泥沙样细颗粒电子致密物沉积。而 PGNMID 免疫荧光表现单克隆 IgG 和单种轻链在系膜区及内皮下的染色,电镜表现为无特殊结构的电子致密物在系膜区和内皮下的沉积。

(五)轻链和重链型淀粉样变性

轻链和重链型淀粉样变性极少见,类似于轻链型淀粉样变性,以刚果红染色阳性为特点,由直径 7~12nm、无序排列的纤维丝组成。PGNMID 刚果红染色阴性,电镜下为无特殊结构的电子致密物沉积。

五、治 疗

目前 PGNMID 无标准的治疗方案。少数文献报道不同治疗方案,包括大剂量激素、利妥昔单抗(抗 CD20 抗体)、环磷酰胺、吗替麦考酚酯、环孢素 A 和血浆置换等,疗效不一。一般认为,肾功能稳定、尿蛋白轻微的患者可采用一般保守治疗。推荐所有蛋白尿的患者使用 ACEI 和 ARB。

对于肾功能下降、大量蛋白尿或病理显示有较多新月体等活动病变时,考虑使用糖皮质激素(单独或与烷化剂联用)、吗替麦考酚酯、环孢素 A 和利妥昔单克隆抗体等治疗方案。血或尿中检测出 IgG 型 M 蛋白或继发于

MM,推荐硼替佐米、CTX、地塞米松和沙利度胺等 MM 的治疗方案。在 M 蛋白阴性的患者,试用糖皮质激素或联用 CTX 治疗至少 3 个月,无效者可考虑 MM 的方案治疗。个案报道提示硼替佐米和地塞米松可有效地治疗 MM 继发的 IgG1-κ 型 PGNMID,患者表现肾病范围蛋白尿、中度肾功能不全和低补体血症,治疗后蛋白尿下降,血白蛋白升高,8 个月后重复肾活检,免疫荧光显示 IgG1-κ 消失。

新近,直接针对 M 蛋白的治疗方案用于 PGNMID 患者,总治疗反应率达 88%,38% 患者尿蛋白降至 0.5g/24h 以内。利妥昔单抗成功地用于数例肾移植后 PGNMID。无论 PGNMID IgG1-κ 型复发,或原发于移植肾的 IgG3-κ 型 PGNMID,使用 2 次 375mg/m² 后,均使蛋白尿降低、肾功能改善。

PGNMID 到达终末期肾病后,可行血液透析或腹膜透析治疗,不常规推荐行肾脏移植。肾移植后肾炎易复发,复发率达 89%,表现为移植肾功能丧失、血尿和蛋白尿,复发时间数月至 10 年不等,一般多于 2 年内复发。新近的一项 PGNMID 患者接受肾移植的研究,86% 患者移植后 3~4 个月检测出肾病的复发,25 例中的 11 例于肾移植平均 36 个月后因 PGNMID 复发丧失肾功能。

六、预 后

PGNMID 为少见病,预后资料有限。国外学者随访 32 例患者,平均随访 30.3 个月,经过不同方案治疗后,38% 患者肾功能完全或部分恢复,38% 患者存在持续性肾功能不全,22% 患者发展至终末期肾病(ESRD),其中 1 例患者进展至多发性骨髓瘤。

第4节 Ⅰ型冷球蛋白血症性肾小球肾炎

冷球蛋白血症(cryoglobulinemia)是指人体血液中含有冷球蛋白的一种系统性疾病,常继发于淋巴组织增殖性疾病、感染性疾病、结缔组织疾病。冷球蛋白是一种低于正常体温(<37℃)时凝集沉淀,而恢复 37℃后溶解的免疫球蛋白。1947 年,Lerner 和 Watson 将此种蛋白命名为冷球蛋白。1974 年,Brouet 等人提出了目前用于冷球蛋白的分类,根据病因及冷球蛋白成分可将此病分为 3 型:Ⅰ型为单克隆免疫球蛋白型,多见于血液系统恶性疾病,如多发性骨髓瘤(MM)和瓦氏巨球蛋白血症(WM),少数与意义未明的单克隆免疫球蛋白病(MGUS)相关。Ⅱ型冷球蛋白由具有类风湿因子活性的单克隆 IgM 和多克隆 IgG 混合组成,高达 60%~90% 患者与丙型肝炎有关,其他慢性感染(如慢性乙型肝炎、人免疫缺陷病毒感染)和自身免疫性疾病也可引起,其余无明确病因者,为特发性混合性冷球蛋白血症;Ⅲ型为多克隆免疫球蛋白型,以多克隆 IgG 和具有类风湿因子活性的多克隆 IgM 混合为特点,多继发于结缔组织病,也可由 HCV 等慢性感染所致。Ⅱ型和Ⅲ型统称为混合性冷球蛋白血症。临床上以Ⅱ型最为常见,约占 50%~60%,

其次是Ⅲ型,占 25%~30%,Ⅰ型冷球蛋白血症是最少见的类型,约占 10%~22%。北京协和医院资料显示,Ⅰ型仅占所有冷球蛋白血症的 13.3%。一定条件下,冷球蛋白沉积于血管内皮、阻塞血管或诱发免疫反应,引起以中小动脉受累为主的系统性血管炎,导致多系统多器官损伤,包括皮肤血管炎、肾小球肾炎和神经系统病变等。

大多数冷球蛋白血症性肾小球肾炎与Ⅱ型冷球蛋白血症相关,Ⅰ型累及肾脏较为少见。本节重点介绍由单克隆免疫球蛋白所致的Ⅰ型冷球蛋白血症性肾炎。

一、病因及发病机制

冷球蛋白相关肾损害是由冷球蛋白沉积累及肾脏所致,冷球蛋白血症主要通过两大机制导致肾脏损伤:①冷球蛋白沉积于毛细血管内堵塞肾脏微血管;②免疫复合物介导性血管炎。一般认为是免疫复合物(如 IgM-IgG 复合物)沉积于肾小球,从经典途径激活补体系统,导致炎症反应,包括分泌血小板源生长因子(PDGF)及转化生长因子-β(TGF-β)等生长因子促肾小球固有细胞增殖及细胞外基质合成,以及分泌趋化因子趋化单核巨噬细胞等炎症细胞聚集于肾小球加重损害。Ⅱ型和Ⅲ型冷球蛋白血症病常通过免疫复合物介导的机制累及肾脏,特别是Ⅱ型冷球蛋白血症,单克隆 IgM 与多克隆的 IgG 结合产生更大的免疫复合物,而后激活补体,导致肾小球肾炎的发生。

Ⅰ型冷球蛋白血症发生肾小球肾炎较少。微血管内冷球蛋白栓塞继发肾损害更为常见,Ⅰ型患者冷球蛋白浓度常高于Ⅱ型和Ⅲ型者,约为后两者的 2 倍,且常伴高黏滞综合征,易引起肾内毛细血管堵塞、透明血栓形成,导致肾脏微循环障碍。研究显示,单克隆 IgG 冷球蛋白血症患者似比单克隆 IgM 患者较易发生肾炎。单克隆 IgG3 型冷球蛋白相关肾炎的可能发病机制如下:IgG3 通过 Fc-Fc 段的非特异相互作用容易发生自身凝聚而沉积于肾小球,其重链 Fc 段上寡糖侧链的唾液酸残基和/或半乳糖含量减少又能促进其沉积;IgG3 沉积于肾小球后,通过其重链上的 CH2 段与补体 C1q 结合,从经典途径激活补体导致肾炎。单克隆 IgG1 及 IgM 的致病机制不清,但已知活化的 IgG1 重链的 CH2 段及 IgM 重链的 CH3 段都能结合补体 C1q,可能因此活化经典途径补体系统。

二、病　理

(一) 光镜

膜增生性肾小球肾炎(MPGN)伴内皮细胞增生为冷球蛋白血症肾炎的特征性病理改变。绝大多数的冷球蛋白血症肾炎为Ⅰ型 MPGN,占全部患者的 70%~80%。表现为弥漫性毛细血管内细胞增生,系膜细胞数增多,PASM 染色显示为肾小球基底膜因系膜插入而呈现双轨征,肾小球呈分叶状(图 16-4-1A、B)。

Ⅰ型冷球蛋白血症肾炎的另一个重要病理特征为毛细血管袢内透明血栓形成,其成分为冷球蛋白(图 16-4-1A、B),此病变在Ⅰ型冷球蛋白血症患者较混合型患者更为常见。典型的冷球蛋白血症肾损伤为毛细血管袢内和内皮下大量的免疫球蛋白聚集,导致肾小球毛细血管袢闭塞。透明血栓 PAS 染色阳性、嗜复红着色,提示"血栓"为免疫球蛋白或免疫复合物性质。透明血栓也可以通过免疫荧光和免疫电镜检查显示冷球蛋白的聚集。

其他病理表现包括节段或弥漫增生性肾炎,如毛细血管内增生性肾炎、系膜增生性肾炎、局灶增生性肾炎、增生坏死性肾炎等,甚至呈现非典型膜性肾病及毛细血管外增生性肾炎(即新月体肾炎)。部分患者表现为血栓性微血管病(TMA)。间质和小管呈现不同程度的炎症和纤维化,少数患者间质淋巴瘤细胞浸润。小血管可有血管炎改变。肾组织刚果红染色阴性。

(二) 免疫荧光

免疫荧光染色的模式因病理类型而异,但Ⅰ型冷球蛋白血症性肾炎的特征性免疫荧光表现为单种免疫球蛋白重链和单种轻链染色阳性。多数表现为单种免疫球蛋白沿肾小球毛细血管袢伴系膜区呈颗粒状、花瓣样沉积,多伴毛细血管腔内透明血栓(图 16-4-1C、D)。免疫球蛋白成分通常为 IgG 或 IgM,伴单种轻链或以一种为主的优势轻链。85% 重链为 IgG,其余为 IgM。轻链主要以 κ 链为主,约占 90%。常伴 C3 阳性,少数患者 C1q 也有类似的沉积。如沉积于肾小球的免疫球蛋白为 IgM、IgG 等二种或以上的免疫球蛋白和 C3 组成,诊断倾向于Ⅱ型冷球蛋白血症,而非Ⅰ型。

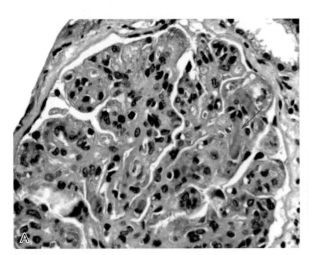

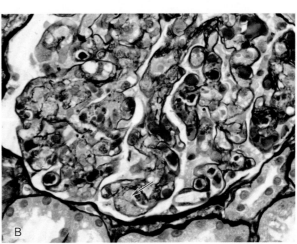

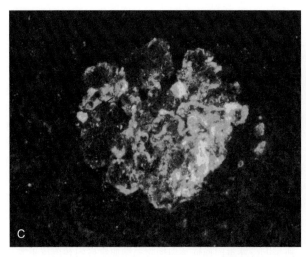
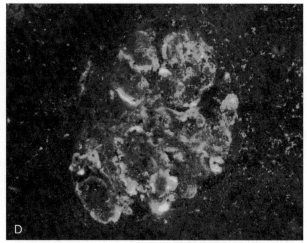

图 16-4-1 Ⅰ型冷球蛋白血症肾炎

注:A. 肾小球分叶,细胞数增多,弥漫性系膜细胞增生和系膜基质增多,大部分毛细血管袢受压变窄或闭塞,表现为膜增生性肾小球肾炎。部分毛细血管袢内可见"透明血栓"(蓝色箭头,HE×400);B. 肾小球系膜细胞和内皮细胞增生,毛细血管袢内大量"透明血栓"形成(白色箭头),肾小球基底膜增厚双轨形成(红色箭头,PASM×400);C、D. 免疫荧光显示IgM(C)和λ(D)沿系膜区和肾小球基底膜内皮下花瓣样沉积,管腔内透明血栓 IgM 阳性(红色箭头,IF×400)。

(三)电镜

冷球蛋白的聚集可以无定形或为颗粒状电子致密物,沉积于肾小球毛细血管腔内(透明血栓)和内皮下,也可形成多种有形结构,包括微丝、微管、晶格样等特殊超微结构(图 16-4-2)。Ⅰ型冷球蛋白血症常呈微丝样(50%)或微管样(25%)沉积于毛细血管内、内皮下和系膜区,有时形成僵直的长棒状并聚集成束,此与Ⅱ型冷球蛋白血症形成的曲线样冷球蛋白结晶不同。部分表现为指纹状结构,类似于狼疮性肾炎。

三、临床表现

Ⅰ型冷球蛋白血症为一少见病,平均发病年龄为60~65 岁左右,男女发病基本相当。54%~64% Ⅰ型冷球蛋白血症发生于显性血液系统 B 细胞系恶性肿瘤,其中半数为 WM,其次为非霍奇金氏淋巴瘤、MM,少见于淋巴细胞性白血病,约 36%~44% 为 MGUS。多数Ⅰ型冷球蛋白血症患者可无任何临床症状,Neel 等报道,15.9% 患者出现临床症状。症状性冷球蛋白血症表现如下。

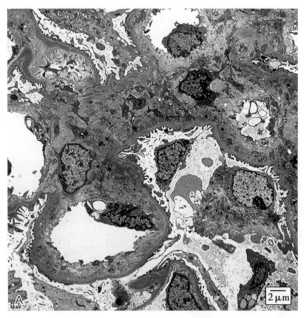
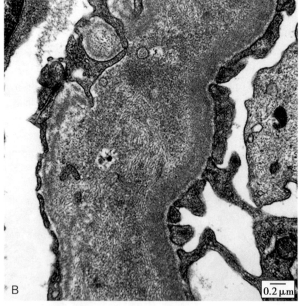

图 16-4-2 Ⅰ型冷球蛋白血症肾炎(电镜)

注:可见冷球蛋白无定形或颗粒状系膜区和内皮下沉积,冷球蛋白也可形成多种有形结构,包括微丝、微管、指纹样等特殊超微结构。A. 低倍下系膜区及内皮下可见电子致密物沉积,系膜基质增多、上皮细胞足突节段性融合(EM);B. 高倍电镜下可见内皮下沉积的电子致密物为微丝结构(EM)。

（一）肾外表现

冷球蛋白血症可因诱发血管炎和／或高黏滞综合征，造成多器官多系统损害。最常表现为疲乏，皮肤紫癜（70%~90%），关节肌肉疼痛（40%~70%），周围神经病变（47%~70%），呈疼痛或麻木等感觉异常，后期可出现运动障碍。重症者可导致微血管内栓塞，皮肤受累最常见，严重者导致皮肤溃疡及局部坏疽，遇冷时加重，也可累及内脏，肾脏最易受累，少数情况下还可累及胃肠、肝、脾、肺、心脏及中枢神经等。内脏受累的患者预后较差。

（二）肾脏表现

Ⅰ型冷球蛋白血症肾脏受累较混合型冷球蛋白血症少见，约 25%~40% 的Ⅰ型患者发生肾脏损伤。患者常呈现不同程度的蛋白尿、镜下血尿、水肿及高血压，其中约 20%~60% 的患者可出现肾病综合征。肾功能不全发生率文献报道不一，在疾病确诊时可有 40%~79% 的患者血肌酐升高。IgG 型Ⅰ型冷球蛋白血症患者更易发生肾脏受累，82%~85% 的Ⅰ型冷球蛋白血症相关肾炎为 IgG 单克隆免疫球蛋白所致。国外学者报道 IgG 型肾脏受累的发生率为 29%，而 IgM 型仅 8% 累及肾脏。

四、实验室检查

（一）冷球蛋白定性测定

正常人血清中有微量冷球蛋白存在（<0.05g/L），但是定性试验阴性。如血清冷球蛋白定性试验阳性，即可诊断冷球蛋白血症。此试验易出现假阴性，应严格按照操作规程进行：①抽血、静置凝血（非抗凝状态）和离心分离血清等操作全过程必须在温度 ≥ 37℃的环境中进行，以免冷球蛋白凝聚于凝血块中，血清中出现假阴性结果。②分离出的血清需放置 4℃冰箱每日观察，至少 3 天，如未发现沉淀，而继续放置至 7 天，仍无沉淀出现才能报告阴性。③如果出现沉淀，须复温至 37℃后观察，沉淀重新溶解才能报告试验阳性。

不规范的操作，包括未保证检测全程在 37℃以上条件中进行，或血清在 4℃冰箱中放置时间过短，均易导致假阴性结果。由于假阴性率较高，因此，对高度怀疑冷球蛋白血症而血清定性试验阴性的患者，应该进行多次重复检验。

（二）冷球蛋白定量试验

在治疗过程中动态观察血清冷球蛋白浓度变化，能够帮助判断治疗效果。临床上，Ⅰ型患者的血清冷球蛋白含量往往较高，常达 5g/L 以上，Ⅱ型次之，Ⅲ型最低。Ⅰ型冷球蛋白血症的冷球蛋白水平，在 MGUS 和 B 细胞恶性肿瘤的患者间并无明显差异，因此，定性试验较冷球蛋白浓度检测更为常用。

（三）免疫固定电泳

免疫固定电泳是判断冷球蛋白血症是否为单克隆的关键检测方法，所有冷球蛋白血症阳性的患者均应行免疫固定电泳分析，确定冷球蛋白为单克隆、多克隆或混合性蛋白。在Ⅰ型冷球蛋白血症，常见的为单克隆 IgG 或 IgM，极少数为 IgA 或游离轻链，其中 53%~60% 为单克隆 IgG，39%~40% 为单克隆 IgM。

（四）血清补体检测

在混合性冷球蛋白血症，低补体血症常见，C3 和 C4 水平常明显降低，C4 降低尤为明显。多数Ⅰ型冷球蛋白血症患者补体正常。

（五）类风湿因子检测

绝大多数（75%）混合性冷球蛋白血症患者类风湿因子阳性，在Ⅰ型冷球蛋白血症一般类风湿因子位于正常水平，偶尔可见升高。

五、鉴别诊断

（一）纤维性肾小球肾炎或免疫触须样肾小球病

冷球蛋白血症性肾炎超微结构呈现多种改变，可表现为微丝或微管状结构，与纤维性肾小球肾炎或免疫触须样肾小球病的超微结构类似。而且，后两者免疫荧光可能显示单克隆免疫球蛋白沉积。不同之处在于：①纤维性肾小球肾炎的纤维结构或免疫触须样肾小球病的微管状结构，分布更为广泛，除在系膜区分布，在肾小球基底膜内亦可见弥漫性沉积；②血中冷球蛋白检测阴性；③临床上以肾脏症状为主而无肾外系统受累的表现。

（二）单克隆 IgG 沉积的增生性肾小球肾炎

光镜显示增生性肾小球肾炎，表现为系膜细胞增生，系膜基质增多；免疫荧光可见单克隆 IgG-κ 或 IgG-λ 染色阳性，一般无毛细血管袢内透明血栓形成。电镜观察到肾小球系膜区伴或不伴内皮下无定形电子致密物沉积，不出现冷球蛋白沉积形成的多种有形结构。血中冷球蛋白阴性也有助于鉴别。

（三）其他原因导致的膜增生性肾小球肾炎

慢性乙型肝炎或丙型肝炎、系统性红斑狼疮等是 MPGN 的常见病因，诊断时应予以除外。这些疾病导致的 MPGN，免疫荧光往往表现为多克隆免疫复合物的沉积，光镜下一般不伴或少伴毛细胞血管袢内透明血栓形成，电镜下亦缺乏有形结构的电子致密物沉积。相应的血清学检查及冷球蛋白检测有助于鉴别。

（四）单克隆免疫球蛋白沉积病

免疫荧光亦表现为单种免疫球蛋白重链和／或单种轻链沉积，但沉积模式通常为沿肾小球基底膜线样沉积，而不是冷球蛋白血症的颗粒状、花瓣样沉积。电镜有助于两种疾病的鉴别，单克隆免疫球蛋白沉积病为细颗粒电子致密物沿肾小球基底膜内侧和肾小管基底膜外侧沉积，与冷球蛋白血症性肾炎明显不同。

（五）血栓性微血管病

少数Ⅰ型冷球蛋白血症可以继发 TMA。TMA 突出的病理特点为小血管内皮细胞病变，表现为内皮细胞肿胀、管腔狭窄，部分小血管腔内可见血栓形成。此病变类型可发生或继发于 HUS/TTP、系统性红斑狼疮、硬皮病、恶性高压等多种疾病，详细的临床问诊、相关的实验室检查以及血冷球蛋白检测等有助于鉴别。

六、治　疗

Ⅰ型冷球蛋白血症是由 B 细胞克隆性增殖所致，因此，治疗以针对 B 细胞克隆、减少冷球蛋白产生为主要目标。

（一）药物治疗

冷球蛋白血症的药物治疗取决于基础疾病,恶性血液系统疾病,包括 MM 和 WM,常需多种药物联合化疗。

1. 基础疾病为 MM 者,多由 CD20 阴性的浆细胞分泌 IgG,建议按照 MM 的治疗方案。合并肾炎、肾功能受损时,使用以蛋白酶体抑制剂硼替佐米(bortezomib)为基础的治疗方案。其他药物选择包括美法仑、沙利度胺、来那度胺等,后二者为免疫调节剂。利妥昔单抗仅对小部分 IgG 型有效,不是 MM 导致的 I 型冷球蛋白血症的一线治疗方案。对上述治疗(包括联合治疗)抵抗的难治性患者,近来有学者报道,用大剂量苯达莫司汀(bendamustine,为烷化剂)、美法仑、硼替佐米及地塞米松做联合化疗,而后进行自体干细胞移植,患者病情得以完全缓解。合适的患者可行自体干细胞移植,在自体干细胞移植前,冷球蛋白血症引起的可能的脏器损伤应予仔细评估。

2. 在 WM 相关的冷球蛋白血症,按照 WM 国际工作小组推荐硼替佐米为首选方案。利妥昔单克隆抗体作为最初治疗方案可能引发 IgM 快速升高,导致高黏滞综合征的风险,建议在最初治疗取得反应后使用。在血 IgM>40g/L 者可采用血浆置换预防利妥昔单克隆抗体导致的 IgM 快速升高。拉铁尼伯(ibrutinib)是新近使用的 WM 治疗的有效药物,但目前尚无该药用于 WM 相关冷球蛋白血症的治疗数据。

3. MGUS 肿瘤负荷较低,起始方案可采用低强度的治疗,如单种泼尼松片 1mg/(kg·d),分泌型 B 细胞克隆 CD20 阳性的患者可使用利妥昔单抗治疗。有报道使用糖皮质激素联用环磷酰胺或苯丁酸氮芥治疗 MGUS 合并的肾炎。

（二）血浆置换及肾脏替代治疗

对于重症患者进行强化血浆置换,以迅速清除循环中冷球蛋白,改善临床症状。但在血浆置换的同时应开始降低冷球蛋白的治疗,以防止血浆置换后冷球蛋白"反跳"。个案报道显示泼尼松片 60mg/d 联合利妥昔单抗(1g/2w,共 2 次)成功治疗淋巴瘤导致的 I 型冷球蛋白血症的 MPGN,治疗后尿蛋白下降、肾功能改善。此外,利妥昔单抗治疗初期(常为 48 小时内),由于大量 B 淋巴细胞被激活或凋亡,胞内储存的冷球蛋白迅速释出,可致使血管炎病情一过性加重。血浆置换可有效地预防 IgM 短期快速升高、血管炎加重的风险。

当冷球蛋白血症肾炎已导致急性或慢性肾衰竭时,应及时给予血液净化治疗,维持生命。对于慢性肾衰竭患者还能进行肾移植治疗,但是已有移植肾肾炎复发的报道。

（三）其他

除加强支持对症处理外,冷球蛋白血症患者的日常生活应采取合适的保暖措施,避免暴露于冷空气中。

七、预　后

多种因素影响着 I 型冷球蛋白血症患者的预后,发病年龄、基础疾病类别以及脏器受累等均与疾病的预后有关。64 例 I 型冷球蛋白血症血管炎的研究显示,1、3、5 和 10 年的存活率为 97%、94%、94% 和 87%,相比 MGUS,恶性血液系统肿瘤患者往往预后较差。肾脏受累严重影响着 I 型冷球蛋白血症患者的预后,肾脏受累是症状性 I 型冷球蛋

白血症患者死亡的独立危险因素。

第 5 节　瓦氏巨球蛋白血症肾病

瓦氏巨球蛋白血症(Waldenström's macroglobulinemia,WM,又称华氏巨球蛋白血症),是 Waldenström 于 1944 年首次提出的一种罕见的淋巴瘤,WHO 将之定义为血液中伴有单克隆免疫球蛋白 M(IgM)的淋巴浆细胞性淋巴瘤(lymphoplasmacytic lymphoma,LPL)。WM 是一种独特的临床病理学实体,约占所有血液系统恶性肿瘤的 2%。1970年,Morel-Maroger 等首次描述了 WM 相关性肾病,包括伴冷球蛋白血症的毛细血管内 IgM 沉积、轻链型淀粉样变性、肾间质肿瘤性淋巴样浆细胞浸润。随后陆续个案报道了瓦氏巨球蛋白血症少见但广泛的肾脏病理类型。WM 的肾脏并发症相对较少,Vos 等总结 1 391 例 WM 病例,15 年累计的肾脏病变发生率仅为 5.1%,且随着 WM 治疗技术的改善,发病率呈现下降趋势。

一、肾损伤发病机制

WM 为 B 淋巴样浆细胞恶性增殖,产生大量的单克隆 IgM。WM 可能通过以下几种机制影响肾脏:①单克隆 IgM 和 / 或轻链以单克隆免疫球蛋白沉积病的形式在系膜区沉积形成结节性肾小球病;②免疫球蛋白以纤维形式沉积致肾脏淀粉样变性;③单克隆 IgM 形成无定形物质沉积于肾小球系膜区,刺激系膜细胞增生、系膜基质增多,引起增生性肾小球肾炎;④WM 伴冷球蛋白血症,产生冷球蛋白血症相关的膜增生性肾小球肾炎;⑤IgM 分子以五聚体的形式存在,大量的单克隆 IgM 增加血液黏度,使血流减慢,在肾小球毛细血管袢内形成微血栓,堵塞毛细血管袢,从而影响肾脏微循环血流;⑥恶性淋巴样浆细胞直接浸润于肾间质,致小管间质病变;⑦极为少见的可能有过度产生轻链经肾小球滤过,于肾小管形成管型,致管型肾病等。

二、病　理

有关 WM 患者肾活检的病例报道不多,但有限的病例报告显示 WM 肾病存在广泛的肾脏病变病理谱,多数 WM 的单克隆免疫球蛋白 IgM、恶性肿瘤细胞浸润及血液黏滞度增高等直接相关。

（一）光镜

WM 相关的肾病病理表现多种多样,可见毛细血管内红细胞缗钱状排列、毛细血管袢内淡染的血栓样物质(大块 IgM 聚集物)形成、淀粉样变性(图 16-5-1)和单克隆球蛋白沉积病、冷球蛋白血症相关性肾小球肾炎、管型肾病以及恶性 B 细胞浸润。此外,尚有微小病变性肾病、系膜细胞增生以及膜增生性肾小球肾炎的个案报道。

2016 年,Vos 等报道了迄今为止最大样本量(44 例)的 WM 肾脏病理分析中,25% 为肾脏淀粉样变性,23% 为单克隆 IgM 沉积病 / 冷球蛋白血症,18% 淋巴瘤细胞浸润,轻链沉积病和轻链管型肾病各占 9%,2% 为结晶贮积性肾病,其他少见的可能与 WM 有关包括血栓性微血管病(7%),微小病变性肾病(5%)和膜性肾病(2%)。

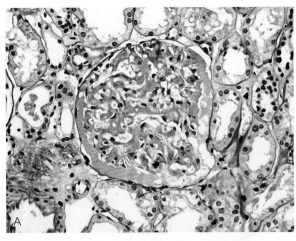
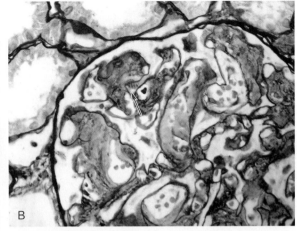

图 16-5-1　瓦氏巨球蛋白血症继发轻链型肾脏淀粉样变性

注：A. 肾小球系膜区及内皮下大量 PAS 淡染物质沉积，肾小球细胞无明显增多（PAS×200）；B. 系膜区及内皮侧大量不嗜银物质沉积，上皮侧可见睫毛征（箭头所示，PASM×400）。

（二）免疫荧光

免疫荧光 IgM 或轻链沉积的模式与光镜病理类型一致。"透明血栓"IgM-κ 或 λ 染色阳性，而 IgA，IgG，C1q 和 C3 一般为阴性（图 16-5-2）。如为增生性病变，免疫荧光显示广泛的系膜区 IgM 颗粒性沉积。轻链型淀粉样变性为单种轻链 κ 或 λ 阳性；单克隆免疫球蛋白沉积病，可见 IgM 和／或轻链沿 GBM 和 TBM 呈线样染色，管型肾病远曲小管蛋白管型呈现单克隆轻链阳性。在每一例单独的病例中，免疫荧光或免疫组化染色能检测单种 κ 或 λ 轻链，但不能同时检测这两种轻链，75% 的 IgM 蛋白为 κ 轻链型。如间质存在肿瘤性淋巴样浆细胞浸润，表型为 CD19（+）、CD20（+）、CD22（+）、CD5（-）、CD10（-）。

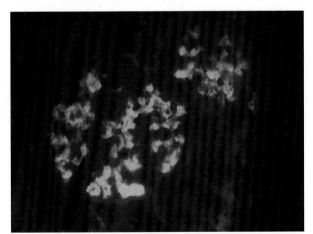

图 16-5-2　瓦氏巨球蛋白血症继发轻链型肾脏淀粉样变性

注：免疫荧光显示 λ 轻链在系膜区及基底膜沉积，IgG、IgA、IgM 及 κ 轻链阴性（IF×400）。

（三）电镜

电镜下改变因光镜组织的病理类型而异。"透明血栓"（图 16-5-3A）和内皮下沉积有微管状和纤维样结构的电子致密物沉积。单克隆免疫球蛋白沉积病电镜下表现为细颗粒电子致密物沿肾小球基底膜内侧和肾小管基底膜沉积，

肾脏淀粉样变性则表现为系膜区 7~12nm 的无序细纤维结构（图 16-5-3B）。表现为膜增生性肾小球肾炎者，显示系膜细胞增生，肾小球基底膜局灶性系膜细胞插入，系膜区和内皮下电子致密物沉积。表现为 MCD 者，电镜下见上皮细胞足突弥漫性融合。

三、临床表现

好发于中老年患者，确诊时中位年龄是 64 岁，约 60% 的患者为男性。WM 的发病与种族有关，白种人较其他族群更为常见。大多数 WM 患者出现症状和体征，表现出与造血组织浸润或血液中单克隆 IgM 增高相关的症状，少数症状与伴发的冷球蛋白血症有关。

（一）WM 肾病的临床表现

WM 的肾脏损害极为少见。最常见的肾脏表现为轻度蛋白尿和少量镜下血尿，Bence Jones 蛋白尿仅存在于 10%~15% 的病例。少数患者表现为肾病综合征，多因轻链型淀粉样变性、免疫球蛋白沉积病所致，免疫介导的肾小球肾炎和微小病变肾病导致的肾病综合征也有个案报道。肾功能不全在 WM 中不常见，个别患者表现为急性肾损伤，不到 3% 的患者最终发展为终末期肾病。在一个 WM 的尸检研究中，亦只有 3.8%~7.4% 的患者发展为肾衰竭。偶有 Fanconi 综合征表现。WM 患者肾活检指征较多选择肾病综合征和肾功能不全的病例，在接受肾脏病理检查的报道中，16 例患者中 3 例表现为肾病综合征，5 例表现为肾衰竭。国外学者回顾了 1970—2014 年文献中 WM 接受肾穿刺活检的 32 个病例，表现为 NS 和急性肾损伤（SCr>1.5mg/dl）的各为 20 例（62.5%），其中 8 例急性肾损伤与肾病综合征合并存在。

约 15% 的 WM 与 I 型冷球蛋白血症有关，但很少有患者出现冷球蛋白血症的临床症状或并发症。在少数患者，冷球蛋白可能对 WM 的预后产生一定的影响，合并冷球蛋白的患者严重时可出现快速进展性肾小球肾炎、紫癜、皮肤溃疡、肢端发绀和／或组织坏死、关节疼痛、雷诺现象、肝脏受累和腹痛等。

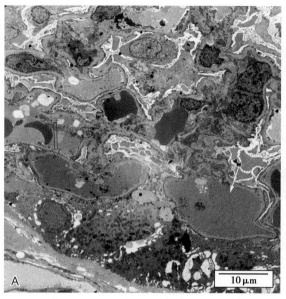
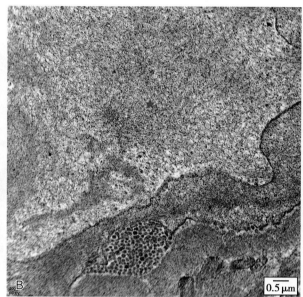

图 16-5-3　瓦氏巨球蛋白血症继发肾脏病变（电镜）

注：A. 肾小球毛细血管袢内"透明血栓"形成（箭头），上皮细胞足突广泛融合，系膜细胞及内皮细胞无明显增生；B. 继发肾脏淀粉样变性，系膜区及内皮下大量 7~12nm 细纤维沉积（星号）。

（二）WM 的肾外表现

WM 患者可发生与造血组织浸润相关的症状，如贫血、淋巴结肿大、肝脾大，和 / 或与血液中单克隆 IgM 蛋白相关的症状，如高黏滞血症、周围神经病等。

1. 贫血及血细胞减少　正细胞正色素性贫血是最为常见的临床表现，80% 的患者在诊断时已存在贫血。引起贫血原因包括造血功能抑制、红细胞破坏加速、失血等。因其他免疫球蛋白及血白细胞相对减少，患者也可能发生反复感染。

2. 高黏滞综合征　多达 30% 的患者存在高黏滞血症相关症状，产生视物模糊、视力丧失、头痛、头晕、眼球震颤、耳鸣、突发性耳聋或共济失调等。在罕见的情况下，显著的高黏滞血症还可以导致意识障碍、痴呆、脑卒中或昏迷。当伴有贫血时，高黏滞血症和相关的血浆容量扩张可能会诱发或加重心力衰竭。

3. 神经系统病变　大约 20% 的 WM 患者在诊断时可能存在神经系统症状。最常见的神经系统异常为远端、对称分布且缓慢进展的感觉运动周围神经病，导致感觉异常和乏力。感觉障碍常重于运动障碍，下肢通常重于上肢。少数患者也可出现局限性中枢神经系统损害。

此外，罕见情况下，单克隆 IgM 蛋白可能形成细胞外无定形物质沉积在胃肠道固有层，产生严重的吸收不良伴腹泻、脂肪泻及蛋白丢失性肠病。

四、实验室检查

（一）血清蛋白电泳和免疫固定电泳

血清中检测到单克隆 IgM 蛋白是诊断 WM 的一个关键指标。血清蛋白电泳是一项重要的单克隆蛋白筛选试验，WM 患者显示一个尖锐且狭窄的峰或一条致密的单克隆免疫球蛋白条带，常出现在 γ 区域。为进一步证实单克隆蛋白的存在并确定其类型，需进一步进行血清免疫固定电泳检测。

（二）血清游离轻链分析

血清游离轻链（free light chain，FLC）分析可测定血清 κ 和 λ 轻链水平，以及 FLC 的 κ 和 λ 的比值。WM 患者 κ 或 γ 轻链升高，导致比值异常，其中 75% 的病例为 κ 轻链升高。

（三）骨髓检查

骨髓穿刺联合骨髓活检是 WM 诊断的一个重要依据，通常表现为淋巴样浆细胞广泛浸润。如克隆性淋巴样浆细胞超过 10% 即可确诊为 WM。免疫组化表型为 CD5⁻、CD10⁻、CD19⁺、CD20⁺、CD22⁺、CD23⁻。

（四）冷球蛋白血症检测

WM 中大约 10%~15% 的巨球蛋白在低温时会发生沉淀，在血中检测出冷球蛋白。冷球蛋白成分常为 IgM-κ 型。

（五）眼底镜检查

疑似高黏滞血症相关症状的患者需要进行眼底镜检查。约三分之一的患者出现眼底异常。伴高黏滞血症的 WM 典型眼底表现为视网膜静脉节段性的扩张和扭曲，呈现出"腊肠样"外观。其他视网膜病变，包括出血、渗出、视神经乳头水肿及视网膜中央静脉血栓形成等。

（六）其他检查

血常规检查表现为正细胞正色素性贫血，部分患者伴中性粒细胞和血小板减少；外周血涂片通常出现显著的红细胞缗钱状排列。血清学检测可有乳酸脱氢酶升高和 β₂ 微球蛋白升高，红细胞沉降率通常显著升高等。

五、诊断与鉴别诊断

WM 的诊断基于骨髓活检、血清免疫固定电泳分析和临床情况的综合评估。符合以下标准者可诊断为 WM：①血清中存在 IgM 单克隆丙种球蛋白；②≥ 10% 的骨髓活检标本证实有小淋巴细胞浸润，并且该种细胞表现为浆细胞样或浆细胞分化的特征；③浸润细胞具有典型的淋巴浆细胞性淋巴瘤免疫表型。

WM 合并肾脏病变相对少见，但肾脏病理谱表现多种多样，可引起各种类型肾脏病理改变，如临床 WM 诊断明确，出现大量蛋白尿或肾病综合征、肾功能不全等应进行肾活检明确病理类型。WM 相关肾病的鉴别诊断主要在于原发病的鉴别，包括以下疾病：①其他血液系统恶性肿瘤引起的肾脏损害：广谱的 B 细胞肿瘤，如多发性骨髓瘤，可能表现为类似的多种肾脏损伤，包括肾脏淀粉样变性、轻链沉积病和管型肾病等，骨髓穿刺或髓髓活检以及恶性肿瘤细胞的表型分析有助于鉴别诊断。②冷球蛋白血症性肾小球肾炎：与循环冷球蛋白血症的 WM 一致，并非所有的循环冷球蛋白是由于基础血液系统恶性肿瘤，但 WM 引起的冷球蛋白血症由单克隆 IgM 分泌过多所致，常为Ⅰ型冷球蛋白血症，其他免疫系统疾病或感染性疾病引起的冷球蛋白血症为Ⅱ型或Ⅲ型，免疫荧光示肾脏毛细血管袢内微血栓通常多种免疫复合物染色阳性。③其他病因导致血栓性微血管病：肾病临床表现类似，但血栓纤维素染色阳性，而不是单克隆 IgM。

六、治　疗

WM 合并肾脏并发症少见，目前有关 WM 相关肾病的治疗无统一的参考指南，原则上遵循 WM 的治疗方案。一般认为，与疾病相关的血红蛋白 <10g/L、血小板 <100 × 10^9/L、明显淋巴结肿大和 / 或脏器肿大、症状性高黏滞血症、周围神经病变、淀粉样变性以及冷球蛋白血症的患者应考虑治疗。治疗方法的选择应考虑治疗的具体目标，疾病快速控制的必要性，与治疗相关的副作用以及未来自体干细胞移植的可能性。

（一）药物治疗

对于症状性 WM，不需要短期快速控制病情的初治患者，一线治疗方案包括利妥昔单抗单独使用，利妥昔单抗与烷化剂（苯达莫司汀和环磷酰胺）合用，蛋白酶体抑制剂（硼替佐米和来那度胺），核苷类似物（氟达拉滨和可拉屈滨）等。其他可供选择的治疗方案，还包括拉铁尼伯（ibrutinib），依维莫司或干细胞移植。

利妥昔单抗为 WM 治疗的一线治疗药物之一，可单独或和其他药物联用。单药使用适合于相对惰性的 WM 患者，如轻中度症状性贫血或副蛋白相关的外周神经病变，以及无法耐受更加积极化疗的患者。利妥昔单抗的标准治疗方案为 375mg/（m²·w），共 4 周，单一治疗的总反应率为 25%~40%，同等剂量延长治疗时间［375mg/（m²·w），1~4 周和 12~16 周］，总反应率达 40%~60%。报道显示，利妥昔单抗用于 WM 继发的 IgM κ 型轻链沉积病，650mg/ 次，每周 1 次，共 4 次，继以美法仑和泼尼松片的 MP 方案，使患者尿蛋白下降，肾功能稳定。

（二）血浆置换

血浆置换适用于症状性高黏滞血症的急性处理，严重高黏滞血症为医疗急症，可能造成中枢神经系统体征和症状，可致视力丧失、共济失调、痴呆、脑卒中，甚至昏迷。2~3 次的血浆置换可使血 IgM 水平降低 30%~60%，血浆置换后宜尽早开始药物治疗。个案报道在 WM 合并的Ⅰ型冷球蛋白血症的 AKI 患者，使用血浆置换联合苯丁酸氮芥、泼尼松片治疗，成功逆转冷球蛋白血症的肾衰竭。此外，40%~60% 的 WM 患者利妥昔单抗可诱发 IgM 急性升高，促发或加重 IgM 相关的疾病，包括症状性高黏滞血症、外周神经病变、冷凝集素血症和冷球蛋白血症，甚至导致急性肾衰竭。对于高风险患者，在使用利妥昔单抗前可进行预防性的血浆置换，预防药物相关的高黏滞血症的发生或加重。

（三）其他支持对症处理

肾衰竭不能逆转者，在治疗原发病的同时，开始慢性肾脏病的一体化治疗方案，维持电解质和酸碱平衡，纠正肾性贫血及肾性骨矿物质代谢紊乱等。进入终末期肾病的患者，肿瘤控制后可考虑行肾移植治疗。

七、预　后

WM 合并肾脏病变明显影响着疾病的预后。WM 相关肾病患者的平均存活时间为 11.5 年，明显低于无肾脏并发症的 WM 患者（平均为 16 年），治疗后肾功能稳定或改善的患者存活率提高。

第 6 节　轻链管型肾病

单克隆轻链以多种形式作用于肾脏，约 30% 的患者沉积于肾脏引起轻链沉积病和轻链型肾脏淀粉样变性，70% 的致病性轻链选择性作用于肾小管，包括近端和远端肾小管，导致小管功能异常和肾功能损害。轻链管型肾病是指因大量异常单克隆轻链（本周蛋白）从肾小球滤过，在远端肾小管形成管型，堵塞肾小管，导致急性或慢性肾衰竭的疾病。因 90% 的轻链管型肾病见于 MM 患者，又被称为骨髓瘤管型肾病。尸检发现约 50%MM 患者存在肾脏病变，其中 29%~32% 为管型肾病。轻链管型肾病可作为 MM 的首发表现，或于骨髓瘤诊断后不久出现。

一、病因及发病机制

管型肾病由 MM 患者浆细胞产生的大量单克隆游离轻链所致。轻链是小分子蛋白（相对分子质量为 22 000~25 000）。正常情况下，血中少量的游离轻链从肾小球中自由滤过，随后被近端小管细胞重吸收，在溶酶体内降解代谢成氨基酸，并被重吸收进入血循环。经肾小管重吸收后，正常的轻链排泄量低于 30mg/d。MM 患者骨髓中异常浆细胞增生，产生大量的单克隆轻链，超过肾小管的重吸收能力，导致轻链排泄量增加，通常多于 100mg/d，严重时甚至大于 20g/d。轻链管型肾病的发生和发展与以下几种因素有关。

（一）病理性轻链具有与 TH 蛋白的高亲和力

TH 蛋白（Tamm-Horsfall protein）现称为尿调节蛋白（uromodulin），编码基因为 *UMOD*，在髓袢升支粗段表达，在 TH 蛋白上已阐明由 9 个氨基酸的线性序列组成的轻链特定结合位点,可结合免疫球蛋白轻链的补体决定区 3 (CDR3)。当具有与 TH 蛋白高亲和力的轻链超过了近端小管的重吸收阈值,被输送到肾单位的远端部分,与 TH 蛋白结合后在小管内沉积,导致远端小管和集合小管内形成致密的梗阻性小管内管型,可能启动巨噬细胞反应并导致间质炎症与纤维化。此外,梗阻性管型可导致肾小管结构破坏、基底膜断裂,使单克隆轻链外溢进入间质。

(二)尿游离轻链的浓度及轻链类型与管型肾病的风险直接相关

一项纳入 2 592 例 MM 患者多中心研究,发现尿单克隆轻链浓度较高(定义为 >12g/g 肌酐)的患者,54% 发生肾损伤;尿轻链量 4~12g/g 肌酐者,肾衰竭风险 29%~38%,明显高于尿轻链 0~4g/g 肌酐的患者(8%~18%);而不存在尿轻链的患者肾损伤的发生率低于 2%。SFLC 浓度较低(<1 500mg/L)的患者,管型肾病不常见。引起轻链管型肾病的轻链以 κ 链为主,λ 链相对少见。

(三)轻链等电点是促成轻链与 THMP 结合的重要因素

等电点大于 5.1 的本周蛋白,在低 pH 的远端肾小管液中带正电荷,可通过与 TH 蛋白阴离子(等电点为 3.2)的电荷间相互作用而促进结合。碱化尿液可能通过减少轻链正电荷或甚至使轻链带负电荷,以及通过改变 TH 蛋白结合部位单个组氨酸残基上的电荷,降低轻链与 TH 蛋白间的结合能力,从而减少管型的形成。

(四)容量不足加重轻链管型形成

容量不足可能通过肾小管内尿流速减慢,促进形成较大聚集物而加重管型肾病。若血清中轻链浓度较高,低血容量将导致肾小管内轻链浓度增加,可使仅具有中等程度 TH 蛋白亲和力的轻链形成管型。

(五)其他

利尿剂的使用、高钙血症、高尿酸血症以及放射性对比剂、髓袢利尿剂或非甾体抗炎药的使用均可能诱发或加速

管型肾病的发生。

二、病　理

(一)光镜

最显著的肾脏改变部位是肾小管和间质。管型主要位于远端肾小管和集合管,偶见于近端肾小管。轻链管型的形态极具特征性,典型的轻链管型边缘清晰或呈断裂外观,部分会出现板层或同心圆状改变。管型呈嗜伊红和嗜复红染色,Masson 三色染色为红色或多色,PAS 染色阴性或弱阳性(图 16-6-1、图 16-6-2)。轻链管型周围可见由单核细胞、巨噬细胞、或多核巨细胞浸润(图 16-6-2),推测这些细胞可能由间质通过肾小管基底膜浸润迁移进入肾小管所致。轻链在管腔的沉积导致肾小管上皮细胞损伤,继之肾小管上皮细胞扁平、管腔扩张、肾小管萎缩,呈现不同程度的肾小管坏死、基底膜裸露及间质炎症反应等改变。如果管型导致肾小管基底膜断裂,可趋化单核巨噬细胞至管型周围并形成肉芽肿性炎,急性期可有中性粒细胞、嗜酸性粒细胞浸润。

早期肾小球无特殊改变,病程较长者,可伴肾小球硬化,并出现间质不同程度的纤维化。

(二)免疫荧光

典型的表现为远端肾小管管型单克隆轻链阳性(图 16-6-3),κ 轻链较 λ 轻链更为常见,比率为 2~4:1。如免疫荧光组织切片轻链染色阴性,石蜡组织经抗原修复后使用免疫组织化学法可一定程度地提高检测阳性率。值得注意的是,单克隆轻链染色(κ 或 λ)只在管型形成的急性期阳性,在管腔内长时间保留的管型往往染色阴性。此外,在一些病例可见到两种轻链荧光染色,当有两个轻链的荧光同时存在时,浆细胞病患者通常存在一种占主导地位的轻链。对这些荧光阴性或两种轻链同时阳性的不典型病例,需要紧密结合临床病理进行合理的解释和推断。肾小球所有的免疫球蛋白和补体荧光染色均阴性。

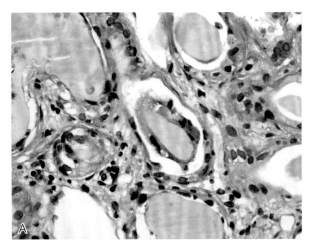
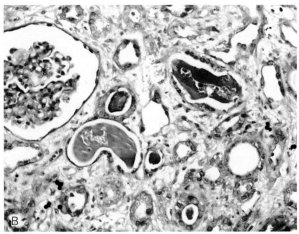

图 16-6-1　轻链管型肾病

注:患者男性,58 岁,多发性骨髓瘤,肾病表现为急性肾损伤。A. 肾小管管腔内见大量致密、浓稠管型,PAS 染色呈弱阳性,有的管型中间有裂隙,单个核炎症细胞分布在管型周围;管型堵塞肾小管腔,肾小管扩张、上皮细胞扁平(PAS×200);B. Masson 染色管型呈红色,邻近小球鲍曼囊壁扩张,肾小球毛细血管袢无明显病变,间质水肿伴少数炎症细胞浸润(Masson×200)。

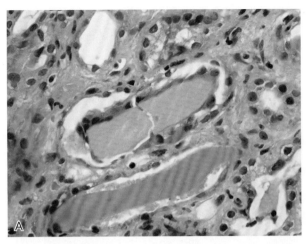
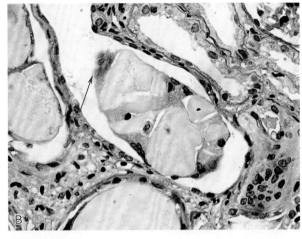

图 16-6-2　轻链管型肾病

注：A. 管型呈断裂状，管型周围有炎症细胞反应（HE×200）；B. 管型为 PAS 淡染，管型周围炎症细胞反应（红色箭头），间质单个核为主的炎症细胞浸润（PAS×200）。

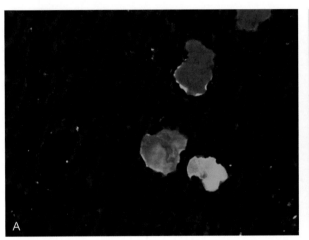

图 16-6-3　轻链管型肾病

注：管型 κ 轻链强阳性（A），λ 轻链阴性（B），IF×200。

（三）电镜

单克隆轻链管型的超微结构呈现多样化改变，低倍镜下典型的表现为板层或同心圆状分层改变，高倍镜下表现为结晶、颗粒状，甚至纤维状（图 16-6-4）。多数表现为不同大小和形状的晶体结构，颗粒性的电子致密物质在许多管型中可以看到。多数管型含有与细胞碎片混合的丰富的纤维物质，可能出现类似淀粉样蛋白超微结构的纤维。当免疫荧光无法作出诊断时，可以通过免疫胶体金标记显示单克隆轻链以明确诊断。免疫胶体金标记是一种比免疫荧光或免疫组化更为敏感和特异的技术，但目前在大多数实验室中未开展使用。

三、临床表现

（一）肾脏表现

管型肾病最典型的临床表现为急性肾损伤，为部分 MM 患者的首发表现，也是 MM 患者急性肾衰竭的首位原因，在 MM 中的发生率高达 30%~50%。蛋白尿是骨髓瘤管型肾病早期的表现，24 小时尿蛋白排泄量增加，但尿常规检测蛋白为阴性或弱阳性。部分患者仅表现为蛋白尿，数年后才出现骨髓瘤的其他症状或肾功能不全，故易误诊为肾小球肾炎、无症状性蛋白尿。肾病综合征少见，如为肾病综合征、尿蛋白成分以白蛋白和球蛋白为主时，多伴有轻链型肾淀粉样变性、轻链沉积病等肾小球损害。

管型肾病的后期，患者往往表现为慢性肾衰竭，可出现严重贫血、恶心、呕吐、食欲不振、多尿、夜尿等尿毒症症状。本病的肾损害以肾小管间质为主，故在慢性肾衰竭时可不伴高血压。

（二）多发性骨髓瘤症状

绝大多数轻链管型肾病继发于 MM，除肾脏病变表现的临床症状外，尚存在 MM 相关的临床表现，包括骨痛、病理性骨折、贫血、出血、乏力和／或虚弱及反复感染等。

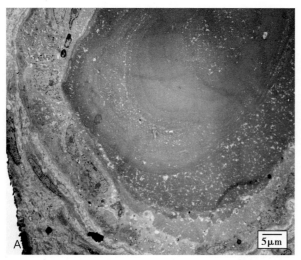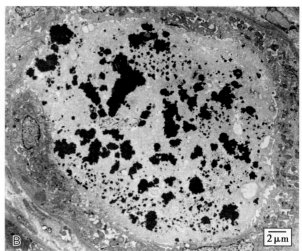

图 16-6-4 轻链管型肾病（电镜）

注：A. 低倍电镜下，典型的单克隆轻链管型的超微结构表现为板层状分层改变；B. 部分管型内部可见颗粒或不规则形状电子致密物。

四、实验室检查

（一）尿常规和尿沉渣

尿试纸主要检测尿白蛋白，不检测尿液中的轻链，因此管型肾病患者尿常规检测蛋白常为阴性或微量。尿沉渣检查一般正常，但可能会观察到少量颗粒管型。

（二）尿 24 小时蛋白定量与蛋白电泳

24 小时尿蛋白检测的是尿中的总蛋白，包括轻链，故轻链肾病患者经常出现肾病范围的蛋白尿。在轻链管型肾病中，尿蛋白的主要成分是轻链，而浆细胞病相关的其他肾病，如轻链型淀粉样变性或单克隆免疫球蛋白沉积病，大部分为白蛋白和球蛋白而轻链成分较少。因此尿蛋白电泳可鉴别是否存在骨髓瘤相关、以肾小球病变为主的疾病，如淀粉样变性或轻链沉积病等。

（三）血清蛋白电泳与免疫固定电泳

血清蛋白电泳与免疫固定电泳有助于识别轻链管型肾病患者中是否存在单克隆的免疫球蛋白成分。

（四）血清游离轻链（SFLC）分析

SFLC 分析是管型肾病诊断非常有价值的指标，可定量分析循环中游离 κ 和 λ 轻链的浓度和比值。正常血清游离 κ/λ 比值为 0.26~1.65。SFLC 增高伴 FLC 比值异常提示机体存在单克隆浆细胞增殖。SFLC 分析的敏感性高于血液和尿液的蛋白电泳。定量分析结果需结合游离轻链的比值，肾衰竭时轻链的肾脏排泄会随 GFR 下降而减少，导致 SFLC 绝对水平增高，但 κ/λ 比值保持不变。

此外，可能会出现其他继发于肾衰竭的实验室检查异常，如高钾血症、低钠血症或酸中毒。骨髓瘤相关的异常包括贫血、高钙血症及有时出现的高尿酸血症等。

五、诊断和鉴别诊断

轻链管型肾病患者绝大多数（约 90%）满足多发性骨髓瘤的诊断标准。骨髓瘤管型肾病通常进展迅速，常在 1~3 个月内出现肾功能异常。对于肾衰竭发生时间短于 6 个月，无明确病因的 40 岁以上患者，均应行 24 小时尿蛋白定量、SFLC、血清蛋白电泳与免疫固定电泳等检测，排查管型肾病，必要时行肾活检。管型肾病诊断流程见图 16-6-5。

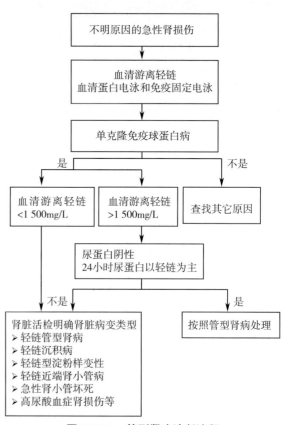

图 16-6-5 管型肾病诊断流程

管型肾病需鉴别的疾病如下：

（一）非骨髓瘤因素导致的肾功能异常

包括急性肾小管坏死（ATN）和急性间质性肾炎。ATN 常存在明确的肾脏灌注不足或肾毒性药物使用史，如对比剂使用、高钙血症致严重脱水等。单纯的急性肾小管损伤，可存在少量蛋白管型，但此种管型与轻链管型不同，肾小管管型中无单克隆轻链染色。急性间质性肾炎，往往有明确的药物暴露或食物过敏史，伴有全身性过敏症状和体征，如发热、皮疹、关节疼痛、血嗜酸性粒细胞增高等，尿常规存尿白细胞、嗜酸性粒细胞或白细胞管型，鉴别困难时行肾穿刺活检明确。

（二）与多发性骨髓瘤相关的其他肾脏疾病鉴别

常见的有原发性肾脏淀粉样变性和单克隆免疫球蛋白沉积病。与管型肾病不同，淀粉样变性或单克隆免疫球蛋白沉积病患者通常表现为肾病综合征，包括严重的蛋白尿、低白蛋白血症和水肿，且尿常规检测明确显示蛋白阳性。肾活检易于鉴别。LCPT 亦可表现为急性肾功能不全，常伴 Fanconi 综合征，肾脏病理是唯一的鉴别诊断方法，免疫荧光显示轻链位于近端肾小管上皮细胞内，而非远端小管管腔内。值得注意的是，MM 患者可同时存在多种肾脏病理改变，几种病理改变可同时存在，如 MIDD 常与轻链管型肾病同时发生。

（三）与其他疾病导致的管型肾病鉴别

MM 是管型肾病最常见的病因，诊断为管型肾病的患者，90% 存在 MM，但罕见有发生轻链排泄增加和肾衰竭的其他疾病报道，包括淋巴瘤、瓦氏巨球蛋白血症以及见于利福平诱导的多克隆轻链致近端小管损伤。在与利福平相关的轻链蛋白尿中，可能发生与轻链管型肾病相似的病理改变。在一些患者服用抗排斥药物，如移植肾功能延迟恢复患者联用他克莫司和西罗莫司（又名雷帕霉素）时，可产生肾小管管型形成，在光学显微镜下与轻链管型肾病很难鉴别，管型可有断裂的外表，可存在多核巨细胞反应，管型可由肌红蛋白组成，但不包含单克隆轻链成分。最近有万古霉素相关的管型肾病的个案报道，万古霉素与 TM 蛋白结合，形成管型，堵塞肾小管，导致急性肾损伤。

六、治　疗

轻链管型肾病的主要治疗目的是通过减少循环轻链的数量，减少管型的形成，这是治疗浆细胞病和促进现有管型清除最有效的治疗方法。具体治疗措施包括化疗、血液净化及对症治疗等。

（一）化疗

对所有健康状况良好的确诊患者均应考虑积极化疗，联合化疗优于单药治疗。既往常用美法仑联合泼尼松的 MP 方案或地塞米松联合长春新碱、多柔比星的 VAD 方案。MP 在部分轻链管型患者中取得一定的初步结果，但完全缓解率低，仅为 5%。VAD 方案治疗反应率优于 MP 方案，约 70% 患者有治疗反应，但在化疗的最初几周起效缓慢，因此 MM 合并严重的 AKI 按照此方案后肾功能较少恢复。烷化剂和泼尼松也用于管型肾病的治

疗，不仅直接作用于增殖的浆细胞，而且会导致蛋白尿减少，并直接改善肾功能。多种传统治疗方案受基础肾功能的影响，肾功能正常者的化疗效果明显优于肾功能减低者（71.2% vs 42.6%）。

近十余年来，蛋白酶体抑制剂硼替佐米为基础的治疗方案用于 MM 合并严重 AKI 引起广泛关注，此药使用不受肾功能影响。在一项多中心回顾性研究中，24 例需要透析的 MM 患者均接受以硼替佐米为基础，联合地塞米松、沙利度胺或多柔比星的化疗方案，总的治疗反应率高达 75%，其中 4 例完全缓解并脱离透析。

对那些没有达到诊断骨髓瘤最低标准的患者治疗存在争议。目前趋势是对低肿瘤负荷患者采用更为积极的方法来治愈基础浆细胞病，也推荐使用硼替佐米为基础的联合治疗方案，协同作用明显，反应率可达 90% 以上。

（二）血液透析和血浆置换

血液透析适用于肾衰竭和高血钙危象的患者。当肾功能受损时，许多患者需要透析治疗。血液透析在 MM 肾衰竭患者中的开展，大大降低了这类患者的病死率。小型系列研究显示，血浆置换对降低循环肾毒性轻链起着一定的作用，但多中心随机对照研究并未发现血浆置换对管型肾病合并 AKI 预后的改善作用。目前，研究使用大滤过孔膜的高截留透析器清除游离轻链的方法，有望取代血浆置换。意大利学者曾总结分析 21 例新诊断的肾小管间质病变的 MM，以硼替佐米为基础的化疗方案，联合高截留量透析治疗，起效快，且疗效肯定，使 15% 患者脱离透析。

（三）加强支持对症处理

1. **水化**　为了清除现存的管型，水化至关重要，目标是维持高尿量达 3L/d，有利于轻链、尿酸和钙盐排泄。

2. **碱化尿液**　口服或静脉滴注碳酸氢钠，维持尿液 pH ≥ 7.0，减少尿酸和轻链在肾内沉积，减轻对肾小管的损伤。高钙血症患者适当碱化尿液维持尿 pH 6.2~6.8，以防钙盐在肾脏沉积。

3. **避免引起管型形成或产生肾损害的其他药物**　包括对比剂、非甾体抗炎药和祥利尿剂等，感染、高钙血症、电解质紊乱应及时治疗。

七、预　后

一般来说，肾脏疾病的存在及严重程度与患者存活率相关，研究显示大量的轻链管型以及弥漫性小管萎缩是疾病预后不良的指标。发病时血浆肌酐浓度小于 130μmol/L 的患者，其 1 年生存率为 80%，而发病时血浆肌酐浓度大于 200μmol/L 的患者，其 1 年生存率为 50%。肾脏疾病对治疗的反应对预后也有预测价值，合并 AKI 患者肾功能恢复后的存活率类似于无肾脏损伤的 MM 患者。就诊时存在肾功能不全的患者中有 26% 患者肾功能恢复。这些患者的中位生存期为 28 个月，而存在不可逆性肾衰竭患者，多在 1 个月内死亡，中位生存期为 4 个月。

第 7 节　轻链近端肾小管病

极少数情况下,轻链以结晶形式贮积于细胞内,包括近端小管上皮细胞、间质组织细胞以及足细胞。单克隆轻链作用于近端肾小管上皮细胞,可引起罕见的伴结晶沉积的轻链近端肾小管病(light chain proximal tubulopathy,LCPT);轻链聚积于间质组织细胞内,致结晶储存性组织细胞病;轻链沉积于足细胞内,称为轻链型足细胞病。轻链型足细胞病表现为足细胞肿胀,胞质内见 PAS 淡染物质,呈长条形或菱形,电镜下观察肾小球足细胞胞质内见菱形、圆形、棱形或不规则形状的结晶。临床以蛋白尿为主要表现,伴或不伴肾功能损害。发病机制可能与足细胞胞质内溶酶体对肾毒性轻链降解受限有关,造成溶酶体在胞质内聚集。轻链足细胞病极为罕见,通常与轻链肾小管病合并存在,本节主要介绍轻链肾小管病。

在 MM 相关的各种肾脏损伤中,LCPT 也是相对罕见的一种类型,以单克隆轻链(κ 或 λ 轻链)聚集于近端肾小管上皮细胞并引起肾小管损伤为特点,临床以肾小管功能障碍为主要表现,常常引起获得性 Fanconi 综合征。肾小管上皮细胞内的轻链多以结晶形式存在,早在 1921 年,Löhlein 首次报道在 MM 患者的近端小管发现结晶包涵体。1957 年,针状的结晶包涵体在浆细胞病合并 Fanconi 综合征患者的近端肾小管中发现。1975 年,提出近端小管损伤是部分骨髓瘤肾损害患者的一个重要的病理改变。近年,LCPT 扩展至轻链沉积但不伴结晶形成的近端肾小管。LCPT 为一少见病,在单克隆免疫球蛋白相关肾脏疾病中仅占 0.5%~5.0%,占所有肾组织活检的 1.3‰。LCPT 主要继发于 MM 和浆细胞病,但个案报道也见于急性髓性白血病、非霍奇金淋巴瘤和瓦氏巨球蛋白血症等疾病。

一、病因及发病机制

LCPT 的发病机制尚不清楚。一般认为,过量理化性异常的轻链经肾小球滤过后在近端肾小管重吸收,并在胞质溶酶体内消化降解,异常的轻链以结晶或非结晶的形式蓄积于肾小管上皮细胞溶酶体内。已证实导致 LCPT 的致病性轻链可变区存在氨基酸序列异常,抵抗肾小管上皮细胞溶酶体蛋白酶 pepsin 或 cathepsin B 的消化作用,易在肾小管溶酶体内聚积,而来自管型肾病和对照患者的轻链则可被消化酶降解。体外研究显示,蛋白酶抵抗的轻链在体外可自发形成结晶,与肾小管胞浆内见到的结晶类似。这些性质可能为轻链在近端小管上皮细胞沉积并以晶体形式存在的必要条件。此外,来自 LCPT 的轻链可变区异常的轻链与 Tamm-Horsfall(TH)蛋白的亲和力较低,通常不与 TH 蛋白结合,因此不形成管型肾病。这一机制可以解释范可尼综合征很少与管型肾病同时出现的原因。在与结晶形成相关的近端肾小管病中,几乎所有的病例均与 κ 轻链相关,表明轻链成分也是这一特定的病理表现的一个关键决定因素。相反,与非结晶形成相关的近端小管病一般与 λ 轻链相关。目前,对非结晶形式 LCPT 的发生机制研究甚少,推测可能与结晶形式的轻链类似,具有抵抗溶酶体蛋白降解和与 TH 蛋白低亲和力的特点,但缺乏形成结晶的能力,导致轻链以非结晶的状态在肾小管上皮细胞内聚积。

此外,溶酶体过度负荷引起蛋白水解酶释放到细胞质中,产生氧化应激、激活释放炎症介质,导致上皮细胞变性,甚至坏死。其次,近端肾小管胞浆内大量堆积的吞噬溶酶体,干扰肾小球滤液中其他物质的重吸收,引起小管功能异常。

二、病　理

(一)光镜

结晶型 LCPT 近端肾小管形态改变包括肾小管上皮细胞内晶体形成、急性肾小管损伤与坏死等,伴或不伴间质炎性反应。肾小管内沉积的晶体,光镜下可见针状、棱形的结晶或裂隙,结晶呈嗜伊红和嗜复红染色,甲苯胺蓝呈黑色,PAS 染色弱阳性或阴性。所有伴结晶的 LCPT,均显示急性肾小管损伤,早期改变包括肾小管刷状缘脱落、细胞肿胀、空泡变性、细胞扁平、肾小管管腔扩张,伴或不伴上皮细胞再生等(图 16-7-1A、B),严重时节段性上皮细胞脱落、基底膜裸露,肾小管完整性受到损害。大部分患者存在不同程度的肾小管萎缩和轻中度间质纤维化,伴单个核间质炎症细胞浸润。非结晶型 LCPT 光镜下表现为颗粒状或小滴状的嗜复红物质沉积,肾小管损伤改变与结晶型类似(16-7-2A)。

(二)免疫荧光

单种轻链局限于近端肾小管上皮细胞浆内的颗粒

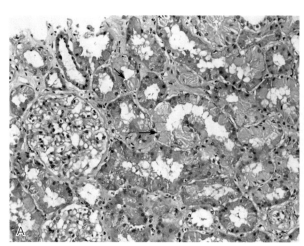

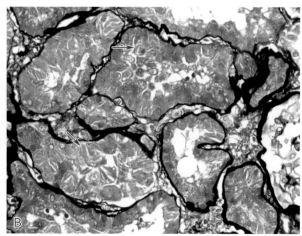

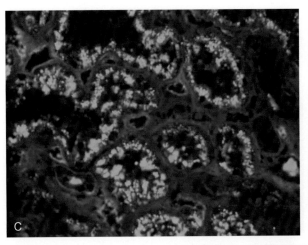

图 16-7-1 伴结晶形成的轻链近端肾小管病

注:A. MM 继发的 Fanconi 综合征,肾小球基本正常,近端肾小管上皮细胞明显肿胀、变性,胞浆内可见针状裂隙(黑箭头,HE×200)。B. 部分肾小管上皮细胞胞质内可见结晶(红箭头,Masson×400)。C. 免疫荧光可见肾小管上皮细胞胞浆内轻链 κ 阳性(IF×200);D. 免疫荧光显示轻链 λ 阴性(IF×200)。

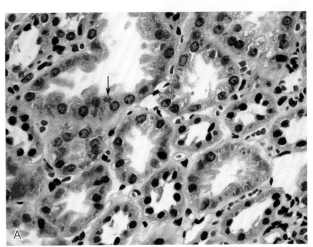

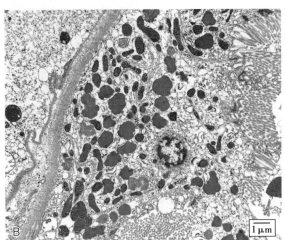

图 16-7-2 不伴结晶形成的近端肾小管病

注:A. 近端肾小管上皮细胞胞浆内可见蛋白吸收滴(箭头所示),多数肾小管上皮细胞刷状缘脱落(HE×200);B. 近端小管上皮细胞溶酶体明显增多,胞内无结晶形成(EM)。

样阳性分布是 LCPT 诊断的重要依据。在结晶沉积相关的 LCPT,大多数病例与 κ 轻链相关(图 16-7-1C、D)。国外学者报道,所有结晶型沉积的轻链均为 κ 轻链,在不伴结晶形成的 LCPT,1/3 为 λ 轻链。在少数情况下,两种轻链染色同时存在,但致病轻链存在明显的优势。此可能与非相关轻链经肾小球滤过、近端小管的重吸收有关。值得注意的是常规冰冻切片的轻链检测阴性不能排除 LCPT 诊断。石蜡切片经抗原修复后再行轻链免疫荧光染色,可一定程度地提高诊断敏感性。聚积在近端肾小管胞浆内的轻链被部分降解,特别是形成结晶状态时,其抗原决定簇不易被抗体识别,而石蜡切片经过蛋白酶消化处理后,使其抗原表位暴露,提高了检测的敏感性。免疫荧光敏感性为 35%,免疫组化敏感性为 97%,在非结晶型 LCPT 肾小管内轻链免疫荧光的敏感性明显高于结晶型。单纯 LCPT 肾小球免疫球蛋白 IgA、IgG、IgM 和补体 C3、C1q 荧光染色均阴性。

(三) 电镜

电镜下的超微结构改变是 LCPT 诊断的重要依据。电镜下可以证实近端肾小管内结晶的存在,近端肾小管上皮质内出现大小及形状各异的结晶包涵体,表现为针形、菱形、矩形、棒状或不规则形状的电子致密物(图 16-7-3),继续放大后结晶呈网格状、条纹状或纤维状。少数情况下,结晶同时在肾脏其他细胞中出现,包括足细胞、间质细胞和组织细胞。结晶体可以游离胞浆或位于溶酶体内,结晶数量多时常常导致细胞核变形或线粒体肿胀、移位。此外,LCPT 患者近端肾小管还可见不同程度的溶酶体增生、上皮细胞空泡化、微绒毛脱落及碎片化等改变。非结晶形式的 LCPT 表现为溶酶体数量增多,体积增大(图 16-7-2B),可见胞浆小滴、颗粒或空泡状包涵体,内含纤维或绒毛样结构,部分伴线粒体肿胀。这些结晶结构以及不典型溶酶体,可以使用超微结构免疫胶体金技术标记出轻链的类型。

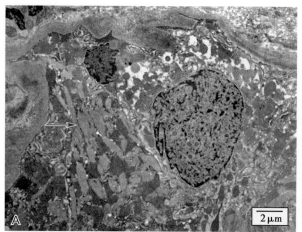

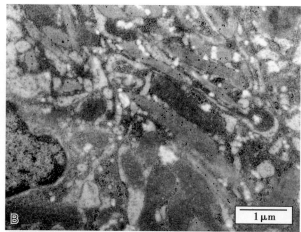

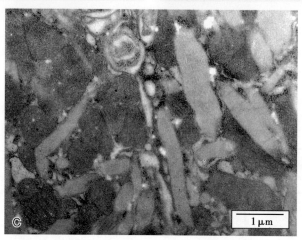

图 16-7-3　伴结晶形成的轻链近端肾小管病

注:A. 电镜显示近端肾小管上皮细胞胞质内充满大量形状不规则的结晶包涵体;B. 免疫电镜示结晶被轻链 κ 特异性标记;C. 免疫电镜示轻链 λ 为阴性。

三、临床表现和实验室检查

LCPT 以男性居多,中位年龄 60 岁(39~87 岁)。LCPT 单独存在时,受累的部位主要为近端肾小管,出现近端肾小管功能障碍的一系列临床表现,最常见的为完全或不完全性 Fanconi 综合征,包括氨基酸尿、磷酸盐尿、血糖正常情况下的糖尿、Ⅱ型肾小管酸中毒等。严重的患者,出现慢性肾功能不全,甚至急性肾衰竭。Fanconi 综合征多与结晶形成的 LCPT 有关,几乎均为 κ 型轻链,且易发生 AKI,不伴结晶形成的 LCPT 表现为 Fanconi 综合征和 AKI 相对少见。在一项 46 例 LCPT 患者的研究中,38% 表现为 Fanconi 综合征,所有表现为 Fanconi 综合征的均为结晶型 LCPT;此外,83% 存在肾功能不全,98% 存在蛋白尿。北京大学第一医院报道了 9 例肾活检证实的 LCPT 患者,6 例表现为完全性或不完全性 Fanconi 综合征,伴急性或慢性肾功能不全。其中,7 例为结晶型,均为 κ 轻链,2 例为非结晶型,均为 λ 轻链。

LCPT 可能与浆细胞病患者的其他肾脏表现合并存在,包括 AL 淀粉样变或轻链沉积病,临床上表现为这些疾病相关的症状和体征。至目前为止,文献仅有数例 LCPT

合并管型肾病的报道,表现为蛋白尿和肾功能不全,单克隆轻链为 λ 型居多。

尿液检查为少量蛋白尿、尿酸尿,24 小时尿磷酸盐排泄增加等。LCPT 绝大部分与浆细胞病有关,几乎所有患者血清和/或尿液中检测到异常的轻链。最近的一项 46 例 LCPT 的研究显示,46% 患者符合 MGRS,33% 为 MM,15% 为冒烟型 MM,4% 为非霍奇金淋巴瘤,2% 为慢性淋巴细胞性白血病。

四、诊断与鉴别诊断

LCPT 的诊断依赖于肾活检病理检查。LCPT 表现急性肾损伤的患者还应与管型肾病鉴别,后者表现为远端肾小管内管型,以单克隆 κ 轻链为主,光镜可见远曲小管内特征性的轻链管型。对于不伴结晶的近端肾小管病,主要的鉴别诊断是其他原因引起的急性肾小管坏死,鉴别诊断的最佳方法是通过免疫荧光、电子显微镜、免疫电镜或这些技术的组合证实轻链的存在。

五、治疗及预后

LCPT 相对少见,目前无统一的指南意见。LCPT 可与轻链相关的其他肾损伤病变同时发生,基础疾病以及这些单克隆相关的伴随疾病直接影响着本病的预后。LCPT 常常与低恶性程度的 MGRS 有关,病程进展缓慢,以前的经验往往在于血液系统疾病加重或进行性肾功能受损时考虑化疗。2013 年,国际肾脏病与单克隆免疫球蛋白病研究学组提出了初步的治疗原则,对不伴有 MM 的 LCPT 病例,也采用 MM 的治疗方案以抑制单克隆轻链产生。LCPT 采用化疗或干细胞移植,减慢肾病进展。

联合治疗药物包括硼替佐米、来那度胺、沙利度胺、地塞米松、烷化剂、利妥昔单克隆抗体等各种不同药物的联合,药物的选择基于基础病的种类和患者的临床状态。自体干细胞移植(ASCT)治疗伴结晶的 LCPT 已证明有稳定或改善肾病的作用。在 46 例 LCPT 患者中,11 例接受干细胞移植,16 例单一化疗,9 例未予治疗。6/22 例(27.3%)结晶型患者完全或极好部分缓解,所有接受干细胞移植的结晶型 LCPT 肾功能稳定或改善,表明积极治疗的有效性。有病例研究表明,如果能够有效地控制循环的轻链,这种病变本身是完全可逆的。因此,积极治疗基础的浆细胞病,结合肾小管损伤的对症支持治疗,是标准的治疗方式。有些患者可能需要在急性肾衰竭期间进行暂时性透析支持治疗。对部分病例,干细胞移植可能有助于稳定或改善肾功能。

30 例 LCPT 进行了平均 39 个月的随访,5 例完全缓解,其中 1 例极好缓解,3 例部分缓解,其余 21 例血液系统保持稳定状态,LCPT 平均肾脏存活时间为(13.5 ± 5.5)月,只有少数(8%)进展至 ESRD,但 CKD 常见(78%),接受 SCT 的患者比其他化疗及未治者预后更好。分析显示只有最初的肾功能为预后的独立危险因素,提示早期诊断的重要性。

(叶文玲　文煜冰　李雪梅)

参考文献

[1] EISELE L, DURIG J, HUTTMANN A, et al. Prevalence and progression of monoclonal gammopathy of undetermined significance and light-chain MGUS in Germany [J]. Ann Hematol, 2012, 91 (2): 243-248.

[2] KYLE R A, RAJKUMAR S V. Monoclonal Gammopathy of Undetermined Significance and Multiple Myeloma [J]. JAMA Oncol, 2015, 1 (2): 174-175.

[3] HERRERA G A. Proximal tubulopathies associated with monoclonal light chains: the spectrum of clinicopathologic manifestations and molecular pathogenesis [J]. Arch Pathol Lab Med, 2014, 138 (10): 1365-1380.

[4] SETHI S, FERVENZA F C, RAJKUMAR S V. Spectrum of manifestations of monoclonal gammopathy-associated renal lesions [J]. Curr Opin Nephrol Hypertens, 2016, 25 (2): 127-137.

[5] JENNETTE, J C, OLSON J L, SILVA F G, et al. Heptinstall's pathology of the kidney [M]. 7th ed.[S. l.]: Wolters kluwer, 2015.

[6] LEUNG N, DROSOU M E, S H. Nasr. Dysproteinemias and Glomerular Disease [J]. Clin J Am Soc Nephrol, 2018, 13 (1): 128-139.

[7] LIN M, HAAS M. Paraprotein-associated thrombotic microangiopathy: expanding the spectrum of renal disease related to plasma cell dyscrasias [J]. Kidney Int, 2017, 91 (3): 532-534.

[8] SETHI S, FERVENZA F C, RAJKUMAR SV. Spectrum of manifestations of monoclonal gammopathy-associated renal lesions [J]. Curr Opin Nephrol Hypertens, 2016, 25 (2): 127-137.

[9] SAYED R H, WECHALEKAR A D, GILBERTSON J A, et al. Natural history and outcome of light chain deposition disease [J]. Blood, 2015, 126 (26): 2805-2810.

[10] JOLY F, COHEN C, JAVAUGUE V, et al. Randall-type monoclonal immunoglobulin deposition disease: novel insights from a nationwide cohort study [J]. Blood, 2019, 133 (6): 576-587.

[11] BRIDOUX F, JAVAUGUE V, BENDER S, et al. Unravelling the immunopathological mechanisms of heavy chain deposition disease with implications for clinical management [J]. Kidney Int, 2017, 91 (2): 423-434.

[12] KATSUNO T, MIZUNO S, MABUCHI M, et al. Long-term renal survival of gamma3-heavy chain deposition disease: a case report [J]. BMC Nephrol, 2017, 18 (1): 239.

[13] YU X J, HU N, WANG S X, et al. Membranoproliferative glomerulonephritis with deposition of monoclonal IgG evolved from polyclonal IgG: a case report with two consecutive renal biopsies [J]. BMC Nephrol, 2019, 20 (1): 275.

[14] XING G, GILLESPIE R, BEDRI B, et al. Proliferative glomerulonephritis with monoclonal IgG deposits in children and young adults [J]. Pediatr Nephrol 2018, 33 (9): 1531-1538.

[15] NOTO R, KAMIURA N, ONO Y, et al. Successful treatment with bortezomib and dexamethasone for proliferative glomerulonephritis with monoclonal IgG deposits in multiple myeloma: a case report [J]. BMC Nephrol, 2017, 18 (1): 127.

[16] GUMBER R, COHEN J B, PALMER M B, et al. A clone-directed approach may improve diagnosis and treatment of proliferative glomerulonephritis with monoclonal imunoglobulin deposits [J]. Kidney Int, 2018, 94 (1): 199-205.

[17] MAAN D, CLARK B, BUNKER M, et al. Successful management of proliferative glomerulonephritis with monoclonal immune deposits with combined immunosuppressive therapy [J]. BMJ Case Rep. 2018, 11 (1): p II : e225205.

[18] SIDANA S, RAJKUMAR S V, DISPENZIERI A, et al. Clin-

ical presentation and outcomes of patients with type 1 monoclonal cryoglobulinemia [J]. 2017, 92 (7): 668-673.

[19] SETHI S, YACHOUI R, MURRAY D L, et al. Cryofibrinogen-Associated Glomerulonephritis [J]. Am J Kidney Dis, 2017, 69 (2): 302-308.

[20] NEEL A, PERRIN F, DECAUX O, et al. Long-term outcome of monoclonal (type 1) cryoglobulinemia [J]. Am J Hematol, 2014, 89 (2): 156-161.

[21] OLSON N, YERRABOTHALA S, DUNBAR N. Successful use of cryocrit for monitoring response to therapeutic plasma exchange in type 1 cryoglobulinemia [J]. J Clin Apher, 2016, 31 (4): 403-404.

[22] VOS J M, GUSTINE J, RENNKE H G, et al. Renal disease related to Waldenstrom macroglobulinaemia: incidence, pathology and clinical outcomes [J]. Br J Haematol, 2016, 175 (4): 623-630.

[23] GRUNENBERG A, BUSKE C. Rituximab and ibrutinib in the treatment of Waldenström′s macroglobulinemia [J]. Future Oncol, 2019, 15 (23): 2687-2697.

[24] UPPAL N N, MONGA D, VERNACE M A. Kidney diseases associated with Waldenström macroglobulinemia [J]. Nephrol Dial Transplant, 2019, 34 (10): 1644-1652.

[25] ANANDH U, PATRICK A, SHARMA A. Coexistent amyloid fibrils in a patient with combined light chain deposition disease and light chain cast nephropathy [J]. Indian J Nephrol, 2019, 29 (3): 204-206.

[26] MANOHAR S, NASR S H, LEUNG N. Light chain cast nephropathy: Practical considerations in the management of myeloma kidney-what we know and what the future may hold [J]. Curr Hematol Malig Rep, 2018, 13 (3): 220-226.

[27] SATHICK I J, DROSOU M E, LEUNG N. Myeloma light chain cast nephropathy, a review [J]. J Nephrol, 2019, 32 (2): 189-198.

[28] LUQUE Y, LOUIS K, JOUANNEAU C, et al. Vancomycin-Associated Cast Nephropathy [J]. J Am Soc Nephrol, 2017, 28 (6): 1723-1728.

[29] MATHUR M, CHACKO B, VANKALAKUNTI M, et al. Fanconi syndrome due to light chain proximal tubulopathy in a patient with multiple myeloma [J]. Saudi J Kidney Dis Transpl, 2016, 27 (4): 805-807.

[30] 许辉, 张旭, 喻小娟, 等. 轻链近端肾小管病的临床病理分析 [J]. 中华肾脏病杂志, 2017, 33 (4): 241-248.

[31] BREALEY J K, TRAN Y, NINNES R, et al. Ultrastructural identification of a proximal tubulopathy without crystals in a relapsed multiple myeloma patient [J]. Ultrastruct Pathol, 2018, 42 (5): 458-463.

[32] ITO K, HARA S, YAMADA K, et al. A case report of crystalline light chain inclusion-associated kidney disease affecting podocytes but without Fanconi syndrome: A clonal analysis of pathological monoclonal light chain [J]. Medicine (Baltimore), 2019, 98 (5): e13915.

[33] LI X, XU F, LIANG D, et al. Clinicopathologic characteristics of light chain proximal tubulopathy with light chain inclusions involving multiple renal cell types [J]. Clin Nephrol, 2018, 89 (2): 83-92.

[34] YU X J, ZHOU X J, WANG S X, et al. Monoclonal light chain crystalline podocytopathy and tubulopathy associated with monoclonal gammopathy of renal significance: a case report and literature review [J]. BMC Nephrol, 2018, 19 (1): 322.

第17章

肾淀粉样变性病

第1节 概 述

肾淀粉样变性病,简称肾淀粉样变(renal amyloidosis),是系统性淀粉样变性病(systemic amyloidosis)累及肾脏导致的肾脏病变。淀粉样变是一类以组织中出现淀粉样蛋白的异常沉积,导致器官结构和功能病理性改变的代谢病。可依据累及器官情况分为系统性病变(多器官组织受累)和局限性病变(仅某一个器官组织受累,如皮肤淀粉样变和阿尔茨海默病等)。病变可累及心脏、肝脏、肾脏、胰腺、神经系统等全身多个器官或组织,引起相应的局部及系统性病变和临床表现,如脑淀粉样变引起帕金森病,心脏淀粉样变导致心脏扩大、难治性心力衰竭及常见的心律失常。肝淀粉样变性有肝肿大但少有黄疸,舌肥大常见于原发性或骨髓瘤相关的淀粉样变性。甲状腺的淀粉样变性可引起非触痛的甲状腺桥本病等。肾脏是系统性淀粉样变中最易受累的器官之一,患者主要的临床表现为蛋白尿,较多病例出现肾病综合征,肾功能下降,最终导致肾衰竭。

一、历 史

早在18世纪初期,植物学家在植物研究中发现了纤维素,1838年Schleiden用碘和硫酸溶液与之作用可产生蓝色或紫色反应。与淀粉反应相似,描述为淀粉样物质。1853年,德国病理学家魏尔啸在观察人类疾病时,应用了碘反应检查,发现某种疾病组织中的沉积物在碘-硫酸液染色中也呈蓝色,因此也命名为淀粉样物(amyloid),组织病变称为淀粉样变性病。以后,有学者在淀粉样变的脾组织中提取了沉积物进行生化分析,发现这些沉积物是由不同的蛋白成分组成的。并开始对这些淀粉样蛋白进行了更深入的分析。1933年Bennhold及以后的Divry先后发现了刚果红染色和偏光镜检查方法,为淀粉样变性病提供了特异的诊断方法。1959年,Cohen和Calkins通过透射电镜检查证实了病变组织中沉积的淀粉样蛋白超微结构上具有微纤维的结构。这些研究进展有力地推动了淀粉样变性病的临床诊断、治疗和病因研究。此后,陆续明确了免疫球蛋白轻链、血清淀粉样蛋白A等蛋白是引起淀粉样变性病的前体蛋白。20世纪末,随着生物医学和现代分子医学的飞速发展,应用DNA基因分析和蛋白质谱分析等新技术,使许

多少见的家族性(遗传性)淀粉样变性病也被发现和得以诊断。淀粉样变性病的研究和认识得到全面的更新和提高。

二、流行病学

肾淀粉样变在世界各地的发病率和类型分布是不一致的。部分遗传性淀粉样变性病还与种族和地理分布有关。美国数据显示系统性淀粉样变发病率约8~10/百万人口,其中肾淀粉样变中以AL型多见,占肾淀粉样变病例总数的86.3%,AA型占7%。近年来报道的白细胞趋化因子2型淀粉样变(ALect 2),已上升为第三位肾淀粉样变性病。并发现多数ALect2病例是来自墨西哥裔美国人。在欧洲,AL型肾淀粉样变约为肾淀粉样变病例总数的50%~60%。我国近年来随着经济建设的飞速发展和生活方式的变化,许多慢性代谢病包括淀粉样变的发病率都有明显的上升,研究显示我国肾淀粉样变绝大多数也是AL型。2016年国家肾脏病临床医学研究中心的研究显示,该中心肾活检中老年(≥65岁)肾病病例中,肾淀粉样变(456例)占5.99%。其中93%为AL型,AA型为2.2%,其他为遗传性淀粉样变。患者平均年龄(中位数)为56岁。此外,在多数世界其他发展中国家,则以AA型发病率较高,这可能与当地慢性炎症疾病患病率高相关。另外随着分子医学的发展,许多家族性(遗传性)淀粉样变的检出率在世界各地也都有明显的提高。

三、病因及发病机制

大量研究显示,淀粉样蛋白是来自体内多种不同的蛋白前体分子,目前已经发现近30多种不同的前体蛋白成分。这些前体蛋白通过不同的机制,聚集形成了淀粉样蛋白。主要机制有,①体内部分野生型的淀粉样前体蛋白产生过多或清除减少,这些蛋白有形成错误折叠倾向,如甲状腺素转运蛋白(transthyretin,TTR)、白细胞趋化因子2(leukocyte chemotactic factor 2),这些蛋白如分泌增多,虽然其蛋白结构并没有改变。但较多蛋白积聚就易于聚合错配,形成微纤维。其他还有慢性炎症引起血清淀粉相关蛋白A(SAA)增多,或透析患者的β_2-微球蛋白(β_2-M)不能通过透析膜而在体内潴留沉积致病;②前体蛋白经异常酶解修饰形成不稳定的蛋白分子,易于折叠形成微纤维。有些前体蛋白需要经过酶解消化,使前体蛋白裂解成小片

233

段,再进一步重组装配,形成微纤维。如部分 AL 型淀粉样变,其增多的单克隆免疫球蛋白轻链被巨噬细胞内吞,经酶解处理,再形成 β 折叠片段分泌出来,聚合成微纤维;③遗传性或获得性基因突变产生的异常蛋白沉积等。大部分家族性淀粉样变是由于遗传性基因突变,表达出错误结构的前体蛋白分子,易于形成 β 片层折叠的寡聚体,再进一步形成微纤维,如 TTR、载脂蛋白 A I(ApoA I)、溶菌酶(lysozyme)等。

不同类型的肾淀粉样变形成机制虽各不相同。但形成的淀粉样蛋白却具有相同的(X 线晶体衍射检查)β- 片层折叠分子的物理化学构型,易于聚集而形成不可溶的微纤维,通过低聚反应形成大分子物质,从而沉积在组织间质,破坏正常的组织结构,导致淀粉样变性病。电镜下淀粉样蛋白为不分支的微纤维(即淀粉样原纤维),纵横交错,紊乱排列。这种微纤维长短不一,直径为 7~12nm。在组织切片中其对刚果红染色呈高亲和性,表现为砖红色。在偏振光显微镜下呈特征性的苹果绿双折光。

四、病理分类

肾淀粉样变性病的病理诊断目前尚无统一的国际病理分型,肾活检常规根据病因或前体蛋白成分分为三大组:①单克隆免疫球蛋白(轻链 / 重链)沉积型;②血清淀粉样蛋白 A 沉积型;③家族性(遗传性)。具体如下:

(一)AL/AH 型淀粉样变

AL/AH 型淀粉样变(light chain/heavy chain amyloidosis,AL/AH amyloidosis)为原发性淀粉样变性病。沉积物主要是由单克隆免疫球蛋白的轻链(κ 或 λ 链)或其片段组成,少数也可为重链(μ 或 γ 链)。常见于多发性骨髓瘤或异常浆细胞增生病变的单克隆 γ 重链蛋白病等。轻链和重链(AHL)共同组成的淀粉样变少见。

(二)AA 型淀粉样变

AA 型淀粉样变(amyloid associated protein amyloidosis,AA amyloidosis)为继发性淀粉样变。沉积物是肝脏合成并分泌到血清中的非免疫球蛋白的淀粉样蛋白 A(serum amyloid protein A,SAA),常继发于慢性炎症如结核和梅毒、慢性化脓性骨髓炎、类风湿关节炎以及某些恶性肿瘤。另外家族性地中海热伴发的淀粉样变与 SAA 相关,也属此型。

(三)家族性淀粉样变

家族性淀粉样变(familial amyloidosis,FA)又称为遗传性淀粉样变,因遗传基因突变而导致淀粉样蛋白的形成和沉积。包括多种前体蛋白分子,如淀粉样纤维蛋白原(amyloid fibrinogen,AFib)、淀粉样载脂蛋白 A I(amyloid apolipoprotein A I,AApoA I)、淀粉样载脂蛋白 A II(amyloid apolipoprotein A II,AApoA II)、淀粉样甲状腺素转运蛋白(amyloid transthyretin,ATTR)、淀粉样溶菌酶(amyloid lysozyme,ALys)等。

(四)其他原因形成的淀粉样变性病

β₂-M 型淀粉样变(β_2-microglobulin amyloidosis)又称透析相关性淀粉样变,其淀粉样蛋白由 β_2- 微球蛋白衍生而来。与患者长期进行血液透析治疗有关。

白细胞趋化因子 2 型淀粉样变(leukocyte chemotactic factor 2 associated renal amyloidosis),是新近发现的一种淀粉样变,形成微纤维的淀粉样蛋白前体是白细胞趋化因子 2(leukocyte chemotactic factor 2,Lect2)。

五、临床表现

肾淀粉样变多发生在中老年人,平均发病年龄在 50 岁左右,男性多于女性。

(一)蛋白尿

蛋白尿是肾淀粉样变的主要临床表现,程度轻重不等。半数以上患者可出现肾病综合征,往往伴有高脂血症(高甘油三酯、高胆固醇)。部分患者出现严重低蛋白血症,以及利尿剂抵抗的水肿。

(二)肾功能损害

多数患者 GFR 随淀粉样蛋白的沉积增多而逐步降低。如果一些肾淀粉样变仅局限于肾小管间质时,则临床蛋白尿轻微,而出现血肌酐升高,GFR 明显降低等肾功能异常的表现。若肾淀粉样变伴有肾静脉血栓形成时,则可发生急性肾衰竭。

(三)肾小管功能异常

少数 AL 型淀粉样变可伴有肾小管淀粉样变蛋白沉积,出现近端小管功能障碍,肾性糖尿、肾小管性酸中毒,少数患者还可表现为范可尼综合征。个别患者可出现淀粉样蛋白在集合管周围沉积引起的肾源性尿崩症。

(四)血压变化

淀粉样变患者常出现血压降低,即使在肾功能不全晚期,高血压发生率也明显低于其他原因所致的肾功能不全。

(五)肾外表现

淀粉样变性是一种全身系统性疾病,无论是单克隆轻链 / 重链型、AA 或各种遗传性肾淀粉样变性病,都可或早或晚出现肾外脏器的淀粉样变及临床表现。常见受累的重要脏器如下:

1. 脑　脑组织淀粉样变主要见于老年人,在大脑皮质和髓质的中小动脉管壁中层及外膜有 β- 淀粉样蛋白沉积,产生淀粉样血管病,它常是阿尔茨海默病的一种病理改变,但也可见于神经功能正常的老年患者。临床可出现老年痴呆、短暂性神经功能异常及颅内出血等。

2. 心脏　累及心脏主要为心肌内大量淀粉样蛋白沉积,导致心肌纤维萎缩,心室壁增厚僵硬。心功能下降产生充血性心力衰竭、心律失常和直立性低血压等表现。

3. 肝脏　肝内大量淀粉样蛋白沉积可引起肝大,质地坚硬如火腿,称为“火腿肝”。显微镜下见肝内汇管区及肝窦壁淀粉样蛋白沉积,肝细胞萎缩。肝功能下降。

4. 脾脏　受累脾脏肿大,表面和切面见脾组织内多量的灰白色结节,犹如散落分布的玉米粒,称为“西米脾”。显微镜下见脾小结内有淀粉样蛋白沉积。

5. 舌　累及舌体时,因大量淀粉样蛋白沉积于舌肌肉间,舌肌萎缩,引起舌体增大而僵硬,形成巨舌症。

其他如牙龈、直肠黏膜下组织、皮下脂肪组织等小血管壁常可见淀粉样蛋白沉积。

各型肾淀粉样变病理特点、诊断、治疗及预后见下列各节。

第 2 节　AL/AH 型肾淀粉样变性病

AL/AH 型淀粉样变为常见的原发性淀粉样变,其淀粉样蛋白来源于异常单克隆性免疫球蛋白的轻链(L)和 / 或重链(H)。主要发生于 50 岁以上的中老年人,肾脏是主要的累及脏器,临床表现为蛋白尿或肾病综合征,以及肾功能损害。其他受累的器官有心脏和胃肠道等。血清和尿液蛋白电泳、免疫固定电泳或血清游离轻链分析是重要的辅助诊断手段。

一、病因及发病机制

AL 型淀粉样变的病因主要与浆细胞病有关,如多发性骨髓瘤、淋巴瘤、巨球蛋白血症等疾病,部分为不明原因。主要机制是浆细胞病导致血液中出现单克隆免疫球蛋白的 κ 或 λ 轻链或其片段升高,以 λ 链为多见。这些轻链分子通过巨噬细胞内化及酶解处理,形成特殊纤维状分子,在肾脏等多个部位沉积而致病。

认识轻链沉积与淀粉样变的关系最早在 1872 年,Adams 首先发现骨髓瘤与肾淀粉样变发病有一定的相关性。以后 Solomon 等人用动物实验证实,动物腹腔注射轻链后可发生肾血管淀粉样变性。沉积物进一步做氨基酸序列分析证实为轻链。实验研究显示,其增多的单克隆轻链需要被巨噬细胞内吞和酶解处理,使其断裂成小片段,后者的 N 端分子再进行重叠聚合,形成 β 片层折叠片段分泌出来,聚合成微纤维。近年来发现肾小球系膜细胞在 AL 肾淀粉样变中也参与轻链沉积的发病机制,血液中的游离单克隆轻链也可被系膜细胞内吞转运,经网格蛋白(clathrin)介导,通过溶酶体处理后,形成淀粉样物质,再分泌沉积在系膜区,引起肾淀粉样变。

AH 淀粉样变是少见病,主要是由单克隆免疫球蛋白重链(μ 或 γ 链)聚合沉淀引起。多数是重链的可变区 VH3

亚单位的沉积。第一例重链(AH)相关的淀粉样变是在 1990 年由 Eulitz 报道。但有关重链引起淀粉样变的机制迄今为止未明。

极少数病例还可出现轻链和重链共同沉积的轻重链型(ALH 型)肾淀粉样变。

二、病　理

肉眼观察:肾脏体积轻度肿大,灰白色。切面肾组织也是灰白色,质地变韧,组织表面有一种蜡样感改变。

(一)光镜

特征性淀粉样物主要沉积在肾小球系膜区和毛细血管袢的基膜,以及肾小动脉和肾间质。淀粉样物呈现为均质淡嗜伊红无细胞无结构的物质,似片状棉花糖样。根据病程的不同,沉积物的分布也不一致,早期可以仅在部分系膜区少量沉积或基膜轻度增厚(图 17-2-1A、B),类似系膜区的基质轻度增多,其余肾小球结构无明显改变,需要仔细辨别,以防漏诊。但刚果红染色常可见到少数阳性颗粒分布是重要的诊断依据(图 17-2-1C)。以后随着肾小球内均质样淀粉样物质沉积增多,可呈节段性或弥漫性分布,主要沉积在系膜区。系膜区大量淀粉样蛋白沉积可导致系膜区增宽,系膜细胞减少或消失,毛细血管受压(图 17-2-1D、E)。刚果红明显阳性及偏振光可见苹果绿阳性(图 17-2-1F)。后期,整个肾小球血管袢可完全被淀粉样物所取代,形成肾小球硬化(图 17-2-2A)。有时可见个别或少数系膜区显著扩张,呈圆形结节状(图 17-2-2B),与糖尿病肾病的 K-W 结节或其他结节性系膜病变的肾小球病相似。淀粉样物沉积在 H&E 染色呈均质状淡染。PAS 染色通常为阴性或弱阳性(图 17-2-2C)。偶尔出现 IgM 重链沉积等也可 PAS 阳性,因为此时沉积物含较多糖化物。淀粉样物也可沉积在肾小球基底膜的内皮侧或上皮下。经过碘酸六胺银(PSAM)染色后,沉积于上皮下的沉积物也可使 GBM 向外则形成睫毛样突起(图 17-2-2D),需要与膜性肾病的钉突相鉴别。此外,少数病例也可出现少量新月体。

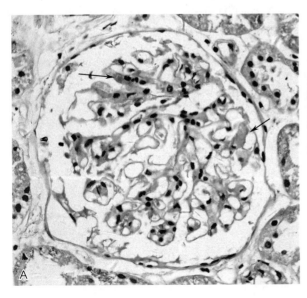

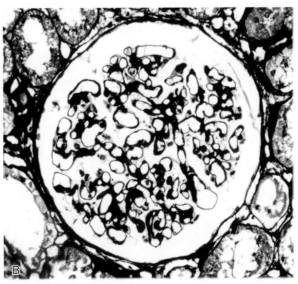

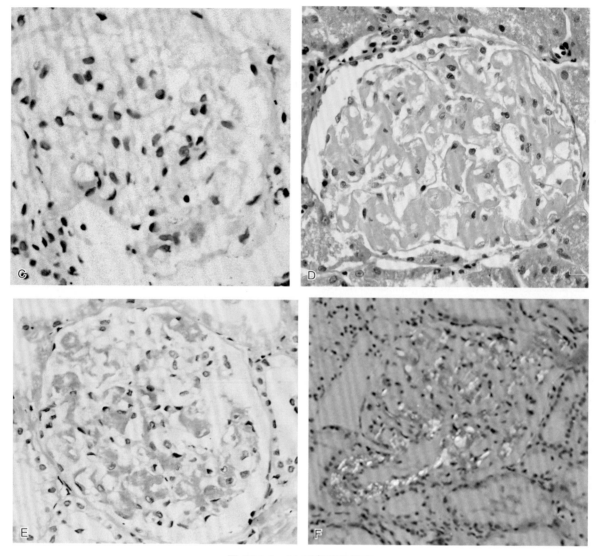

图 17-2-1 AL 型肾淀粉样变

注:A. 肾小球病变轻微,系膜区少量淀粉样蛋白沉积(箭头处),基膜轻度增厚(HE×400);B. 早期病变,肾小球基膜轻度增厚,管壁僵硬(PASM×400);C. 早期病变,肾小球毛细血管袢内少量刚果红染色阳性颗粒散在分布(刚果红 ×400);D. 大量均质无细胞物质沉积在肾小球毛细血管袢,系膜区扩张,毛细血管受压闭塞(HE×400);E. 刚果红染色显示肾小球系膜区大量沉积物为橘红色阳性(刚果红 ×400);F. 偏振光显微镜下见肾小球系膜区和入球动脉壁沉积物有苹果绿折光阳性(偏振光 ×400)。

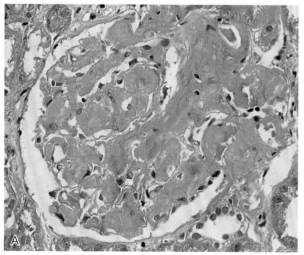

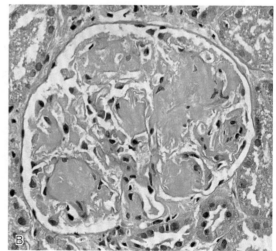

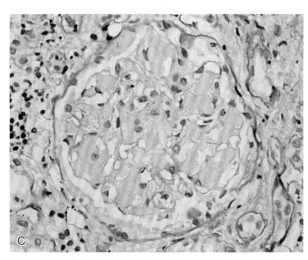

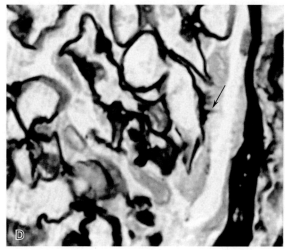

图 17-2-2　AL 型肾淀粉样变

注:A. 肾小球内大量均质无细胞物质沉积,毛细血管腔受压闭塞,小球接近硬化(HE×400);B. 肾小球个别系膜区淀粉样物沉积,系膜区扩大,形成结节样结构(HE×400);C. PAS 染色显示肾小球内沉积物弱阳性(PAS×400);D. 银染显示肾小球基膜增厚,基膜局部有毛刺状结构向外侧突起(箭头处,PSAM×600)。

淀粉样蛋白也沉积于肾组织内的各级不同类型的血管,但以入、出球细动脉和小叶间动脉为多见。其沉积常从血管内膜下开始,后逐渐累及血管肌层和外膜,直至血管壁被其全部取代,使血管壁均质样增厚,管腔狭窄,甚至闭塞(图 17-2-3A)。部分病例中淀粉样蛋白同样也可沉积于肾间质及肾小管周围(图 17-2-3B),尤以髓质部更多见和更广泛,常累及直小管、髓襻和集合管等部位。肾小管常有灶性萎缩、肾间质有灶性炎症细胞浸润,伴泡沫细胞形成和纤维组织增生等病变。

(二)特殊染色

HE 切片中任何部位的沉积物刚果红染色均呈明显砖红色。需注意特染切片要厚,通常为 8~10μm;另外在刚果红染色前,对肾组织切片先用高锰酸钾处理,然后再染,若刚果红染色仍阳性为 AL 型,如阴性则为 AA 型淀粉样变。

目前因已有轻链的特异性抗体做免疫染色,这种高锰酸钾预处理方法已很少应用;其他如结晶紫或甲基紫染色呈紫色;硫磺素 T 染色呈黄色;PAS 染色沉积物通常为阴性,在 PASM 染色中可见沉积物为褐色阳性,用偏振光显微镜检查则沉积物成双折光苹果绿色。

(三)免疫荧光

在 AL 病例中,轻链特异性 κ 或 λ 抗体免疫荧光或免疫组化染色可呈单独阳性,多呈细颗粒状、边界不清的团块状,主要分布在肾小球和小血管壁上。以 λ 轻链阳性为多见,约占 AL 型中 80%,少数为 κ 阳性(图 17-2-4)。在 AH 病例中,肾小球内针对重链 γ 或 μ 或 α 的单克隆抗体也会出现明显的单克隆阳性。以 γ 阳性为最多见。如在 ALH 病例中,则会出现一种轻链阳性合并一种重链分子阳性的表现。

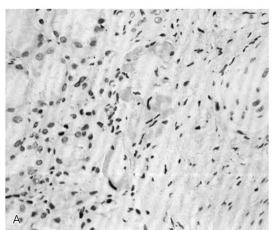

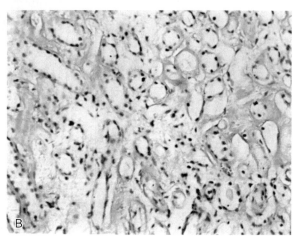

图 17-2-3　AL 型肾淀粉样变

注:A. 肾间质小动脉壁增厚,刚果红染色显示阳性(刚果红 ×200);B. 刚果红染色显示肾间质广泛分布的沉积物为橘红色阳性(刚果红 ×200)。

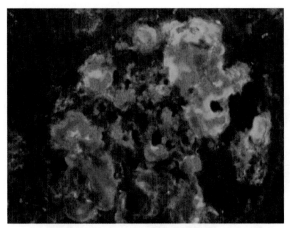

图 17-2-4　AL 型肾淀粉样变

注：肾小球 λ 免疫荧光阳性（IF×400）。

在分析免疫荧光结果时应注意，商业性抗体是特异性

针对相应轻重链的特定抗原区段。而在异常单克隆轻链或重链沉积时，可能因为轻、重链分子被切断或变异等改变，抗原区段可能被遮蔽，致使少数病例出现假阴性。此时，不能因为荧光阴性而除外 AL/AH 淀粉样变。仍需进一步用其他方法如透射电镜检查或激光切割/蛋白质质谱分析等检查来确定诊断。

（四）电镜

肾小球系膜区和基底膜可见无细胞性增宽区，部分区域表现似有低密度的电子致密沉积物（图 17-2-5A），高倍镜下显示沉积物为微纤维状，僵硬不分支，长短不一，平均直径为 7~12nm，微纤维排列紊乱（图 17-2-5B）。以肾小球系膜区分布为主，部分病例也可见沿肾小球基底膜沉积，并有局部少数小锥状样（睫毛状）向基膜外侧突起，形似钉突样结构（图 17-2-5C）。研究显示，AL 型淀粉样变较易出现肾小球毛细血管袢基膜的沉积和睫毛样表现。淀粉样微纤维还可沉积在肾球囊壁、入球细动脉、肾小动脉及肾间质。

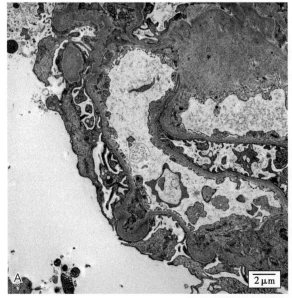
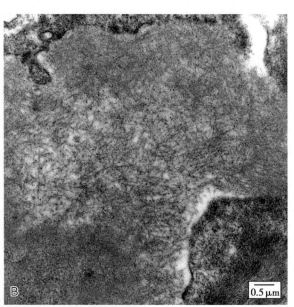
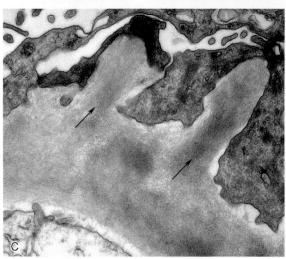

图 17-2-5　AL 型肾淀粉样变

注：A. 肾小球系膜区为主部分深灰色致密物沉积（* 处），上皮细胞足突广泛融合；B. 电镜高倍显示大量淀粉样微纤维沉积，直径为 7~12nm；C. 肾小球基膜增厚，有大量微纤维沉积，部分基膜局部向外有细小锥状样突起（箭头，EM×25 000）。

三、诊断与鉴别诊断

（一）诊断

AL/AH 淀粉样变比例占系统性淀粉样变的绝大多数，由于肾淀粉样变的形态有一定的特点，结合刚果红染色、单克隆轻链检测及电镜观察，多数病例可获得确诊。对于一些早期病变轻微，轻链免疫染色阴性的病例要进一步检查，应开展血清淀粉样蛋白 A、遗传性淀粉样物质特异性抗体免疫染色，蛋白质谱检查、电镜胶体金免疫标记或相关基因检查等。排除其他继发性和遗传性淀粉样变。AL 型淀粉样变常弥漫分布，可累及全身多个脏器如心肌淀粉样变、肝淀粉样变。

其他血清学检查及免疫蛋白电泳、蛋白质谱、血清和尿液的免疫固定电泳等可提供重要的辅助诊断，AL 型患者多数可检测到血清或尿液单克隆免疫球蛋白轻链或重链。由于部分患者血循环中单克隆免疫球蛋白分子水平较低，常规的蛋白电泳及免疫固定电泳的敏感性有限，必要时要检测患者血清游离轻链水平。

病理切片的轻链特异性抗体免疫组化和免疫荧光的检测是进行淀粉样变分型的一线手段，可明确大多数淀粉样变的类型。但应注意的是，有时因淀粉样前体蛋白的变异或仅有部分片断，使部分抗原决定簇改变、掩盖或丢失，以及石蜡切片染色等技术问题，免疫组化或免疫荧光染色检查可能出现假阴性或假阳性。因此需要仔细分析免疫病理的结果。不能仅依靠免疫组化染色结果做分型诊断。免疫电镜检测是一种特异和敏感的方法，但是受到技术要求的限制，仅有少数实验室开展此项技术。因此，免疫病理染色应结合血清和尿液的免疫固定电泳检测，进行综合分析。

此外，虽然肾组织活检的诊断具有较高的敏感性和特异性，但是临床上部分患者可能因为高龄、器官衰竭等原因，存在器官活检的禁忌证。此时可采用其他风险较低的、非重要脏器的活检，目前皮下脂肪及直肠黏膜活检是较好的辅助诊断手段。腹壁脂肪活检是通过吸取少量腹壁皮下脂肪，摊片后经刚果红染色和偏振光检查也可获得阳性。其诊断特异性很高，敏感性在 67%~93%（图 17-2-6）。

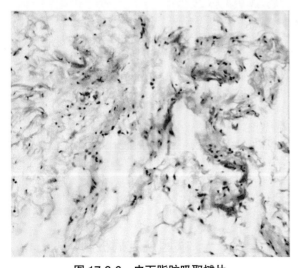

图 17-2-6　皮下脂肪吸取摊片
注：皮下脂肪组织中小动脉壁刚果红染色阳性（刚果红 ×400）。

（二）鉴别诊断

肾淀粉样变需与以下疾病进行鉴别诊断：

1. 系膜结节硬化性肾小球病　部分肾淀粉样变病例以系膜区大量淀粉样蛋白沉积形成结节性病灶时，需要与糖尿病肾小球结节性硬化、轻链沉积病及其他系膜结节性硬化性病变作鉴别。糖尿病肾病有糖尿病病史，K-W 结节，系膜基质和结节状病变的 PAS 染色常阳性，刚果红染色阴性，电镜检查无淀粉样变特征性的微纤维结构。多数病例较易鉴别，但少数糖尿病病例电镜下也可见系膜基质中直径 10~20nm 左右的微纤维状结构（diabetic fibrillosis），可根据糖尿病病史和刚果红染色阴性加以区别。与轻链沉积引起的肾小球结节硬化性病变的鉴别，后者肾小球结节 PAS 阳性，刚果红阴性，电镜下可见电子致密物主要沉积在 GBM 内皮侧（内疏松层），呈泥沙样连续条带样分布，而无微纤维结构。其他系膜结节性硬化性病变，包括膜增生性肾小球肾炎、冷球蛋白血症肾病、巨球蛋白血症肾病、Ⅲ型胶原肾小球病等，根据不同的临床表现、刚果红染色阴性、电镜下缺少微纤维结构等，可做出鉴别诊断。

2. 纤维样肾小球病（fibrillary glomerulopathy）　在电镜下也具有纤维状结构，因此也需要与淀粉样变加以鉴别。纤维样肾小球病多表现为膜增生性肾小球肾炎，刚果红染色阴性，免疫荧光常有 IgG 和 C3 沿系膜区和毛细血管壁沉积。电镜下肾小球系膜区和基底膜沉积的纤维样物质比淀粉样纤维粗，直径 10~30nm，杂乱或局部有序排列。通常情况下可予以鉴别。近来发现，极少数纤维样肾小球病的刚果红染色也可阳性，称为刚果红染色阳性的纤维样肾小球病（congophilic fibrillary GN），易与肾淀粉样变混淆。需要进一步应用免疫组化检测新发现的特异性标记蛋白 DNAJB9 或蛋白质谱分析来鉴别。

3. 纤维连接蛋白肾小球病（fibronectin glomerulopathy）　肾小球系膜区有大量无结构的蛋白沉积，系膜区扩张，可呈分叶状，毛细血管袢基膜不同程度的增厚，电镜下主要在系膜区和内皮下有大量电子致密物沉积，同时可见颗粒状和部分微纤维状结构，直径也在约 10~16nm，需注意与肾淀粉样变鉴别。纤连蛋白肾小球病系膜区沉积物 PAS 染色阳性，但刚果红染色阴性，肾小球纤维连接蛋白免疫组化或免疫荧光呈现特异性强阳性。电镜下以系膜区和内皮下大量电子致密物沉积为主，这些表现与肾淀粉样变明显不同。

四、治　疗

AL 型淀粉样变的治疗主要可通过抑制单克隆浆细胞或 B 细胞增殖，包括多发性骨髓瘤的治疗，降低轻链或重链分子蛋白生成，从而抑制淀粉样蛋白沉积对组织器官的损伤。理想的 AL 治疗目标是获得器官缓解；但是现有的治疗都只是靶向于克隆性浆细胞，降低血清单克隆免疫球蛋白水平，最终通过人体的自我清除机制获得器官缓解。因此，现阶段 AL 治疗目标是高质量的血液学缓解。器官缓解往往发生在获得血液学缓解的 3~12 个月之后。

随着抗浆细胞新药的不断问世，这些药物在淀粉样变患者也展示了令人鼓舞的疗效和预后（图 17-2-7）。

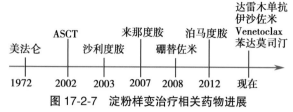

图 17-2-7　淀粉样变治疗相关药物进展

注:ASCT,自体造血干细胞移植;达雷木单抗(daratumumab),CD38 单抗类药物;venetoclax,首个 BCL2 靶点抑制剂。

(一) 基于美法仑为主的化疗方案

美法仑联合地塞米松适用于各个分期患者,但起效较慢。主要方案包括美法仑 0.18~0.22mg/(kg·d),第 1~4 天,或者美法仑 8~10mg/(m²·d) + 地塞米松 20~40mg/(kg·d),第 1~4 天。

(二) 外周自体造血干细胞移植

ASCT 应当作为符合移植适应证患者的一线治疗,移植前是否需要诱导治疗尚无定论。通过移植物中的多能干细胞使患者恢复造血功能,增强免疫力,抑制肿瘤细胞增殖。适用于年龄小于 70 岁(我国 65 岁以下),体能状态评分≤2 分,梅奥心脏分级Ⅰ~Ⅱ期患者,美国纽约心脏病学会心功能(NYHA)分级~Ⅰ级,收缩压 > 90mmHg,肌酐清除率≤30ml/(min·1.73m²),无胸腔积液,无氧气依赖,不超过两个重要器官(心脏、肝脏、肾脏或自主神经)受累等。移植前的预处理方案非常重要,经典方案为:200mg/m² 静脉用美法仑。对于 eGFR 为 30~60ml/min 的患者,美法仑剂量应减量为 140mg/m²。

(三) 基于蛋白酶体抑制剂为主的方案

基于硼替佐米的治疗方案对于 AL 患者有着较好、较快的血液学缓解率以及器官缓解率。适用于各种分期的 AL 患者,尤其是梅奥分期Ⅲ期患者,以期更早地获得血液学缓解。基于硼替佐米为主的方案包括:硼替佐米联合地塞米松(VD)方案,硼替佐米联合环磷酰胺及地塞米松(VCD)方案,硼替佐米联合美法仑及地塞米松(VMD)方案。在 AL 患者,尤其是心脏淀粉样变性患者,不推荐硼替佐米和多柔比星的联合用药。

推荐每周 1 次硼替佐米的剂量为 1.3mg/m²,使用方法包括静脉注射或皮下注射。对于全身水肿的患者,不推荐皮下注射。地塞米松的剂量一般为每疗程 80~160mg(具体根据危险度和患者耐受性可调整或降低剂量)。

最新的口服蛋白酶体抑制剂伊沙佐米(ixazomib)在 AL 患者已经展示了较高的疗效和可控的毒副作用。在 AL 患者治疗中,伊沙佐米推荐口服 4mg,可联合地塞米松(ID)方案或者联合环磷酰胺、地塞米松(ICD)方案。

(四) 基于免疫调节剂为主的方案

沙利度胺和来那度胺都可以用于 AL 的治疗,可以联用地塞米松(TD 或 RD 方案),或者联用环磷酰胺、地塞米松(TCD 或 RCD)方案。对于血清白蛋白 <25g/L 的 AL 患者,需在严格预防性抗凝的基础上,谨慎地使用免疫调控剂,而对于梅奥分期Ⅲ期的患者应当避免使用沙利度胺药物。具体沙利度胺建议 100mg 左右,来那度胺 10~25mg。作为第三代免疫调节剂——泊马度胺

(pomalidomide)已经使得复发淀粉样变患者获得良好的安全性及有效性,通常与地塞米松合用(PD 方案)获得 67% 以上的部分缓解。

(五) 基于抗 CD38 单克隆抗体为主的方案

CD38 是浆细胞表面的多效分子,维持骨髓瘤的转化。抗 CD38 单克隆抗体既可清除浆细胞,又能调节免疫细胞平衡。Daratumumab(DARA)是一种完全人源化的抗 CD38 单克隆抗体,第一个获得美国食品药品监督管理局(FDA)批准用于治疗多发性骨髓瘤的一线药物。近两年来,DARA 也用于治疗 AL 型淀粉样变,多数患者在一个月内获得血液学应答,部分患者在两个月内心脏对治疗出现反应,但肾脏功能改善及蛋白尿降低需要更长的治疗时间。DARA 可单用,也可与蛋白酶体抑制剂等药物联合使用。

(六) 其他

如地塞米松冲击与 α- 干扰素联合疗法。近来不断有新型的治疗药物出现。如新型蒽环类抗生素 1-DOX 是一种抑制淀粉样纤维合成并促进其溶解的药物,也已应用在 AL 性淀粉样变的治疗。

(七) 支持疗法

包括对症治疗,限盐、利尿消肿、治疗合并症。必要时给予透析治疗等。

五、预 后

肾淀粉样变性的病因多样,病变复杂。目前尚无特殊有效的治疗方法。预后大多不良,生存期与原发病和重要器官受累的范围和程度有关。如不对原发性疾病进行治疗,其平均存活期为 14.7 个月,但也有存活 8 年以上者。原发性肾 AL 型淀粉样变的存活期中位数为 1~2 年。肾衰竭的非透析患者中位生存期约为 50 个月。据我国国家肾脏病临床研究中心报道中国 AL 型淀粉样变患者的中位生存时间为 36.3 个月。临床多变量 Cox 分析显示,血肌酐和低血压是肾衰竭最重要的危险因素。

第 3 节　AA 型肾淀粉样变性病

AA 型淀粉样变是由血清淀粉样蛋白 A(SAA)沉积所致,属于继发性淀粉样变。常见于某些慢性炎症、自身免疫性疾病、家族性地中海热及少数肿瘤。多数发生在发展中国家或地中海国家。其中有约 10% 的病例可以没有明显的慢性炎症病史。发病人群从青年人到老年,分布范围较大。近一半病例为系统性淀粉样变,部分病例也可为局限性改变。肾脏也是主要病变器官,临床表现为蛋白尿或肾病综合征,以及肾功能损害。其他受累的器官有胃肠道、肝、脾、甲状腺及肾上腺等。但心脏很少受累。血清 SAA 蛋白检测和组织 AA 抗体免疫组化可辅助诊断。

一、病因及发病机制

AA 型淀粉样变的病因主要包括慢性炎症(如结核、梅毒、慢性肠道炎症、慢性骨髓炎)、慢性风湿性疾病(如类

风湿关节炎、强直性脊柱炎、肠克罗恩病、银屑病性关节炎等)、家族性地中海热(familial Mediterranean fever,FMF)、家族性伴有荨麻疹和耳聋的淀粉样神经病(Muckle-Wells综合征),以及某些肿瘤(如肾细胞癌、霍奇金淋巴瘤)等。在西方国家常以自身免疫性疾病为主要原因(如风湿病),而在发展中国家则以慢性感染性炎症为主(如结核)。在地中海国家则出现较多FMF。研究显示,SAA在肝脏合成,在炎症急性期,受白细胞介素-1、白细胞介素-6、肿瘤坏死因子(TNF)等细胞因子的调理,肝脏合成分泌增多,血中SAA蛋白浓度可显著超过正常水平,然后再被巨噬细胞内吞,转运到溶酶体,C段被蛋白水解酶酶切分解,剩余部分形成N-66-76氨基酸片段,重聚形成淀粉样原纤维,并与血液中高密度脂蛋白(HDL)结合形成复合物,最后在肾脏等组织中沉积致病。Benditt等(1987年)报道,AA蛋白的氨基酸组成和氨基酸残基排列顺序与AL蛋白不同,排列顺序为精氨酸-丝氨酸-苯丙氨酸-苯丙氨酸-丝氨酸,或丝氨酸-苯丙氨酸-苯丙氨酸-丝氨酸。这类AA蛋白缺少半胱氨酸和苏氨酸成分,而脯氨酸和缬氨酸含量也极少,从而肯定AA蛋白与免疫球蛋白无关。

因肾脏是主要受累器官,临床发病常以肾脏病变为主,97%的患者有蛋白尿,多数很快发展为肾病综合征。并进一步出现肾功能损害。

在AA型淀粉样变中除了慢性炎症因素外,还包括家族性地中海热(FMF),与其他多数家族性淀粉样变性是由各种特定蛋白的遗传基因突变而引起的机制不同,FMF伴发的淀粉样变也是源自血清中的SAA,因此,通常把它归于继发性淀粉样变。在地中海区域的国家中常见,患者的发病年龄较轻。

二、病　理

(一)光镜

AA型肾淀粉样变的大体改变及光镜病理特点与AL型基本相同。淀粉样蛋白也以肾小球沉积为主。

(图17-3-1A)。多数病例可见系膜区增宽,形成系膜结节病变,其淀粉样沉积物H&E染色较淡。通常AA型的系膜结节病变发生率要高于AL型,是引起肾功能损害的主要原因。约一半病例可见肾小球基底膜增厚,随着病程进展,其整个肾小球血管袢可完全被淀粉样物所取代,导致肾小球硬化。

多数病例肾间质、肾小管周围淀粉样蛋白沉积较少。但常见沉积于肾组织内的各级不同类型的血管,使血管壁增厚,管腔狭窄。

少数肾淀粉样变性的患者临床上无蛋白尿,这类病例镜下发现淀粉样物则局限性沉积在肾间质,尤以髓质部间质更多见和更广泛,而肾小球基本没有累及。

(二)特殊染色

HE切片中任何部位的沉积物刚果红染色都呈明显砖红色(图17-3-1B)。如预先对肾组织切片用高锰酸钾处理,然后再染,则刚果红为阴性;用偏振光显微镜检查则沉积物成双折光苹果绿色。约半数病例在PASM染色中可见肾小球基底膜增厚伴少量细刺突起。

(三)免疫荧光

AA抗体免疫组化和免疫荧光染色均可阳性(图17-3-1C)。轻链κ或λ抗体为阴性。

(四)电镜

与AL型相似,肾小球系膜区大量沉积物,高倍镜下显示为直径7~12nm微纤维结构,紊乱分布(图17-3-1D)。

在肾间质及肾血管沉积的成分也可见微纤维结构,与AL型相似。

三、诊　断

AA型淀粉样变的病理特点与AL/AH型相似,但免疫荧光或免疫组化染色显示单克隆轻链κ、λ或重链γ检查均为阴性。肾组织内的淀粉样沉积物可通过A蛋白特异抗体免疫染色证实。同时,临床仔细查询慢性感染病史尤为重要。有研究报道,约10%AA型淀粉样变找不到明确的临床病因。

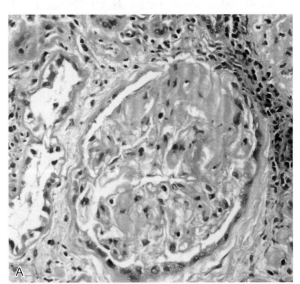

A

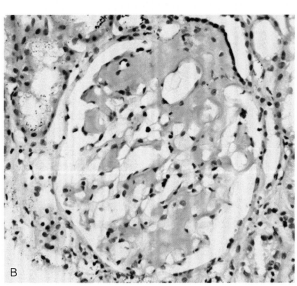

B

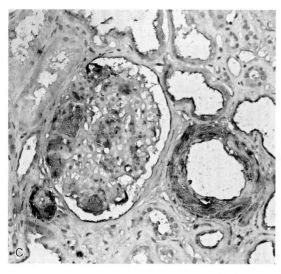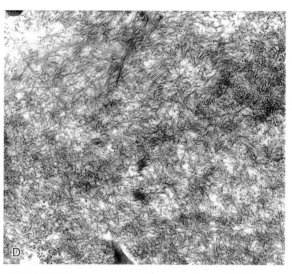

图 17-3-1 AA 型淀粉样变

注:患者男性,68 岁,有高血压病史 40 年,蛋白尿月余,肌酐正常。A.光镜下见肾小球系膜区大量淀粉样蛋白沉积(HE×400);B.肾小球刚果红染色阳性(刚果红×400);C.肾组织 AA 免疫组化染色,可见肾小球基质内大量成团阳性,以及入球小动脉和肾小动脉管壁阳性(ABC×200);D.电镜高倍镜下系膜区微纤维直径 10nm,纵横交错成网状排列(EM×40 000)。

四、治 疗

对 AA 型淀粉样变,主要是针对原发疾病的治疗。控制感染,清除原发病灶,以减少血清淀粉样蛋白 A(SAA)产生。部分病例在慢性感染病灶清除后,淀粉样变病情可迅速缓解好转,沉积的淀粉样物可被吸收。同时联合细胞毒药物可促进预后改善。有报道溃疡性结肠炎引起肾淀粉样变者,在原发病常规治疗的基础上,加用小剂量秋水仙碱,使尿蛋白明显下降,全身水肿消退。

类风湿关节炎是引起 AA 型淀粉样变的重要原因。应用甲氨蝶呤、环磷酰胺、环孢素等治疗有较好的疗效,也发现有促进血淀粉样蛋白 A 水平下降,肾功能改善。用 TNF 拮抗剂依那西普治疗炎症引起的 AA 型肾淀粉样变,可使蛋白尿明显减少。利妥昔单抗是一种抗 CD20 的单克隆抗体,有报道它可以减轻类风湿关节炎继发的 AA 型淀粉样变。

第 4 节　其他类型肾淀粉样变性病

目前已发现的淀粉样蛋白有 31 种,并且还在不断发现新的类型。除了上述常见的 AL/AH 型和 AA 型以外,其他还有很多不同类型的淀粉样变,但这些病变都是一些少见病。其中包括:①有遗传基因突变背景的家族性淀粉样变;②有与肾透析有关的 β_2-微球蛋白型淀粉样变;③新近发现的白细胞趋化因子 2 型肾淀粉样变性病等。本节选取部分类型的肾淀粉样变性病分述如下。

一、各型临床及病理特点

(一)载脂蛋白 A Ⅰ/A Ⅱ 相关性淀粉样变

载脂蛋白 A Ⅰ/A Ⅱ 相关性淀粉样变(apolipoprotein

A Ⅰ/A Ⅱ amyloidosis,AApoA Ⅰ/Ⅱ)属于遗传性淀粉样变,AApoA Ⅰ 主要为 APOA1 基因的突变,所表达的 Leu174Ser 变异蛋白可引起家族性、系统性淀粉样变,以及血 HDL 脂蛋白降低。AApoA Ⅱ 则见于 APOA2 基因的 C 端终止码突变,致 C 末端延长了 21 个氨基残端,形成变异蛋白。

病理显示 AApoA Ⅰ 病变可以累及肾小球、肾间质及肾血管。病变肾小球内淀粉样蛋白多数沉积在系膜区,系膜区扩大,压迫毛细血管袢,引起蛋白尿和肾功能损害。因早期发现的个别病例 AApoA Ⅰ 以肾髓质沉积为主要病变,故以往观点认为 AApoA Ⅰ 仅累及肾髓质。但随着病例的积累和诊断技术的提高,许多以肾小球病变为主的病例逐渐被发现。仅有少数病例病变局限性累及肾髓质,肾小球无病变,该部分病例临床表现无蛋白尿,主要表现为肾功能下降,血肌酐升高。淀粉样蛋白主要沉积在肾髓质,髓质肾小管受压萎缩。肾小球和肾血管多不累及,或偶见个别较大肾动脉管壁有淀粉样蛋白沉积。AApoA Ⅱ 也是肾小球、肾间质和肾血管都有淀粉样蛋白沉积,是缓慢进展性肾病变。肾组织沉积物刚果红阳性,以及偏振光下见苹果绿双折光。免疫荧光或免疫组化用 ApoA Ⅰ 或 ApoA Ⅱ 抗体出现特异性阳性。电镜检查可见淀粉样沉积物为直径 7~12nm 的微纤维。

(二)纤维蛋白原 A 型淀粉样变

纤维蛋白原 A 型淀粉样变(fibrinogen A a-chain amyloidosis,AFib)属于家族性遗传性淀粉样变的一种,淀粉样蛋白的前体是纤维蛋白原 A 的 α 链(Fib Aα),研究发现在纤维蛋白原 Aα 链上有 6 个基因突变,其中 AFibE26V 突变最常见,Fib Aα 最常见的基因突变位点是 526 位的谷氨酸替代缬氨酸(Glu 526 Val)。纤维蛋白原主要在肝脏合成,异常 AFib 并不影响正常的凝血机制。发病年龄多为中年到老年患者,平均发病年龄为 58 岁。肾脏为主要累及的脏器,临床表现以蛋白尿或肾病综合征为主,可伴有肾功能不全。其他受累脏器有肝脏、胃肠道、脾脏和外周神经等。

肾脏病理显示,肾小球体积增大,淀粉样沉积物几乎完全取代了肾小球结构。很少或没有肾血管或肾间质的沉积。刚果红染色阳性及偏振光下可见苹果绿双折光。免疫荧光或免疫组化纤维蛋白原抗体特异性阳性。应进一步行基因测序检测 AFib 的基因突变位点,有助于确诊。电镜可见肾小球系膜区直径 7~12nm 微纤维弥漫沉积。病变严重者,可见肾小球毛细血管袢几乎全部闭塞,为均质无细胞沉积物取代,并可有结节状结构,需与糖尿病肾病鉴别。

(三)甲状腺素转运蛋白型淀粉样变

甲状腺素转运蛋白型淀粉样变(transthyretin amyloidosis,ATTR)属于家族性(遗传性)淀粉样变中较常见的类型,血清中淀粉样前体蛋白 TTR 又称为前白蛋白(prealbumin)。ATTR 主要见于中老年人,其主要突变在 *ATTRV122I* 基因,最常见的基因突变为 30 位点的缬氨酸取代蛋氨酸(Val 30Met)。变异的 TTR 蛋白经酸化变构和同化后产生的中间产物是致淀粉样变的物质,可引起多器官淀粉样蛋白的沉积,临床常以心肌受累表现和外周神经性症状为主。肾脏受累时微量蛋白尿常是最早出现的症状,也可表现大量蛋白尿和肾功能下降。

另外,有小部分 ATTR 病例是野生型的 TTR 蛋白沉积致病,蛋白结构没有改变。主要发生在 80 岁以上老年人,这类病例又称为老年性系统性淀粉样变(senile systemic amyloidosis)。主要是 TTR 蛋白在老年人体内代谢减慢,这类蛋白又易于聚合形成淀粉样微纤维而在体内脏器沉积,以心脏受累为主。

肾脏病理显示,肾小球和肾间质及肾血管均可见淀粉样蛋白沉积。部分病例淀粉样蛋白主要局限性或灶性积于肾间质,尤其肾髓质间质,使肾小管部分受压萎缩,也是引起肾功能下降的主要原因,此时临床蛋白尿表现可以不明显。同时淀粉样蛋白常在心肌沉积和外周神经沉积。沉积物刚果红染色阳性,偏振光下可见苹果绿双折光。TTR 抗体免疫荧光或免疫组化特异性阳性。电镜可见肾髓质间质有直径 7~12nm 微纤维沉积。进一步行基因检测和蛋白质谱分析,是明确诊断的重要方法。

(四)白细胞趋化因子 2 型淀粉样变

白细胞趋化因子 2 型淀粉样变(leukocyte chemotactic factor 2 amyloidosis,ALect2)是近年来新发现的一种淀粉样变性病,组织中因累积非溶解性 Lect 2 蛋白形成的微纤维而致病。Lect 2 主要由肝细胞产生,具有趋化白细胞,参与组织修复和自身免疫反应的生物学功能。感染等因素可诱导其急性升高。Alect2 型淀粉样变不存在基因突变,发病机制不明。免疫组化、激光显微切割联合质谱分析(LMD/MS)有助于明确诊断。ALect2 多见于中老年人。平均发病年龄约为 67 岁。Murphy 等报道 10 例 ALect2 病例,对其临床病理特点进行了较详细的描述,其中 7 例为墨西哥裔美国人,提示该病可能有种族和地区分布差异。Larsen 等人回顾性研究两个大样本,显示 ALect2 已成为北美地区继 AL、AA 型淀粉样变之后的第三个最常见的系统性淀粉样变类型。ALect2 病变主要累及肾脏,表现为不同程度的蛋白尿和肾功能不全,与其淀粉样变蛋白沉积的部位及其

程度有关。通常没有血尿。也有累及肝、脾、肠及肾上腺的报道。

肾脏病理显示,淀粉样物以肾小球系膜区为主沉积,系膜区扩张,并可沉积于肾小球基底膜内皮侧;同时在肾间质和肾动脉壁也可见沉积,以肾皮质间质部位沉积尤为明显,髓质间质较少沉积。刚果红染色阳性,偏振光可见苹果绿色双折光。免疫荧光和免疫组化 Lect 2 抗体阳性,其他常规的免疫球蛋白染色均为阴性。电镜可见直径约 10nm 的纤维结构沉积于肾小球系膜区和内皮下等。ALect2 常同时伴发糖尿病、高血压或其他类型肾炎。

二、诊　断

非 AL/AH 型或 AA 型淀粉样变的肾小球病理形态特点与前两者相似,但单克隆免疫球蛋白检测阴性,AA 蛋白抗体免疫组化染色也为阴性。怀疑为家族性(遗传性)淀粉样变时,需要进行基因检测。可采用血细胞 DNA 测序或限制性片段长度多态性(RFLP)技术做基因突变分析。近年来,最新进展是基于激光显微切割技术加蛋白质谱技术(LMD/MS)和蛋白生物信息分析技术对淀粉样沉积物中的成分进行蛋白组学分析,使淀粉样变性病的分型和诊断更为准确。并可能有新的突变基因及相应淀粉样前体被发现。但由于该项技术要求较高,目前尚不能在普通实验室全面开展。

三、治　疗

目前针对遗传性淀粉样变的治疗尚无有效方法。主要是支持疗法、对症处理、透析治疗以及肾移植。血液透析和腹膜透析是肾淀粉样变终末期肾衰竭患者重要治疗措施,可进一步改善预后。

透析相关性淀粉样变的早期可应用生物相容性较好的高通量膜有利于增加 β_2-微球蛋白的清除。

对一些遗传性淀粉样变性病,其前体蛋白主要由肝脏分泌,如 ATTR、AApoA Ⅰ、AFib。有研究进行肾移植同时联合肝移植,可改善肾功能并减少由肝脏分泌的前体蛋白,已取得一定的进展。

第 5 节　肾小管淀粉样变性病

在 AL 型淀粉样变的肾脏病变中,还会出现一种很罕见的淀粉样肾小管病(amyloid tubulopathy,AT)。淀粉样蛋白仅仅沉积在肾小管内的蛋白管型中或肾小管上皮细胞内,引起肾小管损伤及间质炎症,但不累及肾小球及肾血管,非常类似于轻链沉积导致的管型肾病或轻链肾小管病。需要进行鉴别诊断。

AT 常发生于多发性骨髓瘤或其他单克隆性浆细胞异常增生病变,主要见于中老年男性患者。血中单克隆免疫球蛋白增多,蛋白免疫电泳有 M 峰,血和尿中单克隆免疫球蛋白轻链检测阳性。临床表现为不同程度的蛋白尿,常伴有血肌酐升高、eGFR 下降等肾功能减退症状。

肾脏病理显示,肾小球结构无明显病变,部分肾小管有蛋白管型或肾小管上皮细胞肿胀。部分肾小管萎缩,伴间质灶性或较弥漫的淋巴细胞及浆细胞浸润。刚果红染色显

示肾小管腔内管型呈阳性，或肾小管上皮胞浆内可见阳性颗粒，或两者同时阳性。PASM 银染也显示管型阳性，并在管型的边缘阳性染色变深，或有毛刺状向外放射状排列（图 17-5-1A）。这是因为淀粉样微纤维主要聚集在管型的边缘。在管型中可有巢状坏死细胞碎片。偏振光

下可见苹果绿双折光。肾小球、肾间质及肾血管刚果红染色均为阴性。电镜观察发现肾小管上皮胞质内或管腔内管型沉积物中有大量 7~12nm 直径杂乱排列的微纤维，并主要聚集在管型的边缘，管型中央区微纤维分布稀疏（图 17-5-1B、C）。

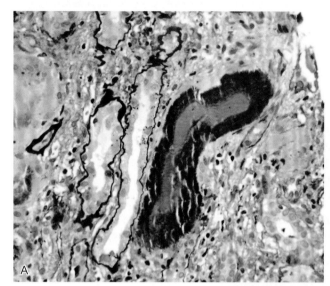
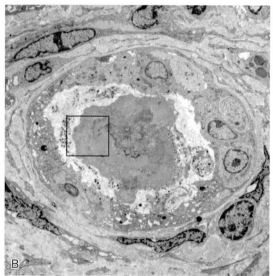

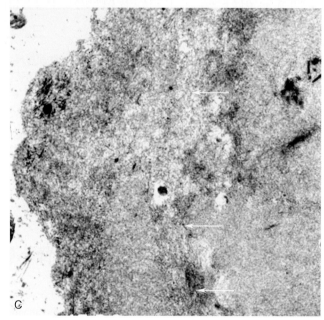

图 17-5-1　淀粉样肾小管病

注：A. PASM 染色显示一个肾小管扩张，管腔内有一个圆柱状管型，管型的边缘一圈有一很厚的条带银染阳性，小管周围间质有部分炎症细胞浸润（PASM×100）；B. 电镜低倍显示肾小管内有一不规则圆形管型（EM×2 000）；C. 高倍电镜显示图 B 的方框部位管型内散在分布大量微纤维结构，特别在管型边缘带微纤维明显增多（箭头），密集积聚，排列紊乱（EM×30 000）。

（张志刚）

参考文献

［1］ JENNETTE J C, OLSON J L, SCHWARTZ M M, et al. Heptinstall's Pathology of the Kidney [M]. 6th ed.[S. l.]: Lippincott Williams&Wilkins, 2006: 853-870.

［2］ HUANG X H, LIU Z H. The Clinical Presentation and Management of Systemic Light-Chain Amyloidosis in

China [J]. Kidney Dis, 2016, 2 (1): 1-9.

［3］ ZHOU X J, LASZIK Z, NADASDY T, et al. Silva's diagnostic renal pathology [M].[S. l.]: Cambridge University Press, 2009: 362-371.

［4］ 郭慕依 . 肾活检病理学 [M]. 上海 : 复旦大学出版社 , 2007, 153-158.

［5］ 邹万忠 . 肾活检病理学 [M]. 3 版 . 北京 : 北京大学医学出版社 , 2013: 189-197.

［6］ REAL DE ASÚA D, COSTA R, GALVÁN JM, et al. Systemic AA amyloidosis: epidemiology, diagnosis, and management [J]. Clin Epidemiol, 2014, 6: 369-377.

［7］ AOKI M, KANG D, KATAYAMA A, et al. Optimal conditions and the advantages of using laser microdissection and liquid chromatography tandem mass spectrometry for diagnosing renal amyloidosis [J]. Clin Exp Nephrol, 2018, 22 (4): 871-880.

［8］ IADANZA M G, JACKSON M P, HEWITT E W, et al. A new era for understanding amyloid structures and disease [J]. Nat Rev Mol Cell Biol, 2018, 19 (12): 755-773.

［9］ WECHALEKAR A D, GILLMORE J D, HAWKINS P N. Systemic amyloidosis [J]. Lancet, 2016, 387(10038): 2641-2654.

［10］ CELEBIA Z K, KIREMITCIB S, OZTURKC B, et al. Kidney biopsy in AA amyloidosis: impact of histopathology on prognosis [J]. Amyloid, 2017, 24 (3): 176-182.

［11］ LU CL, ZUO K, LU YH, et al. Apolipoprotein A-1-related amyloidosis 2 case reports and review of the literature [J]. Medicine (Baltimore), 2017, 96 (39): e8148.

［12］ NORGREN N, OLSSON M, NYSTRÖM H, et al. Gene expression profile in hereditary transthyretin amyloidosis: differences in targeted and source organs [J]. Amyloid, 2014, 21 (2): 113-119.

［13］ 王妍 , 王素霞 , 章友康 . 白细胞趋化因子 2 型肾淀粉样变性病 1 例 [J]. 北京大学学报 (医学版), 2015, 47 (2): 349-351.

［14］ ILIUTA I A, GARNEAU A P, LATULIPPE E, et al. Amyloid cast tubulopathy: a unique form of immunoglobulin-induced renal disease [J]. Blood Cancer J, 2016, 6 (9): e474.

［15］ ABEYKOON J P, ZANWAR S, DISPENZIERI A, et al. Daratumumab-based Therapy in Patients With Heavily-Pretreated AL Amyloidosis [J]. Leukemia, 2019, 33 (2): 531-536.

［16］ VAXMAN L, GERTZ M. Recent Advances in the Diagnosis, Risk Stratification, and Management of Systemic Light-Chain Amyloidosis [J]. Acta Haematol, 2019, 141 (2): 93-106.

［17］ ROCCATELLO D, FENOGLIO R, SCIASCIA S, et al. CD38 and Anti-CD38 Monoclonal Antibodies in AL Amyloidosis: Targeting Plasma Cells and beyond [J]. Int J Mol Sci, 2020, 21 (11): 4129.

第18章

纤维样物质沉积性肾小球病

第1节 概 述

近年来将电镜下存在纤维或微管等特殊结构沉积为病理特点的一类疾病统称为伴有形结构沉积的肾小球病（glomerulopathies with organized deposits），即本章称为纤维样物质沉积性肾小球病，包括淀粉样变、纤维性肾小球肾炎、免疫触须样肾小球病、冷球蛋白血症、Ⅲ型胶原肾小球病和纤维连接蛋白肾小球病等。最具特征性的病例改变是

超微结构可见肾小球内纤维丝状或微管样物质沉积。大多沉积的纤维或微管的成分主要来源于血循环中淋巴细胞或浆细胞产生的多克隆/单克隆免疫球蛋白和补体，在肾小球毛细血管超滤的特殊环境下沉积于肾小球，并在局部聚合、修饰形成特殊有形结构。

纤维样物质沉积性肾小球病的诊断思路见图18-1-1。本章只讨论纤维性肾小球肾炎、免疫触须样肾小球病和纤维连接蛋白肾小球病。其他伴有形结构沉积的肾小球病在本书相关章节讨论。

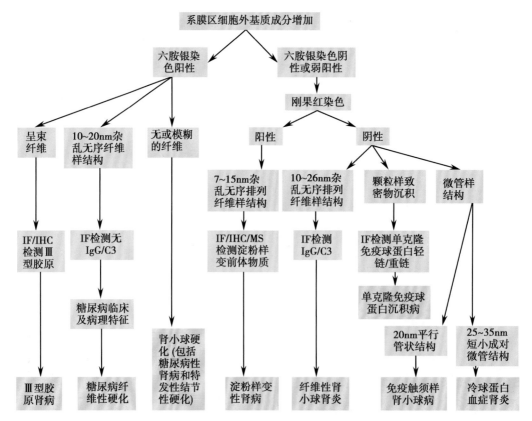

图 18-1-1 纤维样物质沉积性肾小球病的鉴别诊断
注：IF，免疫荧光；IHC，免疫组化；MS，质谱分析。

第2节　纤维性肾小球肾炎

纤维性肾小球肾炎(fibrillary glomerulonephritis,FGN)是指肾小球内出现无序排列、无分支纤维(直径10~30nm,平均20nm),并刚果红染色阴性的纤维样物质沉积的原发性肾小球病。临床罕见,以蛋白尿为主要表现,部分伴肾功能不全。免疫病理显示 IgG、C3 和DNAJB9 沉积。

一、病因及发病机制

FGN 是一种少见疾病,约占肾活检的 0.5%~1.0%。免疫电镜证实纤维丝上可见 IgG、κ、λ 和 C3 共沉积,而胶原Ⅳ、硫酸肝素糖蛋白和纤维连接蛋白阴性。陆续发现在多种疾病如丙型肝炎、自身免疫病(如系统性红斑狼疮、类风湿关节炎等)、异常蛋白血症和恶性肿瘤等可并发纤维性肾小球肾炎。提示纤维丝为免疫球蛋白来源,也有可能是不确定的前体蛋白形成纤维丝后与 IgG 结合。近来采用免疫组化技术发现在不同病因相关的 FGN 肾小球内 DNAJB9(DnaJ 热休克蛋白家族成员 B9)强阳性,质谱法证实 FGN肾小球内富含 DNAJB9。DNAJB9 是热休克蛋白 70s 的协同分子伴侣,在蛋白质的正确折叠、展开、移位或降解中起重要作用,DNAJB9 分子折叠错误并在肾小球沉积,促发了免疫反应导致 FGN 纤维生成,具体机制还需进一步探讨。DNAJB9 已成为诊断 FGN 的特异性组织学诊断标志。

二、病　理

(一) 光镜

主要病变在肾小球,病理类型具有多样性。可表现为膜增生性、弥漫增生性、系膜增生性、膜性和硬化性肾小球肾炎,少数也可表现为节段坏死性新月体肾炎等(图 18-2-1)。FGN 典型的病理形态学特征如下:①光镜下无细胞结构的无定形物质分布于增宽的肾小球系膜区和肾小球毛细血管襻。这些物质具有 HE 略淡染、PAS 染色阳性、刚果红染色阴性等特征;② PASM-Masson 染色常见嗜银的胶原性基质与不嗜银的沉积物混杂在增宽的系膜区,毛细血管壁增厚、节段双轨征形成,偶见钉突及嗜复红蛋白沉积;③晚期病情进展,出现肾小球节段或球性硬化,肾小管不同程度萎缩及肾间质纤维化,肾动脉壁不同程度纤维性增厚。

(二) 免疫荧光或免疫组化

显示多数病例 IgG、C3 沿系膜区和 / 或毛细血管襻呈颗粒状、线性或块状沉积(图 18-2-2),IgG 亚型染色提示主要是 IgG4 伴 IgG1;部分病例伴 IgM、IgA 弱阳性沉积,κ 和 λ 轻链呈多克隆表达;少数情况下可见单克隆 IgG 和 κ 轻链。免疫组化 DNAJB9 染色阳性(图18-2-1D)。

(三) 电镜

电镜是确诊 FGN 的主要诊断依据。纤维样物质呈弥漫性或团块状分布于肾小球系膜区和 / 或基底膜,无序排列,纤维僵直,伸向各个方向,无分支,纤维直径一般为 10~30nm,平均 20nm,是淀粉样纤维直径的 2 倍(图18-2-3)。纤维丝常与颗粒状或块状电子致密物混合存在,可能是由常规电子致密物与纤维丝同时沉积所致。极少数病例见纤维丝分布于肾小管基底膜和管周毛细血管壁上,也有肾外器官沉积的报道,如肝脏、心脏和肺组织沉积。

三、临床表现

多累及中老年患者,男女发病率相似,主要表现为蛋白尿,半数以上为肾病综合征范围的蛋白尿,预后较差,肾活检后半数在 2~4 年进展为 ESRD。镜下血尿(52%~60%)和高血压(71%~77%)较常见,50% 患者在肾活检时出现肾功能不全,肾功能不全发生率高达 66%。血清学检查少数伴补体 C3 下降,抗核抗体低滴度阳性,部分患者存在 HCV 感染、自身免疫病、异常蛋白血症或恶性肿瘤。

四、鉴别诊断

FGN 因其超微结构特点,需与多种疾病进行鉴别(表18-2-1)。

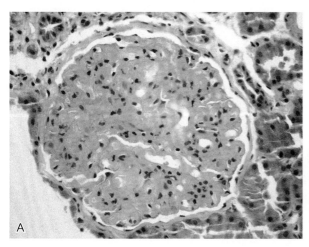

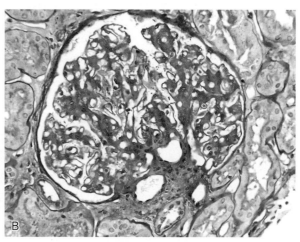

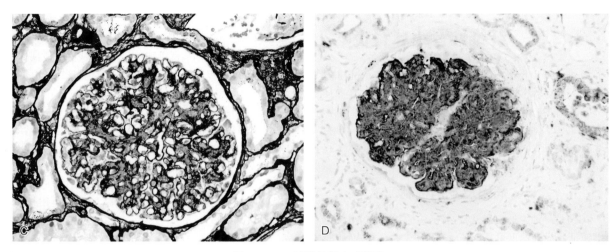

图 18-2-1　纤维性肾小球肾炎

注:A. 肾小球呈膜增生样改变,系膜细胞和基质增生,毛细血管腔狭窄或闭塞,毛细血管壁增厚(HE×400);B. 系膜细胞和基质增生伴毛细血管壁增厚(PAS×400);C. 系膜细胞和基质增生伴节段毛细血管壁增厚,系膜基质呈虫蛀样(PASM×400);D. 免疫组化 DNAJB9 染色肾小球阳性(IHC×400)。

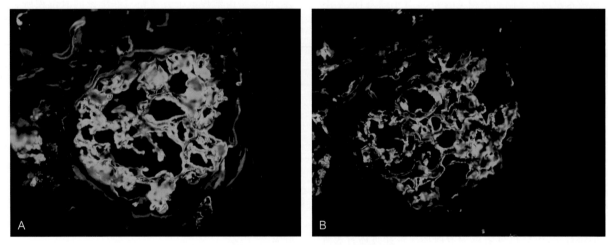

图 18-2-2　纤维性肾小球肾炎

注:免疫荧光显示 IgG(A)和 C3(B)沿系膜区和毛细血管袢呈线性或块状沉积,IF×400。

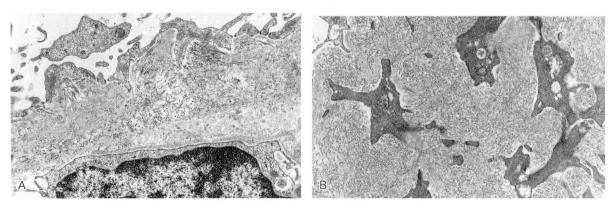

图 18-2-3　纤维性肾小球肾炎

注:电镜显示肾小球基膜和上皮下(A)及系膜区(B)大量非束状纤维丝物质沉积,直径为 20nm 左右(EM×20 000)。

表 18-2-1　纤维样物质沉积性肾小球病的鉴别诊断

疾病	刚果红染色	光镜	免疫荧光	电子显微镜
轻链型淀粉样变性病	阳性	系膜区无定型的透明物质；结节硬化；小管萎缩/间质纤维化	单克隆 κ 或 λ 轻链	直径 7~12nm；随机排列的纤维
纤维性肾小球肾炎*	阴性	表现多样，系膜增生性肾小球肾炎；膜增生性肾小球肾炎；膜性肾病	主要是 IgG(IgG4)；多克隆 κ 和 λ；少见单克隆 κ 或 λ；C3	直径 10~30nm；随机排列的纤维
免疫触须样肾小球病	阴性	表现多样，膜增生性肾小球肾炎；膜性肾病；毛细血管内增生性肾小球肾炎	主要是 IgG 或 IgM 单克隆 κ 或 λ 轻链；C3	直径 30~50nm；空心微管平行排列
冷球蛋白血症	阴性	增殖性肾炎；节段性坏死性病变；袢内透明血栓	大部分是 IgM-κ(1型)；多克隆 IgG；单克隆 IgM(2型)；C3	直径 30~100nm；平行排列的微管和颗粒
纤维连接蛋白肾小球病	阴性	系膜区增宽、部分呈结节样增生	纤连蛋白染色阳性	直径约 10nm 纤细短小的紊乱排列的纤维
Ⅲ型胶原肾病	阴性	膜增生性肾小球肾炎为主，肾小球内皮下及系膜区沉积物	胶原Ⅲ染色阳性	直径 40~70nm 有明暗带、束状分布的紊乱的粗纤维
其他肾小球疾病	阴性	多位于病变严重的小球，并仅分布于肾小球基底膜内皮细胞侧	Ig 或 C3 阳性	直径约 10nm 的微细纤维样物质，量少

注：* 偶见纤维性肾小球肾炎肾组织刚果红染色阳性，可行肾组织质谱分析，有助鉴别。

（一）肾淀粉样变性病

组织形态学特点似纤维性肾小球肾炎，均表现系膜区均质粉染的淀粉样物质沉积，但刚果红染色阳性，电镜下无分支杂乱排列的淀粉丝（直径 5~10nm）是确诊前者的特征性超微结构。FGN 免疫组化 DNJB9 染色阳性。

（二）免疫触须样肾小球病

超微结构下沉积物呈中空微管状物，多数直径为 30~50nm，微管物呈平行有序排列，有的排列较紧密，有的较松散（见本章第 3 节）。

（三）Ⅲ型胶原肾小球病

光镜下增厚的 GBM 和系膜区呈蓝绿色而不是黑色，免疫组织化学Ⅲ型胶原蛋白阳性，免疫球蛋白和补体均为阴性。电镜下肾小球系膜区和 GBM 内皮下可见大量直径 60~100nm 成束杂乱排列的胶原纤维，部分胶原纤维内可见周期性横纹（见第 25 章第 3 节）。

（四）冷球蛋白血症肾病

常表现为膜增生性病变，GBM 增厚，双轨征形成，半数患者袢腔内见 PAS 阳性的微血栓形成，电镜下电子致密物中可见纤维样、晶格样、管状或球状等形态多样的冷球蛋白结晶。

（五）结节型糖尿病肾小球硬化症

系膜区基质增生为主，伴 K-W 结节，电镜示 GBM 弥漫均质增厚，系膜区和 GBM 内可见少量颗粒状、细纤维样结构。这些糖尿病肾小球内纤维样物质主要成分是细胞外基质。

五、治　疗

目前为止，对于该病没有一种在循证医学研究证实下有效的治疗方法。有文献报道低剂量糖皮质激素、雷公藤多苷片、利妥昔单抗等可以改善蛋白尿及肾病综合征症状，至病变后期肾衰竭时需要进行血液透析或肾移植治疗，但部分患者肾移植术后可复发，复发率高达 36%~47%。

六、预　后

纤维性肾小球肾炎预后较差，半数患者在被诊断该病后 2~4 年内进展为终末期肾病，疾病进程与组织学类型相关，系膜增生者进展慢于膜增生性肾小球肾炎者。肾活检时血清肌酐水平高和间质纤维化程度重者预后差。

第 3 节　免疫触须样肾小球病

1980 年 Schwartz 和 Lewis 首次报道在电镜下观察到肾小球内有规则排列的微管结构，直径 30~50nm，平行排列于肾小球内细胞外基质中，类似昆虫触须，并认为与免疫球蛋白及补体沉积有关，故命名为免疫触须样性肾小球病（immunotactoid glomerulopathy，ITG）。发病年龄高峰多在 40~60 岁，男性比例偏高，表现为大量蛋白尿、镜下血尿、高血压、肾病综合征、低补体血症等。多数患者肾功能持续恶化,平均随访 4 年约半数患者发展为终末期肾衰竭。个别患者常伴血液系统恶性疾病,对于糖皮质激素等免疫抑制剂治疗效果差。

一、病因及发病机制

ITG 患者可合并有恶性肿瘤,如淋巴瘤、慢性淋巴细胞性白血病、浆细胞异常增殖等,还可合并自身免疫性疾病,如干燥综合征等。近年来慢性活动性肝炎、镰状细胞性贫血和糖尿病患者等均可合并 ITG,提示 ITG 可能不仅仅是独立的肾小球疾病,而是系统性疾病引起的肾脏继发损害。部分单克隆轻链沉积认为与淋巴浆细胞疾病有关。目前免疫触须样性肾小球病是独立的肾小球疾病还是系统疾病引起的肾脏并发改变,还存在争议。梅奥医学中心至 2012 年共诊断 ITG16 例,并采用蛋白质组学方法来确定沉积物成分,提示内皮下沉积物为免疫球蛋白、补体成分,少数含有淀粉样物质 P 成分。

二、病　理

(一)光镜

病理类型呈多样性,以膜增生性病变最常见,偶见膜性病变和局灶节段硬化性病变,部分病例可伴有新月体和透明血栓形成,一般较少累及肾小管间质及血管,晚期病例可出现肾小球球性硬化、肾小管萎缩和肾间质纤维化。特征性表现为肾小球系膜区弥漫增宽,部分结节状,系膜区及毛细血管袢内皮下大量 PAS 强阳性、嗜伊红的物质沉积,严重者挤压袢腔,致袢腔狭窄、闭塞,节段外周袢与囊壁粘连,个别肾小球毛细血管袢皱缩(图 18-3-1A)。刚果红染色阴性。

(二)免疫荧光

绝大多数患者肾组织免疫荧光 IgG、C3 粗颗粒样分布于肾小球系膜区和 / 或沿肾小球毛细血管壁分布,与纤维样物质沉积部位一致(图 18-3-1B);部分患者可同时有 IgM 和 / 或 IgA 沉积,一般强度较弱。IgG 亚型以 IgG1 或 IgG4 阳性多见,约 90% 单克隆 K 或 λ 轻链阳性。纤维连接蛋白(fibronectin,FN)染色及Ⅲ型胶原染色均阴性。

(三)电镜

超微结构的观察是 ITG 确诊的主要依据。成束或平行排列的中空无分支微管状结构,呈弥漫性或多灶状分布于肾小球系膜区和 / 或 GBM,偶有沿肾小管基底膜和肾间质内分布,也可分布于 GBM 的上皮细胞侧或内皮细胞侧。管状物直径约 16~60nm,无分支,无周期性,一般呈平行规则排列,可出现"堆木柴"样排列(图 18-3-2)。同一病例中相同部位,微管状沉积物直径大小则比较一致。沉积部位与免疫荧光染色观察到的沉积位置相同,提示为免疫球蛋白和补体。沉积的微管状物严重挤压血管袢,致袢腔狭小,甚至闭塞。基膜上皮侧未见类似微管状物。足细胞足突广泛融合,胞质少量微绒毛化,胞质内见吞噬性溶酶体。多处近端肾小管上皮细胞刷状缘脱落,胞质内见大量脂性空泡,管周毛细血管及小管基膜未见电子致密物及微管状物沉积。

三、诊断与鉴别诊断

主要根据临床表现及实验室检查,确诊需要肾活检。鉴别诊断见纤维性肾小球肾炎节。

四、治疗及预后

目前对免疫触须样肾小球病的治疗报道甚少,有学者认为糖皮质激素或加用环磷酰胺和血浆置换,可以使部分患者蛋白尿和肾功能得到改善,但有的学者认为上述治疗均不能改变临床过程。

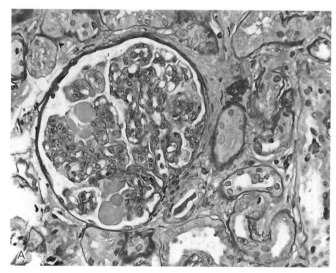
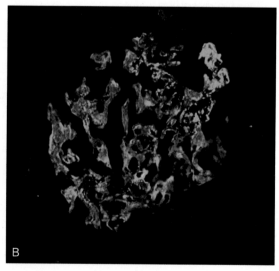

图 18-3-1　免疫触须样肾小球病

注:A. 肾小球呈膜增生样病变,系膜区、内皮下及毛细血管腔内大量 PAS 淡染物质,导致血管袢闭塞(PAS×400);B. 免疫荧光 IgG 在系膜区和沿血管袢呈现不均一的团块、颗粒状沉积(IF×400)。

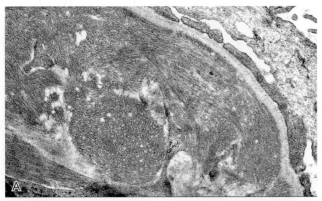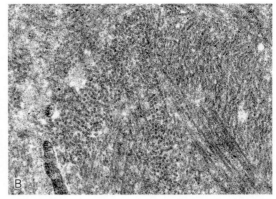

图 18-3-2　免疫触须样肾小球病

注：A、B. 电镜下成束或平行排列的中空无分支微管状结构，管状物无分支，无周期性，一般呈平行规则排列，可出现"堆木柴"样排列（EM×20 000）。

预后较差，平均随访 4 年，约半数患者进展为终末期肾衰竭。少数患者接受了肾移植，约半数患者移植后 2~4 年复发，移植肾病理改变与原位肾相似，而另约半数患者移植后 2~4 年未见复发。

第 4 节　纤维连接蛋白肾小球病

1987 年，Tuttle 等首先描述一种分叶性肾小球肾炎，蛋白尿、镜下血尿和高血压为其主要临床表现。1995年，Strom 等证实此种类型的肾小球疾病与纤维连接蛋白（FN）密切相关，并命名为"纤维连接蛋白肾小球病（fibronectin glomerulopathy）"，具有明显遗传倾向，诊断依靠肾活检。

一、病因及发病机制

纤维连接蛋白肾小球病多存在肾脏疾病的家族史，为一种少见的常染色体显性遗传肾小球病。其特点在于肾小球内纤维连接蛋白的沉积。纤维连接蛋白是一种大分子的黏附分子，一种二聚体糖蛋白，由两个或多个相对分子质量为 220 000~250 000 的亚单位组成，各亚单位间在羧基末端形成二硫键交联。纤维连接蛋白有两种存在形式，血浆型纤维连接蛋白为可溶性二聚体，位于血浆及各种体液中，由肝细胞产生；细胞型纤维连接蛋白为不溶性的多聚体，位于细胞表面或细胞外基质中，主要由纤维母细胞、巨噬细胞、内皮细胞、软骨细胞、系膜细胞和一些特定的上皮细胞产生，与胶原有特别的亲和力，在 XⅢa 因子的作用下，纤维连接蛋白可加速纤维凝块的形成，参与止血。纤维连接蛋白肾小球病中肾小球内纤维连接蛋白主要来源于血浆，仅少数来源于肾小球局部的系膜细胞和上皮细胞。移植肾纤维连接蛋白肾小球病的复发、塌陷或低灌注的肾小球内无纤维连接蛋白的沉积进一步支持纤维连接蛋白来源于血浆，推测可能是肾小球处理沉积的纤维连接蛋白能力发生障碍所致。纤维连接蛋白肾小球病的基因定位在人染色体 1q32，约 40% 病例由 FN1 基因突变所致。

二、病　理

（一）光镜

光镜改变虽类似膜增生性肾炎，但也不完全相同。肾小球体积明显增大，多呈分叶结节状，基膜完整，无明显增厚、分层及系膜插入，系膜区及内皮下区域明显增宽，见大块状的 PAS 阳性或嗜伊红的透明样物质沉积（图 18-4-1A）；系膜区不嗜银或轻度嗜银（纤维连接蛋白沉积可刺激系膜基质增生）；Masson 染色呈嗜复红或嗜亮绿特性，在增宽的系膜区系膜细胞轻度增殖或增殖不明显，系膜溶解较常见，但系膜基质插入不明显，外周袢无明显分层。肾小管 - 间质改变无特征性，与病程及肾小球病变轻重程度相关。年龄较大或有高血压的患者间质小动脉常出现透明变性和 / 或弹力层增厚、分层。刚果红染色阴性。

（二）免疫荧光

常规免疫荧光染色阴性或仅见散在的弱阳性免疫球蛋白 IgG、IgM 和补体 C1q、C3 和 C4 沉积，而所有病例肾小球沉积物均显示有纤维连接蛋白染色强阳性（图 18-4-1B），并与光镜下 PAS 阳性物和电镜下电子致密物的分布一致，其他细胞外基质中的成分阴性或部分病例弱阳性表达。

（三）电镜

肾小球系膜区及内皮下区域明显增宽，可见大量高密度的电子致密物沉积（图 18-4-2），而系膜基质仅为轻、中度增多，致密物大多呈细颗粒状，分布较均匀致密，少数松散，内见溶解的电子透亮区，部分病例见纤维样或中空管状。增宽的系膜区挤压袢腔，致袢腔狭小或闭锁，少数残留袢腔内见内皮细胞增殖成对，有时胞浆内见脂性空泡。肾小球基膜完整，偶有报道上皮侧亦有纤维样物质。

三、临床表现

纤维连接蛋白肾小球病较少见，患者确诊年龄从 3~75岁不等，超过半数患者年龄小于 30 岁，男女均可发病，男性病例多于女性。常见临床表现为蛋白尿，部分患者缓慢进

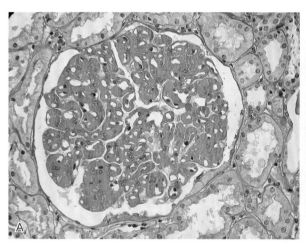
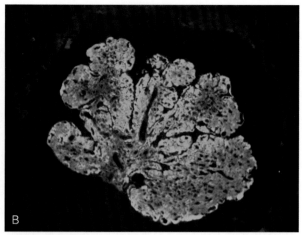

图 18-4-1　纤维连接蛋白肾小球病

注:A. 肾小球体积增大,呈分叶结节状,系膜区及内皮下区域明显增宽,见大块状的 PAS 阳性物质沉积(PAS×400);B. 免疫荧光纤维连接蛋白染色强阳性(IF×400)。

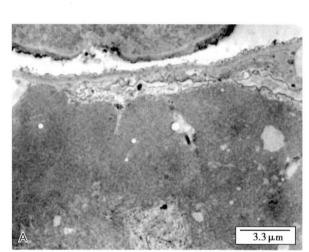
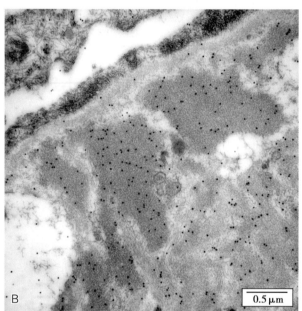

图 18-4-2　纤维连接蛋白肾小球病

注:A. 电镜可见肾小球内皮下、系膜区高密度颗粒样电子致密物沉积;B. 胶体金免疫电镜标记高密度颗粒样电子致密物纤维连接蛋白阳性。

展至肾病水平的蛋白尿,多数病例可达肾病综合征范围;镜下血尿常见,未见肉眼血尿的报道。另一常见症状为高血压,有时是患者就诊的首发症状。起病时多数病例肾功能正常,少数出现血肌酐轻度升高。此外,许多患者是在先证者诊断后去检查,最后才明确诊断,说明纤维连接蛋白肾小球病有时较隐匿,临床进展也较缓慢,多数病例经过 15~20 年进入终末期肾衰竭。此外,纤维连接蛋白肾小球病可伴有其他表现,如冠状动脉粥样硬化性心脏病(简称冠心病)、心肌梗死、脑血管意外和肾细胞癌等。

四、鉴别诊断

需要与肾小球系膜结节样病变进行鉴别:首先进行肾

组织刚果红染色,如果阴性排除淀粉样变性。非淀粉样变性的结节性病变分为免疫球蛋白来源和非免疫球蛋白来源,再结合临床表现、实验室检查、免疫病理染色结果、超微结构改变及家族性发病的特点最终明确诊断。

五、治疗及预后

纤维连接蛋白肾小球病无特殊有效的治疗手段,文献报道,部分病例在诊断前接受激素或细胞毒药物等免疫抑制剂治疗,临床无缓解。进入终末期肾病的患者需要行替代治疗如血液透析或腹膜透析。肾移植也不失为有效的治疗手段,部分患者移植肾功能可稳定长达 10~13 年。纤维连接蛋白肾小球病复发的诊断必须依赖肾活检,因此及早明确诊断,可使患者避免接受不必要的免疫抑制剂治疗所带来的不良反应及经济负担。

（朱吉莉　丁国华）

参考文献

［1］ ZHOU X J, LASZIK Z, NADASDY T, et al. Silva's diagnostic renal pathology [M]. 2nd ed.[S. l.]: Cambridge University Press, 2017.

［2］ ROSENSTOCK J, MARKOWITZ G S. Fibrillary glomerulonephritis: an update [J]. Kidney Int Rep, 2019, 4 (7): 917-922.

［3］ SETHI S, FERVENZA F C. Standardized classification and reporting of glomerulonephritis [J]. Nephrol Dial Transplant, 2019, 34 (2): 193-199.

［4］ DASARI S, ALEXANDER M P, VRANA J A, et al. DnaJ heat shock protein family b member 9 is a novel biomarker for fibrillary GN [J]. J Am Soc Nephrol, 2018, 29 (1): 51-56.

［5］ CHAUDHARY A, GYAMLANI G, COSSEY N L, et al. Successful use of rituximab in fibrillary glomerulopathy [J]. Ren Fail, 2014, 36 (7): 1151-1154.

［6］ MALLETT A, TANG W, HART G, et al. End-stage kidney disease due to fibrillary glomerulonephritis and immunotactoid glomerulopathy-outcomes in 66 consecutive ANZDATA registry cases [J]. Am J Nephrol, 2015, 42 (3): 177-184.

［7］ 曾彩虹. 单克隆免疫球蛋白相关性肾小球疾病 [J]. 肾脏病与透析肾移植杂志 , 2018, 38 (6): 505-510.

［8］ JEN K Y, FIX O K, FOSTER E N, et al. Monoclonal light chain deposits within the stomach manifesting as immunotactoid gastropathy [J]. Ultrastruct Pathol, 2015, 39 (1): 62-68.

［9］ MALDONADO L, DAS A, KAHN A G, et al. Immunotactoid glomerulopathy in a patient with hepatitis C viral infection [J]. Ultrastruct Pathol, 2017, 41 (1): 98-99.

［10］ ISHIMOTO I, SOHARA E, ITO E, et al. Fibronectin glomerulopathy [J]. Clin Kidney J, 2013, 6 (5): 513-515.

［11］ CHEN H, BAO H, XU F, et al. Clinical and morphological features of fibronectin glomerulopathy: a report of ten patients from a single institution [J]. Clin Nephrol, 2015, 83 (2): 93-99.

［12］ 陈惠萍 , 曾彩虹 , 朱小东 , 等 . 纤维连接蛋白肾小球病 - 临床及病理分析 [J]. 肾脏病与透析肾移植杂志 , 2011, 20 (5): 425-431.

第19章

代谢性肾小球病

代谢性肾小球病是继发性肾小球疾病的重要病因之一，病因复杂、种类繁多，涉及糖代谢、脂代谢及蛋白质代谢。主要分成两大类，一类属多基因遗传病，由遗传背景与环境因素及生活方式改变共同决定，多为常见病、多发病，如糖尿病肾病、肥胖相关性肾病等；另一类与遗传因素关系密切，属单基因遗传病，临床较为罕见。与单基因遗传相关的代谢性肾小球疾病有脂蛋白肾病、卵磷脂胆固醇酰基转移酶缺乏症、戈谢病（又称葡萄糖脑苷脂病）、黏脂贮积症Ⅱ型（又称I-细胞病）及1型糖原贮积症等。

第1节 糖尿病肾病

糖尿病肾病（diabetic kidney disease，DKD）是糖尿病最常见的慢性微血管并发症之一，也是糖尿病致死的重要原因之一。临床主要表现为肾小球高滤过、持续性蛋白尿、高血压、进行性肾损害，最终进展为终末期肾病（end stage renal disease，ESRD）；主要病理特征为肾小球基底膜弥漫性增厚、肾小球系膜扩张、Kimmelstiel-Wilson（K-W）结节形成、足细胞足突融合及肾小球硬化，并可见渗出性病变（如肾小囊滴和纤维素帽）以及肾小管萎缩和间质纤维化、不同程度炎症细胞浸润、肾小动脉玻璃样变等。近期研究表明，肾小管间质病变可能是 DKD 的早期病变，比肾小球病变发生的更早。

一、历　史

1935 年 Paul Kimmelstiel 和 Clifford Wilson 首次报道，随着糖尿病的进展该病可逐渐累及肾脏，病理表现为结节性肾小球系膜硬化病变，后被命名为 Kimmelstiel-Wilson（K-W）结节。1941 年 Arthur Allen 在 108 例糖尿病患者中确定了这一联系，并命名为糖尿病肾病（diabetic nephropathy，DN）。2007 年美国 K/DOQI 组织发表"糖尿病及慢性肾脏病临床实践指南"，建议将糖尿病肾病（DN）改为糖尿病肾病（diabetic kidney disease，DKD），有利于将糖尿病导致的肾脏疾病和其他慢性肾脏病这两者区分开来，因为糖尿病患者合并慢性肾脏病（chronic kidney disease，CKD）并不一定都是糖尿病所致。如果经肾脏穿刺病理明确为糖尿病肾损害，则称为糖尿病肾小球病（diabetic glomerulopathy，DG）。

二、流行病学

（一）发病率

肥胖人群的增加、饮食结构及生活方式的改变导致全球糖尿病发病率及患病率剧增，目前全球成人糖尿病达 2.85 亿。我国 2013 年全国抽样流行病学调查显示成人糖尿病患病率高达 10.9%，糖尿病前期患病率为 35.7%，是目前世界上糖尿病人数最多的国家。其中，1 型糖尿病患者约 30% 会发展为 DKD，2 型则高达 40%；我国 2010—2015 年调查显示糖尿病合并 DKD 患者多达 2 430 万，DKD 已成为我国 CKD 的首要病因和 ESRD 的第二大病因，约 16.4%ESRD 患者与之相关。在美国，DKD 已经成为 ESRD 首位病因，在每年新增需要透析或肾移植患者中，约 46% 与之有关。

（二）肾活检中 DKD 的比例

DKD 在肾活检中所占比例世界各地报道不一。在美国，DKD 在所有行肾活检患者中比例逐年升高，在 1986—1995 年期间仅为 5.5%，2006—2015 年则增至 19.1%。根据原南京军区总医院肾活检病理资料的分析，我国 DKD 在 1994—2000 年期间占肾活检患者比例为 2.57%，到 2001—2007 年间增至 4.31%，也呈上升趋势；另外，最近研究显示 DKD 在巴西、日本和印度等国家占肾活检患者的比例分别为 1.9%、5.3% 和 2.5%。

三、危险因素与发病机制

从概念上，DKD 危险因素可分为易感因素（如年龄、性别、种族、家族史、肥胖、高蛋白饮食、高血压、高血糖、吸烟、遗传背景等）、起始因素（例如遗传背景、肥胖、高血糖、肾毒性因素和 AKI 等）、进展因素（例如种族、高血压、高血糖、吸烟、高蛋白饮食、肾毒性因素和肥胖等）。最突出的公认危险因素是高血糖、高血压和肥胖。

DKD 发生与发展的机制复杂，至今仍未完全明确。目前认为与遗传因素、代谢因素、血流动力学改变、炎症等细胞因子、氧化应激、免疫紊乱以及足细胞损伤等多种因素相关。长期高血糖、高血压、高尿酸及高血脂等一系列代谢异常是造成肾脏血流动力学改变和早期炎症及纤维化的基础，众多细胞因子、炎症介质被释放以及过度的氧化应激反应等作为 DKD 发病机制的下游环节发挥重要作用。肾脏血流动力学异常表现为高滤过、高灌注、高压力等,是早期 DKD 发生的重要病理生理,进而导致肾脏局部肾素 - 血管紧张素(RAS)系统活化、蛋白激酶 C(PKC)、TGF-β、血管内皮生长因子(VEGF)等进一步被激活。此外,糖基化终末产物(AGEs)途径、醛糖还原酶途径、己糖激酶途径及氧化应激反应,通过激活 PKC 级联、JAK/STAT 信号传导、MAPK、mTOR 和 SMAD 等信号通路,构成复杂的信号调控网络参与 DKD 的发生和发展,见图 19-1-1。

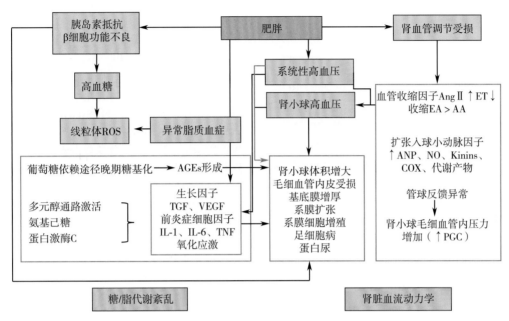

图 19-1-1　糖尿病肾病的发病机制

注:AGEs,糖基化终产物;Kinins,激肽;COX,环氧合酶;ANP,心钠素;VEGF,血管内皮生长因子;TNF,肿瘤坏死因子;IL-1,白介素 1;IL-6,白介素 -6;Ang Ⅱ,血管紧张素Ⅱ;ET,内皮素。

四、病理分级及特征

(一) 病理分级

糖尿病肾病病理类型复杂,既往缺少一个统一的国际病理分级标准。2010 年肾脏病理学会提出对 1 型和 2 型糖尿病引起的 DKD 均适用糖尿病肾病病理分级标准,它从肾小球、肾间质和肾血管三方面对肾脏损伤进行评估(表 19-1-1~ 表 19-1-3)。

表 19-1-1　糖尿病肾病肾小球病变病理分级

肾小球病变分级	病理改变	分级标准
Ⅰ	光镜下轻度或非特异性改变,电镜显示肾小球基底膜增厚	电镜示基底膜增厚,女性 >395nm,男性 >430nm,且未达到Ⅱ~Ⅳ级的诊断标准;年龄 ≥9 岁
Ⅱa	轻度系膜扩张	>25% 肾小球系膜区轻度扩张,且不满足Ⅲ、Ⅳ级的诊断标准
Ⅱb	重度系膜扩张	>25% 肾小球系膜区重度扩张,且不满足Ⅲ、Ⅳ级的诊断标准
Ⅲ	结节性硬化(K-W 结节改变)	至少有一个明确的 K-W 结节,且不满足Ⅳ级诊断标准
Ⅳ	严重肾小球硬化	>50% 肾小球呈球性硬化,可同时伴有Ⅰ~Ⅲ级病理改变

表 19-1-2 糖尿病肾病肾小管间质病变评分

病变	诊断标准	评分
间质纤维化和肾小管萎缩（IFTA）	无	0
	<25%	1
	25%~50%	2
	>50%	3
间质炎症	无	0
	仅 IFTA 区域有炎症浸润	1
	无 IFTA 的区域也有炎症浸润	2

注:IFTA,间质纤维化(IF)和肾小管萎缩(TA);IF 定义为肾小管之间的纤维组织增多;TA 定义为肾小管基底膜皱缩伴不同程度的增厚,肾小管上皮细胞扁平,与 IF 几乎同时发生。

表 19-1-3 糖尿病肾病血管病变评分

病变	诊断标准	评分
小动脉玻璃样变	无	0
	至少一个区域存在	1
	两个或两个以上区域存在	2
是否有大血管		是 / 否
动脉硬化(病变最重的动脉)	无内膜增厚	0
	内膜增厚未超过中膜厚度	1
	内膜增厚超过中膜厚度	2

（二）病理

1. 光镜

（1）肾小球病变:早期表现为肾小球肥大,系膜区轻度增宽;随着病程进展,系膜增宽程度逐步加重,并可见系膜溶解(图 19-1-2)。肾脏结构与功能的关系研究显示,在 1 型 DM 患者中,白蛋白尿、肾小球滤过率、高血压的发生发展与系膜增宽具有明显的相关性。DKD 发展至Ⅲ级病变时可见 K-W 结节的形成,该结节中心为系膜基质,细胞核分布于结节的周边,呈同心圆状排列,其内有时可见细小的红细胞碎片,银染显示其呈分层状改变,与糖尿病进展及不良预后相关,故被认为是 DKD 进展至中晚期阶段的一个标志,最终进展为弥漫性球性硬化(图 19-1-2)。在 K-W 结节周围有时可见毛细血管祥微血管瘤样扩张,这是由于肾小球系膜溶解,肾小球毛细血管基底膜不能被系膜固定所导致(图 19-1-2)。另外在 DKD 进展期,也可出现一些渗出性病变,包括纤维素帽(位于肾小球毛细血管壁基底膜与内皮之间,内含血浆蛋白成分)及肾小囊滴(位于鲍曼囊基底膜与壁层上皮之间)。肾小囊滴较少见,但具有较大的诊断意义(图 19-1-3)。

（2）肾小管及间质改变:在 DKD 早期,可见非萎缩肾小管基底膜增厚,灶性肾小管萎缩,局灶性的炎症细胞浸润(包括单核细胞、淋巴细胞和浆细胞等)和间质纤维化。随着 DKD 进展,肾小管基底膜增厚,多灶状萎缩伴肾间质纤维化(图 19-1-4)。

（3）血管病变:DKD 入球和出球小动脉可同时出现玻璃样变,具有较大的诊断意义。动脉内膜增厚亦常见(图 19-1-5)。一项单中心研究显示小动脉玻璃样变的程度与 DKD 患者的白蛋白尿增加和 eGFR 下降相关。另外,有研究报道动脉硬化程度与蛋白尿阴性的 DKD(NADKD)的发生发展密切相关。

2. 免疫荧光 可见 IgG、白蛋白沿肾小球基底膜、鲍曼囊壁和部分肾小管基底膜呈线样沉积(图 19-1-6),尽管未检测到相应的免疫复合物沉积,有研究显示 IgG 在肾小球的沉积程度与 DKD 患者临床表现和肾脏预后密切相关。另可见 IgM、C3 在肾小球系膜区团块、颗粒样沉积。

3. 电镜 GBM 均质性增厚(图 19-1-7)是糖尿病肾病最早检出的病理改变,在糖尿病发病 1~2 年,尚未出现蛋

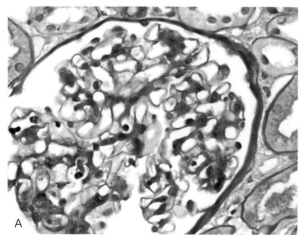

A

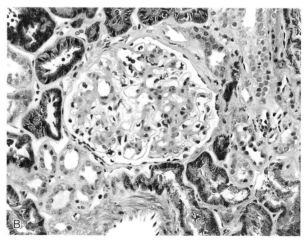

B

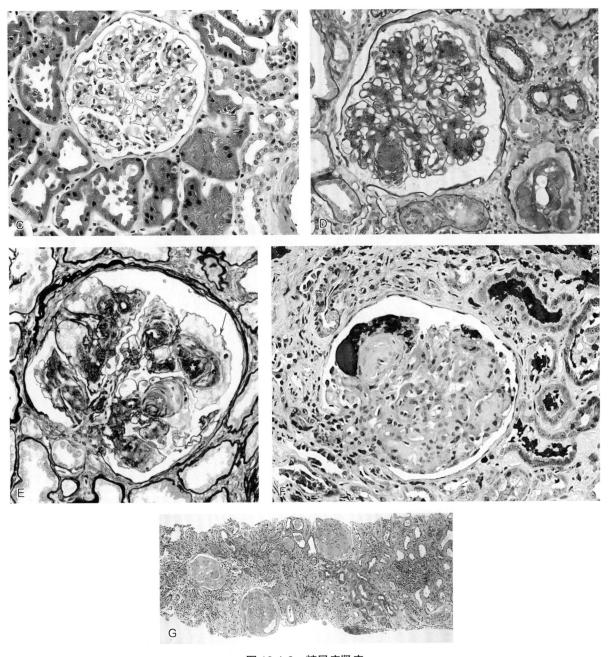

图 19-1-2　糖尿病肾病

注：A. 早期表现为肾小球肥大（PAS×400）；B、C. 肾小球系膜基质中度增加（B. Masson×400 ；C. HE×400）；D. 肾小球系膜基质重度增加伴 K-W 结节（PAS×400）；E、F. 肾小球系膜 K-W 结节形成，肾小球系膜溶解（E. 红色箭头示肾小球系膜溶解，黄色五角星示 K-W 结节，PASM×400）伴毛细血管袢微血管瘤样扩张（F. Masson×400）；G. 弥漫球性硬化，硬化小球仍呈结节状（HE×100）。

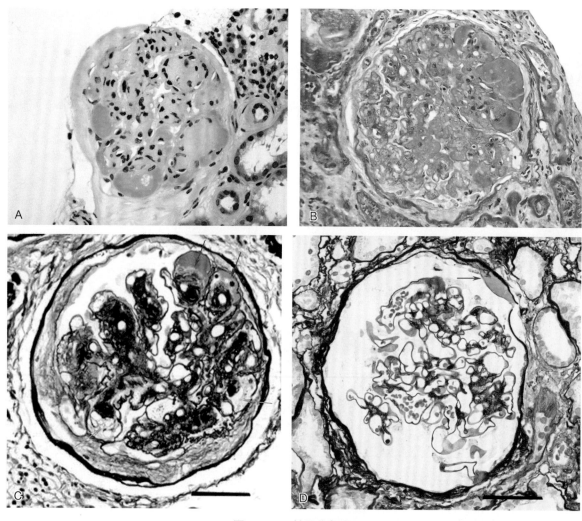

图 19-1-3 糖尿病肾病

注：A、B. 肾小球毛细血管袢扩张伴血浆渗出，帽状病变形成（A. HE×400；B. PAS×400）；C. 肾小球毛细血管壁内可见血浆渗出性纤维帽（红色箭头），毛细血管袢扩张（蓝色箭头）（PASM×400）；D. 位于鲍曼囊基底膜与壁层上皮之间的肾小囊滴（红色箭头，PASM×400）。

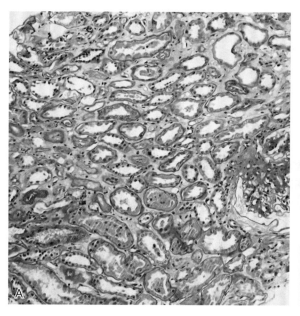

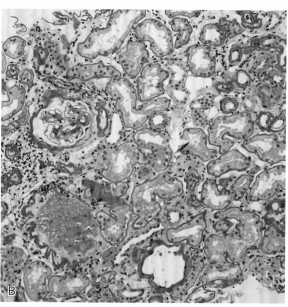

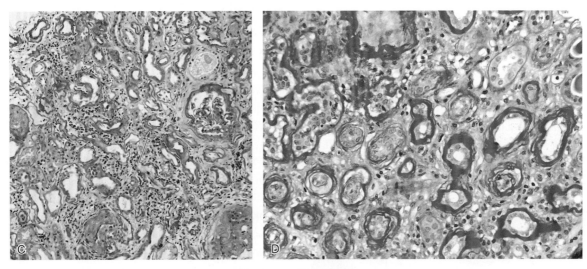

图 19-1-4 糖尿病肾病

注:A、B、C.间质纤维化和肾小管萎缩,C 图中红色箭头示萎缩小管,IFAT 评分:1 分(A),2 分(B)和 3 分(C)(PAS×200);
D.萎缩肾小管基底膜增厚分层(PAS×400)。

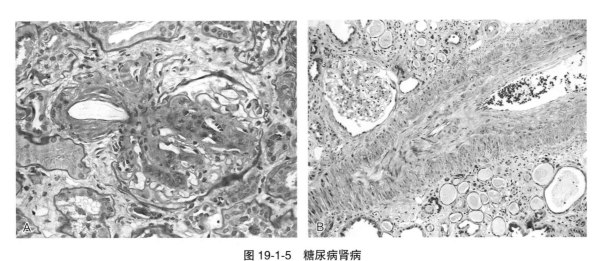

图 19-1-5 糖尿病肾病

注:A.入球和出球小动脉可同时出现玻璃样变(PAS×400);B.弓状动脉内膜增厚,已超过中膜厚度(Masson×200)。

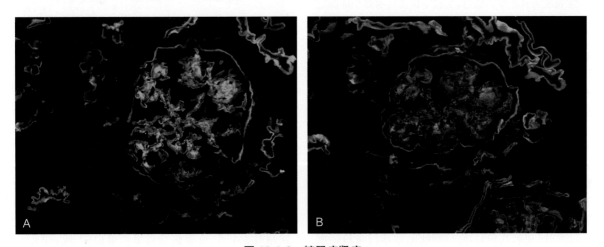

图 19-1-6 糖尿病肾病

注:IgG(A)和白蛋白(B)沿肾小球基底膜、鲍曼囊壁及部分肾小管基底膜呈线样沉积(IF×400)。

白尿和/或肾功能下降的阶段即可出现。国际肾脏病理学会（RPS）于 2010 年将其归于糖尿病肾病病理 I 级，定义为 GBM 厚度 >395nm（女性）或 >430nm（男性）。一项队列研究表明，在 94 例尿蛋白阴性的 1 型糖尿病（T1DM）患者中，基底膜厚度是预测疾病进展的唯一病理指标，是不依赖临床指标的独立危险因素。GBM 增厚程度与蛋白尿程度和/或进展为 ESRD 的风险呈正相关。另一项研究也表明在没有或合并微量白蛋白尿 2 型糖尿病（T2DM）患者中，GBM 厚度与患者蛋白尿进展的风险呈正相关。另外，在中晚期 DKD 中，还可见足细胞足突广泛融合、足细胞脱落等足细胞病变。

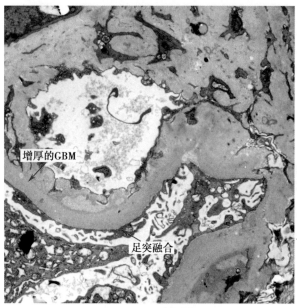

图 19-1-7 糖尿病肾病
注：GBM 增厚及足突融合（EM × 10 000）。

五、临床表现

DKD 的发生与发展是一个慢性过程，早期临床表现不明显，常表现为肾小球高滤过，实验室检查提示肾小球滤过率（GFR）升高，随后逐渐出现微量白蛋白尿、持续性临床蛋白尿、肾功能下降，最终可进展为 ESRD。2017 年美国糖尿病学会（ADA）制定的"糖尿病诊疗标准"建议对有 5 年以上糖尿病病程的 1 型糖尿病，所有 2 型糖尿病及合并高血压的糖尿病患者至少每年进行一次微量白蛋白尿和估算GFR（eGFR）的筛查。

（一）蛋白尿

微量白蛋白尿（microalbuminuria）是 DKD 早期重要的临床表现，常为间歇性，随着疾病进展可表现为持续、大量白蛋白尿。微量白蛋白尿是指尿白蛋白/肌酐比值（ACR）为 30~299mg/g，或尿白蛋白排泄率（AER）20~199μg/min，或 30~299mg/d。大量白蛋白尿（macroalbuminuria）是指尿白蛋白/肌酐比值持续 >300mg/g，或尿白蛋白排泄率 >200μg/min，或 >300mg/d，或者是 24 小时尿蛋白定量 >0.5g/d。

（二）肾功能不全

合并大量白蛋白尿的 DKD 常较快进展为肾功能不全以及终末期肾病，与其他非糖尿病肾病合并 CKD 比较，DKD 具有以下特点：①肾脏体积缩小相对不明显；②蛋白尿水平相对较高；③贫血出现相对较早；④常合并较多的心血管并发症。

值得一提的是，白蛋白尿阴性而以肾功能下降为主要临床表现的 DKD 患者逐渐受到大家的关注。研究显示，存在一定比例的白蛋白尿阴性的糖尿病患者也会进展为肾功能不全，该类患者被称之为白蛋白尿阴性的DKD（normoalbuminuric diabetic kidney disease，NADKD）。1994 年 Tsalamandria 等人首次报道这一临床观察结果。NADKD 发病机制、临床、肾脏病理均与经典 DKD 不同。单中心研究显示，eGFR<60ml/（min·1.73m²）的糖尿病患者中，NADKD 比例为 20.5%~63.0%。这对传统认为的 DKD 演变进程是一大挑战，提示真实的 DKD 发病率可能远超过目前的估计。

六、诊断与鉴别诊断

（一）临床诊断

1 型糖尿病继发的 DKD 自然病程相对比较明确，Mogensen 于 1987 年将其分为 5 期（表 19-1-4）。2 型糖尿病起病较隐匿，其确切病程往往难以获知，其病理生理、临床表现及进展速度与 1 型糖尿病大相径庭，且 2 型糖尿病及其各种并发症的异质性也比较大；目前尚无更好的临床分期确切描述这种异质性，故借用 Mogensen 临床分期进行大致描述。

表 19-1-4 Mogensen 的 DKD 分期

分期	临床表现
I 期	肾小球高滤过期（仅表现为 eGFR 升高，伴或不伴肾小球体积增大）
II 期	正常白蛋白尿期，此期可间歇性出现微量白蛋白尿，病理检查可发现肾小球基底膜轻度增厚
III 期	早期糖尿病肾病期，持续出现微量白蛋白尿，病理检查可出现肾小球基底膜增厚及系膜进一步增宽
IV 期	临床糖尿病肾病期，表现为大量白蛋白尿，此时病理可伴有肾小球硬化及间质纤维化
V 期	肾衰竭期

糖尿病视网膜病变常早于 DKD 的发生，大部分 DKD 患者伴有糖尿病视网膜病变，因而它是筛查和诊断 DKD 较常用的指标。DKD 诊断标准如下：①糖尿病病史，1 型和 2 型糖尿病史分别在 10 年和 5 年以上；②肾脏病史持续超过 3 个月，主要包括微量白蛋白尿，或 eGFR<60ml/（min·1.73m²）；③糖尿病视网膜病变；④排除其他原因引起的肾脏病变。

（二）病理诊断

如果患者短期内尿蛋白剧增和/或出现尿沉渣活动性指标（血尿、白细胞尿、管型尿等）、进行性 eGFR 下降，尤其是糖尿病病程较短（<5 年）、不合并糖尿病视网膜病变的患者，如果没有肾穿刺活检的禁忌证，强烈建议行肾脏病理检查以明确病因。糖尿病患者发生非糖尿病肾脏疾病（non-diabetic renal disease，NDRD）的疾病类型多种多样，不同地域的人群其疾病谱有所不同。常见病理类型为 FSGS、IgA 肾病、微小病变、膜性肾病和高血压肾损害等。鉴于糖尿病合并 NDRD 较为常见，因此，有学者建议在正确掌握肾活检禁忌证的同时，应放宽糖尿病合并肾病的肾活检指征，以提高疾病诊断的准确性；同时也可以及时对 NDRD 进行规范治疗以改善患者的预后。

（三）鉴别诊断

糖尿病合并肾脏损害的患者，临床存在下列情况之一者，需要排除 NDRD 如高血压性肾损害、原发性肾小球疾病以及肥胖相关性肾病等：①无糖尿病视网膜病变；② GFR 快速降低；③蛋白尿急剧增多或合并肾病综合征；④顽固性高血压；⑤尿沉渣活动表现；⑥其他系统性疾病的症状和体征；⑦ ACEI/ARB 治疗后 1~3 月内 GFR 下降 >30%。

DKD 病理以结节样肾小球硬化为常见特征，需与特发性结节样肾小球硬化（idopathic nodular glomerulosclerosis，ING）、单克隆免疫球蛋白沉积病（monoclonal immunoglobulin deposition disease，MIDD）、肾脏淀粉样变（amyloidosis）、纤维性肾小球肾炎以及纤维连接蛋白肾小球病（fibronectin glomerulopathy）等鉴别，表 19-1-5 为鉴别要点。

表 19-1-5　具有系膜结节样改变的肾脏病鉴别要点

肾脏疾病	病理学特点	临床特点
糖尿病肾病	系膜基质增生及 K-W 结节形成，伴弥漫性基底膜增厚，刚果红染色阴性	有糖尿病病史，可伴有糖尿病视网膜病变
特发性结节样肾小球硬化	系膜基质增生形成结节样硬化，伴局灶或弥漫基底膜增厚，刚果红染色阴性	常有高血压、肥胖及大量吸烟史
单克隆免疫球蛋白沉积病	系膜结节形成，刚果红染色阴性。电镜检查可见细颗粒泥沙样的电子致密物沉积于基底膜内皮侧	血清免疫固定电泳呈现单克隆的 M 蛋白条带
肾脏淀粉样变	光镜下可见均质状无结构物质沉积于系膜区，系膜可成结节样改变，PAS 染色阴性，刚果红染色阳性（呈苹果绿双折光现象），免疫荧光可见轻链沉积。电镜可见直径 8~10nm 左右的排列紊乱的细纤维结构	临床常表现为肾病综合征，常伴心脏及其他脏器损害
纤维性肾小球肾炎	光镜下系膜可呈结节样改变，刚果红染色阴性；电镜下可见规则亦可呈紊乱排列的直径约 10~30nm 的纤维丝沉积在肾小球	常表现为肾病综合征，肾功能在数年内恶化，进展为 ESRD
纤维连接蛋白肾小球病	可出现系膜结节样硬化，免疫组织染色可见纤维连接蛋白在系膜区、内皮下呈阳性；电镜下可见系膜区、内皮下颗粒样、细纤维丝结构。	多表现为大量蛋白尿或肾病综合征，可伴有高血压或血尿

七、治　疗

DKD 发病率逐年升高，给社会和个人带来巨大的医疗负担，如何优化治疗方案，改善患者预后，提高生存质量是目前医学研究领域的世纪难题和巨大挑战，用于 DKD 的临床治疗方法如下。

（一）改善生活方式

改善生活方式仍然是 DKD 治疗基础，包括饮食结构调整、适度运动、戒烟限酒、控制体重、减肥等，有利于减缓糖尿病肾病进展，保护肾功能。

（二）血糖管理

1. 血糖控制目标　DKD 患者 HbA1c 控制目标值为 6.5%，但是对于预期寿命有限或存在低血糖风险的患者控制目标可放宽为 ≥ 7%。2017 年我国专家提出血糖控制目标的相关建议见表 19-1-6。

表 19-1-6　血糖控制专家建议

序号	专家建议
1	血糖控制目标应高度个体化
2	CKD1~3 期患者，如预期寿命较长，无严重血管并发症，血糖控制目标可与正常人群相同
3	CKD4~5 期患者，如预期寿命较短，可适当放宽 HbA1c 目标，但应警惕血糖过高导致的急性并发症，HbA1c7.0%~ 8.5% 是可接受的控制目标
4	检测 HbA1c 结合自我检测血糖，以判断患者血糖是否控制良好

2. 治疗药物选择　临床上常用的口服降糖药（OADs）包括：①促胰岛素分泌剂，如磺酰脲类、格列奈类；②双胍

类,如二甲双胍;③胰岛素增敏剂,如噻唑烷二酮类;④α-葡萄糖苷酶抑制剂,如阿卡波糖;⑤二肽基肽酶-4(DDP-4)抑制剂;⑥钠-葡萄糖协同转运蛋白2(sodium-dependent glucose transporters 2,SGLT-2)抑制剂。应当注意,当 GFR<60ml/(min·1.73m²)时大多数口服降糖药需要酌情减量或停药,见表19-1-7。

治疗高血糖的注射药物有胰高糖素样肽-1(GLP-1)受体激动剂和胰岛素。使用胰岛素注意事项:①随着肾功能下降,OADs应用受限导致血糖控制不佳时,应及时加用胰岛素;②由于DKD患者病情高度个体化,临床上很难给出一个统一的胰岛素推荐方案,胰岛素类似物更适用于需要灵活调整胰岛素注射时间和剂量的患者;③肾功能受损的患者宜小剂量起始胰岛素,调整剂量时宜小幅上调,以避免低血糖发生;④使用无糖透析液的血液透析患者,在透析当日可减量或停用透析前的一次胰岛素;⑤使用含糖透析液的腹膜透析患者,应视情况增加皮下胰岛素剂量。

(三)使用肾素-血管紧张素系统(RAS)阻断剂

对于正常血压和正常白蛋白尿的糖尿病患者不推荐使用 ACEI 或 ARB 预防 DKD 的发生;对于血压正常,但尿白蛋白/肌酐比值>30mg/g 的糖尿病患者,建议使用 ACEI 或 ARB。对于微量白蛋白尿,尤其合并大量白蛋白尿和/或 eGFR<60ml/(min·1.73m²)的 DKD 患者,强烈推荐使用 RAS 抑制剂 ACEI 或 ARB 治疗。

需要强调的是,近年来国内外研究及指南均不建议 ACEI 和 ARB 联合治疗。大型随机对照临床试验表明,ACEI 与 ARB 联合使用在减少蛋白尿及改善肾脏预后方面并不比单药治疗优越,而高钾血症和急性肾损伤发生率却显著增加。

(四)控制高血压

1. 血压控制目标值　DKD 合并高血压的降压目标值需根据蛋白尿程度而调整,AER<30mg/d 的 DKD 患者降压目标为 ≤ 140/90mmHg,AER>30mg/d 的 DKD 患者降压目标为 ≤ 130/80mmHg。

表 19-1-7　口服降糖药物根据 CKD 分期调整用量

药品		CKD 分期/GFR 不同剂量调整				
药品种类	药品名称	1~2 期	3a 期	3b 期	4 期	5 期
		≥ 60	59~45	44~30	29~15	<15
双胍类	二甲双胍	无需减量	减量	禁用	禁用	禁用
磺酰脲类	格列本脲(优降糖)	无需减量	禁用	禁用	禁用	禁用
	格列美脲(亚莫利)	无需减量	减量	禁用	禁用	禁用
	格列吡嗪(美吡达)	无需减量	无需减量	减量	禁用	禁用
	格列喹酮(糖适平)	无需减量	无需减量	无需减量	慎用	禁用
	格列齐特(达美康)	无需减量	无需减量	慎用	禁用	禁用
格列奈类	瑞格列奈(诺和龙)	无需减量	无需减量	无需减量	无需减量	无需减量
	那格列奈(迪方)	无需减量	无需减量	无需减量	慎用	慎用
噻唑烷二酮类	吡格列酮(欧迪贝)	无需减量	无需减量	无需减量	禁用	禁用
α-葡萄糖苷酶抑制剂	阿卡波糖(拜糖平)	无需减量	无需减量	无需减量	慎用	禁用
	伏格列波糖(倍欣)	无需减量	无需减量	无需减量	慎用	慎用
二肽基肽酶-4(DDP-4)抑制剂	西格列汀(捷诺维)	无需减量	无需减量	减量	减量	禁用
	沙格列汀(安立泽)	无需减量	无需减量	减量	减量	禁用
	维格列汀(佳维乐)	无需减量	无需减量	减量	减量	减量
	利格列汀(欧唐宁)	无需减量	无需减量	无需减量	无需减量	无需减量
胰高糖素样肽-1(GLP-1)受体激动剂	利拉鲁肽(诺和力)	无需减量	无需减量	无需减量	禁用	禁用
	艾塞那肽(百达扬)	无需减量	无需减量	慎用	禁用	禁用
钠-葡萄糖协同转运蛋白2(SGLT-2)抑制剂	卡格列净(怡可安)	无需减量	减量	慎用	禁用	禁用
	达格列净(安达唐)	无需减量	无需减量	慎用	禁用	禁用
	恩格列净(欧唐静)	无需减量	无需减量	禁用	禁用	禁用

■无需减量　■减量　■慎用　■禁用或无相关研究数据

2. 降压药物选择　ACEI 或 ARB 在 DKD 中有控制血压、降低蛋白尿、延缓肾功能不全进展的作用,被推荐作为治疗 DKD 的一线药物。为了有效控制血压,当 ACEI 或 ARB 降压效果不理想时,可联合使用钙通道阻滞剂(CCB)、噻嗪类或袢利尿剂,如此联用不仅能增强疗效,还能有效减少副作用;如果血压仍不能有效控制,可加用 β 受体阻滞剂等降压药物。

（五）调脂治疗

DKD 合并脂代谢紊乱常见,干预脂代谢紊乱的时机为:低密度胆固醇(LDL-C)>3.38mmol/L(130mg/dl),甘油三酯(TG)>2.26mmol/L(200mg/dl)。治疗目标为:LDL-C 水平降至 2.6mmol/L 以下(并发冠心病者降至 1.86mmol/L 以下),TG 降至 1.5mmol/L 以下。首选抑制肝脏合成胆固醇药物(他汀类)进行降脂治疗;如果以甘油三酯升高为主时可首选贝特类降脂药。除非特别严重的混合性血脂紊乱,一般采用单药治疗。当他汀类药物不能达标时,可加用抑制肠道胆固醇重吸收或促进肝脏代谢胆固醇药物。新型强效降脂药物有:①抑制重吸收药物:依折麦布;②促进低密度脂蛋白代谢的药物 PCSK9 抑制剂:evolocumab。

注意:①肾功能下降时,他汀类药物需调整剂;②贝特和他汀类药物不建议联合用药。

（六）肾脏替代治疗

终末期 DKD 患者启动透析治疗的指征和时机应与非糖尿病 ESRD 患者一样,即当患者 eGFR<15ml/(min·1.73m^2)出现明显尿毒症症状时启动肾脏替代治疗。肾脏替代治疗方式上,肾移植长期预后最佳,因此,终末期 DKD 较年轻患者首选肾移植。尚无足够研究证据表明,血液透析和腹膜透析治疗终末期 DKD,哪一种方式更优;临床医生应该客观无偏倚地向患者解释两种透析方式的利弊,给患者选择的权利。

（七）尚在研究中的药物

盐皮质激素受体拮抗剂(finerenone),趋化因子 CCL-2 抑制剂(NOX-E36),趋化因子受体拮抗剂(CCX140-B),内皮素 A 受体拮抗剂(阿曲生坦)等药物正在临床研究中。随着对 DKD 发病机制的不断深入探索,DKD 预防及治疗都取得了较大的进展,未来会有更多有效的防治措施应用于临床,改善患者的预后。

（刘　芳）

第 2 节　肥胖相关性肾病

随着人们生活水平提高和生活方式的改变,肥胖发病率正逐年增加,已成为人类健康的重要威胁。肥胖也是许多疾病,包括 2 型糖尿病、高血压以及脂质代谢紊乱的重要风险因素。从 1978 年到 2013 年,世界上超重和肥胖[体重指数(body mass index,BMI)≥ 25kg/m^2]的成年男性占比由 28.8% 增高到 36.9%,成年女性占比由 29.8% 增高到 38.0%。随着肥胖症在世界范围内的流行,肥胖相关性肾病(obesity-related glomerulopathy,ORG)的发病率也相应增高。肥胖相关性糖尿病,又称肥胖糖病(diabesity),现在是慢性肾脏病(chronic kidney disease,CKD)的重要病因。

一、历史及流行病学

1923 年,Preble 调查 1 000 个肥胖患者,发现其中 410 人患有显性蛋白尿而无肾炎等其他肾脏病变。1974 年,Weisinger 等第一次描述了 4 例肾病综合征患者与肥胖之间的关联。这种肥胖引起的以肾小球肥大(obesity-associated glomerulomegaly,O-GM)和局灶节段性肾小球硬化(obesity-associated focal segmental glomerulosclerosis,O-FSGS)为特征的病变被称为 ORG。我国学者也报告了 ORG,对此病认识不断提高。

ORG 的真正发病率并不明了,因为在不同国家和医院对肥胖合并蛋白尿患者进行肾活检的指征不尽相同,并且此病可以没有任何临床表现;此外,在肥胖合并 2 型糖尿病时,常常难以确定蛋白尿的主要原因是肥胖还是糖尿病。儿童、成人及老年人肥胖症患者都可发生 ORG,发病有种族差异。高加索人群发生率最高,其次为非洲裔美国人、西班牙裔人。西方国家主要见于中老年男性。

美国报道了 ORG 在肾活检病例中的比例,发现其从 1986—1990 年的 0.2% 上升到 1996—2000 年的 2.0%,而到 2001—2015 年,进一步上升至 2.7%。国内学者回顾性分析 2002—2006 年共 10 093 例肾活检资料,ORG 占肾活检比例为 0.89%,以男性多见(67%),18～44 岁青年为主(77.7%),平均患病年龄为 37.5 岁,并且在 5 年间 ORG 比例由 0.62% 上升至 1.0%。

二、发病机制

肾脏对肥胖的主要生理反应包括肾小球滤过率、肾血流量、滤过分数及肾小管重吸收钠增加等。

（一）血流动力学改变

其中心环节是入球小动脉舒张和不同程度的出球小动脉收缩导致肾小球血流量、肾小球毛细血管内静水压及肾小球滤过率增加。引起入球小动脉舒张的主要原因尚不明了,但近曲小管对盐的重吸收增加会降低球管反馈,进而引起入球小动脉舒张。影响肾小管增加钠重吸收的因素很多,如血管紧张素Ⅱ、肾交感神经系统、胰岛素、球后胶体渗透压的增加及小管流速的机械感受器等。肥胖患者血压正常时,肾脏血流量即增加,导致血流动力学改变。有报道,肥胖患者肾脏血流量、肾小球滤过率及肾小球滤过分数都升高,分别比非肥胖患者增加 61%、28% 及 29%,推测肾脏高滤过可能导致肾小管重吸收增加。肾小球滤过率的增加反过来促进肾小球毛细血管壁的牵拉张力、肾小球肥大及足细胞肥大,进而导致 ORG 和 O-FSGS。

（二）肾素 - 血管紧张素 - 醛固酮系统（RAAS）过度活化

肥胖患者循环和肾组织中 RAAS 过度活化,可能参与高滤过的发生。首先,血管紧张素Ⅱ和醛固酮收缩肾小球出球小动脉的作用比对入球小动脉更大,增加毛细血管压力差和 GFR。其次,血管紧张素Ⅱ通过激活肾小管上皮细胞管腔侧 Na$^+$-H$^+$ 交换体和基底膜侧的 Na$^+$-K$^+$-ATP 酶,并通过激活上皮 Na$^+$ 通道(ENaC)增加近端小管钠的重吸收。血管紧张素Ⅱ也可直接激活盐皮质激素受体,导致钠重吸收增加。因此,RAAS 过度活化可导致过度的钠重吸收和由此导致的高血压和高滤过状态。

（三）肾交感神经系统（RSNS）亢进

在肥胖个体中，RSNS 也被过度激活，并诱导钠滞留。与肥胖相关的多个因素激活了 RSNS，如瘦素、低脂联素水平和阻塞性睡眠呼吸暂停（OSA）。脂肪组织可以分泌多种细胞因子，直接参与肾脏损伤。瘦素是第一个被证实由白脂肪组织分泌的脂肪因子，在肥胖患者中，瘦素水平增加并激活 SNS，促进钠潴留和高血压。脂联素也是由脂肪组织分泌的脂肪因子，肥胖患者的脂联素水平明显降低，激活 RSNS 并促进盐分保留。OSA 经常与肥胖相关并且过度活化 RSNS。一项研究表明，一组中度至重度 OSA 患者肾小球滤过率（GFR）正常但肾血流量（RPF）下降。持续气道正压通气治疗可增加 RPF，而 GFR 保持不变。

（四）脂肪因子的作用

脂肪组织分泌的脂肪因子除了具有上述作用外，还通过其他机制引起肾损伤。瘦素刺激纤维细胞因子的表达，可导致肾小球硬化和小管间质纤维化，而且瘦素在肥胖个体的高血压发病中起致病作用。由于肾脏是清除瘦素的主要器官，肾小球硬化带来的肾单位减少必然加重高瘦素血症对肾脏的损害，形成恶性循环。脂联素可提高胰岛素敏感性，而肥胖患者脂联素水平明显下降，导致胰岛素抵抗。肾脏脂肪和异位脂质累积促进肾脏细胞对高滤过所造成的机械张力发生异常反应，导致足细胞消耗、蛋白尿、FSGS 及间质纤维化。

（五）胰岛素抵抗

胰岛素抵抗以及高胰岛素血症也在 ORG 中起作用。胰岛素通过激活远端小管钠通道，并且在近端小管和髓袢增加钠在肾小管的重吸收，这些作用导致肥胖患者的钠潴留。同时胰岛素通过刺激肝脏合成脂蛋白，导致高脂血症，参与肾损伤过程。

（六）超滤及功能肾单位减少

正常肾单位数量下降导致肾单位功能和结构的适应性变化，进一步损伤肾单位和残余肾功能丢失。在肾大部切除后，残留肾小球经历一系列血流动力学改变，包括入球小动脉扩张，出球小动脉收缩以及肾小球毛细血管压和过滤分数增加。这种代偿性肾小球高滤过，肾小球体积增大，内皮细胞和系膜细胞数量及细胞外基质增加，有助于保护肾小球滤过率。然而，成人足细胞不能增殖，在肾小球基底膜（GBM）中留下空隙，导致蛋白尿。单侧肾切除可导致对侧肾脏蛋白尿，肾小球硬化和进行性肾衰竭。在单侧肾切除术患者中，与正常肾功能和无蛋白尿患者相比，出现蛋白尿和进行性肾损伤患者的 BMI 显著高于前者。

（七）其他

参与 ORG 发病过程的其他机制包括：①氧化应激：肥胖时 NADPH 氧化酶氧化途径被激活，导致大量活性氧簇产生，体内氧化应激水平明显升高。②脂代谢异常：血脂异常导致血管内皮功能障碍和血管张力改变，从而影响了血管通透性和肾小球滤过率。有研究认为脂质对肾小球足细胞有直接的毒性作用。③多种细胞因子：包括转化生长因子 -β（TGF-β）、雌激素、血管内皮生长因子（VEGF）等也可通过不同的机制参与 ORG 的发病过程。

三、病　理

ORG 病理学特征包括肾小球肥大（O-GM）及局灶节段性肾小球硬化（O-FSGS），后者以门周型为特点，O-FSGS 的足突融合程度要轻于原发性 FSGS（idiopathic FSGS，I-FSGS）。O-GM 与 O-FSGS 是一个疾病的不同发展阶段或是发病机制不同的两个疾病，至今尚未澄清。通常认为肾小球肥大是 ORG 早期的病理变化，后期进展可出现 FSGS。

（一）肥胖相关性肾小球肥大

1. 光镜　①肾小球：体积普遍增大（图 19-2-1），而无球性或节段性肾小球硬化，PAS 染色可见周边系膜区呈轻度节段性系膜基质增加（图 19-2-2）。国外报道 ORG 肾小球平均直径 >220μm，我国报道为 >210μm。内皮细胞病变较 O-FSGS 更为明显，包括内皮细胞成对、肿胀、甚至泡沫变性等。部分 ORG 患者出现糖尿病肾病样（diabetoid）改变而没有临床糖尿病史，表现为轻度系膜基质增生或肾小球基底膜轻度增厚，偶见纤维蛋白帽形成（图 19-2-2）。②肾小管：部分肾小管病变，尤其近端小管上皮细胞肥大。③肾间质：常无明显病变。④血管：小动脉正常或轻 - 中度玻璃样变。

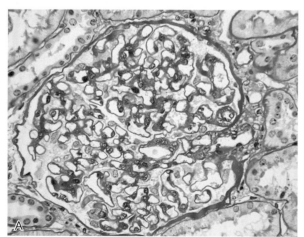
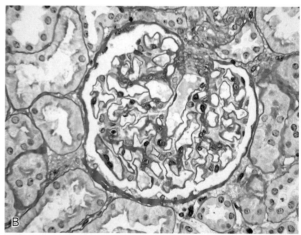

图 19-2-1　肥胖相关性肾病

注：A. 肾小球肥大（PAS×400）；B. 正常肾小球（PAS×400）。

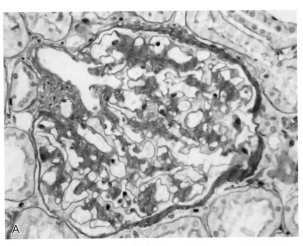
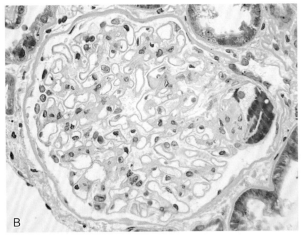

图 19-2-2 肥胖相关性肾病

注:A.肾小球系膜区轻度增宽(PAS×400);B.肾小球节段纤维蛋白帽及毛细血管内泡沫细胞(Masson×400)。

2. 免疫荧光 常阴性,未见免疫球蛋白和补体沉积。

3. 电镜 部分病例可见肾小球基底膜轻度均质性增厚,足突小节段融合(图19-2-3)。

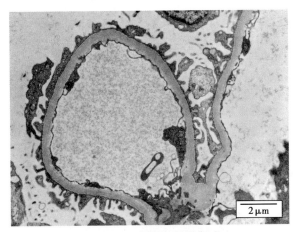

图 19-2-3 肥胖相关性肾病

注:电镜可见肾小球基底膜节段轻度增厚,足突节段融合。

(二)肥胖相关性 FSGS

1. 光镜 ①肾小球:体积可见增大,平均25%肾小球出现球性硬化,12%出现节段性硬化。可见细胞外基质增多导致肾小球毛细血管袢节段闭塞或固缩,通常伴有局部透明变性、毛细血管内泡沫细胞及肾小囊粘连。也可伴有内皮细胞病变。节段性硬化病变多发生在血管极(图19-2-4A)。②肾小管:肾小管肥大,随肾小球病变加重,肾小管可见不同程度的局灶性小管萎缩。③肾间质:可见局灶炎细胞浸润及纤维化。④血管:动脉常呈内膜纤维性增生硬化,小动脉可见透明变性。

2. 免疫荧光 可见 IgM 和 C3 弱阳性沉积(1+~2+),大多沉积在肾小球节段硬化区。

3. 电镜 肾小球血管袢节段硬化处可见细胞外基质增多,伴足细胞剥落。轻度足细胞肥大,可见不同程度的节段性足突融合,少见弥漫性足突融合及足细胞微绒毛化改变(图19-2-4B)。

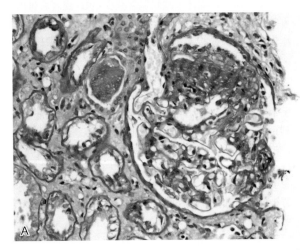
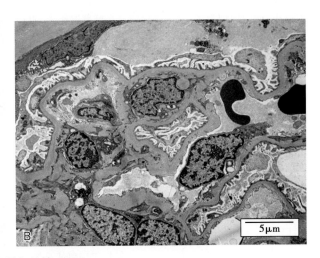

图 19-2-4 肥胖相关性 FSGS

注:A.肾小球血管极的节段性硬化病变(PAS×200);B.电镜可见系膜基质轻度增生,足突节段融合。

四、临床表现

ORG 通常起病隐匿,以微量白蛋白尿或临床显性蛋白尿为首要表现,轻至中度。有些患者会出现肾病水平的蛋白尿及进行性肾功能下降,但典型的肾病综合征不常见。这时要排除其他的肾小球疾病。

国外研究发现在 4%~10% 的肥胖患者中,可见微量蛋白尿或蛋白尿。我国的一项研究显示,腹型肥胖人群微量白蛋白尿发生率为 9%。其他常见的表现是高血压(50%~75%)和血脂异常(70%~80%)。大部分 ORG 患者有亚肾病性蛋白尿(亚肾病性蛋白尿是许多肾病过程中肾损伤的一种表现,如肥胖、糖尿病、梗阻性睡眠呼吸暂停综合征、高血压或大血管病变),却很少表现为肾病综合征。另外,ORG 患者通常无肉眼血尿发作,部分患者可有镜下血尿,某些患者可伴有肾小管功能异常,多与患者合并高血压、动脉粥样硬化等致肾缺血有关。出现肾功能不全者肾功能损害进展相对缓慢。

五、诊断与鉴别诊断

(一)诊断标准

ORG 的诊断目前无统一标准,诊断要点:①肾脏病变前存在明确肥胖,我国肥胖定义为 BMI ≥ 28kg/m² 和 / 或男性腰围 >85cm 或女性腰围 >80cm,排除内分泌性、药物性肥胖及糖尿病;②可合并其他代谢紊乱,如胰岛素抵抗、空腹血糖升高或糖耐量受损、高脂血症及高尿酸血症;③肾脏损害的临床表现:蛋白尿伴或不伴镜下血尿、肾功能不全;④肾脏病理表现为单纯肾小球肥大和 / 或局灶节段性肾小球硬化改变,免疫荧光多为阴性,或可伴有 IgM、C3 非特异性或节段沉积;⑤排除肥胖患者合并有其他原发性和继发性肾小球疾病,如 IgA 肾病、糖尿病肾病、高血压肾损害等。

(二)鉴别诊断

1. 特发性 FSGS(I-FSGS) 与 I-FSGS 相比,特别是经典型 I-FSGS 相比,O-FSGS 具有以下特点:①球性废弃的肾小球数多,节段性肾小球硬化少,局灶节段硬化多发生在血管极,即门周型为主;②未硬化的肾小球普遍肥大,直径显著增大;③非节段硬化的肾小球系膜区增生病变不明显;④脏层上皮细胞足突融合多为节段性,一般不出现弥漫性足突融合及微绒毛化;⑤肾小动脉及入球小动脉透明变性较普遍;⑥肾小管萎缩、间质纤维化和血管病变相对较轻。结合临床特征鉴别见表 19-2-1。

表 19-2-1 O-FSGS 与 I-FSGS 的临床和病理区别

特征	O-FSGS	I-FSGS
发病年龄	中年常见	儿童、青年常见
临床表现	缓慢进展蛋白尿	突发大量蛋白尿
蛋白尿	少至中等量	多为肾病范围
血白蛋白	多正常	低白蛋白血症常见
典型肾病综合征	不常见(<5%)	常见

续表

特征	O-FSGS	I-FSGS
病程	进展缓慢	进展较快
肾脏生存率	5 年 75%,10 年 50%	5 年 50%,10 年 25%
发生 FSGS 的肾小球	平均 12%	平均 39%
FSGS 类型	门周型更常见	非特异型、顶端型、塌陷型更常见
肾小球肥大	ORG 诊断特征(100%)	多样性(10%)
足突融合	节段性(<50%)	弥漫性(>80%)

2. 糖尿病肾病 糖尿病常伴有其他并发症如眼底、心脏等病变。糖尿病肾病主要病理形态学改变为肾小球肥大、肾小球基底膜增厚、系膜区增宽、基质增殖形成 K-W 结节、球囊滴、纤维蛋白帽、毛细血管襻微血管瘤样扩张、肾小管肥大、小动脉透明变性及动脉硬化等。

3. 高血压性肾小动脉硬化 高血压肾动脉硬化好发于中老年,临床可表现为持续性蛋白尿,肥胖和高血压常同时出现,但该类患者常有高血压家族史,肾小管功能损害早于肾小球功能损害,出现蛋白尿前一般已有 5 年以上的持续性高血压,蛋白尿多为轻至中度,24h 尿蛋白定量一般不超过 1.5~2.0g,尿沉渣镜检有形成分少,有心、脑、眼底等其他靶器官损害表现。其特征性组织学改变为弓形动脉和小叶间动脉内膜增厚、小动脉玻璃样变、管腔狭窄、缺血性肾小球襻皱缩及球性硬化。

六、治　疗

治疗干预包括 RAAS 抑制剂和减轻体重。新的策略有给予小分子化合物,特异性调节脂肪酸和胆固醇的代谢。

(一)减轻体重

1. 非手术干预 改变生活方式,低热量、低脂饮食,增加运动。研究证明体重减轻显著减少 ORG 患者尿蛋白,减重越多,蛋白尿下降幅度越大。低热量饮食几天或几周后尿蛋白就有明显的下降。低热量饮食除降蛋白尿作用外还能显著改善血压、脂质异常、空腹血糖水平和胰岛素抵抗。

2. 减肥手术 可能对 ORG 有益,包括各种外科手术,如 Roux-en-Y 胃旁路,可调节的胃束带和套管胃切除术。减肥手术能显著减少蛋白尿,甚至使肾小球滤过率由高滤过恢复到正常。有研究评估 8 例重症肥胖患者在减肥手术之前和 1 年后的血流动力学变化,手术后,这些患者的平均体重指数从 48kg/m² 降至 32kg/m²,血压达标,其 GFR、RPF 和过滤分数分别平均下降 24%,13% 和 11%。这项研究提示肥胖相关的肾小球高滤过在减肥后是可逆的。然而,减肥手术可能伴有严重的肾脏并发症,例如肾结石、草酸盐肾病和急性肾损伤。

(二)RAAS 阻断

有研究发现 RAAS 阻断可控制高血压,纠正肾脏局部血流动力学异常,降低肾小球内高压力和高滤过状态,减轻炎症反应,修复肾小球内皮细胞及足细胞损伤,减少蛋白尿,进而保护肾功能。肥胖患者可能比非肥胖患者对RAAS 阻断的肾脏保护作用更敏感。然而,RAAS 阻断剂的有益效果随着时间的推移而减少,部分原因是一些患者远期体重增加。越来越多的资料表明盐皮质激素受体激活在肥胖和代谢综合征中起关键作用。尽管很少研究探讨盐皮质激素受体拮抗剂对 ORG 的影响,但是短期研究表明,螺内酯加 ACE 抑制剂可减少肥胖患者的蛋白尿和血压。

(三)改善胰岛素抵抗

常用的胰岛素增敏剂有噻唑烷二酮类和双胍类。二甲双胍可通过 AMP 活化蛋白激酶的介导,从而减少脂肪的合成,增加周围组织葡萄糖的吸收,使肌肉组织无氧酵解和葡萄糖利用率增加。同时二甲双胍抑制肝糖原异生和输出,改善胰岛素敏感性和糖代谢,还有降低血脂及抑制食欲、减轻体重的作用。

(四)综合治疗和个体化治疗

ORG 患者常同时伴肥胖、高血压、高脂血症、高尿酸血症和高凝状态,因此需要同时有针对性地治疗或纠正上述异常。

(五)新型小分子治疗药物

异常的脂肪酸和胆固醇代谢在肥胖患者的脂质累积、炎症调节、氧化应激和纤维化等方面起重要作用。影响脂肪酸和胆固醇代谢的药物有 SREBP 拮抗剂和 PPARα,FXR,TGR5 及 LXR 激动剂,它们有望对 ORG 的治疗和预防起作用。

七、预 后

关于 ORG 患者的远期疗效的研究很少。虽然大部分患者的蛋白尿稳定或进展缓慢,大约三分之一的患者会发展至终末期肾病。与肾脏预后不良有关的危险因素包括年龄、血肌酐和蛋白尿的水平以及在随访过程中的平均尿蛋白量。

(杨 林 王 琪)

第 3 节 脂蛋白肾病

脂蛋白肾病(lipoprotein glomerulopathy,LPG)是与载脂蛋白 E(apolipoprotein E,Apo E)基因突变相关的常染色体显性遗传性肾病,具有不完全外显的特点。临床主要表现为蛋白尿乃至肾病综合征,伴高甘油三酯血症和血浆载脂蛋白 E 升高,可逐渐出现肾功能损伤。病理特征性改变为肾小球毛细血管袢高度扩张,袢腔内充填淡染的、呈层状改变的脂蛋白栓子。诊断依靠病理学检查,贝特类降脂治疗和血脂净化治疗可减轻蛋白尿,稳定肾功能。

一、历史及流行病学

1987 年日本学者 Saito 等首先报道了一例肾活检组织学改变以肾小球毛细血管袢扩张,袢内充满淡染的网眼状物质为主要特征的患者,随后证实该物质为脂蛋白栓子。1988 年日本肾脏病学会首次提出脂蛋白肾病的概念,并被世界卫生组织收录。国内学者从 1997 年开始陆续报道此病。

LPG 较为罕见,目前全世界已报道 150 余例。主要由东亚国家报道(中国及日本)。发病年龄不等,青壮年男性为主,平均发病年龄 32 岁(4~69 岁),男女之比约为 2∶1。大部分呈散发性,少数为家族性发病。

二、病因及发病机制

LPG 的发病基础是 ApoE 突变,是常染色体显性遗传性肾病。该病具有不完全外显的特点,促进其外显的因素包括巨噬细胞功能异常等。

(一)ApoE 基因突变

载脂蛋白 E 相对分子质量约 39 000,含有 299 个氨基酸。ApoE 最重要的生物功能是作为配体,通过与低密度脂蛋白受体(LDLR)、LDL 受体相关蛋白(LRP)以及细胞表面硫酸肝素蛋白聚糖(HSPG)结合,介导富含甘油三酯的脂蛋白及其残粒在循环中的清除,在血浆胆固醇和甘油三酯的代谢中发挥作用。APOE 基因位于 19q13.2,具有四个外显子和三个内含子,人类主要有三种常见的等位基因 ε2、ε3 和 ε4,分别编码蛋白产物 ApoE2,ApoE3 和 ApoE4。ApoE3 最常见,ε3 等位基因的基因频率约 70%~80%,ε4 等位基因约 10%~15%,ε2 等位基因约 10%。三种 ApoE 亚型区别在于 112 和 158 位氨基酸残基差异。ApoE3 在 112 和 158 位分别为 Cys 和 Arg,ApoE2 均为 Cys,ApoE4 均为 Arg。不同的 ApoE 异构体与受体的结合能力存在差异。ApoE3 和 ApoE4 均正常结合 LDLR,而 ApoE2 与 LDLR 结合能力明显下降。ε2 纯合子会延迟乳糜微粒和 VLDL 残留物的分解代谢,诱发Ⅲ型高脂蛋白血症。

目前国内外报道的导致 LPG 的 APOE 基因突变约 16 种,其中 12 种突变位于 LDLR 结合区域。导致 LPG 的主要突变为 ApoE-Sendai(p.R163P)和 ApoE-Kyoto(p.R43C)。前者位于 LDLR 结合区域,仅在日本东部患者中被报道。后者位于非 LDLR 结合区域,但是研究显示该突变仍然影响 ApoE 与受体的结合能力。APOE-Kyoto 在全球均有报道,主要存在于我国患者中,在四川发现携带 ApoE-Kyoto 的 LPG 患者聚集。

ApoE 基因突变导致的 ApoE 结构异常可能在肾小球脂蛋白栓子的形成中起主要作用。ApoE 具有高度 α- 螺旋结构。ApoE-Sendai,ApoE-Chicago,ApoE-Guangzhou 和 ApoE-Osaka/Kurashiki 突变体氨基酸序列中的精氨酸被脯氨酸取代,破坏 α- 螺旋结构并使疏水位点暴露,N 端结构延展,使 apoE 更易形成球样结构,从而使其与 LDLR 结合能力下降,并更易导致脂蛋白的聚合。Hoffmann 等证实 ApoE-Sendai 与 LDLR 结合活性降低。Ishigaki 等将携带 ApoE-Sendai 突变的腺病毒注射 APOE 敲除小鼠,小鼠出现类似人类 LPG 的病理表现,证实了 ApoE-Sendai 突变的致病性。而 ApoE-Kyoto 的突变点不在 LDL 受体结合域,但 Matsunaga 等研究发现其与 LDLR 结合活性只有正常的 10%,ApoE-Kyoto 破坏了 ApoE 螺旋体间的盐桥,从而改变 ApoE 空间结构和 ApoE 与受体的结合能力。

(二)巨噬细胞损伤

除 ApoE 突变以外,新近的研究表明,其他遗传或外来的因素可能促进 LPG 的发病。动物实验表明,巨噬细胞在系膜区浸润减少,摄取脂质和释放细胞因子能力下降等功能缺陷可能促进 LPG 发病。

三、病　理

（一）光镜

1. 肾小球　体积普遍增大，分叶状，晚期患者可有局灶节段硬化或球性硬化。肾小球毛细血管袢腔扩张，多数呈瘤样扩张，袢腔内可见淡染、无定形的网眼状物质，红细胞被挤压到毛细血管和袢栓之间，严重者袢腔完全阻塞（图19-3-1A）。系膜细胞及基质可见轻度弥漫性增生、节段性系膜溶解，系膜基质向肾小球基底膜内插入，PASM 染色可见节段双轨。苏丹Ⅲ或油红 O 染色可见扩张的毛细血管腔内栓塞物质呈强阳性（图 19-3-1B）。肾小球罕见泡沫细胞。

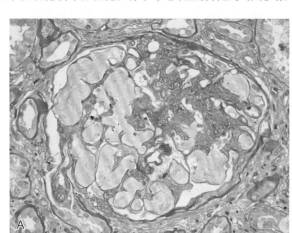
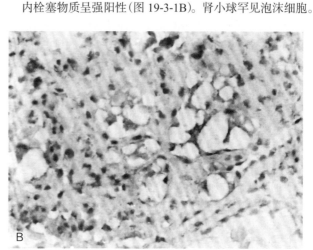

图 19-3-1　脂蛋白肾病

注：A. 肾小球体积增大，毛细血管袢高度扩张，袢腔内淡染、无定形脂蛋白栓子（PAS×400）；B. 油红 O 染色阳性（油红 O×400）。

2. 肾小管间质　虽然早期即出现肾小管间质性病变，但慢性病变程度与肾小球病变不成比例，可见肾小管萎缩。晚期病变中出现肾间质纤维化及不同程度的淋巴、单核细胞浸润。

3. 血管　可见动脉内膜硬化，小动脉血管透明变性，偶见血栓性微血管病样改变。

（二）免疫荧光

几乎所有病例可见 ApoB、ApoE 脂蛋白阳性（图 19-3-2），部分呈团块状 ApoA 脂蛋白阳性。但大多数患者常规免疫荧光检查多无免疫球蛋白、补体和纤维蛋白原的沉积，个别可见 IgM 阳性，极少数 IgA 阳性。

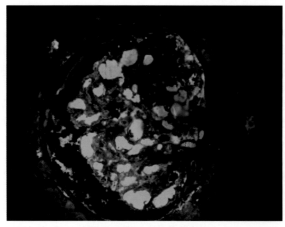

图 19-3-2　脂蛋白肾病

注：肾小球毛细血管袢内 ApoE 染色阳性脂蛋白栓子（IF×400）。

（三）电镜

肾小球毛细血管袢腔高度扩张，部分袢腔内可见脂质空泡，空泡大小不一，形状为同心圆形或指纹状，部分融合形成大泡（图 19-3-3A）。红细胞、内皮细胞被挤压紧贴毛细血管壁。肾小球毛细血管袢内皮下、基底膜内和系膜区也可见类似于脂蛋白栓塞样物质，但无指纹状结构。脏层上皮细胞胞浆内大量溶酶体，足突融合，大量微绒毛形成。肾小球基底膜不增厚或不规则增厚，可见系膜基质和系膜细胞插入，甚至可见新形成的基底膜（图 19-3-3B）。

四、临床表现

临床上多以蛋白尿就诊，部分表现为肾病综合征，少数伴镜下血尿和高血压。无症状突变携带者常见甘油三酯升高，血胆固醇无明显升高；出现肾病综合征后甘油三酯、总胆固醇和低密度脂蛋白均升高。血浆 ApoE 水平常升高超过正常上限 2 倍以上。黄色瘤、早发性冠心病等少见。未经有效治疗，50% 可逐渐进展为慢性肾衰竭。肾移植后可复发。

五、诊断与鉴别诊断

（一）诊断

脂蛋白肾病的临床表现为蛋白尿以及肾病综合征，甘油三酯和血浆 ApoE 升高，缺乏脂质代谢异常的系统性表现，少数患者有家族史。诊断依靠肾活检。特征性表现为肾小球体积增大、肾小球毛细血管袢高度扩张、袢腔内充满淡染的、层状改变的栓子，苏丹Ⅲ/油红 O 染色阳性，ApoE 染色阳性，即可诊断为脂蛋白肾病。该病系遗传性疾病，基因诊断有重要意义。但是需要注意 LPG 和Ⅲ型高脂蛋白血症的突变基因均为 ApoE，需要结合临床病理分析。此外，在诊断中有几点需要注意：①早期 LPG 患者肾小球毛细血管袢扩张可不明显，需要结合荧光和电镜仔细辨别其

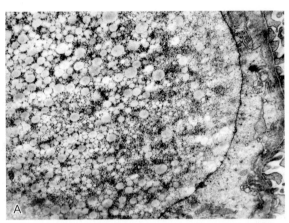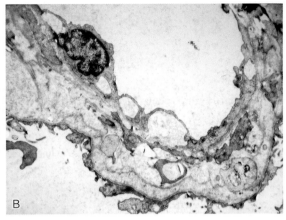

图 19-3-3 脂蛋白肾病

注：A. 电镜下肾小球毛细血管袢腔内充填大量脂质空泡，大小不一，同心圆的"栓子"（EM×5 000）；B. 肾小球基底膜不规则增厚，可见系膜基质和系膜细胞插入，新基底膜形成。增厚的基底膜内可见脂质沉积（EM×2 500）。

内容物；②LPG 可合并膜性肾病、IgA 肾病等。

（二）鉴别诊断

本病病理具有特征性，但仍易误诊为局灶节段性肾小球硬化（FSGS）、膜增生性肾小球肾炎（MPGN），同时需与脂质肾损害、结节样病变、糖尿病肾病、肾淀粉样变相鉴别。

1. 局灶节段性肾小球硬化 晚期 LPG 可继发局灶节段肾小球硬化，易误诊为 FSGS。FSGS 肾小球体积可以明显增大或大小不一，肾小球毛细血管袢膨胀不明显，无典型"脂蛋白栓子"。

2. 膜增生性肾小球肾炎 肾小球增生性病变明显，周边袢弥漫双轨，肾小球毛细血管袢内皮下可见嗜复红物质；免疫荧光或免疫组化显示免疫球蛋白和/或补体沉积，ApoB/ApoE 染色为阴性；电镜下可见电子致密物沉积。脂蛋白肾病经过有效治疗后，袢腔内脂蛋白栓子可消失，毛细血管袢回缩，可形成 MPGN 样表现，ApoE 染色可不典型，但免疫复合物阴性，电镜下可见脂质残留，无典型电子致密物沉积，结合临床，可鉴别。

3. Ⅲ型高脂蛋白血症 临床表现为早发性动脉粥样硬化及其相关并发症；可伴有角膜弓、黄色瘤和透壁性心肌梗死；其病理特征为肾小球大量泡沫细胞形成，CD68 染色阳性，电镜下可见泡沫细胞内大量脂滴伴胆固醇晶体，无 LPG 患者所表现出的肾小球毛细血管内脂栓；Ⅲ型高脂蛋白血症的 *APOE* 基因缺陷常为 ε2/2 表型，脂蛋白电泳系Ⅲ型。

六、治 疗

LPG 系遗传性疾病，传统治疗肾病综合征的手段，如糖皮质激素或免疫抑制剂治疗无效，而且会加重脂质代谢紊乱，降低免疫力，增加患者感染等风险。贝特类降脂治疗可减轻蛋白尿，稳定肾功能。血脂清除技术如血浆置换、特异性吸附 LDL 可短时改善症状。肾移植后未经干预可复发。

（一）降脂治疗

降脂药物，特别是贝特类药物在治疗中的主要作用是降低富含甘油三酯的脂蛋白及其残留物的血清浓度，从而使与这些脂蛋白相关的 ApoE 减少以及 HDL 水平增加，清除袢腔内脂蛋白栓子，从而降低蛋白尿、保护肾功能。但是贝特

类药物主要通过肾脏清除，已经出现肾功能异常的患者需要根据肾小球滤过率减量，并密切观察肾功能和肌酶变化。

（二）体外血脂净化治疗

应用于 LPG 的体外血脂净化治疗包括免疫吸附，血浆置换和肝素诱导的体外脂蛋白沉淀（HELP 系统）。研究报道使用葡萄球菌蛋白 A 免疫吸附治疗 LPG 患者，尿蛋白可下降近 66%，ApoE 降低 32%。重复肾活检显示肾小球脂蛋白栓子几乎完全消失，ApoE 染色评分显著下降。该方法可以短时改善 LPG 症状，却无法从病因上根除此病，因此需要重复治疗或者联合贝特类药物治疗维持疾病的缓解。血浆置换和 HELP 系统可清除脂蛋白，达到改善血脂、溶解脂蛋白栓子、改善临床症状的目的，但是目前研究多属于小规模队列研究或个案报道，有待进一步研究。

（三）肾移植

未经有效治疗，LPG 约半数发展为尿毒症。肾移植可改善患者尿毒症症状，但是因为患者血脂紊乱没有纠正，抗排异药物甚至会加重血脂紊乱，存在 LPG 复发的风险。需要注意有的患者在移植前并未诊断 LPG，移植肾活检才获得诊断。如无禁忌，LPG 患者肾移植后可行贝特类药物预防，需要注意药物相互作用。

（四）综合治疗

1. 对于大量蛋白尿患者建议控制蛋白质的摄入 0.8g/（kg·d），进食优质蛋白，减少尿蛋白排泄，从而减轻大量蛋白尿排泄对肾小管间质的损伤。

2. 经限水限盐仍有严重水肿患者应严格控制水、盐摄入，可适当使用利尿剂。

3. 合并高血压患者血压控制在 125/75mmHg 以下，首选 ACEI 或 ARB，可联合钙通道阻滞剂、利尿剂或 β 受体阻滞剂等。

七、预 后

未经治疗的 LPG 患者半数会逐渐发展为尿毒症。经积极的降脂治疗可稳定肾功能，减少蛋白尿。

（杨 林 王 琪）

第4节 特发性结节样肾小球硬化

结节样肾小球硬化(nodular glomerulosclerosis,NG)是指系膜结节样硬化伴肾小球分叶的一种肾脏病理改变,多种病因可导致该病理改变,包括糖尿病肾病、轻链或重链沉积病、系统性淀粉样变、纤维性肾小球肾炎、免疫触须样肾小球病、纤维连接蛋白肾小球病、Ⅲ型胶原肾小球病等。还有部分病例原因不明,称为特发性结节样肾小球硬化症(idiopathic nodular glomerulosclerosis,ING),需排除其他病因明确的疾病方可诊断。

一、历史及流行病学

1989年,Alpers和Biava在排除其他病因后报道了5例特发性结节样肾小球硬化。2002年Markowitz回顾了5 073例肾活检患者,其中有23例ING,占到了0.45%,ING平均年龄68.2岁,白种人占73.9%,男性占78.3%,91.3%的患者长期大量吸烟,平均52.9包/年,高胆固醇血症占90%。2008年Li报道的15例ING,白种人占73%,女性占67%,平均年龄64.2岁,体重指数>30 kg/m²占60%,67%患者吸烟,平均54.2包/年。以上两项研究均显示出ING白种人占较大比例,吸烟量较多。国内学者回顾3 480例肾活检患者,有20例ING,平均年龄55.3岁,男性占80%,体重指数>25kg/m²占90%,85%患者吸烟,平均19.8包/年,50%患者有高脂血症。国内外研究数据显示,ING在肾活检患者中所占的比例较低,大多数ING患者都有长期吸烟和肥胖表现,而国内患者年龄偏低,值得引起我们的重视。

二、病因及发病机制

(一)吸烟

吸烟是加重肾功能损害的独立危险因素。烟草中含有大量糖基化产物能产生晚期糖基化终末产物(advanced glycation end products,AGEs),在长期吸烟者中检测到牙龈成纤维母细胞表达较多的AGEs受体。其发病机制包括:AGEs的增加激活多种信号级联反应、氧化应激、血管内皮损伤、尼古丁诱导新生血管形成、全身及肾脏血流动力学紊乱。值得注意的是,尼古丁与乙酰胆碱受体结合引起的下游信号分子激活也起着调节肾脏病理改变的重要作用。

(二)脂质代谢异常及肥胖

国内外研究均显示,ING病例中肥胖及超重都占极大的比例。肥胖患者氧化应激水平增加,活性氧水平增高直接损伤细胞,其次脂质代谢异常包括氧化低密度脂蛋白水平升高,导致细胞外基质的产生及肾小球硬化,此外,脂质代谢异常影响肾脏血流动力学改变,激活RAS系统直接或间接导致肾脏损害。

(三)高血压

作为ING的独立危险因素之一,与吸烟和肥胖共同作用于ING。目前报道的病例中,大多数ING患者均有高血压,同时又出现肾功能损害,不能排除高血压是由肾脏疾病本身继发,但高血压与ING发病的因果关系尚不明确。

(四)其他因素

如慢性阻塞性肺疾病、外周血管疾病等也可作为可能的病因,具体发病机制有待进一步研究。

三、病理

(一)光镜

肾小球呈现弥漫的系膜基质增生形成结节样硬化,结节内细胞成分较少,细胞沿结节外围排列,银染色显示分层状,局灶或弥漫基底膜增厚,上述病理特点与糖尿病肾病的病理改变极为相似(图19-4-1)。入球小动脉和出球小动脉可见玻璃样变,肾小囊基底膜和壁层上皮细胞之间出现嗜伊红滴状蛋白物质沉积,少数也可见毛细血管袢微动脉瘤样扩张。肾小管不同程度的萎缩伴肾间质纤维化。刚果红染色阴性。

(二)免疫荧光

免疫荧光可为阴性,或仅见IgG、IgM、C3及白蛋白的非特异性沉积。

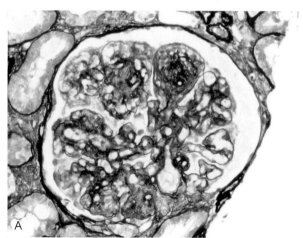
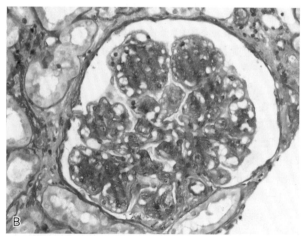

图19-4-1 特发性结节样肾小球硬化

注:A、B. 肾小球系膜区增生伴结节状硬化,系膜基质银染和PAS均阳性(A. PASM×400;B. PAS×400)。

（三）电镜

肾小球脏层上皮细胞足突节段性融合，部分病例可见基底膜轻度增厚，无电子致密物和其他有形结构的沉积（图19-4-2）。

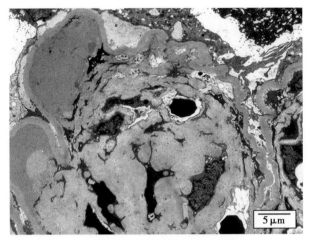

图 19-4-2 特发性结节样肾小球硬化

注：电镜下肾小球系膜基质结节状增生，基底膜增厚，节段血浆蛋白渗出（EM）。

四、临床表现

多见于中老年人，发病年龄为 55~68 岁，男性偏多，多数有高血压和高脂血症病史及大量吸烟史。主要临床表现包括大量蛋白尿、高血压伴不同程度的肾功能不全。约 70% 患者出现大量蛋白尿，22% 患者表现为肾病综合征，95% 患者出现高血压，83% 患者出现肌酐升高。此外，也可见高脂血症及外周动脉粥样硬化，其发生率分别为 90% 和 44%。

五、诊断与鉴别诊断

诊断 ING 以光镜病理形态作为 ING 病理诊断的基础，结合病史、临床、免疫荧光及电镜检查，需排除其他病因导致的结节状肾小球硬化，方可明确疾病（见本章第 1 节，表 19-1-5）。

六、治 疗

ING 的病因尚不明确，现在仍无有效、特异的治疗手段，只能通过临床表现进行对症治疗。积极劝导患者戒烟，减轻体重，防止高血糖，同时使用抗炎、抗氧化治疗，可阻止肾病的进展。ING 患者都存在 RAS 系统的激活，故 ACEI/ARB 应被作为一种常用的治疗手段。

七、预 后

ING 患者的病程尚不明确，肾活检时的病理特征与其肾功能损害存在相关性。根据现有研究显示，肾间质纤维化、肾小管萎缩的程度与 eGFR 下降具有相关性。持续吸烟年限、高血压年限、体重指数、缺乏 ACEI/ARB 治疗及病理肾间质纤维化、肾小管萎缩的程度是进展至 ESRD 的危险因素。

（刘 芳）

第 5 节 卵磷脂胆固醇酰基转移酶缺乏症

卵磷脂胆固醇酰基转移酶（lecithin-cholesterol acyltransferase deficiency，LCAT）缺乏症是一种罕见的遗传或后天获得方式引起 LCAT 缺乏所导致的脂代谢紊乱。其脂质异常表现为血浆 LCAT 活性下降，总胆固醇和 HDL 胆固醇降低，未酯化胆固醇升高。脂质可沉积到肾脏、角膜、肝、脾和骨髓，导致相应脏器损害。

一、病因及发病机制

LCAT 主要由肝脏合成和分泌，相对分子质量 63 000，其编码基因位于第 16 号染色体（16q21-22），由 6 个外显子和 5 个内含子约 4 200 碱基对构成。血浆中的 LCAT 主要存在两种活性：① α-LCAT 活性，针对 HDL 中胆固醇底物，需要 ApoA-I 和 ApoA-IV 作为其辅助因子；② β-LCAT 活性，针对 LDL、VLDL 中的胆固醇，不需要辅助因子。LCAT 在血液中主要和 HDL 结合，催化卵磷脂 2 位脂酰基转移到 HDL3 的胆固醇 3 位羟基上生成胆固醇酯和溶血性卵磷脂，促使盘状的新生 HDL3 转化为成熟的球状 HDL2。LCAT 参与胆固醇逆转运，促进组织、细胞内胆固醇的清除，维持细胞内胆固醇的稳态，是脂蛋白代谢的关键酶之一。LCAT 活性缺乏将导致卵磷脂和未酯化胆固醇的蓄积，溶血卵磷脂和胆固醇酯的减少，脂蛋白 X（lipoprotein-X，Lp-X）升高。Lp-X 是一种异常的 LDL，为层状的 30~70nm 的颗粒，富含未酯化胆固醇和磷脂，在胆汁淤积和 LCAT 缺乏时升高，推测其源于 LCAT 活性缺乏导致未被进一步代谢的乳糜颗粒表面。研究显示具有相同 LCAT 突变位点的患者中，没有肾脏损害的患者血浆中未检出 Lp-X，而 Lp-X 升高的患者出现肾功能受损。Zhu 等观察到 LCAT 缺乏时，肝脏过度合成载脂蛋白导致小鼠体内 Lp-X 含量升高，肾小球泡沫细胞形成，系膜扩张，系膜区、嗜锇样物质沉积，提示 Lp-X 升高和肾脏损害相关。Ossoli 等进一步证实了 Lp-X 是 LCAT 缺乏症出现肾脏损害的原因。

遗传性 LCAT 缺乏症是一种常染色体隐性遗传病，根据临床表现和 LCAT 活性分为两种类型：家族性 LCAT 缺乏症（familial LCAT deficiency，FLD）和鱼眼病（fish eye disease，FED）。FLD 最早在挪威被发现，现全球均有分布。超过 80 种突变与 FLD 相关，包括缺失突变、错义突变、插入突变和大片段插入、缺失或重排等。纯合子和复合杂合均可发病。除了编码区的基因突变造成 LCAT 活性丧失外，内含子的突变也可通过影响 LCAT mRNA 前体拼接，影响 LCAT 合成。FLD 的突变导致 LCAT 活性完全或接近完全的丧失，α-LCAT 和 β-LCAT 活性均缺乏或降低，血浆中未酯化胆固醇升高，临床表现为角膜混浊、溶血性贫血、动脉粥样硬化及蛋白尿和肾功能不全。脂质可沉积于肝、脾、骨髓和肾脏，可见泡沫细胞。FED 主要源于 α-LCAT 活性缺乏，β-LCAT 活性保留，血脂和脂蛋白谱和 FLD 相似,其主要临床表现为角膜混浊,缺乏其他系统的表现。

LCAT 缺乏症可后天获得。国外学者报道一例 71 岁弥漫大 B 非霍奇金淋巴瘤患者,血浆 HDL 明显下降,LCAT 活性极低,检出特异性抗 LCAT 抑制性抗体,测序未见 LCAT 和 ApoA-Ⅰ突变。经化疗淋巴瘤改善,脂质异常也恢复正常。

二、病　理

(一) 光镜

LCAT 缺乏症引起肾损害主要累及肾小球,光镜下可见系膜区增宽和特征性毛细血管壁增厚。毛细血管壁及系膜区可见泡沫样分布的脂样物质,呈空泡样或蜂窝状外观(图 19-5-1A),银染色可见基底膜呈现空泡或火山口样改变(与晚期膜性肾病类似),亦可见基底膜"双轨"。注意继发性 LCAT 缺乏症可合并真正的膜性肾病(图 19-5-1B)。毛细血管袢内可出现泡沫细胞,但相对少见。随着疾病的进展,晚期肾小球可出现节段硬化或者全球硬化。肾间质内也可见泡沫细胞。早期肾小管病变不明显,可逐渐出现肾

小管萎缩,小管基底膜增厚,间质纤维化。

(二) 免疫荧光

免疫荧光检查免疫球蛋白和补体阴性,偶尔伴非特异性沉积,油红 O 染色阴性。

(三) 电镜

电镜显示脂质可沉积于肾小球基底膜上皮侧、基膜内、内皮下和系膜区(图 19-5-1C)。连续切片显示脂质早期主要沉积在基底膜的上皮侧和基膜内,逐渐扩展到内皮下和系膜区,与移植后复发以系膜区沉积开始不同。沉积的脂质部分呈空泡状,部分含嗜锇性物质,包括波浪样带横纹的纤维,圆形的分层状或颗粒状。基底膜致密的嗜锇样沉积需要和致密物沉积病相鉴别。系膜区的沉积大而致密。动脉内皮细胞和中层细胞内也可见脂质。肾移植后数周内可出现系膜区脂质沉积,但是不一定影响肾功能。

三、临床表现

典型的遗传性 LCAT 缺乏症患者表现为三联征:贫血、肾病综合征和角膜混浊。早期可无明显的临床表现,仅出

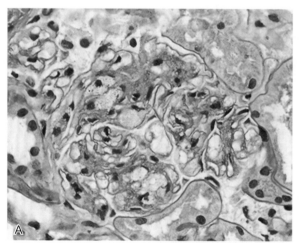
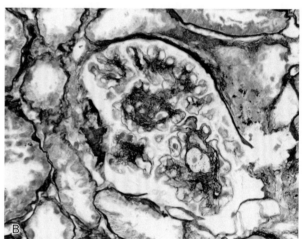
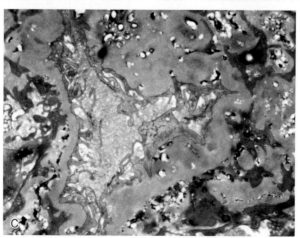

图 19-5-1　继发性 LCAT 缺乏症合并膜性肾病

注:患者男性,70 岁,因双下肢水肿 2 月入院。血白蛋白 32g/L,血肌酐 85umol/L,HDL-c 降低,血 PLA2R 正常范围。尿蛋白 5.2g/24h。A. 肾小球毛细血管内和系膜区泡沫细胞形成(PAS×400);B. 肾小球系膜区泡沫细胞形成,系膜区增宽,基底膜增厚,可见钉突(PASM×400);C. 肾小球基底膜和系膜区可见空泡样脂质,部分空泡嗜锇样结构,上皮侧可见电子致密物沉积(EM×2 500)。

现白蛋白尿和血脂异常。患者至 40~50 岁出现大量蛋白尿乃至肾病综合征,常伴血压升高和进展性肾功能不全。角膜混浊在儿童期即可出现,出现角膜上灰点,可伴类脂性角膜弓。视力不受影响。鱼眼病只出现角膜病变,没有肾脏损伤。患者常伴轻度贫血,外周血涂片可见靶形和异型红细胞,提示溶血。成熟 HDL 缺乏导致血浆内脂蛋白与红细胞膜的脂质交换障碍,引起胆固醇在红细胞膜过度蓄积,导致红细胞膜稳定性下降,造成溶血性贫血。FLD 典型的血脂变化包括血 HDL 降低(<0.3mmol/L)和未酯化胆固醇升高,血浆 ApoA-Ⅰ 常低于 50mg/dl,血浆 LCAT 活性常减低或完全缺失。早发性动脉粥样硬化在完全 LCAT 活性缺乏患者少见,但是在鱼眼病患者可见。LCAT 缺乏症患者的主要死因是肾脏受累和进展性肾功能不全,常在 40~50 岁进入终末期肾病。

四、诊断与鉴别诊断

典型的贫血、肾病综合征和角膜混浊三联征即应考虑到 LCAT 缺乏症。糖皮质激素抵抗的肾病综合征,出现与肾病综合征不相符的血脂代谢异常,如 HDL 明显下降、Lp-X 升高、ApoA-Ⅰ 下降、游离胆固醇升高、VLDL 升高等,应当考虑是否存在脂质异常所致肾病综合征。HDL 严重缺乏是 LCAT 缺乏症的主要表现。除 LCAT 基因突变外,HDL 缺乏还见于其他一些脂质代谢性疾病,如家族性 ApoA-Ⅰ 缺陷综合征(ApoA-Ⅰ 基因突变),Tangier 病(ABCA1 基因突变)等。不同的 LCAT 突变的临床表现和 LCAT 活性也不一致。遗传性 LCAT 缺乏症是常染色体隐性遗传,基因突变的筛查对该病的诊断具有一定价值。诊断 LCAT 缺乏症需要结合临床表现,病理特点、脂蛋白谱和基因突变筛查进行综合分析。对于没有家族史的老年患者突然出现 LCAT 缺乏症,应该进一步搜索继发原因。

虽然 LCAT 缺乏症肾脏损害的病理表现较具特征性,但是在慢性肝病,Alagille 综合征也可出现相似病变,需要进行鉴别。肝病相关性肾小球病常伴 IgA 在肾小球沉积,其脂质沉积主要在系膜区。Alagille 综合征主要表现为系膜区空泡化,肾小球基底膜呈现类似膜性肾病的"钉突"样表现,油红 O 染色阳性。

五、治　疗

目前 LCAT 缺乏症尚无确切的治疗方法,一般采取对症治疗,包括降脂治疗、纠正贫血、降压及减少蛋白尿。低脂饮食和降脂治疗是否能改善长期预后目前尚不清楚,但是高脂饮食可能加重肾功能不全,因此对于 LCAT 缺乏症仍然需要限制脂质摄入。输注正常人新鲜冰冻血浆可能暂时提高 LCAT 活性,对 LCAT 患者可能有一定的疗效,但长期输注血浆可能会引起感染,且费用非常昂贵,远期效果并不确定。大剂量血管紧张素受体抑制剂可能延缓 LCAT 缺乏症肾病进展。进入终末期肾衰竭的患者也可选择肾移植,但肾移植并不能改善全身脂质代谢异常,移植后肾病会复发。但 FLD 复发对移植肾功能影响较小,移植肾存活较长。LCAT 酶替代疗法或基因治疗有望从根本上治愈 LCAT

缺乏症,在动物实验中疗效明显,目前重组人 LCAT 正在进行 Ⅰ 期临床试验。

(胡章学)

第 6 节　戈 谢 病

戈谢病,又称高雪病(Gaucher disease)或葡萄糖脑苷脂病,为常染色体隐性遗传性疾病,是溶酶体沉积病中最常见的一种。本病是由于编码葡萄糖脑苷脂酶(glucocerebrosidase,GBA)的基因突变,导致葡萄糖脑苷脂酶活性缺乏,其底物葡萄糖脑苷脂(glucocerebroside,GC)代谢障碍,蓄积于肝、脾、骨骼及中枢神经系统等组织的单核 - 巨噬细胞的溶酶体而发病。临床表现主要为肝脾肿大、贫血、血小板减少、骨骼病变或神经系统异常等。本病累及肾脏较为罕见,目前机制尚不明确,可能与葡萄糖脑苷脂沉积于肾脏组织和 / 或免疫反应有关,肾活检可见肾小球和 / 或间质中特征性"戈谢细胞"。临床表现为不同程度蛋白尿、血尿、肾功能损害等,治疗上除给予对症支持治疗外,可考虑行葡萄糖脑苷脂酶替代治疗和减少底物疗法。

一、病因及发病机制

戈谢病为常染色体隐性遗传病,1882 年 Philippe Gaucher 首次描述该病。在一般人群中新生儿发病率为 1/40 000~1/60 000,在德裔犹太人中为 1/800,是最常见的溶酶体沉积病。

戈谢病系编码 GBA 的基因突变所致。GBA 由位于常染色体 1q21 上的 GBA1 基因编码。超过 300 个与戈谢病相关的不同 GBA1 基因突变被报道。GBA1 基因突变将导致 GBA 酶活性缺失(少数患者可能为 GBA 酶激活物:鞘脂激活蛋白 C 突变导致 GBA 酶不能激活),进而导致葡萄糖脑苷脂不能正常降解为葡萄糖和神经酰胺。大量 GC 在肝、脾、骨骼及中枢神经系统等组织单核 - 巨噬细胞的溶酶体中蓄积,溶酶体随之发生肿胀,细胞形态和功能受到严重影响,并可能引起炎症和增生反应,最终导致疾病。研究显示不同的 GBA1 突变可能存在不同的表型:N370S 突变纯合子可长期无症状,而 L444P 突变纯合子容易发展为神经系统损害,D409H(c.1342G>C)突变则表现为心脏瓣膜损害。

戈谢病累及肾脏较为罕见,肾活检组织中可见肾小球和 / 或间质中特征性的"戈谢细胞"浸润。文献报道,大部分戈谢病伴肾损伤患者在出现肾脏受累症状前有脾切除术病史。脾切除可能导致血浆 GC 水平突然升高,促进戈谢细胞在网状内皮细胞以外的系统积聚,如心、肺、肾,导致相应脏器损害。大量浸润肾小球的戈谢细胞可能破坏肾小球滤过屏障,出现蛋白尿、血尿和肾功能损伤。酶替代治疗可恢复 GBA 活性,减少戈谢细胞浸润,改善肾脏损伤。上述证据提示戈谢病肾损伤可能缘于戈谢细胞的直接浸润。此外,部分患者肾脏存在电子致密物沉积,免疫荧光见免疫复合物沉积,甚至出现膜增生性肾炎、局灶节段硬化、淀粉样变性等表现,提示戈谢病可能合并其他肾小球病损伤。

二、病　理

（一）光镜

光镜下肾小球毛细血管腔、系膜区和／或间质内可见特征性的戈谢细胞。戈谢细胞胞体巨大，核呈小圆形，着紫红色，偏位，可见双多核，核染色质粗糙，胞浆丰富，呈不透明之灰蓝色或淡粉红色，细胞浆内含数目较多的细小沉淀物，排列如波浪状，有时聚集呈条索状排列，呈现"皱纸样"外观，为大量包涵体线样排列所致，PAS 阳性，油红 O 染色阳性，苏丹黑染色阳性。戈谢细胞主要为单核／巨噬细胞来源，CD68 阳性（图 19-6-1）。

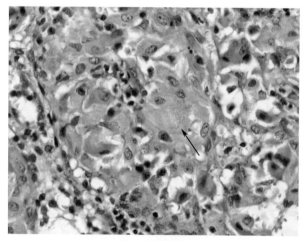

图 19-6-1　戈谢细胞（脾脏）

注：患儿女性，9 岁，因发现脾脏肿大 2 月入院，骨髓检查显示较多戈谢细胞，行脾切除术。脾术后病理显示大量戈谢细胞浸润，戈谢细胞（黑色箭头）胞体巨大，核呈小圆形，偏位，胞浆丰富，细胞浆内含数目较多的细小沉淀物，排列如波浪状，呈现"皱纸样"外观（HE×400）。

（二）免疫荧光

免疫荧光通常为阴性，偶尔可见 IgA、IgM 等免疫球蛋白痕量非特异性沉积。

（三）电镜

电镜下可见戈谢细胞在肾小球毛细血管腔内、系膜区以及间质浸润，戈谢细胞胞浆内可见大量包涵体，为直径 60~80nm 的纤维组成的有膜的长管结构。

三、临床表现

（一）肾脏病变

1. 蛋白尿　较为普遍及典型的症状，患者表现不同程度蛋白尿，部分患者可表现为肾病综合征（>3.5g/d）范围的蛋白尿。

2. 血尿　少部分患者可合并镜下或肉眼血尿。

3. 肾功能损害　患者表现慢性、进行性肾功能损害，部分患者可进入终末期肾衰竭。

（二）其他系统病变

戈谢病本身累及肾脏病较为罕见，极易漏诊，但它是一种可累及全身脏器的溶酶体沉积病，大部分患者常常合

并其他器官系统功能障碍包括：①生长发育迟滞、延缓等；②肝脾进行性肿大，尤以脾大更明显，可出现脾功能亢进、肝功能异常、门脉高压等；③骨、关节疼痛、病理性骨折等；④贫血、血小板减少等；⑤肺部受累可表现为咳嗽、呼吸困难、发绀等；⑥皮肤受累可表现为鱼鳞样皮肤改变，暴露部位皮肤可见棕黄色斑等；⑦眼部受累表现眼球运动失调、水平注视困难、斜视等；⑧中枢神经系统受累可表现为意识改变、语言障碍、四肢僵直、惊厥发作等。

根据神经系统是否受累，戈谢病分为 3 型：Ⅰ 型为非神经病变型，最常见，儿童和成人均可发病，无神经受累症状，预后较好；Ⅱ 型为急性神经病变型，婴儿期发病，神经受累明显，有延髓麻痹、癫痫发作、认知障碍、斜视、眼球运动障碍等，预后极差，多于 2 岁内死亡；Ⅲ 型为慢性或亚急性神经病变型，早期与 Ⅰ 型相似，逐渐出现神经系统表现，常发病于儿童，进展缓慢，有运动失调、肌阵挛以及抽搐发作。

四、诊断与鉴别诊断

（一）诊断

首先需要诊断戈谢病。戈谢病临床表现为不明原因的脾大、肝大、贫血、血小板减少、骨痛和神经系统症状等。葡萄糖脑苷脂酶活性检测是戈谢病诊断的金标准。外周血白细胞或皮肤成纤维细胞葡萄糖脑苷脂酶活性下降至正常值 30% 以下可以诊断戈谢病。酶活性正常，或虽然低于正常值，但是未达到 30% 以下的患者，如果壳三糖酶活性升高，而且临床存在戈谢病表现，需要行基因检测，尤其是进行鞘脂激活蛋白 C 突变筛查以明确诊断。血浆壳三糖酶是由活化的巨噬细胞在特殊环境下产生，其活性检测可用于戈谢病患者的辅助诊断和治疗效果的监测。

戈谢病肾脏损害主要在于发现戈谢细胞在肾脏的浸润。戈谢细胞具有典型的光镜和电镜特征。除了上述经典的戈谢病肾损伤，还需要注意有无合并其他"非戈谢病"的肾脏损伤，如膜增生性肾小球肾炎，局灶节段性肾小球硬化和淀粉样变性等。

（二）鉴别诊断

1. Fabry 病　Fabry 病是 α 半乳糖苷酶缺乏导致鞘磷脂积聚的性连锁遗传性溶酶体贮积病。主要临床特点是出现发作性的肢体疼痛和皮肤血管角质瘤，常出现肾脏、心脏和脑血管的损害。生化检查发现半乳糖苷酶活性下降。肾活检可见肾小球、小管和间质泡沫细胞，电镜检查发现细胞内嗜锇性板层样或髓样小体。

2. Ⅲ 型高载脂蛋白血症肾损伤　Ⅲ 型高载脂蛋白血症常发生于 APOE 的 ε2 纯合子，部分患者出现肾脏损伤，常伴糖尿病，可出现结节性黄瘤、黄斑瘤和腱黄瘤。其肾脏病理表现为毛细血管内大量泡沫细胞，系单核／巨噬细胞来源。电镜下可见泡沫细胞胞浆大量脂滴和胆固醇结晶，未见戈谢细胞。

五、治　疗

（一）非特异性对症支持治疗

可根据患者的临床症状选择，贫血可予补充维生素和铁剂，预防继发感染，必要时输红细胞及血小板。骨骼病变

可予止痛、理疗、处理骨折、人工关节置换等。

(二) 酶替代治疗

通过胎盘提取或基因重组方法获得葡萄糖脑苷脂酶能特异性补充患者体内缺乏的酶，减少 GC 在体内的蓄积，改善临床症状，维持正常生长发育，减少各脏器损伤，提高生活质量，是戈谢病的特异性治疗。研究显示，戈谢病引起肾病综合征患者接受酶替代治疗，患者的全身症状及蛋白尿均得到明显缓解。

(三) 底物减少治疗

葡萄糖脑苷脂合成酶抑制剂可抑制 GC 合成，直接减少 GC 在细胞内的蓄积，用于酶替代治疗无效或不耐受的患者。

(四) 脾脏切除治疗

因脾切除会加速 GC 在心肺肾等器官的蓄积，加剧临床症状，在可进行酶替代治疗的情况下，应避免脾切除。只有当病情进展，如发生脾功能亢进、脾梗死，又无法进行酶替代治疗时，才考虑切脾。术后还需要密切观察。

六、预 后

酶替代以及减少底物等特异性治疗方案可以明显改善戈谢病的血液系统损伤和肝脾大，改善骨病，提高患者的生活质量。但是，对于进行性、不可逆性、致残性骨病，酶替代治疗也不能完全逆转。戈谢病患者发生帕金森病，多发性骨髓瘤，淋巴瘤以及实体肿瘤的风险明显升高，需要动态监测，早期诊治。

(胡章学 陶 恬)

第 7 节 黏脂贮积症 II 型

黏脂贮积症 II 型 (mucolipidosis type II) 又称 I- 细胞病 (I-cell disease)，为 GNPTAB 基因突变导致的常染色体隐性遗传性疾病。婴幼儿时期开始发病，多数 10 岁前死亡。该病可累及肾脏，出现氨基酸尿、小分子蛋白尿、高尿磷、高尿钙等近端肾小管功能障碍的表现，部分患者可能出现肾病综合征范围的蛋白尿。肾脏病理光镜下可见肾小球足细胞肥大和弥漫空泡变性。电镜可见空泡中的纤维颗粒物质和层状膜结构。可用于 I- 细胞疾病的治疗手段仍然有限，目前已经在少数患者中尝试了骨髓移植或造血干细胞移植。

一、病因及发病机制

I- 细胞病是一种罕见的溶酶体沉积病。其命名源于培养的该病患者成纤维细胞中存在大量颗粒样包涵体 (inclusion)，系溶酶体水解酶缺乏，大分子物质不能被降解而蓄积所致。高尔基体上新合成的溶酶体水解酶需要添加甘露糖 -6- 磷酸 (M6P) 标签，从而被反面高尔基网络上的 M6P 受体蛋白识别和结合，通过出芽的方式装入分泌小泡运送到溶酶体发挥作用。N- 乙酰葡糖胺 -1- 磷酸转移酶 (N-acetylglucosamine-1-phosphotransferase，GLcNAc-1- 磷酸转移酶) 催化水解酶添加 M6P 标签的起始步骤。GLcNAc-1- 磷酸转移酶由 6 个亚基组成 (α2 β2γ2)，α/β 亚基具有酶活性，其前体由 GNPTAB 基因编码。GNPTAB 基

因长 85kb，位于染色体 12q23.3，包含 21 外显子。GNPTAB 基因突变将导致 GLcNAc-1- 磷酸转移酶活性消失，新合成的水解酶无法添加 M6P 标签，不能被 M6P 受体蛋白识别，不能转运到溶酶体发挥水解作用，导致底物蓄积致病。未转移到溶酶体的水解酶被释放到细胞外，导致在血浆和其他体液中检测到的溶酶体水解酶活性则明显高于组织细胞。

二、病 理

(一) 光镜

光镜下可见肾小球足细胞明显空泡变性，PAS 染色阴性，三色染色阴性，银染阴性。石蜡切片 Hale 胶体铁染色阳性，阿利辛蓝 (pH 2.5)-PAS 染色阳性，苏丹黑染色阳性；冰冻切片油红 O 染色阳性。通过上述染色证实足细胞胞浆空泡中糖脂和酸性黏多糖存在，与 Fabry 病鉴别。近端小管和间质偶尔可见泡沫细胞。

(二) 免疫荧光

无免疫复合物和补体沉积。

(三) 电镜

电镜超微结构可见肾小球足细胞肿胀，胞浆形成大量空泡，一些空泡可见层状或膜状物质。内皮细胞和系膜细胞没有空泡变性。外周血淋巴细胞可见空泡变性。其他器官的间充质细胞也存在空泡变性。

三、临床表现

(一) 肾脏病变

I- 细胞病累及肾脏主要表现为氨基酸尿、低分子量蛋白尿、高尿磷、高尿钙等近端肾小管功能障碍的表现，部分患者可能出现肾病综合征范围的蛋白尿。

(二) 其他系统病变

患者通常在婴幼儿时期即开始发病，哭喊无力，肌张力减退，此后出现发育滞后，语言和坐立等动作能力发育迟缓。患者可出现多种骨骼畸形，如驼背、足内弯、髋关节脱位，也可影响长骨、手和手指。关节活动受限，常常不能独立行走。影像学可见多发性骨发育障碍。患者还可出现腹股沟疝和脐疝、皮肤增厚、面部粗犷、牙龈增厚等，可伴二尖瓣和主动脉瓣增厚和关闭不全。进行性气道黏膜增厚、气道狭窄、胸腔僵硬等可致反复呼吸道感染，是导致死亡的最常见原因。

基因测序可见 GNPTAB 基因纯合突变或复合的无义 / 移码突变。血浆和其他体液溶酶体水解酶活性提高 5~20 倍，尿低聚糖排泄增加。

四、鉴别诊断

(一) 黏脂贮积症 III 型

该病与 I- 细胞病同为常染色体隐性遗传溶酶体沉积病，两者均由 GNPTAB 基因突变所致。黏脂贮积症 III 型可能累及肾脏，引起肾小管功能损害等症状，和 I- 细胞病相似。但黏脂贮积症 III 型相对于 I- 细胞病起病更缓，临床表现较轻。两型的鉴别主要依靠临床表现及基因检测。

(二) Fabry 病

Fabry 病是 α 半乳糖苷酶缺乏导致鞘磷脂积聚的性连

锁遗传的溶酶体贮积病。主要临床特点是出现发作性的肢体疼痛和皮肤血管角质瘤，常出现肾脏、心脏和脑血管的损害。生化检查发现半乳糖苷酶活性下降。肾活检可见肾小球、小管和间质泡沫细胞。组织处理会溶解沉积的物质导致染色阴性。甲苯胺蓝染色足细胞胞浆呈蓝黑色。电镜检查发现细胞内嗜铱性板层样或髓样小体。

（三）GM1 神经节苷脂贮积症

该病系 β- 半乳糖苷酶缺乏而引起的遗传性溶酶体疾病，其遗传方式为常染色体隐性遗传。临床可出现类似 I-细胞病的发育迟缓、智力障碍、皮肤变化及骨骼异常等。但是肾脏方面症状不明显。皮肤成纤维细胞和肝组织生化分析可见 GM1 神经节苷脂及硫酸角质素沉积，酶学检查可发现 β- 半乳糖苷酶缺乏。肾组织处理会溶解沉积的物质导致染色阴性。甲苯胺蓝染色足细胞胞浆呈蓝黑色。电镜检查发现细胞内空泡含有层样或膜样物质。

（四）肾唾液酸沉积症

这是一种位于染色体 6p21 的 NEU1 基因突变所致的常染色体隐性遗传疾病。NEU1 突变导致 α 唾液酸苷酶活性下降，影响糖蛋白降解，导致唾液酸寡糖和糖蛋白的集聚。残留的酶活性及其在细胞器的定位影响该病的临床症状严重性。肾脏病理足细胞、壁层上皮细胞、内皮细胞、肾小管细胞和间质细胞均可出现泡沫样外观，Hale 胶体铁染色阳性。

五、治疗及预后

I- 细胞病无特效疗法，主要以对症治疗为主。目前已经在少数患者中尝试骨髓移植或造血干细胞移植，但治疗效果仍有争议。本病起病早，预后差，患者常因心功能不全、严重感染而死亡。

（胡章学　陶恬）

第 8 节　Ⅰ 型糖原贮积症

Ⅰ型糖原贮积症（glycogen storage disease type Ⅰ, GSD-Ⅰ）是一种常染色体隐性遗传性糖原代谢障碍疾病，依据病因可分为 Ⅰa 及 Ⅰb 型。主要临床表现为空腹低血糖、肝大、肾脏增大、高乳酸血症、高胆固醇血症、高甘油三酯血症、高尿酸血症等。肾脏病理以局灶性节段性硬化为特征。美国医学遗传学与基因组学学会（ACMG）制定的 2014 年 Ⅰ 型 GSD 诊疗指南，提出基因检测是其确诊的首选方法。

一、历　史

1929 年，von Gierke 回顾了 2 例大量糖原沉积于肝脏、肾脏的儿童尸检报告后，首次描述了 Ⅰ 型糖原累积症。1952 年，Cori 报道了 6 例相似病例，并发现葡萄糖 -6- 磷酸酶（glucose-6-phosphatase，G6Pase）缺乏是导致该病的原因。1978 年，Narisawa 等学者分析了 4 例 G6Pase 活性正常的糖原累积症患者，发现缺乏葡萄糖 -6- 磷酸转移酶（glucose-6-phosphate translocase，G6PT）是其糖原累积的原因。

二、病因、分型及流行情况

GSD-Ⅰ 发病率约为十万分之一，根据不同基因突变，可分为 GSD-Ⅰa 型及 GSD-Ⅰb 型。其中 GSD-Ⅰa 型约占 GSD-Ⅰ 的 80%，是由于编码 G6Pase-α 的 G6PC 基因突变所致，其编码蛋白主要表达于肝脏，肾脏及大肠，小肠；GSD-Ⅰb 型是由于编码 G6PT 酶的 SLC37A4 基因突变所致，其编码蛋白在肝脏、肾脏、大肠、小肠、血液和骨骼肌中普遍表达。正常人体中，由糖原分解或糖异生产生的 G6P，90% 必须通过 G6PT 和 G6Pase-α 的协同作用，由转移酶将 G6P 从胞质转运到内质网，再由 G6Pase-α 将其水解为葡萄糖，进一步发挥生理功能。G6PC 和 SLC37A4 的基因突变，导致其编码的两种关键酶缺乏，糖代谢紊乱，最终大量糖原在肝脏、肾脏累积，出现肝大、肾脏增大等一系列临床表现。

三、病　理

（一）光镜

1. 肾小球　体积肥大，可达到正常肾小球的 2~3 倍体积，系膜区轻度增生；另可见局灶节段性肾小球硬化，后期可见硬化的肾小球比例逐步增加。

2. 肾小管　肾小管（尤其是近端小管）上皮细胞肥大，胞浆透明状，少量 PAS 染色阳性的重吸收小滴，这与被肾小管重吸收的蛋白以及糖原沉积相关。通常在冰冻切片和 75% 乙醇固定的组织，糖原可以较好的保存。在疾病早期，可见局灶性肾小管萎缩，且萎缩肾小管基底膜增厚。疾病晚期，肾小管萎缩更加明显。

3. 间质　病变早期，局灶性间质纤维化；晚期可见广泛间质纤维化。可见慢性炎症细胞（淋巴细胞、浆细胞）浸润。

（二）免疫荧光

在硬化区或系膜基质增多的区域可观察到 IgM、C3 沉积。

（三）电镜

肾小球基底膜不规则增厚，可见节段分层状改变伴不规则透亮区和细颗粒结构，这是沉积于基底膜内的糖原被溶解后形成的病变，有时与 Alport 综合征的形态相似。可见系膜基质增生及节段性硬化，上皮足突节段性融合，未见电子致密物沉积。肾小管胞质内可见大量高密度嗜铱性的糖原颗粒聚集。

四、临床表现

早期甚至是出生后即出现严重的低血糖为其突出临床特点，同时出现肝、肾增大及高乳糖血症。GSD-Ⅰa 和 GSD-Ⅰb 型均可出现高甘油三酯血症；高胆固醇血症在 GSD-Ⅰa 发生率约 53%，在 GSD-Ⅰb 为 14%。另可见约 57% GSD-Ⅰ 患者存在高尿酸血症。肝细胞腺瘤常见于 >25 岁以上 GSD-Ⅰ 患者，其发生率为 70%~80%。血液系统包括骨髓细胞受累的表现为出血倾向，由血小板功能受损和 / 或血友病样血小板缺陷引起；GSD-Ⅰb 型常伴有粒细胞减少及功能障碍（趋化性、钙动员、呼吸爆发等过程受损），表现为反复感染，儿童易出现口腔并发症，如口腔溃疡、牙龈炎、牙周病；约 77% 患者并发结肠炎。肾脏症状表现为肾脏增大，有效肾血流量及肾小球滤过率增加，逐步出现微量白蛋白尿,特别是 25 岁以上的患者全部出现微量白蛋白尿,其中 50% 会进展为临床蛋白尿。肾小管功能受损表现为代谢性酸中毒,低枸橼酸尿、高钙尿,具有尿钙质沉着症及肾结石的高风险。其他全身性表现包括生长迟缓、贫血、维生素 D 缺乏、痛风、肺动脉高压、自身免疫性甲状腺疾病等。

五、诊断与鉴别诊断

(一)诊断

GSD-Ⅰ 的诊断需结合患者的临床表现、生化指标、肝脏活检及基因检测综合考虑。

患者在出生后即可出现症状性低血糖,但多数是在出生后数月,当喂养间隔期增长,葡萄糖供应相对不足时发现(婴儿期喂养后 3~4h,血糖可降至 2.2mmol/L)。少数患者低血糖症状较轻,直至成年后出现肝细胞腺瘤、高尿酸血症等并发症时才得以诊断。肝脏活检时,GSD-Ⅰa 型患者完整和受损的肝脏微粒体 G6Pase-α 都失活,而 GSD-Ⅰb 型患者中,仅观察到完整肝脏微粒体中的 G6Pase-α 失活。但值得注意的是,随着对该病基因检测模块的建立,当怀疑 GSD 时,不必要进行有创的肝脏活检,首选推荐基因检测明确诊断。

(二)鉴别诊断

糖原贮积症包括 GSD-0 型,GSD Ⅰ-Ⅺ 型等至少 12 种亚型,其中 GSD-Ⅲ 型伴有肝大以及低血糖症状,应该作为重点的鉴别诊断亚型。GSD-Ⅰ 型症状出现较早(通常在出生后数月),低血糖更严重(喂食 3~4h 后即可出现严重的空腹低血糖),血尿酸及乳酸水平升高。GSD-Ⅰ 型患者血中 β-羟基丁酸水平较低,而 GSD-0、Ⅲ、Ⅵ、Ⅸ 型空腹低血糖时往往伴有显著升高的血酮水平。GSD-Ⅰ 型患者诊断时增高的肝酶往往在治疗后可恢复正常或近似正常水平,而 GSD-Ⅲ、Ⅵ 和 Ⅸ 型肝酶通常在治疗后仍高于正常水平。

六、治 疗

GSD-Ⅰ 患者的代谢紊乱以饮食治疗为主,辅以对症药物。新兴的治疗手段有望改善患者的预后。

(一)饮食

避免 GSD-Ⅰ 患者空腹为控制病情最重要的一般治疗。婴幼儿需给予夜间鼻饲葡萄糖灌注,以避免低血糖;其次,三岁以上患者应口服生玉米淀粉,以维持血糖水平。

(二)药物

以对症治疗为主,高脂血症患者给予降脂药,低枸橼酸尿患者给予柠檬酸钾等。近年来研究发现,ACEI 早期应用可显著减缓 GSD-Ⅰa 患者从肾小球高滤过状态到出现微量白蛋白尿的进程。

(三)粒细胞集落刺激因子治疗

对于伴有粒细胞减少及功能障碍的 GSD-Ⅰb 型,给予粒细胞集落刺激因子(granulocyte colony-stimulating factor,GCSF)治疗以缓解反复感染及结肠炎,长时间接受该治疗的患者需定期进行骨髓检查,以防止可能出现的急性髓性白血病等并发症。

(四)肝、肾移植

对于饮食治疗后无效,特别是有压迫、出血症状或有

向肝细胞癌转化征兆,且不能切除肝细胞腺瘤的患者,进行肝移植。同时存在肾衰竭时,可进行肝肾联合移植。

(五)基因治疗

目前针对 GSD-Ⅰa 及 GSD-Ⅰb 的基因疗法在动物实验中取得一定进展,相信在不久的将来,基因疗法将能应用于临床,大幅度改善 GSD-Ⅰ 患者的预后。

七、预 后

对于 GSD-Ⅰ 患者,即使坚持饮食疗法,仍会出现慢性并发症。GSD-Ⅰa 型患者 20 年生存率男性为 97%,女性为 100%;GSD-Ⅰb 型患者 20 年生存率为 80%。早期发现,明确分型,监测血糖,控制并发症,可以改善患者的预后。

(刘 芳 王一婷)

参考文献

[1] ALICIC R Z, ROONEY M T, TUTTLE K R, et al. Diabetic kidney disease: challenges, progress, and possibilities [J]. Clin J Am Soc Nephrol, 2017, 12 (12): 2032-2045.

[2] WANG L, GAO P, ZHANG M, et al. Prevalence and ethnic pattern of diabetes and prediabetes in China in 2013 [J]. JAMA, 2017, 317 (24): 2515-2523.

[3] ZHANG L, LONG J, JIANG W, et al. Trends in chronic kidney disease in China [J]. N Engl J Med, 2016, 375 (9): 905-906.

[4] LIND M, PIVODIC A, SVENSSON A M, et al. HbA level as a risk factor for retinopathy and nephropathy in children and adults with type 1 diabetes: Swedish population based cohort study [J]. BMJ, 2019, 366:I4894.

[5] FIORENTINO M, BOLIGNANO D, TESAR V, et al. Renal biopsy in 2015--from epidemiology to evidence-based indications [J]. Am J Nephrol, 2016, 43 (1): 1-19.

[6] FLYVBJERG A. The role of the complement system in diabetic nephropathy [J]. Nat Rev Nephrol, 2017, 13 (5): 311-318.

[7] American Diabetes Association. Standards of medical care in diabetes-2017 abridged for primary care providers [J]. Clin Diabetes, 2017, 35 (1): 5-26.

[8] CHEN C, WANG C, SUN L, et al. Normoalbuminuric diabetic kidney disease [J]. Front Med, 2017, 11 (3): 310-318.

[9] NIEWCZAS M A, PAVKOV M E, SKUPIEN J, et al. A signature of circulating inflammatory proteins and development of end-stage renal disease in diabetes [J]. Nat Med, 2019, 25 (5): 805-813.

[10] National Kidney Foundation. KDOQI clinical practice guidelines and clinical practice recommendations for diabetes and CKD: 2012 update [J]. Am J Kidney Dis, 2012, 60 (5): 850-886.

[11] 杨文英,陈璐璐,谌贻璞,等. 关于 2 型糖尿病合并慢性肾脏病患者应用胰岛素治疗的专家指导建议 [J]. 中国糖尿病杂志, 2017, 25 (10): 865-868.

［12］PERKOVIC V, JARDINE M J, NEAL B, et al. Cana-gliflozin and renal outcomes in type 2 diabetes and nephropathy [J]. N Engl J Med, 2019, 380 (24): 2295-2306.

［13］D'AGATI V D, CHAGNAC A, DE VRIES A P, et al. Obesity-related glomerulopathy: clinical and patho-logic characteristics and pathogenesis [J]. Nat Rev Nephrol, 2016, 12 (8): 453-471.

［14］CHOUNG H G, BOMBACK A S, STOKES M B, et al. The spectrum of kidney biopsy find-ings in patients with morbid obesity [J]. Kidney Int, 2019, 95 (3): 647-654.

［15］MASCALI A, FRANZESE O, NISTICÒ S, et al. Obesity and kidney disease: Beyond the hyperfiltration [J]. Int J Immunopathol Pharmacol, 2016, 29 (3): 354-363.

［16］POPA S, MOTA M, POPA A, et al. Prevalence of dyslipidemia and its association with cardiometabolic factors and kidney function in the adult Romanian population: The PREDATORR study [J]. Diabetes Metab Syndr, 2019, 13 (1): 596-602.

［17］BALAFA O, LIAPIS G. Nodular glomeruloscle-rosis: not always diabetic nephropathy [J]. Minerva Med, 2018, 109 (3): 248-250.

［18］朱子璇, 李明喜. 特发性结节样肾小球硬化的诊断与治疗进展 [J]. 中华肾病研究电子杂志, 2017, 6 (1): 6-8.

［19］OSSOLI A, NEUFELD E B, THACKER S G, et al. Lipoprotein X Causes Renal Disease in LCAT Defi-ciency [J]. PLoS One, 2016, 11 (2): e0150083.

［20］FOUNTOULAKIS N, LIOUDAKI E, LYGEROU D, et al. The P274S Mutation of Lecithin-Cholesterol Acyltransferase (LCAT) and Its Clinical Mani-festations in a Large Kindred [J]. Am J Kidney Dis, 2019, 74 (4): 510-522.

［21］STIRNEMANN J, BELMATOUG N, CAMOU F, et al. A review of gaucher disease pathophysi-ology, clinical presentation and treatments [J]. Int J Mol Sci, 2017, 18 (2): 441.

［22］JENNETTE J C, OLSON J L, SILVA F G, et al. Heptinstall's Pathology of the Kidney [M]. 7th ed. Philadelphia: Wolters Kluwer, 2015.

［23］中华医学会儿科学分会遗传代谢内分泌学组, 中华医学会儿科学分会血液学组, 中华医学会血液学分会红细胞疾病 (贫血) 学组 . 中国戈谢病诊治专家共识 (2015)[J]. 中华儿科杂志 , 2015,(4): 256-261.

［24］COLVIN R B, CHANG A. Diagnostic Pathology: Kidney Diseases [M]. 2nd ed.[S. l.]: Elsevier, 2016: 274-284.

［25］TUYSUZ B, ERCAN-SENCICEK A G, CANPOLAT N, et al. Renal involvement in patients with mucolipi-dosis Ⅲ alpha/beta: Causal relation or co-occurrence？ [J]. Am J Med Genet A, 2016, 170A (5): 1187-1195.

［26］KISHNANI P S, AUSTIN S L, ABDENUR J E, et al. Diagnosis and management of glycogen storage disease type I: a practice guideline of the American College of Medical Genetics and Genomics [J]. Genet Med, 2014, 16 (11): e1.

［27］KIM G Y, KWON J H, CHO J H, et al. Downregula-tion of pathways implicated in liver inflammation and tumorigenesis of glycogen storage disease type Ia mice receiving gene therapy [J]. Hum Mol Genet, 2017, 26 (10): 1890-1899.

［28］TEZUKA Y, FUKUDA M, WATANABE S, et al. Histological characterisation of visceral changes in a patient with type 2 Gaucher disease treated with enzyme replacement therapy [J]. Blood Cells Mol Dis, 2018, 68: 194-199.

［29］KAISER N, GAUTSCHI M, BOSANSKA L, et al. Glycemic control and complications in glycogen storage disease type I: Results from the Swiss registry [J]. Mol Genet Metab, 2019, 126 (4): 355-361.

第 20 章

感染相关性肾小球病

第 1 节 概　述

细菌感染导致的肾小球肾炎大致可分为两类（表 20-1-1）。第一类是典型的急性感染后肾小球肾炎（acute postinfectious glomerulonephritis，APIGN），是由一过性 A 族 β 溶血性链球菌感染引起的免疫介导的肾小球肾炎，又称急性链球菌感染后肾小球肾炎（acute poststreptococcal glomerulonephritis，APSGN）。儿童多见，大部分患者常在发病前 1~2 周有前驱感染史（咽部或皮肤）。第二类是由活动性/持续性细菌感染所致肾小球肾炎，也是由免疫复合物介导肾脏损伤但依赖于治病抗原的持续存在，一般称为感染相关性肾小球肾炎（infection-related glomerulonephritis，IRGN）。主要致病菌为金黄色葡萄球菌，患者多有一定程度免疫低下（如老年，糖尿病等）。细菌感染所致肾小球肾炎典型临床表现为急性肾炎综合征（即水肿、血尿、蛋白尿，部分患者可出现高血压和肾功能损害），病理表现多为毛细血管内增生性病变，但病理改变也可呈现多样化。

IRGN 还见于其他细菌或病原微生物感染（表 20-1-2）。本章将重点讨论细菌感染相关性肾小球肾炎。病毒相关性肾脏损伤和寄生虫（血吸虫病和丝虫）感染相关性肾小球肾炎也将在此阐述。

表 20-1-1　细菌感染相关性肾小球肾炎发病的年龄特点

种类	儿童和青年人	成年人（>65 岁）
链球菌	>95%	16%~30%
葡萄球菌（表皮，溶血性，金黄色）	罕见	24%~60%
大肠埃希菌	非常罕见	5%~10%
假单胞菌		3%
鲍曼不动杆菌		
沙雷菌，变形杆菌		2%
克雷伯菌，肠杆菌		2%
流感嗜血杆菌	非常罕见	1%~2%
肠球菌		0~2%

续表

种类	儿童和青年人	成年人（>65 岁）
沙门菌，弯曲杆菌	非常罕见	罕见
军团菌，布鲁塞拉		罕见（<1%）
螺旋菌，螺旋体		罕见（<1%）
分枝杆菌（结核分枝杆菌，鸟型）可能与慢性 GN 相关		罕见（<1%）
奈瑟球菌（主要与膜增生性 GN 和亚急性心内膜炎相关）		罕见（<1%）

表 20-1-2　可能引起感染相关性肾小球肾炎的病原微生物

细菌感染

1. 革兰氏阳性菌：链球菌，葡萄球菌，肺炎双球菌，李斯特菌

2. 革兰氏阴性菌：嗜血杆菌，脑膜炎双球菌，沙门菌，克雷伯菌，军团菌，布鲁氏菌

3. 其他：分歧杆菌，梅毒，立克次氏体，钩端螺旋体

病毒感染

1. 肝炎病毒：甲型、乙型、丙型

2. 人类免疫缺陷病毒（HIV）

3. 其他：EB 病毒，巨细胞病毒，腺病毒、细小病毒 B19，汉坦病毒，轮状病毒，柯萨奇病毒

真菌感染

球孢子菌病，假丝酵母菌，组织胞浆菌等

原虫及寄生虫

弓形虫，血吸虫，疟疾，丝虫等

（王　晨　高丽芳）

第 2 节 链球菌感染后肾炎

急性链球菌感染后肾炎（acute poststreptococcal glomerulonephritis，APSGN）主要发生在儿童和青少年，成年和老年患者发病少但病情较重。本病急性起病，常在发病前 1~2 周有上呼吸道感染史，临床表现为血尿、蛋白尿、高血压、水肿、少尿及肾功能损伤，即急性肾炎综合征。

一、流行病学

1827 年，Richard Bright 首先记述急性肾炎与某些感染，特别与猩红热有关。1881 年，Pasteur 和 Sternberg 首次识别并分离了引起急性肾炎的病原微生物链球菌，并将其命名为急性链球菌感染后肾小球肾炎（APSGN）。此后，多种引起肾小球损伤的病原微生物陆续被报道，随后将这一类由感染引起的免疫介导的急性肾炎称为急性感染后肾小球肾炎（acute post-infectious glomerulonephritis，APIGN）。

尽管常有 APIGN 的报道，但因其多呈自限性过程，且常被感染的系统症状所掩盖，因此 APIGN 的确切发病率很难确定。来自美国、法国、日本等发达国家报道，近年来由于对链球菌感染的有效控制，APIGN 的比例和数量都有所下降。APIGN 的病原微生物已经从链球菌转变为金黄色葡萄球菌逐渐增多的趋势。2005 年，Carapetis 等综合 11 项研究评估了全球 APSGN 的发病率，最后得出：发展中国家其发病率大约为成人 24.3 例 /10 万，儿童 2 例 /10 万；而在发达国家为成人 6 例 /10 万，儿童 0.3 例 /10 万。全球每年 APSGN 的新发人数约为 472 000 例，96% 发生在发展中国家，其中儿童占 86%，每年约有 5 000 例（1%）因病情严重而死亡。但由于大部分研究仅仅包含了出现症状的患者，而亚临床表现的患者例数是有症状患者的 4~19 倍，因此这些统计数据很可能被低估。

日本学者统计日本亚洲人群 APIGN 的发病率，在 20 世纪 70 年代、80 年代、90 年代和 21 世纪其发病率分别为 2.4%、1.1%、2.6% 和 2.1%。其中 APIGN 在 70 年代几乎全部为急性肾小球肾炎包括急性链球菌感染后肾小球性肾炎（APSGN）。20 世纪 90 年代以来急性肾小球肾炎逐渐减少到 40%~50%，金黄色葡萄球菌感染相关性肾炎在 APIGN 中的比率显著增加到 30%。

二、病因及发病机制

（一）病原菌

链球菌感染后急性肾炎的病原菌是 β 溶血性链球菌 A 族中的"致肾炎菌株"，偶有 C、G 族感染致病的报道。由于 A 族溶血性链球菌是人类特异的致病菌，迄今尚无成熟稳定的本病动物模型可供研究。

（二）发病机制

链球菌感染后肾炎是公认的免疫复合物介导的肾小球肾炎。免疫复合物在肾小球沉积有三种可能机制：①免疫球蛋白（抗体）和细菌抗原结合形成循环免疫复合物沉积于肾小球；②链球菌抗原滤过后滞留在 GBM，之后与抗体结合形成原位免疫复合物；③抗细菌抗原的抗体与正常肾小球结构交叉反应形成原位免疫复合物。

免疫复合物沉积于肾小球基底膜的上皮细胞下，激活补体等炎症介质，导致毛细血管内皮细胞和系膜细胞增生及以中性粒细胞为主的炎细胞浸润，这些炎症细胞及病变的肾小球细胞又可以产生一系列炎症介质，如细胞因子、蛋白酶类及活化氧代谢产物等引起肾小球炎症病变。一次致肾炎链球菌株感染后形成的免疫复合物沉积，肾小球尚有能力清除（主要通过炎症细胞的凋亡过程）或中断上述免疫 - 炎症的恶性循环，使急性肾炎病变呈自限性。

1. 细菌致肾炎抗原　目前认为链球菌致热外毒素 B（streptococcal pyrogenic exotoxin B SPEB）及其酶原前体 zSPEB 是重要致肾炎抗原。SPEB 是唯一能在上皮下"驼峰"中检测到的病链球菌蛋白。另外链球菌肾炎相关血纤溶酶受体（nephritis-associated plasmin receptor NaPlr）可激活纤溶酶并与之结合，可能进一步激活补体及趋化因子，从而导致肾脏损伤。

2. 细胞介导免疫机制的炎症反应　患者肾小球系膜区及肾间质常可见巨噬细胞及辅助 T 细胞浸润，伴肾脏及循环中细胞间黏附因子 -1（ICAM-1）、淋巴细胞功能相关抗原等细胞因子上调，上述改变与尿蛋白程度相关，提示浸润的免疫细胞在本病的炎症反应过程中起作用。

3. 宿主易感性　人类白细胞抗原（HLA）基因的相关性研究发现一些家庭 20%~40% 的亲属后来发生 APIGN。在抗原呈递过程中至关重要的 Ⅱ 类 HLA 基因与 APIGN 较高的发病率有关，具有等位基因 HLA-DRB1*03011 或 HLA-DRB1*1105 的埃及儿童分别具有 3.71 和 3.57 的 APIGN 相对风险。在日本研究中，虽然没有发现与 HLA-DRB1 等位基因的相关性，但是在 HLA-DP5（HLA-DPA1*02022 和 HLA-DPB1*0501）的儿童中发现 APIGN 发病率显著增加。

三、病　理

（一）光镜

1. 肾小球　急性期肾小球体积增大呈分叶状，内皮细胞和系膜细胞增生，伴中性粒细胞、单核细胞浸润，偶有淋巴细胞、嗜酸性粒细胞浸润，毛细血管腔有不同程度的狭窄乃至堵塞（图 20-2-1A、B、C）。严重病例可伴有新月体形成，这往往提示预后不良。基底膜无明显病变，Masson 染色可见基底膜外侧（足细胞下）有团块状嗜复红蛋白沉积（图 20-2-1D）；有时可见系膜区嗜复红蛋白沉积。随时间推移，中性粒细胞及肾小球总细胞数减少（图 20-2-2A）；至病程后期以肾小球系膜细胞及基质增生为主，中性粒细胞基本消失，少数病例迁延不愈，呈系膜病变，出现局灶性硬化（图 20-2-2B、C）。

2. 肾小管　肾小管上皮细胞呈现空泡变性及颗粒变性等急性肾小管损伤改变，远端肾小管可见到红细胞管型，后期可有肾小管萎缩（图 20-2-2D）。

3. 肾间质　水肿，见少量中性粒细胞、单核细胞、淋巴细胞及嗜酸性粒细胞浸润（图 20-2-2D）。

4. 肾血管　除毛细血管充血外，血管罕有病变，若出现血管炎改变，需要排除其他诊断。

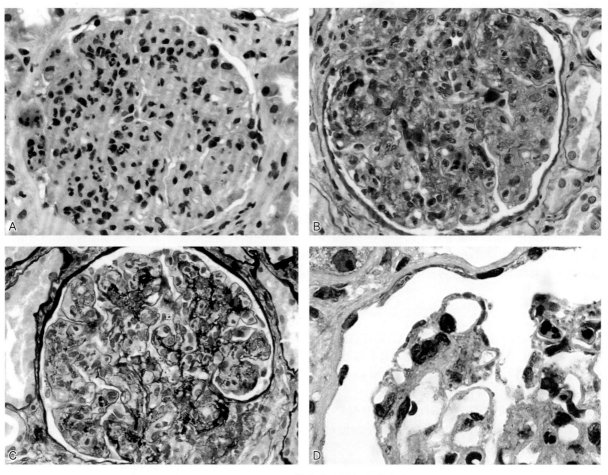

图 20-2-1　毛细血管内增生性肾小球肾炎

注：A、B、C. 早期，以内皮细胞增生为主，伴中性粒细胞浸润，毛细血管腔有不同程度的狭窄乃至堵塞，基底膜无明显病变（A. HE×400；B. PAS×400；C. PASM×400）；D. Masson 染色可见基底膜外侧有团块状嗜复红蛋白沉积（Masson×1 000）。

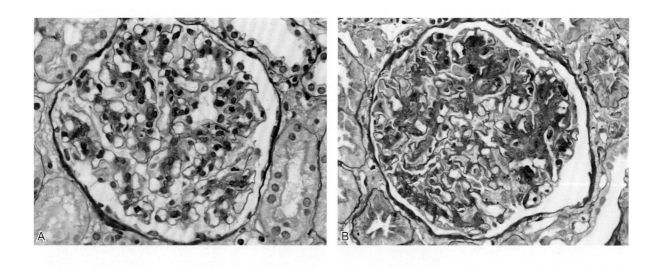

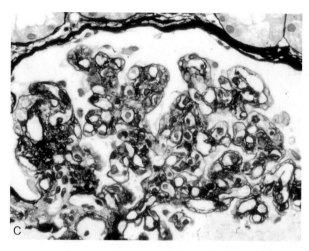

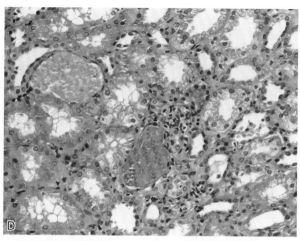

图 20-2-2　毛细血管内增生性肾小球肾炎

注:A. 中期,内皮细胞和系膜细胞增生,中性粒细胞减少(PAS×400);B. 后期或吸收期,肾小球系膜细胞及基质增生为主,少见中性粒细胞浸润(PAS×400);C. 严重时系膜细胞及基质增生,节段性系膜插入,呈膜增样病变(PASM×400);D. 间质中性粒细胞、单核细胞、淋巴细胞及嗜酸性粒细胞浸润,可见红细胞管型(HE×400)。

(二)免疫荧光

以 IgG 及 C3 为主沿毛细血管壁颗粒状沉积(图 20-2-3),C3 沉积强度大于 IgG,且呈粗大颗粒状,常有备解素及纤维蛋白相关抗原(FRA)节段状沉积,偶可见 IgM、IgA、C1q、C4 等少量沉积。随时间延长,强度逐渐减弱。有时发现毛细血管袢和系膜区均有沉积,有的病例自始至终仅有 C3 的沉积。肾脏小血管及肾小管很少见免疫沉积物。Sorger 等把免疫沉积分为三型:①星空型:约见于 30% 患者。免疫球蛋白 IgG 及 C3 呈弥漫颗粒状、不规则分布于毛细血管袢及系膜区。临床上多见于病变早期;②花环型:约见于 25% 患者。沉积物主要沿毛细血管袢连续排列,系膜区沉积物相对较少。临床呈持续的蛋白尿,甚至肾病综合征,预后较差,而且重复肾穿刺可发现肾小球系膜增生硬化、小纤维性新月体形成;③系膜型:约见于 45% 患者。免疫沉积物主要见于系膜区。C3 较 IgG 常见。见于青少年病情较轻者,或疾病恢复期。应当指出,日常工作中,经常见到不符合上述三型的荧光染色。

(三)电镜

电镜下可见肾小球内皮细胞、系膜细胞增生及炎症细胞浸润,导致管腔闭塞。上皮下电子致密物"驼峰状"沉积为本病电镜特点(图 20-2-4),较常见于近系膜区的上皮下部位。少量电子致密物也可见于系膜区及内皮下。电子致密物在疾病恢复吸收期可见原驼峰状电子致密物沉积部位呈现吸收状态的电子透明区。足细胞足突在"驼峰"外侧节段性融合。

四、临床表现

(一)潜伏期

大部分患者有前驱感染史(咽部或皮肤),常在发病前 1~2 周,超过 3~4 周者极少见。

(二)一般表现

急性肾炎综合征,即血尿、蛋白尿、高血压、水肿、少尿及肾功能损伤。血尿、蛋白尿为起病的早期症状,约 40% 患者出现肉眼血尿;70%~90% 的患者可出现水肿;高血压

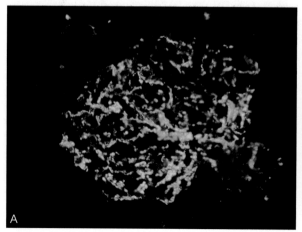

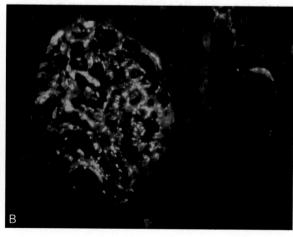

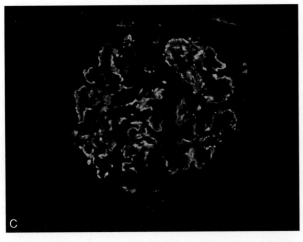
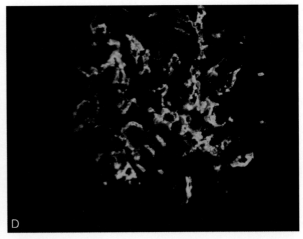

图 20-2-3　毛细血管内增生性肾小球肾炎

注:C3（A）和 IgG（B）沿毛细血管祥及系膜区粗颗粒状沉积,星空型（IF×400）;C. C3 沿毛细血管祥粗颗粒状沉积,花环型（IF×400）;D. C3 系膜区粗颗粒状沉积,系膜型（IF×400）。

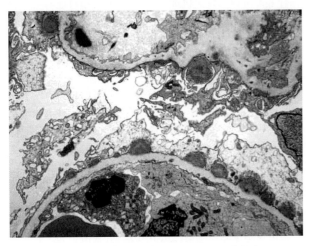

图 20-2-4　毛细血管内增生性肾小球肾炎

注:肾小球上皮下电子致密物"驼峰状"沉积,足细胞足突节段性融合（EM×2 500）。

在老年患者更多见;大部分患者起病时尿量 <500ml/d;肾功能损伤常有一过性氮质血症;患者常有疲乏、厌食、恶心、呕吐、嗜睡、头晕、视力模糊及腰部钝痛等全身表现。

（三）实验室检查

尿常规表现红细胞尿及蛋白尿,尚可见红细胞管型、颗粒管型及少量肾小管上皮细胞及白细胞;红细胞沉降率常增快、血清总补体活性（CH50）及 C3、C5、备解素均明显下降;抗链球菌溶血素"O"（ASO）滴度上升,链球菌培养阳性。

五、诊断与鉴别诊断

（一）诊断

典型病例,通过患者病史及相应实验室检查,可帮助临床确诊本病。在临床诊断不肯定时需要肾活检病理诊断。以光镜病理形态作为病理诊断的基础,结合临床、免疫荧光及电镜检查进一步确诊。

（二）鉴别诊断

1. **各种继发性毛细血管内增生性肾小球肾炎**　如毛细血管内增生性 IgA 肾病,免疫荧光检查 IgA 在系膜区强阳性沉积;毛细血管内增生性狼疮性肾炎,患者有狼疮病史,免疫荧光表现"满堂亮";毛细血管内增生性乙型肝炎病毒/丙型肝炎病毒相关性肾炎,通过临床病史、病因实验室检查及免疫荧光、电镜可鉴别（详见本章第 9 和 10 节）。

2. **C3 肾小球肾炎和 DDD**　对于荧光下仅有 C3 沉积的恢复期 APSGN,需与 C3 肾小球肾炎鉴别,一般通过临床病史、实验室检查来鉴别。单从形态来看,有时很难鉴别,还需要定期随访。若基底膜内有高密度条带状沉积物,则考虑 DDD。

3. **系膜增生性肾小球肾炎**　恢复期 APSGN 以系膜细胞增生为主需与其他系膜增生性肾小球肾炎相鉴别。电镜检查大多可见上皮下电子致密物沉积（有时沉积物溶解成透明区）,再结合临床及实验室检查。

4. **膜增生性肾小球肾炎（MPGN）**　临床上,起病过程与急性肾炎很相似,但膜增生性肾小球肾炎无自愈倾向,故诊断为急性肾炎者如病程超过两个月仍无减轻应考虑膜增生性肾小球肾炎;病理形态上,恢复期毛细血管内增生性肾小球肾炎,出现节段双轨征,类似膜增生性肾小球肾炎,必须仔细询问病史、观察荧光、电镜进一步鉴别。与冷球蛋白血症相关的 MPGN,沉积物在内皮下或系膜区,可见"微血栓"或微管状亚结构。

5. **与其他病原微生物感染后急性肾炎鉴别**　其他细菌感染后肾炎,病理改变可类似链球菌感染后肾炎,呈弥漫性增生及渗出性肾小球肾炎,其中金黄色葡萄球菌感染患者表现为 IgA 为主的免疫球蛋白沉积。如伴有原发性心脏病及感染性细菌性心内膜炎的全身表现或局部脓肿等感染灶可鉴别。

六、治　疗

本病是自限性疾病。基本上是对症治疗,主要环节为预防和治疗水钠潴留、控制循环血容量。急性起病后必须卧床休息，直至肉眼血尿消失。应给富有维生素的低盐饮食，控制蛋白质入量，水肿严重且尿少者，应控制入水量。出现肾功能不全、氮质血症者，应限制蛋白质入量，给予高质量蛋白质（含必需氨基酸的蛋白质，如牛奶、鸡蛋等）。患者应同时限制钾摄入量。

（一）对症治疗

常用噻嗪类利尿剂，必要时可用袢利尿剂利尿；用钙通道阻滞剂（如硝苯地平 20~40mg/d）及肼屈嗪、哌唑嗪控制血压；控制心力衰竭。

（二）感染灶治疗

在病灶细菌培养阳性时，应积极应用青霉素或大环内酯类抗生素治疗，有预防病菌传播的作用。大部分作者观察到，在肾炎起病之后又无活动性感染时应用抗生素治疗，对于肾炎的病情及预后没有作用。

（三）透析治疗

本病于以下两种情况时应用透析治疗：①少尿性急性肾衰竭，特别是呈高钾血症时。②严重水钠潴留，引起急性左心衰竭者。

七、预　后

本病预后好，临床与病理完全恢复的见于 92% 的儿童、60% 的成人。近数十年来，随着医学水平的提高，治疗措施的完善，严重并发症的控制，其死亡率明显下降。当一些患者肾衰竭难以恢复时，如能及时给予透析治疗，几乎全部患者均可自愈。

与本病有关的一些预后因素包括：①发病：流行发病预后较散发者好；②年龄：少年儿童患者预后较老年患者好，尤其有免疫缺陷的背景，如糖尿病或恶性肿瘤的老年患者预后更差。对成年人预后报告不一致；临床上呈严重而持续的高血压和／或肾病综合征和／或肾功能损害者，预后差；病理方面有新月体形成，电镜下呈不规则驼峰者预后差。而前驱感染、血尿严重程度、血补体下降、血清 ASO 滴度上升程度与预后均无关。

（王　晨　高丽芳　陈平圣）

第 3 节　IgA 沉积为主的感染后肾小球肾炎

IgA 沉积为主的感染后肾小球肾炎（IgA-dominant postinfectious glomerulonephritis，IgA-PIGN）多继发于金黄色葡萄球菌感染，包括甲氧西林敏感型金黄色葡萄球菌（methicillin-sensitive staphylococcus aureus，MSSA）和耐甲氧西林金黄色葡萄球菌（methicillin-resistant staphylococcus aureus，MRSA）。IgA-PIGN 多见于老年糖尿病、免疫力低下、肿瘤患者。临床往往有急性肾衰竭、蛋白尿和血尿，大多数患者有低补体血症。组织学多表现为毛细血管内增生和中性粒细胞浸润，有些病例只有系膜区增生。IgA 是唯一或主要沉积在肾小球的免疫球蛋白，与原发性 IgA 肾病相比，IgA-PIGN 似乎是独立的疾病，肾功能完全恢复的患

者不超过 1/5。

一、病因及发病机制

（一）感染源

最常见为血浆凝固酶阳性的耐甲氧西林金黄色葡萄球菌（MRSA）。金黄色葡萄球菌是人类化脓感染中最常见的病原菌，也是临床常见毒性较强的细菌，可引起局部化脓感染，也可引起肺炎、伪膜性肠炎、心包炎，甚至败血症、脓毒症等全身感染。自从 20 世纪 40 年代青霉素问世及广泛使用，有些金黄色葡萄球菌产生青霉素酶，表现为对青霉素的耐药。1959 年科学家研究出一种新的能耐青霉素酶的半合成青霉素，即甲氧西林（methicillin）应用于临床，英国的 Jevons 首次发现了耐甲氧西林金黄色葡萄球菌（MRSA），MRSA 从发现至今感染几乎遍及全球，已成为院内和社区感染的重要病原菌之一。

（二）发病机制

IgA 沉积为主的金黄色葡萄球菌感染后肾小球肾炎选择性 IgA 沉积的发病机理尚不清楚，但是很可能与宿主和抗原的特异性反应有关。有学者发现，感染 MRSA 后的肾小球肾炎患者血清 IgA 和 IgG 的多克隆增多、循环免疫复合物 IgA-IgG 水平升高及大量 T 细胞活化。因此推测感染 MRSA 后的肾小球肾炎可能由葡萄球菌肠毒素引起，这是一种超抗原。有关本病的发病机制，可以总结为以下几点：①细菌抗原和抗体可能形成循环免疫复合物沉积于肾脏，激活补体；②抗体和植入肾小球的带正电的细菌抗原或与细菌抗原结构相似的肾小球成分结合，形成原位免疫复合物并激活补体；③循环中带正电的细菌抗原沉积于肾小球直接活化补体；④细菌外毒素超抗原 TSST-1（中毒性休克综合征毒素）激活细胞因子，诱导 IgA 产生和 IgA 免疫复合物形成；⑤宿主易感性。老年糖尿病及免疫低下患者经常罹患亚临床黏膜感染，IgA 产生增加，且由于 IgA 的高唾液酸化导致 IgA 清除降低，高水平抗体易在肾小球中沉积。IgA-PIGN 合并糖尿病患者，系膜增生、肾小球硬化和血管病变更为明显。

二、病　理

IgA 沉积为主的急性感染后肾小球肾炎尽管主要继发于金黄色葡萄球菌感染，但具有链球菌感染后 PIGN 的大多数组织学特征。毛细血管内增生性和渗出性肾小球肾炎是 IgA-PIGN 主要的组织学类型。纯系膜增生性肾小球肾炎和新月体性肾炎分别占病例的 34% 和 6%。仅个别表现为膜增生性肾小球肾炎。

（一）光镜

1. **肾小球**　表现为弥漫性毛细血管内皮细胞增生伴中性粒细胞和单核细胞浸润（图 20-3-1），部分病例伴有节段性坏死、环状新月体和小新月体形成，少数病例还可出现微血栓。随着病情进展，可出现不同程度的肾小球硬化。若合并有糖尿病肾病，则有系膜基质的增生。部分病例以系膜增生为主。少数严重病例为新月体性肾小球肾炎（图 20-3-1）。

2. **肾小管**　常见红细胞管型，小管上皮细胞可见不同

程度的损伤性改变。

3. 肾间质　间质水肿,淋巴单核细胞、散在中性粒细胞和嗜酸性粒细胞等炎细胞浸润。在大多数病例中,肾小管萎缩和间质纤维化的程度较轻。

4. 肾血管　由于本病患者常有糖尿病等基础性疾病,所以易见中度或重度动脉硬化和小动脉玻璃样变性。个别患者可出现局灶感染性动脉炎。

(二)免疫荧光

以 IgA 为主的免疫球蛋白在毛细血管袢和系膜区颗粒状沉积(图 20-3-2),伴或不伴有微弱的 IgG 和 / 或 IgM 沉积。研究显示 IgA 沉积与 C3 沉积相关,大多数典型病例中 C3 荧光

强于 IgA(图 20-3-2),在毛细血管袢和系膜区颗粒状沉积,呈"满天星"样。少数病例 C1q 弱阳性。IgA-PIGN 患者肾组织 κ 轻链荧光的强度等于或者强于 λ 轻链,这与原发性 IgA 肾病的免疫病理特征有所不同。

(三)电镜

超微结构显示电子致密物的沉积主要在系膜区和副系膜区,偶有上皮下"驼峰样"或"杯托样"沉积(图 20-3-3)。所谓"杯托样"沉积是指沉积物底部基质增多呈环堤状将其包绕,纵切面似球在杯中图像。少数病例可以观察到内皮下和基膜内电子致密物的沉积。随着病程进展,上皮下电子致密物可出现吸收现象和消失。

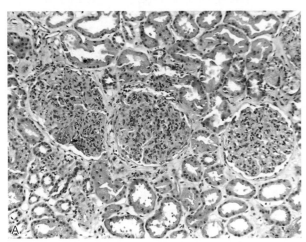
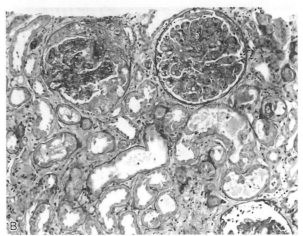

图 20-3-1　IgA 沉积为主的感染后肾小球肾炎

注:弥漫性毛细血管内皮细胞增生伴中性粒细胞和单核细胞浸润,伴新月体形成,可见肾间质水肿及散在单核细胞浸润,小管上皮细胞扁平(A. HE × 200 ;B. PAS × 200)。

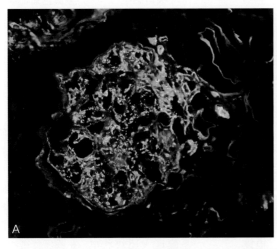
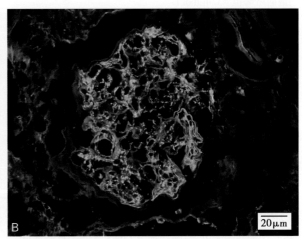

图 20-3-2　IgA 沉积为主的急性感染后肾小球肾炎

注:C3(A)和 IgA(B)沿毛细血管壁及系膜区呈粗大颗粒状沉积,C3 强度明显高于 IgA(IF × 400)。

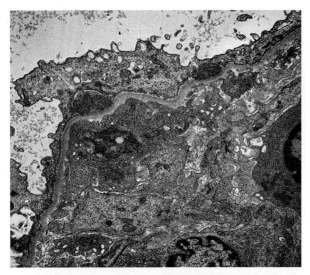

图 20-3-3　IgA 沉积为主的感染后肾小球肾炎

注：肾小球上皮下电子致密物"驼峰状"沉积（箭头所示）伴基底膜增厚，足细胞足突融合（EM×3 400）。

三、临床表现

（一）感染、败血症

患者可有发热、外周血白细胞升高、肝脾大、皮肤黏膜出血点等感染表现。最常见的感染部位是皮肤，51% 患者有皮肤感染包括蜂窝织炎（常累及下肢）、外科手术切口的感染、皮肤脓肿和静脉注射口的感染，其他部位包括肺部、泌尿道、骨、心脏、深部脓肿和上呼吸道等。在金黄色葡萄球菌感染的病例中，大部分为血浆凝固酶阳性金黄色葡萄球菌感染，包括 MRSA 和 MSSA 感染。从临床感染到肾脏疾病的发生平均时间为 2 周（范围是 0~16 周）。

（二）急性肾小球肾炎

1. 急性或急进性肾炎综合征及肾衰竭　血清肌酐峰值在 106μmol/L 至 1 282μmol/L 之间（平均 354μmol/L），78% 病例血清肌酐峰值 >354μmol/L。

2. 蛋白尿　蛋白尿常见（0.15~15.00g/d），20%~80% 患者有肾病综合征。

3. 镜下血尿　持续镜下血尿。1/4 病例发展为肉眼血尿。

4. 低补体血症　发生率约为 90%。

四、诊断与鉴别诊断

（一）病理诊断要点

1. 诊断 IgA-PIGN 时，免疫荧光和电镜观察非常重要，最佳组织标本取自肾皮质，理想肾小球数量在 20 个以上，免疫荧光和电镜观察以 3~5 个为宜，以免漏诊。

2. 诊断 IgA-PIGN 时需要分步进行，首先以光镜病理形态为病理诊断的基础，再结合免疫荧光、电镜及临床表现、患者年龄及感染分型，除外典型 PIGN 及 IgA 肾病等进行排除性诊断。

（二）诊断标准

1. IgA-PIGN 发病前有金黄色葡萄球菌感染的临床或实验室感染证据；

2. 低补体血症；

3. 光镜下诊断毛细血管内皮增生和渗出性肾小球肾炎；

4. 免疫荧光显示 IgA 和补体 C3 在肾小球沉积；

5. 电镜下系膜区及上皮下"驼峰样""杯托样"电子致密物沉积。

（三）鉴别诊断

由于通常 IgA-PIGN 是通过肾活检组织学检查来确诊的，因此其鉴别诊断包括主要表现为毛细血管内增生的 PSGN、Ⅳ型狼疮性肾炎、寡免疫沉积型新月体肾炎等；表现为 IgA 介导的肾炎，例如 IgA 肾病、紫癜性肾炎等；有时合并糖尿病时，注意和膜增生性肾小球肾炎鉴别。

1. 链球菌感染后肾小球肾炎　通过发病年龄、病原微生物（病原菌的鉴定分型）以及病理学（免疫荧光和电镜）表现进行鉴别。链球菌感染后肾小球肾炎免疫荧光 IgG 强阳性。

2. 原发性 IgA 肾病　与原发性 IgA 肾病相比，IgA 沉积为主的 PIGN 的临床和组织学特点包括起病在老年人、急性肾衰竭、金黄色葡萄球菌感染史、血清补体下降，光镜下弥漫毛细血管内增生伴有明显的中性粒细胞浸润，免疫荧光 C3 强于 IgA，电镜下系膜区、上皮下"驼峰样"电子致密物的沉积。有以上特征时，诊断以 IgA 沉积为主的 PIGN 的把握较大。

众所周知，IgA 肾病的起因与感染有关，尤其是上呼吸道感染。从感染发展到肾炎的临床表现没有潜伏期，有这种基础表现的病例被称为"咽炎后肾小球肾炎"。此外，IgA 肾病是 IgA 产生过多所引起的，与支气管和胃肠道的黏膜感染有关，通常呈慢性病程（见表 20-3-1）。

表 20-3-1　IgA 沉积为主的 PIGN 与 IgA 肾病的比较

鉴别要点	IgA 肾病	IgA 沉积为主的 PIGN
临床特点		
感染	上呼吸道感染	金黄色葡萄球菌感染后
患者年龄	儿童、青少年	老年人
低补体血症	少见	常见
糖尿病史	罕见	常见
急性肾衰竭	少见，慢性病程	常见
病理特点		
光镜	系膜增生为主，可伴有局灶活动性病变	内皮细胞和系膜细胞增生伴中性粒细胞浸润
免疫荧光	IgA 系膜区团块状沉积，可伴有 IgG 和 C3 沉积	C3 强于 IgA，系膜区及毛细血管袢颗粒状"满天星"沉积
电镜	系膜区大团块状电子致密物沉积	系膜区致密物沉积偶伴上皮下"驼峰状""杯托样"沉积

注：PIGN，感染后肾小球肾炎。

3. 紫癜性肾炎 一般肾外的表现包括紫癜、关节炎、腹痛、消化道出血、血清补体正常,都支持紫癜性肾炎的诊断。金黄色葡萄球菌感染后的紫癜性肾炎的报道并不多见。

4. 狼疮性肾炎 毛细血管内皮细胞的增生和上皮下的"驼峰状"电子致密物沉积在狼疮性肾炎是可见的,但狼疮性肾炎荧光以 IgG 为主,经常为"满堂亮"。另外结合临床有无系统性红斑狼疮的阳性体征,实验室检查相关血清学阳性,比如 ANA、双链 DNA 等来进行鉴别。

五、治 疗

(一)抗感染治疗

IgA-PIGN 病例大多数使用抗生素治疗。细菌鉴定对于金黄色葡萄球菌感染来说至关重要,尤其在 MRSA 感染的情况下需要进行针对性治疗,敏感药物有万古霉素、替加氟霉素、利奈唑胺、氟喹诺酮类药物和达托霉素等。类固醇激素使用可能会增加感染复发的风险。研究表明,仅在对抗生素治疗无效的情况下加用类固醇激素。

(二)急性肾炎综合征及急性肾衰竭的对症支持治疗

如果急性肾炎综合征出现少尿、无尿,合并严重的高血压或肾衰竭时需要住院治疗。限制水钠摄入,必要时使用利尿剂,对高血压治疗反应良好;持续的高舒张压,可加用其他降压药物,如钙通道阻滞剂,血管扩张剂,血管紧张素转换酶抑制剂(ACEI)和血管紧张素受体拮抗剂。如果患者出现严重的肾衰竭,需要进行肾脏替代治疗。

六、预 后

老年患者的金黄色葡萄球菌感染相关 IgA-PIGN,尽管有针对性抗感染治疗,预后也有不同,大约 16% 病例可完全恢复,43% 病例有持续性的肾功能不全,41% 发展到终末期肾病。进展为 ESRD 的患者中 2/3 合并有糖尿病肾病,提示预后不良。

影响预后的主要因素,包括糖尿病肾小球硬化、肾小管萎缩、间质纤维化和新月体数目、患者年龄、发病时的肌酐水平及蛋白尿程度等。

(王 晨 高丽芳)

第 4 节 感染性心内膜炎相关性肾炎

感染性心内膜炎相关性肾炎(infectious endocarditis-associated glomerulonephritis)是继发于心瓣膜感染的肾小球肾炎。曾有栓塞性非化脓性局灶性肾炎、局灶栓塞性肾炎、局灶节段增生坏死性或硬化性肾小球肾炎等称谓。继发于亚急性细菌性心内膜炎者,常由链球菌感染已有病变的心瓣膜所致,多见于原有风湿性心内膜炎患者;而继发于急性细菌性心内膜炎者,由金黄色葡萄球菌感染原本正常的心瓣膜,多见于静脉吸毒人群。临床表现为血尿、蛋白尿和低补体血症,弥漫性肾小球肾炎患者可出现肾功

能障碍,少数患者 ANCA 可阳性。肾活检显示 50% 病例为弥漫性或局灶性肾小球肾炎,其余病例为 I 型 MPGN。临床上需与其他部位感染引起的肾小球肾炎、原发性 I 型 MPGN、狼疮性肾炎、ANCA 相关性肾炎、IgA 肾病等相鉴别。

一、流行病学

尽管心内膜炎相关肾炎的发病率尚无准确统计,但大家公认抗生素使用减少了发病率。个别较大样本研究显示:男性患者较女性为多;发病人群从年轻为主到以老年为主转变,可能与糖尿病的发生率增加有关;优势病原微生物从链球菌转变为金黄色葡萄球菌,可能与亚急性、急性细菌性心内膜炎此消彼长有关。

二、病因及发病机制

研究表明感染性心内膜炎血液培养中最常见的病原体是金黄色葡萄球菌(53%),其中有 56% 的甲氧西林耐药性,链球菌是第二常见的病原体(23%)。

亚急性细菌性心内膜炎主要为草绿色链球菌,其次为凝固酶阴性表皮葡萄球菌,其他尚有放线菌属、肠球菌属、缓症链球菌、流感嗜血菌属、淋病奈瑟球菌、鹦鹉衣原体、汉赛巴尔通体等。若为牛链球菌、微黄色奈瑟菌感染,常伴有血清 ANCA 滴度升高。本病多在风湿性心内膜炎基础上发生,细菌侵犯原有病变的瓣膜。

急性细菌性心内膜炎主要为金黄色葡萄球菌,细菌侵犯正常瓣膜。由葡萄球菌感染引起的心内膜炎相关性肾小球肾炎明显增多,全部病例中超过 50%、致死病例中超过 1/3 为此菌感染。静脉吸毒人员罹患葡萄球菌感染性心内膜炎中 40%~70% 继发肾小球肾炎。

免疫性损伤是本病的主要发病机制。相关证据有:①肾小球存在免疫复合物;②已经证实有循环免疫复合物;③血清低补体;④许多患者发病与补体经典途径活化有关;⑤此病患者的肾脏提取液与自身血培养的细菌起反应。此外,细菌胞壁抗原(如葡萄球菌)可能以非免疫方式活化补体而参与发病。

静脉吸毒、心瓣膜病、丙型肝炎病毒感染和糖尿病常与本病共存,提示其与本病发生有密切关系。心脏介入手术导致的心脏感染,也与本病发生有关。涉及的心瓣膜包括三尖瓣(43%)、二尖瓣(33%)和主动脉瓣(29%)。

三、病 理

(一)肉眼观察

肾脏正常或充血肿大,2/3 患者肾脏有出血点(俗称蚤咬肾)。重症病例可有肾脓肿、肾梗死,梗死与单支或多支弓形动脉或大的小叶间动脉栓塞有关,而非免疫介导的血管炎。

(二)光镜

1. 肾小球(图 20-4-1) 在 Boils 报道的 49 例心内膜炎相关肾炎中,53% 为新月体性肾小球肾炎。小球内见中性粒细胞浸润、核碎片和新月体形成,毛细血管祥可见节段纤维素样坏死;亦可见毛细血管内血栓形成、系膜

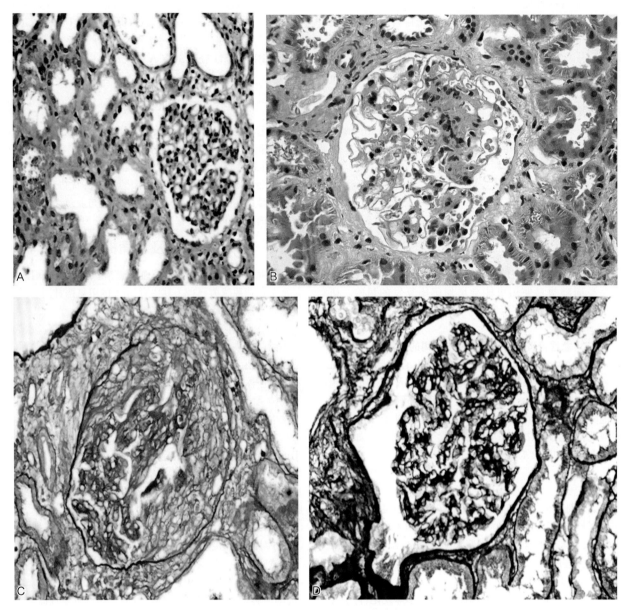

图 20-4-1　感染性心内膜炎相关性肾炎

注:A. 肾小球系膜细胞及基质局灶轻度增生伴急性肾小管损伤(HE×200);B. 节段毛细血管内增生性肾小球肾炎,毛细血管腔狭窄或闭塞,系膜基质轻度增多(HE×400);C. 肾小球细胞纤维性大新月体形成(PAS×400);D. 肾小球缺血皱缩(PASM×400)。

节段或叶状增生或硬化等改变。33% 为弥漫增生性肾小球肾炎,其中部分为弥漫性毛细血管内增生性肾小球肾炎,毛细血管腔狭窄或闭塞,系膜基质轻度增多。10% 为轻度系膜增生性肾小球肾炎,吸收期常只显示系膜增生。4% 为局灶增生性肾炎。膜性增生性肾炎罕见,镜下见弥漫毛细血管内增生,基底膜双轨征,系膜区叶状增宽,内皮下嗜复红蛋白沉积。慢性病例和非细菌性心内膜炎病例常见小球硬化和球囊粘连。除非败血性栓子,小球内无病原体。

2. 小管间质　急性小管损伤(图 20-4-1A)、红细胞管型十分常见,可有小管萎缩;普遍有间质炎症,即使处于治疗后静止期也不例外。

3. 其他改变　可见动脉内膜非特异性增厚,但血管炎罕见。长期反复发作的心内膜炎偶有肾淀粉样变并发症,抗生素或其他药物可能导致间质性肾炎。

(三) 免疫荧光

光镜下不管为弥漫病变还是局灶病变,免疫球蛋白和补体均广泛沉积(图 20-4-2),偶见"满堂亮"现象。一般呈颗粒状荧光,沿小球毛细血管壁分布,有时在系膜区沉积;几乎均有 C3 沉积,37% 病例只有 C3 沉积;IgG、IgA 和 / 或 IgM 见于 27%~37% 的病例,12% 的病例以 IgA 为主,IgG 和 IgM 可见于大的内皮下沉积物中;亦有

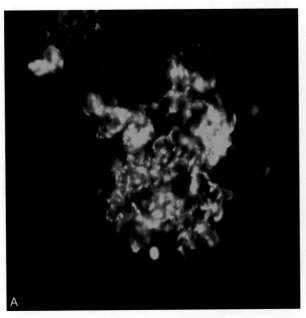 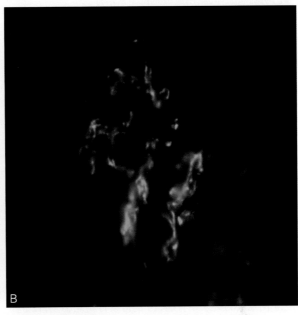

图 20-4-2 感染性心内膜炎相关性肾炎
注:IgM(A)和 C1q(B)在硬化区、系膜区及节段毛细血管壁沉积(IF×400)。

线性荧光报道,但并不意味有抗基底膜抗体形成;6% 病例无明显免疫球蛋白和 C3 沉积。偶在小球中检测到细菌抗原。

(四)电镜

内皮下、上皮下和/或系膜区沉积物常见。少数光镜下弥漫增生性肾小球肾炎病例有上皮下驼峰状沉积物。得到有效治疗后,毛细血管壁沉积物首先消失,系膜区沉积物可持续 6 个月以上。单纯的坏死性病例可没有沉积物。55% 病例可有广泛足突融合。

有学者报道一例未见小球沉积物,毛细血管祥系膜基质节段轻度增生,上皮细胞可见胞浆脱落、足突节段融合等改变,小管间质炎细胞浸润。

四、临床表现

主要表现在感染性心内膜炎和肾小球肾炎两方面。

典型的感染性心内膜炎可有心瓣膜功能障碍、败血症和栓塞等表现,患者可有心脏杂音、发热、白细胞升高、视网膜出血(Roth 点)、贫血、肝脾大、皮疹等一系列表现。若为急性感染性心内膜炎,心功能障碍十分突出。也有部分轻症患者,临床表现不明显。

约 20% 心内膜炎患者有肾脏病征象,其中血尿常见,肉眼血尿可能与肾炎有关或者与败血症栓塞导致的肾梗死有关。蛋白尿通常较轻,可有管型尿,肾病综合征罕见。弥漫性肾小球肾炎可能导致肾功能障碍,表现为尿素氮和肌酐升高。抗生素出现前,尿毒症发生率为 5%~10%;抗生素使用后,尿毒症发生率降为 3%~4%。

实验室检查显示:半数以上患者低补体,其中 C3 较 C4 降低更普遍;少数患者 ANCA 阳性,PR3 或 MPO 或二者兼有;类风湿因子和冷球蛋白亦可阳性。

五、诊断与鉴别诊断

临床感染性心内膜炎病史和相关表现(特别是心瓣膜损伤表现和血培养阳性),肾脏病理检查显示肾小球肾炎,二者兼备即可确诊。须与以下疾病鉴别:

(一)其他部位感染灶引起的感染后肾小球肾炎

各种感染均有类似的肾活检表现(如:骨髓炎、脓肿、分流术、导管感染),需要结合临床病史和辅助检查来鉴别。

(二)IgA 肾病

IgA 肾病无感染性心内膜炎病史,肾小球毛细血管丛坏死、血栓形成和内皮下沉积更多见于心内膜炎相关性肾炎。

(三)ANCA 相关的寡免疫沉积坏死性肾小球肾炎

本病肾小球内缺少沉积物,有时仅从形态上很难与心内膜炎相关的坏死性肾炎相鉴别,需要结合病史。

(四)狼疮性肾炎

除了病史不同外,狼疮性肾炎患者的小球内免疫球蛋白沉积更广泛。

(五)膜增生性肾小球肾炎

显著的坏死多提示心内膜炎相关肾炎,再结合病史,不难鉴别。

六、治 疗

(一)抗微生物治疗

为最重要治疗措施。用药原则是:①早期治疗,在连续送 3~5 次血培养后即开始治疗;②充分用药,选用敏感抗生素,足量、长疗程;③静脉用药为主;④病原不明时,急性者用对金黄色葡萄球菌、链球菌和革兰氏阴性杆菌均有效的广谱抗生素，亚急性者选用针对链球菌有效的抗生素；⑤血培养已明确病原体，则用最敏感抗生素治疗。

较常用的药物为青霉素类、头孢类抗生素和万古霉素，真菌感染可用两性霉素 B 治疗。

（二）外科手术置换瓣膜

严重瓣膜病致心力衰竭、真菌性心内膜炎、充分使用抗菌药物效果不佳、反复发生大动脉栓塞等情况下，应进行瓣膜置换手术。

（三）抗肾小球肾炎治疗

皮质激素、环磷酰胺联合上述的抗生素治疗可收到一定效果。免疫抑制剂使用以不加重心内膜炎为度；尽量避免使用有损肾脏的抗生素。对于肾衰竭患者，注意纠正水电解质和酸碱平衡紊乱，血浆置换和透析治疗在其他治疗难以奏效的情况下可以考虑。

七、预　后

因为基础疾病较严重，所以总体上感染性心内膜炎相关肾炎预后欠佳。Boils 等报道显示，在 38 例随访中，8 例死亡，4 例发展为终末期肾病，14 例持续肾功能不全，12 例肾功能恢复。肾脏的各种病理类型中，坏死性和新月体性肾小球肾炎预后差。

（叶朝阳　薛　澄）

第 5 节　分流性肾炎

分流性肾炎（shunt nephritis）是一种罕见的肾脏疾病，是脑积水患者应用分流装置作脑室心房（或颈静脉）分流术后，在分流部位反复感染，病原体刺激机体产生抗体，形成免疫复合物并沉积于肾小球，而导致的肾小球肾炎。

一、流行病学

在 1965 年，1 个黑人患者被诊断为分流性肾炎，此后陆续有学者报道，但仍属罕见疾病。所有年龄段的男性和女性均可罹患此病。大约 12% 脑室分流术继发感染，其中约 0.7%~2.3% 合并分流性肾炎。几乎所有分流性肾炎（85%）都源自脑室 - 静脉（心房）分流，手术放置的分流管为慢性、间歇性或持续的菌血症创造了条件，而菌血症正是免疫介导的分流性肾炎发生的前提。分流性肾炎患者中仅 5% 由脑室腹腔分流引起。剩下的 10% 患者分流类型不确定，国内曾报道 1 例腹腔 - 颈静脉分流继发分流性肾炎的病例。

二、病因及发病机制

分流性肾炎的致病菌多为低致病力细菌，75% 病例为凝固酶阴性的表皮葡萄球菌，少数为白色葡萄球菌、不动杆菌、棒状杆菌、李斯特菌、痤疮丙酸杆菌、铜绿假单胞菌等。细菌与脑室 - 心房分流管的疏水材料有高度亲和力，黏附在上面形成生物膜，逃避了抗生素和免疫系统的攻击。细菌反复进入血液循环，导致菌血症。细菌抗原诱发免疫系统产生抗体，导致肾脏的免疫复合物沉积，激活补体经典途径和旁路途径，大量炎症介质释放，引起慢性免疫复合物性肾小球肾炎。

研究发现分流管长期的低强度感染是分流性肾炎发生的先决条件，单次高强度感染罕见引起本病。

三、病　理

（一）光镜

主要发现三类病理改变：I 型 MPGN、局灶或者弥漫增生性肾小球肾炎和新月体性肾小球肾炎。其中 I 型 MPGN > 60%，毛细血管内增生性肾小球肾炎约占 33%（图 20-5-1），无基底膜增厚的系膜增生性肾小球肾炎少于 10%，新月体性或坏死性肾小球肾炎罕见。感染消退后活检，可见肾小球内细胞数轻度增多、纤维性新月体、球性硬化等病变。

（二）免疫荧光

肾小球内颗粒状或者条带状免疫复合物沉积。90% 以上的分流性肾炎患者有 C3 沉积（图 20-5-1D），60% 以上患者有 IgM 和 IgG 沉积，少数患者有 IgA 沉积。此外，约 25%~33% 患者尚有 C1q 和 C4 沉积。

（三）电镜

常见系膜区和内皮下电子致密物沉积，少见上皮下"驼峰状"沉积；可见系膜插入及新基底膜形成；局灶节段足突融合。

四、临床表现

分流性肾炎的临床表现多样。最常表现为血尿、蛋白尿、贫血和高血压；肾病综合征见于 25% 病例；可有急慢性肾衰竭；患者还可出现发热、乏力、关节痛、肝脾大、皮疹、颅内压升高等表现。

尿检通常显示血尿和蛋白尿，血清补体 C3、C4 的含量较低，γ 球蛋白明显升高，C 反应蛋白、类风湿因子和冷球蛋白的含量可能略有升高。偶尔 ANA 或 ANCA 阳性。血培养和脑脊液培养显示凝固酶阴性的葡萄球菌阳性。

五、诊断与鉴别诊断

（一）诊断

由于该病少见，临床表现不具特异性，易误诊为狼疮肾炎、肾病综合征等而使用激素和免疫抑制剂，使病情恶化。因此病史采集非常重要，任何分流术后患者出现发热等感染症状以及肾功能损害后，都要怀疑是否发生了分流性肾炎。有分流手术史、血和 / 或脑脊液细菌培养阳性、肾穿刺病理检查有小球病变即可诊断。

（二）鉴别诊断

1. I 型 MPGN　病理形态类似，分流性肾炎有分流手术史及慢性感染表现。

2. 冷球蛋白血症性肾炎　形态类似分流性肾炎，无分流手术史，且本病患者肾小球毛细血管腔内有 PAS 阳性的假血栓；常与丙型肝炎病毒感染有关。

3. 毛细血管内增生性肾小球肾炎　主要根据病史及辅助检查来鉴别。

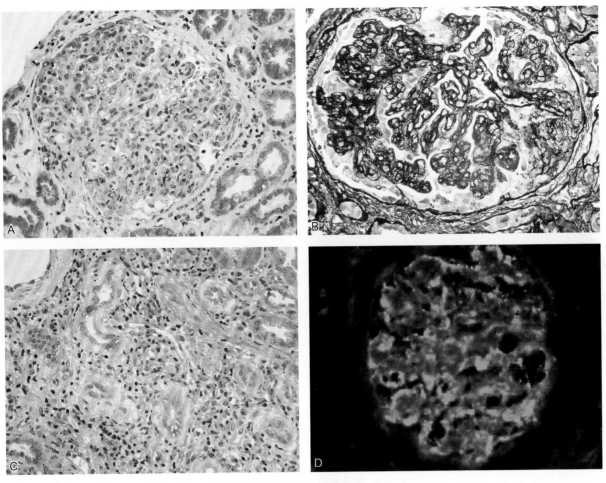

图 20-5-1 分流性肾炎

注:A、B. 肾小球体积增大,内皮细胞、系膜细胞重度增生伴炎细胞浸润,毛细血管腔及球囊腔狭窄,毛细血管壁增厚呈双轨(A. Masson×400;B. PASM×400);C. 灶性小管萎缩伴间质淋巴、单核细胞、少量嗜酸性粒细胞浸润(HE×200);D. C3 呈颗粒状沿毛细血管壁、系膜区分布(IF×400)。

六、治 疗

立即去除感染的分流管,在放入新的引流装置前维持 1~2 周的暂时性脑脊液体外引流,同时静脉滴注敏感抗生素至少 10 天,然后将原来的脑室 - 心房分流改为脑室 - 腹腔分流。少数可能进展到 ESRD,需要频繁的监测患者肾脏进展与脑室分流情况。

七、预 后

多数经抗感染治疗后康复;约 25% 病例发展为终末期肾病或死于并发症;约 25% 病例有持续性蛋白尿和氮质血症。

(叶朝阳 薛澄)

第 6 节 梅毒性肾炎

梅毒性肾炎(syphilis associated glomerulonephritis)是由梅毒螺旋体急慢性感染引起的肾脏病。胎传梅毒易累及肾脏,而成年人后天梅毒引起的肾脏病变非常少见。梅毒性肾炎的临床表现主要为肾病综合征,胎传梅毒尚可出现肾炎综合征。抗梅毒治疗后可出现肾病综合征、伴有血尿的氮质血症等,被称之为梅毒治疗相关性肾病。肾脏病理改变不管在胎传梅毒或后天梅毒均以膜性肾病最常见。直接感染可见小管间质炎症及闭塞性动脉内膜炎等。通常在抗梅毒治疗后 1~6 月内病变消退。

一、流行病学

梅毒是常见的性传播疾病,在我国发病率逐年升高,据部分学者报道,我国后天梅毒发病率 50/10 万 ~70/10 万,无明显性别差异,任何年龄均可发生,好发年龄主要为中青年(20~49岁)。后天梅毒继发性肾炎只有零星报道。在西方发达国家,梅毒性肾炎也比较罕见。胎传梅毒较后天梅毒发病率低,在生后 2 周到 18 个月为高发期,约 46% 出现肾脏病变。

二、病因及发病机制

梅毒的病原体是苍白螺旋体,在暗视野显微镜下观察,其外形显示均匀螺旋状,在组织切片上不能用常规染色法显示,需要特殊的镀银染色法或免疫荧光检查。梅毒病原体侵入机体后,经淋巴管迅速播散全身引起多器官病变,也可以通过胎盘传染给胎儿引起胎传梅毒。

梅毒抗原可刺激体液免疫,产生抗体,引起Ⅲ型变态反应,造成组织损伤;也可刺激细胞免疫,活化淋巴细胞和巨噬细胞,引起Ⅳ型变态反应,产生肉芽肿性病变。肾脏损伤的机制有四条:①直接感染;②免疫复合物介导(未治疗阶段);③在治疗过程中梅毒螺旋体释放抗原引起免疫反应;④梅毒感染引起 AA 型淀粉样变累及肾脏。

三、病 理

(一)光镜

1. 肾小球病变 膜性胎传梅毒或后天梅毒引起的肾损害主要病变在肾小球,膜性肾病相对常见,一般同时伴有轻度系膜细胞增生。少数病例为弥漫增生性肾小球肾炎,可有新月体形成。也有的病例为轻微病变(图 20-6-1)。极少数患者出现 AA 型淀粉样变。

2. 肾小管间质性肾炎 肾小管间质性肾炎与梅毒螺旋体直接感染有关。胎传梅毒死产胎儿易见小管间质性肾炎。主要病理改变如下:

(1)闭塞性动脉内膜炎及血管周围炎:小动脉内皮细胞及成纤维细胞增生,管壁向心性增厚,管腔狭窄或闭塞,血管周围有单核细胞、淋巴细胞、浆细胞浸润,血管壁可发生坏死,可见于各期梅毒。其中血管周围浆细胞浸润较有特异性。

(2)树胶肿:病灶为灰白色、境界清楚、质韧、略有弹性如树胶故称树胶肿,又称梅毒瘤,是梅毒的特征性病变,见于三期梅毒。镜下结构类似结核性肉芽肿,可出现干酪样坏死,不同于结核结节是坏死不彻底,弹力纤维可保存,类上皮细胞和 Langhans 巨细胞较少。其周围的小动脉内膜炎和血管周围炎较明显,有浆细胞浸润。树胶肿可被吸收、纤维化和瘢痕形成但很少钙化。

(二)免疫荧光

在肾活检标本上进行的抗体洗脱研究显示,在肾小球免疫复合物中存在抗梅毒螺旋体抗体。这一发现表明,由于梅毒螺旋体抗原与相应抗体结合形成免疫复合物,沉积于肾脏,导致了肾小球肾炎的发生。文献报道梅毒性肾炎最常见的病理类型为膜性肾病,因此免疫荧光主要显示 IgG 和 C3 在 GBM 上皮侧和肾小球系膜区呈颗粒状分布。部分病例伴有小管间质性肾炎,间质可有免疫球蛋白沉积。

(三)电镜

若为膜性肾病,可见上皮下电子致密物沉积、钉突形成;若类似感染后增生性肾小球肾炎,则可见上皮下"驼峰状"电子致密沉积物。可见足突融合、微绒毛形成,以及轻度系膜增生。

四、临床表现

后天梅毒在疾病发展的不同阶段有不同表现,可有无痛性硬下疳、局部淋巴结肿大、梅毒疹以及心血管和神经系统受累等表现,继发性肾病多表现为肾病综合征,肾炎综合征罕见。胎传梅毒可出现剥脱性皮炎、马鞍鼻、马刀胫、发育不良、间质性角膜炎、神经性耳聋、内脏纤维化等一系列表现,累及肾脏可表现为肾病综合征、肾炎综合征或血尿。抗梅毒治疗后可出现肾病综合征或氮质血症、血尿。

五、诊断与鉴别诊断

诊断要点包括:①梅毒感染史,同时伴有肾脏受累表现;②肾组织银染结合暗视野显微镜、免疫荧光或 PCR 方法找到病原体;③梅毒螺旋体血凝试验(TPHA)、荧光密螺旋体抗体吸收试验(FTA-ABS)阳性;④肾活检显示肾小球肾炎和/或小管间质性肾炎,伴浆细胞浸润的小动脉炎、树胶肿。

鉴别诊断:主要与其他原因引起的膜性肾病和感染后肾小球肾炎鉴别。血清学检查、梅毒感染史、梅毒性膜性肾病患者 PLA2R 阴性可鉴别。婴儿膜性肾病应考虑胎传梅毒。

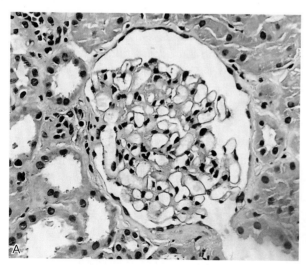
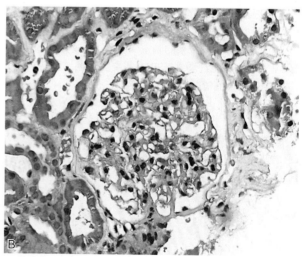

图 20-6-1 梅毒性肾炎
注:肾小球轻微病变(A. HE×400;B. Masson×400)。

六、治疗及预后

抗梅毒治疗首选青霉素,常用苄星青霉素 G,达到有效血药浓度后维持用药 10 天以上。如果青霉素过敏,则选用头孢曲松钠或四环素类抗生素。为避免治疗过程中因梅毒抗原释放过多而使病情加重,应适当给予糖皮质激素。一般经 3~6 周有效治疗后病变消退。

(叶朝阳　薛澄　陈平圣)

第 7 节　血吸虫病相关性肾病

血吸虫病(schistosomiasis)相关性肾病是指由血吸虫感染所导致,以抗原抗体复合物在肾小球沉积,临床以不同程度蛋白尿为主要表现的继发性肾小球肾炎。1968 年 Andrade 等报道曼氏血吸虫感染与肾病的联系。60 年代初期,我国学者在日本血吸虫肝硬化患者尸检中曾发现有以肾小球病变为主的肾脏损害。

一、流行病学

血吸虫病是血吸虫寄生在人和多种哺乳动物静脉血管内,吸食宿主血液所引起的病变。寄生于人体的血吸虫有 6 种,包括埃及血吸虫、曼氏血吸虫、日本血吸虫、湄公河血吸虫、刚果血吸虫和马来血吸虫,其中以埃及血吸虫病、曼氏血吸虫病和日本血吸虫病流行广泛、危害严重。曼氏血吸虫病主要流行于整个非洲以及拉丁美洲和中东大部分地区,日本血吸虫病流行于亚洲,埃及血吸虫病则流行于非洲和中东部分地区。少数刚果血吸虫感染和湄公河血吸虫感染分别见于非洲和印度支那,我国仅有日本血吸虫病流行。

血吸虫是唯一一种非雌雄同体的吸虫,每一个体仅有一种性别。因此,只有雌、雄性同时感染时才能产生虫卵。血吸虫在脊椎动物体内不能繁殖,因此每个感染者体内的虫体数量相对恒定。

人体是血吸虫感染的终末宿主,在被血吸虫尾蚴污染的水域活动时被感染。尾蚴从中间宿主淡水螺中游出,穿过人体的皮肤进入血流,在肝内成熟,最终在发育为成虫前移位、定居于静脉系统、肠壁或肠系膜。雌虫位于雄虫的抱雌沟中,将卵产在肠系膜静脉及胃肠道黏膜下血管中,虫卵由此进入胃肠腔和粪便。如虫卵进入淡水中即可孵化,释放出有运动纤毛的毛蚴侵入淡水螺。在螺体内,幼虫进一步发育成尾蚴,释放入水进入下一个生活周期。

血吸虫病相关性肾病发病率情况缺乏准确数据,但有小样本的报告。Rocha 报告 100 例曼氏血吸虫病患者中 15% 有不同程度蛋白尿,其中 9 例表现为肾病综合征;国内 1958 年以前大面积血吸虫普查中无肾脏损害报告,周学章最早报告 7 例急性血吸虫病性肾病,发病率为 16.5%。

二、发病机制

血吸虫病对泌尿系及肾脏的损害包括血吸虫卵异位和血吸虫卵体蛋白成分刺激人体产生循环免疫复合物在肾小球内沉积两种机制。血吸虫寄生于肠系膜下静脉及痔上静脉内,所产的血吸虫卵主要随静脉门静脉血流汇入肝脏,以肝脏等消化道受累为主。极少数患者血吸虫卵也可在脑部、生殖系统及泌尿系统等部位沉积,血吸虫卵在泌尿系或肾脏组织沉积,可在组织局部引起炎细胞浸润、巨噬细胞增生聚集、肉芽组织增生,形成以血吸虫卵为中心的肉芽肿。部分患者肾脏病变并无血吸虫虫体或虫卵,系由血吸虫或卵体蛋白等成分,刺激人体产生循环免疫复合物,免疫复合物在肾小球系膜、基底膜沉积所致Ⅲ型免疫反应所致。

三、病理

(一)光镜

埃及血吸虫、日本血吸虫及曼氏血吸虫寄生于人体肠系膜下静脉及痔上静脉内,引起肠道血吸虫病,但虫卵也可沉积于肾脏,引起异位损害,局部改变与肠壁病变相似,可有急性虫卵结节(嗜酸性脓肿)及慢性虫卵结节,即虫卵肉芽肿(图 20-7-1)。

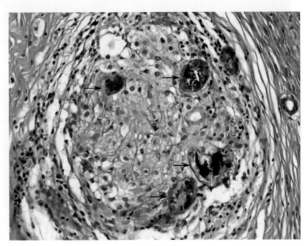

图 20-7-1　血吸虫病虫卵肉芽肿

注:图中圆形病灶即为慢性虫卵结节(肉芽肿),主要由上皮样细胞构成,箭头所示为死亡虫卵(HE × 400)。

光镜下见肾小球系膜细胞及基质不同程度增生,系膜区增宽,个别肾小球硬化(图 20-7-2)。少见的病理改变可表现为肾小球基底膜弥漫性增厚,可出现“梳齿样”改变及上皮下嗜复红蛋白沉积。

肾小管-间质可无异常改变,或有不同程度炎症细胞浸润,肾小管上皮细胞变性改变;肾间质血管可无异常改变,长期伴有高血压者血管壁可增厚。

亦有表现为肾淀粉样变性病理改变,淀粉样物主要沉积在肾小球,而小动脉、肾小管-间质则较少。肾小球中淀粉样物主要见于肾小球系膜,多数靠近血管极处,病变呈节段性伴淀粉样物沉着,有些呈肾小球系膜增生和灶性基底膜增厚。

(二)免疫荧光

免疫荧光沉积特异性不高,肾小球系膜区可有 IgG、IgM 沉积,荧光强度不等;膜性肾病改变以血管袢颗粒状 IgG 沉积为主(图 20-7-3)。

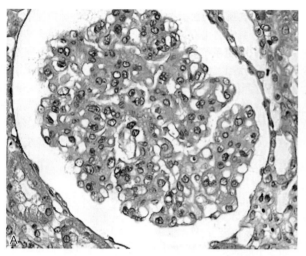
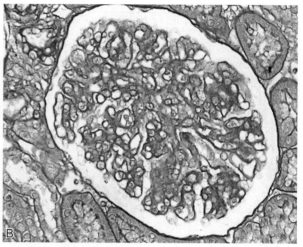

图 20-7-2　血吸虫病相关性肾病

注：肾小球系膜细胞、系膜基质增生（A. HE×400；B. PAS×400）。

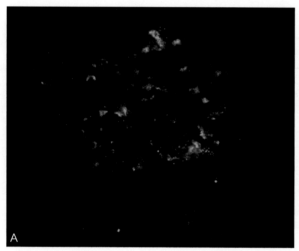
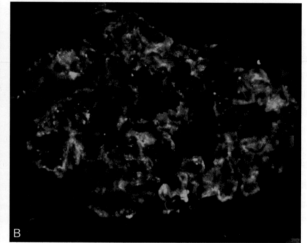

图 20-7-3　血吸虫病相关性肾病

注：A. IgM 颗粒状荧光，主要分布于系膜区（IF×400）；B. IgG 颗粒状荧光，分布于毛细血管袢和系膜区（IF×400）。

（三）电镜

系膜细胞和系膜基质不同程度增生，可见上皮下电子致密物沉积，足突融合；基底膜可不同程度增厚，尤其膜性肾病者基底膜增厚为主（图 20-7-4）。

四、临床表现

根据血吸虫病发病情况，可分为急性和慢性两种临床类型；临床表现为不同程度蛋白尿，以轻-中等程度蛋白尿为主，少数患者表现为肾病综合征；可无或伴有镜下血尿、白细胞尿；高血压发生较少，一般不发展至慢性终末期肾衰竭。

五、诊断与鉴别诊断

（一）病理诊断要求

血吸虫病相关性肾病诊断标准包括：①血吸虫急性或慢性感染病史或实验室证据；②以不同程度蛋白尿为主的

临床表现，伴有血尿、高血压、肾功能损害；③除泌尿系或肾脏异位血吸虫病可见到血吸虫卵及以血吸虫卵为中心的肉芽肿外，肾小球病变常常不能见到血吸虫卵，根据病理改变并排除其他疾病。

（二）鉴别诊断

血吸虫病相关性肾病主要与肝硬化损害、非 IgA 性系膜增殖性肾小球肾炎、原发性膜性肾病鉴别。

血吸虫病是导致肝硬化主要病因之一，肝硬化相关性肾病可表现为系膜细胞和系膜基质的增生改变，与血吸虫病性肾病病理改变相似，免疫荧光改变在两者鉴别中作用较大，肝硬化时免疫荧光以系膜区 IgA 沉积为主。

非 IgA 系膜增殖性肾小球肾炎、原发性膜性肾病与血吸虫病相关性肾病鉴别，主要依据血吸虫病病史或实验室证据。

六、治疗及预后

主要针对血吸虫感染原发病因治疗，吡喹酮在治疗血

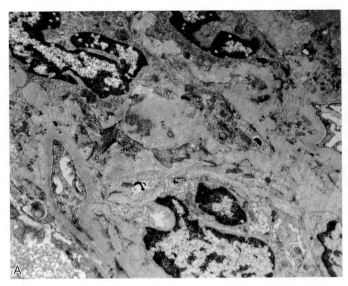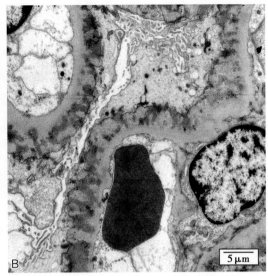

图 20-7-4 血吸虫病相关性肾病

注:A. 系膜细胞和系膜基质不同程度增生伴散在电子致密物沉积(EM×8 000);B. 上皮下电子致密物沉积,基底膜增厚,钉突形成,足突融合(EM)。

吸虫病应用广泛且疗效较好。血吸虫病相关性肾病临床上不使用糖皮质激素或免疫抑制剂治疗。血吸虫病相关性肾病患者慢性肾衰竭进展缓慢,一般不发展至终末期肾衰竭,远期预后与血吸虫病肝硬化关系密切。

(罗惠民)

第 8 节 丝虫病相关性肾病

由丝虫感染所导致的肾小球疾病,临床表现为不同程度的蛋白尿,伴或不伴血尿,肾功能损害称为丝虫病相关性肾病(filariasis associated glomerulonephritis)。丝虫病相关性肾病与微丝蚴在淋巴管内寄生使淋巴管阻塞所致乳糜尿不同。

一、流行病学

丝虫病是由丝虫寄生在人体淋巴管和淋巴结中引起。丝虫属线形动物门的旋尾目,身体细长。在非洲和部分亚洲国家有八种丝虫感染人类,其中有 3 种寄生于人体淋巴组织,即班氏丝虫、马来丝虫和帝汶丝虫。在我国仅有班氏丝虫和马来丝虫流行,但以班氏丝虫为主。这两种丝虫的生活史相似,由蚊、蛉等吸血昆虫传播。班氏丝虫的生活史为:当蚊虫叮咬人体吸血时,蚊体内感染期幼虫便钻入人体,经淋巴管移行至大淋巴管或淋巴结内,经 2 次脱皮发育为成虫,雌雄虫交配后,雌虫产出称为微丝蚴的幼虫,微丝蚴由淋巴管入胸导管至血循环,白昼微丝蚴潜伏于肺等内脏血液中,夜晚则移行到体表血液中;蚊虫刺吸人血时将微丝蚴吸入胃内,在胃内微丝蚴发育为感染性幼虫。

班氏丝虫微丝蚴长约 0.25~0.30mm,雄性成虫可长达 4cm,雌性成虫可长达 10cm。其多寄生在深部淋巴系统,如

下肢、阴囊、精索、肾盂等部位。班氏丝虫分布在热带和亚热带地区,全世界约有 2 亿 5 千万人受其感染。我国班氏丝虫主要分布于:①鲁、苏、皖北及豫东平原区;②鄂西、川东、黔东北及湘西北山区;③粤、桂及湘东南;④闽、浙沿海和岛屿。马来丝虫寄生于上、下肢浅表淋巴系统。其主要分布于:①浙、闽、赣及皖南的华东山区;②江汉湖沼平原区;③黔桂山区;④四川峨眉山区。

各种丝虫病的发病率、流行趋势、累及肾小球损伤的自然病程等报道很少。

二、发病机制

丝虫成虫寄生于淋巴管,导致淋巴管阻塞,淋巴液回流障碍、漏出,刺激结缔组织增生,引起人体下肢、腋下及阴囊等部位的肿胀。丝虫病相关性肾病乃丝虫直接感染肾脏或丝虫抗原刺激人体产生抗体,导致循环免疫复合物沉积在肾小球所致。随着乙胺嗪和依维菌素的应用,部分患者可表现尿蛋白突然增多,肾功能恶化,可能与丝虫微丝蚴和成虫短期内大量死亡后致抗原过多释放入血激活免疫反应有关。

三、病　理

丝虫病相关性肾炎未见大宗病理研究报告,仅见于少数个案报道。肾脏可能出现丝虫直接侵犯性病变,也可能出现免疫复合物沉积相关性病变以及足细胞病。

(一)肾脏直接感染性病变

肾组织可能查见成虫或微丝蚴栓塞淋巴管,大量嗜酸性粒细胞浸润,形成嗜酸性脓肿及结核样肉芽肿,局部肾小管萎缩、结缔组织增生(图 20-8-1)。这些病变与丝虫在身体其他部位引起的病变类似。

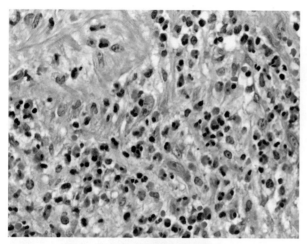

图 20-8-1　睾丸丝虫病

注：睾丸组织破坏，大量嗜酸性粒细胞浸润、纤维母细胞增生（HE×400）。

（二）肾小球病变

1. 系膜增生性肾小球肾炎　不同程度系膜细胞增生伴基质增多，内皮细胞及上皮细胞无增殖；肾小管-间质无异常改变或肾小管上皮细胞变性，程度较轻。免疫荧光检查表现为肾小球系膜区较弱的 IgM、C3 沉积；电子显微镜下表现为系膜区电子致密物沉积。

2. 嗜酸细胞性肾小球肾炎　光镜下肾小球内细胞数增多，血管襻嗜酸性粒细胞伴中性粒细胞浸润，肾小球系膜细胞、内皮细胞无增殖，基底膜无增厚；肾间质炎症细胞浸润，以嗜酸性粒细胞为主；免疫荧光改变为肾小球血管襻 IgG、C3 沉积；肾组织内可见到微丝蚴。

3. 其他　个例报告丝虫病相关性膜性肾病及足细胞损伤（包括微小病变和塌陷性肾小球病）。

四、临床表现

丝虫病相关性肾病多见于急性丝虫病感染患者，肾脏损害临床表现以不同程度的蛋白尿。部分病例可有大量尿蛋白，表现为肾病综合征，伴或不伴血尿，可出现肾功能减退，可无水肿或下肢水肿为主要临床表现。部分患者可出现尿蛋白突然增多，肾功能短期内恶化，见于服用乙胺嗪、依维菌素治疗的丝虫病患者。晚期丝虫病患者可表现为单侧下肢慢性淋巴水肿、乳糜尿或乳糜血尿、鞘膜积液和象皮肿表现。

五、诊断与鉴别诊断

（一）病理诊断要求

丝虫病相关性肾病诊断目前缺乏统一诊断标准。病理诊断应具备：①丝虫感染病史或诊断丝虫感染实验室证据；②临床表现以不同程度蛋白尿和肾功能减退为主要表现；③病理表现为系膜增殖、膜性肾病或嗜酸性粒细胞性肾小球肾炎改变，部分病例肾组织中可见到微丝蚴虫体。

（二）鉴别诊断

应注意与急性感染后肾小球肾炎、系膜增生性肾小球肾炎、膜性肾病鉴别，丝虫感染病史及外周血、肾组织中查到微丝蚴对鉴别诊断具有重要价值。

六、治疗及预后

从 1947 年起，乙胺嗪就开始用于治疗丝虫病患者，现在仍然是最广泛的抗丝虫药。对微丝蚴疗效很好，但对成虫的疗效还存在争论。依维菌素在很多国家已被证实对丝虫具有疗效，可产生长效的抑制班氏淋巴丝虫微丝蚴的效应。乙胺嗪和依维菌素联合使用具有显著疗效，可快速清除微丝蚴，而且对清除无微丝蚴血症或微丝蚴血症患者中的丝虫循环抗原时，比单独使用任一种药的疗效都好。随着丝虫病病情控制，蛋白尿、血尿可缓解，肾功能恢复。临床不使用糖皮质激素和细胞毒类药物治疗丝虫病感染相关性肾炎。丝虫病相关性肾病早期及时针对丝虫感染的治疗，临床预后较好。

1997 年世界卫生会议（WHA）确定彻底根除淋巴丝虫病作为人类公共卫生计划之一，并得到 WHO、世界银行、联合国儿童救援基金会和其他非政府机构的支持。通过长期的乙胺嗪（DEC）治疗、控制媒介昆虫、采取措施改善卫生及生活条件，我国于 2005 年在全球率先根除淋巴丝虫病，但仍需警惕输入性丝虫病病例的发生和传播。

（岁惠民）

第 9 节　乙型肝炎病毒相关性肾小球肾炎

乙型肝炎病毒相关性肾小球肾炎（hepatitis B virus associated glomerulonephritis，HBV-GN）是指乙型肝炎病毒感染之后出现的一种继发性肾小球肾炎。为我国常见的继发性肾小球肾炎之一，多见于儿童及中青年。具体发病机制目前还没有完全清楚，可能与免疫复合物介导、乙型肝炎病毒直接感染、自身免疫紊乱以及患者的遗传背景等多种因素有关。HBV-GN 临床表现及病理类型多样化，以膜性肾病及膜增生性肾小球肾炎为主要病理改变，临床表现为肾炎综合征、肾病综合征、蛋白尿、镜下血尿。目前核苷酸类抗病毒药物的治疗，可一定程度地降低蛋白尿，改善其预后。

一、历　史

1971 年，Combes 等首次报道一例 HBV 感染引起的 HBV 相关性膜性肾病，之后 HBV 感染与肾病的关系受到关注，先后于 1971 年、1979 年、1980 年在患者组织中分别检出 HBsAg、HBeAg、HBcAg，确认本病是一种独立的疾病。我国于 1989 年 10 月正式将其命名为乙型肝炎病毒相关性肾炎（HBV-GN），并提出了诊断标准。2000 年 11 月中华儿科学分会肾脏病学组制定了儿童 HBV-GN 的诊断治疗方案（草案），并于 2008 年参考国内外最新研究成果，制定了儿童 HBV-GN 诊断治疗指南。

二、流行病学

HBV-GN 的发病存在地区性差异，其发病率与 HBV 的发病率密切相关。HBV 是我国常见传染性疾病，而在美国和西欧，慢性 HBV 感染的患病率总体较低，因此我国

HBV-GN 发生率明显高于欧美国家。2006 年流行病学调查结果显示,我国 1~59 岁 HBsAg 携带者达 7.18%。HBV 感染伴 HBV-GN 发病率约为 6.8%~20.0%。HBV-GN 占肾活检病例的比例各单位报道不一。一组 13 519 例肾活检资料统计,HBV-GN 占 2.5%,另一组 5 157 例肾活检资料中确诊为 HBV-GN 患者占 4.4%,20 家医院儿童 2 315 例肾活检资料中 HBV-GN 占 8.7%。乙型肝炎疫苗纳入儿童计划免疫后 HBV-GN 的发生率明显降低。

儿童 HBV-GN 发生率高于成人。HBV-GN 多见于儿童及青壮年男性,儿童患者男女比例为 4∶1,而成人男∶女比例则为 1.5~2∶1。一组 413 例成人 HBV-GN 中,男性患者多见,占 72.2%,男女比例 2.6∶1,平均年龄(29.0 ± 12.8)岁,20~40 岁之间患者占 55.2%。

三、发病机制

HBV-GN 发病机制尚未完全阐明,主要有以下几种机制。

(一) HBV 抗原 - 抗体复合物沉积于肾脏引起免疫损伤

包括循环免疫复合物和原位免疫复合物沉积两种方式致病。循环免疫复合物(CIC)沉积的部位不同引起不同类型的病理改变,HBsAg、HBcAg 相对分子质量较大,与相应的抗体形成 CIC 沉积于系膜区及内皮细胞下,形成膜增生性肾炎(HBV-MPGN)、系膜增生性肾炎(HBV-MsPGN)或 IgA 肾病(HBV-IgAN)等。而 HBeAg 相对分子质量较小,能够通过肾小球内皮细胞和 GBM 沉积于上皮细胞下,通过原位免疫复合物机制引起膜性肾病(HBV-MN)。免疫复合物沉积后激活补体,形成膜攻击复合物 C5b-9,刺激和损伤足细胞,使其分泌多种蛋白酶、细胞因子、血管活性物质及细胞外基质,共同介导 GBM 的损伤,引起蛋白尿等临床表现。免疫复合物沉积于肾小管则造成肾小管上皮损伤,诱发炎症反应及间质纤维化等。近年已明确 HBV-IgAN 属于独立的一种疾病,与原发性 IgAN 存在本质的不同,肾组织局部大量 C4d 沉积,揭示局部补体激活经经典途径介导,对照研究显示其临床表现及病理改变较原发性 IgAN 严重。

(二) HBV 直接感染肾脏固有细胞引起损伤

原位杂交证实儿童或成人 HBV-GN 患者肾组织中 HBV-DNA 均呈阳性,主要分布于肾小球上皮细胞、内皮细胞、系膜细胞及肾小管上皮细胞内。在 HBV 血清学或肾组织阳性的 IgAN 中 HBV-DNA 阳性率达 92%。证实了 HBV 可直接感染肾组织并原位表达 HBV-DNA,从而参与 IgAN 的发生。肾组织 HBV-DNA 表达越多,其临床表现越严重。

(三) 细胞免疫参与介导 HBV-GN 肾损伤

在 HBV-GN 患者的肾活检组织中肾间质常见炎症细胞浸润,以淋巴细胞、浆细胞和单核细胞为主,双重免疫标记染色观察,发现肾组织 HBcAg 阳性的肾小管细胞周围出现 T 淋巴细胞聚集,并见 T 淋巴细胞直接接触或侵入肾小管,甚至使肾小管结构不完整或消失,表明 HBV 感染的肾细胞直接受到 T 淋巴细胞的攻击,细胞免疫参与介导 HBV-GN。

(四) 免疫功能紊乱及自身免疫反应

HBV-GN 存在 T 细胞亚群失衡,细胞毒性 T 细胞活性降低,Th1/Th2 失衡,机体细胞免疫受到抑制,对 HBV 清除能力下降,导致 HBV 在体内持续存在而诱发肾病的发生。HBV 感染后体内出现多种自身抗体,包括 ANA、Anti-dsDNA 及其他自身抗体,参与其肾脏病的发生。

(五) 遗传因素

HLA DQB1*0603 与儿童 HBV-MN 明显相关,为遗传易感基因。成人 HBV-MPGN 与 HLA-DRB1*1502、HLA-DRB1*0601 明显相关,而 HBV-MN 则与 HLA-DRB1*1501 密切相关。

(六) 其他因素

肾组织纤溶酶原激活物 / 纤溶酶原激活物抑制物 -1 (tPA/PAI-1) 失衡、TGF-β1 和结缔组织生长因子高表达、细胞周期调节蛋白表达异常、高尿酸血症、肾小球足细胞损伤、内皮细胞表型改变等机制可能参与 HBV-GN 进展。

四、病 理

(一) 光镜

成人 HBV-GN 表现为多种病理类型,包括膜性肾病、膜增殖性肾小球肾炎(MPGN)、系膜增生性肾小球肾炎、IgA 肾病、局灶节段性肾小球硬化等。少数报道 HBV 还可引起新月体性肾炎和毛细血管内增生性肾炎。其中,最常见的病理类型为膜性肾病,高达 60%。儿童 HBV-GN 的病理改变以膜性肾病和 MPGN 为主,其他病理类型少见。

1. 膜性肾病　与特发性膜性肾病不同,HBV 患者表现为不典型膜性肾病,光镜下肾小球毛细血管壁增厚、上皮侧钉突形成外,常伴有一定程度系膜细胞增生、系膜基质增多等改变(图 20-9-1A、B)。

2. 膜增生性肾小球肾炎　光镜改变无法与特发性 MPGN 区分,表现为肾小球细胞数明显增多,毛细血管袢呈分叶状,系膜细胞增生和系膜基质增多,肾小球基底膜增厚、双轨征形成(图 20-9-2)。系膜区和内皮下可见嗜复红物质沉积。与丙型肝炎病毒感染相比,HBV 感染引起混合性冷球蛋白血症仅见个案报道,混合性冷球蛋白血症多表现为 MPGN。

3. IgA 肾病　HBV-GN 也可引起 IgA 肾病病理改变(图 20-9-3A、B)。绝大多数 HBV-GN 伴有不同程度的肾小管间质病变,发生率达 81%,约 2/3 患者存在肾内小动脉病变,其病变程度与肾小管间质的病变程度呈正相关。

(二) 免疫荧光

肾组织可见多种免疫球蛋白(IgG、IgA 及 IgM)及补体 C3、C4、C1q 沉积,此"满堂亮"现象占 HBV-GN 的 18.6%。大部分患者可见 C4 或 C3 沉积,部分患者可见两者同时沉积。免疫复合物沉积模式与具体病理类型有关,表现为 MPGN 者,可见 Ig 和补体沿肾小球毛细血管壁及系膜区沉积;表现为 MN 者,除 IgG 沿肾小球基底膜细颗粒状沉积外,亦可见少量免疫复合物沿系膜区及内皮下沉积(图 20-9-1C),同时 PLA2R 检测阴性,提示为继发性膜性肾病;HBV-IgAN 可见 IgA 团块或粗颗粒沿系膜区,伴或不伴内皮下沉积,肾组织大量 C4d 沉积,且与 IgA 重叠沉积(图 20-9-3C)。

肾组织检测出乙型肝炎相关抗原为本病诊断的必备条件。肾组织内 HBsAg 单独沉积占 71.7%,HBsAg

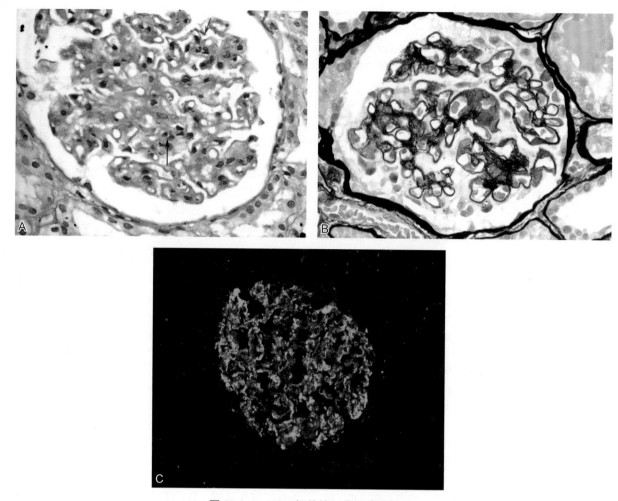

图 20-9-1　HBV 相关的不典型膜性肾病

注:A. 肾小球毛细血管基底膜增厚,伴节段性轻度系膜细胞增生和系膜基质增多(黑色粗箭头),毛细血管内可见中性粒细胞浸润(红色箭头所示,PAS×400);B. 肾小球基底膜明显增厚,上皮侧较多钉突形成(PASM×400);C. 免疫荧光显示 IgG 呈细颗粒沿肾小球基底膜分布,伴少量系膜区和内皮下阳性。

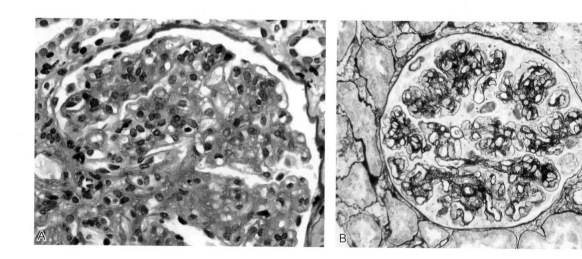

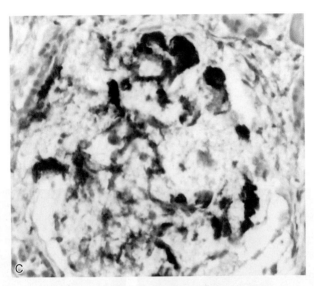

图 20-9-2　HBV 相关的膜增生性肾小球肾炎

注:A. 肾小球毛细血管内细胞数明显增多,毛细血管袢呈分叶状(PAS×400);B. 肾小球毛细血管袢上皮下及内皮下嗜复红物质沉积,基底膜增厚、双轨征形成(PASM-Masson×200);C. HBsAg 在肾小球毛细血管袢及系膜区呈颗粒状强阳性沉积,肾小管间质阴性(IHC×400)。

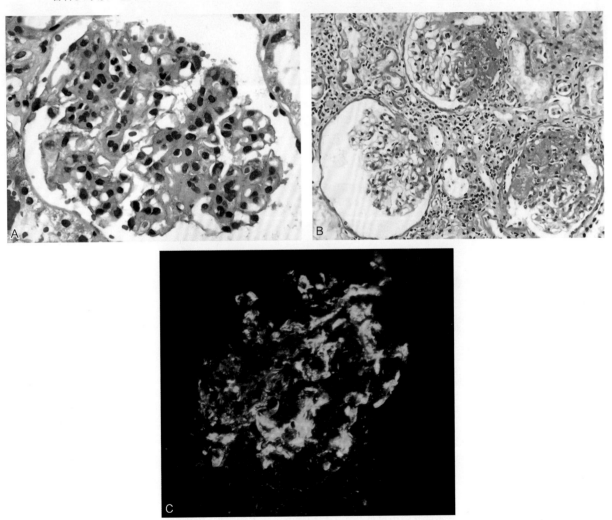

图 20-9-3　HBV 相关性 IgA 肾病

注:A. 肾小球系膜细胞重度增生,系膜基质明显增多,肾小球毛细血管腔狭窄(HE×400);B. 肾小球呈节段性硬化,伴周围肾小管萎缩,间质炎症细胞浸润和纤维化(PAS×200);C. 免疫荧光检测 IgA 于系膜区和节段毛细血管壁分布,多为团块状。

和 HBcAg 同时沉积占 23.5%，HBcAg 单独沉积占 4.8%。HBV 抗原主要沉积于肾小球毛细血管袢和系膜区，达 87.2%（图 20-9-4），少数 HBV 抗原可沉积于肾小管基膜、管周毛细血管壁、入球小动脉壁、小叶间动脉、小静脉壁、直小血管等其他部位。

（三）电镜

不同病理类型的 HBV-GN 患者超微结构改变不同，但绝大多数伴有系膜细胞和 / 或基质增生，电子致密物呈多部位沉积，以系膜区沉积为主，占 72.9%，上皮下沉积者占

37.1%，内皮下及基膜内沉积相当，均占 16.6%。少数病例电镜检查可见病毒样颗粒（直径 30~70nm）及管网状包涵物。

HBV 相关膜性肾病，除上皮下电子致密物沉积、基底膜增厚、钉突形成等改变外，常伴系膜区或内皮下电子致密物沉积、系膜细胞和 / 或内皮细胞增生（图 20-9-5）。MPGN 电镜下表现为系膜细胞增生、系膜基质增多，系膜细胞向内皮下插入形成双轨，系膜区和内皮下电子致密物沉积。MsPGN 可见系膜细胞增生、系膜区基质增多及系膜区电子致密物沉积。

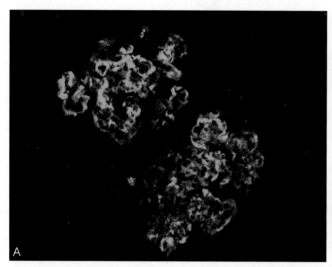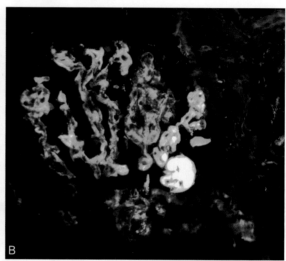

图 20-9-4　HBV 标记物在肾组织中沉积

注：A. 免疫荧光检查 HBsAg 在肾小球毛细血管袢呈颗粒状沉积，肾小管间质未见沉积；B. HBcAg 在肾小球基底膜呈颗粒和短线状阳性分布，少数在系膜区团块状沉积（IF × 400）。

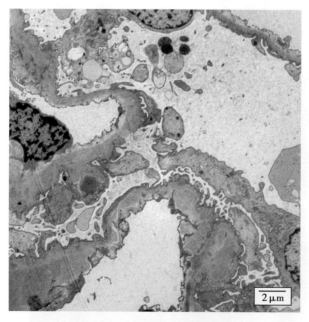

图 20-9-5　HBV 相关膜性肾病

注：肾小球基膜内可见分布不均匀的电子致密物沉积，致基膜厚薄不一，节段系膜区亦见电子致密物沉积。

五、临床表现

HBV-GN 临床表现多样性,包括肾病综合征、肾炎综合征、蛋白尿伴血尿、单纯蛋白尿及单纯性血尿等类型,部分患者存在一定程度的肾功能减退。413 例 HBV-GN 资料显示肾病综合征最为常见,占 47.9%,蛋白尿合并血尿、单纯蛋白尿型、单纯血尿分别占 42.4%、6.5%、3.2%。伴贫血者占 27.1%,伴有高尿酸血症者占 35.6%,15.0% 伴血肌酐升高。大多无肝病症状,部分患者丙氨酸氨基转移酶升高,部分患者可伴有低补体血症,下降程度较轻。肝活检提示慢性活动性肝炎或慢性迁延性肝炎,少数为肝硬化。儿童与成人 HBV-GN 有所不同,比较见表 20-9-1。

表 20-9-1　儿童与成人 HBV-GN 临床表现及病理类型的比较

项目	儿童	成人
传播途径	垂直传播:远东地区、中国 水平传播:美国、非洲和欧洲	垂直传播:中国 水平传播:HBV 高发地区吸毒及性传播:非高发地区
发病年龄	垂直传播:婴儿期 水平传播:5~7 岁	任何年龄,中青年为主 20~30 岁占 30.5%
性别	80% 为男孩	男性为主 男:女:1.5~2:1
临床表现	无症状尿检异常 肾病综合征型为主 高尿酸血症较少见	肾病综合征型及蛋白尿伴血尿型较常见,单纯蛋白尿型及单纯血尿型少见 高尿酸血症 31.3%
病理类型	MN 为主,其次 MPGN 肾小球硬化率较低 肾小管病变较轻 肾小动脉病变发生率较低、病变较轻	MN 为主、其次 MsPGN、IgAN 及 MPGN,而 MCD/FsPGN、FSGS、SGN 较少见 肾小球硬化率较高 肾小管间质病变较重 肾小动脉病变发生率较高,病变较重
治疗	α-干扰素(IFN-α)治疗为主,不能耐受则选用拉米夫定	以核(苷)酸类药物为主,必要时联合激素及免疫抑制剂(FK506、MMF 等)
预后	肾功能 95% 正常	25% 进展至肾功能不全,甚至 ESRD

注:FsPGN,局灶系膜增生性肾炎;SGN,硬化性肾小球肾炎。

六、诊断与鉴别诊断

HBV-GN 的确诊依赖肾脏病理,目前通用诊断标准:①血清 HBV 抗原阳性;②患肾小球肾炎,并除外狼疮性肾炎等继发性肾小球疾病;③肾组织找到 HBV 或 HBV 抗原沉积。其中以第③项为最基本条件,缺此项不能诊断为本病。随着分子生物学技术广泛应用,此诊断标准已受到挑战。儿童符合上述条件的第①、②条,且病理改变为 MN 者可诊断为 HBV-GN。原位杂交检测肾组织 HBV-DNA 较为敏感,可作为诊断 HBV-GN 的重要依据之一,尤其对血清 HBV 抗原阴性者。鉴于 HBV 抗体特异性问题,肾组织 HBV 检测可能会存在一定比例的假阳性,在血清 HBV 抗原阴性时,HBV-GN 病理诊断需谨慎。尿 HBV-DNA 与肾组织 PreS1/PreS2 检测或许可进一步提高 HBV-GN 的诊断率。

HBV-GN 部分患者免疫荧光表现为“满堂亮”现象,电镜下电子致密物多部位沉积,需与狼疮性肾炎鉴别。狼疮性肾炎多伴贫血、多浆膜腔积液、关节疼痛、口腔溃疡、脱发等全身多系统损害,无乙型肝炎病毒感染史,血抗核抗体阳性,组织中乙型肝炎病毒标记物检测阴性等,以资鉴别。

七、治　疗

HBV-GN 治疗需要在关注患者血清 HBV 标志物的同时,充分考虑到患者的年龄、性别、肾功能、肾脏病理类型及分期。HBV-GN 治疗包括抗病毒治疗、激素和免疫抑制剂及对症处理,其中核苷酸类似物已成为治疗 HBV-GN 的基石,而核苷酸类似物及免疫抑制剂联合使用可提高 HBV-GN 的治疗缓解率。

（一）抗病毒治疗

抗病毒治疗可提高 HBeAg 的阴转率,使 HBV-DNA 下降、可降低蛋白尿,在一定程度上延缓肾脏病进展。荟萃分析表明,抗病毒治疗降低蛋白尿作用与 HBeAg 的阴转率密切相关。抗病毒治疗是治疗儿童 HBV-GN 的主要方法,采用重组 α-干扰素(IFN-α)治疗,每次 3~6mU/m² (≤10mU/m²),每周皮下或肌内注射 3 次,疗程至少 3 个月,高剂量、长疗程(12 个月)IFN-α 疗效更好。不能耐受或不愿意接受 IFN-α 治疗的儿童 HBV-GN 可采用拉米夫定治疗,剂量 3mg/(kg·d),疗程 1 年,无效则改为其他核苷酸类似物治疗。成人 HBV-GN 则首选核苷类抗病毒药物,肾功能损害或存在肾功能损害高风险的慢性乙型病毒性肝炎患者,应采用恩替卡韦(entecavir,ETV)、替比夫定(LdT)或福马酸丙酚替诺福韦(TAF)抗病毒治疗,前两者需根据肾功能状态减少剂量或延长给药时间,TAF 则不需调整剂量,25mg,1/d。尽量避免使用阿德福韦酯(ADV)及替诺福韦酯(TDF),后两种具有潜在肾脏毒性风险。拉米夫定(lamivudine,LAM)是一种胞嘧啶核苷酸类似物,通过抑制 RNA 反转录酶实现抗 HBV。有研究表明单用 LAM 治疗 HBV-GN 6~12 月完全缓解率达 40%~60%,疗效较高,甚至有研究表明它在尿蛋白缓解率方面优于干扰素。研究发现 LAM 联合血管紧张素转换酶抑制剂或血管紧张素受体拮抗剂治疗轻中度蛋白尿 HBV-GN 患者时不仅改善肝功能还能降低 24 小时尿蛋白水平。不过 LAM 的 HBeAg 转阴率较低,长期应用 LAM 存在 HBV 耐药性变异,即 YM-DD 变异的风险,耐药率高达 67%,限制了 LAM 的长期应用。ETV 治疗 HBV-GN 能够有效改善患者的肝、肾功能,安全性好。有研究发现 ETV 联合小剂量吗替麦考酚酯(MPA)治疗 HBV-GN 对 HBV-DNA 及肝功能无明显影响,疗效肯定且安全。在对比 23 例他克莫司(FK 506)联合 ETV 与 19 例单用 ETV 治疗 HBV-GN 的疗效时,发现 ETV 单一治疗 HBV-GN 24 周的尿蛋白缓解率 42%,完全缓解率 16%,而二者联合治疗 24 周后尿蛋白缓解率达 87%,完全缓解率 52%。

抗病毒治疗的适应证主要根据血清 HBV-DNA 水平、血清 ALT 和肝脏疾病严重程度决定。一般慢性乙型肝炎(CHB)的抗病毒指征:血清 HBV-DNA ≥ 10^5copy/ml 伴血清 ALT 上升超过正常上限的 2 倍者;如果 HBeAg 阴性者则 HBV-DNA ≥ 10^4copy/ml 者即可;对持续 HBV-DNA 阳性、达不到上述治疗标准,存在肝脏炎症(2 级以上)或纤维化,30 岁以上伴肝硬化或肝癌家族史或肝硬化客观证据者,HBV-GN 抗病毒指征:①达到上述标准者;②存在大量蛋白尿,血清 ALT 上升在正常 2 倍以内,但 HBV-DNA ≥ 10^5copy/ml 者;③病情需要使用激素和 / 或免疫抑制剂治疗的 HBV-GN 患者,无论 HBV-DNA 水平高低均要预防性抗病毒治疗。当肾功能异常时抗病毒药物的剂量应根据 eGFR 进行调整。

(二)激素和免疫抑制剂治疗

不主张单独使用,必须在抗病毒治疗的基础上使用。肾病综合征型或蛋白尿伴血尿型,如果病理类型较轻,如 MCD、局灶系膜增生性肾炎(FsPGN)、MsPGN、IgAN 及 MN,且肾小管间质病变及肾内小动脉病变不严重者,则在抗病毒基础上可考虑使用激素和 / 或免疫抑制剂。如肾小球硬化程度高,CKD 已达 4 期或以上,不主张使用激素和免疫抑制剂。单纯蛋白尿型和单纯血尿型则不需要应用激素和免疫抑制剂。血清 HBV-DNA 水平较高者,先抗病毒治疗 2~4 周使其降低后再考虑使用激素和免疫抑制剂。激素以中小剂量为主,如泼尼松片 0.5mg/(kg·d)(血清 HBV-DNA 较高者)或 1.0mg/(kg·d)(血清 HBV-DNA 正常者),疗程 6~12 个月。免疫抑制剂选用肝细胞毒性较小或对 HBV 复制有抑制作用的药物,如吗替麦考酚酯 1.0~1.5g/d,2 次 /d,或他克莫司(FK506)2~4mg/d(谷浓度 5~10ng/ml)。此外,小剂量雷公藤多苷片(10mg/ 次,3 次 /d)、来氟米特(10~20mg/d)也可选择。儿童 HBV-GN 使用激素和免疫抑制剂要慎重。在治疗过程中要密切监测肝功能及血清 HBV-DNA 水平,谨防药物的肝毒性及促进病毒复制的药物副作用,如果有明显异常则及时调整剂量或停药。

(三)血管紧张素转换酶抑制剂(ACEI)或血管紧张素受体拮抗剂(ARB)

此两类药物具有降低肾小球球内压、降低高滤过等作用,一定程度地减少尿蛋白、延缓肾病进展。在 HBV-GN 病理为 IgAN、MN、MPGN、FSGS、MsPGN 伴有肾小球硬化者,尤其蛋白尿 >0.5g/d 者均有应用指征。抗病毒治疗联合 ACEI 或 ARB 可使部分 HBV-GN 缓解或部分缓解。

(四)抗凝治疗

HBV-GN 以 MN 最为常见,约 50% 呈肾病综合征表现,往往存在高凝状态,血栓栓塞的风险增加。当血清白蛋白低于 20g/L、血 D- 二聚体高、纤维蛋白原高时应用低分子肝素和 / 或华法林预防性抗凝,至血清白蛋白高于 30g/L 后停用。抗血小板聚集药物,如氯吡格雷或双嘧达莫等也可

用于 HBV-GN。

(五)对症处理

如降压治疗,除 ACEI、ARB 外,钙通道阻滞剂、β 受体阻滞剂及其他降压药均可使用,将血压控制在 130/80mmHg 以下。高脂血症者,应予降脂治疗,首选药物为他汀类药物。此外,肾功能下降患者,还应予低蛋白饮食、复方 α- 酮酸等治疗。

(六)肾脏替代治疗

部分 HBV-GN 可进展为 ESRD 而需要肾脏替代治疗,包括血液透析、腹膜透析及肾移植。血液透析要独立隔离透析机透析。肾移植虽不是禁忌证,但肾移植术后抗排异药物对肝功能的影响要重视。

八、预后

HBV-GN 预后并不乐观,且差异较大。国内学者对 302 例 HBV-GN 进行了随访,中位随访时间 62 个月(12~237 月)。终点事件定义为血肌酐翻倍、ESRD 及死亡。结果其 3 年、5 年、10 年、15 年的肾脏无事件累积生存率分别为 96.9%、88.8%、76.3%、59.8%。病理类型、肾小球硬化程度、肾内小动脉病变程度、肾小管间质病变程度、血尿酸水平、血压、eGFR、尿蛋白、激素 / 免疫抑制剂治疗、抗病毒治疗及能否短期缓解是 HBV-GN 预后的影响因素,其中高血压、高尿酸血症、肾小球硬化是其预后的独立危险因素(OR 值分别为 2.48、1.93 及 2.23),获得短期缓解为其独立保护因素。病理类型是决定预后的关键因素之一,硬化性肾炎、MPGN、FSGS 预后较差,其次为 IgAN、MN,而 MsPGN、MCD 及 FsPGN 预后较好。肾穿刺时患者的尿蛋白定量 <1.0g/d 者预后较好,进入上述终点事件的发生率较低。获得短期缓解者预后较好,因此临床上要设法将患者的蛋白尿控制 <1.0g/d,甚至更低。合理使用抗病毒药物及激素和 / 或免疫抑制剂可改善患者的预后。

(庄永泽)

第 10 节　丙型肝炎病毒相关性肾小球肾炎

丙型肝炎病毒相关性肾小球肾炎(hepatitis C virus associated glomerulonephritis,HCV-GN)是 HCV 感染介导的免疫复合物性肾小球肾炎,病理改变多样化,常见病理改变为 MPGN,冷球蛋白血症性肾小球肾炎和膜性肾病(MN)。临床表现差异较大,可表现为尿检异常、镜下和 / 或肉眼血尿、肾病范围的蛋白尿、高血压、肾功能不全,甚至表现为急进性肾炎综合征。

一、流行病学

HCV 是小分子单链 RNA 病毒,黄病毒科成员,可经血液、血制品、静脉吸毒、性与母婴传播,我国属于 HCV 感染高流行区,HCV 感染率为 0.43%,全国约有一千万人,全球约有 1.7 亿人感染 HCV,每年新发感染者约 350 万例。1993 年,Johnson 等首次报道了 HCV 感染患者并发

MPGN,认为 MPGN 与 HCV 感染密切相关,自此,HCV 感染所致的肾炎逐渐引起临床关注。进一步研究发现,混合性冷球蛋白与 HCV 感染尤为密切,常导致肾脏损害,称之为 HCV 相关的冷球蛋白血症性肾小球肾炎。

HCV-GN 多在 50~70 岁发病,女性略多,发生率存在地域差异,日本 MPGN 患者中 HCV 感染发生率达 60%,美国则为 10%~20%。根据 HCV 基因序列差异,可将 HCV 分为 6 个主要基因型(G1-6),每个基因型与其他基因型之间大约存在 25%~35% 的序列差异。在 HCV 每个基因型中,还可以根据序列差异分为多种基因亚型(以英文字母表示),每个基因亚型与其他基因亚型大约存在 15%~25% 的序列差异。我国大部分地区流行的 HCV 基因型为 G1b 型。

二、病因及发病机制

HCV-GN 发病机制尚不明确,目前认为由免疫复合物介导,包括混合性冷球蛋白介导(80%)和循环免疫复合物介导(20%)的肾脏损伤。

(一)混合性冷球蛋白介导

冷球蛋白是一种免疫复合物,根据其免疫化学组成分为 3 型:Ⅰ型为单克隆冷球蛋白,由一个细胞克隆的淋巴细胞合成的免疫球蛋白组成,多为 IgM 或 IgG,也可见 IgA 或 κ、λ 轻链;Ⅱ型为单克隆和多克隆的混合冷球蛋白,由两种不同的免疫球蛋白组成,以 IgG、IgM 最多见;Ⅲ型系混合多克隆冷球蛋白,由两种或两种以上的多克隆免疫球蛋白组成。与 HCV 相关的冷球蛋白血症主要为Ⅱ型,其主要成分为 IgM-κ,具有类风湿因子(RF)活性。

B 细胞介导的体液免疫是 HCV 感染致混合性冷球蛋白的主要发病机制。HCV 侵入人体后,壳蛋白需与受体 CD81 分子结合,B 细胞与肝细胞均表达 CD81 受体,为 HCV 感染的靶细胞。HCV 感染后,B 细胞活化阈值降低,外周血 B 细胞多克隆增生,血循环中出现大量具有 RF 活性的 IgM-κ,冷球蛋白作为免疫复合物沉积于肾小球,IgM-κ 与肾小球系膜基质具有很强的亲和力,形成的免疫复合物在肾小球内皮下和系膜区沉积,继而通过局部补体的活化,趋化因子的形成,白细胞、单核细胞和中性粒细胞的聚集、氧化、蛋白酶和细胞因子的释放,造成肾小球固有细胞和基底膜损害,致系膜细胞增生、炎症细胞渗出以及肾小球基底膜的渗透性改变,导致肾炎发生。

(二)非混合性冷球蛋白免疫复合物介导

HCV 感染诱发特异性体液免疫应答反应,产生抗 HCV 的中和抗体,进而形成循环免疫复合物(circulation immune complex,CIC),主要为 IgG 型 CIC,在肾小球沉积并激活补体,导致肾小球肾炎。此外,循环中的抗体也可与沉积于肾脏中的 HCV 抗原结合形成原位免疫复合物。免疫复合物沉积在肾小球系膜区和内皮下,病理主要表现为Ⅰ型 MPGN,少数可沉积于上皮侧,形成 MN 或Ⅲ型 MPGN。

此外,RT-PCR 可在患者冷沉淀物、尿液及肾活检组织包括肾小管上皮细胞和间质的炎症细胞中检测出 HCV-RNA。采用抗 HCV NS3 和抗 HCV NS5 单克隆抗体也证实了肾组织中存在 HCV-Ag。但肾组织中检测到的 HCV 病毒复制在 HCV-GN 的发病中作用还不很清楚,肾组织的直接感染可能参与了肾炎的发生。

三、病 理

目前已报道 HCV 患者数种类型的肾脏病理改变,常见的为混合性冷球蛋白血症肾炎(图 20-10-1)、MPGN、膜性肾病,其他病理类型为 IgA 肾病、FSGS、系膜增生性肾小球肾炎、小管间质性肾炎以及少见的纤维性肾小球肾炎和免疫触须样肾小球病。无论哪种病理类型,电镜下约一半患者于肾小球内皮细胞及上皮细胞胞浆内,少数在肾小球基膜内可见直径 55~62nm 的病毒样颗粒。

(一)冷球蛋白血症性肾炎

肾脏病理改变多样化,从轻度系膜增生到 MPGN。MPGN 患者可见肾小球毛细血管内细胞增生,包括系膜细胞、内皮细胞和活化的单核细胞。肾小球基底膜增厚呈双轨改变。约 1/3 患者存在肾小球毛细血管腔内"血栓"形成,甚至堵塞毛细血管腔,其主要成分为沉积的冷球蛋白。少数肾活检可见小动脉血管炎。免疫荧光检查可见系膜区和内皮下 IgM 和 IgG 呈强阳性。伴有毛细血管内"血栓"形成者,"血栓"IgM 和 IgG 也呈阳性反应。电镜检查可见内皮下沉积物,且可突向血管腔甚至充填毛细血管腔。该沉积物可无定型或呈纤维样,也可表现为晶格样或指纹样。在横断面的切片上可表现为成束有机排列的微管(图 20-10-2)。

(二)非混合性冷球蛋白血症引起的 MPGN

光镜下肾小球分叶状、弥漫系膜细胞及内皮细胞增生、系膜区和内皮下嗜复红物沉积及肾小球外周袢双轨形成。Ⅲ型 MPGN 病变与Ⅰ型 MPGN 相似,除肾小球毛细血管袢系膜区和内皮下嗜复红物沉积外,肾小球基膜外侧亦见嗜复红物沉积。免疫荧光染色见 IgG、IgM、C3,呈颗粒状或块状沿肾小球毛细血管袢分布。

电镜观察 HCV-GN 的Ⅰ型 MPGN 大量电子致密物在肾小球系膜区、内皮下沉积。Ⅲ型 MPGN 除系膜区、内皮下外,还可见电子致密物在上皮下沉积。肾小球呈现毛细血管增生,系膜区不同程度的增宽,系膜基质插入至内皮下及新形成双轨。

(三)膜性肾病

目前尚不清楚 HCV 感染与膜性肾病之间是否存在关联。一些小型研究显示,膜性肾病可能由慢性 HCV 感染导致,但相关数据并不一致。与 HCV 阴性的肾移植患者相比,HCV 阳性肾移植患者的膜性肾病患病率明显增高,提示 HCV 可能与膜性肾病有关。病理表现为肾小球基底膜增厚,上皮下钉突形成,伴系膜细胞增生。与特发性膜性肾病不同,肾脏 PLA2R 免疫组化染色阴性。

四、临床表现

(一)肾病表现

HCV-GN 肾脏受损的临床表现轻重不一,可表现为血尿(多为镜下)、轻度至肾病范围的蛋白尿、高血压及程度不等的慢性肾功能不全,部分患者最终发展为终末期肾衰竭。

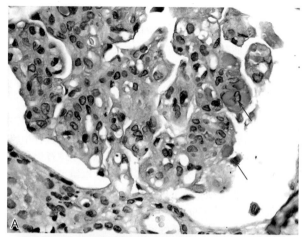

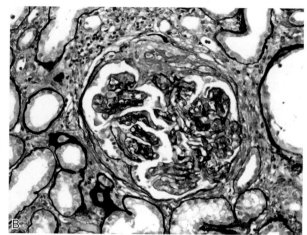

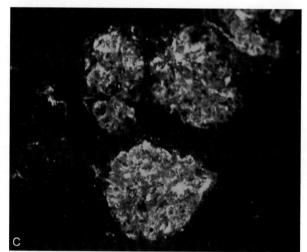

图 20-10-1　HCV 相关的冷球蛋白血症性肾炎

注:A. 肾小球毛细血管内细胞数明显增多,系膜细胞和系膜基质增多,毛细血管袢呈分叶状,肾小球毛细血管腔内"血栓"形成(箭头所示,PAS × 400);B. 基底膜增厚,可见双轨形成,鲍曼囊壁细胞增生形成小细胞纤维性新月体(PASM × 400);C. 免疫荧光显示 IgM 在系膜区和基底膜内阳性,毛细血管袢内可见荧光染色阳性的微血栓(IF × 200)。

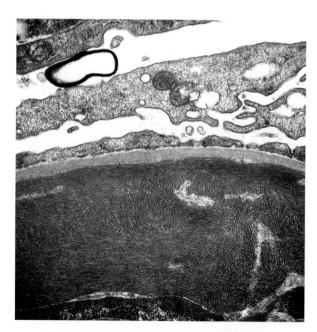

图 20-10-2　HCV 相关的冷球蛋白血症性肾炎

注:电镜下可见内皮细胞下电子致密物沉积,呈微管样结构(EM × 30 000)。

约 20% 表现为肾病综合征,1/4 表现为急性肾炎综合征。此外,HCV 也可引起急性肾损伤,多与急性或严重冷球蛋白血症引起的肾小球毛细血管袢内大量冷球蛋白沉积或血管炎有关,在患者容量不足、感染或严重肝病时更易发生。

(二)混合性冷球蛋白血症表现

混合性冷球蛋白血症是 HCV 常见的合并症,它是一种系统血管炎,呈现慢性反复发作。除肾脏病变外,冷球蛋白血症患者通常表现出非特异性全身症状,包括皮肤紫癜、关节疼痛、发热、周围神经炎等。患者血清中存在大量冷球蛋白时,遇冷四肢发凉可造成血流受阻而皮肤颜色变深,严重者四肢末端疼痛甚至坏疽。实验室检查冷球蛋白和类风湿因子阳性。低补体血症表现为严重 C4 下降,但 C3 水平可正常或轻度下降。最常见的冷球蛋白血症是 Ⅱ 型,其特征是含有一个多克隆 IgG 和单克隆 IgM-κ 类风湿因子。

(三)肝炎表现

HCV-GN 患者肝脏受损的临床表现通常较 HBV-GN 患者轻,多数患者仅见单项 ALT 升高或长期持续不降或反复波动,病情严重者少见;部分患者转氨酶始终正常,且无急性肝炎病史。HCV 感染较 HBV 感染更易导致肝脏病变慢性化发展,25% 患者合并肝硬化,少数患者可能发展为肝细胞性肝癌。

五、诊断与鉴别诊断

目前国内外尚无 HCV-GN 的统一诊断标准,诊断时可从以下线索考虑:

(一)HCV 感染及其相关肾小球肾炎的血清学诊断

1. 血清抗 HCV 抗体阳性;
2. 血清 HCV-RNA 阳性;
3. 血混合性冷球蛋白阳性;
4. 类风湿因子阳性;
5. 补体水平可降低。

(二)肾小球肾炎的诊断

主要依据为肾活检病理检查,排除了其他疾病继发的肾小球肾炎,如肿瘤(B 淋巴细胞肿瘤、弥漫性淋巴瘤、慢性淋巴细胞白血病等)、自身免疫性疾病(系统性红斑狼疮、类风湿关节炎、干燥综合征等)、感染性疾病(乙型病毒性肝炎、AIDS 等)。

(三)肾组织切片中有 HCV 感染的证据

1. 肾组织检测到 HCV-RNA 为最为直接的证据;
2. 电镜检测直径为 30~45nm 的 HCV 颗粒。

目前,在肾组织切片中查找 HCV 感染证据存在一定的困难,此项工作并未普及,因此,HCV-GN 的诊断应根据病史、实验室检查以及肾脏病理综合分析后作出诊断。

由于 HCV-GN 患者的肾外症状常较肾脏受累发生早,临床上出现皮肤紫癜、关节痛、类风湿因子阳性和低补体血症应考虑到冷球蛋白血症的可能性。如能检测到冷球蛋白特别是能进一步分型则显著缩小鉴别诊断范围。Ⅱ 型和 Ⅲ 型冷球蛋白血症者应尽快寻找 HCV 感染的证据。血清抗 HCV 抗体和 HCV-RNA 的检测有助于明确诊断。也可检测冷沉淀物中的抗 HCV 抗体和 HCV-RNA。

HCV-GN 应与原发性小血管炎、狼疮性肾炎和 HBV-GN 等疾病鉴别。小血管炎患者血清 ANCA 阳性,狼疮性肾炎患者血清自身抗体阳性等有助于鉴别诊断。由于 HCV 感染与 HIV 感染途径类似,且 HIV 也可引起肾损害,因此对疑诊 HCV-GN 患者应除外 HIV 感染。

六、治　疗

HCV-GN 的治疗主要从抑制病毒复制及免疫反应两方面着手。对症治疗包括利尿、降压、降脂、保肝保肾治疗,应用血管紧张素转换酶抑制剂(ACEI)、血管紧张素受体拮抗剂(ARB)等。

(一)一般治疗

合理的饮食和营养摄入有利于肝病的修复,每日热卡供给 30~35kcal/(kg·d)。肾功能不全的患者需要低蛋白饮食,以延缓肾脏病变进展。水肿患者应适当控制水和盐的摄入。选用 ACEI 和 / 或 ARB 以减少蛋白尿。

(二)抗病毒治疗

抗病毒治疗是慢性 HCV 感染的基础治疗。2018 KDIGO 指南建议所有合并 HCV 感染的 CKD 患者,均行抗病毒治疗。首选无干扰素的治疗方案,具体治疗应根据 HCV 基因型、病毒载量、肾小球滤过率、肝纤维化分期等因素进行个体化选择。

1. 新型直接抗病毒药物(direct-acting antiviral agents,DAAs)治疗　该药的问世是丙型肝炎治疗史上的革命性突破。这类药物靶向作用于 HCV 的特异性非结构蛋白,从而破坏病毒复制和感染,几乎可使 HCV 被永久性清除。根据作用机制及治疗靶点的不同,DAAs 分为三大类:NS3/4A 蛋白酶抑制剂、NS5A 抑制剂、NS5B 聚合酶抑制剂。具体药物包括 sofosbuvir、harvoni(sofosbuvir 与 ledipasvir 的复合片剂)、viekira pak、daclatasvir、grazoprevir/elbasvir 等。肾功能稳定和 / 或非肾病范围蛋白尿的 HCV 相关肾小球疾病患者,使用 DAAs 作为初始治疗,治疗时联合使用 ACEI/ARB 降低蛋白。

harvoni(ledipasvir/sofosbuvir)适用于基因型 1、4、5、6 丙型肝炎患者和 HCV/HIV-1 共感染患者等。口服 1 片,空腹或随餐服用,1 次 /d,12 周为一疗程。viekira pak 是一种全口服无 α- 干扰素丙肝鸡尾酒疗法,由固定剂量 ombitasvir/paritaprevir/ritonavir(25mg/150mg/100mg,1 次 /d)和 dasabuvir(250mg,2 次 /d)组成。viekira12 周治疗方案取得了满意的疗效,持续病毒应答高达 99%,包括最难治的基因型 1 丙型肝炎群体。simeprevir 是第三个被 FDA 批准的治疗慢性丙型肝炎的 NS3/4A 蛋白酶抑制剂,适用于基因 1 型慢性丙型肝炎,需联合聚乙二醇干扰素及利巴韦林,不可单独使用。daclatasvir 是欧盟批准的第一个 NS5A 抑制剂,通过与 NS5A 蛋白结合而发挥作用。适用于 HCV 基因型 1、2、3、4 型的成年患者。目前并推荐其与其他直接抗病毒药物或干扰素联合利巴韦林治疗。

sofosbuvir 为 HCV 核苷类聚合酶抑制剂,无需与干扰素联合使用的直接抗病毒药物,在基因型 1、2、3 或 4 型慢性丙型肝炎患者的疗效已确定。

目前已有 DAAs 成功治疗新发或复发的 HCV-GN 的成功报道,有限的病例资料显示,DAAs 治疗后病毒持续应答率为 92.5%,肾病完全和部分缓解率为 68.5%,其中 43% 患者在 DAAs 基础上加用了免疫抑制治疗。DAAs 在肾病治疗中的有效性和安全性仍需较大样本、较长时间观察。

2. 干扰素　α- 干扰素(IFN-α)通过调动机体固有免疫机制和获得性免疫机制对抗 HCV,也能通过诱导受 HCV 感染的细胞产生抗病毒蛋白发挥对抗 HCV 的作用。在 DAAs 问世之前,IFN-α 一直是人类抗击 HCV 感染的唯一选择。但单用短效 IFN-α 对 HCV 感染的总体有效率仅有 20%。聚乙二醇干扰素与利巴韦林联合治疗方案停药后的持久病毒学应答率(SVR)可达 49%~61%,疗效较单独应用 IFN-α 优越。抗病毒治疗者蛋白尿与血清冷球蛋白均明显减少,患者肾功能保持稳定。干扰素的不良反应常见,如发热、骨髓抑制、身体疲劳、头疼、贫血和精神沮丧等。由于 DAAs 疗效好,副作用小,服用方便,故临床实践指南不推荐使用干扰素治疗 HCV-GN。

(三)免疫抑制治疗及血浆置换

冷球蛋白血症,肾病综合征或快速进展性肾衰竭患者除 DAAs 治疗外,还需进行激素、免疫抑制剂伴或不伴血浆置换治疗。抗病毒治疗无效的活动性 HCV-GN 患者也建议使用免疫抑制治疗,特别是冷球蛋白血症肾损害患者。

糖皮质激素和免疫抑制剂可抑制 B 细胞产生类风湿

因子、控制急性血管炎的炎症反应。肾病综合征可考虑使用足量激素联合免疫抑制剂,如泼尼松 1mg/(kg·d),6~8 周后缓慢减量,联合环磷酰胺 2mg/(kg·d)或吗替麦考酚酯(0.75g,次 2/d)等。对病情明显活动或大量新月体形成者,可使用激素冲击治疗,甲泼尼龙:0.5~1.0g/d,连续 3d。抗 CD20 单抗(如利妥昔单抗)可与 B 细胞上的 CD20 结合,并引发 B 细胞溶解,可以选择性清除产生 IgM-κ 的 B 细胞,已被 2018KDIGO 指南推荐为 HCV-GN 的一线免疫抑制药。利妥昔单抗每周 375mg/m² 体表面积,疗程 4 周。利妥昔单抗的优点是可以避免大量免疫抑制剂及其不良反应,且无直接的致癌作用,应用相对安全。血浆置换可清除血浆中的冷球蛋白,每次 3L,每周 3 次,连续 2~3 周,适用于严重混合性冷球蛋白血症者。免疫抑制治疗过程中须注意监测患者免疫功能和病毒复制状态,尽量避免长期应用,以减少感染、肝炎复发等药物不良反应。

七、预　后

HCV-GN 预后差异较大。肾脏病可时轻时重、反复发作,既可自发缓解,也可治疗后缓解。早期报道约 1/3 患者可维持缓解,1/3 恶化和缓解交替,另有 1/3 临床隐匿。约有 10% 的患者进展到终末期肾病(ESRD)。意大利一项回顾性多中心研究显示 HCV-GN 的 10 年存活率已经达到 80%,发病时患者血肌酐超过 133μmol/L 者预后差,多数死于心血管疾病。随着新型直接抗病毒药物问世与使用,HCV-GN 预后有望得到改善。

(彭卫华　庄永泽)

第 11 节　人类免疫缺陷病毒相关性肾病

人类免疫缺陷病毒相关性肾病(HIV-associated nephropathy,HIVAN)是 HIV 感染引起的以大量蛋白尿、快速进展性肾衰竭为临床特点,塌陷型肾小球硬化(collapsing glomerular sclerosis)和不同程度小管间质损伤为主要病理表现的肾脏疾病。HIVAN 主要发生在具有 APOL1 风险变异的非裔人群。随着高效抗反转录病毒治疗(highly active antiretroviral therapy,HAART)的广泛使用,HIVAN 逐渐减少,但是 HIV 合并其他肾脏病逐渐增加。HIV 患者可出现免疫复合物介导肾病,命名为 "HIV 免疫复合物型肾病"(HIV immune complex kidney disease,HIVICK),该名词有时也被用于描述 HIV 感染背景下,类狼疮样肾炎或 HIV 背景下感染相关肾炎。因为病理类型多样,与 HIV 的关系尚未明确,推荐直接使用具体的疾病名称取代 HIVICK。该类型包括类狼疮样肾炎(病理出现 "满堂亮" 免疫复合物沉积,缺乏狼疮的临床和血清学表现)、狼疮性肾炎、IgA 肾病、膜性肾病和膜增生性肾病。长期的 HAART 治疗以及治疗 HIV 合并症和并发症的药物也可能带来肾毒性。上述表现可统称为 HIV 感染背景下肾脏损伤。本节主要就经典的 HIVAN 进行介绍。

一、历史及流行病学

1981 年美国 Gottlieb 等首次报道由 HIV 引起的获得性免疫缺陷综合征(acquired immunodeficiency syndrome, AIDS)。Rao 等于 1984 年首次报告了黑种人 AIDS 患者发生的局灶节段硬化症。随着 HIV 感染的血清学诊断技术的进展,人们发现这一肾脏病变不仅发生于临床艾滋病患者,也可发生于无症状的 HIV 携带者,故命名为 HIV 相关性肾病(HIVAN)。HIVAN 主要好发于黑种人(80%~85%),携带 APOL1 风险基因的患者风险尤高。HIVAN 系 HIV 病毒直接感染肾脏引起。1999 年,HIV 相关的肾脏损伤成为导致 20~64 岁非裔美国人终末期肾衰竭的第三大病因。随着有效抗反转录病毒治疗药物的出现,进展为肾衰竭的风险下降了 40%~60%,接受透析的 HIV 患者的存活率明显提高。HIVAN 逐渐减少,而 HIV 相关的免疫复合物肾病等的比例逐渐增加。Jung 等报告 1989—2000 年 22 例及 2001—2012 年 47 例 HIV 感染者肾活检结果,HIVAN 由 22.7% 减少为 0,免疫复合物介导肾小球肾炎(17.0%)、高血压肾病(27.7%)、糖尿病肾病(19.1%)等肾脏病理类型成为 HIV 患者 CKD 最常见的肾病类型。

截至 2015 年底,全国艾滋病综合防治信息系统中现存活 15 岁及以上的 HIV 感染者 57.1 万,全人群感染率 0.058%。全国 31 个省、自治区、直辖市,93% 的县、区报告当地有 HIV/AIDS 患者,报告病例数超过 1 万的省份达到了 15 个。我国伴肾损伤的 HIV 患者接受肾活检少,HIVAN 的报道更少。究其原因,可能和高效抗反转录病毒治疗的普及以及我国人群缺少 APOL1 风险基因有关。

二、发病机制

HIVAN 发病机制研究有较大的进展。现认为 HIVAN 是 HIV 直接感染肾小球上皮细胞和肾小管上皮细胞所致。HIVAN 患者肾小球足细胞和肾小管上皮细胞可以检出 HIV 基因组,但是在不伴肾损伤或伴免疫复合物性肾小球肾炎的 HIV 患者中检出极少。研究显示,肾脏上皮细胞是 HIV 病毒的贮存库,即使外周血 HIV 无法检出的患者,肾小管上皮细胞内仍可存在 HIV 复制。HIV 转基因小鼠可出现与人类 HIVAN 相似的肾脏病理表现和蛋白尿、肾功能不全。该模型小鼠没有 CD4 耗竭和机会感染,提示 HIV 的基因表达产物可以诱发 HIVAN。HIV-1 表达的 Nef 蛋白在 HIVAN 的发病中起重要作用。Nef 蛋白能刺激足细胞增生和去分化。Nef 蛋白的结合位点 PXXP 发生突变的转基因模型肾脏病变明显减轻。Vpr 和 Nef 有协同效应,诱导产生非塌陷型 FSGS 表型和小管间质损害。TGF-β 也参与 HIVAN 发病。HIVAN 患者肾小球和小管 TGF-β 表达增加;TGF-β 可促进细胞增殖和肾小球硬化,提高系膜细胞 HIV 基因的表达;HIV 感染细胞释放的 tat 蛋白可提高 TGF-β 表达。其他细胞因子如 IL-1、IL-6、TNF-α 等也参与了 HIVAN 发病。

HIVAN 的发病具有遗传易感性。HIVAN 主要发生在非裔人群,其患病率是其他人群的 18~50 倍。染色体 22q13 位点与非裔美国人发生 FSGS 和 HIVAN 风险相关；进一步研究发现 *APOL1* 基因相邻区域的 2 个错义变异（S342G 和 I384M，G1 等位基因）和一个 6bp 缺失（N388del：Y389del，G2 等位基因）与 FSGS 和非糖尿病性终末期肾病发病有关。G1 与 G2 不会共存于同一染色体上。*APOL1* 变异与非裔美国人发生 FSGS（OR 17）和 HIVAN（OR 29），以及南非人发生 HIVAN（OR 89）密切相关。缺乏 *APOL1* 风险变异的埃塞俄比亚人不发生 HIVAN。在没有 HIV 感染情况下，携带 2 个 *APOL1* 风险等位基因的个体，预估发生 FSGS 的风险为 4%，而感染 HIV 后发生 HIVAN 风险则高达 50%。但是 20%~30% 的 HIVAN 非裔美国人没有携带或仅携带 1 个 *APOL1* 风险等位基因，提示其他遗传、病毒或环境因素也与 HIVAN 发病相关。

  APOL1 风险基因与 HIV 患者免疫复合物肾病发病无关，但是提示 CKD 进展风险。美国数据显示只有 3% 经活检证实的免疫复合物肾病患者存在高危基因型。南非研究显示 79% 的 HIVAN 患者携带高风险基因型，但是仅 25% 的 HIV 伴免疫复合物肾病患者携带。普通人群的研究显示，*APOL1* 高风险基因型提高 CKD 进展的风险；非 HIVAN 的 HIV 阳性肾病患者中，携带两个高风险等位基因型提高肾功能恶化的速率和发展为终末期肾病的风险。*APOL1* 介导肾病的机制尚未清楚，可能与 HIV-1 和 *APOL1* 之间存在相互作用有关。HIVAN 相关的 *APOL1* 变异体蛋白和 HIV 蛋白可能靶向足细胞中相同或相关的细胞内通路。

三、病 理

  HIV 感染背景下肾损害类型多样（见表 20-11-1），本节着重介绍 HIV 相关性肾病。

表 20-11-1 HIV 相关性肾病

肾小球病变为主

1. 足细胞病（以足细胞广泛融合为特点）

（1）经典 HIVAN

（2）HIV 背景下非特异型 FSGS

（3）HIV 背景下微小病变

（4）HIV 背景下弥漫性系膜细胞增多症

（5）HIV 背景下其他足细胞病

2. 免疫复合物介导的肾小球疾病

（1）HIV 背景下 IgA 肾病

（2）HIV 背景下狼疮样肾小球肾炎

（3）HIV 背景下狼疮性肾炎

（4）HIV 背景下膜性肾病（需要鉴别乙型肝炎相关、丙型肝炎相关、PLA2R 相关以及其他继发病因）

（5）HIV 背景下膜增生性肾小球肾炎（鉴别丙型肝炎相关和其他继发病因）

续表

（6）HIV 背景下毛细血管内增生和渗出性肾小球肾炎（链球菌感染后肾炎，其他）

（7）HIV 背景下纤维样或免疫触须样肾小球肾炎

（8）HIV 背景下其他免疫复合物疾病

肾小管间质为主

1. 经典 HIVAN 相关的小管间质损伤

（1）透明小滴肾小管病

（2）小管微囊

（3）间质炎症

2. 急性肾小管损伤或急性肾小管坏死

（1）缺血

（2）中毒（抗反转录病毒治疗）

3. 药物诱导的小管间质性肾炎（非抗反转录病毒治疗）

（1）抗生素相关

（2）质子泵抑制剂相关

（3）非甾体抗炎药相关

（4）其他

4. 病原菌对肾实质的直接感染（细菌、病毒、真菌、原虫等）

5. 免疫失调相关性小管间质炎症

（1）弥漫浸润性淋巴细胞增多症（DILS）

（2）免疫重建炎症综合征（IRIS）

6. HIV 背景下其他小管间质炎症

血管病变为主

1. HIV 背景下血栓性微血管病

2. 小动脉硬化症

HIV 背景下的其他病变

1. 糖尿病肾病

2. 年龄相关肾硬化

（一）光镜

  典型 HIVIN 累及肾小球、小管和间质。肾小球病变主要表现为局灶节段肾小球硬化（塌陷型）。光镜下肾小球主要改变为脏层上皮细胞肥大、增生，肥大的上皮细胞胞浆包含有粗空泡和 PAS 染色阳性的蛋白吸收小滴。足细胞的上述表现可仅局限于单一毛细血管袢的少数细胞，也可表现为多数毛细血管袢的足细胞增殖，形成"假新月体"。相邻毛细血管袢扭曲、塌陷，管腔狭窄（图 20-11-1），局部肾小囊腔可相对扩张。随疾病进展，可出现毛细血管袢闭锁，节段硬化，肾小球脏层上皮细胞可呈花冠样围绕在塌陷硬化的肾小球毛细血管袢周围。系膜细胞和系膜基质无增生，毛细血管袢内无增生细胞。

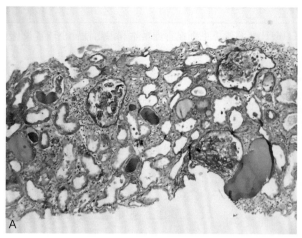
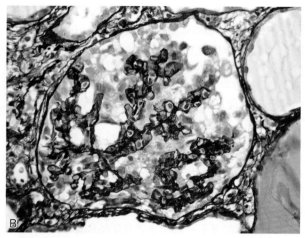

图 20-11-1 人类免疫缺陷病毒相关性肾病（HIVAN）

注：A. 低倍镜下 3 个肾小球血管袢塌陷，足细胞增殖，"假细胞性新月体"样改变；肾小管明显扩张，呈微囊状，上皮细胞扁平（PAS×100）；B. 高倍镜下毛细血管袢球性塌陷，足细胞大量增殖（PASM×400）。

肾小管 - 间质性损害在 HIVAN 患者中非常明显，病变程度常与肾小球病变不成比例。可见肾小管上皮细胞变性和再生，刷状缘脱落、消失，上皮细胞扁平。肾小管腔内可见 PAS 淡染或阴性、复红染色阳性的蛋白沉积物。肾小管明显扩张，呈微囊样，可延伸至鲍曼囊腔。扩张的肾小管在 HIVAN 患者中十分常见，其直径至少为正常肾小管腔的 3 倍。近曲小管上皮细胞胞浆内见蛋白及脂滴。间质常有不同程度的水肿和淋巴细胞浸润，浆细胞和单核细胞很少。疾病进展期可见不同程度的肾小管萎缩，间质纤维化。有高血压病史的患者可出现动脉硬化的表现。

（二）免疫荧光

肾小球塌陷硬化区 IgM，C3 和 C1q 染色阳性。未硬化的毛细血管袢常无免疫荧光沉积。足细胞胞浆和近端肾小管上皮细胞内蛋白吸收滴可呈白蛋白、IgM、IgA、IgG 染色阳性。

（三）电镜

电镜下可见肾小球脏层上皮细胞体积明显增大，胞浆内大量圆形、致密的次级溶酶体形成，可见膜包被的大空泡形成，直径可超过毛细血管袢。足突广泛融合，胞浆微绒毛化。足细胞部分或完全从基底膜脱落。肾小球基底膜皱缩、折叠、毛细血管袢腔狭窄、闭锁。

管网状结构，也称管网状包涵体，在 HIVAN 患者常见，是由直径 25nm 有分支的微管状结构呈网状聚集形成，被内质网或核膜包被。它们的生化成分包括酸性糖蛋白和脂质。该结构见于肾小球内皮细胞、管周毛细血管和小动脉内皮细胞胞浆内，甚至间质浸润的淋巴细胞、单核细胞胞浆内也可见。管网状结构的产生目前认为和干扰素暴露有关。除了 HIVAN，管状包涵体还可见于系统性红斑狼疮，干扰素使用者和其他一些病毒感染。1980—1990 年约 90% 以上 HIVAN 患者肾组织中可见这种超微结构，但进入高效抗反转录病毒时代，这种结构相当少见，可能与抗病毒治疗减少了病毒的复制有关。除了管网状结构，HIVAN 患者的淋巴细胞和单核细胞胞浆还可见圆筒状囊泡，该结构

也可见于系统性硬化症，狼疮和干扰素使用者。细胞核的变化并不少见，主要表现为各种核小体形成，实际上是核包涵体，包含有各种致密 / 浅淡的颗粒状 / 纤维状聚集物，常见于小管和间质细胞，推测与病毒感染有关，但不限于 HIV 感染。HIVAN 还可出现细胞核颗粒化，细胞核被粗大的颗粒样物质取代，推测源于核膜的破坏所致。细胞核的颗粒纤维样结构是染色质被颗粒 / 纤维样结构取代，主要在尸检患者中发现。

四、临床表现

HIVAN 典型临床表现为突然出现的大量蛋白尿，快速进展的肾衰竭。患者蛋白尿为非选择性，可无或伴有不同程度镜下血尿或肉眼血尿；多数患者无高血压，甚至进展至肾衰竭的患者亦可无高血压；无水肿或仅伴有轻度水肿；肾小球滤过功能进行性快速下降，多在数周至数月内进入 ESRD。患者常已有数年 HIV 病史，CD4 计数常下降。在高效抗反转录病毒时代，HIVAN 出现的时间可能更早，CD4 计数可正常。患者肾功能恶化的速度与 HIV 感染的临床表现无直接联系。超声提示双肾体积正常或增大，即使进入 ESRD，双肾体积也常常不缩小。

五、诊断与鉴别诊断

（一）诊断

HIV 相关性肾病的病理诊断应具备以下三点：① HIV 感染病史或诊断 HIV 感染实验室证据；②临床以大量蛋白尿和短期内快速进展的肾衰竭为主要表现；③肾脏病理表现为塌陷型局灶节段性肾小球硬化，微囊样肾小管扩张，电镜下可见管网样结构，荧光阴性或节段性 IgM，C3，C1q 沉积。

（二）鉴别诊断

1. 特 发 性 塌 陷 性 肾 小 球 病（idiopathic collapsing glomerulopathy） 塌陷性肾小球病也称为塌陷型 FSGS（FSGS，collapsing variant），除多见于 HIVAN 外，尚可见于原发性肾小球疾病或其他病因所致。特发性塌陷性肾小球

病无 HIV 感染病史或诊断 HIV 感染的实验室证据。需要排除可导致塌陷性肾小球病的其他病因，如病毒感染（细小病毒 B19、巨细胞病毒、EB 病毒），药物毒性等。

2. 特发性 FSGS　除外塌陷型 FSGS，特发性 FSGS 还包括顶端型、细胞型、门周型和非特异型。HIV 患者也可以出现非塌陷型 FSGS。接受 HAART 治疗的患者中，非特异型 FSGS 常见。此类患者病毒载量极低，很难从病理上与高血压小动脉肾硬化、老化和 *APOL1* 相关肾病区分。小管间质病变常不明显，足细胞病变也比 HIVAN 轻。

3. 海洛因肾病　鉴别海洛因肾病和 HIVAN 较为困难。明显的塌陷型肾小球病伴微囊型肾小管扩张更常见于 HIVAN，海洛因肾病更倾向特发性 FSGS 表现，透明变性更明显。

4. HIV 背景下弥漫系膜增生和微小病变病　围产期感染 HIV 的儿童可出现弥漫系膜增生（diffuse mesangial hypercellularity，DMH）和微小病变性肾病（minimal change disease，MCD），此类患者临床症状较 HIVAN 轻，肾功能常正常，可出现内皮细胞管网状内涵体和弥漫足突融合，罕见微囊样小管和间质炎症。在高效抗反转录病毒时代该病发病减少。

5. HIV 背景下免疫复合物肾病　HIV 患者可出现免疫复合物介导肾病，包括类狼疮样肾炎（病理出现"满堂亮"免疫复合物沉积，血清学阴性，缺乏狼疮的临床表现）、感染相关性免疫复合物肾炎、狼疮性肾炎、IgA 肾病、膜性肾病和膜增生性肾病，需要鉴别乙型肝炎和丙型肝炎感染与上述疾病的关系。

HIV 相关狼疮样肾炎是 HIV 患者出现的病理上类似狼疮性肾炎，但是缺乏狼疮的系统性表现的一类肾病，可表现为局灶 / 弥漫增殖和 / 或膜性肾病，免疫荧光呈现"满堂亮"，电镜下可见管网样结构。在美国主要黑人受累，在欧洲，白人和黑人各半。临床可表现为血尿，蛋白尿乃至肾病综合征。ANA 和 dsDNA 阴性，补体下降。在抗病毒基础上，可使用糖皮质激素和 ACEI。预后较差，肾移植后可复发。

6. HIV 背景下肾小管间质及血管病变　HIV 患者除了经典的 HIVAN 导致的小管间质损伤以外，还可以出现缺血或中毒导致的急性小管损伤及坏死。药物相关性损伤包括抗反转录病毒药物、抗生素、质子泵抑制剂、非甾抗炎药等。核苷反转录酶抑制剂可抑制 DNA 聚合酶损伤线粒体，出现血肌酐升高，蛋白尿和肾性糖尿，电镜改变类似线粒体 DNA 耗竭综合征，可见巨大线粒体，线粒体的嵴破碎、扭曲，外形异常。

六、治　疗

虽然目前尚无随机对照研究指导 HIVAN 治疗，但是大量观察的证据显示有效的抗反转录病毒治疗（anti-retroviral therapy，ART）可以预防 HIVAN 的发病，诱导其缓解，延缓肾病进展，提高 HIV 患者的存活。因此一旦诊断 HIV 即应启动高效抗反转录病毒治疗（highly active anti-retroviral therapy，HAART）。

目前国际上共有 6 大类 30 多种药物（包括复合制剂），分别为核苷类反转录酶抑制剂（nucleoside reverse transcriptase inhibitors，NRTIs）、非核苷类反转录酶抑制剂（non-NRTIs，NNRTIs）、蛋白酶抑制剂（protease inhibitors，PIs）、整合酶链转移抑制剂（integrase strand transfer inhibitors，INSTIs）、膜融合抑制剂（fusion inhibitors，FIs）及 CCR5 抑制剂。国内的 ART 药物有 NRTIs、NNRTIs、PIs、INSTIs 以及 FIs 5 大类（包含复合制剂）。

一旦确诊 HIV 感染，无论 CD4$^+$ T 淋巴细胞水平高低，均建议立即开始治疗。启动 ART 后，需终身治疗。初治患者推荐方案为 2 种 NRTIs 类骨干药物联合第三类药物治疗。第三类药物可以为 NNRTIs 或者增强型 PIs（含利托那韦或考比司他）或者 INSTIs；有条件的患者可以选用复方单片制剂，见表 20-11-2。

表 20-11-2　推荐成人及青少年初治患者抗反转录病毒治疗方案

2 种 NRTIs	第三类药物
推荐方案	
TDF（ABC）+3TC（FTC）FTC/TAF	+ NNRTIs：EFV、RPV，或 +PIs：LPV/r、DRV/c，或 +INSTIs：DTG/RAL
单片制剂方案	
TAF/FTC/EVG/c ABC/3TC/DTG	
替代方案	
AZT+3TC	+ EFV 或 NVP 或 RPV

注：TDF，替诺福韦；ABC，阿巴卡韦；3TC，拉米夫定；FTC，恩曲他滨；TAF，丙酚替诺福韦；AZT，齐多夫定；EFV，依非韦仑；LPV/r，洛匹那韦 / 利托那韦；DRV/c，达芦那韦 / 考比司他；DTG，多替那韦；RAL，拉替那韦；NVP，奈韦拉平；RPV，利匹韦林。

初始抗反转录病毒治疗（启动或调整）48 周后血浆 HIV-RNA 持续 ≥ 200 拷贝 /ml；或病毒学反弹：在达到病毒学完全抑制后又出现 HIV-RNA ≥ 200 拷贝 /ml，提示病毒学治疗失败。应首先评估患者的治疗依从性、药物 - 药物或药物 - 食物相互作用；尤其依从性是治疗成败的决定因素。对于病毒学治疗失败者应进行耐药性检测，依据结果进行抗反转录病毒二线治疗。二线治疗方案的选择原则是使用至少 2 种，最好 3 种具有抗病毒活性的药物（之前使用的药物种类中具有抗病毒活性的药物）；任何二线治疗方案都应包括至少一个具有完全抗病毒活性的 PIs 加用一种未曾使用过的药物（如 INSTs、FIs）。肾小球滤过功能减退时，抗反转录病毒药物剂量应根据肾小球滤过率调整。在治疗 HIV 病毒的同时，应该搜寻和治疗 HIV 患者常见的合并症，如结核、乙型肝炎、丙型肝炎等。高效抗反转录病毒治疗和 ACEI/ARB 是 HIVAN 患者的一线治疗。ACEI/ARB 可以减少尿蛋白，稳定肾功能，适合早期使用。使用糖皮质激素治疗 HIVAN 存在争议，国外学者观察 21 例肾活检证实的 HIVAN 患者，其中 13 例接受糖皮质激素治疗，平均血清肌酐为 548μmol/L；尿蛋白为 6.6g/d，激素治疗组尿蛋白明显下降，住院率和严重感染率无差异，提示此类患者使用糖皮质激素是安全有效的，但仍然需要更大样本研究证实。随着抗病毒治疗的普及，HIVAN 的发病减少，免疫复合物介导的肾病、非塌陷型 FSGS 等逐渐增加，对于此类患者宜在抗病毒治疗的基础上，评估患者的免疫状态，对肾病病因进行治疗。对于抗病毒药物相关性肾病，宜减量停药，换用其他肾毒性小的药物。

HIVAN 患者发展为终末期肾衰竭，透析是维持患者生命的有效方法，接受 HAART 治疗的 HIV 患者存活率与 HIV 阴性患者相当。接受抗病毒治疗的 HIV 患者中，血液透析和腹膜透析的预后相似，治疗方式的选择取决于患者的偏好和地区资源。动静脉瘘是首选的血管通路，人工血管和导管植入有较高的感染和血栓风险。HIV 阳性的腹膜透析患者可能有较高的导管感染风险；然而，腹膜透析置管的失败率与 HIV 阴性患者相似。因为 HIV 病毒在腹膜透析材料和液体中可持续存在，腹膜透析耗材（废液等）必须正确丢弃。腹膜透析液需用含氯消毒剂处置后才能作为医疗废液排放，尤其居家腹膜透析患者需给予指导。

HIV 阳性患者肾移植后 1 年和 3 年生存率居于美国肾移植人群的中位。HIV 阳性患者肾移植后 5 年和 10 年的存活明显高于未移植的患者。HIV 控制良好的患者接受肾移植是安全的。HIV 阳性患者可以接受一般人群通常的免疫抑制治疗方案。

七、预　后

HIVAN 患者如果不接受抗病毒药物干预，会迅速进展为肾衰竭。高效抗反转录病毒的治疗明显减少 HIVAN 的发病，延缓肾功能的恶化，提高了生存率。但是 HIV 患者发生肾病的风险仍高，HIVAN 的发病虽然减少，但免疫复合物肾病、药物相关肾损伤，以及随着 HIV 患者长期存活而逐渐出现的老龄化相关肾损伤以及糖尿病肾病等逐渐增加。早期评价 CKD 危险因素，早期防控，有助于 HIV 患者肾功能的保存，减少 CKD 进展的风险。

（罗惠民　胡章学）

参考文献

［1］CHATURVEDI S, BOYD R, KRAUSE V. Acute Post-Streptococcal Glomerulonephritis in the Northern Territory of Australia: A Review of Data from 2009 to 2016 and Comparison with the Literature [J]. Am J Trop Med Hyg, 2018, 99 (6): 1643-1648.

［2］ARSLANSOYU ÇAMLAR S, SOYLU A, AKIL İ, et al. Henoch-Schonlein purpura, post-streptococcal glomerulonephritis and acute rheumatic carditis after Group A β-haemolytic streptococcal infection [J]. Paediatr Int Child Health, 2018, 38 (1): 73-75.

［3］WORTHING K A, LACEY J A, PRICE D J, et al. Systematic review of group a streptococcal types

［4］ZHOU X J, LASZIK Z, D'AGATI V D, et al. Silva's diagnostic renal pathology [M]. 2nd ed.[S. l.]: Cambridge University Press, 2017.

［5］RONA D, ROXANA C, MIRIAM D, et al. Post-Infectious glomerulonephritis in pediatric patients over two decades: severity-associated features [J]. Isr Med Assoc J, 2016, 18 (6): 336-340.

［6］SETHI S, FERVENZA F C, ZHANG Y, et al. Atypical postinfectious glomerulonephritis is associated with abnormalities in the alternative pathway of complement [J]. Kidney Int, 2013, 83 (2): 293-299.

［7］ALQAHTANI H, ALQAHTANI F Y, ALEANIZY F S, et al. IgA Nephropathy Flare-Up Mimicking Staphylococcus Post-Infection Glomerulonephritis in Patient with Staphylococcus Aureus Infection Treated with Cefazolin: A Case Report and Brief Review of the Literature [J]. Am J Case Rep, 2019, 20: 508-510.

［8］SAHA M K, JULIAN B A, NOVAK J. Secondary IgA nephropathy [J]. Kidney Int, 2018, 94 (4): 674-681.

［9］BOILS C L, NASR S H, WALKER P D, et al. Update on endocarditis-associated glomerulonephritis [J]. Kidney Int, 2015, 87 (6): 1241-1249.

［10］BABIKER A, EL HAG M I, PEREZ C. Bartonella infectious endocarditis associated with cryoglobulinemia and multifocal proliferative glomerulonephritis [J]. Open Forum Infect Dis, 2018, 5 (8): ofy 186.

［11］MOHANDES S, SATOSKAR A, HEBERT L, et al. Bacterial endocarditis manifesting as autoimmune pulmonary renal syndrome: ANCA-associated lung hemorrhage and pauci-immune crescentic glomerulonephritis [J]. Clin Nephrol, 2018, 90 (6): 431-433.

［12］于光，边琪，赖学莉，等. 肉眼血尿、蛋白尿、发热、急性肾损伤（第 52 例）[J]. 第二军医大学学报，2015, 36 (1): 108-111.

［13］BURSTRÖM G, ANDRESEN M, BARTEK J JR, et al. Subacute bacterial endocarditis and subsequent shunt nephritis from ventriculoatrial shunting 14years after shunt implantation [J]. BMJ Case Rep, 2014, 2014: bcr2014204655.

［14］HARLAND T A, WINSTON K R, JOVANOVICH A J, et al. Shunt nephritis: an increasingly unfamiliar diagnosis [J]. World Neurosurg, 2018, 111: 346-348.

［15］JAUNIN E, KISSLING S, ROTMAN S, et al. Syphilis and parvovirus B19 co-infection imitating a lupus nephropathy: A case report [J]. Medicine (Baltimore), 2019, 98 (36): e17040.

［16］NEVES P D, BEZERRA K S, SILVEIRA M A, et al. Schistosoma mansoni and membranous nephropathy [J]. Kidney Int, 2016, 89 (4): 959.

［17］ GHIRARDO S, TREVISAN M, GALIMBERTI A M C, et al. Young Girl With Intermittent Hematuria [J]. Ann Emerg Med, 2019, 74 (3): 21-22.

［18］ XU F, WANG C, SHI X J, et al. Resolution of HBV infection occurs sooner than recovery of renal disease in adult serum HBsAg-negative HBV-associated glomerulonephritis [J]. J Med Virol, 2018, 90 (9): 1503-1507.

［19］ PENG T, XIE T, LIU L, et al. Analysis of clinical features and pathology of serum HBsAg positive glomerulonephritis [J]. J Med Virol, 2018, 90 (3): 612-615.

［20］ SHAH A S, AMARAPURKAR D N. Spectrum of hepatitis B and renal involvement [J]. Liver Int, 2018, 38 (1): 23-32.

［21］ SUN L J, SHAN J P, CUI R L, et al. Combination therapy with lamivudine and angiotensin-converting enzyme inhibitor/angiotensin receptor blocker for hepatitis B virus-associated glomerulonephritis with mild to moderate proteinuria: a clinical review of 38 cases [J]. Int Urol Nephrol, 2017 49 (6): 1049-1056.

［22］ KAMIMURA H, SETSU T, KIMURA N, et al. Renal Impairment in Chronic Hepatitis B: A Review [J]. Diseases, 2018, 6 (2): 52.

［23］ CKD 合并 HCV 感染诊治共识专家委员会 . 慢性肾脏病合并丙型肝炎病毒感染诊断与治疗中国专家共识 [J]. 临床肾脏病杂志 , 2019, 19 (5): 305-310.

［24］ MOLNAR M Z, ALHOURANI H M, WALL B M, et al. Association of hepatitis C viral infection with incidence and progression of chronic kidney disease in a large cohort of US veterans [J]. Hepat, 2015, 61 (5): 1495-1502.

［25］ BRUCHFELD A, ROTH D, MARTIN P, et al. Elbasvir plus grazoprevir in patients with hepatitis C virus infection and stage 4-5 chronic kidney disease: clinical, virological, and health-related quality-of-life outcomes from a phase 3, multicentre, randomised, double-blind, placebo-controlled trial [J]. Lancet Gastroent Hepat, 2017, 2 (8): 585-594.

［26］ FABRIZI F, CERUTTI R, PORATA G, et al. Direct-Acting Antiviral Agents for HCV-Associated Glomerular Disease and the Current Evidence [J]. Pathogens, 2019, 8 (4): 176.

［27］ SWANEPOEL C R, ATTA M G, D'AGATI V D, et al. Kidney disease in the setting of HIV infection: conclusions from a Kidney Disease: Improving Global Outcomes (KDIGO) Controversies Conference [J]. Kidney Int, 2018, 93 (3): 545-559.

［28］ COHEN S D, KOPP J B, KIMMEL P L. Kidney diseases associated with human immunodeficiency virus infection [J]. N Engl J Med, 2018, 378 (17): 1655-1656.

［29］ 中华医学会感染病学分会艾滋病学组 , 中国疾病预防控制中心 . 中国艾滋病诊疗指南 (2018 版)[J]. 协和医学杂志 , 2019, 10 (1): 31-52.

［30］ WAHEED S, SAKR A, CHHEDA N D, et al. Outcomes of renal transplantation in HIV-1 associated nephropathy [J]. PLoS One, 2015, 10 (6): e0129702.

［31］ KUDOSE S, SANTORIELLO D, BOMBACK A S, et al. The spectrum of kidney biopsy findings in HIV-infected patients in the modern era [J]. Kidney Int, 2020, 97 (5): 1006-1016.

［32］ KIDNEY DISEASE: IMPROVING GLOBAL OUTCOMES (KDIGO) GLOMERULONEPHRITIS WORK GROUP. KDIGO clinical practice guideline for glomerulonephritis [J]. Kidney Int Suppl, 2020: 210.

第 21 章

血液系统疾病相关性肾病

第 1 节 概 述

多种血液系统疾病可致肾脏损害,包括血液系统恶性肿瘤(如多发性骨髓瘤、淋巴瘤、白血病及瓦氏巨球蛋白血症等)、骨髓增生性疾病(如真性红细胞增多症、特发性血小板增多症等)、各种贫血及出凝血异常(如地中海贫血、镰状细胞病、阵发性睡眠性血红蛋白尿及微血管病性溶血性贫血等)均可累及肾脏,其中以血液系统恶性肿瘤相关肾病最常见。血液系统疾病由于代谢及免疫异常、肿瘤浸润、缺血、肾损伤药物应用及造血干细胞移植等多种因素导致肾脏病变,临床可表现为急性肾损伤、慢性肾衰竭、肾炎综合征、肾病综合征及肾小管功能障碍等,病理表现多种多样,可见肾小球疾病、小管间质性疾病及肾血管性疾病,且肾病的缓解多有赖于原发血液病的缓解。

一、流行病学

血液系统疾病累及肾脏较常见。多发性骨髓瘤(multiple myeloma,MM)是最易累及肾脏的血液系统疾病。一项亚洲地区 MM 肾功能受损情况的联合调查发现,MM确诊时血肌酐 >176.8μmol/L 的患者比例为 23.4%。MM 合并肾脏病患者肾活检病理研究发现,管型肾病占 40%~63%,轻链沉积占 19%~26%,淀粉样变性占 7%~30%。

淋巴瘤也较易累及肾脏,霍奇金淋巴瘤肾脏受累发生率约为 13%,其相关肾病最常见的病理类型是微小病变性肾病(MCD),占 50% 以上,其次为局灶节段性肾小球硬化症(FSGS)。非霍奇金淋巴瘤肾脏受累发生率高达 47%,其相关肾病最常见的病理类型为膜增生性肾小球肾炎(MPGN),约占 25%,其次为 MCD。

白血病是另一种易累及肾脏的血液系统恶性肿瘤,其中以慢性淋巴细胞白血病累及肾小球最为常见,其肾病综合征发生率约为 1%~2%,常见病理类型为 MPGN 及 MN,分别占 35% 及 19%。

骨髓增生性疾病及溶血性疾病等累及肾脏较少见,目前尚无大型的流行病学资料。

二、发病机制

血液系统疾病引起肾损害的机制复杂,常为多种机制共同参与肾损害的发生发展。

(一)异常物质沉积或阻塞肾小管

如大量游离轻链阻塞肾小管引起管型肾病,轻链或重链等沉积引起轻链或重链沉积病,淀粉样物质沉积引起淀粉样变性等。

(二)免疫机制

分泌大量补体、细胞因子或免疫球蛋白等引起肾脏损害。

(三)对肾脏的直接损害

肿瘤细胞直接浸润肾实质,游离轻链直接损伤肾小管上皮细胞等。

(四)代谢紊乱

高钙血症、高尿酸血症及电解质紊乱等引起相应的肾脏损害。

(五)治疗相关肾损害

某些化疗药物及对比剂等可引起急性肾小管坏死,反复输血可引起含铁血黄素沉积于肾组织。

(六)泌尿系梗阻

腹膜后淋巴瘤、肿大淋巴结及后腹膜纤维化等因素压迫泌尿系统引起梗阻。

(七)血流动力学改变

微血栓形成及缺血、缺氧等引起肾血流量下降。

三、病 理

血液系统疾病相关肾病的肾脏病理类型多种多样,多与原发病的种类有关,本章主要介绍其中几种血液系统疾病相关肾病的病理类型及其特征性病理改变。常见的病理类型,见表 21-1-1。

表 21-1-1 几种血液系统疾病相关肾病

血液系统疾病	常见肾脏病理类型
骨髓瘤	
肾小球	轻 / 重链淀粉样变
	单克隆免疫球蛋白沉积病
	增生性肾小球肾炎伴单克隆 Ig 沉积
	其他(如冷球蛋白血症等)

续表

血液系统疾病	常见肾脏病理类型
肾小管	管型肾病、伴或不伴结晶沉积的近端肾小管病
肾间质	浆细胞浸润、间质性肾炎
淋巴瘤	
霍奇金淋巴瘤	MCD、FSGS
非霍奇金淋巴瘤	MPGN、MCD
白血病	
急性淋巴细胞白血病	MCD、FSGS、IgA 肾病
急性粒细胞白血病	MCD、FSGS、MsPGN
慢性淋巴细胞白血病	MPGN、MN、MCD、FSGS、MsPGN、AA 型淀粉样变性
慢性粒细胞白血病	MPGN、MN、MCD、MsPGN、IgA 肾病
真性红细胞增多症	FSGS、IgA 肾病、MPGN
镰状细胞病	FSGS、MPGN、TMA
地中海贫血	IgA 肾病、MN

注:MCD,微小病变性肾病;FSGS,局灶节段性肾小球硬化症;MPGN,膜增生性肾小球肾炎;MsPGN,系膜增生性肾小球肾炎;MN,膜性肾病;AA,淀粉样蛋白 A;TMA,血栓性微血管病。

(唐　琳)

第2节　骨髓瘤相关性肾病

多发性骨髓瘤(multiple myeloma,MM)是浆细胞异常增生的恶性疾病,以浆细胞肿瘤性增殖并分泌单克隆免疫球蛋白或其片段(monoclonal protein,M 蛋白)为特征,常引起骨骼破坏、贫血、肾功能损害和免疫功能异常等。骨髓瘤相关肾病是多发性骨髓瘤常见的并发症,临床常表现为肾功能不全和蛋白尿。最常见的病理类型为骨髓瘤管型肾病(myeloma cast nephropathy,CN),也可表现为单克隆免疫球蛋白沉积病(monoclonal immunoglobulin deposition disease,MIDD)和轻/重链型淀粉样变性(light and/or heavy chain amyloidosis)等。

一、历　史

1840 年英国学者 MacIntyre 报道了一例表现为乏力、骨痛和尿频的患者。病理学家 Bence Jones 发现患者尿液中含有一种遇热凝固的物质,该物质后来被命名为本周蛋白。1867 年 Herman 报道了一例骨软化合并肾脏及脾脏淀粉样变的病例,这是首次对骨髓瘤相关淀粉样变的描述。在 1873 年 Rustizky 等正式提出"多发性骨髓瘤"的概念。1909 年 Alfred 描述了骨髓瘤与某种不定形物质堵塞肾小管之间的关系,首次提出了管型肾病的概念。到 1960 年骨髓瘤管型肾病已被充分认知,人们开始关注管型肾病以

外的骨髓瘤相关肾损害。1970 年开始出现了对骨髓瘤相关非淀粉样变肾小球病的描述,1976 年发现轻链沉积病,1993 年提出重链沉积病的概念。近年来,与骨髓瘤相关肾脏病病谱在不断增加(见第 16 章)。

二、流行病学

MM 占血液系统恶性肿瘤的 10%,其发病率在不同种族中有所差异,非洲裔美国人及非洲黑种人的发病率最高,约 12.7/10 万人,白种人发病率约为 6/10 万人,黄种人发病率最低,低于 1/10 万人。我国 MM 发病率为 0.6/10 万,发病高峰为 50~65 岁,男女比例约为 2.4∶1。多发性骨髓瘤肾脏受累的发生率高于 50%,亚洲骨髓瘤协作组报道中国内地(大陆)、中国香港和中国台湾 MM 患者在诊断时血清肌酐 ≥ 176.8μmol/L 的比例分别是 24%、19.7% 和 30.8%。骨髓瘤肾病最常见的为管型肾病,MM 患者尸检发现管型肾病占 30%~50%,淀粉样变性占 4%~5%,轻链沉积病占 2%~3%。MM 合并肾脏病患者肾活检病理研究发现,管型肾病占 40%~63%,轻链沉积病占 19%~26%,淀粉样变占 7%~30%。

三、病因及发病机制

(一)病因

MM 的病因尚未明确,可能与遗传易感性、电离辐射、化学毒物、抗原刺激和病毒感染等因素有关。

(二)发病机制

MM 患者肾脏受累通常是由免疫球蛋白轻链(light chain,LC)引起,极少情况下与重链(high chain,HC)或整个免疫球蛋白有关。还可出现非单克隆球蛋白相关的肾损伤,如高钙血症、血容量不足、肾脏浆细胞浸润、高黏滞血症、高尿酸血症以及肾损伤药物等因素导致的肾脏病变。

1. 单克隆免疫球蛋白及其片段引起的肾脏损害　在第 16 章已详述,此处不再重复。

2. 高钙血症　MM 分泌大量破骨细胞活化因子,破骨增加,骨钙释放,导致高钙血症。高钙血症可引发肾血管收缩及利尿,降低肾小球滤过率,引起小管内钙盐沉积。同时肾血流量减少,尿液浓缩又可促进管型形成,进一步加重肾损伤。

3. 其他　MM 因核酸代谢增加、化疗时肿瘤细胞大量破坏,半数以上患者合并高尿酸血症,加重肾小管间质损害。MM 分泌大量异常单克隆球蛋白,可引起血液浓缩、血黏滞度增高,肾小球毛细血管阻塞,肾小球滤过率下降,并干扰凝血机制,可引起肾静脉血栓形成。

四、病　理

骨髓瘤相关肾病的病理类型主要是单克隆免疫球蛋白病所导致的肾损害(见第 16 章,表 16-1-1),当然异常浆细胞亦可直接浸润肾间质,造成肾损伤。其中管型肾病(图 21-2-1)是多发性骨髓瘤合并肾脏受累最常见且最具特征性的病理类型,其次为轻链型淀粉样变(图 21-2-2)及 MIDD(图 21-2-3)。管型肾病及 MIDD 的具体描述详见"第 16 章单克隆免疫球蛋白相关性肾病",轻链型淀粉样变详见"第 17 章肾淀粉样变性病"。

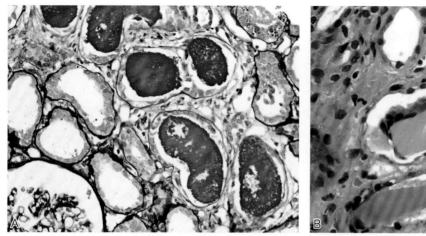

图 21-2-1　多发性骨髓瘤继发管型肾病

注:患者女性,48 岁,肾功能异常 1 月。肾活检时血肌酐 762μmol/L,ALB42g/L,Hb 90g/L,血 λ 轻链明显升高。临床诊断:多发性骨髓瘤、急性肾损伤。A.肾小管管腔内大量蛋白管型,管型浓稠、质脆、部分破裂,肾小管上皮细胞扁平化,可见上皮细胞脱落、基底膜裸露(PASM×200);B.管型质脆中间断裂,管型周围包绕炎症细胞(HE×400)。

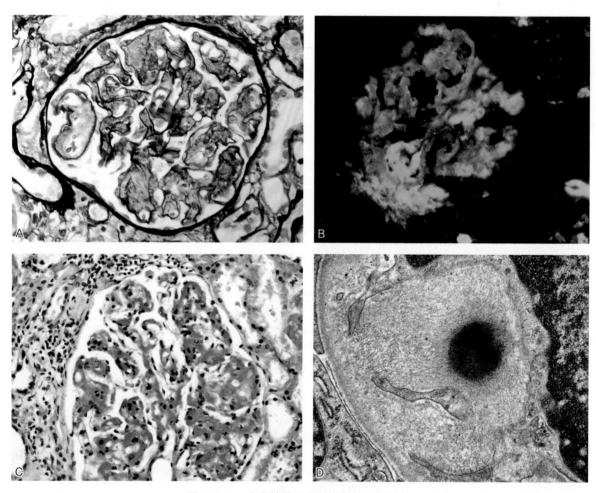

图 21-2-2　多发性骨髓瘤继发肾脏淀粉样变

注:患者男性,56 岁,临床诊断为多发性骨髓瘤、肾病综合征。A.肾小球系膜区及内皮下大量不嗜银物质沉积(PASM×400);B.免疫荧光示系膜区及内皮下 λ 轻链阳性(IF×400);C.刚果红染色系膜区及基底膜大量砖红色物质沉积,其在偏振光下呈苹果绿双折光(刚果红 ×400);D.电镜示直径 8~12nm 无序细纤维沉积于系膜区及内皮下(EM×15 000)。

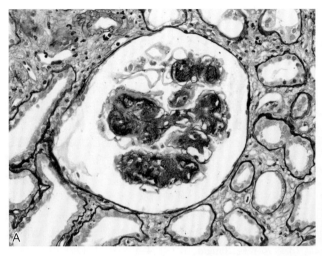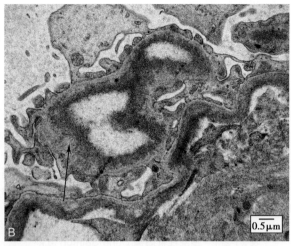

0.5μm

图 21-2-3　多发性骨髓瘤继发轻链沉积病

注：患者女性，42 岁，双肢水肿 2 月，24 小时尿蛋白 12.5g，血白蛋白 22g/L，血肌酐 225umol/L，血清 κ 游离轻链明显升高。临床诊断：多发性骨髓瘤（轻链型）、肾病综合征、急性肾损伤。A. 肾活检显示肾小球弥漫性系膜结节形成，结节周围毛细血管袢呈瘤样扩张（PASM×400）；B. 电镜显示粉末状电子致密物沿肾小球基底膜内侧沉积（箭头，EM×5 000）。

五、临床表现

MM 常有浆细胞浸润骨骼或其他器官相关的体征或症状，或表现为过量异常 M 蛋白所致肾损害相关的体征或症状。

（一）肾外表现

1. 浸润性表现

（1）造血系统：常表现为中重度贫血，研究显示 70%MM 患者诊断时伴贫血。

（2）骨痛：约 60% 患者在诊断时存在骨痛，胸背及腰骶部疼痛最为常见，四肢骨痛少见，严重骨质破坏处易发生病理性骨折。

（3）髓外浸润：70%MM 患者可出现骨骼外器官浸润，常见肝、脾、淋巴结、肾脏等器官肿大。

（4）神经系统病变：常见椎旁浆细胞瘤压迫神经或骨骼塌陷引起胸部或腰骶部神经根病；少见情况下淀粉样变性可引起周围神经病变，表现为进行性对称性四肢远端感觉运动障碍；颅内浆细胞瘤引起的中枢神经系统受累罕见。

2. 异常 M 蛋白相关症状

（1）感染：由于淋巴细胞功能受损、正常浆细胞功能抑制以及低免疫球蛋白血症，MM 患者发生感染的风险增加，可出现反复的肺部或尿路感染，严重时可发生败血症。

（2）出血倾向：M 蛋白引起血小板功能障碍、抑制Ⅷ因子活性等，可致皮下出血，甚至内脏、颅内等出血。

（3）高黏滞综合征：常表现为乏力、头晕、视物模糊，可突然发生意识障碍、手指麻木、冠状动脉供血不足、慢性心力衰竭等症状。

（4）淀粉样变性：13%~26%MM 患者可发生 AL 型淀粉样变性，以 IgG-λ 型最为常见。淀粉样变性患者可表现为舌、腮腺、心脏、肾脏、肝脾等增大及相应的器官功能障碍。

（二）肾脏损害

肾脏损害是 MM 患者常见的临床表现，部分患者以蛋白尿或肾功能不全为首发症状。MM 肾损害主要表现为以下几方面。

1. 蛋白尿　发生率 60%~90%，较少伴血尿、水肿及高血压。蛋白尿程度不一，常见尿常规检查尿蛋白阴性，而 24 小时尿蛋白定量升高。

2. 慢性肾衰竭　发生率 40%~70%。特点为：贫血出现早，与肾功能受损程度不成正比；临床多无高血压，有时甚至血压偏低。

3. 急性肾衰竭　常与脱水致血容量不足、感染、高尿酸血症、高血钙及药物等有关。

4. 肾小管功能障碍　常表现为近端肾小管性酸中毒，可表现为肾性糖尿、氨基酸尿，也可表现为磷酸盐流失导致的低磷血症及骨软化症等。还可伴远端肾小管功能障碍，患者出现口渴、多饮、多尿、夜尿增多等表现。

5. 高钙血症　发生率约为 25%，可表现为多尿、呕吐及乏力等。

6. 高尿酸血症　MM 因核酸代谢增加及肿瘤细胞破坏等因素常合并高尿酸血症。

六、诊　断

（一）诊断标准

根据国际骨髓瘤工作组的推荐，有症状 MM 诊断要求满足以下标准：克隆性骨髓浆细胞 ≥ 10% 或活检证实有骨或软组织浆细胞瘤、血清和 / 或尿检测出 M 蛋白，再加上下列条件之一：①存在与浆细胞增殖性疾病相关的器官或组织损害：高钙血症（血钙 >2.75mmol/L）、肾功能不全（估计或测得的肌酐清除率 <40ml/min 或血清肌酐 >177μmol/L）、贫血（Hb<100g/L）或溶骨性病变。②存在与进展至终末器官损伤相关的生物标志物：骨髓中克隆性浆细胞 ≥ 60%；受累 / 未受累 FLC 比值 ≥ 100，且受累 FLC ≥ 100mg/dl；或 MRI 显示有不止 1 个局灶病变（累及骨或骨髓）。无症状骨髓瘤（冒烟型骨髓瘤）的诊断标准：血清单克隆 M 蛋白 ≥ 30g/L

和/或骨髓单克隆浆细胞比例≥10%，无相关器官及组织的损害（无终末器官损害，包括溶骨改变）。

（二）分期

MM分期对于疾病预后判断具重要意义，当前主要的分期标准包括Durie-Salmon分期（表21-2-1）和国际分期系统（international staging system，ISS）分期。2015年，国际骨髓瘤工作组提出了修订后的国际分期系统（revised-international staging system，R-ISS）。该分期系统综合了ISS分期、细胞遗传学因素和血清乳酸脱氢酶（lactate dehydrogenase，LDH）水平（表21-2-2）。Durie-Salmon分期主要反映疾病的肿瘤负荷，R-ISS分期主要侧重于肿瘤的预后分层。

表21-2-1 多发性骨髓瘤Durie-Salmon分期

分期	标准
Ⅰ期	满足以下所有条件： 血红蛋白>100g/L； 血清钙水平≤2.65mmol/L； 骨骼X线示骨骼结构正常或孤立性骨浆细胞瘤； 血清M蛋白产生率较低：IgG<50g/L，IgA<30g/L，本周蛋白<4g/24h。
Ⅱ期	不符合Ⅰ和Ⅲ期MM患者
Ⅲ期	满足以下1个或多个条件： 血红蛋白<85g/L； 血清钙水平>2.65mmol/L； 骨骼检查溶骨病损>3处； 血清M蛋白产生率非常高：IgG>70g/L，IgA>50g/L，或本周蛋白>12g/24h。
亚型	A亚型：肌酐清除率>40ml/min或血肌酐<176.8μmol/L； B亚型：肌酐清除率≤40ml/min或血肌酐≥176.8μmol/L。

表21-2-2 多发性骨髓瘤ISS和R-ISS分期

分期	ISS分期	R-ISS分期
Ⅰ期	血清β₂-微球蛋白<3.5mg/L 血清白蛋白≥35g/L	ISS Ⅰ期，间期FISH检查发现标危染色体*异常和LDH≤正常上限
Ⅱ期	介于Ⅰ期和Ⅲ期之间	介于Ⅰ期和Ⅲ期之间
Ⅲ期	血清β₂-微球蛋白≥5.5mg/L	ISS Ⅲ期，间期FISH检查发现标危染色体异常和LDH≥正常上限

注：*标危：无高危染色体异常；高危染色体异常：间期荧光原位杂交检测出del(17p)和/或t(4；14)易位和/或t(14；16)易位。

七、治 疗

（一）MM的治疗

MM的治疗主要包括化疗及干细胞移植（stem cell transplant，SCT）。既往常用表柔比星、长春新碱联合地塞米松（VAD）等化疗方案；目前常用泼尼松、来那度胺、硼替佐米、卡非佐米等药物组合的联合化疗方案。

1. 诱导治疗 初始治疗以靶向蛋白酶抑制剂硼替佐米（万珂）为首选药物；目前推荐的诱导治疗方案：硼替佐米/地塞米松（VD）、来那度胺/硼替佐米/地塞米松（RVD）、硼替佐米/环磷酰胺/地塞米松（VCD）等。以RVD方案为例，具体疗法：①来那度胺25mg，第1~14天用药；②硼替佐米1.3mg/m²，每个月的第1、4、8、11天用药；③地塞米松20mg/d，第1~2、4~5、8~9、11~12天用药；周期为1个月，一般需要化疗3~4个周期，查看骨髓细胞瘤减低的情况。对于治疗有效的患者达到平台期才进入巩固治疗方案。

2. 巩固治疗 为进一步提高疗效反应深度，以强化疾病控制，对于ASCT后未获得完全缓解以上疗效者，可采用原诱导方案短期巩固治疗2~4个疗程。

3. 维持治疗 可延长疗效持续时间以及无进展生存时间，可选用来那度胺、硼替佐米或沙利度胺单药，或联合糖皮质激素。MM的整体治疗模式见图21-2-4。

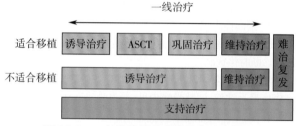

图21-2-4 多发性骨髓瘤的整体治疗模式

4. 自体造血干细胞移植（autologous hematopoietic stem cell transplantation，ASCT） 患者年龄（原则上≤65岁）、体能及伴随疾病状况决定造血干细胞移植治疗的适应证，包括自体SCT（ASCT）、序贯SCT和异基因SCT（allo-SCT）。肾功能不全及老年并非移植禁忌证。相对于晚期移植，早期移植者无事件生存期更长。对于原发耐药患者，ASCT可作为挽救治疗措施。

（二）肾脏损害的治疗

1. 去除加重肾损害的因素 纠正脱水、高钙血症，积极控制感染，避免使用肾毒性药物如对比剂、利尿剂及NSAIDs等。

2. 充分水化 除心力衰竭或肾衰竭患者外均应补充等渗液进行充分水化以减少管型形成。

3. 降低高尿酸血症 除积极补液充分水化外，口服和静脉注射碳酸氢盐碱化尿液，维持尿液pH>7。在此基础上可应用降尿酸药物如别嘌醇、非布司他、重组尿酸酶（拉布立酶）等。

4. 干扰管型形成 秋水仙碱可减少糖蛋白（THP）分

泌从而减少管型形成。

5. 肾脏替代治疗 进展至严重肾衰竭的患者可接受血液透析或腹膜透析治疗，腹膜透析较血液透析更能清除游离轻链。高截留量透析可体外去除血清游离轻链，其在MM患者中应用的有效性及安全性目前尚在研究中。肾移植仅可作为控制良好的骨髓瘤终末期肾病患者的一种选择，目前尚无充分循证医学证据支持。

6. 血浆置换 血浆置换可去除循环中的游离轻链、减低血黏滞度，对肾脏结局有一定益处。对肾活检证实为管型肾病或未行肾活检但临床表现高度提示管型肾病，血清或尿液中高水平游离轻链（FLC ≥ 200mg/dL）的MM患者可考虑行血浆治疗，推荐方案为7~10日内进行5~7次血浆置换。但其长期疗效尚存在争议，目前不作为MM的标准治疗。

（三）其他方面的治疗

1. 骨病 双膦酸盐类药物有利于减少骨骼相关病变，改善患者生活质量，推荐接受骨髓瘤治疗的患者给予双膦酸盐类药物治疗。存在药物治疗无效的骨痛等情况时可采用小剂量放疗缓解症状。有症状的骨折患者可考虑行相应的手术治疗。

2. 高钙血症 轻度高钙血症可补液、利尿等对症处理。严重或难治性高钙血症患者优选双膦酸盐。

3. 高黏滞血症 可采用血浆置换作为有症状高黏滞血症的治疗。

4. 贫血 补足造血原料后Hb<100g/L的化疗或合并肾损伤的患者可接受EPO治疗。

5. 感染 感染风险高的患者可考虑接种疫苗，预防性应用抗生素、抗病毒或抗真菌药物。对反复发作、危及生命的感染可静脉应用免疫球蛋白。

八、预 后

MM自然病程6~12月，有效化疗后中位生存期3~4年，合并肾衰竭时中位生存期明显缩短。MM管型肾病患者的预后与肾活检肾小管间质病变的范围有关，病变重者预后差。在诊断3个月内，MM管型肾病即使采取积极治疗仍有约65%的患者进展至ESRD，慢性透析患者中位生存期为4~28个月。MIDD患者的肾脏中位生存期约为3年，肾脏6个月、1年和4年的生存率分别为67%、62%和40%。轻链型淀粉样变性患者的肾脏中位生存期约为15个月，透析患者的中位生存期为8~22个月，合并心力衰竭时中位生存期<6个月。

（唐 琳）

第3节 真性红细胞增多症相关性肾病

真性红细胞增多症（polycythemia vera，PV）是一种造血干细胞克隆性慢性骨髓增殖性疾病。JAK2基因体细胞突变（非遗传性）见于95%患者。主要特征为外周血以红细胞为主的二系或三系血细胞增多，常有多血质表现、脾大，血栓发生率高于正常人，主要累及血液系统、消化系统及神经系统。真性红细胞增多症相关性肾病（polycythemia vera associated nephropathy）较少见，临床主要表现为高血压、蛋白尿及进行性肾功能减退，肾脏病理类型以局灶节段性肾小球硬化症及IgA肾病为主。

一、历 史

1892年，Vaquez最先描述了真性红细胞增多症，在20世纪初经过一系列的报道后，PV才被确立为一种明确的临床疾病。PV虽较少累及肾脏，但早在1959年Calabresi等就对PV可伴发蛋白尿进行了相关报道。1965年对PV合并蛋白尿、肾功能下降患者进行肾活检发现有弥漫系膜增生及肾小球硬化，1979年出现了PV相关FSGS及系膜增生性肾小球肾炎的报道。随着PV合并肾脏损害行肾活检的报道逐渐增加，逐步提出了PV相关性肾病的概念。

二、流行病学

PV的发病率报道不一，国外报道的约为每年1.8~2.6/10万。全球发病男性略高于女性，发病高峰年龄为60~80岁。PV的发病与人种有关，其中犹太人，尤以北爱尔兰的犹太人发病率最高。PV相关性肾病总体发生率男性高于女性，但肾活检病理类型为FSGS样病变者以女性居多，而表现为IgA肾病者以男性居多。因PV相关性肾病较少见，多以个案形式报道，目前全球尚无相关的大型流行病学统计资料。

三、发病机制

PV相关性肾病的发生可能与以下机制有关。

（一）血栓栓塞

PV血细胞增加，血流量及血液黏滞度增加，引起毛细血管扩张损伤，血管内形成微血栓、肾小球毛细血管阻塞、GFR下降，导致肾脏缺血。若缺血持续未被纠正，可导致慢性肾脏损伤。

（二）高血压

PV长期高血容量状态可导致高血压，持续的高血压可致肾小动脉硬化以及肾脏缺血性改变，继而引起缓慢发展的肾小管和肾小球功能损害，最终导致肾硬化和肾功能不全。

（三）高尿酸血症

PV患者多伴有高尿酸血症。高尿酸血症可导致肾功能损害，尤其是肾小管和间质损伤。

（四）细胞因子释放

血小板介导的脱颗粒持续释放血小板衍生生长因子（platelet-derived growth factor，PDGF）和转化生长因子-β（transforming growth factorβ，TGF-β）。PDGF可促进肾小球系膜细胞增生和细胞外基质形成，TGF-β可通过介导胶原和纤维蛋白原合成导致肾小球硬化和足细胞融合。

四、病 理

（一）光镜

PV相关性肾病报道不多，报道的病理类型包括局灶节段性肾小球硬化症,约占 PV 相关性肾病组织学改变的 50%,其次为 IgA 肾病,还可表现为系膜增生性肾小球肾炎、膜增生性肾小球肾炎、微小病变性肾病、新月体性肾小球肾炎及紫癜性肾炎等。间质小管病变一般较轻。多数情况下单从组织形态学上与原发性肾小球疾病难以判别,须结合临床病史。但有些病例可见肾小球体积增大,肾小球毛细血管袢高度扩张,毛细血管及间质小管腔内可有大量红细胞堆积,此种改变为 PV 相关性肾病较为特异性的病理改变(图 21-3-1)。

(二) 免疫荧光

PV 相关性肾病表现为 IgA 肾病者可仅有 IgA 在系膜区及毛细血管壁沉积,少数还可有少量 IgM、IgG、C3 沉积;表现为 FSGS 者可无免疫复合物沉积,也可有 IgM 及少量 C3、C1q 沉积;表现为 MPGN 者可见 IgM 沉积于血管壁和系膜区,但无 C3 沉积,免疫组化可见 CD42b 阳性血小板和巨核细胞沿肾小球毛细血管壁分布。

(三) 电镜

PV 相关性肾病电镜表现多无特异性。但 MPGN 样病变可有质膜小泡相关蛋白 -1(plasmalemmal vesicle-associated protein-1,PV-1)特异性分布于肾小球毛细血管壁,而在原发性 MPGN 中 PV-1 仅分布于管周毛细血管和直小血管,这可能是与原发性 MPGN 相鉴别的要点。

五、临床表现

(一) PV 相关的系统临床表现

PV 主要累及血液系统、消化系统及神经系统,临床表现多样。常表现为头痛、头晕、乏力、耳鸣、眼花、健忘、皮肤瘙痒、消化不良等症状,病情严重者可出现复视、视物模糊。血液系统症状表现为皮肤黏膜充血、肝脾大,部分患者可有出血倾向,常见于皮肤瘀斑、牙龈出血等。PV 患者可有血栓形成、栓塞或静脉炎等表现,血栓形成最常见于四肢、肠系膜、脑及冠状血管,严重时出现瘫痪症状。

(二) PV 相关肾病临床表现

PV 合并肾脏损害较少见,相关性肾病多发生于 PV 诊断后 2~20 年,临床表现不一,包括①高血压:发生率几乎为 100%,有时可表现为恶性高血压;②蛋白尿:发生率可达 90% 以上,蛋白尿程度可能与血细胞水平有关;③血尿:发生率约为 40%;④ GFR 下降:发生率约为 50%,且病理类型表现为 FSGS 样者 GFR 下降较快。

六、诊断与鉴别诊断

PV 相关肾病的诊断主要靠其病史及临床表现,多出现于 PV 发病后 2~20 年,PV 病情控制后肾病可随之缓解。PV 患者肾脏病理上出现毛细血管袢高度扩张和大量红细胞堆积,或 MPGN 样病变在电镜下见 PV-1 特异性分布于肾小球毛细血管袢,都可协助与原发性肾脏病相鉴别。

七、治　疗

PV 相关性肾病因目前报道较少,无统一的治疗方案,但均主要以控制原发病为主。

(一) 治疗原发病

使用静脉放血,放射性磷酸盐及羟基脲、苯丁酸氮芥等化疗药物,单独或联合治疗,降低红细胞比容,预防血栓形成。多数患者在 PV 得到有效控制后,蛋白尿可明显减少或消失。

(二) 抗凝、抗血小板聚集

血栓栓塞及血小板活化是 PV 相关肾损害主要的发病机制,抗凝及抗血小板聚集药物的应用可有效促进肾病缓解。

(三) 控制血压

控制血压可有效延缓肾脏病进展,首选药物仍是 ARB/ACEI。

(四) 控制高尿酸血症

部分 PV 患者合并高尿酸血症,别嘌醇或非布司他等减少尿酸合成,有效降低血尿酸浓度。

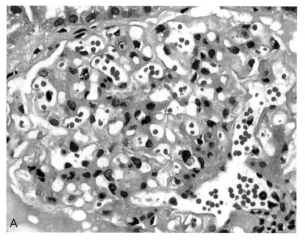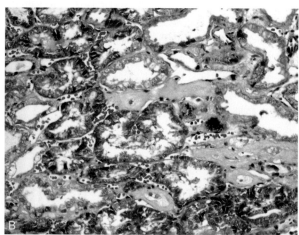

图 21-3-1　真性红细胞增多症肾损害

注:A. 肾小球体积增大,轻度系膜细胞增生和系膜基质增多,肾小球毛细血管袢扩张,毛细血管袢内可见红细胞堆积(HE×400);B. 管周毛细血管内红细胞堆积(Masson×200)。

（五）糖皮质激素

表现为肾病综合征者，在治疗原发病的同时，可给予糖皮质激素应用，但尚无应用免疫抑制剂的相关报道。

（六）血液净化治疗

进展至 ESRD 时，可给予维持性血液净化治疗。

八、预　后

未治疗的症状性 PV 患者的中位生存期为诊断后 6~18 个月，经治疗的 PV 患者中位生存期达 14~19 年。有关 PV 相关性肾病报道较少，其预后可能与肾脏病理类型、病变程度及临床表现有关。病理类型为 FSGS 及新月体性肾小球肾炎进展迅速，预后差，易进展至 ESRD。表现为 IgA 肾病预后相对较好，但若肾小球硬化 >50%，预后也较差。临床表现为肾病范围内大量蛋白尿者预后较非肾病范围蛋白尿预后差，前者更易进展至 ESRD。目前 PV 相关性肾病报道较少，还需要更多的临床病理资料来明确其发病率和临床病理特点，以期获得更为合理有效的治疗策略。

（唐　琳）

第 4 节　镰状细胞性肾病

镰状细胞病（sickle cell disease，SCD）是一种先天性异常血红蛋白遗传病，以血管阻塞现象和溶血为主要临床特征，其导致的肾损伤称为镰状细胞性肾病（sickle cell nephropathy，SCN），是 SCD 最常见的并发症之一。

一、历　史

遗传性血红蛋白异常在非洲、阿拉伯半岛及印度半岛等地区已存在了 7 万多年，但直到 1840 年在除人类外唯一携带有镰状细胞的物种——鹿血中发现后并报道，才为世人所知。1910 年 James Herrick 在一个来自拉丁美洲的 20 岁学生体内发现这种异常红细胞，并详细描述了其临床特征。1923 年，在对一个 5 岁半患有 SCD 的儿童进行尸检时

发现，其肾脏体积增大、有肾小球病变和肾间质纤维化，首次报道了镰状细胞病相关性肾病。但最初主要关注的还是异常血红蛋白病的现象，直到 20 世纪 50 年代才详细阐述了镰状细胞现象的本质、遗传因素以及严重的临床并发症。在过去的 40 年里，已经详细研究了 SCD 的流行病学，并将其作为一个值得全社会关注的公共卫生问题。

二、流行病学

SCD 是最常见的异常血红蛋白病，在美国约 7 万 ~10 万人患 SCD，其中主要是非裔美国人，还有一些其他种族的人，如北美、印度、沙特阿拉伯、加勒比、地中海地区等，但在我国较少见。约 1/3SCD 患者会出现肾损伤，蛋白尿患病率约为 20%~25%，5%~30% 报道了肾功能下降。SCD 死亡患者中有 14%~18% 与出现慢性肾脏病有关。目前在中国尚未见有 SCN 患病率报道。

三、发病机制

SCD 引起肾脏损害的机制目前尚不清楚，可能有以下机制参与（图 21-4-1）。由于心排血量增加、心动过速、血管舒张等循环血流动力学改变，局部微血管血流量增加，因此肾皮质血流量增加。外周血管栓塞性病变导致缺氧，可引起局部前列腺素释放和明显的血管舒张，从而增加肾血流量。肾血流量增加引起肾小球高滤过和肾小球囊内压升高，从而影响肾小球的结构和功能变化，最终导致内皮细胞及系膜增生和肾小球硬化。此外，缺氧、酸中毒、肾髓质高渗均可加重异常血红蛋白聚集，促进红细胞镰变，加重缺血性损伤和微小栓塞形成，致肾髓质血流减少，导致肾小管间质损伤。

四、病　理

SCD 患者肾功能正常者肾脏体积常增大，边缘光滑，随着年龄增长而增大，随着病程进展肾功能逐渐减退，肾脏体积缩小且皮髓质分界不清。SCN 常见的病理类型有局灶

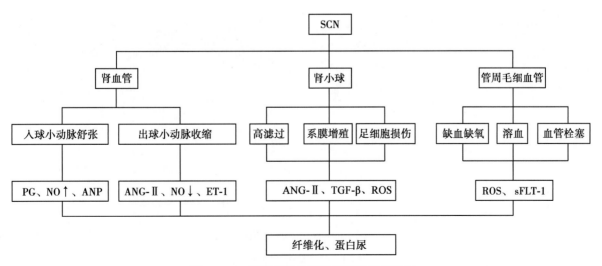

图 21-4-1　镰状细胞性肾病（SCN）发病机制

注：PG，前列腺素；NO，一氧化氮；ANP，心房钠尿肽；ANG-Ⅱ，血管紧张素Ⅱ；ET-1，内皮素 -1；TGF-β，转化生长因子 -β；ROS，活性氧化物；sFLT-1，可溶性 fms 样酪氨酸激酶 -1。

节段性肾小球硬化症、膜增生性肾小球肾炎、血栓性微血管病(TMA)以及早期镰状细胞性肾小球病(肾小球肥大伴 / 不伴系膜增生)。

(一)光镜

1. 肾小球 早期可仅表现为肾小球肥大以及毛细血管扩张淤血,管腔内镰状细胞充填(图 21-4-2A)。随着病情进展出现肾小球节段硬化,或伴节性硬化。FSGS 可表现为非特殊型、门周型和顶端型。部分患者可表现为 MPGN 改变(图 21-4-2B),系膜细胞增生、系膜基质增多,肾小球基底膜呈现双轨征,一般肾小球分叶不明显,此种病理改变可单独存在或伴 FSGS 共同存在。这种形式的 MPGN 可能为肾小球系膜细胞吞噬破碎的红细胞,刺激肾小球系膜增生和新基底膜生成所致,缺乏免疫复合物和电子致密沉积物,易与免疫复合物介导的 MPGN 鉴别。镰状细胞危象者可见镰状细胞阻塞肾小球毛细血管。肾小球系膜区和足细胞内经普鲁士蓝染色后偶可见含铁血黄素沉积。

2. 肾小管间质 常见近端肾小管上皮细胞含铁血黄素沉积,其他肾小管损伤包括肾小管上皮细胞坏死、变性和管腔内色素管型形成。病变严重者,可见肾小管萎缩、间质纤维化伴炎症细胞浸润。相对肾皮质,肾髓质病变更为突出,早期表现为水肿和毛细血管扩张。直小血管破坏者可见肾乳头多发性小梗死灶,间质纤维化,残存集合管数量减少。镰状细胞危象时可见广泛的肾小管损伤和急性肾小管坏死。

3. 血管 病情稳定者可无特异性改变,常见肾内小动脉和毛细血管扩张,管腔内红细胞聚集,入球小动脉玻璃样变少见。镰状细胞危象时可出现小动脉内镰状细胞淤积,形成肾皮质坏死、肾乳头坏死或纤维化。有文献报道合并血栓性微血管病。

(二)免疫荧光

多数无免疫复合物沉积。FSGS 样病变者可有 IgM、C3 在肾小球受累节段呈团块状沉积。MPGN 样病变者免疫荧光检查一般为阴性,少数可见 IgG、IgM、IgA 或 C3 沿毛细血管壁非特异性沉积。

(三)电镜

表现为大量蛋白尿或肾病综合征者常见内皮细胞肿胀、肾小球基底膜内疏松层增宽、基底膜增厚、上皮细胞足突融合。肾小球毛细血管内可见异常镰状细胞阻塞,少数患者可见系膜区、内皮下电子致密物沉积。

五、临床表现

SCD 患者可有不同程度的溶血性贫血及黄疸。严重时会出现血管闭塞危象,常表现为躯干及四肢剧烈疼痛,内脏及脑血管梗死会出现相应的症状和体征。肾脏是 SCD 常见的受累脏器,常有以下临床表现。

(一)血尿

镰状细胞肾病最常见表现,多为镜下血尿,也可表现为肉眼血尿,通常为无痛性,可由肾乳头坏死、毛细血管栓塞等引起。

(二)蛋白尿

程度不一,可为微量蛋白尿,也可表现为肾病范围蛋白尿。蛋白尿发生率随年龄增长而增加,微量蛋白尿小于 7 岁者的发生率约 25%,15~23 岁约 33%,23~35 岁约 40%,大于 35 岁者高达 60% 以上;大量蛋白尿在 30 岁时的发生率约为 26%,而在 40 岁时发生率升至 40%。

(三)GFR 下降

表现为慢性肾脏病者,可逐渐进展至 ESRD。约 4%~10% 住院患者出现急性肾损伤,尤其是在合并有急性胸部综合征(发热、胸痛、肺部浸润性病变、白细胞增多)的患者。反复出现急性肾损伤可进展至慢性肾脏病。

(四)肾小管功能障碍

肾小管浓缩及稀释能力下降,表现为夜尿增多、尿比重降低等。尿浓缩功能下降是 SCD 相关肾病最常见的临床表现,也是肾脏受损最早可检测的实验室异常。

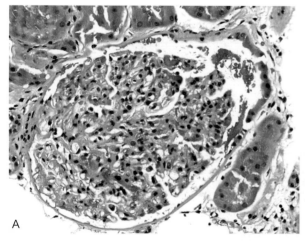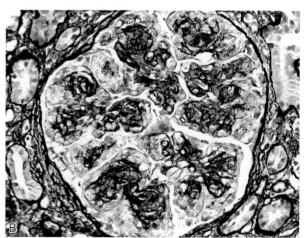

图 21-4-2 镰状细胞性肾病

注:A. 肾小球肥大、毛细血管扩张淤血,管腔内镰状细胞充填(HE×400);B. MPGN 改变,系膜细胞增生、系膜基质增多,肾小球基底膜呈现双轨征(PASM×400)。

（五）高血压

发生率为 2%~6%，在非裔美国人中发生率约为 28%。

六、诊断与鉴别诊断

镰状细胞性肾病的诊断目前无统一的标准，主要是排他性诊断。在符合镰状细胞病诊断的前提下，结合病史，排除原发或其他继发性肾脏损害后，可以考虑诊断。在突然出现大量蛋白尿或者急进性肾功能下降时，可行肾活检协助诊断。肾脏病理若发现小血管和毛细血管内有异常镰状红细胞基本可诊断，这也是与其他贫血合并肾脏病变相鉴别的要点。超声检查、CT、静脉肾盂造影等可了解有无肾乳头及髓质坏死。

七、治　疗

目前针对镰状细胞肾病无特殊治疗，造血干细胞移植是 SCD 患者唯一的治愈措施。临床上主要是根据临床表现，给予对症支持治疗，包括疼痛处理及肺、眼科、神经学、骨科和肾脏等脏器问题的综合性管理。肾脏病相关治疗如下。

（一）充分补液，改善肾灌注

多饮水或静脉补充液体，避免脱水，保持尿量 >2 000ml/d，可以降低血黏度以及细胞镰变风险，改善肾髓质微循环。

（二）减少蛋白尿、稳定血压

目前多采用 ACEI/ARB，建议血压控制在 130/80mmHg 以下，但需警惕用药后高钾血症及肾功能下降的出现。另外有研究显示羟基脲可能对减少蛋白尿也有一定的作用。

（三）控制血尿

血尿明显时可卧床休息，加强水化，口服碳酸氢钠碱化尿液等，多数肉眼血尿可自发缓解。必要时，使用利尿剂增加尿流，消除血块在膀胱内凝结，必要时冲洗膀胱防止血凝块堵塞。难治性血尿可能需要输血来降低异常血红蛋白的浓度。

（四）纠正贫血

可应用促红细胞生成素纠正贫血，必要时可考虑输血。建议血红蛋白控制在 100~105g/L 之间，每周增长幅度控制在 1%~2%，避免出现血管闭塞危象。

（五）终末期肾病的治疗

当肾功能进展至 ESRD 时，治疗方式主要是维持性血液透析和腹膜透析。SCD 患者接受透析的时机普遍比非 SCD 患者要早，生存期缩短。相对于无镰状细胞病患者，镰状细胞病患者移植率较低，此可能与多次输血导致高水平群体反应性抗体有关。接受肾移植的镰状细胞病患者，10 年生存率显著高于未接受移植的患者。

八、预　后

SCD 发展至肾衰竭者生存率明显下降，中位生存年龄约为 29 年，而无肾衰竭者中位生存年龄约为 51 年。SCD 维持性血液透析患者 1 年死亡率约为 26.3%，远高于非 SCD 者。SCN 患者更易合并其他系统疾病：如心血管病

变、卒中等，也会增加死亡率。早期诊断、及早干预可以延缓肾功能的恶化，延长 SCN 患者的寿命。

（唐　琳）

第 5 节　地中海贫血相关性肾病

地中海贫血（thalassemia）是一种常见的常染色体隐性单基因遗传病，因最早见于地中海沿岸地区而得名。该病由于珠蛋白基因发生突变或缺失使一种或多种珠蛋白链合成不足或缺失，导致溶血性贫血。地中海贫血根据受累珠蛋白基因的不同可分为多种类型，其中以 α 地中海贫血和 β 地中海贫血两种类型最为常见；根据临床症状的轻重程度，可分为轻型、中间型和重型。地中海贫血患者外周血红细胞可出现大小不一、形态多样或染色不均的红细胞，血红蛋白电泳可见异常血红蛋白。地中海贫血可累及肾脏，以肾小管损害为主，也可出现肾小球病变，但起病多较隐匿，易漏诊。地中海贫血相关肾病的特征性肾脏病理改变是可见含铁血黄素沉积于肾组织，病理类型可表现为 IgA 肾病或 MN。

一、历　史

1925 年，Thomas Cooley 和 Pear Lee 首次描述这种发生在地中海地区儿童的严重贫血，1932 年将其命名为"地中海贫血"，至 1940 年地中海贫血的遗传学特征被充分认识。但直至 1985 年，Shehab 报道 1 例 β 地中海贫血患儿合并远端肾小管酸中毒的病例，才首次出现地中海贫血可能累及肾脏的报道。1993 年 Buhl 等首次报道了 β 地中海贫血患者行肾活检发现肾小球及肾小管间质有含铁血黄素沉积，提出了地中海贫血相关肾损害的概念。

二、流行病学

地中海贫血好发于地中海地区、东南亚以及印度次大陆，全球 α 地中海贫血与 β 地中海贫血基因携带者分别占世界人口的 5% 和 1.5%。在我国的南方地区地中海贫血的发病率较高，广东、广西、四川多见，长江以南各省区有散发病例，北方则少见。有研究显示地中海贫血患者镜下血尿的发生率约为 17%，常合并有少量蛋白尿，以女性中间型 β 地中海贫血居多，且血尿发生率与患者年龄呈正相关。但目前多考虑地中海贫血出现镜下血尿及蛋白尿与肾小管损伤有关，故行肾活检者极少，全球仅有数例地中海贫血患者行肾活检的个案报道，尚无地中海贫血肾脏病理改变的流行病学统计资料。

三、发病机制

地中海贫血导致肾损伤的可能机制如下。

（一）铁沉积及毒性

终身输血治疗是地中海贫血的关键性治疗措施，但由于反复输血，过量铁沉积于肾脏可引起氧化应激，而且铁本身的细胞毒性也可破坏肾小球滤过屏障，最终导致肾小管萎缩、肾间质纤维化和肾小球硬化。另外为去除体内过量铁而应用铁螯合剂也可导致肾毒性。

（二）红细胞表面补体受体表达减少

在人类和其他灵长类动物中,部分循环中的免疫复合物需与红细胞表面补体受体结合,运输至肝、脾清除。而地中海贫血患者存在血红蛋白变异及红细胞表面补体受体表达减少,循环中异常的 IgA 与后者结合减少,经肝、脾清除降低,继而沉积于肾小球导致 IgA 肾病发生。

（三）血红蛋白管型以及血红蛋白对肾小管的直接毒性作用

地中海贫血患者存在溶血性贫血,肾小管管腔内形成的血红蛋白管型以及血红蛋白本身对肾小管的直接毒性作用可导致肾脏损伤。肾小管中的血红蛋白也可通过干扰一氧化氮的作用,收缩肾脏血管从而引起肾脏缺血。

四、病　理

目前全球报道的均为 β 地中海贫血相关肾病,肾脏病理特征性改变是被普鲁士蓝或特恩布尔蓝染色的含铁血黄素沉积于肾组织,病理类型主要为 IgA 肾病,也可表现为 MN。

（一）光镜

1. **肾小球**　在肾小球基底膜、系膜基质或鲍曼囊壁可见含铁血黄素沉积。另外若病理类型表现为 IgAN 者可见系膜细胞和基质增生、系膜区嗜复红蛋白沉积(图 21-5-1A),伴有纤维性新月体、小球节段硬化及球囊粘连;而表现为 MN 者可见基底膜增厚。

2. **肾小管**　可见肾小管周围或肾小管上皮细胞胞质内含铁血黄素沉积(图 21-5-2),这是较为常见的病理改变。除此之外,还可伴有上皮细胞空泡、颗粒变性,管腔扩张、细胞低平、刷状缘脱落、肾小管萎缩。

3. **肾间质**　可见淋巴、单核细胞浸润,间质纤维化。

4. **肾血管**　小动脉内膜和周围的结缔组织也可有含铁血黄素沉积,还可伴血管壁增厚、玻璃样变性、管腔狭窄。

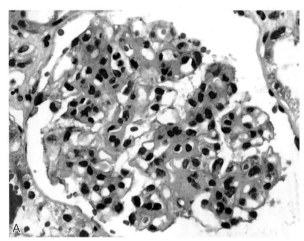
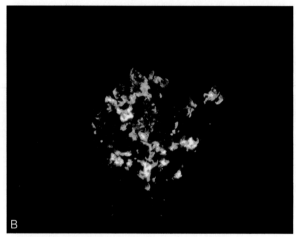

图 21-5-1　地中海贫血相关性肾病

注:患者女性,23 岁,诊断地中海贫血 8 年,发现血尿、蛋白尿 5 年。A. 光镜可见系膜细胞增生,伴系膜基质增多,部分毛细血管袢受压变窄(HE×400);B. 免疫荧光显示 IgA 在系膜区团块状沉积,伴内皮下少量沉积(IF×400)。

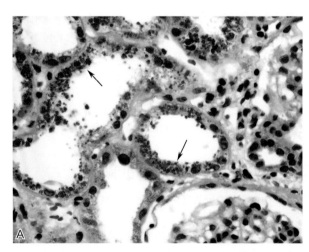
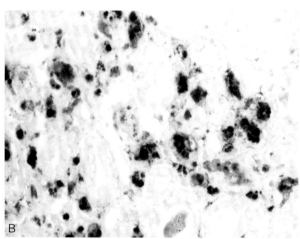

图 21-5-2　地中海贫血相关性肾病

注:A. 近端肾小管上皮细胞内大量棕黄色颗粒状含铁血黄素沉积(箭头所示),伴上皮细胞扁平化,刷状缘脱落(HE×200);B. 普鲁士蓝染色呈蓝色(普鲁士蓝染色 ×200)。

（二）免疫荧光

若病理类型为 IgA 肾病，可见 IgA 伴或不伴 C3、IgM 沉积于系膜区（图 21-5-1B）。若病理类型为 MN，可见 IgG、IgM、IgA、C1q、C3、K 和 λ 颗粒状沉积于上皮下。

（三）电镜

肾小球可见电子致密的含铁血黄素（电子致密小体及膜结合小体）沉积于肾小球基底膜、肾小球系膜细胞、足细胞及内皮细胞。亦可见于肾小管上皮细胞胞浆及血管内皮细胞（图 21-5-3）。

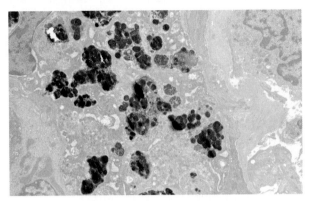

图 21-5-3　地中海贫血相关性肾病
注：肾小管上皮细胞胞质内可见孤立存在的电子致密小体（EM×6 800）。

五、临床表现

（一）地中海贫血临床表现

面色苍白、肝脾大，发育不良，常有轻度黄疸。重度地中海贫血患者由于长期重度贫血使骨髓代偿增生导致骨骼变大、髓腔增宽，表现为头颅变大、额部隆起、颧高、鼻梁塌陷、眼距增宽，为地中海贫血特殊面容。

（二）地中海贫血肾脏表现

1. 镜下血尿　可能与肾小管损伤及合并 IgA 肾病有关，是最为常见的临床表现。

2. 蛋白尿　多为少量蛋白尿，偶也可表现为大量蛋白尿，常伴发于镜下血尿。

3. 肾小管功能障碍　较常见，可表现为氨基酸尿、高钙盐尿、高镁盐尿、高磷酸盐尿、高尿酸尿，尿渗透压降低以及肾损伤标志物的升高，如尿 β_2 微球蛋白、尿 N-乙酰-β-D-葡萄糖苷酶（NAG）及中性粒细胞明胶酶相关载脂蛋白（NAGL）。肾小管功能障碍的严重程度可能与贫血程度相关。

4. GFR 下降　常继发于心力衰竭或肝衰竭。

六、诊　断

根据临床表现、血液学检查，特别是胎儿血红蛋白电泳分析及家系调查等可予临床诊断，有条件应行分子生物学基因诊断。我国地中海贫血的诊断标准为：①平均红细胞体积（MCV）、平均红细胞血红蛋白含量（MCH）、平均红细胞血红蛋白浓度（MCHC）等血红蛋白指标均有所降低，为小细胞低色素性贫血。②血红蛋白电泳检查，若血红蛋白 F 升高 30% 以上，为重型 β 地中海贫血；若血红蛋白 H 升高 70% 以上，为重型 α 地中海贫血。③若发现珠蛋白变异，可行基因诊断进一步确诊。

目前地中海贫血相关肾病尚无统一的诊断标准，但均需行肾活检明确。临床确诊为地中海贫血，肾活检发现有含铁血黄素沉积于肾组织可考虑诊断，这也是与原发性肾脏病相鉴别的特征性改变。

七、治　疗

（一）治疗原发病

治疗原发病可能有利于肾脏损害的缓解。但目前缺乏有效治疗地中海贫血的方法，主要是给予规范性输血治疗并辅以去铁治疗，如有 HLA 相同的同胞供者可选择造血干细胞移植，行脾切除及脾栓塞为姑息的治疗手段。

（二）减少蛋白尿

可给予 ACEI/ARB 类药物，表现为肾病综合征者可依据肾脏病理类型酌情应用糖皮质激素联合免疫抑制剂。

（三）肾脏替代治疗

GFR 明显下降时可考虑行肾脏替代治疗。

八、预　后

地中海贫血的预后与病情严重程度有关，轻型预后好，重型预后差，死亡率高。地中海贫血相关肾病的预后与肾脏病理改变有关，若肾小球硬化及间质纤维化较重，则预后差，易进展至 ESRD。但地中海贫血患者行肾活检者较少，仍需更多的临床病理资料来指导治疗、评估预后。

（唐　琳）

第 6 节　白血病相关性肾病

白血病（acute leukemia，AL）是造血干细胞的恶性克隆性疾病，白血病细胞出现增殖失控、分化障碍、凋亡受阻，大量蓄积于骨髓和其他造血组织，除抑制骨髓正常造血，还浸润肝脾及淋巴结等富含淋巴组织的脏器，也可导致肾损害。根据白血病细胞的分化程度及病程，分为急性和慢性两大类，世界卫生组织将急性白血病分为急性髓系白血病（acute myeloid leukemia，AML）和急性淋巴细胞白血病（acute lymphocytic leukemia，ALL），慢性白血病分为慢性髓系白血病（chronic myeloid leukemia，CML）和慢性淋巴细胞白血病（chronic lymphocytic leukemia，CLL）等。其中 CML 为广义概念，包括慢性粒细胞白血病、慢性粒-单核细胞白血病、不典型慢性粒细胞白血病、幼年型粒单核细胞白血病及慢性中性粒细胞白血病等，本节主要介绍慢性粒细胞白血病（chronic myelogenous leukemia）相关肾病。

白血病细胞进入血液后，可浸润并破坏其他系统组织和器官，其中肾脏是易受浸润的器官。据尸检分析，白血病细胞肾脏浸润的检出率高达 42%~89%。白血病相关肾病主要为白血病细胞的直接浸润或代谢产物导致肾脏的损伤，也可通过免疫反应、电解质紊乱等引发肾病，表现为急性肾损伤、慢性肾功能不全、肾炎综合征或肾病综合征等。

其中 CLL 合并肾病的发生率最高,主要表现为肾间质弥漫性成熟淋巴细胞浸润。

一、历　史

1943 年 Kirshbaum 发现白血病患者的肾脏存在白血病细胞浸润,1957 年 Scott 报道了 2 例 CLL 患者合并肾病综合征,这是有关白血病相关肾病的最早记录。随后,越来越多的病例资料记载,其他类型的白血病患者均可出现肾脏损伤。

二、流行病学

白血病患者中约有 30% 存在不同程度的肾功能受损,其中急性白血病患者肾功能损伤的比例为 30%~50%。据尸检记录 AML、ALL、CML 和 CLL 的肾浸润发生率分别为 33%、53%、38% 和 63%。同时 CLL 合并肾小球病的发生率也最高,男:女约为 1.5:1,病理类型以 MPGN 为主,约占 35%,其次为 MN,约占 20%。

三、发病机制

白血病相关性肾病的发生可能与胚胎期肾脏亦属造血组织有关,导致肾病的机制可能有以下几点。

(一) 白血病细胞直接浸润

急性白血病引起肾脏浸润最为常见,其中以 ALL 浸润比例最高。浸润的部位包括肾实质、肾间质、肾血管、肾周围组织及泌尿道。进而引起肾脏体积增大,挤压肾单位致变性、坏死、萎缩和硬化。

(二) 异常代谢产物导致肾损伤

白血病细胞核蛋白代谢加速,其破坏增加致血尿酸增多,可高达 2 000μmol/L 以上。急性白血病多为急性尿酸性肾病,以 ALL 最常见,其次 AML。慢性白血病发生尿酸盐性肾病占 30%。另一方面,应用大剂量化学药物时,肿瘤细胞迅速崩解,尿酸生成急剧增加,脱水或尿 pH 值下降时更易沉积于肾组织、泌尿道,导致泌尿系结石或急性尿酸肾病,甚至引起 AKI。

(三) 电解质紊乱

白血病细胞骨破坏使钙释放增加,致高钙血症。高钙血症可引起肾小管线粒体水肿,钙沉积在小管基底膜、胞浆,向肾小管及间质进展,导致纤维化,就是所谓的"肾钙沉积病"。高血钙还可改变入球小动脉结构,使肾小球过滤率减少、低血容量,肾功能下降。

(四) 免疫反应

肿瘤相关抗原可形成循环免疫复合物沉积于肾脏,当肿瘤抗原与肾小球基底膜有高亲和力时可直接沉积于基底膜形成原位免疫复合物。病毒抗原也可诱发肾病,在白血病及淋巴瘤患者肾小球中发现抗 EB 病毒抗原抗体沉积。细胞免疫功能紊乱可使细胞因子分泌异常、肾血管通透性增加,从而导致肾损伤。

(五) 免疫球蛋白的直接作用

CLL 中异常的 B 细胞单克隆可产生冷球蛋白和非冷球蛋白性的特殊蛋白,直接沉积在肾组织导致冷球蛋白损害、轻链沉积病及肾淀粉样变性。

(六) 其他

化疗药物的损伤,如甲氨蝶呤,约 90% 以原形从尿中排泄,大剂量静脉应用更易造成肾小管坏死,体内酸性环境及低血容量时更易形成黄色沉淀,乃至大结晶,引起小管扩张、尿路梗阻至肾功能不全;粒细胞白血病还可产生大量溶菌酶,使近端肾小球受损,出现低钾血症、酸中毒、碱性尿及肾性糖尿。

四、病　理

白血病相关肾病的病理改变多种多样,多数肾间质可见大量白血病细胞浸润,浸润细胞特殊相关抗体阳性,也可表现为多种类型的肾小球病变,部分患者肾小球疾病和间质浸润合并存在。

(一) 白血病相关的小管间质损伤

1. 白血病细胞在肾组织浸润　白血病细胞在肾组织弥漫性或灶性浸润是淋巴细胞白血病最为常见的病理改变,主要表现有:①弥漫浸润型:肾脏增大,颜色变白,切面上髓放线纹理不清,镜下见肾间质弥漫性淋巴样细胞浸润,细胞有异型,体积大,可见核仁,核分裂易见。肾单位被浸润的白血病细胞分成间隔。②结节型:可见数毫米到数厘米大小不等的结节,通常分布于皮质,多见于急性白血病,其中急性淋巴细胞白血病最易浸润。慢性白血病患者病变多分布于皮髓交界处,可单独发生或与白血病相关的肾小球病变共存。

免疫组化可见与淋巴细胞相关的 CD3、CD5、CD19、CD20、和 CD79a 等 T 细胞或非 T 细胞特异性标记的白血病细胞在小管间质浸润。白血病细胞浸润肾脏,以 ALL 最常见,粒细胞型白血病相对少见。

2. 肾小球疾病　白血病患者合并肾病进行肾活检者较少,多数资料来源于个案报道及小规模的临床病理分析。肾脏病理类型以 CLL 相关肾小球疾病最为常见。病理类型为 MPGN(图 21-6-1)和 MN,还可表现为 MCD、系膜增生性 GN、FSGS、新月体肾炎、C3 肾小球肾炎、血栓性微血管病、肾脏淀粉样变性、轻链沉积病、免疫触须样肾小球病、Ⅰ型冷球蛋白血症性肾炎和单克隆 IgG 沉积的增生性肾小球肾炎等,多数病理改变与 M 蛋白相关。常伴肾小管萎缩,肾间质可为弥漫或灶性淋巴细胞浸润和间质纤维化和慢性炎症。免疫组化可见与淋巴细胞相关的 CD3、CD5、CD20 和 CD79a 等阳性细胞在小管间质浸润。免疫荧光根据光镜病理具有不同的表现,如 MCD 免疫荧光阴性;表现为 FSGS 者,可见 IgM 和 C3 在肾小球硬化节段沉积;部分 MPGN 为 IgG、IgM 和 C3 在血管袢、系膜区及基底膜沉积,但有些 MPGN 样改变者免疫荧光阴性;与单克隆免疫球蛋白相关的肾小球病变,免疫荧光表现为单克隆免疫球蛋白或其片段在系膜区、内皮下或肾小球基底膜的沉积等。

急性淋巴细胞白血病或急性髓系白血病相关肾病多以急性肾损伤为主要临床表现,病理以肾间质白血病细胞浸润为主要病理改变,一般肾小球病变轻微,极少有单纯肾小球病变的相关报道。慢性髓系白血病合并肾病仅见个案报道,可表现为 FSGS(图 21-6-2)、MPGN 样改变和新月体肾炎,但一般认为病变可能与白血病的治疗有关,如干扰素使用和骨髓移植后出现肾损伤,非白血病本身所致。

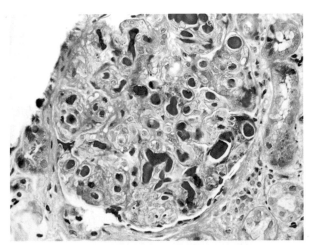

图 21-6-1　慢性淋巴细胞白血病合并冷球蛋白血症

注：膜增生性肾小球肾炎改变。患者，男性，57 岁，24 小时尿蛋白 1.5g，血白蛋白 34g/L，血肌酐 180umol/L。肾小球细胞数明显增多，系膜细胞增生和系膜基质增多，肾小球毛细血管袢呈分叶状，毛细血管腔内可见大量透明血栓（Masson × 400）。

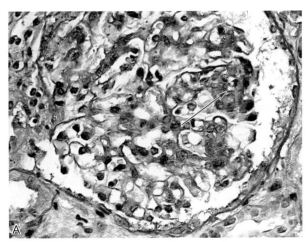
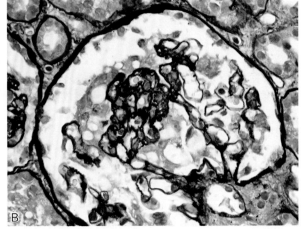

图 21-6-2　慢性粒细胞性白血病合并局灶节段性肾小球硬化

注：患者女性，27 岁，临床诊断：慢性粒细胞性白血病、蛋白尿。尿红细胞 50/ul，24 小时尿蛋白 13g，Hb 98g/L，血白蛋白 15g/L。免疫荧光阴性。光镜下肾小球呈节段性硬化，伴足细胞增生（红色箭头）（A. PAS × 400；B. PASM × 400）。

（二）非白血病细胞浸润所致的小管间质损伤

CLL 合并肾病的肾脏病理中，约 7% 为轻链管型肾病，8% 患者合并急性间质肾炎，多数患者伴有不同程度的肾小管萎缩及间质纤维化。ALL 接受肾活检的病例极少，文献仅有个案报道。有限的资料显示，ALL 肾损伤光镜下肾小球病变较轻，以肾小管间质病变为主。除间质浸润外，肾小管上皮细胞可见颗粒变性，刷状缘脱落，管腔内见蛋白管型、细胞管型、脱落的上皮细胞及嗜碱性物质（钙盐）。

除白血病引起的间质细胞浸润和小管损伤外，高尿酸血症和高钙血症也参与部分白血症患者的肾脏病理损伤。①尿酸性肾病：急性尿酸性肾病表现为肾小管管腔内大量双折光的尿酸结晶（酒精固定组织）；慢性尿酸盐肾病的特征性病理改变为肾间质无定形或针样尿酸盐结晶沉积，急

性期尿酸结晶周围有灶性炎症细胞浸润，慢性病变出现间质纤维化和肾小管萎缩。②高钙性肾损伤：持续高钙血症在短期内即可引起肾组织学改变，主要累及髓袢升支、远端肾小管和集合管。Von Kossa 染色可见染为黑色的钙盐沉积于肾小管上皮细胞及髓质，并可见肾小管上皮细胞变性、脱落、肾小管基底膜脱落及肾小管扩张等改变，随着病程延长，可见肾小管萎缩、间质纤维化等慢性间质性肾炎等改变，最终累及肾小球，肾小球玻璃样变、纤维化。

五、临床表现及并发症

（一）临床表现多种多样，具体可分为以下几种类型

1. 白血病细胞肾脏浸润　多数患者无明显症状，部分患者可出现腰痛，实验室检查可见镜下血尿、白细胞尿等尿

液检查异常,泌尿系超声检查可见双肾体积增大。少数表现为 AKI 者,血肌酐、尿素氮升高,化疗后肾功能可恢复正常。

2. 梗阻性肾病　梗阻性肾病为白血病引起肾损害的主要表现,大多由尿酸盐结晶或结石引起,少数由甲氨蝶呤治疗所造成。尿酸性肾病常出现单侧性腰痛,有时表现为肾绞痛。尿镜检有红细胞,有时呈肉眼血尿,尿中可检出大量尿酸盐结晶,有时为尿酸结石排出。表现为 AKI 时,常伴少尿或无尿。

3. 肾小球疾病　约 50% 患者肾脏疾病与白血病同时发现,部分以肾脏疾病为首发表现,85% 患者表现为肾病综合征,其余为肾炎综合征,甚至可呈急进性肾炎综合征,短时期内出现少尿或无尿。

4. 肾小管 - 间质病变　临床表现为多尿、尿糖增高、碱性尿,严重者出现 AKI,偶尔表现为肾性尿崩症。

5. 终末期肾病　随着化疗药物治疗的进展,白血病患者存活时间明显延长,肾脏受累可逐渐出现慢性肾功能不全并进展至 ESRD。

(二) 并发症

1. 泌尿系结石　以肾与输尿管结石为常见,临床表现因结石所在部位不同而异。主要表现为突然发生的剧烈腰痛、牵涉小腹,尿路刺激征、尿色浑浊,甚至可见血尿或砂石。腹部 X 线平片可见结石阴影,超声可见结石光团。泌尿系结石可引起尿路损伤、梗阻,并发感染,致肾功能受损。

2. 肾梗死　高凝状态是急性白血病的一种常见并发症,可导致白细胞黏附、血管梗阻、肾静脉血栓形成,进而导致肾梗死。临床表现主要为腰痛、血尿、低热、恶心、呕吐和白细胞增多。CT 平扫常无异常,增强扫描显示边缘圆形或楔形低密度区,楔形灶直达肾包膜,梗死灶无强化。MRI 表现为肾动脉或其分支狭窄梗阻造成楔形或圆形病灶,增强扫描动脉期无强化,皮质侧支循环形成出现"皮质边缘征",同时无肾周改变,此两点可与局灶性肾盂肾炎相鉴别。

3. 细胞因子释放综合征　在应用嵌合抗原受体 T 细胞介导免疫治疗的部分病例中,出现的一类特殊临床综合征,表现为发热、低血压、肺水肿、胸腔积液、神经系统症状以及 AKI,AKI 的发生率为 9%~57%。

六、诊断与鉴别诊断

(一) 诊断

白血病相关肾病的诊断,常须满足如下 3 个条件:①肾病表现可出现在白血病确诊之前、同时或之后,同时出现者约 50%;②肾病表现随着白血病的缓解而缓解,白血病复发后肾病再次出现或加重;③冷球蛋白血症阳性或血尿免疫电泳 M 蛋白阳性。

在白血病诊治工作中须密切观察,一旦出现尿异常、高血压、肾区疼痛或肿块时应进一步检查,以确定诊断。在白血病化疗前及疗程中检查血尿酸、尿尿酸、尿量、尿常规及肾功能等,应注意早期发现尿酸性肾病,通过行肾脏超声和 X 线检查,了解有无肾外梗阻和尿路结石。

(二) 鉴别诊断

1. 肾脏白血病细胞弥漫浸润　应与各种原因导致的间质性肾炎鉴别,包括过敏性、感染性间质性肾炎等。一般过敏性间质性肾炎可见嗜酸性细胞浸润,感染性间质性肾炎急性期可见中性粒细胞浸润,慢性期以淋巴细胞为主。浸润的白血病细胞多有异型、体积大,可见核仁,细胞形态较为一致。单种 T 细胞或 B 细胞等相关特异性标记物免疫组化染色阳性与其他间质性肾炎鉴别。

2. 肾小球病变的鉴别诊断　白血病相关的肾小球病变病理类型多种多样,应与原发或其他病因导致的相关病理改变鉴别。在临床诊断白血病的前提下,肾脏病理表现为单克隆免疫球蛋白或其片段相关的肾脏损伤,或免疫组化间质存在特异性的 CD3、CD5、CD20、CD79a 等部分标记物阳性且以单种细胞为主的细胞浸润,可明确为白血病相关肾损伤。此外,治疗反应也有助于肾小球疾病的鉴别诊断,部分白血病患者肾病表现随着白血病的缓解而缓解,白血病复发后肾脏病再次出现或加重,支持白血病相关性肾病的诊断。

七、治　疗

主要应对白血病进行积极有效的治疗,在此基础上对症治疗肾脏病及防治尿酸性肾病。

(一) 白血病的治疗

白血病治疗缓解后肾病多可随之缓解,故应积极治疗原发病。目前主要采用化疗、骨髓移植等。

(二) 肾病的治疗

大致与原发肾脏病的治疗相似。对于蛋白尿的治疗,有报道可应用大剂量糖皮质激素,或者糖皮质激素、氟达拉滨联合利妥昔单抗,也有学者应用氟达拉滨联合环磷酰胺治疗后再给予 CHOP(环磷酰胺、表柔比星、长春新碱联合糖皮质激素)方案。不同的患者治疗用药及效果不尽相同,与肾脏病理类型无明确相关性。据报道,部分 CLL 肾病表现为 NS 的患者使用免疫抑制剂疗效不佳,有些患者因骨髓抑制而不能耐受免疫抑制剂治疗。有国外学者认为对于抵抗化疗药物者,ACEI/ARB 可作为二线药物辅助治疗。同时应注意,化疗药物本身可以引起肾损害或加重肾损害。对于 CLL 稳定而有肾脏病变活动者是否需要治疗,目前尚无定论。考虑积极治疗会给 CLL 带来不良反应,比如使已减少的白细胞和血小板更低,有学者不主张积极治疗 NS。对于药物治疗无效且 CLL 和 NS 病情仍进一步发展的患者,采取脾脏切除术可能获得 CLL 及 NS 的缓解。

(三) 防治尿酸性肾病

首先是避免脱水、酸中毒等诱发尿酸沉积的因素。在化疗前 48h 开始应用别嘌醇或者非布司他,以控制血尿酸和尿尿酸在正常范围。当已发生尿酸肾病时,除继续用别嘌醇外,可加用碱性药及补液以减少尿酸沉积。严重病例可用吡嗪酰胺抑制肾小管分泌尿酸。已有肾功能严重下降者可考虑透析疗法。

八、预　后

由于应用了尿酸合成抑制剂和透析疗法,白血病并发尿酸性肾病、AKI 病死率已从 20 年前 60% 下降至目前的 2.5%。在白血病早期表现为 AKI 的患者预后差,疾病完全缓解率低,多在 4 个月内死亡。急性白血病患儿中并发 AKI 的院内病死率明显高于无肾衰竭患者(30% 比 10%),成人急性白血病伴 AKI 的完全缓解率明显低于无 AKI 患者(41% 比 71%),需进行长期血液透析治疗的患者预后极差。白血病相关性肾病的预后主要取决于原发病的类型及能否有效治疗。

(唐 琳)

第7节 淋巴瘤相关性肾病

淋巴瘤(lymphoma)是起源于淋巴结和淋巴组织的免疫系统恶性肿瘤,肿瘤常位于淋巴结,也可以位于身体的任何器官,以无痛性进行性淋巴结肿大和局部肿块为其特征性的临床表现,常有发热、消瘦、盗汗等全身症状。淋巴瘤按组织病理学可分为两大类:霍奇金淋巴瘤(Hodgkin lymphoma,HL)和非霍奇金淋巴瘤(non-Hodgkin lymphoma,NHL)。HL 以 Reed-Sternberg 细胞为典型特征,NHL 按细胞来源可分为 B、T 和 NK 细胞淋巴瘤,种类多、异质性强。

淋巴瘤相关性肾病主要指继发于淋巴瘤的肾病或原发于肾脏的淋巴瘤。肾脏损害可表现为肾炎综合征、肾病综合征及急性肾衰竭等,病理表现与淋巴瘤的组织病理学有关,HL 以 MCD 为主,NHL 以 MPGN 为主。

一、历　史

1832 年 Thomas Hodgkin 首次报道了淋巴瘤,到 1922 年 Galloway 才首次描述了淋巴瘤与肾病综合征的关系。1930 年在一位淀粉样变性患者中发现 HL 与肾小球病的关系,1968 年开始逐渐出现了 HL 与 MCD、FSGS 相关的报道,1971 年出现了 NHL 与 MPGN 相关的报道。直到目前为止,随着淋巴瘤相关性肾病的报道增多,对淋巴瘤相关性肾病的诊治也有了更多认知。

二、流行病学

淋巴瘤在我国的总发病率男性为 1.39/10 万,女性为 0.84/10 万,男性发病明显多于女性,发病年龄以 20~40 岁为多见,约占 50%。HL 在经济发达国家多发,约占所有淋巴瘤的 10%,在我国约占淋巴瘤的 8%。最近研究表明,34.5% 淋巴瘤患者并发 CKD。尸检显示约 50% 淋巴瘤患者有肾脏受累,肾活检发现 2%~11% 淋巴瘤患者有肾小球肾炎,且以 HL 多见。HL 相关肾病主要病理类型为 MCD,约 1% HL 患者病理表现为 MCD,而 NHL 出现肾脏损害者以弥漫大 B 细胞淋巴瘤最多见,病理类型以 MPGN 为主,约占 30%。

三、病因及发病机制

淋巴瘤导致肾脏损害的机制目前尚不明确,可能有以下机制参与。

(一)免疫反应

HL 及 T 细胞系统 NHL 均有 T 细胞免疫功能异常,分泌炎症因子 VEGF 及 TGF-β1 等,从而使肾小球基底膜通透性增加;HL 和 B 细胞系统的 NHL 产生的免疫球蛋白及冷球蛋白等可与肿瘤相关抗原结合形成免疫复合物,引起免疫反应,导致膜性肾病和膜增生性肾小球肾炎等的发生。

(二)病毒感染

B 细胞系统的 NHL 发生肾脏损害,尤其是 MPGN 时,可能与同时并发丙型肝炎病毒或其他病毒感染有关。

四、病　理

淋巴瘤细胞浸润肾脏可导致肾脏体积增大,肉眼可见多发性结节。

(一)光镜

HL 相关肾病主要病理类型为 MCD,其次为 FSGS;NHL 相关肾病的病理类型复杂,其中以 MPGN 为主,还可见 MN、MsPGN、IgA 肾病及单克隆免疫球蛋白沉积病等,少数表现为淋巴瘤细胞直接浸润肾间质。MPGN 样病变肾小球呈分叶状,肾小球内可见浸润细胞,肾小球基底膜节段或弥漫双轨形成。MCD 是 HL 相关肾损害主要的病理类型,光镜下肾小球病变轻微,无明显系膜细胞和内皮细胞增生,可见肾小管上皮细胞变性,间质水肿。肾实质淋巴瘤细胞浸润者,可出现相应表现。肾小球浸润者可见肾小球毛细血管袢内充满大量细胞核深染、核型不规则的异型细胞,堵塞管腔;肾间质浸润者可见肾间质内弥漫异型细胞浸润(图 21-7-1A、B)。原发性肾脏淋巴瘤可见正常肾组织结构消失,肾实质内弥漫大量形态均一的淋巴样细胞弥漫浸润。

(二)免疫荧光

免疫荧光表现多与肾脏病理类型有关,不同肾脏病理类型可见相应免疫荧光表现,如 MCD 改变免疫荧光阴性,FSGS 者可见 IgM 和 C3 在肾小球受累节段沉积,MPGN 样病变可见 IgG、IgM、IgA、C3、C1q、及 κ 和 λ 阳性等在系膜区及毛细血管壁沉积。MPGN 样改变有时还出现 IgG 阴性,仅见非特异性的 IgM 和 / 或 C3 阳性。

(三)免疫组化

淋巴瘤细胞直接浸润肾脏较少见,发生率仅约 1%,且以肾间质浸润为主,约占 80%,肾小球浸润少见。淋巴细胞浸润时免疫组化可见相应淋巴瘤细胞的免疫表型(图 21-7-1C、D、E、F),如套细胞淋巴瘤常见 CD5⁺、CyclinD1⁺,HL 患者 CD15 和 CD30 阳性等。弥漫大 B 细胞淋巴瘤常见 CD19⁺/CD20⁺(图 21-7-2)。

(四)电镜

电镜表现一般与相应的原发性肾小球疾病病理类型一致。

五、临床表现

淋巴瘤肾脏损害表现多样,包括肾外表现和肾脏损害的表现。

(一)肾外表现

1. 多系统损害　发热、贫血、皮疹和淋巴结、肝脾大等。

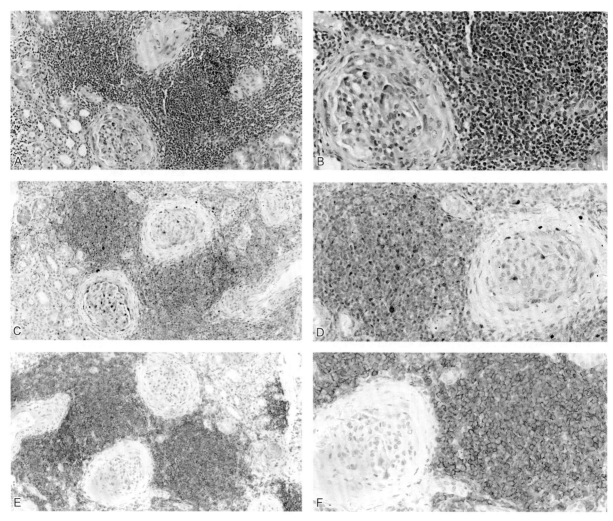

图 21-7-1　套细胞淋巴瘤

注：患者，女性，57 岁，发现血肌酐升高 10 天，免疫荧光 IgG、IgM、C3 阳性，κ、λ 阴性。光镜下肾小球呈轻度膜增生样改变，肾间质大量密集的异型细胞浸润（A. HE×100；B. HE×200）。免疫组化（IHC）：肾脏间质浸润的大量异形淋巴细胞 cyclinD1 阳性（C.×100；D.×200）和 CD20 阳性（E.×100；F.×200），提示为淋巴瘤细胞肾间质浸润。

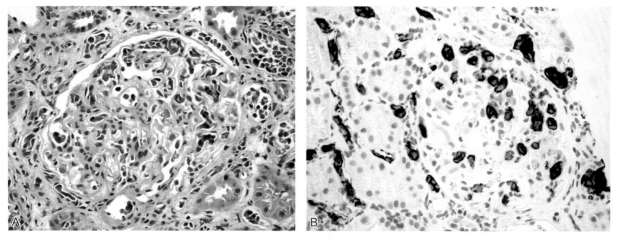

图 21-7-2　血管内大 B 细胞淋巴瘤

注：A. 肾小球毛细血管内及肾小管周围毛细血管内大量恶性淋巴细胞浸润（HE×400）；B. 恶性淋巴细胞 CD20 阳性（IHC×400）。

2. 实验室检查异常　可出现高球蛋白血症、低补体血症和自身抗体如抗核抗体、抗双链 DNA 及 ANCA 等阳性。

(二)肾脏损害

1. 肾病综合征　发生率约 56%,多数患者伴有肾功能不全。肾病综合征约 38% 发生于淋巴瘤诊断前,约 19% 与淋巴瘤同时诊断,约 43% 发生于淋巴瘤诊断后。

2. 肾炎综合征　表现为水肿、血尿、蛋白尿和肾功能不全,少数可出现肉眼血尿,部分患者可表现为急进性肾炎综合征。

3. 急性肾衰竭　发生率约 31%。

4. 原发性肾脏淋巴瘤　较少见,仅占北美地区淋巴结外淋巴瘤的 0.1%,日本淋巴结外淋巴瘤的 0.7%,临床表现与肾癌相似,B 超检查提示双肾肿大,多数是弥漫性大 B 细胞淋巴瘤。

六、诊断与鉴别诊断

淋巴瘤,尤其是 NHL 引起的肾脏损害病理类型多种多样,很难与原发性及其他继发性肾脏病鉴别。目前,淋巴瘤相关性肾病无明确诊断标准,如存在以下情况需考虑是否为淋巴瘤相关性肾病:①造血系统损害明显,出现与肾功能下降不相符合的贫血;②系统性损害,如发热、特殊皮肤黏膜损害、浅表或深部淋巴结肿大等;③血清中出现抗核抗体、ANCA、抗 GBM 抗体、单克隆轻链及冷球蛋白等,但不能用系统性血管炎或单克隆免疫球蛋白病解释;④肾组织中出现灶性聚集或弥漫分布的单一淋巴样细胞浸润,进行淋巴瘤特异性标记物组织化学染色明确诊断。

原发性肾脏淋巴瘤诊断标准:①肾衰竭为首发表现;②肾脏体积增大且无梗阻及其他器官和淋巴结受累;③排除其他原因引起肾衰竭的可能;④肾穿刺活检确诊淋巴瘤浸润;⑤淋巴瘤治疗后肾功能迅速恢复。

七、治　疗

淋巴瘤相关性肾病的缓解主要有赖于淋巴瘤的缓解,约 50% 淋巴瘤相关性 MCD 样病变者表现为激素抵抗,治疗反应差,在对淋巴瘤进行合适的化疗后肾病可缓解。

(一)淋巴瘤的治疗

HL 是化疗可治愈的肿瘤,治愈率达 80% 以上,多采用低毒性的 ABVD 方案(表柔比星、博来霉素、长春新碱、达卡巴嗪)联合放射治疗。对于难治性和联合化疗后复发的淋巴瘤,可采用造血干细胞移植联合放疗或应用利妥昔单抗。NHL 的治疗主要以化疗为主,目前多采用的有 COP 方案(环磷酰胺、长春新碱、泼尼松)、CHOP(环磷酰胺、表柔比星、长春新碱、泼尼松)、m-BACOB(博来霉素、表柔比星、环磷酰胺、长春新碱、地塞米松、甲氨蝶呤、四氢叶酸)等。目前靶向治疗药物在 NHL 的治疗中应用也较多,如 CD20 阳性的 B 细胞淋巴瘤可选用利妥昔单抗,CD30 阳性的可选用色瑞替尼。对于难治性及易复发的 NHL 也可选用造血干细胞移植。

(二)肾脏损害的对症治疗

1. 避免加重肾脏损害的因素　如脱水、利尿剂、对比剂及高钙血症等。

2. 维持血压稳定　可适当应用 ARB 等药物。

3. 血液净化　用于严重肾功能下降及高钙危象患者。

八、预　后

淋巴瘤相关肾病的预后主要与淋巴瘤的类型及对治疗的反应有关,其次可能与肾病的病理类型及对激素和免疫抑制剂是否敏感有关。

(唐　琳)

第 8 节　Castleman 病相关肾损害

Castleman 病(CD)是一类少见的慢性淋巴组织增生性疾病,于 1956 年由 Castleman 首先报道,也称巨大淋巴结增生症或血管滤泡性淋巴组织增生症。Castleman 病按疾病受累范围可分为单中心型(unicentric CD)和多中心型(multicentric CD)。后者又分为人疱疹病毒-8(HHV-8)相关性多中心型 CD 和特发性多中心型 CD。Castleman 病相关肾损害的临床和病理表现具有多样性。

一、发病机制

Castleman 病可能与血管增生、细胞因子调节异常以及病毒感染有关。白细胞介素-6(IL-6)在 Castleman 病发病机制中的作用已在动物模型中得到证实,患者血清中 IL-6 水平也与病情活动程度相关。IL-6 可刺激浆细胞增生,产生免疫球蛋白及各种自身抗体,进而引起全身炎症反应。在人疱疹病毒-8(HHV-8)相关性多中心型 CD,有研究发现 HHV-8 感染 B 淋巴细胞后可导致病毒源性 IL-6 的产生。Castleman 病患者血清中内皮细胞生长因子(VEGF)水平升高,后者可促进血管增生、血管通透性增高及渗出等。Castleman 病导致肾脏损害的机制尚不明确,多数认为与系统性炎症、自身抗体产生以及细胞因子(如 VEGF)作用有关。

二、病　理

Castleman 病病理为淋巴结肿大,多呈圆形,与周围组织分界清楚,切面呈灰白或灰红色,质地中或软。根据组织病理学特点,分为透明血管型(hyaline vascular variant,HVV)、浆细胞型(plasma cell variant,PCV)及混合型(mixed cell variant,MCV)(图 21-8-1)。HVV 约占 90%,其特点为淋巴滤泡增生,滤泡间毛细血管管壁增厚伴透明变性,生发中心萎缩,外套层淋巴细胞同心圆样增生呈洋葱皮样外观;PCV 约占 10%,其特点是在增生的淋巴滤泡间可见大量浆细胞浸润,血管透明变性不明显;MCV 同时具备二者特点。部分免疫抑制治疗的患者尤其是 HIV 感染者病理表现为淋巴结套区大量浆母细胞浸润,此类型进

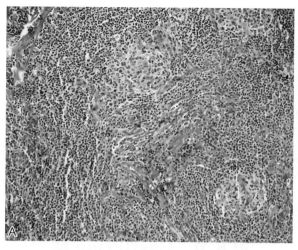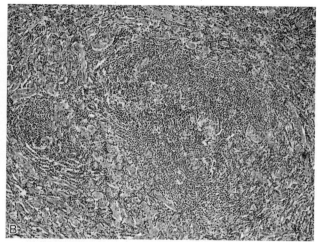

图 21-8-1　Castleman 病淋巴结病变

注:A. 透明血管型(HVV):淋巴滤泡增生,滤泡间毛细血管管壁增厚伴透明变性(HE×200);B. 混合型(MCV):增生的淋巴滤泡间可见大量浆细胞浸润,血管透明变性明显(HE×200)。[图片由 Dr.Mingyi Chen(UT Southwestern Medical Center, Dallas, Texas)提供]

展快,可转变为淋巴瘤。Castleman 病肾损害多见于 PCV 及 MCV 患者。

Castleman 病肾损害可包括多种病理类型,主要包括以下几个类型。

(一)淀粉样变性

Castleman 病患者常伴有多克隆高免疫球蛋白血症,推测可能与浆细胞分泌大量免疫球蛋白有关。此外,IL-6 升高激活炎症反应,刺激肝脏合成及分泌血清淀粉样蛋白 A(SAA)增加,SAA 作为淀粉样蛋白前体进一步衍化为不溶性的淀粉样纤维物质沉积于肾脏,形成 AA 型肾淀粉样变(图 21-8-2)。

(二)膜增生性肾小球肾炎

Castleman 病患者的免疫系统处于异常高敏状态,自身或外来抗原均可引起较强的超敏反应,进而导致免疫复合物沉积,可导致免疫复合物介导的肾小球肾炎,以膜增生性肾小球肾炎常见(图 21-8-3)。

(三)血栓性微血管病

Castleman 病患者血 VEGF 升高,体内 VEGF 调节失衡,导致内皮细胞损伤及毛细血管壁通透性增高,继发血栓性微血管病,其肾损害病理特点包括肾小球内皮细胞肿胀、毛细血管管腔变窄、严重时可见血小板聚集、纤维素样坏死、微血栓形成甚至肾皮质坏死(图 21-8-4A)。免疫荧光检查可见肾小球及血管壁 IgM、C3 及纤维素沉积。电镜检查可见肾小球基底膜内疏松层增宽,内有片状电子密度疏松区或绒毛样结构物质(图 21-8-4B)。

(四)其他病理类型

包括膜性肾病、毛细血管内增生性肾炎、新月体肾炎和间质性肾炎(图 21-8-5)等。

三、临床表现

单中心型 CD 临床表现为局限性单个或单组淋巴结肿大,大多见于年轻患者,常不伴有系统损害表现,多为无症状的局部肿块,可通过手术切除,预后良好。多中心型 CD 常表现全身系统性损害,如发热、乏力、消瘦、肝脾大、浆膜腔积液等,也有报道多中心型 CD 患者因存在自身抗体出

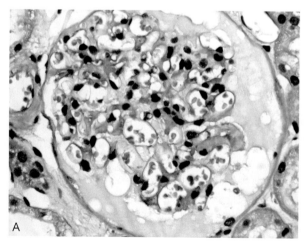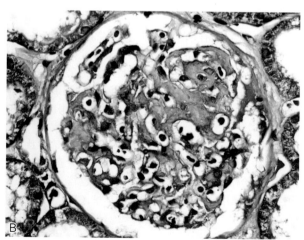

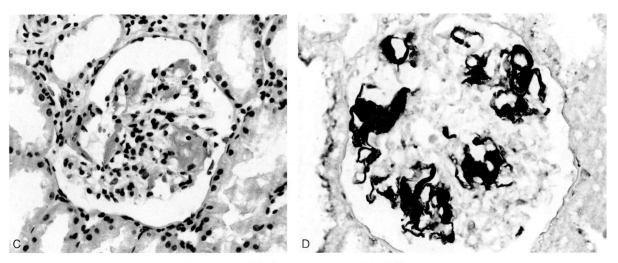

图 21-8-2　Castleman 病继发肾淀粉样变性（AA 型）

注：肾小球系膜区及节段基底膜无细胞性增宽，伴均质状物质沉积（A. PAS×400；B. Masson×400）；刚果红染色阳性（C. 刚果红 ×400）；免疫组化显示 AA 蛋白阳性（D. IHC×400）。

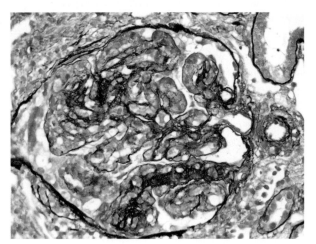

图 21-8-3　Castleman 病伴膜增生性肾小球肾炎

注：肾小球系膜细胞和基质中度增生伴节段系膜插入，伴节段内皮细胞增生，内皮嗜复红蛋白沉积（PASM×400）。

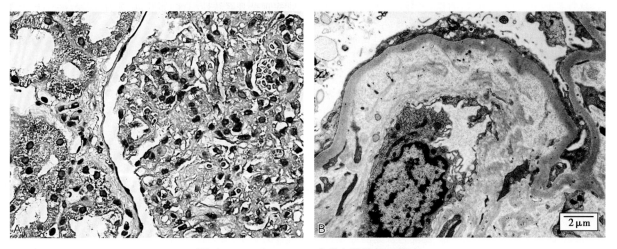

图 21-8-4　Castleman 病伴血栓性微血管病

注：A. 肾小球内皮细胞增生及肿胀，基底膜内侧增宽伴双轨征，毛细血管腔内可见红细胞聚集（HE×400）；B. 电镜可见肾小球基底膜内疏松层增宽伴电子透明的无定形物质（EM×10 000）。

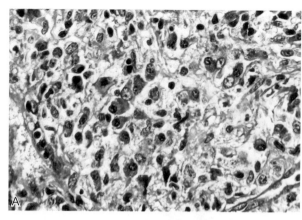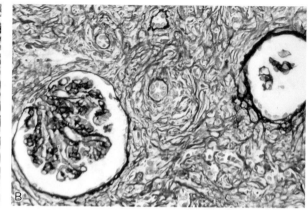

图 21-8-5　Castleman 病伴间质性肾炎

注：患者女性，53 岁，以双肾积水、血肌酐升高、少尿入院，查体发现左锁骨上、腋下、腹股沟淋巴结肿大。肾穿刺病理：光镜检查为间质性肾炎，大量浆细胞浸润伴肾间质纤维化（A. HE × 200，B. PASM × 200）。

现自身免疫性贫血、血小板减少、ANCA 相关性血管炎、狼疮样病变等，该型预后差，部分患者可发展为淋巴瘤。有报道 Castleman 病特殊亚型 -TAFRO 综合征，即血小板减少（thrombocytopenia）、全身水肿（anasarca）、骨髓纤维化（myelofibrosis）、肾功能受损（renal dysfunction）和器官巨大症（organomegaly）综合征，与多中心型 CD 不同的是该亚型进展快，致死率高。

Castleman 病肾脏受累多见于多中心型 CD，临床出现不同程度蛋白尿伴或不伴有血尿，严重时出现肾病综合征、急进性肾炎综合征，最终进展至肾衰竭，也有肾小管性酸中毒、急性间质性肾炎的临床报道。

四、诊断与鉴别诊断

Castleman 病的诊断依靠病理活检，主要与反应性淋巴组织增生及滤泡性淋巴瘤相鉴别。Castleman 病肾损害需要与原发性或继发的类似病理改变进行鉴别。

（一）反应性淋巴组织增生

各种损伤和刺激如细菌、病毒、毒物、变性的组织成分及异物等均可引起淋巴结内的淋巴细胞和组织细胞反应性增生，导致淋巴结肿大，属于良性病变，但其不具备 Castleman 病的病理特征，应注意鉴别。

（二）滤泡性淋巴瘤（follicular lymphoma，FL）

来源于滤泡生发中心的细胞及母细胞属于恶性 B 淋巴细胞增殖性疾病。组织学检查可见淋巴结的正常结构被破坏，皮、髓质均可见不规则形滤泡，滤泡由异形瘤细胞构成，可见非典型分裂象，并可浸润至包膜和包膜周围脂肪组织。

（三）Castleman 病肾损害的鉴别诊断

对于表现为 AA 型肾淀粉样变、血栓性微血管病和新月体性肾小球肾炎时，查找继发性病因时，应将 Castleman 病作为鉴别诊断之一。表现为常见的原发性肾小球疾病（微小病变、膜性肾病、膜增生性肾小球肾炎等）和间质性肾炎时，同样可继发于 Castleman 病，特别是中老年人，伴有全身多系统损害时，临床注意进行淋巴

结检查，避免漏诊。

五、治疗及预后

目前缺乏标准的治疗方案。单中心型 Castleman 病经手术完整切除后，大部分可痊愈，若伴有系统症状亦会随之消失，预后良好，很少复发；多中心型 Castleman 病预后差，易恶变或转变为淋巴瘤，当病变范围较小，也可手术切除，辅以放疗或化疗；如受累淋巴结广泛或病变与重要器官相粘连，手术切除非常困难甚至无手术机会，应进行化疗或局部放疗，但疗效个体差异较大。如能证实患者淋巴结 CD20 阳性可采用抗 CD20 单克隆抗体和糖皮质激素治疗，无效时改用 CHOP 方案；如淋巴结人疱疹病毒 -8 检测阳性，应加用抗病毒治疗；近年陆续有采用 IL-6 或其受体抗体治疗取得较好临床疗效的文献报道。另外，Castleman 病的治疗还包括与其相关的疾病如自身免疫性溶血性贫血、副肿瘤天疱疮、抗 GBM 病、ANCA 相关性血管炎等的治疗，包括血浆置换、大剂量免疫球蛋白注射等。Castleman 病肾损害多随淋巴组织病变的好转而减轻和缓解。

（刘茂东　叶文玲）

第 9 节　木 村 病

木村病（Kimura disease，KD）是一种少见的、不明原因的、慢性免疫介导的炎症性皮下软组织疾病。常位于头颈部，伴有局部淋巴结病变，部分累及唾液腺，外周血及病变组织中常有嗜酸性粒细胞增多，血清 IgE 水平增高。本病还有"嗜酸性粒细胞增生性淋巴肉芽肿""嗜酸性淋巴肉芽肿（eosinophilic lymphogranuloma，ELG）""嗜酸性粒细胞淋巴结病""嗜酸性粒细胞滤泡增生症候群""软组织嗜酸性肉芽肿"等名称。

一、历　史

Kimura 病由我国学者金显宅等于 1937 年首先以"嗜

酸性粒细胞增生性淋巴肉芽肿"描述报道,1948 年日本学者 Kimura 等以"不寻常性淋巴组织增生性肉芽肿"详细报道,同时首次提出可能并发肾脏损害,Iizuka 等于 1959 年探讨了该病的临床演变过程及病理特征并建议使用"Kimura 病"一词,此后国际上多以 Kimura Disease 命名此病。

二、流行病学

Kimura 病的发病有明显的地域性,多发生在我国、日本及东南亚,但在欧洲和美国偶有散发病例报道,多见于亚洲人,偶见于白种人,罕见于非洲人。该病多发生于青年男性,高峰年龄为 20~40 岁,男女发病比例为 3.5~7.0:1。根据目前国内外大宗病例报道的 KD 性别比,发现随着病例数增加,男女性别比下降。

三、病因及发病机制

Kimura 病及其肾损害病因尚不明确,它可能与异常自身免疫反应、过敏反应、肿瘤、感染、寄生虫、创伤、蚊虫叮咬等有关。多数学者认为该病是免疫介导的炎症反应性疾病,对 Kimura 病淋巴结生发中心的研究发现,滤泡树突状细胞(表达 CD23)增生活跃并伴 IgE 大量沉积,推测 CD23 的过度表达促进了 IgE 的合成和分泌,触发了 IgE 介导的炎症介质释放,诱发了 IV 型超敏反应。

患者外周血中 IL-4、IL-5、IL-13、TNF-α、粒细胞 - 巨噬细胞集落刺激因子(granulocyte-macrophage colony-stimulating factor,GM-CSF)、IgE 增多,病损组织中大量嗜酸性粒细胞、混有肥大细胞及浆细胞浸润。研究表明,IL-5、IL-13 和 GM-CSF 可调节嗜酸性粒细胞的生成,并可抑制嗜酸性粒细胞的凋亡,使其寿命延长。除 CD4+ 的 Th2 细胞会释放 IL-4、IL-5 外,CD8+T 细胞也可以释放这些细胞因子,导致嗜酸性粒细胞增多及血浆 IgE 水平的增高。多种细胞因子的释放,可同时导致淋巴结改变,增加肾小球基底膜通透性,从而引起淋巴结肿大、肾损害等病变。

四、病 理

光镜:受累淋巴结具有以下特点:①大量反应性滤泡增生;②血管增生;③副皮质区大量嗜酸性粒细胞浸润。滤泡增生伴反应性生发中心可见蛋白样物质沉积、伴嗜酸性细胞浸润、毛细血管后微静脉增生;有时嗜酸性粒细胞聚集形成微脓肿(图 21-9-1)。

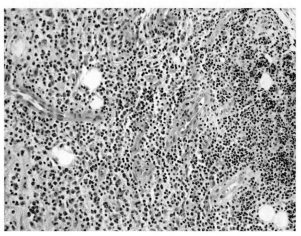

图 21-9-1 Kimura 病 - 淋巴结
注:反应性淋巴滤泡增生伴血管增生,见大量嗜酸性粒细胞浸润(HE × 400)。[图片由 Dr. Mingyi Chen(UT Southwestern Medical Center,Dallas,Texas)提供]

Kimura 病肾脏病理类型主要有:膜性肾病、微小病变性肾病、系膜增生性肾小球病变、膜增生性肾小球病变、IgM 肾病、IgA 肾病、局灶节段性肾小球硬化等,其中膜性肾病最常见(图 21-9-2)。共同的肾脏病理特点包括:肾小球系膜增生、上皮细胞足突融合、肾间质嗜酸性粒细胞浸润,多数病例肾间质可见 IL-4 阳性细胞浸润,肾小球系膜、毛细血管袢可见 IgA、IgM、IgG、C3 沉积。

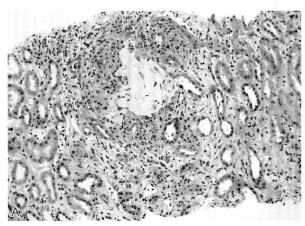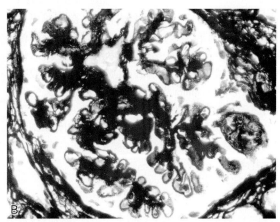

图 21-9-2 Kimura 病合并肾病综合征
注:A.肾间质淋巴、单核细胞及嗜酸性粒细胞浸润伴急性肾小管损伤(HE × 400);B.肾小球基底膜增厚,弥漫性钉突形成(PASM × 400)。

五、临床表现

Kimura 病最常见的表现是无痛性皮下肿块,多位于颌面区及颈部,眶周、四肢、腹股沟亦可累及。肿块早期质地较软,后期逐渐变大、变硬,表面皮肤可出现瘙痒和色素沉着,多数患者同时伴局部淋巴结肿大。该病具有特征性三联征:无痛性单侧头颈部皮下肿块,外周血及组织中嗜酸性粒细胞增多,血清 IgE 水平显著增高。Kimura 病常合并肾脏疾病,12%~16% 患者出现肾损害,59%~78% 伴有蛋白尿的患者可表现为肾病综合征,有的患者肾损害严重,甚至达到终末期肾病,并需透析治疗。多数患者肾损害迟于或与皮下肿块、淋巴结肿大同时出现,少数患者先出现蛋白尿,后发现皮肤损害。

六、诊断与鉴别诊断

(一)疾病诊断

Kimura 病没有统一的诊断标准,结合临床表现及实验室检查可考虑此病,该病的最终确诊依靠活组织病理检查。Kimura 病肾损害尿常规多以蛋白尿为主,骨髓穿刺骨髓象中嗜酸粒细胞明显升高,并以晚幼和成熟阶段为主。

该病影像学检查无特异性表现,但可以通过 CT 和 MRI 检查了解肿块的范围及淋巴结受累情况以判断病情的进展。有学者对头颈部 Kimura 病分析,认为从形态学上可以把 Kimura 病分成两种明确的亚型:边界相对清晰的结节型(I 型)和弥漫型(Ⅱ型)。

(二)鉴别诊断

1. 血管淋巴样增生伴嗜酸细胞增多(angiolymphoid hyperplasia with eosinophilia,ALHE)　临床上 ALHE 可出现结节或皮肤红斑状丘疹,Kimura 病则多表现为无痛性肿块;ALHE 病理改变包括血管增生明显,嗜酸性粒细胞及淋巴细胞浸润,病变组织很少出现纤维化;而 Kimura 病以淋巴滤泡增生为主,同时伴大量嗜酸性粒细胞浸润,病变组织通常发生纤维化。此外,ALHE 外周血嗜酸性粒细胞、血清 IgE 水平未见显著增高,且很少并发肾脏损害。

2. IgG4 相关性疾病　两种疾病有相似表现,淋巴结肿大、外周血嗜酸性粒细胞、血清 IgE 水平增高。IgG4 相关性疾病多见于中老年男性,多个器官和组织可被累及,包括蛛网膜、眼眶、泪腺、唾液腺、肺脏、乳腺、胰腺、胆道、腹膜后组织、肾脏等,与 Kimura 病肾损害不同,IgG4 相关性疾病肾损害多表现为肾小管间质性肾炎,临床上可出现肾功能不全及少量蛋白尿;在组织病理上可见 IgG4 阳性浆细胞组织浸润,常导致组织增生、纤维化和硬化,该病血清 IgG4 水平显著升高。

七、治　疗

Kimura 病治疗方案主要包括手术治疗、放疗、药物治疗,治疗方案各具优缺点。

(一)手术治疗、放疗

对于单发、肿块较小、部位易切除的病变,主张手术治疗,但多数病例肿块边界不清,手术很难彻底切除,术后易复发。对于多发,病变范围较大,界限欠清的病变,主张放射治疗,局部放疗(20~45Gy,2~3 周)对 90% 的局部病变有效,特别是多发、复发性难治性病例。但考虑到放射治疗远期后遗症较多,如唾液腺损害、股骨头坏死以及诱发恶性肿瘤,年轻患者选择放疗时需慎重。

(二)药物治疗

Kimura 病合并其他器官损害时药物治疗很关键,且研究发现,术后联合放疗及药物治疗可降低复发率。常用药物主要包括糖皮质激素、免疫抑制剂、抗过敏药物以及单克隆抗体等,单独使用一种药物治疗效果欠佳。

1. 糖皮质激素　糖皮质激素作为治疗该病的一线药物,通过影响树突状细胞提呈抗原、激活 T 细胞功能抑制免疫介导的炎性反应。同时激素还可以降低肾小球入球、出球小动脉的张力,增加肾血流量,提高肾小球滤过率,从而改善肾功能。但随着激素的减量,病情容易复发。

2. 环孢素　治疗 Kimura 病最常见的是免疫抑制剂。环孢素通过抑制 IL-2 产生,减少 T 淋巴细胞的增殖,从而抑制免疫反应。成人患者血中环孢素浓度高于 75ng/ml,嗜酸性粒细胞和多种细胞因子可以得到抑制。

3. 他克莫司　不仅可通过阻断 T 细胞的转录发挥强大的免疫抑制作用,还能通过改变肾小球滤过屏障的通透性降低蛋白尿,但需考虑该药的肾毒性、神经毒性等副作用。

4. 来氟米特　具有抗增殖活性的免疫抑制剂,其在体内转化为 A77 1726 后发挥免疫抑制作用,A77 1726 既可抑制淋巴细胞增殖,又能减少自身抗体和炎症因子的产生。

5. 甲磺司特　可选择性抑制辅助性 T 细胞,减少炎性介质 IL-4、IL-5、IL-13 等产生,降低血清嗜酸性粒细胞阳离子蛋白和 IgE 水平,从而抑制淋巴肉芽肿增生。

6. 单克隆抗体　奥马珠单抗是一种重组人源化抗 IgE 单克隆抗体,通过与游离 IgE 结合而显著降低游离 IgE 的水平,阻断 IgE 与肥大细胞、嗜碱性粒细胞结合,防止炎症介质的释放。

八、预　后

Kimura 病慢性起病,呈良性病程,但易复发,一般无恶变倾向。该病关键在于早发现,早治疗。对于中年男性伴颈部肿物或淋巴结肿大,血清嗜酸性粒细胞、IgE 升高明显应警惕此病。建议及时行病变区组织活检以早期诊治,减少并发症的发生。同时,应常规行尿常规检查,仔细评估肾脏功能,必要时行肾活检,以早期防治 Kimura 病肾损害。

(尹爱平　余晓洋　解立怡)

参考文献

[1] KIM K, LEE J H, KIM J S, et al. Clinical profiles of multiple myeloma in Asia-an asian myeloma network

study [J]. Am J Hematol, 2014, 89 (7): 751-756.

［2］DIMOPOULOS M A, SONNEVELD P, LEUNG N, et al. International myeloma working group recommendations for the diagnosis and management of myeloma related renal impairmen [J] t. J Clin Oncol, 2016, 34 (13): 1544-1547.

［3］AGGARWAL M, AGRAWAL N, YADAV N, et al. Autologous stem cell transplantation in first remission is associated with better progression-free survival in multiple myeloma [J]. Ann Hematol, 2018, 97 (10): 1869-1877.

［4］AUGEUL-MEUNIER K, CHRETIEN M L, STOPPA A M, et al. Extending autologous transplantation as first line therapy in multiple myeloma patients with severe renal impairment: a retrospective study by the SFGM-TC [J]. Bone Marrow Transplant, 2018, 53 (6): 749-755.

［5］JHAVERI K D, NIESVIZK R. High-Cutoff hemodialysis in myeloma cast nephropathy [J]. JAMA, 2017, 318 (21): 2085-2086.

［6］KOMARU Y, ISHIOKA K, MOCHIDA Y, et al. Renal infarction secondary to polycythaemia vera treated by percutaneous transluminal renal angioplasty [J]. Nephrology (Carlton), 2018, 23 (9): 891-892.

［7］HUNDEMER G L, ROSALES I A, CHEN Y B, et al. Hydroxyurea for treatment of nephrotic syndrome associated with polycythemia vera [J]. Am J Kidney Dis, 2016, 68 (3): 465-468.

［8］AIRY M, EKNOYAN G. The kidney in sickle hemoglobiopthies [J]. lin Nephrol, 2017, 2017 (2): 55-68.

［9］ALKHUNAIZI A M, AL-KHATTI A A, ALKHUNAIZI M A. Prevalence of microalbuminuria in adult patients with sickle cell disease in eastern Saudi Arabia [J]. Int J Nephrol, 2018: 5015764.

［10］ZAHR R S, YEE M E, WEAVER J, et al. Kidney biopsy findings in children with sickle cell disease: a Midwest Pediatric Nephrology Consortium study [J]. Pediatr Nephrol, 2019, 34 (8): 1435-1445.

［11］GANGULI A, SAWINSKI D, BERNS J S. Kidney diseases associated with haematological cancers [J]. Nat Rev Nephrol, 2015, 11 (8): 478-490.

［12］JHAVERI K D, SHAH H H, CALDERON K, et al. Glomerular diseases seen with cancer and chemotherapy: a narrative review [J]. Kidney Int, 2013, 84 (1): 34-44.

［13］JAIN P, KANAGAL-SHAMANNA R, WIERDA W, et al. Membranoproliferative glomerulonephritis and acute renal failure in a patient with chronic lymphocytic leukemia: Response to obinutuzumab [J]. Hematol Oncol Stem Cell Ther, 2017, 10 (3): 151-154.

［14］STRATI P, NASR S H, LEUNG N, et al. Renal complications in chronic lymphocytic leukemia and monoclonal B-cell lymphocytosis: the Mayo Clinic experience [J]. Haematologica, 2015, 100 (9): 1180-1188.

［15］YEOH A E, TAN D, LI C K, et al. Management of adult and paediatric acute lymphoblastic leukaemia in Asia: resource-stratified guidelines from the Asian Oncology Summit 2013 [J]. Lancet Oncol, 2013, 14 (12): 508-523.

［16］ALI B A, MAHMOUD A M. Frequency of glomerular dysfunction in children with Beta thalassaemia major [J]. Sultan Qaboos Univ Med J, 2014, 14 (1): e88-94.

［17］ŞEN V, ECE A, ULUCA Ü, et al. Urinary early kidney injury molecules in children with beta-thalassemia major [J]. Ren Fail, 2015, 37 (4): 607-613.

［18］DEMOSTHENOUS C, VLACHAKI E, APOSTOLOU C, et al. Beta-thalassemia: renal complications and mechanisms: a narrative review [J]. Hematology, 2019, 24 (1): 426-438.

［19］HASHEMIEH M, RADFAR M, AZARKEIVAN A, et al. Renal hemosiderosis among Iranian transfusion dependent beta-thalassemia major patients [J]. Int J Hematol Oncol Stem Cell Res, 2017, 11 (2): 133-138.

［20］HOSSAIN M S, RAHEEM E, SULTANA T A, et al. Thalassemias in South Asia: clinical lessons learnt from Bangladesh [J]. Orphanet J Rare Dis, 2017, 12 (1): 93.

［21］GANGULI A, SAWINSKI D, BERNS J S. Kidney diseases associated with haematological cancers [J]. Nat Rev Nephrol, 2015, 11 (8): 478-490.

［22］SAKURAI M, KIKUCHI T, KARIGANE D, et al. Renal dysfunction and anemia associated with long-term imatinib treatment in patients with chronic myelogenous leukemia [J]. Int J Hematol, 2019, 109 (3): 292-298.

［23］NG M S Y, FRANCIS L, PILLAI E, et al. Paraneoplastic immunoglobulin A nephropathy and associated focal segmental glomerulosclerosis in asymptomatic low volume B-cell lymphoma-a case report [J]. BMC Nephrol, 2018, 19 (1): 224.

［24］UBUKATA M, HARA M, NISHIZAWA Y, et al. Prevalence and mortality of chronic kidney disease in lymphoma patients: a large retrospective cohort study [J]. Medicine (Baltimore). 2018, 97 (2): e9615.

［25］MA W L, ZHANG L, ZHU T N, et al. TAFRO syndrome-a specific subtype of Castleman′s disease in China [J]. Chin Med J (Engl), 2018, 131 (15): 1868-1870.

［26］VAN RHEE F, VOORHEES P, DISPENZIERI A, et

al. International, evidence-based consensus treat-ment guidelines for idiopathic multicentric Castleman disease [J]. Blood, 2018, 129 (12): 1646-1657.

［27］ MORRA D E, PIERSON S K, SHILING D, et al. Predictors of response to anti-IL6 monoclonal anti-body therapy (siltuximab) in idiopathic multicentric Castleman disease: secondary analyses of phase Ⅱ clinical trial data [J]. Br J Haematol, 2019, 184 (2): 232-241.

［28］ 师明阳, 李冰. 木村病及其肾损害临床研究进展 [J]. 哈尔滨医科大学学报. 2015, 49 (2): 177-180.

［29］ MATSUMOTO A, MATSUI I, NAMBA T, et al. VEGF-A links angiolymphoid hyperplasia with eosinophilia (ALHE) to THSD7A membranous nephropathy: a report of 2 cases [J]. Am J Kidney Dis, 2019, 73 (6): 880-885.

第22章

遗传性肾小球病概述

遗传病(inherited disease)是指遗传物质结构或功能异常导致的疾病。遗传病可以表现为先天性疾病(congenital disease),但并非所有先天性疾病均为遗传性疾病。遗传性疾病具有终生性及家族性等特点。通常将遗传性疾病分为三类,即染色体病、单基因遗传病和多基因遗传病,目前将线粒体病和体细胞遗传病也包括在内。近年来随着医学的发展,临床疾病谱也发生了变化,先天性疾病和遗传性疾病像心血管疾病、癌症等疾病一样是严重危害人类健康的疾病。

遗传性肾病(inherited kidney diseases)广义上是指由于遗传物质结构或功能改变所导致的肾脏疾病;狭义上则指由于遗传物质结构或功能改变所致、按一定方式垂直传递、后代中常常表现出一定发病比例的肾脏疾病。此类疾病可累及肾脏的各部分而导致结构和功能异常,如肾小球疾病、肾小管功能不良等。遗传性肾小球病指遗传基因异常所致的肾小球疾病。

目前尚无遗传性肾病确切发病率的资料,据估计在全部肾脏疾病中约10%~15%可能因遗传性疾病或因素所致。由于其先天遗传特征,遗传性肾病主要多见于儿科肾脏病专业。例如,激素抵抗型肾病综合征(steroid-resistant nephrotic syndrome,SRNS)是美国20岁以前终末期肾病(end stage renal disease,ESRD)患者的第二常见原因,主要病理类型为局灶节段性肾小球硬化(focal segmental glomerular sclerosis,FSGS),其中约30%左右因单基因突变所致,且年龄越小单基因突变所占比例越高,出生3月内占69.4%、4~12月占49.7%、1~6岁占25.3%、7~12岁占17.8%、13~18岁占10.8%。根据我国部分住院儿童的回顾性统计资料,儿童慢性肾衰竭占泌尿系疾病的构成比逐年增加,2002年比1990年增长4.3倍,其中遗传性肾病所占比例高达30%左右。因为有一些遗传性肾病目前尚没有被认识或不能明确诊断,估计遗传性肾病所占的真实比例应该更高。大多数遗传性肾病的预后差,多进展至终末期肾病,最终需要透析治疗和肾移植,相当多类型的遗传性肾病的进展非常迅速,患者甚至在婴儿及儿童期即需要透析治疗。

迄今关于遗传性肾病的分类没有统一的认识,不过可以从两方面考虑分类:一是遵循遗传性疾病的分类方法将遗传性肾病分为染色体病、单基因病、多基因病、线粒体病和体细胞遗传病;另外也可以按照肾脏异常的位置和特征,同时结合遗传学特点进行分类。本章主要采用后者,将遗传性肾病分为以下几类:①遗传性肾小球病:以血尿为主者包括Alport综合征、薄基底膜肾病等;以蛋白尿为主者包括多种遗传性肾病综合征。②遗传性肾小管间质病:包括Bartter综合征、Dent病、Liddle综合征、Fanconi综合征、肾性尿崩症、肾小管酸中毒、肾单位肾痨、髓质囊性病等。因为已知大多数遗传性肾小管间质病,同样可引起肾小球病变,因此目前统称之为遗传性肾小管肾小球病。③遗传性肾结构病变:肾囊性病变,如多囊肾病(包括常染色体显性多囊肾病和常染色体隐性多囊肾病)、膀胱输尿管反流等。④遗传性代谢病肾损害:如Fabry病、糖原累积症等。

遗传性肾小球病,目前也没有统一或明确的分类。根据肾小球疾病的临床分型,可分为遗传性肾小球肾炎、遗传性肾病综合征等。根据致病基因编码蛋白定位等,通常分为遗传性肾小球基底膜病(hereditary glomerular basement membrane disorders)、遗传代谢病伴原发性肾小球病(hereditary metabolic disorders with primary glomerular involvement)、遗传代谢病伴继发性肾小球病(hereditary metabolic disorders with secondary glomerular involvement)和其他遗传性疾病伴肾小球病(other hereditary diseases with glomerular involvement)。常见遗传性肾小球病的分类见表22-1-1。但此分类缺点是没有完全包括遗传性肾病综合征系谱疾病。遗传性肾病综合征(hereditary nephrotic syndrome)指由于构成肾小球滤过屏障蛋白的编码基因或其他相关基因突变所致的肾病综合征,临床绝大多数表现为激素抵抗型肾病综合征,随访10年后约30%~40%患儿进展至终末期肾病。遗传性肾病综合征,根据有无家族史可分为家族性和散发性;根据发病年龄可以分为先天性、婴儿、儿童、青少年及成人型肾病综合征;根据有无其他系统受累可分为孤立性和综合征性。

表 22-1-1　常见遗传性肾小球病的分类

一、遗传性肾小球基底膜病
1. Ⅳ型胶原病(type Ⅳ collagen disorders)
   Alport综合征(Alport syndrome)
   薄基底膜肾病(thin basement membrane nephropathy)
   遗传性血管病、肾病、动脉瘤和肌肉痉挛综合征(hereditary angiopathy with nephropathy, aneurysms, and cramps, HANAC Syndrome)

续表

2. 层粘连蛋白病（laminin disorders）

　　Pierson 综合征（Pierson syndrome）

3. Ⅲ型胶原肾病（type Ⅲ collagen nephropathies）

　　指甲 - 髌骨综合征（nail-patella syndrome）

　　Ⅲ型胶原肾小球病（collagen type Ⅲ glomerulopathy）

二、遗传代谢病伴原发性肾小球病

1. Fabry 病（Fabry disease）

2. 甲基丙二酸血症（methylmalonic acidemia）

3. 钴胺素缺陷（cobalamin defects）

4. 糖原贮积症（glycogen storage diseases）

5. Fanconi-Bickel 综合征（Fanconi-Bickel syndrome）

6. 线粒体疾病（mitochondrial disorders）

7. 先天性糖基化障碍（congenital disorders of glycosylation）

8. 尿酸和嘌呤代谢和转运异常（disorders of uric acid and purine metabolism and transport）

9. 遗传性酪氨酸血症 1 型（hereditary tyrosinemia type 1）

10. 磷脂酰胆碱 - 胆固醇酰基转移酶缺乏症（lecithin cholesterol acyltransferase deficiency）

11. 赖氨酸尿性蛋白不耐受症（lysinuric protein intolerance）

三、遗传代谢病伴继发性肾小球病

1. 家族性淀粉样变症（familial amyloidosis）

2. α1 抗胰蛋白酶缺乏症（Alpha-1 antitrypsin deficiency）

3. Alagille 综合征（Alagille syndrome）

4. 遗传性卵磷脂胆固醇酰基转移酶缺乏症（hereditary lecithin-cholesterol acyltransferase deficiency）

5. 脂蛋白肾病（lipoprotein glomerulopathy）

6. 家族性青少年巨细胞性贫血（familial juvenile megaloblastic anemia）

7. 线粒体细胞病（mitochondrial cytopathies）

四、其他遗传性疾病伴肾小球病

1. Charcot-Marie-Tooth 病（Charcot-Marie-Tooth disease）

2. Cockayne 综合征（Cockayne syndrome）

3. 遗传性肢端骨质溶解症伴肾病（hereditary acroosteolysis with nephropathy）

4. 遗传性肾炎伴血小板减少和巨血小板症（Epstein and Fechtner syndromes）

5. 其他综合征伴肾脏累及（other syndromes with renal involvement）

6. 遗传性肾小球病不伴肾外症状（hereditary glomerulopathies without extrarenal symptoms）

7. 纤维连接蛋白肾小球病（fibronectin glomerulopathy）

　　与其他遗传性疾病一样，遗传性肾小球病种类繁多，累及的突变基因各异，遗传方式不一。已知大多数遗传性肾小球病为单基因遗传，常染色隐性遗传为其主要遗传方式，部分为常染色体显性遗传和 X 连锁遗传。近年来，随着医学的进步和分子生物学技术的发展，对于遗传性肾小球病的研究取得了很大进展，包括以下几个方面：首先，主要体现为诸多遗传性肾病的致病基因不断被克隆和明确，越来越多的遗传性肾病被了解和认识，例如目前已知最少 27 个单基因突变与激素抵抗型肾病综合征有关，其中 21 个为隐性遗传（*NPHS2*、*NPHS1*、*PLCE1* 等），6 个为显性遗传（*WT1*、*INF2*、*TRPC6* 等），特别是随着一些新型基因诊断技术的出现如全基因测序技术的发展和普及，使得多数遗传性肾病的早期诊断、基因诊断及产前诊断成为可能。其次，对于一些遗传性肾小球病的分类有了新的认识，例如原发性（遗传性）肾病综合征，以往分类包括芬兰型、法国型，目前根据致病基因不同遗传性 NS 至少有 15 型（nephrotic syndrome, type 1~15），分别因 *NPHS1*、*NPHS2* 等基因突变所致（https://www.ncbi.nlm.nih.gov/omim, 2018-10-25）；又如原发性（遗传性）FSGS，根据其致病基因可分为 1~8 型，分别因 *ACTN4*、*TRPC6*、*CD2AP*、*APOL1*、*INF2*、*MYO1E*、*PAX2* 和 *ANLN* 基因突变所致（https://www.ncbi.nlm.nih.gov/omim, 2018-10-25）。而且，相信更多的基因和分型会不断更新中。再次，围绕足细胞分子的单基因突变相关研究进展，极大推动了蛋白尿发生机制、裂孔隔膜分子结构，乃至肾小球硬化机制的研究进展。最后，对于遗传性肾小球病的治疗，目前缺乏有效根治措施，仅能给予对症、支持治疗，对于进展至终末期肾病的患者，肾脏替代治疗包括血液透析、腹膜透析是有效的措施之一，有条件者可行肾移植治疗且对于大多数遗传性肾病肾移植预后较好。对于遗传性肾小球病，如激素抵抗型肾病综合征，一旦检测到基因突变明确诊断，建议避免应用激素及多种免疫抑制剂，以防毒副作用及不必要的花费。

（丁　洁　张宏文）

参考文献

[1] LOVRIC S, FANG H, VEGA-WARNER V, et al. Rapid detection of monogenic causes of childhood-onset steroid-resistant nephrotic syndrome [J]. Clin J Am Soc Nephrol, 2014, 9 (6): 1109-1116.

[2] SADOWSKI CE, LOVRIC S, ASHRAF S, et al. A Single-Gene Cause in 29.5% of Cases of Steroid-Resistant Nephrotic Syndrome [J]. J Am Soc Nephrol, 2015, 26 (6): 1279-1289.

[3] 中华医学会儿科学分会肾脏病学组 . 91 所医院 1990~2002 年小儿慢性肾衰竭 1 268 例调分析 [J]. 中华儿科杂志 , 2004, 42 (10) 724-730.

[4] WANG X, ANGLANI F, BEARA-LASIC L, et al. Glomerular Pathology in Dent Disease and Its Association with Kidney Function [J]. Clin J Am Soc Nephrol, 2016, 11 (12): 2168-2176.

[5] 张宏文 , 王芳 , 丁洁 . 先天性肾病综合征的分子遗传学研究新进展 [J]. 中华儿科杂志 , 2011, 49 (6): 425-427.

[6] 张宏文 . 关于儿童肾脏疾病的某些思索 [J]. 临床儿科杂志 , 2018, 36 (6): 401-404.

第 23 章

遗传性肾小球基底膜病

第 1 节　Alport 综合征

Alport 综合征（Alport syndrome，AS）又称遗传性肾炎（hereditary nephritis，HN），是最常见的遗传性肾病之一。由于编码Ⅳ型胶原不同 α 链的基因发生突变，使基因表型、蛋白质结构及功能发生改变，导致包括肾、眼、耳蜗等基底膜结构异常；临床主要表现为血尿和进行性肾功能减退，伴感音神经性耳聋和视力异常等。

一、历　史

1875 年由 Dickinson 首先在一个三代血尿家族中报道。1902 年 Guthrie 描述了几例家族性特发性血尿患者，并认为是从母亲遗传而来。1927 年 Alport 首次将血尿和神经性耳聋联系起来，并发现该病严重程度和性别相关。1954 年 Sohar 首次描述了视觉异常；1961 年 Williamson 提议将临床上表现为血尿、耳聋，又具有明显的遗传倾向、自然病程有显著性别差异的疾病命名为 Alport 综合征。

二、流行病学

至今尚无基于人口学的 Alport 综合征的流行病学资料，但在临床出现血尿的遗传性肾病中 Alport 综合征比较常见。如果又有进展至终末期肾病（end stage renal disease，ESRD）的特点，则 Alport 综合征最常见。来自美国部分地区的资料显示，Alport 综合征基因频率为 1/5 000~1/10 000。国外肾活检标本中，Alport 综合征占 1.6%~4.0%，我国几组较大宗的肾活检病理研究报告 Alport 综合征占 0.73%~1.20%。不同的资料还显示终末期肾病患者中，Alport 综合征占 0.2%~5.0%，占儿童慢性肾衰竭患者 1.8%~3.0%，占各年龄接受肾移植患者的 0.6%~2.3%。但是在持续性血尿患者，尤其是儿童患者中，Alport 综合征较常见，占 11%~27%。

三、病因学分类

Alport 综合征是一种具有遗传异质性（genetic heterogeneity）的疾病。现已证实主要存在三种遗传方式，即 X 连锁显性遗传（X-linked dominant Alport syndrome，XLAS）、常染色体隐性遗传（autosomal recessive Alport syndrome，ARAS）和常染色体显性遗传（autosomal dominant Alport syndrome，

ADAS）。其中，X 连锁显性遗传最常见，占 80%~85%，因 *COL4A5* 基因突变或 *COL4A5* 和 *COL4A6* 两个基因突变所致。常染色体隐性遗传型约占 Alport 综合征的 15% 左右，因 *COL4A3* 或 *COL4A4* 基因突变所致。另外，有个别报道常染色体显性遗传，为 *COL4A3* 或 *COL4A4* 基因的突变。*COL4A3* 和 *COL4A4* 定位于 2q36.3，*COL4A5* 和 *COL4A6* 定位于 Xq22，对应编码产物分别为Ⅳ型胶原 α3~α6 链。

此外，Alport 综合征存在新发突变（*de novo*，有时也称作"从头突变"），即这部分患者没有血尿、肾衰竭等肾脏病家族史。在 Alport 综合征中新发突变的比例约在 10% 以上。

四、病　理

（一）光镜

Alport 综合征患者肾组织在光镜下无特异病理改变。一般 5 岁前 Alport 综合征患者肾组织标本显示肾单位和血管正常或基本正常，可发现的异常是 5%~30% 表浅肾小球为"婴儿样"肾小球，即肾小球毛细血管丛被体积较大的立方形、染色较深的上皮细胞覆盖，而毛细血管腔较小；或仅见肾间质泡沫细胞。正常肾脏 8 岁后极罕见婴儿样肾小球。5~10 岁 Alport 综合征患者肾组织标本大多病变轻微，但可见系膜及毛细血管壁损伤，包括节段或弥漫性系膜细胞增生、系膜基质增多，毛细血管壁增厚。晚期可见节段或球性肾小球硬化，以及肾小管基底膜增厚、小管扩张、萎缩，间质纤维化等损害，并常见泡沫细胞（图 23-1-1）。

（二）免疫荧光

常规免疫荧光检查无特异性变化，有时甚至完全阴性。可见到免疫荧光染色在系膜区及沿肾小球基底膜节段性或弥漫性颗粒状 C3 和 IgM 沉积。由于节段性硬化、玻璃样变，可有内皮下 IgM、C3、备解素以及 C4 的沉积。应该指出的是全部阴性的免疫荧光染色结果，有助于与 IgA 肾病、膜增殖性肾小球肾炎及其他免疫介导的肾小球肾炎的鉴别诊断。

皮肤或肾脏Ⅳ型胶原不同 α 链免疫荧光染色：若皮肤或肾小球基底膜不与抗 α5 单抗反应即阴性，可以确诊为 X 连锁型 Alport 综合征，但阳性不能除外 Alport 综合征的诊断；另外，抗Ⅳ型胶原不同 α 链单克隆抗体与肾小球基底膜的反应结果还可用于鉴定 Alport 综合征的常染色体隐性遗传型（图 23-1-2、图 23-1-3）。Alport 综合征患者基底膜Ⅳ型胶原 α 链的免疫荧光检查情况见表 23-1-1。

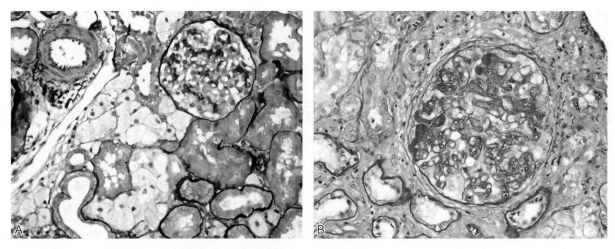

图 23-1-1 Alport 综合征

注：患者为 7 岁女孩，临床表现为血尿和肾病水平蛋白尿，肾功能正常。A. 肾小球系膜细胞及系膜基质轻度增生；肾间质见大量泡沫细胞（PASM×400）；B. 偶见局灶节段肾小球硬化（PAS×400）。

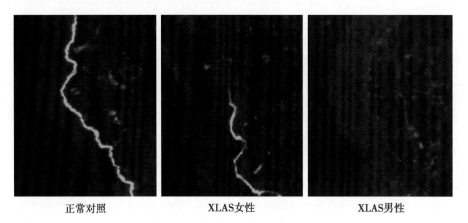

正常对照　　　　　　XLAS女性　　　　　　XLAS男性

图 23-1-2 X 连锁 Alport 综合征

注：患儿皮肤Ⅳ型胶原 α5 链染色结果：正常对照为连续阳性，女性患者为间断或连续阳性，男性患者为阴性（IF×200）。

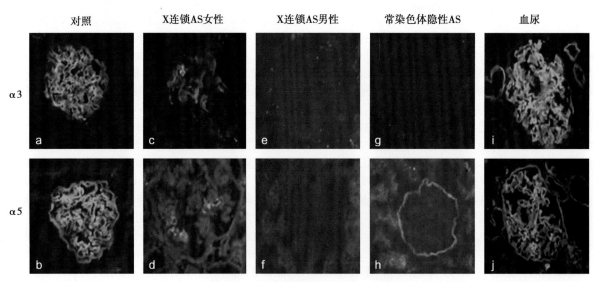

图 23-1-3 不同遗传型 Alport 综合征

注：患儿肾小球Ⅳ型胶原 α3、α5 链染色结果：正常对照和其他血尿患者肾小球基底膜、鲍曼囊均为阳性；X 连锁女性患者肾小球基底膜、鲍曼囊均为间断阳性；X 连锁男性患者肾小球基底膜、鲍曼囊均为阴性；常染色体隐性患者 α3 链肾小球基底膜、鲍曼囊均为阴性，α5 链肾小球基底膜为阴性、鲍曼囊为阳性（IF×200）。

表 23-1-1 Alport 综合征患者基底膜Ⅳ型胶原 α 链的免疫荧光检查

	肾小球基底膜	鲍曼囊	远曲肾小管基底膜	皮肤基底膜
正常情况(包括男性和女性)				
α3	+	/	+	/
α4	+	/	+	/
α5	+	+	+	+
α6	/	+	+	+
X 连锁显性遗传型				
Alport 综合征男性患者				
α3	–	/	–	/
α4	–	/	–	/
α5	–	–	–	–
α6	/	–	–	–
Alport 综合征女性患者				
α3	S	/	S	/
α4	S	/	S	/
α5	S	S	S	S
α6	/	S	S	S
常染色体隐性遗传型				
Alport 综合征患者				
α3	–	/	–	/
α4	–	/	–	/
α5	–	+	+	+
α6	/	+	+	+

注:+,染色阳性;–,染色阴性;S,染色间断阳性;/,为正常情况下不表达。

(三)电镜

特征性病理改变只有在电子显微镜下才可以观察到。典型病变为肾小球基底膜出现广泛的增厚、变薄以及致密层分裂的病变(图 23-1-4)。肾小球基底膜超微结构最突出的异常是致密层不规则的外观,其范围既可以累及所有的毛细血管袢或毛细血管袢内所有的区域,也可以仅累及部分毛细血管袢或毛细血管袢内的部分区域。Alport 综合征肾小球基底膜致密层可增厚至 1 200nm,并有不规则的内、外轮廓线;由于基底膜致密层断裂,电镜下还可见到基底膜中有一些"电子致密颗粒"(直径约为 20～90nm),其性质不十分清楚,可能是被破坏的致密层"残迹",也有人认为可能源自变性的脏层上皮细胞。肾小球基底膜弥漫性变薄(可薄至 100nm 以下)常见于年幼患儿、女性患者或疾病早

期,偶尔见于成年男性患者。此外,肾小球上皮细胞可发生与临床蛋白尿水平不一致的足突融合。

五、临床表现

(一)肾脏表现

血尿最常见,大多为肾小球性血尿。X 连锁遗传型 Alport 综合征男性患者表现为持续性镜下血尿,外显率为 100%。大约 67%Alport 综合征男性患者有发作性肉眼血尿,其中许多人在 10～15 岁前肉眼血尿可出现在上呼吸道感染或劳累后。X 连锁遗传型 Alport 综合征女性患者 90% 以上有镜下血尿,少数女性患者出现肉眼血尿。几乎所有常染色体隐性遗传患者(无论男性还是女性)均表现血尿;而常染色体隐性遗传的杂合子亲属,50%～80% 出现血尿。

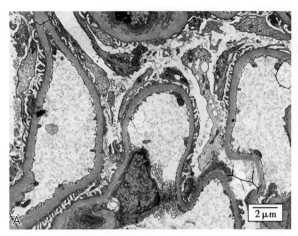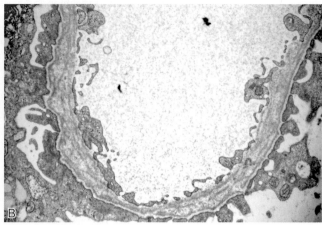

图 23-1-4　X 连锁 Alport 综合征肾小球基底膜

注：A. 正常肾小球基底膜；B. X 连锁 Alport 综合征男性患儿，肾小球基底膜薄厚不均，可见致密层分裂（A、B. EM × 5 000）。

X 连锁型 Alport 综合征男性迟早会出现蛋白尿。蛋白尿在小儿或疾病早期不出现或微量，但随年龄增长或血尿的持续而出现，甚至发展至肾病水平的蛋白尿。肾病综合征发生率为 30%~40%。同样高血压发生率和严重性也随年龄而增加，多发生于男性患者。

X 连锁型 Alport 综合征男性患者肾脏预后差，几乎全部将发展至终末期肾病，进展速度各家系间有差异，通常从肾功能开始异常至肾衰竭大约 5~10 年。部分 X 连锁型 Alport 综合征女性患者也会出现肾衰竭，至 40 岁大约 12% 患者、60 岁以上 30%~40% 患者出现肾衰竭。许多常染色体隐性遗传型患者于青春期出现肾衰竭，30 岁前几乎所有患者均出现肾衰竭。常染色体显性遗传型患者临床表现相对较轻。

（二）听力障碍

Alport 综合征可伴有感音神经性耳聋（sensorineural hearing loss），听力障碍发生于耳蜗部位。耳聋为进行性，逐渐累及全音域，甚至影响日常对话交流。X 连锁型 Alport 综合征中男性发生感音神经性耳聋较女性多，而且发生年龄较女性早。常染色体隐性遗传型 Alport 综合征约 2/3 患者于 20 岁前表现出感音神经性耳聋。

（三）眼部病变

对 Alport 综合征具有诊断意义的眼部病变为：前圆锥形晶状体（anterior lenticonus）、黄斑周围点状和斑点状视网膜病变（perimacular dot and fleck retinopathy）及视网膜赤道部视网膜病变（midperipheral retinopthy）。前圆锥形晶状体表现为晶状体中央部位突向前囊，患者可表现为进行性近视，甚至导致前极性白内障或前囊自发穿孔。前圆锥形晶状体并非出生时即有，多于 20~30 岁时出现。确认前圆锥形晶状体常需借助眼科裂隙灯检查。60%~70%X 连锁型 Alport 综合征男性、10%X 连锁型 Alport 综合征女性以及约 70% 常染色体隐性遗传型 Alport 综合征患者伴前圆锥形晶状体病变。黄斑周围点状和斑点状视网膜病变、视网膜赤道部视网膜病变表现为暗淡、甚至苍白的斑点状病灶，最好用视网膜摄像方法观察，这种病变常不影响视力，但病变会伴随肾功能减退而进展。大约 70% X 连锁型 Alport

综合征男性、10% X 连锁型 Alport 综合征女性以及约 70% 常染色体隐性遗传型 Alport 综合征患者伴有这种视网膜病变，而且视网膜病变常与耳聋和前圆锥形晶状体同在，但视网膜病变发生较前圆锥形晶状体早。

（四）其他

1. AMME 综合征（Alport syndrome, mental retardation, midface hypoplasia, and elliptocytosis；AMME complex） 是伴有血液系统异常的 Alport 综合征，该综合征表现为 Alport 综合征、智力发育落后、面中部发育不良以及椭圆形红细胞增多症等。

2. 弥漫性平滑肌瘤（diffuse leiomyomatosis） 某些青少年型 Alport 综合征家系或患者伴有显著的平滑肌肥大，受累部位常为食管、气管和女性生殖道（如阴蒂、大阴唇及子宫等），并因此出现相应的症状，如吞咽困难、呼吸困难等。

六、诊断与鉴别诊断

典型 Alport 综合征根据临床表现、阳性家族史以及电镜下肾组织的特殊病理变化可作出诊断，其中肾组织电镜检查一直被认为是确诊该病的重要依据。Flinter 等曾提出"四项诊断指标"，如果血尿或慢性肾衰竭或二者均有的患者，符合如下四项中的三项便可诊断：①血尿或慢性肾衰竭家族史；②肾活检电镜检查有典型病变；③进行性感音神经性耳聋；④眼病变。此外，尚可根据皮肤或肾脏Ⅳ型胶原 α 链的免疫荧光染色结果、相关基因突变分析结果诊断。

仅表现为镜下血尿的女性患者，注意与薄基底膜肾病鉴别；肾病水平蛋白尿男性患儿，注意与原发性肾病综合征鉴别。

七、治　疗

目前有关 Alport 综合征药物治疗，主要包括血管紧张素转换酶抑制剂或血管紧张素受体拮抗剂，以及环孢素 A 等药物，但目前尚没有根治办法。治疗主要目的是延缓病程进展、改善生存质量。进展至肾衰竭者可行肾脏替代治疗,包括透析治疗(腹膜透析、血液透析)和肾移植。鉴于现在仍无根治 Alport 综合征的有效办法,为了客观进行遗传咨询、尽可能优生优育,早期诊断尤为重要,因此发展新的、简单易行、确诊率高的诊断方法有重要的意义。

第 2 节　薄基底膜肾病

薄基底膜肾病(thin basement membrane nephropathy,TBMN)是以持续性镜下血尿为主要表现的一种遗传性肾病,因其呈家族遗传,预后良好,既往又称之为良性家族性血尿(benign familiar hematuria,BFH)或良性再发性血尿(benign recurrent hematuria,BRH)。薄基底膜肾病患者临床表现以镜下血尿为主,少数患者可能伴有少量蛋白尿(≤ 500mg/d),肾功能通常正常。肾组织病理显示光镜以及常规免疫荧光检测基本正常,但电镜下可见肾小球基底膜弥漫、均一变薄(成人 ≤ 250nm,儿童 ≤ 180nm)。大于 11 岁,按照成人标准。

一、历　史

1926 年,Baehr 首次报道了一组良性血尿患者。1973 年,Rogers 等人使用电镜研究肾组织标本时证实,此类患者肾小球基底膜(glomerular basement membranes,GBM)呈均匀一致性变薄,因此称之为“薄基底膜肾病”。Savige 等认为,薄基底膜肾病是导致成人及儿童持续性血尿最常见病因,其患病率约为 1%,高于 IgA 肾病与 Alport 综合征。

二、流行病学

本病发病率各家报道不一,估计高达 5%~9%,约占原发性无症状性血尿 20%。

三、病因学分类

已经明确,薄基底膜肾病主要为常染色体显性遗传,约占 40%,因编码 Ⅳ 型胶原 α3 和 α4 链基因 COL4A3 和 COL4A4 突变所致,仅存在杂合突变,没有复合杂合和纯合突变。新发突变(de novo)患者没有血尿等肾脏病家族史,存在 COL4A3 或 COL4A4 新发突变。COL4A3 和 COL4A4 定位于 2q36.3,对应编码产物分别为 Ⅳ 型胶原 α3~α4 链。

薄基底膜肾病可能存在其他遗传方式,也可能由未知基因突变所致。

四、病　理

(一)光镜

无诊断意义的病理改变。多数患者肾小球及肾小管间质均正常,部分患者仅有非特异性改变,如肾小球系膜细胞及系膜基质轻至中度增生,入球小动脉管壁玻璃样变或增厚,个别患者可见球性肾小球硬化,部分患者亦可有间质灶状炎症细胞浸润、纤维化或肾小管小灶性萎缩。

(二)免疫荧光

多数患者肾活检标本免疫荧光检查阴性,少数患者在系膜区有微量免疫球蛋白和补体 C3 沉积,提示免疫因素在该病的发生中不起主要作用。薄基底膜肾病患者肾小球 Ⅳ 型胶原各 α 链分布正常,与正常人没有明显差异。

(三)电镜

电镜对薄基底膜肾病诊断至关重要,肾小球基底膜弥漫性变薄是唯一和最重要的病理变化(图 23-2-1)。部分患者甚至可见节段菲薄呈线样改变、有些节段极度变薄而不复存在,患者肾小球系膜区、毛细血管袢无电子致密物沉积。肾小球基底膜厚度公认定义是指从内皮细胞外缘至足突表面的距离,测量肾小球基底膜时只应测量外周血管袢,而且要取不同的肾小球和血管袢,在多个位点测量。肾小球基底膜厚度因年龄、性别而异,还会受标本制备方法的影响。临床表现为血尿伴大量蛋白尿者与单纯血尿或血尿伴轻、中度蛋白尿者的厚度之间无显著性差异,而且光镜下异常程度与电镜下变薄程度无关。

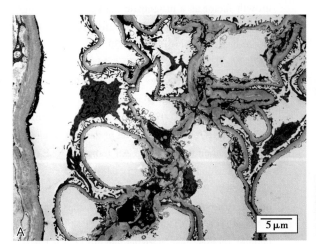
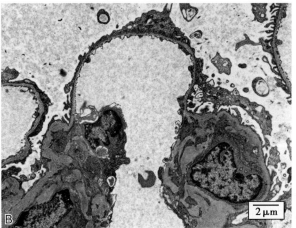

图 23-2-1　薄基底膜肾病肾小球基底膜
注:A. 正常肾小球基底膜(EM);B. 薄基底膜肾病患者肾小球基底膜明显变薄(EM)。

五、临床表现

薄基底膜肾病是以持续性镜下血尿为主要表现的一种遗传性肾病。大多数患者仅表现为血尿，无其他表现，也没有肾功能损害，多在体检时无意中发现。诊断时年龄变异很大，可早至 1 岁也可晚至 86 岁。部分患者至少有一次发作性肉眼血尿，特别是见于运动后或感染期间。尿红细胞形态严重变形和大小不规则提示为肾小球源性血尿。偶尔血尿也可随时间推移而消失。

除了血尿，薄基底膜肾病患者通常无或仅有微量蛋白尿，说明足细胞裂孔隔膜没有受累。蛋白尿出现较血尿晚，在小儿蛋白尿很罕见，但是一部分成人患者可见轻到中度蛋白尿。薄基底膜肾病小儿患者肾功能多正常，少部分成人可有肾功能低下，但是原因可能是这些患者本来是常染色体隐性或 X 连锁 Alport 综合征被误诊，或者是同时合并其他肾脏病。同理，个别薄基底膜肾病患者伴有听力下降，也有可能是 Alport 综合征被误诊为薄基底膜肾病。另外，约三分之一成人薄基底膜肾病患者可有高血压，但在小儿患者高血压罕见，提示成人高血压可能是薄基底膜肾病患者的一个合并症。总体来说，单纯薄基底膜肾病患者预后良好。

六、诊断与鉴别诊断

薄基底膜肾病特征性临床表现是持续性肾小球源性镜下血尿，需要和其他可引起肾小球源性血尿的疾病鉴别，如 IgA 肾病、感染后肾炎、膜增生性肾小球肾炎、狼疮性肾炎等。除 IgA 肾病和薄基底膜肾病需通过肾脏病理检查鉴别外，其他几种肾小球肾炎通常有明显区别于薄基底膜肾病的临床特点，如蛋白尿、高血压、其他器官受损的表现。

薄基底膜肾病鉴别诊断的关键是将其与早期 Alport 综合征区别，后者一些症状和薄基底膜肾病很相似，但这两种疾病的结局有显著差异，所以要特别谨慎。此外，需要与其他表现为孤立性血尿的疾病进行鉴别。

七、治　疗

目前，临床上对薄基底膜肾病尚无明确有效的治疗措施。临床上需要监测患者血压、蛋白尿变化及肾功能受损情况，避免滥用激素或其他免疫抑制剂。对于合并高血压者要控制血压在正常范围；已有慢性肾衰竭者，可给予对症治疗。对于仅表现为血尿，而血压、肾功能正常的患者，无须特殊药物治疗，定期监测血压和肾功能即可。

第 3 节　皮尔森综合征

皮尔森综合征（Pierson syndrome）是一种罕见遗传病，1963 年由 Pierson 首次报道，其发病率不清。临床多以先天性肾病综合征伴小瞳孔、晶状体形状异常、白内障、眼球震颤等眼部异常为主要特征，通常在婴儿期快速进展至肾衰竭，如果患者能活过婴儿期，常会出现失明和严重的神经系统缺陷，也可以仅表现为先天性肾病综合征而没有眼部异常。

皮尔森综合征致病基因 *LAMB2*（编码层粘连蛋白 -β2，laminin-β2）定位于 19p13.3，为常染色体隐性遗传。我国 2010 年首次报道并明确 *LAMB2* 基因诊断。

一、病　理

典型病例的肾脏病理类型为弥漫性系膜硬化（diffuse mesangial sclerosis，DMS），也可表现为局灶节段性肾小球硬化、系膜增生性肾小球肾炎。

二、临床表现

多表现为先天性肾病综合征，可以在婴儿期或幼儿期发病。眼部表现包括小瞳孔、晶状体形状异常、白内障、眼球震颤等异常。神经系统异常包括严重的肌张力低下、智力及运动发育落后等。

三、诊断与鉴别诊断

早发的肾病综合征合并眼部异常提示本病；LAMB2 基因突变分析可明确诊断。需要注意的是，少数患儿可仅表现为孤立性肾病综合征而无眼部异常，因此怀疑遗传性肾病综合征者，需常规行 *LAMB2* 基因突变分析。需与其他遗传性因素导致的先天性肾病综合征、其他眼部异常性疾病等鉴别。

四、治　疗

无特效治疗，对症处理。

（张宏文　丁　洁）

参考文献

[1] HUDSON B G, TRYGGVASON K, SUNDAR-AMOORTHY M, et al. Alport's syndrome, Goodpasture's syndrome, and type Ⅳ collagen [J]. N Engl J Med, 2003, 348 (25): 2543-2556.

[2] LI B, ZHANG Y, WANG F, et al. Urinary epidermal growth factor as a prognostic marker for the progression of Alport syndrome in children [J]. Pediatr Nephrol, 2018, 33 (10): 1731-1739.

[3] VOS P, ZIETSE R, VAN GEEL M, et al. Diagnosing Alport syndrome: lessons from the pediatric ward [J]. Nephron, 2018, 140 (3): 203-210.

[4] WANG Y, ZHANG H, DING J, et al. Correlation between mRNA expression level of the mutant COL4A5 gene and phenotypes of XLAS females [J]. Exp Biol Med (Maywood), 2007, 232 (5): 638-642.

[5] THORNER P S. Alport syndrome and thin basement membrane nephropathy [J]. Nephron, 2007, 106 (2): c82-88.

[6] KAJIMOTO Y, ENDO Y, TERASAKI M, et al. Pathologic glomerular characteristics and glomerular basement membrane alterations in biopsy-proven thin basement membrane nephropathy [J]. Clin Exp Nephrol, 2019, 23

(5): 638-649.

[7] PIERIDES A, VOSKARIDES K, ATHANASIOU Y, et al. Clinico-pathological correlations in 127 patients in 11 large pedigrees, segregating one of three heterozygous mutations in the COL4A3/COL4A4 genes associated with familial haematuria and significant late progression to proteinuria and chronic kidney disease from focal segmental glomerulosclerosis [J]. Nephrol Dial Transplant, 2009, 24 (9): 2721-2729.

[8] ZHANG H, CUI J, WANG F, et al. LAMB2 mutation with different phenotypes in China [J]. Clin Nephrol, 2017, 87 (1): 33-38.

[9] FARRUGGIA P, DI MARCO F, DUFOUR C F. Pearson syndrome [J]. Expert Rev Hematol, 2018, 11 (3): 239-246.

第 24 章

遗传性足细胞病

足细胞是肾小球滤过屏障的重要组成部分,对维持滤过屏障的完整性起着关键作用。1998 年,研究者发现了编码肾小球裂孔隔膜的重要蛋白 nephrin 基因 *NPHS1* 突变可导致部分患者发生先天性肾病综合征,这一里程碑似的发现拉开了足细胞遗传学研究的序幕。越来越多的家系研究和候选基因的研究发现基因变异可使足细胞功能发生异常,如裂孔隔膜信号传导、肌动蛋白细胞骨架动力学、细胞基质相互作用等异常。迄今为止,共发现 45 种基因与家族性或散发性肾病综合征相关。本章介绍几种常见足细胞相关基因突变的遗传性肾病。

第 1 节　芬兰型先天性肾病综合征

芬兰型先天性肾病综合征(congenital nephrotic syndrome of Finland,CNF)是指出生时或生后 3 个月内发生的肾病综合征,是一种主要以大量蛋白尿为主要表现的常染色体隐性遗传性肾病,多见于芬兰等北欧国家,新生儿发病率为 1/10 000~1/8 000,其他国家和地区包含我国在内发病率较低。

一、病因及发病机制

本病为常染色体隐性遗传,致病基因为 *NPHS1*,该基因位于 19q13.1,全长 26kb,有 29 个外显子。*NPHS1* 编码 nephrin 蛋白,是一种由 1 241 个氨基酸组成的跨膜蛋白,属于免疫球蛋白超家族,位于足细胞裂孔隔膜,是裂孔隔膜的主要组成成分。*NPHS1* 基因突变可导致肾小球滤过膜受损,从而引起大量蛋白尿。CNF 有两种典型的突变类型,分别为 Fin-major 和 Fin-minor,前者为位于 2 号外显子的框移缺失,后者位于 26 号外显子的无义突变,但这两种突变在其他国家鲜有报道。至今已发现超过 240 种 *NPHS1* 变异,其突变率在各个地区有所差异,在芬兰 CNF 患儿中占 98%,在北美和非洲北部占 80%,在欧洲患儿中占 39%~80%。

二、病　理

CNF 患儿肾脏病理表现因病情早晚有所差异。早期

光镜下可见典型的肾近曲小管呈不规则小囊性扩张,但并非见于所有 CNF 患儿;其他病理改变为非特异性,可合并轻度系膜细胞和系膜基质增加,随着时间推移,逐渐出现肾小管萎缩,间质纤维化和炎性浸润,同时可伴有进行性系膜硬化和球性肾小球硬化(图 24-1-1)。免疫荧光检测无特异表现。电镜下可见肾小球足突融合,绒毛形成以及裂孔隔膜缺失,肾小球基底膜增厚以及分层(图 24-1-2)。

三、临床表现和辅助检查

(一)临床表现

大部分 CNF 患儿有早产和窒息史,低出生体重,胎盘增大,超过患儿出生体重 25%;患儿生后出现明显的发育迟缓,易合并反复感染;患儿生后不久即可出现持续性大量蛋白尿、低蛋白血症、高脂血症和水肿,严重者宫内即可出现水肿,伴有胸腔积液和腹水;患儿出生 1 月内肾功能可正常,随后出现进行性肾功能降低,至 2~3 岁时患儿可进展至终末期肾病。

(二)辅助检查

1. 尿检异常　大量蛋白尿(1~6g/d)和 / 或镜下血尿。初期尿蛋白为高选择性,后期逐渐变为非选择性。

2. 低蛋白血症　通常 <5g/L。

3. 肾功能不全　病程初期肾功能可正常,后逐渐出现血肌酐、尿素氮进行性升高。

4. 泌尿系统 B 超检查　肾脏增大,皮质回声增强,皮髓质界限模糊等改变。

四、诊断与鉴别诊断

(一)临床诊断:符合以下条件者可诊断为 CNF。

1. 出生时及生后 3 月内发病。

2. 有阳性家族史。

3. 有异常个人史　早产、窒息,低出生体重,胎盘大于出生体重 25%。

4. 伴有广泛水肿、大量蛋白尿、低蛋白血症和高脂血症。

5. 进行性肾功能减退。

6. 基因检测提示 *NPHS1* 基因突变。

(二)CNF 需与以下疾病鉴别

1. 非芬兰型先天性肾病综合征　多在 3 个月至 3 岁

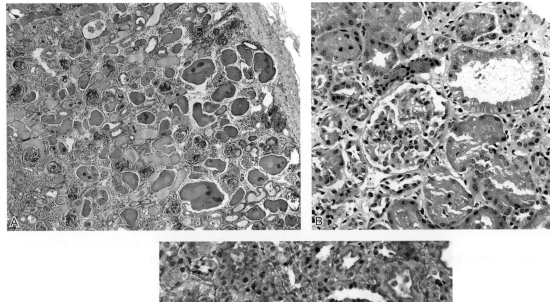

图 24-1-1 芬兰型先天性肾病综合征

注:A. 肾切除标本显示大量小管呈不规则小囊性扩张伴蛋白管型、明显间质纤维化和炎症细胞浸润。肾小球显示广泛球性或节段性硬化(PAS×40);B. 肾小球显示轻度系膜细胞增生。一个肾小管显示小囊性扩张(HE×400);C. 左边肾小球显示节段硬化(PAS×400)。

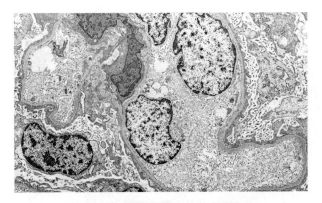

图 24-1-2 芬兰型先天性肾病综合征

注:电镜显示足突广泛融合及微绒毛形成(EM×4 800)。

起病,有典型肾病综合征临床表现,肾功能进行性降低,肾脏病理提示肾小球弥漫性系膜硬化或增生硬化,局灶节段性硬化,肾小管呈囊性扩张,基因检测未提示 *NPHS1* 突变。

2. Denys-Drash 综合征 有先天性肾病综合征表现,同时合并 Wilms 瘤和/或男性假两性畸形,以及其他相关表现,如白内障、角膜混浊、小头畸形、斜视、眼球震颤和眼距过宽等,肾病病理以弥漫性系膜硬化为主要特征,多发生在两岁以内,很快进展至终末期肾衰竭死亡。

3. Galloway-Mowat 综合征 为常染色体隐性遗传疾病,表现为先天性肾病综合征合并中枢神经系统异常,包括小头畸形、精神运动性阻滞、脑部异常等;其他肾外表现如食管裂孔疝、膈肌缺损、短肢等也可见相关报道;肾脏病理可提示仅有轻微改变(微小病变型肾病综合征)、局灶节段性硬化或者系膜硬化。

4. 继发性先天性肾病综合征 如先天性梅毒、弓形虫、风疹病毒、巨细胞病毒及肝炎病毒感染等,除肾病综合征表现外,实验室检查可见相应病原体抗体阳性。

五、治 疗

(一)保守治疗

根据症状输注白蛋白,给予低盐高蛋白质饮食,补充维生素,由于甲状腺结合蛋白丢失而继发甲状腺功能减退者则需补充碘和甲状腺素,同时预防感染和血栓形成。

（二）早期行双侧肾切除术

术后采用透析或肾移植治疗是标准治疗方案，尤其是伴有严重蛋白尿、生长发育迟缓和反复感染者，当患儿体重达到8~9kg时即可开始透析治疗。

（三）其他治疗

该病对激素和免疫制剂治疗无效，有报道 ACEI 和 ARB 可以延缓慢性肾脏病进展，已证实在肾病综合征和其他肾小球疾病中，使用 ACEI 和 ARB 治疗后可降低尿蛋白排泄。

从长远看，肾移植是唯一可挽救生命的治疗手段。但也有报道肾移植后蛋白尿复发率在24%~34%，几乎所有的 Fin-major 突变型患儿均出现严重的蛋白尿复发。

（匡新宇　吴滢）

第2节　弥漫性系膜硬化症

弥漫性系膜硬化症（diffuse mesangial sclerosis, DMS）是由多种原因引起的具有特殊临床和病理特点的一组疾病，临床多表现为1岁以内起病的严重肾病综合征，肾脏病理以弥漫系膜硬化为特点。最早于1973年由 Habib 和 Bois 在婴儿型肾病综合征出生后4~12个月发生的肾病综合征中首先描述。

一、病　因

（一）遗传性基因突变

目前已知与 DMS 相关的基因包括：WT1（Denys-Drash 综合征，Frasier 综合征）、PLCE1（家族性激素抵抗型肾病综合征）、LAMB2（Pierson syndrome）等，其中 WT1 和 PLCE1 基因是引起 DMS 最常见的两个突变基因。WT1 基因定位于11p13，编码 Wilms 肿瘤抑制因子，共有10个外显子，其基因产物为锌指蛋白转录因子，对于调控细胞增殖和性腺、足细胞分化具有重要作用，外显子8和9的突变与 DMS 密切相关。PLCE1 基因定位于染色体

10q23，编码磷酯酶家族成员之一的磷酯酶 C，截短突变可引起 DMS，非截短错义突变可能与常染色体隐性遗传 FSGS 相关。

（二）感染因素

巨细胞病毒（cytomegalovirus, CMV）感染是最常见的 DMS 继发性因素，电镜下可见 CMV 包涵体。

（三）特发性

占多数，除外基因及感染因素，原因不明。

二、病　理

（一）光镜

肾小球体积小而致密，早期可见弥漫系膜基质增多，足细胞多不成熟、鹅卵石状改变，也可有肥大增生与增生的壁层细胞形成"假新月体"；肾小管因继发于大量蛋白尿出现小管扩张伴透明管型（图24-2-1）。随疾病进展，后期肾小球系膜硬化，表现为系膜基质增生致密但甚少伴有系膜细胞增多，可出现 FSGS 样改变，小管肥大、间质纤维化以及间质炎症细胞浸润更为明显（图24-2-1）。

（二）免疫荧光

常为阴性，有时在硬化小球部位可见节段性非特异性 IgM、C1q 和 C3 沉积。

（三）电镜

足突广泛融合，系膜区基质增生。电镜下可见类似 Alport 综合征样基底膜改变，基底膜可增厚，呈花篮-波纹样/薄片样改变。无电子致密物沉积，见图24-2-2。

三、临床表现

多表现为较早起病的婴幼儿时期肾病综合征，大多数2岁前发病，对激素和免疫抑制剂无效；非基因突变的特发性 DMS 进展至 ESRD 速度慢，基因突变所致者多在3岁内快速进展至 ESRD。基因突变导致的 DMS 除肾病综合征外还可伴随其他一些特殊临床表现，如 Denys-Drash 综合征（男性性腺发育异常和 Wilms 瘤），Frasier 综合征（男性

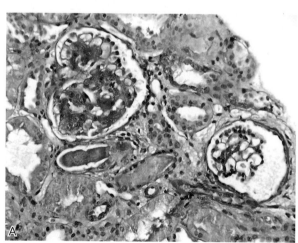
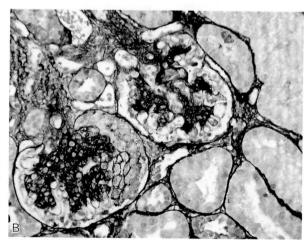

图24-2-1　弥漫性系膜硬化症

注：A. 右边一不成熟肾小球伴明显足细胞核，左边肾小球显示轻度系膜细胞增生伴系膜基质扩张（PAS×400）；B. 肾小球系膜细胞增生伴系膜基质扩张，左边肾小球足细胞肿胀增生形成假新月体（PASM×400）。

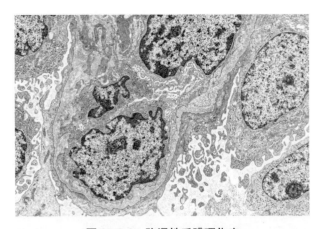

图 24-2-2 弥漫性系膜硬化症

注：电镜显示 GBM 厚薄不均，有局部分层，足细胞广泛融合伴微绒毛形成（EM×8 000）。

假两性畸形和条索状性腺，可有性腺肿瘤），Pierson 综合征（小圆锥样瞳孔等）和 Galloway-Mowat 综合征（小头畸形和食道裂孔疝）。

四、诊断与鉴别诊断

所有婴儿型肾病综合征肾脏病理提示 DMS 或 FSGS 以及临床表现为激素抵抗型肾病综合征均应进行相关基因筛查以进一步明确原因，有条件者可应用高通量二代基因测序技术筛查突变基因；对所有 DMS 患者进行核型分析以除外男性假两性畸形。需与以下疾病鉴别。

（一）芬兰型先天性肾病综合征（CNF）

随硬化进展，DMS 可见肾小管扩张，但早期少见、不突出，而这一点在芬兰型先天性肾病综合征更容易见到，CNF 系膜区缺乏致密的系膜基质易于同 DMS 鉴别。

（二）Denys-Drash 综合征和 Frasier 综合征

这两个疾病系 WT1 基因突变所致，可见到性腺发育异常、男性假两性畸形、Wilms 肿瘤或性腺肿瘤等其他肾外疾病。

五、治疗及预后

罕有其他原因引起的先天性肾病综合征自发缓解的报道，但尚未见报道 DMS 自发缓解。对激素和免疫抑制剂治疗无效，可给予支持和对症治疗；近年来报道环孢素 A（CsA）对减少蛋白尿有效，甚至还有学者试图通过促进足细胞分化、表型稳定以及抑制足细胞凋亡等途径对 DMS 的治疗有所突破，但到目前为止 DMS 的预后仍取决于肾脏替代治疗和成功的肾移植。故终末期肾衰竭者尽快行透析治疗，如体重 >8kg 可考虑行肾移植术。与先天性芬兰型肾病综合征不同，目前尚未见 DMS 移植后复发的报道。

此外有 CMV 感染者可予更昔洛韦治疗。也可行双侧肾脏切除以阻止大量蛋白尿漏出、高血压和 Wilms 肿瘤发生；有 WT1 基因突变的患儿应加强随访反复评估肾脏和性腺以早期发现 Wilms 肿瘤和性腺肿瘤。

（吴滢）

第 3 节 WT1 基因突变引起的先天性肾病

Wilms 肿瘤抑制基因 1（Wilms tumor-suppressor gene-1），简称 WT1 基因，位于 11p13，共有 10 个外显子，1-6 外显子主要与转录后调控、二聚体形成以及 RNA 识别有关；7-10 外显子编码四个锌指区，共同组成一个锌指蛋白为 DNA 结合区。WT1 的表达具有一定的组织特异性，在胚胎发育时期，WT1 仅表达在肾脏、脾脏、性腺、腹膜间皮等组织中；在成熟肾脏特异表达于足细胞和壁层上皮细胞，对于维系泌尿生殖系统发育的完整性以及肿瘤发生的抑制具有重要作用。

WT1 突变可引起许多相关的疾病，包括 Wilms 肿瘤、WAGR 综合征等。本节重点介绍两个与 WT1 基因突变相关的先天性肾病，Denys-Drash 综合征（Denys-Drash syndrome，DDS）和弗雷泽综合征（Frasier syndrome，FS）。前者最早由 Denys 和 Drash 分别于 1967 年和 1970 年相继报道这种类似病例而得名，以先天性或婴儿型激素抵抗型肾病综合征（病理表现为弥漫系膜硬化）、男性假两性畸形和 Wilms 肿瘤为主要特点，肾功能不全出现较早；后者也可表现男性假两性畸形以及性腺肿瘤，但肾病进展缓慢，肾功能不全出现时间较晚，最早由 Frasier 于 1964 年首次描述了一例 46,XY 性腺发育异常的患儿，伴有性腺肿瘤和肾病综合征。

一、病因及发病机制

WT1 基因大片段缺失或截短突变（truncated mutation）多表现为泌尿生殖腺发育异常，而锌指区错义突变除了存在泌尿生殖腺发育异常，还表现为以肾小球硬化为特点的早发肾衰竭。现已明确 DDS 主要由 WT1 的杂合突变引起，而 94.5% 的 WT1 基因突变集中在锌指区域，错义突变约 82.4%，最常见于外显子 8 和 9。其中外显子 9 则是突变的高发区域大约占 62.1%，而外显子 9 编码的 394 位氨基酸又是热点突变之一，其精氨酸可被多种其他氨基酸替代而致 DDS。已建立的 WT1+/R394W 小鼠系及其他动物模型可出现与人类 DDS 相似的自然病程和病理改变，同时也揭示了 DDS 中足细胞发育的停滞和去分化使足细胞异常旁分泌和滤过屏障损伤可能是弥漫系膜硬化（diffuse mesangial sclerosis，DMS）的主要原因。此外，近年来也发现外显子 1-6 截短突变也可致 DDS。

Frasier 综合征主要是由于 WT1 基因内含子 9 剪接位点突变所致。WT1 基因主要通过两种可变剪接方式产生四种 mRNA 转录体，编码四种蛋白同工体。第一种剪接方式，由外显子 5 编码的 17 个氨基酸的插入或缺失，可形成两种蛋白亚型 WT1+17aa 和 WT1-17aa，它们不会明显改变 WT1 的功能，但可能对 WT1 的功能具有调控作用；第二种剪接方式由第 9 外显子编码的赖氨酸 - 苏氨酸 - 丝氨酸（lysine-threonine-serine KTS）组成的三肽氨基酸片段插入或缺失于锌指 3、4 间，可形成 WT1+KTS 和 WT1–KTS

349

亚型。正常 WT1+KTS 和 WT1-KTS 比例为 2∶1,但在 Frasier 综合征,内含子 9 剪切位点突变可导致 +KTS 同工体减少和 -KTS 同工体增多,两者比例改变为 1∶2,影响了 SRY(Y 染色体性别决定区)和 MIS(米勒管抑制物)正常表达,睾丸不能正常发育,米勒管不能正常退化,因此核型 46,XY 的 Frasier 综合征患儿出现男性向女性性征转变的现象。

二、病 理

光镜下,DDS 最常见和典型表现是弥漫系膜硬化(DMS),包括系膜基质增多伴或不伴系膜细胞增生,基底膜增厚,早期有足细胞肥大,继续进展可有空泡改变,包绕肾小球呈花冠样改变(图 24-3-1)。病变由皮质内区至皮质外区逐渐加重,呈梯度样改变。后期可见小管萎缩、间质纤维化和炎症细胞浸润。Wilms 肿瘤发病明显增加(25% 为双肾)。免疫荧光可见系膜区非特异 IgM、C3 和 C1q 沉积。电镜下足突不规则融合消失,系膜基质广泛增厚。基底膜可见增厚分层。

光镜下,FS 典型肾脏病理表现为局灶节段肾小球硬化(FSGS)。局灶肾小球硬化或毛细血管袢塌陷,节段透明变性,毛细血管腔闭锁或消失(图 24-3-2)。此外也可见系膜细胞增生和间质内成簇分布的泡沫细胞,少数可表现为DMS(图 24-3-2)。荧光均为阴性。电镜可见肾小球基底膜(GBM)变薄、分层断裂、皱缩,类似遗传性肾炎(Alport 综合征)的表现,但Ⅳ型胶原免疫组化正常。

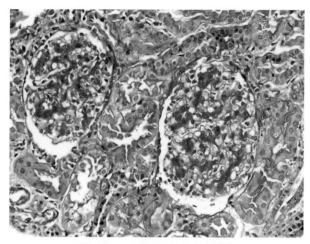

图 24-3-1 Denys-Drash 综合征

注:肾小球显示轻中度系膜细胞增生和基质增加(PAS×400)。

三、临床表现

DDS 和 FS 临床表现相似,见于男性假两性畸形,绝大多数发生在染色体核型为 46,XY 的男性患儿,约 40% 患儿有女性外生殖器但缺乏第二性征发育,通常在原发性闭经伴肾病综合征或 ESRD 时得以诊断。但也有 46,XY 的 FS 患儿存在正常男性表型的报道,核型 46,XX 的 FS 患儿可有正常女性生殖器。DDS 的另一个重要临床特征即早发的肾病综合征,表现水肿、少尿、高血压、喂养困难和

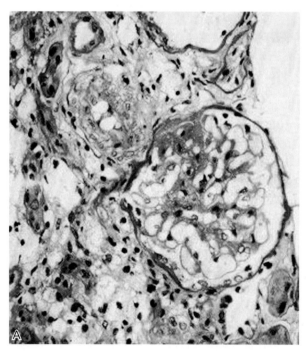

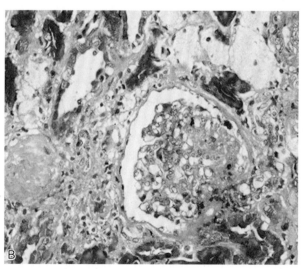

图 24-3-2 Frasier 综合征

注:患儿 13 岁,男性,临床诊断 Frasier 综合征,*WT1* 基因二代测序检查 c.1432 IVS9+5G>A,肾活检病理:局灶节段性肾小球硬化(FSGS)。A. 肾小球系膜基质增生,毛细血管袢闭锁,与球囊壁粘连(PAS×400);B. 节段硬化和全硬化小球,见间质内泡沫细胞(Masson×400)。

反复感染，以及迅速进展的 ESRD，最早于生后一个月即可发生，迟至 3 岁内出现；与 DDS 相同的是 FS 患者也多表现为激素抵抗型肾病综合征（SRNS），只是出现蛋白尿时间较晚，多在 2~6 岁，肾病进展缓慢，多数在 20~30 岁进展至 ESRD。部分患儿也可缺乏肾病综合征体征，发现时已进展至 ESRD，甚至早在婴儿期。

此外 DDS 患者更易患 Wilms 肿瘤，通常是因腹部可触及的包块而被发现，可出现腹痛、腹胀或血尿等症状引起临床重视，少部分发育异常的性腺也会发生性腺胚细胞瘤；而 FS 患者多为条索状性腺，更易患性腺肿瘤，较少患 Wilms 肿瘤。据临床表现 DDS 可分为完全性 DDS 和不完全性 DDS，前者是以肾病综合征、Wilms 肿瘤和假两性畸形三联征为典型特点；后者则以肾病综合征为主要表现，伴有 Wilms 肿瘤和假两性畸形两者之一为临床特点。

四、诊断与鉴别诊断

根据临床表现，早发的肾病综合征、性腺发育异常和 / 或 Wilms 肿瘤，肾脏病理提示弥漫系膜硬化（DMS），即可初步诊断 DDS；如青少年或成人期间表现为男性假两性畸形（偶有正常男性表型），核型 46，XX 的女性患儿可有正常外生殖器，肾脏病理为 FSGS 的激素抵抗型肾病综合征，逐渐进展至 ESRD，需考虑 FS。结合 WT1 突变基因检查可确定诊断。

需注意与 WAGR 综合征等伴有性腺、外生殖器异常的 WT1 基因突变的疾病鉴别。WAGR 综合征是由 PAX6 和 WT1 两个基因片段缺失共同突变所致，除 Wilms 肿瘤外还有生殖器畸形、无虹膜、发育延迟等临床特点，肾脏病理多表现为 FSGS，与 WT1 单等位基因缺失有关。需行相关基因检查进行鉴别诊断。另外对 SRNS 患儿进行 WT1 基因检测后发现，FS 患儿约占 9.5%，主要为 WT1 剪切突变。因此也有学者建议对激素抵抗型肾病综合征患者应进行基因检查以排除该类疾病，同时也有助于与肾脏病理表现为 FSGS 样改变的其他基因突变引起的激素抵抗型肾病综合征相鉴别。

五、治疗及预后

（一）药物治疗

目前尚缺乏有效的治疗手段，近年来有报道一些药物可减少甚至缓解蛋白尿。

1. 环孢素 A（CsA）　通过稳定足细胞细胞骨架诱导蛋白尿的缓解，陆续有报道 WT1 突变相关的 SRNS 包括 DDS 和 FS 对 CsA 治疗有效。

2. RAS 抑制剂（ACEI 和 / 或 ARB）联合 NSAID（吲哚美辛）　通过 RAS 抑制剂作用的出球小动脉舒张和吲哚美辛作用的入球小动脉收缩，两者联合作用降低肾小球球内灌注压和肾小球滤过率，尿蛋白明显减少，甚至有个案报道达到缓解。

（二）手术治疗

1. WT1 相关的 Wilms 肿瘤较散发的 Wilms 肿瘤预后好，少有肿瘤转移或未分化肿瘤的发生，因此，对 Denys-Drash 综合征伴有肿瘤发生者，需要在平衡保守治疗（保留

肾脏姑息手术）和肿瘤手术（包括肿瘤筛查策略和肾切除术）中寻求最大的收益。对已进展至 ESRD 患者即使是单侧肿瘤也应行双侧肾脏切除术；而对尚未进展到 ESRD 的肿瘤患者行保留肾脏姑息治疗以延缓肾衰竭需要透析的时间，这段时间单侧肿瘤者有必要定期超声随访，以早期发现肿瘤对侧转移。在保留肾脏姑息治疗后进展至 ESRD 者应在肾移植术前至少两年行全肾切除，以避免免疫抑制治疗后肿瘤复发。

2. 因性腺发育异常的患者至少有 30% 存在生殖细胞肿瘤，大多数为性腺母细胞瘤和无性细胞瘤。鉴于其恶性肿瘤的高发生率，一旦发生需在儿童早期行睾丸切除术，以阻止恶性肿瘤进展；对无功能性腺者行预防性性腺切除术，以减少性腺发育异常及生殖腺肿瘤和恶性胚源性细胞肿瘤的高发生率。

（吴　滢）

第 4 节　其他遗传性足细胞病

近年来，随着分子遗传学的进展，越来越多的研究证实除了芬兰型先天性肾病综合征以外，NPHS2、α-actinin-4 以及 INF2 等基因突变皆可引起足细胞相关疾病，尤其是遗传性 FSGS。虽然发病机制各不相同，但临床和病理表现十分相似，因此，本节将分别对以上三种遗传性足细胞病不同的发病机制、相似的临床以及病理特征加以阐述。

一、病因及发病机制

NPHS2 编码的 podocin 位于足细胞裂孔隔膜，与 nephrin 共同调控肾小球滤过膜的结构和功能。2000 年 Boute 等首先报道其基因突变可引起儿童激素抵抗型肾病综合征（steroid-resistance nephrotic syndrome，SRNS）。NPHS2 突变可引起散发性或者常染色体隐性遗传的 SRNS，突变率分别为 6%~17%，是儿童或青少年 SRNS 最重要的分子机制之一。现已报道，超过 200 种 NPHS2 突变，其中 127 种突变与家族性或散发性 SRNS 相关。

α- 辅肌动蛋白 4（α-actinin-4）是肾小球足细胞的关键骨架蛋白之一，其编码基因 ACTN4 位于染色体 19q13，该基因突变是 α- 辅肌动蛋白缺乏的主要病因，可导致常染色体显性遗传的 FSGS。2000 年，Pollak 等首次报道 3 个 FSGS 家系均由 ACTN4 突变所致。ACTN4 突变导致 α- 辅肌动蛋白缺乏，从而影响了整个足细胞骨架网络结构的稳定性。

INF2（inverted formin 2）基因编码成蛋白（formin）家族成员 INF2 蛋白，作为一种重要的肌动蛋白成核因子，可促进球状肌动蛋白向纤维状肌动蛋白的转换及细胞微管骨架的形成。2010 年 Pollak 等首次发现 INF2 突变可导致常染色体显性遗传性 FSGS。研究显示 FSGS 患者中 IFN2 的阳性检出率为 13%~17%，但在亚洲人群中目前尚无阳性检出率报道。

二、病　理

FSGS 是以上三种基因突变所引起的最常见病理类型，

但不同的变异所致的病理表现有其各自的特点。

NPHS2 突变最常见的病理类型就是局灶节段性肾小球硬化和微小病变,分别占 94% 和 6%。此外还可见弥漫性系膜硬化,系膜增生性肾小球肾炎等表现。免疫荧光提示 podocin 表达降低。

光镜下,与原发性 FSGS 相似,ACTN4 突变可表现为非特异型、细胞型和门周型、塌陷型 FSGS 等亚型(图 24-4-1),免疫荧光可见 IgM、C3 及 C1q 呈颗粒状、团块状在毛细血管袢沉积。α- 辅肌动蛋白间接免疫荧光染色可见节段性粗颗粒荧光沉积,而在其他病因导致的 FSGS 中,α- 辅肌动蛋白呈线性规则分布。与非基因突变所致的 FSGS 相比,电镜下 ACTN4 突变患者足突融合更加广泛,同时还存在绒毛样变性,空泡变性,高电子密度的溶酶体聚集;GBM 致密层厚薄不匀,甚至出现双轨征;内皮细胞呈轻度损伤,包括节段性肿胀及窗孔结构减少。系膜细胞和基质轻度至中度增生,散在的小电子致密物沉积于系膜区。电镜下的特征是足细胞细胞体和初级突起可见高电子密度物质。

INF2 突变可导致常染色体显性遗传性 FSGS。光镜下可见局灶节段性硬化病变,无节段性硬化病变的肾小球大致正常,也可表现为肾小球肥大,肾小球上皮细胞肿胀、增生及空泡变性。肾小管间质可有不同程度的肾小管萎缩、肾小管上皮细胞可见颗粒变性、空泡变性、崩解及再生,肾间质淋巴和单核细胞浸润、泡沫细胞形成及纤维化。免疫荧光可见病变的肾小球节段 IgM 沉积,伴或不伴有 C3 沉积。电镜下硬化的肾小球节段系膜基质增生,肾小球基底膜皱缩,毛细血管腔闭塞。足细胞足突广泛融合,可伴有足细胞脱落。

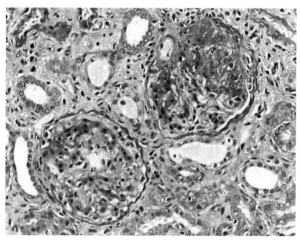

图 24-4-1　ACTN4 突变所致非特异型 FSGS
注:可见部分毛细血管袢闭塞,细胞外基质增多(PAS × 400)。

三、临床表现

三种基因突变临床上都可以表现为程度不等的蛋白尿和 / 或肾功能不全。NPHS2 基因突变可存在于 >1 岁的任何年龄阶段起病的 SRNS 患者中。纯合突变或复合杂合突变患者症状较重,临床上表现为大量蛋白尿、水肿、低

蛋白血症和高脂血症,激素和免疫抑制剂治疗无效,通常在 10 岁前进展至 ESRD。p.R229Q 突变患者起病较晚,可仅表现为微量蛋白尿,病程进展缓慢,通常在 45 岁以后出现 ESRD。ACTN4 突变患儿进展相对缓慢,通常到青少年期或成年期进展至肾衰竭。同 ACTN4 突变患者相似,INF2 突变患者也在青少年或者成年期发病,临床表现多样化,可表现为蛋白尿、血尿、肾病综合征,甚至进展至 ESRD。患者往往具有家族史,少数患者还合并腓骨肌萎缩。也有文献报道提示,INF2 突变可导致血栓性微血管病,表现为肾功能恶化、蛋白尿、高血压、血红蛋白及血小板下降等。

四、诊断与鉴别诊断

结合患者的家族史、临床表现、实验室检查及肾脏病理特点,若疑似为 NPHS2、ACTN4 或 IFN2 基因突变者,目前可采用二代测序开展基因诊断。临床上需要鉴别的疾病如下。

(一)原发性 FSGS

有典型 FSGS 临床表现,但无明显家族史,基因检测 NPHS2 未见突变,免疫荧光检测 podocin 正常表达。

(二)其他基因突变引起的 FSGS

NPHS1、WT1、CD2AP 及 TRPC6 等基因突变均可引起 SRNS 或者 FSGS,临床表现多与该病相似,但基因检测可显示相应基因突变位点,免疫荧光检测 podocin 表达正常。

(三)继发性 FSGS

同时还应与感染、药物、相关疾病及适应性反应等病因引起继发性 FSGS 等鉴别。

五、治　疗

以上三种基因突变患儿对激素和免疫制剂治疗无效,有报道 ACEI 和 ARB 可以延缓慢性肾脏病进展,已证实在肾病综合征和其他肾小球疾病中,使用 ACEI 和 ARB 治疗后可降低尿蛋白排泄,部分患者使用环孢素 A 或者 ACEI 药物可降低蛋白尿。肾移植是挽救基因突变患儿的最后治疗手段,但存在移植后复发的风险,有报道 NPHS2 突变患儿移植后复发率较低,约为 9%。

(匡新宇　吴滢)

第5节　Galloway-Mowat 综合征

Galloway-Mowat 综合征(Galloway-Mowat Syndrome,GAMOS)是一种罕见的常染色体隐性遗传性疾病,其临床特点是肾病综合征以及中枢神经系统的异常。它最早在 1968 年由 Galloway 和 Mowat 首次报道,为小头畸形、食管裂孔疝以及肾病综合征三联征,但目前所知,其临床表现形式多样,食管裂孔疝不是诊断的必要条件。目前其基因定位尚不清楚,在同一家族内可有变异。自 1968 年首例患者报道以来,发现越来越多不同的表型。

本病预后差,发病越早者,尤其肾脏累及发生于 3 月龄内,其中枢神经系统发育异常也越严重,往往患者于 6 岁前死亡。而肾脏累及出现晚者,其肾脏疾病以及大脑异常相对较轻,肾衰竭进展缓慢,可能对激素或者免疫抑制剂有

效,生存周期也较长。因此,对于本病来说,产前诊断非常重要。

一、病因及发病机制

WDR73 基因突变是第一个被发现的与 GAMOS 相关的致病基因。WDR73 基因表达于大脑和肾脏组织中,在细胞存活以及神经元和轴突的微管重建中具有重要作用。有学者认为 WDR73 基因突变与大脑萎缩伴有神经退行性改变相关,而与肾脏病变并不一定相关。WDR73 基因突变患者肾脏表现均出现较晚。近年来,多个致病基因包括 OSGEP、LAGE3、TP53RK、WDR4 和 TPRKB 也被陆续发现。

二、肾脏表现

GAMOS 肾脏病变严重程度不一,有表现为少量蛋白尿,也有表现为对激素抵抗的肾病综合征并快速进展至终末期肾者。肾病综合征表现往往出现较早,平均在出生后的 3 个月内出现,最早在新生儿期即可出现。也有出现肾脏表现较迟者,最晚发病者为 16 岁。

光镜下,GAMOS 可表现为轻微病变、系膜增生、弥漫性系膜硬化、局灶节段性肾小球硬化、囊性发育不良、塌陷性肾小球病变等,也可有类似钙调磷酸酶抑制剂所导致的毒性改变,肾间质纤维化和肾小管萎缩。血管改变可见小动脉壁中等程度增厚。也有报道见同一患者不同阶段其肾脏病理表现不同。免疫荧光可见 IgG 和 C3 在系膜区和沿基底膜沉积。电镜可见基底膜不规则增厚和上皮细胞足突消失。

三、中枢神经系统表现

中枢神经系统的异常在 GAMOS 中非常普遍,而且其出现的时间往往早于肾脏。患儿多有宫内发育迟缓,出生后往往小于胎龄儿。其特征性外表是小头畸形,多在出生时即可发现,除此之外,还可有精神运动发育落后、大脑皮质结构异常、脱髓鞘病变、眼球震颤,严重者还有惊厥发作。有些患者还可出现眼部症状,以及听力和视力障碍。外貌上可有一些特异性面容,可有前额小、耳郭大软、高腭骨、异常头颅形态、小颌畸形、发质粗糙、手足畸形等。

四、诊断与鉴别诊断

GAMOS 需要与其他一些表现为肾病综合征合并有其他系统畸形的疾病相鉴别。如:① Pierson 综合征:由于 LAMB2 基因突变所致,临床表现为先天性肾病综合征、眼部问题、肌无力、智力异常等;② Schimke 免疫-骨发育不良:其致病基因为 SMARCALL,表现为肾病综合征、脊柱骨骺发育不良、T 淋巴细胞免疫缺陷、特殊面容等;③ Denys-Drash 综合征:由于 WT1 基因突变所致 WT1 蛋白结构异常,表现为肾病综合征、男性假两性畸形或者 Wilms 瘤;④ Frasier 综合征:是由于 WT1 基因突变导致 WT1 不同亚型蛋白产物比例失衡,临床表现为肾病综合征、男性假两性畸形、性腺肿瘤等;其他如指甲-髌骨综合征、Zellweger 综合征等,以及其他以神经系统为主要表现的一些综合征,如 Dandy-Walke 综合征等,均是由于特定基

因突变所致,临床工作中需注意鉴别,基因检测是辅助诊断的一个有效方法。

(钮小玲 吴滢)

第 6 节 法布里病

一、概　述

法布里病(Fabry disease),又称"Anderson-Fabry 病",是一种以溶酶体 α-半乳糖苷酶 A(α-galactosidase A,α-Gal A)活性部分或完全缺乏为特征的 X-连锁的遗传性、代谢性罕见溶酶体病,于 1898 年首先由 Anderson 和 Fabry 同时报道。Fabry 病常为多器官、多系统受累,出现皮肤、眼、耳、心脏、肾脏、神经系统及胃肠道等症状,而肾脏受累则为该疾病的主要特征。最常见于白种人,也见于亚洲人。国外报道在普通男性人群中患病率为 1/40 000～1/60 000,在出生人群中为 1/117 000,各种族均可发病。男性患者临床表现多重于女性患者,发病年龄在儿童后期到青少年早期,存活期在 50 岁左右,女性携带者可存活至 70 岁。随着酶筛查工作的逐步铺开,越来越多的蛋白尿及慢性肾脏病患者被确诊为法布里病。目前,国内尚无人群发病率统计数据,有报道在终末期肾衰竭透析患者中法布里病的患病率为 0.12%。

二、发病机制

该病以 X 伴性方式遗传,其发病与位于 X 染色体长臂 q22.1(Xq22.1)的 GLA 基因(编码 α-Gal A)突变有关,基因突变导致 α-Gal A 酶的活性降低,引起其代谢底物神经鞘脂类化合物(绝大部分为三己糖酰基鞘脂醇,Gb3)在各种细胞或组织溶酶体中不断蓄积,引起细胞增殖、肿胀,导致全身多脏器受累而表现出多种多样的临床表现。目前为止已有数以百计的 GLA 基因突变可引起该病。

三、病　理

(一)光镜

光镜下最重要的病变即肾小球病变,可见肾小球足细胞体积增大,细胞浆中充满大量、大小不规则的空泡,类似"泡沫细胞"(因沉积于胞浆内的 Gb3 在标本处理中被溶解所致,见图 24-6-1A)。甲苯胺蓝(toluidine blue)染色的半薄切片可见 Gb3 沉积(细胞内分层样包含体,见图 24-6-1B)。冰冻切片可用苏丹Ⅲ或油红 O 脂肪染色着色。该"泡沫细胞"亦可见于内皮细胞和系膜细胞、髓袢(亨利袢)、肾小管、集合管上皮细胞,小动脉内膜、平滑肌细胞及间质细胞,鲍曼囊壁层上皮细胞相对少见。随着疾病的进展,可出现局灶节段肾小球硬化和球性硬化、肾小管萎缩及间质纤维化。小动脉可见内膜增厚。

(二)免疫荧光

常规免疫荧光多呈阴性,肾小球晚期病变(硬化部位)可有 IgM 沉积、补体 C3 和 C1q 沿毛细血管袢和系膜区呈节段性颗粒状沉积。当法布里病合并其他免疫相关性肾小球肾炎时,免疫荧光可表现为阳性。

（三）电镜

电镜检查能准确分析神经鞘脂类化合物的分布范围。法布里病在电镜下具有特征性改变，即肾脏各种细胞（包括肾小球脏层上皮细胞、壁层细胞、肾小管上皮细胞、肾间质细胞、血管壁内皮细胞和平滑肌细胞）的细胞质内均可充满嗜锇"斑马小体"，该"斑马小体"呈较高电子密度，圆形或卵圆形，直径1~5μm，小体内部呈层状，层间距较一致，形似斑马皮，亦似洋葱皮、层状结构或髓鞘样结构，故称"斑马小体""洋葱皮小体""片层样小体"或"髓样小体"，当该小体被包含在溶酶体中，周围由一层膜包绕，为法布里病特征性表现（图24-6-2）。其他电镜下表现为：足突细胞融合，肾小球基底膜早期可表现正常，随着病变进展可逐渐增厚或塌陷，甚至局灶节段硬化、球性硬化。

四、临床表现

该病临床表现为多系统受累，缺乏特异性表现。由于α-Gal A代谢产物的沉积是一个渐进的过程，故法布里病临床表现也随着年龄的变化而有所不同。其主要临床表现：①皮肤血管角质瘤：最常见于脐部至大腿区域，亦可见于黏膜，多表现为红色或紫色，压之不褪色性血管皮肤病变；少汗表现为皮肤干燥、对热冷和运动耐受差。②角膜病变：涡状角膜混浊，成人典型表现为眼底静脉迂曲、晶体混浊；听力下降包括耳鸣、甚至听力丧失。③外周及中枢神经病变：包括慢性烧灼性疼痛，甚至严重疼痛危象发作、麻木及感觉异常等，成人可表现为早期中风或短暂性脑缺血发作。④心脏受累：包括左心室肥大、心律失常、传导异常、瓣

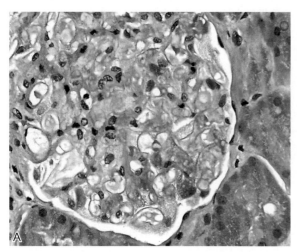
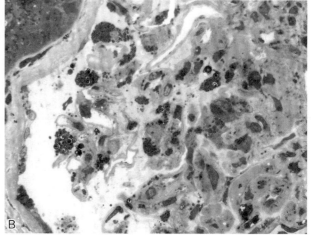

图 24-6-1　法布里病

注：A. 肾小球无增生。足细胞明显增大，胞浆呈泡沫状（HE×400）；B. 半薄切片可见足细胞内大量包涵体（甲苯胺蓝 ×400）。

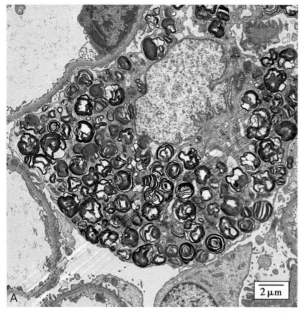
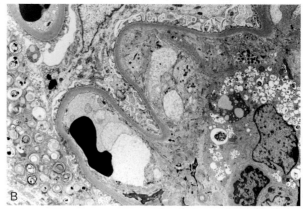

图 24-6-2　法布里病

注：电镜显示足细胞（A）和系膜细胞（B）胞浆内大量髓样小体（A. EM×3 500，B. EM×2 000）。

膜功能异常,成人更可表现为心肌梗死、心力衰竭,甚至猝死。⑤胃肠运动障碍:包括腹部痉挛、腹泻、腹胀、恶心等。⑥肾功能受损:少数有部分酶活性的患者则表现为以心脏和/或肾脏受累为主、成年发病的迟发型。男性半合子表现为经典型,女性杂合子则临床表现较轻。对于经典型的患者,30 岁以后可出现心脏病、肾功能不全、脑血管病、神经系统改变等,并往往死于严重的心脑血管并发症。法布里病肾脏表现多种多样,其慢性肾功能的进展与糖尿病肾病相类似,有证据表明,未经治疗的患者多在 50 岁时进入终末期肾病。通常,未经治疗的男性患者多经历三个临床阶段:第一阶段,童年和青少年期的肾小球高滤过期;第二阶段,肾脏受累出现蛋白尿、脂质尿,尿沉渣偏光显微镜下可见马耳他(Maltese crosses)晶体,尿液浓缩稀释功能或其他肾脏功能受损;第三阶段,出现各种肾脏病变,并累及血管、心脏及中枢系统。男性半合子多在 30~50 岁间出现 ESRD。一些患者由于神经鞘脂类化合物在近端肾小管上皮细胞内堆积而导致出现范可尼综合征,而亨利祥和远端肾小管的损伤可导致尿液浓缩稀释功能的早期异常而出现等渗尿和低渗尿,甚至最终导致肾性尿崩症。神经鞘脂类化合物亦可沉积在远端肾小管细胞而引起慢性代谢性酸中毒,对钾离子的重吸收障碍。

五、诊断与鉴别诊断

经典型法布里病根据典型的临床表现即可诊断,特征性临床表现包括多系统受累、肢端烧灼样疼痛、少汗、皮疹、心脏受累、肾功能不全等。若有阳性家族史,则男性患者病情重于女性,体检可发现坐浴区皮肤血管角质瘤,亦可结合有经验的眼科医生检查及心电图、心脏彩超检查发现异常。

目前主要确诊手段仍为病理学检查结合酶活性测定及基因检测。α-Gal A 酶活性的测定是最简易快速的诊断方法,常用于疑似人群的筛查,并有助于判断疗效和预后。标本可选取粒细胞、血浆或培养的成纤维细胞,通常采用新鲜抗凝全血 5~10ml 或者采取干纸片法。对于男性半合子来说,α-Gal A 酶活性明显下降;而对于女性杂合子,该酶活性部分下降,30% 患者可处于正常范围;故男性半合子可通过酶活性检测确诊,而轻型患者、女性半合子患者单纯靠酶活性检测难以作出诊断,需要结合病理检查。无病理检查的患者和女性杂合子患者的确诊有赖基因检测,可通过血液或头发毛囊抽提的 DNA 对 GLA 基因进行基因筛查。基因检测是法布里病的确诊指标,对于女性来说,尤其是产前诊断及特殊人群筛查则显得尤为重要。缺乏有效筛查和诊断体系导致该病漏误诊率高,通常症状出现到确诊的平均间隔时间男性为 13.7 年,女性为 16.3 年,有的患者延误诊断超过 20 年。

光镜下,足细胞泡沫样改变亦可见于其他疾病包括 I-细胞病,神经节苷脂储存病(gangliosidosis),Niemann-Pick 病等。这些疾病在超微结构上没有典型的斑马小体,可与法布里病鉴别。某些药物(如庆大霉素和氯喹等)可致细胞内斑马小体。庆大霉素肾毒性所致斑马小体多见于近曲小管上皮细胞而非足细胞。氯喹肾毒性所致斑马小体分布与法布里病相似。然而,前者细胞内可见曲线小体

(curvilinear bodies,由一层膜包绕扭曲的管网状结构)。有时肾小球毛细血管内或系膜区组织细胞溶酶体内可见颗粒状电子致密物沉积。

六、治疗及预后

法布里病的治疗包括对症治疗和酶替代治疗。对症治疗包括缓解肢体疼痛(避免过度劳累,服用卡马西平、奥卡西平等药物)、缓解消化道症状(少食多餐,适量给予甲氧氯普胺、H₂ 受体阻断剂、胃肠动力药等)、减少蛋白尿(ACEI/ARB 类药物)、终末期肾衰竭时肾脏替代治疗,包括血液透析、腹膜透析或肾移植。值得注意的是,不宜选择致病基因携带者的肾脏(多为亲属)作为供肾。改善心脏症状(包括抗心律失常、治疗心力衰竭和心绞痛等药物治疗)、控制血压、调脂治疗、预防缺血性卒中或者短暂性脑缺血发作(可采用抗血小板黏附治疗)、听力辅助、改善咳嗽及气道阻塞(必要时使用支气管扩张剂)、推荐心理辅导或治疗(必要时可给予抗精神药物)。

酶替代治疗,即利用体外细胞产生的半乳糖苷酶 β(agalsidase beta)和半乳糖苷酶 α(agalsidase alfa),补充患者体内缺乏的 α-Gal A,减少患者细胞内 Gb3 的沉积,有效减轻各脏器的症状,改善患者生活质量和预后。目前酶替代治疗广泛应用于欧美等国以及我国的香港特别行政区、台湾地区等。此外,小分子伴侣(migalastat)也可明显减少酶代谢底物。另外,底物抑制治疗、基因治疗等逐渐进入研究者的视线,未来将对该病治疗带来更广阔的前景。

(徐　静)

第 7 节　Alagille 综合征

Alagille 综合征(Alagille Syndrome)是具有表型特征的慢性胆汁淤积的最常见原因,是一种累及多系统的常染色体显性遗传性疾病,由 JAG1 基因或 NOTCH2 基因突变所致。约 75% 患儿可存活至成年。Alagille 综合征大部分在婴儿期及儿童期诊断,少数可延至成年期诊断,涉及的脏器主要包括肝脏、心脏、骨骼、眼睛和肾脏等,伴有特殊面容。

一、历　史

1961 年 Rosenthal 等报道一例患者,临床表现为肝内胆管缺如,严重高胆固醇血症,黄色瘤,肾小球脂质沉积症。1969 年,Daniel Alagille 等首次报道该综合征是累及多系统的常染色体显性遗传性疾病,并以此命名。

既往国外报道该病患病率为 1/70 000,但随着对该病认识的深入,该患病率可能被低估,有学者认为该病患病率可能接近 1/30 000。国内尚无明确的发病率相关资料。

二、病因及发病机制

目前研究发现,Alagille 综合征是由于 JAG1 基因或 NOTCH2 基因突变导致 Notch 信号通路缺陷而引起的多器官损害。约 94%Alagille 综合征是由染色体 20p12 上的 JAG1 基因突变所致,其余是由于 NOTCH2 基因突变所致。JAG1 基因编码 Notch1 受体配体,参与胚胎发育期连

接细胞的信号传递,影响胚胎发育过程中细胞构建机体的方式,尤其是在心、肝、骨骼、眼睛和面部等组织器官的生长发育中具有重要的调节作用。JAG1全部或部分基因突变,或NOTCH2基因突变,均可阻碍Notch信号通路传递,导致肝内胆管、心、眼睛、面部、骨骼、肾、中枢神经等器官发育异常。

三、病　理

(一)光镜检查

光镜下,Alagille综合征病理表现与卵磷脂-胆固醇酰基转移酶缺乏肾病较为相似,主要累及肾小球,可见系膜区脂质沉积。部分病例脂质沉积于肾小球基底膜,导致基底膜不规则增厚,与膜性肾病相似。部分病例系膜区可见泡沫细胞。肾小管基底膜也可有脂质沉积。此外,散在报道小部分患者光镜下呈局灶节段性肾小球硬化,肾小球基底膜见脂质沉积,而系膜区脂质沉积较少。部分患者可出现肾间质纤维化。

(二)免疫荧光

少数可见C3在肾小球系膜区、基底膜颗粒样阳性沉积。

(三)电镜

脂质沉积为典型特点,可见系膜区、GBM广泛的脂质空泡沉积。可沉积于系膜区、内皮下、上皮下和基底膜等部位。

四、临床表现

Alagille综合征具有高度变异性,临床表现差异较大,甚至家族性Alagille综合征患者临床表现也存在较大差异。Alagille综合征诊断标准包括:经病理证实存在肝脏小叶间胆管缺乏者,符合胆汁淤积;心、眼和骨骼异常(典型者为蝶形椎骨)及特征性面容(额头突出,眼窝凹陷,眼距宽,下颌尖)5项中3项或上者可诊断。未进行肝脏病理检查者,符合上述5项中4个或以上者可确诊。近年文献报道,约40%~80%Alagille综合征患者存在肾脏结构或功能异常,认为应该将其作为该病的诊断标准之一。

肾脏病变,主要包括肾囊性变、肾发育不良、输尿管发育异常、肾动脉狭窄、小管间质性肾炎和肾小球病变等,肾衰竭也有报道。在1项回顾性研究中,对466例*JAG1*基因突变的Alagille综合征患者进行评估,39%患者有肾脏结构或功能异常,其中58.9%患者为肾发育不良,9.5%肾小管酸中毒,8.2%膀胱输尿管反流,8.2%尿路梗阻。

五、治　疗

Alagille综合征目前尚无特效治疗,以支持治疗为主,主要是保肝、降酶、调节胆汁排泄等对症治疗,以及减少患者脂肪摄入、补充脂溶性维生素等治疗,并注意其他系统并发症的出现。出现肝功能失代偿或严重影响生长发育时可进行肝移植,严重影响心血管功能需手术救治。出现肾衰竭给予肾脏替代治疗。目前已发现Alagille综合征由*JAG1*基因和*NOTCH2*基因突变导致,希望在未来随着对该病认识的深入、临床经验的积累、检测方法的进步,从分子或基因水平治疗该病成为可能。

(张爱华)

参考文献

[1] NISHI K, INOGUCHI T, KAMEI K, et al. Detailed clinical manifestations at onset and prognosis of neonatal-onset Denys-Drash syndrome and congenital nephrotic syndrome of the Finnish type [J]. Clin Exp Nephrol, 2019, 23 (8): 1058-1065.

[2] BÉRODY S, HEIDET L, GRIBOUVAL O, et al. Treatment and outcome of congenital nephrotic syndrome [J]. Nephrol Dial Transplant, 2019, 34 (3): 458-467.

[3] GUARAGNA M S, RIBEIRO DE ANDRADE J G, DE FREITAS CARLI B, et al. WT1 Haploinsufficiency Supports milder renal manifestation in two patients with Denys-Drash syndrome [J]. Sex Dev, 2017, 11 (1): 34-39.

[4] HOLMBERG C, JALANKO H. Congenital nephrotic syndrome and recurrence of proteinuria after renal transplantation [J]. Pediatr Nephrol, 2014, 29 (12): 2309-2317.

[5] LOVRIC S, ASHRAF S, TAN W, et al. Genetic testing in steroid-resistant nephrotic syndrome: when and how？ [J]. Nephrol Dial Transplant. 2016, 31 (11): 1802-1813.

[6] NAGATANI K, HAYASHI M. Combination therapy improves pathology indices in diffuse mesangial sclerosis [J]. Pediatr Int, 2019, 61 (5): 517-520.

[7] LIPSKA B S, RANCHIN B, IATROPOULOS P, et al. Genotype-phenotype associations in WT1 glomerulopathy [J]. Kidney Int, 2014, 85 (5): 1169-1178.

[8] MILLER-HODGES E. Clinical aspects of WT1 and the kidney [J]. Methods Mol Biol, 2016, 1467: 15-21.

[9] WASILEWSKA A M, KUROCZYCKA-SANIUTYCZ E, ZOCH-ZWIERZ W. Effect of cyclosporin A on proteinuria in the course of glomerulopathy associated with WT1 mutations [J]. Eur J Pediatr, 2011, 170 (3): 389-391.

[10] YOSHIMURA Y, NISHINAKAMURA R. Podocyte development, disease, and stem cell research [J]. Kidney Int, 2019, 96 (5): 1077-1082.

[11] BROWN E J, SCHLONDORFF J S, BECKER D J, et al. Mutations in the formin gene INF2 cause focal segmental glomerulosclerosis [J]. Nat Genet, 2010, 42 (1): 72-76.

[12] HENDERSON J M, ALEXANDER M P, POLLAK M R. Patients with ACTN4 mutations demonstrate distinctive features of glomerular injury [J]. J Am Soc Nephrol, 2009, 20 (5): 961-968.

[13] SANTIN S, BULLICH G, TAZON-VEGA B, et al. Clinical utility of genetic testing in children and adults with

steroid-resistant nephrotic syndrome [J]. Clin J Am Soc Nephrol, 2011, 6 (5): 1139-1148.

［14］ BRAUN D A, SHRIL S, SINHA A, et al. Mutations in WDR4 as a new cause of Galloway-Mowat syndrome [J]. Am J Med Gnet A, 2018 176 (11): 2460-2465.

［15］ BRAUN D A, RAO J, MOLLET G, et al. Mutations in KEOPS-complex genes cause nephrotic syndrome with primary microcephaly [J]. Nat Genet 2017, 49 (10): 1529-1538.

［16］ DOMINGO-GALLEGO A, FURLANO M, PYBUS M, et al. Novel homozygous OSGEP gene pathogenic variants in two unrelated patients with Galloway-Mowat syndrome: case report and review of the literature [J]. BMC Nephrol, 2019, 20 (1): 126.

［17］ PISANI A, VISCIANO B, IMBRIACO M, et al. The kidney in Fabry's disease [J]. Clin Genet, 2014, 86 (4): 301-309.

［18］ 中国法布里病专家协作组. 中国法布里病 (Fabry 病) 诊治专家共识 [J]. 中华医学杂志 , 2013, 93 (4): 243-247.

［19］ DEL PINO M, ANDRES A, BERNABEU A A, et al. Fabry nephropathy: an evidence-based narrative review [J]. Kidney Blood Press Res, 2018, 43 (2): 406-421.

［20］ MORAND O, JOHNSON J, WALTER J, et al. Symptoms and quality of life in patients with Fabry disease: results from an international patient survey [J]. Adv Ther, 2019, 36 (10): 2866-2880.

［21］ KAMATH B M, SPINNER N B, ROSENBLUM N D, et al. Renal involvement and the role of Notch signalling in Alagille syndmme [J]. Nat Rev Nephrol, 2013, 9 (7): 409-418.

［22］ DI PINTO D, ADRAGNA M. Renal manifestations in children with Alagille syndrome [J]. Arch Argent Pediatr, 2018, 116 (2): 149-153.

第25章

其他遗传性肾小球病

第1节 遗传性多发性骨软骨瘤相关性肾病

遗传性多发性骨软骨瘤为骨软骨瘤的一种,占10%~15%,大多为良性肿瘤,男性多见,多数有显著的家族遗传病史。该病是一种先天性骨发育异常疾病,主要累及软骨化骨的骨骼。当其累及肾脏时,称为遗传性多发性骨软骨瘤相关肾病。

一、病因及发病机制

遗传性多发性骨软骨瘤最先于1814年由Boyer首先报道。该病最常见遗传方式为常染色体显性遗传,80%患者是由第8号染色体上 EXT1 或第11号染色体上 EXT2 基因突变所致。EXT1 和 EXT2 基因均编码肝素硫酸盐聚合酶,参与肝素硫酸盐的合成,其突变可引起肌动蛋白聚集,a-肌动蛋白特异性表达异常等细胞骨架异常;此外,还可影响软骨细胞增殖与成熟的负反馈调节机制,使软骨细胞过早分化,相邻区域骨生长异常。

二、病　理

(一) 光镜

肾小球系膜基质增生,基底膜不规则增厚,Masson染色下可见系膜区和内皮下胶原纤维增生。慢性进展者,可逐渐出现肾小球硬化,肾小管萎缩,间质纤维化等病变。

(二) 免疫荧光

属于非免疫复合物介导的肾病,IgG、IgA、IgM、C1q、C3多为阴性。特异性胶原染色可见肾小球系膜区和基底膜内胶原阳性。

(三) 电镜

对该病的诊断具有重要意义,可见肾小球系膜区和内皮下大量胶原纤维增生。但需注意与Ⅲ型胶原肾小球病、指甲-髌骨综合征鉴别。

三、临床表现

遗传性多发性骨软骨瘤在出生时即可发生,大多儿童期确诊。多发生于四肢长骨的干骺端,也可见于颅面骨、锁骨;少数病例也可发生于脊柱。其引起的相关肾病临床极为罕见,主要表现为激素敏感型肾病综合征,但停药后易复发。

四、治　疗

目前个案报道显示遗传性多发性骨软骨瘤相关肾病患者多为激素敏感型肾病综合征,可予糖皮质激素治疗,对于反复复发的患者可加用免疫抑制剂。

(张爱华)

第2节 Ⅲ型高脂蛋白血症性肾病

Ⅲ型高脂蛋白血症(type Ⅲ hyperlipoproteinemia, TⅢHLP)性肾病是因各种原因导致富含甘油三酯的β脂蛋白清除障碍所致的罕见肾脏病,常染色体隐性遗传(ApoE2纯合子)伴不完全外显,临床表现为肾病范围的蛋白尿、高脂血症、黄色瘤、早发性血管病变和心肌梗死、动脉硬化等。肾脏病理可见肾小球毛细血管袢腔和系膜区泡沫样细胞弥漫聚集,胞浆可见胆固醇结晶,伴节段硬化以及系膜增生。临床上需要与脂蛋白肾病和局灶节段性肾小球硬化症等鉴别。

一、流行病学、病因及发病机制

20岁以上男性中Ⅲ型HLP患病率约0.4%,20岁以下男性中患病率约0.1%,而女性患病率在0~0.2%。

Ⅲ型HLP源于肝脏对富含甘油三酯的极低密度脂蛋白(VLDL)的清除障碍,主要与载脂蛋白E(apolipoprotein E, ApoE)有关。ApoE定位于染色体19q13.2,包含ε2、ε3、ε4三个等位基因,分别编码ApoE2、ApoE3、ApoE4三种载脂蛋白。ApoE3为野生型。ApoE主要通过与低密度脂蛋白受体(LDLR)以及低密度脂蛋白受体相关蛋白(LRP)结合,介导富含甘油三酯的脂蛋白清除和胆固醇代谢。ApoE2纯合子在一般人群中比例仅1%,但90%Ⅲ型HLP患者为ApoE2纯合子。与野生型ApoE3相比,ApoE2与LDLR的结合能力仅为2%,较低的结合能力导致肝脏对富含甘油三酯脂蛋白的清除减弱,诱发Ⅲ型高脂蛋白血症。

少于5%ApoE2纯合子患者临床表现高脂血症,提

示该病具有不完全外显特点,以下因素可促进该病发生:
① VLDL 产生增加:肥胖,胰岛素抵抗,2 型糖尿病,酗酒,
妊娠等;② VLDL 清除减少:脂类分解相关基因的多态性,
甲状腺功能低下,绝经期,老龄等;③合并其他遗传缺陷:
ApoC3 328G>C 及 ApoA5 113T>C 突 变,KLHL8,COBLL1
及 NAT2 突变等。非 ApoE2 纯合子的Ⅲ型高脂蛋白血症
占 10%,主要由 ApoE 的其他杂合突变所致,多为常染色体
显性遗传伴高外显率。

推测 ApoE2 纯合子患者因为 ApoE2 与低密度脂蛋白
(LDL)受体结合能力下降,导致乳糜颗粒和 VLDL 残基无
法充分清除,从而在血液中蓄积;过多的脂蛋白和脂质沉积
在肾脏,诱发单核巨噬细胞聚集、浸润,吞噬脂质形成泡沫
细胞,损伤肾小球滤过屏障,出现临床症状。

二、病　理

(一)光镜

肾小球毛细血管袢腔和系膜区出现广泛的泡沫样细
胞聚集,伴节段硬化和系膜增生(图 25-2-1)。间质也可见
泡沫样细胞。随着疾病进展,可出现肾小管萎缩,间质纤维
化,淋巴细胞浸润,肾小血管壁增厚。

(二)免疫荧光

免疫荧光未见免疫复合物和补体沉积。

(三)电镜

肾小球毛细血管袢内泡沫细胞,胞浆可见片层状的电
子致密物和胆固醇结晶。广泛的足突融合。系膜、内皮、肾
小管上皮细胞也可出现脂质空泡(图 25-2-1)。

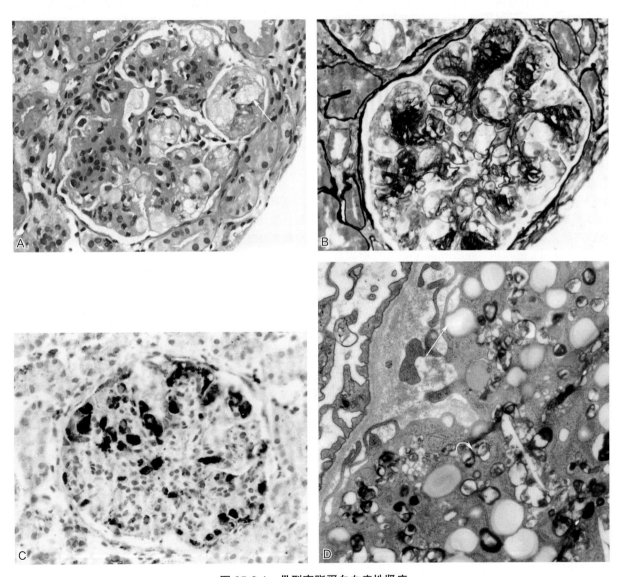

图 25-2-1　Ⅲ型高脂蛋白血症性肾病

注:患者男性 48 岁,因双下肢浮肿 9 月入院。尿蛋白 9.1g/24h,血清白蛋白 15.4g/L,血清肌酐 122μmol/L,甘油三脂
11.9mmol/L,总胆固醇 6.0mmol/L,HDL-C 0.7mmol/L,LDL-C 1.0mmol/L。肾活检病理:A. 肾小球毛细血管袢明显扩张,充
填大量泡沫细胞(白箭头,PAS×400);B. 肾小球节段系膜细胞重度增生,基底膜增厚,可见系膜插入及双轨(PASM×400);
C. 免疫组化显示肾小球内大量 CD68 阳性细胞浸润(IHC×400);D. 电镜下可见毛细血管袢内泡沫细胞浸润,细胞胞浆大量
脂质空泡(白箭头),可见胆固醇结晶(弯白箭头,EM×1 000)。

三、临床表现

动脉粥样硬化性心血管疾病和黄色瘤是Ⅲ型 HLP 的主要临床表现,肾损害较为少见。

(一)肾外表现

19%~37% 患者伴有冠状动脉病变,11%~29% 患者伴有外周血管病变,以下肢为著,约 11% 伴有脑血管病变,黄色瘤常见。根据病变严重程度不同,可表现为掌纹黄瘤(68%~100%),腱黄瘤(23%),结节黄瘤(35%~100%)及疹样黄瘤(4%)。主要见于胫骨结节、肘部及臀部,以伸侧明显。患者多伴有高胆固醇(>7.8mmol/L)和高甘油三酯(>3.4mmol/L)血症,LDL 水平下降,HDL 水平正常。

72% Ⅲ型 HLP 患者存在肥胖,11% 伴甲状腺功能减退或糖尿病,4%~6% 伴痛风。该病还可伴特发性血色素沉着病、Ⅰa 型糖原贮积症(低血糖、高尿酸、乳酸酸中毒、血脂异常)。席汉综合征可使Ⅲ型高脂蛋白血症加重。

(二)肾脏损伤表现

可出现蛋白尿、肾病综合征、慢性肾功能不全。

四、诊断与鉴别诊断

(一)诊断标准

Ⅲ型 HLP 患者血清外观混浊,常有模糊的乳糜微粒"奶油样"顶层,血清甘油三酯和胆固醇均升高。血清脂蛋白电泳出现异常的宽"β"带是Ⅲ型 HLP 的典型表现。Fredrickson 诊断标准:VLDL 中胆固醇含量 / 总甘油三酯 ≥ 0.30 或 VLDL 中胆固醇含量 /VLDL 中甘油三酯含量 ≥ 0.35 可确立Ⅲ型高脂蛋白血症的诊断,但是仅限于 TG 在 1.7~11.3mmol/L 范围内。Sniderman 等提出总胆固醇(TC)/ApoB>6.2,联合总甘油三酯(TG)/ApoB<10 诊断Ⅲ型高脂蛋白血症的标准,适用于 TG 超过 1.7mmol/L 的患者。

Ⅲ型高脂蛋白血症肾损伤需肾活检诊断。

(二)鉴别诊断

1. 脂蛋白肾病　脂蛋白肾病是一种与 ApoE 基因突变相关的罕见遗传性肾病,临床可表现为蛋白尿、肾病综合征、高血压以及慢性肾功能不全,典型病理表现为片层状的脂蛋白栓子充填于扩张的毛细血管袢,罕见巨噬细胞浸润,血浆 ApoE 浓度通常高于正常上限 2 倍,大多患者伴有甘油三酯水平中度升高,少数患者甘油三酯在正常范围,黄瘤及动脉硬化病变发生少见。现已报道 16 种 ApoE 突变与脂蛋白肾病相关,ApoE 突变基因筛查有助于诊断。贝特类降脂治疗对缓解蛋白尿、延缓肾功能不全进展有益。脂蛋白肾病与Ⅲ型 HLP 肾病的鉴别要点见表 25-2-1。

2. 局灶节段性肾小球硬化症(FSGS)　临床常表现为蛋白尿和肾病综合征。肾小球可出现泡沫细胞,但有局灶节段特点,不伴有肾小球弥漫性泡沫巨噬细胞聚集。局灶节段性肾小球硬化症的血脂谱主要为Ⅱa、Ⅱb、Ⅳ型高脂血症。

五、治　疗

Ⅲ型高脂蛋白血症肾损伤是脂质全身沉积的一部分,多伴有早发性动脉硬化,主要治疗目标是预防动脉硬化性疾病,改善黄色瘤及过多胆固醇沉积。

(一)治疗诱发Ⅲ型 HLP 的原发病

Ⅲ型 HLP 可继发于甲状腺功能低下、过多酒精摄入、口服雄激素及雌激素类似物、雌激素缺乏和肥胖。纠正上述异常状态,Ⅲ型 HLP 的血脂水平可获得改善。

(二)饮食治疗

限制能量摄入使体重达标,同时限制饱和脂肪酸、反式脂肪酸、胆固醇的摄入。饮食治疗可使Ⅲ型 HLP 患者胆固醇和非 HDL 胆固醇下降约 60%,甘油三酯下降 80%。

(三)药物治疗

1. 降脂治疗　包括①他汀类:通过竞争性抑制 HMG-CoA 还原酶活性,阻断胆固醇生成,上调细胞表面 LDL 受体,加速血浆 LDL 的分解代谢,主要降低血清胆固醇和 LDL 胆固醇(LDL-C),也在一定程度上降低甘油三酯和 VLDL,轻度升高高密度脂蛋白胆固醇(HDL-C)水平;②贝

表 25-2-1　脂蛋白肾病与Ⅲ型高脂蛋白血症性肾病的鉴别

鉴别点	Ⅲ型高脂蛋白血症性肾病	脂蛋白肾病
血脂异常	严重	轻到中度
皮下黄瘤	常见	无
动脉硬化	常见	无
肾脏受累	罕见	常见
遗传学	ApoE2 纯合子为主,罕见 ApoE 杂合突变	罕见 ApoE 杂合突变
外显率	外显不全	外显不全
分布区域	全球	主要集中于日本、中国
肾脏病理	肾小球系膜区和毛细血管袢内大量泡沫细胞的形成,CD68 阳性,电镜下可见脂性空泡,胆固醇结晶和层状嗜锇小体	肾小球毛细血管袢内脂蛋白栓子,脂蛋白 ApoE 染色阳性。电镜下呈条纹状、簇状、指纹状,充满大小不等、电子密度不一的脂蛋白栓塞

特类：通过激活过氧化物酶体增殖物激活受体 α，刺激脂蛋白脂酶（lipoprotein lipase，LPL）、ApoAI 和 ApoA Ⅱ 基因表达，抑制 ApoC Ⅲ 基因表达，增强 LDL 的脂解活性，促进 VLDL 和甘油三酯分解以及胆固醇的逆向转运。主要降低血清甘油三酯和 VLDL-C，也可在一定程度上降低胆固醇和 LDL-C，升高 HDL-C；③烟酸类：作用机制未明，可能与其抑制脂肪组织脂解和减少肝脏中 VLDL 合成和分泌有关，能降低血清 TG、VLDL-C、TC、LDL-C 及脂蛋白 a［Lp(a)]，轻度升高 HDL-C；④鱼油：每天 6g ω-3 可使 TG 和 TC 水平下降 50%，但不能清除 β 脂蛋白。

2. ACEI/ARB 类药物　对于Ⅲ型 HLP 相关肾病患者，ACEI 类药物可有效减少尿蛋白、减轻肾小管损伤，稳定肾功能，具有明显的肾脏保护作用。

（四）血浆置换

对于经过上述药物及饮食治疗后血脂改善欠佳的Ⅲ型 HLP 患者，可考虑采用血浆置换，可显著降低血甘油三酯和总胆固醇水平，重复肾穿刺显示系膜区泡沫细胞明显减少，肾病综合征较前显著改善。

六、预　后

Ⅲ型高脂蛋白血症患者多在 20 岁以后发病，表现为早发性动脉硬化病变和黄色瘤。过高的血脂水平与蛋白尿发生、肾功能不全进展、急性胰腺炎密切相关；严格控制血脂有助于延缓上述病变的进展，心脑血管病变是该病最常见的死亡原因。

（胡章学　吴鸿雁）

第 3 节　Ⅲ型胶原肾小球病

Ⅲ型胶原肾小球病（collagen type Ⅲ glomerulopathy）又称胶原纤维肾小球病（collagenofibrotic glomerulopathy）是一种少见病。电镜下发现胶原纤维，经免疫荧光染色判定为Ⅲ型胶原而命名，临床表现为蛋白尿，时有血尿、高血压或肾衰竭，没有骨和指甲病变，血清中原Ⅲ型胶原肽（procollagen Ⅲ peptide）水平升高。1995 年 WHO 正式命名为Ⅲ型胶原。值得注意的是，这种疾病报道主要见于日本，我国人口是日本的 10 倍以上，且与日本人有相似的遗传背景，这种疾病可能在我国也有较高的发病率。

一、病因及发病机制

本病发病机制尚不明确。Ⅲ型胶原是由 3 个相同的 α1 链组成的同源三聚体，由 COL3α1 基因编码，该基因位于 2 号染色体长臂上（2q24.3-2q31）。成纤维细胞先合成大的前体分子即Ⅲ型前胶原，其 N 末端肽段（P ⅢNP）被切除后变成Ⅲ型胶原，因此血液及尿中 P ⅢNP 的数量可反映肾脏Ⅲ型胶原形成的多少。Ⅲ型胶原肾小球病患者血清 P ⅢNP 水平可达正常人 10~100 倍。因此多数学者认为，体内Ⅲ型胶原合成和降解之间的不平衡可能导致过多Ⅲ型胶原前体释放到血液中，循环中的胶原在肾小球内逐渐积累并显现出来，从而解释了该病多发生于中老年人。也有部分病例有明确的家族史，可能提示本病为常染色体隐性

遗传。本病是一种少见的肾小球病，由于缺少特异性临床表现，故极易造成漏诊或误诊，只有加强对肾活检组织的电镜检查和观察，才有可能对本病及时作出正确诊断。

二、病　理

（一）光镜

Ⅲ型胶原肾小球病为非免疫介导的肾小球病，肾活检病理检查是诊断本病的唯一手段。光镜下肾小球毛细血管基底膜弥漫不规则增厚，有时有假双轨征形成，系膜细胞和系膜基质轻度增生，毛细血管腔狭窄，增厚的基底膜 PASM 染色呈不规则的绒毛状，无钉突形成，也无嗜复红蛋白沉积（图 25-3-1A、B、C）。晚期可有肾小球废弃，常出现肾小管萎缩和肾间质纤维化。小动脉壁可增厚。

（二）免疫荧光

免疫球蛋白和补体阴性或弱阳性（非特异），免疫荧光或免疫组化显示胶原Ⅲ在 GBM 和系膜区呈强阳性（图 25-3-1D）。

（三）电镜

肾小球基底膜内疏松层及系膜区可见大量排列紊乱的成束胶原纤维（直径 60~100nm），周期性条纹间隔为 45~65nm。这些胶原纤维呈弯曲状，与排列有序的正常肾间质内的Ⅲ型胶原纤维不同（图 25-3-2）。

三、病理演变过程及机制

Ⅲ型胶原肾小球病有一定遗传倾向，可能为常染色体隐性遗传病。但是，目前缺乏有关本病遗传的分子生物学证据，有待进一步研究。Vogt 等发现本病与遗传性 H 因子缺乏有关，H 因子是一种调控补体旁路激活途径的糖蛋白，它的缺失可导致 C5~C9 的慢性消耗，引起攻膜复合物样效应，这一因子的缺失可促进Ⅲ型胶原在肾小球沉积。这与本病发病以成年人为主有关，可能存在自身遗传因素与外界诱发因素共同导致了肾组织自身抗原变异。

四、临床表现

该病儿童和成人都可发病，以成年人为主，男性多于女性，未见指甲、髌骨异常。临床主要表现为不同程度蛋白尿和 / 或肾病综合征，多数患者有高血压，部分患者有镜下血尿。病变呈进行性发展，最终进展至终末期肾病。

除肾脏病变，Ⅲ型胶原肾小球病可合并肾外病变，如同时出现溶血尿毒症综合征（HUS）和肺部病变，持续低补体血伴 H 因子完全缺乏，耳聋及肝窦周围纤维化。

五、诊断与鉴别诊断

根据组织学、免疫病理及超微病理检查，本病诊断并不困难，但要注意与以下疾病鉴别。

（一）指甲 - 髌骨综合征

儿童期发病，临床表现蛋白尿、高血压、肾衰竭，多数伴有指甲和髌骨及软骨发育不良，也称为遗传性软骨发育不良，属于常染色体显性遗传病，其胶原纤维以Ⅰ型、Ⅲ型和Ⅳ型混合存在，主要沉积于肾小球毛细血管基底膜致密层；Ⅲ型胶原肾病以Ⅲ型胶原为主，沉积于系膜区和疏松层区。

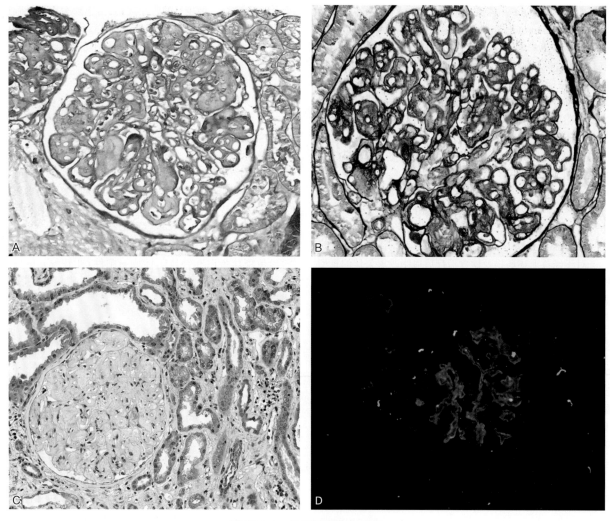

图 25-3-1 Ⅲ型胶原肾小球病

注:A、B、C. 肾小球呈膜增生样改变,小球体积增大,弥漫性系膜区基质中至重度扩张,系膜区和血管袢弥漫性不规则、嗜亮绿增厚,毛细血管袢不规则增厚,部分袢填充受压开放不良,弥漫双轨状(A. PAS×400;B. PASM×400;C. Masson×400);D. 免疫荧光Ⅲ型胶原染色阳性,沿着毛细血管袢分布(IF×400)。

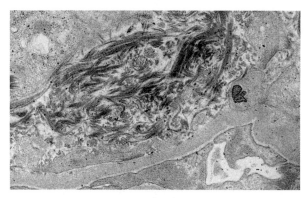

图 25-3-2 Ⅲ型胶原肾小球病

注:系膜区见大量排列紊乱的成束胶原纤维(直径60~100nm),周期性条纹间隔为45~65nm。这些胶原纤维呈弯曲状(EM×20 000)。

(二)膜增生性肾炎

特点是重度增生的肾固有细胞,系膜区增宽基质增多,并插入至内皮下,系膜细胞增生明显,本病是由免疫复合物介导,毛细血管袢内皮下较多电子致密物。

(三)纤维性肾小球肾炎

为免疫介导的肾小球病,可表现为多种病理形态,以膜增生型及系膜增生型为主,以肾小球内非刚果红染色的微细纤维沉积为特点。电镜下纤维性肾小球肾炎纤维较细,平均直径在20nm左右,杂乱排列,可见于肾小球任何部位,与本病不难鉴别。

(四)纤维连接蛋白肾小球病

这是另一类以纤维样物质沉积的特殊肾小球病,临床上多见肾病综合征范围的蛋白尿,以肾小球系膜增宽、基底膜增厚为特点。电镜下,内皮下和系膜区可见大量颗粒状电子致密物,有时伴较细的纤维样物质沉积(直径为10~16nm)。免疫组化小球内存在纤维连接蛋白沉积。

(五)血栓性微血管病(TMA)

光镜下,尽管Ⅲ型胶原肾小球病肾小球外周袢内皮下区域增宽与TMA相似,但TMA在增宽的内皮下区域中可见无定形物质、细胞碎屑和变形红细胞,内皮细胞与基膜剥离,无系膜区胶原沉积。

（六）免疫触须样肾小球病

光镜下以系膜病变为主,免疫荧光染色粗颗粒 IgG 和 C3 在系膜区或外周祥分布;电镜下肾小球中可见纤维样物质沉积,特点是中空或圆柱状,直径 30~40nm;常与潜在的淋巴增生紊乱有联系。患者以蛋白尿、肾病综合征或血尿为主要临床表现。

六、治疗及预后

目前对本病尚无特殊治疗方法,治疗主要包括控制血压等对症治疗,可试用免疫抑制剂。大多数患者有肾功能逐渐减退,预后差。肾移植后可复发。

（朱吉莉　丁国华）

第 4 节　指甲 - 髌骨综合征

指甲 - 髌骨综合征(nail-patella syndrome,NPS),又称遗传性指甲 - 骨关节营养不良征(hereditary osteo-onycho-dysplasia syndrome,HOOD)、Fong 综合征 或 Turner-Kieser 综合征。该病最早在 19 世纪被发现,1820 年由 Chatlain 首先报道,是一种由 *LMX1B* 基因变异所致的常染色体显性遗传性病,发病率为 1 : 50 000。其特征是四肢和骨盆骨骼异常、指甲缺失或发育不良、远端指畸形,部分伴有眼部异常及肾脏受累,1950 年首次报道指甲 - 髌骨综合征的肾脏病变。

一、发病机制

目前已知该病为 *LMX1B* 基因突变所致,目前已发现 130 余种突变,突变类型包括无义突变、错义突变、缺失突变和插入突变等,未发现热点突变。该基因定位于 9q34,基因全长 8 193kb,mRNA 全长 1 119bp,含 8 个外显子,其编码蛋白质产生的 N 末端部分有 2 个富含半胱氨酸的锌指 LIM 结构域,中间是 60 个氨基酸残基的同源结构域,C 末端活性序列富含谷氨酸和丝氨酸残基。该基因是一个重要的调控指甲、骨和肾小球基底膜生长的转录因子,对肾小球足细胞正常功能的维持非常重要,主要维持足细胞肌动蛋白骨架正常结构。

二、病　理

对于临床症状不典型无法确诊,而同时伴有肾脏改变的患者,肾穿刺检查可帮助明确诊断。

（一）光镜

肾小球通常无特征性病变,早期可基本正常,慢性病程中可出现继发性局灶节段性肾小球硬化(FSGS)、肾小球球性硬化、肾小管萎缩、肾间质纤维化。

（二）免疫荧光

IgA、IgG、补体 C3、C1q 均为阴性,肾小球硬化部位内可见 IgM 和补体 C3 的非特异性沉积。部分患者抗 IV 型胶原 α3 链单抗无法与肾小球基底膜(GBM)结合。

（三）电镜

足细胞可见足突融合,GBM 局灶或弥漫性不规则增厚,增厚部位有不规则的低电子密度区,形如“虫蛀”样改变,低电子密度区包含 III 型胶原束(即原纤维胶原,直径约 65nm)沉积,类似物质在系膜区也可见到(图 25-4-1)。电镜下基底膜病变是本病特征性改变。胶原束可通过常规的醋酸铀酰 / 柠檬酸铅染色或磷钨酸染色或单宁酸增强染色后清晰可见,从而帮助诊断。

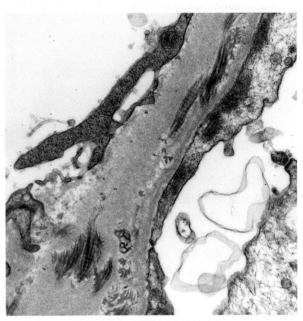

图 25-4-1　指甲 - 髌骨综合征

注:基底膜内见散在 III 型胶原束,显示明显周期性条纹间隔(EM × 20 000)。[本 图 由 Dr.Tibor Nadasdy(Ohio State University,Columbus,Ohio,USA)提供]

超微结构病变的严重程度与肾脏临床表现无相关性。因此,典型电镜表现可在蛋白尿、镜下血尿等临床表现发生前出现。

部分 *LMX1B* 相关肾病患者肾脏病理可表现为家族性局灶节段性肾小球硬化(FSGS),而电镜无明显 NPS 的特征性表现。

三、临床表现

（一）肾病表现

NPS 进展缓慢,患者预后受肾脏受累的影响。10%~40%NPS 患者可发展为肾病,症状可在任何年龄出现或呈间歇性发作,主要表现为中等程度蛋白尿,怀孕期间更易出现,部分患者可能发展为肾病综合征。镜下血尿、高血压、水肿亦为该病累及肾脏的常见临床表现。在同一家系内和不同家系间的患者肾脏受累严重程度可有明显差异。NPS 亦可进展到终末期肾病(ESRD),相对较少见(约 5%)。有的患者长期患蛋白尿,但肾功能正常。部分 LMX1B 突变的患者可能主要表现为肾脏表型,没有骨骼或其他肾外表现,这种情况称为甲髌肾病(OMIM_256020)或 *LMX1B* 相关肾病。

（二）指甲 - 骨异常

主要以指甲和骨关节受累。指甲缺失或发育不良、髌骨缺失或发育不良、肘关节异常或桡骨头半脱位、髂骨突出（髂骨角），称为"四联征"，是 NPS 的特征性表现。指甲与骨骼病变均为双侧对称。

1. 指甲发育不良或缺失　是其主要表现之一，95% 以上患者指甲受累，可在出生时或生后再出现，可见无甲、半甲、甲发育不良等，三角形甲弧影是特征性体征，最常见于拇指和食指，小指和趾甲较少见。指骨一般无明显畸形。

2. 髌骨不发育或发育不良　可见于 93% 左右的患者，过小和发育不良的髌骨伴随外侧股骨髁发育不良常导致复发性髌骨半脱位或脱位。

3. 肘发育异常　可见于 92.5% 左右的患者，肘关节屈曲、伸直受限、不能旋前、旋后。桡骨头和 / 或肱骨小头发育不全伴反复的桡骨头后外侧半脱位或脱位，可见于 60% 左右的患者。

4. 髂骨角　为在髂骨后部形成的三角形骨隆起物，为特征性病变，见于 70%~ 80% 的患者，较大的髂骨可触及但不会引起步态异常。

除上述改变外，足、踝畸形亦很常见，还可并发脊柱侧凸或前移、第一肋骨和肩胛骨发育不全、锁骨平直、胸骨畸形、腓骨缺如、隐形脊柱裂等。

（三）其他肾外表现

包括小角膜、硬化性角膜、先天性白内障、虹膜内缘色素沉着和先天性青光眼。先天性青光眼是本病的一个并发症，而不是特征性的异常。在眼球发育过程中，*LMX1B* 基因表达于眼前部，它控制小梁网和 Schlemm 管的分化。约 7% 患者可有眼压升高，10%~12% 的 NPS 患者可发展为青光眼。另一种常见的眼部症状为虹膜中央部分呈三叶草叶状色素沉着，被称为莱斯特征，可见于 46%~54% 的 NPS 患者。

四、诊断与鉴别诊断

（一）诊断

家族遗传史结合指甲 - 髌骨综合征典型的"四联征"可做出 NPS 的诊断。典型患者出生时即可明确诊断，但因为本病较罕见，且临床变异较大，因此常容易被漏诊。骨骼异常 X 线征象如髂骨角、膝部发育不良、肘部发育不良等均具有诊断意义。典型病例并不需要行肾活检。

LMX1B 基因突变分析可以进行基因诊断。产前诊断可通过对绒毛膜或羊水样本进行连锁分析或对已知家系基因进行突变分析。但基因诊断亦存在一定的局限性，虽通过基因分型鉴定 *LMX1B* 突变是诊断指甲 - 髌骨综合征的重要步骤，但缺乏该基因的突变并不能排除 NPS 诊断，因很多 NPS 患者并非有该综合征的典型特征，且在这部分患者中不能检测到上述典型的基因改变。对于临床症状不典型无法确诊，而同时伴有肾脏病变的患者，可通过肾穿刺活检帮助明确诊断，但必须依靠电镜检查。

（二）鉴别诊断

NPS 髌骨改变主要与髌骨发育不全、习惯性髌骨脱位等疾病鉴别，此处不做赘述。而肾脏病理表现主要与以下几种疾病进行鉴别。

1. Ⅲ型胶原肾小球病（collagen Ⅲ glomerulopathy）　又称胶原纤维性肾小球病（collagenofibrotic glomerulopathy），是指肾小球内大量异常Ⅲ型胶原沉积而导致的一种特殊肾小球疾病。本病为常染色体隐性遗传，电镜下可见肾小球毛细血管基底膜内疏松层及系膜区大量呈束状杂乱排列的粗大胶原纤维，周期性条纹间隔为 45~65nm。免疫荧光胶原Ⅲ染色阳性，电镜下肾小球基底膜无"虫蚀"样改变。

2. 纤维性肾小球肾炎 / 免疫触须样肾小球病（ITG）　病理学形态多样，以电镜下观察到肾小球系膜区增宽，见无分支、紊乱排列的微细纤维（直径 10~24nm，FGN）或微管状物质（直径 20~40nm，ITG）沉积为特征。

3. 纤维连接蛋白肾小球病（fibronectin glomerulopathy，FNG）　纤维物质沉积的另一种肾小球疾病。FNG 以肾小球系膜增宽，基膜增厚为特征，电子显微镜下有时可见直径 10~16nm 的细小纤维样物质沉积，免疫组化证实存在纤维连接蛋白。

五、治疗及预后

NPS 患者预后差异性大，肾脏受累无法通过检测蛋白尿和肾小球滤过率来判断预后。部分患者虽有大量蛋白尿，但肾功能保持稳定。作为一种遗传性疾病，目前 NPS 尚无特异性治疗。个别研究证实血管紧张素转换酶抑制剂对于有蛋白尿的 NPS 患者有一定的肾脏保护作用，但尚无大样本的研究数据。对于进展至肾衰竭的 NPS 患者，肾移植效果较好，但供肾者应除外 NPS 的可能。

（徐　静）

参考文献

[1] ALVAREZ C, TREDWE U S, DE VERAM, et al. The genotype-phenotype correlation of hereditary multiple exostoes [J] Clin Gene, 2006, 70 (2): 122-130.

[2] D'ARIENZO A, ANDREANI L, SACCHETTI F, et al. Hereditary multiple exostoses: current insights [J]. Orthop Res Rev, 2019, 11: 199-211.

[3] XU Y, KAG Q, ZHANG Z. Identification of mutations in EXT1 and EXT2 genes in six Chinese families with multiple osteochondromas [J]. Mol Med Rep, 2017, 16 (4): 5599-5605.

[4] PACIFICI M. Hereditary multiple exostoses: new insights into pathogenesis, clinical complications, and potential treatments [J]. Curr Osteoporos Rep, 2017, 15 (3): 142-152.

[5] BLUM C B. Type Ⅲ hyperlipoproteinemia: still worth considering？ [J]. Prog Cardiovasc Dis, 2016, 59 (2): 119-124.

[6] MATSUNAGA A, SAITO T. Apolipoprotein E mutations: a comparison between lipoprotein glomerulopathy and type Ⅲ hyperlipoproteinemia [J]. Clin Exp Nephrol. 2014, 18 (2): 220-224.

[7] SNIDERMAN A D, DE GRAAF J, THANASSOULIS

G, et al. The spectrum of type Ⅲ hyperlipoprotein-emia [J]. J Clin Lipidol, 2018, 12 (6): 1383-1389.

［8］ FOGO A B, LUSCO M A, NAJAFIAN B, et al. AJKD atlas of renal pathology: type Ⅲ collagen glomerulop-athy [J]. Am J Kidney Dis, 2017, 69 (6): e25-e26.

［9］ KUIVANIEMI H, TROMP G. Type Ⅲ collagen (COL3A1): Gene and protein structure, tissue distribu-tion, and associated diseases [J]. Gene, 2019, 707: 151-171.

［10］ NAJAFIAN B, SMITH K, LUSCO M A, et al. AJKD atlas of renal pathology: nail-patella syndrome-associated nephropathy [J]. Am J Kidney Dis, 2017, 70 (4): e19-e20.

［11］ ANDEEN N K, SCHLEIT J, BLOSSER C D, et al. LMX1B-associated nephropathy with type Ⅲ collagen deposition in the glomerular and tubular basement membranes [J]. Am J Kidney Dis, 2018, 72 (2): 296-301.

［12］ HARITA Y, KITANAKA S, ISOJIMA T, et al. Spec-trum of LMX1B mutations: from nail-patella syndrome to isolated nephropathy [J]. Pediatr Nephrol, 2017, 32 (10): 1845-1850.

［13］ YAN X, LIN J, WANG Y, et al. A novel small deletion of LMX1B in a large Chinese family with nail-patella syndrome [J]. BMC Med Genet, 2019, 20 (1): 71.

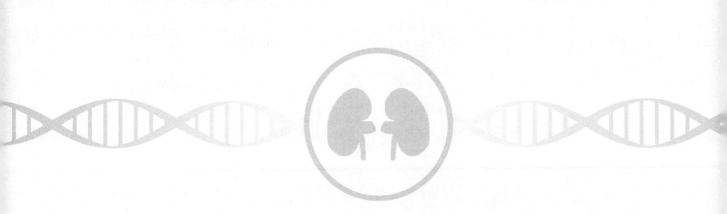

第三篇
肾小管间质性疾病

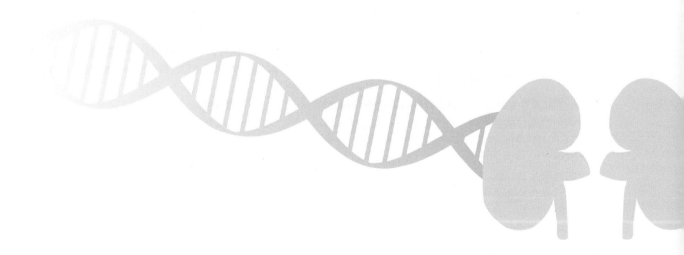

第 26 章

肾小管间质性疾病概述

肾小管间质性疾病（tubulointerstitial disease）广义上指各种病因导致的肾小管和肾间质损伤，包括肾小管间质性肾炎（tubulointerstitial nephritis，TIN）、急性肾小管坏死、梗阻性肾病、尿路上行感染导致的肾盂肾炎，以及血管病变或肾小球疾病伴发的肾小管间质损害。

TIN 是由多种病因引起的一组临床病理综合征，其临床主要表现为肾小管功能障碍，伴有不同程度的肾小球滤过率下降；病理损伤主要累及肾间质和肾小管，不伴或仅伴有轻微的肾小球或肾血管损伤。

临床上根据发病的急、慢性程度和病理改变不同，将 TIN 分为急性和慢性。急性肾小管间质性肾炎（acute tubulointerstitial nephritis，ATIN）临床表现为肾小球滤过功能急性减退、肾小管功能严重受损；病理以间质水肿、炎症细胞浸润，以及肾小管不同程度变性为特征，可见肾小管壁炎症细胞浸润，即肾小管炎。慢性肾小管间质性肾炎（chronic tubulointerstitial nephritis，CTIN）又称慢性肾小管间质肾病（chronic tubulointerstitial nephropathy），临床表现为肾小管功能异常及慢性肾小球滤过功能减退；病理以不同程度的肾小管萎缩、肾间质炎症细胞浸润及纤维化病变为基本特征。通常早期肾小球和肾血管不受累或受累相对轻微，晚期病变累及肾小球，可出现肾小球硬化及小血管壁增厚或管腔闭塞。

一、流行病学

肾小管间质性肾病确诊有赖于肾脏病理检查，因此难以获取确切的流行病学资料。由于致病因素和患病人群的不同，不同地区 TIN 的发病率可能存在较大差异。在肾活检人群中，TIN 所占的比例为 2.8%~7.9%，其中 ATIN 在肾活检病例中占 1%~3%，后者在急性肾损伤（acute kidney injury，AKI）肾活检患者中占 15%~30%，是引起肾实质性 AKI 的重要病因之一，并且近年来呈上升趋势，在老年患者中更为明显，可能与肾活检患者的年龄增大以及老年人质子泵抑制剂（proton pump inhibitors，PPIs）和非甾体抗炎药（nonsteroidal antiinflammatory drugs，NSAIDs）等药物应用增多有关。

CTIN 患者临床起病隐匿，多至肾功能显著下降才会就诊，失去肾活检的机会，故多为临床诊断。因此，目前对 CTIN 的发病率缺乏确切统计资料。国内单中心报道，全

部肾活检中 CTIN 的检出率为 0.9%~1.53%；在因慢性肾功能不全而行肾活检的患者中，CTIN 患者占 11.7%。因此，CTIN 是导致进展性慢性肾脏病的不可忽视的重要原因之一。

近年来，在部分发展中国家和地区，不明原因的慢性肾脏病（CKD of unknown causes）引起广泛关注，被称为地方性肾病（endemic nephropathy），如巴尔干肾病、中美洲肾病、斯里兰卡肾病等。这些地方性肾病具有明显的地域分布特征，患者临床表现为进展性慢性肾脏病，不具有糖尿病、高血压等经典的慢性肾脏病高危因素，肾脏病理多为慢性肾小管间质损害。

二、病　因

肾小管间质性肾病最常见的病因是药物，其次为自身免疫性疾病、感染、肿瘤、代谢性疾病和遗传性疾病等。部分遗传性疾病（如常染色体显性肾小管间质病）和某些地方性疾病（如巴尔干肾病）也可导致肾小管间质病。病因不明者被称为特发性肾小管间质性肾病。

（一）药物

如各类抗生素、非甾体抗炎药/解热镇痛药、质子泵抑制剂、抗肿瘤化疗药、抗病毒药、利尿药、免疫抑制剂、抗精神病药（抗惊厥药、含锂制剂等）、中药（含马兜铃酸成分中药、雷公藤等）、生物制剂、抑制尿酸制剂、抗凝药、H_2 受体拮抗剂等。

（二）免疫相关

如 TINU 综合征、干燥综合征、系统性红斑狼疮、结节病、肉芽肿性多血管炎、移植排异、原发性冷球蛋白血症、IgG4 相关性肾病等。

（三）感染

包括肾实质感染以及全身性感染。

（四）代谢异常

如高尿酸血症/高尿酸尿症、高钙血症/高钙尿症、钾缺乏、胱氨酸尿症、高草酸尿症等。

（五）理化因素或重金属

放射性辐射、化学毒物（有机溶剂等）、生物毒素（蜂毒等）、重金属（铅、镉、锂、金、汞等）。

（六）血液系统肿瘤或相关疾病

如多发性骨髓瘤、异常球蛋白病、轻链肾病、淋巴细胞

增生性疾病、淋巴瘤、急性白血病、阵发性血红蛋白尿、镰状细胞病等。

（七）尿路梗阻

如反流性肾病、机械性上尿路梗阻等。

（八）先天性和遗传性

髓质海绵肾、常染色体显性肾小管间质病、多囊肾病等。

（九）其他

如地方性肾病（巴尔干肾病等）、放射性肾炎等。

在不同地区的报道中，ATIN 的病因谱有所差异。来自美国梅奥诊所的单中心数据显示，ATIN 最常见病因为药物（70%），其次为自身免疫性疾病（20%）和感染（4%）。在欧洲，药物所致 ATIN 达 78%，自身免疫病为 5%，感染所致占 6%，特发性占 11%。在印度和巴基斯坦，药物与感染性疾病所致 ATIN 分别占 53% 和 40%。来自非洲的报道也显示，药物与感染性疾病是 ATIN 的主要病因，各占约 50%。北京大学第一医院对 2005—2014 年 10 年间收治的 157 例 ATIN 资料进行前瞻性队列研究，结果显示患者在肾活检时的 ATIN 病因构成包括药物（64%）、自身免疫性疾病（22%）、感染（1%）、肿瘤（4%）、代谢（3%）、病因不明（6%）。然而，在随访过程中，部分药物性 ATIN 患者出现眼色素膜炎等其他系统损害，至肾活检 2 年后，重新确定 ATIN 病因的构成比为：药物（50%）、自身免疫性疾病（40%），其余同前。由此可见，应该谨慎判断 ATIN 患者的病因，并对其开展长期随访，以便发现潜在的自身免疫性疾病。

由于普遍缺乏肾活检的资料，CTIN 的病因谱鲜有研究报道。在临床实践中，药物导致的 CTIN 较为常见，包括镇痛剂、含马兜铃酸类中药；其次为干燥综合征、类风湿关节炎等结缔组织病。此外，慢性高尿酸血症也是 CTIN 的常见病因。

三、临床病理分类

（一）急性肾小管间质性肾炎

急性肾小管间质性肾炎（acute tubulointerstitial nephritis，ATIN）是以弥漫性肾小管间质炎症性损伤为病理特征的肾实质性急性肾损伤类型。临床呈急性或亚急性起病，以肾小管功能损害为突出表现，伴有不同程度和不同速度的肾小球滤过功能的减退。如果基础病因被识别并且持续损伤被纠正，多数情况下 ATIN 患者是可恢复的。

1. 临床表现　ATIN 可发生在任何年龄。通常伴有发热、乏力、纳差等非特异性症状。如为药物所致，可伴有全身过敏表现，如药物性皮疹。若为肾小管间质性肾炎葡萄膜炎综合征（tubulointerstitial nephritis and uveitis syndrome，TINU 综合征），则约半数患者在肾损害发生前或同时出现眼色素膜炎，常见的眼部症状有眼红、痛、畏光、视力下降；若为干燥综合征、结节病、IgG4 相关肾病等自身免疫性疾病，则出现相应的系统性损害表现；若为淋巴瘤、白血病等恶性肿瘤浸润，则可出现严重贫血、体重下降、肾脏显著肿大。

2. 实验室检查　肾脏受累表现为轻至中度蛋白尿（通常 ≤ 2g/d），主要为低分子蛋白尿以及肾小管源性蛋白尿。

尿沉渣可见镜下血尿、无菌性白细胞及颗粒管型。常有近端肾小管功能受损表现，如肾性糖尿、氨基酸尿、完全性或不完全性 Fanconi 综合征，血生化检查呈低钾血症、低磷血症、低尿酸血症。远端肾小管受累者可表现为尿浓缩功能下降或远端肾小管酸中毒。在一些 NSAIDs 诱导的 ATIN 患者中，可同时诱导肾小球微小病变损伤，出现肾病综合征。

血化验检查常有轻度贫血，以及红细胞沉降率快、C 反应蛋白和纤维蛋白升高，以及高 γ 球蛋白血症等系统性炎症综合征表现。药物性 ATIN 表现为一过性嗜酸性粒细胞增多，而 IgG4 相关疾病（IgG4-RD）则可出现显著的持续性高 γ 球蛋白血症伴嗜酸性细胞血症。干燥综合征等自身免疫性疾病可在血中检测到相关自身抗体。

3. 肾脏病理特点及鉴别诊断

（1）光镜：病变位于肾小管间质，为灶状、多灶状、弥漫性的肾间质水肿和细胞浸润，常伴有肾小管炎和不同程度的急性肾小管损伤（图 26-0-1）。肾间质可见淋巴单核细胞浸润，伴有数量不等的中性粒细胞、嗜酸性粒细胞浸润（图 26-0-2、图 26-0-3），且病变程度不一。随着肾小管间质性肾炎进展，淋巴单核细胞浸润尤为明显。在药物导致的 ATIN 中，嗜酸性粒细胞浸润很常见，但其缺失并不能除外药物性 TIN。此外，ATIN 可出现不同程度的浆细胞和组织细胞浸润。如果肾间质中有大量浆细胞浸润，则要考虑 IgG4 相关疾病，其典型病理改变为显著的浆细胞浸润伴席纹样纤维化（图 26-0-4、图 26-0-5）。肉芽肿尽管不是 ATIN 最常见的表现形式，但在药物性 TIN、结节病及特发性 ATIN 中可见非坏死性肉芽肿形成（图 26-0-6）。

肾小球和肾血管通常没有明显病变。少部分患者同时发生肾小球损害，多表现为膜性肾病，也可发生新月体肾炎等。ANCA 相关血管炎也可存在肾间质大量 IgG4 阳性浆细胞，血清 IgG4 有时也可升高，需与 IgG4-RD 进行鉴别。其坏死性血管炎、肉芽肿性病变、中性粒细胞浸润以及严重的肾小管炎病变在 IgG4-RD 非常少见，可用于疾病鉴别。

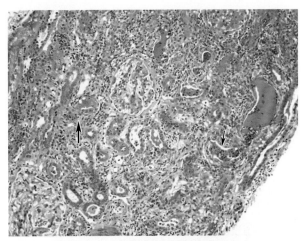

图 26-0-1　药物相关性急性间质性肾炎

注：肾小管间质多灶状或弥漫性水肿和炎症细胞浸润（粗箭头），肾小管管腔内见较多脱落的细胞碎片（细箭头，HE×100）

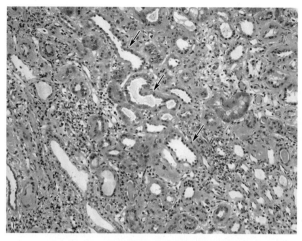

图 26-0-2 药物相关性急性间质性肾炎

注:肾小管上皮刷毛缘脱落(箭头),肾小管腔扩张,肾间质水肿伴淋巴单核细胞浸润(HE×200)。

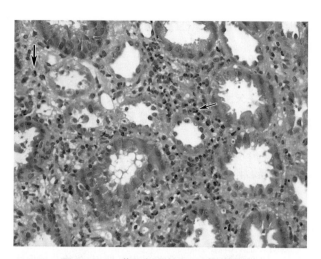

图 26-0-3 药物相关性急性间质性肾炎

注:肾间质较多嗜酸性粒细胞(细箭头)伴少许中性粒细胞(粗箭头)浸润(HE×400)。

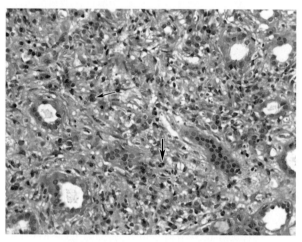

图 26-0-4 IgG4 相关性肾小管间质病

注:肾间质内较多量浆细胞(细箭头)及嗜酸性粒细胞(粗箭头)浸润(HE×400)。

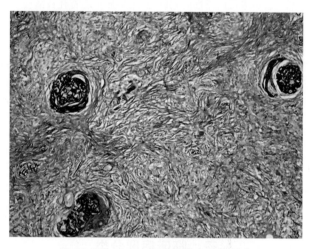

图 26-0-5 IgG4 相关性肾小管间质病

注:肾间质显著席纹状纤维化,伴肾小球缺血性硬化(PASM×200)。

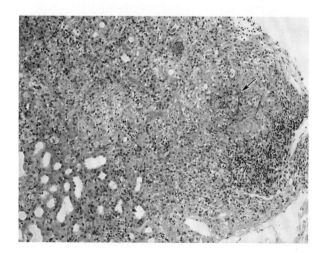

图 26-0-6 药物相关性肉芽肿性间质性肾炎

注:肾间质非坏死性肉芽肿形成(箭头,HE×200)。

(2)免疫荧光及免疫组化:多数 ATIN 患者肾组织无特异性免疫染色阳性。IgG4 相关肾病和系统性红斑狼疮患者,肾小管基底膜以及肾间质可见 IgG、κ 和 λ 轻链、C3 和 C1q 颗粒状沉积(图 26-0-7、图 26-0-8)。抗 TBM 病患者在肾小管基底膜可见 IgG 线样沉积。IgG4-RD 伴有膜性肾病时,免疫染色可见 IgG 和 C3 呈细颗粒状分布于肾小球毛细血管壁及肾小管基底膜和肾间质,IgG 亚型可以 IgG4 沉积为主,也可同时存在其他亚型沉积(图 26-0-9)。

肾间质浸润炎症细胞亚型染色对于不同病因的 ATIN 具有一定的辅助鉴别诊断意义。在药物性肾小管间质病和 TINU 综合征,T 淋巴细胞是肾间质最主要的浸润细胞类型(图 26-0-10),其次为单核巨噬细胞、浆细胞和 B 淋巴细胞,中性粒细胞和嗜酸细胞较少但可见。干燥综合征患者肾间质中几乎没有中性粒细胞和嗜酸细胞的浸润。IgG4-RD 的浆细胞浸润明显增多(图 26-0-11),并伴有显著的嗜酸细胞浸润。如果肾间质出现大量中性粒细胞和中性粒细胞管型,应考虑病原微生物直接感染导致的 TIN。

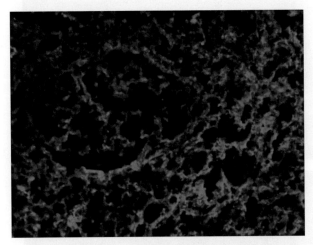

图 26-0-7　IgG4 相关性肾小管间质病
注:肾小管基底膜 IgG 团块、颗粒样沉积(IF × 200)

图 26-0-8　IgG4 相关性肾小管间质病
注:肾小管基底膜 C3 颗粒样沉积(IF × 200)。

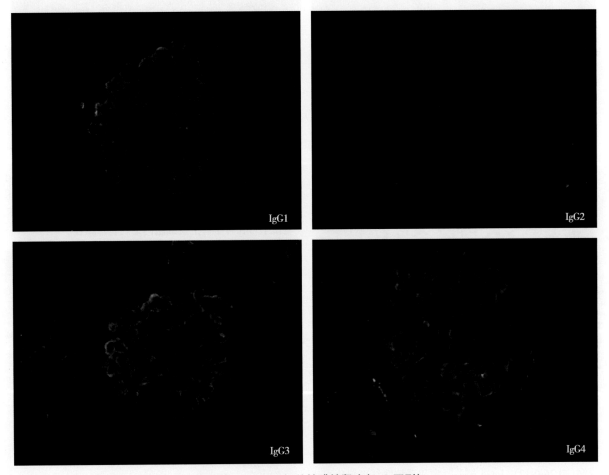

图 26-0-9　IgG4 相关性膜性肾病(IgG 亚型)
注:肾小球基底膜 IgG 亚型颗粒样沉积(IF × 200)。

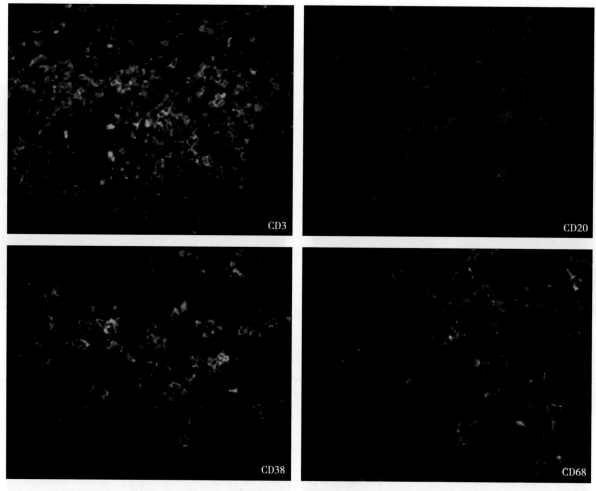

图 26-0-10　TINU 综合征

注：免疫荧光显示肾间质炎症细胞类型包括 T 细胞（CD3⁺）、B 细胞（CD20⁺），浆细胞（CD38⁺）和单核巨噬细胞（CD68⁺）（IF×400）。

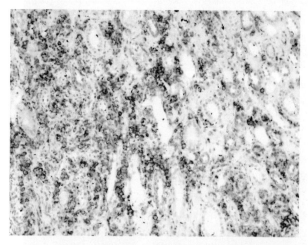

图 26-0-11　IgG4 相关性肾小管间质病

注：肾间质大量 CD138 阳性浆细胞浸润（IHC×200）。

（3）电镜：肾间质中可见淋巴细胞、单核细胞等炎症细胞浸润（图 26-0-12）。IgG4 相关肾病和系统性红斑狼疮可见肾小管基底膜电子致密物沉积（图 26-0-13），甚至鲍曼囊、肾间质也可有免疫复合物沉积。如若在肾小管上皮细胞中见到晶状包涵体（图 26-0-14）或沿小管基底膜有细小的颗粒状电子致密物沉积，表明有单克隆免疫球蛋白沉积（图 26-0-15）。在病毒感染导致的 TIN 患者，极少数情况下，电镜下可在肾小管上皮细胞内见到病毒颗粒。

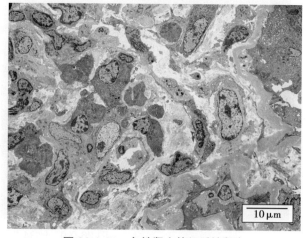

图 26-0-12　急性肾小管间质性肾炎

注：肾间质淋巴细胞及单核巨噬细胞浸润（EM）。

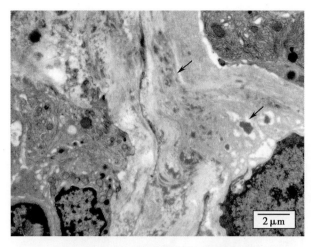

图 26-0-13 IgG4 相关性肾小管间质病
注:肾小管基底膜可见块状电子致密物沉积(箭头,EM)。

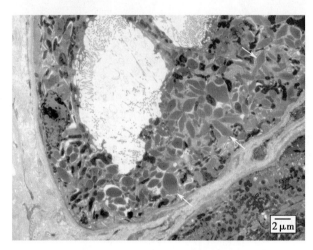

图 26-0-14 轻链近端肾小管病
注:肾小管上皮胞质内大量结晶储积(箭头,EM)。

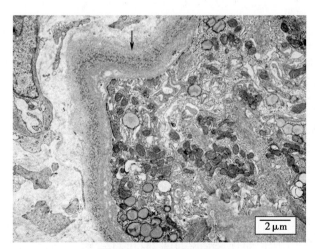

图 26-0-15 轻链沉积病
注:肾小管基底膜细颗粒样、泥沙样电子致密物沉积(箭头,EM)。

肾小球通常没有特异表现。在部分 NSAIDs 诱导的

ATIN 患者中,可能同时发生肾小球微小病变类型损伤,伴有广泛的足突融合。如 IgG4 相关肾病同时发生膜性肾病,则可见上皮下大量电子致密物沉积,伴有广泛的足突融合。系膜区以及内皮下也可见电子致密物沉积。

(二) 慢性肾小管间质性肾炎

慢性肾小管间质性肾炎(chronic tubulointerstitial nephritis,CTIN)是以肾小管间质慢性损伤为特点的一类慢性肾脏疾病,可由急性肾小管间质性肾炎迁延而来,也可能为各种病因持续的慢性肾小管、肾间质损伤所致。由于起病隐袭,症状无特异性,患者就诊发现肾损害时多已失去肾活检机会,因此常为临床诊断。各年龄均可发病,中老年居多。肾损害特点为肾小管功能减退伴有肾小球滤过率逐渐下降。患者多具有肾性糖尿和氨基酸尿,可出现 Fanconi 综合征,以及肾小管酸中毒。患者可能以低血钾周期性麻痹起病,或因恶心呕吐等代谢性酸中毒症状就诊。可伴有少量蛋白尿,镜检多阴性。

1. 病理

(1) 光镜:主要病理表现为肾小管萎缩和肾间质纤维化,同时伴有不同程度的淋巴单核细胞浸润(图 26-0-16)。肾小管萎缩,病理上最常表现为肾小管基底膜明显增厚、褶皱并伴多层化。此外,可表现为肾小管管腔狭窄甚至消失,肾小管上皮细胞扁平化,常成簇聚集,这类肾小管病变常见于缺血性肾脏病如肾动脉狭窄等。部分肾小管表现为基底膜轻度增厚、上皮细胞扁平化,管腔填满 PAS 染色阳性的嗜酸性均一蛋白样物质,这类肾小管镜下形态非常像甲状腺滤泡(图 26-0-17),常见于慢性肾盂肾炎。除肾小管萎缩外,部分肾小管可出现代偿性肥大,囊样扩张(图 26-0-18)。

肾间质纤维化是 CTIN 的特征性病理表现之一,根据受累范围大小可分为灶状、多灶状、片状或弥漫性纤维化,伴有肾间质淋巴单核细胞浸润。肾小球多呈现缺血性改变,肾小球基底膜缺血皱缩,甚至硬化,肾小球球周纤维化(图 26-0-19)。可存在小动脉硬化和透明变性。

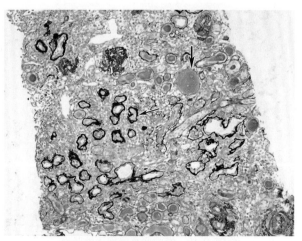

图 26-0-16 慢性肾小管间质性肾炎
注:多灶状或弥漫性肾小管萎缩(细箭头)、管型形成(粗箭头),伴间质炎症细胞浸润(PASM×200)。

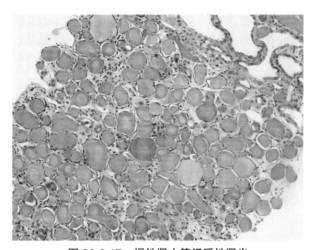

图 26-0-17　慢性肾小管间质性肾炎

注：肾小管腔内大量蛋白管型堵塞，呈甲状腺滤泡样改变（HE×200）。

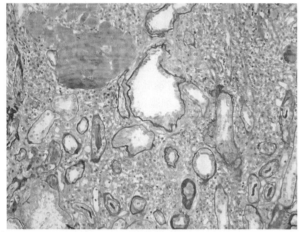

图 26-0-18　慢性肾小管间质性肾炎

注：肾小管代偿性肥大，管腔扩张（PAS×200）。

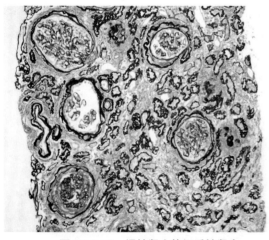

图 26-0-19　慢性肾小管间质性肾炎

注：肾小管弥漫萎缩伴肾间质纤维化及肾小球缺血、球周纤维化（PASM×200）。

（2）免疫荧光：与 ATIN 类似，多数情况下无特异性染色阳性。如果肾小管基底膜及间质出现免疫球蛋白和补体颗粒状沉积，表明可能是由免疫复合物导致的病理过程。

（3）电镜：在 CTIN 中的诊断价值也较为有限。电镜下，肾小管基底膜常增厚并呈板层化，肾小管萎缩，肾间质胶原纤维形成（图 26-0-20）。肾小球基底膜缺血皱缩或硬化。

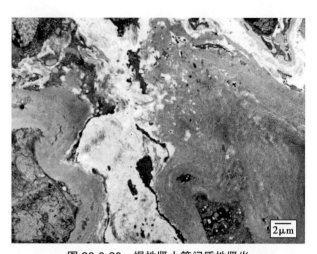

图 26-0-20　慢性肾小管间质性肾炎

注：肾小管萎缩伴基底膜增厚，肾间质胶原纤维增生（EM）。

2. 鉴别诊断　对于临床疑诊 CTIN 的患者，需要详细询问用药史、重金属等毒物接触史，并进行自身免疫性疾病的系统排查，尽可能明确和去除病因，避免肾损害持续进展。另外，轻链管型肾病可引起慢性间质性肾炎，表现为特征性肾小管内管型以及周围细胞反应，单克隆染色可见 κ 或 λ 轻链亚型。对于中老年患者病因不明的慢性肾小管间质性肾炎，应该常规检测血尿免疫固定电泳进行排查。对疑似常染色体显性肾小管间质病患者需行基因检测。

（杨　莉　王素霞）

参考文献

［1］王海燕. 肾脏病学 [M]. 3 版. 北京：人民卫生出版社，2008.

［2］GOICOECHEA M, RIVERA F, LOPEZ-GOMEZ J M. Increased prevalence of acute tubulointerstitial nephritis [J]. Nephrol Dial Transplant, 2013, 28 (1): 112-115.

［3］WERNERSON A, WIJKSTRÖM J, ELINDER C G. Update on endemic nephropathies [J]. Curr Opin Nephrol Hypertens, 2014, 23 (3): 232-238.

［4］PRAGA M, SEVILLANO A, AUÑÓN P, et al. Changes in the aetiology, clinical presentation and management of acute interstitial nephritis, an increasingly common cause of acute kidney injury [J]. Nephrol Dial Transplant, 2014, 30 (9): 1472-1479.

[5] MURIITHI A K, LEUNG N, VALERI A M, et al. Biopsy-proven acute interstitial nephritis, 1993-2011: a case series [J]. Am J Kidney Dis, 2014, 64 (4): 558-566.

[6] JOYCE E, GLASNER P, RANGANATHAN S, et al. Tubulointerstitial nephritis: diagnosis, treatment, and monitoring [J]. Pediatr Nephrol, 2017, 32 (4): 577-587.

[7] NAJAFIAN B, FOGO A B, LUSCO M A, et al. AJKD atlas of renal pathology: IgG4-related tubulointerstitial mephritis [J]. Am J Kidney Dis, 2017, 69 (4): e19-e20.

第 27 章

药物诱导的肾小管间质性疾病

多种药物和 / 或其代谢产物可以通过多种机制引起肾脏损伤,包括直接毒性(主要是损伤肾小管上皮细胞)、免疫机制、肾脏缺血等。损伤的部位最常见是肾小管间质,比如 NSAIDs、对比剂、抗生素等;其次也可以引起肾小球病变,如 NSAIDs 可以引起微小病变型肾病及膜性肾病。药物引起的肾损伤治疗均需停药,有的病变(如急性肾小管坏死)停药后多可自行恢复,有些病变(如急性间质性肾炎、微小病变型肾病)停药后不能完全自行恢复,需要加用额外药物,如糖皮质激素、环磷酰胺等。本章主要介绍药物引起的肾小管间质病变。

第 1 节　药物诱导的急性肾小管间质性肾炎

药物相关急性肾小管间质性肾炎(drug associated ATIN)是药物相关肾损害中最常见的类型之一,其确切发病率尚不清楚。因其临床表现不特异,且轻型或亚临床型易漏诊,诊断常需肾活检证实。国内外的资料显示,肾活检确诊的 ATIN 患者中,约 50% 可能由药物引起。

一、病因及发病机制

导致 ATIN 的药物种类繁多,可以是单一药物或多种药物混合应用致病,后者往往难以判断确切的致病药物。常见导致 ATIN 的药物包括抗生素、NSAIDs(包括解热镇痛药)、质子泵抑制剂、抗惊厥药、利尿剂等。在 20 世纪六七十年代,由抗生素引起的 ATIN 约占 2/3,主要是以新青霉素 Ⅱ 为代表的一类药物,典型的 ATIN 临床表现主要来自于对此类病例的总结。随后的许多年来,更多类型的药物所致 ATIN 病例被相继报道,其中以抗生素(尤其是 β- 内酰胺类抗生素、磺胺药、喹诺酮类和利福平)最为常见(占 30%~50%),其次为 NSAIDs 和环氧化酶 -2(COX-2)抑制剂。近年来,质子泵抑制剂已经成为 ATIN 的主要致病药物之一,在美国梅奥诊所的单中心报告中,奥美拉唑是老年 ATIN 的第 2 位致病药物(占 18%),仅次于青霉素类药物(占 21%)。

国内对抗生素导致急性肾衰竭或肾损害药物类型的分析资料,其发病情况及致病药物类型依年代不同而有所变迁。在 20 世纪六七十年代,抗生素所致急性肾衰竭占药物相关者的 57.7%;至 90 年代后期,其比例为 38%~48%,主要致病药物为 β- 内酰胺类、氨基苷类,还可见于喹诺酮类、大环内酯类和利福平等。这些资料一方面提示抗生素所致肾损害的发生率仍居高不下,另一方面也表明其他类型药物所致的肾损害有增多趋势。自 20 世纪 90 年代以来,随着疾病谱的变化及人口的老龄化,因混合用药所致的 ATIN 显著增加,尤其值得重视的是各类中药导致的肾损害不断被报告。随着近年来新型药物的大量涌现,ATIN 的新型致病药物不断被报道,例如靶向抗肿瘤药物 CTLA-4 单抗、硼替佐米等。

绝大多数致病药物是通过免疫机制导致 ATIN,通常以细胞免疫反应为主,但 Ⅰ、Ⅱ、Ⅲ 免疫反应均可能参与其发病。部分药物因具有直接或间接肾毒性,还可同时导致 ATIN 和急性肾小管坏死。

二、病　理

(一)光镜

病变通常呈双侧弥漫性分布。光镜检查的典型病变为肾间质多灶状和片状或弥漫性炎症细胞浸润,伴肾间质水肿(图 27-1-1A)。浸润的细胞以淋巴细胞及单核 / 巨噬细胞为主,可见不同程度的嗜酸性粒细胞、中性粒细胞等(图 27-1-1B)。相较其他药物,嗜酸性粒细胞更常见于抗生素所致肾损伤。严重者,肾间质可见散在分布的上皮细胞样肉芽肿(图 27-1-1C)。这些肉芽肿呈非干酪样,由上皮样的组织细胞、淋巴细胞及巨噬细胞组成。此类肉芽肿与结节病中的肉芽肿很相似,但其界限相对于结节病中的肉芽肿较为不清晰。

肾小管损伤可表现为肾小管上皮空泡样变性、刷状缘脱落及灶状小管上皮的崩解与脱落。肾间质炎症严重时,可见炎症细胞穿过肾小管基底膜,进入肾小管壁,或及至管腔,即出现"肾小管炎",偶可伴有肾小管上皮的小灶状坏死及再生(图 27-1-1D)。急性炎症开始后 7~10 天即可观察到肾间质纤维化病变,伴有不同程度的肾小管萎缩。通常肾小球及肾血管的病变不明显,少数情况下肾间质的炎症细胞浸润可累及肾小囊。尽管药物导致的 ATIN 有时可持续并发展为慢性,但部分药物本身可导致慢性 TIN,如镇痛剂、锂和神经钙调蛋白抑制剂等。

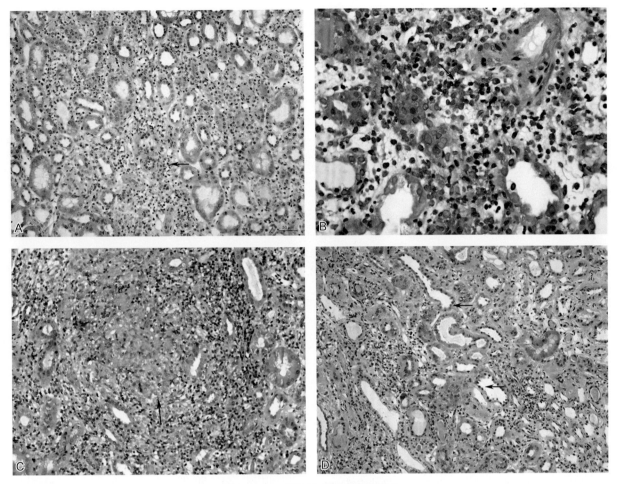

图 27-1-1　药物性急性间质性肾炎
注:A. 肾间质弥漫炎症细胞浸润伴水肿(HE×200);B. 间质嗜酸性粒细胞浸润(箭头,HE×400);C. 肉芽肿呈非干酪样,由上皮样的组织细胞、淋巴细胞及巨噬细胞组成(箭头,HE×400);D. 可见肾小管上皮坏死及再生(箭头,HE×200)。

(二) 免疫荧光

免疫荧光检查一般均为阴性。肾间质中常可见到纤维蛋白,为肾间质水肿所致。有研究指出,在青霉素、利福平等药物所致 ATIN 患者肾组织中,可观察到 IgG 和 C3 沿肾小管基底膜呈线状沉积。

(三) 电镜

电镜下可见肾小管上皮细胞刷状缘丢失(图 27-1-2A),肾小管炎,间质水肿及炎症细胞浸润等。部分 NSAIDs 所致的 ATIN 患者其肾小球在光镜下无明显改变,电镜检查可见足细胞足突融合,与肾小球微小病变的病理所见相似(图 27-1-2B)。肾小管基底膜中通常少见电子致密物沉积。

三、临床表现

(一) 肾脏损伤表现

急性间质性肾炎的临床表现缺乏特异性。绝大部分患者的肾脏损伤出现在应用致病药物 2~3 周以后,可自数天至数月不等。约半数患者表现为迅速发生的少尿型或非少尿型急性肾损伤(acute kidney injury,AKI),10%~20% 患者呈少尿型,老年患者更多见。大约 1/3 患者血肌酐在数周或数月内发生持续亚急性升高,符合急性肾脏病(acute

kidney disease,AKD)的肾功能变化特点。约 1/4 患者需要透析治疗。少数病例(约 7%)血肌酐升高更为缓慢甚至持续保持正常水平。通常患者血压正常且无水肿。因肾间质水肿、肾脏肿大牵扯肾被膜,患者可主诉腰痛。多数患者可有镜下血尿,少见肉眼血尿,罕见红细胞管型。半数以上的患者可出现无菌性白细胞尿或有白细胞管型,有时可发现嗜酸性粒细胞。急性间质性肾炎患者的蛋白尿多为轻、中度,定量多 <1g/d,很少超过 2g/d。少数因 NSAIDs 或干扰素所致的 ATIN 患者可出现肾病综合征,尿液检查可见肾病综合征范围蛋白尿。肾小管功能损害突出,常出现肾性糖尿及低渗透压尿,可见小分子蛋白尿、尿 β_2-微球蛋白和 N-乙酰-β-D-葡萄糖苷酶(NAG)排出增多等,并偶见 Fanconi 综合征和/或肾小管酸中毒。B 超等影像学检查常发现双肾大小正常或轻度增大。

(二) 全身其他表现

常与药物过敏有关,多见于以新青霉素 II 为代表的 β-内酰胺类抗生素引起的 ATIN,因此以往曾将 ATIN 称为药物过敏性间质性肾炎(ATIN due to drug hypersensitivity)。常见的全身表现包括:①药物性发热(简称药物热):特征为用药后 3~5 天出现,或感染性发热消退以后再出现第二

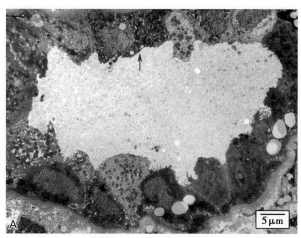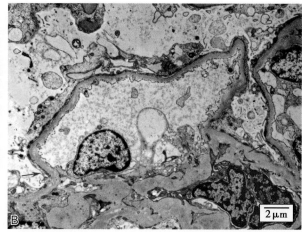

图 27-1-2　急性间质性肾炎

注：A.电镜下可见肾小管上皮细胞刷状缘丢失（红色箭头）；B. NSAIDs诱发的急性间质性肾炎伴肾小球微小病变，电镜下可见足细胞足突融合（红色箭头，EM）。

个体温高峰；②药物性皮疹（简称药疹）：常呈多形性红色斑丘样痒疹或脱皮样皮疹；③外周血嗜酸性粒细胞增高。值得注意的是，并非所有患者都会有上述全身表现，据统计在非β-内酰胺类抗生素引起的ATIN中，药疹的发生率仅30%~50%，药物热的发生率为50%~75%，血嗜酸性粒细胞增高发生率为30%~80%，具有以上典型三联征者则少于10%~30%。此外，少数病例还可出现轻微关节痛和淋巴结肿大。某些药物在导致ATIN的同时还可使血液系统或肝脏等多脏器或系统受累，其临床表现较重，皮疹类型可呈多形性（如红色毛囊性丘疹、斑丘疹、脓疱、大疱及紫癜等），血清学检查可见血清IgE水平增高，临床又称为过敏反应综合征（hypersensitivity syndrome）。

需要强调的是，患者的临床表现特征与致病药物密切相关。国外学者曾比较不同病例报道中累计新青霉素Ⅱ、NSAIDs及其他药物引起的ATIN患者的临床表现，其中新青霉素Ⅱ导致的ATIN患者肾外表现更为突出，肉眼血尿和白细胞尿较为多见（表27-1-1）。我国单中心报道中比较单纯由β内酰胺类抗生素、NSAIDs或中药所致ATIN的患者临床特点，可以看到3类药物中，β内酰胺类抗生素相关ATIN患者临床起病急、过敏表现多、血尿及蛋白尿较重、少尿及透析比例较高；中药相关ATIN患者起病更为隐袭，临床过敏反应少见，因此容易延误诊断，应引起临床广大医师注意。NSAIDs所致ATIN患者的临床表现特点介于上两类药物之间（表27-1-2）。

表 27-1-1　不同类型药物所致 ATIN 临床表现出现率的差异 单位：%

	新青霉素Ⅱ	NSAIDs	其他药物
少尿	20~25	-	30~40
肾衰竭	40~50	-	90~95
水肿	-	70~80	-
高血压	-	10~20	-

续表

	新青霉素Ⅱ	NSAIDs	其他药物
肾外表现	80~90	10	40
蛋白尿	70~80（轻度）	不定（轻度~大量）	50~60（轻度）
镜下血尿	80~90	30~40	50~60
肉眼血尿	60~70	5~6	10~20
白细胞尿	90~95	40	40~50
外周血嗜酸性粒细胞增高	70~80	40	30~40

注："-"表示无统计数据。ATIN，急性肾小管间质性肾炎；NSAIDs，非甾体类抗炎药。

表 27-1-2　不同类型药物所致 ATIN 临床表现的特点比较

	内酰胺类	NSAIDs	中药
年龄/岁	39±17	50±16	45±8
男性/%	40	41	9
用药至肾损害时间/d	6（1~30）	14（1~60）	25（3~210）
皮疹/%	60	33	0
药物	80	61	25
血嗜酸性粒细胞增高/%	30	11	8
蛋白尿/（g·d⁻¹）	2.0±1.3	1.1±0.6	1.2±0.6
镜下血尿/%	50	22	25
肉眼血尿/%	0	6	0
白细胞尿/%	60	67	73

续表

	内酰胺类	NSAIDs	中药
少尿 / 无尿 /%	20	11	0
SCr峰值/(μmol·L⁻¹)	157~1 137	176~1 392	140~878
透析 /%	30	22	25

注：ATIN，急性肾小管间质性肾炎；NSAIDs，非甾体类抗炎药。

四、诊断与鉴别诊断

（一）诊断

药物相关急性间质性肾炎的临床诊断至今尚无统一标准，其关键问题在于患者的用药情况比较复杂，常常难以确定致病药物与发病的关系，并且临床表现不特异。

根据目前国内外学者的共识，对药物相关 ATIN 的诊断思路为：对确诊急性肾损伤者可根据患者的肾小管功能显著异常、缺乏肾炎综合征或肾病综合征表现等特征初步确定为 ATIN，并根据近期用药史、全身药物过敏表现、嗜酸性粒细胞尿等特点排除自身免疫相关 ATIN 的可能性后，可作出药物相关 ATIN 的临床疑似诊断。对发现无菌性白细胞尿的患者进行尿沉渣细胞学检查，经 Wright 染色或 Hansel 染色后，若嗜酸性粒细胞计数大于尿白细胞总数的 1% 支持药物相关 ATIN。国外学者研究发现，此项检查的特异性为 87%，敏感性仅 62%，即使是在急性肾衰竭的患者中其阳性对药物相关 ATIN 的预测值也仅 50%。因此，其阳性结果有助于诊断，而阴性结果并不能否认药物相关 ATIN。需注意嗜酸性粒细胞尿除见于药物相关 ATIN，还可见于部分急性肾小管坏死、感染后或新月体性肾小球肾炎、尿路感染、前列腺炎、急性肾移植后排异、动脉栓塞性疾病和血吸虫病等其他疾病，临床需注意鉴别。

鉴于 ATIN 的病因及临床表现多样性，临床容易误漏诊，无创性检查方法存在较大局限性，因此迄今为止，ATIN 确诊须依靠肾活检病理检查，对临床疑似 ATIN 的患者应尽早进行，以便早期确定干预治疗方案并评估预后。

（二）鉴别诊断

1. 与急性肾损伤其他病因的鉴别　临床上，ATIN 与不典型的非少尿型急性肾小管坏死、或肾小球 / 肾血管性急性肾衰竭不易鉴别，常需肾活检确诊。临床上需特别注意寻找原发病因的特殊表现。若发现患者存在全身过敏表现、血中 IgE 升高、尿中嗜酸性粒细胞显著增高或抗 TBM 抗体阳性等，均有助于 ATIN 的临床诊断。

2. 与急性或急进性肾小球肾炎的鉴别　急性或急进性肾小球肾炎的患者常有不同程度水肿及高血压，尿蛋白量常较多，甚至可出现肾病综合征；血尿突出，常伴红细胞管型；少见嗜酸性粒细胞尿。这些患者虽可见尿渗透压降低，但通常不出现肾性糖尿及肾小管酸中毒，部分情况下还可检出特异的疾病相关抗体（如 ANA、ANCA 等）。这些临床特点有助于鉴别诊断。少数在肾小球肾炎基础上发生的 ATIN 或非甾体抗炎药所致 ATIN 伴有肾病综合征者病情比较复杂，若伴有全身过敏表现、血中 IgE 升高及尿沉渣出

现无菌性嗜酸性粒细胞尿均有助于诊断，但常需肾活检病理检查并结合临床特征及用药史综合分析才能鉴别。

对确诊为 ATIN 的患者均应进一步进行病因判定。关键在于考虑到多种病因的可能性，通过详尽的询问病史、认真分析尿液和其他化验检查的特征性结果，对肾外表现进行动态观察，并观察停用可疑药物或抗感染治疗后的疗效，多数情况下需综合判断。若一时鉴别不清时应注意追踪病情变化，力争尽早作出病因诊断。

五、治　疗

治疗原则为去除病因、支持治疗，以防治并发症以及促进肾功能恢复。

（一）一般治疗

应力争尽早去除病因。首先停用相关药物或可疑药物，并避免再次使用同类药物。当患者同时或相继使用多种药物时明确致病药物比较困难，因此在未能明确致病药物时应根据病情需要尽量减少用药种类，并应结合所用药物的药理作用特点和患者的临床表现特征综合分析，尽可能判断可疑药物，停药后观察反应。临床实践显示，不少 ATIN 患者在停用致病药物数日后肾功能可以有所改善，甚至逐渐恢复正常水平，而不需要特殊治疗。支持治疗主要在于对急性肾损伤及其合并症的非透析治疗措施或透析治疗，主要目标是改善症状并减少并发症，其应用方法及指征同急性肾小管坏死。

（二）特殊治疗

由于药物相关 ATIN 的发病机制以细胞免疫介导为主，故理论上免疫抑制治疗应是有效的。多数小规模回顾性研究显示，糖皮质激素治疗的患者更容易获得肾功能缓解。一项西班牙的回顾性研究显示，临床停用致病药物后 7 天以上才应用糖皮质激素治疗，以及肾间质纤维化的程度是药物相关 ATIN 患者肾脏不完全恢复的独立危险因素，提示早期应用糖皮质激素治疗有利于肾脏完全恢复。然而，由于迄今为止仍缺乏前瞻性、随机对照试验证据，对应用肾上腺糖皮质激素或免疫抑制剂药物治疗的应用指征、剂量、疗程，以及究竟获益如何等问题始终没有定论。目前得到基本共识的意见是：此类药物的应用方案应尽可能在肾活检病理的基础上确定，并应根据患者的治疗反应、发生副作用或全身不良反应的可能性等利弊进行综合评估后个体化调整。

一般认为，如果停用致病药物数日后患者的肾功能未能得到改善，肾衰竭程度过重且病理提示肾间质弥漫性炎症细胞浸润，或肾脏病理显示肉芽肿性间质性肾炎者，有必要早期给予肾上腺糖皮质激素治疗，常可加速肾功能改善。对于无感染征象的患者可以给予泼尼松 30~40mg/d，必要时可考虑增至 1mg/(kg·d)，若患者的肾功能可在治疗后 1~2 周内获得改善，则可用药 4~6 周即停药，不宜用药时间过长。有个别报道用大剂量甲泼尼龙冲击治疗后可加速肾衰竭缓解，但并无证据表明其疗效优于上述方案。

国外学者研究提出，若药物相关 ATIN 患者在应用糖皮质激素 2 周后仍无缓解迹象或肾衰竭进行性恶化，且肾活检显示并无或仅有轻度间质纤维化，则可考虑加用细胞

毒类药物。在无用药禁忌的患者可应用环磷酰胺 1~2mg/(kg·d)，如果肾功能有所改善可继续用药 1~2 个月，并逐渐减少糖皮质激素用量，随后环磷酰胺可酌情减量停用。在监测副作用的条件下激素可小剂量用药至 6 个月或以上。然而，如患者用药 6 周肾功能仍无改善，提示其病变可能已经慢性化，应停止免疫抑制治疗，改以针对慢性肾脏病的治疗为主。国外学者认为，吗替麦考酚酯(1.5~2g/d)可能有助于减轻不同病因 ATIN 的肾间质病变，促进肾功能恢复，并可能减少 ATIN 的复发，其确切疗效有待进一步验证。

六、预　后

导致 ATIN 的致病药物不同是否使预后有所差异尚不完全清楚。一般来说，若诊断并停药及时，则患者 ATIN 的临床综合征可自发缓解，肾功能恢复包括两个阶段：快速恢复期通常为 6~8 周，而缓慢恢复期可能需要数月甚至 1 年。40%~50% 的患者因诊断延误、停药不及时、治疗过程中再次出现同类或其他药物的过敏反应等原因，可遗留不同程度的慢性肾脏病，甚至进展为终末期肾衰竭。

预后不良的因素可能包括：①未及时停药；②血肌酐水平 >265.2μmol/L 或急性肾衰竭持续时间过长；③肾间质炎细胞(包括中性粒细胞及单核巨噬细胞)浸润的范围弥漫及程度重；④肉芽肿形成；⑤肾间质病变累及肾小球或小血管；⑥肾小管萎缩或肾间质纤维化程度重。老年患者延迟糖皮质激素治疗肾功能恢复差。

(杨　莉　王素霞)

第 2 节　镇痛剂肾病

镇痛药引起的肾损害称为镇痛剂肾病(analgesic nephropathy, AN)，即指因长期服用镇痛药所致的慢性间质性肾炎，常伴有肾乳头坏死，临床多表现为慢性肾衰竭。

一、流行病学

各研究报告的镇痛剂肾病人群发病率差异较大，主要与不同国家和地区用药习惯、观察人群、统计方法，以及对药物不良反应的监测系统是否完善有关。在瑞士、比利时、奥地利、德国、苏格兰、澳大利亚等国家和地区的终末期肾病(end stage renal disease, ESRD)患者中，镇痛药肾病所占比例可高达 5%~20%，而在其他欧洲国家仅为 1%~3%。在美国北卡罗来纳地区此比例高达 10%，而在费城地区仅占 1.7%。在我国还缺乏镇痛药肾病发病情况的报道。根据北京市普通人群的慢性肾脏病(chronic kidney disease, CKD)流行病学调查资料，服用肾毒性药物是 CKD 患病的独立危险因素，其中 NSAIDs 和解热镇痛药是最常见的药物种类之一。据全国人群 CKD 流行病学调查显示，我国普通居民中约 2.5% 曾经长期或间断服用过解热镇痛药和 / 或含马兜铃酸类中药，这些居民罹患 CKD 的风险增加 2 倍(CKD 患病率为 18.3% vs. 8.5%，OR=2.19)。由此可见，镇痛剂导致的 CTIN 在我国可能并不少见，应给予重视。

二、镇痛剂的种类及致病剂量

广义的解热镇痛药包括酸类和非酸类两大类(表 27-2-1)，前者包括水杨酸类、邻氨基苯甲酸类、乙酸类和丙酸类等，常用(商品)药物包括阿司匹林、吲哚美辛、氯芬黄敏、布洛芬缓释胶囊(芬必得)等。非酸类药物主要包括吡唑酮类、苯胺类、昔康类和昔布类等，常用(商品)药物包括保泰松、含有对乙酰氨基酚成分的药物(如对乙酰氨基酚、百服宁、泰诺酚麻美敏片等)、吡罗昔康、尼美舒利等。由于此类药物中除苯胺类以外的药物同时具有较强的抗炎、抗风湿的作用，其化学结构和抗炎作用机制又不同于甾体激素，故又被称为 NSAIDs。狭义的解热镇痛药常特指苯胺类药物，主要因其临床被作为解热镇痛治疗常用药。在西方国家和我国，上述各类药物大多数被列为非处方类药物，故又被称为非处方解热镇痛药。这些解热镇痛药通常含有阿司匹林或安替比林，部分还混合有非那西汀(已于 1983 年被美国 FDA 禁用)、对乙酰氨基酚或水杨酸、咖啡因或可待因等成分。

表 27-2-1　解热镇痛药的种类及常用药物

分类	特性	代表药物	商品药名
酸类	水杨酸	阿司匹林	巴米尔、APC 等
	邻氨基苯甲酸	甲芬那酸	甲灭酸、扑湿痛等
	乙酸	双氯芬酸	消炎痛、感冒通等
	丙酸	异丁苯丙酸	布洛芬、芬必得等
	吡喃羧酸	依托度酸	依芬
非酸类	吡唑酮类	安乃近、保泰松	安乃近、保泰松
	萘丁美酮类	萘普生	希普生
	乙酰苯胺类	对乙酰氨基酚	扑热息痛、百服宁等
	磺酰苯胺类	磺酰苯胺	尼美舒利
	昔康类	美洛昔康	炎痛喜康、莫比可等
	昔布类	罗非昔布*	万络*
		塞来昔布	西乐葆

注:* 由于严重心血管副作用已经退市。

镇痛剂肾病的危险性与用药时间和累积剂量相关，多为联合服用两种以上药物所致，其致病累积剂量通常达 1 000~3 000g。回顾性研究资料显示，部分解热镇痛药单独应用也可能导致镇痛剂肾病或可增加慢性肾衰竭的风险，并且在易感人群服用正常剂量的解热镇痛药也可能引起肾损害。2001 年瑞典的一项人群流行病学调查显示，慢性肾衰竭(chronic renal failure, CRF)患者中有 37% 定期(指每周至少 2 次，连续 2 个月)服用阿司匹林、25% 定期服用对乙酰氨基酚，比非 CRF 人群高约 2 倍(分别为 19% 和 12%)。其中，定期服用任一种药物者发生 CRF 的危险性较非服药者增高 2.5 倍，相对危险性随终生累积剂量的增加而增高，对原有 CRF 者则疾病加重的危险性增高。2004 年美国一项护士健康调查发现，在 11 年间使用对乙酰氨基酚累积量超过 3 000g 者，其肾功能减退的危险性较用药量低于 100g 者增高 2 倍。据我国人群 CKD 流行病学调查显示,如果解热镇痛药累积服用量达到 2 000g 以上,则 CKD 风险升高近 4 倍。

然而,来自美国一项长达 14 年的健康状况队列研究显示,在男性健康白种人中,服用中等剂量(累计量 ≥ 2 500 粒)的阿司匹林、对乙酰氨基酚或其他 NSAIDs 并未增加肾脏病的风险。由于上述研究存在研究方法的不同或人群偏倚,故目前对于应用较小或中等剂量的解热镇痛药与慢性肾损害之间的关系尚无定论。根据现有资料,治疗心脑血管疾病的小剂量阿司匹林、治疗关节炎的单一种类治疗剂量 NSAIDs 以及常用于对症治疗的对乙酰氨基酚制剂在大多数情况下可能是安全的,其肾脏损害可能只发生于少部分人,尤其是具有易感因素的人群。但无论如何,这些药物在必须长期应用时,一定要在医师的监测下指导应用。

新近发表的一项荟萃分析显示,如果以心血管系统副作用、肾脏损害以及全因死亡作为综合终点事件,美洛昔康的应用并没有增加风险,与其相比较,其他镇痛药对终点事件的风险依次递增如下:布洛芬 < 萘普生 < 塞来昔布 < 双氯芬酸 < 吲哚美辛 < 罗非昔布,从而提示不同镇痛药的心脏/肾损害风险存在差异。

近年来,随着对镇痛剂应用的限制,在西方国家,镇痛剂肾病的发生率已显著下降。然而,由于此类药物常被用于各种原因导致的发热、头痛、慢性骨关节疾病、其他慢性疼痛等疾病的治疗,我国许多地区的用药人群十分广泛,而且因无须就医,购买方便,故人群中用药的随意性很大。因此,此类药物导致 CTIN 的潜在危险性也较大,值得给予关注并进行有关防治的研究。

三、发病机制及易感因素

镇痛剂肾病的发病机制主要包括以下几个方面。①肾毒性损伤:药物肾毒性代谢产物在肾髓质浓集所致,如非那西汀在体内转化为对乙酰氨基酚,后者可耗竭细胞的谷胱甘肽,进而产生氧化或烷化代谢产物直接造成组织损伤;阿司匹林可抑制组织内谷胱甘肽的合成而使反应性氧代谢产物的毒性增加。②缺血性损伤:不同类型的解热镇痛药可分别抑制花生四烯酸 - 前列腺素类物质(PGs)代谢途径中的不同类型环氧化酶,导致扩血管性前列腺素产生减少,致使肾髓质缺血。如小剂量阿司匹林可特异性抑制 COX-1,昔布类 NSAIDs 可特异性抑制 COX-2,酸类 NSAIDs 均具有抑制 COX-2 的倾向性,而其他类型的 NSAIDs 也可能对环氧化酶具有非特异性抑制作用。由于正常情况下肾髓质即处于相对缺氧状态,故解热镇痛药的长期作用可导致慢性缺血性损伤。此外,病理情况下,当 PGs 异常时,由于血流动力学的变化,可进一步激活肾素 - 血管紧张素系统,进一步加重缺血性肾损伤。③免疫性损伤:在镇痛剂肾病中免疫机制可能不起主要作用,但某些解热镇痛药可通过免疫机制引起以细胞免疫为主的急性间质性肾炎,病变有可能不完全恢复,最终转变为慢性间质性肾炎。在不同的情况下,不同种类的解热镇痛药可能通过一种或几种机制而导致肾脏损伤。

四、病 理

双侧肾脏体积缩小,肾皮质明显萎缩。光镜下最早出现的改变为髓质和肾盂处的毛细血管硬化,即血管基底膜增厚、血管钙化等。随疾病进展,如在肾乳头坏死早期,肾乳头和内髓部的小管旁毛细血管开始硬化。硬化的基底膜在 PAS 染色下呈阳性并含有脂质和钙沉积,电镜下可见其由数层薄基底膜组成,这可能是由髓袢升支细段血管内皮和小管上皮细胞反复损伤所致。在早期,这些变化仅局限于内髓部中部,但之后可扩展到整个内髓部。肾乳头坏死的早期表现为肾小管周微血管硬化及片状肾小管坏死,晚期易见灰黄色坏死灶,部分坏死部位萎缩并形成钙化灶。肾皮质的病理改变目前认为是由肾乳头病变导致,与梗阻性肾病类似,在早期和中期病变中,肾皮质可正常,疾病进展到中晚期可出现典型的慢性间质性肾炎病理特征,表现为弥漫性肾小管萎缩及肾间质纤维化,伴有散在或灶状淋巴细胞和单核细胞浸润(图 27-2-1)。常可见肾小球缺血性萎缩,肾小动脉内膜增厚,管腔狭窄。除上述表现外,镇痛剂肾病的典型病理改变是肾髓质损伤,由于肾活检的深度有限,故在一般肾活检标本中不易见到。肾髓质损伤的病理特点是肾小管上皮细胞内可见黄褐色脂褐素样颗粒,穿过萎缩皮质部的髓放线呈颗粒状肥大。髓质的间质细胞核异常、细胞减少、细胞外基质积聚。

血管病变方面,除了上述提到的髓质和肾盂处毛细血管化,镇痛药性肾病无其他特征性血管改变。在老年及高血压患者中可见到小血管透明样变及不同程度的血管内膜纤维化。

五、临床表现

镇痛剂肾病多见于女性患者,男女比例为 1∶5~1∶7。与用药相关的肾外病史(如慢性疼痛、关节炎等)对了解用药史具有提示意义。45 岁以上患者更为多见,表明长期用药者可能是罹患本病的易感人群。本病起病隐匿,早期常无症状或可有非特异的肾外表现,如乏力、食欲减退、消化不良、消化性溃疡、体重下降等,部分患者可有神经精神系统异常,如抑郁、焦虑、血压波动等。

最早出现的症状可能是与尿浓缩功能受损相关的夜尿增多,尿比重及尿渗透压降低。随后逐渐出现肾小管源性蛋白尿(常低于 1g/d)、无菌性白细胞尿、肾小管功能损害(如:尿酶及尿内微量蛋白增高以及肾小管酸中毒等)和进行性肾小球功能减退。60%~90% 患者有不同程度的贫血,常与肾功能损害程度不平行。随病变进展可逐渐出现高血压,并逐渐进展为慢性肾衰竭。在美国,25%~40% 的镇痛剂肾病患者伴有肾乳头坏死,主要见于使用非那西丁,可表现为突发性肉眼血尿及肾绞痛,重症者出现急性肾衰竭,尿中可检出坏死的肾乳头组织,病理学检查可助诊断。在非那西丁禁止使用后,镇痛药引起的肾乳头坏死明显减少。

10%~20% 患者可伴发泌尿道移行上皮癌或其他类型肿瘤,多见于滥用药物者。

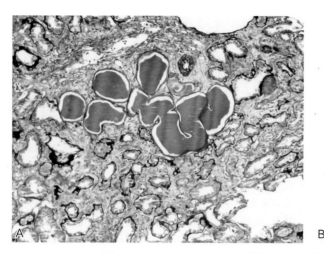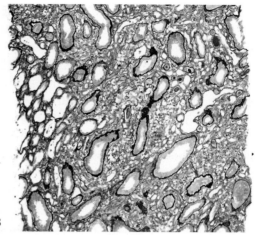

图 27-2-1 镇痛剂肾病

注:A. 肾小管萎缩伴肾间质纤维化,管腔内可见蛋白管型(PASM+Masson×200);B. 弥漫性肾小管萎缩(红色箭头)及肾间质纤维化,伴有淋巴细胞和单核细胞浸润(PASM×200)。

六、影像学检查特征

静脉肾盂造影的早期表现为肾盂增宽、肾盏杯口变钝或呈杵状;晚期可因肾乳头坏死而出现肾盂、肾盏充盈缺损,造影剂包围肾乳头形成环形影。部分患者除上述异常外还可见肾乳头邻近部位的钙化影。由于此方法对发现早期病变不敏感,且又有导致对比剂肾损害的风险,故目前已较少应用。

B型超声可发现肾脏体积缩小,但并无特异性,仅有对CTIN的辅助诊断意义。近年来,无造影剂的CT扫描已成为镇痛剂肾病的重要诊断方法。其特征是肾脏体积缩小、形状凸凹不平以及肾乳头钙化影。

七、诊断与鉴别诊断

凡临床表现为慢性间质性肾炎、具有长期滥用或间断反复解热镇痛药用药史的患者,均应考虑镇痛剂肾病的可能性。伴有突发血尿、肾绞痛或尿中发现脱落的坏死组织,提示伴有肾乳头坏死,有助于临床诊断。根据欧洲镇痛剂肾病协作组(Analgesic Nephropathy Network of Europe,ANNE)制定的诊断标准,CT扫描若发现肾脏体积缩小,形状凸凹不平或肾乳头钙化影(Small,Intended,Calcific Kidney,SICK)任意一项即可明确诊断,其特异性可达100%,敏感性可达92%。然而,美国镇痛剂肾病研究组的研究发现,CT扫描所见的上述SICK征象在终末期肾病患者中并不常见,提示其诊断镇痛剂肾病的敏感性尚不足。

值得注意的是,具有肾乳头坏死表现者还可见于糖尿病肾病、急性感染性肾盂肾炎、尿路梗阻、肾结核等疾病,少部分反流性肾病患者也可有类似表现,需注意根据上述疾病本身的特点加以鉴别。

此外,本病还应注意与其他药物或其他原因导致的CTIN鉴别,如含马兜铃酸中药或植物相关的肾小管间质肾病、不完全梗阻性肾病、高血压或动脉粥样硬化所致的肾损害、自身免疫性肾脏疾病等。详细询问病史、进行相关检查有助于鉴别,肾活检也可提供鉴别依据。

八、防治及预后

对于患有慢性疼痛、关节炎等疾病需要长期或反复用药的易感人群,需加强监测,定期检查尿常规、肾小管功能和血清肌酐,发现异常及时停药有助于防止肾功能恶化,或可使肾功能不全逆转。

解热镇痛药引起的慢性肾损害至今尚无良好疗法,关键在于早期发现、早期诊断,立即停服所有可疑药物。同时应予纠正水、电解质及酸碱平衡紊乱,控制感染、高血压及贫血等对症治疗。对肾乳头坏死组织堵塞尿路者,应给予解痉、补液及利尿,无效时可通过腔镜手术取出坏死组织。按照CKD一体化疗法积极采取保护肾功能的措施。

停药后少数轻症患者肾功能可相对稳定或有一定程度好转,但多数患者肾功能可能持续进展,直至进入终末期肾衰竭需进行透析或肾移植。原有肾功能损害或患病后肾功能损害程度过重、伴有高血压者以及伴有尿路移行上皮肿瘤者远期预后不良。

(杨 莉 王素霞)

第3节 顺铂诱导的肾损害

1965年,罗森博格和他的同事注意到,当大肠埃希菌在含有铂电极的氯化铵培养基中培养时,表现为生长抑制及丝状形成。该化合物即为顺铂(顺式二氯二氨合铂),具有肿瘤生长抑制特性。1978年,顺铂被美国食品和药物管理局批准用于卵巢癌和睾丸癌。近年来,尽管肿瘤学领域已经取得了巨大的进步,顺铂仍然是常用的化疗药物,用于治疗睾丸癌、卵巢癌、膀胱癌、头颈癌、食管癌、小细胞和非小细胞肺癌、乳腺癌、宫颈癌、胃癌、前列腺癌、霍奇金淋巴瘤和非霍奇金淋巴瘤、神经母细胞瘤、肉瘤、多发性骨髓瘤、黑色素瘤和间皮瘤等多种肿瘤。

一、作用机制

研究表明,顺铂可引起细胞周期阻滞、诱导活性氧产生、影响抑癌蛋白 p53、导致线粒体功能障碍,以及诱导内质网应激影响细胞内钙信号传导等多种机制导致肿瘤细胞凋亡,从而发挥抗肿瘤作用。然而,与此同时,顺铂对肾单位不同部位亦具有不同毒性作用,可引起肾小管损伤、肾间质炎症损害和血管损伤。

顺铂进入肾小管细胞后,在 γ- 谷氨酰转肽酶(γ-GT)和半胱氨酸 -s- 结合 β- 裂解酶(cysteine s-conjugate β-lyase)作用下,谷胱甘肽 - 顺铂结合形成反应硫醇,具有更强的肾毒性。阿米福汀(硫醇类药物)可与顺铂形成复合物,防止谷胱甘肽 - 顺铂复合物的形成,是美国食品及药物管理局批准的用于非小细胞肺癌和晚期卵巢癌患者预防顺铂引起肾毒性的唯一药物。但是其细胞保护作用并没有得到确证:尽管使用最佳剂量,耳毒性仍很常见。

顺铂通过 DNA 损伤介导其抗肿瘤作用,然而类似机制也可导致肾脏细胞损伤。顺铂进入细胞后转化为对 DNA 具高亲和力的带正电荷亲电分子,导致 DNA 交联链形成,阻止 DNA 合成和复制,引起细胞周期阻滞,并激活 *p53* 基因,诱导细胞凋亡。除此以外,顺铂还可以通过细胞内多种途径导致凋亡。带正电的顺铂亲电分子优先聚集在带负电荷的线粒体中,导致线粒体 DNA 损伤、线粒体功能障碍,影响细胞能量代谢。ATP 合成减少会迫使应激细胞在饥饿状态下发挥作用,发生不正常的脂质过氧化,以及自由基或活性氧产生增加,导致细胞凋亡。此外,顺铂通过生成肿瘤坏死因子 α(tumor necrosis factor-α,TNF-α)激活外源性死亡受体途径。顺铂还可通过引起细胞内损伤,释放损伤相关模式分子(DAMPS),作用于 Toll 样受体(toll-like receptors,TLRs),导致趋化因子和其他细胞因子如肿瘤坏死因子 α 的释放增加,引起局部炎症反应和炎症损伤。

顺铂的肾脏排泄过程,除自肾小球自由滤过以外,还经由近端肾小管主动排泌到原尿中。目前已知顺铂在肾小管上皮细胞中从基底部移至顶部的过程中,有 2 种主要转运蛋白参与其转运,即人铜转运蛋白 1(hCtr1)和有机阳离子转运体 2(OCT2)。hCtr1 在体内多器官表达,其主要作用是对铜的转运,近十年研究证实其在顺铂转运中也起作用。Pabla 等在动物模型中发现,hCtr1 在近端和远端小管中的高表达主要分布在基底外侧。Ctr1 敲除鼠顺铂摄入减少,可减少低剂量暴露导致的肾小管细胞凋亡以及大剂量顺铂作用导致的肾小管细胞坏死。在大鼠中,丙磺舒(probenecid)可通过有机阴离子转运体 1(OAT1)阻断顺铂分泌进入尿液。Jacobs 等通过在顺铂给药前及给药后 24 小时静脉滴注丙磺舒,发现尽管顺铂剂量增加,但丙磺舒治疗的患者没有表现出明显的肾毒性。但是患者出现耳毒性,且高剂量的顺铂表现出神经毒性。OCT2 属于 SLC22 家族,在小肠、肾、肝和脑中均有表达,在肾脏中,在近曲小管的基底外侧也有较高的表达。这些转运蛋白是多特异性的单转运体,可以双向转运,但优先介导阳离子在正常膜电位下进入细胞。Filipsi 等在 OCT2 敲除鼠研究中发现,OCT2 敲除对顺铂介导肾小管损伤有保护作用。Ciarimboli

等在 OCT1 和 OCT2 双敲除的小鼠中研究发现,这些基因敲除(KO)小鼠没有耳毒性迹象,只有轻微的肾毒性。肾脏中顺铂的累积数量大幅度减少。

二、临床表现与危险因素

顺铂的肾毒性并不仅指肾衰竭。事实上,急性肾损伤见于 20%~30% 的患者。而在水化和利尿剂应用之前,急性肾损伤的发生率为 100%。较常见的肾损伤表现为低镁血症,患病率估计在 40%~100%。Fanconi 综合征、远端肾小管酸中毒、肾浓缩功能缺陷和血栓性微血管病等都是常见肾损伤表现。

众所周知,顺铂肾损伤具有剂量 - 持续时间 - 频率依赖性。越高剂量的血浆峰值浓度会导致越大的伤害。高的累积剂量也被证明会增加未来肾损伤的风险。还有一些与患者自身有关的因素,使他们更容易受到肾脏损害的影响。此外,低白蛋白患者也被认为有较高的顺铂未结合比例,从而导致更高的峰值浓度。患有肾脏疾病及使用肾毒性药物(如非甾体抗炎药、碘化造影剂)的患者也有更大的风险。

三、病 理

(一)光镜

顺铂介导的肾损伤患者一般不需要肾活检,除非临床怀疑存在其他肾脏病。主要表现为远端小管和集合管处小管细胞凋亡,可见管型形成和近端小管扩张。肾间质水肿,可见中性粒细胞、淋巴细胞及单核巨噬细胞浸润。急性肾损伤病程迁延或者长期使用顺铂的患者中,可能发生肾小管萎缩和间质纤维化,表现为持续性肾损害且无法恢复到治疗前的肾功能水平。

(二)免疫荧光

无特异性染色。

(三)电镜

近曲小管细胞表面微绒毛脱落,细胞器中可见线粒体空泡改变,严重损伤时肾小管细胞崩解脱落。部分细胞可见细胞核固缩,细胞凋亡。肾间质水肿,炎症细胞浸润。

四、顺铂对慢性肾病的影响

在过去的几十年里,CKD 对使用顺铂患者的整体发病率和死亡率产生了显著的影响。此外,更多的患者在癌症治疗后存活时间延长,长期随访后发现,早期使用大剂量顺铂治疗的患者慢性肾病发生率增高。Dekker 等统计 800 多例平均随访 18 年的儿童肿瘤患者,发现大剂量使用顺铂是发生 CKD 的危险因素之一。Cochrane 系统回顾显示,以顺铂为基础的化疗和慢性肾脏病发生趋势相关,但没有统计学意义;顺铂化疗与蛋白尿程度显著相关;然而,由于资料的异质性和后续随访的限制,很难得出确切的结论。

五、顺铂肾毒性的治疗及预防

在病理生理学的基础上,对顺铂所致肾损伤的治疗和预防有许多潜在的选择。最大的挑战是在保护肾脏的同时又不减少其对肿瘤的杀伤力。最常用的策略是水化和使用利尿剂或甘露醇强制利尿。

(杨 莉)

第4节 对比剂引起的
肾小管损伤

对比剂相关性急性肾损伤,通常称作对比剂肾病(contrast-induced nephropathy,CIN),在临床上常见,无论是门诊或住院患者均可发生。近年来,越来越多的证据表明,对比剂所致 AKI 发生的危险因素、预防措施以及近期和远期预后与其他原因所致 AKI 相似。因此,2012 年全球改善肾脏疾病预后指南(Kidney Disease Improving Global Outcomes,KDIGO)的 AKI 研究小组建议,将继发于血管内使用对比剂所致的急性肾损伤定义为对比剂诱导的 AKI(contrast-induced acute kidney injury,CI-AKI)。由于目前国际上 CIN 的使用仍为主导,因此本文仍采用 CIN。

随着影像诊断技术在临床上的广泛应用以及介入治疗的迅速发展,CIN 的发病率呈上升趋势。据报道,CIN 约占医院获得性 AKI 的 10%;没有基础肾脏病的人群中 CIN 发生率低于 1%,本身即存在慢性肾功能不全的患者中 CIN 发生率为 12%~27%,其中糖尿病肾病患者 CIN 发生率可高达 50%。在我国,CIN 也被认为是医院内获得性药源性肾脏疾病的主要致病原因之一。然而,近年来有研究显示,应用对比剂的人群中发生 AKI 的危险因素与非对比剂应用人群发生 AKI 的危险因素非常相近;校正了 AKI 危险因素后,应用对比剂的人群发生 AKI 的风险与非对比剂应用人群相同,因此有学者认为 CIN 的发生率有可能被高估。

一、定义和诊断标准

2011 年欧洲泌尿生殖放射协会(European Society of Urogenital Radiology,ESUR)对比剂安全委员会将 CIN 定义为:排除其他原因的情况下,血管内使用对比剂 72h 内出现的肾功能损害。以血肌酐水平升高 ≥ 25% 或绝对数值增加 ≥ 44.2μmol/L(0.5mg/dl)作为诊断标准。2012 年 KDIGO 指南认为,目前尚无证据表明应该采用不同的 AKI 诊断标准来诊断对比剂肾病,因此提出采用 AKI 的定义和分期标准诊断对比剂诱导的 AKI,即 CIN。

二、发病机制

对比剂引起的 AKI 发病机制目前尚不是十分清楚,相关机制主要包括对比剂引起的肾脏血流动力学改变、对比剂对肾小管上皮细胞的直接毒性作用以及肾小管梗阻等。

(一)肾缺血和肾脏内血流分布异常

这是 CIN 的重要发病机制之一。动物实验研究显示,注射对比剂后初期表现为肾脏血管短暂的舒张、肾血流量增加,通常持续数秒;此后肾血管出现持续性收缩,导致肾血流量减少。肾血管收缩在髓质部最明显,导致髓质部缺血缺氧。对比剂引起肾脏血流动力学改变的确切机制不明。初期的肾血管短暂舒张可能与肾皮质"窃血作用"有关,即血流从原本就相对缺氧的肾髓质分流向肾皮质。而后期肾血管的持续性收缩主要与"管球反馈"和收缩血管

物质 - 舒张血管物质失衡有关,表现为缩血管物质内皮素和腺苷释放增加,而舒张血管的一氧化氮与前列环素减少。另外,对比剂可直接作用于血管内皮细胞和平滑肌细胞导致血管活性物质失衡和血管收缩。

(二)对比剂对肾小管上皮细胞的直接毒性作用

对比剂对肾小管上皮细胞具有直接毒性,使上皮细胞发生空泡变性,并且导致细胞内 ATP 减少、细胞内钙含量增加、线粒体功能障碍,进而诱导肾小管上皮细胞发生凋亡。碘对比剂对肾小管上皮细胞的毒性主要与剂量和作用时间有关,不同类型的对比剂对肾小管的毒性作用也有差别。离子型单体(高渗透性)对比剂可引起反应氧增加,因此细胞毒性最强。非离子对比剂中,二聚体对比剂较单体对比剂的细胞毒性更大。

(三)肾小管梗阻

主要与对比剂的渗透压和黏度有关。注射渗透压高的对比剂后,产生渗透性利尿的作用,患者尿量增加的同时尿酸排泄也增加,从而导致尿酸盐结晶堵塞肾小管。而对比剂引起肾小管坏死脱落后与肾小管分泌的尿调节蛋白(T-H 蛋白)结合,形成类似胶状物的管型也可以堵塞肾小管。此外对比剂的高黏稠度会减慢肾脏的血流,从而延长对比剂在肾脏的滞留时间,加剧肾脏损伤。其中高渗对比剂渗透负荷最大,因此最容易引起肾小管堵塞,而等渗和低渗对比剂相比,哪一种更容易出现肾小管堵塞目前还存在争议。

三、危险因素

(一)对比剂的危险因素

CIN 主要源于含碘对比剂的使用,此外非碘对比剂,尤其是含钆(Gd)对比剂也可以引起 AKI。常用的碘对比剂分类见表27-4-1。按照分子结构的不同,碘对比剂可分为离子型(在溶液中可发生电离,电离出的阳离子具有肾毒性)和非离子型(在溶液中不发生电离),每种类型又分为单酸单体型和单酸二聚体型;按照渗透压不同可将对比剂分为三大类。①高渗性:渗透压 >1 400mOsm/(kg·H_2O);②低渗性:渗透压在 600~700mOsm/(kg·H_2O);③等渗性:渗透压在 290~320mOsm/(kg·H_2O)。渗透压的大小是由溶液中溶解颗粒数目多少决定的,因此非离子型的对比剂渗透压通常比离子型要低。正常血浆的渗透压为 300mOsm/(kg·H_2O),因此只有等渗性对比剂与血浆渗透压相当。

研究显示渗透压越高,CIN 的发病风险越高,而 CIN 的发生也与对比剂的应用剂量呈正相关。因此,高危患者应尽量选择等渗或低渗性非离子型对比剂,应用剂量尽量控制在 100ml 以内,有助于降低 CIN 的发病风险。

(二)患者相关的危险因素

1. 基础肾功能损害 基础肾功能损害是发生 CIN 最重要的危险因素,因此对拟应用对比剂的患者应该常规进行急性或慢性肾脏损害的筛查。目前认为,当基线 eGFR<60ml/(min·1.73m^2)时,CIN 的发生风险明显升高;eGFR<40ml/(min·1.73m^2)时,临床重要性更为显著。

表 27-4-1　常用碘对比剂分类

结构分类	渗透压分类	化学名	商品名	碘含量 /(mg·ml⁻¹)	渗透压 /(mOsm·kg⁻¹·H₂O⁻¹)
离子型单体	高渗性	泛影葡胺	安其格纳芬	306	1 530
离子型二聚体		碘克沙酸	海赛显	320	580
		碘帕醇	典比乐	300	616
非离子型单体	低渗性	碘海醇	欧乃派克	300	640
		碘佛醇	安射力	300	645
		碘普罗胺	优维显	300	610
非离子型二聚体	等渗性	碘克沙醇	威视派克	320	290

2. 其他危险因素　包括高龄(>70 岁)、糖尿病、高血压、慢性心力衰竭、容量不足、血流动力学不稳定、同时使用肾毒性药物(例如非甾体抗炎药、氨基苷类抗生素、两性霉素 B、抗病毒药如阿昔洛韦及膦甲酸钠等)、同时使用大剂量袢利尿剂或甘露醇。近年来发现,代谢综合征,糖耐量异常和高尿酸血症也是 CIN 的危险因素。此外,服用 ACEI 和 ARB、肾移植、肾功能正常的糖尿病、多发性骨髓瘤、女性以及肝硬化被列为有争议的影响因素。上述危险因素的个数越多,发生对比剂肾病的危险性也越大。

四、病 理

光镜下可见急性肾小管坏死,肾小管上皮细胞严重颗粒和空泡变性,进而崩解脱落,细胞碎屑淤积于管腔。位于肾髓质的髓袢和集合管病变尤为严重。肾间质弥漫水肿。肾小球无明显病变。

五、临床表现

轻症仅表现为肾小管功能检查异常,例如尿浓缩功能下降、尿酶排泄增加等,并不出现临床症状。典型的 CIN 表现为非少尿型 AKI,如果不进行肾功能检测不易发现。通常在使用对比剂 1~3 天内血清肌酐开始增高,3~5 天达到高峰,7~10 天恢复到正常或原有水平。多数患者肾损害可逐渐自行恢复。部分患者需短暂维持透析,其中 25%~30% 患者可留有肾功能损害后遗症,约 10% 的患者需长期透析治疗。

六、防 治

CIN 的防治主要以预防为主。在行 CT 增强检查、动脉造影和动脉介入治疗前须对患者进行充分的风险评估。对于临床高危人群应尽量寻找替代方案,如必须使用碘对比剂则需采取积极的预防措施。

(一)风险评估

在门诊影像检查中,如果无法了解患者基础肾功能情况,可以采用简单的调查或问卷确认 CIN 的高危患者群,进而采取适当的预防措施。例如,欧洲泌尿生殖影像学会推荐在 Choyke 问卷基础上进行风险因素分析,有助于识别肾功能异常的高危患者。大多数 CIN 的危险因素可通过类似的调查问卷识别,当同时存在多个危险因素时,危险系数将成指数增加。在进行经皮冠脉介入手术的患者,有研究采用患者危险因素和操作危险因素作为参数建立风险预测模型,经验证可以有效评估 CIN 的发生风险。评分 <5 时,CIN 发生率为 7.5%,透析发生率为 0.04%;评分 >16 时,CIN 发生率为 57.3%,透析发生率为 12.6%。

(二)预防

2014 年,加拿大放射医学协会关于 CIN 专家共识中对于 CIN 的预防做了进一步更新,认为:①如果患者 eGFR>60ml/(min·1.73m²),CIN 的风险很低,不需采取预防措施。②如果 eGFR 为 45~59ml/(min·1.73m²),并且没有其他危险因素,则 CIN 发生风险低,无需预防措施。此类患者如果动脉注射对比剂,则需要采取预防措施。③如果患者 eGFR<45ml/(min·1.73m²),则具有 CIN 中度风险,需采取预防措施。动脉注射对比剂的患者应该采用静脉水化预防疗法,如果是静脉注射对比剂,可采用口服或静脉水化预防。具体预防措施如下。

1. 选择合适的对比剂种类与剂量　改善全球肾脏病预后组织(Kidney Disease:Improving Global Outcomes,KDIGO)指南建议高危人群尽量选择非离子型低渗或等渗对比剂。由于没有绝对安全的对比剂剂量,因此应尽可能减少对比剂的使用量。推荐剂量为 1.0g 碘含量的对比剂对应 1.0ml/(min·1.73m²)的肾小球滤过率。Cigarroag 公式建议 1.0mg/dl 的血肌酐水平对应对比剂的剂量为 5ml/kg 体重,最大剂量不应超过 300ml。而 Laskey 公式推荐对比剂的容量与肌酐清除率比值应 <3.7,而糖尿病患者该比值最好 <3.1。

2. 停止应用肾毒性药物　一些药物可以增加 CIN 的发病风险,因此应尽可能在对比剂前 24~48 小时停用非必需的药物。主要包括:① NSAIDs,通过抑制舒血管物质前列腺素的生成而加重肾血管的收缩;②肾毒性药物,如氨基苷类抗生素、万古霉素、两性霉素 B、阿昔洛韦等,这些药物可加重肾小管上皮细胞损伤或肾内梗阻;③利尿剂容易引起容量不足,尽可能提前 1 天停用;④双嘧达莫可提高缩血管物质腺苷的水平、加重肾血管收缩;⑤二甲双胍有引起 2 型糖尿病患者乳酸酸中毒和 AKI 的可能。ACEI/ARB 类药物,理论上讲可能通过影响肾脏血流动力学变化增加 CIN 的风险,但是目前证据不充分,是否应在使用对比剂前停用还有争议。

3. 充分水化 水化是目前唯一公认有效的 CIN 预防措施。水化可纠正血容量不足、降低对比剂导致的血液黏滞度增加、改善肾脏灌注；降低肾素 - 血管紧张素系统的活性，改善对比剂引起的肾脏血流动力学改变；减轻对比剂的渗透性利尿；增加尿量，缩短对比剂在肾脏的滞留时间，防止肾小管梗阻。研究显示等渗氯化钠 (0.9%) 对 CIN 的预防作用要优于低渗氯化钠 (0.45%)。理论上来讲，碳酸氢钠除了有扩容作用外，还可以减少碱化尿液，减少自由基产生、降低对比剂的黏稠度等额外作用。然而目前多项临床随机对照试验研究在比较等渗碳酸氢钠预防 CIN 方面是否更优于等渗氯化钠时未能得到统一结论。因此在 KIDGO 指南中同时推荐了静脉使用等渗氯化钠或碳酸氢钠溶液进行扩容治疗，不推荐单独使用口服补液，也不推荐应用低渗氯化钠。

2014 年加拿大放射医学协会 CIN 专家共识推荐：对于住院患者，在应用对比剂之前 12 小时以及之后 12 小时，静脉注射 0.9% 氯化钠溶液，速度为 1ml/(kg·h)；对于门诊患者，可以在应用对比剂前 1 小时以及之后 6 小时内，静脉输注等张的 0.9% 氯化钠溶液或碳酸氢钠，速度为 3ml/(kg·h)。以维持造影后 6 小时内尿量持续 >150ml/h，认为有利于降低 AKI 的发病率。

4. 药物预防 ① N- 乙酰半胱氨酸 (N-acetylcysteine, NAC)，理论上可以促进 NO 合成、舒张肾脏血管，从而改善肾脏血流动力学状态，并减少氧化应激损伤，因此可能对 CIN 起到预防和保护作用。然而，现有的大量荟萃分析 (>30 项) 和临床随机对照研究 (>40 项) 并没有得到统一结论。由于 NAC 费用低，并且较为安全，因此目前的指南仍然推荐常规应用。推荐的给药方式为应用对比剂前 24 小时开始口服 600mg，每日 2 次，至术后 48 小时。少数患者可能发生过敏反应或恶心、呕吐等不适。②茶碱，是腺苷受体拮抗剂。由于静脉应用对比剂后血浆腺苷浓度和尿液排泄腺苷增加，因此有研究推荐在应用对比剂的患者预防性使用茶碱。但是有效的证据很少且治疗的风险 / 收益比不确定，其心血管方面的副作用不容忽视，因此目前不推荐使用。③非诺多泮 (fenoldopam)，是高度选择性的多巴胺受体 A1 激动剂，理论上可以增加血流量，特别是肾髓质的血流量，但大量研究未发现其对 CIN 预防作用且副作用较大，因此不推荐使用。

5. 血液透析和血液滤过 对比剂主要经过肾脏排泄，其清除率受 GFR 的影响，因此在肾衰竭的患者，肾脏对于对比剂的排泄是延迟的。对比剂能够有效地经过血液透析清除，研究显示一个单元的间歇性血液透析 (intermittent hemodialysis, IHD) 治疗能够有效清除 60%~90% 的对比剂。然而多数临床随机对照研究结果却显示，在高危患者中预防性应用 IHD 并没有降低 CIN 的发生，这可能与透析过程中血流动力学不稳定及肾脏血管收缩等因素有关。连续性血液滤过 (hemofiltration, HF) 的优点在于治疗过程中输注大量的置换液，避免低血容量和低血压，有研究显示血液滤过可以降低 CIN 的发生率及患者的死亡率，并认为 HF 在高危患者中的受益可能与置换液中的碳酸氢钠有关，因此并没有直接的有信服力证据表明 HF 可以更有效地降低 CIN。总体来看，对于肾功能损害的患者，采用 HF/IHD 的方法预防 CIN 的风险 / 受益比尚不确定，并且 IHD 与 HF 相比其证据级别更低。考虑到治疗的花费以及操作的可行性，目前 KIDGO 指南中不推荐预防性应用 IHD 和 HF，并指出只有在未来研究可以肯定地确认预防性 HF 治疗可以获益时，才会提倡进行此项预防措施。

（杨 莉）

第 5 节 抗病毒药物诱导的肾小管间质病

新型有效的抗病毒药物的应用以及在复杂患者群体中具有潜在肾毒性药物的联合应用是抗病毒药物肾毒性发生率增加的原因。由于许多药物经由肾脏排泄，因此肾脏经常暴露于高浓度的这些药物及其代谢物中。此外，肾脏的一些特征利于肾毒素积聚：肾脏血流丰富，接受约 25% 的静息心排血量；近端肾小管具有强大的表面积，有利于毒素吸收和转运到上皮细胞；肾小球滤过物质的重吸收逐渐增加肾小管腔内肾毒素浓度，而这些毒素在肾中特异转运途径可能产生位点特异性毒性。

药物性肾损伤是临床诊疗过程中常见的副作用，常导致急性肾衰竭 (acute renal failure, ARF)。在住院或重症监护病房的患者中，药物性肾损伤占 ARF 病例的 2%~15%。由抗病毒药物引起肾损害的确切发生率难以统计。动物实验和临床研究之间的差异，临床引入药物后不良反应仅有个案报告，临床试验不受控制或设计不当，肾功能不全定义标准尚未统一是导致肾毒性发生率不确定性的重要因素。

一、发病机制

尽管许多抗病毒药物 (如膦甲酸、阿昔洛韦、干扰素和西多福韦) 能引起肾小管上皮细胞坏死 (导致急性肾小管坏死)，更多的药物只引起很轻的肾损伤，如 Fanconi 综合征 (西多福韦、替诺福韦)、远端肾小管酸中毒 (如无环核苷酸、膦甲酸) 和肾性尿崩症 (NDI，如膦甲酸)。细胞内的药物浓度是引起细胞毒性作用的主要因素。因此，许多药物的肾毒性可以通过有机阴离子转运体 1 (organic anion transporter 1, OAT1) 调控的机制增加胞内流或通过 2 型多种耐药结合蛋白 (multidrug resistance-associated protein, MRP) 减少药物排泄。当使用阿昔洛韦、更昔洛韦、印地那韦治疗时，其结晶可以沉积于肾小管腔造成肾小管阻塞。

抗病毒药物导致肾脏损伤的机制至少有 3 个：物质转运功能障碍、细胞凋亡和线粒体损伤。除此之外还有结晶沉积和血管损伤。影响肾小管管腔膜转运蛋白的药物可导致电解质丢失。这个过程导致了肾小管酸中毒，但很少损伤细胞结构。转运蛋白基因缺陷的个体在接受抗病毒药物治疗时更容易发生肾损伤。核苷类似物经由 hOAT 或人类 OCT (hOCT) 进入细胞，由 hOAT1 摄取的非环状核苷酸西多福韦或阿德福韦酯可促进近端肾小管功能障碍的发生，而替诺福韦在体外研究中没有发现具有这种作用。核苷类似物包括齐多夫定、司他夫定、去羟肌苷、扎西他滨和拉米夫定也是 OAT1 的底物,但通常不会引起肾小管功能障碍。

部分抗病毒药物(如核苷反转录酶抑制剂)可通过损伤线粒体引起肾小管细胞损伤。出现于线粒体中的抗病毒核苷三磷酸来源有 2 个。首先核苷可以弥散或转运入线粒体,这时如果有所需的酶,它们(如齐多夫定和司他夫定)可以磷酸化成三磷酸盐引起线粒体毒性。或者,当磷酸化酶仅存在于胞浆中时(如扎西他滨脱氧胞苷激酶),抗病毒核苷酸可以转运入线粒体。近来发现人平衡核苷转运子1(存在于基膜)和人集中核苷转运子1(存在于顶膜)定位于线粒体。这些转运子对于介导核苷和核苷类药物(如抗病毒药及抗肿瘤药)通过细胞膜的转运是非常重要的。去羟肌苷、扎西他滨、司他夫定和齐多夫定是人平衡核苷转运子的底物。核苷类药物转运入细胞质或弥散入细胞是其产生线粒体毒性作用的前提。除了少数有一定脂溶性的药物(如齐多夫定)之外,其他核苷类药物的亲水性强以致进入细胞的量很少。因此它们很可能是通过核苷载体进入细胞。

二、临床表现及病理特征

(一)急性肾小管毒性作用

直接肾小管毒性作用可能导致急性肾损伤和肾小管功能障碍。这种损伤是由非环状核苷磷酸酯阿昔洛韦或其他抗病毒药导致的。非环状的核苷磷酸化类似物损伤轻者表现为近端肾小管功能不全(Fanconi 综合征),重的则出现严重的肾小管坏死,需要肾脏替代治疗。这常常发生于原有肾损伤的患者或者同时使用其他肾毒性药物时。

光镜:近曲小管受累最严重,表现为小管腔侧细胞膜以及刷状缘丢失、核肿胀及大核仁(图 27-5-1A)。可见细胞再生。远端肾小管以及集合管可见管型。

免疫荧光:无特异性染色。

电镜:可见线粒体肿胀,变形(大小不一),聚集,嵴形态异常或者局部线粒体数目减少甚至消失(图 27-5-1B)。在近端肾小管中,还可看到巨大如细胞核的线粒体。肾间质改变常为炎症表现,无晶体,有时可见肉芽肿。此外,少数

可见到肾小管细胞凋亡,肾小管萎缩及肾间质纤维化。

1. **西多福韦(cidofovir)**　是一种核苷类似物,具有有效的抗巨细胞病毒(CMV)作用,其体外抗病毒作用是更昔洛韦的 10 倍。肾毒性作用是剂量依赖性的,与近端肾小管功能障碍有关。西多福韦的肾毒性作用导致蛋白尿(>100mg/dl),见于 50% 的患者;血清肌酐水平升高(≥ 35μmol/L),见于 12% 的患者;近端肾小管功能异常(Fanconi 综合征,见于 1% 的患者),少数情况下发生慢性间质性肾炎和 NDI。停药后上述异常消失。因此在治疗过程中如果发现肾功能异常应调整药物剂量或停用药物。当血清肌酐水平 >133μmol/L、肌酐清除率小于 52ml/min、尿蛋白浓度大于 100mg/dl,蛋白尿 ++,或有糖尿时不应使用常规剂量的西多福韦治疗 CMV 相关性疾病。最好不要在给予可能有肾毒性作用的药物如膦甲酸、两性霉素 B、氨基苷类、非甾体抗炎药和 N- 喷他脒的 7 天内用西多福韦治疗。

2. **阿德福韦酯(adefovir)**　是一种三磷酸腺苷类似物,因此可能干扰许多能量代谢过程。肾毒性是阿德福韦酯治疗中最重要的剂量限制性毒性,当使用阿德福韦酯 72 周 >30mg/d 时,22%~25% 的患者出现近端肾小管毒性。这些改变通常是轻度到中度的,常伴有血清磷酸盐、碳酸盐和尿酸水平的变化、糖尿、蛋白尿。发生这些肾毒性作用的时间与剂量没有关系,但其发生率是剂量依赖性的。研究显示,用阿德福韦酯(120mg/d)治疗的 HIV 感染患者血肌酐水平从基线水平增长 ≥ 44μmol/L 或血磷水平低于 0.48mmol/L 是阿德福韦酯相关肾毒性的最敏感和特异性指标。当使用阿德福韦酯 48 周(120mg/d)时,22%~32% 的患者出现近端肾小管毒性,中位发生时间是 15 周。41 周后,16% 患者肾小管功能障碍未完全消退。对于线粒体(由于肉碱的消耗和阿德福韦酯细胞内对 DNA 聚合酶的作用)和近端肾小管转运蛋白的双重作用可能是其发生肾毒性的机制。

3. **替诺福韦酯(tenofovir disoproxil)**　是用于治疗 HIV 感染的反转录酶抑制剂,有低潜在的肾毒性。一些替诺福韦肾损伤的病例报告中肾活组织检查显示肾小球几乎完全正常,但存在明显的近端肾小管损伤。基于这些数据,为避

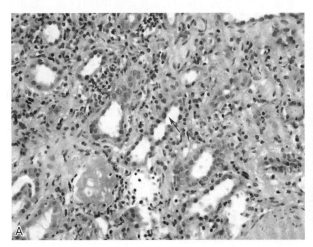
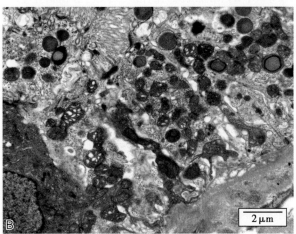

图 27-5-1　抗病毒药物相关性肾小管损伤

注:A. 肾小管上皮刷状缘丢失、核肿胀(红色箭头,HE×400);B. 电镜下肾小管上皮细胞胞质内线粒体肿胀变形、大小不一、嵴形态异常(红色箭头,EM)。

免或减少肾损伤可以参照以下建议:适当的药物剂量,对于明显肾功能损害的患者避免使用,以及在用药前通过静脉输液扩容会降低ARF。

4. 膦甲酸 是一种焦磷酸盐类似物,通常用于治疗CMV感染。它能抑制疱疹病毒DNA多聚酶和反转录病毒的反转录酶。大部分膦甲酸治疗患者可发生不同程度的肾损伤。系统性静脉补液已大大降低了由膦甲酸引起的肾衰竭的发生率,从60%降至10%~20%。肾衰竭可以发生于任何时候,通常是可逆的,在减药或停用数周后恢复。然而有一些患者可能在停药后4周内死亡。在一项多中心临床试验研究中,CMV视网膜炎患者随机分为更昔洛韦治疗组和膦甲酸(60mg/kg,每8小时1次,治疗2周,随后90mg/(kg·d)治疗组,膦甲酸治疗组发生肾损伤(血肌酐≥256μmol/L)的概率是前者的3倍。与之结论不同的是,在一项对膦甲酸和阿糖腺苷对照实验中,膦甲酸治疗急性CMV感染,发现其(40mg/kg,每8小时1次)肾毒性作用并不大,无剂量限制毒性,24例患者仅3例血肌酐水平增高1.1倍以上。

(二)结晶性肾病

肾脏结晶沉积可导致肾衰竭。肾脏损伤由结晶引起,因为其在人体尿液中相对不溶,倾向于在远端肾小管管腔中沉积。许多常用的抗病毒药物均能引起结晶性肾病。一些临床因素能促进结晶沉积并堵塞肾小管,其中最重要的因素包括:严重血容量不足、原有肾脏损伤、药物应用过量和同时应用影响抗病毒药物排泄的其他药物等。

光镜:肾小管内尤其是集合管内可见抗病毒药物结晶盐沉积,同时伴小管扩张。晶状物可沉积在风干或乙醇固定冷冻切片上。结晶性肾病伴随间质性肾炎。

免疫荧光:无特异性染色。

电镜:在肾小管上皮胞质内或小管腔内可见晶体裂纹。

1. 阿昔洛韦(aciclovir) 是一种抗病毒药物,可有效抑制疱疹病毒复制。约有62%~91%的药物以原型从肾脏排泄。阿昔洛韦微溶于尿液,生理pH状态下其最大溶解度为2.5mg/ml。由于其溶解度低,当血容量不足导致尿液浓缩时易形成结晶阻塞肾小管。快速静脉注射阿昔洛韦(500mg/m²)可以导致小管内结晶沉积。集合管中可见药物结晶,并可见到阻塞周围炎症反应。反之,静脉小剂量给予阿昔洛韦或口服给药一般耐受良好,但在血容量严重不足的患者也可引起ARF。无症状性肾功能不全是最常见的,但有些病人可以有侧腹部或腹部疼痛。结晶性肾病常发生于给药后24~48小时。三项大型的临床研究显示,阿昔洛韦相关性肾病发生率为12%~48%,其中35%~50%患者在停药后肾功能可恢复正常。尿液检测通常表现为血尿和脓尿,而尿沉渣偏振光检测可见针状的阿昔洛韦结晶。虽然少数患者需要短期透析治疗,但大多数患者在停药和容量复苏后肾功能可恢复正常。阿昔洛韦肾损伤预防的关键是避免大剂量静脉给药并缓慢注射;给药之前充分水化维持较高的尿流率(100~150ml/h)以防治结晶沉积阻塞肾小管。对于肾功能不全的患者应减少用量。对于严重肾功能不全的患者可以血液透析治疗,血液透析对阿昔洛韦的清除率为40%~60%。

2. 茚地那韦(indinavir) 可引起结晶性肾病、结晶尿和肾结石。大约20%的药物从肾脏清除,其中11%为母

体化合物,其余为不同形式的代谢产物。茚地那韦在尿pH为3.5时是极易溶的,但高pH时溶解度明显降低(pH为6.0时为0.35mg/ml,pH为7.0时为0.02mg/ml)。因此在人尿液pH(5.5~7.0)条件下,茚地那韦的溶解度极低,茚地那韦结晶可沉积于肾小管腔。小管腔堵塞可引起ARF或慢性肾衰竭。接受茚地那韦治疗的HIV感染患者中有20%出现尿结晶,而未接受茚地那韦治疗患者均未见类似结晶。在茚地那韦治疗的任何阶段都可能出现肾结石,该结石易碎并且仅由硫酸茚地那韦组成,其是射线可透过的。但少数结石可混有钙质,使射线不能通过。通过使用偏光显微镜检查尿液,可以看到不同形状的晶体。茚地那韦结石可通过输尿管镜手术取石,以控制疼痛或缓解尿路梗阻。结石化学分析显示是由茚地那韦及其代谢产物组成的混合物。大多数接受茚地那韦治疗引起肾衰竭的患者,病情轻微且可逆。然而,据报道茚地那韦结石和慢性肾脏病也可导致更严重的肾衰竭。在原有肾脏损害的患者,茚地那韦结石引起的肾间质纤维化和梗阻可以加重疾病的进展。接受茚地那韦治疗患者每日至少摄入2~3L液体,以维持高尿流率,防止肾脏结晶沉积。尿液酸化(pH 3.5~4.5)将提高茚地那韦溶解度,但是非常难以实现且可能有害。因此不建议采用这种治疗方式。充分的水化可保证75%接受茚地那韦治疗的患者安全地继续治疗。

3. 更昔洛韦(ganciclovir) 据报道更昔洛韦肾小管腔内沉淀与血清肌酐水平升高有关。国外学者报道,20%骨髓移植受者使用120天的静脉注射更昔洛韦治疗,血清肌酐水平升高至>221μmol/L。血清肌酐水平的增加也可能是由该患者群体中普遍存在的其他合并症所致。

(三)肾性尿崩症

药物诱导的尿崩症是肾源性的,即肾脏对抗利尿激素的作用无反应。肾性尿崩症的特征为多尿,通常比较严重,并可引起烦渴。通过在口渴试验期间测量尿液浓缩能力或给予改良的抗利尿激素去氨加压素后肾脏无反应性,可容易地诊断该疾病。据1999年世界卫生组织的不良反应数据库显示,有359例药物引起肾性尿崩症的报告。锂制剂是最常见的原因(159例),其次是膦甲酸(15例)。膦甲酸可以影响肾脏集合管对加压素反应性,并干扰肾脏浓缩尿液的能力,通过下调血管加压素调节的水通道蛋白-2的表达诱发肾性尿崩症,水通道蛋白-2通常表达在集合管的膜顶端。其他抗病毒药物,如茚地那韦、西多福韦、替诺福韦和去羟肌苷等均可诱发肾性尿崩症。在替诺福韦相关病例中,所有患者同时给予利托那韦或洛匹那韦。MRP1在肾髓祥细胞的基底外侧膜和皮质集合管中表达。抑制MRP1将导致肾小管对加压素反应降低,并且可能引起肾性尿崩症。此外,已知利托那韦可抑制MRP1。因此,推测替诺福韦-利托那韦联合可能在某些患者诱发肾性尿崩症。

(四)慢性肾衰竭

抗病毒药物可能引起慢性肾衰竭。据报道长期使用茚地那韦或西多福韦可能会导致慢性肾功能损害。此外,长期使用茚地那韦治疗还可能引起肾脏萎缩,并可伴有严重高血压。

(杨 莉)

第 6 节 急性磷酸盐肾病

急性磷酸盐肾病是急性肾损伤的少见原因,主要由于肾脏实质发生了磷酸钙盐沉积所致。2003 年,加拿大医生在《新英格兰医学杂志》报道 1 例肾功能正常的患者在应用磷酸盐泻剂后发生肾功能急速恶化的临床及病理变化。2004 年后由 Markowitz 等发表了一系列急性且不可逆性的磷酸盐肾病后,口服磷酸盐泻剂的安全性受到人们关注,并且将此类由磷酸盐泻剂造成的肾钙质沉积疾病称为"急性磷酸盐肾病"(acute phosphate nephropathy)。回顾性资料显示,使用磷酸盐泻剂后急性磷酸盐肾病的发病率为 1%~4%。由于临床医生对此病认识不足,因此发病率很有可能被严重低估。

一、病 因

主要发生于使用磷酸盐泻剂进行肠道准备的患者,此外还可见于移植后高磷酸盐尿症,以及饮食不当(如饮用大量碳酸饮料,因其多富含磷酸盐成分)。血磷升高,肾小管液内磷负荷增加,形成磷酸钙盐结晶堵塞肾小管,并可进入肾小管细胞诱导氧化应激反应,直接导致肾小管上皮细胞损伤。

二、危险因素

以下因素与磷酸盐肾病有关:① 65 岁以上的老年人;②女性;③原有慢性肾脏病或者已经发生急性肾损伤;④同时使用其他可能影响肾脏血流灌注的药物如利尿剂、ACEI/ARB 以及 NSAIDs;⑤给予过多剂量的磷酸钠泻剂或肠道排空时间延长(如急慢性结肠炎患者),导致过多药剂吸收;⑥肠道准备未充足补液,导致脱水。老年人摄水量相对少、肠道蠕动较慢(磷吸收增加)、常服用利尿剂 /RASI/NSAIDs,并且多数具有基础肾功能减退,因此容易发生急性磷酸盐肾病。

三、病 理

(一) 光镜

急性磷酸盐肾病的病理特点为远端肾小管和集合管大量蓝染、无折光的磷酸钙盐沉积(图 27-6-1A)。显微镜下可见磷酸钙沉积于肾小管上皮细胞内或管腔中,少部分沉积于肾间质内,von Kossa 染色呈黑色(图 27-6-1B)。肾小管不同程度的损伤和坏死,常常伴有肾小管萎缩、肾间质水肿和不同程度的纤维化。

(二) 免疫荧光

无特异性染色。

(三) 电镜

中心病灶周围可见电镜下致密的晶体。

四、临床表现

分为两大类临床表现:①急性起病。此类患者多为服用了相对过量的泻剂,通常在 24 小时内发病,有明显的高血磷和低血钙以及神经症状,血中钙磷乘积常超过 100。还可伴有脱水和其他电解质紊乱。肾脏表现为急性少尿性 / 非少尿性肾损伤。②亚急性起病。此类患者多为服用常规标准剂量的泻剂,通常在使用泻剂数天至数月之后发现肾损害。临床起病隐袭,往往没有明显症状,在发现肾损害时通常已不伴有电解质紊乱。肾脏损害表现为慢性肾脏病。

五、实验室检查

血肌酐升高和电解质紊乱,包括高血磷、低血钙、高血钠、低血钾。所有使用标准剂量磷酸盐泻剂的患者都会发生高血磷(平均增高幅度为 3~4.1mg/dl),而老年患者血磷升高幅度较年轻人更为明显(5.5mg/dl *vs.* 3.4mg/dl),老年女性患者通常体重较小,血磷变化幅度更高。尿中可见磷酸钙结晶,形态多样,呈强折光的星状或针状,可以独立存在,也可聚集成簇。

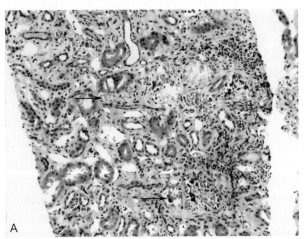
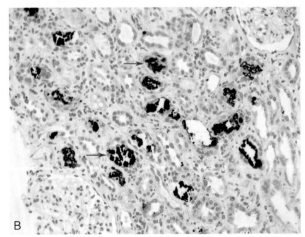

图 27-6-1 急性磷酸盐肾病

注:A. 远端肾小管管腔内磷酸钙沉积(黑色箭头,HE × 200);B. 远端肾小管管腔内磷酸钙 von Kossa 染色呈黑色(红色箭头,von Kossa × 200)。

六、诊　断

主要根据以下 3 点：①在近期做过肠道准备(腹腔盆腔手术、肠镜检查、影像学检查等)的患者，出现新发的肾脏损伤，都要鉴别是否发生了此类疾病。②急性起病的患者，根据临床表现和显著的高磷血症，容易诊断。但是如果在接受上述检查或治疗后没有及时复查血磷，没有发现血磷的升高过程，则很容易忽略本病。③起病隐袭的患者往往距离服用磷酸盐泻剂间隔较长，并且血磷已经降至正常，临床非常容易漏诊，需要肾活检确诊。

七、预防和治疗

预防措施包括：①避免在高风险患者使用磷酸盐泻剂；②给予磷酸盐泻剂前充分水化；③尽量减少口服磷酸盐泻剂的剂量，延长 2 次给药的间隔时间；④服用磷酸盐泻剂的患者应注意复查肾功能及电解质，以期早期发现异常，避免急性肾损伤和后期的慢性肾脏损害。

对急性起病的患者：尽快纠正高磷血症。包括应用不含钙的磷结合剂如含铝制酸剂、司维拉姆、碳酸镧，必要时通过血液透析清除血磷，防止进一步肾脏损伤。对亚急性起病、慢性肾功能损害的患者给予一体化治疗。

八、预　后

有急性肾损伤而表现明显症状的患者，由于疾病发现和治疗及时，肾功能多可全部或部分恢复。在一项回顾性分析中，约 27% 急性起病的患者死亡，存活下来的患者中约 78% 肾功能可以改善或恢复至原有水平。临床起病隐袭的患者，确诊时肾脏已经发生磷酸钙盐沉积，绝大多数患者肾功能损害不可逆，甚至进展至 ESRD。

(杨　莉)

第 7 节　抗凝剂肾病

抗凝剂肾病是一种由于应用华法林和其他抗凝剂如达比加群过度抗凝所引起的急性肾损伤。华法林相关性肾病(warfarin-related nephropathy，WRN)最早由 Brodsky 等提出，是指华法林使用期间未出现临床出血迹象而发生不明原因的 AKI，通常以国际标准化比值(international normalized ratio，INR)>3.0，1 周内血肌酐(SCr)升高 ≥ 26μmol/L 或高于基础水平 50% 为诊断标准，但需排除肾前、肾后及其他肾性因素。

一、流行病学

抗凝剂相关性肾病的发病率难以确定。这是因为对发病率的研究依赖于抗凝剂相关性肾病的推定诊断(定义为 INR 异常升高的数日内血清肌酐升高)，而不是由活检确诊。大型回顾性研究发现 WRN 总体发病率为 20.5%。CKD 患者发病率为 33%，非 CKD 患者发病率为 16.5%，且 WRN 可增加患者死亡率。另一项纳入 1 297 例患者的研究显示，WRN 发病率为 19.3%。CKD 患者发病率为 24%，非 CKD 患者发病率为 17.4%。小型的病例系列研究与动

物研究表明直接凝血酶抑制剂，例如达比加群，能引发抗凝剂相关性肾病。

二、危险因素

抗凝剂相关性肾病的主要危险因素是由华法林或其他抗凝剂导致的中度或重度凝血障碍，最常见的是 INR 值为 4~5。除了凝血障碍程度，还有其他因素参与 AKI 发生，存在 CKD 基础的患者发生抗凝剂相关性肾病的风险更高，其他已被提出的危险因素包括：年龄、糖尿病、心力衰竭、高血压、低蛋白血症、肝功能受损及药物影响(如非二氢吡啶类钙拮抗剂、$β_2$ 受体阻滞剂)等。

三、发病机制

抗凝剂相关性肾病的发病机制是多因素的，包括肾小球出血、肾小管被红细胞管型阻塞、肾小管上皮细胞损伤。在肾活检患者的肾组织以及动物模型中，抗凝剂相关性肾病最显著的组织学特点是阻塞管腔的红细胞管型。除了阻塞，抗凝治疗引发的肾小球出血也能导致肾小管普遍损伤。肾小管的损伤可能部分通过血红素和铁的氧化活性介导。此外，抗凝剂可能对肾小管有直接毒性。

四、病　理

抗凝剂相关性肾病的主要组织学特征是肾小管被红细胞管型阻塞(主要是远端小管)。肾小球在光学、免疫荧光或电子显微镜下显示轻微异常或没有异常。

五、临床表现

观察性研究表明大多数 AKI 发作出现在开始华法林治疗的 8 周内。其他表现的症状取决于 AKI 的严重程度。有严重 AKI 的患者可能出现高血压、容量超负荷的体征和尿量减少。一些患者可能出现血尿，随后发现其血清肌酐升高至基线以上。血尿可能是一过性的，不是所有患者都能在出现 AKI 时检测到血尿。尿沉渣分析发现变形的红细胞，且偶尔出现红细胞管型。白细胞尿不常见。有研究报道了不同严重程度的蛋白尿，但这些研究仅包含了存在基础 CKD 的患者。在华法林治疗的患者中，INR 是增高的。在不同的研究中，抗凝剂相关性肾病患者的平均 INR 在 4.5~5。非华法林治疗的患者，如达比加群也有可能发生抗凝剂相关性肾病的风险，在这类患者中，INR 是正常的。影像学没有特征性改变，肾脏超声通常是正常的。

六、诊　断

抗凝治疗过度(比如华法林使患者 INR 明显延长，使用 X a 因子抑制剂时有全身出血倾向)患者发生 AKI，同时排除其他 AKI 原因，可临床推定诊断为抗凝剂相关肾病，确诊需肾活检。然而，对于接受抗凝治疗的患者，初期出血风险高，另外多数患者可能是不能停抗凝药物，因此多数患者不能接受肾活检。然而，如果发生下列任何情况，则需要肾活检：①即使凝血异常已被纠正，血肌酐仍持续性升高或稳定保持在高于基线的值，提示存在其他原因的 AKI。在大多数抗凝剂相关性肾病的患者中，在凝血异常纠正后的

最初几周内血肌酐会轻度改善。②在凝血异常纠正后血尿仍持续存在或者提示患者可能有肾小球肾炎或肾小球基底膜病等线索。肾活检应在凝血异常被纠正之后进行，以最大限度减少出血风险。

七、鉴别诊断

抗凝治疗患者出现血尿、AKI时需注意鉴别：①动脉栓塞。如患者因心房颤动或主动脉支架抗凝，需警惕肾动脉栓塞性疾病，患者一般有剧烈腹痛、腰痛，增强CT/MRI可发现肾楔形梗死。②肾静脉血栓。如因高凝倾向（如肾病综合征）抗凝患者，需警惕深静脉血栓形成，超声或增强CT可发现肾静脉血栓。③感染后肾炎。如患者因心脏瓣膜置换术后抗凝，可能会合并感染性心内膜炎，继发感染后肾炎出现血尿、AKI，患者一般伴有明显蛋白尿、白细胞尿，部分患者可有低补体血症，确诊需肾活检。④肾菌栓。心脏瓣膜置换术后合并感染性心内膜炎患者会出现全身播散性菌栓，肾脏局部出现感染，可能会继发AKI、血尿。

八、预防和治疗

预防抗凝剂相关性肾病最重要的措施是适当调整抗凝剂剂量，这对CKD患者尤其重要，因为他们更易患抗凝剂相关性肾病。对于抗凝剂相关性肾病患者，首要治疗措施是纠正凝血功能障碍。在动物模型中证实维生素K和N-乙酰半胱氨酸可改善华法林相关性肾病，其他治疗还包括他汀类、糖皮质激素、口服碳酸氢钠碱化尿液和肾脏替代治疗等。

九、预后

大多数抗凝剂相关性肾病的患者，在纠正华法林过度抗凝后的最初几周内血清肌酐稳定或轻度改善，部分患者肾功能改善不明显或不恢复。抗凝剂相关性肾病可导致死亡率增加，在一项对4 006例INR升高至大于3的患者研究中，推定诊断为抗凝剂相关性肾病的患者与无抗凝剂相关性肾病的患者相比，5年生存率降低（58% *vs.* 73%）。此研究中，在INR升高后的最初几周生存率下降最为迅速。

（余　晨）

第8节　氯喹中毒相关性肾病

氯喹用于治疗对氯喹敏感的疟疾、肠外阿米巴病、结缔组织病如类风湿关节炎、系统性红斑狼疮及光敏感性疾病（如日晒红斑）等。氯喹中毒相关性肾病是指因氯喹暴露所引起的医源性磷脂沉积病。

氯喹或羟氯喹具有亲水亲脂和亲溶酶体特性。药物可扩散到溶酶体中，可抑制多种酶活性，包括溶酶体中的α-半乳糖苷酶A（α-galactosidase A，α-GalA）。α-GalA是一种可水解神经糖鞘脂类化合物中酰基鞘氨醇三己糖末端α-Gal残基的外糖苷酶。α-GalA活性下降导致酰基鞘氨醇、鞘脂类蓄积，可在内皮细胞、足细胞、平滑肌细胞和小管上皮细胞中蓄积引起肾脏损伤。

一、病　理

（一）光镜

肾小球毛细血管内皮细胞和系膜细胞胞质中出现空泡和泡沫样的细胞，部分足细胞胞浆肿胀泡沫样改变，近端和远端肾小管可出现胞质空泡改变。甲苯胺蓝染色可见空泡变的内皮细胞、足细胞、近端和远端小管细胞中嗜天青颗粒。

（二）免疫荧光

一般全阴性。

（三）电镜

足细胞中可见旋涡状的脂质包涵体，称为髓样小体或斑马小体（图27-8-1），也可出现曲线体和不同程度的足突融合，肾小球毛细血管和系膜区的空泡细胞伴有颗粒状、电子致密物沉积。髓样小体和空泡可见于平滑肌细胞，肾小球、管周毛细血管、小动脉内皮细胞。

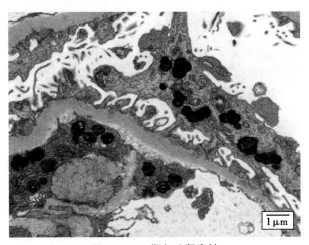

1 μm

图 27-8-1　羟氯喹肾毒性

注：1例系统性红斑狼疮患者长期使用羟氯喹，肾活检在足细胞和肾小球内皮细胞胞质内可见髓样小体（红色箭头，EM）。

二、临床表现

（一）肾毒性

蛋白尿，伴或不伴肾功能下降，无镜下血尿，无明显低蛋白血症或高脂血症，无肉眼血尿。

（二）心脏传导缺陷

由于心脏组织中广泛弥漫的糖脂类物质沉积，导致左心室肥大、心瓣膜病、房室传导异常、肥厚型心肌病、主动脉退行性变和局部缺血的心脏疾病如心律失常、心肌梗死等。

（三）眼部病变

在裂隙灯下，常可见角膜环状浑浊，晶状体浑浊及缝隙样改变、结膜或视网膜静脉扭曲等病变。

三、鉴别诊断

（一）遗传性脂质代谢紊乱

1. Fabry病　遗传性X染色体中α-半乳糖苷酶A突变伴酰基鞘氨醇三己糖蓄积。髓样小体可见于足细胞、内皮细胞、系膜细胞、远端小管和平滑肌细胞。血浆和白细胞α-半乳糖苷酶 A 活性减少或缺如，但也可正常。DNA 序列突变分析可以排除或证实此诊断。

2. 戈谢病　毛细血管袢和系膜区出现戈谢细胞，细胞质中 PAS 和油红 O 染色阳性的物质，足细胞无此病变。电镜可见细长的溶酶体中包含不规则分支样纤维丝，直径60~80nm。

（二）其他脂质沉积病

1. 婴儿唾液酸肾病，I 细胞病，木瓜蛋白酶脂褐质沉积症，赫勒综合征，尼曼皮克病，Farber 病，GM1 神经节苷脂沉积病，主要表现为足细胞空泡样变，尼曼皮克病可出现毛细血管内细胞空泡变。鉴别诊断可通过 DNA 突变分析。

2. 卵磷脂胆固醇酰基转移酶缺乏　肾小球毛细血管壁和系膜区可见空泡细胞和细胞外空泡样结构，电镜可帮助诊断。

3. 药物和毒性　胺碘酮、雷诺嗪和硅肾相关肾病，病理学特点和氯喹毒性一致，诊断依据于临床病史。

四、诊断及治疗

长期使用氯喹／羟氯喹患者出现蛋白尿、或蛋白尿增加，肾活检病理电镜下足细胞中可见旋涡状的髓样小体或斑马小体，排除其他疾病（特别是 Fabry 病），可诊断氯喹中毒相关性肾病。停止使用氯喹，蛋白尿和肾功能下降可能在停用氯喹后好转。

（余　晨）

第 9 节　海洛因相关性肾病

海洛因相关性肾病（heroin associated nephropathy，HAN）是指长期使用海洛因类成瘾性药物所致的肾脏损害，以大量蛋白尿为临床特点，病理表现多样，以肾小球局灶节段硬化最多见，亦可累及小管间质及血管。多数患者糖皮质激素治疗无效，许多 HAN 患者在首次评估时即发现肾功能下降。6~48 个月进展至终末期肾衰竭。

一、流行病学

20 世纪 70 年代，McGinn 等首次报道使用海洛因后出现大量蛋白尿，提出 HAN 的概念。随后，大量研究描述了与慢性静脉滥用海洛因、可卡因、吗啡、苯丙胺和麻醉药、迷幻药，包括一些类似物在内的相关肾脏疾病的临床和病理学特征。在过去的 35 年里，世界许多地区非法药物的使用呈爆炸式增长，与此同时，药瘾性肾病成为终末期肾病的重要原因之一。然而 20 世纪 90 年代以后，尽管吸食海洛因的人数持续攀升，但 HAN 的发病率却急剧下降，1991—1993 年美国纽约地区甚至无新发病例，有学者研究认为这可能得益于海洛因的纯度不断提高，掺杂物减少；同时由于与静脉滥用海洛因相关的某些病毒感染，如 HIV、乙型肝炎病毒（hepatitis B virus，HBV）及 HCV 等导致的肾脏损害也逐渐被认识。

HAN 是海洛因依赖的主要内科并发症之一，是终末期肾病（end stage renal disease，ESRD）需要长期透析治疗

的重要原因。通常情况下，主要临床肾活检指征是在药物滥用史之后出现不明原因的大量蛋白尿。然而，在没有或几乎没有肾病临床迹象的海洛因成瘾者中，也可以发现肾脏形态学异常。该病在我国报道很少，约占肾穿刺总数的0.4‰。一方面可能由于总体发病率低，另一方面也可能存在部分患者刻意隐瞒吸毒史，被误诊为其他肾脏疾病的情况。因此，临床上遇及不明原因大量蛋白尿患者需详细询问用药史，警惕 HAN 的可能。

二、发病机制

海洛因导致肾损伤的机制目前尚未明确，有学者认为海洛因中的杂质起主要致病作用，其作为抗原或直接毒性物质，诱发肾脏局部炎性反应。随着海洛因纯度的提高，HAN 发病率下降支持了这一观点。另有研究表明，海洛因本身也具有肾损伤作用。其代谢产物吗啡在体外对肾小球系膜细胞、上皮细胞及肾脏成纤维细胞有直接毒性作用，刺激系膜细胞及基质增生，诱导细胞凋亡，抑制金属蛋白酶表达，进而导致细胞外基质积聚，肾小球硬化。海洛因成瘾者常伴 HIV、HBV 或 HCV 感染，这些病毒感染可能也在HAN 的发病中起作用。

三、病　理

HAN 范围包括急性肾衰竭、肾小球病变，如局灶节段性肾小球硬化（focal segmental glomurular sclerosis，FSGS）、慢性乙肝和丙肝相关的膜增生性肾小球肾炎（membrano-proliferative glomerulonephritis，MPGN）、病毒感染相关免疫复合物增殖性肾小球肾炎、细菌性心内膜炎及败血症。另外，间质性肾炎、肾淀粉样变性和罕见的肉芽肿性间质性肾炎病例亦存在。此外，慢性毒瘾人群中的 HIV 相关性肾病（HIV-associated nephropathy，HIVAN）在 HAN 疑似病例中必须予以考虑（表 27-9-1）。

表 27-9-1　海洛因相关性肾病的组织病理学表现

FSGS（主要是美国成年黑种人吸毒者）
MPGN（在欧洲多发）
微小病变型肾病
基底膜增厚
PAS 阳性系膜沉积，包括免疫球蛋白和补体（例如 IgA、IgG、IgM、C3、C1q）
肾小球系膜 IgA 沉积（IgA 肾病，主要见于 HIVAN）
局灶性和弥漫性间质性肾炎
药物性横纹肌溶解症和肌红蛋白尿性肾衰竭
皮肤化脓性病变引起的肾淀粉样变
血管炎
肉芽肿性肾炎（罕见）

注：FSGS. 局灶节段性肾小球硬化；HAN. 海洛因相关性肾病；HIVAN. HIV 相关性肾病；MPGN. 膜增生性肾小球肾炎；PAS. 糖原染色。

（一）肾小球病变

从形态上看，阿片类药物引起 FSGS 与其他病因所致

的 FSGS 类似。在美国,成年黑种人吸毒者 FSGS 较无静脉吸毒者蛋白尿出现更多、肾小球硬化和肾小管间质纤维化程度更重。通常伴有 IgM、IgG、C3、β1C、纤维蛋白原在肾小球系膜沉积。电镜可见足突细胞肿胀、足突局灶性或广泛融合,有时还可见到脂质体。Haskell 发现 HLA-Bw53 在黑种人 HAN 患者中持续增高,结果表明,在毒瘾者肾病发展过程中可能存在遗传易感性。免疫复合物介导的 MPGN 亦可见于海洛因成瘾者。现在仍不清楚是否是海洛因 / 吗啡本身潜在的抗原抗体复合物或其类似物,或由于乙型或丙型肝炎病毒感染反应引起。

(二)间质性肾炎

局灶性间质性肾炎较常见,通常局部淋巴细胞和巨噬细胞浸润,伴随着局部间质纤维化。炎症细胞的浸润可与淋巴 - 单核细胞 GN 独立共存,它们涉及肾皮质和髓质。有时可见肾皮质区囊肿。所有的囊肿似乎由淋巴细胞和单核细胞浸润引起轻微或中度炎症致肾小管扩张所致。

(三)肾淀粉样变

慢性海洛因依赖伴肾淀粉样变性较少见。肾活检显示肾小球淀粉样变性通常累及小动脉,还可出现间质纤维化以及明显的间质炎症细胞浸润。慢性海洛因依赖者淀粉样变性的发生可能与多种致病机制有关。如慢性药物滥用,感染相关,免疫系统激活。肾淀粉样变性人群的年龄较大,有较长的海洛因成瘾史,大多数人都有慢性皮下化脓性病变、脓肿和溃疡的证据。肾淀粉样变性几乎只在皮下注射海洛因吸毒者身上发生。皮下脓肿持续大量出现,或多或少导致血清淀粉样蛋白的持续升高。这会导致全身性淀粉样变,并伴有皮肤破裂的永久性皮下脓肿。因此,淀粉样蛋白沉积也可能存在于其他器官,如脾脏。肾淀粉样变的增加可能与注射海洛因 / 吗啡的纯度变化有关,或可能受注射次数的影响。

(四)急性滥药性横纹肌溶解症

非创伤性横纹肌溶解症和随后的肾功能不全、肾衰竭在各种滥用药物的人群中多有报道。横纹肌溶解症是吸毒死亡常见的病因,虽然吸毒致横纹肌溶解症的发病机制尚未完全阐明。一些学者考虑到肌肉损伤,可以归因于麻醉物质或其添加剂对肌膜的直接毒性或过敏作用。然而,促进吸毒者横纹肌溶解症的发展似乎不是由单一因素,而是多种因素的结合。另外,Welte 等比较了吸毒者与对照组的肾组织样本,用免疫组化方法证实了肌红蛋白沉积在肾小管内沉积。

(袁静　查艳)

参考文献

[1] RAGHAVAN R, EKNOYAN G. Acute interstitial nephritis-a reappraisal and update [J]. Clin Nephrol, 2014, 82 (82): 149-162.

[2] MURIITHI A K, LEUNG N, VALERI A M, et al. Clinical characteristics, causes and outcomes of acute interstitial nephritis in the elderly [J]. Kidney Int, 2015, 87 (2): 458-464.

[3] 苏涛 , 杨莉 . 解热镇痛药所致急性肾损伤的临床病理特点分析 [J]. 临床肾脏病杂志 , 2015, 15 (4): 217-221.

[4] KRISHNAN N, PERAZELLA M A. Drug-induced acute interstitial nephritis: pathology, pathogenesis, and treatment [J]. Iran J Kidney Dis, 2015, 9 (1): 3-13.

[5] QUINTO L R, SUKKAR L, GALLAGHER M. Effectiveness of corticosteroid compared with non-corticosteroid therapy for the treatment of drug-induced acute interstitial nephritis: a systematic review [J]. Intern Med J, 2019, 49 (5): 562-569.

[6] CHANG H W, KUEI C H, TSENG C F, et al. Spontaneous perirenal urinoma induced by NSAID-associated acute interstitial nephritis [J]. Ther Clin Risk Manag, 2018, 14: 595-599.

[7] MANOHAR S, LEUNG N. Cisplatin nephrotoxicity: a review of the literature [J]. J Nephrol, 2018, 31 (1): 15-25.

[8] KHWAJA A. KDIGO Clinical Practice Guidelines for acute kidney injury. Nephron Clin Pract, 2012, 120 (4): 179-184.

[9] KILARI S, YANG B, SHARMA A, et al. Increased transforming growth factor beta (TGF-β) and pSMAD3 signaling in a murine model for contrast induced kidney injury [J]. Sci Rep, 2018, 8 (1): 6630.

[10] LV Y, LI X, LIANG S, et al. The clinical and pathological features of adefovir dipivoxil-related renal impairment [J]. Clin Nephrol, 2019, 91 (3): 180-186.

[11] CHÁVEZ-IÑIGUEZ J S, MEDINA-GONZALEZ R, AGUILAR-PARRA L, et al. Oral acyclovir induced hypokalemia and acute tubular necrosis a case report [J]. BMC Nephrol, 2018, 19 (1): 324.

[12] ZHOU W Y, ZHANG M F, NI Z H. Acute phosphate nephropathy leading to graft failure [J]. Clin Exp Nephrol, 2019, 23 (1): 144-145.

[13] DAVIES M R P, WILLIAMS D, NIEWIADOMSKI O D. Phosphate nephropathy: an avoidable complication of bowel preparation for colonoscopy [J]. Intern Med J, 2018, 48 (9): 1141-1144.

[14] 邹万忠 . 肾活检病理学 [M]. 4 版 . 北京 : 北京大学医学出版社 , 2017.

[15] WARE K, BRODSKY P, SATOSKAR A A, et al. Warfarin-related nephropathy modeled by nephron reduction and excessive anticoagulation [J]. J Am Soc Nephrol, 2011, 22 (10): 1856-1862.

[16] OLIVER T, SALMAN LA, CIAUDELLI B, et al. Anticoagulation-related nephropathy: the most common diagnosis you've never heard of [J]. Am J Med, 2019, 132 (8): e631-e633.

[17] KHUBCHANDANI S R, BICHLE L S. Hydroxychloroquine-induced phospholipidosis in a case of SLE: the wolf in zebra clothing [J]. Ultrastruct

Pathol, 2013, 37 (2): 146-150.

［18］ MAUTHE M, ORHON I, ROCCHI C, et al. Chloroquine inhibits autophagic flux by decreasing autophagosome-lysosome fusion [J]. Autophagy, 2018, 14 (8): 1435-1455.

［19］ BUETTNER M, TOENNES S W, BUETTNER S, et al. Nephropathyin illicit drug abusers: a postmortem analysis［J］.AmJ Kidney Dis,2014,63(6):945-953.

［20］ SETHI S.The changing spectrum of heroin-associated kidney disease［J］.Clin J Am Soc Nephrol,2018,13(7):975-976.

第28章

缺血性肾小管间质损伤

第1节 急性肾小管损伤/坏死

急性肾小管坏死(acute tubular necrosis,ATN)是急性肾缺血(ischemic)或中毒(toxic)引起的肾小管上皮细胞广泛变性坏死,是引起急性肾损伤(acute kidney injury,AKI)的原因之一。临床表现为急性肾功能不全。然而,ATN这一名称不够准确,大多情况下病理所见并非急性肾小管坏死,而只是小管上皮细胞受损的表现(如细胞扁平、管腔扩张和刷状缘脱落等)。因此,近年来ATN逐渐被急性肾小管损伤(acute tubular injury,ATI)这一名称所取代。

在第一次世界大战期间人们发现在急性肾小管坏死的病例中,一些是由于急性感染,还有一些是由于缺血所致。1951年,随着显微镜技术和肾活检技术的出现,证实了肾小管缺血性损伤坏死。追溯缺血性肾小管坏死这个概念最早可能是1954年Brun提出的,之后被Schubert在其综述中再次提及,而后被沿用,直至近年被ATI这一名称所取代。近年一项全球AKI流行病学的荟萃分析显示,成人AKI发病率为21.6%、儿童发病率高达33.7%,其相应病死率分别为23.9%和13.8%。2015年我国一项AKI病因调查显示肾前性、肾性及肾后性AKI分别占51.8%、27.6%及8.8%,其中肾脏低灌注占77.8%。

一、病　因

ATI的病因,传统上主要分为缺血性(ischemic)和肾毒性(toxic)两大类。有时肾缺血和肾毒性因素同时存在,是肾缺血和毒素两种因素综合作用的结果。它们的共同特点是有效血容量急剧减少,全身微循环灌注显著降低,导致组织缺血、代谢障碍及各器官功能不全。尿量减少常被视为组织血流灌注不足的指征。在组织持续缺血的情况下,内源性肾毒素随之增多,加重了肾损害,导致急性肾衰竭。两者在病理上表现相似,主要表现为:肾小管的严重损伤,如肾小管上皮细胞空泡变性,细胞扁平、脱落,管腔扩张,细胞管型,甚至形成裸基底膜等表现。本章将重点介绍缺血性ATI。

急性肾缺血是ATI最常见的类型。较长时间肾缺血、缺氧可引起ATI。并且,缺血再灌注损伤又使得病变进一步加重,如手术大出血后输血、各种原因的休克纠正后、体外循环心脏复跳和心脏复苏等都属于缺血再灌注损伤。

二、发病机制

(一)肾血流动力学改变

肾血流动力学改变在ATI早期已起主导作用,且常常是始动因素。在出血性休克或严重血容量不足时,由于神经和体液的调节,全身血液重新分配,肾动脉收缩,肾血流量可明显减少,肾灌注压力降低和肾小球入球小动脉明显收缩,造成肾皮质缺血和ATI的发生。有时在大出血引起急性缺血性ATI的早期,虽经迅速补充血容量,肾血流量恢复,但肾小球滤过率(glomerular filtration rate,GFR)仍不恢复,说明在ATI早期,就存在肾内血流动力学改变和血流分布异常。这些肾血流动力学异常的病理生理基础考虑与下列各因素有关。

1. 肾神经的作用　肾交感神经纤维广泛分布于肾血管及肾小球旁器。肾上腺素能神经活性增强引起肾血管收缩,导致肾血流量与GFR降低。在缺血型ATI时刺激肾神经后所引起肾血管收缩程度远超过对正常动物的刺激,说明ATI时血管对肾神经刺激的敏感性增加,但此种增强反应可被钙通道阻断剂所抑制,提示肾神经刺激所出现的肾血管收缩是与肾血管平滑肌钙活性改变有关。但临床上观察到在无神经支配的肾脏,如同种异体肾移植恢复血供后发生缺血型ATI的发生率可高达30%,又不支持肾神经在ATI发生中的主导作用。

2. 肾组织内肾素-血管紧张素的作用　肾组织内有完整的肾素-血管紧张素系统。缺血性ATI时,肾血循环通路改变多认为与肾组织内肾素-血管紧张素系统的激活,导致入球小动脉强烈收缩有关。但抑制肾素活性和拮抗血管紧张素Ⅱ仍可发生ATI,说明肾素-血管紧张素系统并非是ATI决定性因素。

3. 肾内前列腺素的作用　肾内前列腺素特别是前列环素$_2$(prostaglandin,PGI_2)在肾皮质合成,有显著扩张血管作用,它可增加肾血流量和GFR,并有利钠和对抗抗利尿激素对集合管的水重吸收,起到利尿的作用。已证实在ATI时血中及肾组织内PGI_2明显减少,而前列腺素拮抗剂吲哚美辛(消炎痛)则可加速缺血性肾损害。此外在肾缺血时,肾皮质合成血栓素增加,亦促使肾血管收缩。但目前尚无证据说明前列腺素在 ATI 中起到主导作用。

4. 内皮细胞源性收缩及舒张因子在 ATI 中的作用 多年来不少学者强调血管内皮源性收缩因子病理性分泌增多以及血管内皮源性舒张因子如一氧化氮(nitric oxide,NO)释放障碍对 ATI 血流动力学改变起重要作用。他们发现 ATI 早期肾血流量减少,不是由于肾素 - 血管紧张素的作用所致,而是肾缺血、缺氧时,血管内皮细胞释放较多内皮素,引起肾入球和出球小动脉收缩阻力升高,且以入球小动脉阻力增加更为明显,故肾血流量和 GFR 平行下降。正常血管内皮尚能释放舒张因子,协同调节血流量以维持血循环,对肾脏则有增加血流量、降低入球与出球小动脉阻力的作用。ATI 早期血管内皮舒张因子的释放即有障碍,缺血再灌注后氧自由基增多亦影响舒张因子的释放。在此情况下对肾血流动力学改变可能较为突出。目前认为内皮细胞收缩与舒张因子调节失衡可能对某些类型 ATI 的发生和发展起重要作用。

5. 细胞损伤 血管内皮细胞由于缺血损伤导致凋亡、坏死。小管上皮细胞损伤导致细胞因子释放,另外,死亡的小管上皮细胞脱落至管腔,可形成细胞管型堵塞肾小管管腔。同时,炎症细胞如中性粒细胞、巨噬细胞、淋巴细胞、树突状细胞的活化等也在 ATI 的发展过程中起了重要的作用。

(二)肾缺血 - 再灌注细胞损伤机制

肾组织在急性缺血、缺氧后恢复血供,如休克纠正后、大出血输血后、体外循环或心脏复苏恢复后、移植肾血循环恢复后,产生大量氧自由基。缺氧时能量分解多于合成,三磷酸腺苷分解产物次黄嘌呤聚集,在黄嘌呤氧化酶作用下产生大量黄嘌呤,继而氧自由基产生增多。肾组织细胞膜富含脂类物质,如多价不饱和脂肪酸,后者与自由基有高度亲和作用,产生多种脂质过氧化物。后者可使细胞膜上多价不饱和脂肪酸与蛋白质比例失调,致使细胞膜液体流动性和通透性发生改变,从而导致功能障碍,各种酶活性降低,毛细血管通透性明显增加,渗出增多导致细胞和间质水肿等。自由基等损伤细胞膜又使大量细胞外 Ca^{2+} 进入细胞内,使细胞内 Ca^{2+} 增多,细胞死亡。此外,肾缺血时皮质线粒体功能明显降低,也使三磷酸腺苷合成减少,使细胞膜上依赖三磷酸腺苷能量的离子转运功能降低,细胞内 Ca^{2+} 聚积,后者又刺激线粒体对 Ca^{2+} 的摄取增加,线粒体内钙含量过高而导致细胞死亡。用 Ca^{2+} 拮抗剂可预防细胞内钙浓度增加,从而预防 ATN 的发生。

三、病　理

(一)光镜

早期或急性期,肾小管上皮细胞颗粒或空泡样变性,细胞扁平、管腔扩张,刷状缘脱落。严重时出现上皮细胞部分或全部从基底膜脱落,甚至形成裸基底膜,偶可见基底膜断裂,管腔内可见透明、颗粒或细胞管型,出现上皮细胞凋亡等(图 28-1-1~ 图 28-1-3)。

恢复期出现肾小管上皮细胞再生现象,出现新生的上皮细胞。可伴有肾间质水肿,少量炎症细胞浸润。后期可出现肾间质纤维化。

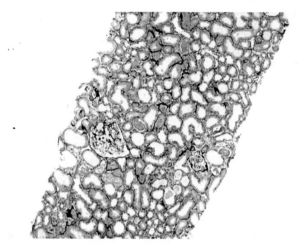

图 28-1-1　急性肾小管损伤

注：肾小管上皮细胞刷状缘脱落,管腔扩张,腔内脱落的细胞碎片(PASM×100)。

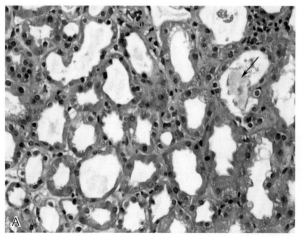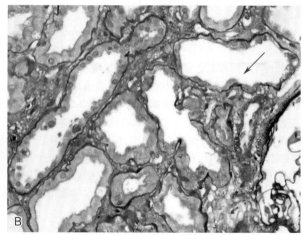

图 28-1-2　急性肾小管损伤

注：A. 肾小管管腔内少量细胞碎屑和蛋白管型(黑箭头,HE×200);B. 肾小管上皮细胞扁平、管腔扩张(红箭头,PAS×400)。

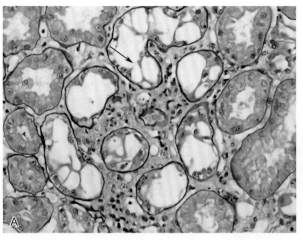
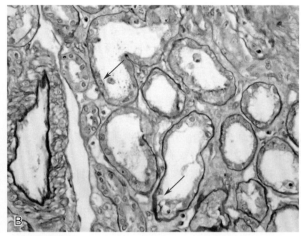

图 28-1-3　急性肾小管损伤

注：A. 肾小管上皮细胞空泡样变性（黑箭头，PASM×400）；B. 肾小管上皮细胞扁平，刷状缘脱落，基底膜裸露（红箭头，PAS×400）。

（二）免疫荧光

阴性，无免疫球蛋白或补体沉积。

（三）电镜

肾小管上皮微绒毛脱落，上皮细胞出现肿胀、微泡样改变，线粒体、内质网扩张，溶酶体增多。严重坏死时，出现细胞结构从基底膜脱落。有时可见细胞碎片或高密度颗粒在管腔内沉积（图 28-1-4）。

四、临床表现

广泛的肾小管损伤甚至坏死引起急性肾功能不全，临床经过可分为 3 期。

（一）少尿期（oliguric phase）

初期由于肾小管上皮细胞坏死肿胀，引起肾小管阻塞，并伴有继发性肾小动脉收缩，肾小球血流量减少，滤过率降低，尿量减少，严重患者 24h 尿量甚至少于 100ml。此期由于高钾血症极易诱发心律不齐，对患者生命构成严重威胁。

（二）多尿期（polyuric phase）

发病后 1~3 周，肾小管上皮细胞再生修复，阻塞肾小管管腔的坏死物质部分被吞噬细胞吞噬，部分形成管型后从尿中排出，肾小管管腔逐渐再通，肾小球血流增加。然而再生的肾小管上皮细胞尚未完全分化成熟，再吸收功能不健全，即浓缩功能尚差，因而出现多尿。此期，大量钾从尿中

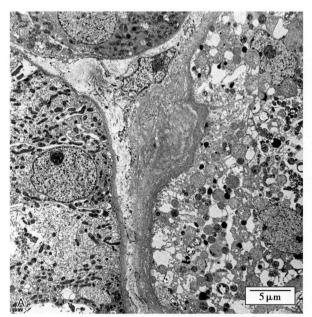
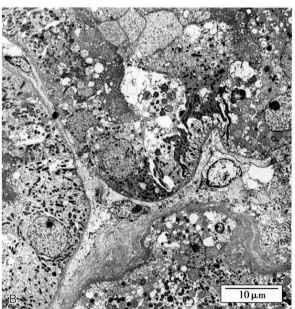

图 28-1-4　急性肾小管损伤

注：电镜下肾小管上皮细胞质内细胞器肿胀，空泡变性，管腔内可见细胞碎屑（A、B）。

排出,形成低钾血症,与上一期形成鲜明对照。

（三）恢复期（recovery phase）

肾小管上皮细胞分化成熟,肾功能恢复。

五、鉴别诊断

（一）与肾后性尿路梗阻鉴别

泌尿系结石,盆腔脏器肿瘤或手术史,突然完全性无尿或间歇性无尿(一侧输尿管梗阻而对侧肾功能不全可表现为少尿或非少尿),有肾绞痛与肾区叩击痛,尿常规无明显改变,B超检查和尿路X线检查泌尿系统常可较快作出鉴别诊断。

（二）与重症急性肾小球肾炎或急进性肾小球肾炎鉴别

重症肾炎早期常有明显水肿,高血压,大量蛋白尿伴明显镜下或肉眼血尿和各种管型等肾小球肾炎改变,对诊断有困难,拟用免疫抑制剂治疗时应做肾活检明确诊断。

（三）与急性肾间质病变相鉴别

主要依据引起急性间质性肾炎的病因,如药物过敏或感染史,明显肾区疼痛,药物引起者尚有发热,皮疹,关节疼痛,血嗜酸性粒细胞增多等,本病与ATI鉴别有时困难,亦应先做肾活组织检查,多数急性肾间质肾炎需用糖皮质激素治疗。

六、治　疗

应及时纠正缺血,补充血容量,液体不足可使肾血流动力学进一步恶化。有时仅须停用降压药或利尿剂即可使肾功能明显改善。若已出现缺血性休克,可用升压药物维持血压,应选用能维持血压又能保护肾血流量和肾功能的升压药,肾脏剂量的多巴胺[3μg/(kg·min)],可增加肾血流量而不引起全身血压的变化。但血容量已补足而低血压仍持续存在时,则须给予较大剂量(5~20μg/kg)的多巴胺。同时应严格监测尿量及血电解质情况,及时纠正水电解质紊乱。

七、预　后

预后与原发病性质、年龄、原有慢性疾患、肾功能损害的严重程度、早期诊断和早期治疗、透析与否、有无多脏器功能衰竭和并发症等因素有关。通常情况下,及时诊断及早治疗的缺血性肾小管损伤预后较好,ATI发展为慢性肾功能不全者不足3%,主要见于严重的原发病、原有慢性肾脏疾病、高龄、病情严重、合并了其他脏器的衰竭或诊断治疗不及时等。

第2节　肾皮质坏死

肾皮质坏死(renal cortical necrosis,RCN)是急性肾衰竭的一种罕见病症,却也是一种严重的危及生命的病症,死亡率超过50%。这种坏死主要累及部分或全部的肾皮质区。1856年Traube报道了第1例肾皮质坏死的病例。20世纪中叶,大多数肾皮质坏死病例都是死后尸检发现的,随着现代化影像技术和活检术的普及诊断率有所提高,越来越多的肾皮质坏死可以在生前就被诊断出来。

一、病因及发病机制

RCN通常继发于血管痉挛、微血管损伤,或弥散性血管内凝血(disseminated intravascular coagulation,DIC),各种原因导致的肾动脉血流灌注的显著减少,以及由ATN的病理进展所致。经常伴随着产科病症的发生及败血症性休克。产科相关肾皮质坏死最常见诱因为胎盘突然剥离(胎盘早剥),其他诱因还有前置胎盘出血、难产或脓毒症性流产等。产科性肾皮质坏死有两个发病高峰:第一个高峰见于妊娠最后3个月(30~35周)、年龄>30岁的经产妇;第二高峰常见于早期脓毒症和非脓毒症性流产后。

肾皮质坏死可发生在任何年龄。约10%发生在婴儿和儿童。半数以上患有肾皮质坏死的新生儿在分娩时伴发胎盘早剥。第二常见的原因是细菌感染(败血症)。在儿童,肾皮质坏死后可继发于严重感染、脱水、休克或溶血尿毒症综合征。在成人,败血症引起的肾皮质坏死约占全部患者的1/3。其他病因包括移植肾排异、烧伤、胰腺炎、外伤、蛇咬伤、使用某些药物及某些化学物质中毒。

肾皮质坏死发病机制尚不明确。可疑的机制包括:①血管痉挛;②凝血机制的激活;③内毒素;④免疫性损伤;⑤内皮细胞损害。

二、病　理

（一）光镜

坏死的病理类型主要为凝固性坏死(coagulative necrosis),是由缺血引起的典型坏死类型(图28-2-1、图28-2-2)。细胞坏死后,蛋白质凝固,变为灰白色、比较干燥坚实的凝固体,多有缺血引起。肾小球、肾小管、血管正常结构消失,肾小球内可见红细胞堆积,肾间质可有散在单个核细胞浸润。动脉内皮细胞肿胀,管腔狭窄,血栓形成,动脉管腔内可见纤维素样血栓物质。

光镜改变病变性质与患病时间有一定关联,最初24小时肾小球改变从轻的、少量纤维素沉积,逐渐进展至整个肾小球毛细血管袢扩张、充血;36~72小时时可导致整个肾小球坏死。入球小动脉坏死,管腔内充满血栓及纤维素。2~3周后血栓机化。由于皮质组织减少,纤维组织增加,肾脏体积逐渐缩小。坏死组织和尚正常组织的界限十分明确。

（二）免疫荧光

无免疫球蛋白或补体沉积。有时可有非特异性吸附的免疫球蛋白。

三、临床表现

临床可出现突发少尿、无尿伴肉眼血尿和腰痛,发热和白细胞增多常见。甚至在无败血症时,尿中含有许多蛋白、红细胞和白细胞、红细胞管型、上皮细胞管型和蜡样管型等。如果早期测定血清乳酸脱氢酶和谷丙转氨酶水平升高。早期阶段,轻度高血压,甚至低血压常见。然而,在重新获得部分残余肾功能的患者中,加速性或恶性高血压很典型。

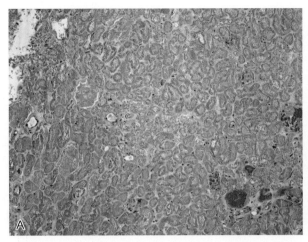 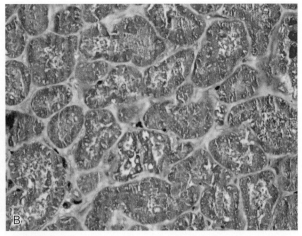

图 28-2-1 肾皮质坏死

注：患者女性，35 岁，感染性流产后出现发热、腰痛，少尿伴肉眼血尿，急性肾损伤。肾皮质正常结构消失，仅依稀可见肾小球、肾小管轮廓，肾小球内红细胞堆积（A. HE×100；B. HE×400）。

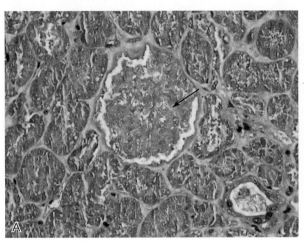 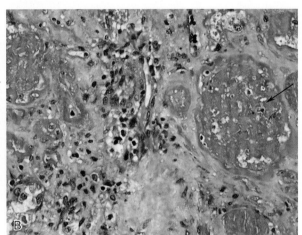

图 28-2-2 肾皮质坏死

注：凝固性坏死病变（箭头），肾脏正常结构消失，未见肾小管上皮细胞（A. HE×200；B. HE×400）。

妊娠相关的急性肾皮质坏死多见于 30 岁以上多次妊娠者。妊娠 35 周左右胎盘突然剥离，引起出血、低血压，继之发生无尿。此前患者可有毒血症或高血压，有的伴子痫：无规律腰痛、触痛、轻度发热、血压正常或偏低、肉眼血尿。同时可伴其他脏器严重受累，如 DIC、心肌炎、肝坏死，脑部病变常引起惊厥，同时可存在胰腺和消化道缺血，甚至可并发脑垂体和肾上腺细胞溶解。

四、鉴别诊断

（一）急性肾盂肾炎

表现为全身感染症状伴腰痛，肾区有明显的压痛和叩击痛，但区别在于急性肾盂肾炎不如前者突发和发展为急性肾衰竭；且多伴有尿路刺激症状，尿液检查有脓细胞和细菌尿。

（二）肾结石

具有典型肾绞痛和血尿症状，可通过影像学鉴别。

（三）肾皮质脓肿

临床表现有寒战、高热、腰痛、肾区有压痛和叩击痛，与急性肾皮质坏死表现相似，而且两者均有进行性肾功能损害。但前者通常伴有感染病史，可通过 CT 等影像学鉴别。

（四）肾结核

临床表现有发热、腰痛、脓尿、血尿及膀胱刺激症状，但肾结核多有结核病史，膀胱刺激症状明显，多为终末血尿，有时可有干酪物排出；连续尿沉渣涂片抗酸染色可发现抗酸杆菌；尿路平片肾实质内有不规则的密度不均的斑状钙化影。

五、治疗及预后

积极治疗原发病。其他主要是支持治疗，包括静脉输液、输血、抗感染、透析等治疗。近年来，治疗方法进展较快，预后得到改善。约 80% 患者可以存活 1 年或更长时间，尽管大多数患者需要终身透析或肾移植。

（丁 峰）

参考文献

［1］ HANIF M O, BALI A, RAMPHUL K. Acute renal tubular necrosis [M]. Treasure Island: StatPearls Publishing, 2020.

［2］ KHWAJA A. KDIGO clinical practice guidelines for acute kidney injury [J]. Nephron Clin Pract, 2012, 120 (4): c179-c184.

［3］ WILSON T, QUAN S, CHEEMA K, et al. Risk prediction models for acute kidney injury following major noncardiac surgery: systematic review [J]. Nephrol Dial Transplant, 2016, 31 (2): 231-240.

［4］ OZKOK S, OZKOK A. Contrast-induced acute kidney injury: a review of practical points [J]. World J Nephrol, 2017, 6 (3): 86-99.

［5］ ROBERT R, FRASCA D, SOUWEINE B, et al. Histologically proven acute tubular necrosis in a series of 27 ICU patients [J]. J Crit Care, 2018, 48: 130-134.

［6］ LEE J Y, PARK K A, OH S Y. Risk of Ischemic Kidney Injury in Patients With Nonarteritic Anterior Ischemic Optic Neuropathy: A Nationwide Population based Study [J]. Am J Ophthalmol, 2018, 187: 153-157.

［7］ ZARBOCK A, SCHMIDT C, VAN AKEN H, et al. Effect of remote ischemic preconditioning on kidney injury among high-risk patients undergoing cardiac surgery: a randomized clinical trial [J]. J AMA, 2015, 313 (21): 2133-2141.

［8］ SHARFUDDIN A A, MOLITORIS B A. Pathophysiology of ischemic acute kidney injury [J]. Nat Rev Nephrol, 2011, 7 (4): 189-200.

［9］ ANANDAN A K, BALACHANDRAN P, CHOWKSEY A, et al. Bilateral renal cortical necrosis following acute pancreatitis-a rare complication of a common disease [J]. Saudi J Kidney Dis Transpl, 2018, 29 (5): 1211-1215.

第 29 章

中毒性肾小管间质损伤

外源性肾毒素可致急性肾小管坏死（acute tubular mecrosis, ATN），急性肾小管间质性肾炎以及血栓性微血管病等，其中，以急性肾小管坏死为最常见。严重感染如金葡萄球菌败血症、革兰氏阴性菌败血症、军团菌感染、霉菌感染、重症病毒感染（如流行性出血热）及钩端螺旋体感染等，均可由于微生物的毒素或其代谢产物损伤肾小管上皮细胞，导致急性肾小管坏死。其他的毒物或药物中毒，如汞、砷、对比剂、化疗药物等也可引起急性肾小管间质损伤。

第 1 节 败血症/休克
相关肾损伤

病原微生物进入血循环后，在生长繁殖的同时产生了大量毒素导致全身炎症反应而引发败血症，又称为脓毒症（sepsis）。感染病原体主要为细菌，亦可以是霉菌、病毒或寄生虫等。人体的防御系统一般均能将进入血液循环的致病菌迅速消灭，但在致病菌数量过多、繁殖过快、毒力过大，超过了身体的抵抗力或者在身体抵抗力减低，如年老体衰、婴儿幼童、长期消耗性疾病、营养不良、贫血等时，致病菌容易在血中大量繁殖，产生毒素，从而引起败血症。败血症常见的感染部位包括肺、脑、泌尿道、皮肤及腹腔器官。

一、发病机制

（一）全身炎症反应

革兰氏阴性杆菌释出的内毒素或革兰氏阳性球菌胞膜含有的脂质胞壁酸与肽聚糖形成的复合物首先造成机体组织受损，进而激活循环中的单核细胞或组织器官中的巨噬细胞产生并分泌大量的炎性细胞因子如 TNF-α、IL-1、IL-6、IL-8、INF-γ，由此触发了机体对入侵细菌的阻抑反应，称为全身性炎症反应综合征（systemic inflammatory response syndrome，SIRS）。这些病理生理反应包括补体系统、凝血系统和血管舒缓素 - 激肽系统被激活，以及糖皮质激素和 β- 内啡肽被释出。这类介质最终使毛细血管通透性增加、发生渗漏，血容量不足以致心、肺、肝、肾等主要脏器灌注不足，由此产生血流动力学改变及肾血流量减少是败血症并发肾衰竭的原因之一。

（二）微血管血栓形成

败血症、严重感染、休克等原因引起肾小管损伤，常有弥漫性微血管损害。血小板和纤维蛋白沉积在损伤的肾血管内膜，引起血管阻塞或血流不畅，红细胞流经受损的血管时易发生变形、破碎、溶解，导致微血管内溶血，血小板凝集性增加和血管痉挛收缩可能与肾缺血时前列腺环素减少有关。上述各种病因均可激活凝血途径，并抑制纤维蛋白溶解，造成微血管血栓形成。弥漫性微血管血栓形成往往是疾病危重的信号。它可以是肾小管损伤的成因，也可以出现在病程的进展中，恶性循环，严重时可造成双侧肾皮质坏死。

（三）中性粒细胞激活，NO 合成减少

近来发现，败血症时中性粒细胞增多，可加重肾缺血和肾功能不全。其机制是中性粒细胞整合素（integrin）与内皮细胞的细胞间黏附分子 -1（inter cellular adhesion molecule1，ICAM-1）相互作用削弱对肾血管的保护，此外中性粒细胞还可破坏内皮而减少一氧化氮（nitric oxide，NO）合成，血管内源性舒张因子如 NO 释放障碍对 ATN 血流动力学改变起重要作用。同时，还促进了氧自由基生成，氧化应激也加重了急性肾衰竭的进展。

（四）肾小管阻塞

毒素等可直接损害肾小管上皮细胞，其病变以近端小管为主。败血症还可引起横纹肌溶解综合征，约占 7.1%，肌红蛋白可阻塞肾小管，导致阻塞部位近端小管腔内压升高，从而使肾小球囊内压力升高，尿液难以排出，继而影响肾小球滤过。

（五）肾间质水肿压迫

指肾小管上皮损伤后坏死、脱落，肾小管壁出现缺损和剥脱区，小管管腔可与肾间质直接相通，致使小管腔中原尿反流扩散到肾间质，引起间质水肿，压迫肾单位，加重肾缺血，使 GFR 进一步降低。

二、病 理

（一）光镜

早期或急性期，肾小球可正常，肾小管上皮细胞颗粒或空泡样变性，细胞扁平、管腔扩张，刷状缘脱落。严重时出现上皮细胞部分或全部从基底膜脱落，管腔内可见透明、颗粒或细胞管型。后期出现肾小管上皮细胞再生现象，出现新生的上皮细胞。肾间质水肿，伴大量炎症细胞浸润。可见到中性粒细胞（图 29-1-1）。

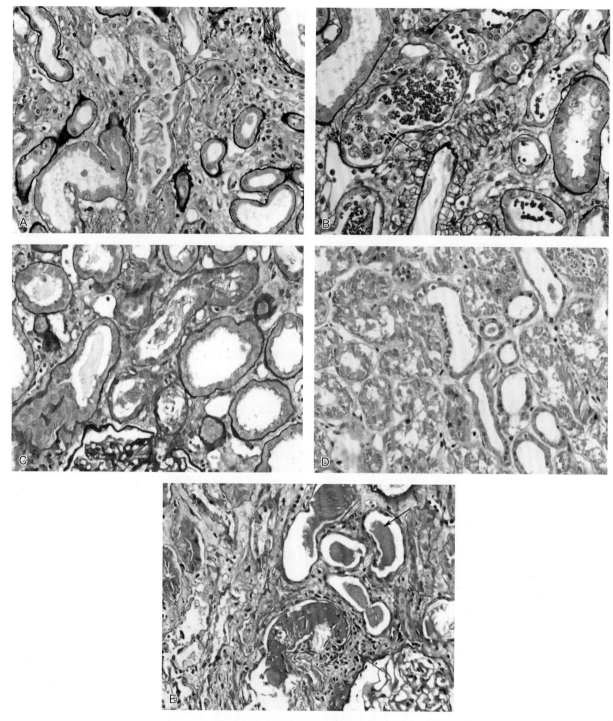

图 29-1-1　败血症继发性肾小管坏死

注：患者男性，55 岁，因肠穿孔急性腹膜炎后发生脓毒血症休克，出现少尿型急性肾小管坏死。肾穿刺病理：A. 肾小管上皮细胞从基底膜脱落（红箭头，PASM×400）；B. 管腔内可见细胞碎屑和颗粒样管型（黑箭头，PASM×400）；C. 肾小管上皮细胞刷状缘脱落，管腔扩张，管腔内可见细胞碎屑（PAS×400）；D. 肾小管上皮细胞坏死，细胞间结构不清，细胞核消失（HE×200）；E. 肾小管管腔内可见蛋白质管型（黑箭头）、细胞碎片管型，肾间质少量炎症细胞浸润（红箭头，PAS×400）。

（二）免疫荧光

阴性，无免疫球蛋白或补体沉积。

（三）电镜

肾小管上皮细胞微绒毛消失，细胞器肿胀、微泡样改变，线粒体、内质网扩张，溶酶体增多。严重坏死时，出现细胞结构从基底膜脱落。有时可见细胞碎片或特殊颗粒在管腔内沉积。

三、临床表现

反复出现的畏寒甚至寒战，高热可呈弛张型或间歇型，以瘀点为主的皮疹,累及大关节有关节痛,轻度肝脾大,重者可有神志改变、心肌炎、感染性休克、弥散性血管内凝血(disseminated intravascular coagulation,DIC)、呼吸窘迫综合征等,各种不同致病菌所引起的败血症,又有其不同的临床特点。

四、诊　断

根据 2016 版脓毒症以及脓毒症休克国际处理指南,脓毒症为感染所引起的危及生命的器官功能障碍。新定义将危及生命的器官功能障碍定义为脓毒症相关器官衰竭计分(sepsis-related organ failure assessment,SOFA) ≥ 2 分。但是由于 SOFA 计分在重症监护室外并无完整记录,故新定义另外发展出快速 SOFA 计分,适用于重症监护室之外的环境使用。

快速 SOFA 诊断标准包含意识障碍、低血压(收缩压 ≤ 100mmHg)和呼吸急促(呼吸速率 >22 次 /min 或血氧饱和度 <94%)。以上出现 2 项,加上存在感染的证据,就能定义为脓毒症。

严重感染可致脓毒症性休克(septic shock),指脓毒症患者尽管充分的液体复苏仍存在持续的低血压,需要使用升压药才能维持平均动脉压在 65mmHg 以上。血乳酸水平 >2mmol/L;即使给予足够的液体复苏,尿量仍 <0.5ml/(kg·h)至少 2 小时。非肺炎所致的急性肺损伤 $PaO_2/FiO_2<250mmHg$;肺炎所致急性肺损伤 $PaO_2/FiO_2<200mmHg$。血肌酐 >176.8μmol/L(2.0mg/dl)。胆红素 >34.2μmol/L(2mg/dl)。血小板 <100 000/μl;凝血障碍 INR>1.5。

五、鉴别诊断

败血症应注意和胃肠道感染、中毒性菌痢、重症伤寒、粟粒性结核、脑炎和隐性局部感染灶等相鉴别。还需与恶性组织细胞病、系统性红斑狼疮、深部淋巴瘤、风湿病等鉴别。败血症肾损害应与其他感染性肾病相鉴别。

六、治疗及预后

败血症的治疗包括支持治疗、抗感染治疗和抗休克治疗。必要时可进行血液替代治疗,如床边连续性肾脏替代治疗(continuous renal replacement therapy,CRRT)。

本病预后依赖于败血症的治疗是否成功,败血症纠正后可改善肾功能,败血症性肾衰竭的病情可以得到缓解。影响预后的主要因素为年龄、营养状况、病原菌对抗菌药的敏感度,以及治疗开始的早晚和是否彻底等。一般来说,年龄越小或年龄越老,营养状况越差,预后越差,尤其是葡萄球菌的耐药菌株,病死率可高达 30%。早期明确诊断,及时进行正确和彻底治疗,是取得良好预后的关键。

(丁　峰)

第 2 节　横纹肌溶解性肾损害

横纹肌溶解综合征(rhabdomyolysis syndrome,RM)是由于肌肉损伤引起横纹肌细胞破坏,导致包括肌酸激酶(creatine kinase,CK)、肌红蛋白、醛缩酶、乳酸脱氢酶及电解质等肌细胞内成分进入细胞外液及血液循环的一组临床综合征。大量肌红蛋白释放可引起急性肾损伤(acute kidney injury,AKI),是横纹肌溶解综合征的严重并发症。

一、病因及发病机制

(一)病因

RM 的病因主要包括物理和非物理因素。物理因素包括外伤和压迫、缺血、剧烈运动、电击伤和高温等;非物理因素包括代谢性疾病、药物、毒物、感染、电解质紊乱、内分泌及多发性肌炎和皮肌炎等。引起 RM 的药物以他汀类药物常见,精神类药物(如可卡因、苯环己哌啶等)也有报道。感染因素多见于局灶性肌肉感染、败血症导致的肌肉感染、军团菌病、人类免疫缺陷病毒感染等。

(二)发病机制

(1)肾脏血管收缩 RM 发生时,细胞外液流向第三间隙引起血容量减少,激活交感神经,促进抗利尿激素的分泌,同时激活肾素 - 血管紧张素 - 醛固酮系统,增加内皮素的释放,最终导致包括肾血管在内的全身血管收缩。横纹肌溶解释放的肌红蛋白可清除扩血管因子—氧化氮,同时损伤肌肉本身也可引起内皮素、细胞因子的瀑布样连锁反应,造成肾血管收缩,肾脏灌注不足,从而引起 AKI。剧烈运动时流向骨骼肌的血液增加,包括肾脏在内的内脏器官血流量减少,也是横纹肌溶解时肾脏灌注不足的原因。

(2)肾小管阻塞 肌红蛋白是横纹肌内的重要成分,分子量 16 700。正常情况下,仅极少量肌红蛋白进入血液,与 α_2- 球蛋白结合,在单核巨噬细胞系统代谢。当肌红蛋白大量释放时,超出 α_2- 球蛋白的结合能力,肌红蛋白则从肾小球滤出,进入肾小管,可与横纹肌细胞核分解产生的尿酸共同引起肾小管堵塞,继而引起 AKI。此外,代谢性酸中毒及相对脱水状态也促进肌红蛋白 -Tamm-Horsefall 蛋白管型形成,加重肾小管阻塞。

(3)肌红蛋白的细胞毒作用 大量肌红蛋白经肾小球滤过后,近曲肾小管对肌红蛋白的重吸收增加,肌红蛋白的降解产物增加,引起肾小管上皮细胞铁超载。在铁超载及 ATP 消耗的情况下,游离铁自身作为一种自由基和其催化生成的自由基共同引起脂质、蛋白质及 DNA 的过氧化反应,最终引起肾小管局部缺血,导致 ATN 的发生。研究发现肌红蛋白本身可能具有过氧化物酶样活性,导致分子氧化,引起脂质过氧化反应并产生多种细胞毒性产物。

(4)氧化应激。应激状态导致大量活性氧的产生,后者通过脂质过氧化反应损伤肾脏,还可诱导产生丙二醛(malondialdehyde,MDA),使蛋白质及 DNA 发生聚合从而损伤肾脏。近年来研究发现,铁介导超氧化物和过氧化氢酶反应产生的超氧自由基和脂质过氧化酶催化 Fe^{2+}- 血红素氧化形成的 Fe^{3+}- 血红素均具有极强诱导脂质过氧化的作用。

二、病　理

(一)光镜

肾小球一般无明显病变,近端肾小管上皮细胞扁平、刷状缘脱落,重者肾小管上皮细胞崩解脱落、节段性裸露基底膜,远端肾小管上皮细胞细胞质内及管腔中可见红黄色颗粒或管型,免疫组化肌红蛋白染色这些颗粒或管型呈棕黄色阳性(图 29-2-1)。

（二）免疫荧光

IgG、IgA、IgM、C3、C4、C1q 均阴性。免疫组化肌红蛋白染色管型阳性。

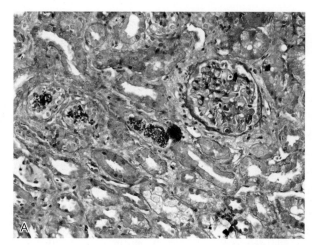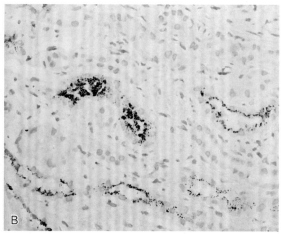

图 29-2-1　横纹肌溶解症肾损害

注:A. 肾小管腔内棕紫色颗粒样管型(Masson × 200);B. 肾小管上皮细胞及管腔内见棕黄色颗粒(肌红蛋白染色 × 200)。

（三）电镜

肾小球无明显病变,重者见肾小管上皮细胞坏死、脱落至肾小管管腔内。

三、临床表现

（一）横纹肌溶解表现

局部表现为受累肌群疼痛、肿胀、压痛、肌无力;全身表现为不适、乏力。

（二）肌红蛋白尿

患者出现酱油色尿或红色尿,尿液澄清,尿试纸条检查潜血阳性而尿沉渣镜检无红细胞,则支持肌红蛋白尿和横纹肌溶解的诊断。由于释放入血的肌红蛋白很快被清除或代谢,肌红蛋白尿仅为一过性,仅见于 50% 左右的患者。因此,尿检阴性不能排除 RM 的诊断。

（三）急性肾损伤

由于疾病初期大量水分进入细胞,导致有效循环血容量不足和低血压,增加 AKI 发生率。如果肌肉恢复快于 AKI,则肌肉内的大量水分进入血液循环,可引起高容量状态和心力衰竭。

（四）电解质及酸碱代谢紊乱

由于严重的肌肉破坏,电解质及酸碱代谢紊乱有时与 AKI 的程度不一致。

1. 高阴离子间隙的代谢性酸中毒　肌细胞内大量有机酸的释放导致高阴离子间隙代谢性酸中毒。

2. 高钾血症　肌细胞内储存的大量钾离子快速释放进入血液,酸中毒导致的钾离子重新分布更加重了高钾血症。

3. 低血钙　由于 Ca^{2+} 大量进入肌细胞可导致严重低钙血症,可导致严重心律失常甚至死亡。

4. 高尿酸血症　随着横纹肌溶解,肌细胞核的核苷大量释放入血,在肝脏代谢成黄嘌呤、次黄嘌呤和尿酸,出现高尿酸血症,后者是引起 AKI 的原因之一。

四、诊　断

诊断主要依据 CK 显著升高,其次是肌红蛋白管型:①CK。有 3 种亚型(即 CK-MM、CK-BB、CK-MB),当横纹肌完整性破坏,CK 即释放入血,在肌肉损伤后 2~12 小时内血清 CK 开始升高,1~3 天内达峰值,3~5 天内逐渐下降。当其大于血清 CK 正常值上限的 5 倍(>1 000U/L)即可诊断。由于脑部病变和心肌梗死也可出现 CK 升高,应注意鉴别。②肌红蛋白管型。尿隐血阳性,但镜检未见尿红细胞,尿沉渣可见棕色管型,高度提示肌红蛋白尿,诊断 RM 的敏感性约 80%。肌红蛋白尿仅见于 RM,但临床可为一过性,故尿肌红蛋白阴性不能排除 RM 的诊断。因血清肌红蛋白代谢较快,其检测血清肌红蛋白对诊断 RM 的敏感性低,而 CK-MM 亚型代谢较慢且不易被透析清除,其血清维持高水平的时间长于肌红蛋白,因此测定血清 CK-MM 比测定肌红蛋白更易发现是否发生横纹肌溶解,并能评估其严重程度。

五、治　疗

治疗的关键是阻断引起 AKI 的环节,包括纠正血容量不足、防止肾小管管型形成。

（一）基础治疗

1. 扩充血容量　对于一切横纹肌溶解患者均应积极补液,保证尿量每小时 200~300ml,并适当调整输液速度,注意避免因为输液速度过快引发肺水肿。

2. 碱化尿液　碱性药物不但可以阻止肌红蛋白和尿

酸在肾小管沉积,而且可以缓解高钾血症。应通过使用碱性药物将尿 pH 调整到 7.0 以上。可在低渗盐水中加入碳酸氢钠(每 1L 低渗盐水中加入碳酸氢钠 50mmol),第 1 天总量可达 200~300mmol。

对于没有少尿(≥ 20ml/h)的患者可使用甘露醇,甘露醇可提高肾小球内压力,增加肾小球滤过率,提高尿流量从而阻止肌红蛋白管型形成;甘露醇作为渗透剂还可将液体从组织间隙包括肌肉中吸引入血液循环;同时甘露醇可清除自由基,减轻肾损伤。Sever 等推荐输入甘露醇-碱溶液(0.45% 氯化钠 1 000ml,碳酸氢钠 50mmol,20% 的甘露醇 50ml)以甘露醇 5g/h 的速度输入,每天甘露醇不超过 1~2g/kg 或总量不超过 120g。对于少尿的患者,则不宜使用。

3. 纠正高钾血症　高钾血症是横纹肌溶解 AKI 的主要死因,早期发现轻、中度血钾异常(<7mmol/L),血肌酐水平升高(<8mg/dl)的患者,及时给予综合治疗。同时注意纠正低钙血症和高尿酸血症,上述治疗需延续至尿肌红蛋白转阴。

(二) 血液净化

如出现少尿、无尿和严重肾衰竭,则上述措施无效,应积极考虑血液净化治疗,等待肾功能恢复。以间断血液透析治疗为首选方式,横纹肌溶解往往呈现为高分解型 AKI,故应增加每天血液透析剂量方能有效纠正高钾血症等严重合并症。持续血液透析或滤过治疗需要大量使用抗凝剂,可能对外伤性横纹肌溶解不利,但持续血液净化有利于去除肌红蛋白、代谢毒素或继发感染的败血症毒素。

(三) 其他

1. 一氧化氮前体 L-精氨酸和一氧化氮供体吗多明　肌红蛋白可清除一氧化氮使其水平下降。基础实验表明,L-精氨酸及吗多明能增加肾脏一氧化氮含量,保护肾脏免受 RM 时的氧化损伤,对肾脏具有保护作用。

2. 抗氧化剂　脂质过氧化产物可对肾脏造成氧化损伤及肾血管收缩,所以抑制肌红蛋白氧化还原作用有望成为一种有效的治疗干预措施。研究表明,左卡尼汀可抑制过氧化反应保护 RM 模型大鼠肾脏免受氧化损伤。谷胱甘肽可加速脂质过氧化物的沉积及减弱自由基正反馈作用。所以,联合抗氧化剂和谷胱甘肽前体如 N-乙酰半胱氨酸、过氧化氢清除药,可能对保护肾脏具有协同作用。

3. 间充质干细胞(mesenchymal stem cells,MSCs)　是治疗 AKI 的一种新疗法。MSCs 可通过抗炎、抗细胞凋亡、抗氧化、抗纤维化、促进细胞及血管再生、激活内皮祖细胞等机制促进 AKI 肾脏功能的恢复。但是,临床仍需更多研究证实该疗法的效果及安全性。

六、预　后

一般预后良好,影响预后的主要因素是水、电解质及酸碱紊乱和肾功能受损程度。15%~33% 的 RM 患者可出现 AKI,病死率达 10%。轻度肾功能损伤患者,通过治疗短时间内肾功能可迅速恢复正常;肾功能损伤较重者则需血液净化治疗。

(刘茂东)

第 3 节　血红蛋白尿相关性肾损害

血红蛋白是一种含铁的能与氧结合的呼吸蛋白,仅存于红细胞内,当血管内溶血使血浆中血红蛋白浓度升高超过结合珠蛋白所能结合的量时,血浆中游离的血红蛋白即增多,并可从肾小球滤过,在近端肾小管中可被重吸收。若溶血反复发生,血红蛋白被重吸收及分解,最终以铁蛋白和含铁血黄素的形式沉积于肾小管上皮细胞内,并随尿排出形成含铁血黄素尿。沉积在肾小管上皮细胞内的血红蛋白及其产物,还可引发急性肾损伤、急性肾衰竭或慢性肾脏病。

一、病因及发病机制

(一) 红细胞内在缺陷所致溶血

1. 遗传性　主要为葡萄糖-6-磷酸脱氢酶(G-6-PD)缺乏所致溶血,常在进食生蚕豆(蚕豆病)或药物(伯氨喹)后发生。

2. 获得性　如阵发性睡眠性血红蛋白尿(paroxysmal nocturnal hemoglobinuria,PNH),获得性红细胞膜缺陷,源于造血干细胞的磷脂酰肌醇聚糖-A(PIG-A)基因突变,使糖化磷脂酰肌醇锚磷脂蛋白减少或缺乏,影响膜蛋白结构而使红细胞对血清中的补体特别敏感而发生溶血。临床表现为间歇性发作性睡眠血红蛋白尿和持续的含铁血黄素尿,可伴感染、全血细胞减少、出血或血栓形成、肾功能不全和肺动脉高压等并发症,严重时可并发溶血性尿毒症。PNH 引起肾脏损伤机制主要包括:①长期血管内溶血以及经常性大量血红蛋白尿,含铁血黄素沉着可引起肾小管功能障碍。研究发现,绝大多数 PNH 患者近端肾小管上皮细胞内存在大量含铁血黄素沉着,并进一步导致间质纤维化及慢性肾衰竭。②血红蛋白与肾小管上皮细胞分泌的 Tamm-Horsfall 蛋白聚合并沉淀造成肾小管内梗阻,血红蛋白分解产物直接造成肾小管坏死,游离亚铁血红素在急性肾损伤通路中发挥重要作用。③在感染、手术、输血、妊娠及服用药物(如铁剂、磺胺药、阿司匹林等非甾体抗炎药等)诱发下,导致机体严重溶血及大量血红蛋白尿引起管型肾病。④溶血过程中释放出磷脂、红细胞基质及其他促凝物质,激活补体系统导致血小板功能失常,易使血小板黏附、聚集在肾小球毛细血管腔形成微血栓,引起肾小球滤过率下降。

(二) 红细胞之外因素所致的溶血

1. 自身免疫性溶血性贫血　由于自身红细胞抗体在血管内与红细胞结合,引起红细胞凝集,并同时激活补体,补体直接破坏红细胞引起血管内溶血,出现酱油色尿。血红蛋白沉积在肾小管中,损害肾脏功能而导致急性或慢性肾衰竭。

2. 输注血型不符的血液　可造成不匹配的血细胞溶解,血红蛋白尿和急性肾衰竭;尤其合并有休克、缺氧、酸中毒或钠缺乏时更容易导致急性肾衰竭。

3. 蜂毒成分中的基本物质蜂毒肽，具有强大的表面活性，能够增加红细胞和其他细胞的渗透性，具有溶血、血管活性作用，磷脂酶A是蜂毒的主要成分和过敏原，二者协同作用可以产生溶血现象，对血小板、肥大细胞也有溶解作用。蜂毒引起的肾损害以急性肾损伤最为常见，重度中毒者可并发肾衰竭。

4. 体外循环心内直视手术常并发血红蛋白尿，体外循环本身对肾组织影响不大，但长时间体外循环灌注使机体内常发生各种不同的病理生理改变，大量红细胞被破坏，血红蛋白和血浆蛋白变性，出现游离血红蛋白升高而发生血红蛋白尿，游离血红蛋白沉积在肾小管中，损害肾功能而导致急性肾衰竭。凡肉眼可见血红蛋白尿者，常出现少尿，并可诱发急性肾衰竭。

二、病　理

（一）肉眼观察

肾脏体积变大、水肿，髓质充血且颜色比皮质深。

（二）光镜

主要表现为肾小管损害，在远端肾小管和集合管可见高密度红色颗粒样管型，免疫组化染色显示为血红蛋白阳性。中毒和缺血导致肾小管上皮细胞严重变性和坏死。上皮细胞内可见含铁血黄素沉积，普鲁士蓝染色（+），见图29-3-1。坏死的肾小管上皮细胞常发生崩解和脱落，可见细胞碎屑积存，浓缩于肾小管内，甚至形成细胞碎屑管型，尤以集合管内多见。肾间质水肿及淋巴和单核细胞浸润。后期肾小管萎缩，肾间质纤维化，甚至微血管血栓形成。

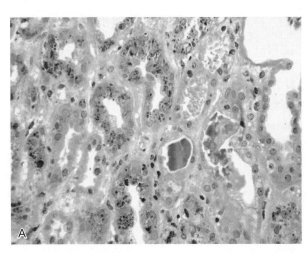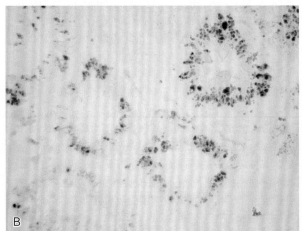

图 29-3-1　血红蛋白尿相关肾损害

注：A. 肾小管上皮细胞胞质内见棕黄色颗粒沉积（HE×400）；B. 肾小管上皮细胞胞质内普鲁士蓝染色强阳性（普鲁士蓝染色 ×400）。

（三）电镜

可见肾小管上皮细胞次级溶酶体增多，部分表现为高密度含铁小体，是吞噬的含铁血黄素，部分微绒毛脱落。

三、临床表现

除各种原发病表现外，多有急性肾衰竭。临床表现为酱油色尿，甚至少尿、无尿，短时间内肾功能减退，贫血、血胆红素升高等。常常伴随全身症状如腰背酸痛、血红蛋白血症等。

四、鉴别诊断

主要与肌红蛋白尿相鉴别：①肌红蛋白尿有肌肉代谢紊乱、创伤、缺氧、中毒、炎症等相应症状，而无血管内溶血表现；②肌红蛋白与血红蛋白分子量及等电点不同，可用蛋白电泳加以区别；③肌红蛋白可溶于3.2mol/L硫酸铵，而血红蛋白不溶，因此加硫酸铵于尿液中形成异常色素沉淀者为血红蛋白尿，无沉淀为肌红蛋白尿；④肾脏病理显示肌红蛋白管型与血红蛋白管型的形态相似，均为高密度红色颗粒样管型，需要通过免疫组化进行肌球蛋白或血红蛋白的染色，予以鉴别。

五、治　疗

针对不同的病因进行治疗，药物、毒物诱发者应立即停止使用，自身免疫病引起者用糖皮质激素和免疫抑制剂治疗。

（张亚丽）

第4节　重金属中毒肾病

重金属中毒肾病是指重金属及其化合物侵入体内引起的以肾小管损害和肾间质病变为主要特征，伴或不伴肾小球损伤的全身性疾病。临床表现因其种类、进入机体的方式、接触剂量和时间长短不同而有所差异，吸收入人体后主要经血液循环沉积于肾脏导致肾损伤。

一、铅中毒性肾病

铅在生活和工业生产中广泛使用，使用过程中所造成的污染对环境及人体健康有很大危害。铅对人体神经系统、血液系统、生殖系统和泌尿系统等都可以造成损伤。铅中毒可以引起肾脏损害，铅性肾病引起的慢性肾衰竭是铅作业工人的主要死因，在长期接触低浓度铅人群中铅中毒性肾病患病率为 8.2%。铅影响肾小管上皮细胞线粒体的功能，引起近曲小管重吸收功能障碍，损害轻者仅见蛋白尿、管型尿，重者出现少尿型急性肾衰竭。

对机体具有毒性作用的主要是无机铅，有机铅在体内可代谢为无机铅后具有毒性。无机铅可经消化道和呼吸道吸收，经消化道进入的铅大部分由粪便排出，吸收入血的铅大部分经肾脏从尿中排出，小部分可由胆汁排泄。吸收入血的铅 90% 以上存在于红细胞内，与红细胞膜或血红蛋白等红细胞内成分结合，其余不足 10% 存在于血浆。铅的毒性效应主要取决于血浆中铅的浓度。血浆中的铅离子可与血浆蛋白结合形成可弥散的铅结合蛋白(Pb-BP)，并逐渐向肾脏转移。转移到肾脏的铅可从肾小球自由滤过，伴有一定程度的肾小管重吸收。

（一）发病机制

血循环中的 Pb-BP 可通过细胞吞饮或被动扩散的方式进入近端肾小管上皮细胞，在胞质内进一步聚合成二聚体、四聚体甚至分子量更大的复合物，形成类似包涵体的铅蛋白复合体，转移到细胞核，通过影响线粒体的呼吸和磷酸化造成对肾小管上皮细胞的毒性损伤。铅可刺激肾小球旁器分泌肾素增加，引起肾小动脉痉挛，导致高血压和肾缺血，进一步加重肾小管间质病变。慢性接触高浓度铅还可通过形成肾小管上皮细胞核内包涵体，促进有丝分裂，介导 DNA 和蛋白合成异常导致肾腺瘤。

（二）临床表现

1. 急性铅中毒由于摄入含铅物质(如含铅油漆等)2~4 天后，患者出现多涎、呕吐、腹部绞痛、便秘、蛋白尿和无尿，短暂的尿铅排泄(2~18mg/24h)。尿中可见各种小分子蛋白、葡萄糖、氨基酸、磷酸盐等。

2. 慢性铅中毒由于长期的工业或环境性铅暴露所致，患者表现为身体虚弱、厌食、疲劳、震颤、头痛、便秘和腹部绞痛，还可出现肌肉无力、周围神经病变和脑病等神经症状。症状发作几年后可出现高血压。肾脏损害表现为逐步进展的慢性间质性肾炎，尿检查可出现糖尿、氨基酸尿、蛋白尿，最终导致慢性肾衰竭。也可以出现尿铅排泄增加(1.2~1.8mg/24h)，尤其在服用乙二胺四乙酸后。部分患者可伴发高血压或高尿酸血症(铅中毒性痛风)。

（三）病理

1. 光镜　①急性铅中毒肾脏损害的典型表现为皮质肾小管特别是近曲小管和亨氏袢的上皮细胞出现核内包涵体(铅蛋白复合体)，呈圆形，直径 2~7μm，有时周围包绕清晰的晕环。包涵体伊红染色中度着色，过碘酸希夫试验、耐酸染剂试验、吉姆萨染色、甲苯胺蓝、Masson 三色染色、Mallory 染色等均为阳性，而苏丹红染色和福伊尔根染色均为阴性。Goldner 三色染色，包涵体中心为绿色，而边缘为红色。实验性铅中毒时通过自体放射照射术可发现包涵体的蛋白性质的基质内含微量铅，也可显示肾小管上皮细胞坏死、有丝分裂象、囊性扩张、嗜碱或嗜酸细胞瘤样增生。②慢性铅中毒患者表现为肾小管萎缩、基膜变厚，上皮细胞

退行性变，肾间质纤维化等非特异性慢性肾小管-间质病变，肾小动脉内膜增生及硬化。铅包涵体常常缺如，组织学上与常见肾硬化难以鉴别。

2. 电镜　急性铅中毒性肾损害可见近端小管上皮细胞中的核包涵体，该小体中央有一高密度的固缩核心，其外由原纤维网环绕。并可见线粒体膨胀、变性、疏松以及细胞核增大、细胞出现有丝分裂等超微结构改变。

（四）诊断

铅中毒性肾损害诊断应满足下列条件：①铅接触史；②驱铅治疗后 24 小时尿铅排泄量是 0.1mg；③存在肾小管功能障碍，肾性糖尿、小分子蛋白尿或肾功能减退；④排除其他疾病引起的肾损害。

体内铅含量的一些监测指标可协助诊断：①我国正常成年人血铅上限为 30μg/100g；②尿铅正常上限为 0.08mg/L。

（五）治疗

治疗首要措施是脱离铅接触，其次是给予络合剂驱铅，由于药物不良反应较大，建议对于血铅水平 >45μg/100g 者给予络合剂，多采用二巯基丁二酸(DMSA)。动物实验研究发现 γ-谷氨酰半胱氨酸可通过抗氧化、抗凋亡、减轻炎症反应及提高肾脏再生能力等作用治疗铅中毒性肾损害。

二、汞中毒性肾病

汞及汞的化合物可经过消化道、呼吸道、皮肤、静脉、食物链、眼睛及皮肤伤口等途径进入体内，引起中毒。任何形式的汞制剂都可以引起汞中毒。汞中毒的临床表现与进入体内汞的形式、中毒途径、接触剂量、接触时间及年龄等有密切关系，可以引起急性肾小管损伤和慢性肾小管间质性肾炎。

（一）发病机制

无论是经过呼吸道吸入汞，还是静脉注射汞，进入身体的汞均以 Hg^{2+} 的形式发挥毒性。肾脏是汞最重要的解毒和排泄器官，其蓄汞量可达体内总汞量的 70%~80%，且肾脏排泄缓慢，长期高负荷载汞必然引起肾损害。肾功能损害程度与体内载汞水平无线性关系。汞通过以下机制引起肾脏损伤：①无机和有机汞化合物在肾脏诱导金属硫蛋白合成，并与之结合耗竭金属硫蛋白，对肾脏近曲小管产生毒性作用，直接作用于肾小管上皮细胞，造成肾小管变性坏死。② Hg^{2+} 与体内含有巯基的功能性酶及受体具有高度亲和性，造成这些酶及受体受抑制，生物学功能丧失。③ Hg^{2+} 通过抑制含巯基类酶的活性，破坏正常细胞膜及细胞器的结构，引起大量细胞外液中 Ca^{2+} 进入细胞内，引起钙超载，可造成磷脂大量分解生成花生四烯酸类物质，局部微血管收缩，加重组织细胞缺血缺氧。钙超载还可以引起大量氧自由基形成，造成组织损伤。④ Hg^{2+} 作为外源性物质，具有免疫致病性，能与体内蛋白结合形成免疫复合物，通过肾小球滤过膜系统，导致膜性肾病。有学者提出，Hg^{2+} 首先损伤肾小管，导致受损肾小管释放出抗原，从而造成肾小球免疫损伤。⑤ Hg^{2+} 可与肾小管上皮细胞的 DNA 结合，继而诱导肾小管上皮细胞凋亡，逐渐出现肾小球功能损害。

（二）临床表现

按照摄入汞的剂量和时间不同可分为急性（短期大剂量摄入）和慢性汞中毒（长期小剂量摄入）。①急性汞中毒常常是由于意外事故、吞食氯化汞自杀或工业生产中接触无机汞化合物而造成。吞食后造成严重的胃肠道症状，包括恶心、呕吐、腹痛和腹泻等。在1周内可发生水肿、少尿或无尿、氮质血症、高钾血症及酸中毒等急性肾衰竭的表现，部分患者出现急性肾小球肾炎表现。如果进行尿液检查，则可见尿中含有蛋白、红细胞、过量的葡萄糖和氨基酸。②慢性汞中毒主要由于职业接触，如从事生产科学仪器或汞蒸汽灯及重金属提炼、使用杀虫剂等职业。其次是生活接触，常见于服用含汞中药偏方和使用美白祛斑化妆品。轻度中毒者，少量至中等量蛋白尿是唯一表现，严重损害者可出现肾病综合征或Fanconi综合征伴近曲小管酸中毒，常出现肾功能不全，甚至肾衰竭。

（三）病理

1. 光镜（图29-4-1）　肾小球病变主要表现为膜性肾病和微小病变，也可表现为系膜增生性病变。肾小管病变急性汞中毒主要表现为肾小管坏死，肾小管上皮细胞质空泡变性，随后出现核固缩及核溶解，上皮细胞脱落，细胞碎片积聚在肾小管腔、最终钙化。慢性汞中毒在病变早期，有些近曲小管衬以正常上皮细胞，有些近曲小管上皮刷状缘脱落，细胞扁平，肾小管管腔扩张并常被细胞碎片所充填。肾间质水肿，含有少量炎症细胞，主要为淋巴细胞。随着病变的发展，肾小管管壁逐渐纤维化、炎症细胞浸润而管腔消失。残留的肾小管扩张，衬以立方或扁平上皮。

2. 免疫荧光　肾小球内可见到免疫复合物沉积，比较典型的是膜性肾病，可见IgG和C3沿毛细血管袢呈细颗粒状沉积。

3. 电镜　肾小球足细胞肿胀，足突节段融合、微绒毛化。膜性肾病时可见肾小球基底膜增厚，上皮下及基底膜内可见电子致密物沉积。肾小管上皮细胞线粒体肿胀、畸形，线粒体嵴不清晰，甚至高度扩张呈空泡样改变，溶酶体增多（图29-4-1）。急性汞中毒者可见肾小管上皮细胞严重水肿和空泡样细胞质肿胀、线粒体肿胀、胞膜破裂。

（四）诊断

具备汞接触史，结合典型的肾脏损害表现以及多系统损害的临床表现可做出诊断，有学者提出可以将血肌酐、血

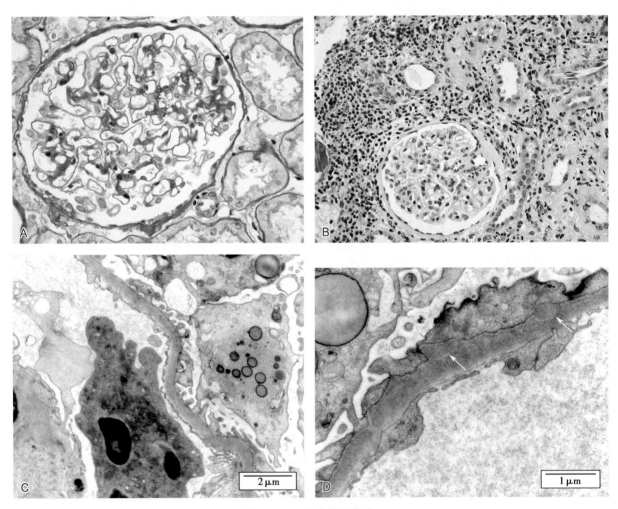

图 29-4-1　汞中毒性肾病

注：A. 肾小球毛细血管壁轻度僵硬，呈早期膜性肾病改变（PAS×400）；B. 肾小球鲍曼囊壁增厚，囊外大量浸润细胞（Masson×200）；C. 电镜下可见脏层上皮细胞肿胀，细胞质内较多溶酶体、大空泡及扩张的内质网，袢腔内偶见中性粒细胞；D. 电镜下可见节段肾小球基膜内及上皮侧有电子致密物沉积。

清尿素氮、尿 N- 乙酰 -β-D- 葡萄糖苷酶（NAG）、尿 β_2- 微球蛋白（β_2-MG）、尿视黄醇结合蛋白（retinol blinding protein，RBP）、尿簇集蛋白及胱抑素 C 作为汞中毒患者肾功能损伤早期标志物进行检测。

对体内汞含量的一些监测指标可协助诊断。①血汞：反映近期汞吸收水平，正常人血汞上限为 20μg/dl，血汞超过 30μg/dl 即出现汞中毒症状。②尿汞：进行 24 小时尿汞定量检测可衡量体内汞的含量。③发汞：发汞与血汞密切相关，可作为汞吸收的指标。建议检测前使用洗涤剂清洗头发样品，避免头发表面被汞污染造成的误差。发汞正常值上限为 2μg/g。

（五）治疗

驱汞是汞中毒性肾病治疗的关键，常用驱汞药物为二巯基类化合物，如二巯基丙磺酸钠等，能与汞螯合成无毒的螯合物从尿中排泄，将汞转移出肾脏。少尿、无尿患者需要辅以血液净化治疗清除汞的螯合物。另外驱汞治疗基础上应用糖皮质激素可通过抑制免疫与炎症反应，抑制醛固酮和抗利尿激素分泌，影响肾小球基底膜通透性等作用，发挥利尿、消除尿蛋白的疗效。早期汞中毒性肾损害如及时脱落汞污染环境，积极驱汞和对症治疗，能够较快恢复。

三、锂中毒性肾病

锂及其化合物作为高能燃料，具有燃烧温度高、速度快、火焰宽、发热量大等特点，广泛用于军事及电子等领域。职业性接触锂及其化合物可经呼吸道、口腔及破损的皮肤等途径进入体内并被吸收入血。锂盐（如碳酸锂等）是一种碱性金属药物，广泛应用于情感性精神病的治疗，由于其治疗量与中毒量极其接近，剂量过大或个体差异很容易导致中毒。研究发现，接受锂治疗的老年精神病患者中，慢性肾脏病的风险显著增加。

（一）发病机制

由于抗利尿素可激活远曲肾小管的腺苷酸环化酶，促进环 - 磷酸腺苷合成，增加尿液重吸收。锂可抑制腺苷酸环化酶，从而抑制尿液重吸收，引起肾性尿崩症，导致肾小管重吸收功能障碍。

（二）临床表现

急性锂中毒以消化道、神经系统症状为主，表现为食欲不振、恶心呕吐、腹泻以及昏迷、抽搐等，甚至大脑皮质广泛抑制，导致呼吸衰竭。

慢性锂中毒可出现多系统症状。①最常出现肾性尿崩症，以及烦渴、肾小管酸中毒、尿钠、钾、磷、尿酸含量增加和肾浓缩功能受损，长期应用锂盐治疗可引起慢性肾脏病及肾衰竭；②神经系统症状，以呆滞、无力嗜睡、震颤、抽搐、意识障碍、言语模糊、共济失调等为主，急性器质性脑综合征最为典型，严重者可造成大脑皮质的广泛抑制，出现癫痫大发作、大小便失禁、昏迷等导致呼吸循环中枢衰竭；③甲状腺功能减退症状，如食欲不振、乏力少言等；④心血管系统症状如心律失常、心律不齐和传导阻滞。

（三）病理

1. 光镜　并发肾病综合征者可表现为肾小球微小病变和局灶节段性肾小球硬化。肾小管扩张，肾小管上皮细胞变性，可见细胞肿胀和空泡形成，局灶性小管坏死，肾间质白细胞浸润，可见不同程度间质纤维化和局灶性小管萎缩（图 29-4-2）。

2. 免疫荧光　阴性。

（四）诊断

锂接触史结合典型临床表现和肾功能损害表现可以诊断。一般情况下，血清锂水平 >1.4mmol/L 或锂盐药物浓度高于 2.0mmol/L，锂中毒的诊断便可成立。

（五）治疗

对于服用锂盐的患者应密切观察用药反应，定期检测血锂浓度，出现意识障碍、抽搐、昏迷等神经系统症状进行对症治疗（抗感染、纠正水电和酸碱平衡紊乱、止痉、保护心肌等），输液排锂（由于钠的摄入与锂的排泄成正比，所以液体以补盐为主，促进锂离子的排泄）。并发肾病综合征者可口服泼尼松治疗。当血肌酐浓度超过 400μmol/L，血清锂浓度超过 2.5mmol/L 可进行血液透析治疗。

四、镉中毒性肾病

镉是一种环境中常见的有毒重金属元素。由于重金属开采、冶炼及其在工业、农业及医药上的广泛应用，人们接触镉的机会增多。镉可以通过呼吸道、消化道进入人体，并在体内长期蓄积，对体内肾、肺、肝、睾丸、骨骼及血液等多种器官和系统产生毒性作用，肾脏是对镉毒性最敏感也是最容易受损的器官。

（一）发病机制

进入肾组织的镉会诱导肾组织金属硫蛋白复合物（metallothionein，MT）的合成，并与之结合为镉 - 金属硫蛋白复合物（Cd-MT），减弱或消除镉对靶细胞的毒性，从而达到解毒的作用。由于与金属硫蛋白结合的镉相对分子质量较小，能够自由通过肾小球滤过膜，而与白蛋白结合的镉相对分子质量较大，很难通过肾小球滤过膜。因此，只有一小部分与白蛋白结合的镉对肾近曲小管上皮细胞具有明显的毒性作用，诱导氧化应激发生，使肾细胞发生凋亡，从而导致以广泛的近曲小管坏死为主的急性肾损伤。谷胱甘肽合成及代谢相关的生物学反应可能在镉诱导的慢性肾损伤机制中发挥一定作用。

（二）临床表现

急性镉中毒可表现为急性肺水肿和腹痛以及肾衰竭等症状。慢性镉中毒由于长时期暴露在低浓度镉污染环境所致，职业活动中长期密切接触镉及其化合物，可导致以肾脏损害为主要临床表现的职业性慢性镉中毒（occupational chronic cadmium poisoning，OCCP）。OCCP 主要是由于吸入镉的化合物烟、尘所致。早期常无任何症状和体征，部分患者可有头晕、乏力、腰背与四肢酸痛、咳嗽和胸闷等症状，主要表现为近端肾小管重吸收功能障碍，尿中糖、氨基酸、电解质（尤其是钠、钾、钙）以及低分子量蛋白质均见增加。随着病情发展，分子质量较高的蛋白（如白蛋白和转铁蛋白等）也可因肾小球受累而排泄增加，内生肌酐清除率、肾小管钙磷重吸收率以及尿浓缩试验等亦可出现异常。晚期由于肾脏发生结构损伤，可发生慢性间质性肾炎。通常镉所致肾功能异常进展较为缓慢，但是即使脱离接触，肾功能障

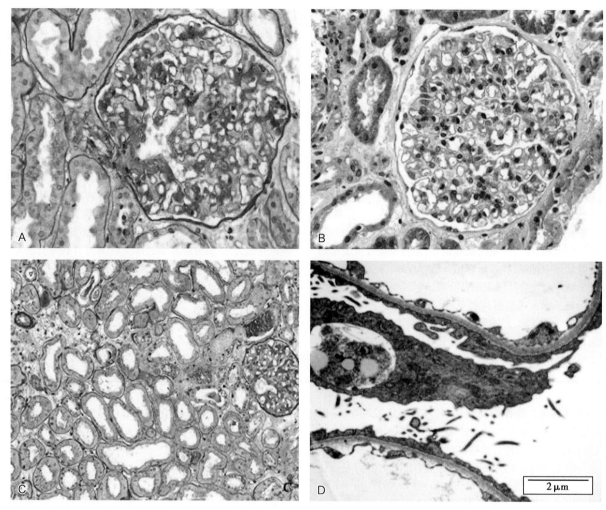

图 29-4-2　锂中毒性肾病

注:A、B. 肾小球节段系膜区轻度增宽(A.PAS×400;B. Masson×400);C. 急性肾小管损伤,可见上皮细胞刷状缘脱落,
　细胞扁平,间质轻度水肿(PAS×200);D. 电镜下可见肾小球足细胞足突广泛融合,较多微绒毛化。

碍仍可持续存在。严重 OCCP 患者可出现骨质疏松、骨软化和自发性骨折,患者自觉背部和四肢疼痛、行走困难、用力压迫骨骼后有疼痛感,X 线摄片检查可见假性骨折。

(三)病理

镉造成的肾损伤可累及肾脏的各个部分,表现为肾小管(主要是近曲小管)上皮细胞肿胀、坏死,间质炎细胞浸润等急性病变,也可表现为肾小管萎缩、间质纤维化等慢性病变。晚期镉中毒可出现肾小球病变,表现为肾小球细胞或基质增生等。

(四)诊断

OCCP 患者尿镉水平诊断的下限值为 5.0μmol/mol 肌酐(5.0μg/g 肌酐),连续 2 次测定尿镉的测定结果超过此值,即可根据有无肾小管功能异常诊断为 OCCP;血镉水平超过 5.0μg/L 认为可产生肾脏危害。尿中低分子量蛋白质如 β_2- 微球蛋白和 RBP 等一旦在尿中检出,通常认为肾损害已经发生。尿中高分子量蛋白质如白蛋白排出增加多提示肾小球受累,尤其在尿镉达到 20.0μg/g 肌酐以上或尿镉持续超标 10 年以上者。研究发现在镉中毒引起的急性肾损伤诊断中,一些指标的联合检测可能更有意义,如血清

BUN、肌酐、血清胱抑素 -C、NAG、和白介素 -18 升高。

(五)治疗

对于急性镉中毒可使用氨羧类络合剂如 EDTA 及其盐类等进行驱镉治疗。对于慢性镉中毒首先避免镉接触,然后进行对症支持治疗,一些中草药有一定疗效,如甘草甜素等可通过抗氧化缓解镉的毒性,冬虫夏草提取液可提高机体免疫力,促进肾小管上皮细胞增生抑制镉引起的肾损害。

(张亚丽)

第 5 节　动植物毒素及化学毒品中毒肾病

已知导致中毒肾病的动、植物毒素及化学毒品约有数百种,如鱼胆、蜂毒、蛇毒、毒菌等生物毒素,重金属、有机溶剂、农药、合成染料、酚类、醚类、醛类、苯类、有机酸类、氰化物、砷化氢等化学毒物。有的具有直接肾毒性,有的则通过溶血、横纹肌溶解、免疫反应、肾小管内形成结晶等间接造成肾脏损伤。本节就相对较为多发的砷化氢、有机溶剂、鱼

胆中毒、蜂毒、蛇毒、毒菌中毒进行介绍。

一、砷化氢中毒

砷化氢是含砷金属矿渣遇酸或其灼热废渣遇水所产生的废气。工业废灰中含砷的矿渣与酸反应可产生砷化氢，车间空气中砷化氢最高容许浓度为 0.03mg/m³。当车间空气中砷化氢浓度超标后，吸入人体则造成急性中毒，出现心、肝、肾多脏器功能受损，严重者可发生急性肾衰竭。

（一）发病机制

砷化氢中毒对肾损伤的发病机制有多种学说，主要为急性溶血引起的肾脏血流动力学改变及肾毒性物质的直接作用。

1. 急性溶血 可通过以下 3 种途径：①急性血管内溶血引起反射性肾血管痉挛；②坏死崩解产物、血红蛋白管型阻塞肾小管，肾小管内液反漏入肾间质，导致肾间质水肿，进一步压迫肾血管，降低肾小球滤过率；③上述原因导致肾小球滤过减少，肾小管重吸收功能减退，尿钠增多，通过管球反馈机制引起肾血管进一步痉挛，加重肾缺血。肾小管对于缺血的敏感性明显高于肾小球，所以首先造成了肾小管坏死。

2. 肾毒性物质的直接损伤 砷化氢、砷化氢 - 血红蛋白复合物或砷化氢代谢产物对肾小管均可能存在直接毒性作用。

（二）病理

1. 光镜（图 29-5-1） 肾小球病变较轻，有时可见节段性肾小球基底膜缺血皱缩。肾小管上皮细胞弥漫颗粒及空泡变性，刷状缘脱落，细胞扁平，灶状或片状崩解脱落、基底膜裸露，管腔扩张，管腔内可见大量血红蛋白及红细胞管型，肾小管上皮细胞内可见含铁血黄素颗粒，普鲁士蓝染色阳性。肾间质水肿，灶状淋巴和单核细胞浸润。小动脉无明显病变。

2. 免疫荧光为阴性。

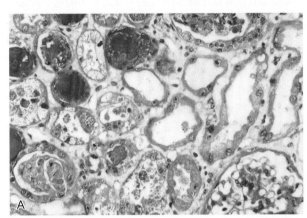
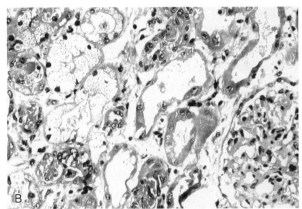

图 29-5-1 砷化氢中毒肾脏损害

注：患者男性，51 岁，冶炼厂工人，以恶心、呕吐、腹痛、腹泻，伴黑痰、尿色深 6 天入院。临床诊断急性肾损伤、砷中毒。肾穿刺病理：免疫荧光全阴性，光镜检查为急性肾小管损伤，肾小球病变较轻（A. Masson×200；B. HE×200）。

3. 电镜 可见肾小管上皮细胞溶酶体增多，内质网扩张，并可见特殊的颗粒状物质沉积，微绒毛脱落。

（三）临床表现

砷化氢中毒主要表现为急性血管内溶血引起的多脏器功能受损。轻度中毒有畏寒、发热、头痛、乏力、恶心、呕吐、腹痛、腰背酸痛，皮肤及巩膜轻度黄染。尿呈酱油色，隐血阳性，尿量基本正常，可伴有肝脏损害；重度中毒发病急骤，有寒战、发热、明显腰背酸痛或腹部绞痛，可有昏迷、谵妄、抽搐、发绀等。

（四）诊断与鉴别诊断

1. 临床上根据 GB1152-89《职业性急性砷化氢中毒诊断标准及处理原则》，①有明确的职业接触史；②常群体发病；③溶血的证据：寒战、发热、腰痛、酱油色尿、黄疸等，尿砷升高（参考值 =2mg/L）；④接触浓度越高，时间越长，潜伏期越短，病情越重，结合现场调查，典型病例诊断并不困难。

2. 砷化氢引起的急性肾衰竭病理变化的特点是急性肾小管坏死。

3. 鉴别诊断 本病的发生多具突然性、隐匿性，早期临床表现又无特异性，易造成误诊，应与上呼吸道感染、急性胃肠炎、尿路结石、急性病毒性肝炎、胆囊炎和胆石症等疾病相鉴别。

（五）治疗及预后

对于急性砷化氢中毒的患者首先应迅速脱离接触环境，鼓励多饮水，口服碱性药物，并进一步住院治疗。早期足量短程应用糖皮质激素，合理输液，应用利尿剂维持尿量，碱化尿液。急性血管内溶血有自限性，溶血期一般不超过 5 天，其高峰多在第 3 天左右。以血液净化及对症支持为主。给予输血、补液，保肝治疗。

血液净化作为抢救重症患者的最有效方法，应尽早采用，尤其出现下列情况时：①全身皮肤明显黄染或呈古铜色或紫黑色；②少尿或无尿，利尿剂治疗无效；③血肌酐 >442μmol/L（5mg/dl）或每天增高幅度 >44.2μmol/L（0.5mg/dl）。对发病急骤、溶血程度特别严重的重度中毒患者宜在 48 小时内采用换血疗法，换血总量一般是人体总血量的 50% 以上。

对于是否应用巯基类络合剂驱砷治疗的观点不一,多数学者认为巯基类解毒药物并不能抑制溶血,反而会加重肾脏负担,所以驱砷药物应在中毒后数日溶血反应基本停止后才考虑使用。

持续少尿甚至无尿常表明肾功能受损严重,提示预后不良。

二、有机溶剂中毒

有机溶剂主要包括石油或石油制品、脂环烃类化合物、芳香烃类化合物、卤代烃类化合物以及醇、酚、醚类化合物和醛、酮类化合物等。其中 N,N-二甲基甲酰胺(N,N-dimethylfomamide,DMF)简称二甲基甲酰胺,是一种用途广泛的化工原料和优良溶剂,广泛用于有机合成、无机化工、合成纤维、人造革等行业。由于 DMF 为无色胺味液体,具有挥发性,作业场所 DMF 可经皮肤和呼吸道吸收进入体内,对肝脏、肾脏等器官造成损害。有机溶剂中毒导致的肾脏损害包括 Goodpasture 综合征、膜性肾病、系膜增生性肾炎等。

(一)发病机制

大多数有机溶剂在室温下挥发性强,很容易经呼吸道被吸收,进入体内后不足 1% 以原形从尿液中排泄,部分以原形从肺部呼出,其余部分在体内经细胞色素 P450 分解,其分解产物通过尿液排泄。

有机溶剂介导肾脏损害的机制目前尚不完全清楚,可能包括:①直接的肾小管毒性;②影响免疫系统介导免疫反应:长期接触有机溶剂可能使肾小管上皮细胞自身抗原或半抗原释放,激发局部自身免疫反应,损伤肾脏。

(二)病理

1. 光镜 肾小球病变较轻,可见系膜增生,足细胞数目减少。近端肾小管上皮细胞刷状缘脱落,无间质炎细胞浸润。

2. 免疫荧光 肾小球受累时,可见 IgG、IgA、IgM、C3、C4 和 C1q 呈颗粒状沉积于肾小球系膜区及毛细血管袢。

3. 电镜 可见肾小球足细胞剥脱、双核、足突融合及微绒毛化,肾小球壁层上皮细胞增生。根据肾小球病变类型,可见相应电子致密物沉积。可见肾小管上皮细胞与基底膜剥离,细胞质内可见吞噬性溶酶体等病变。

(三)临床表现

有机溶剂中毒肾病临床多表现为肾病综合征伴近端肾小管损伤,表现为:①超大量蛋白尿(>10g/24h);②严重低白蛋白血症(<20g/L);③严重水肿;④无血尿;⑤尿 NAG、RBP 升高;⑥无糖尿或氨基酸尿。当人体短时间大量接触有机溶剂,可立即引起急性肾衰竭的临床表现。

(四)诊断与鉴别诊断

根据明确的有机溶剂接触史,肾脏受累出现水肿、蛋白尿等的起病特点,排除其他继发因素,一般可做出临床诊断。鉴别诊断主要依赖有机溶剂接触史,肾活检有助于明确肾脏病变类型及程度。

(五)治疗及预后

这类疾病至今尚无特效疗法,重在预防。早期发现尽早脱离原工作或生活环境,避免进一步接触相关有机溶剂,能在一定程度上改善预后。但有机溶剂在体内有蓄积现象,有时即使停止接触仍难以改善疾病的预后。无证据表明糖皮质激素及免疫抑制剂治疗能改善预后,最终将进展至终末期肾病。

三、鱼胆中毒

鱼胆中毒指食用鱼胆而引起的一种急性中毒。多种鱼类的鱼胆中含胆汁毒素,误食可损害人体肝肾,使其变性坏死;也可损伤脑细胞和心肌,造成神经系统和心血管系统的病变。鱼胆中毒后 AKI 发生率为 60%~100%,占鱼胆死因的 91.7%,主要是急性肾小管坏死,

(一)发病机制

鱼胆的毒性成分包括鲤鱼毒素、氢氰酸、鲤醇硫酸脂钠和组胺等。鱼胆中毒的可能机制包括:①胆汁毒素直接被溶酶体获取,破坏溶酶体的完整性,导致组织细胞破坏;②各种胆酸与钾离子结合形成胆盐,破坏细胞膜;氢氰酸可抑制细胞色素氧化酶,阻断生物氧化过程中的电子传送,组织细胞不能利用氧;组胺类物质使毛细血管通透性增加,造成器官出血、组织水肿及炎性改变;③类似原浆毒素成分抑制细胞生物酶,加重细胞损伤,尤其是损伤肾小管线粒体并抑制线粒体酶系;④氧自由基增多及抗氧化物质减少,使生物膜基本特性发生改变,从而导致各器官的功能代谢改变和器质性损伤;⑤鱼胆中毒时,机体处于应激状态,各种补体、白介素、肿瘤坏死因子、氧自由基等炎性介质与细胞因子释放,引起全身过度炎症反应。

(二)病理

1. 光镜 可见肾间质明显充血、水肿,近曲小管上皮细胞明显肿胀,部分空泡变性及坏死,而肾小球无明显病变(图 29-5-2)。

2. 免疫荧光阴性。

3. 电镜 可见近曲小管上皮细胞内溶酶体明显膨大变性,溶酶体膜破裂,部分线粒体肿胀,空泡样变性,嵴减少或消失。

(三)临床表现

多在服鱼胆后 1~4 天出现恶心、呕吐、少尿甚至无尿、颜面及双下肢水肿、腰痛。实验室检查示血尿、蛋白尿、血尿素氮、肌酐明显升高。严重时出现高血压、代谢性酸中毒及电解质紊乱。

(四)诊断和鉴别诊断

根据起病特点,服用鱼胆后出现临床症状,结合实验室检查、除外其他继发原因后可做出鱼胆中毒的诊断。鉴别诊断主要依赖病史。肾活检有助于明确肾脏损伤的程度及类型,指导治疗。

(五)治疗

1. 排除毒物 常用的方法有催吐、洗胃、导泻及服用活性炭等。由于胆盐强烈刺激胃黏膜可导致腐蚀性胃炎,用 1% 碳酸氢钠洗胃还可减轻局部刺激,同时服镁乳或氢氧化铝凝胶,也可引用牛奶或生蛋清以保护胃肠黏膜。

2. 早期足量短程糖皮质激素治疗 早期使用激素可抑制机体对毒素的敏感性,拮抗胆汁毒素和组胺的作用,对抗血管通透因子、降低毛细血管通透性具有重要意义。

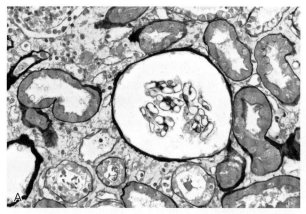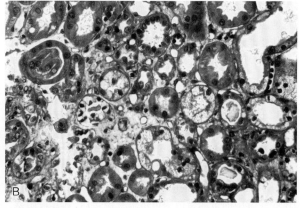

图 29-5-2　鱼胆中毒肾损害

注：患者女性，64 岁，生食鱼胆 2 小时后出现恶心、吐泻、无尿，逐渐出现全身水肿，入院后检查血肌酐 611μmol/L。12 天后肾穿刺病理：免疫荧光全阴性；光镜检查：A. 肾小球无明显病变（PASM+Masson×200）；B. 肾小管上皮细胞颗粒及空泡变性，可见脱落的细胞碎片及管型，肾间质水肿（HE×200）。

3. 血液净化治疗　AKI 是鱼胆中毒最重要的并发症和死亡原因，应尽早行血液净化治疗。特别是严重鱼胆中毒患者即使尚未出现肾损害表现，也应先行血液透析，血液透析还可清除鱼胆中的部分毒性物质及多种炎症介质，减少对组织器官的损害，有利于肾脏受损细胞的恢复与再生。待肾功能正常时才能终止透析，而不能以尿量正常作为终止透析的指征，由于部分毒物留在内脏、肌肉和脂肪组织内，如果过早终止透析可导致病情反复。血液灌流的吸附作用可减轻毒素对脏器的进一步损伤，将血液灌流与血液透析联用可快速改善机体内环境。血浆置换不仅可以清除体内中、小分子毒素和体内多种炎性介质，阻断恶性循环，还可清除免疫复合物等大分子物质，尤其是血液浓度高、毒性大、与蛋白结合率高的毒物，对有害物质的清除率优于血液透析、血液灌流和血液滤过。

四、蜂　毒

蜂蜇伤多发于山区，严重的蜂蜇伤可并发多脏器功能损害，肾脏是最易累及的器官，病情严重时可危及患者生命。

（一）病因及发病机制

蜂蜇伤导致脏器损害与蜂毒直接相关。蜂毒包括多肽类（神经毒素）、激肽类（肥大细胞脱颗粒肽）、生物胺类（组胺、乙酰胆碱、儿茶酚胺）和酶类（磷脂酶、透明质酸酶、蛋白酶、胆碱酯酶），各种毒性成分可通过多种机制损伤人体的各个器官。

蜂毒引起 AKI 的发生与过敏性休克、溶血后血红蛋白堵塞肾小管引起急性肾小管坏死以及毒素的直接作用有关。可能的发病机制包括：①蜂毒肽是蜂毒成分中最基本的肽类，其强大的表面活性能够增加红细胞和其他细胞的渗透性，具有溶血、血管活性作用；②磷脂酶 A 是蜂毒的主要成分和过敏原，与蜂毒肽协同作用不仅能产生溶血现象，而且对血小板、肥大细胞等也具有溶解作用；③透明质酸酶能降解连接组织中的透明质酸和软骨素，促进蜂毒的扩散和血管的吸收；④其他：一些小分子成分如蜂毒明肽、肥大

细胞脱颗粒肽、组胺同样具有细胞毒性效应，其中，蜂毒明肽由于分子量较小，可以通过血脑屏障引起中枢神经系统的病变。

（二）临床及病理表现

蜂蜇伤除局部反应外，临床表现主要与呼吸、循环、消化、泌尿等系统受累范围或程度有关，但 AKI 最为常见，重度中毒者可并发急性肾衰竭，患者出现血尿、蛋白尿、酱油色尿，甚至少尿、无尿；血肌酐、尿素氮进行性升高；可出现高血压及酸碱、电解质代谢紊乱。肾活检病理主要为急性肾小管坏死表现。

（三）诊断与鉴别诊断

根据蜂蜇伤后出现一系列临床症状，除外其他相关因素，诊断不难。如行肾穿刺活检证实急性肾小管坏死，排除其他肾脏疾病更能明确诊断。

（四）治疗及预后

首先去除毒刺，但勿挤压蜇伤处，以免增加毒液的吸收。如为蜜蜂蜇伤，因其毒液为酸性，可用肥皂水、3% 氨水或 5% 碳酸氢钠液涂敷蜇伤局部；黄蜂蜂毒为弱碱性，局部可用食醋或 1% 醋酸擦洗伤处。早期有效地进行蜂蜇伤创面处理有利于改善患者预后。

局部处理后应给予相应全身综合治疗，如抑酸保护胃黏膜、消炎利胆、利尿、碱化尿液等。AKI 患者应尽早行血液透析，早期血液透析联合血液灌流能有效清除进入人体的各种毒素、维持机体内环境、降低死亡率，明显改善预后。对于重症蜂蜇伤的患者，甲泼尼龙冲击治疗能促进患者受损器官功能的恢复，同时进行血浆置换并输注新鲜血浆，更有利于减少毒素对脏器的损害。

蜂蜇伤患者的预后与蜇伤部位、蜂毒量、个体敏感性、生理和心理状态以及年龄和性别有关，及时行血液净化能有效改善患者预后。

五、蛇　毒

我国有毒蛇 50 余种，包括剧毒海蛇和陆地毒蛇（如眼镜蛇、竹叶青等），多分布于长江以南及西南地区。蛇咬伤

多发生在夏秋季节,蛇毒液具有神经、血液循环、心脏和肌肉毒性四种,中毒后的表现包括局部伤口感染、组织坏死以及肢体功能障碍,严重者出现呼吸衰竭、肾衰竭、肝损伤、休克、多器官功能障碍综合征等,其中肾损伤是最常见的严重并发症之一。

（一）发病机制

1. **直接作用**　蛇毒可降低肾灌注压,造成肾缺血。

2. **间接作用**　包括:①蝮蛇毒素破坏局部组织,诱发炎症反应,导致肾脏损伤;②蛇毒肌毒性:造成横纹肌溶解,进而引起肾血管收缩、肾缺血;入血的肌红蛋白阻塞肾小管;肌红蛋白也可直接损伤近端小管;③纤维蛋白溶解:响尾蛇蛇毒中的金属蛋白酶可溶解纤维蛋白,其片段阻塞肾小管,引起肾损伤;④溶血:眼镜蛇毒中的磷脂酶 A_2 有溶血作用,溶血后血红蛋白可阻塞肾小管;⑤蛇毒引起细胞坏死后,促使儿茶酚胺释放增加,肾血管收缩,加重肾缺血。

（二）病理

1. **光镜**　可见肾小球系膜溶解,肾小囊腔相对扩大,囊壁节段增厚。肾小管间质急性病变,可有肾小管上皮细胞刷状缘脱落,管腔内较多蛋白管型及颗粒管型,间质散在单个核细胞浸润,偶见中性粒细胞。小叶间动脉内膜增厚、中膜变薄。

2. **免疫荧光**　阴性或 IgM 呈颗粒状沉积于系膜区。

3. **电镜**　可见肾小球基底膜皱缩,足细胞微绒毛化,胞质内细胞器减少,足突融合,肾小管上皮细胞刷状缘脱落,胞质内细胞器明显减少,部分肾小管上皮细胞核固缩,细胞膜破裂,胞质内细胞器外溢,少数胞浆内见巨大线粒体,线粒体嵴消失。

（三）临床表现及诊断

蛇毒肾损伤的临床表现有血尿、不同程度蛋白尿、血红蛋白尿、管型尿、少尿、无尿等,可分为 3 型。

1. **轻型**　尿量正常(>40ml/h)或有少量蛋白、红细胞,血肌酐正常。

2. **重型（功能障碍期）**　血容量正常,血红蛋白尿,少尿(尿量 20~40ml/h),血肌酐 <177μmol/L,应用利尿剂后尿量可增多。

3. **危重型（功能衰竭期）**　少尿(<20ml/h,持续 6 小时),或虽尿量 >600ml/24h 但血肌酐 >177μmol/L,且尿比重 =1.012。

（四）治疗

1. **抗蛇毒血清**　抗蛇毒血清是中和蛇毒的特效解毒药,应尽早(30min 内)适量使用。

2. **糖皮质激素**　早期、短期应用糖皮质激素,可缓解中毒症状,且能提高机体对蛇毒的耐受性,稳定红细胞膜,抑制溶血,抗休克,抑制蛇毒引起的促炎性反应。

3. **碱化尿液**　早期使用碳酸氢钠碱化尿液,既可防止血红蛋白在肾小管的沉积,也可使已沉积在肾小管的血红蛋白逐渐溶解,减少血红蛋白分解成高铁血红素,以缓解其对肾小管的毒性影响。

4. **利尿剂**　在肾灌注充足条件下,利尿增加肾尿量可促进毒素物质从尿液中排出。

5. **血液净化**　血液透析可清除小分子毒素,可以纠正水、电解质及酸碱代谢紊乱,但不能清除大分子蛇毒;联合运用血液透析和血液灌流,既可以有效减少患者体内蛇毒素还可稳定患者内环境。

（五）预后

蛇咬伤后的 AKI 通常持续 2~3 周,一般可以完全恢复,除非伴有肾皮质坏死。老年人、肾皮质坏死或存在严重出血者预后较差。

六、毒　菌

迄今已确认有毒菌类约 150 种,误食用后可引起一系列症状,甚至发生多脏器衰竭。引起肾损害的毒菌主要为毒伞属和丝膜菌属,其机制主要与毒肽和毒伞肽两大类毒素有关。

（一）发病机制

1. **自由基损伤**　毒菌中毒后剧烈吐泻所造成的失钠、失水、有效循环血量减少引起肾脏缺血 - 再灌注损伤,氧自由基大量产生。氧自由基可与细胞的蛋白质和核酸交联,使之发生结构损害;氧自由基使细胞膜上多不饱和脂肪酸脂质过氧化,导致细胞损伤,并抑制 DNA 合成,是导致肾损伤的重要原因。

2. **丝膜毒素直接对 DNA 合成的抑制作用**　丝膜毒素由丝膜菌属产生,可使细胞内 ATP 减少,从而导致合成 DNA 的底物不足,DNA 合成减少致细胞死亡。

3. **毒素对肾小管损害**　小分子量毒素经肾小球滤过,在肾小管被广泛吸收,可损伤肾小管。

4. **其他**　毒伞八肽能直接与肾近曲小管上皮细胞 RNA 多聚酶 Ⅱ SB2 亚单位结合,阻止其底物肽链的延长;同时可抑制 RNA 多聚酶 Ⅲ,使 rRNA、mRNA 和 tRNA 合成受阻,导致细胞生存所必需的蛋白质合成不足,最终引起细胞变性、坏死。

（二）病理

肉眼可见肾脏肿大或正常,包膜下可见小灶出血点。光镜下肾小球无明显病变。肾小管上皮细胞空泡变性、扁平、脱落,管腔扩张,部分基底膜断裂,病程超过 1 周往往可见肾小管上皮细胞再生。肾间质水肿,淋巴细胞和单核细胞浸润,小动脉壁增厚。免疫荧光为阴性或可见 IgG 呈线型沉积于毛细血管壁。电镜下可见肾小管上皮细胞膜形成胞突,微绒毛脱落,线粒体肿胀变性,细胞质外周肌动蛋白丝排列紊乱或结构异常。

（三）临床表现

毒菌引起 AKI 临床可分为潜伏期、胃肠炎期、"假愈期"、肝肾损害期和恢复期。病情轻重与食入毒菌的种类和数量有关,绝大多数中毒患者都可见胃肠道反应,如恶心、呕吐、腹痛、水样腹泻;中毒轻者,可单独以胃肠炎表现,有的甚至仅停留于潜伏期,无明显中毒症状。有些菌属如丝膜菌属中毒后,病情发展迅速,有的可直接跳过"假愈期"而进入 AKI。

（四）诊断与鉴别诊断

毒菌中毒诊断和鉴别诊断目前主要依靠病史、临床表现和流行病学调查,必要时对食用的菌类进行毒理试验。由于毒菌致 AKI 的病理改变不具特异性,肾活检非诊断所必需,但可帮助判断病情。

(五)治疗及预后

由于毒菌中毒尚无特效解毒剂,早期(包括潜伏期和胃肠炎期)主要采取:①洗胃、催吐、导泻、口服活性炭等,减少毒物由消化道吸收;②护肝、护胃、止血、营养、利尿等对症支持治疗。肾衰期:血液净化(包括血液透析、血液滤过、血液灌流、血浆置换、连续性血液净化等)为 AKI 首选治疗措施。

毒菌中毒的预后与菌属和食入量以及潜伏期的持续时间有关。有文献报道潜伏期短于 6 小时的毒菌中毒仅需保守治疗,预后较好。

(刘茂东)

第 6 节　马兜铃酸肾病

马兜铃酸肾病(aristolochic acid nephropathy,AAN),原称"中草药肾病",因摄入含有马兜铃酸(aristolochic acid,AA)类成分而导致的肾小管间质疾病,最初在 1993 年报道于比利时妇女,因服用含有广防己的减肥中药后导致肾衰竭,随后全世界各地均出现相关病例报道。其实国内最早在 1964 年即有关木通引起急性肾衰竭的病例报道,但当时并未引起广泛重视。该疾病呈进行性发展,不因终止服用含 AA 类药物而停止进展,最终导致 ESRD,目前尚无有效的干预治疗方法阻断其病程进展。

含有马兜铃酸的中草药均属于马兜铃属的植物,多为汉防己、广防己,包括:关木通、清木香、仙人藤、寻骨风、朱砂莲、细辛等,这些植物的根、茎、叶、花和果实均可入药,可单独或混合服用,也可制成中成药。迄今为止,含这些中草药的中成药主要包括:龙胆泻肝丸、冠心苏合丸、玉露消毒丸、八正散、当归四逆散、耳聋丸、独活寄生汤、通乳丹、排石合剂等,其中除冠心苏合丸含清木香、独活寄生汤含细辛外,其余均含关木通。这些中草药和中成药的应用广泛,包括:活血化瘀、去心火、利尿祛湿、调经活络、祛风止痛等。

引起马兜铃酸肾病的另一主要原因是食物中含有污染物所导致,称为巴尔干地方性肾病,其疾病特点具有潜伏性、慢性肾病进展缓慢,并增加了尿路癌的发病率,其好发于塞尔维亚、波斯尼亚、克罗地亚、保加利亚和罗马尼亚等。

20 年间,欧洲、美国、澳大利亚、中国等各地陆续有马兜铃酸肾病的病例报道,由于没有统一的诊断标准及各国对该疾病的认知度不一,目前对 AAN 发病率和患病率尚无权威数据,但一家单中心报道 1997—2006 年 AAN 患者就有 300 例。随着肾脏科医师对该类疾病的不断认识,已有越来越多的病例被发现。而事实上,AAN 的真实发病率在很大程度上是未知的,而且可能被低估了,因为在中国、日本和印度已知或怀疑含有 AA 的许多成分均被用于传统制药。对该疾病的防范刻不容缓。

一、发病机制

马兜铃酸是一种硝基菲类化合物,根据其甲氧基的位置差异,分为四个亚型:AA-Ⅰ、AA-Ⅱ、AA-Ⅲ和 AA-Ⅳ,目前关于马兜铃酸类及其代谢产物的毒理作用和导致 AAN 的发病机制尚未完全明确,既往研究表明主要通过以下几方面对肾脏产生损伤。

(一)急性马兜铃酸肾病的发生机制

主要为直接药物毒性损伤,马兜铃酸具有强烈的、不易消除的细胞毒性,导致细胞坏死、凋亡、转分化或者对蛋白重吸收功能下降,其靶细胞为近端肾小管上皮细胞,引起急性肾衰竭。

(二)慢性马兜铃酸肾病的发生机制

1. 诱导损伤细胞的转分化　肾小管上皮细胞 - 肌成纤维细胞的转分化是肾间质纤维化的重要原因之一,慢性马兜铃酸肾病患者易见肾小管上皮细胞转化为肌纤维母细胞的现象。

2. 致间质纤维化作用　慢性马兜铃酸肾病可见各种促纤维化因子包括 TGF-β1、结缔组织生长因子(connective tissue growth factor,CTGF)活化。AA 可激活肾小管上皮细胞,从而分泌大量 TGF-β1 等细胞因子,作用于肾间质成纤维细胞,促其分泌细胞外基质。

3. 抑制细胞损伤的修复功能　较低浓度的 AA-Ⅰ 不引起细胞坏死和凋亡,但能导致肾小管上皮细胞 DNA 损伤,使细胞周期阻滞于 G_2/M 期,另一方面使生长因子表达下降,从而抑制细胞增殖修复。

4. 马兜铃酸与 DNA 形成加合物　马兜铃酸在体内代谢形成马兜铃酰胺(aristolactan,AL),AL 可与细胞核 DNA 以共价键结合形成 AL-DNA 加合物,导致细胞生长、代谢和功能受到影响。

5. 肾血管损伤导致肾缺血缺氧　马兜铃酸可直接损伤肾血管内皮细胞导致肾间质微血管减少,还可使血管内皮生长因子(vascular endothelial growth factor,VEGF)失衡,内皮素 -1(endothelin 1,ET-1)增高,导致小动脉管壁增厚,管腔狭窄,引起缺血性肾损伤。

(三)慢性马兜铃酸肾病与肿瘤

AA 类化合物易致基因突变及致癌,其致肿瘤作用与 AA 在体内的代谢产物 AA Ⅰ 和 AA Ⅱ 与 DNA 的脱氧腺嘌呤和脱氧鸟嘌呤共价连接形成 DNA 加合物有关。AL-DNA 可导致癌基因活化,抑癌基因失活,如 ras 基因、p53 等,导致泌尿系统肿瘤的发生,包括膀胱、肾盂及输尿管的移行上皮细胞癌。

二、临床表现

AAN 临床及病理表现可分为急性 AAN、慢性 AAN 和肾小管功能障碍型 AAN,临床表现各有不同。

AAN 患者大多中年以后发病,女性患者较多见。极少数患者在单次或在短期内服用大剂量含马兜铃酸的药物后引起急性 AAN,临床上多在短时间内出现非少尿性急性肾衰竭,同时伴有大剂量药物对消化系统或造血系统的一些中毒症状,如恶心、呕吐、肝功能损害等,甚至贫血和血小板减少等,一般无高血压,尿检改变轻微,可有少量蛋白尿及镜下血尿。

慢性 AAN 占本病的大多数,患者有长期或间断反复服用含 AA 类中药制剂或中成药的既往史,其临床表现多隐匿,发病时可能已终止服药数年,多数表现为慢性肾衰竭,病程呈缓慢进展型,但进展速度不一,部分患者进展快,6~12 个月进入 ESRD,部分患者可能长达 10 余年,部分伴有轻、中度高血压。常规尿液检查及尿沉渣检查多无明显异常,部分患者可有少量蛋白尿,少数患者可有轻度白细胞尿及镜下血尿。患者常有程度不等的肾小管功能明显损伤,尤其是近端肾小管功能损害,表现为糖尿、氨基酸尿、低渗透压尿、肾小管酸中毒和肾小管性低分子蛋白尿,可伴有不同程度的血肌酐(SCr)升高和肌酐清除率(Ccr)下降,并可伴有低尿酸血症和低磷血症,常较早出现贫血,且贫血程度与肾功能损害程度不符。慢性 AAN 早期尿六联蛋白检测示尿 β_2- 微球蛋白(β_2-MG)、尿蛋白 -1(CC16)、尿视黄醇结合蛋白(RBP)升高,严重肾小管损伤时可见尿 N- 乙酰 -β-D- 葡萄糖苷酶(NAG 酶)升高。慢性 AAN 影像学可表现为肾脏 B 超显示肾脏萎缩、肾实质变薄以及双肾大小不一的特征。

少数间断服用且剂量较低的患者则可仅表现为肾小管功能障碍,可出现乏力、口渴、多饮、多尿、夜尿增多等症状,主要表现为肾小管酸中毒和 / 或 Fanconi 综合征,同时伴肾小管浓缩功能障碍,而血肌酐基本正常。

30%~40% 的马兜铃酸肾病患者可伴发尿路移行上皮细胞癌,肿瘤的出现与肾病出现时间无明显相关性,可发生在肾病前、后,甚至已进入 ESRD 也可发生,肿瘤复发率高。

三、病 理

AAN 的肾脏病理具有一定特异性,主要病理变化为损伤肾小管而导致急性或慢性肾小管间质肾病。

(一)急性马兜铃酸肾病

1. 光镜 可见急性肾小管坏死(acute tubular mecrosis,ATN)的病理变化,病变累及近端肾小管、远端肾小管、髓袢和集合管,以近端肾小管为主。病变呈片状或弥漫分布,皮质及皮髓交界处肾小管病变更为明显。典型病变表现为严重的肾小管上皮细胞损伤,如肾小管上皮细胞刷状缘脱落、细胞浊肿、空泡变性、核固缩,甚至坏死、崩解脱落等,脱落的上皮细胞可形成管型,常伴有肾小管基底膜裸露,其突出特点是肾小管上皮细胞缺乏再生现象;肾小管腔内或肾小管上皮细胞质内可见嗜碱性物质;肾间质弥漫性水肿,但炎细胞浸润不明显,可见少量单核细胞浸润(图 29-6-1)。间质血管可见内皮细胞肿胀、弹力层分层或透明变性。肾小球多无明显病变,但需注意,若原有肾炎病史者,可同时伴有肾小球病理改变。有时可见广泛的肾小管上皮细胞、肾小球足细胞、小叶间动脉内皮细胞的重度空泡变性,可能为急性 AAN 的另一种病理表现。

2. 免疫荧光 阴性。

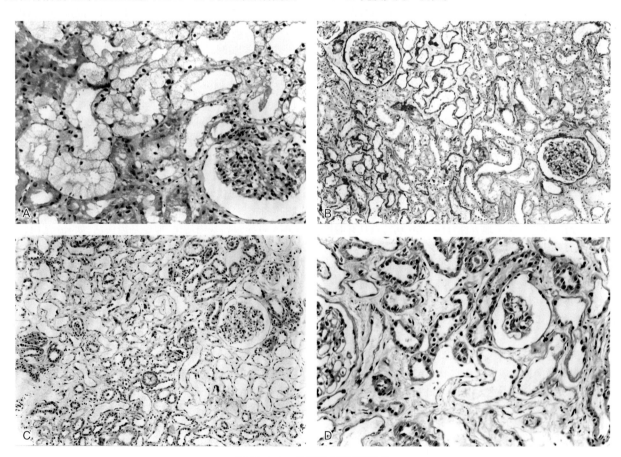

图 29-6-1 急性马兜铃酸肾病

注:A. 肾小管上皮细胞重度空泡变性呈泡沫样,部分上皮细胞崩解脱落(HE×400);B. 肾小管上皮细胞大片状刷状缘脱落,细胞扁平,裸基底膜形成(PAS×200);C. 肾间质弥漫水肿,无明显炎细胞浸润(Masson×200);D. 肾小球缺血皱缩,肾小管上皮细胞灶状崩解脱落伴裸基底膜,上皮再生不明显(HE×400)。

3. 电镜 可见肾小管上皮细胞微绒毛脱落、线粒体肿胀及线粒体嵴消失,部分上皮细胞崩解,基底膜裸露,肾间质水肿。近端肾小管上皮细胞大量空泡变性,有时可见淡染的嗜锇物。通常肾小球无明显病变。

(二)慢性马兜铃酸肾病

1. 光镜 主要以肾小管萎缩、肾间质纤维化,无细胞浸润为特点,即寡细胞性肾间质纤维化。病变主要分布于浅表肾皮质及皮髓交界部位,病变范围和严重程度与马兜铃酸剂量密切相关。主要表现多灶状或大片状肾小管萎缩,肾小管数量显著减少,上皮细胞严重扁平状,无细胞再生;肾

小管基底膜明显增厚,亦可伴有程度不等的肾小管上皮细胞空泡变性、细胞脱落、肾小管基底膜裸露的急性损伤特点。肾间质纤维化表现突出,可见多灶状或大片状乃至弥漫性纤维化,较少见到炎症细胞浸润,有时可见散在少量淋巴和单核细胞浸润。小叶间动脉可出现管壁增厚、内膜纤维化,管腔狭窄,入球小动脉可见透明变性。肾小管旁毛细血管数目减少。同一患者肾组织病理表现可同时存在陈旧性病变和急性病变。肾小球病变轻微,可见系膜细胞和基质轻度增生,部分患者易见肾小球缺血性皱缩,毛细血管襻开放不佳,部分肾小球缺血性废弃和鲍曼囊纤维化(图29-6-2)。

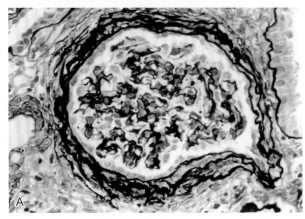
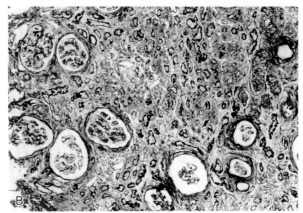

图 29-6-2 慢性马兜铃酸肾病

注:A. 肾小球缺血皱缩,鲍曼囊壁增厚伴分层及球周纤维化(PASM×400);B. 肾小球缺血皱缩,肾小管弥漫性萎缩伴肾间质纤维化(PASM×200)。

2. 免疫荧光 多显示阴性,或 IgM 轻度沉积肾小球系膜区。

3. 电镜 肾小球常见缺血性改变,未见电子致密物沉积。肾小管间质病变如上述光学显微镜表现外,还可见肾间质微血管内皮细胞细胞器肿胀、基底膜分层甚至断裂。

四、诊断与鉴别诊断

急性 AAN 一般根据其用药史、急性肾衰竭,临床不难诊断。但对于某些成分不明的中草药引起的慢性肾损伤较易忽视,往往发现肾衰竭时才引起重视。肾小管间质性病变合并有泌尿道上皮恶性肿瘤的患者强烈提示 AAN 的可能。目前关于 AAN 诊断上的共识,对于患有肾衰竭的患者,同时具备以下 3 点者需高度怀疑马兜铃酸肾病:①肾活检病理提示慢性肾间质纤维化及肾小管萎缩,但无明显炎症细胞浸润;②有超规范(包括服法不当、炮制不当)、超剂量、超疗程使用含马兜铃酸中草药史;③在肾组织病理标本或泌尿道上皮肿瘤组织上存在 AA-DNA 加合物(或 *p53* 基因出现特殊的 A:T 颠倒为 T:A)。若只满足其中一条,则 AAN 诊断仍需进一步推敲,无论是含马兜铃酸的中草药服用史,还是肾组织病理上存在 AA-DNA 加合物,均仅提示 AAN 的可能。

注意药物史的询问,充分认识 AAN 临床表现的多样性和个体差异,重视肾活检的作用,综合分析,同时注意患

者有无基础肾脏病史,并排除其他原因导致的急慢性肾小管间质疾病(如抗生素、抗病毒等药物、干燥综合征、长期毒物接触史等导致的肾小管间质病变),以减少 AAN 的漏误诊。

五、治疗及预后

马兜铃酸肾病的特点为进展型肾功能损害,即便停止使用含 AA 药物病情依然进展。因此,马兜铃酸肾病的治疗重在预防,充分认识含马兜铃酸中草药的毒性作用,合理使用中药,避免 AA 类中草药的肾毒性作用。

慢性 AAN 的治疗措施较少,目前尚缺乏高质量 AAN 临床治疗的随机对照研究,AAN 治疗的证据多来自病案报道、专家述评及动物实验结果。主要治疗方案如下。①糖皮质激素:1996 年比利时学者数次报道应用糖皮质激素治疗 AAN,结果显示中等剂量以上激素治疗 3~12 个月,对于服用 AA 类中药后出现轻-中度血肌酐升高、病情进展较快的患者有效。随后 2002 年也有相关报道称激素治疗导致 AAN 导致不同阶段的肾衰竭患者亦有效。国内对重度马兜铃酸肾病患者使用低剂量糖皮质激素,起始剂量 0.5mg/(kg·d),发现该治疗安全性较好,效果相对显著。②ACEI/ARB 类药物:ACEI/ARB 在慢性肾脏病的治疗机制之一是通过抑制 TGF-β1 在肾脏的表达而实现,但无证据显示其能延缓 AAN 肾脏功能损害。③前列腺素 E_1(prostaglandin,PGE_1):PGE_1 具有显著的扩张血管作用,可

高浓度聚集于肾小球,直接作用于肾脏痉挛的小动脉、平滑肌细胞和系膜细胞,使肾血流量增加;亦能降低血管内皮素水平,抑制单个核细胞浸润,减轻肾小球硬化及肾脏纤维化。国内有小样本研究结果提示 PGE_1 可延缓 AAN 患者肾功能损伤,但缺乏大组研究。④基因治疗:有研究已证实马兜铃酸通过激活瘢痕通路,即 TGF-β1/Smad3 信号通路诱导慢性 AAN,而 Smad7 能负反馈调节 TGF-β1/Smad3 信号通路。因此,该研究推测 Smad7 对于 AAN 有保护作用,并且可能对于 AAN 有治疗作用,将可能成为一个 AAN 治疗的重要靶点。

本病预后较差,大多数患者的肾脏病变和肾功能损害为不可逆性。根据西方学者以往的报告,本病为一组快速进展性肾小管间质疾病,2 年的肾脏生存率仅 17%,明显低于其他类型的肾小管间质性肾病。根据国内的报道显示,患者肾功能下降的速度可能与累积服药的剂量有关,临床观察发现患者间存在一定的个体差异,绝大多数马兜铃酸肾病患者均呈慢性进展过程,肾功能缓慢恶化。

(徐 静)

第 7 节　乙二醇中毒性肾病

乙二醇(ethylene glycol,EG)是一种无色无味且带有微甜口感的黏稠液体,目前被广泛用于汽车防冻液、溶剂、纤维合成工业中。可通过消化道、呼吸道、皮肤等途径被人体吸收,通过肝脏代谢,肾脏排泄。肾功能正常时,乙二醇的肾脏清除率可达 27.5ml/min,在肾衰时可降至 0.75ml/min。误服后经消化道吸收迅速,在体内半衰期为 3~8.6 小时可引起严重的代谢性酸中毒,过度通气,急性肾损伤。大多数急性乙二醇中毒为误服汽车防冻液引起,其死亡率为 1%~22%。

一、中毒机制

乙二醇本身毒性较小,但其在体内的代谢产物毒性较大。乙二醇被人体吸收后,被乙醇脱氢酶(alcohol dehydrogenase,ADH)氧化为乙醇醛,继而产生乙醇酸、乙醛酸、草酸、甘氨酸等代谢产物。这些酸性代谢产物的积蓄可干扰细胞三羧酸循环等基础生化过程,引起严重的高阴离子间隙(anion gap,AG)型代谢性酸中毒。其中草酸可与 Ca^{2+} 结合为草酸钙结晶,沉积在肾脏、脑、心脏、胃肠道等组织中,造成以肾脏为主的各个器官功能的损伤。

乙二醇和其代谢物大部分通过肾脏排泄,故肾脏成为乙二醇中毒的最主要靶器官。代谢物草酸易与 Ca^{2+} 结合为不溶性草酸钙结晶,广泛沉积在肾小管和肾间质中,进一步加重肾脏损伤。约有 1/2 的中毒患者尿中会出现包裹样或针尖样草酸钙结晶,是乙二醇中毒的重要特征。草酸本身是一种高毒化合物,并通过近端小管排泄,对近端小管有直接毒性,可直接引起肾脏细胞损害。此外,急性肾脏损伤也会进一步加重代谢性酸中毒,形成恶性循环。

一般认为人一次口服最小致死量为 1.6g/kg,即体重 70kg 的成人摄入剂量约 100ml(按照乙二醇密度 1.11g/L 计算)。但有摄入数倍致死量者抢救存活的报道。

二、临床表现

乙二醇中毒的临床症状主要由严重的代谢性酸中毒和草酸钙沉积引起。在临床上可表现为 3 个阶段。

第一阶段主要为中枢神经系统症状,与乙醇中毒表现相似,包括意识混乱、共济失调、幻觉、口齿不清甚至昏迷,以中毒后 6~12 小时最为明显。

第二阶段主要为代谢性酸中毒和心肺症状,可有恶心、呕吐、过度通气、低钙血症、抽搐、癫痫等代谢性酸中毒等症状,继而出现高血压、心动过缓、心力衰竭。

第三阶段主要表现为不同程度肾功能损伤,大多出现在中毒后 24~72 小时。

在临床上,这三个阶段往往不会严格地按照时间顺序出现,如第三阶段的肾损伤在中毒早期就可能出现。

三、病　理

光镜:早期肾小球无明显变化,随着病情发展,肾小球可显著充血、淤血。肾小管管腔明显扩张,腔内多见典型的束状蓝紫色或无色草酸钙结晶,以皮髓质交界处多见。肾小管上皮细胞水肿,可见大小不等的空泡间质炎症细胞反应可不明显(图 29-7-1)。

随后肾小管基底膜出现不规则增厚,上皮细胞变性与再生同时存在,但草酸钙结晶量明显减少。当临床症状消失后,肾活检仍可见肾小管腔内有少量草酸钙结晶存在,但无阻塞现象,上皮细胞可出现修复。一般认为,乙二醇引起的肾小管的病理学改变是可逆的,但上皮细胞萎缩及间质纤维化可能导致永久性肾损伤。

四、诊断与鉴别诊断

(一)诊断

美国临床毒理学学会在乙二醇中毒治疗指南中指出,高 AG 性代谢性酸中毒伴过度通气、高渗透压间隙、低钙血症、尿结晶等症状可作为乙二醇中毒的快速诊断指标。其中,尿中出现草酸钙结晶是乙二醇中毒的特异性标志,约有 1/2 的患者会出现草酸钙结晶尿,可同时伴有血尿、蛋白尿、管型等。草酸钙在尿中多以针形单水合物形式出现,其形态与马尿酸盐结晶相似,在草酸钙浓度较高时,草酸钙也可以"信封"样二水合物的形式出现。随着病情的进展,尿中草酸钙结晶也会进一步增多,因此临床上怀疑乙二醇中毒但尿草酸钙结晶阴性的患者应该多次检测尿沉渣,寻找草酸钙结晶。

结合汽车防冻液或不明液体口服或吸入史,阳性实验室检查,不明原因的高 AG 性代谢性酸中毒以及中枢神经系统、心、肺、肾等器官的功能损害,可诊断乙二醇中毒。

(二)鉴别诊断

1. 乙醇中毒　因乙二醇中毒前期的中枢神经系统表现与乙醇中毒极为相似,故易误诊为醉酒而延误最佳救治时间。由于乙二醇缺少乙醇特殊气味,中毒患者血清与呼气中的乙醇浓度也与临床中枢神经系统抑制的表现不平行,因此临床上出现无乙醇气味的"醉酒"患者,应高度怀疑乙二醇中毒,给予血气、血电解质、尿沉渣镜检等相关

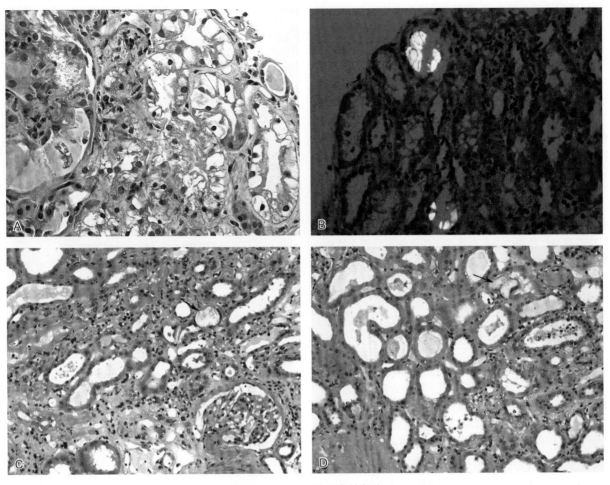

图 29-7-1 乙二醇中毒性肾病

注：A. 肾小管上皮细胞水肿，可见大小不等的空泡，管腔内可见透明的针状、扇贝样草酸钙结晶（HE×400）；B. 偏振光下可见明亮的折光（×200）；C、D. 肾小管上皮刷状缘脱落细胞扁平，细胞质内可见草酸钙结晶（C、D. HE×200）。

检查。

2. 草酸中毒 因乙二醇中毒与草酸中毒均可引起肾小管肿胀坏死，草酸钙沉积，尿中出现草酸钙结晶，造成急性肾损伤，故易误诊为草酸中毒。不同的是，草酸具有强烈的腐蚀作用，经口服后对消化道局部黏膜刺激严重，中毒后首先受损的部位是口咽、食管及胃，可出现消化道水肿、充血，甚至糜烂，产生吞咽困难、恶心、呕吐及胃部灼痛等症状。而乙二醇对消化道刺激小，经代谢后才产生毒性。

五、治 疗

（一）一般支持治疗

1. 一般治疗 吸氧，静脉补液以维持血容量平衡和充足的尿量，血管活性药物维持血压。

2. 乙二醇在体内吸收迅速，洗胃、催吐的有效治疗时间小于 1 小时，因此不推荐洗胃、催吐等作为乙二醇中毒的常规治疗。

3. 纠正酸中毒 静脉应用 5% 碳酸氢钠溶液纠正酸中毒，提高肾脏清除乙醇酸的能力，抑制草酸钙结晶沉积。治疗目标为维持尿 pH>7.0。但在缺少解毒剂和血液透析情况下，单独应用碳酸氢钠疗效不佳。

4. 维生素 B_6 和维生素 B_1 理论上可促进有毒代谢产物向无毒代谢产物的转化，但疗效尚未得到临床证据支持。

5. 静脉给予葡萄糖酸钙或氯化钙可对症治疗低钙血症引起的手足抽搐、惊厥。

6. 机械通气 严重代谢性酸中毒患者会出现过度通气、呼吸衰竭等症状。在普通氧疗不能维持满意的血氧饱和度时，应及早应用无创或有创机械通气来进行呼吸支持。

（二）解毒剂

甲吡唑（fomepizole）和乙醇是乙二醇特异性解毒剂，它们共同的作用靶点是乙醇脱氢酶，通过抑制乙醇脱氢酶来减少下游有毒代谢物的产生。甲吡唑是特异性乙醇脱氢酶抑制剂，与乙醇脱氢酶亲和度高，是乙醇的 100 倍，早期给予可显著降低死亡率减少透析的使用，目前国内还未上市。乙醇虽不如甲吡唑特异性高，还可能加重中枢神经系统反应，但由于在临床上易获得，故应用较为广泛。美国临床毒理学学会推荐无水乙醇溶于 5% 葡萄糖溶液，配置终浓度为 10% 的混合溶液，静脉缓慢滴注：负荷剂量 8~10ml/kg，30 分钟内滴注完；维持剂量 1.4~2.0ml/（kg·h）。在患者意识清醒可耐受的情况下，也可以口服乙醇治疗。因乙醇在人体内代谢差异大，故需每 1~2 小时持续监测血中乙醇浓度,以确保乙醇的疗效,推荐血乙醇浓度维持在22mmol/L(100mg/dl)。

应用抑制乙醇脱氢酶的解毒剂后,乙二醇的在体内的半衰期会适当延长,故还需密切监测患者体内酸碱平衡状态。

(三)血液透析

血液透析是移除乙二醇及其代谢物、纠正代谢性酸中毒最重要的手段。美国临床毒理学学会推荐乙二醇中毒透析指征为:①经一般支持治疗后,患者生命体征仍不断恶化;②严重代谢性酸中毒(pH<7.25);③出现肾衰竭或一般对症支持治疗不能纠正的电解质紊乱。

未应用解毒剂的患者建议在血中检测不到乙二醇、乙醇酸且无酸碱平衡紊乱后再停止透析。应用解毒剂的患者可以在高AG性酸中毒和高渗透压间隙纠正后停止透析。因乙二醇有体内再分布和反跳现象,停止透析后12~24小时内要每隔2~4小时密切监测患者血电解质情况。

(彭 艾)

第8节　胆汁管型肾病

胆汁管型肾病可由于胆汁淤积、胆红素增多所导致。肾损害主要为肾小管上皮细胞坏死和肾小管管腔内胆汁管型堵塞。通常伴有严重肝病或胆道阻塞病史,临床可表现为黄疸,高胆红素血症或高胆汁酸水平。肾脏可表现为急性肾衰竭,可伴有蛋白尿、血尿。确诊主要依赖肾活检,在肾小管管腔中见到黄绿色胆汁管型。

一、发病机制

升高的胆红素和胆汁酸可能对肾小管具有直接的毒性作用,诱导肾小管上皮损伤;严重胆汁淤积肾损伤可能导致肾小管胆碱沉积,胆碱水溶性差和/或近端小管吸收障碍,形成胆汁管型,损伤肾小管上皮细胞。胆汁管型多位于远端肾小管,但是胆汁淤积也与近端肾小管细胞功能障碍相关。肾上皮细胞通过有机阴离子转运系统吸收胆红素,在细胞内抑制三磷酸腺苷产生。而三磷酸腺苷不足又与线粒体结构缺陷相关,导致细胞通透性增加。胆汁酸可引起肾脏组织炎症,肾内皮细胞的血管细胞黏附分子1(vascular cell adhesion molecule-1,VCAM-1)过度表达。此外,单核细胞趋化蛋白1(monocyte chemotactic protein 1,MCP-1)可能诱导树突状细胞和巨噬细胞进入肾间质,通过炎性趋化作用导致肾脏损伤。

二、病　理

(一)光镜

肾小管管腔中见到典型的黄绿色胆汁管型。肾小管上皮细胞空泡样变性,细胞扁平、管腔扩张,可伴有刷状缘脱落(图29-8-1)。

肾间质病变较轻,可有少量炎细胞浸润。肾小球通常正常。

(二)免疫荧光

阴性,无免疫球蛋白或补体沉积。

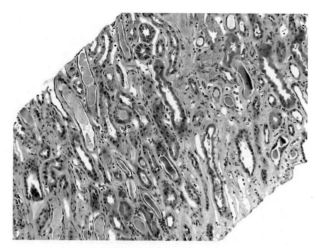

图29-8-1　胆汁管型肾病

注:肾小管管腔中可见典型的黄绿色胆汁管型。肾小管上皮细胞扁平、管腔扩张(HE×200)。

(三)电镜

可见肾小管上皮微绒毛脱落,线粒体和内质网等细胞器扩张,溶酶体增多。肾小管管腔中可见到胆汁管型。

三、临床表现

由于胆汁性肾病常常是在肝功能衰竭合并肾功能衰竭的基础上由某些诱发因素引起,所以临床表现比较复杂。肝功能衰竭的表现为黄疸、腹水、出血倾向等,严重者可以发生肝性脑病。体检可发现高胆红素血症或高胆汁酸水平。肾脏表现主要有少尿、无尿、全身水肿等肾衰竭症状,并可伴有蛋白尿、血尿。

四、治疗及预后

治疗上主要采取血液透析、利尿、降胆红素等治疗。预后尚不明确。

(丁 峰)

参考文献

[1] PROWLE J R, KIRWAN C J, BELLOMO R. Fluid management for the prevention and attenuation of acute kidney injury [J]. Nat Rev Nephrol, 2014, 10 (1): 37-47.

[2] YANG L, XING G, WANG L, et al. Acute kidney injury in China: a cross-sectional survey [J]. Lancet, 2015, 386 (10002): 1465-1471.

[3] ROBERT R, FRASCA D, SOUWEINE B, et al. Histologically proven acute tubular necrosis in a series of 27 ICU patients [J]. J Crit Care, 2018, 48: 130-134.

[4] NUSSHAG C, WEIGAND M A, ZEIER M, et al. Issues of acute kidney injury staging and management in sepsis and critical illness: a narrative review [J]. Int J Mol Sci, 2017, 18 (7): 1387.

[5] GÓMEZ H, KELLUM J A. Sepsis-induced acute kidney injury [J]. Curr Opin Crit Care, 2016, 22 (6): 546-553.

［6］KAMAL F, SNOOK L, SAIKUMAR J H. Rhabdomyolysis-associated acute kidney injury with normal creatine phosphokinase [J]. Am J Med Sci, 2018, 355 (1): 84-87.

［7］张媛媛, 张建荣. 横纹肌溶解致急性肾损伤的发病机制及治疗进展 [J]. 中华灾害救援医学, 2017, 2: 96-100.

［8］OKUBO K, KUROSAWA M, KAMIYA M, et al. Macrophage extracellular trap formation promoted by platelet activation is a key mediator of rhabdomyolysis-induced acute kidney injury [J]. Nat Med, 2018, 24 (2): 232-238.

［9］LONG B, KOYFMAN A, GOTTLIEB M. An evidence-based narrative review of the emergency department evaluation and management of rhabdomyolysis [J]. Am J Emerg Med, 2019, 37 (3): 518-523.

［10］DEUEL J W, SCHAER C A, BORETTI F S, et al. Hemoglobinuria-related acute kidney injury is driven by intrarenal oxidative reactions triggering a heme toxicity response [J]. Cell Death Dis, 2016, 1 (7): e2064.

［11］张莉薇, 盛梅笑. 血红蛋白尿致急性肾损伤二例分析并文献复习 [J]. 中国全科医学, 2016, 19 (36): 4520-4523.

［12］KOKORIS S I, GAVRIILAKI E, MIARI A, et al. Renal involvement in paroxysmal nocturnal hemoglobinuria: an update on clinical features, pathophysiology and treatment [J]. Hematology, 2018, 23 (8): 558-566.

［13］SALAMA S A, ARAB H H, MAGHRABI I A, et al. Gamma-glutamyl cysteine attenuates tissue damage and enhances tissue regeneration in a rat model of lead-induced nephrotoxicity [J]. Biol Trace Elem Res, 2016, 173 (1): 96-107.

［14］赵凤玲, 陈新, 郭伟, 等. 汞中毒性肾病综合征临床病理分析 [J]. 中国职业医学, 2016, 43 (3): 281-284.

［15］REJ S, HERRMANN N, SHULMAN K, et al. Lithium use but not valproate use, is associated with a higher risk of chronic kidney disease in older adults with mental Iilness [J]. J Clin Psychiatry, 2017, 78 (8): e980-e985.

［16］LEE Y K, PARK E Y, KIM S, et al. Evaluation of cadmium-induced nephrotoxicity using urinary metabolomic profiles in sprague-dawley male rats [J]. J Toxicol Environ Health A, 2014, 77 (22-24): 1384-1398.

［17］夏丽华, 程樱, 刘莉莉, 等. 职业性慢性镉中毒临床诊断治疗研究进展 [J]. 中国职业医学, 2016, 43 (1): 97-100.

［18］谢林伸, 周丁子, 曾征, 等. 急性砷化氢中毒的预后

因素分析 [J]. 华西医学, 2014, 6: 1022-1024.

［19］REHMAN K, FATIMA F, WAHEED I, et al. Prevalence of exposure of heavy metals and their impact on health consequences [J]. J Cell Biochem, 2018, 119 (1): 157-184.

［20］吴海聪, 方坚, 李东良, 等. 二甲基甲酰胺中毒致急性肝衰竭一例临床分析 [J]. 中华劳动卫生职业病杂志, 2018, 36 (3): 216-218.

［21］沈涛. 鱼胆中毒致急性肾功能衰竭的救治探讨 [J]. 中外医疗, 2014, 10: 98-99.

［22］李魏芳, 朱平, 黄卫锋. 蜂毒致急性肾损伤致病机制的研究进展 [J]. 中国急救医学, 2015, 4 (10): 946-949.

［23］ZHANG L, YANG Y, TANG Y, et al. Recovery from AKI following multiple wasp stings: a case series [J]. Clin J Am Soc Nephrol, 2013, 8 (11): 1850-1856.

［24］GLOY V, ROYCHOWDHARY A, PANDEY R, et al. Acute interstitial nephritis in patients with viperine snake bite: single center experience of a rate persintation [J]. Saudi J Kidney Dis Transpl, 2012, 23 (6): 1262-1267.

［25］沈燕, 袁静, 达静静, 等. 急性间歇性腹膜透析与持续性血液透析 / 滤过治疗幼儿毒蕈中毒合并急性肝、肾损伤的效果比较 [J]. 中国当代医药, 2015, 22 (24): 21-23.

［26］代小雨, 周莉, 付平. 马兜铃酸肾病: 流行病学, 诊断及治疗进展 [J]. 中国中西医结合肾病杂志, 2015, 16 (3): 268-270.

［27］CHAN C K, LIU Y, PAVLOVIĆ N M, et al. Etiology of balkan endemic nephropathy: an update on aristolochic acids exposure mechanisms [J]. Chem Res Toxicol, 2018, 31 (11): 1109-1110.

［28］ZHANG H M, ZHAO X H, SUN Z H, et al. Recognition of the toxicity of aristolochic acid [J]. J Clin Pharm Ther, 2019, 44 (2): 157-162.

［29］JADOT I, DECLÈVES AE, NORTIER J, et al. An integrated Vview of aristolochic acid nephropathy: update of the literature [J]. Int J Mol Sci, 2017, 18 (2): 297.

［30］KRONES E, POLLHEIMER M J, ROSENKRANZ A R, et al. Cholemic nephropathy-historical notes and novel perspectives [J]. Biochim Biophys Acta Mol Basis Dis, 2018, 1864 (4 Pt B): 1356-1366.

［31］BRÄSEN J H, MEDERACKE Y S, SCHMITZ J, et al. Cholemic nephropathy causes acute kidney injury and is accompanied by loss of aquaporin 2 in collecting ducts [J]. Hepatology, 2019, 69 (5): 2107-2119.

第 30 章

免疫性肾小管间质性疾病

第 1 节 概 述

免疫性肾小管间质性肾病是指主要由免疫介导的肾小管间质性肾损伤。药物、感染等相关肾小管间质损伤的发病也与免疫相关，但不归入本章讨论。免疫相关肾小管间质肾病的主要病理特征为多灶性、程度不一的间质炎症细胞浸润、间质水肿，可伴小管炎、小管基膜断裂，小管细胞坏死、小管萎缩和消失。临床表现为急/慢性肾小管间质功能损害。根据免疫病理发病机制将该病分为抗肾小管基底膜（tubular basement membrane，TBM）抗体介导、免疫复合物介导和 T 细胞介导 3 类。根据单纯累及小管间质还是继发于肾小球、血管损伤分为原发性和继发性两种。此类疾病通常对糖皮质激素治疗有效。

一、历 史

1898 年 Councilman 描述死于猩红热和白喉患者的肾间质出现非感染性细胞和液体渗出，这是急性间质性肾炎的最早描述。随着肾活检的普及，人们发现间质性肾炎与药物、中毒、肿瘤等相关，对原因不明的命名为"特发性肾小管间质性肾炎"，现认为此类疾病多由免疫介导。

二、流行病学

肾小管间质性肾炎的发病率尚不清楚，取决于报告的地区及诊断标准。虽然肾活检是诊断标准，但是小管间质性肾炎经常不做肾活检。其诊断主要依赖于流行病学、临床症状及实验室检查。症状较轻的患者可能被漏诊。急性间质性肾炎占肾活检 3%，占成人急性肾损伤患者的 25%~27%。肾活检诊断的肾小管间质性肾炎中，药物相关占 71%，感染相关 16%，特发性占 8%。特发性小管间质性肾炎多为免疫介导。

三、病因学分类

根据发病机制，免疫性肾小管间质肾炎分为如下类型。

（一）抗 TBM 抗体介导

此类疾病可见免疫球蛋白和补体呈线样沉积在 TBM，伴间质炎细胞浸润，在血清或肾组织的洗脱液中可检出抗 TBM 抗体。推测某种条件下肾小管受损，暴露小管和基膜抗原，诱导自身抗体形成。目前认为存在 3 种诱发抗 TBM 抗体的抗原：是基因定位于染色体 6p11.2-12 的相对分子质量 54 000 蛋白（3M-1 抗原），70 000 蛋白和 45 000~50 000 蛋白。后两种抗原也可诱发抗 GBM 抗体。

各种原发性肾小球疾病和移植肾也可发生继发性抗 TBM 肾炎。50%~70% 抗 GBM 肾炎可出现抗 TBM 抗体阳性，但多为局灶性，强度低于肾小球基底膜，常累及近端小管。肾移植后 6 个月内血中可检出抗 TBM 抗体，但是患者可无临床症状，抗体存在时间平均 3 个月，消失后不再复发。是否出现抗 TBM 抗体并不影响移植肾存活。膜性肾病也可出现抗 TBM 抗体阳性，临床表现为肾功能迅速恶化。此外，在感染后肾炎、SLE、Kimura 病、IgAN、MCD 以及恶性高血压也可出现 IgG 和 C3 沿 TBM 线样沉积。

（二）免疫复合物介导

此类疾病可见免疫复合物和补体颗粒样沉积于肾小管基底膜和/或肾间质，常为免疫复合物介导的肾小球肾炎伴发的小管间质病变。该病在肾活检患者中的发病率各家数据差别较大（1.5%~42.9%），主要因为不同研究中免疫复合物介导的肾小球疾病构成比不同。

原发性免疫复合物介导的小管间质性肾炎少见，包括低补体性小管间质性肾炎，抗肾小管刷状缘抗体肾炎。继发病因包括各种系统性疾病和肾小球肾炎，包括 SLE、IgG4 相关肾病、干燥综合征、致密物沉积病、冷球蛋白血症肾损害、膜性肾病、HUS、家族性免疫复合物性肾炎、TBM 沉积的巨细胞小管炎等，以 SLE 最为典型。

推测亨利祥升支粗段合成和分泌的 T-H 蛋白（现称为尿调节蛋白，uromodulin）是诱发免疫复合物介导的间质性肾炎的抗原。大肠埃希菌抗体和 T-H 蛋白可以交叉反应，抗 DNA 抗体可以和硫酸乙酰肝素交叉反应，这些都可能导致针对小管的抗体形成。形成的自身抗体可形成循环免疫复合物沉积到小管，也可与组织中的小管抗原结合形成原位免疫复合物，激活补体。此外，氨也可以激活补体替代途径，导致小管间质炎症。

（三）细胞免疫介导

细胞免疫介导（以 T 细胞为主）是最常见的小管间质免疫损伤机制。原发性 T 细胞介导小管间质性肾炎包括：移植肾排斥反应（MHC 抗原），伴葡萄膜炎的肾小管间质性肾炎,结节病,肉芽肿性间质性肾炎(药物相关,草酸盐贮积症,肉芽肿性多血管炎等)。各种肾小球和血管病变导致的进展性慢性肾脏疾病所伴随的慢性小管间质损伤为继发性,是各种肾脏病进展的共同途径,细胞免疫在其中起重要作用。不同的肾脏疾病都可导致共同的慢性间质纤维化和小管萎缩。

细胞介导的小管间质损伤主要通过迟发超敏反应和细胞毒 T 细胞损伤致病。前者需要致敏,CD4⁺T 细胞和巨噬细胞合成和释放各种淋巴因子,诱导肉芽肿反应。后者通过 CD4⁺ 和 CD8⁺T 淋巴细胞介导。激活的 T 细胞、单核巨噬细胞和小管上皮细胞释放趋化因子、细胞因子,诱导细胞趋化到炎症部位使炎症扩大。TGF-β1 和血小板源性生长因子(platelet-derived growth factor,PDGF)激活成纤维细胞,促进胶原合成,增加胶原沉积。TGF-β1 还可诱导小管上皮细胞向间充质细胞转分化。

(胡章学)

第 2 节　伴葡萄膜炎的肾小管间质性肾炎

伴葡萄膜炎的肾小管间质性肾炎(tubulointerstitial nephritis and uveitis,TINU)指一组不能用其他原因解释的、临床表现为肾小管间质性肾炎伴眼葡萄膜炎的临床综合征。临床可见肾小管性蛋白尿,肾性糖尿,Fanconi 综合征以及肾功能异常。肾活检显示间质性肾炎。糖皮质激素治疗有效,预后良好。

一、病因及发病机制

TINU 发病机制不明,可能与细菌、病毒感染以及药物相关。该病具有遗传易感性,与 HLA-DQA1*01、HLADQB1*05 和 HLA-DQB1*01 等有关。目前认为系 T 细胞功能紊乱所致的自身免疫性疾病,机体可能产生了针对肾小管上皮细胞以及眼色素层细胞的循环抗体。研究显示修饰的 C 反应蛋白(modified C-reactive protein,mCRP)可能是 TINU 的致病性自身抗原,机体产生了针对 mCRP 的自身抗体而致病。

二、病　理

(一)光镜

肾小球基本正常,无特殊损伤。肾小管可出现急性和慢性损伤,上皮细胞扁平,可见单个核细胞的小管炎,小管基底膜增厚分层,小管萎缩(图 30-2-1)。间质可见单个核细胞浸润,主要是淋巴细胞,少量浆细胞和巨噬细胞,主要以近端小管为中心,可呈环形分布;也可见嗜酸细胞(34%)和中性粒细胞(25%)。肾脏间质可见肉芽肿(13%),在骨髓和淋巴结也可见肉芽肿(1%);小血管基本正常。

(二)免疫荧光

没有免疫复合物沉积。

(三)电子显微镜

没有特殊表现。

三、临床表现

TINU 综合征各年龄段均可发病,但多数在青春期前,中位发病时间为 15 岁。男女比例 1:3。发病率为每百万人群 0.2 例,占眼葡萄膜炎患者 1.7%,占突发的双眼前葡萄膜炎患者 10%,在小于 20 岁的患者中占 32%。起病症状无特异性,表现为疲乏无力、体重减轻、发热、纳差、恶心及眼葡萄膜炎等。多数患者常以眼科为首诊科室。TINU 还可出现腰腹痛,关节痛/肌痛。少数出现皮疹和淋巴结肿大。

TINU 的葡萄膜炎 80% 为双侧,常累及前葡萄膜,可逐渐发展为全葡萄膜炎。20% 患者葡萄膜炎早于肾脏损伤出现,15% 同时起病,65% 在肾脏损伤之后出现(2~14 个月)。临床出现眼红眼痛、畏光、视力下降等。20%TINU 葡萄膜炎可出现严重并发症:虹膜后粘连、视盘水肿、白内障和继发性青光眼。眼部表现对于局部应用糖皮质激素的疗效反应良好,临床症状迅速控制,一般不会造成永久的视力损害。但激素减撤和停药后易出现复发,转变成为慢性葡萄膜炎者较常见,约占 56%。

肾脏方面主要累及小管间质,出现急性肾损伤和肾小管间质性损伤表现:肾小管性蛋白尿(86%)、镜下血尿(42%)、Fanconi 综合征、肾性糖尿(47%)、非感染性白细胞尿(55%)、嗜酸细胞尿和氨基酸尿等。患者可出现非少尿性急性肾损伤,血肌酐升高,但是常无水肿和高血压。患者还常出现红细胞沉降率增快、IgG 升高、贫血等。ANA 和类风湿因子阴性。TINU 可出现尿 β 微球蛋白增高,与肾脏病变和眼部症状密切相关,是判断 TINU 综合征病情变化的敏感指标。

四、诊断与鉴别诊断

(一)诊断

临床表现为急性肾小管间质性肾炎和葡萄膜炎,排除其他系统性疾病即可诊断 TINU,葡萄膜炎常发生在急性间质性肾炎前 2 个月至后 12 个月内,非特异性症状如发热、疲乏、厌食、体重减轻、腰腹痛、关节痛等持续时间超过 2 周,血沉 >40mm/h。TINU 非特异性症状和早期肾小管间质损伤表现隐匿,容易被忽视。TINU 可伴其他系统损伤,如合并干燥综合征及甲状腺功能亢进等,故对有全身症状的眼葡萄膜炎患者应进一步完善检查,对有眼部症状和肾间质受累的干燥综合征、甲亢患者应注意有 TINU 综合征的可能。对于急性肾间质损害引起的肾功能不全,也应该重视眼科检查,并搜寻有无感染、药物、重金属接触等病史,排除其他可引起肾小管间质损害的自身免疫性疾病。

(二)鉴别诊断

1. 药物诱导的急性间质性肾炎　与 TINU 在病理上较为相似,难以区别。主要通过临床资料鉴别。药物相关性急性间质性肾炎一般有药物使用史,常伴皮疹,很少出现葡萄膜炎。

2. 结节病　病因明确的儿童葡萄膜炎中结节病最多,其次为 TINU,结节病也可累及肾脏,需要和 TINU 鉴别。结节病多见于 30~40 岁,TINU 常发病于 20 岁左右;结节病累及多个器官,皮肤见结节性红斑,血免疫球蛋白升高,尤其是容易累及肺部,胸片示肺门淋巴结肿大、肺实质网状结节性

423

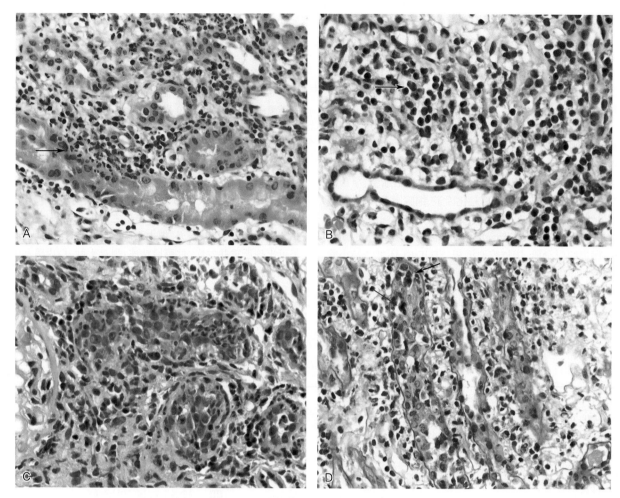

图 30-2-1　伴葡萄膜炎的肾小管间质性肾炎

注：患者女性，39 岁，因腹痛、恶心呕吐伴血清肌酐升高入院。有葡萄膜炎病史，血肌酐 287μmol/L，白蛋白 40.7g/L，尿蛋白 0.91g/24h，尿糖 3+，尿白细胞 17/HP，尿红细胞 3/HP，ANA 阴性。肾穿刺病理：A. 间质弥漫性炎细胞浸润，包括中性粒细胞、嗜酸性细胞和单个核细胞，破坏肾小管（黑箭头，HE×400）；B. 可见间质大量单个核细胞、嗜酸性粒细胞（黑箭头，HE×400）浸润；C. 可见小管炎，大量炎细胞浸润，形成肉芽肿（HE×400）；D. 严重小管炎，浸润细胞有中性粒细胞（红箭头）、嗜酸性粒细胞（黑箭头，PAS×400）。

浸润，眼部主要为非干酪样肉芽肿性葡萄膜炎。肾脏多核巨细胞性肉芽肿在结节病更常见。TINU 很少累及肺部。

3. 干燥综合征　见于 30~40 岁女性，临床表现为口眼干燥，可伴肾小管间质损伤，肾脏病理为淋巴细胞性间质性肾炎。患者常出现眼红、眼痛，但主要因眼干所致，而非葡萄膜炎。干燥综合征常伴 ANA 阳性，SSA 阳性，可资鉴别。

4. IgG4 相关肾病　肾间质浸润细胞以浆细胞更多见，IgG4+ 细胞超过 10/HP，IgG4+/IgG+ 细胞比值超过 40%，肾小管基底膜可见免疫复合物沉积。

5. 其他疾病　EB 病毒相关性单核细胞增多症、结核、弓形虫病、组织胞浆菌病、布鲁斯菌病等均可导致葡萄膜炎和肾脏损伤。但是大多数不仅导致前葡萄膜炎，还可导致其他的眼部损伤，而前葡萄膜炎是 TINU 的主要眼部表现。例如眼部弓形虫和结核感染分别导致灶性视网膜和葡萄膜病变。狼疮导致巩膜炎或视网膜血管病变。贝赫切特综合征导致阵发性严重前葡萄膜或闭塞性视网膜血管炎，与黏膜溃疡相平行。

五、治　疗

少数患者可自发缓解，但是多数患者需要使用糖皮质激素治疗。葡萄膜炎可局部使用糖皮质激素和睫状肌麻痹剂，一般单独应用就可以控制眼部病变，但激素减量和撤药过程宜缓慢。葡萄膜炎常于激素减量和撤药过程中复发，但复发后再用激素或激素加量仍有效。如果改善不明显，可改口服糖皮质激素，等效泼尼松龙 40mg/d。为避免糖皮质激素的副作用，可减少激素用量，加用免疫抑制剂，如环孢素 A、吗替麦考酚酯、甲氨蝶呤等。对于反复复发或慢性化的葡萄膜炎，可长期小剂量糖皮质激素维持治疗 1~2 年。肾小管间质性肾炎伴肾功能不全患者需要及早使用泼尼松 1mg/(kg·d)，3~6 个月治疗，逐渐减量，肾功能常可改善。

六、预　后

肾小管间质性肾炎对糖皮质激素治疗有效，仅 2% 以下患者发展为尿毒症。但葡萄膜炎对激素反应稍差，儿童患者 23% 症状持续,35% 复发。肾移植后也可复发。

(胡章学)

第 3 节 干燥综合征相关性肾病

原发性干燥综合征(primary Sjogren syndrome,PSS)是以淋巴浆细胞对外分泌腺体浸润为特点的慢性自身免疫性疾病,受累腺体包括唾液腺和泪腺,患者常出现眼干、口干等症状。除外分泌腺以外,干燥综合征还可累及肺、肾、皮肤等出现相应症状。部分干燥综合征患者出现肾脏损伤,主要导致肾小管间质性炎,也可出现肾小球病变。临床可出现肾小管酸中毒,蛋白尿和血尿,肾功能损伤等。干燥综合征也可合并类风湿关节炎、系统性红斑狼疮等,称为继发性干燥综合征。

一、病因及发病机制

环境、遗传、病毒感染等多因素导致唾液腺上皮损伤并释放自身抗原,在具有遗传易感性的个体启动了白介素-1和白介素-2的释放,活化 T 细胞,持续激活 B 淋巴细胞并合成自身抗体,通过多种机制导致肾脏损伤。患者循环中出现自身抗体可与抗原结合形成循环免疫复合物。循环免疫复合物滞留在肾小球,刺激系膜细胞增殖和细胞外基质蛋白的合成,导致肾小球损伤,可出现冷球蛋白相关膜增生性改变。机体可产生针对远端肾小管和集合管各种转运蛋白的自身抗体,作用于肾小管和集合管,导致电解质紊乱和远端肾小管酸中毒。循环中激活的 T 细胞、B 细胞和浆细胞可浸润肾间质,导致间质性肾炎。肾小管自身抗原的表达可进一步增强上述反应。间质炎细胞浸润可导致小管炎,启动小管萎缩和间质纤维化,发展为慢性肾脏病。

二、病 理

干燥综合征的肾损伤主要表现为 2 种类型:小管间质性肾炎和肾小球肾炎,以前者为主。

(一)光镜

1. 慢性小管间质性肾炎 局灶或弥漫性淋巴细胞、单核细胞和浆细胞浸润(图 30-3-1A、B、C)。淋巴细胞浸润常

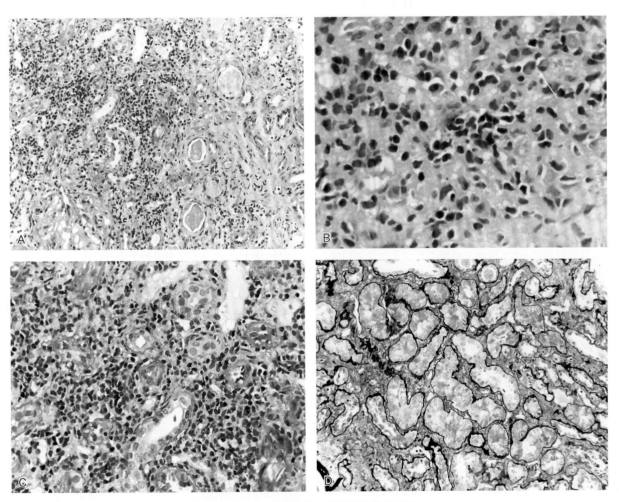

图 30-3-1 干燥综合征相关肾小管间质病

注:患者,男性,44 岁,因口、眼干燥诊断干燥综合征 5 年,血清肌酐 165μmol/L,尿蛋白 0.43g/24h,ANA 阳性 1:320,SSA 3+,SSB 2+。肾穿刺病理:A. 间质弥漫性炎细胞浸润,小管萎缩,管型形成(PAS×200);B. 间质淋巴细胞、浆细胞浸润(白箭头示浆细胞,HE×400);C. 肾小管上皮细胞扁平,小管破坏见小管炎(白箭头,PAS×400);D. 间质纤维化,肾小管基底膜增厚,失去了"背对背"结构(PASM×400)。

见,T 细胞和 B 细胞的浸润程度相近。B 细胞为主的浸润类型占 10%。70% 患者可出现浆细胞浸润,以浆细胞为主的浸润类型占 25%。肉芽肿和嗜酸性粒细胞少见。可见肾小管上皮扁平,基底膜增厚,小管萎缩,间质纤维化(图 30-3-1D)。

2. 肾小球病变　包括冷球蛋白相关 MPGN、膜性肾病,系膜增生性肾炎、IgAN、FSGS 和新月体肾炎。冷球蛋白相关性 MPGN 可见肾小球分叶,系膜细胞增殖,系膜增宽,单核细胞浸润,基底膜增厚“双轨”,祥腔内可见包含 IgM 和 IgG 的冷球蛋白栓子,电镜下可见微管样结构。

(二)免疫荧光

除非存在肾小球损伤,一般没有免疫复合物沉积,很少数患者 TBM 或间质出现 IgG 和 C3 沉积。

(三)电镜

如果存在肾小球病变,可出现系膜区和毛细血管祥电子致密物沉积。肾小管基底膜偶见免疫复合物沉积。

三、临床表现

PSS 人群患病率 0.01%~0.1%,女性好发,男女比例为 1:9,多数 45~55 岁发病。临床表现除了角膜结膜炎(眼干)和口干,10%~30% 还可出现皮肤血管炎,其中 30% 伴冷球蛋白血症,球蛋白升高,补体下降。PSS 是最常见的非丙肝感染相关的混合型冷球蛋白血症的原因。2%~9% 干燥综合征(sicca syndrome,SS)患者发生非霍奇金 B 细胞淋巴瘤。50%~90% 患者 SSA 阳性,ANA、SSB、RF 也可阳性。

PSS 肾脏损害常发生于 PSS 诊断后 2~7 年。PSS 出现肾损伤的比例差别较大(5%~30%),取决于是否完整的进行肾小管的功能检查以及是否排除了继发性 SS。

PSS 肾脏损伤主要是小管间质性肾炎,占肾活检的肾功能异常患者 2/3。TIN 可表现为单纯的电解质紊乱,如远端肾小管酸中毒、尿崩症、Fanconi 综合征、获得性 Bartter 综合征和 Gitelman 综合征,继发于远端肾小管酸中毒的肾结石和肾钙化;也可出现血肌酐上升以及少量蛋白尿。在我国,70%PSS 患者出现肾小管酸中毒。但除此以外,TIN 临床症状轻微,发病隐匿,临床表现常常被低估,定期检测晨尿 pH、渗透压、蛋白尿、肾功能和电解质有助于早期发现 TIN。

PSS 可累及肾小球,出现蛋白尿和血尿,甚至肾病综合征,冷球蛋白血症相关 MPGN,其次为膜性肾病。冷球蛋白相关 MPGN 占肾活检 PSS 的 5%~30%。临床表现为急性肾炎综合征以及急进性肾炎,可伴冷球蛋白血症血管炎的其他系统损伤。

四、诊断与鉴别诊断

(一)诊断

首先需要满足干燥综合征的诊断标准,见表 30-3-1。根据 2002 AECG 标准,如果符合第Ⅳ或Ⅵ项,全部 6 条中满足任意 4 条即可诊断;4 条客观标准中满足 3 条也可诊断。

干燥综合征可合并类风湿关节炎、系统性红斑狼疮等,称为继发性干燥综合征,其肾脏损伤与原发性干燥综合征不同,需要鉴别。因为 PSS 相关的肾损伤从临床到病理均不具有特异性,因此诊断 PSS 相关肾损伤需要临床进一步查找肾外脏器受累情况,明确干燥综合征诊断是否成立。

表 30-3-1　美国 - 欧洲原发性干燥综合征诊断标准(AECG)

(Ⅰ)有 3 个月以上的持续眼部干涩感,或有反复发作性眼部沙子感,或每天需用 3 次以上的人工泪液。凡有其中任何一项者为阳性

(Ⅱ)有 3 个月以上的持续性口干症状,或有反复出现或持续不退的唾液腺肿大,或进食时需用水送下,凡有其中任何一项者为阳性

(Ⅲ)Schirmer 试验阳性(≤ 5mm/5min)或角膜染色试验阳性

(Ⅳ)下唇黏膜活检,单核细胞浸润灶≥ 1(浸润灶是指每 4mm² 的腺体组织内有 50 个以上的淋巴细胞聚集)

(Ⅴ)腮腺造影,唾液腺放射性核素扫描,或唾液流率 ≤ 1.5ml/15min,3 项中有一项为阳性

(Ⅵ)血清抗 SSA、抗 SSB 抗体有一项达到有诊断意义为阳性

排除标准:
头颈放疗史,HCV 感染,AIDS,淋巴瘤患者,结节病,移植物抗宿主病,使用抗胆碱能药物

(二)鉴别诊断

1. IgG4 相关肾病　是一种系统性炎症纤维化疾病,可累及多个器官系统,包括胰腺、胆道、主动脉、肺、唾液腺和泪腺、甲状腺、硬脊膜和肾脏等,可引起类似干燥综合征口眼干燥表现,需要和干燥综合征肾损伤相鉴别。IgG4 相关肾病主要类型之一是肾小管间质病变,称为 IgG4 相关性肾小管间质肾炎(IgG4-related tubulointerstitial nephritis,IgG4-TIN)。IgG4-TIN 与 PSS 的鉴别见表 30-3-2。

表 30-3-2　IgG4-TIN 与 PSS 的鉴别

	IgG4-TIN	PSS
发病年龄(岁)	65	45~55
性别	男性居多	女性居多
急性肾衰竭	多见	少见
泪腺及唾液腺肿大	轻	重
血清 IgG4 升高	显著	不显著
低补体血症	有	无
血嗜酸性粒细胞增多	明显	无
自身免疫性胰腺炎	多见	少见
肾小管间质细胞浸润	IgG4 浆细胞 >10/HP	T、B 淋巴细胞及浆细胞

注:IgG4-TIN,IgG4 相关性肾小管间质肾炎;PSS,原发性干燥综合征。

2. 药物相关性过敏性间质性肾炎　其间质浸润炎细胞以嗜酸性粒细胞为主。

3. 结节病　可导致慢性小管间质性肾炎,需要鉴别。但结节病相关的小管间质损伤的主要特点在于肉芽肿形成,PSS 很少出现肾间质肉芽肿。

五、治疗及预后

对于没有 TIN,肾功能正常的单纯电解质紊乱,如远端肾小管酸中毒,使用碳酸氢钠 / 枸橼酸钾等药物纠正即可。但在多数情况下电解质紊乱是 TIN 的结果,使用糖皮质激素有助于更好地控制电解质紊乱,改善肾功能,改善 TIN。PSS 出现冷球蛋白相关性膜增生性肾炎常需要糖皮质激素联合免疫抑制剂治疗。新近使用抗 CD20 单抗治疗 PSS 相关冷球蛋白血症血管炎取得较好疗效。PSS 相关性 TIN 很少进展到终末期肾衰竭。

(胡章学)

第 4 节　IgG4 相关性肾病

IgG4 相关性疾病(IgG4-related disease,IgG4-RD)是一组可能累及多个脏器的系统性炎症纤维化疾病,常伴有血清 IgG4 水平升高。病理特点是 IgG4 阳性浆细胞浸润及席纹状纤维化。IgG4-RD 可累及肾脏,分为两大类。①肾脏直接受累的 IgG4 相关性肾病(IgG4-related kidney disease,IgG4-RKD),包括 IgG4 相关性肾小管间质性肾炎(IgG4-related tubulointerstitial nephritis,IgG4-TIN)、继发于 IgG4 相关性疾病的膜性肾病(IgG4-related membranous nephropathy,IgG4-MN);②以肾后性梗阻为主要表现的 IgG4-RKD,包括腹膜后纤维化或输尿管炎性假瘤压迫等,本节旨在介绍 IgG-RD 直接累及肾脏的病变。

一、概　述

IgG4-RD 可仅累及一个或多个脏器,受累脏器表现为器官肿大、单个或多发性肿块(如类似于肾细胞癌、眼眶假瘤、肺结节性病灶等)。60%~90% 的 IgG4-RD 表现出同时或先后出现多个脏器受累特点,尽管受累脏器各异却常表现共有的病理学、血清学和临床特征。2003 年 Kamisawa 等首次提出 IgG4 相关自身免疫性疾病(IgG4-related autoimmune disease)概念。2011 年,日本 IgG4 研究工作小组提议统一命名为"IgG4 相关病(IgG4-RD)"并提出诊断标准。同年在波士顿举行 IgG4-RD 国际研讨会,首次公布专家共识,自此 IgG4-RD 作为一种全身性疾病被大家认识。

2004 年 Uchiyama-Tanaka 等和 Takeda 等同时报道了自身免疫性胰腺炎(autoimmune pancreatitis,AIP)合并肾小管间质性肾炎。此后,又相继报道了该病可表现为肾盂、输尿管的肥厚及肿瘤样病变,部分患者可伴有肾小球病变。2011 年日本肾脏病学会把这些病变总称为 IgG4-RKD,并制定了诊断标准。流行病学调查显示,该病好发于中老年人,发病年龄 40~83 岁(平均发病年龄 65.2 岁),男性患病率高达 86%~87%,显著高于女性。由于 IgG4-RKD 近年才逐

渐被认识,缺乏大规模的临床研究资料,患病率尚无确切的流行病学资料。

二、病因及发病机制

IgG4-RD 病因未明。目前 IgG4-RD 研究多集中于 AIP,认为发病可能与遗传因素有关,环境、感染、肿瘤等因素促使机体免疫系统紊乱,最终导致 IgG4-RD 发生。针对 IgG4-RD 发病机制的研究多集中天然免疫和获得性免疫两个方面。研究推测,IgG4 在过敏原的耐受性和某些感染因子的应答中起作用,但其生理作用知之甚少,尚未确定 IgG4 抗原靶位,也不清楚 IgG4 抗体的致病性。血清和组织中 IgG4 浓度的升高并不是 IgG4-RD 特有,很多疾病都可能出现,推测 IgG4 抗体本身并不致病,只是代表对于疾病某一过程的反应性调节。IgG4-RKD 是否存在相似的发病机制、IgG4 抗体是否直接造成免疫复合物沉积,诱发肾脏损害,目前尚无针对性研究。

Watanabe 等发现活化的 Toll 样受体(Toll-like receptors,TLRs)和核苷酸结合寡聚化结构域蛋白(nucleotide-binding oligomerization domain proteins,NOD)样受体(NLRs),包括核苷酸结合寡聚化结构域蛋白 -2(NOD-2),可以识别致病性微生物成分,诱导外周血 B 细胞产生大量 IgG4。B 细胞中活化的 NOD-2 甚至可以通过不依赖 T 细胞的方式诱导 IgG4 的产生。研究推测,活化的 TLRs 和 NLRs 通过调节 B 细胞活化因子和肿瘤坏死因子家族及其增殖诱导配体(a proliferation-inducing ligand,APRIL)从而影响 B 细胞的存活、成熟、抗体生成和转化,诱导不依赖 T 细胞的免疫反应,调节 IgG4 的分泌水平。

在获得性免疫方面,目前认为该病存在过敏反应背景并有免疫介导。30%~50% 患者有过敏史、嗜酸性粒细胞增多和 IgE 升高。

此外,因 IgG4-RD 常合并自身免疫性疾病,有 30%~70% 的 IgG4-RD 患者血清学检查可出现低补体血症及 ANA 等多种抗体阳性,且对激素治疗敏感,因此有学者认为其发病可能与自身免疫功能异常相关。IgG4-RKD 的纤维化过程及机制研究尚在探索阶段。

三、病　理

(一)光镜

1. IgG4-TIN　病变呈局灶节段或弥漫分布,皮髓质均可受累,通常与邻近正常组织分界清楚。典型特点为肾间质大量淋巴细胞、浆细胞浸润,同时还可见嗜酸性粒细胞浸润,但少见中性粒细胞浸润(图 30-4-1A)。肌成纤维细胞活化,导致细胞外基质过度堆积,间质显著增宽,残存肾小管间距增宽。肾小管区域多为轻度灶性单核细胞性小管炎。炎症细胞浸润区域肾小管萎缩,有的肾小管毁损,仅残留基膜结构,部分肾小管因免疫复合物沉积致肾小管基底膜增厚。PASM 染色可见浸润细胞周围特征性的"席纹状"纤维化(图 30-4-1B、C)。席纹状纤维化,类似于车轮的轮辐,呈螺旋环状,由梭形细胞自中心发出环绕形成,又称"鸟眼"征。Raissian 等将 IgG4-TIN 肾脏病理分 3 种类型:①急性间质性肾炎,伴少量纤维化;②部分间质纤维化,伴炎症细

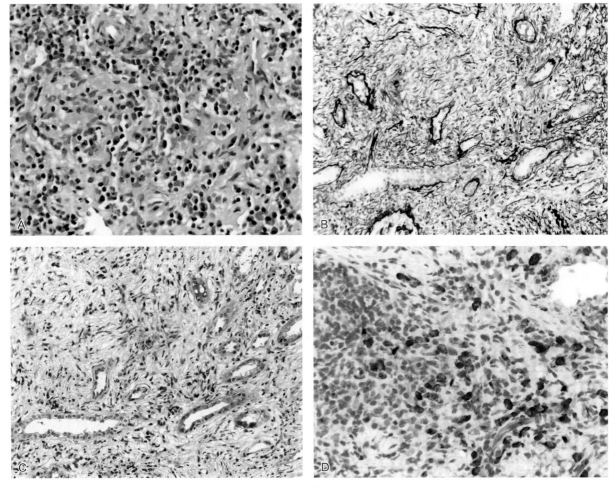

图 30-4-1 IgG4 相关肾小管间质性肾炎

注：患者女性，59 岁。消瘦、乏力、全身淋巴结肿大及多系统受累表现，尿蛋白定量 1.27g/24h，血 IgG4 3.3g/L，血肌酐 178.8μmol/L。肾穿刺病理：A. 肾间质丰富的浆细胞、淋巴细胞浸润（HE×400）；B、C. 间质席纹状纤维化（PASM×200；Masson×200）；D. 免疫组化：间质浸润的大量 IgG4 阳性浆细胞，每高倍镜视野超过 10 个（IHC×400）。

胞浸润；③寡细胞性重度纤维化。

2. IgG4-MN 肾小球大致正常或毛细血管袢增厚，基底膜弥漫增厚、钉突形成，PASM 及 Masson 染色上皮下及钉突之间颗粒状嗜复红蛋白沉积。

3. 血管病变 血管也可受累，可见 IgG4 浆细胞动脉炎，小动脉壁 IgG4+ 浆细胞浸润，没有纤维素样坏死。闭塞性静脉炎少见。

（二）免疫荧光

1. IgG4-TIN 80% 以上的 IgG4-TIN 患者存在肾小管基底膜的免疫复合物颗粒状沉积，以 IgG 为主，多伴有补体 C3，κ 和 λ 轻链的沉积。部分患者可观察到 C1q 的沉积。

2. IgG4-MN 免疫球蛋白和补体沿毛细血管壁或系膜区呈颗粒状沉积，其中 IgG 和 C3 沉积最常见。对肾组织中 IgG 沉积的亚型进行检测，发现以 IgG4 亚型为主，其他三型变异较大。特发性膜性肾病系膜区也以免疫复合物 IgG4 沉积为主，故二者要加以鉴别。

（三）免疫组化

1. IgG4-TIN IgG4+ 浆细胞的数量增加（高倍镜视野 >10 个）（图 30-4-1D、图 30-4-2）、IgG4+/IgG+ 浆细胞的比率

大于 40%。

2. IgG4-MN 炎症细胞密集区 IgG4+ 浆细胞 >10 个 /HP 或 IgG4+/IgG+ 浆细胞 >40%，抗磷脂酶 A2（PLA2R）受体抗体阴性。

（四）电镜

IgG4-TIN：肾小管基底膜上有电子致密物沉积；IgG4-MN：肾小球上皮下电子致密物沉积。

四、临床表现

IgG4-RD 临床表现多样，累及多个器官，如自身免疫性胰腺炎、硬化性胆管炎、库特纳肿瘤、米库利兹病、眼眶炎性假瘤、腹膜后纤维化、自身免疫性垂体炎、桥本甲状腺炎、里德尔甲状腺炎、间质性肺炎、主动脉夹层或动脉瘤等。常伴血 IgG4 升高（>135mg/dl），但是部分患者血 IgG4 可正常。

（一）肾脏损害及血清学检查

IgG4-RKD 常与肾外损害同时或相继出现。IgG4-RKD 累及唾液腺和淋巴结最常见，发病时平均受累脏器数为 3.4 个。近半数 IgG4-RKD 患者出现少至中等量蛋白尿，部分患者可出现血尿，但程度不严重，通常不出现红细

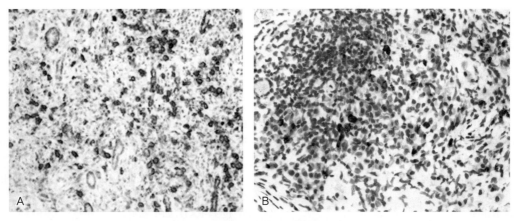

图 30-4-2 IgG4 相关肾小管间质性肾炎

注：患者男性，57 岁，肾功能异常伴左侧下颌腺肿大，尿蛋白定量 1.87g/24h，IgG4 1.7g/L，血清肌酐 274mmol/L。肾脏病理：A. 免疫组化见肾间质较多 CD138（浆细胞标记）染色阳性细胞（IHC×200）；B. 肾间质可见 IgG4 染色阳性的浆细胞（IHC×200）。

胞管型，未累及肾小球的患者罕见出现肾病综合征范围内的蛋白尿。可表现为急 / 慢性肾衰竭。血清 IgG、IgE 水平升高，伴低补体血症。

（二）影像学改变

增强 CT 可见肾皮质为主多发强化低密度影；弥漫性肾脏肿大和不强化。可见单发性肾占位病变，类似肾癌。可累及肾盂、输尿管，出现轻度肾盂 / 输尿管积水，管壁增厚是全周性的，不向周围组织浸润，通常内膜上皮正常，即使管腔狭窄，内腔面也保持平滑。评价肾实质病变方面，增强 CT 最常用，但是对于血肌酐升高的患者，可能诱发对比剂肾病，可改用 MRI 进行评价。

五、诊断与鉴别诊断

（一）诊断

关于 IgG4-RKD 的诊断标准目前有 2 个，分别为日本肾脏病学会 IgG4-RKD 的诊断标准（表 30-4-1）和梅奥医学中心 IgG4-TIN 的诊断标准（表 30-4-2）。

表 30-4-1 日本肾脏病学会 IgG4-RKD 诊断标准

1. 存在肾脏损伤，如尿检异常或肾功能减退，伴血清 IgG 升高，低补体血症或血清 IgE 升高

2. 异常的肾脏影像学证据
   a. 增强 CT 显示多发性低密度区
   b. 弥漫性肾脏增大
   c. 肾脏低血供的孤立性包块
   d. 肾盂壁肥大，不伴肾盂表面的不规整

3. 血清 IgG4 升高（IgG4 ≥ 135mg/dl）

4. 肾脏组织学改变
   a. 大量淋巴浆细胞浸润，浸润的 IgG4 阳性浆细胞 >10 个 /HP 和 / 或 IgG4/IgG 阳性浆细胞 >40%
   b. 围绕淋巴细胞和 / 或浆细胞的特征性纤维化

续表

5. 肾外器官的组织学表现
   肾外器官大量淋巴浆细胞浸润，浸润的 IgG4 阳性浆细胞 >10 个 /HP 和 / 或 IgG4/IgG 阳性浆细胞 >40%

确诊（definite）	1+3+4a，b
	2+3+4a，b
	2+3+5
	1+3+4a+5
基本确诊（probable）	1+4a，b
	2+4a，b
	2+5
	3+4a，b
疑诊（possible）	1+3
	2+3
	1+4a
	2+4a

注：①通过临床和组织学排除以下疾病：肉芽肿性血管炎和嗜酸细胞性肉芽肿血管炎、髓外浆细胞瘤；②影像学排除如下疾病：恶性淋巴瘤、泌尿道肿瘤、肾梗死、肾盂肾炎（少见的疾病，如肉芽肿性血管炎、结节病和转移癌）；③对怀疑 IgG-RKD 的患者根据本标准划分为基本确诊和疑诊。

表 30-4-2 IgG4-TIN 诊断标准（美国 Mayo Clinic）

项目	内容
组织学	富含浆细胞的小管间质性肾炎，在最浓集区域，IgG4 阳性浆细胞 >10 个 /HP[a]
	免疫荧光 / 组化和 / 或电镜显示小管基底膜免疫复合物沉积[b]
影像学	外周皮质小的低密度结节，可呈圆形或楔形，或弥漫片状；弥漫性肾脏增大

续表

项目	内容
血清学	血清 IgG 或 IgG4 升高
其他器官受累	自身免疫性胰腺炎,硬化性胆管炎,任何器官的炎性占位,涎腺炎,炎性主动脉瘤,肺部受累,腹膜后纤维化

注:诊断 IgG4-TIN 需要满足组织学富含浆细胞的小管间质性肾炎伴 IgG4 阳性浆细胞增高,和至少一项影像学/血清学/其他器官受累。^a强制性标准;^b支持性标准,存在 >80% 患者。

（二）鉴别诊断

1. 本病应与以下几种系统性疾病鉴别　①Castleman 病:常伴有全身症状,如发热、体重减轻、盗汗、厌食;患者有肝脾肿大,常见腹水、胸腔积液和心包积液;组织学特点为淋巴结结构保留,淋巴滤泡明显增多,很多表现为扩张、血管增多或退行性改变,滤泡间区浆细胞明显增生,淋巴窦常扩张伴深染的淋巴液。多中心 Castleman 病属于高白介素-6（IL-6）综合征,有时可见高 IgG4 血症和组织中 IgG4 阳性细胞增多,但是没有席纹状纤维化和 TBM 免疫复合物沉积,其治疗反应和预后与 IgG4-RD 不同,即使能满足 IgG4-RD 标准,也不属于 IgG4-RD。② ANCA 相关性小血管炎:主要是肉芽肿性血管炎和嗜酸性肉芽肿血管炎,影像学可出现占位病变,25% ANCA 相关小血管炎在肾间质可出现大量 IgG4 阳性的浆细胞,可伴有大量嗜酸性粒细胞浸润,但是血清 ANCA 阳性,肾间质有时可见典型的肉芽肿样炎症和坏死,TBM 无免疫复合物沉积,肾小球呈坏死性/新月体性肾炎。而 IgG4-RKD 没有纤维素样坏死,ANCA 阴性,TBM 有免疫复合物沉积,可供鉴别。③狼疮性肾炎:年轻女性多见,多种自身抗体阳性。需要注意以小管间质损伤为主要表现的狼疮性肾炎。狼疮性肾炎除了 TBM 免疫复合物沉积外,可见肾小球的多种免疫复合物沉积,呈"满堂亮"表现。IgG4-RKD 可出现低滴度 ANA 阳性,需要鉴别。④药物相关 TIN:肾活检可见弥漫性间质水肿,炎症细胞浸润明显,以淋巴细胞、浆细胞和嗜酸性细胞为主,其特征性小管表现是小管外层小、中淋巴细胞浸润。可见间质上皮细胞肉芽肿形成。部分病例可见 IgG 线样沉积,但 IgG4⁺ 浆细胞数比例不高,没有席纹状纤维化。⑤干燥综合征肾损伤:原发性干燥综合征最常见的肾损害是小管间质性肾炎。其病理特点以浆细胞和淋巴细胞为主在间质浸润并伴肾小管萎缩及纤维化,TBM 无免疫复合物沉积,免疫组化无 IgG4⁺ 浆细胞浸润。

2. IgG4-MN 与原发性肾小球疾病相鉴别　IgG4-RKD 主要累及肾小球间质,但是也可出现小球损害包括膜性肾病。IgG4 是原发性膜性肾病沉积的主要 IgG 亚型。原发性膜性肾病通常 M 型抗磷脂酶 A2 受体抗体（anti-M-type phospholipase A2 receptor antibody,PLA2R）阳性,IgG4-MN 检测 PLA2R 抗体阴性。

六、治　疗

根据 2015 年 IgG4-RD 治疗的国际专家共识,在治疗前必须排除肿瘤和其他类似表现的疾病,如 Castleman 病

等。有症状的 IgG4-RKD 主张积极治疗,糖皮质激素是一线治疗。

（一）糖皮质激素

除非存在反指征,否则糖皮质激素是 IgG4-RKD 的一线治疗药物。起始剂量为 0.6mg/（kg·d）,或 30~40mg/d,初始剂量维持 2~4 周,后逐步减量,每 1~2 周减量 5mg/d,维持剂量为 5~10mg/d,鉴于 IgG4-RKD 激素治疗后复发较为常见,因此多数学者推荐小剂量激素维持至少 2~3 年。

（二）免疫抑制剂

对于糖皮质激素抵抗和存在糖皮质激素使用反指征的患者,使用激素联合免疫抑制剂或单独使用免疫抑制剂治疗 IgG4-RKD,如甲氨蝶呤、硫唑嘌呤及环磷酰胺等。新近研究显示,单用利妥昔单抗清除 B 细胞治疗在 IgG4-RKD 的治疗中有效。

（三）肾移植

肾移植治疗效果目前缺少依据。

七、预　后

IgG4-RD 是近年来新认识的一种累及多器官或组织的系统性疾病,其长期预后仍不清楚。通常 IgG4-RKD 进展较为缓慢,预后优于其他肾小球疾病和非 IgG4 相关的 TIN,早期（发病后 2 年内）治疗更有助于保护器官功能。多数患者对激素治疗有效,但在激素维持治疗过程中和停药后,部分患者可能复发。

未治疗患者中严重并发症和死亡的原因包括肝硬化和门静脉高压症、腹膜后纤维化、主动脉瘤并发症（包括夹层）、胆管阻塞、糖尿病和其他疾病。有研究表明 IgG4-RD 提高恶性肿瘤风险,IgG4-RD 也可能是一种副癌综合征。在诊断该病时,需要排除和筛查肿瘤。

（王文革　史书君）

第 5 节　特发性低补体血症性间质性肾炎

特发性低补体血症性间质性肾炎（idiopathic hypocomplementemic interstitial nephritis）是肾损伤少见的原因。病因不详,可能与肾小管间质免疫复合物的形成和补体激活有关。患者大部分有潜在的免疫紊乱,如伴有硬化性胆管炎、血栓性血小板减少性紫癜、白细胞破坏性血管炎、丙型肝炎病毒抗体阳性、过敏反应、重症肌无力等疾病,而且多数患者应用免疫抑制剂治疗有效。肾脏病理显示在肾小管间质有免疫复合物沉积和 B 细胞/浆细胞浸润,提示本病的病理机制可能涉及局部免疫复合物形成。

一、病　理

（一）光镜

肾小球的形态、结构正常,有显著的肾小管间质病变,伴有浆细胞、淋巴细胞或单核细胞浸润,偶尔伴有嗜酸性粒细胞浸润。肾小管上皮细胞萎缩变性,肾小管基底膜增厚,间质纤维化（图 30-5-1A）。

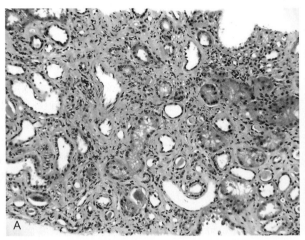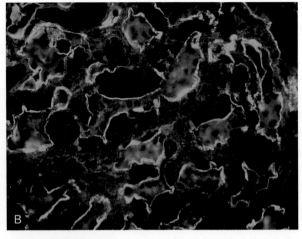

图 30-5-1　特发性低补体血症性间质性肾炎

注：A.肾小管上皮细胞萎缩，肾小管基底膜增厚，间质纤维化，伴浆细胞、淋巴细胞或单核细胞浸润（HE×200）；B.肾小管基底膜广泛颗粒状 IgG 沉积（IF×400）。

（二）免疫荧光

肾小管基底膜有广泛免疫球蛋白沉积，主要是 IgG 呈颗粒状沉积于肾小管基底膜（图 30-5-1B）。部分患者可伴有 κ 链、λ 链沉积。常伴补体沉积，主要为 C3 和 C1q。

（三）电镜

肾小管基底膜增厚，有广泛的非连续性的电子致密物沉积。

二、临床表现

该病好发于男性，文献报道 13 例患者中 10 例为男性，发病年龄平均为 65 岁，主要表现为肾功能不全，平均血清肌酐水平 362μmol/L，可有轻度蛋白尿，无明显血尿。实验室检查补体 C3、C4 下降，ANA 阴性或低滴度阳性。

三、鉴别诊断

1. 伴低补体血症的肾小球疾病　狼疮性肾炎、感染后肾小球肾炎、膜增生性肾小球肾炎等主要累及肾小球的疾病，常伴低补体血症，也可出现小管间质损伤，与本病不难鉴别。

2. 干燥综合征继发肾脏损害　主要表现为慢性间质性肾炎，浸润细胞以淋巴细胞、浆细胞为主。干燥综合征可伴补体下降和肾小管免疫复合物沉积，需要和本病鉴别。干燥综合征患者常出现口干、眼干，泪腺、唾液腺分泌障碍；血清学检查抗 SSA 和/或抗 SSB 阳性，部分患者有肾小球病变，可据此鉴别。

3. IgG4 相关性肾病　IgG4 相关肾病常累及全身多个脏器，受累的实质性脏器（肾、胰腺等）常表现"肿块"的影像学改变，称为"炎性假瘤"。IgG4 相关肾病可伴补体下降（50%），免疫荧光可见肾小管基底膜和间质免疫复合物颗粒样沉积，主要为 IgG，电镜下可见肾小管基底膜无定形电子致密物沉积。但是该病多数血清 IgG4 升高（>1.35g/L），组织学上可见间质大量 IgG4⁺ 浆细胞浸润，席纹状纤维化等。而特发性低补体性肾小管间质性肾炎的血清 IgG4 正常，没

有脏器占位的影像学表现，没有大量 IgG4⁺ 浆细胞浸润，可据此鉴别。

四、治　疗

糖皮质激素疗法在已报道的 13 例患者中 12 例中普遍应用。激素疗程为 3~20 个月不等，但仅在 6 例患者中有较好的疗效。在个别病例中，应用糖皮质激素联合吗替麦考酚酯的治疗，取得良好疗效，肾功能不全和低补体血症完全恢复正常。

（张　蕾）

第 6 节　抗肾小管基底膜病

抗肾小管基底膜病（anti-tubular basement membrane disease，抗 TBM 病）是由自身抗 TBM 抗体及 T 细胞介导的一类小管间质性肾炎。病理特点为 IgG 和 C3 呈线性沉积于肾小管基底膜，肾间质有以单核细胞为主的炎症细胞浸润，同时在血清及肾组织洗脱物中可以检测到活性的抗 TBM 抗体。可继发于肾小管间质性疾病及某些原发或继发的肾小球疾病，最终可进展至终末期肾病。

一、病因及发病机制

已在多种临床疾病中发现沿肾小管基底膜呈线样沉积的免疫球蛋白，后被证实为抗肾小管基底膜抗体。与抗肾小管基底膜抗体相关的疾病包括以下 2 种。

（1）原发性抗肾小管基底膜病。

（2）继发性抗肾小管基底膜病：①儿童膜性肾病；②抗肾小球基底膜病，伴抗肾小管基底膜抗体；③同种肾移植排斥反应；④药物诱发的肾小管间质肾炎；⑤其他。

抗 TBM 病是由自身免疫 T 细胞和抗 TBM 抗体介导的一类原发性间质性肾炎，体液免疫和细胞免疫均有参与。TBM 在小管间质损伤时发生改变而具有免疫原性，诱导抗 TBM 抗体产生。此外，肾小球损伤也会诱导与抗肾小管基

底膜特异性抗原交叉反应抗体的生成。因此,肾小球疾病时也可有抗肾小管基底膜抗体的产生。

目前研究发现,抗 TBM 抗体的原始靶抗原是一种分子量为 58 000 的非胶原性糖蛋白,最初通过免疫印迹法在兔 TBM 中分离出来,主要存在于肾皮质包括近曲小管、远曲小管、肾小囊及管周毛细血管网的基底膜,近曲小管基底膜含量最高,也可在肾小管间质表达,但是在肾小球基底膜及系膜基质无表达。TBM 抗原与抗 TBM 抗体结合,介导间质性肾炎的发生。

抗 TBM 抗体是一种自身抗体,可以出现在 TIN 中,比如,特发性 TIN、药物引发的 TIN、移植后 TIN 等;也可出现在肾小球疾病中,比如儿童及家族性膜性肾病、抗 GBM病、Kimura 病及链球菌感染后肾小球肾炎等。抗 TBM 抗体能在动物引起小管间质损伤。动物实验表明小管基底膜致敏的 T 细胞可能在抗 TBM 病的发病机制中起作用。小管基底膜抗体可通过巨噬细胞 Fc 受体和补体固定介导小管损伤。

二、病　理

(一)光镜

主要表现为肾小管间质病变,如果不合并肾小球疾病,肾小球通常无病理改变。光镜下主要表现为大量单核细胞在肾间质浸润,也可见中性粒细胞,少数可见多核巨细胞及嗜酸性粒细胞浸润。肾小管细胞特别是近端肾小管细胞破坏,小管萎缩及肾间质纤维化,肾小管基底膜增厚(图 30-6-1A)。早期有免疫复合物沉积于肾小管基底膜,晚期免疫球蛋白和补体可消失,仅表现为肾小管损伤伴有不正常和增厚的基底膜。肾血管没有特殊变化。

(二)免疫荧光

免疫荧光可见 IgG 和 C3 呈线性沿肾小管基底膜沉积,少数患者有 C5b-9 膜攻击复合物沉积,偶有 IgA 及 IgM沉积,沉积部位主要为近端肾小管(图 30-6-1B)。疾病晚期染色强度可随肾小管基底膜破坏断裂而减弱。肾小球无染色,只有存在抗肾小球基底膜或其他肾小球疾病时可见其

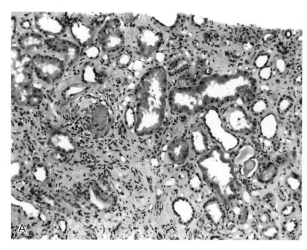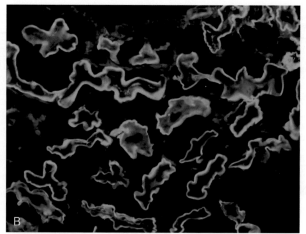

图 30-6-1　抗肾小管基底膜病

注:A. 肾小管萎缩,基底膜增厚及肾间质纤维化伴大量单核细胞浸润(HE×400);B. 免疫荧光 IgG 呈线性沿肾小管基底膜沉积(IF×400)。

他部位基底膜线样染色。

(三)电镜

电镜显示肾小管细胞破坏和 TBM 损伤,包括局部断裂。无电子致密物沉积,淋巴细胞和巨噬细胞包围并浸润肾小管,在间质和巨噬细胞可见 TBM 碎片。

三、临床表现

(一)原发性抗肾小管基底膜病(primary anti-tubular basement membrane disease)

单纯抗 TBM 病罕见,多见于男性,临床中可表现为多尿、烦渴、镜下血尿、蛋白尿、急性或慢性肾损伤,可进展至终末期肾病。文献报道 5 例原发性抗 TBM 病,3 例儿童,均为男性,年龄 6~12 岁,临床表现为氮质血症和范可尼综合征,肾活检显示慢性间质性肾炎伴严重肾小管损伤,IgG

及 C3 呈线性在肾小管基底膜沉积,循环中检测到抗 TBM抗体,但无肾小球疾病表现,抗肾小球基底膜抗体阴性。2例成人(1 男 1 女),表现为特发性急性肾小管间质炎症,进展至肾衰竭。

(二)膜性肾病伴抗肾小管基底膜抗体

膜性肾病伴抗肾小管基底膜抗体的机制尚不明确,可能这种抗体相应的抗原实际上是肾小管细胞和足突细胞共有的上皮细胞表面成分。这类患者不同于特发性膜性肾病患者,主要见于儿童,临床表现肾小管功能障碍,较快进展至终末期肾衰竭。文献报道 1 例 3 岁患儿大量蛋白尿伴Fanconi 综合征,肾活检显示除典型的免疫复合物在肾小球沉积及膜性肾病表现外,可观察到 IgG 和 C3 呈线性沿肾小管基底膜沉积,循环血中可检测到抗 TBM 抗体,肾间质伴有纤维化及单核细胞浸润,肾小管细胞破坏,很快进展至

终末期肾衰竭。

（三）抗肾小球基底膜病伴抗肾小管基底膜抗体

抗 GBM 病可出现抗 TBM 抗体，表现为 IgG 和 C3 沿 TBM 和 GBM 同时呈线性沉积，TBM 沉积密度低于 GBM，染色为局灶性。肾脏洗脱物中抗体可以和 GBM 及 TBM 都发生反应，甚至包括肺毛细血管基底膜。在抗 GBM 病出现抗 TBM 抗体的致病性尚有争议。

（四）同种异体移植肾抗肾小管基底膜病

同种异体肾移植可能会出现抗 TBM 抗体。Rotellar 等研究 662 例肾移植患者，发现 18 例患者在移植后 3~13 个月出现抗 TBM 抗体沉积，沉积部位主要在近端肾小管基底膜。其中 10 例患者循环中抗 TBM 抗体阳性。但是该研究显示，抗 TBM 抗体阳性的同种肾移植患者与抗 TBM 抗体阴性的患者比较，肾间质损伤和远期生存均无显著差异。

（五）药物相关肾小管间质性肾炎

在药物引起的肾小管间质性肾炎中，少数肾功能异常的患者伴有免疫荧光 IgG 沿肾小管基底膜线样沉积，以男性多见。当有抗 TBM 抗体出现时，肾小管间质性肾炎可能会更严重，表明抗 TBM 抗体对肾小管间质损伤有促进作用。

（六）其他

抗 TBM 病与急性肾炎、Kimura 病、狼疮性肾炎、IgA 肾病及 FSGS 等肾小球疾病相关。

四、诊断与鉴别诊断

（一）诊断标准

1. 肾小管炎或肾小管损伤伴有间质单核细胞浸润。

2. 免疫荧光可见 IgG 伴或不伴 C3 沿肾小管基底膜呈线样沉积，单独 C3 出现不作为诊断抗 TBM 病的依据。

3. 循环血清中检测到抗 TBM 抗体（间接免疫荧光、放射免疫或酶联免疫吸附法）。

（二）鉴别诊断

1. 伴有葡萄膜炎的肾小管间质肾炎　以急性肾小管间质性肾炎合并葡萄膜炎为特征，但是免疫荧光 TBM 无线性 IgG 和 C3 沉积。

2. 干燥综合征　也可以表现为肾小管间质性肾炎，患者常表现为口干、眼干、泪腺、唾液腺分泌障碍。血清学检查抗 SSA 和 / 或抗 SSB 阳性，部分患者有肾小球病变，免疫荧光 TBM 无线性 IgG 和 C3 沉积。

3. 免疫复合物介导的肾小管间质肾炎　在 TBM 有颗粒状沉积的免疫球蛋白；电镜检查在 TBM 见无定形电子致密物沉积。

五、治疗及预后

因临床发病率较低，目前没有相关指南，治疗参考肾小管间质性肾炎，主要以去除病因、治疗原发病为主，如果疾病是药物相关的肾小管间质性肾炎，需停药。同时，临床或病理表现较重可考虑应用类固醇激素。不同病情预后结果不定，最终可进入终末期肾病。

（张 蕾）

第 7 节　抗刷状缘自身抗体性肾小管间质性肾炎

抗刷状缘自身抗体性肾小管间质性肾炎（anti-brush border autoantibody tubulointerstitial nephritis，ABBA-TIN）是由自身抗体介导的靶向作用于近端肾小管刷状缘的慢性肾小管间质性肾炎。

一、病因及发病机制

ABBA-TIN 是自身免疫性疾病。近端肾小管刷状缘靶抗原主要是 megalin，也称为低密度脂蛋白受体相关蛋白 2（LDL receptor-related protein 2，LRP2）。ABBA+ 患者近端肾小管刷状缘提取物中 LRP2 表达比正常肾小管多 330 倍。LRP2 刺激机体产生自身抗体（IgG），形成原位免疫复合物，直接导致肾小管上皮细胞损伤，间质炎症和纤维化。

二、病　理

（一）光镜

肾小球正常或有轻度的肾小球基底膜增厚，主要以弥漫性肾小管病变为主。肾小管 PAS 染色可见弥漫性近端肾小管刷状缘脱落，呈小泡、空泡样或再生样改变。肾小管萎缩，局部肾小管炎，间质纤维化；间质可见淋巴细胞、浆细胞、少量嗜酸性细胞浸润；血管表现为轻度动脉内膜纤维化。

（二）免疫荧光

IgG、C3 呈颗粒状沉积于近端肾小管基底膜，无 IgA、IgM 或 C1q 沉积。肾小球内少有或没有免疫复合物沉积。

（三）电镜

无定形电子致密物沉积在肾小管基底膜，有时沉积在毗邻肾小管上皮细胞的基底膜侧。肾小球基底膜少有电子致密物沉积，类似于早期膜性肾病。

三、临床表现

发病率极低，发病年龄 59~73 岁，男性为主，主要表现为急性肾衰竭、慢性进展性肾衰竭，轻度或无蛋白尿，可有轻度血尿。实验检查补体水平正常，血清中可检测到抗刷状缘自身抗体。

四、鉴别诊断

（一）狼疮性肾炎

可见免疫复合物沉积在 TBM（约 60%）。但狼疮性肾炎在临床上有多系统损害，如发热、关节炎、皮疹、口腔溃疡、面部红斑、浆膜炎及神经系统症状等；实验室检查 ANA，抗 dsDNA 等多种自身抗体阳性，补体 C3 降低等特征可资鉴别。病理上，狼疮性肾炎有明显肾小球病变伴"满堂亮"免疫复合物沉积。ABBA-TIN 虽然近端肾小管基底膜也有弥漫的 IgG、C3 呈颗粒状沉积，但以小管间质病变为主，无明显肾小球病变。血清中可检测到 ABBA。

（二）IgG4 相关性肾病

临床上表现为急性或慢性肾功能不全、微量蛋白尿，影像学上可见肾实质受累,组织病理表现为小管间质性肾炎,以间质大量 IgG4 阳性浆细胞浸润为主要特征。血清 IgG4 水平常升高,但血清 ABBA 阴性。

(三)特发性低补体血症性肾小管间质性肾炎

表现为肾小管间质性肾炎,但有低补体血症,血清 ABBA 阴性。ABBA-TIN 补体水平正常,血清中可检测到 ABBA。

五、治疗及预后

可行免疫抑制治疗。一般数月后进展为终末期肾病。在移植肾中可能复发。

(张　蕾)

第 8 节　结 节 病

结节病(sarcoidosis)是一种非干酪性上皮样肉芽肿性疾病,1887 年英国医生 Hutchinson 首次描述为面部和肢体多发性突出表面的皮肤损害,1889 年巴黎 Besnier 医生报道了 1 例鼻、耳垂和面部紫蓝色冻伤样狼疮,1899 年挪威医师 Boeck 提出了"多发性皮肤良性类肉瘤病(sarkoids)"这一概念,1917 年瑞典医生 Schaumann 强调了结节病多系统损害,以后逐渐统一了命名。该病几乎可累及全身所有组织器官,如肺(95.2%)、眼(41.45%)、浅表淋巴结(20.1%)、皮肤(14.4%)等,肾脏受累发病率为 1.1%~9.7%,多数症状隐蔽,无特异性,病变逐渐进展可引起肾衰竭。

一、流行病学

结节病在黄种人中发生率约 16.8/10 万。好发于 20~60 岁,老人和儿童患者仅占 5%。

二、病因及发病机制

结节病病因未明,曾认为与某些病毒、螺旋体、痤疮丙酸杆菌、结核分枝杆菌、非结核分枝杆菌和支原体等感染有关,但缺乏有力证据。近年来更多认为与自身免疫有关,是未明抗原与机体免疫相互作用的结果,特别是 T 细胞介导的免疫反应起着重要的作用。在大多数病例,病变局部的辅助 T 细胞以 Th1(CD4[+])细胞为主,只有极少数病例以 Th2(CD8[+])细胞为主,提示 Th1/Th2 失衡与结节病的发病有关。在某些致病抗原的刺激下,激活了病变部位的 T 细胞和巨噬细胞。被激活的 T 细胞释放大量的单核细胞趋化因子和巨噬细胞游走抑制因子,使单核细胞发生聚集;激活的巨噬细胞释放白细胞介素 -1,使 T 细胞分裂增生,因而早期病变以 T 细胞、单核细胞、巨噬细胞浸润为主要细胞。随着疾病的发展,上皮样细胞大量产生,形成典型的结节性肉芽肿。疾病后期,在转化生长因子 -β、肿瘤坏死因子 -α、成纤维细胞生长因子等共同作用下纤维母细胞增生,最后出现广泛的纤维化。另外,血管紧张素转换酶(angiotensin-converting enzyme,ACE)基因存在缺失(D)/ 插入(Ⅰ)多态性,有数据显示我国结节病患者 DD 型较对照组增多,ID 型频率减少,Ⅱ型无差别。白细胞组织相容性抗原(HLA)中的 HLA-A1、HLA-B8、HLA-DR3 与结节病的发病密切相关。美国结节病患者中约 10% 有家族遗传史,而且单卵双胎患结节病的概率较双卵双胎高得多。提示遗传背景也与结节病的发生有关。

结节病肾损害导致肾衰竭的原因主要有以下 3 个方面:①钙代谢紊乱:是最常见原因,有报道患者发生肾衰竭均与高钙血症有关。结节病性肉芽肿中的巨噬细胞能产生 1 代 - 羟化酶,使 25- 羟维生素 D_3 转变为 1,25- 二羟维生素 D_3,促使肠道吸收大量钙,导致高血钙、高尿钙和肾结石,可出现肾性尿崩症及肾小管性酸中毒。持续高尿钙可引起肾钙盐沉积。②肉芽肿性间质性肾炎:肉芽肿侵犯肾脏,后期可导致肾小管萎缩、肾间质纤维化直至肾小球硬化,肾小管浓缩功能障碍,肌酐清除率降低。③合并肾小球肾炎:如合并膜性肾病、IgA 肾病、FSGS 等。

三、病　理

结节病常累及多个器官和组织,病理缺乏特异性,主要是淋巴细胞和单核巨噬细胞聚集,病变局部可见边界清楚、细胞间连接紧密的非干酪性上皮样肉芽肿。典型结节中央部分是多核巨细胞、类上皮细胞和少数淋巴细胞,类上皮细胞可融合成朗汉斯巨细胞;朗汉斯巨细胞的细胞质中易发现舒曼(Schaumann)小体、双折光结晶和星状小体(asteroid body),周围为淋巴细胞浸润和纤维组织增生,逐渐形成纤维组织包绕的完整结节,病变可自行消散,或进展至间质纤维化阶段。

结节病累及肾脏时,光镜下肾小球一般无明显病变,不同程度的肾小管上皮细胞萎缩和肾间质淋巴、单核细胞浸润,非干酪性上皮样肉芽肿形成,大小较均一,相对独立,结节内可见多核巨细胞,细胞核呈花环状或马蹄形排列,小动脉壁增厚,可呈纤维素样坏死(图 30-8-1)。较罕见的病理表现为累及肾血管引起的肉芽肿性血管炎。免疫荧光检查可全阴性。电镜下肾小球无电子致密物沉积,肾间质可见较多炎症细胞浸润。

四、临床表现

结节病临床表现视起病的缓急和累及器官的多少而不同。

(一)肺部表现

肺部为本病最多侵犯的部位,约占 95%。主要表现为纵隔、肺门淋巴结肿大及肺部浸润或纤维化。患者可有长期发热、乏力、消瘦、咳嗽及咯血;病变广泛时可出现胸闷、气急、甚至发绀。X 线检查为点状、条状或片状阴影。可因合并感染、肺气肿、支气管扩张、肺源性心脏病等加重病情。胸内结节病早期常无明显症状和体征,后期肺部纤维化明显。

(二)皮肤损害

约 30% 患者可出现皮肤损害,表现形态多样,不对称分布于面部及四肢等处;常为丘疹、结节、斑块、红皮病、银屑病、疤痕性肉样瘤、色素减退及脱发等。

(三)肾脏损害

约 10% 患者伴肾脏受累,多与其他脏器受累合并出现,很少以肾脏病变为首发症状。结节病肾损害可表现为

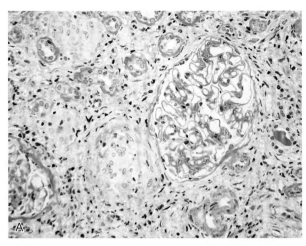
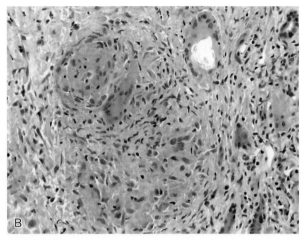

图 30-8-1 结节病肾损伤

注：患者男性，29 岁，间断发热 2 个月后出现蛋白尿（1.58g/24h），血肌酐 321μmol/L，进而出现右眼突出，视力下降，眼科检查为双侧虹膜睫状体炎（右侧为重）。肾穿刺病理：免疫荧光全阴性。A. 光镜检查肾小球轻度系膜增生性病变，灶性肾小管基膜增厚，肾间质灶状淋巴、单核细胞浸润伴纤维化，见上皮样细胞性肉芽肿形成（PAS×200）；B. 高倍镜下见非干酪坏死性肉芽肿，由上皮样细胞、多核巨细胞及淋巴、单核细胞组成（HE×400）。

钙代谢异常所致肾结石、肾钙化，肉芽肿性间质性肾炎或慢性肾小管 - 间质性病变引起的肾小管功能受损（如代谢性酸中毒、Fanconi 综合征等）及不同程度血肌酐升高，伴或不伴中小程度蛋白尿或镜下血尿，如表 30-8-1 所示。

表 30-8-1 结节病累及肾脏的常见表现

临床表现	具体内容
高血钙症	10%~20% 患者，可引起急性肾衰竭或慢性继发性肾钙质沉着症
高尿钙症	常见，肾结石风险增高
间质性肾炎	为非干酪样肉芽肿性炎症，尽管在许多患者尸检时发现，但临床上只有一小部分患者肾衰竭与结节病肉芽肿性间质性肾炎相关
肾小球疾病	少见，以膜性肾病为主，其他包括 IgA 肾病、局灶节段性肾小球硬化、微小病变肾病和狼疮性肾炎等
肾小管功能损伤	常见，包括近端或远端肾小管酸中毒，Fanconi 综合征，轻度尿浓缩功能障碍，尿崩症
肾血管病变	少见，与重度高血压相关，可能由于肉芽肿性血管炎或肾动脉受累引起肾动脉狭窄
梗阻性肾病	少见，泌尿生殖器外淋巴组织或由泌尿生殖系结节病受累直接造成尿路梗阻，或因腹膜后淋巴结肿大或腹膜后纤维化引起梗阻性肾病

（四）其他

结节病可累及全身各个系统出现相应症状。

五、诊断与鉴别诊断

目前普遍采用的诊断标准包括：①胸部影像学检查显示双侧肺门及纵隔淋巴结对称性肿大，伴或不伴肺内网格状、结节状或片状阴影；②组织学活检证实有非干酪坏死性肉芽肿，且抗酸染色阴性；③血清血管紧张素转化酶（serum angiotensin converting enzyme，SACE）活性增高；④血清或支气管肺泡灌洗液（BALF）中可溶性白介素 -2 受体（sIL-2R）升高；⑤旧结核菌素（OT）或 PPD 试验阴性或弱阳性；⑥ BALF 中淋巴细胞 >10%，且 $CD4^+/CD8^+$ 比值 ≥ 3；⑦高血钙、高尿钙症；⑧ Kveim 试验阳性；⑨除外结节病或其他肉芽肿性疾病。以上条件中①、②、③为主要条件，其他为次要条件。另外，经纤维支气管镜肺活检（TBLB）诊断结节病的阳性率可达 63%~97%。^{67}镓（^{67}Ga）由于在肉芽肿活性巨噬细胞的摄取明显增加，肺内结节病肉芽肿性病变和肺门淋巴结可被 ^{67}Ga 所显示，故通过 ^{67}Ga 肺扫描检查可协助诊断，但无特异性。

建立诊断以后，还需要判断累及器官的范围、分期和活动性。活动性判断缺乏严格的标准。起病急、临床症状明显、病情进展较快、重要器官受累、血液生化指标异常如 SACE 活性增高、高血钙、高尿钙症、血清 sIL-2R 升高、外周血白细胞减少、血清 IgG 升高均提示属于活动期。

主要需鉴别的疾病有以下 4 种。

（一）肾脏结核病

结核性肉芽肿常出现干酪样坏死，上皮样细胞、朗汉斯巨细胞、淋巴样细胞和纤维母细胞呈带状自内向外有序地排列，结核性肉芽肿内朗汉斯巨细胞的细胞核呈马蹄形或环形，细胞质丰富；病灶内可检出抗酸染色阳性的抗酸杆菌；抗结核治疗有效，借此可与结节病相鉴别，但结核病的干酪样坏死可能在疾病发展到一定阶段才出现，抗酸染色阴性也不能完全除外结核，二者鉴别较难。如果肾结核病遍布上皮样肉芽肿，应属于血源性粟粒性结核，则临床应有高热、全身衰竭的症状，肺内也应有粟粒结核影像，肾内肉芽肿病变以肾小球为受损部位，而不只散布于肾间质；这时患者抵抗力低下，病灶内易出现抗酸染色阳性的抗酸杆菌。

（二）过敏性间质性肾炎

因药物或其他原因导致的过敏性间质性肾炎虽可出现肉芽肿病变，但应以弥漫的淋巴细胞、单核细胞和多少不等的嗜酸性粒细胞浸润为基础，其中伴有少数肉芽肿形成；这时的肉芽肿以单核巨噬细胞为主，上皮样细胞较少，以突发的急性肾衰竭为临床表现，停用可疑药物，必要时应用激素治疗，多数患者可完全缓解。

（三）ANCA 相关性血管炎

特别是以 cANCA/PR3 阳性的中性粒细胞肉芽肿，肾间质中可出现以小血管为中心的肉芽肿，同样，这种肉芽肿也是以单核巨噬细胞为主而上皮样细胞较少，一般有新月体性肾炎。

（四）真菌感染性肉芽肿

多种真菌感染均可导致肉芽肿形成，但病灶内常有中性粒细胞浸润。

六、治　疗

从结节病发病机制来看，糖皮质激素和 / 或免疫抑制剂治疗有效，但由于相当一部分患者病程中会自发缓解，因此应权衡糖皮质激素和 / 或免疫抑制剂的利弊。一般原则是当器官功能受到威胁时应考虑糖皮质激素治疗。

结节病肉芽肿性小管间质性肾炎患者应用糖皮质激素治疗有效，常在数天之内使患者症状缓解，肾功能改善，还可使发病时需要透析治疗的患者脱离透析。目前没有标准的治疗方案，最佳剂量及疗程也无定论。Mayer 等报道 1 例肉芽肿性间质性肾炎致急性肾衰竭患者，小剂量泼尼松龙治疗有效，18 个月后复发，重复肾活检证实为肉芽肿性间质性肾炎，再次使用糖皮质激素治疗仍有效，因此认为结节病所致的肉芽肿性间质性肾炎需要长疗程糖皮质激素治疗以预防复发。Brause 等报道 6 例结节病累及肾脏的患者，均有血肌酐升高，全部接受糖皮质激素治疗，4 例患者血肌酐水平下降 50% 以上，另 2 例轻度下降。需要注意的是，糖皮质激素治疗并不能改善结节病肾脏损害的预后，大多数患者将遗留不同程度的慢性肾衰竭，这主要与肾小管 - 间质纤维化程度有关。除激素以外的其他免疫抑制剂如甲氨蝶呤、吗替麦考酚酯、环磷酰胺、硫唑嘌呤、环孢素可用于糖皮质激素抵抗或有禁忌的患者，但是疗效有待评价。抗肿瘤坏死因子 α 抗体（如英夫利昔单抗）作为三线药物用于对糖皮质激素和免疫抑制剂无效或不耐受的患者，治疗结节病性肺间质性疾病、皮肤黏膜病、肌肉病和神经结节病等，也用于结节病肾损害的治疗。

七、预　后

急性起病患者经治疗或自行缓解，预后较好；而慢性进行性患者因侵犯多个器官，引起肾功能损害、肺广泛纤维化

或急性感染等则预后较差。死亡原因多为肺源性心脏病或心肌、脑受侵犯。早期诊断和应用糖皮质激素治疗对缓解病情、改善预后至关重要。

（刘茂东）

参考文献

[1] CLIVE D M, VANGURI V K. The syndrome of tubulointerstitial nephritis with uveitis (TINU)[J]. Am J Kidney Dis, 2018, 72 (1): 118-128.

[2] FRANCOIS H, MARIETTE X. Renal involvement in primary Sjogren syndrome [J]. Nat Rev Nephrol, 2016, 12 (2): 82-93.

[3] GOULES A V, TATOULI I P, MOUTSOPOULOS H M, et al. Clinically significant renal involvement in primary Sjogren′s syndrome: clinical presentation and outcome [J]. Arthritis Rheum, 2013, 65 (11): 2945-2953.

[4] JAIN A, SRINIVAS B H, EMMANUEL D, et al. Renal involvement in primary Sjogren′s syndrome: a prospective cohort study [J]. Rheumatol Int, 2018, 38 (12): 2251-2262.

[5] KAWANO M, SAEKI T. IgG4-related kidney disease--an update [J]. Curr Opin Nephrol Hypertens, 2015, 24 (2): 193-201.

[6] KHOSROSHAHI A, WALLACE Z S, CROWE J L, et al. International Consensus Guidance Statement on the Management and Treatment of IgG4-Related Disease [J]. Arthritis Rheumatol, 2015, 67 (7): 1688-1699.

[7] KURUMA S, KAMISAWA T, KIKUYAMA M, et al. Clinical characteristics of autoimmune pancreatitis with IgG4 related kidney disease [J]. Adv Med Sci, 2019, 64 (2): 246-251.

[8] KIDDER D, STEWART G A, FURRIE E, et al. The case. Idiopathic hypocomplementemic interstitial nephritis. Diagnosis: idiopathic hypocomplementemic tubulointerstitial nephritis [J]. Kidney Int, 2015, 87 (2): 485-486.

[9] LUSCO M A, FOGO A B, NAJAFIAN B, et al. AJKD atlas of renal pathology: anti-tubular basement membrane antibody disease [J]. Am J Kidney Dis, 2017, 70 (1): e3-e4.

[10] LARSEN C P, TRIVIN-AVILLACH C, COLES P, et al. LDL receptor-related protein2 (Megalin) as a target antigen in human kidney anti-brush border antibody disease [J]. J Am Soc Nephrol, 2018, 29 (2): 644-653.

[11] ROSALES I A, COLLINS A B, DO CARMO P A, et al. Immune complex tubulointerstitial nephritis due to autoantibodies to the proximal tubule brush border [J]. J Am Soc Nephrol, 2016, 27 (2): 380-384.

[12] JUDSON M A, BOAN A D, LACKLAND D T. The clinical course of sarcoidosis: presentation, diag-

nosis, and treatment in a large white and black cohort in the United States [J]. Sarcoidosis Vasc Diffuse Lung Dis, 2012, 29 (2): 119-127.

[13] VORSELAARS A D, VERWOERD A, VAN MOORSEL C H, et al. Prediction of relapse after discontinuation of infliximab therapy in severe sarcoidosis [J]. Eur Respir J, 2014, 43 (2): 602-609.

[14] BERGNER R, LÖFFLER C. Renal sarcoidosis: approach to diagnosis and management [J]. Curr Opin Pulm Med, 2018, 24 (5): 513-520.

[15] WANG C, LIU H, ZHANG T, et al. Acute kidney injury as a rare manifestation of pediatric sarcoidosis: a case report and systematic literature review [J]. Clin Chim Acta, 2019, 489: 68-74.

第 31 章

常染色体显性肾小管间质病

第 1 节 概 述

原发及继发性肾小球疾病,原发性高血压,2 型糖尿病等代谢性疾病是导致终末期肾病(end stage renal disease, ESRD)的最主要病因,遗传性肾病所占比例不足 10%。然而,随着对 ESRD 患者家族聚集性的逐步认识,越来越多的肾脏病学者认为,既往可能低估了遗传性肾病在 ESRD 病因中的比例。目前研究最多的遗传性肾病是常染色体显性多囊肾病(autosomal dominant polycystic kidney disease, ADPKD)。除 ADPKD 外,还有一类以肾小管及间质损害为主要病理表现,且以常染色体显性遗传模式的肾脏疾病引起了越来越多肾脏病学者的关注,这类疾病统称为常染色体显性肾小管间质病(autosomal dominant tubulointerstitial kidney disease, ADTKD)。

一、历 史

自 1971 年相继发现一类具有遗传倾向和家族聚集性的间质性肾病开始,这类疾病曾有多个病名,如髓质囊性肾病(medullary cystic kidney diseases, MCKD)、青少年型高尿酸血症性肾病(Juvenile hyperuricemic nephropathy, JHN)、遗传间质性肾病、小管间质性肾炎等。这类疾病命名繁多混乱,缺乏统一的诊断标准。KDIGO 于 2016 年正式将这类疾病命名为常染色体显性肾小管间质病,即 ADTKD。

二、流行病学

与其他肾脏疾病不同,ADTKD 诊断主要依赖家系分析和基因测序,而非病理学证据。国内尚无 ADTKD 及其亚型发病率的相关报道。因 ADTKD 以单基因显性作为基本遗传模式,家系图谱分析是研究该病的基础。UMOD 突变型相对最多见,目前在全球范围内已经登记超过 2 000 个家系;MUC1 突变型在全球范围内登记的家系不足 1 000 个;而 REN 突变型则更加罕见,全球登记的家系仅 20 余个。

三、基因分型

目前认为 ADTKD 致病基因主要有 4 个,分别为 UMOD、REN、HNF1β 和 MUC1。UMOD 基因突变在 ADTKD 发病中研究最多,它编码尿调节蛋白即 Tamm-Horsfall(TH)蛋白。REN 基因编码肾素原前体蛋白,肾素本身作为一种蛋白酶,可将血管紧张素原分解形成血管紧张素 1,从而发挥其重要的生理作用。MUC1 基因编码黏蛋白 -1,是一种广泛分布于远端肾小管的跨膜糖蛋白,具有维持肾小管腔的正常结构及功能的重要作用。同时 MUC1 基因突变是泌尿系肿瘤发生的重要分子遗传学基础。HNF1β 基因编码的肝细胞核因子 -1β(HNF1β)作为重要的转录因子对肝脏、肾脏及胰腺等表达的大量基因都有调控作用,该基因突变将引起明显的肾脏发育异常,如多发性肾囊肿、肾脏及输尿管发育不全、孤立肾等。除上面介绍的 4 个较常见的致病基因,还发现了多个更加少见的致病基因,如 SEC61A1、JAG1、NOTCH2、SALL1 和 GATA3 等。

四、基因诊断技术

利用靶向基因测序技术可以极大提高对 ADTKD 诊断的灵敏度和特异度。UMOD、REN 和 HNF1β 基因检测技术目前已较成熟。UMOD 突变点位于第 16 染色体长臂的第 3 和第 4 外显子上,故可直接进行编码区测序定位突变基因,进而确诊该病。目前,检测 UMOD 突变的试剂盒已有市售。REN 同样因为突变位点的高度稳定性可以直接进行基因测序。除了直接基因测序,多重连接探针扩增技术及定量 PCR 技术均可用于检测 HNF1β 基因突变。MUC1 突变在不同家系中变异度大,常规的靶向基因测序难以准确检出突变位点,需要联合家族遗传连锁分析增加诊断的灵敏度。

4 种单基因突变导致的 ADTKD 的临床表现、实验室检查、组织病理学特点、基因诊断方法等之间的比较见表 31-1-1。

表 31-1-1　ADTKD 各亚型之间的比较

	UMOD 突变型	*MUC1* 突变型	*REN* 突变型	*HNF1β* 突变型
临床表现	痛风 超声偶尔可见囊肿	无特异性表现	轻度高血压,儿童期贫血,AKI 风险高	成年人糖尿病,肾脏畸形,多发性肾囊肿、胰管扩张等
儿童发病	极少	无	多	多
实验室检查	高尿酸血症,尿中尿调节蛋白降低,尿酸盐排泄率降低	尚无	高尿酸血症,高钾血症,尿中尿调节蛋白降低	低钾血症,肝脏酶学异常,血清胰岛素水平降低
组织病理学检查	TAL 上皮细胞内尿调节蛋白沉积	远端小管上皮内黏蛋白 -1 沉积		
染色体定位	16p11	1q22	1q32	17q12
外显子	11	8	10	9
基因诊断方法	直接测序技术	靶向测序技术;家族遗传连锁分析技术	靶向测序技术	直接测序技术;多重连接探针扩增技术;定量 PCR 技术

注:ADTKD,常染色体显性肾小管间质病。

第 2 节　常染色体显性肾小管间质病——*UMOD* 突变型

ADTKD-*UMOD* 突变型曾称为家族性青少年高尿酸肾病 1 型、肾髓质囊性肾病 2 型和尿调节蛋白相关性肾病等。

一、病因及发病机制

较其他 3 个突变基因,*UMOD* 相关研究较早也较深入。首先,*UMOD* 编码蛋白即尿调节蛋白特异性表达于亨利袢的升支粗段(TAL)肾小管上皮细胞。尿调节蛋白经过折叠形成具有一定三维结构的蛋白前体,并在内质网和高尔基体内进行一系列糖基化修饰,最终以单体形式分泌。由于该蛋白存在疏水结构域,单体蛋白彼此交联,并最终以对称性多聚体的形式存在。*UMOD* 发生突变后,翻译错误的肽链将折叠出结构异常的蛋白前体,这种蛋白无法在内质网中进行正确的糖基化修饰而滞留其中。这一方面减少了发挥正常功能的尿调节蛋白,另一方面内质网中滞留的异常蛋白前体会严重损害细胞结构及功能(图 31-2-1)。

UMOD 突变导致肾间质纤维化机制尚不明确,但已知滞留内质网内的异常蛋白前体可造成细胞凋亡,促进细胞因子及趋化因子产生,并募集炎症细胞浸润。新近研究发现,滞留在内质网的异常蛋白前体自身就可以减少正常的尿调节蛋白的分泌。那么,正常的尿调节蛋白具有什么样的生理功能呢?尿调节蛋白聚合体可增强 TAL 上皮细胞的水屏障作用,增加肾脏外髓质钾通道的表达,同时激活

Na^+-K^+-$2Cl^-$ 转运体。一旦 *UMOD* 发生突变,其细胞膜上的 Na^+-K^+-$2Cl^-$ 转运体的功能就会明显被抑制,近曲小管对尿酸的重吸收相应增加,这是 *UMOD* 突变导致高尿酸血症的关键机制之一。尿调节蛋白还可以加强膀胱黏膜的屏障作用,并预防泌尿系统钙结晶及钙结石形成。*UMOD* 突变的肾小管上皮细胞顶端侧初级纤毛上尿调节蛋白表达量显著下调,导致小管细胞极性紊乱,这也是 *UMOD* 突变患者合并肾囊肿的原因之一。

二、病　理

光镜(图 31-2-2A、B、C):可见不同程度的慢性肾间质纤维化,伴或不伴局灶性肾小管萎缩,偶见局灶性淋巴细胞浸润。部分患者肾髓质区可见远端小管和集合管局部扩张或形成数个囊肿。PAS 染色可见肾小管基底膜增厚、分层。免疫荧光常阴性。电镜(图 31-2-2D):可见增厚分层的肾小管基底膜并可在远端小管上皮细胞内质网内发现团块样、中等密度电子致密物堆积,这些电子致密物实质上是滞留在内质网中的尿调节蛋白前体。免疫组织化学染色可在 TAL 肾小管上皮细胞内发现尿调节蛋白呈团块状沉积,与正常情况下尿调节蛋白沿 TLA 上皮细胞顶端分布明显不同,具有较高的辅助诊断价值。

三、临床表现

UMOD 突变携带者常有 CKD 或痛风家族史,尤其是父母一方如果确诊痛风合并 CKD 则诊断意义更大。痛风家族史是该基因突变患者的典型临床特征,家族中有多个痛风患者出现,且在儿童期即可出现严重的痛风发作,肾功能恶化速度不能用痛风性肾病解释。但应注意,高尿酸血症和痛风发作不是 *UMOD* 突变型的必需表现。患者常

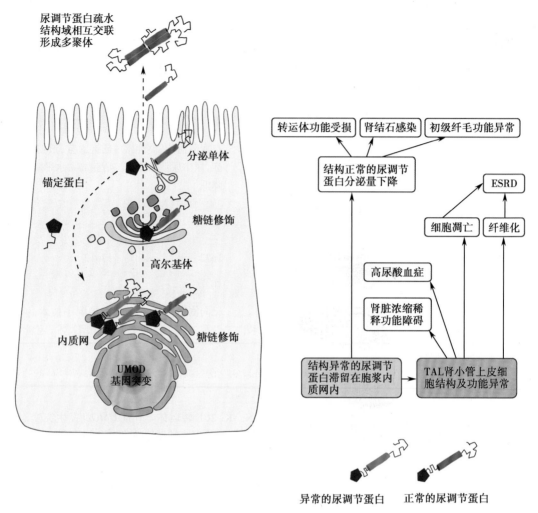

图 31-2-1　ADTKD-*UMOD* 突变型患者肾小管上皮细胞损伤的机制

注：ESRD，终末期肾病；TAL，亨利袢升支粗段。

在儿童期体检时即发现轻度血肌酐增高，但容易被忽视而漏诊。进展至 ESRD 的时间在不同家系中差异较大，常在40~70 岁，但也有少数进展较快的患者在 30 岁前即因尿毒症接受肾脏替代治疗或肾移植。这类患者极少见高血压，这是与其他病因导致的 ESRD 明显不同之处。

四、诊断与鉴别诊断

(一) 诊断

慢性肾脏病或肾衰竭家族史合并轻度尿检异常是诊断 ADTKD 的重要线索。如果家族中已经有基因测序确诊的先证者，无论该先证者病情轻重，均有重要的提示价值。ADTKD-*UMOD* 突变型的诊断流程见图 31-2-3。

(二) 鉴别诊断

1. 其他 ADTKD　其他 ADTKD 亚型与 *UMOD* 突变型的比较将在后续章节中详细介绍。

2. 肾消耗病 (nephronophthisis，NPHP)　是一种幼儿和未成年人最常见的导致终末期肾病的常染色体隐性遗传性肾病。目前已发现近 20 余种基因突变可引起本病。

肾脏是 NPHP 最常累及的器官，少见眼、肝脏及神经系统等受累。除了患儿较早出现慢性肾功能损害以外，还可伴有贫血、生长迟滞和高血压等肾外表现。NPHP 所有已知的致病基因均广泛表达于哺乳动物肾小管上皮细胞及其他类型细胞的初级纤毛上，因此，该病归类为纤毛病的一种亚型。

五、治　疗

(一) 控制高尿酸血症、预防痛风发作

应避免高脂肪和高盐饮食。*UMOD* 突变者是否能从低嘌呤饮食获益尚有争论，但如果痛风频繁发作，需要限制嘌呤摄入。氯沙坦是目前唯一已证实的可降低血尿酸的血管紧张素受体拮抗剂。但是，使用氯沙坦前应评估患者肾功能，对于那些血压临近甚至低于正常下限的患者，使用氯沙坦治疗时应慎重。别嘌醇可降低 *UMOD* 突变导致的高尿酸血症并缓解痛风症状，是控制高尿酸血症及预防痛风发作的一线药物。别嘌醇过敏的患者可改服非布司他。非布司他有增加新生儿腭裂及其他面部畸形的风险，因此孕

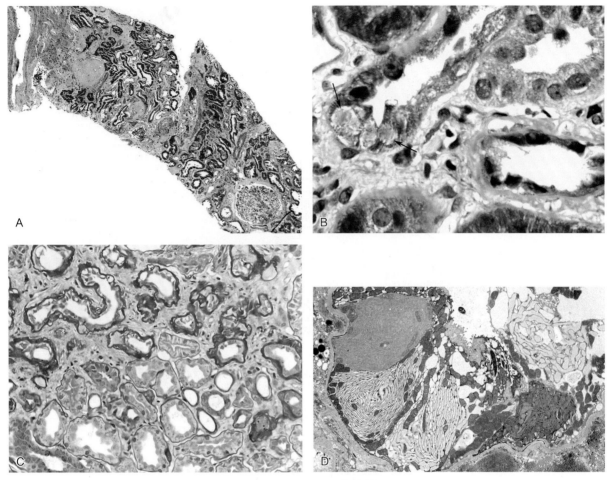

图 31-2-2　常染色体显性肾小管间质病 -UMOD

注:A. 低倍镜显示明显肾间质纤维化和小管萎缩不伴明显炎症细胞浸润,图中可见 2 个球性硬化和 1 个轻度缺血的肾小球,小叶间动脉显示轻度内膜增生(Masson×100);B. 高倍镜下显示远端小管细胞质内可见包含体(箭头,Masson×600);C. 许多小管基底膜明显增厚并分层(PAS×400);D. 电镜显示大量漩涡状和扩张的内质网含颗粒状中度电子致密物(EM×8000)。

妇禁用。利尿剂治疗需十分谨慎,因为利尿剂可加重高尿酸血症和脱水。如患者尿液浓缩功能异常、出现尿量增多,应充分饮水补充丢失的体液,尽量不使用利尿剂。在痛风发作时使用非甾体抗炎药时也应慎重。非甾体抗炎药仅用于控制痛风性关节炎急性发作,不可作为长期预防痛风发作药物。

(二)延缓肾功能恶化

目前尚无有效预防患者肾功能恶化的方法。ADTKD 患者缺乏一般 CKD 患者常见的危险因素,如高血压、糖尿病、高脂血症等。因此,遵循 CKD 治疗指南常不能有效控制 ADTKD 病情的进展。进入 ESRD 阶段的 ADTKD 患者尽早开始血液透析、腹膜透析或肾移植等替代治疗以减少心血管并发症。肾移植是治疗 ADTKD 首选。

六、直系亲属筛查及遗传风险评估

(一)子代为先证者

其父母之一 UMOD 基因存在突变的概率很高,父母应进行 UMOD 基因的直接靶向测序确诊或排除,同时测血尿酸水平并评估肾功能。如果父母其中一方因尿毒症亡故而无法进行基因测序,同样具有极强的遗传指向性。如果父母均未发现基因突变,则有 2 种可能,一种是先证者即为初始基因突变携带者,另一种是先证者在受精卵时期发生了嵌合突变。基因测序排除该病的父母可为子女肾移植提供肾脏来源。

(二)常染色体显性遗传,父母其一为先证者

子代获得突变基因的概率为 50%,此时,对子代进行 UMOD 基因测序有助于早期诊断。无论是显性还是隐性突变基因子代携带者,均可从早期基因测序诊断中获益。因 UMOD 突变常合并反复发作的痛风,因此子代应尽早给予别嘌醇干预,减少因高尿酸血症导致的并发症。

七、预　后

目前该病尚无有效治疗方法,多数患者在 40~70 岁进展至 ESRD。

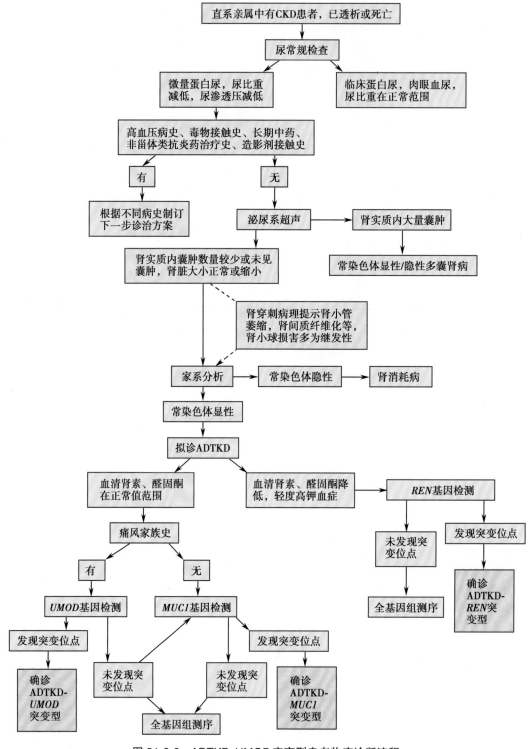

图 31-2-3　ADTKD-*UMOD* 突变型患者临床诊断流程

注:CKD,慢性肾脏病;ADTKD,常染色体显性肾小管间质病。

第 3 节　常染色体显性肾小管间质病——REN 突变型

ADTKD-REN 突变型曾被称为家族性青少年高尿酸血症性肾病 2 型。

一、病因及发病机制

REN 编码肾素原前体蛋白,主要分布于全段远曲小管,它包含了一个信号肽结构,一个前肽结构,最后是发挥生理功能的肾素原前体。目前认为 REN 突变存在良性和病理性突变 2 种形式。发生在前肾素原 C 末端的突变不会产生显著的病理生理影响而被认为是 REN 基因的良性突变。ADTKD-REN 突变型则属于 REN 的病理性突变,它发生于编码信号肽和前肽的基因序列区,常为错义突变或插入突变。信号肽如同整个合成阶段的"导航员",负责蛋白前体在内质网中的锚定、糖基化、水解前肽形成肾素等重要过程。当信号肽结构异常时,前肾素原前体不能正确锚定在内质网上完成糖基化修饰而滞留在细胞质中,导致细胞内质网应激、细胞自噬作用增强、细胞增殖受限、球旁器细胞受损等。REN 突变导致肾衰竭的原因目前尚未明确,一方面 REN 突变最常累积的是球旁器细胞,肾素生成减少导致 RAAS 系统功能异常,导致肾单位丢失及 ESRD。另一方面,滞留在肾小管上皮细胞内的异常蛋白前体具有肾毒性,可引发上皮细胞凋亡、肾小管萎缩及肾间质纤维化。

二、病　理

ADTKD-REN 突变型在病理学上缺乏特异性表现,一般仅可见不同程度的肾小管萎缩和肾间质纤维化,而淋巴细胞浸润十分少见(图 31-3-1)。REN 突变型患者肾组织切片的免疫组织化学染色有时可发现球旁器颗粒细胞内肾素蛋白原及前体表达较正常人显著减少,在疾病早期的患者肾小管上皮细胞内肾素原及前体染色甚至阴性。随着疾病进展至晚期,肾素原及前体蛋白表达进一步减少,直至球旁器的颗粒细胞和肾小管上皮细胞均不能见到阳性着色。

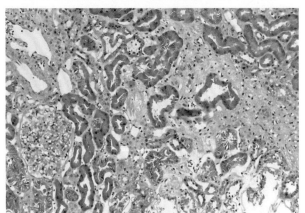

图 31-3-1　常染色体显性肾小管间质病 -REN 突变型

注:显示局灶肾间质纤维化和小管萎缩不伴明显炎症细胞浸润(HE×200)。

三、临床表现

不同年龄段的 ADTKD-REN 突变型患者在临床表现上存在差别,婴幼儿表现为低增生性贫血伴低血红蛋白血症,血尿酸水平正常或仅轻度增高。此时患儿肾功能往往正常,因此易被临床医师忽视而漏诊。随着年龄增加和青春期性激素水平开始增高,尤其是雄激素的促红细胞生成作用使患儿贫血症状明显改善。RNE 基因突变型患儿血尿酸水平呈缓慢增高,待青春期后痛风急性发作频次明显增加,甚至出现痛风性关节炎,伴痛风石沉积。此时,患儿出现夜尿增多等肾脏浓缩稀释功能异常,部分患者存在血压轻度下降,血肌酐逐步增高至正常高值甚至出现肾功能不全。部分患者因痛风发作服用非甾体抗炎药时诱发急性肾衰竭而就诊。一般情况下,REN 基因突变型患者在 40~60 岁期间会进入 ESRD 而开始血液透析或腹膜透析治疗,因肾间质损害进行性加重,贫血会越发明显。REN 基因突变患者痛风发作、肾功能损害及贫血变化趋势(图 31-3-2)。

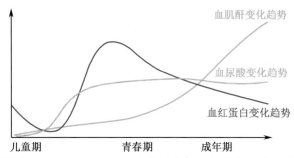

图 31-3-2　ADTKD-REN 突变型患者血清尿酸、血清肌酐及血红蛋白水平随年龄的变化趋势

四、诊断与鉴别诊断

(一)诊断

与其他 ADTKD 有所不同,因 REN 突变携带者在幼儿期就会表现出严重的贫血,并且贫血、痛风和肾损害都有比较显著的变化趋势,因此在诊断上有特殊规律可循。符合以下情况的临床患者应高度怀疑 ADTKD-REN 突变型。

1. 父母一方有严重的肾脏病史、已接受透析治疗或死亡。

2. 幼儿期即出现小细胞低色素性贫血,血红蛋白 90~110g/L,至青春期时贫血好转。白细胞和血小板计数始终在正常值范围内。促红细胞生成素(erythropoietin,EPO)水平低于该年龄段正常值。

3. 儿童期即出现血尿酸缓慢增高,青少年期肾功能正常情况下,血尿酸水平已超过该年龄段血尿酸均值 +1 标准差(SD),尿液中尿酸排泄量低于正常值。

4. 血清肾素和醛固酮低于正常值,伴有轻度高钾血症。

5. 肾脏病理免疫组织化学染色见球旁器颗粒细胞和肾小管上皮细胞中肾素原及前体阳性染色显著减少,具有诊断价值。

6. 肾脏超声检查见肾脏大小正常或轻度萎缩但未见肾囊肿。

符合上述诊断要点数量越多,越提示罹患 ADTKD-REN 的可能性大,疑似患者尽早行 REN 靶向基因测序,如果发现突变位点,则可确诊该病。目前 REN 突变基因检测方法有单基因测序(针对 REN 基因上的错义突变、小片段插入或缺失突变)、多基因连锁分析(除 REN 基因外,还可同时检测其他感兴趣基因)。在单基因测序和多基因连锁分析未发现突变位点时可考虑开展全外显子测序、全染色体测序和全线粒体测序等更全面综合的测序手段。

(二)鉴别诊断

1. 肾消耗病 遵循常染色体隐性遗传模式的间质性肾病,与 ADTKD-REN 突变型类似,青少年发病,主要临床表现是贫血和轻度低血压。但是,肾消耗病与 ADTKD-REN 突变型也存在诸多不同。首先,肾消耗病是常染色体隐性遗传性肾病,因此一般不能追溯到阳性家族史。此外,肾消耗病贫血与肾损害程度近似平行,但 REN 突变型患者在儿童期即表现出严重贫血,而此时肾功能尚正常;再者,肾消耗病患者的肾功能恶化速度很快,在 10~20 岁即可进展为 ESRD,而 REN 突变型患者在 20 岁前肾功能基本在正常范围内。

2. 其他类型的 ADTKD。

五、治 疗

(一)纠正贫血

大多数患儿在早期仅表现为轻度贫血(血红蛋白 100~110g/L),一般无需特殊治疗。如果贫血较严重,可静脉或皮下注射 EPO,每周注射剂量应参考血红蛋白升高幅度进行适当调整。但患者至青春期后贫血症状改善后应减少或停用 EPO。

(二)控制痛风发作

多数 REN 突变患者对丙磺舒或别嘌醇反应良好。服用别嘌醇可将血尿酸水平长期控制在正常范围内,并有效预防痛风发作。对别嘌醇过敏者可考虑使用非布司他,因有潜在致畸作用,因此孕妇禁用。

(三)预防低血压和高钾血症

与其他 CKD 患者不同,REN 突变导致的高钾血症是肾素活性减低和肾排钾功能减弱的累加作用所致。因此,对高钾血症的预防应早于其他 CKD(对一般 CKD 患者,通常在 3 期后才给予预防高钾血症的措施)。对 REN 突变者应在疾病确诊早期即开始限制富钾食物摄入。对肾功能尚正常的患者不需要严格限制钠的摄入,每天 3~4g 钠摄入可有效预防低血压发生。呈低肾素活性患者给予氟氢可的松治疗后可部分纠正低血压和高钾血症,对肾功能也有一定的改善作用。

(四)肾脏替代治疗

进展至 ESRD 的患者应及时开始肾脏替代治疗,接受肾移植患者 ADTKD 不会复发,被认为是治疗该病最有效的方法。

(五)不宜使用 ACEI 或 ARB

与其他 CKD 不同,因该病本身肾素活性较低,不宜使用 ACEI 或 ARB 类药物,以免加重病情。

六、直系亲属筛查及遗传风险评估

对先证者和其直系亲属进行 REN 突变基因检测以明确诊断可尽早预防 REN 突变患儿发生严重贫血和痛风发作,同时其直系亲属基因筛查也为肾移植供体提供依据(详见本章第 2 节)。

七、预 后

多数患者在 40~60 岁之间进展为 ESRD。

第 4 节 常染色体显性肾小管间质病——*MUC1* 突变型

ADTKD-*MUC1* 突变型曾被命名为肾髓质囊性肾病 I 型,以进行性加重的肾间质纤维化为主要临床病理特点,临床结局多为终末期肾病,需要肾移植或透析等肾脏替代治疗维持生命,这与多数进展性慢性间质性肾病类似,但所有患者存在 *MUC1* 基因突变,且遵循常染色体显性遗传模式。

一、病因及发病机制

MUC1 基因含有 7 个外显子,编码的黏蛋白 -1 是黏蛋白家族中的重要成员。黏蛋白 -1 是一种糖基化蛋白,在肾小管上皮细胞顶端侧表达,是上皮黏膜屏障的重要组成部分,但同时也在细胞跨膜信号转导过程中发挥关键作用。黏蛋白 -1 是由一个 α 亚基和一个 β 亚基构成的异二聚体,α 亚基的 N 末端与细胞黏附有关,而 β 亚基 C 末端与信号转导有关。*MUC1* 基因中有一个特殊结构域,称为数量可变性串联重复序列(variable-number tandem repeat,VNTR),VNTR 拷贝数在 20~125 不等。一个胞嘧啶脱氧核苷酸插入该结构域而导致基因发生框移突变,产生了新的肽链,这种肽链不能正常折叠修饰,形成一种 *MUC1* 特异性框移突变蛋白(MUC1-fs,图 31-4-1)。此外,肾脏是 *MUC1* 突变唯一明确的受累脏器,提示黏蛋白 -1 的功能具有器官特异性。*MUC1* 突变导致肾纤维化机制目前远未阐明。有研究发现突变型黏蛋白 -1 具有与野生型蛋白类似的信号肽二维结构域,但不能在胞膜上构成正常的三级蛋白结构,而是以异常结构在细胞质中滞留累积,最终造成肾小管上皮细胞凋亡和肾间质纤维化。黏蛋白 -1 参与了细胞黏附和细胞间信号转导过程,因此 *MUC1* 突变后大量炎症细胞在肾脏局部浸润并加重肾脏纤维化。

二、病 理

MUC1 突变所致的病理改变缺乏特异性。在光镜下,可见继发性肾小球毛细血管袢皱缩硬化,肾小管肿胀、不同程度的肾间质纤维化(图 31-4-2)。电镜有时可见电子致密物在细胞质中聚集,对本病的诊断有一定的提示作用。

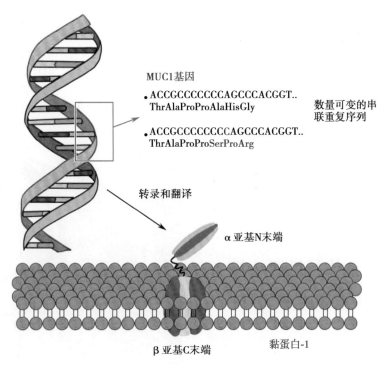

图 31-4-1　黏蛋白 -1 的结构及 *MUC1* 的 VNTR 结构域

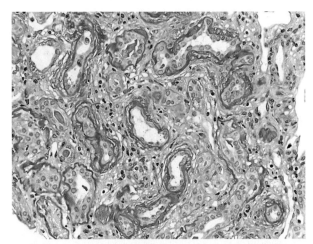

图 31-4-2　常染色体显性肾小管间质病 -*MUC1* 突变型
注：许多小管基底膜明显增厚并分层 (PAS × 400)。

三、临床表现

ADTKD-*MUC1* 携带者在幼儿期发病不常见，一般在青少年期才出现血清肌酐增高或 GFR 下降等肾功能损害，且存在极大的临床异质性，轻症患者在早期容易漏诊。但是，随着患儿年龄增长，即使无其他损害因素作用，血肌酐也会缓慢升高直至超过正常水平。终末期肾病时和其他 CKD 患者一样，出现恶心、呕吐等消化道症状、血压增高、贫血及其他系统并发症。虽然该病曾被称为髓质囊性肾病 I 型，但仅有极少数基因突变患者合并肾囊肿，多为孤立性囊肿，罕见多发性大囊肿。*MUC1* 突变患者尿常规可见镜下血尿，少见白细胞尿，24 小时尿蛋白排泄量一般小于 500mg。新近报道，对疑似 *MUC1* 基因突变患者

的尿液脱落细胞涂片进行 MUC1 及 MUC1-fs 免疫荧光染色可将筛查敏感度和特异度分别提高至 94.2% 和 88.6%。患者进入中晚期后也可表现为血肌酐增高，但在发病年龄上具有极大的变异性，在 20~70 岁均可出现。肾脏超声检查缺乏特异性，多见肾脏大小正常或轻度萎缩，偶见肾囊肿。

四、诊断与鉴别诊断

（一）诊断

具有以下表现者应考虑 ADTKD-*MUC1* 突变型：①青少年期发病，主要表现为逐渐加重的小管间质性病变，在 30~70 岁进入终末期肾病；②家系分析遵循常染色体显性遗传模式；③血尿轻微，白细胞尿少见，24 小时尿蛋白小于 500mg，早期肾功能多正常；④早期超声检查无阳性发现；⑤靶向 *MUC1* 基因测序在 VNTR 区发现突变位点，也是确诊 *MUC1* 突变型的唯一方法。

（二）鉴别诊断

主要与其他型 ADTKD 鉴别。患者在临床上存在典型的肾小管间质损害表现，但无药物或毒物等肾损害病史，家系分析符合典型的常染色体显性规律，尿蛋白微量，肾穿刺病理提示肾小管萎缩及肾间质纤维化，即使肾脏超声未见肾囊肿存在，也应高度怀疑 ADTKD。如果患者有非常明确的高尿酸血症及痛风家族史，则提示 *UMOD* 突变型；如果患者临床表现为明显的贫血，除外其他导致贫血的病因，同时发现血清肾素及醛固酮水平显著降低，血钾轻度升高，则提示 *REN* 突变型。而 *HNF1β* 突变型常伴随泌尿系统畸形，血糖异常甚至表现为糖尿病，无明显诱因转氨酶增高等一系列特征，多数情况下较容易与 *MUC1* 突变型鉴别。

五、治 疗

目前对该病缺乏有效治疗手段,治疗方案主要参考 CKD 治疗指南,如严格控制血压、高脂血症、贫血和痛风发作等,进入 ESRD 患者应适时开始肾脏替代治疗,肾移植被认为是最佳治疗方案。

六、直系亲属筛查及遗传风险评估

详见本章第 2 节。

七、预 后

绝大多数的 *MUC1* 突变者均会表现为不同程度的肾损害,但不同家系在病情轻重和进展速度上存在极大异质性。

第 5 节 常染色体显性肾小管间质病——*HNF1β* 突变型

ADTKD-*HNF1β* 型是 *HNF1β* 突变导致的疾病。*HNF1β* 编码蛋白为 HNF1β,作为重要的细胞核转录因子,对肝脏、肾脏及胰腺发育都具有重要的调控作用。因此,*HNF1β* 突变后可合并肝脏及胰岛等功能损害。*HNF1β* 突变是先天性肾脏形态异常的主要发病机制之一,引起的肾损害严重程度差异很大,重者可出现严重的囊性肾病,轻者则可长期保持肾功能正常。儿童 *HNF1β* 异常引起肾脏损害十分显著,而胰岛损害较轻甚至无累及。杂合型 *HNF1β* 突变则与青年型"肾囊肿及糖尿病综合征"关系密切。

一、病因及发病机制

HNF1β 在正常肾脏发育过程中发挥极其重要的调控作用,该基因突变将引起肾髓质、肾盂、肾盏及泌尿生殖道等诸多部位发育畸形。*HNF1β* 突变可导致 *PKHD1* 和 *PKD2* 表达异常而使患者呈现多囊肾、单发或多发肾囊肿等表型。此外,*HNF1β* 参与多条增殖相关信号通路的负性调控,这些通路在多囊肾发生和发展过程中处于过度激活状态。因此,*HNF1β* 突变患者合并孤立性或多发性肾囊肿的概率显著增加。由该基因突变导致一系列泌尿系统畸形统称为 HNF-1β 肾病,包括多囊性肾脏发育不良、单纯肾发育不全、单侧肾缺如、微囊性肾发育不良、马蹄肾、非典型性青少年家族性高尿酸肾病、生殖道畸形如尿道下裂、阴道上段及子宫颈畸形等。*HNF1β* 编码蛋白在 *FXYD2* 基因表达调控上发挥重要作用,而 *FXYD2* 编码蛋白参与构成位于远曲小管的钠-钾-ATP 转运体的 γ 亚基,这可能是 *HNF1β* 突变患者易合并低镁和低钙血症的主要原因。在多基因连锁分析中,*HNF1β* 突变可能与 *UMOD* 发生重叠,而 *HNF1β* 可以正向调控肾小管上皮细胞中 *UMOD* 的表达,这认为是 *HNF1β* 突变型患者合并高尿酸血症及痛风的原因之一。

二、病 理

HNF1β 突变型与 *UMOD*、*REN* 和 *MUC1* 突变型在肾脏病理上不同之处是常合并肾小管严重弯曲畸形,导致近端小管和髓袢的缺如。此外,部分患者可合并肾小球肥大、肾小球囊肿病及肾小管微囊肿形成等表现(图 31-5-1)。*HNF1β* 突变虽然被列入 ADTKD,但其肾间质损害远不如 *UMOD*、*REN* 和 *MUC1* 突变显著。因此,当确诊 *HNF1β* 患者表现出明显的肾小管萎缩、炎细胞浸润及肾间质纤维化时,应除外是否合并 *UMOD* 突变。

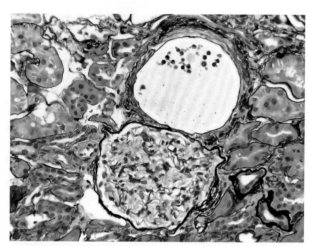

图 31-5-1 常染色体显性肾小管间质病 -*HNF1β* 突变型
注:可见肾小球囊肿和一个正常肾小球(PASM×400)。

三、临床表现

(一)肾脏表现

肾损害呈极强的异质性,有的以多发性肾囊肿为主要表现,有的以 ESRD 相关症状为主要表现,有的肾脏表现轻微而以肾外脏器损害为主。肾脏发育异常常在胎儿期由常规孕检中发现,在儿童期常见泌尿生殖道畸形。患儿父母在体检中也常见肾脏多发性囊肿、孤立肾、先天性肾脏发育不良,20% 父母肾损害可进展至 ESRD。尿常规中红细胞少见,尿蛋白排泄量一般 <1 000mg/24h。

(二)肾外表现

胰岛损害最为常见,可表现为 2 型糖尿病,一般在 25 岁前出现非胰岛素依赖性糖尿病,随着病情进展,出现胰腺萎缩,在成年后进展为胰岛素依赖性糖尿病。轻度谷丙转氨酶和 γ 谷氨酰胺基环化转移酶增高较常见,但肝组织活检不能发现任何病理改变。*HNF1β* 异常导致肝酶增高的病因尚不明确。生殖器官畸形也较常见,男童可见尿道下裂,女童可见阴道上段畸形或发育不全,但因男童生殖器畸形更易被家长发现而诊断阳性率远高于女童。*HNF1β* 突变型患者可表现为 Mayer-Rokitansky-Küster 综合征,指生殖器官畸形、肾囊肿和糖尿病构成的一组临床综合征。电解质紊乱主要表现为低镁血症和低钙血症。*HNF1β* 突变型患者在精神和神经系统可表现为智力发育迟滞和自闭症。因 HNF-1β 在甲状旁腺细胞内也有表达且对 PTH 产生具有调控作用。因此,*HNF1β* 基因突变者可表现为不同程度的甲状旁腺功能亢进。

四、诊断与鉴别诊断

（一）诊断

Faguer 等基于家族史、肾脏及肾外表现提出 ADTKD-*HNF1β* 突变型的诊断标准（表 31-5-1），总分 >8 分即提示 *HNF1-β* 突变，需进行基因测序确诊或排除。需要说明一点的是，虽然该评分法具有较高的特异性，但敏感性相对较差，因此基于这个评分进行筛查较容易漏诊。

表 31-5-1　*HNF1β* 发生突变的诊断评分

项目	评价指标	评分
家族史		2 分
胎儿肾畸形	超声诊断单侧 / 双侧肾畸形	2 分
肾脏及输尿管畸形		
左肾	超声回声增强	4 分
	肾囊肿	4 分
	肾脏发育不良	2 分
	多发性囊性肾发育不良	2 分
	输尿管畸形	1 分
	孤立肾	1 分
右肾	超声回声增强	4 分
	肾囊肿	4 分
	肾脏发育不良	2 分
	多发性囊性肾发育不良	2 分
	输尿管畸形	1 分
	孤立肾	1 分
电解质紊乱及尿酸代谢	低镁血症（<0.7mmol/L）	2 分
	低钾血症（<3.5mmol/L）	1 分
	30 岁前发生痛风	2 分
病理学	肾单位稀少巨大症	1 分
	或囊化肾小球病	
胰腺	青少年发病的成人型糖尿病（MODY）	4 分
	或胰头或胰尾发育不良	
	或胰腺外分泌功能不全	
生殖器官	生殖器官畸形	4 分
肝脏	原因不明的肝酶学异常	2 分

（二）鉴别诊断

1. **尿道下裂**　最常见的男性生殖器畸形，病因复杂，遗传性因素起重要作用。*HNF1β* 突变男性患者表现为尿道下裂时多合并肾囊肿、糖尿病等生殖器外表现，可作为鉴别要点。

2. **胰岛素依赖性或非依赖性糖尿病**　以血糖异常为首诊主诉的患者易被误诊为糖尿病，尤其是直系亲属有糖尿病病史时接诊医师更易倾向诊断 1 型或 2 型糖尿病。*HNF1β* 突变携带者在儿童期或青少年期出现的血糖异常多呈胰岛素非依赖性，而随着病情进展会逐步转化为胰岛素依赖性。而 1 型糖尿病患儿在幼年多表现为胰岛素依赖型。*HNF1β* 突变携带者常合并肾囊肿或生殖器畸形，也有助于鉴别。

3. **多囊肾病**　因肾囊肿而就诊的患者常被误诊为多囊肾病。常染色体显性多囊肾病有明确的家族史，突变基因为 *PDK1* 或 *PKD2*，表现为双侧弥漫性多发的液性囊泡挤压并破坏肾脏，最终导致肾衰竭；常见肾外受累器官是肝脏和脑血管，为单发或多发肝囊肿和脑动脉瘤，其他脏器受累情况少见。但 *HNF1β* 突变引起的肾囊肿一般不引起肾脏增大，且肾囊肿出现的部位与多囊肾病不同。

4. **Gitelman 综合征**　常染色体隐性肾小管性疾病，突变基因为 *NKCC*，编码蛋白参与构成远曲小管上 Na$^+$/Cl$^-$ 共转运体，该基因突变后转运体功能低下，引起低钾、低氯性碱中毒，但同时合并低镁及低钙血症。

5. **其他**　ADTKD *HNF1β* 突变常与 *UMOD*、*REN* 和 *MUC1* 突变型共同存在，因此，在做 *HNF1β* 突变筛查时应同时进行另 3 个基因的连锁分析，以避免漏诊。

6. **慢性肾衰竭合并高尿酸血症和甲状旁腺功能亢进症**　与肾功能损害呈平行关系，而 *HNF1β* 突变常在疾病早期肾功能尚正常时即出现高尿酸血症、痛风发作和甲状旁腺功能亢进症。

7. **慢性肝损害**　无论是感染性、自身免疫性还是药物性肝损害都在肝脏酶学异常之外存在显著的肝脏形态学和组织病理学异常，而 *HNF1β* 突变患者肝活检常见正常组织形态，无其他肝脏损害诱因，常无黄疸等，因此与慢性肝病鉴别一般不困难。

五、治　疗

目前针对该病尚缺乏有效治疗手段。别嘌醇和非布司他可有效控制高尿酸血症和痛风发作。发现血糖增高应尽早诊断并开始胰岛素替代治疗。单纯肝酶学指标轻度异常可不给予特殊处置，定期复查肝功能即可。应监测患者血钙浓度并积极处理低钙血症，以避免严重抽搐的发生。累及肾脏的患者依据 CKD 各期治疗指南进行处置，进展为 ESRD 的患者应适时开始肾脏替代治疗。

六、直系亲属筛查及遗传风险评估

HNF1β 突变虽然遵循常染色体显性遗传模式，但因编码蛋白为调控因子而非功能蛋白，参与多个器官的发育过程，因此与 *UMOD*、*REN* 和 *MUC1* 突变家系筛查有极大不同。家族史是筛查 ADTKD 的重要依据，但 *HNF1β* 突变表现型异质性增加了发现先证者的难度。因父母中 *HNF1β* 突变型的表型与子代的表型可能完全不同，甚至第一受累器官也不同，接诊医师很难根据临床表现联想到罹患遗传性疾病的可能。正因为如此，对人群 *HNF1β* 突变真实发生率可能存在低估。当父母一方被证实 *HNF1β* 突变后，其子

代突变基因携带者应关注肾脏、胰腺、性器官、血清尿酸、血镁、血钙及精神状态等多个方面。子代被证实为 *HNF1β* 突变患者后，其父母无论是否存在肾脏和肾外表型，也应对基因位点进行测序以明确诊断，而未携带突变基因的直系家庭成员可成为移植肾供体。

七、预　后

HNF1β 突变者受累脏器及病情轻重多有不同，肾脏受累较轻者或主要为肾外表现者预后较好，约 20% 患者进展为 ESRD。

（杨　杨　梅长林）

参考文献

[1] DEVUYST O, KNOERS N V, REMUZZI G, et al. Rare inherited kidney diseases: challenges, opportunities, and perspectives [J]. Lancet, 2014, 383 (9931): 1844-1859.

[2] SOMMERER C, ZEIER M. Clinical manifestation and management of ADPKD in western countries [J]. Kidney Dis (Basel), 2016, 2 (3): 120-127.

[3] XUE C, ZHOU C C, MEI C L, et al. The clinical manifestation and management of autosomal dominant polycystic kidney disease in China [J]. Kidney Dis (Basel), 2016, 2 (3): 111-119.

[4] ECKARDT K U, ALPER S L, ANTIGNAC C, et al. Autosomal dominant tubulointerstitial kidney disease: diagnosis, classification, and management-A KDIGO consensus report [J]. Kidney Int, 2015, 88 (4): 676-683.

[5] BLEYER A J, KIDD K, JOHNSON E, et al. Quality of life in patients with autosomal dominant tubulointerstitial kidney disease [J]. Clin Nephrol, 2019, 92 (6): 302-311.

[6] DEVUYST O, OLINGER E, WEBER S, et al. Autosomal dominant tubulointerstitial kidney disease [J]. Nat Rev Dis Primers, 2019, 5 (1): 60.

[7] CLISSOLD R L, CLARKE H C, SPASIC-BOSKOVIC O, et al. Discovery of a novel dominant mutation in the REN gene after forty years of renal disease: a case report [J]. BMC Nephrol, 2017, 18 (1): 234.

[8] AL-BATAINEH M M, SUTTON TA, HUGHEY R P. Novel roles for mucin 1 in the kidney [J]. Curr Opin Nephrol Hypertens, 2017, 26 (5): 384-391.

[9] VERHAVE J C, BECH A P, WETZELS J F, et al. Hepatocyte nuclear factor 1beta-associated kidney disease: more than renal cysts and diabetes [J]. J Am Soc Nephrol, 2016, 27 (2): 345-353.

[10] BOLAR N A, GOLZIO C, ZIVNA M, et al. Heterozygous loss-of-function SEC61A1 mutations cause autosomal-dominant tubulo-interstitial and glomerulocystic kidney disease with anemia [J]. Am J Hum Genet, 2016, 99 (1): 174-187.

[11] OHASHI K, TOGAWA T, SUGIURA T, et al. Combined genetic analyses can achieve efficient diagnostic yields for subjects with Alagille syndrome and incomplete Alagille syndrome [J]. Acta Paediatr, 2017, 106 (11): 1817-1824.

[12] KAMEZAKI M, KUSABA T, ADACHI T, et al. Unusual proliferative glomerulonephritis in a patient diagnosed to have hypoparathyroidism, sensorineural deafness, and renal dysplasia (HDR) syndrome with a novel mutation in the GATA3 gene [J]. Intern Med, 2017, 56 (11): 1393-1397.

[13] AYASREH N, BULLICH G, MIQUEL R, et al. Autosomal dominant tubulointerstitial kidney disease: clinical presentation of patients with ADTKD-UMOD and ADTKD-MUC1 [J]. Am J Kidney Dis, 2018, 72 (3): 411-418.

[14] ZIVNA M, KIDD K, PRISTOUPILOVA A, et al. Noninvasive immunohistochemical diagnosis and novel MUC1 mutations causing autosomal dominant tubulointerstitial kidney disease [J]. J Am Soc Nephrol, 2018, 29 (9): 2418-2431.

[15] AUDREZET M P, CORBIERE C, LEBBAH S, et al. Comprehensive PKD1 and PKD2 mutation analysis in prenatal autosomal dominant polycystic kidney disease [J]. J Am Soc Nephrol, 2016, 27 (3): 722-729.

[16] CHAN S C, ZHANG Y, SHAO A, et al. Mechanism of fibrosis in HNF1B-related autosomal dominant tubulointerstitial kidney disease [J]. J Am Soc Nephrol, 2018, 29 (10): 2493-2509.

第 32 章

遗传性晶体沉积病

第 1 节　原发性高草酸尿症

原发性高草酸尿症(primary hyperoxaluria,PH)是一种常染色体隐性遗传病,因某些基因缺陷使草酸盐代谢异常,内源性草酸盐产生过多,并从肾脏排泄,导致显著的高草酸尿、泌尿系统草酸钙结石及持续进展的肾钙质沉着症。

无论原发性或继发性高草酸尿症均可引起血尿、泌尿系草酸盐结石、肾脏钙化,甚至发展为慢性肾衰竭,即称为草酸盐肾病(oxalate nephrology)。本节主要介绍原发性高草酸尿症。

一、分　类

原发性高草酸尿症临床上非常罕见,易漏诊和误诊,因致病的先天性酶缺乏不同可分为以下 3 型。

(一) Ⅰ型原发性高草酸尿症

最常见,约占 80%。由丙氨酸 - 乙醛酸转氨酶(alanine-glyoxylate aminotransferase,AGT)先天性缺乏所致,其缺陷基因位于 2q37.3。该酶需要维生素 B_6 作为辅因子,此酶缺乏时,乙醛酸将不能转化为甘氨酸,而被转运到细胞质中并氧化为草酸,最终内源性草酸盐产生过多。Ⅰ型 PH 的表现因年龄和临床发现的不同而有所差异。患儿通常表现为肾钙沉积症、尿路结石或慢性肾脏病的相关症状,大约一半患者在成年早期进入终末期肾病,随着肾功能减退,会发生全身草酸盐沉着所致的肾外表现。

(二) Ⅱ型原发性高草酸尿症

约占 10%。由于 GRHPR 基因突变引起 D- 甘油酸脱氢酶先天性缺乏,被乳酸脱氢酶取代,后者催化羟基丙酮酸盐生成 L- 甘油酸的同时也催化乙醛酸盐生成大量草酸。因此,此型患者出现高草酸尿伴 L- 甘油酸尿。通常较Ⅰ型临床表现轻。患者主要表现为反复发作的尿结石,很少出现肾钙沉积症,极少进展为终末期肾病。

(三) Ⅲ型原发性高草酸尿症

约占 5%,常伴有高钙尿症。由 HOGA1(4-hydroxy-2-oxoglutarate aldolase 1)基因突变引起,导致线粒体 4- 羟基 -2- 酮戊二酸醛缩酶功能异常。Ⅲ型患者一般 2 岁时出现肾结石,相比于另外 2 种 PH,此型患者 6 岁后不会出现复发性肾结石,也不会进展为终末期肾病。

二、发病机制

(一) 草酸生成途径

草酸是乙醛酸和维生素 C 代谢的最终产物,其中经肾脏排泄的草酸 50%~60% 来自乙醛酸,30%~40% 来自维生素 C,剩余的来自食物消化过程。另外,因为蛋白质代谢产物羟脯氨酸、α- 羟基 -β 酮基脂肪酸盐也可代谢为草酸,蛋白过量摄入也可加重高草酸尿症。

(二) 脏器损伤

体内产生的草酸大部分由肾脏排出,原尿中草酸浓度升高,导致肾髓质草酸盐堆积并与钙结合,形成草酸钙结石进而导致泌尿系梗阻,出现肾脏损害;此时肾脏排泄草酸的能力进一步下降,体内草酸蓄积加重,草酸钙结石沉积于骨骼、心脏、血管、神经血管等重要脏器引起相应的损害。

三、病　理

(一) 光镜

长菱形、扇形或多面形草酸结晶可见于肾小管管腔内,亦可见于肾小管上皮细胞内及肾间质。HE 染色显示无色透明晶体,周围有时可见反应性肉芽肿围绕(图 32-1-1A)。偏光显微镜见双折光的晶状物质(图 32-1-1B)。草酸结晶沉积可导致肾小管损伤。随病情进展,可出现肾小管萎缩、间质纤维化及炎症细胞浸润和肾小球球性硬化。

(二) 免疫荧光和电镜

无特异发现。

四、临床表现

通过测定 24 小时尿草酸及尿草酸 / 肌酐比值可以诊断是否为高草酸尿症,对于肾功能不全患者,尿草酸盐结果可能会出现假性降低,因此,对于 $GFR<30ml/(min \cdot 1.73m^2)$ 的患者,血浆草酸盐和羟乙基盐浓度增加可辅助诊断。酶学检查可鉴别原发性或继发性高草酸尿症,并对原发性患者进行分型,尿羟乙基盐排泄增多提示Ⅰ型 PH;而Ⅱ型 PH 通常存在 L- 甘油酸水平升高。对于疑有草酸盐结石患者,还必须排除其他可引起结石的原因。

高草酸尿症主要临床表现以反复的尿路结石和进行性的肾功能恶化,最后导致终末期肾病为主。尿路结石常常双侧尿路多发,伴均一型血尿、低比重尿、夜尿增多等,原发

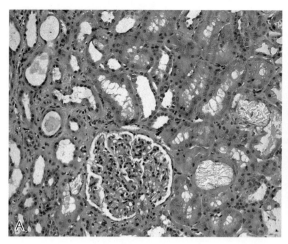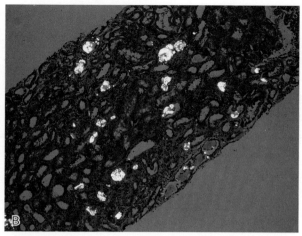

图 32-1-1　草酸盐肾病

注:A. 肾小球无明显病变,肾小管管腔内见菱形或扇形无色透明结晶,肾小管上皮细胞崩解脱落(HE×400);B. 偏振光显微镜检查见大量双折光的结晶(偏振光 ×200)。

性患者常有肾结石家族史,X 线检查可见阳性结石,成分测定为草酸钙。若累及骨骼、心脏、血管、神经血管等重要脏器时,患者可产生骨痛、骨钙化、骨关节畸形、病理性骨折、心肌病、传导阻滞、低血压、周围神经病变、闭塞性血管病灶等症状。

五、鉴别诊断

草酸盐肾病需与其他结晶性肾病相鉴别。草酸盐肾病可见于原发性或继发性高草酸尿症,两者鉴别需依赖临床表现、实验室及遗传学检查。2,8-二羟腺嘌呤尿症(2,8-dihydroxyadeninuria,DHA)是一种罕见常染色体隐性遗传病。腺嘌呤磷酸核糖转移酶(adenine phosphoribosyltransferase,APRT)基因突变导致其功能缺乏,进而产生大量 DHA 经肾脏排出。DHA 不溶于尿,在肾脏沉淀形成结晶,称为 DHA 肾病。HE 染色 DHA 结晶呈棕色或棕绿色(图 32-1-2),Jones 染色时呈黑色(而草酸钙结晶在上述染色下为无色透明结晶)。和草酸钙结晶一样,DHA 结晶在偏光显微镜下也呈现双折光特性。另外,草酸钙结晶需与尿酸结晶鉴别。尿酸结晶在 HE 染色下不明显,有时在髓质可见无形嗜碱物质(结晶)伴炎症细胞反应。许多药物可导致结晶性肾病,需结合临床加以鉴别。

六、治　疗

一般认为,尿草酸盐 >0.4mmol/L 时易形成结石,尿钙 >4mmol/L 时结石的危险性大幅度提高。因此临床上尿草酸盐、尿钙达到上述指标时应及时给予治疗。

（一）保守治疗

主要适用于 Ⅱ 型 PH,目的在于减少草酸摄入,抑制草酸合成,增加草酸排泄。包括:①限制高草酸食物及蛋白的摄入;②大量饮水;③适量应用利尿剂;④应用草酸钙结晶抑制剂;⑤大剂量维生素 B₆ 治疗等。

（二）透析治疗

充分透析可有效清除草酸。

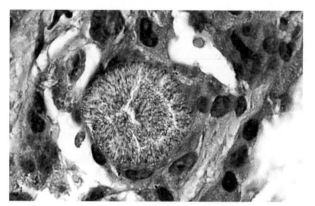

图 32-1-2　2,8-二羟腺嘌呤尿症(2,8-dihydroxyadeninuria,DHA)

注:HE 染色 DHA 结晶呈棕色或棕绿色,此与菱形或扇形无色透明草酸盐结晶不同(HE×400)。

（三）肾移植

移植肾虽然可以清除可溶性草酸盐,但酶的缺乏仍未纠正,草酸盐仍过度产生,当超过肾脏排泄能力时,草酸盐可在肾及肾外组织沉积,造成移植肾失去功能。

（四）肝移植

肝移植可使 Ⅰ 型原发性高草酸尿患者获得 AGT 酶活性,纠正先天性代谢异常,但在肝移植后体内产生或体外吸收的草酸钙仍可进入血液循环,肾脏负荷并未减轻,因此不能减轻肾脏损害的进展。

（五）肝肾联合移植

目前是治疗 Ⅰ 型原发性高草酸尿症的最佳方案,不仅可从根本上解决 AGT 缺乏,又能保证体内蓄积草酸盐的排泄,但由于联合移植手术风险大、肝肾供体少、移植后抗排异难度高等因素限制了肝肾联合移植的开展。

七、预　后

本病的预后取决于病因以及得到正确诊治的时间。继发性高草酸尿症患者祛除病因后一般预后较好。Ⅰ型及Ⅱ型 PH 患者若治疗不及时最终都会发展为慢性肾衰竭。

（刘茂东）

第 2 节 胱氨酸病

胱氨酸病（cystinosis）是由于游离胱氨酸在溶酶体内显著蓄积导致的疾病，累及肾脏时，称胱氨酸肾病。本病是一种常染色体隐性遗传病，因胱氨酸转运酶异常，导致胱氨酸不能通过溶酶体膜，使之不能及时被代谢，并沉积于全身各组织器官致病。胱氨酸结晶沉积于肾脏，患者可出现血尿、蛋白尿、Fanconi 综合征乃至肾衰竭。胱氨酸病是导致儿童 Fanconi 综合征的遗传代谢病之一。国外报道胱氨酸病的发病率为 1/20 万 ~1/10 万，发病率最高的为生活在英国中部地区的巴基斯坦人群，约 1/3 600。国内目前仅有个案报道，无相关流行病学调查资料。

一、病因及发病机制

胱氨酸病是一种常染色体隐性遗传病，由位于 17p13.2 的 CTNS 基因突变所致。CTNS 基因包含 12 个外显子，编码溶酶体跨膜通道 L- 胱氨酸转运蛋白（cystinosin），溶酶体内的胱氨酸通过该通道转移至细胞质。CTNS 基因突变可导致 cystinosin 合成障碍和功能缺陷，不能将胱氨酸从溶酶体中转运出去，使胱氨酸在全身各组织器官的细胞溶酶体内大量积聚而形成结晶，从而引起眼、肾脏、神经、内分泌腺等多器官功能障碍。此外，cystinosin 合成障碍和功能缺陷可能导致溶酶体运输泡产生、mTOR 信号通路及细胞自噬功能等异常，进而出现异常细胞凋亡、线粒体功能障碍、异常氧化应激及炎症反应，引发相关临床表现。到目前为止，已有 100 余种突变被报道，包括基因的插入、缺失、移位、不表达、启动子重排等。

二、病 理

（一）光镜

肾小球可见多核脏层（足细胞）和壁层上皮细胞（图 32-2-1A）。近端肾小管起始段因胱氨酸结晶沉积而变细变短，可出现特征性的"天鹅颈"样畸形。因胱氨酸溶于水，需在 75% 乙醇固定组织中肾小球上皮细胞和肾小管上皮细胞可见颗粒状胱氨酸沉积的结晶，偏振光下可见胱氨酸晶体呈六角形或矩形。继之进展为肾小管萎缩、肾间质纤维化、慢性间质性肾炎、小动脉玻璃样变性、肾小球内皮细胞增生、肾小球节段性硬化和球性硬化，最终导致终末期肾病。

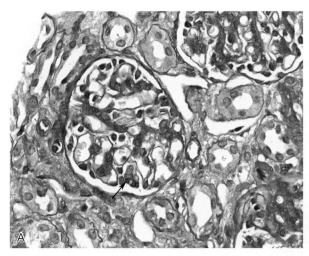
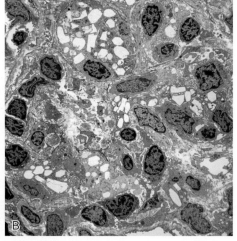

图 32-2-1 婴儿型胱氨酸肾病

注：A. 肾小球足细胞多核（箭头，PAS × 400）；B. 肾小管上皮细胞内大量菱形透明晶体（EM × 8000）。[感谢 Dr.Claudia M Salgado（Division of Pediatric Pathology，Children's Hospital of Pittsburgh of UPMC，University of Pittsburgh School of Medicine，Pittsburgh，PA，USA）提供图片]

（二）免疫荧光

目前尚无特异表现报道。

（三）电镜

胞质内出现长方形结晶状物质是本病的重要特点（图 32-2-1B）。首先见于肾小管上皮细胞和肾小球上皮细胞，还可见于系膜细胞、细胞外基质和肾间质。电镜下还可见到肾小球足突融合、肾小球基底膜增厚。

三、临床表现

根据发病年龄和严重程度可分为 3 型：①肾病型，又称

婴儿型，是最严重和最常见的类型，多为纯合突变，占胱氨酸病患者 90% 以上；②青年型，临床表现多出现较晚，多为杂合突变，症状相对较轻，可出现肾脏疾病症状；③眼病型，又称非肾病型，起病晚，很少有肾脏及其他器官受损表现。

四、治 疗

早期诊断及干预治疗是改善胱氨酸病患者预后的关键。确诊患者在全面评估病情后就开始治疗，包括监测身高、体重、肾脏功能、甲状腺功能等。胱氨酸病的治疗分为对症支持治疗和特异性治疗两部分。

（一）对症支持治疗

方法包括维持水电解质和酸碱平衡、营养支持治疗。针对范可尼综合征患者，补充枸橼酸盐碱化治疗，口服磷酸盐治疗低血磷性佝偻病，补充维生素 D 协助磷酸盐吸收，补充肉碱等。对于甲状腺功能减退的患者，需补充甲状腺素。对于性腺功能减退的男性患者，可给予睾酮替代治疗。对于严重矮小患儿可适当使用生长激素。如出现肾衰竭，需要依赖肾脏替代治疗或肾脏移植。

（二）特异性治疗

主要补充半胱氨，半胱氨酒石酸氢盐是目前国际上治疗胱氨酸病的首选药物。虽然半胱氨的治疗不受年龄和病情轻重的限制，但是只能减轻器官损害，而不能逆转病情，建议早期使用。

（张爱华）

参考文献

［1］BHASIN B, ÜREKLI HM, ATTA M G. Primary and secondary hyperoxaluria: understanding the enigma [J]. World J Nephrol, 2015, 4 (2): 235-244.

［2］FARGUE S, MILLINER D S, KNIGHT J, et al. Hydroxyproline metabolism and oxalate synthesis in primary hyperoxaluria [J]. J Am Soc Nephrol, 2018, 29 (6): 1615-1623.

［3］MILLINER D S, MCGREGOR T L, THOMPSON A, et al. Endpoints for clinical trials in primary hyperoxaluria [J]. Clin J Am Soc Nephrol, 2020, 15 (7): 1056-1065.

［4］HARRISON F, YEAGY B A, ROCCA C J, et al. Hematopoietic stem cell gene therapy for the multisystemic lysosomal storage disorder cystinosis [J]. Mol Ther, 2013, 21 (2): 433-444.

［5］BESOUW M T, VAN DYCK M, CASSIMAN D, et al. Management dilemmas in pediatric nephrology: cystinosis [J]. Pediatr Nephrol, 2015, 30 (8): 1349-1360.

［6］ELMONEM M A, VEYS K R, SOLIMAN N A, et al. Cystinosis: a review [J]. Orphanet J Rare Dis, 2016, 11: 47.

［7］CHERQUI S, COURTOY P J. The renal Fanconi syndrome in cystinosis: pathogenic insights and therapeutic perspectives [J]. Nat Rev Nephrol, 2017, 13 (2): 115-131.

［8］FLORENZANO P, FERREIRA C, NESTEROVA G, et al. Skeletal consequences of nephropathic cystinosis [J]. J Bone Miner Res, 2018, 33 (10): 1870-1880.

第33章

遗传性转运障碍性肾病

第1节　巴特综合征

巴特综合征（Bartter syndrome）是一种罕见的常染色体隐性遗传性肾小管疾病，典型的 Bartter 综合征表现为低血钾性代谢性碱中毒，血浆肾素、血管紧张素 Ⅱ（A Ⅱ）和醛固酮增高但血压正常或偏低，肾小球旁器增生和肥大。肾小管髓袢升支粗段 Na$^+$ 重吸收相关的 5 个基因中的任何一个突变即可导致明显的 Na$^+$ 丢失，而引起低钾性碱中毒，钠和氯重吸收障碍引起的容量缺失可激活肾素 - 血管紧张素系统（renin-angiotensin system，RAS），使血浆肾素、血管紧张素 Ⅱ 和醛固酮增高。

一、历　史

1962 年，Bartter 等报道了 2 例美国非裔病例，表现为体弱，生长发育迟缓，间歇性手足搐搦、腹泻和脱水症状。实验室检查为低钾血症，伴代谢性碱中毒、醛固酮和 A Ⅱ 升高。肾脏活检示肾小球旁器容积增大。由此定义为 Bartter 综合征。

到 1990 年，从比目鱼的肾小管中分离纯化含 Na$^+$-K$^+$-2Cl$^-$ 协同转运蛋白 -2（NKCC2）和 Na$^+$-Cl$^-$ 协同转运蛋白（NCC）。1996 年，学者报道 NKCC2 蛋白突变与 Ⅰ 型 Bartter 综合征相关，而肾外髓钾（renal outer medullary potassium，ROMK）通道蛋白编码基因突变与 Ⅱ 型 Bartter 综合征相关。尽管 ROMK 通道、氯离子通道蛋白 Kb（chloride channel Kb，CLC-Kb）、Bartin 蛋白和 Ca^{2+} 敏感受体（calcium sensing receptor，CaSR）等基因突变的遗传方式不同，但都表现出 Bartter 综合征相似的症状。

二、流行病学

估计 Bartter 综合征的总发病率为 1.2/10 万，但研究显示，基因突变影响容质载体家族 12 成员基因 1（solute carrier family 12 member 1 gene，SLC12A1）或钾内向整流通道蛋白 J 亚族基因 1（KCNJ1）的发生率分别约为 1/360 和 1/670，远高于流行病学研究估计的发病率。人群中 Bartter 综合征患病率较低可能部分与该病确诊前已经发生宫内或新生儿死亡，以及部分亚型不发病有关。据估计，在西方国家，致病基因突变之一的杂合子携带率至少为 1%；而亚洲则可能高达 3%。

三、病因学分类

Bartter 综合征是常染色体隐性遗传性疾病，多种基因缺陷导致髓袢升支粗段中电解质转运蛋白的活性下降。目前发现有 5 个基因序列与 Bartter 综合征有关，因此将 Bartter 综合征分为 5 种类型，分别为：① Ⅰ 型：15 号染色体长臂（15q15~21.1）的 SLC12A1 基因突变，此序列编码位于髓袢升支粗段的袢利尿剂敏感的 Na$^+$-K$^+$-2Cl$^-$ 联合转运体 NKCC2。② Ⅱ 型：11 号染色体长臂（11q21~25）的 KCNJ1 基因突变，此序列编码的蛋白质为一种内向整流钾通道（Kir1.1），即 ROMK 通道，它也是 NKCC2 的一种调控蛋白。③ Ⅲ 型：1 号染色体短臂（1p36）的 CLCNKb 基因突变，此序列编码的蛋白质为肾脏特异性氯通道 CLC-Kb。④ Ⅳ 型：为 Bartter 综合征 BSND 基因突变，此序列编码的蛋白质为肾脏特异性氯通道 CLC-Kb 的 β 亚基，被称为 Barttin。该基因突变导致合并感音神经性耳聋的 Bartter 综合征。⑤ Ⅴ 型：细胞外钙离子敏感受体（CaSR）基因突变导致其功能异常亢进，这一蛋白偶联受体的过度激活，抑制了 ROMK 的活性，从而使 NKCC2 运转异常。该类型 Bartter 综合征的主要临床表现是低钙血症，也称为常染色体隐性低钙血症。

这些髓袢升支粗段不同的基因突变，均可导致 Cl$^-$ 和 Na$^+$ 在相应部位重吸收减少，同时由于髓袢溶质梯度的改变减少了水的重吸收，大量水分丢失，致使体内 RAS 系统活化，血管紧张素 Ⅱ 分泌增高以免发生低血压，并增加近曲小管对 Na$^+$ 的重吸收，长期的刺激则导致肾小球旁器的增生。大量的 Na$^+$/Cl$^-$ 流至远曲小管，远曲小管以 Na$^+$/K$^+$、Na$^+$/H$^+$ 交换形式重吸收 Na$^+$ 以代偿，同时 K$^+$ 丢失增多。高醛固酮血症更加剧了这一过程，加重了低钾血症及碱中毒（图 33-1-1）。

四、病　理

（一）光镜

肾小球旁器是指入球动脉、出球动脉及近肾小球门部的远端小管共同组成的区域，由肾旁细胞（也称颗粒细胞）、致密斑（靠近血管极一侧的远端肾小管上皮细胞）及球外系膜细胞构成，通过感受入球动脉血管壁压力及远端肾小管管腔内钠离子的浓度，调节颗粒细胞分泌肾素，从而参与肾脏血流和全身血压的调控（图 33-1-2）。

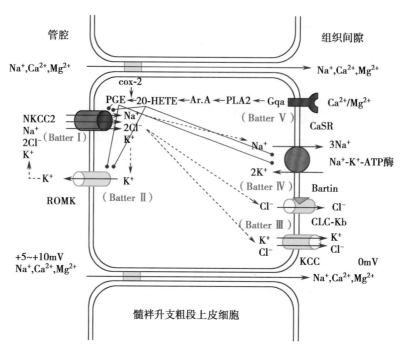

图 33-1-1　Bartter 综合征发病机制示意

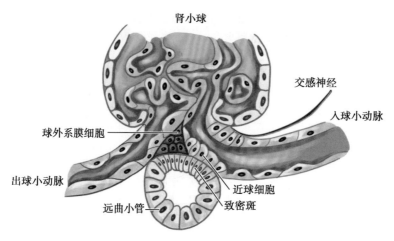

图 33-1-2　球旁器示意

一般情况下,肾脏病理切片不易切到肾小球旁器,如果球外系膜细胞大于 2~3 层,可以认为球旁器增生肥大;若肥大的球旁器占肾小球数的 50% 以上;或致密斑细胞数大于 9~11 个,则是 Bartter 综合征光镜下特征性表现(图 33-1-3A、B)。肾小球形态大致正常,或有轻度系膜细胞及基质增生,无明显内皮细胞、足细胞增生及基底膜增厚。肾小管上皮细胞可呈颗粒空泡变性或大空泡变性,严重者肾小管上皮细胞脱落、坏死,裸基底膜出现,晚期病变严重,低钾血症持续不能纠正,可发生肾小管萎缩,甚至间质纤维化,肾脏萎缩(图 33-1-3C)。

(二)免疫荧光

Bartter 综合征,免疫球蛋白和补体检测均阴性。合并其他慢性肾小球肾炎时可表现为 IgA、IgM、IgG、C3 等免疫复合物强弱不等的沉积。免疫组化肾素染色大量阳性颗粒可提示该病。

(三)电镜

肾小球旁器增生肥大,含肾素的分泌颗粒增多,肾小球形态大致正常,无电子致密物沉积。

五、临床表现

Bartter 综合征常见的临床表现为低钾血症、代谢性碱中毒、生长和精神发育迟滞、多尿和烦渴等,偶有患者存在低磷血症。与 Gitelman 综合征不同,Bartter 综合征尿钙排泄正常或增加,血清镁浓度一般正常或轻度降低。

Bartter 综合征的临床表现和严重程度因类型而异。I、II 型常于胎儿期或新生儿期发病,通常较严重,可导致妊娠期间羊水过多和早产。婴儿期存活下来的患者可发生低钾血症、代谢性碱中毒、多尿症和高钙尿症。III 型

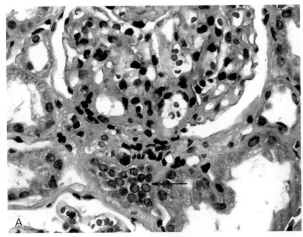 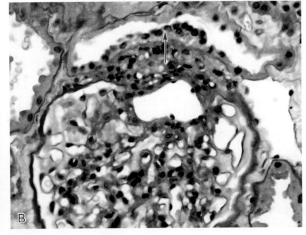

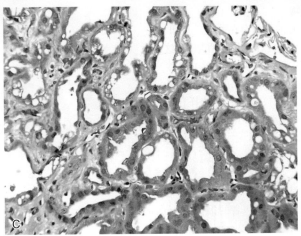

图 33-1-3 Bartter 综合征

注:A. 肾小球球外系膜细胞明显增生(黑色箭头,HE×400);B. 远曲小管近球门部的致密斑细胞增多(红色箭头),肾小球节段性系膜细胞增生(PAS×400);C. 长期低钾血症致肾小管上皮细胞大小不均的空泡变性,肾小管上皮细胞刷状缘消失,数处小管基膜裸露(HE×400)。

是 Bartter 综合征的经典类型,通常不太严重,多于青春期及成年后发病,出现低钾血症、代谢性碱中毒和高钙尿症。Ⅳ和Ⅳb 型 Bartter 综合征存在联合缺陷,会同时累及 CLC-Ka 和 CLC-Kb 两种通道,导致严重症状,这两型通常存在产前表现和先天性听力损失。与其他 Bartter 亚型相比,Ⅳ或Ⅳb 型 Bartter 综合征患者不常发生肾钙沉着症,但更易发生进行性肾功能不全。Ⅴ型,症状较轻,发病年龄较大,通常伴有低钙血症或甲状旁腺功能减退症。

六、诊断与鉴别诊断

对于存在不明原因的低钾血症、代谢性碱中毒且血压正常或偏低的患者,应怀疑存在 Bartter 或 Gitelman 综合征。诊断和鉴别诊断步骤如下。

(一)引起低钾血症和代谢性碱中毒的其他常见原因

秘密呕吐或使用利尿剂的患者,血压正常或较低且血浆肾素活性升高。随机尿氯浓度测定有助于秘密呕吐和 Bartter 综合征的鉴别诊断,慢性呕吐患者随机尿氯浓度通常低于 25mmol/L,而 Bartter 或 Gitelman 综合征患者通常>40mmol/L。

(二)Gitelman 综合征

Gitelman 综合征通常表现为低镁血症和低钙尿症,而 Bartter 综合征尿钙排泄正常或增加,血清镁浓度一般正常或轻度降低。此外,袢利尿剂和噻嗪类利尿剂引起的氯排泄分数试验有助于两者的鉴别诊断。Gitelman 综合征患者远端小管的噻嗪类敏感性 NCC 存在缺陷,因此对噻嗪类利尿剂反应迟钝。而 Bartter 综合征患者髓袢升支粗段离子通道存在缺陷,因此对袢利尿剂反应迟钝。此两项试验部分患者可出现重要不良反应,应予注意。

(三)肾脏病理表现为肾小球旁器增生

肾小球旁器增生不能单独作为 Bartter 综合征和 Gitelman 综合征的诊断依据,AⅡ受体阻断剂、环孢素 A、利尿剂等药物使用,慢性肾缺血,肾动脉狭窄,血栓性微血管病以及艾迪生病等致肾小球灌注降低的病因均可刺激肾小球旁器增生,肾脏 RAS 系统活化。因此,病理表现为肾小球旁器增生,应结合病史、临床表现及用药史等进行鉴别诊断。基因检测对疑诊患者可明确诊断。

七、治 疗

Bartter 综合征是一种先天性遗传性疾病,目前为止还没有治愈该病的特效治疗方法，以对症治疗为主。

（一）补钾和补镁治疗

低钾血症者，可给予枸橼酸钾、氯化钾缓释片、氯化钾溶液等口服，如伴低镁血症，可给予门冬氨酸钾镁口服。在手术、创伤等应急情况下，严重低钾血症者需要静脉补钾。

（二）保钾利尿剂

阻滞远端小管钠-钾交换的药物，如螺内酯、依普利酮或阿米洛利等可升高血清钾浓度、逆转代谢性碱中毒并部分纠正低镁血症。在醛固酮明显增多状态下，使用螺内酯直接拮抗醛固酮的作用可能比使用阿米洛利阻滞集合管钠通道更为有效。保钾利尿剂使用剂量一般稍高于常规剂量。

（三）抑制前列腺素合成药物

吲哚美辛，布洛芬等 NSAIDs 的使用存在争议。Ⅰ、Ⅱ、Ⅳ 和 Ⅳb 型 Bartter 综合征患者常见 PGE_2 明显增加，对这类患者，NSAIDs 药物使用可改善症状。但 NSAIDs 可产生严重不良反应，包括肾脏和胃肠道毒性，限制了这类药物的长期使用。对 Bartter 综合征患儿建议用药时机选择在出生 18 个月后，即肾功能发育基本成熟后使用，剂量不宜超过 2.5mg/（kg·d）。成人一般不作为首选药物，除非其他药物不敏感者方考虑应用。

（四）血管紧张素抑制剂

可减少血管紧张素 Ⅱ 和醛固酮生成，可能是有效的辅助治疗。在一项关于 7 例 Bartter 综合征患者的报告中，依那普利治疗 3 个月后，患者血清钾水平从 2.4mmol/L 升至 3.9mmol/L；低镁血症也得到了部分纠正。ARB 可能也具有类似疗效，但尚未在这些患者中详细研究。在 Bartter 综合征患者中，循环中血管紧张素 Ⅱ 水平急性降低可导致症状性低血压，宜以较低初始剂量开始，避免发生低血压。

（于 光　边 琪）

第 2 节　Gitelman 综合征

Gitelman 综合征是一组临床以低钾血症、代谢性碱中毒，常伴有低血镁和低钙尿症，但血压正常或偏低为特点的常染色体隐性遗传病。自 1966 年 Gitelman 等首次报道该病以来，曾长期认为 Gitelman 综合征是 Bartter 综合征的亚型。编码肾远曲小管钠-氯协同转运蛋白（sodium-chloride cotransporter，NCCT）的 *SLC12A3* 基因的确认，证实 Gitelman 综合征是不同于 Bartter 综合征的独立疾病。

一、遗传学和发病机制

Gitelman 综合征是一个少见的遗传性失盐性小管病，推测其发病率约为 1/40 000，亚洲人群发病率可能略高。已经明确由编码远曲肾小管氯化钠重吸收的离子转运蛋白 NCCT 的 *SLC12A3* 基因突变，导致 NCCT 的功能受损。NCCT 是对噻嗪类利尿剂敏感的转运蛋白，其功能缺陷产生的临床表现与持续性的噻嗪类利尿剂的作用几乎相同，包括容量缩减、血压降低、肾素活性和醛固酮水平增加、低钾血症和低镁血症以及尿钙排泄下降。

NCCT 功能受损后，远端肾小管氯化钠重吸收减少导致轻度容量不足，刺激肾小球旁器分泌肾素，激活下游的血管紧张素-醛固酮系统。继发性醛固酮增多症合并远端流量和钠传送的增加，导致远端肾小管和集合管钾和氢分泌增多，从而引起低钾血症和代谢性碱中毒。

二、病　理

Gitelman 综合征典型肾脏病理改变为肾小球球旁器肥大，球外系膜细胞增生（图 33-2-1）。大多数患者肾小球系膜细胞和内皮细胞无明显增生，毛细血管袢开放良好。有报道显示，Gitelman 综合征可表现为局灶节段性肾小球硬化。

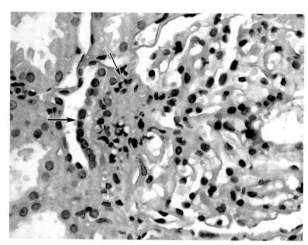

图 33-2-1　Gitelman 综合征

注：肾小球旁器增生肥大，远曲小管近血管极一侧的致密斑细胞增多（黑色粗箭头）且球外系膜细胞增生（黑色细箭头）（PAS×400）。

典型的 Gitelman 综合征免疫荧光 IgG、IgA、IgM、C3、C1q、κ 轻链、λ 轻链等染色均阴性。电镜可见肾小球旁器肥大，球旁细胞内见大量分泌颗粒。系膜区无明显电子致密物沉积。

三、临床表现

与 Bartter 综合征相比，Gitelman 综合征患者通常发病较晚，一般于大龄儿童或成人期发病，且临床表现相对较轻。Gitelman 综合征常表现为低血钾、低血镁和代谢性碱中毒所致的骨骼肌、胃肠道、心血管、肾脏和神经系统等相应的临床症状。

绝大多数 Gitelman 综合征患者中均可发生四肢痛性痉挛，大约 10% 受累患者在诊断时有手足搐搦表现。有些患者可出现严重的乏力症状，乏力除与低钾血症相关外，更常见地与肾性盐消耗，导致血压偏低有关。此外，有些患者可能发生软骨钙质沉着症。少数发病较早的患者可出现生长发育迟缓。传统观点认为，Gitelman 综合征临床表现轻，但大宗病例报道显示 70% Gitelman 综合征患者同时存在 ≥3 个系统的临床症状，甚至有进展为终末期肾病、晕厥或合并严重心律失常的报道。

此外，少数 Gitelman 综合征患者临床出现蛋白尿，伴或不伴肾功能异常,推测机制是由于 RAAS 持续激活、长期低钾血症、肾脏钙盐沉积。

四、实验室检查

除表现为低钾血症、代谢性碱中毒外,疑为 Gitelman 综合征还应做以下检查。

(一) 血清镁检测

8%~10% 镁离子经由远端肾小管重吸收,滤过至小管腔的 Mg^{2+} 在远端肾小管上皮细胞经镁离子选择性通道 TRPM6 主动转运。在此部位重吸收过程中,Mg^{2+} 和 Na^+ 转运是成正比关系。Gitelman 综合征患者远端肾小管钠吸收受损,直接影响着镁的重吸收,导致低镁血症(<0.7mmol/L)。

(二) 24 小时尿钙检测

在 Bartter 综合征患者中,尿钙排泄为正常高值或升高,而 Gitelman 综合征患者,尿钙排泄低于正常。可通过 24 小时尿液收集以测定尿钙排泄量,或通过随机尿液的钙 / 肌酐(Ca/Cr)比值来估计尿钙排泄量。但是,目前对于在 Gitelman 综合征中的低钙尿症没有明确的界定,一般认为尿钙排泄量低于 75~100mg/24h,尿钙 - 肌酐比 <0.2mmol/mmol(<0.07mg/mg),符合 Gitelman 综合征。

(三) 氯离子清除试验

Gitelman 综合征和 Bartter 综合征分别为远端肾小管噻嗪类利尿剂敏感的通道蛋白 NCCT 和髓袢利尿剂敏感的离子通道 NKCC2 受损,观察 2 种不同作用位点的利尿剂对氯离子排泄作用的差异,可以有效确定离子转运蛋白的损伤部位和损伤程度。Gitelman 综合征因噻嗪类利尿剂的作用位点受损,因此对氢氯噻嗪反应能力下降。相反,Bartter 综合征患者亨利袢升支粗段离子通道缺陷,代偿性肥大的远端小管上皮细胞对流经远端小管的钠离子重吸收增强,表现对袢利尿剂反应性下降,但对噻嗪类利尿剂反应敏感性增加。

一项研究纳入 41 例经基因组学确诊的 Gitelman 综合征患者和 7 例 Bartter 综合征以及 3 例自行催吐或私自使用利尿剂的患者,观察对口服氢氯噻嗪(成人 50mg/次,儿童或青少年 1mg/kg)的反应。以氯排泄分数的增加(Δ FECl) 低于 2.3% 为界限,发现 92.7% 的 Gitelman 综合征患者对噻嗪类无明显反应,而 Bartter 综合征、诱发呕吐或使用利尿剂的患者反应良好。北京协和医院学者以 SLC12A3 基因检测为诊断标准,口服氢氯噻嗪后以 Δ FECl ≤ 2.86% 为截点,灵敏度和特异度均达到 95% 以上。

(四) 基因检测

SLC12A3 基因定位于染色体 16q13,长约 55kb,共有 26 个独立的外显子,编码远曲小管起始段 NCCT。Gitelman 综合征的基因突变复杂多样,目前已经发现 100 多个突变点与 Gitelman 综合征有关。虽然此病是一种常染色体隐性遗传病,但只有 18% 患者存在纯合子突变;30% 存在单一杂合突变,超过 45%Gitelman 综合征患者存在复合杂合突变,7% 存在 3 种以上突变。大多数突变为错义突变和无义突变,但移码、位点剪接和深部内含子突变也有报道。在中国 Gitelman 综合征患者中,共检测到 90 多个突变。错义突变占 72% 以上,最常见的是 Thr60Met。

基因检测是诊断 Gitelman 综合征的"金标准",对疑似患者进行突变基因分析,检测出 SLC12A3 基因突变即可明确诊断。因所涉及的基因量大、认识到的突变位点众多、缺乏"热点"基因突变区以及成本高等因素,限制了此方法的实用性。

五、诊断与鉴别诊断

(一) Bartter 综合征

两者均为常染色体隐性遗传性疾病,均由肾小管离子通道基因突变导致肾性失钾,临床表现极为相似,为慢性低钾血症、代谢性碱中毒、高肾素、高醛固酮血症,血压正常或偏低,肾脏病理表现则基本相同,均表现为肾小球球旁器肥大。因此,诊断分两步进行,首先对于存在不明原因的低钾血症和代谢性碱中毒且血压正常或偏低的患者,在排除了其他常见继发性疾病及继发因素后,做出 Gitelman 或 Bartter 综合征的诊断;在此基础上,进行相关尿液、氯离子排泄分数及基因检测等进一步确诊。基因检测是目前 Gitelman 综合征诊断的"金标准"(表 33-2-1)。

表 33-2-1　Gitelman 综合征与 Bartter 综合征的鉴别诊断

疾病种类	Bartter 综合征	Gitelman 综合征
发病时间	多于新生儿、婴儿或儿童期发病	大龄儿童或成年后发病
临床表现	多尿、多饮 常伴生长发育异常	多尿、多饮不明显 多不伴生长发育异常
实验室检查		
血镁	正常	多数降低
尿钙	正常	降低
尿 PGE_2	升高	正常
氯离子排泄分数(氢氯噻嗪试验)	高于 2.3%	<2.3%
缺陷离子通道	Na^+-K^+-$2Cl^-$ 联合转运体(NKCC2);电压依赖的 K^+ 通道蛋白(ROMK);Cl^- 通道蛋白(ClC-Kb 和 ClC-Ka)	Na^+-Cl^- 共转运体(NCCT)

（二）原发性醛固酮增多症

该病是低钾血症和代谢性碱中毒的另一个主要原因，受累患者除低钾血症外，高血压为其主要的临床表现，而且增高的醛固酮反馈性地抑制血浆肾素活性，而相比之下在 Bartter 和 Gitelman 综合征血压正常或偏低，血浆肾素活性较高，这 2 种疾病易于鉴别。

（三）免疫系统疾病

干燥综合征继发的肾小管间质性肾炎可以诱导类似于 Gitelman 综合征的低钾性代谢性碱中毒、低镁血症和低钙尿症，可能与自身抗体诱导的远端小管噻嗪类敏感性 NCCT 的功能受损所致，特异性的免疫指标如 SSA、SSB，以及口、眼干燥症相关的临床表现和检查以资鉴别。

（四）药物因素

主要为利尿剂的长期使用，噻嗪类利尿剂长期使用后的表现与 Gitelman 综合征几乎相同，呋塞米的副作用类似于 Bartter 综合征的表现，仔细询问病史以作鉴别诊断。长期服用泻药也可导致假性 Gitelman 综合征。此外，肾毒性药物（例如顺铂化疗）可以诱导类似于 Gitelman 综合征的电解质异常。

六、治　疗

Gitelman 综合征为遗传性疾病，肾小管缺陷无法矫正，药物治疗需持续终身，主要治疗方法包括：

（一）补充钾和镁

钾和镁的替代治疗是 Gitelman 主要的治疗方法。KDIGO 建议血钾和血镁的治疗目标分别为 3.0mmol/L 和 0.6mmol/L。

如患者存在低镁血症，补镁是首要的治疗措施，补充血镁仅有助于改善低镁血症所致的神经肌肉症状和抑郁状态，早期补镁还可有效地治疗和预防低钾血症。Gitelman 综合征患者单纯补镁 10 天后可减少尿钾排泄，改善低钾血症，血钾从 2.6mmol/L 升至 3.4mmol/L。值得注意的是，循环血中的镁不到机体镁总量 1%，并不能反映机体镁的储存量，疾病状态下镁在机体内可能重新分布，正常血镁亚型的 Gitelman 综合征患者也存在镁缺乏的风险。因此，有学者推荐血镁正常的患者也应适量补镁，常用的药物包括氯化镁、门冬氨酸钾镁和硫酸镁等。

因 Gitelman 综合征氯离子经肾小管大量丢失，低钾血症的治疗药物首选氯化钾。轻型患者口服补钾，起始剂量 ≥ 40mmol/d，分次口服，根据血钾及患者耐受情况，逐渐调整剂量。为减少胃肠道副作用，氯化钾宜餐后服用。严重的低血钾或肠道吸收能力差时，需静脉补钾。

（二）保钾利尿剂

当补钾治疗后低钾血症仍无法纠正，或口服补钾无法耐受的患者，可考虑使用保钾利尿剂。常用的包括醛固酮抑制剂螺内酯，以及不依赖于醛固酮抑制集合管上皮钠通道、减少尿钾排出的阿米洛利。有研究显示，螺内酯 200~300mg/d 在部分纠正低钾血症方面较阿米洛利 10~30mg/d 更为有效。

（三）肾素 - 血管紧张素系统抑制剂

Gitelman 综合征患者存在 RAS 活化的肾性失钾，通过从不同层面抑制 RAS，降低醛固酮的活化，从病理生理机制上改善严重的低钾血症。文献偶有使用 ACEI 和 ARB 治疗 Gitelman 综合征的报道。值得注意的是，这类药物加重肾脏钠的消耗，增加症状性低血压的风险，在急性失盐并发症时，如恶心或腹泻时避免使用。

相比于 Bartter 综合征，Gitelman 综合征中尿 PGE_2 排泄通常正常，使用 NSAIDs 带来的获益很小。

（叶文玲　文煜冰　李雪梅）

第 3 节　Dent 病

Dent 病（Dent disease）是一种罕见的 X 连锁隐性遗传性肾小管疾病，以低分子量蛋白尿、高钙尿症、肾脏钙化和肾结石为主要特征，部分患者可出现肾功能异常或肾衰竭。1964 年 Dent 等报道了 2 例以肾小管性蛋白尿、氨基酸尿、高钙尿等肾小管功能障碍为表现的男性患儿。1990 年，Wrong 等也报道类似的病例，并将其命名为 Dent 病。随后几年，各国相继报道了以男性受累为主，类似的以肾小管功能异常为主要临床表现的多种综合征，如 X 连锁隐性肾石病、X 连锁隐性遗传性低磷酸盐血症性佝偻病和日本儿童特发性低分子量蛋白尿等。随着人类基因诊断技术的发展，逐渐认识到这类疾病是由同一种基因——CLCN5 突变所致，认为它们是同一种疾病的不同表现形式，统称为 Dent 病。2005 年，Hoopes 报道了引起 Dent 病的第 2 种基因——OCRL1 变异。为区分了 2 种不同的基因突变，将 Dent 病分为二型，由 CLCN5 异常所致的 Dent 病命名为 1 型，OCRL1 突变所致 Dent 病称为 2 型。

一、致病基因及发病机制

Dent 病的分子遗传学机制复杂，至今已证明有 2 个位于 X 染色体上的基因与 Dent 病有关，即 CLCN5 基因和 OCRL1 基因。文献报道，71%~75% 的 Dent 病患者为 CLCN5 基因突变所致，13%~17% 的患者为 OCRL1 基因突变引起。此外，8%~16% 的患者此两基因均未发现异常，可能存在尚未明确的其他致病基因。

（一）1 型 Dent 病

为 Dent 病的主要类别，由 CLCN5 基因突变所致，CLCN5 基因位于染色体 Xp11.22/p11.23，有 12 个外显子，编码 1 个含 746 氨基酸的电压依赖性氯离子通道 5（CLC-5）蛋白。CLC-5 蛋白具有高度保守的结构，在体内发挥着重要作用，包括调节膜的兴奋性、维持细胞内外离子的稳态和调节酸化功能，此蛋白高水平地表达于肾脏，在近端小管、皮质集合小管和髓袢升支粗段均有表达。当 CLC-5 蛋白功能丧失时，原尿中低分子量蛋白在肾小管重吸收受阻，故尿中出现大量低分子量蛋白。在近端肾小管 CLC-5 主要表达在刷状缘下内涵体（endosome）膜上，与 H^+-ATPase 共定位，介导近端肾小管的胞吞作用。通过氯离子内流以中和由 H^+-ATP 酶泵入的 H^+ 所产生的阳性跨膜电压，维持内吞体电荷中性，继而需要 H^+ 不断泵入从而维持内吞体内的酸性环境。由于 CLCN5 基因突变，致使氯离子通道功能异常，氯离子内流受限，进而导致内吞体酸化过程受阻，直接影响受体介导的胞吞作用，出现低分子量蛋白尿。截至目前，文献共报道了 150 多个 *CLCN5* 基因突变导致的 1 型 Dent 病，但并没有发现热点突变。大多数的突变都可导致 CLC-5 蛋白变短或缺如，导致选择性逆向转运功能完全丧失。

（二）2 型 Dent 病

2 型 Dent 病占总 Dent 病的 13%~17%，由 *OCRL1* 基因突变所致。*OCRL1* 基因位于染色体 Xq25，有 2 个转录变种，分别有 23 个和 24 个外显子，*OCRL1* 基因主要编码 PtdIns（4,5）P_2 5-Phosphatase 蛋白，主要存在于肾小球、近端肾小管和集合管。在近端肾小管上皮细胞中主要位于高尔基复合体、溶酶体和内涵体内，在细胞胞吞过程中起着重要作用。OCRL1 蛋白具有磷脂酰肌醇 4,5- 二磷酸 -5- 磷酸酶的活性，可以催化 1,4,5- 三磷酸肌醇转化为 4,5- 二磷酸肌醇，催化 1,3,4,5- 四磷酸肌醇转化为 3,4,5- 三磷酸肌醇。此酶广泛分布于人体各组织，除肾脏外，还分布于眼部和中枢神经系统等部位，故由 *OCRL1* 基因突变引起的 Dent 病可出现肾外症状。迄今为止，文献共报导了超过 140 种 *OCRL1* 基因突变，其中 20 种引起 Dent 病的临床表型，所有 *OCRL1* 基因突变都位于该基因的 5' 区（外显子 5-15）。*OCRL1* 基因也是 Lowe 综合征的致病基因，但两者的区别可能在于 *OCRL1* 基因突变位点的差异，在 Lowe 综合征中发现的 *OCRL1* 基因突变位于外显子 7-23（两者临床表现区别详见鉴别诊断部分）。

高钙尿症和肾结石是 Dent 病常见的临床表现，其形成机制尚未完全阐明，有学者推测可能为近端小管胞吞受损的继发表现。CLC-5 蛋白可能通过影响甲状旁腺激素（parathyroid hormone，PTH）对细胞膜的极化作用而影响尿液中钙的重吸收。正常情况下，PTH 在原尿中滤出，经受体介导的胞吞作用降解。当 CLC-5 蛋白缺陷时，受体介导的胞吞作用受阻，导致肾小管管腔内 PTH 浓度增加，使之与甲状旁腺素受体结合增加，导致甲状旁腺素受体活性增强。PTH 受体的激活增强肾小管 1α- 羟化酶的活性，使 1,25-$(OH)_2$VitD 生成增加，后者刺激钙在小肠的重吸收，使肾脏排钙相应增加，从而产生高钙尿症，增加肾脏钙化或肾结石的风险。此外，PTH 受体激活对刷状缘的钠 - 磷共

转运蛋白 NaPi-IIa 起着负性调控作用，近端小管磷的大量回吸收是通过 NaPi-IIa 进行的，磷的回吸收减少，尿中磷酸盐浓度增高，出现了高磷酸盐尿，这也是肾结石形成的一个重要原因。

二、病　理

Dent 病缺乏特征性肾脏病理改变，有关 Dent 病行肾活检的资料不多，至今国内外仅报道数十例病例。

（一）光镜

Dent 病早期病理改变较轻，主要为肾小管的非特异性病变，随着病变进展，光镜下可能观察到肾小球硬化、肾小管萎缩和间质纤维化（图 33-3-1）。肾脏的钙质沉着主要发生在肾髓质，如在髓质发现钙质沉着对 Dent 病具有诊断意义。

国内学者报道 4 例表现为肾病范围蛋白尿、经激素联合多种免疫抑制剂疗效不佳的患儿，经基因检测 4 例均为 *CLCN5* 基因突变，为 1 型 Dent 病。肾活检显示 2 例为局灶节段性肾小球硬化症（focal segmental glomerulosclerosis，FSGS），2 例为 MCD。Wang 等回顾美国梅奥医疗中心 1995—2014 年来自 8 个国家接受肾活检的 30 例 Dent 病，为至今最大系列的报道。30 例患者全部为男性，中位年龄为 7.5 岁，平均 eGFR 为 69ml/min，中位 24 小时尿蛋白定量为 2g。最常见的肾脏病理改变为散在的球性肾小球硬化，见于 83% 的患者；病理表现 FSGS 占 7%（图 33-3-2A、B）。小管间质病变常见，表现间质小灶性纤维化及少量肾小管萎缩、基底膜增厚，多位于硬化肾小球周围（图 33-3-2C）。少数患者存在肾钙化，主要位于皮髓交界处的肾间质或远端小管或集合管中（图 33-3-2D）。多数血管无明显病变。

（二）免疫荧光

荧光染色阴性或非特异性着色。

（三）电镜

电镜下肾小球可显示轻度节段性足突融合，肾小管无特异性改变（图 33-3-3）。Wang 等研究显示，57% 患者电镜下存在轻度的节段性足突融合，随诊 3 年，多因素回归分

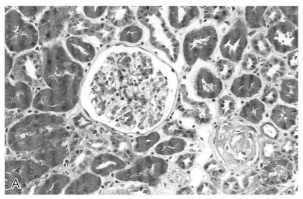
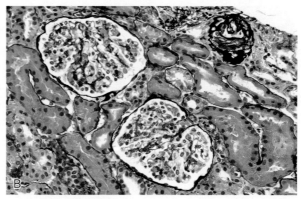

图 33-3-1　Dent 病 2 型

注：患者男性，2 岁 6 个月，因发现蛋白尿 2 周，临床诊断 Dent 病，基因检测发现 *OCRL* 基因在 chrX:128703251 位置发生 C>T 的半合子变异。肾活检病理提示肾小球轻微病变。A. 肾小球呈球性硬化，未硬化小球基本正常（Masson×200）；B. 球性硬化的小球周围轻度间质纤维化，未硬化小球大致正常（PASM×200）。

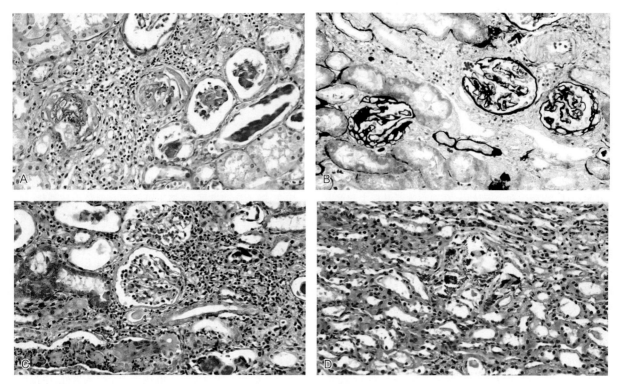

图 33-3-2 Dent 病 1 型

注：患者男性，7 岁，因尿检异常 7 个月余入院。尿蛋白 50.78mg/kg，尿 α_1- 微球蛋白、β_2- 微球蛋白均升高。24 小时尿钙正常，尿钙 / 尿肌酐增高。血清白蛋白、血脂、电解质正常，血清尿素氮一过性增高。A. 部分肾小球废弃，废弃球囊壁增厚分层伴周围炎症细胞浸润，肾小管灶性扩张、管腔内见蛋白管型（PAS×200）；B. 肾小球局灶节段硬化（PASM×200）；C. 肾间质灶性水肿、单个核细胞浸润（Masson×200）；D. 肾髓质内灶性钙盐沉积（HE×200）。（感谢河南中医药大学第一附属医院儿科杨晓青提供病例及图片）

析只有足突融合是 eGFR 下降的独立危险因素，而更高比例的球性硬化肾小球和间质炎症仅与活检当时的 eGFR 有关，说明足突病变在 Dent 病肾脏病变进展中的潜在作用。

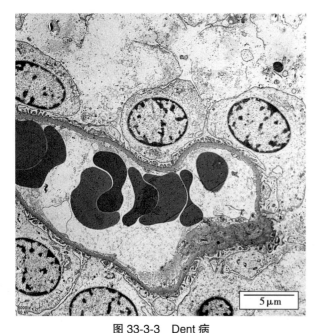

图 33-3-3 Dent 病

注：电镜显示足细胞肿胀，少量节段足突融合。

Dent 病肾小球损伤的机制尚不清楚。研究表明，多种肾小管疾病，如 Gitelman 综合征、Batter 综合征和遗传性远端肾小管酸中毒等疾病肾脏病理也可表现为 FSGS，提示在肾小管损伤的情况下，肾小球硬化可能是其他原因造成肾小球继发损伤的结果，不是作为一种独立的疾病。最近研究显示 CLC-5 也表达在人类足细胞，在非 Dent 病的蛋白尿患者，肾活检探测到 CLC-5 过表达。Dent 病患者足细胞 CLC-5 表达缺失或降低，可能是造成足细胞病变的原因之一。

三、临床表现

本病为 X 染色体连锁隐性遗传病，男性患者临床表现较重，女性多为突变基因的携带者，无症状或仅表现为轻度的低分子量蛋白尿和高钙血症，罕见有肾结石或终末期肾病发生。

男性 Dent 病常于儿童期起病，可出现各种近端肾小管功能紊乱的表现，如低分子量蛋白尿及氨基酸尿、糖尿（血糖正常）、高磷酸盐尿、尿酸尿、尿钾增多等不完全性 Fanconi 综合征表现，常伴高钙尿症、肾脏钙化和肾结石，但一般无近端肾小管性酸中毒，部分患者可出现肾功能异常或肾衰竭。

低分子量蛋白尿是 Dent 病一个突出的临床特征，见于所有 Dent 病患者，是 Dent 病常见的早期表现之一。蛋白尿以 α_1- 微球蛋白、β_2- 微球蛋白或视黄醛结合蛋白等小分子蛋白为主，低分子量蛋白占尿中总蛋白质量的 50% 或以上。24 小时尿蛋白总量成人一般为 0.5~2.0g，儿童则通常在 1g 以下。部分患者也可达肾病范围蛋白尿，一般无低蛋白血症。

高钙尿症一般见于 75%~90% 的患者，患者血钙水平往往正常。肾脏钙沉积症（35%~50%）和肾石症（18%）十分常见，肾脏钙化的严重程度与肾衰竭的发生或严重程度无关，但家族性的肾结石可能与肾功能的下降有关。部分患者表现有低血磷性佝偻病或骨软化（14%）。佝偻病和肾结石也是部分患者的首诊病因。

慢性肾衰竭是 Dent 病最为严重的后果，最终 30%~80% 的患者于 30~50 岁之间进展为终末肾衰竭，肾衰竭最小发生年龄为 0.5 岁，最大年龄 51 岁，平均年龄 21 岁。

Dent 的临床表现可能受地域及饮食习惯的影响。国内学者报道 6 例 Dent 病患儿，全部表现为典型的低分子量蛋白尿和高钙尿症，其中 1 例肾功能异常。日本报道 86 例 Dent 病患者，平均年龄为 12.8 岁，高钙尿症为 42%（以尿 Ca/Cr>0.25mg/mg 为标准），肾钙化为 35%，7% 在诊断时存在肾功能不全。

此外，有些 2 型 Dent 病患者可能表现有肾外症状，大约 1/4 患者可观察到轻度智力障碍、肌张力低下及亚临床白内障。

四、实验室检查

（一）尿蛋白电泳和 24 小时尿蛋白定量分析

聚丙烯酰胺凝胶电泳（SDS-PAGE）测定，尿中蛋白主要为低分子量蛋白，其中相对低分子量蛋白（分子量 ≤ 40 000）占总蛋白量的一半以上。此检测为 Dent 病诊断的重要依据，低分子量蛋白尿几乎存在于所有 Dent 病患者。24 小时尿蛋白定量，儿童患者尿中的总蛋白量可达 1g，成人可达 0.5~2.0g。

（二）肾小管功能检测

多数患者显示不同程度的尿氨基酸升高、尿糖阳性（血糖正常）、尿磷酸盐、尿尿酸和尿钾排泄增高。尿中 β_2- 微球蛋白、α_1- 微球蛋白和视黄醇结合蛋白等的排泄量明显增加。男性患者尿 β_2- 微球蛋白常为正常值 100~300 倍，视黄醇结合蛋白可达正常值 1 000~3 000 倍。

（三）尿钙测定

75%~90% 的 Dent 病患者可出现高钙尿症，Dent 病患儿尿钙可达 9~14mg/（kg·d），成人可达 4~6mg/（kg·d）。儿童在正常饮食下，尿钙 >4mg/（kg·24h）或者尿钙 / 尿肌酐（UCa/Cr）>0.25mg/mg 即可诊断为高钙尿症。

（四）泌尿系 B 超

部分患者存在肾脏钙化或合并肾结石症，肾脏 B 超为其敏感的检测方法，为 Dent 病的常规检测项目。

（五）基因检测

基因检测是 Dent 病诊断的金指标，首先检测 CLCN5 基因序列，如未发现明确的突变，再检测 OCRL1 基因序列。值得注意的是部分患者尚存在目前未知的基因变异，CLCN5 和 OCRL1 基因检测均正常，也不能完全除外 Dent 病。

五、诊断与鉴别诊断

（一）诊断

Dent 病的早期诊断对于防止肾功能恶化至关重要，可以防止药物的滥用，并可进行有效的干预，阻止肾衰竭的发生和发展。但由于 Dent 病发病率低，且检测方法复杂，Dent 病易被临床漏诊。Dent 病的临床诊断标准需符合以下 3 条：①低分子量蛋白尿，尿 β_2- 微球蛋白 / 肌酐比值升高至少 5 倍，α_1- 微球蛋白明显升高，或尿蛋白电泳以低分子量蛋白为主；②高钙尿症，即尿钙 / 肌酐比 >0.25mg/mg 或 24h 尿钙 >4mg/kg；③至少有下列情况之一：肾钙化、肾结石、低磷血症、肾功能不全、氨基酸尿、佝偻病。符合上述 3 条标准者可临床诊断为 Dent 病，但确诊需行基因检测。若能检测到 CLCN5 突变并出现上述任何 1 条临床表现就可确诊 1 型 Dent 病；检测到 OCRL1 基因突变，伴或不伴轻度智力障碍和亚临床白内障，诊断为 2 型 Dent 病，而不是 Lowe 综合征。

（二）鉴别诊断

当年轻患者，尤其是男性儿童发现肾石症和任何程度的蛋白尿应怀疑本病。需鉴别诊断的疾病包括以下几种。

1. 眼脑肾综合征（Lowe 综合征）　2 型 Dent 病应与 Lowe 综合征鉴别，两者均因 OCRL1 基因变异所致，但基因突变位点不同。Lowe 综合征是一种罕见的代谢性遗传疾病，机体不能生成细胞内高尔基体内代谢所必需的酶，导致高尔基体调节功能异常，临床肾脏及系统性表现较 Dent 病更为严重。常表现为严重的眼、神经系统、肾脏等组织器官的病变，故又称为眼脑肾综合征。患儿除肾小管功能异常外，还表现有先天性白内障、青光眼、肌张力低下、行为异常、智力障碍、癫痫发作等。而 2 型 Dent 病患者无典型的眼部和中枢神经系统异常。

2. 胱氨酸病　胱氨酸尿症也是一种罕见的遗传性疾病，为常染色体隐性遗传，是由近端肾小管上皮细胞及空肠黏膜对胱氨酸转运障碍所致。本病主要发生在儿童和婴儿，胱氨酸结晶沉积于肾脏致肾小管和肾小球功能损伤，最后发展成尿毒症。结晶也沉积于角膜、结膜、骨髓、淋巴结等组织，大多数在几岁内发生严重畏光，眼科裂隙灯检查可见角膜和结膜有均匀散在的金属丝样反光物体，有助于胱氨酸病的诊断。

3. 其他原因所致的不完全性 Fanconi 综合征　如重金属中毒、间质性肾炎等导致的近端肾小管功能障碍，这些疾病各年龄段均可发生，成年人更为多见，发病无明显性别差异，一般不伴有高钙尿症、肾结石等相关表现。病史及药物毒物接触史等有助于临床判断，必要时肾活检明确诊断。

六、治　疗

Dent 病为基因突变所致，目前缺乏行之有效的分子治疗技术，当前的 Dent 病治疗以支持治疗为主。治疗目的主要为降低尿钙排泄、减轻肾脏钙化和肾小管间质纤维化程度，延缓肾功能的发生和发展。主要治疗方法如下。

（一）一般处理

大量饮水是治疗 Dent 病简单和有效的方法，增加水的摄入量可以减少尿钙的浓度,其效果可超过噻嗪类利尿剂,而且副作用轻。低钙饮食可一定程度地减少肾脏对钙的排泌,降低尿钙,但限钙饮食可能增加骨病风险。

（二）噻嗪类利尿剂

有研究显示噻嗪类利尿剂能刺激远曲小管对钙的重吸收,有效缓解 Dent 病患者的高钙尿、降低肾结石的风险。目前,噻嗪类利尿剂是降低尿钙的首选治疗。但噻嗪类利尿剂用于儿童 Dent 病患者的治疗必须非常谨慎,注意药物不良反应,长期使用易导致低钾血症、高尿酸血症等副作用,不宜大剂量长时间服用,使用时需定期监测。

（三）枸橼酸盐

动物研究显示,高枸橼酸盐饮食可减轻 Dent 病模型鼠的肾脏病变,包括肾小管萎缩、肾间质纤维化、微囊形成及肾钙化,延缓肾功能不全的发生,提示 Dent 病患者出现肾衰竭可能与肾钙质沉积及间质纤维化的程度有关。临床上,确诊为 Dent 病的患者可使用枸橼酸盐治疗,并根据尿钙排泄量调整药物剂量,可能有助于延缓 Dent 病患者向终末期肾衰竭的进展,但需注意药物的不良反应。

（四）肾素-血管紧张素系统抑制剂

有学者鉴于文献报道血管紧张素转换酶抑制剂（angio-tensin converting enzyme inhibitor, ACEI）类药物可降低遗传性肾小管疾病胱氨酸病患者的尿蛋白水平,有助于保护肾功能,推测 ACEI 或 ARB 类药物也可能有助于治疗 Dent 病,但目前尚无循证医学证据,但疗效有待进一步评估。

（五）其他药物

尽管维生素 D 被用来治疗 Dent 病患者的佝偻病,但维生素 D 也可能会增加患者的高钙尿症,所以维生素 D 的应用要慎重。

（六）肾脏替代治疗

Dent 病进入终末期肾病后,处理同普通 CKD 患者,适时行血液透析或腹膜透析等肾脏替代治疗。Dent 病患者行肾移植术仅有个案报道,经过十余年随访,移植后患者肾结石和肾钙化未复发。

总之,Dent 病是儿童少见的遗传性肾小管病,早期诊断可以预防药物的滥用,并进行可能有效的干预,延续肾衰竭的发生和发展。肾脏病理缺乏特异性改变,诊断主要依靠临床及基因分析。临床医师应重视儿童蛋白尿成分的分析,如以小分子蛋白升高为主的蛋白尿时应想到 Dent 病可能,应进一步检测尿钙排泄,必要时行 CLCN5 以及 OCRL1 基因分析,以明确诊断。

（叶文玲 文煜冰 李雪梅）

第 4 节 眼脑肾综合征

眼脑肾综合征（oculo-cerebro-renal syndrome）又称洛氏综合征或 Lowe 综合征（Lowe syndrome）,是一种罕见的 X 连锁隐性遗传病,临床上以先天性白内障、智能低下以及近端肾小管损伤为特点。眼脑肾综合征于 1952 年由 Lowe 等初次报道,发病率约为 1/500 000,近 30 年国内报道的病例不足 25 例。

一、病因及发病机制

近年发现本病的基因位于 X 染色体长臂 Xq25~26 的 OCRL 基因,其编码的 OCRL1 蛋白是一种高尔基体的磷酸酰肌醇-5-磷酸酶,与视网膜色素上皮细胞、成纤维细胞和肾小管上皮细胞的纤毛形成及功能有关。该基因突变可导致细胞内多种代谢异常,尤其是细胞膜的转运及细胞骨架重排受到严重影响,最终导致眼晶体、肾脏及神经系统发育上的缺陷。目前,已发现近 20 种 OCRL 基因突变,60% 以上患者可检出突变致病基因。

二、病理

肾组织活检显示本病肾脏病变随年龄增大而进展。光镜下,患者 1~2 岁时活检结果基本正常;3~5 岁时可出现肾小管扩张、蛋白管型及钙沉积,肾小管进行性萎缩;5 岁以后逐渐出现肾小球纤维化、玻璃样变以及弥漫性肾小管间质纤维化等病理表现。免疫荧光检查免疫球蛋白及补体均阴性。电镜下无特异性改变,可见肾小球和肾小管基底膜增厚,可见足突融合。

三、临床表现

男性多见,多在婴儿期或儿童期出现症状。

（一）眼部症状

所有 Lowe 综合征患儿均有先天性白内障,多在婴幼儿期首先发现,可伴有先天性青光眼、视力障碍、眼球震颤、眼球内陷等。

（二）脑部症状

主要表现为精神运动发育迟缓,智能障碍、肌张力低下、腱反射减弱或消失等。

（三）肾小管功能障碍

早期以近端肾小管功能障碍为主要表现,类似 Fanconi 综合征,表现为肾小管性蛋白尿,尿钙、尿磷增高,高氯性酸中毒,氨基酸尿,尿糖阳性等。后期可发生肾功能降低,多数患者在 20~30 岁进展至终末期肾病。

（四）其他表现

因钙、磷由尿中流失,超半数患者 1 岁后可表现出明显佝偻病体征。其他尚有表皮囊肿,血小板功能障碍、隐睾,出牙延迟、牙本质发育异常,儿童期出现行为异常、角膜瘢痕等表现。

本病临床表现男性明显重于女性,女性多为缺陷基因携带者（杂合子）,可无症状或仅表现为眼部症状。

四、诊断与鉴别诊断

根据先天性白内障、青光眼、智能障碍,Fanconi 综合征等表现,临床可诊断 Lowe 综合征。对于只发现眼部先天性改变,而脑部与肾脏表现轻微的患者,须进行血、尿的生化分析来帮助诊断,OCRL 基因检测可确诊患者及携带者。

Lowe 综合征应与 Dent 病相鉴别。两者表型有重叠,均存在低分子量蛋白尿和高钙尿,Lowe 综合征一般比 Dent 病患者更早发生进展性肾功能障碍且病情更严重。Dent 病表现为低分子量蛋白尿、高钙尿症、肾钙沉着症,氨基酸尿、磷酸盐尿、糖尿等,但无先天性白内障和神经系统改变。

五、治　疗

目前以对症、支持治疗为主。

（一）眼疾治疗

眼部表现可相应进行药物控制或手术治疗。

（二）神经系统症状治疗

全身惊厥者可给予镇静止痉药口服,行为异常以及智能低下,缺乏有效治疗药物。

（三）肾脏病治疗

包括纠正酸中毒、补足液体量、补磷、给予维生素 D 制剂等以维持酸碱平衡,缓解佝偻病症状。有高钙尿症者还需口服氢氯噻嗪,降低尿钙,以免形成肾脏钙化及肾结石。

（四）抗感染治疗

本病患儿易并发各种感染,需积极控制感染。

六、预　后

本病预后差,多数病人于儿童期死亡,死因多为继发感染或进行性肾衰竭,患者最终发展至终末期肾衰竭,偶有存活至成年的患者。如能维持治疗度过儿童期,病情或可随年龄增长而减轻。

（甄军晖）

参考文献

[1] SEYBERTH H W, WEBER S, KÖMHOFF M. Bartter's and Gitelman's syndrome [J]. Curr Opin Pediatr, 2017, 29 (2): 179-186.

[2] KOULOURIDIS E, KOULOURIDIS I. Molecular pathophysiology of Bartter's and Gitelman's syndromes [J]. World J Pediatr, 2015, 11 (2): 113-125.

[3] CUNHA T D S, HEILBERG I P. Bartter syndrome: causes, diagnosis, and treatment [J]. Int J Nephrol Renovasc Dis, 2018, 11: 291-301.

[4] FULCHIERO R, SEO-MAYER P. Bartter syndrome and Gitelman syndrome [J]. Pediatr Clin North Am, 2019, 66 (1): 121-134.

[5] WALSH P R, TSE Y, ASHTON E, et al. Clinical and diagnostic features of Bartter and Gitelman syndromes [J]. Clin Kidney J, 2018, 11 (3): 302-309.

[6] SEYBERTH H W. Pathophysiology and clinical presentations of salt-losing tubulopathies [J]. Pediatr Nephrol, 2016, 31 (3): 407-418.

[7] BLANCHARD A, BOCKENHAUER D, BOLIGNANO D, et al. Gitelman syndrome: consensus and guidance from a kidney disease: Improving Global Outcomes (KDIGO) Controversies Conference [J]. Kidney Int, 2017, 91 (1): 24-33.

[8] DEMOULIN N, AYDIN S, COSYNS J P, et al. Gitelman syndrome and glomerular proteinuria: a link between loss of sodium-chloride cotransporter and podocyte dysfunction? [J]. Nephrol Dial Transplant. 2014, 29 Suppl 4: iv117-iv120.

[9] MATSUNOSHITA N, NOZU K, SHONO A, et al. Differential diagnosis of Bartter syndrome, Gitelman syndrome, and pseudo-Bartter/Gitelman syndrome based on clinical characteristics [J]. Genet Med, 2016, 18 (2): 180-188.

[10] ZENG Y, LI P, FANG S, et al. Genetic analysis of SLC12A3 gene in Chinese patients with Gitelman syndrome [J]. Med Sci Monit, 2019, 25: 5942-5952.

[11] SZCZEPANSKA M, ZANIEW M, RECKER F, et al. Dent disease in children: diagnostic and therapeutic considerations [J]. Clin Nephrol, 2015, 84 (4): 222-230.

[12] 何国华, 张宏文, 王芳, 等. 儿童 Dent 病 4 例的肾脏病理改变分析 [J]. 中华实用儿科临床杂志, 2017, 32 (5): 387-389.

[13] VAN BERKEL Y, LUDWIG M, VAN WIJK J A E, et al. Proteinuria in Dent disease: a review of the literature [J]. Pediatr Nephrol, 2017, 32 (10): 1851-1859.

[14] WANG X, ANGLANI F, BEARA-LASIC L, et al. Glomerular pathology in Dent disease and its association with kidney function [J]. Clin J Am Soc Nephrol, 2016, 11 (12): 2168-2176.

[15] EHLAYEL A M, COPELOVITCH L. Update on Dent disease [J]. Pediatr Clin North Am, 2019, 66 (1): 169-178.

[16] SUAREZ-ARTILES L, PERDOMO-RAMIREZ A, RAMOS-TRUJILLO E, et al. Splicing analysis of exonic OCRL mutations causing Lowe syndrome or Dent-2 disease [J]. Genes (Basel), 2018, 9 (1): 15.

[17] 张昀, 于晓晓, 刘华卫, 等. Lowe 综合征 1 例报告并文献复习 [J]. 山东医药, 2016, 56 (34): 73-75.

[18] ALLMENDINGER A M, DESAI N S, BURKE A T, et al. Neuroimaging and renal ultrasound manifestations of Oculocerebrorenal syndrome of Lowe [J]. J Radiol Case Rep, 2014, 8 (10): 1-7.

[19] SHALABY A K, EMERY-BILLCLIFF P, BARALLE D, et al. Identification and functional analysis of a novel oculocerebrorenal syndrome of Lowe (OCRL) gene variant in two pedigrees with varying phenotypes including isolated congenital cataract [J]. Mol Vis, 2018, 24: 847-852.

第 34 章

其他影响肾小管的遗传性疾病

第1节　甲基丙二酸血症

甲基丙二酸血症（methylmalonic acidemia，MMA）是一种常见的有机酸血症，依照病因可分为原发性或继发性2种，原发性 MMA 发病机制可分为3种：甲基丙二酰辅酶A变位酶（methylmalonyl-CoA mutase，MCM）缺陷、其辅酶维生素 B_{12} 合成缺陷和甲基丙二酰辅酶A消旋酶（Methylmalonyl CoA epimerase，MCEE）合成缺陷；继发性 MMA 常由钴胺素吸收转运障碍引起。因甲基丙二酸等代谢产物在体内蓄积，引起神经系统、心血管系统、血液系统、肾脏、肝脏、骨髓等多系统损害。其中 MCM 缺陷分为 mut0 型（无活性者）和 mut- 型（残余活性者）。辅酶钴胺素代谢障碍包括线粒体钴胺素还原酶缺乏（cblA）、钴胺素转移酶缺乏（cblB）以及7种细胞质和溶酶体钴胺素代谢异常（cblC、cblD、cblE、cblF、cblG、cblJ 和 cblX）。其中 cblC、cblD、cblF、cblJ 和 cblX 患者除甲基丙二酸血症外还伴有同型半胱氨酸血症，我国以 cblC 缺陷最为常见；MCM、MCEE、cblA 和 cblB 患者为单纯型甲基丙二酸血症；而 cblE、cblG 患者为单纯型同型半胱氨酸血症。另外，cblD 有2种异构体：cblD-1 和 cblD-2，或称 cblH 和 cblII。

一、历　史

1967年首次被报道，1990年确定其致病基因 *MUT*，其后更多其他基因陆续被发现，国内也有较多临床、基因突变相关报道。

二、流行病学

MMA 的发病率目前全球并无统一的发病率数据，欧美数据显示，发病率为 1/61 000~1/48 000，国内近年来报道病例并不少见，自从1992年第1例被报道后，诊断为 MMA 相关的溶血尿毒症综合征并累及肾脏占 MMA 的 28%~47%。

三、病因学分类

病因涉及甲基丙二酰辅酶A变位酶、钴胺素和甲基丙二酰辅酶A消旋酶合成缺陷，涉及代谢过程中多个相关酶类，包括 MCM、MCEE、cblA、cblB、cblC、cblD、cblE、cblF、

cblG、cblJ、cblX，对应相关致病基因和染色体定位分别为 MUT（6p12.3）、MCEE（2p13.3）、MMAA（4q31.21）、MMAB（12q24.11）、MMACHC（1p34.1）、MMADHC（2q23.2）、MTRR（5p15.31）、LMBRD1（6q13）、MTR（1q43）、ABCD4（14q24.3）和 HCFC1（Xq28），除了 HCFC1 为 X 连锁隐性遗传以外，其他均为常染色体隐性遗传。

四、病　理

肾穿刺活检病理无特征性改变，多为肾小管间质慢性病变，合并溶血尿毒症综合征者肾脏病理可见血栓性微血管病改变（图 34-1-1）。

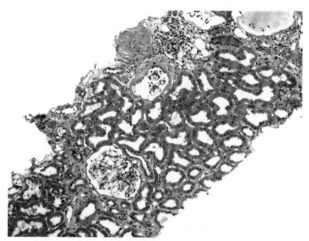

图 34-1-1　甲基丙二酸血症相关肾脏损害患者
注：患者女性，16岁，临床诊断甲基丙二酸血症相关肾脏损害，肾活检示肾小管间质慢性病变。1个肾小球球性硬化，余肾小球系膜细胞和基质轻度节段增生，肾小管上皮颗粒变性，多灶状萎缩，伴蛋白管型，肾间质多灶状淋巴单核细胞浸润（HE×200）。

五、临床表现

肾脏方面临床表现以肾小管功能异常、慢性肾小管酸中毒及肾性高血压等肾小管间质损害为主，少部分患者也可以肉眼或镜下血尿、蛋白尿等肾小球病变为主。也有合并溶血尿毒症综合征等血栓性微血管病等临床报道。

MCM 缺陷者发病较早,其肾脏损害危险性比钴胺素代谢障碍者大。肾脏预后与代谢障碍类型、肾损害病理类型、干预早晚及程度有关,部分患者可进展至终末期肾病。

肾外表现以神经系统损害最常见,包括精神运动发育落后、智力低下、肌张力减低、嗜睡、易激惹等,同时可伴随血液系统异常(大细胞性贫血)、心血管系统异常(高血压、肺动脉高血、心功能不全)、肝功能异常、胃肠道症状及视力损害等。

实验室检查包括酸中毒,酮症,高氨血症,低血糖,白细胞减少。尿红细胞增高、且多数为肾小球源性血尿,尿蛋白电泳提示白蛋白尿为主、并可达到肾病水平蛋白尿[50mg/(kg·24h)]以上,可合并不同程度的肾功能异常或肌酐清除率降低及肾脏损伤指标异常。尿有机酸分析甲基丙二酸及其代谢产物增高、伴或不伴有血总同型半胱氨酸增高,血维生素 B_{12} 及叶酸正常。

六、诊断与鉴别诊断

根据多系统累及,怀疑本病,血尿代谢筛查有助于诊断,基因检查可以明确诊断。临床上对于溶血尿毒症综合征患儿,需注意常规除外本病。注意与其他遗传性代谢性疾病鉴别。

七、治 疗

MMA 的标准长期治疗包括补充左卡尼汀,使用抗生素减少肠道菌群,补充维生素 B_{12}(维生素 B_{12} 治疗有效的类型),低蛋白饮食,限制异亮氨酸、缬氨酸、蛋氨酸、苏氨酸摄入,维生素和微量元素的补充等。一般而言,维生素 B_{12} 治疗 cb1C 型多数有效,对 mut 型无效,对其他类型部分有效。我国最常见的是对维生素 B_{12} 有反应的 cb1C。

使用不含异亮氨酸、缬氨酸、蛋氨酸、苏氨酸的特殊氨基酸饮食可用于治疗 MMA,但需注意对发育的影响。甲基丙二酰辅酶 A 变位酶主要由肝脏合成,肝移植可改善该病。MMA 常常导致肾功衰竭,可行肾移植。移植肾也可产生部分甲基丙二酰辅酶 A 变位酶,部分纠正原有的代谢缺陷。

(丁 洁 张宏文)

第 2 节 线粒体病

线粒体病,又称线粒体细胞病,是因各种原因导致的线粒体结构和 / 或功能异常,从而引发全身多系统多器官能量合成代谢障碍的一组疾病。线粒体基因(mtDNA)或编码线粒体辅酶的核基因(nDNA)的遗传性或新发的突变导致的线粒体病称为原发性线粒体病。遗传方式多样,可呈线粒体基因的母系遗传,或核基因的孟德尔遗传,如常染色体显性、常染色体隐性、X 性连锁遗传等,也有散发突变。线粒体病常累及脑、肌肉(心肌、骨骼肌、平滑肌)、神经、胰腺、肝脏和肾小管。临床表现多样,取决于累及的器官系统及受累的严重程度。线粒体病可出现肾脏损害,称为线粒体相关肾病,包括遗传性线粒体细胞病累及肾脏和获得性线粒体功能障碍所致的肾脏疾病。

一、历 史

线粒体病的研究始于 20 世纪中叶,Alpers 首先报道 1 例以大脑灰质受累为主的神经遗传性疾病,称为 Alpers 病。随后 Leigh、Kearns 和 Sayre 学者分别报道了以脑干对称性坏死为特点的 Leigh 综合征、进行性眼外肌瘫痪伴视网膜色素变性和心肌病的 Kearns-Sayre 综合征。1962 年,Luft 等首次报道 1 例儿童起病的 35 岁女性,表现为多汗、烦渴和骨骼肌极度不能耐受疲劳,生化研究证实为线粒体氧化磷酸化脱耦联所致,首次提出线粒体病的概念。1966 年,Shy 报道 1 例肌病患儿肌肉存在特征性线粒体形态学异常,称为不整红边纤维(ragged red fiber),并在电镜下发现线粒体明显肿大和数目增多,确立了肌活检在线粒体病诊断中的作用。生化技术的进展逐步确定线粒体疾病相关的酶功能缺陷。随后之前报道的 Alpers 病、Leigh 综合征和 Kearns-Sayre 综合征被逐渐证实为线粒体病。

1988 年,Wallen 等报道了首例 mtDNA 突变引起的人类疾病。迄今已发现几百种 mtDNA 突变所致线粒体病。除 mtDNA 突变外,近年来还发现编码线粒体蛋白的核基因突变也可以引发线粒体病。分子遗传学技术的进展改变了既往依赖肌肉活检诊断线粒体病的情况,二代测序技术的出现使线粒体病的诊断更加快捷和准确,也有助于发现新的致病突变。

既往研究认识较为深入的是线粒体脑病、线粒体肌病、线粒体脑肌病。1994 年,D'Agati 等报道 1 例 mtDNA 缺失导致的慢性间质性肾炎。此后逐渐发现线粒体病不仅可累及肾小管,也可累及肾小球,编码线粒体蛋白的核基因突变也可出现肾脏损伤。线粒体肾病可伴随肾外症状出现,也可单独出现。随着二代测序技术的普及,越来越多的遗传性线粒体肾病被报道。此外,药物也可导致继发性线粒体肾病。

二、病因及发病机制

线粒体是细胞内最主要的能量来源,是细胞内氧化磷酸化的主要场所,主要功能是合成三磷酸腺苷(ATP),产生能量,此外还参与细胞中许多重要生物学功能调节等,如凋亡。人类线粒体 DNA 是由一条重链和一条轻链组成的双链闭环分子,包含 13 个氧化磷酸化酶复合物的亚单位基因,2 个 rRNA 基因和 22 个 tRNA 基因。线粒体 DNA 突变或片段缺失,编码线粒体辅酶的核基因(主要包括编码辅酶 Q10 和编码其他呼吸链蛋白基因)如 ADCK4、ADCK3、COQ2、COQ4、COQ6、PDSS1、PDSS2 等突变,均可使线粒体氧化磷酸化产能障碍,ATP 合成减少,从而影响机体多系统器官功能,引起一系列临床症状。

近端肾小管病是最常见的线粒体肾损伤,常表现为 Fanconi 综合征。近端小管的重吸收功能依赖钠 / 钾 ATP 酶泵的驱动维持肾小管上皮细胞内低钠状态所建立的电子梯度。ATP 耗竭将直接影响肾小管的功能。FSGS 是成人线粒体 DNA A3243G 突变携带者最常见的肾脏表现,主要源于足细胞细胞骨架和结构成分的改变。出现 FSGS 可能的原因如下:

（1）线粒体损伤导致小动脉出现透明变性，损伤肾小球对压力的自身调节能力，通过血流动力学导致 FSGS。

（2）畸形线粒体在足细胞堆积影响骨细胞功能。线粒体肾病还可出现不伴 Fanconi 综合征的慢性小管间质性肾炎，可能和线粒体损伤导致小动脉硬化影响肾脏供血有关，可见于 mtDNA A5656G 突变。

三、病　理

（一）光镜

目前认为线粒体病相关的肾损害在光镜下突出的病理表现为颗粒状肿胀的上皮细胞。明显的小动脉玻璃样变和足细胞损伤也有重要意义。

肾小球通常正常，*ADCK4* 突变可出现肾小球 FSGS（图 34-2-1A），*COQ2* 突变可出现塌陷型 FSGS。肾小管病

变：嗜复红的粗糙颗粒状肿胀的上皮细胞为突出特点，颗粒样结构为增大的线粒体，PAS 和银染常阴性。可见小管扩张，小管细胞内呈"空心"表现，小管腔内可见颗粒管型，慢性进展者可出现肾小管萎缩。肾间质病变：程度不一，可表现为间质纤维化、炎症细胞浸润等。血管病变：主要表现为小动脉玻璃样变性和硬化。

（二）免疫荧光

无特异性表现。

（三）电镜

电镜下可观察到近端/远端小管和足细胞内畸形线粒体，线粒体体积增大小不一，外形不规则，数量增多，线粒体嵴破碎、扭曲和减少（图 34-2-1B），并可见嗜锇酸电子致密物包涵体。虽然电镜下线粒体病可有特征性表现，但是目前界定畸形线粒体的标准尚未建立。

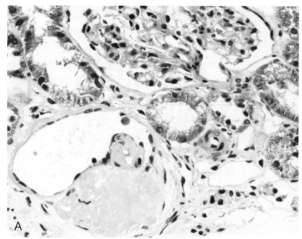
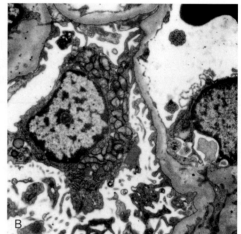

图 34-2-1　*ADCK4* 相关肾病

注：患者男童，14 岁，因发现蛋白尿 4 年入院。尿蛋白/肌酐比值 1.54，血肌酐 60μmol/L，超声示双肾髓质回声增强。糖皮质激素无效。患者基因测序示 *ADCK4* 复合杂合突变（c.625G>C，c.918C>A）诊断 *ADCK4* 相关肾病。辅酶 Q10 治疗尿蛋白改善。其姐曾诊断肾病综合征，激素抵抗，肾活检示"慢性硬化性肾炎"，死于尿毒症。A. 肾小球节段硬化（Masson×400）；B. 足细胞线粒体形态不规则，嵴紊乱（EM×8 000）。

四、临床表现

线粒体相关肾病包括肾小管功能障碍、间质性肾炎、囊性肾病及肾小球性病变。线粒体相关肾病常合并多系统功能障碍，但也可单独出现。患者常有家族史。儿童发病常表现多系统损伤，源于 mtDNA 大片段缺失或 nDNA 变异。成人发病主要为慢性间质性肾炎，不伴全身症状，源于 mtDNA 或 nDNA 的点突变。

线粒体 DNA A3243G 突变是最常见的线粒体 DNA 基因突变类型，常表现为 MELAS 综合征（肌病、脑肌病、乳酸酸中毒和卒中样发作）。该病多见于学龄期儿童，女性多见，肾脏病理常为 FSGS，激素治疗无效，多数发展至终末肾。肾脏表现可单独出现，也可合并神经肌肉病变、心脏病变、糖尿病、身材矮小和感音神经性耳聋，一些患者曾因肾功能衰竭和感音神经性耳聋被误诊为 Alport 综合征。线粒体 DNA 缺失患儿可表现为上睑下垂、眼肌麻痹、喂养困难、

高乳酸和丙酮酸血症、惊厥、眼震、蛋白尿和血尿，随后发展为 FSGS。

辅酶 Q10 是线粒体内膜的重要成分，是呼吸链电子传递的主要载体，辅酶 Q10 合成途径中的缺陷最终影响线粒体的功能，这些核基因缺陷包括 *COQ2*、*COQ6*、*PDSS2* 和 *ADCK4* 等。*COQ2* 突变导致的肾小球疾病发病年龄早，1 岁以内起病，进展迅速，可不伴有神经系统异常。*COQ6* 突变导致早发肾病综合征和感音神经性耳聋。*PDSS2* 基因突变导致肾病综合征。*ADCK4* 基因突变导致激素耐药型肾病综合征，病理表现为 FSGS，是青少年 FSGS 的重要病因，现已成为我国激素抵抗肾病综合征患儿除外 Alport 综合征的首位遗传病因。*ADCK4* 相关肾病患者可出现超声下肾髓质回声增强，有一定提示作用。与同样表现为激素抵抗的遗传性 WT1 和 NPHS2 肾病相比，*ADCK4* 肾病进展为尿毒症的时间明显延迟。*ADCK4* 很少出现肾外表现。

五、诊断与鉴别诊断

线粒体病的诊断有赖于综合临床、生化、头部影像学、组织病理、遗传筛查和电生理的结果。肌肉活检对诊断线粒体病十分重要,但是肌肉活检结果阴性不能排除线粒体病。线粒体病相关基因筛查可以提供线索和明确诊断。虽然畸形线粒体的正式标准尚未建立,但是明显异常的线粒体形态仍然是该病的重要线索。

对于缺乏肾外表现的患者,肾活检和基因筛查显得尤为重要。不明原因激素耐药肾病综合征或 FSGS 需考虑线粒体相关肾病可能,重视家族史的询问,尤其是糖尿病病史、甲状腺病史,注意体格检查对于生长指标的监测,听力的检测,对于伴有肾外表现如身材矮小、糖尿病家族史、神经肌肉病变和感音神经性耳聋者的患者应行线粒体基因检测。

临床上要重视药物引起的继发性线粒体病,包括抗反转录病毒的富马酸替诺福韦酯、地达诺新,抗乙肝病毒的阿德福韦等。这些药物主要影响肾小管,导致 Fanconi 综合征、肾功能不全,停药改善。

六、治　疗

目前无特异性治疗,主要治疗原则同一般线粒体病,即支持治疗,纠正继发性内环境紊乱,延缓疾病进展。辅酶 Q10 参与呼吸链电子传递并起抗氧化作用,文献报道大剂量辅酶 Q10 治疗可改善因辅酶 Q10 合成的相关基因突变所致的线粒体病,降低蛋白尿,延缓肾脏病变进展。此外,抗氧化剂、肉毒碱等可能有效,但缺乏临床证据。肾上腺皮质激素和免疫抑制剂对线粒体病相关的局灶节段肾小球硬化导致的蛋白尿大多无效。最终进展为终末期肾病患者,需要肾脏替代治疗。药物相关线粒体肾病需要停用相关药物。

(张爱华　余　晨)

参考文献

[1] CHANDLER R J, VENDITTI C P. Genetic and genomic systems to study methylmalonic acidemia [J]. Mol Genet Metab, 2005, 86 (1-2): 34-43.

[2] WANG F, HAN L, YANG Y, et al. Clinical, biochemical, and molecular analysis of combined methylmalonic acidemia and hyperhomocysteinemia (cblC type) in China [J]. J Inherit Metab Dis, 2010, 33 Suppl 3: S435-S442.

[3] ZSENGELLER Z K, ALJINOVIC N, TEOT L A, et al. Methylmalonic acidemia: a megamitochondrial disorder affecting the kidney [J]. Pediatr Nephrol, 2014, 29 (11): 2139-2146.

[4] KEYFI F, TALEBI S, VARASTEH A R. Methylmalonic acidemia diagnosis by laboratory methods [J]. Rep Biochem Mol Biol, 2016, 5 (1): 1-14.

[5] KOBAYASHI A, GOTO Y, NAGATA M, et al. Granular swollen epithelial cells: a histologic and diagnostic marker formitochondrial nephropathy [J]. Am J Surg Pathol, 2010, 34 (2): 262-270.

[6] EMMA F, SALVIATI L. Mitochondrial cytopathies and the kidney [J]. Nephrol Ther, 2017, 13 Suppl 1: S23-S28.

[7] EMMA F, MONTINI G, PARIKH S M, et al. Mitochondrial dysfunction in inherited renal disease and acute kidney injury [J]. Nat Rev Nephrol, 2016, 12 (5): 267-280.

[8] KORKMAZ E, LIPSKA-ZIETKIEWICZ B S, BOYER O, et al. ADCK4-associated glomerulopathy causes adolescence-onset FSGS [J]. J Am Soc Nephrol, 2016, 27 (1): 63-68.

[9] WANG F, ZHANG Y, MAO J, et al. Spectrum of mutations in Chinese children with steroid-resistant nephrotic syndrome [J]. Pediatr Nephrol, 2017, 32 (7): 1181-1192.

[10] MURAYAMA K, SHIMURA M, LIU Z, et al. Recent topics: the diagnosis, molecular genesis, and treatment of mitochondrial diseases [J]. J Hum Genet, 2019, 64 (2): 113-125.

第 35 章

混合型肾小管间质病

第 1 节 高尿酸血症相关性肾病

尿酸是体内嘌呤代谢的终产物,嘌呤代谢紊乱导致高尿酸血症(hyperuricemia)。高尿酸血症受多种因素影响,包括生活方式及饮食结构改变等,使我国各年龄组人群患病率逐年增长,高发年龄为中老年男性和绝经后女性,并呈年轻化趋势。血尿酸升高除引起痛风外,还与肾脏、内分泌代谢、心脑血管等系统疾病的发生和进展有关。

一、定 义

正常嘌呤饮食下,非同日 2 次空腹血尿酸(serum uric acid,sUA)水平男性 >420μmol/L,女性 >360μmol/L 定义为高尿酸血症。大多数高尿酸血症患者可终生无症状,若患者出现尿酸盐结晶沉积,并导致关节炎和 / 或肾病、肾结石时称为痛风(Gout)。高尿酸血症的病因包括尿酸产量增加和 / 或尿酸排泄减少。前者包括遗传缺陷所导致的嘌呤合成增加或高嘌呤饮食等,而后者与抑制尿酸排泄药物及肾脏尿酸转运蛋白基因突变等有关。

二、流行病学

高尿酸血症及痛风的患病率在世界范围内逐年升高。我国近 30 年来,患病率增长十余倍。2000—2014 年系统回顾数据显示我国高尿酸血症患病率为 13.3%,男女分别为 19.4% 和 7.9%,痛风患病率为 1.1%,男女分别为 1.5% 和 0.9%,总体低于发达国家。城市高于农村,沿海高于内陆。目前国内外尚无高尿酸血症相关性肾病的确切发病率。

三、发病机制

高尿酸血症可通过多途径引起心、脑、肾、胰腺等多脏器损害,长期高尿酸血症很可能是诸多代谢性疾病的重要共同损伤途径(图 35-1-1)。

尿酸经肾小球自由滤过,大约 90% 被肾小管重吸收。尿酸排泄主要靠肾小管的再分泌,是一个主动分泌过程,肾脏排泄尿酸约占人体尿酸排泄总量的 70%。高尿酸

血症时尿酸盐沉积在肾脏可导致 3 种尿酸盐肾病:①急性尿酸性肾病(acute uric acid nephropathy);②慢性尿酸盐肾病(chronic urate nephropathy)或痛风性肾病(gouty nephropathy);③尿酸性肾石症(uric acid nephrolithiasis)。另外,肾脏疾病影响其对尿酸的排泄,发生继发性高尿酸血症,高尿酸血症又可导致 / 加重肾脏疾病。慢性尿酸盐肾病发病机制是持续高尿酸血症尿酸钠结晶沉积在肾髓质间质组织,激活局部 RAS 系统,损伤内皮细胞,引起肾小球高压力、慢性炎症反应、间质纤维化等病理改变。高尿酸血症相关性肾损伤的机制见图 35-1-2。

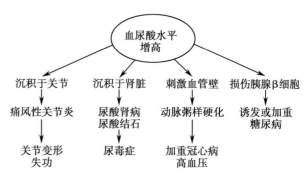

图 35-1-1　高尿酸血症损伤器官的机制

大量证据表明,高尿酸血症是慢性肾脏病的独立危险因素。高尿酸血症及痛风人群中肾脏疾病的发生率明显增高。据美国 NHANES 2007—2008 的数据估算,痛风患者中 71% 患者 GFR<60ml/min(CKD3~5 期),19.9% 患者 GFR<30ml/min(CKD4、5 期),24% 患者合并肾结石,且 CKD 患病率与血尿酸水平成正比;另外,透析第 1 年终末期肾病患者痛风患病率为 5%,而透析前 5 年患病率高达 15.4%。

四、临床及病理特点

(一)急性尿酸性肾病

急性尿酸性肾病是严重的高尿酸血症导致过量尿酸沉积和积聚在肾小管引起的少尿或无尿性急性肾损伤(acute kidney injury,AKI)。多见于放化疗肿瘤溶解综合征(tumor lysis syndrome,TLS)也可见于剧烈运动后(横纹肌溶解)。

1. 临床表现及实验室检测　可伴尿量急剧减少、血尿

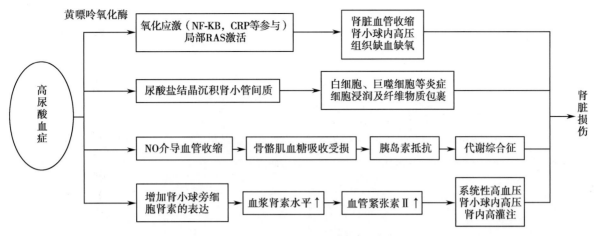

图 35-1-2　高尿酸血症相关性肾损伤的机制

酸升高、血肌酐增高、高血钾、代谢性酸中毒、水肿和心力衰竭。尿液可见尿酸结晶，随机尿中尿酸 / 肌酐（mg/mg）可大于 1。其他类型急性肾损伤，随机尿中尿酸 / 肌酐（mg/mg）为 0.60~0.75。

2. 病理　常需肾活检排除小管间质性肾病等疾病。肾脏病理可见肾小管不同程度变性、坏死，石蜡切片可见集合管内大量无定形物质导致小管梗阻、扩张，肾间质水肿。冷冻切片或酒精固定组织在偏振光显微镜可见到肾小管腔内尿酸结晶形成。肾小球无明显病变，或有毛细血管祥缺血皱缩。

3. 诊断　主要根据以下 6 点：①近期有引起高尿酸血症的诱因；②急性肾损伤的表现；③尿检可见尿酸结晶，随机尿中尿酸 / 肌酐大于 1；④血肌酐升高，血尿酸增高；⑤冰冻切片或酒精固定组织偏振光显微镜见到肾小管腔内尿酸结晶形成；⑥ B 超：肾脏大小和结构未见异常。

4. 治疗与预防

（1）预防为先：急性尿酸性肾病通常可逆，但重在预防。高风险患者应积极预防急性尿酸性肾病的发生，放化疗前将血尿酸控制在 300μmol/L 以内。

（2）控制血尿酸水平：确诊急性尿酸性肾病的患者需要紧急处理，治疗措施包括：①严格低嘌呤饮食。②水化治疗，无禁忌时每日液体摄入量应达 3L，保持 80~100ml/（m²·h）尿量。③碱化尿液，尿 pH 控制于 6.2~6.9。④降尿酸药物首选减少尿酸生成的药物，注意根据肾功能调整药物剂量。肿瘤溶解综合征患者首选尿酸酶，禁用别嘌醇，以免黄嘌呤性肾病或黄嘌呤性结石形成。⑤必要时血液透析治疗。

（二）慢性尿酸盐肾病

由持续性高尿酸血症所致。尿酸结晶形成的微结石沉积于肾间质（髓质为主），引起慢性炎症反应、间质纤维化和慢性肾衰竭。

1. 临床表现及实验室检查　早期血尿酸升高，夜尿增多、低比重尿、小分子蛋白尿、镜下血尿，轻度白细胞尿和管型尿等；晚期肾小球滤过率降低，血肌酐升高，出现高血压、贫血等。

2. 病理　尿酸盐肾病主要损害部位是肾小管和肾间质，病变以肾髓质部位最严重。经石蜡切片后尿酸盐结晶

溶解，因此，肾组织中难以见到典型的尿酸盐结晶，仅留下针尖样缝隙，周围可见细胞反应、巨细胞等（图 35-1-3A、B）。冷冻切片或酒精固定组织可见针尖样、双折光放射状排列的尿酸盐结晶沉积于肾小管 - 间质内（图 35-1-3C、D）。肾小球病变无特异性，可有系膜区轻度增殖（图 35-1-4）。晚期见肾小管扩张、萎缩，肾间质纤维化，纤维组织压迫血管引起肾缺血，肾小动脉硬化及肾小球硬化，导致肾功能不全（图 35-1-4）。

由于尿酸盐结晶需要酒精固定，未见到尿酸盐结晶并不能排除尿酸盐肾病。

免疫荧光为全阴性。电镜有时可见到肾小球基底膜分层、增厚，内皮下疏松，这与尿酸损伤内皮细胞，影响 RAS 系统、改变血流动力学有关。

3. 诊断　①高尿酸血症；②肾损伤：早期肾小管功能障碍，如夜尿增多、低比重尿、小分子蛋白尿，后期肾功能不全；③尿酸升高水平与肾功能损伤程度不匹配，血尿、蛋白尿程度与肾功能损伤程度不一致；④冰冻切片或酒精固定组织肾髓质内见有双折光的尿酸盐结晶沉积，在排除其他慢性肾脏病时可考虑诊断。

4. 治疗与预防　慢性尿酸盐肾病一旦确诊即开始非药物治疗，疗效不佳者根据尿酸水平及合并症开始药物治疗。无痛风性关节炎发作的慢性尿酸盐肾病应从血尿酸（serum uric acid，SUA）>480μmol/L 起始治疗；当出现肾功能损害、尿酸性肾结石或有过痛风性关节炎发作史的患者 SUA 超过 420μmol/L 即开始降尿酸治疗，治疗目标 SUA<360μmol/L。如慢性尿酸盐肾病合并严重痛风（如痛风石、慢性关节炎、痛风频繁发作）的患者应更严格控制血尿酸水平（SUA<300μmol/L）；但需注意 SUA 不应低于 180μmol/L。

治疗药物的选择需依据患者的肾功能和并发症情况决定。

（1）急性发作期：慢性尿酸盐肾病合并痛风急性发作时，可选用以下药物。①非甾体抗炎药（NSAIDs），当 eGFR>30ml/min 时，可选用依托考昔 60mg，每日 1 次；eGFR<30ml/min 时，不用 NSAIDs。检测肝肾功能，心功能不全慎用；消化性溃疡慎用，必要时可联合用质子泵抑制

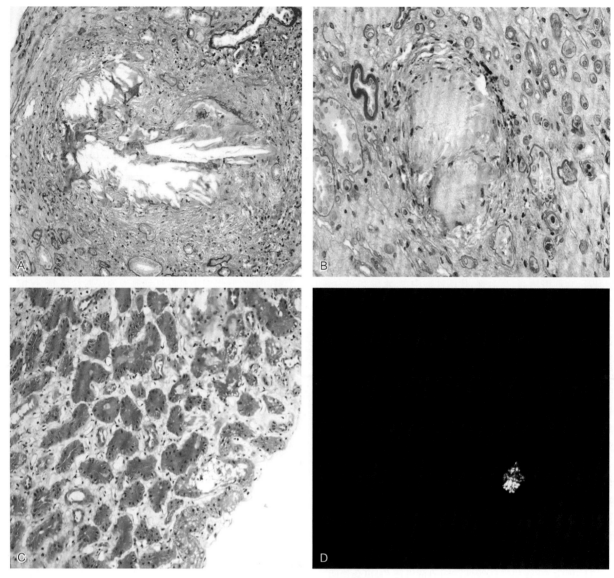

图 35-1-3　慢性尿酸盐肾病

注：患者男性，33 岁，血尿酸升高（1195μmol/L）伴反复关节疼痛，血肌酐 1120.9μmol/L，尿蛋白 0.57g/24h。免疫荧光阴性。A. 光镜可见肾间质放射状间隙（PAS × 400）；B. 周围见细胞反应（HE × 400）；C. 管腔内有淡黄色及白色结晶（HE × 200）；D. 偏振光下具有折光性（× 200）。

剂。②秋水仙碱，eGFR<30ml/min 时，起始剂量 0.3mg/d，调整剂量需严密监测不良反应。③糖皮质激素，短期（3~5d）口服泼尼松龙 0.5mg/kg，早晨顿服或关节内注射。

（2）慢性期：降尿酸治疗可降低肾脏尿酸负荷，延缓慢性肾脏病进展，依据个体化治疗原则选择抑制尿酸生成药物和 / 或促尿酸排泄药物。①抑制尿酸生成药物：推荐黄嘌呤氧化酶抑制剂别嘌呤醇或非布司他。一项大型对照研究发现，是否发生别嘌醇超敏反应与药物剂量无关，而与 *HLA-B5801* 基因有关。*HLA-B5801* 阴性 CKD 患者，即使超剂量使用别嘌醇也没有明显增加不良事件的发生率。CKD4~5 期患者别嘌醇起始剂量（mg）为 1.5 × eGFR（ml/min），2 周血尿酸未达标（180~360μmol/L）患者可谨慎地增加剂量直至将其控制达标。非布司他在轻中度肾功能不全

患者（CKD1~3 期）和轻中度肝损伤患者（Child-Pugh 分级 A/B）中应用无需调整剂量，CKD4~5 期患者谨慎使用。非布司他超敏反应综合征发生率低于别嘌醇，但须监测肝功能和心血管病变。②促尿酸排泄药物：苯溴马隆 50mg/d。苯溴马隆可安全用于肾功能轻中度受损患者，但尿酸性肾结石患者和 eGFR<20ml/min 患者禁用。

（三）尿酸性肾结石

尿液中尿酸溶解度下降和过饱和化是泌尿系尿酸结石形成的前提。

1. 临床表现　尿酸性肾结石常出现腰痛和血尿，部分患者尿中仅有砂石排出；急性梗阻时可发热、少尿、无尿、肾积水、急性肾损伤等；慢性梗阻可引起肾积水和肾实质萎缩，甚至发展为慢性肾衰竭。

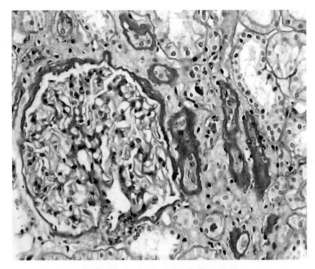

图 35-1-4　慢性尿酸盐肾病

注:肾皮质区肾小球病变轻,节段系膜区增宽。肾间质灶性肾小管萎缩,基膜增厚,见散在浸润细胞(PAS×400)。

2. 诊断　①高尿酸血症。②血尿,尿液呈持续性酸性,pH 低于 6.0,大多数在 5.5 以下,尿沉渣检查可见尿酸结晶。③影像学检查:尿酸性结石 X 线平片不显影(阴性结石),造影表现充盈缺损。若混有草酸钙、磷酸钙等成分,则表现为密度不一的结石影。④ B 超可见高回声区伴声影。⑤ CT 对尿酸性结石的诊断很有帮助,双能 CT 检查对尿酸性肾结石诊断价值更大。对排出的结石进行成分分析可进一步确诊。

3. 治疗与预防　早诊断,早治疗,大多数尿酸性结石经保守治疗可痊愈。增加尿量(>2L/d)、碱化尿液(pH 6.2~6.9),防尿液 pH>7.0 以免形成磷酸钙结石。降尿酸治疗与慢性尿酸盐肾病相似,但不使用促尿酸排泄药物。巨大结石伴尿路梗阻或混有其他成分的尿酸性结石,溶石治疗效果差,需外科治疗。体外震波碎石和微创腔内碎石术均有良好疗效,治疗前后需碱化尿液。

第 2 节　肾钙质沉着症

肾钙质沉着症(nephrocalcinosis)是指钙以磷酸钙或草酸钙的形式沉积于肾小管腔和肾间质内。多种病因引起尿钙增加(伴或不伴高血钙),导致磷酸钙或草酸钙沉积于肾实质内,因此肾钙质沉着症并非一个独立的病理过程,而是一系列不同疾病的共同表现。肾钙质沉着症的表现具有非特异性,在出现肾实质损伤甚至功能丧失前,症状不明显。

一、流行病学

根据 Wiech 等的研究,1988—2007 年共 12 960 例尸检病理中肾钙质沉着症发生率为 1.7%(223/12 690),1959—2008 年共 12 480 临床肾活检病理中肾钙质沉着症发生率为 0.4%(48/12 480)。肾钙质沉着症发病率被严重低估,可能原因包括:①早期及轻度肾钙质沉着症通常症状不明显;②肾活检取材常不易定位到钙化部位;③标准组织切片制备过程会导致一部分晶体脱落。

二、病　因

肾钙质沉着症病因繁多,各种导致钙、磷酸或草酸经肾排泄增多、尿液中溶解度降低的疾病均可导致上述离子以晶体形式析出而沉积于肾小管腔和肾间质内。高钙血症及其伴随的尿钙增加是肾钙质沉着症常见病因,其中原发性甲状旁腺功能亢进和恶性肿瘤是导致高钙血症的主要原因。高磷血症也可导致肾钙质沉着症,如急性磷酸盐肾病(acute phosphate nephropathy)表现为大量磷酸钙沉积于肾脏,可导致急性肾衰竭。结肠镜检查前为清洁肠道而口服大量磷酸钠可引起高磷血症;肿瘤溶解所致的高磷血症也可引起磷酸钙沉积。

草酸钙结晶可见于原发或继发性高草酸尿症。前者已在第 32 章详述。继发性高草酸尿症多由草酸摄入增加(如大量摄入维生素 C 等)和慢性肠道疾病引起的肠源性高草酸尿所致。肠源性高草酸尿又称为结肠性高草酸尿,其原因是结肠对食物中草酸异常高吸收所致。机制包括:①脂肪吸收不良:正常情况下,肠腔中草酸与 Ca^{2+} 结合形成难溶性草酸钙,不被肠道吸收。当脂肪吸收不良时,肠腔内大量游离脂肪酸与钙结合形成脂肪酸钙,从粪便中排出,使肠腔内 Ca^{2+} 浓度降低;大部分草酸形成水溶性草酸盐,故草酸吸收增加;②胆酸吸收不良:一方面乳化脂肪作用减弱,引起脂肪痢,增加肠腔内草酸的吸收;另一方面大量胆酸进入结肠,即可增加肠黏膜通透性,导致草酸吸收增加。

三、病　理

光镜:早期肾小球无明显改变,肾小管上皮细胞变性坏死、萎缩脱落,肾间质水肿,淋巴和单核细胞浸润,局灶或弥漫性纤维化,肾小管及肾间质内可见钙颗粒沉积。晚期可见肾小球硬化。

HE 染色中,磷酸钙呈深蓝色或紫色(图 35-2-1A),在偏振光下无双折光效应。早期磷酸钙呈圆形或不规则状,后期呈颗粒状嗜碱性,有时可见模糊的层状结构。磷酸钙最早沉积在肾小管上皮细胞的胞质内,很快侵入管腔内,但很少伴有周围炎症反应。少数情况下,磷酸钙突破肾小管基底膜进入肾间质,进而引起间质的炎症反应。进入间质的磷酸钙一般沿小管外侧分布,甚至可见肾小管基底膜外侧分布。特殊染色:① Von Kossa 染色,将矿化基质中的钙置换为银,然后用日光、紫外线或强还原剂使其还原为黑色(图 35-2-1B);②茜素红染色,茜素红螯合钙形成复合物,呈红色。草酸钙结晶见第 32 章第 1 节。

四、发病机制

(一)晶体形成

肾脏通过调节尿液的离子组成、pH 及渗透压等维持电解质及酸碱平衡,上述过程常会改变钙盐的溶解度,过饱和的钙盐析出形成晶体。晶体易于在髓袢及集合管形成,酸性条件下草酸钙易结晶,偏碱性条件下磷酸钙易结晶。

(二)晶体滞留

当肾脏不能有效排出尿中晶体时,多余晶体滞留于小管腔内。晶体在肾脏内存留机制尚不明确,目前主要有两

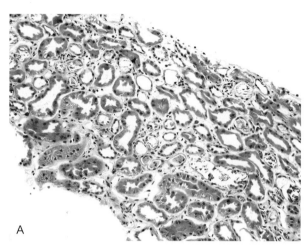
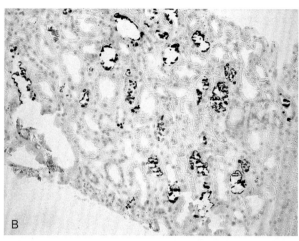

图 35-2-1　肾钙质沉着症

注:A. 大量磷酸钙在小管和间质沉积,呈嗜碱性(HE×200);B. Von Kossa 染色,黑色磷酸钙在小管和间质沉积(Von Kossa×200)。

大假说:①自由粒子假说,即晶体因直径过大而滞留于小管腔内,多见于内髓集合管或乳头管;②固定粒子假说,即晶体较小,附着于小管上皮,称晶体黏附;多项研究以及动物模型证实肾小管内的晶体总是与损伤的上皮细胞有关。

(三)晶体移位

研究证实直径较小的晶体可通过顶囊泡摄取,推测晶体经肾小管上皮细胞转移至基底侧,并被释放至细胞外间质中。

(四)晶体在间质内形成

目前发现,在间质内形成的晶体仅有磷酸钙。钙、磷如何转运至肾间质转变为活性形式进而形成晶体的具体机制尚不明确。

(五)肾脏防御机制

1. 生理防御　通过减小离子负荷、增加尿量或提高尿液酸性实现。这被认为是阻止晶体化的第一道防线,但仅能短暂有效。

2. 理化防御　涉及对晶体化热力学过程有直接干扰作用的分子。目前在体内实验中经证实的理化防御分子有柠檬酸、骨调素及 Tamm-Horsfall 蛋白等。

3. 晶体黏附的防御　正常条件下肾小管上皮对晶体无亲和力,且正常尿液中的阴离子包括肾钙素、尿桥蛋白、柠檬酸、糖胺聚糖等可明显减少晶体黏附。

4. 晶体黏附后的防御　肾小管上皮细胞可根据晶体大小将晶体从管腔侧清除。对于直径较小的晶体,上皮细胞通过胞吞作用将其摄取入胞,胞内溶酶体将其分解。对于较大晶体,上皮细胞增生迁移将晶体沉积物包裹覆盖,晶体沉积区域的上皮基底膜向间质方向生长,使晶体转移至间质。

五、临床表现

肾钙质沉着症表现缺乏特异性,除原发病外,主要包括晶体对肾小管的梗阻作用和对肾小管间质的炎症损伤。早期表现为多尿、血尿、轻度蛋白尿或肾小管功能障碍,少数

可发展为肾结石;晚期可出现少尿、急性或慢性肾衰竭。部分患者肾功能并未明显受损,推测肾脏自我调节能力强,晶体沉着程度超过一定阈值后肾脏才会受损,而低于这一阈值,肾脏可以持续清除黏附的晶体并维持正常功能。

(一)小管内肾钙质沉着症

较大的晶体通过机械性堵塞小管液体流动,对小管功能产生损伤,如小管萎缩,间质炎症,间质纤维化,进展至慢性肾功能不全。较小晶体黏附于肾小管上皮细胞,影响正常小管液体流动、细胞分化或再生,进而影响肾小管在损伤后的修复。

(二)间质内肾钙质沉着症

目前无证据表明单纯间质内钙质沉着损害肾功能。

六、鉴别诊断

肾钙质沉着症在影像学水平(平片、CT 或超声)表现为肾内弥散的点状钙化灶,须与肾结石相鉴别,二者病因相似。过去曾认为肾钙质沉着症是肾结石的早期阶段,而近年来越来越多的研究提示肾钙质沉着和肾结石是一系列临床病理条件下 2 种独立的表现,只有在特定条件下,肾钙质沉着症可发展为肾结石。肾结石典型表现为疼痛和血尿,结石部位常为肾盂、肾盏或肾乳头附近,结合临床表现及影像学检查不难诊断。

七、治　疗

(一)病因治疗

应针对肾钙质沉着症的原发病因进行治疗。如原发性甲状旁腺功能亢进导致的肾钙质沉着症,应积极采取甲状旁腺切除术。当肾钙质沉着与原发性高草酸尿症相关时,应早期药物治疗减少血草酸形成和降低尿草酸钙饱和度。

(二)对症治疗

1. 非药物治疗　主要用于降低尿液中与肾钙质沉着症相关的离子浓度(钙、磷酸盐或草酸盐)。多饮水使尿量 >2L/d;控

制饮食钠摄入 <150mmol/d，动物蛋白小于 1.2g/（kg·d）可减少尿钙，减少草酸摄入可降低尿草酸排泄。

　　2. 药物治疗

　　（1）柠檬酸：增加尿液中钙的溶解度并减少钙质沉着。

　　（2）噻嗪类利尿剂：减少高尿钙患者的尿钙排泄。

　　（3）拟钙剂（钙敏感受体的激动剂）：目前唯一可用于人类的拟钙剂是西那卡塞，通过激活甲状旁腺细胞膜上的钙敏感受体，抑制甲状旁腺素分泌，进而降低血钙水平。但需注意西那卡塞也活化肾脏内的钙敏感受体，导致肾内钙排泄增加，最终可能加重肾钙质沉着症。

（彭　艾）

参考文献

［1］LIU R, HAN C, WU D, et al. Prevalence of hyperuricemia and Gout in Mainland China from 2000 to 2014: a systematic review and meta-analysis [J]. Biomed Res Int, 2015, 2015: 762820.

［2］RICHETTE P, PEREZ-RUIZ F, DOHERTY M, et al. Improving cardiovascular and renal outcomes in gout: what should we target?[J]. Nat Rev Rheumatol, 2014, 10 (11): 654-661.

［3］STORHAUG H M, NORVIK J V, TOFT I, et al. Uric acid is a risk factor for ischemic stroke and all-cause mortality in the general population: a gender specific analysis from The Tromsø Study [J]. BMC Cardiovasc Disord, 2013, 13: 115.

［4］ZHU Y, PANDYA B J, CHOI H K. Comorbidities of gout and hyperuricemia in the US general population-The National Health and Nutrition Examination Survey 2007-2008 [J]. Am J Med, 2012, 125 (7): 679-687.

［5］ZHANG X, WAN D, YANG G, et al. Febuxostat is superior to allopurinol in delaying the progression of renal impairment in patients with chronic kidney disease and hyperuricemia [J]. Int Urol Nephrol, 2019, 51 (12): 2273-2283.

［6］FATHALLAH-SHAYKH S A, CRAMER M T. Uric acid and the kidney [J]. Pediatr Nephrol, 2014, 29 (6): 999-1008.

［7］HOWARD S C, TRIFILIO S, GREGORY TK, et al. Tumor lysis syndrome in the era of novel and targeted agents in patients with hematologic malignancies: a systematic review [J]. Ann Hematol, 2016, 95 (4): 563-573.

［8］DAGA A, MAJMUNDAR A J, BRAUN D A, et al. Whole exome sequencing frequently detects a monogenic cause in early onset nephrolithiasis and nephrocalcinosis [J]. Kidney Int, 2018, 93 (1): 204-213.

［9］TURNER N, LAMEIRE N, GOLDSMITH D J, et al. Oxford Textbook of Clinical Nephrology [M]. 4th ed.[S. l.]: Oxford, 2016.

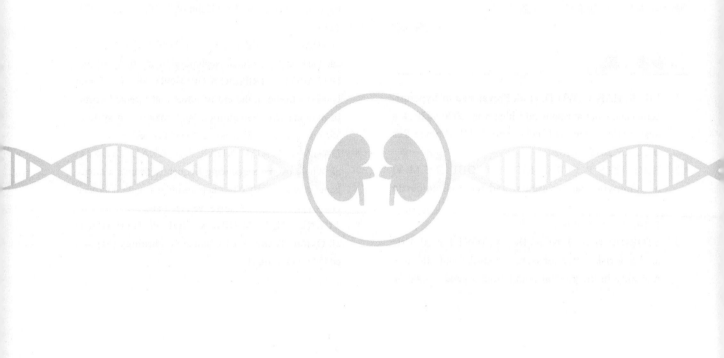

第四篇

血管性疾病

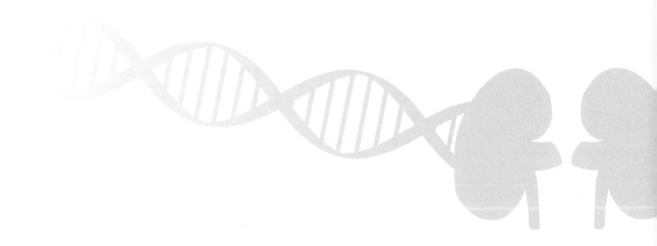

第36章

系统性血管炎概述

血管炎是指以血管壁的炎症和纤维素样坏死为病理特征的一组系统性疾病,可分为原发性和继发性。继发性是指继发于其他疾病如感染、冷球蛋白血症、系统性红斑狼疮等;原发性则主要指目前病因不明者。多系统、多脏器受累伴或不伴全身表现为系统性血管炎(systemic vasculitis);局限于单器官或局部血管则为单器官血管炎(single-organ vasculitis,SOV),如皮肤白细胞破碎性血管炎、原发性中枢神经系统血管炎(primary central nervous system vasculitis)等。

人们自 100 多年前就开始认识不同类型的血管炎。经典的结节性多动脉炎于 1866 年由 Kussmahl 和 Maier 报道。直到 1930 年和 1931 年,Arkin 和 Spiegel 又分别报道了一种小血管炎,称之为显微镜下型多动脉炎(microscopic polyarteritis),现在则改称为显微镜下多血管炎(microscopic polyangiitis,MPA),原因为 MPA 不仅侵犯小动脉,也可以侵犯小静脉和毛细血管,如引起坏死性肾小球肾炎。另一重要的血管炎综合征是 1936 年韦格纳报道鼻源性肉芽肿病,并由此称之为韦格纳肉芽肿(Wegener's granulomatosis,WG)。1951 年 Churg 和 Strauss 则描述了一种血管炎,表现为发热、嗜酸性粒细胞增多、哮喘、心脏衰竭、肾脏损害、周围神经病等多系统血管损害,病理表现为坏死性血管炎、血管外肉芽肿形成和嗜酸性粒细胞浸润,称之为 Churg-Strauss 综合征(Churg-Strauss syndrome,CSS),也称之为过敏性肉芽肿性血管炎。20 世纪 80 年代起,在部分血管炎患者外周血检测到抗中性粒细胞细胞质抗体(anti-neutrophil cytoplasmic antibodies,ANCA),揭示了 ANCA 是某些血管炎的血清学标志物并参与血管炎的发病机制,因此将这部分血管炎统称为 ANCA 相关性血管炎(ANCA-associated vasculitis,AAV),它包括 WG、MPA 和 CSS。ANCA 是一种以中性粒细胞和单核细胞胞浆成分为靶抗原的自身抗体。ANCA 的主要检测方法包括间接免疫荧光(indirect immunofluorescence,IIF)和酶联免疫吸附法(enzyme-linked immuno sorbent assay,ELISA)。间接免疫荧光法可呈胞浆型(cytoplasmic ANCA,cANCA)和环核型(peri-nuclear ANCA,pANCA);cANCA 的主要靶抗原是蛋白酶 3(proteinase 3,PR3),pANCA 的主要靶抗原之一是髓过氧化物酶(myeloperoxidase,MPO)。

为统一血管炎的分类标准,1994 年在美国的 Chapel Hill 召开了有关系统性血管炎命名的国际会议,会议根据受累血管的大小将系统性血管炎分为 3 类,即大血管炎、中等血管炎和小血管炎。2012 年又将这一沿用了近 20 年之久的分类命名标准进行了一些修订(表 36-0-1),并将其中的

表 36-0-1　2012 年 Chapel Hill 系统性血管炎命名国际会议所制定的血管炎名称

大血管炎	该类血管炎影响大动脉多于其他动脉。大动脉指主动脉及其主要分支。任何大小动脉均可能受累
大动脉炎	该类血管炎常为肉芽肿性,主要影响主动脉和/或其主要分支。患者发病一般小于 50 岁
巨细胞动脉炎	该类血管炎常为肉芽肿性,常影响主动脉和/或其主要分支,冠状动脉分支常被及。常累及颞动脉。患者发病年龄一般大于 50 岁,与风湿性多发性肌痛相关
中等血管炎	该类血管炎主要累及定义为脏器动脉及其分支的中等大小动脉。任何大小动脉均可能受累。炎症性动脉瘤和血管狭窄比较常见
结节性多动脉炎	中等动脉或小动脉的坏死性血管炎,不伴有肾小球肾炎或细动脉、毛细血管、细静脉的血管炎、不与 ANCA 血管炎相关
川崎病	该类血管炎与黏膜淋巴结综合征有关,主要累及中等动脉和小动脉。冠状动脉常被累及,主动脉和大动脉可能累及。发病常见于婴儿和年龄较小儿童

小血管炎	该类血管炎主要累及小动脉,即小的实质器官动脉、细动脉、微血管和细静脉。可能累及中等动脉和静脉
ANCA 相关性血管炎	该类为坏死性血管炎,伴少量或无免疫复合物沉积,主要累及小血管(如微血管、细静脉或细动脉和小动脉),与 PR3-ANCA 或 MPO-ANCA 相关。部分患者无 ANCA。疾病前加前缀以表明 ANCA 类型,如 PR3-ANCA、MPO-ANCA、ANCA 阴性
显微镜下多血管炎	该类为坏死性血管炎,伴少量或无免疫复合物沉积,主要影响小血管(如微血管、细静脉或细动脉)。中等动脉和小动脉在坏死性血管炎中可能累及。坏死性肾小球肾炎很常见,肺部微血管炎也经常出现。无肉芽肿性炎症
肉芽肿性多血管炎(韦格纳肉芽肿病)	坏死性肉芽肿性炎症常影响上呼吸道和下呼吸道,并且坏死性血管炎主要累及小到中等血管(如微血管、细静脉、细动脉,动脉和静脉)。坏死性肾小球肾炎常见
嗜酸性肉芽肿性多血管炎(Churg-Strauss 综合征)	嗜酸性粒细胞增多和坏死性肉芽肿性炎症常影响呼吸道,并且坏死性血管炎主要累及小到中等血管,与哮喘和嗜酸性粒细胞增多症相关。出现肾小球肾炎时,ANCA 最常被检测到
免疫复合物性小血管炎	该类血管炎有中等到大量免疫复合物和 / 或补体成分在血管壁沉积,主要累及小血管(如微血管、细静脉、细动脉和小动脉)。肾小球肾炎常见
抗 GBM 病	该类血管炎影响肾脏微血管、肺脏微血管或者同时受累,伴有抗基底膜自身抗体在基底膜沉积。肺脏受累可引起肺出血,肾脏受累引起肾小球肾炎伴坏死和新月体形成
冷球蛋白血症性血管炎	该类血管炎伴冷球蛋白沉积,影响小血管(主要累及微血管、细静脉或细动脉),与血清中冷球蛋白相关。皮肤和肾小球常被累及
IgA 血管炎(Henoch-Schonlein)	该类血管炎伴有以 IgA1 为主的免疫复合物沉积,影响小血管(如微血管、细静脉或细动脉)。病变部位常涉及皮肤、肠道,经常引起关节炎。该类血管炎引起的肾小球肾炎可能与 IgA 肾病难以鉴别
低补体性荨麻疹性血管炎(抗 -C1q 血管炎)	该类血管炎伴随荨麻疹和低补体血症,累及小血管(如微血管、细动脉或细静脉),与抗 C1q 抗体有关。肾小球肾炎、关节炎、阻塞性肺疾病和眼部炎症较为常见
变异性血管炎	该类血管炎无主要累及血管,即可影响任何大小(小血管、中等血管、大血管)和任何类型(动脉、静脉、微血管)的血管
贝赫切特综合征	该类血管炎发生于贝赫切特综合征患者,累及动脉或静脉。贝赫切特综合征以复发性口腔和 / 或生殖器溃疡伴皮肤、眼部、关节、胃肠道和 / 中枢神经系统炎症性损伤为特点。可能有小血管炎、血栓性脉管炎、血栓形成、动脉炎和动脉瘤形成
Cogan 综合征	该类血管炎发生于 Cogan 综合征患者。Cogan 综合征以包括间质性角膜炎、葡萄膜炎、表层巩膜炎在内的眼部炎症性损伤和包括感觉神经性耳聋和前庭功能障碍在内的内耳疾病为特点。血管炎的表现可能包括动脉炎(影响小动脉、中等动脉、大动脉)、主动脉炎、主动脉瘤、主动脉瓣和二尖瓣瓣膜炎
单器官性血管炎(SOV)	该类血管炎发生于单个器官任何类型的动脉或静脉,并且无任何特点表明该器官血管炎为系统性血管炎的局部表现。涉及的器官和血管类型应包含在疾病名称中(如皮肤小血管炎、睾丸动脉炎、中枢神经系统血管炎)。血管炎在单个器官可能为单一病灶或者多病灶(弥漫性)分布。最初诊断为单器官血管炎的某些患者可能发展为其他疾病的症状,而重新被诊断为某种系统性血管炎(如皮肤动脉炎可能进展为系统性结节性动脉炎)
与全身系统性疾病相关的血管炎	该类血管炎与系统性疾病相关或者可能继发于某种系统性疾病。其命名(诊断)应以该种系统性疾病为前缀(如类风湿性血管炎、狼疮性血管炎)
与以下疾病可能相关的血管炎	该类血管炎可能与某种特定病因相关。其命名(诊断)应以该种相关性为前缀(如肼屈嗪相关性显微镜下多血管炎,乙型肝炎病毒相关性血管炎,丙型肝炎病毒相关性冷球蛋白血症性血管炎)

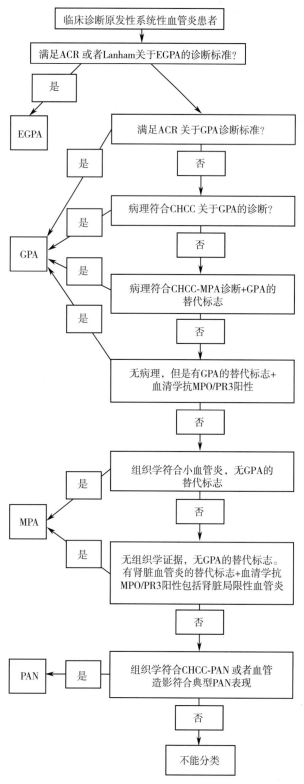

图 36-0-1　EMEA 提出的血管炎的分类法则
注:ACR. 美国风湿病学会;EGPA. 嗜酸细胞性肉芽肿性多血管炎;CHCC.Chapel Hill 共识会议;GPA. 肉芽肿性多血管炎;MPA. 显微镜下多血管炎;PAN. 结节性多动脉炎。

韦格纳肉芽肿病更名为肉芽肿性多血管炎(granulomatosis with polyangiitis,GPA),将 Churg-Strauss 综合征更名为嗜酸性肉芽肿性多血管炎(eosinophilic granulomatosis with polyangiitis,EGPA)。

2007 年,欧洲药品管理局(European Medicines Agency, EMA)对 AAV 和结节性多动脉炎提出了新的分类诊断流程(图 36-0-1)。北京大学第一医院对这一分类诊断流程进行了验证,结果表明,该分类诊断流程优点是减少了未分类诊断的患者人数,可以减少患者的重叠诊断,但是似乎更适合于流行病学调查,而非个体患者的诊断。

(陈 旻)

参考文献

[1] JENNETTE J C, FALK R J, ANDRASSY K, et al. Nomenclature of systemic vasculitides: the proposal of an international consensus conference [J]. Arthritis Rheum, 1994, 37 (2): 187-192.

[2] WATTS R, LANE S, HANSLIK T, et al. Development and validation of a consensus methodology for the classification of the ANCA-associated vasculitides and polyarteritis nodosa for epidemiological studies [J]. Ann Rheum Dis, 2007, 66 (2): 222-227.

[3] LIU L J, CHEN M, YU F, et al. Evaluation of a new algorithm in classification of systemic vasculitis [J]. Rheumatology (Oxford), 2008, 47 (5): 708-712.

[4] JENNETTE J C, FALK R J, BACON P A, et al. 2012 revised International Chapel Hill Consensus Conference Nomenclature of Vasculitides [J]. Arthritis Rheum, 2013, 65 (1): 1-11.

第 37 章

中或大动脉血管炎

血管炎，顾名思义，是指血管壁的炎症，其病理和临床表现与受累血管大小相关。根据受累血管的大小，血管炎可分为小血管炎，中等及大动脉血管炎。小血管炎将在第38章详述。本章重点阐述中等及大动脉血管炎。中动脉炎包括结节性多动脉炎和川崎病（Kawasaki disease）；大动脉炎则包括巨细胞动脉炎（giant cell arteritis）和多发性大动脉炎（Takayasu's arteritis）。

第 1 节　结节性多动脉炎

结节性多动脉炎（polyarteritis nodosa，PAN）是一种累及中小动脉全层的坏死性血管炎，常有多系统损害，肾脏是该病受累器官之一，肾衰竭为主要致死原因。至今病因及发病机制尚不清楚，可能与病毒（特别是乙型肝炎病毒）感染，触发机体免疫反应有关。肾上腺糖皮质激素是治疗PAN的主要药物，对有重要脏器损害的患者需使用细胞毒药物和血浆置换。

一、历　史

1866 年由 Kaussmaul 和 Maier 首次描述 PAN 综合征，报道 1 例 27 岁患者，临床表现为发热、体重下降、腹痛、多神经病变、偏瘫，最终死亡。尸检发现其肌性动脉呈结节样肿胀，故将之命名为 PAN，认为该病是机体中小肌性动脉的坏死性炎症所致。Leavitt 和 Fausi 分析 1951—1959 年10 年中 PAN 患者死亡情况，1/3 患者 10 年内死亡，类似系统性红斑狼疮，所以进一步认识到 PAN 可能与其他血管炎重叠。1994 年 Chapel Hill 血管炎会议公布新的分类标准，PAN 诊断标准有 3 条：①中、小动脉受累，但是不累及微小动脉、毛细血管或静脉系统；②为非肉芽肿性坏死性血管炎；③ ANCA 阴性。

二、流行病学

PAN 发病率在我国无详细数据，在欧洲约为 31/100万，美国发病率为 18/100 万。PAN 与乙型肝炎病毒（hepatitis B virus，HBV）感染相关。随着 HBV 疫苗广泛使用，与 HBV 相关病例显著减少，目前发达国家与 HBV 相关病例 <10%。PAN 男性发病率高于女性 2.5~4 倍，多见于40~60 岁。

三、病因及发病机制

（一）病因

1. 乙型肝炎病毒感染和免疫复合物沉积　近年来报道 25%~50% 的 PAN 患者血清乙型肝炎病毒表面抗原（HBsAg）阳性，HBsAg 和乙型肝炎病毒表面抗体（HBsAB）的免疫复合物水平显著增加，而且免疫荧光检查显示，在疾病活动期损伤的血管壁上可检测到 HBsAg、IgM、IgG、C3；已愈合的血管损伤处上述抗体表达为阴性。部分 HBsAg阴性患者，血清学类风湿因子阳性、补体水平降低、呈冷球蛋白血症；受累血管壁和肾小球上免疫球蛋白和纤维素表达阳性，上述证据均提示免疫复合物的致病作用。所以有学者认为 HBV 相关性 PAN 患者实则为 HBsAg 的免疫复合物病。

2. 药物过敏反应或病毒感染诱发　许多 PAN 症状是继血清病、滥用药物（如苯丙胺）或疫苗接种、病毒感染（如HIV、HCV、CMV、微小病毒 B19）之后出现。

（二）发病机制

1. 免疫复合物介导的血管炎损伤　PAN 的主要机制为免疫复合物在血管壁的沉积、通过经典或旁路途径诱导补体活化，导致攻膜复合物（membrane attack complex，MAC）的形成和趋化因子如 C3a 和 C5a 的释放。这些局部释放的物质诱导这些区域的血管损伤进一步加重和炎症细胞如多核粒细胞的聚集。免疫复合物与内皮细胞和炎症细胞的 Fc 受体直接结合，导致促炎因子（如 IL-1α、IL-6 和TNF-α）的释放，增加内皮细胞通透性，使这些区域聚集更多的炎症细胞进而加重血管炎症。

2. 细胞介导的免疫机制　免疫组化研究证实，血管壁可见多核粒细胞、巨噬细胞及 CD4$^+$T 淋巴细胞浸润，大部分浸润细胞高表达淋巴细胞活化标记，如 IL-2R 和MHC-Ⅱ分子的表型。

3. 目前尚无遗传因素影响的证据，家族性发病少见。

四、病　理

（一）光镜

表现为中、小动脉不均一的节段性血管全层坏死性炎症，常出现血管活动性炎症和愈合损伤并存的特征性病灶。急性期特点为纤维素样坏死和各种炎症细胞（包括中性粒细胞、巨噬细胞、T淋巴细胞）浸润血管壁全层，导致正常血管壁结构完全破坏，可形成血栓和假动脉瘤。血管炎坏死往往自动脉内膜开始，然后向外膜扩展，累及血管壁全层。除肺和脾脏的血管较少受累外，全身的任何中小动脉都可累及，如心、肾、肝脏、胃肠道、外周神经、肠系膜、骨骼肌及皮肤，均可发生动脉缺血性坏死或动脉瘤破裂出血的改变。肾脏病变累及血管为肾动脉、叶间动脉、弓状动脉和小叶间动脉，血管壁呈全层性血管炎，大量中性粒细胞浸润和血管壁呈纤维素样坏死（图37-1-1A），病变常呈节段性分布，可见内弹力层和肌层断裂被增生纤维组织代替并机化。

该疾病不直接累及肾小球、毛细血管和细小动脉。血管病变供血区域局部组织出血、梗死或灶性缺血性病变，造成肾小球硬化、缺血性皱缩，肾小管萎缩、肾间质纤维化。修复期血管壁可见纤维母细胞增生及炎性肉芽组织形成，血管周围有单核巨噬细胞、淋巴样细胞及白细胞浸润。后期发生纤维化，破坏的管壁代之以瘢痕组织，管腔狭窄、阻塞或再通。

（二）免疫荧光

无免疫球蛋白、补体沉积，早期病变血管可呈纤维蛋白阳性（图37-1-1B）。

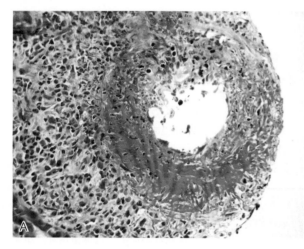
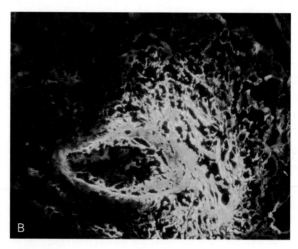

图37-1-1　结节性多动脉炎

注：A. 肾小叶间动脉呈透壁性纤维素样坏死（红色）伴大量炎症细胞浸润（Masson×400）；B. 坏死动脉显示纤维蛋白原（fibrinogen）强阳性（IF×400）。

（三）电镜

无特异性超微结构改变。无电子致密物沉积。

五、临床表现

全身各个脏器都可累及，以皮肤、骨骼肌肉、神经系统、胃肠道和肾脏最为多见，肺部受累少见。绝大多数表现为严重的多器官损害，并快速进展恶化，甚至死亡，仅少数患者表现为轻微的局限性病变。

（一）全身症状

不规则发热、体重下降、肌肉酸痛等。

（二）肾外脏器损害

1. 神经系统　表现为多发性单神经炎，60%患者呈神经梗死改变，出现感觉和运动障碍，少数患者有手套、袜套样感觉缺失，头痛、癫痫发作等中枢神经系统受累。

2. 胃肠道　半数以上患者有胃肠道表现，常为首发症状，可有呕血、黑便、不完全肠梗阻、消化道溃疡、穿孔、急性胰腺炎和胆囊炎等。肝脏转氨酶可升高，偶有脾脏破裂出血报道。

3. 皮肤、关节和肌肉　25%~63%的患者出现网状青斑、结节、丘疹、溃疡和指端缺血导致坏疽等多种类型的皮肤损害。50%以上患者有关节疼痛，为非对称性。1/3患者因骨骼肌血管受累而产生恒定肌痛，以腓肠肌痛最多见。

4. 心脏　心脏损害发生率达36%~65%，是死亡主要原因，表现为心律失常、心力衰竭、心包炎及心肌梗死（发生率为6%）。

（三）肾脏病变

肾脏受累最为多见，以血管损害为主，影响肾脏中小动脉，表现为血尿、蛋白尿、少尿甚至无尿、肾功能衰竭和恶性高血压。输尿管周围血管炎和继发性纤维化可出现单侧或双侧输尿管狭窄，如果出现肾梗死或肾间质动脉瘤破裂可引发肾绞痛危及生命。肾血管造影可显示多发性微动脉瘤和楔形肾梗死。

（四）实验室及特殊检查

往往出现HBsAg阳性、贫血、血白细胞升高、红细胞沉降率增快，血清ANCA阴性。影像学显示受累血管呈串珠样改变。

六、诊断与鉴别诊断

（一）临床诊断

根据Chapel Hill会议血管炎分类标准，PAN的临床表现具有"三无、四有"的特点。"三无"指：①无肺脏血管受累，尤其是无肺泡毛细血管炎；②无肾小球肾炎（PAN的肾脏受累是肾脏中小肌性动脉的病变）；③ANCA阴性。"四有"指：①周围神经病变，见于半数以上患者，主要表现为多发性单神经炎，常累及腓神经、正中神经、尺神经、坐骨神经等，出现相应神经支配区域的感觉和运动障碍，肌电图检查神经传导速度降低;②肾血管性高血压,1/3 患者肾损害表现为肾血管性高血压,而非肾小球肾炎;③腹痛,见于 1/3 患者,主要为肠系膜血管炎所致;④HBsAg 阳性。具备以上特点的患者,如有组织病理学或选择性血管造影结果证实,诊断基本成立。

(二)鉴别诊断

1. ANCA 相关性血管炎 包括肉芽肿性多血管炎(granulomatosis with polyangiitis,GPA)、显微镜下多血管炎(microscopic polyangiitis,MPA)和嗜酸性肉芽肿性多血管炎(eosinophilic granulomatosis with polyangiitis,EGPA),均为多系统血管受累,肾脏也是最易累及的器官,但是该类疾病主要为小血管(如毛细血管、小静脉或微小动脉)坏死性炎症,肾小球毛细血管袢呈局灶节段性纤维素样坏死和新月体形成。鉴别要点见表 37-1-1。

表 37-1-1 PAN 与显微镜下多血管炎的鉴别

特征	PAN	MPA
累及血管类型	小到中等肌性动脉	主要为微小动脉、微小静脉、毛细血管,也可影响小到中等动脉
病理类型	坏死性炎症、混合细胞浸润、可有肉芽肿	白细胞破碎性血管炎、混合细胞浸润、无肉芽肿
肾脏累及	40%,肾微动脉瘤、肾梗死、肾血管性高血压	90%,快速进展性肾小球肾炎、肾性高血压
肺脏累及	无	肺浸润、肺泡出血、肺间质改变
消化道累及	50%~70%	30%
单神经病变或多神经病变	50%~80%	10%~30%
眼耳鼻喉累及	少见	常见
ANCA 相关性	少见	60%~80%pANCA 阳性
补体	降低	正常或升高
乙肝病毒相关性	有	无
血管造影	常有动脉瘤、血管狭窄	少有动脉瘤

注:PAN,结节性多动脉炎;MPA,显微镜下多血管炎。

2. 川崎病(详见下节)。

七、治 疗

PAN 的基本治疗为皮质类固醇和细胞毒药物,单用皮质类固醇可使约半数患者病情缓解或治愈,难治或重要脏器损害者加用细胞毒药物。如为 HBV 相关性 PAN 联合血浆置换和抗病毒治疗,该治疗方案可使患者 10 年生存率达 83%。

(一)糖皮质激素

包括 4 个阶段。①急性期:为控制病情大剂量甲泼尼龙 500~1 000mg/d,静滴冲击治疗,连用 3 天;接着泼尼松龙每天 1mg/kg,分 3 次服用,持续 4~8 周;②巩固阶段:维持泼尼松龙 1mg/(kg·d)改为顿服,维持 2~4 周;③减量阶段:每 2~4 周减量 5~10mg,至 15~20mg/d 持续数月;④维持阶段:每 1~2 周减量 1~2.5mg,小剂量维持。

(二)细胞毒药物

对于皮质类固醇难治性病例或重要脏器受累者,可联合使用细胞毒药物,如环磷酰胺 2mg/(kg·d)口服,或 0.6g/m² 体表面积,每月静脉滴注 1 次;或与苯丁酸氮芥、硫唑嘌呤、甲氨蝶呤和环孢素等联用,后者虽然副作用较小,但是疗效较环磷酰胺差。

(三)合并 HBV 感染的治疗

泼尼松 1mg/(kg·d)以抑制炎症治疗,随后快速减量,总疗程 2 周。同时给予抗型肝炎病毒治疗,可选用富马酸丙酚替诺福韦 25mg,每日 1 次;或恩替卡韦 0.5mg,每日 1 次;后者需根据肾功能状态调整剂量。除药物治疗外,还可使用血浆置换治疗,3 次/周,持续 6 周。

八、预 后

PAN 患者年龄大于 50 岁、未经免疫抑制剂治疗的预后较差,5 年生存率仅为 15%。应用肾上腺皮质激素和/或环磷酰胺治疗可显著改善预后,5 年和 10 年生存率分别为 88% 和 83%。死亡原因主要是心、肾或其他重要器官的衰竭、胃肠道并发症或动脉瘤破裂。有学者提出 5 因素(five factor score,FFS)评估 PAN 预后:①蛋白尿 >1g/24h;②肾功能不全,Scr>140μmol/L;③心脏损害;④消化系统受累;⑤中枢神经系统受累。以上 5 项满足 1 项计 1 分。FFS=0 分,其 5 年死亡率为 12%;FFS=1 分,其 5 年死亡率为 26%;FFS=2 分,其 5 年死亡率为 46%。该评估方法根据重要脏器受累的数目和程度决定疾病的预后,对 PAN 的预后、治疗方案选择均有参考价值。

(尚明花)

第2节　川　崎　病

川崎病(Kawasaki disease,KD)又称皮肤黏膜淋巴结综合征(mucocutaneous lymph node syndrome,MCLS)是急性发热、出疹性小儿疾病,其病理基础累及全身中、小动脉的系统性血管炎。为易感患儿感染病原体后触发的自身免疫性疾病,该疾病冠状动脉最易受累,出现冠状动脉扩张或冠状动脉瘤(coronary artery aneurysm,CAA),可导致儿童缺血性心脏病或猝死,已取代风湿热成为全球多数国家儿童获得性心脏病的首要原因。

一、历　史

1967 年日本学者 Tomisaku Kawasaki 首次报道了 50 例 5 岁以下儿童临床表现为病因不明的急性发热、结膜炎、唇和口腔黏膜红斑、皮疹及淋巴结肿大,主要累及中、小动脉的急性全身性血管炎综合征。之后被命名为"川崎病"。1984 年 1 月在夏威夷召开首届国际川崎病会议(International Kawasaki Disease Symposium,IKDS),其后每 3~4 年在亚洲和美国举行一届,2018 年在日本召开的第 12 届 IKDS 就川崎病的流行病学、基因背景、病因及发病机制、临床诊断和治疗、长期预后进行了深入讨论。

二、流行病学

(一)发病率

以亚洲地区的发病率最高,从高到低依次为日本、韩国及中国台湾和中国香港。日本约 151.2/10 万、韩国 95.5/10 万、中国台湾 66/10 万、中国香港 39/10 万,中国大陆发病率在 2.34~54.2/10 万。其中,发病率最高的日本已发现 10 万例以上,北美和欧洲也有散在或成簇病例,英国发病率为 1.5/10 万,北美为 25/10 万。

(二)人口学特征

1. 年龄和性别　川崎病高发年龄为 6 个月至 5 岁儿童,成人及 3 个月以下婴儿较少患病,发病年龄中位数为 1.7~2.5 岁。男性患病率高于女性,为 1.5:1。

2. 种族和遗传　川崎病可以发生于世界范围内各种族儿童,但是存在明显的种族差异,Chang 等报道 1995—1999 年美国加州川崎病发病率为 15.3/10 万,其中亚裔最高为 35.3/10 万;非洲裔为 24.6/10 万;白种人仅为 14.7/10 万。亚洲儿童易患 KD,父母曾患川崎病的患者中,川崎病复发率和同胞患病率分别增加 5~10 倍,说明川崎病发病存在明显遗传倾向。

3. 地区、季节分布　虽然川崎病四季均可发病,但不同国家和地区发病高峰有所不同,日本是发病率最高的国家,7~9 月是发病高峰,每年新增 10 000 例左右;韩国、中国台湾好发于夏季;英国、澳大利亚和美国好发于冬春季节。北京、上海、广东以春夏之交发病数最高。

三、病因及发病机制

川崎病病因和发病机制目前仍没有明确定论,研究结果认为该疾病与多种细菌和病毒感染、免疫系统异常活化、细胞因子及炎性介质、血管内皮细胞功能紊乱等有关。其发病过程与免疫紊乱密切相关已成为共识,而免疫机制研究重点在 T 细胞的异常激活、细胞因子分泌异常及相关信号传导途径异常。

(一)感染学说

川崎病患儿临床表现有发热、皮疹、黏膜充血、颈部淋巴结肿大,实验室检查白细胞数、中性粒细胞和 C 反应蛋白增高,这些特点与感染性疾病基本相符。该病流行病学呈区域性波状分布,符合儿童期感染相关性疾病特点。据报道,与川崎病发病相关的微生物多达 10 余种,包括轮状病毒、麻疹病毒、人类免疫缺陷病毒、副流感病毒、疱疹病毒、EB 病毒、腺病毒;A 组溶血性链球菌、金黄色葡萄球菌;支原体、衣原体、真菌等。

(二)超抗原学说

Leung 等认为引起川崎病的抗原主要是外源性抗原,如各种致病微生物:金黄色葡萄球菌、肠毒素 A~C、A 组链球菌等均可作为超抗原,具有强大的启动 T 细胞和 B 细胞的能力。超抗原选择性识别 T 淋巴细胞抗原受体 β 链 V 区、超强激活 T 和 B 淋巴细胞,B 细胞克隆的启动,产生大量抗血管内皮细胞抗体,引起川崎病血管壁免疫损伤。

(三)免疫系统失衡

研究显示,川崎病导致免疫系统失衡的关键环节是 T 细胞异常活化,$CD8^+T$ 细胞数目显著下降,急性期 $CD4^+CD25^+$ 调节性 T 细胞数目明显减少,效应记忆 T 细胞(Tem)和中心记忆 T 细胞(Tcm)比例失衡。此外,B 细胞也参与川崎病的发病,急性期 $CD19^+B$ 细胞、$CD19^+/CD86^+$ 等活化的 B 细胞显著增高。

(四)细胞因子介导的血管损伤

川崎病患者急性期 T 淋巴细胞和单核细胞异常活化,释放大量细胞因子和炎性介质,如 IL-1、IL-6、IL-17、干扰素 γ、TNF-α、MMP-9 等。这些炎性介质和细胞因子促使 B 淋巴细胞分化、增殖为浆细胞,并直接损伤血管内皮细胞,而受损内皮细胞成为新抗原,出现瀑布样效应,引起全身血管炎症反应,这是导致冠状动脉血管壁重构的主要机制。另外,炎症介质和细胞因子刺激血管内皮细胞增生、移行,致血管内皮功能紊乱、高凝状态,易出现冠状动脉瘤、冠状动脉扩张等冠状动脉损害。

四、病　理

川崎病病理特点是累及中动脉的全身系统性血管炎,分为 3 个时期:①坏死期,发病前 2 周,动脉全层大量中心粒细胞浸润,自限性或进展损害血管外膜形成血管瘤。②亚急性/慢性期,发热 2 周后数月至数年,动脉瘤形成,血管壁全层淋巴细胞、浆细胞、嗜酸性细胞和少量巨噬细胞浸润。③血管腔内肌纤维母细胞增生期(luminal myofibroblastic proliferation,LMP),其特点是平滑肌细胞进展为肌纤维母细胞,并不断增生引起动脉管腔狭窄。电镜证实 LMP 期在疾病发生数周后就出现增殖性病变,而不是瘢痕形成,这种病理变化导致川崎病患儿动脉狭窄及冠状动脉异常。

虽然 KD 患者冠状动脉病变发生率最高,且直接影响

KD 的死亡率和预后,但是,其他脏器也有明显血管炎损伤:

(一)冠状动脉

疾病早期(第 6~8 天),血管中膜水肿、大量中性粒细胞和巨噬细胞浸润并向内膜及外膜扩散。疾病第 10 天后,纤维母细胞增生,同时见炎症细胞累及血管壁全层。如果血管壁损伤严重,则管腔扩张形成动脉瘤(第 12 天最常见),血管瘤内血栓形成易导致缺血性心脏病,为此,病变前 10 天的治疗是防止动脉瘤形成最为关键时期。

(二)肾脏

表现多种多样,一组年龄 6 天至 11 岁 KD 尸检中,75% 患儿有肾脏血管炎或瘢痕形成。血管炎主要累及叶间动脉,很少见于弓状动脉。动脉狭窄可并发高血压、动脉瘤(图 37-2-1)。常见肾小球呈局灶节段硬化性、局灶节段系膜增生性改变,8% 患儿有肾小管病变,这些改变类似于婴儿肾小球局灶节段性硬化改变。

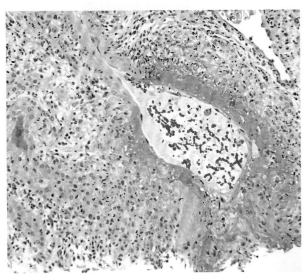

图 37-2-1　川崎病
注:肾叶间动脉上段正常,下段呈透壁性纤维素样坏死(红色)伴大量炎症细胞浸润,坏死部位管腔扩张,形成血管瘤(HE×200)。

(三)消化系统

肝脏病变主要表现为肝细胞水肿和脂肪变性,门脉区大量炎症细胞浸润,胆管炎和胆管周围炎多见。胰腺血管病变见于 30% 患者,急性期累及胰腺叶间动脉、胰管和周围组织。脾脏病变与胰腺相同,动脉炎症性病变见于脾门和小梁区。胃肠道病变见于 10% 患者,仅限于黏膜下层血管,不累及黏膜和肌层,回肠末端黏膜常表现为淋巴滤泡反应性增生。

(四)皮肤和淋巴结

皮肤病变是 KD 最主要的表现:①皮下毛细血管扩张、充血、渗出等炎性水肿改变;②内皮细胞肿胀,单核细胞/巨噬细胞和 CD4 阳性细胞浸润,可见极少量中性粒细胞和 B 细胞;③未见全层血管炎表现。急性期 70% 患者出现颈部淋巴结肿大,全身其他部位淋巴结也可累及。淋巴结病变无特异性,为淋巴窦和皮质旁区扩张,但是如果出现缺血

则可见不同程度坏死,坏死局部小血管内有纤维性血栓形成,血管周围有坏死细胞核碎片。

(五)肺

59% 患者病程早期(60 天内)有肺累及,轻者仅支气管血管内膜水肿,重者累及血管壁全层。肺动脉一般无扩张和动脉瘤形成,这与肺动脉压较低有关。31% 患者急性期出现间质性肺炎,在病程 30 天患儿中,可见炎症改变进入瘢痕期。

(六)中枢神经系统

50% 患者出现无菌性脑脊髓膜炎,轻-中度淋巴细胞、单核/巨噬细胞和散在中性粒细胞浸润,神经和血管周围组织疏松水肿,虽然有脑血管和外周血管炎症细胞浸润,但是无全层血管炎表现。

五、临床表现

川崎病临床表现为持续发热 5 天以上,体温 >39.0℃,双眼球结膜非渗出性结膜炎,唇和口腔黏膜弥漫性红斑,多形性皮疹。急性期四肢末端硬性水肿,恢复期膜状脱皮、颈部淋巴结非化脓性肿大(至少单个淋巴结直径 >1.5cm)。该病为全身急性血管炎性病变,累及心血管(心肌炎、心包炎和瓣膜炎)、消化(腹痛、呕吐、腹泻和胆囊积液)、呼吸(间质性肺炎)、血液、泌尿、神经以及肌肉骨骼等多脏器,其中 25% 患者发生冠状动脉扩张和冠状动脉瘤,急性期冠状动脉血栓形成,是最为严重并发症,可导致患儿缺血性心脏病和猝死。

川崎病的诊断主要依靠临床表现,无特异性诊断方法,2004 年美国心脏病协会公布的川崎病诊断指南分为典型和不典型两类,发热 5 天或以上(部分病例受治疗干扰不足 5 天),具有以下 5 项中的 4 项或发热以外具备 3 项并证实有冠状动脉瘤或冠状动脉扩张者可诊断典型川崎病:①双侧眼球结膜弥漫性、非化脓性充血;②口唇充血皲裂,舌乳头突起呈杨梅舌;③手足早期可出现掌跖红斑、硬性水肿,后期指(趾)端膜状脱皮、肛周脱屑;④多形性红斑;⑤颈部淋巴结非化脓肿大。以上标准中满足 2~3 项则诊断为不典型川崎病。

六、鉴别诊断

(一)结节性多动脉炎

也称为全身坏死性中小动脉炎,但好发于 40 岁以上成人,血管病变呈节段性分布,血管炎活动性病变和愈合改变并存。最易侵犯肾脏和肌肉血管,基本无肺血管累及,纤维素样坏死明显。而川崎病多见于 4 岁以下幼儿,冠状动脉最易受累,常继发血栓和动脉瘤,可见血管中膜坏死继发炎症反应,通常纤维素样坏死较轻,以增殖病变为主,无新旧病变并存,可累及肺血管,且预后大多良好。

(二)血管反应性炎症病变

病变常同时累及各种类型的血管,中大动静脉最为明显。间质炎症反应明显而血管改变轻微,有时在明显的炎症中可见完全正常的血管。炎症通常局限于外膜和中膜的外层,常有内膜纤维性增厚,纤维素样坏死不常见。川崎病为中小血管壁全层性炎症,血管壁坏死常见,常伴中膜纤维

483

素样改变或内皮细胞坏死,大量炎症细胞浸润。

七、治　疗

静脉注射丙种球蛋白和阿司匹林联合治疗是目前公认的治疗川崎病的首选方案。在川崎病发病后前 10 天内治疗,伴发冠状动脉损伤的概率从 15%~25% 下降至 3%~5%。

(一)阿司匹林

是治疗川崎病的首选药物。急性期阿司匹林用量 30~50mg/(kg·d),体温正常 3 天后,减量为 10~30mg/(kg·d),2 周后,根据红细胞沉降率、C 反应蛋白等参数水平,再减为 3~5mg/(kg·d)。如无冠状脉损害持续应用 6~8 周,如有冠状动脉损害需持续用药,直至冠状动脉瘤消失。

(二)丙种球蛋白

应用时机和剂量极其重要,发病早期(10 天内)静脉使用大剂量丙种球蛋白(intravenous immunoglobulin,IVIG)可有效防止动脉瘤形成;治疗剂量为发病后 5~7 天内一次性 2g/kg。如果早期没有及时诊断,只要患儿仍有全身炎症表现,发病后 10 天仍可考虑应用。

(三)糖皮质激素

糖皮质激素是多种血管炎症性疾病的治疗选择,但是有引起血小板聚集副作用,因此在川崎病的治疗中仍存在争议。最新荟萃分析表明,早期激素治疗可减少丙种球蛋白的再次使用,但不能降低冠状动脉扩张及心血管不良事件的发生,对于 IVIG 抵抗型川崎病患者皮质类固醇激素可作为二线治疗药物。

(四)其他治疗方案

对静脉注射丙种球蛋白治疗无反应的部分川崎病患者,采用再次静脉输注免疫球蛋白和皮质类固醇激素外,可选择生物制剂及其他治疗,包括血浆置换、蛋白酶抑制剂(乌司他丁)、免疫抑制剂、肿瘤坏死因子-α 抗体(infliximab,IFX)和血小板糖蛋白 Ⅱb/Ⅲa 受体抑制剂。

八、预　后

冠状动脉损伤严重程度决定疾病预后。无合并冠状动脉病变或动脉轻度扩张可自愈;形成大的动脉瘤累及内膜、中膜和血管壁弹力层、外膜破裂或形成血栓,则无法修复。1 岁以下、8 岁以上、男性,发热持续 14 天以上,较易形成动脉瘤。冠状动脉瘤 >8mm 更易发生心肌梗死,左冠状动脉主干或多条冠状动脉梗死极易导致死亡。该病在日本的复发率为 3%,死亡率 <0.1%,致死的主要原因是心肌梗死和冠状动脉瘤破裂。

(尚明花)

第 3 节　巨细胞动脉炎

巨细胞动脉炎(giant cell arteritis,GCA)又被称为颞动脉炎,是一种慢性系统性血管肉芽肿性炎症,主要累及中动脉及大动脉,包括主动脉及其分支、颅外颈动脉及其分支,尤其是颞动脉,累及供应眼动脉及其分支时可导致失明,该病患者常伴有风湿性多肌痛。

一、流行病学

GCA 是最常见的系统性血管炎。据估计,美国人群发生 GCA 的终生风险大约为女性 1%、男性 0.5%。该病很少在 50 岁之前出现,随年龄增加其发病率稳定增加,在 70~79 岁达到峰值,80% 以上的患者大于 70 岁,平均发病年龄为 76.7 岁。GCA 在具有斯堪的纳维亚血统的人群中发病率最高。在美国明尼苏达州奥姆斯特德县,很多居民都是斯堪的纳维亚人和北欧人的后裔,50 岁以上人群中 GCA 的年发病率为 17/100 000,与斯堪的纳维亚国家相近。在南欧和地中海国家,GCA 的发病率较低,50 岁以上人群中的发病率小于 10/100 000。在拉丁美洲人、亚洲人和阿拉伯人中 GCA 不常见,而在非洲裔美国人中,GCA 更为罕见。与很多系统性风湿病一样,女性比男性更常受累,在斯堪的纳维亚血统的人群中,女性与男性患者之比约为 3∶1。

二、病因及发病机制

GCA 的病因及发病机制未明,衰老、遗传因素及感染可能有致病作用,体液和细胞免疫系统亦参与了其发病机制。发生 GCA 最大的危险因素是高龄,本病在 50 岁以后发病率稳步上升。民族、地域和种族也是重要的发病因素,最高的发病率见于斯堪的纳维亚国家和美国斯堪的纳维亚移民后裔中。GCA 的发生还具有遗传易感性,最近研究证实 GCA 与人类白细胞抗原 Ⅱ 类区域的基因相关。家族发病情况调查发现,GCA 患者的一级亲属中发病较多,与 HLA-DRB1、HLA-DR4 高度相关,提示有遗传易感性。病毒感染或其他因素首先触发易感宿主的单核细胞活化,由此造成全身症状及急性期反应。随后一些活化的单核细胞浸润大动脉外膜、与抗原结合,并进一步募集巨噬细胞和淋巴细胞。细胞应答导致炎症介质的产生、组织损伤及血管中层修复机制的刺激,最终造成动脉纤维化、瘢痕形成及狭窄或闭塞。此外,GCA 的发病还受环境危险因素,以及性别和健康状态影响,大量吸烟和既往动脉粥样硬化性疾病会增加女性而非男性的 GCA 风险。

三、病　理

病理上 GCA 炎症改变最常见于胸主动脉、颈部大动脉和颈外动脉的分支,而颅内血管、微动脉和毛细血管很少受累。血管炎病灶往往以片状方式累及动脉,但也可能累及较长的节段。最显著的炎性浸润通常在血管中层及破碎的内弹性膜。组织学表现不一,以 T 淋巴细胞和巨噬细胞为主,伴数量不一的多核巨细胞,偶有浆细胞、中性粒细胞和嗜酸性粒细胞。约半数颞动脉活检标本中可见多核巨细胞,常邻近破碎的弹性膜,炎症细胞破坏弹力纤维从而使血管壁内层受损(图 37-3-1)。

因 GCA 大多不累及肾脏。若肾脏动脉受累可表现为大血管肉芽肿性血管炎以及缺血性肾实质损害。

四、临床表现

GCA 可突发起病,但多数患者确定诊断之前已有几个月病程和临床症状,最初主诉常无明显特异性,包括疲劳,食欲减退,体重减轻,夜间盗汗,一过性肌肉和关节疼痛,低热。与受累动脉炎相关的症状是 GCA 的典型表现。

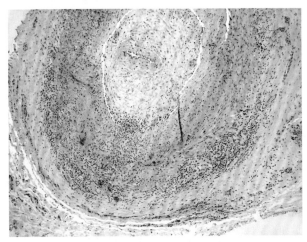

图 37-3-1　颞动脉巨细胞动脉炎

注:动脉壁有大量单核细胞浸润并可见多核巨细胞,管腔明显狭窄,动脉壁无纤维素样坏死(HE×100)。

(一)头痛

头痛是 GCA 最常见症状,发生于 2/3 以上的患者,表现为新发的一侧或两侧颞部、前额部或枕部的张力性疼痛、浅表性灼痛或发作性撕裂样剧痛,头痛可进行性恶化或时轻时重,触碰头皮时常感到触痛,有时可触及头皮结节或结节样颞浅动脉等。

(二)其他颅动脉供血不足症状

咀嚼肌、吞咽肌和舌肌供血不足时,表现典型的间歇性运动停顿,如咀嚼肌痛导致咀嚼暂停及吞咽或语言停顿等。近一半 GCA 患者可出现咀嚼暂停,开始咀嚼后快速发作,接下来出现严重疼痛,偶尔可在反复吞咽及进食至舌部时发生,该症状与颞动脉活检阳性相关性最高。睫后动脉、眼支动脉、视网膜中央及分支动脉、枕皮质区动脉受累时,可引起复视、眼睑下垂或视力障碍等。视力丧失是 GCA 最严重并发症之一。一过性视力丧失(黑矇)、单眼(极少情况下为双眼)视力受损是 GCA 的一种早期表现,受累患者常突然出现单眼局部视野缺损或一过性窗帘效应。一过性视力丧失是永久性视力丧失的一个先兆,未能及时治疗,常在1~2 周内发生对侧视力丧失,15%~20% 的 GCA 患者发生单眼或双眼永久性部分或完全视力丧失。此外,部分患者还可出现耳痛、眩晕及听力下降等症状。

(三)其他动脉受累表现

10%~15% 的 GCA 患者表现出上、下肢动脉供血不足的征象,出现上肢间歇性运动障碍或下肢间歇性跛行;颈动脉、锁骨下动脉或腋动脉受累时,可听到血管杂音,搏动减弱或搏动消失(无脉症)等;主动脉弓或主动脉受累时,可引起主动脉弓壁层分离,产生动脉瘤或夹层动脉瘤,需行血管造影诊断。冠状动脉,肠系膜动脉亦可被累及,可表现为相应组织缺血和梗死的症状和体征。

(四)肌肉骨骼症状

约 50% 的 GCA 患者出现风湿性多肌痛(polymyalgia rheumatic,PMR)症状,这是一种包括颈、肩、上臂、背部或骨盆带疼痛和僵硬的临床综合征。运动可使疼痛加重。晨僵是一个主要的表现,可持续数小时。近端肌肉常有痛感,但没有真正的肌肉无力或肌病。在少数 GCA 患者中,还能观察到外周滑膜炎、腱鞘炎、腕管综合征和远端肢体肿胀伴凹陷性水肿等其他肌肉骨骼症状。

(五)中枢神经系统表现

GCA 可有抑郁、记忆减退、失眠等症状。

(六)肾脏表现

GCA 作为大血管炎很少累及肾脏中小血管,合并高血压也不多见。也有少数 GCA 合并肾脏疾病的报道,一般表现为与疾病活动性增加相平行的肾小球肾炎,可见镜下血尿、蛋白尿,肾病综合征相对少见,伴肾功能减退或急性肾损伤。此类肾小球疾病究竟是 GCA 直接引起还是与之合并存在目前仍存在争论。

五、检 查

GCA 无特异性实验指标,仅有轻至中度正色素性正细胞性贫血、血清白蛋白轻度减低、血浆蛋白电泳示 α2 球蛋白增高、血清转氨酶及碱性磷酸酶活性轻度升高等。比较突出的实验异常是红细胞沉降率(ESR)增快(GCA 活动期常高达 100mm/h)和 C 反应蛋白升高。

(一)颞动脉活检

颞浅动脉活组织检查是确诊 GCA 最可靠的手段。颞浅动脉活检阳性率为 40%~80%,特异性 100%。由于 GCA 病变呈节段性跳跃分布,活检时应取足数厘米长度,以有触痛或有结节感的部位为宜,并作连续病理切片以提高检出率。颞动脉活检比较安全,一侧活检阴性可再作另一侧或选择枕动脉活检。

(二)多普勒超声检查

GCA 超声检测异常包括狭窄、闭塞及在受累动脉周围出现低回声"晕轮"征。但这项技术高度依赖于操作者,在轻症和非透壁性炎症患者中阳性率低,目前不能取代颞动脉活检在诊断中的"金标准"地位。

(三)常规血管造影

在评估颞动脉时,常规血管造影很少用于诊断。在有大动脉受累症状或发现的患者中,主动脉弓及其分支的血管造影检查可能会显示异常。

(四)磁共振成像/血管造影(MRI/A)

MRI 能检测管腔狭窄、动脉壁增厚以及管壁增强,但这些结果对于指示活动性血管炎的特异性还不明确,其是否作为决定治疗的唯一依据还有待临床证据支持。无创性 MRI/A 检查在 GCA 患者中筛查和监测大血管疾病时总体风险低,正逐渐成为监测这些患者的标准方法之一。

(五)正电子发射型计算机断层显像(positron emission computed tomography,PET)

由于颞动脉直径较小,周围皮肤对葡萄糖类似物氟脱氧葡萄糖(fluorodeoxyglucose,FDG)的摄取水平也较高往往会造成背景过高,所以采用 PET 直接评估颞动脉并不可行,但 PET 检查可提示某些 GCA 患者的大血管存在亚临床炎症。因此 PET 检查对于本病是一种有前景的影像学方法,但其在 GCA 诊断及纵向管理中的准确作用还需要进一步研究。

六、诊断与鉴别诊断

(一)诊断

目前,美国风湿病学会(American College of Rheumatology,ACR)已经制定了巨细胞动脉炎的诊断标准为:①50 岁以后发病;②新近出现的头痛;③颞动脉有压痛,搏动减弱(非因动脉硬化);④红细胞沉降率 >50mm/h;⑤颞动脉活检表现为以单核细胞浸润为主或肉芽肿性血管炎,常见多核巨细胞。具备以上 3 条,可以诊断巨细胞动脉炎。

(二)鉴别诊断

GCA 应与其他血管炎性疾病进行鉴别。

1. 多发性大动脉炎 通常在 40 岁之前出现,病变广泛,常引起动脉节段性狭窄、闭塞或缩窄前后的动脉扩张征等,前部缺血性视神经病变导致的视力丧失并不常见。

2. ANCA 相关性血管炎 包括肉芽肿性多血管炎、显微镜下型多血管炎和嗜酸细胞性肉芽肿性多血管炎。肉芽肿性多血管炎常伴有上、下呼吸道坏死性肉芽肿,本病以泛发性中小动脉炎及新月体肾炎、局灶坏死性肾小球肾炎为主要特征。

3. 结节性多动脉炎 此病主要侵犯中小动脉,如肾动脉、腹腔动脉或肠系膜动脉,很少累及颞动脉。

4. 过敏性血管炎 此病主要累及皮肤小血管、小静脉或毛细血管,有明显的皮损如斑丘疹、丘疹、紫癜、瘀斑、结节、溃疡等。

此外,应与恶性肿瘤、全身或系统感染或其他原因引起的发热、头痛、贫血、失明等进行鉴别。

七、治疗

GCA 的治疗仍以预防缺血性疾病,特别是预防视力丧失为目标。尽管糖皮质激素有一定副作用,但其仍是 GCA治疗的基础与核心,应根据症状和炎症指标调整用量、缓慢减药。

(一)糖皮质激素

长期应用糖皮质激素是 GCA 的根本治疗措施,在大多数患者中,该治疗能在几天内使疾病表现明显改善。常用泼尼松起始剂量 40~60mg/d。若存在一过性眼部表现,如一过性黑矇、复视或视物模糊,必须考虑为急症,在组织学证实为 GCA 之前就应立即开始治疗。糖皮质激素治疗几天甚至数周并不能清除炎症浸润,因此不会明显干扰组织学诊断。当确定有视力障碍及丧失时,使用甲泼尼龙 1 000mg/d(或等量糖皮质激素),连用 3 天,作为诱导治疗。发病后 12~24 小时内的早期治疗是视力恢复的决定性因素,仅 12% 患者能恢复视力。缓解风湿性多肌痛症状所需的泼尼松初始剂量低于控制 GCA 血管炎所需的剂量;根据患者体重和症状的严重程度,可给予泼尼松 10~20mg/d的起始剂量,大多数患者在 24~48 小时内就会出现治疗反应。糖皮质激素治疗通常持续几个月到几年,取决于症状是否持续、病情是否稳定及 ESR 和 CRP 水平。如果泼尼松

初始剂量是 60mg/d,一般在 2 周后可以逐渐减至 50mg/d,在治疗的第 1 个月末减至 40mg/d。此后可逐步减量,每 1 或 2 周减少每天总剂量的 10% 直至达到 10mg/d 的剂量,患者可维持使用一定量的泼尼松(剂量越来越小)至少 9~12 个月。长期用药过程中,糖皮质激素会带来高血压、糖尿病、感染、体重增加、精神症状、青光眼、白内障等副作用,治疗过程中应当特别注意监测及预防。

(二)免疫抑制剂

除糖皮质激素之外,甲氨蝶呤(methotrexate,MTX)、环磷酰胺(cyclophosphamide,CTX)、来氟米特等作用于免疫系统的药物近年来也用于 GCA 的治疗,但效果尚有争议。一项关于非糖皮质激素类药物治疗 GCA 的荟萃分析显示,在有效性和毒性方面,这些药物均未显现出优势。MTX 及CTX 对于耐药性 GCA、严重糖皮质激素不良反应或发生不良反应风险高的患者,可提高缓解率,减少糖皮质激素的用量和不良反应发生率。

(三)新型生物制剂

人源化白细胞介素 6 受体拮抗剂托珠单抗(tocilizumab)是最有前景的此类药物,已有研究证实对以下 GCA 患者有效:存在糖皮质激素依赖难以减量至低剂量;合并糖皮质激素严重不良反应,即使加用其他免疫抑制剂仍难缓解或仍复发,但尚不明确其在常规治疗中的作用。多项针对TNF 抑制剂的小型随机试验发现,英夫利昔单抗、依那西普和阿达木单抗对 GCA 患者无效

(四)抗血栓药物

无抗凝治疗禁忌证的 GCA 伴或不伴视力丧失的患者均可加用小剂量阿司匹林(75~100mg/d),以减少视力丧失、短暂性脑缺血发作或脑卒中的风险。鉴于同时使用糖皮质激素和阿司匹林,此类患者发生溃疡出血的风险增加,应给予胃黏膜保护剂如使用米索前列醇或质子泵抑制剂预防。

(五)血运重建手术

GCA 病变引起大动脉(如锁骨下动脉)狭窄时会形成丰富的侧支循环,一般不需要进行至四肢动脉的血运重建术,如血管成形术、支架置入术或旁路手术,在一些特殊情况如发生锁骨下动脉窃血综合征时才需要考虑进行血运重建。已有少数病例报道成功的实施了血运重建手术,但是再狭窄比较常见。

八、预 后

GCA 可自发缓解,典型病例病程较长持续数月至数年,其间可有缓解和复发,但对总体生存率无不良影响。

(戴 兵)

第4节 多发性大动脉炎

多发性大动脉炎(Takayasu arteritis,TA)是一种原因不明的慢性炎症性动脉疾病,主要累及主动脉弓及其主要分支,也可累及胸腹主动脉、肺动脉及其分支、颅内及眼底血管等。慢性血管炎症可导致受累动脉狭窄、闭塞、扩张或动脉瘤形成,引起相应的临床症状。大动脉炎相关性肾动

脉炎（Takayasu's arteritis-associated renal arteritis，TARA）可导致肾动脉狭窄（Takayasu's arteritis-associated renal artery stenosis，TARAS），其临床并发症包括恶性高血压、心脑血管疾病、缺血性肾病、主动脉夹层等，是大动脉炎的不良预后因素和早期死亡原因之一。

一、流行病学

TA 发病年龄通常介于 10~40 岁之间，80%~90% 受累患者为女性。大动脉炎是一种少见的疾病，广泛分布于世界各地，在亚洲患病率最高。据估计，在日本每年有新发病例 150 例；相比之下，在美国和欧洲，每年每百万人口中的新发病例为 1~3 例。奥姆斯特德和明尼苏达州的年发生率为每百万人 2.6 例，在瑞典年发生率为每百万人口 1.2 例。日本尸检统计的患病率更高，每 3 000 例就有 1 例存在 TA 的证据。中国缺乏具体流行病学数据，据不完全统计，中国 TARA 占大动脉炎 38.0%~76.2%，双侧受累 49.1%~52%，高血压发生率 65.6%~83.6%。

二、病因及发病机制

大动脉炎病因及发病机制迄今尚不明确，感染、免疫、内分泌和遗传因素都与本病的发生有关。

（一）感染

可能致病菌有结核杆菌、链球菌、钩端螺旋体，以及梅毒螺旋体和风湿等。感染引起血管壁的变态反应或引发自身免疫反应。有报道本病患者可同时有肺部或肺外结核病灶，特别是动脉周围及主动脉旁有结核病灶，48% 患者有结核病史，86% 患者结核菌素试验阳性，在病理上有类似结核损害的朗格汉斯细胞肉芽肿。然而多项研究均未在受累的大动脉标本中检测到微生物感染。

（二）免疫介导

涉及体液和细胞免疫 2 个方面。炎症细胞浸润血管壁表明细胞介导的免疫机制最为重要，主动脉组织中浸润的细胞主要包括杀伤细胞，特别是 γδT 淋巴细胞。这些细胞通过释放大量溶细胞性化合物穿孔素从而引起血管损伤，对热休克蛋白 65 的识别可能促进这些浸润细胞的识别和黏附。体液因素同样参与了发病，约 95% TA 患者抗内皮细胞抗体升高。一项纳入 19 例患者的研究显示，在 18 例患者中发现了抗内皮细胞抗体，其滴度约为正常人的 20 倍。该病患者一般都没有与其他类型的血管损伤相关的自身抗体，如抗核抗体、抗中性粒细胞细胞质抗体、抗双链 DNA 抗体或抗心磷脂抗体。

（三）内分泌因素

本病多发于青年女性，正处于分泌各类激素的高峰期，有实验证明，该病患者卵泡期雌激素总量明显高于正常女性，而雌激素能明显降低动脉壁糖原分解的活力，使动脉壁受损。这可能与雌激素引起动脉平滑肌萎缩有关，导致血管炎症反应，使受累血管出现内膜的成纤维组织增厚，中膜纤维组织变性和弹性纤维断裂、重叠或消失。

（四）遗传因素

TA 发病的地域差异和发病方式不同表明遗传因素亦在其发病中起一定作用。日本、巴西和印度都有报道在 TA 的家族发病中包括单卵双胞胎同时发病，日本研究资料表明 1970 年以来共发现 10 对近亲如姐妹、母女等共患此病。多项研究中也观察到 HLA-Bw52 和 HLA-B39.2 在 TA 患者中出现频率增加，提示该病与遗传易感性有关。

三、病　理

病理（图 37-4-1）通常可见受累血管壁上有单个核细胞，主要为淋巴细胞、组织细胞、巨噬细胞和浆细胞的浸润，表明有活动性炎症。多核巨细胞和肉芽肿性炎症通常见于动脉中膜，弹性膜和中膜肌层的破坏可导致受累血管动脉瘤样扩张。而进行性炎症和致密瘢痕也可从动脉外膜开始进展，最终引起管腔狭窄闭塞。血管内膜增生也促进了动脉狭窄病变的发展，即使活动性炎症减轻，致密瘢痕组织依然可提示既往的血管炎。

TA 可累及肾动脉但很少累及肾内小动脉。TARA 是在大动脉炎基础上的、由免疫炎症介导的肾动脉管壁非特异性病变，常引起肾动脉主干及其主要分支的管壁增厚、管腔狭窄和/或闭塞，即 TARAS。TARA 可以单独存在，也可以是全身血管受累的一部分。

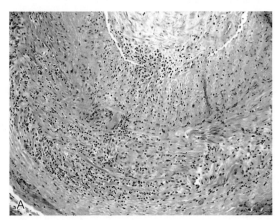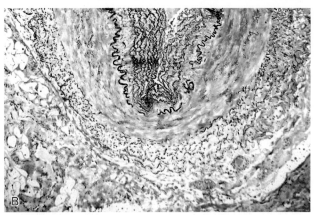

图 37-4-1　多发性大动脉炎

注：A. 肾动脉壁被大量单核细胞浸润并可见多核巨细胞，动脉壁无纤维素样坏死（HE×200）；B. 弹力纤维染色显示局部内弹力层断裂分层（van Gieson 染色 ×200）。

四、临床表现

（一）全身症状

在局部症状或体征出现前数周，患者可有全身不适、易疲劳、发热、食欲不振、恶心、出汗和体重下降症状，可急性发作，也可隐匿起病。约50%病例会出现关节痛或肌痛，临床上明显的滑膜炎较为少见。关节症状可为一过性，或持续数月或更长。在少数病例中，可在腿部发生类似于结节性红斑或坏疽性脓皮病的皮肤病变，皮损活检通常显示为小血管炎。当局部症状或体征出现后，全身症状可逐渐减轻或消失，部分患者则无上述症状。

（二）局部症状

随着疾病进展，主动脉近端或远端分支出现扩张、狭窄或闭塞，受累血管及其供应器官缺血的症状随即出现，例如肢端发凉，四肢活动时可出现间歇性跛行。在进展期病例中，肢体血管闭塞可导致缺血性溃疡或坏疽。多达50%的患者会累及肺动脉出现病理改变，肺部表现包括胸痛、呼吸困难、咯血以及肺动脉高压。颈动脉和椎动脉受累会引起脑血流量减少，从而导致眩晕、晕厥、直立性低血压、头痛、惊厥、痴呆和卒中，视力受损是脑缺血的晚期表现。肠系膜动脉缺血可引起腹痛、腹泻和胃肠道出血。由于主动脉炎或冠状动脉炎导致冠状动脉开口狭窄，可引起心绞痛、心肌梗死。主动脉瓣关闭不全最初是由升主动脉的明显扩张所致，瓣膜反流进而影响心脏结构功能，导致二尖瓣反流、充血性心力衰竭、肺动脉高压。

（三）肾脏表现

TA最常见的肾脏损害是累及肾动脉口的闭塞性腹主动脉疾病引起的肾血管性高血压，见于约60%患者，肾动脉狭窄也较为常见。也有少数报道TA患者会出现肾小球疾病的证据如血尿、蛋白尿等，此类肾小球疾病究竟是TA直接引起还是与之合并存在目前存在争论。无论肾血管还是肾小球病变，后期均可出现进展性肾功能不全。

（四）体征

患者常呈慢性病容，治疗前可能存在发热。超过半数的病例中会出现高血压，这是由于肾动脉狭窄或主动脉及其分支狭窄和弹性降低所致。但是，上肢动脉的狭窄或闭塞可能使得血压难以测量，此时需要在未受累大腿上使用宽袖带血压计来测量下肢血压。单侧或双侧上肢血压下降；双上肢的血压相差超过10mmHg是最常见表现。此外，上下肢的动脉搏动减弱，常呈非对称性；在锁骨下动脉、肱动脉、颈动脉和腹部血管处常可闻及血管杂音，有此异常者可能还存在主动脉瓣关闭不全的临床体征。疾病早期部分患者在较大关节处（如膝关节或腕关节）可查及滑膜炎。

五、检 查

（一）实验室检查

多为非特异性的，大多数患者中存在提示慢性病贫血的正细胞正色素性贫血，白细胞计数通常正常，急性期反应物如红细胞沉降率（erythrocyte sedimentation rate，ESR）增快、血清C反应蛋白（C-reactive protein，CRP）和α2球蛋白浓度增高以及低白蛋白血症反映潜在的炎症过程。这些检查结果并非精确和稳定可靠的指标，但通常反映了疾病的活动。

（二）影像学检查

1. X线检查　胸部X线检查可见左心室增大，主动脉扩张或纵隔增宽，提示大血管（包括升主动脉和降主动脉）的动脉瘤样扩张。

2. 多普勒超声　可探查主动脉及其主要分支狭窄或闭塞情况（如颈动脉、椎动脉、锁骨下动脉、肾动脉等）。经颅多普勒超声对评价颅内大动脉的血流速度和方向很有帮助。但不能用于检测深部血管如肺动脉和腹主动脉。

3. 计算机断层扫描（CT）和磁共振成像（magnetic resonance imaging，MRI）　MRI、CT及其血管造影可清晰显示受累血管光滑而逐渐变细的管腔狭窄或闭塞，同时伴随血管壁增厚。前两者被认为是显示血管壁增厚的最佳手段，能在早期发现动脉壁病变如炎症水肿，并在使用糖皮质激素治疗后随访观察到动脉血管壁厚度明显减少。在一项研究中，具有大动脉炎症状的患者接受了传统血管造影和CT螺旋扫描血管造影。CT血管造影对大动脉炎诊断的敏感性为95%，特异性为100%，并且在检测血管壁改变方面比传统血管造影更敏感。MRI和CT非侵入性的特点使其成为TA患者诊断和随访的最佳手段。

4. 正电子发射断层扫描（positron emission tomography，PET）　研究发现示踪剂FDG摄取增多的区域与MRI所示异常动脉节段的相关性良好，由此推测其在检测节段性动脉炎症方面，它可能比CT、MRI更敏感。理论上PET还能够区分活动性炎症所致血管增厚与瘢痕形成所致血管增厚，但其临床应用仍有待验证。

5. 血管造影　可见主动脉及其分支受累部位血管边缘不规则，伴狭窄和狭窄后扩张，动脉瘤形成，甚至闭塞，慢性病变伴周围侧支循环形成。动脉造影可明确动脉病变的位置及形态，也可沿同一动脉穿刺通路进行治疗性干预，例如在受累血管狭窄节段行血管成形术和/或支架置入术完成血运重建。其缺陷在于不能提供有关血管壁炎症状态的相关信息，且作为一种侵入性检查，存在放射线暴露，不适合用于监测疾病进展。

六、诊断与鉴别诊断

（一）诊断

1990年美国风湿病学会（American College of Rheumatology，ACR）已经制定了大动脉炎的分类标准以区分大动脉炎与其他类型的血管炎，具体标准如下：①发病年龄≥40岁；②肢体跛行；③单侧或双侧肱动脉搏动减弱；④双上肢收缩压相差至少10mmHg；⑤单侧或双侧锁骨下动脉或腹主动脉处闻及杂音；⑥主动脉及其一级分支或上下肢近端大动脉造影所示动脉狭窄或闭塞，且不能用动脉硬化、纤维肌发育不良或其他原因解释。若上述6项分类标准中至少具有3项，则患者可诊断为大动脉炎；该分类标准的敏感性和特异性分别为90.5%和97.8%。

2018年ACR更新了大动脉炎的分类标准见表37-4-1，满足准入条件后分类标准得分≥5分可诊断大动脉炎。

表 37-4-1　2018 年大动脉炎 ACR 分类标准更新

纳入标准	(1) 诊断时 ≤ 60 岁 (2) 血管炎的影像学证据	
标准	临床特征	
	(1) 女性	+1
	(2) 血管炎引起的心绞痛或缺血性心脏疼痛	+2
	(3) 上肢或下肢跛行	+2
	血管检查结果	
	(1) 动脉杂音	+2
	(2) 上肢脉搏减退	+2
	(3) 颈动脉脉搏减低或压痛	+2
	(4) 双上肢收缩压差 ≥ 20mmHg	+1
	血管造影和超声表现	
	(1) 受累动脉(选择之一):	
	一支	+1
	二支	+2
	三支或更多	+3
	(2) 影响成对分支动脉的血管炎	+1
	(3) 腹主动脉受累伴肾或肠系膜受累	+3

(二) 鉴别诊断

1. 肾动脉粥样硬化　常在 50 岁后发病,伴全身动脉硬化的其他临床表现,超声多普勒及血管造影检查有助于鉴别。

2. 肾动脉纤维肌发育不良　多见于女性,肾动脉造影显示其远端 2/3 及分支狭窄,无大动脉炎的表现。

3. 结节性多动脉炎　主要累及内脏中小动脉的坏死性血管炎,与大动脉炎表现不同。

4. 巨细胞动脉炎(颞动脉炎)　可根据患者发病年龄、种族背景和病变分布来对这两种疾病进行鉴别,发病年龄 ≥ 50 岁是最有价值的分类标准,小于 50 岁者极少发病。除此之外,可以通过上肢血管损害程度、肩部僵硬和头皮触痛等临床表现,对大多数患者进行鉴别。

5. 先天性主动脉缩窄　多见于男性,血管杂音位置较高,限于心前区及背部,全身无炎症活动表现,胸主动脉见特定部位(婴儿在主动脉峡部,成人型位于动脉导管相接处)狭窄。

6. 血栓闭塞性脉管炎(Buerger 病)　好发于吸烟史的年轻男性,为周围慢性血管闭塞性炎症。主要累及四肢中小动脉和静脉,下肢较常见。表现为肢体缺血、剧痛、间歇性跛行,足背动脉搏动减弱或消失,游走性表浅动脉炎,重症可有肢端溃疡或坏死等。

七、治　疗

TA 的主要治疗措施是糖皮质激素和免疫抑制剂,其治疗方法与其他系统性血管炎类似。若出现高血压和心力衰竭这些并发症,应开始针对性治疗。一旦出现大的动脉瘤

或不可逆的动脉狭窄,可能需行血管成形术、旁路移植术或其他手术。

(一) 糖皮质激素

激素对本病活动仍是主要的治疗药物,及时用药可有效改善症状,缓解病情。一般口服泼尼松 1mg/(kg·d),早晨顿服或分次服用,维持 3~4 周后逐渐减量,每 10~15 天减总量的 5%~10%,通常以 ESR 和 CRP 下降趋于正常作为减量的指标,剂量减至 5~10mg/d 时,应长期维持一段时间。如用常规剂量泼尼松无效,可改用其他剂型,危重者可用大剂量甲基泼尼松龙静脉冲击治疗。应用过程中要注意激素引起的库欣综合征、感染、继发高血压、糖尿病、精神症状和胃肠道出血等不良反应,长期使用要防止骨质疏松。

(二) 免疫抑制剂

约半数 TA 患者存在单用糖皮质激素治疗无法持续缓解的慢性活动性病变,常常在减量过程中疾病复发,这些患者与糖皮质激素抵抗的患者,应加用其他免疫抑制剂治疗。最常用的免疫抑制剂包括环磷酰胺、硫唑嘌呤和甲氨蝶呤、吗替麦考酚酯和来氟米特等。目前尚无研究资料明确上述免疫抑制剂中某一种优于其他,临床医生可根据患者个体情况先选择一种药物开始治疗,为期 4~6 个月,如结果不满意,再换用其他药物。为最大限度避免长期应用环磷酰胺的毒副作用,建议首先选择加用硫唑嘌呤、甲氨蝶呤、吗替麦考酚酯或来氟米特与糖皮质激素合用增强疗效,控制病情。仅对于危重患者和接受上述药物治疗后疾病仍呈活动性的患者采取环磷酰胺治疗。肾功能正常时,起始治疗剂量为每天 2~3mg/kg 分次口服,或静脉冲击治疗,每 4 周 0.5~0.75g/m² 体表面积。一般 3~6 个月内可达到初步缓解,泼尼松逐渐减量至 10~15mg/d。此时进入维持治疗阶段,即每周应用甲氨蝶呤或硫唑嘌呤替代环磷酰胺以减少其长期应用毒副作用。

(三) 新型生物制剂

目前已有多个病例报道显示,难治性 TA 患者可以从托珠单抗(tocilizumab,TCZ)治疗中获益。其治疗临床缓解率达 57%~100%、随访 6~27 个月后复发率 0~40%;但是日本的一项随机、双盲、安慰剂对照试验显示,对复发性大动脉炎患者予以 TCZ162mg/ 周治疗,TCZ 首次复发时间与安慰剂组无差异。肿瘤坏死因子 α 抑制剂治疗 TA 患者的临床缓解率 77%~93%、持续缓解率 50%~66%、激素停用率 58%~66%、复发率 33%~62%。2017 年美国一项多中心、随机双盲对照试验中,34 例初诊或者复发大动脉炎患者接受了阿巴西普(abatacept,ABA)10mg/kg 联合糖皮质激素治疗,12 周时 26 例患者缓解,进一步随机双盲进入 ABA 或安慰剂治疗,结果显示 ABA 治疗平均缓解时间 5.5 个月,12 个月无复发,生存率 22%,与安慰剂组无统计学差异。另一项无对照病例系列研究纳入 15 例需大剂量糖皮质激素维持缓解或接受其他药物治疗期间出现复发的患者,给予依那西普(7 例,初始剂量为一次 25mg,一周 2 次)或英夫利西单抗(8 例,初始剂量为 3~5mg/kg,2 周后给予第 2 剂,6 周后给予第 3 剂,此后每 4~8 周给药 1 次)治疗。15 例患者中有 14 例改善,10 例患者达到持续缓解,并停用糖皮质激素。但尚需进一步 RCT 研究证据来评估英夫利西

单抗、依那西普及乌司奴单抗用于该类患者治疗的安全性和有效性。

（四）抗凝降压

使用抗凝药物如阿司匹林 75~100mg，每天 1 次；双嘧达莫（潘生丁）25~50mg，每日 3 次等治疗，能预防和部分改善因血管狭窄闭塞缺血所致的一些临床症状。对高血压患者应积极控制血压。ACEI/ARB 对单侧肾动脉狭窄患者是首选。但对双侧肾动脉狭窄的患者必须慎用，因为这些药物将加重狭窄部位的缺血，导致肾衰竭。

（五）经皮腔内血管成形术（percutaneous transluminal angioplasty，PTA）

为大动脉炎的治疗开辟了一条新的途径，目前已应用于治疗肾动脉狭窄及颈动脉、锁骨下动脉、冠状动脉、腹主动脉狭窄等，获得较好的疗效。PTA 最常用于治疗肾动脉狭窄引起的高血压，治疗肾动脉狭窄的手术成功率达 89%，有 65% 患者高血压得到控制，20% 患者高血压有所缓解。在平均随访 5.4 年中，46% 患者血压一直正常。然而，当狭窄或闭塞累及较长动脉段或动脉已形成严重瘢痕时，经皮介入治疗成功率可能较低。

（六）外科手术

手术目的主要是解决肾血管性高血压，改善重要器官缺血和心脏功能。主要适应证是难以控制的肾血管性高血压、大脑或视觉系统局部缺血、动脉瘤即将破裂、严重的主动脉反流、肢体跛行等。主要手术方式有：①单侧或双侧肾动脉狭窄者，可行肾脏自身移植术或血管重建术，患侧肾脏明显萎缩者可行肾切除术；②单侧或双侧颈动脉狭窄引起的脑部严重缺血或视力明显障碍者，可行主动脉及颈动脉人工血管重建术或内膜血栓摘除术；③胸或腹主动脉严重狭窄者，可行人工血管重建术；④冠状动脉狭窄可行冠状动脉搭桥术；⑤进行性主动脉瓣关闭不全（aortic regurgitation，AR），可行瓣膜置换或瓣膜整复手术。旁路血管可以选择聚四氟乙烯人工血管或自体血管移植。此类手术由于局部组织质地脆弱且存在炎症，因此手术难度较大，有一定的并发症发生率，外科手术死亡率为 5%~20%。

需要强调的是，无论 PTA 还是手术治疗都必须在充分内科治疗、炎症得到完全控制情况下才可以进行。

八、预　后

TA 是一种慢性进行性血管病变。疾病活动度随时间变化，炎症严重程度可有显著的加重和减轻，该病最终可能消退，短期预后较好。一些随访研究报道的 5 年生存率为 80%~90%。预后主要取决于严重并发症（大动脉炎视网膜病变、高血压、AR 和动脉瘤）的发生率、进行性病变存在与否。糖皮质激素联合免疫抑制剂积极治疗可改善预后。其并发症有脑出血、脑血栓、心力衰竭、肾衰竭、心肌梗死，主动脉瓣关闭不全、失明等。死因主要为脑出血和肾衰竭。

（戴　兵　梅长林）

参考文献

［1］ JOKAR M, MIRFEIZI Z. Epidemiology of vasculitides in Khorasan Province, Iran [J]. Iran J Med Sci, 2015, 40 (4): 362-366.

［2］ KINT N, DE HAES P, BLOCKMANS D, et al. Comparison between classical polyarteritis nodosa and single organ vasculitis of medium-sized vessels: a retrospective study of 25 patients and review of the literature [J]. Acta Clin Belg, 2016, 71 (1): 26-31.

［3］ SHIMOJIMA Y, ISHII W, KISHIDA D, et al. Imbalanced expression of dysfunctional regulatory T cells and T-helper cells relates to immunopathogenesis in polyarteritis nodosa [J]. Mod Rheumatol, 2017, 27 (1): 102-109.

［4］ HUMAN A, PAGNOUX C. Diagnosis and management of ADA$_2$ deficient polyarteritis nodosa [J]. Int J Rheum Dis, 2019, 22 (Suppl 1): 69-77.

［5］ LAROIA ST, LATA S. Hypertension in the liver clinic-polyarteritis nodosa in a patient with hepatitis B [J]. World J Clin Cases, 2016, 4 (3): 94-98.

［6］ BORKUM M, ABDELRAHMAN H Y. Polyarteritis nodosa presenting as a bladder outlet obstruction [J]. S Afr Med J, 2016, 106 (11): 1086-1087.

［7］ ABE Y, TADA K, YAMAJI K, et al. Association of five-factor score with the mortality in Japanese patients with polyarteritis nodosa [J]. Mod Rheumatol, 2018, 28 (2): 308-312.

［8］ KAWASAKI T, SINGH S. Kawasaki disease-the journey over 50 years: 1967-2017 [J]. Int J Rheum Dis, 2018, 21 (1): 7-9.

［9］ MCCRINDLE B W, ROWLEY A H, NEWBURGER J W, et al. Diagnosis, treatment, and long-term management of Kawasaki Disease [J]. Circulation, 2017, 135 (17): e927-e999.

［10］ WENG K P, WEI J C, HUNG Y M, et al. Enterovirus infection and subsequent risk of Kawasaki Disease: a population-based cohort study [J]. Pediatr Infect Dis J, 2018, 37 (4): 310-315.

［11］ ZOU Q, M A S, ZHOU X. Ultrasound versus temporal artery biopsy in patients with Giant cell arteritis: a prospective cohort study [J]. BMC Med Imaging, 2019, 19 (1): 47.

［12］ KERMANI T A. Takayasu arteritis and giant cell arteritis: are they a spectrum of the same disease? [J]. Int J Rheum Dis, 2019, 22 Suppl 1: 41-48.

［13］ STONE J H, TUCKWELL K, DIMONACO S, et al. Trial of tocilizumab in giant-cell arteritis [J]. N Engl J Med, 2017, 377 (4): 317-328.

［14］ VILLIGER P M, ADLER S, KUCHEN S, et al. Tocilizumab for induction and maintenance of remission in giant cell arteritis: a phase 2, randomised, double-blind, placebo-controlled trial [J]. Lancet, 2016, 387 (10031): 1921-1927.

［15］ SEROR R, BARON G, HACHULLA E, et al. Adalimumab for steroid sparing in patients with giant-cell arteritis: results of a multicentre randomised controlled trial [J]. Ann Rheum Dis, 2014, 73 (12): 2074-2081.

［16］ NAKAOKA Y, LSOBE M, TAKEI S, et al. Efficacy and safety of tocilizumab in patients with refractory Takayasu arteritis: results from a randomised, double-blind, placebo-controlled, phase 3 trial in Japan (the TAKT study)[J]. Ann Rheum Dis, 2018, 77 (3): 348-354.

［17］ LANGFORD C A, CUTHBERTSON D, YTTERBERG S R, et al. A randomized, double-blind trial of abatacept (CTLA-4Ig) for the treatment of Takayasu arteritis [J]. Arthritis Rheumatol, 2017, 69 (4): 846-853.

［18］ 大动脉炎性肾动脉炎诊治多学科共识专家组 . 中国大动脉炎性肾动脉炎诊治多学科专家共识 [J]. 中华风湿病学杂志 , 2019, 23 (9): 581-587.

第38章

微小血管炎

1994 年在美国 Chapel Hill 召开了有关系统性血管炎命名的国际会议,所命名的原发性小血管炎中,一类疾病与抗中性粒细胞细胞质抗体(anti-neutrophil cytoplasmic antibodies,ANCA)密切相关,后者是其特异性血清学诊断工具,因而称之为 ANCA 相关性血管炎(ANCA-associated vasculitis,AAV)。本章重点讲述韦格纳肉芽肿病、显微镜下多血管炎、变应性肉芽肿性血管炎和肾脏局限型血管炎(renal-limited vasculitis,RLV)。2012 年在美国 Chapel Hill 召开的血管炎国际大会上,又将这一沿用了近 20 年之久的分类命名标准进行了一些修订,并将其中的韦格纳肉芽肿病更名为肉芽肿性多血管炎(granulomatosis with polyangiitis,GPA),将 Churg-Strauss 综合征更名为嗜酸性肉芽肿性多血管炎(eosinophilic granulomatosis with polyangiitis,EGPA)。

ANCA 是一种以中性粒细胞和单核细胞细胞质成分为靶抗原的自身抗体。ANCA 的主要检测方法包括间接免疫荧光(indirect immunofluorescence,IIF)和酶联免疫吸附法(enzyme linked immunosorbent assay,ELISA)。间接免疫荧光法可呈细胞质型(cytoplasmic ANCA,cANCA)和环核型(peri-nuclear ANCA,pANCA);cANCA 的主要靶抗原是蛋白酶 3(proteinase3,PR3),pANCA 的主要靶抗原之一是髓过氧化物酶(myeloperoxidase,MPO)。

第二类微小血管炎是由免疫复合物介导,包括抗肾小球基底膜(glomerular basement membrane,GBM)病,冷球蛋白血症血管炎,IgA 血管炎和抗 C1q 血管炎。前三者在本书已有详述,本章第 2 节将简述 C1q 血管炎。

第1节 ANCA 相关性血管炎

一、病　因

AAV 病因尚不清楚。目前认为该类疾病的发生是多因素的,有可能是在某些遗传背景下由某些环境因素诱发,后者包括感染、药物以及职业接触等。

(一)遗传

AAV 的发生有一定家族聚集倾向,有几项家族性的病例报告提示遗传因素可能是其病因之一;但主要组织相容性复合物与 AAV 关系还不明确。Heckmann 等针对德国患者的研究发现,HLA-DPB1*0401 等位基因与发生 GPA 相关;而来自荷兰的研究发现 HLA-DR4 和 DR13(6)与发生 GPA 相关。对于 EGPA,HLA-DRB4 可能是个危险的遗传因素。来自日本的研究显示,HLA-DRB1*0901 与发生 MPA 相关。最近,来自欧洲血管炎研究组(European Vasculitis Study Group,EUVAS)的全基因组关联研究(GWAS)显示,HLA-DP 基因和编码 α1- 抗胰蛋白酶的基因 SERPINA1 与发生 PR3-ANCA 阳性血管炎密切相关,而 HLA-DQ 基因与发生 MPO-ANCA 阳性血管炎密切相关。

(二)感染

很多研究表明细菌感染和 GPA 的发病以及复发均有关,其机制目前尚不明确。在这些细菌中,金黄色葡萄球菌与 GPA 的关系是最紧密的。很多 GPA 患者的上呼吸道中可以分离出金黄色葡萄球菌,而鼻腔长期携带金黄色葡萄球菌是 GPA 复发的重要危险因素。最近的研究发现鼻腔金黄色葡萄球菌可以表达超抗原金黄色葡萄球菌毒性休克综合征毒素 1(superantigen staphylococcal aureus toxic shock syndrome toxin1),这种抗原可能是 GPA 患者复发的危险因素。GPA 患者外周血 CD4$^+$T 淋巴细胞对于金黄色葡萄球菌有记忆,而且其中一些可以识别 PR3,这就提示金黄色葡萄球菌特异性 CD4$^+$ 细胞可能是免疫反应的触发因素之一。但是在动物模型中,金黄色葡萄球菌感染的小鼠中却没有发现这种特异的 T 淋巴细胞。

对于金黄色葡萄球菌引起 GPA 发病的机制目前尚不明确,但是有一些假说:①金黄色葡萄球菌可能刺激 B 细胞和 T 细胞,导致 GPA 发生;②金黄色葡萄球菌的细胞壁成分可以多克隆激活 B 细胞导致 ANCA 持续产生;③金黄色葡萄球菌可直接刺激中性粒细胞,使其细胞膜表面表达 PR3 增加,后者与 PR3-ANCA 相互作用导致中性粒细胞呼吸爆发和脱颗粒;④金黄色葡萄球菌产生的一种酸性磷脂酶可与内皮细胞相互作用而产生肾损伤。

近来,国外学者发现在 AAV 肾损害的患者中大多可检测出另一种 ANCA,其靶抗原是人类溶酶体膜蛋白 2(human lysosomal membrane protein-2,LAMP-2)。LAMP-2 与许多革兰氏阴性杆菌成分具有很强的交叉抗原性,而且抗 LAMP-2 抗体具有直接的导致寡免疫沉积性新月体肾炎的作用,这进一步说明感染和 AAV 之间的潜在联系。但该研究结果没有能够被其他研究组所重复,因此有待进一步证实。

(三) 药物

药物可以诱发 ANCA 阳性小血管炎,其中以丙硫氧嘧啶(propylthiouracil,PTU)和肼屈嗪研究最为深入。

在服用 PTU 的患者中,血清 ANCA 阳性率在 4%~46%,其中大约 1/4 患者临床发生血管炎。相对于不发生小血管炎患者,发生小血管炎患者血清抗 MPO 抗体阳性率高、滴度高以及亲和力高;发生血管炎的其他危险因素包括:长期应用 PTU 以及血清 ANCA 识别多种靶抗原者。

PTU 诱发的小血管炎与原发性小血管炎有很多相似之处,但以下一些特点可以协助鉴别。原发性小血管炎血清 ANCA 多只识别一种靶抗原,即 PR3 或 MPO;而 PTU 诱发的 ANCA 可以识别多种靶抗原,除了 PR3 和 MPO 之外,还可以识别多种其他的靶抗原,包括弹力蛋白酶、组织蛋白酶 G、乳铁蛋白、天青杀素等,提示 PTU 诱发的 ANCA 是 B 细胞多克隆活化的结果。此外,PTU 诱发的抗 MPO 抗体在免疫学特性与原发性小血管炎患者的血清抗 MPO 抗体之间存在较大差别。相对于原发性小血管炎患者的抗 MPO 抗体,PTU 诱发的抗 MPO 抗体缺少 IgG3 亚型、滴度高而亲和力低、识别的抗原决定簇位点局限;PTU 诱发的抗 MPO 抗体更易于识别 MPO 分子的 P 肽段和 H4 肽段。由于 IgG3 有较强的固定和激活补体的能力,因此推测 PTU 诱发的 MPO 抗体致病能力较弱。在 PTU 诱发的小血管炎临床缓解后,抗 MPO 抗体可以长期保持阳性,然而抗 MPO 抗体的 IgG4 亚型却迅速下降,这与原发性小血管炎缓解期抗 MPO 抗体 IgG4 亚型长期保持阳性是不同的。由于 IgG4 亚型的产生是由于抗原的长期慢性刺激,因此推测 PTU 诱发的 MPO 抗体的产生可能是由于长期应用 PTU 的结果,而停用 PTU 之后,抗 MPO 抗体滴度就迅速下降。以上研究均提示 PTU 诱发的 ANCA 与原发性小血管炎的 ANCA 在产生机制上存在差异。

PTU 诱发 AAV 的机制尚不清楚,国外曾有研究认为 PTU 在进入体内后可能成为 MPO 的作用底物,也有人认为 MPO 与 PTU 反应后可能改变了 MPO 的部分结构并使之成为一种可以诱发自身免疫反应的半抗原(hapten)。

(四) 硅

AAV 的发生与吸入或接触某些特殊的过敏原或化学物质有关,各种变态反应如过敏性鼻炎及哮喘等在 GPA 和 EGPA 患者中很常见。流行病学调查显示 AAV 的发生与接触或吸入含硅的物质密切相关。接触或吸入含硅物质引发 ANCA 相关性小血管炎可能机制主要包括两个方面:①硅颗粒是 T、B 淋巴细胞的激活剂,可导致自身免疫反应和自身抗体的产生如 ANA、ANCA 以及类风湿因子;②硅颗粒可激活单核细胞和巨噬细胞,使它们释放 IL-1、IL-12、TNF-α、氧自由基和中性粒细胞脱颗粒而释放如 PR3、MPO 等,引起血管内皮细胞损伤。但该机制不能解释为何接触硅物质与 ANCA 相关性小血管炎的发生关系密切,而与其他自身免疫病如 SLE 的发生无明显相关性。

接触二氧化硅的粉尘与很多自身免疫性疾病的发生有关,特别是 AAV。病例对照研究显示,在发生 AAV 的患者中,22%~46% 在发病之前接触过二氧化硅。例如在 1995 年日本神户发生大地震之后,该地区 AAV 发生率和严重程度都明显上升,这可能与空气中二氧化硅颗粒含量升高有关。二氧化硅可通过 T 细胞受体刺激淋巴细胞并吸引中性粒细胞,导致自身免疫反应和 ANCA 的产生;硅可以诱导单核细胞、巨噬细胞甚或中性粒细胞凋亡,中性粒细胞凋亡过程中表面可以表达 MPO,ANCA 与凋亡细胞表面的 MPO 结合,导致细胞因子、氧自由基和溶酶体酶的释放,从而导致血管炎的发生。

二、流行病学

(一) 发病率

在过去 20 多年中,在欧洲、日本、美国、新西兰和澳大利亚已有了 AAV 流行病学研究资料。据报道,在欧洲 AAV 总体发病率在 13/1 000 000~20/1 000 000。20 世纪 80 年代初,英国 GPA 和 MPA 发病率为 1.5/1 000 000,到 20 世纪 80 年代末,显著增加到 6.1/1 000 000。同样地,在同一时期,瑞典 GPA 发病率从 3/1 000 000 人口增加到 8/1 000 000。然而,自从 21 世纪初以来,发病率一直稳定,这表明在引入常规 ANCA 检测后,医师对本病的认识得到了提高。AAV 男女比例相似,男性略多;发病年龄多见于中老年。

(二) 患病率

AAV 患病率为 46/1 000 000~184/1 000 000。AAV 患病率在过去 20 年中普遍增加,这可能反映了患者生存率提高,也可能是由于病例识别的改善。

AAV 在秋冬季多发,关于 AAV 疾病谱与季节和纬度变化的关系,有作者认为可能与紫外线照射和维生素 D 水平有关,最近也有研究发现维生素 D 水平与 AAV 的复发有一定的相关性,但尚需要进一步研究来证实。

在我国,尚缺乏关于 ANCA 相关性血管炎的流行病学研究。近来,北大医院肾内科应用全国医院质量监控系统(Hospital Quality Monitoring System,HQMS),后者覆盖了全国 54.1% 的三级医院,年度跨越 2010—2015 年,对全国住院人群中的 ANCA 相关性血管炎患者的流行病学特点进行研究;共纳入了 43 677 829 例住院患者,其中 0.25‰ (10 943) 诊断为 AAV。结果发现,2010—2015 年,AAV 在住院人群中的患病比例趋势相对稳定(2010 年为 0.34‰,2015 年为 0.27‰),患病比例随着纬度增高而增加(华北地区为 0.44‰,华南地区为 0.27‰)。全年中,冬季患者入院比例最高(30.2%)。我国少数民族之一的侗族患病比例最高(0.67‰),壮族次之(0.60‰),均较全国平均水平高出 1 倍以上。与环境污染相关性分析显示,AAV 患病比例与一氧化碳污染相关。在云南省昭通市 2014 年发生地震后,2015 年 AAV 患病比例是 2013 年的 1.54 倍。关于本病在我国的患病率和发病率,尚需要全国性的流行病调查研究。

三、发病机制

AAV 的发病机制至今虽然尚未完全阐明,但主要与 ANCA、中性粒细胞和补体的相互作用密切相关。此外,淋巴细胞、抗内皮细胞抗体等也发挥一定作用。

（一）ANCA

来自临床研究、体内实验以及体外实验的研究均表明，ANCA 本身具有致病作用。国外学者报道了 1 例罕见病例，母亲循环中的 MPO-ANCA 通过胎盘进入胎儿体内，出生 48h 后，新生儿即出现肺肾综合征。这为 ANCA 的致病性提供了最直接的证据。Xiao 等用小鼠 MPO 免疫 MPO 基因敲除的小鼠（MPO–/–），产生抗小鼠 MPO 抗体。将此抗体注射到野生型小鼠或 T、B 淋巴细胞功能缺失的 Rag2（–/–）小鼠，可观察到与人类 AAV 类似的寡免疫坏死性新月体肾炎、肺泡小血管炎。随后的动物实验证实细菌脂多糖（lipopolysaccharides，LPS）与 MPO-ANCA 协同作用可加重肾脏损伤。体外实验证实 ANCA 可以使经过 TNF-α 预处理的中性粒细胞发生脱颗粒反应，产生大量具有致病活性的氧自由基和释放中性粒细胞颗粒中的各种蛋白酶，使内皮细胞直接暴露于蛋白酶的损伤之下，中性粒细胞与内皮细胞之间的相互作用最终导致内皮细胞的损伤。

（二）中性粒细胞

由于 ANCA 的靶抗原主要贮存于中性粒细胞的嗜天青颗粒中，AAV 典型的病理表现包括大量的中性粒细胞在病变部位如肾小球浸润，故中性粒细胞一直就是众多研究者关注的焦点。

如前所述，体外实验证明，ANCA 能够激活中性粒细胞，导致中性粒细胞发生呼吸暴发和脱颗粒，释放活性氧自由基和各种蛋白酶等，损伤血管内皮细胞，从而发生血管炎。

Xiao 等的实验动物模型中，在病变肾小球可以见到大量中性粒细胞浸润，尤其是毛细血管祥纤维素样坏死处。用抗小鼠中性粒细胞抗体 NIMP-R14 清除循环中的中性粒细胞后，MPO-ANCA 则不能诱发小鼠出现坏死性新月体肾炎。

最近，国外学者发现了中性粒细胞参与 AAV 发生的新致病机制。ANCA 介导的中性粒细胞活化可产生"中性粒细胞细胞外罗网"（neutrophil extracellular traps，NETs），其中也包含 PR3 和 MPO；NETs 可以黏附和损伤内皮细胞，还可以激活浆细胞样树突状细胞，后者可以产生干扰素 α 并激活 B 细胞产生 ANCA。

（三）补体

由于 AAV 典型的病理特点是寡免疫沉积性炎症，故在很长的一段时间里补体在本病发生中的作用被忽略了。然而，最近研究发现补体旁路活化途径在 AAV 的发病机制中起了非常重要的作用，从而成为当今本病发病机制研究的重大热点。

Xiao 等运用基因敲除小鼠确证了补体的旁路激活途径参与了 AAV 的致病过程。首先，在上述 MPO-ANCA 的大鼠模型中耗竭补体之后可以完全阻断抗 MPO 抗体诱发的坏死性新月体性肾炎；其次，基因敲除补体 C4（C4 是补体经典途径和凝集素活化途径所必需的因子）并不影响上述坏死性新月体性肾炎动物模型的建立，而基因敲除补体 C5（C5 是 3 条补体活化途径所必需的共同因子）或 B 因子（B 因子是补体旁路活化所必需的因子）者则不发生肾脏病变，说明补体旁路途径的活化参与了本病的发病机制。

进一步的研究发现过敏毒素 C5a 是补体参与 AAV 发病机制的关键因子之一，C5a 可以刺激中性粒细胞表面上调 ANCA 靶抗原的表达，随后在 ANCA 的作用下，中性粒细胞发生呼吸爆发和脱颗粒反应，释放大量过氧化物和蛋白水解酶，同时还释放补体旁路途径活化所必需的因子（P 因子等），进一步活化补体旁路途径。因此，C5a 及其在中性粒细胞上的 C5a 受体所形成的正反馈环路在 ANCA 介导的中性粒细胞活化中发挥了重要作用。补体活化所形成下游的活化产物 C5a 是致病的核心环节，它一方面介导了 ANCA 诱导中性粒细胞发生呼吸爆发和脱颗粒，从而导致疾病的发生；另一方面，在 ANCA 的作用下，C5a 刺激中性粒细胞活化后还进一步激活凝血系统，导致血栓栓塞事件的发生。

总之，ANCA、中性粒细胞和补体三者之间的相互作用，是 AAV 发病机制中最为关键的环节。

四、病　理

（一）光镜

无论是 GPA、MPA 或 EGPA，其肾脏病理变化基本相同，即以寡免疫沉积型坏死性新月体肾炎为特征（图 38-1-1A~E），见第 15 章"新月体性肾小球肾炎"。

绝大多数患者光镜改变为局灶节段性肾小球毛细血管祥坏死和新月体形成，一般肾小球内无明显细胞增殖。肾小球毛细血管祥坏死区域肾小球毛细血管祥基底膜（GBM）断裂，鲍曼囊壁粘连、破裂，肾小球周围可伴有多核巨细胞。肾活检标本内常具有多种不同病变和/或不同阶段的病变，如细胞性和纤维性新月体，同时存在节段性坏死性肾小球和肾小球球性废弃和或节段废弃的毛细血管祥。20%~50% 肾活检标本显示肾小球以外的肾小动脉呈纤维素样坏死。有时可见髓质直小动脉（vasa recta）坏死性白细胞破碎性血管炎，又称髓质血管炎（medullary angiitis）。肾间质常有不同程度、范围不一的炎症细胞浸润，通常为淋巴细胞、单核细胞和浆细胞。肾间质病变程度、范围与肾小球病变严重性和受累肾小球的比例相关，有时在肾间质可以见到以小血管为中心的肉芽肿形成。需要指出的是，无论是球周肉芽肿或是肾间质的肉芽肿，对于区分 GPA/EGPA 与 MPA 并无特异性（有鉴别意义的是呼吸道的肉芽肿）。在 EGPA 患者中，间质可见大量嗜酸性粒细胞。

（二）免疫荧光和电镜

免疫荧光一般无免疫复合物，或仅见微量沉着。在细胞性新月体或小球坏死部位及坏死动脉可见纤维蛋白原（图 38-1-1F）。电镜可见基底膜断裂及电子致密的纤维蛋白渗出，无或少量免疫复合物类电子致密物的沉积（图 38-1-2）。近年来随着对本病认识的深入，发现肾脏病理有免疫复合物沉积者不断增多。最近在美国一项研究显示，ANCA 相关性肾炎患者中约半数患者电镜检查有电子致密物沉积，免疫荧光显示主要以 IgM 和 C3 在肾小球系膜区沉积居多。来自国内的资料也有类似发现，与经典的寡免疫复合物沉积者相比，有免疫沉积者的特点是前驱感染多、尿蛋白量大以及肾预后可能不佳。

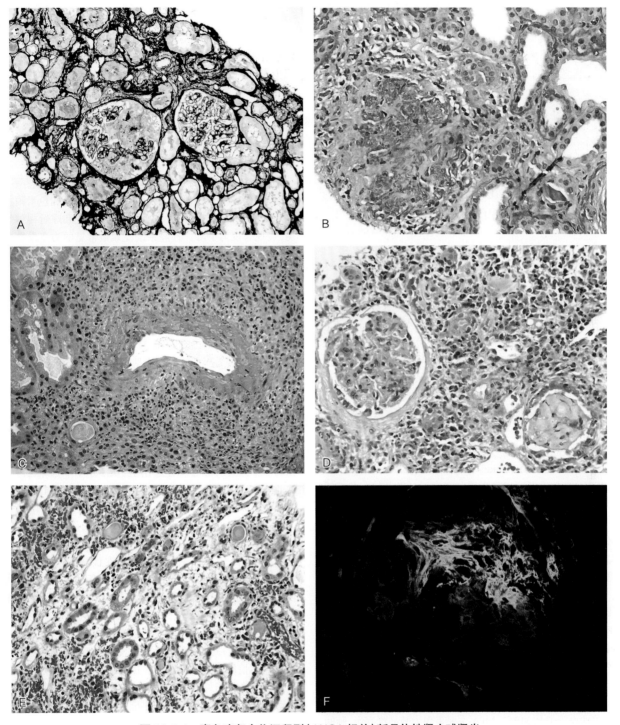

图 38-1-1　寡免疫复合物沉积型（ANCA 相关）新月体性肾小球肾炎

注：A. 肾小球节段毛细血管袢坏死，另一个肾小球基本正常（PASM×200）；B. 鲍曼囊断裂、消失，炎症细胞包绕球性废弃的肾小球（PAS×400）；C. 小叶间动脉血管壁广泛纤维素样坏死，外膜大量中性粒细胞聚集（HE×400）；D.Churg-Strauss 综合征/嗜酸性肉芽肿性多血管炎患者肾间质中存在广泛的嗜酸性粒细胞浸润，肾小球轻度缺血性改变（HE×400）；E.1 例 ANCA 相关新月体性肾小球肾炎患者的髓质血管炎，髓质存在中性粒细胞炎症伴局灶性出血；F. 坏死及细胞性新月体区域纤维蛋白原染色呈强阳性，非坏死节段呈阴性（IF×400）。

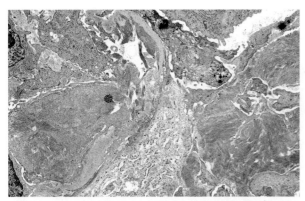

图 38-1-2　寡免疫复合物沉积型（ANCA 相关）新月体性肾小球肾炎

注：电镜可见节段肾小球毛细血管袢基底膜断裂及电子致密的纤维蛋白渗出；无电子致密物沉积（EM×5 000）。

五、临床表现

ANCA 相关小血管炎可见于各年龄组，尤以老年人多见，50~60 岁为高发病年龄。患者常有不规则发热、疲乏、关节肌肉疼痛和体重下降等非特异性症状。

肾脏活动性的突出表现为血尿，可见红细胞管型，缓解期患者血尿可消失，因此血尿是判断肾脏血管炎是否活动的重要标志物。可伴有蛋白尿，但 AAV 肾脏受累蛋白尿量一般不大，少数患者可以表现为大量蛋白尿甚至肾病综合征，表现为大量蛋白尿者肾脏免疫荧光病理及电镜检查多为非典型的"寡免疫沉积型"，而是常伴有免疫复合物以及电子致密物的沉积。肾功能受累常见，半数以上表现为急进性肾小球肾炎（rapidly progressive glomerulonephritis，RPGN），少数患者可以有少尿和高血压。患者起病急性或隐匿性，通常从局部开始发病，如 GPA 多首先累及上呼吸道，逐渐进展成伴有肾受累的系统性疾病，肾脏病变可轻重不等。相比较而言，MPA 的肾脏受累发生率较高，而且可以呈肾脏为唯一受累器官。肾脏病变不经治疗病情可急剧恶化。EGPA 国内发病率低，只有个例报道。

多数 ANCA 相关性血管炎患者多有肺受累，临床上主要表现为咳嗽、呼吸困难和咯血，重症因肺泡广泛出血发生呼吸衰竭而危及生命。GPA 患者中弥漫性肺泡出血不常见，临床上咯血常常不是弥漫性肺泡出血造成，而是和结节性病变及局部浸润有关。如果 GPA 患者发生弥漫性肺泡出血，常常是严重暴发性 GPA 早期的表现，而且急性肾衰竭发生非常早，应引起高度重视。我国最为常见的 ANCA 相关性血管炎是 MPA。MPA 主要表现为肺部浸润影、肺间质纤维化和肺出血，后者可以是痰中带血，也可以弥漫性肺泡出血引起 I 型呼吸衰竭而危及患者生命。EGPA 临床表现为过敏如哮喘、血嗜酸性粒细胞增高和肉芽肿性血管炎。肺受累主要表现为肺部浸润影，有时为一过性肺部阴影。影像学检查最常见表现是肺脏的结节影和浸润影，一般通常累及双侧中下肺野。GPA 患者的结节影通常为大小不等，可以有空洞形成。肺脏的浸润影可以形式多样，可以呈弥漫性、双侧、低密度影，提示为肺出血。弥漫性肺泡出血

者可以表现为双侧肺门的蝶形阴影而类似于急性肺水肿的征象。此外，MPA 患者还可以肺间质纤维化为首发表现。

本病常累及上呼吸道，特别是 GPA。鼻受累多见，可表现为脓性或血性分泌物增多、鼻炎、鼻窦炎甚至鞍鼻等，鼻黏膜活检或手术切除的组织可以发现以小血管为中心的肉芽肿性血管炎或非特异性炎症。咽喉部位受累可以表现为声带的慢性炎症，患者声音嘶哑，甚至不能发声。另一相对少见的头颈部受累表现是声门下狭窄（subglottic stenosis），主要表现为气道狭窄和影响声带发声，严重者可以出现缺氧、心率加快而不得不行气管切开。声门下狭窄的部位早期可以为慢性非特异性炎症反应和局部软组织增生，但长期慢性病变也可以出现纤维化和瘢痕形成。

耳受累可表现为听力下降、耳鸣、中耳炎和鼓膜穿孔。眼受累可表现为"红眼病"，一般认为系巩膜炎和色素膜炎等病变所致，部分患者还可以有视网膜病变和球后视神经炎，表现为视力下降。神经系统受累最常见的为多发性单神经炎，表现为感觉异常，少数患者表现为严重的神经痛。关节和肌肉受累主要表现为多发性关节、肌肉疼痛，肌肉活检可以看到典型的小血管炎或血管周围炎。皮肤受累可表现为网状青斑、紫癜或荨麻疹等，活检常可见到典型的皮肤白细胞碎裂性血管炎。消化道受累常表现为不易愈合的胃或十二指肠溃疡，还可表现为胃肠道出血、腹痛、腹泻，胃肠道血管炎最为严重的并发症是肠穿孔导致腹膜炎和败血症。泌尿生殖系统受累较少见。

六、临床活动及慢性化指标

AAV 一旦全身多系统受累则进展迅速，及时给予免疫抑制治疗可以明确地改善患者的预后。但是临床目前面临的一个重要问题是长期应用糖皮质激素和细胞毒药物如环磷酰胺也可以引起严重的副作用。因此从临床上需要有明确的指标来判断病情的活动以指导治疗方案的选择。

实验室指标中 ANCA 主要用于疾病的诊断，ANCA 的滴度与病情相关，但 ANCA 并不能作为判断病情的主要指标，一是部分 ANCA 阳性的患者在疾病进入缓解期后 ANCA 滴度虽有下降，但仍然长期维持阳性；二是 ANCA 仅在部分原发性小血管炎中阳性，还有相当一部分患者在疾病的活动期 ANCA 阴性。ANCA 对于判断病情的活动性和复发的价值目前还存在广泛争议，最近一项针对 156 例 GPA 患者的多中心前瞻性研究发现，PR3-ANCA 水平的变化与病情缓解或复发无关。ESR 和 CRP 作为反映急性炎症性病变的指标和小血管炎的临床病情密切相关，但是二者并不特异，也不能准确提供临床病情活动情况。

目前临床上国际公认的用来判断血管炎全身病情活动的是伯明翰血管炎活动性评分（Birmingham Vasculitis Activity Score，BVAS）评分系统。BVAS 于 1994 年由 Luqmani 等提出。该评分系统主要基于近 4 周内与小血管炎相关的新出现的临床症状和体征，涉及小血管炎可以累及到的 9 个主要脏器，共计 59 个指标。在临床验证中证实该系统可以准确判断脏器的受累程度，可以用来指导临床治疗。BVAS 分值越高，临床疾病越为活动，同时也提示临床预后越差。表 38-1-1 中列举了 BVAS 的详细内容。目前临床上也已

表 38-1-1　系统性小血管炎 BVAS 评分系统

受累脏器和指标	权重分数	受累脏器和指标	权重分数
1. 全身表现	最多 3 分	**6. 心血管**	最多 6 分
无	0	无	0
乏力 / 不适	1	杂音	2
肌痛	1	新近的脉搏丧失	4
关节痛 / 关节炎	1	主动脉瓣关闭不全	4
发热（<38.5℃）	1	心包炎	4
发热（>38.5℃）	2	新发生的心肌梗死	6
1 个月内体重下降 1~2kg	2	心肌病	6
1 个月内体重下降 >2kg	3		
2. 皮肤	最多 6 分	**7. 腹部**	最多 9 分
无	0	无	0
梗死	2	腹痛	3
紫癜	2	血性腹泻	6
其他皮肤血管炎	2	胆囊穿孔	9
溃疡	4	肠梗死	9
坏疽	6	胰腺炎	9
多发性指（趾）坏疽	6		
3. 皮肤黏膜	最多 6 分	**8. 肾脏**	最多 12 分
无	0	无	0
口腔溃疡	1	高血压（舒张压 >90mmHg）	4
会阴部溃疡	1	蛋白尿（>+ 或 >0.2g/24h）	4
结膜炎	1	血尿（>+ 或 >10 个 RBC/ml）	8
巩膜外层炎	2	血肌酐 125~249μmol/L	8
眼色素膜炎 / 葡萄膜炎	6	血肌酐 250~499μmol/L	10
视网膜渗出	6	血肌酐 ≥ 500μmol/L	12
视网膜出血	6	血肌酐升高 >10%	12
4. 耳鼻喉	最多 6 分	**9. 神经系统**	最多 9 分
无	0	无	0
鼻分泌物 / 鼻堵	2	器质性精神错乱 / 痴呆	3
鼻窦炎	2	癫痫发作（非高血压性）	9
鼻出血	4	卒中	9
鼻痂	4	脊髓病变	9
外耳道溢液	4	外周神经病变	6
中耳炎	4	多发性运动性单神经炎	9
新发生的听力下降 / 耳聋	6		
声嘶 / 喉炎	2		
声门下受累	6		
5. 胸	最多 6 分	**理论上最大积分**	63
无	0		
呼吸困难 / 喘鸣	2		
结节 / 纤维化	2		
胸腔积液 / 胸膜炎	4		
肺浸润	4		
咯血	4		
大咯血	6		

经提出了血管炎损伤指数(vasculitis damage index,VDI)用来判断全身多系统的脏器损伤或慢性化程度。VDI包括10个脏器的64项指标,同时还有长期用药造成的副作用的指标。关于VDI的应用价值,尚有待进一步评价。

AAV受累脏器的硬化或纤维化是判断器官功能损伤、疾病的严重程度和预后最为重要的指标。如肾脏受累的小血管炎患者,纤维性新月体、肾小球硬化和肾间质纤维化提示病变处于慢性期,这些病变可用来判断肾损伤情况和预后。

七、鉴别诊断

(一)抗肾小球基底膜(glomerular basement membrane,GBM)抗体病

AAV与抗GBM病临床症状有很多相似,特别是呈现肺肾综合征时,但二者治疗方案不完全相同,预后很不相同,所以鉴别诊断尤为重要。可结合血清免疫学检查,前者ANCA阳性,后者抗GBM抗体阳性;肾活检标本免疫荧光前者阴性或微量,后者IgG和C3呈光滑线样沿GBM分布,可协助鉴别。值得注意的是,抗GBM抗体病患者中有20%~30%的患者可同时合并有ANCA阳性,其临床表现和对强化免疫抑制治疗的反应更接近于单纯抗GBM抗体阳性者,因此疗效和预后较差。

(二)药物诱发的小血管炎

如前所述,药物可以诱发ANCA阳性小血管炎,特别是丙硫氧嘧啶(propylthiouracil,PTU)等。PTU诱发的ANCA相关性血管炎与原发性小血管炎有很多相似之处,以下特点可以帮助鉴别。①与原发性小血管炎不同的是PTU诱发的ANCA相关性血管炎患者中绝大多数为中青年女性,可能与此人群中易发相关。②PTU诱发的ANCA相关性血管炎病理改变较轻,如肾穿刺病理中新月体形成的比例、毛细血管袢坏死的比例均比原发性小血管炎低,且PTU所致血管炎的肾脏损害免疫复合物沉积较多见,而不是原发性小血管肾损害典型的寡免疫沉积型。③2种疾病抗体(ANCA)的免疫学特性存在差别。

(三)其他疾病引起的坏死性新月体性肾炎

坏死性新月体性肾炎并非AAV所特有的病理改变,狼疮性肾炎、过敏性紫癜肾损害、IgA肾病和细菌性心内膜炎引起的肾损害均可出现相似地病理变化,应结合临床、免疫学检查和其他病理特征加以鉴别。

八、治　疗

本病的治疗分为诱导缓解和维持缓解两个阶段。诱导缓解期治疗目标是尽快控制病情,尽量达到完全缓解,通常应用糖皮质激素联合细胞毒药物,或糖皮质激素联合利妥昔单抗治疗;对于快速进展性AAV(Scr>354μmol/L或新月体肾炎)应采取大剂量甲泼尼龙冲击治疗,继以糖皮质激素、细胞毒药物和利妥昔单抗联合治疗;如合并肺出血,加用血浆置换治疗。维持缓解期主要是长期应用免疫抑制剂(AZA或利妥昔单抗),伴或不伴小剂量激素治疗,目标是减少疾病复发,保护肾功能。

(一)诱导缓解治疗

诱导缓解一般先应用甲泼尼龙冲击疗法,继之以标准的糖皮质激素联合环磷酰胺治疗,泼尼松(龙)初期治疗为1mg/(kg·d),4~6周,病情控制后可逐步减量。环磷酰胺口服剂量一般为2mg/(kg·d),持续3~6个月。近年来环磷酰胺静脉冲击疗法越来越受到推崇,常用方法为0.75g/m²,每月1次,连续6个月。环磷酰胺静脉冲击与口服治疗的诱导缓解率和复发率均相似,但由于静脉冲击疗法的环磷酰胺累计剂量小,因此感染等不良反应的发生率显著偏低。对于静脉应用环磷酰胺诱导缓解效果不佳者,改为每天口服环磷酰胺仍然可以使部分患者达到缓解。对于老年患者和肾功能不全者,环磷酰胺应酌情减量。

对起病时就需要透析治疗的患者,使用血浆置换联合免疫抑制剂治疗,可以使更多的患者脱离透析。在EUVAS进行的随机对照试验(MEPEX研究)中,针对严重急性肾衰竭(起病时Scr>500μmol/L)的AAV患者,在给予口服泼尼松和环磷酰胺的基础上,随机分为两组,分别接受血浆置换和MP冲击治疗,结果发现,血浆置换较MP冲击治疗更有利于患者肾功能恢复(3个月时两组患者摆脱透析比例分别为69%和49%,1年时进入终末期肾病的患者比例分别为19%和43%)。但对这些患者的长期随访研究(随访的中位数时间为3.95年)发现,两组患者的远期预后(以ESRD和死亡作为联合终点)并没有显著差异,因此血浆置换治疗在重症肾血管炎中的作用还需要进一步的研究来评价。

糖皮质激素联合利妥昔单抗可以作为非重症AAV或应用环磷酰胺有禁忌的患者的另一种选择方案,其循证医学证据来源于欧洲血管炎研究组的2个大型随机对照研究,分别是RITUXIVAS研究和RAVE研究。在RITUXIVAS研究中,44例新发AAV患者按照3:1的比例随机分配到利妥昔单抗(375mg/m²,每周一次共4次)加环磷酰胺(15mg/kg,共2次,分别在第1次和第3次给予利妥昔单抗时应用)治疗组和环磷酰胺治疗组(15mg/kg,每2周1次共3次,继之以每3周1次,最多10次),两组患者均接受甲基泼尼松龙的冲击治疗继之口服糖皮质激素,两组缓解率和严重不良事件的发生率均相仿。在RAVE研究中,入组了197例AAV患者,随机分配到糖皮质激素联合利妥昔单抗(375mg/m²,每周1次,共4次)和糖皮质激素联合环磷酰胺2mg/(kg·d)治疗组,利妥昔单抗组缓解率不逊于环磷酰胺组。

对于依赖透析的ANCA相关小血管炎患者,如果应用免疫抑制治疗有效,患者多在12周内脱离透析;如超过12周免疫抑制治疗仍不能脱离透析,则继续应用免疫抑制治疗的益处不大。

(二)维持缓解治疗

诱导缓解结束之后就进入维持缓解治疗,其目的是减少患者的复发。鉴于长期应用环磷酰胺的副作用,在进入维持缓解治疗之后,应选用其他副作用较小的免疫抑制剂来替代环磷酰胺。维持缓解治疗可供选择的免疫抑制剂较多,列举如下。

1. 硫唑嘌呤(azathioprine,AZA)　用量2mg/(kg·d)是维持缓解治疗阶段能够替代环磷酰胺证据最强的药物,其证据主要来自EUVAS的CYCAZAREM研究,应用硫唑嘌

呤可以替代环磷酰胺用于系统性小血管炎的维持缓解治疗。研究发现,当 AAV 患者达到诱导缓解之后,应及时将环磷酰胺替换为硫唑嘌呤,后者可以达到与环磷酰胺相仿的维持缓解的功效,同时可以减少环磷酰胺的累积剂量,避免长期应用环磷酰胺所造成的副作用。在应用硫唑嘌呤期间应密切监测外周血白细胞计数,警惕其骨髓抑制作用。

2. 甲氨蝶呤　是 AAV 维持缓解治疗的又一重要的可选方案。目前推荐甲氨蝶呤治疗仅限于 Scr<177μmol/L 者,治疗期间应注意补充叶酸。但正是由于甲氨蝶呤的应用受到肾功能的限制(严重肾功能不全者应用甲氨蝶呤容易蓄积中毒),极大地限制了该药物在小血管炎肾损害患者中的应用。

3. 利妥昔单抗　来自法国的随机对照研究对比了利妥昔单抗(500mg/6 个月)和口服硫唑嘌呤[2mg/(kg·d)共 12 个月,之后 1.5mg/(kg·d),共 6 个月,之后 1mg/(kg·d)共 4 个月]用于 AAV 维持缓解的疗效和安全性,结果显示,利妥昔单抗组严重复发率(major relapse)低于硫唑嘌呤组。

4. 吗替麦考酚酯　吗替麦考酚酯用于维持缓解治疗具有副作用较小的优点,早年间的一些非对照研究提示吗替麦考酚酯可以用于 AAV 的维持缓解治疗。但来自欧洲血管炎研究结果显示吗替麦考酚酯对于防止复发的疗效不及硫唑嘌呤。因此,吗替麦考酚酯多作为二线方案使用,尤其适用于不能服用硫唑嘌呤的患者。

5. 来氟米特　用于 AAV 维持缓解治疗的研究始于 2004 年,Metzler 等报道 20 例 GPA 患者用来氟米特(30~50mg/d)进行维持缓解治疗获得成功。但该组的 RCT 研究对比了来氟米特(30mg/d)与甲氨蝶呤(每周 20mg)用于进行维持缓解治疗的疗效与安全性。结果表明,来氟米特组复发较少但副作用较多,包括高血压、白细胞减少等。

(三)难治性 AAV 的治疗

治疗 4 周症状无改善,或治疗 6 周症状改善 <50%(BVAS/WG 评分),或疾病呈慢性,持续超过 12 周,称为难治性 AAV。对于难治性 AAV,首先改变治疗方案,如果之前使用环磷酰胺,更换为利妥昔单抗,反之亦然;如果之前静脉使用环磷酰胺(和 / 或利妥昔单抗),改为口服环磷酰胺;疾病持续低度活动,静滴免疫球蛋白 0.4g/(kg·d),连续使用 5 天。

九、展　望

目前在 AAV 的治疗和预后领域还存在一些亟待探索的热点问题。

(一)关于维持缓解期治疗所需要持续的时间

如前所述,对于 AAV 维持缓解期治疗主要应用免疫抑制剂(硫唑嘌呤等)或同时联合小剂量的糖皮质激素。由于 AAV 是一组易于复发的疾病,即或在应用硫唑嘌呤或环磷酰胺维持治疗期间,每年复发率至少在 15% 以上,因此停用免疫抑制治疗后的复发是临床上关注的焦点;而另一方面,如果延长应用免疫抑制剂的时间势必会增加不良反应的发生,后者包括肝损害、骨髓抑制等,因此决定维持缓解期治疗的时间必须权衡利弊。以往认为应在诱导缓解完成后维持至少 2 年,但最新的随机对照研究认为维持治疗延长到 4 年能够进一步减少复发。

(二)诱导缓解期治疗能否应用环磷酰胺以外的免疫抑制剂

众所周知,糖皮质激素和环磷酰胺的联合应用从根本上改变了本病的预后,但大剂量应用环磷酰胺所造成的副作用(肝损害、感染、出血性膀胱炎、诱发泌尿系肿瘤等)成为临床医生最为担忧的问题之一。多年来研究者们一直在探索是否有其他的免疫抑制剂能够在诱导缓解治疗中替代环磷酰胺,现有的循证医学证据表明,利妥昔单抗可替代环磷酰胺作为一线用药;非致命性 AAV 肾功能接近正常者可以应用甲氨蝶呤联合糖皮质激素的治疗方案,然而后者还存在高复发率之虞。随着近年来多种新型免疫抑制剂(如吗替麦考酚酯、来氟米特、FK506 等)在肾移植领域和其他自身免疫性疾病(如系统性红斑狼疮等)中的成功应用,国外已有学者开始探索这些免疫抑制剂应用于 ANCA 相关性血管炎诱导缓解期治疗的疗效和安全性。

(三)关于 AAV 患者远期预后的关注

如前所述,糖皮质激素联合免疫抑制剂的治疗使大多数患者得以缓解,虽然仍有少部分患者死于活动性血管炎,一些患者在血管炎急性期的强化免疫抑制治疗中死于治疗的合并症(特别是继发性感染),但多数患者能够获得较长时间的生存。越来越多的研究显示,心血管事件和恶性肿瘤(特别是长时间大剂量使用环磷酰胺者)是这些患者远期死亡的主要原因,针对发生心血管事件和肿瘤的危险因素,以及如何减少这两类事件发生的研究将是本领域未来几年的热点问题。

(陈 旻)

第 2 节　抗 C1q 血管炎

抗 C1q 血管炎(anti-C1q vasculitis)又称低补体性荨麻疹性血管炎(hypocomplementemic urticaria vasculitis,HUV),是一种免疫复合物介导的主要累及毛细血管和毛细血管后微静脉的白细胞破碎性小血管炎。该病以低补体血症,慢性复发性荨麻疹为主要表现,常伴抗 C1q 抗体阳性,是荨麻疹性血管炎(urticaria vasculitis,UV)的一种类型。低补体性荨麻疹性血管炎综合征(hypocomplementemic urticaria vasculitis syndrome,HUVS)除了上述 HUV 表现,常常累及全身多系统,如肺、肾、眼等,病情更为严重。HUVS 和 SLE 的临床症状和病理具有一定的重叠性,HUVS 是独立的疾病还是 SLE 的特殊类型仍有争议。

一、病因及发病机制

HUV 发病可能与以下机制有关。

(一)补体经典途径激活

机体产生针对 C1q 胶原样区域的 IgG 自身抗体,形成免疫复合物,通过经典途径激活血管壁和周围的补体。激活的补体成分导致肥大细胞脱颗粒,过敏毒素释放,血管通透性增加,出现荨麻疹和血管性水肿,损伤血管导致白细胞破碎性血管炎。

(二)家族性 HUVS 中 *DNASE1L3* 突变

DNASE1L3 编码 SLE 相关的核酸内切酶,家族性

HUVS 发现 *DNASE1L3* 突变。

二、病　理

　　荨麻疹性血管炎累及毛细血管和毛细血管后微静脉，皮肤活检可见血管周围中性粒细胞浸润伴纤维素样坏死，红细胞外漏，符合白细胞破碎性血管炎表现。直接免疫荧光检查显示免疫复合物和补体颗粒状沉积于真皮血管壁和真皮表皮交界处。

（一）光镜

　　肾小球可出现多种表现，如系膜增生、毛细血管内增生、系膜毛细血管型等，可见中性粒细胞，单核细胞浸润，部分患者可见节段袢坏死和新月体形成（图 38-2-1A、B）。系膜细胞增殖，系膜基质扩张。可出现节段/球性硬化。肾小管萎缩，间质纤维化，炎症细胞浸润（图 38-2-1C、D）。小血管可见局灶坏死性血管炎。

（二）免疫荧光

　　IgG、IgM、IgA、C3、C1q、C4d 颗粒样沉积于肾小球系膜区和毛细血管袢，呈现"满堂亮"表现。少数患者可没有

IgG 和 IgM 沉积，少见情况可出现轻链限制性。小血管病灶也出现相似的沉积。合并狼疮可出现肾小管基底膜免疫复合物沉积。

（三）电镜

　　内皮下和系膜区电子致密物沉积。合并系统性红斑狼疮的患者可出现指纹样沉积和管网状结构。

三、临床表现

　　荨麻疹性血管炎占慢性荨麻疹 2%~20%。18% 荨麻疹性血管炎伴有补体下降。HUVS 因其较为罕见，确切的患病率不清。HUVS 女性多见，占 74%，平均发病年龄 45 岁（15~83 岁），也有儿童发病的报道。

（一）皮肤损害

　　慢性荨麻疹是主要的皮肤损害。普通荨麻疹是皮肤局部血管通透性提高的反应，表现为红斑和丘疹，伴瘙痒和灼热感，持续数分钟至数小时，一般不超过 24 小时。荨麻疹性血管炎一般持续超过 24 小时，玻片压诊法可见皮疹中心红点，提示血管炎。因存在红细胞漏出血管，皮疹消退后常

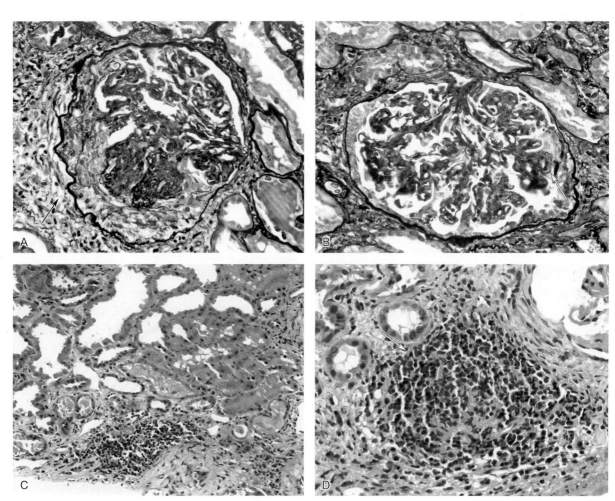

图 38-2-1　抗 C1q 血管炎

注：患者男性，65 岁，因双下肢皮疹伴尿检异常入院，既往有慢性阻塞性肺气肿病史和葡萄膜炎，查体见双下肢慢性荨麻疹，血肌酐 154μmol/L，尿蛋白 3.4g/24h。肾活检病理：A. 肾小球新月体形成，鲍曼囊外炎细胞浸润（黑箭头，PASM×400）；B. 肾小球广泛系膜插入，基底膜双轨形成，内皮下、基底膜内、系膜区嗜复红物沉积（白箭头，PASM×400）；C. 肾小管上皮细胞扁平，刷状缘脱落（HE×200）；D. 间质灶性炎症细胞浸润（白箭头，HE×400）。

遗留色素沉着,可资鉴别。50% 患者可出现血管性水肿,好发于口唇、舌、眶周和手。

(二) 关节

70% 患者出现关节炎或关节痛,游走性,累及肘、腕、膝、踝。可出现关节畸形,如雅库(Jaccoud)关节病,可累及心脏瓣膜。

(三) 肾脏

50% 肾脏受累,可表现为轻度蛋白尿,也可出现肾病综合征伴不同程度的血尿,肾功能不全甚至急进性肾炎。肾活检可见系膜增生性、膜增生性、毛细血管内增生性肾小球肾炎等,新月体肾炎少见。免疫荧光可见多种免疫复合物和补体沉积。其肾脏病理表现和狼疮性肾炎较难区分。

(四) 肺

可出现呼吸困难、咳嗽、咯血、慢性阻塞性肺病(chronic obstructive pulmonary disease,COPD)等。50%HUVS 患者出现 COPD。超过 50%HUVS 诊断时存在肺气肿,具有发病早(<30 岁),进展快的特点,是 HUVS 最常见的死因。

(五) 消化道

30%HUVS 可出现恶心、呕吐、腹痛、腹泻、腹水、肝脾大等。

(六) 眼

30%HUVS 可出现眼部病变,特别是葡萄膜炎和巩膜炎。HUVS 可出现血沉升高,CH50 降低,C3、C4、C1q 下降,抗 C1q 抗体阳性,HUVS 可伴 ANA 阳性。

四、诊断与鉴别诊断

(一) 诊断

荨麻疹性血管炎的诊断需要临床出现慢性荨麻疹的皮肤损害,皮肤活检证实存在白细胞破碎性小血管炎,并伴有特征性免疫球蛋白、补体或纤维素沉积。如果补体下降,但是没有系统性疾病表现,可诊断为 HUV。而诊断 HUVS 还需要存在系统性脏器损伤,其诊断标准见表 38-2-1。

表 38-2-1　荨麻疹性血管炎诊断标准

主要标准	荨麻疹持续 6 个月以上 低补体血症	患者必须具备 2 条主要标准
次要标准	白细胞破碎性血管炎(活检证实)	患者必须具备至少 2 条次要标准
	关节痛或关节炎	
	肾小球肾炎	
	葡萄膜炎或巩膜炎	
	复发性腹痛	
	抗 C1q 抗体阳性	

值得注意的是上述标准并不特异,需要排除冷球蛋白血症、乙肝病毒感染、先天性补体缺陷患者。

(二) 鉴别诊断

1. 与狼疮性肾炎鉴别　HUVS 和系统性红斑狼疮(systemic lupus erythematosus,SLE)的临床表现有一定重叠:50%HUVS 可出现 ANA 阳性,1/3 SLE 可出现抗 C1q 抗体阳性,50% 荨麻疹性血管炎最后证明存在 SLE。HUVS 的肾脏病理表现与狼疮性肾炎相似,免疫荧光检查均可出现"满堂亮"。目前尚不能单纯通过肾脏病理鉴别 HUVS 和狼疮性肾炎。SLE 和 HUVS 的鉴别需要结合患者的临床表现和 ENA 多肽谱进行综合分析:SLE 需要满足 4 条美国风湿病协会标准,SLE 患者常伴 dsDNA 阳性,慢性阻塞性肺病较少,可依此鉴别。

2. 与原发性膜增生肾炎鉴别　临床没有荨麻疹和血管炎的表现,抗 C1q 抗体阴性。

五、治　疗

HUV 和 HUVS 的治疗随患者的临床症状轻重以及受累脏器差异而不同。抗组胺药可用于改善皮肤瘙痒症状,但是并不能改善疾病的病程,常需联合其他药物治疗。非甾体抗炎药可缓解关节疼痛。糖皮质激素具有抗炎和抑制免疫的作用,常用于治疗 HUVS。出现肾脏损伤或其他严重的脏器损伤的患者需要大剂量糖皮质激素联合细胞毒药物治疗。为减少糖皮质激素的副作用,也可联合使用免疫抑制剂,如甲氨蝶呤、硫唑嘌呤、环磷酰胺、环孢素 A、吗替麦考酚酯等。氨苯砜可与糖皮质激素和免疫抑制剂联合使用。高度活跃的患者也可使用血浆置换减少循环免疫复合物,但是作用短暂,症状容易复发。

六、预　后

58%HUVS 对糖皮质激素有效,74% 对免疫抑制剂有效。肾移植后可复发。合并狼疮、血管性水肿、心瓣膜病和 COPD 的患者预后较没有合并症的患者差。吸烟是 HUVS 出现肺部受累的重要风险因子。低补体血症与 HUVS 疾病严重程度和不良预后相关。

(胡章学)

参考文献

[1] JENNETTE J C, FALK R J, BACON P A, et al. 2012 revised International Chapel Hill Consensus Conference Nomenclature of Vasculitides [J]. Arthritis Rheum, 2013, 65 (1): 1-11.

[2] POPA E R, STEGEMAN C A, ABDULAHAD W H, et al. Staphylococcal toxic-shock-syndrome-toxin-1 as a risk factor for disease relapse in Wegener's granulomatosis [J]. Rheumatology (Oxford), 2007, 46 (6): 1029-1033.

[3] KAIN R, TADEMA H, MCKINNEY EF, et al. High prevalence of autoantibodies to hLAMP-2 in anti-neutrophil cytoplasmic antibody-associated vasculitis [J]. J Am Soc Nephrol, 2012, 23 (2): 556-566.

[4] CHEN M, GAO Y, GUO X H, et al. Propylthiouracil-induced antineutrophil cytoplasmic antibody-associated vasculitis [J]. Nat Rev Nephrol, 2012, 8 (8): 476-483.

[5] HERLYN K, BUCKERT F, GROSS W L, et al. Doubled

prevalence rates of ANCA associated vasculitides and giant cell arteritis between 1994 and 2006 in northern Germany [J]. Rheumatology (Oxford), 2014, 53 (5): 882-889.

［6］KEMNA M J, COHEN TERVAERT J W, BROEN K, et al. Seasonal influence on the risk of relapse at a rise of antineutrophil cytoplasmic antibodies in vasculitis patients with renal involvement [J]. J Rheumatol, 2017, 44 (4): 473-481.

［7］XIAO H, DAIRAGHI D J, POWERS J P, et al. C5a receptor (CD88) blockade protects against MPO-ANCA GN [J]. J Am Soc Nephrol, 2014, 25 (2): 225-231.

［8］HUANG Y M, WANG H, WANG C, et al. Promotion of hypercoagulability in antineutrophil cytoplasmic antibody-associated vasculitis by C5a-induced tissue factor-expressing microparticles and neutrophil extracellular traps [J]. Arthritis Rheumatol, 2015, 67 (10): 2780-2790.

［9］SAVIGE J, TREVISIN M, POLLOCK W. Testing and reporting antineutrophil cytoplasmic antibodies (ANCA) in treated vasculitis and non-vasculitic disease [J]. J Immunol Methods, 2018, 458: 1-7.

［10］WATAD A, BRAGAZZI N L, SHARIF K, et al. Borderline positive antineutrophil cytoplasmic antibodies (ANCA)-PR3/MPO detection in a large cohort tertiary center: lessons learnt from a real-life experience [J]. Clin Chem Lab Med, 2018, 56 (6): 947-953.

［11］GUILLEVIN L, PAGNOUX C, KARRAS A, et al. Rituximab versus azathioprine for maintenance in ANCA-associated vasculitis [J]. N Engl J Med, 2014, 371 (19): 1771-1780.

［12］KARRAS A, PAGNOUX C, HAUBITZ M, et al. European Vasculitis Society. Randomised controlled trial of prolonged treatment in the remission phase of ANCA-associated vasculitis [J]. Ann Rheum Dis, 2017, 76 (10): 1662-1668.

［13］COLVIN R B, CHANG A. Diagnostic Pathology: Kidney Diseases [M]. 2nd. Canada: Amirsys, 2016: 460-472.

［14］JENNETTE J C, OLSON J L, SILVA F G, et al. Heptinstall′s Pathology of the Kidney [M]. 7th ed. Philadelphia: Wolters Kluwer, 2015.

［15］SJÖWALL C, MANDL T, SKATTUM L, et al. Epidemiology of hypocomplementaemic urticarial vasculitis (anti-C1q vasculitis)[J]. Rheumatology (Oxford), 2018, 57 (8): 1400-1407.

［16］GÓMEZ-PUERTA J A, MUÑOZ C H, VANEGAS-GARCÍA A L, et al. Anti C1q antibodies. A promising biomarker for cocaine-levamisole induced vasculitis [J]. Reumatol Clin, 2019, 15 (5): e66-e67.

第 39 章

原发性血栓性微血管病

第1节 概　述

血栓性微血管病(thrombotic microangiopathy,TMA)是一组具有共同病理特征的急性临床病理综合征,由不同原因导致血管内皮损伤所造成的各种微血管病变。经典的血栓性微血管病主要指溶血尿毒症综合征(hemolytic uremic syndrome,HUS)及血栓性血小板减少性紫癜(thrombotic thrombocytopenic purpura,TTP)。其他常见的血栓性微血管病还包括恶性高血压、硬皮病肾危象、妊娠、移植、免疫缺陷病毒(human immunodificidncy virus,HIV)相关的肾脏损害及药物相关的血栓性微血管病等。TMA 临床表现包括微血管病性溶血性贫血(microangiopathic hemolytic anemia,MAHA)、血小板减少、肾功能不全、发热及神经精神异常等。TMA 病理改变累及肾小球及小动脉,主要表现为肾小球由内膜下增宽所致的毛细血管壁增厚,伴或不伴毛细血管袢内血栓,稍晚可见基膜双轨及不同程度的系膜溶解;动脉常累及入球小动脉,主要表现血栓及纤维素样坏死。弓状动脉和小叶间动脉则表现为内膜黏液样增厚致管腔狭窄,严重时可出现肾皮质坏死。

一、历　史

1925 年,Moschcowitz 报道 1 例 16 岁女孩突发高热、贫血和中枢神经系统症状。患者在出现肺水肿后很快就昏迷死亡。该患者没有出现肾衰竭,尿液检查发现微量白蛋白、颗粒管型和透明管型。尸检发现心脏、肝脏和肾脏毛细血管和小动脉远端有玻璃样血栓。在随后类似的病例观察中发现还有血小板减少,血栓主要是由血小板构成的特征。Singer 等首次引入了血栓性血小板减少性紫癜(thrombotic thrombocytopenic purpura,TTP)这一概念。1952 年,Symmers 用血栓性微血管病(thrombotic microangiopathy,TMA)来命名这种血管病变性 TTP。

1955 年 Gasser 等用溶血尿毒症综合征(haemolytic uraemic syndrome,HUS)命名了 5 例出现持续溶血性贫血,血小板减少和急性肾衰竭的儿童患者。患儿出现肾皮质坏死,同时也有中枢神经系统症状。HUS 被认为是不同于以往 TTP 患者的新的综合征。Habib 等在 1958 年发表文章描述了 HUS 中肾小球和终端小动脉的特征性变化。此

后不久,Habib 等倡议用 Symmers 提出的 TMA 来统一命名 HUS 和 TTP 中出现的血管病变。Symmers 还用血栓性微血管溶血性贫血来特指 TTP 和 HUS 中出现的贫血,现被简称为微血管溶血性贫血。1966 年 Amorosi 和 Ultmann 在一篇综述中系统地描述了 TTP,并为 TTP 制定了临床和实验室诊断标准,包括发热,MAHA,血小板减少,神经功能异常和肾衰竭。在文中所收集的 271 例患者中,88%~98% 患者存在上述症状。另一个里程碑式进步是血浆置换使TTP 的死亡率由 90% 下降到 22%。由于疾病的快速致死性,及时治疗刻不容缓,现代临床诊断标准不再那么严格:在排除其他病因的情况下,TTP 只要求 MAHA 和血小板减少;而 HUS 的诊断则要求有 MAHA、血小板减少和肾功能不全。

二、血栓性微血管病的分类

TMA 的分类系统十分复杂。目前主要分类方法有两种,一种是依据临床表现进行分类,另一种是依据病因分类。前者传统上比较常用,主要根据患者的年龄,临床特征和预期治疗方法将 TMA 划分为 TTP、典型 HUS、非典型HUS(aHUS)以及"其他 TMA"四类。aHUS 是指在排除TTP、志贺毒素介导的 HUS 和其他相关疾病的条件下,患者有 MAHA,血小板减少和肾脏损伤"三联征"。aHUS 主要包括补体异常型(包括家族性及获得性补体调节相关基因突变),肺炎链球菌感染相关型及钴胺素代谢异常型等导致的 TMA。而那些不能归入 TTP、HUS 或 aHUS 的 TMA则一律归入"其他 TMA"的范畴。所谓"其他 TMA"型患者虽然有典型的 TMA 病理形态,但其临床及实验室证据极其复杂多样且多不典型,致病机制不清,并往往伴有其他的疾病背景。这种以临床表现为标准的分类法目的主要在于指导 TMA 急诊治疗:因为这四类 TMA 的治疗非常不同,而在患者急诊就医时,病因诊断往往未知,如能依据临床表现进行分类则非常有助于即刻开始治疗,一旦病因确诊后可再根据需要进一步调整治疗方案。但在实践中这种分类有一定的局限性。因为即使不同类型的 TMA,其疾病的临床表现可因个体差异而出现很大程度的重叠性,因而很多情况下并不能做到明确临床归类;并且由于此种分类的界定比较模糊,对具体疾病的归类常有分歧,较难达到学术概念上比较令人满意的一致性。

近年来随着对发病机制越来越深入的认识，依据病因进行分类渐渐得到越来越多的重视与采纳。此种分类法主要将 TMA 分为原发与继发两类。在原发 TMA 疾病组中，除了 TTP 沿用了原称外，其他疾病或症候群都直接以病因命名。HUS 一词也保留下来用以专指志贺毒素介导的 TMA。而非典型 HUS 一词则被更为具体的病因分类取代。继发性 TMA 是指在各种疾病背景下出现的微血管血栓，如系统性感染、恶性肿瘤、妊娠、严重高血压、自身免疫病（如系统性红斑狼疮）、硬皮病、抗磷脂抗体综合征及骨髓移植或实体器官移植等。

本章后续部分将以病因分类法，即原发性与继发性 TMA 为依据，逐一介绍各种原发性 TMA。继发性 TMA 将在下一章详细介绍。

三、病　理

TMA 病因复杂多样，发病机制不同，但病理改变大致相同，故在此一并叙述。TMA 病理特征可分成早期（急性期，距初始表现 2 个月之内）和晚期（慢性期）的变化，但两个阶段之间的病理特征也可同时存在。肾小球、肾小管、血管和间质组织均可被累及（表 39-1-1）。严重程度和波及范围因人而异，可以从数个肾小球的节段性病理变化，到肾脏所有结构单位的全面严重损伤。当 TMA 合并其他肾小球疾病时，如狼疮性肾炎、膜增殖性肾小球肾炎、C3 肾小球炎、IgA 肾病，或偶尔新月型肾炎、膜性肾病等疾病时，TMA 相关病理改变可伴随有各种原肾脏疾病的病理形态背景。

（一）大体标本

急性期肾脏可表现为增大、水肿、外表面斑点状出血及肾皮质增厚。在 HUS 患者中肾脏可出现不同程度的皮质坏死，可大面积，或更多为多处片状坏死。慢性期肾脏体积往往缩小，表面有瘢痕，或表现为颗粒性固缩肾。

（二）光镜

1. 肾小球　早期肾小球变化常见毛细血管壁增厚，管腔狭窄或有血栓及系膜水肿溶解。血栓主要由破碎红细胞，纤维蛋白和血小板组成。毛细血管内皮细胞肿胀及内皮细胞下间隙增宽导致毛细血管袢管壁增厚，管腔狭窄，严重时可导致管腔闭塞，使肾小球呈现"无血"和"关闭"形态。极度内皮肿胀也称为"内皮化"（endotheliosis），而系膜细胞或系膜基质往往并无增多。在有严重动脉血管累及时，还会出现肾小球毛细血管袢腔扩张及红细胞充盈淤积，称为"肾小球瘫"，典型出现于肾皮质坏死早期。不同形式的 TMA 中，会有一些不同特征的病理变化。如在 TTP 病例中，肾脏受累往往较轻微，病理发现可以仅仅只是数个肾小球的局部毛细血管腔内栓塞。而在妊娠子痫及子痫前期导致的 TMA 中，肾小球的毛细血管栓塞基本从不会发生，而肾小球"无血"，"内皮化"和"增大"才是妊娠毒血症中肾病理的特征性变化。又如，某些 TMA 中会出现肾小球毛细血管内中性粒细胞增多，如在志贺毒素介导的 HUS 中尤其多见。在有痢疾肠道杆菌感染时，可有广泛的肾小球毛细血管栓塞甚至肾动脉栓塞。局部肾小球坏死常见于与恶性高血压相关的 TMA 病例。特征为坏死灶很小并常常伴随肾小球血管极处细小动脉栓塞和纤维素样坏死。肾小球坏死在其他形式的 TMA 中极为少见。

系膜溶解是指系膜细胞和基质的丢失，引起系膜与肾小球毛细血管基底膜间的牵拉作用减弱或丧失。早期改变

表 39-1-1　TMA 肾脏病理改变

早期改变	晚期改变
光镜	
毛细血管袢腔内可见纤维蛋白血栓形成	肾小球基底膜双轨样表现
内皮肿胀，内皮下增宽	系膜溶解
毛细血管腔狭窄的无血供肾小球	小动脉内膜纤维化
系膜溶解	腔内血栓再通
内皮下和系膜区可见红细胞碎片	肾小球硬化
小动脉黏液性内膜增生，纤维素样坏死	间质纤维化
免疫荧光	
毛细血管袢腔、系膜区和内皮下纤维蛋白染色阳性肾小球和小动脉非特异性少量 IgM 沉积；偶见 C3 和 IgG 沉积	肾小球和小动脉非特异性少量 IgM 沉积；偶见 C3 和 IgG 沉积
电镜	
毛细血管袢腔、系膜区和内皮下纤维蛋白	肾小球基底膜双轨形成
纤维丝样电子致密物	纤维蛋白解聚形成电子致密物
内皮下疏松层扩张	动脉内膜增厚
内皮细胞肿胀	
内皮下和系膜区可见破碎红细胞	
系膜溶解	

注：TMA，血栓性微血管病。

包括系膜细胞肥大,系膜基质溶解,并间或伴有纤维蛋白的沉积与红细胞碎片。系膜溶解初始阶段常常仅有水肿,病理改变较难捕捉。系膜溶解严重时,肾小球基底膜与系膜产生脱离,相邻的毛细血管腔遂相互融合成囊状,形成微毛细血管瘤,此为系膜溶解的标志性病理改变。系膜溶解多见于骨髓移植或丝裂霉素治疗,但少数情况下也可见于典型 HUS 和 TTP。

随着疾病进展,一些肾小球的基底膜可出现双轨样变。双轨源于系膜细胞插入基底膜与内皮细胞之间,并与内皮细胞共同在原基底膜内侧制造新的基底膜物质而产生,在 Jones 染色或 PAS 染色下可清晰辨别。这些变化往往为局部和节段性,但在晚期阶段也可呈广泛分布。在系膜溶解晚期或修复期,纤维增生导致肾小球硬化,但多能保留部分肾小球祥结构。由于系膜细胞并不增生,肾小球硬化往往有"无细胞"或"少细胞"的特征。若在急性期仅有毛细血管血栓,而肾小球基本结构并无受损,则后期可以达到完全修复而不留任何慢性损伤痕迹。肾小球缺血性改变往往伴随严重动脉血管累及或存在慢性长期血管病变。慢性肾小球缺血特征为肾小球基底膜增厚皱缩,管腔塌陷,肾小球祥结构简化,鲍曼囊内壁胶原纤维沉积,最终导致肾小球彻底退行性硬化。

2. 动脉　多累及细小动脉及小动脉。早期变化包括内皮细胞肿胀,内皮下间隙增宽,管腔狭窄,有时会有动脉壁纤维素样坏死和红细胞碎片残留。一般认为所谓"纤维素样坏死"在某种程度上是假命名,因其病理变化实际上是由于内皮细胞通透性增高而导致的血浆蛋白与纤维蛋白在血管壁中的非特异性滞留而产生,但也有极少量证据显示确有细胞坏死发生。纤维素样坏死常发生于肾小球血管极处,殃及细小动脉血管内壁或全层,常出现于内皮之下,而可不累及表层内皮。有时肾小球毛细血管内的栓塞与血管极的纤维样坏死直接相连。此种血管纤维素样坏死往往并无炎症细胞浸润。在修复期纤维素样坏死会被玻璃样变取代。有时发生栓塞的小血管会有显著扩张,血栓有机化及再通可伴随显著细胞繁殖,形成"类肾小球样"的结构,此种结构较为少见,但在 TTP 中出现率较高。小叶间动脉病理变化与细小动脉十分类似。相较于小动脉,管腔较大的动脉内膜水肿往往更为明显,形成"黏液样内膜增厚",严重时可引起管腔闭塞。在各种不同形式的 TMA 中,以补体介导的 TMA 或硬皮病肾病中的小动脉和细小动脉受累最为常见和严重。而在妊娠毒血症相关的 TMA 中往往仅有肾小球受累,血管病变极为少见。若患者存在长期血管疾病如高血压,硬皮病肾病等,在合并 TMA 时会同时有急性和慢性血管病理改变。

在修复阶段,水肿的动脉内膜由于出现肌内膜细胞繁殖而呈多细胞状态,合并胶原纤维的层状沉积而形成环状向心性增厚,常被描述为"葱皮样"结构。此种改变最常见于小叶间动脉,也可见于弓状动脉和叶间动脉。动脉"葱皮样变"造成下游供血不足,导致肾小球、肾小管及间质的长期慢性缺血性损伤。

3. 肾小管及间质　急性期肾小管上皮细胞常现损伤,表现为上皮细胞扁平、颗粒空泡变性,坏死、脱落及裸基底

膜形成,管腔内可见破碎的细胞管型。此外透明管型与红细胞管型也时常可见。肾间质病变早期可见水肿与单核细胞浸润。有严重血管病变的情况下,可出现局部片状或大片肾小管坏死。慢性期可出现肾小管萎缩与间质纤维化。

在 TMA 晚期,病理改变往往失去特征性变化。多表现为非特异性的肾间质纤维化及肾小管萎缩,动脉可呈"葱皮样变"或"玻璃样变",肾实质坏死处可继发性坏死灶钙化。

血栓性微血管病的光镜下病理表现见图 39-1-1~图 39-1-4。

(三) 免疫荧光

不同病因 TMA 的免疫荧光并无特异性。细小动脉及毛细血管内纤维蛋白栓塞为纤维蛋白原荧光阳性。在 TTP 中,由于血栓中有大量血小板成分,纤维蛋白原免疫荧光往往较弱。在 TMA 急性期,有时会出现沿肾小球毛细血管壁及系膜区,细小动脉及小动脉壁的纤维蛋白原荧光染色(图 39-1-5),有时会呈现非特异的颗粒状 IgM,C3,IgG 沉积。另有病例报道药物(bevacizumab,即血管内皮生长因子抑制剂)引发的 TMA 中可有 IgA 荧光颗粒阳性。荧光染色强度或与疾病活动性有关。如在 1 例妊娠子痫及先兆子痫患者报道中,荧光染色强度于分娩数月后逐渐减弱消失。

(四) 电镜

不同病因导致的 TMA 超微结构改变十分相似,但根据疾病严重程度及不同阶段会有所不同。早期典型 TMA 超微结构特征包括肾小球毛细血管内皮下间隙增宽,由电子透明或疏松物质填充,并伴有"绒毛样"或"颗粒样"的电子致密物或细胞碎片沉积,有时可见间质细胞插入。内皮细胞肿胀,网状孔减少或消失,胞体与基底膜可现局部脱离。系膜区可见肿胀,局部有颗粒样或细纤维样改变。足细胞足突呈不同程度融合。毛细血管内或细小血管内有血栓,由混杂的纤维蛋白,血小板,变形红细胞和炎细胞组成。动脉内膜增厚由电子透明或疏松物质填充,间或有颗粒状电子致密物及纤维蛋白沉积。晚期 TMA 超微结构改变包括肾小球基底膜呈现非特异性皱缩增厚及分层,伴或不伴间质细胞插入。动脉内膜肌内膜细胞和细胞外基质增多(图 39-1-6)。

四、临床表现和实验室检查

TMA 这一概念涵盖了由血管内皮损伤及血小板不正常凝聚所引发的以微循环损伤为特征的各类疾病和综合征。血小板减少及微血管溶血性贫血是 TMA 的典型实验室特征及核心诊断标准。根据因溶血和器官缺血性功能障碍所波及的器官范围及程度不同,TMA 可呈现各种不同的临床表现。典型的 TTP 临床特征为成年人,疲乏,有神经症状如头痛,意识混乱等;典型的 HUS 临床特征为婴幼儿腹泻及肾衰竭。但某些统计学研究显示 30%~60% 的 TTP 患者就诊时并无神经症状;相反腹泻病史只在 2/3 的 HUS 患者中存在,并可同样出现于 TTP 及非典型 HUS 患者中,而 20%HUS 患者肾功能可以正常。更由于 TMA 常常发生于不同疾病背景之下,其表现可以非常复杂或没有特异性,

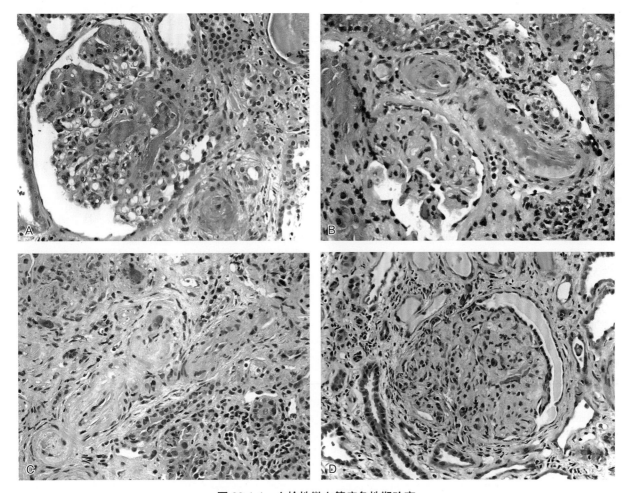

图 39-1-1　血栓性微血管病急性期改变

注:A. 肾小球血管极(右侧)的血管腔中形成纤维蛋白栓塞并延伸至毛细血管腔中,栓塞有隐约可辨的纤维丝状质地;部分球祥(左上方)管壁增厚,祥腔闭合;右下方靠近血管极的细小动脉呈现管壁纤维素样坏死水肿(HE×400);B. 小动脉管壁纤维素样坏死水肿,管腔内血栓形成;肾小球显示毛细血管襻显著增厚,祥腔缩窄或闭合(HE×200);C. 光镜下可见横向及纵向切面的细小动脉呈内膜黏液样水肿,管腔极度缩小至闭塞,血管壁中可见红细胞碎片;左上方显示肾小球的一部分,可见毛细血管腔闭合,基质扩张增多伴有许多滞陷的细小的红细胞碎片(HE×200);D. 肾小球"内皮样"变,毛细血管襻腔绝大多数完全闭合,而细胞增殖并不明显(HE×400)。

造成诊断困难,因此临床医生对此需要保持高度警觉以避免漏诊或误诊。TMA 临床表现可包括急性肾损伤、神经系统受累(癫痫、意识障碍)、胰腺炎、心脏受累、胃肠道受累、脑动脉血栓、视觉障碍、肝炎、肺动脉血栓,皮疹等。

TMA 实验室特征主要为血小板减少及微血管溶血性贫血。在获取实验室数据时应注意排除因血液收集管中的 EDTA 造成的血小板凝块而引起的假性外周血小板计数减少。此外直接抗球蛋白(DAT 或 direct Coomb's test)试验需为阴性,以排除免疫相关的溶血。TMA 患者外周血涂片可见许多红细胞碎片,这是由于红细胞穿过有血栓的狭窄管腔时造成的损伤而致。100 倍显微镜下 2 个或以上红细胞碎片即有病理意义,这个数值代表了大约 1% 的循环红细胞受损。此外与溶血相关的化验显示异常,如 LDH 升高,血红素结合蛋白减低或阴性,及胆红素升高等。一旦 TMA 诊断确立,需立刻进行病因探查。以 TTP 与 HUS 区分为例。TTP 主要以血小板激活为主因,而 HUS 以血管内皮损伤为主因,因而如果血小板计数小于 $30×10^9$/L 合并血肌酐 <177μmol/L(2.0mg/dl),则很可能是 TTP 而非 HUS;反之则有可能是 HUS、aHUS,或其他 TMA,而非 TTP。确诊 TTP 需要有 ADAMTS13 活性检测,小于 10% 则倾向于 TTP;其他类型的 TMA 疾病虽有 ADAMTS13 降低,但往往高于 10%。产志贺毒素大肠埃希菌或肠道溶血性大肠埃希菌阳性则有助于确诊 HUS。补体调控蛋白的基因突变或相关抗体水平也为必要检测项目。

五、鉴别诊断

在病理形态上,TMA 需要与一些血管病变或肾小球肾炎进行鉴别。

(一)弥散性血管内凝血(disseminated intravascular coagulation,DIC)

两者均可有血小板减少,微血管病性溶血性贫血,外周血涂片显示细胞,组织学检查发现血栓形成等共同特征。

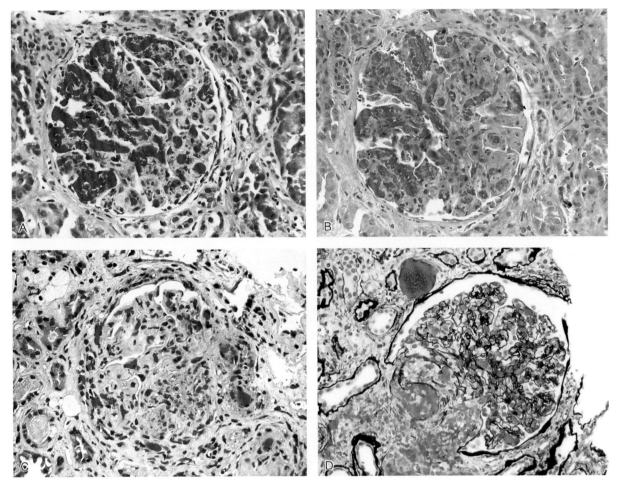

图 39-1-2 血栓性微血管病引起的"肾小球瘫"

注:A. 肾小球极度充血淤积,系膜溶解;可见系膜基质中有纤维蛋白和红细胞碎片沉积(Masson×400);B. 一侧肾小球毛细血管壁极度增厚,内皮细胞涨大填充毛细血管腔,显示"内皮化"特征;而左侧部分的肾小球则有"肾小球瘫"的特征(HE×400);C. 显示肾小球中多数毛细血管腔缩小闭合,管壁增厚,少量仍未闭合的毛细血管腔充血淤积,血管极的细小动脉可见管腔中血栓形成(由红细胞及染色较浅的纤维素组成),并有少量红细胞碎片嵌于管壁;系膜间质中(肾小球下半部)可见滞留的红细胞碎片(HE×400);D. 肾小球血管极显示纤维素样坏死及细小动脉内血栓。在银染下,肾小球毛细血管祥部分清晰显示肾小球基底膜曲折皱缩,此为血供减少所致(PASM×400)。

但在病理形态上 DIC 中血栓形成往往更为广泛,更多见于毛细血管腔内,而少见于动脉。若病史上有创伤,菌血症,产科急症或恶性肿瘤者,更支持 DIC 诊断。DIC 实验室检查显示凝血和纤溶增加。水溶性纤维蛋白,纤维蛋白降解产物及 D- 二聚体水平增高;APTT 及 PT 时间延长等,有助于 DIC 诊断。

(二)膜增殖性肾炎

TMA 晚期基底膜双轨形成与肾小球分叶状可与晚期或非活动期膜增殖性肾炎非常相似,但后者往往有典型免疫或感染病史,以及相应的血清学检查特征,免疫荧光检查多有特异免疫复合物沉积,电镜下可见肾小球毛细血管内皮下或系膜内不同程度的电子致密物沉积。膜增殖性肾炎活动期往往有显著的细胞增殖,与 TMA 中少或无细胞增殖在形态上较易区别。膜增殖性肾炎也可出现毛细血管栓塞,例如在狼疮性肾炎或冷球蛋白血症相关性肾炎中常见栓塞,但成分不同,多为免疫复合物或血清球蛋白聚合物,

而非纤维蛋白或血小板。免疫荧光检查有助于血栓成分的鉴别诊断。这些免疫复合物或血清球蛋白聚合物组成的栓塞被称为"玻璃样栓塞"(hyaline thrombi),而非 TMA 中的"纤维栓塞"或"血小板栓塞"。但有时在病史不明、免疫复合物沉积极少情况下,疾病缓解期膜增殖性肾炎和晚期 TMA 极难区分。

(三)移植性肾小球病(transplant glomerulopathy)

肾移植数月或数年后,有些移植肾会出现移植性肾小球病。主要表现为肾小球毛细血管基底膜不同程度的双轨形成,与慢性 TMA 肾小球病变基本相同。荧光与电镜检查也无形态上的根本差异。有些学者认为移植性肾小球病或为慢性 TMA 的一种,其形成与抗移植物抗体与补体的损害有关,或属于补体介导的 TMA 中的特殊类型。

(四)血管炎引起的栓塞

引起血管炎症或坏死的疾病有多种,包括 ANCA 相关性血管炎,IgA 介导的血管性紫癜,冷球蛋白血症造成的血

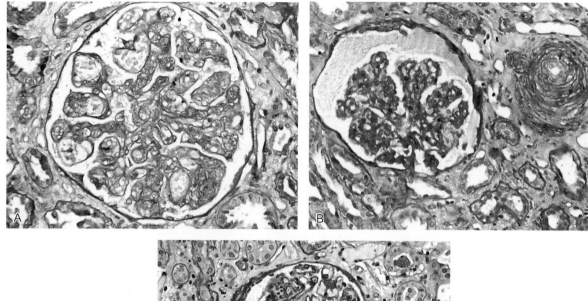

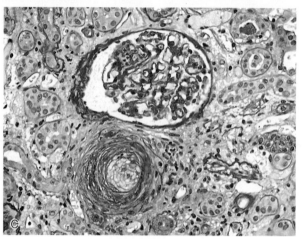

图 39-1-3 血栓性微血管病慢性期改变

注:A. 部分肾小球基底膜分层,双轨样变,应注意与免疫复合物沉积引起的膜增生性肾炎鉴别,后者伴有显著细胞增殖(HE×400);B. 肾小球形态类似分叶状,PAS 染色显示外周毛细血管基底膜有双轨形成;图右侧小动脉肌内膜极度增厚,伴"葱皮样变",管腔缩小近闭塞(PAS×400);C. 肾小球呈现缺血特征,体积轻度缩小,毛细血管壁皱缩;下方小动脉肌内膜重度增厚伴有"葱皮样"改变,腔内有血栓形成,因红细胞 PAS 染色阴性而显示"泡沫"样形态(PAS×200)。

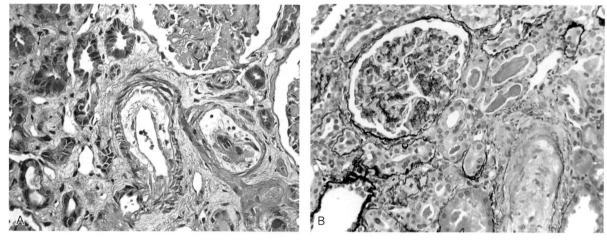

图 39-1-4 血栓性微血管病小动脉改变

注:A. 小动脉内膜重度水肿增厚,内膜层中有红细胞碎片,在 Masson 染色中为鲜红色嗜品红染色(×400);B. 图右下方显示小动脉管壁纤维素样坏死,管腔闭塞,内有嗜酸性细颗粒/细纤维样物质存在,可能为纤维蛋白血栓;左上方肾小球系膜基质增多,肾小球基底膜皱缩,球袢管腔缩小,呈缺血性改变(PASM×400)。

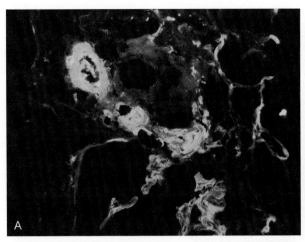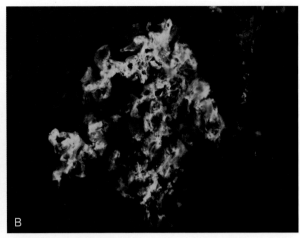

图 39-1-5　血栓性微血管病免疫荧光改变

注:A. 肾小球纤维蛋白原(fibrinogen)不规则染色,表明有纤维蛋白渗出,有肾小球坏死或栓塞(IF×400);B. 显示小动脉管壁及腔内纤维蛋白原强染,表明动脉纤维素样坏死及纤维蛋白血栓(IF×400)。

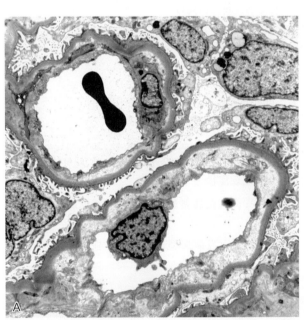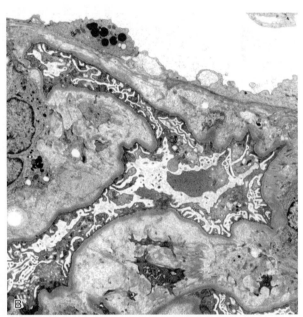

图 39-1-6　血栓性微血管病电镜改变

注:A. 广泛的毛细血管内皮下间隙扩张,导致毛细血管壁增厚,扩张的内皮下间隙多由电子透明无色物充填,可见少量絮状无定形物,可能为血浆蛋白成分,偶有细胞碎片;内皮细胞损伤,胞体网孔结构减少或消失(EM×5 000)。B. 肾小球"内皮化":毛细血管腔完全由肿胀内皮细胞及内皮下间隙扩张而填充,管腔消失闭塞(EM×5 000)。

管损伤及系统性红斑狼疮或其他结缔组织病引起的血管炎等。病史及血清学检查对鉴别诊断极为重要,荧光检查有助于免疫复合物成分的检测以排除免疫性或感染性疾病造成的血管损伤,电镜检查有助于不同疾病特征性超微结构的比较,排除免疫复合物沉积导致的疾病。

　　总之,在 TMA 急性发作期,若有典型肾小球血管壁增厚,管腔缩小闭塞,内皮肿胀,小动脉内膜"黏液样"增厚,纤维素样坏死,并伴有毛细血管或细小动脉血栓,则 TMA病理诊断即可确立。即使 TMA 病变非常轻微,也不应错过诊断。有时合并其他肾脏病变,则会产生不同程度的诊

断困难,需借助病史和其他检测手段以协助病理诊断。

第 2 节　原发性血栓性微血管病

　　原发性血栓性微血管病是指那些已知有明确致病机制的 TMA,包括 TTP(ADAMTS13 酶缺陷导致的 TMA),溶血性尿毒综合征(志贺毒素介导的 TMA),药物诱导的TMA(DITMA),补体介导的 TMA(补体分子缺陷)以及较为罕见的维生素 B_{12} 代谢紊乱或凝血因子异常导致的TMA。需知即使在导致 TMA 的致病机制已经存在的情况

下,例如有 ADAMTS13 酶缺陷或存在补体变异,患者不一定就会出现临床症状。临床 TMA 的发生往往需要额外的诱因,例如妊娠、手术、炎症等诱发急性 TMA 发作。治疗重点在于纠正导致原发性 TMA 的病因,而非诱因。各类原发性 TMA 的病因,临床特征及治疗总结于表 39-2-1。

一、血栓性血小板减少性紫癜

(一)历史

1924 年,Moschcowitz 描述了 1 例 16 岁的女孩表现为乏力、苍白、紫癜和偏瘫,并于起病 14 天后死于心力衰竭。尸检显示,包括肾脏在内的大多数器官的小动脉和毛细血管袢出现透明血栓。这是首次描述血栓性血小板减少性紫癜(thrombotic thrombocytopenic purura,TTP),现在也称为 ADAMTS13 缺乏介导的 TMA。

(二)病因和发病机制

1982 年,在那些慢性、复发性(遗传性)TTP 患者的血清中发现了大分子多聚体 von Willebrand 因子。继而发现清除 von Willebrand 因子的蛋白酶,此后被称为 ADAMTS13。ADAMTS13 可清除从血管内皮细胞分泌的 Von Willebrand 因子多聚体。ADAMTS13 缺陷导致异常的 von Willebrand 因子形成多聚体、增加小血管内血小板血栓形成的风险。

遗传性 TTP 是由于纯合子或复合型杂合子 ADAMTS13 突变引起的。杂合子突变的患者常无明显临床表现。获得性 TTP 是由于自身免疫紊乱产生自身抗体抑制 ADAMTS13 活性所引起。获得性 TTP 成人年发病率为 2.9/1 000 000,显著高于儿童年发病率(0.1/1 000 000)。在 18~50 岁年龄段、黑种人和女性人群中发病率增高。

(三)临床表现和诊断

在原发性 TMA 中,TTP 是唯一很少引起严重急性肾损伤的疾病。遗传性 TTP 临床特征是复发性微血管病性溶血性贫血、血小板减少、常伴有神经系统异常和其他器官损害的征象。诊断遗传性 TTP 需要有 ADAMTS13

表 39-2-1　原发性 TMA 病因、临床分类与初始治疗

名称	病因	临床特征	初始治疗
遗传性			
ADAMTS13 缺乏介导的 TMA(也称为 TTP)	纯合子或复合杂合子 ADAMTS13 突变	首次发病多见于儿童,但也可见于成人。可有器官缺血症状,急性肾损伤(AKI)少见,杂合子突变患者多无症状	血浆输注
补体介导的 TMA	补体旁路途径激活失控导致,常见于 CFH 基因突变,偶可见于 CFI、CFB、C3、CD46 等补体基因突变	首次发病常出现于儿童,但也可成人后初次发病,AKI 常见,杂合子突变的患者也会出现症状	血浆输注或血浆置换、抗补体治疗
代谢介导的 TMA	编码甲基丙二酸尿和同型半胱氨酸 C 型蛋白(MMACHC)纯合突变	病例较少,首次发病典型出现于 <1 岁儿童	维生素 B$_{12}$,甜菜碱、叶酸
凝血介导的 TMA	DGKE 纯合突变;PLG 和 THBD 突变也怀疑有致病作用	病例较少,首次发病典型出现于 <1 岁儿童	血浆输注
获得性			
ADAMTS13 缺乏介导的 TMA(也称为 TTP)	由自身抗 ADAMTS13 酶抗体导致	儿童发病少见(而遗传性 ADAMT3 缺乏 TTP 初发多见于儿童),器官缺血损害常见,AKI 少见	血浆置换、免疫抑制
志贺毒素介导的 TMA(也称为 ST-HUS)	分泌志贺毒素的大肠埃希菌菌株,或痢疾志贺菌引起的肠内感染	典型表现为 AKI,绝大多数病例为散发,多为儿童;大规模暴发多见于成人	支持治疗
药物介导的 TMA(免疫反应)	奎宁和其他可能药物,多种细胞受到药物依赖抗体的影响	突发系统性症状,AKI	停药、支持治疗
药物介导的 TMA(毒性剂量相关反应)	多种潜在机制(如:VEGF 抑制作用)	数周或数月后逐渐出现肾衰竭	停药、支持治疗
补体介导的 TMA	抗体抑制了补体旁路途径中各种不同因子的活性,以 H 因子抗体最为多见	初始症状为儿童或成人 AKI	血浆置换、免疫抑制、抗补体治疗

注:原发性 TMA 综合征可以被有证据支持的明确病因来解释。志贺毒素介导的 TMA 主要见于儿童,是最常见的原发性 TMA。在成人,获得性 TTP 最常见。儿童中,获得性 TTP 发病率极低,与遗传性 TTP 相似。由补体、代谢,凝血缺陷或药物介导的 TMA 发病率目前未知。TMA,血栓性微血管病;DGKE(diacylglycerol kinase E),甘油二酯激酶 E;AKI,急性肾损伤;PLG,纤维蛋白溶酶原;THBD,牛凝血酶调节蛋白;VEGF,血管内皮生长因子。

酶缺乏的证据和不存在 ADAMTS13 抗体，并确认存在 ADAMTS13 突变。遗传性 TTP 在出生时即可有临床表现，而有些直到成年时才发病，如在妊娠时被诱发。病情的严重性与 ADAMTS13 突变类型相关，但从同胞子女间的表现差异来看，临床表现或需要额外的遗传学或环境学因素。

获得性 TTP 的临床特点不尽相同。一些患者病情较轻，另一些患者病情严重。乏力、胃肠道症状、紫癜和一过性局部神经系统异常很常见。1/3 患者无神经系统症状。大多数患者血清肌酐正常，或一过性轻度升高。诊断标准包括：存在微血管病性溶血性贫血、血小板减少而无其他明确的病因。但这样的诊断标准难以排除其他原发性 TMA 综合征。ADAMTS13 水平小于正常活性的 10% 支持获得性 TTP 的临床诊断。这一标准可以筛查出绝大多数有复发风险的患者，但其敏感度及特异性并不足以确诊或除外 TTP 的诊断。

（四）治疗

遗传性 TTP 的治疗方法是通过血浆输注，行 ADAMTS13 替代治疗。对于存在严重的血浆过敏反应的患者可给予包含 ADAMTS13 成分的血浆Ⅷ因子制品。部分患者只需要在出现血小板减少和临床症状时输注血浆，但其他患者则需要规律性的预防性血浆输注。在应用血浆置换之前，获得性 TTP 存活率只有 10%。在 1991 年，一项随机对照试验表明行血浆置换的获得性 TTP 患者存活率达到 78%。除血浆置换外，其他治疗方案包括糖皮质激素联合免疫抑制剂治疗，当临床病程复杂时可应用利妥昔单抗治疗。需要透析的病例十分罕见。

未来重组 ADAMTS13 的研发与应用将使预防性治疗更加简单和安全。

（五）长期预后

遗传性 TTP 长期预后尚不清楚。获得性 TTP 患者长期随访存在复发的风险，患者认知受损、重度抑郁、系统性红斑狼疮、高血压和死亡的患病率增加。

二、志贺毒素介导的溶血尿毒症综合征

溶血尿毒症综合征（haemolytic uraemic syndrome，HUS）传统上分为典型 HUS 和非典型 HUS（aHUS）。典型 HUS 伴有血性腹泻，故又称为腹泻相关型 HUS（D+HUS）。非典型 HUS 现已知多与补体异常有关。但因胃肠炎常为非典型 HUS 发作的诱因，故 D+HUS 一词有误导之虞，现已逐渐少用。典型 HUS 是由产志贺毒素的肠道细菌感染后出现，故在原发 TMA 分类中直接命名为志贺毒素（Stx）介导的 HUS。90%~95% 病例见于儿童，常在夏季发生，多为散发病例，但也有爆发流行记载。在北美和西欧导致疾病的病原菌多为产志贺毒素的大肠埃希菌（STEC）O157:H7 型；而在亚洲的发展中国家以及非洲，最常见的病原菌为痢疾志贺菌Ⅰ型。年发病率约为 21/100 万，发病率最高人群为 5 岁以下儿童（约 61/100 万），最低发病率人群为 50~59 岁成年人（约 5/1 000 000）。产志贺毒素的大肠埃希菌主要寄宿在牛肠道中，为正常菌群，引起流行性暴发多由于水源、牛肉或牛奶制品以及蔬菜水果等受到污染。临床表现差异较大，包括无症状感染、单纯腹泻、出血性肠炎，或严重至溶血尿毒症综合征。志贺毒素介导的血栓性微血管病总体预后较好。

志贺毒素介导的 HUS 是最常见的 TMA，代表了北美和欧洲 TMA 病例总和的 90%。非 O157 血清型大肠埃希菌感染也在一些国家有所报道。2008 年导致美国流行性暴发的致病菌为产志贺毒素的大肠埃希菌 O111 型（STEC O111），主要受影响人群是成年人。2011 年导致欧洲史上最大流行性暴发的病原菌为 STEC O104:H4 株，同样主要涉及成年人。其他报道过的致病菌还包括 STEC 血清型 O26、O103、O118、O121 和 O145。

（一）病因及发病机制

经口进入的产志贺毒素大肠埃希菌在大肠内繁殖，毒素由中性粒细胞的跨细胞穿越带入血液循环。志贺毒素由单体的 A 亚基和五聚体的 B 亚基组成。B 亚基与血管内皮细胞上的特异性神经酰胺三己糖苷受体（Gb3Cer）有高亲和性，在与受体结合后毒素经吞噬进入细胞，转运至高尔基体与内质网，并进入细胞质，启动一系列机制导致内皮损伤及血栓形成。志贺毒素致病机制：①刺激上调内皮细胞的各种趋化因子，细胞介素，细胞黏附因子如 P 选择素，PECAM-1，以增加与血小板的黏附，降低内皮细胞血栓调节素（thrombomodulin）并增高组织因子表达，导致内皮细胞促凝及促炎状态；②激活基因转录因子诱导内皮细胞凋亡途径；③刺激释放内皮细胞中异常大分子血管性血友病因子（unusual large vWF，UlvWF）并减弱 ADAMTS13 酶对 ULvWF- 血小板多聚体的裂解；④多种机制辅助补体旁路途径激活，进一步造成内皮损伤；⑤志贺毒素 A 亚基可通过抑制 28s 转运 RNA 抑制蛋白合成，最终导致细胞死亡。由于 Gb3Cer 受体在肠道，肾脏小血管中有大量表达，因而血便，肾功能受损为临床最常见现象。肾小球毛细血管内皮细胞、足细胞、肾小管上皮细胞、系膜细胞上均有 Gb3Cer 表达，因此志贺毒素介导的 HUS 可引起广泛肾脏细胞受损。Gb3Cer 在其他器官如脑中也有表达，故有些患者也会出现神经症状。除此之外，内毒素脂多糖（lipopolysaccharide，LPS）也被证明在痢疾志贺菌导致的 HUS 中有致病作用。

（二）临床表现和诊断

临床表现为严重腹痛、腹泻，常为血便，在食用污染食物数日后发病。血小板减少和肾衰竭在肠道症状缓解后出现。志贺毒素在急性肠炎期可通过粪便检测阳性确诊，但在发病最初时有可能是阴性。

（三）治疗

以保守治疗为主。早期诊断，早期纠正水及电解质紊乱，及早控制高血压，对肾脏功能有保护作用。必要时可输注浓缩红细胞及血小板，同时应该保证足够的营养支持等。需要注意的是，由于确诊检查等均要花较长时间，而 HUS 患者常起病急、进展快，需要 24 小时之内给予积极的经验治疗。在腹泻性 HUS 合并结肠炎、神经系统受累、高分解代谢等时应优先选择透析治疗。血浆置换与抗补体治疗的临床意义不明确。极少数发展为终末期肾病的患者需要肾移植治疗。志贺毒素介导的 HUS 与感染有关，因此加强公

共预防措施,包括保证食品安全,规范肉类加工,烹饪标准及进行个人卫生教育等,是有效控制疾病发生和流行的必要手段。

(四)预后

本病多见于儿童,预后一般相对较好,疾病本身具有一定的自限性。急性期过后有可能会遗留高血压和神经系统症状。90%患者通过积极支持治疗可度过急性期。存活患者中10%~30%可出现永久性肾损害。极少数患者进展至终末期肾病。

三、补体介导的 TMA

(一)历史

1975年,一些被诊断为溶血性尿毒综合征,以肾衰竭为主要表现的 TMA 患者被发现有家族性高发病率现象。1981年,2例同胞兄弟 TMA 患者被发现有补体 H 因子缺陷。1998年,补体 H 因子基因变异与 TMA 之间的直接关联得以确立。随后,多个补体旁路途径中参与补体激活的因子变异在 TMA 患者中被陆续发现。

(二)流行病学

儿童和成人皆可发病。大多数为散发病例,也可见家族性发病或复发疾病。大约1/3女性患者首次 TMA 发病出现于妊娠期或分娩后。确切的补体介导的 TMA 发病率尚不明确。依据美国儿童中大约2/1 000 000的 aHUS 发病率,补体介导的 TMA 发病率大致相当,约占所有 HUS 患者的10%。

(三)病因及发病机制

补体介导的 TMA 是补体调节异常所致的疾病。补体系统是由30多种血浆蛋白和细胞表面结合蛋白组成。补体系统对于刺激炎症反应、抗感染、杀灭病原体、保护宿主等具有重要作用,是机体免疫系统的重要部分。

补体激活主要通过3条途径:经典途径、旁路途径和凝集素途径。机体通过一系列复杂因素,调节补体系统的激活过程,使之反应适度。但补体系统若过度激活,不仅无益地消耗大量补体成分,使机体抗感染能力下降;而且在激活过程中产生的大量活性物质,会使机体发生剧烈的炎症反应或造成组织损伤,引起病理改变。这种过度激活及其所造成的不良后果,可通过调控机制而避免。这种调控机制包括补体系统中某些成分的裂解产物易于自行衰变以及多种灭活因子和抑制物的调节作用。

调节因子或补体激活途径中某些成分的变异可引起补体调节异常,激活补体途径的最终共同通路,生成C5a,并最终形成C5b-9膜攻击复合物,造成组织细胞损伤。

补体介导的 TMA 是由于未控制的旁路途径激活而引起的。与其他两条补体途径不同,旁路途径中的C3可持续自发水解为C3a和C3b。正常情况下,补体旁路途径有严密的调节监控系统以防止旁路途径的持续激活和C5b-9膜攻击复合物的生成增加。多种血浆蛋白及膜蛋白参与调节抑制补体旁路途径中不同阶段的激活。在补体介导的 TMA 中补体激活失调主要发生在内皮细胞表面。在不同调节因子存在遗传突变或自身抗体的情况下,旁路补体途径由于激活失控而造成C3b在内皮细胞表面沉积增加,导

致C5b-9膜攻击复合物持续形成,损伤内皮细胞,继而形成血栓。

1. **遗传性补体介导的 TMA** 1998年在遗传学研究中首次报道补体 H 因子(complement factor H,CFH)突变与 aHUS 相关后,多项研究证实,补体旁路途径相关的多种补体因子,如 B 因子、H 因子、I 因子和 *CD46* 基因突变与 aHUS 发生相关。由补体介导的 TMA 大约占 aHUS 患者的70%,其中以遗传变异为病因者占90%,剩下10%则是由补体调节因子的自身抗体所致。

需要说明的是这些基因突变与 aHUS 的发生并非因果关系,而是增加了易感性。70岁以下携带单基因突变的个体,疾病发生率最高为64%。这表明其他危险因素也很重要。大约3%患者存在1个以上的基因突变,这类患者患病风险增加。但是,仍有部分携带基因突变的人一生也不发病。这说明疾病的发生还需要环境的刺激(例如怀孕或感染)以暴露补体的缺陷。

遗传性补体介导的 TMA 可能由于调节基因(*CFH*、*CFI* 或 *CD46*)功能缺失突变,或效应基因(*CFB* 或 *C3*)功能增强突变引起。大多数与 TMA 相关的补体突变是杂合突变,许多存在杂合突变的家族成员无症状。先证者与家族成员之间存在不同的修饰基因可以解释这一现象。已经证实,补体介导 TMA 的其他基因异常包括 *CFH* 和 *CD46* 单核苷酸多态性,*CFHR1* 和 *CFHR3* 基因拷贝数突变,CFHR 区域 *CFH* 非等位基因同源重组等。这些基因异常可导致补体旁路途径调节功能丧失,增加 TMA 的风险。

2. **获得性补体介导的 aHUS** 2005年,首次报道针对 H 因子的自身抗体相关的 aHUS。后续研究显示,CFH 自身抗体可解释大约10%的补体介导的 TMA,并且其中90%病例与编码 FHR1 和 FHR3 蛋白的 *CFHR3* 和 *CFHR1* 纯合子缺失相关,但机制尚不明确。针对 I 因子的自身抗体也有报道,但非常罕见,其功能相关性也不清楚。

(四)临床表现和诊断

临床表现与志贺毒素介导的 HUS 类似,但缺乏腹泻及出血性肠炎病史。急性肾损伤和高血压为临床主要表现。有些患者有肾外器官受损现象,可以累及中枢神经系统。目前补体介导的 TMA 临床诊断标准如下:①血清肌酐水平高于正常上限;②微血管病性溶血性贫血;③血小板减少;④ ADAMTS13 活性≥5%;⑤粪便志贺毒素检测阴性。但这些标准并不特异,也可能出现在所有其他原发性 TMA 综合征和其他微血管性溶血性贫血和血小板减少的患者。通过检测补体遗传学信息可提供更特异的诊断依据。需要注意的是C3、C4、补体因子 H、B 和 I 水平正常并不能排除补体介导的 TMA 的诊断。

(五)治疗

治疗包括血浆治疗、抗补体治疗、肾移植及预防性肝移植,或各种上述治疗组合。依库珠单抗是目前唯一的抗补体药物,但对于存在 C5 突变的患者其疗效有限。对于存在 H 因子抗体的患者应同时使用免疫抑制剂减少抗体的产生。由于依库珠单抗费用高,需要长期应用,增加了实际应用的困难。此外,要注意使用依库珠单抗会使脑膜炎球菌感染风险,故在依库珠单抗使用2周之前,应接种脑膜炎球

菌疫苗。

（六）预后

补体介导的 TMA 预后比志贺毒素介导的 TMA 差，死亡率高，大约 20%。生存者肾功能恢复率只有 60%~70%。肾移植预后主要由基因异常决定，复发风险最高的突变依次为 CFH、CFB、C3；风险最低的为 CD46。目前认为抗补体治疗可改善预后。

四、药物诱导的血栓性微血管病

多种药物可导致 TMA，如化疗药物、免疫抑制剂，抗凝药物、奎宁等，甚至疫苗、替代药物（alternative medicines）、中草药、毒品等均可诱导 TMA 症状。这其中可能与药物

不良反应，患者特异体质、急性免疫反应或者药物毒性等有关。有的表现为剂量相关性，有的表现为用药时程相关性。患者可表现为严重肾损伤，出现 HUS，也可以只出现轻微肾损害或主要表现为 TTP 等。

（一）病因及发病机制

药物诱导的 TMA 机制主要有 2 种，一种是免疫介导的损伤；另一种是药物直接毒性损伤。后者包括应用剂量相关或使用时间相关的毒性反应。免疫介导损伤的经典临床特征是近期用药后出现症状（21 天内）或用药后快速出现症状（24 小时内）。剂量相关的毒性反应快速出现症状或慢慢积累后出现症状，主要表现为肾损害。可引起 TMA 的常见药物见表 39-2-2。

表 39-2-2　可引起血栓性微血管病的药物

药物	品种
抗肿瘤药	抗血管生成药物（如西罗莫司）；丝裂霉素 C；吉西他滨；顺铂 / 卡铂；雌莫司汀 / 洛莫司汀；阿糖胞苷；他莫昔芬；博来霉素；柔红霉素；羟基脲；奥沙利铂
抗血小板药物	噻氯匹定；氯吡格雷；普拉格雷；双嘧达莫；去纤苷
干扰素	IFN-α 和 IFN-β
免疫抑制剂	钙调磷酸酶抑制剂；抗 CD33（OKT3）
抗菌药物	伐昔洛韦；青霉素类；利福平；甲硝唑；四环素；磺胺异噁唑；阿苯达唑；环丙沙星；头孢菌素类；克拉霉素
H₂ 受体抑制剂	法莫替丁；西咪替丁
降脂药	辛伐他汀；阿托伐他汀
非甾体抗炎药	双氯芬酸；吡罗昔康；酮咯酸
激素	共轭雌激素单独或联合孕激素；单方或组合避孕药
疫苗	流感疫苗；流行性腮腺炎、麻疹、风疹疫苗；卡介苗膀胱内注射
其他	奎宁；静脉注射吗啡；辛伐他汀；碘；可卡因

第 1 种机制是药物免疫介导损伤导致 TMA，药物可诱导产生针对血小板、中性粒细胞和内皮细胞的抗体，导致微血管损伤和血小板消耗。这些抗体产生依赖于药物的存在，而无关乎药物的剂量，发生最多见的药物是奎宁，其他还有奥沙利铂、噻硫平等。第 2 种机制是通过药物直接的毒性作用产生，包括可能诱发内皮细胞损伤，增加血小板黏附，抑制前列腺环素，抑制血管内皮生长因子（vascular endothelial growth factor, VEGF）途径从而干扰血管新生等，但确切致病机制有待进一步研究。有报道，西罗莫司导致的 TMA 患者肾脏表达 VEGF 减少，而停用药物后 VEGF 表达水平恢复正常。有些药物可能与这 2 种机制都有关，如吉西他滨。还有些患者因为原有 ADAMTS-13 缺乏或补体 H 突变，某些药物可触发 TMA 发生。

（二）临床表现

有明确的药物服用史，突然出现少尿、无尿，肉眼血尿和 / 或镜下血尿。可伴有发热、皮疹、乏力、纳差等。实验室检查血尿素氮、肌酐升高，血红蛋白及血小板减少，

可见白细胞及嗜酸性粒细胞升高，外周血检查可见破碎红细胞、间接胆红素升高，血浆乳酸脱氢酶及其同工酶丙酮酸脱氢酶均升高，抗球蛋白（Coombs）试验阴性，少数为阳性。

（三）治疗

停用可疑药物是治疗的首要步骤。对于免疫机制导致的药物性 TMA 还需要防止患者再次接触该药物。停用药物后数天即可看到患者血液系统表现改善，而肾功能的改善需要一定的时间，有些患者甚至不可恢复。血浆置换对药物导致的 TMA 并没有特别益处。补体抑制药依库珠单抗（eculizumab）可能在药物所致的 TMA 有用，但仍有待临床进一步验证。有研究报道在应用 6 周后，可使吉西他滨所致的 TMA 患者血液参数和肾功能均有所恢复。并且有一例患者在应用依库珠单抗治疗 2 个月后，因为治疗需要不得不再次使用吉西他滨，但第二次应用并没有导致 TMA。有关不同药物引起的血栓性微血管病的临床表现，治疗及预后总结于表 39-2-3。

表 39-2-3　不同药物引起血栓性微血管病的特点

药物	临床表现	治疗	预后
抗血管生成药物	蛋白尿,高血压,AKI,MAHA,血小板减少	停药,控制血压	肾功能多可恢复
丝裂霉素 C	AKI,神经系统受累,肾脏受累,肺水肿,ARDS	停药(激素、血浆置换、抗凝多数无效)	多进展至 CKD,死亡率 44%~75%
吉西他滨	AKI,MAHA,高血压,血小板减少,蛋白尿,血尿	停药(血浆置换基本无效)	多数部分或完全缓解,TMA 单因死亡率 15%
干扰素	高血压,严重 AKI	停药,控制血压,血浆置换,抗血小板药物,激素	多因原发病死亡
噻吩吡啶类抗血小板药物	神经系统,AKI	停药,血浆置换	CKD 少见,死亡率可达 40%~50%,血浆置换提高生存率
氯吡格雷	AKI	停药,延长血浆置换治疗时间(3 周)	多可恢复,死亡率可达 30%,血浆置换提高生存率
奎宁	少尿或无尿型 AKI	停药,血浆置换	多发展至 CKD,ESRD,死亡率 21%,再次使用可复发
环孢素	血肌酐升高	减量	存活率高,移植物存活率 39%~50%

注:AKI,急性肾损伤;MAHA,微血管病性溶血性贫血;CKD,慢性肾脏病;ESRD,终末期肾病。

(四)预后

与是否能及时发现停止用药及肾脏病理改变严重程度相关,患者可快速进展为终末期肾衰竭,预后较差。

(刘凛　于光　边琪)

参考文献

[1] WILLIAMS L A, MARQUES M B, Education Committee of the Academy of Clinical Laboratory Physicians and Scientists. Pathology consultation on the diagnosis and treatment of thrombotic microangiopathies (TMAs) [J]. Am J Clin Pathol, 2016, 145 (2): 158-165.

[2] LAURENCE J. Atypical hemolytic uremic syndrome (aHUS): making the diagnosis [J]. Clin Adv Hematol Oncol, 2012, 10 Suppl 17: 1-12.

[3] SHATZEL J J, TAYLOR J A. Syndromes of thrombotic microangiopathy [J]. Med Clin North Am, 2017, 101 (2): 395-415.

[4] FUJIMURA Y, MATSUMOTO M, ISONISHI A, et al. Natural history of Upshaw-Schulman syndrome based on ADAMTS13 gene analysis in Japan [J]. J Thromb Haemost, 2011, 9 Suppl 1: 283-301.

[5] REESE J A, MUTHURAJAH D S, KREMER HOVINGA J A, et al. Children and adults with thrombotic thrombocytopenic purpura associated with severe, acquired Adamts13 deficiency: comparison of incidence, demographic and clinical features [J]. Pediatr Blood Cancer, 2013, 60 (10): 1676-1682.

[6] BAYER G, VON TOKARSKI F, THOREAU B, et al. Etiology and outcomes of thrombotic microangiopathies [J]. Clin J Am Soc Nephrol, 2019, 14 (4): 557-566.

[7] BABAR F, COHEN S D. Thrombotic microangiopathies with rheumatologic involvement [J]. Rheum Dis Clin North Am, 2018, 44 (4): 635-649.

[8] JOSEPH A, RAFAT C, ZAFRANI L, et al. Early differentiation of Shiga toxin-associated hemolytic uremic syndrome in critically ill adults with thrombotic microangiopathy syndromes [J]. Crit Care Med, 2018, 46 (9): e904-e911.

[9] FRASER M E, FUJINAGA M, CHERNEY M M, et al. Structure of shiga toxin type 2 (Stx2) from Escherichia coli O157: H7 [J]. J Biol Chem, 2004, 279 (26): 27511-27517.

[10] JOHANNES L, ROMER W. Shiga toxins-from cell biology to biomedical applications [J]. Nat Rev Microbiol, 2010, 8 (2): 105-116.

[11] RAINA R, KRISHNAPPA V, BLAHA T, et al. Atypical hemolytic-uremic syndrome: an update on pathophysiology, diagnosis, and treatment [J]. Ther Apher Dial, 2019, 23 (1): 4-21.

[12] GOODSHIP T H J, COOK H T, FAKHOURI F, et al. Atypical hemolytic uremic syndrome and C3 glomerulopathy: conclusions from a "Kidney Disease: Improving Global Outcomes" (KDIGO) Controversies Conference [J]. Kidney Int, 2017, 91 (3): 539-551.

[13] BU F, MAGA T, MEYER N C, et al. Comprehensive

genetic analysis of complement and coagulation genes in atypical hemolytic uremic syndrome [J]. J Am Soc Nephrol, 2014, 25 (1): 55-64.

［14］ CAMPISTOL J M, ARIAS M, ARICETA G, et al. An update for atypical haemolytic uraemic syndrome: diagnosis and treatment. A consensus document [J]. Nefrologia, 2015, 35 (5): 421-447.

［15］ AL-NOURI Z L, REESE J A, TERRELL D R, et al. Drug-induced thrombotic microangiopathy: a systematic review of published reports [J]. Blood, 2015, 125 (4): 616-618.

［16］ REESE J A, BOUGIE D W, CURTIS B R, et al. Drug-induced thrombotic microangiopathy: Experience of the Oklahoma Registry and the Blood Center of Wisconsin [J]. Am J Hematol, 2015, 90 (5): 406-410.

［17］ MASIAS C, VASU S, CATALAND S R. None of the above: thrombotic microangiopathy beyond TTP and HUS [J]. Blood, 2017, 129 (21): 2857-2863.

第40章

继发性血栓性微血管病

由不同疾病背景促生的血栓性微血管病（thrombotic microangiopathy，TMA）称为继发性 TMA，其诊断同样需要有微血管溶血和血小板减少的典型实验室特征。发生 TMA 的常见相关疾病包括感染，尤其是肺炎链球菌感染和流感病毒感染、自身免疫性疾病、移植（实体器官或骨髓）、癌症、系统性硬化症肾损害、恶性高血压、妊娠和 HELLP 综合征及放射性因素等。继发 TMA 需与原发 TMA 鉴别以进行有效的临床治疗。非常棘手的是临床上原发 TMA 也可以与不同疾病同时存在，这往往使临床诊断及治疗变得相当复杂。继发性 TMA 病理改变与原发性 TMA 形态学上基本表现一致；有时可见某些较为显著的特征及不同继发原因相关的病理改变（表 40-0-1）。本章逐一讨论不同的继发 TMA，恶性高血压相关的 TMA 将在第 41 章详述。

表 40-0-1　继发性 TMA 的肾脏病理改变特征

不同病因的继发性 TMA	特征性病理变化
妊娠和 HELLP 综合征	肾小球"无血""内皮化"和"增大"显著；血管病变极为少见
放射性肾病	系膜溶解显著
感染相关性 TMA	HIV 感染可见管网状包涵体
自身免疫性 TMA	可同时伴有免疫复合物介导的肾小球肾炎
系统性硬化症肾损害	肾小球和肾小管 / 间质缺血改变显著；同时有急性和慢性血管病理改变；基础血管内膜纤维化改变显著，可见"洋葱皮"样改变
恶性高血压相关性 TMA	急性期肾小球局灶坏死并常伴肾小球血管极小动脉栓塞和纤维素样坏死；慢性期可见"洋葱皮"样改变；基础血管内膜纤维化改变显著

注：TMA，血栓性微血管病。

第1节　妊娠和 HELLP 综合征

TMA 可发生于妊娠中或分娩后短期内。近年研究发现，多数妊娠相关性 TMA 与补体旁路途径或 C3 转化酶遗传学异常有关。另外，妊娠相关性 TTP 大多是因为 ADAMTS13 严重减少所致。因此，目前认为妊娠只是 TMA 的诱因而非主要致病因素。1982 年，Weinstein 首次报道了一组表现为溶血、肝酶升高和血小板减少的产科患者，以临床表现首字母命名为 HELLP 综合征（hemolysis，elevated liver enzymes，and low platelet count，HELLP syndrome）。典型 HELLP 综合征多见于严重子痫前期（pre-eclampsia，PE）患者，可致产妇及胎儿死亡，是妊娠期严重并发症，通常发生在妊娠中晚期，也有于分娩后 24 小时发病。HELLP 综合征临床表现往往呈现非典型、多样化、病情发展快，疾病早期易被临床漏诊或误诊，如漏诊和 / 或误诊将对母婴的预后产生严重影响。因此，本节着重阐述 HELLP 综合征。

一、病　因

HELLP 综合征病因未明，可能与遗传、母体、胎盘等多方面因素相关。

（一）遗传因素

HELLP 综合征患者胎盘中存在多种基因突变，母亲基因、胎儿基因及父亲基因的异常表达都与 HELLP 综合征发病有关。HELLP 综合征患者的姐妹及女儿发生该病的风险增加，曾患有 HELLP 综合征的女性，在随后的妊娠中再发此病的风险很高，提示遗传因素与发病机制相关。与健康女性相比较，HELLP 综合征女性 Fas 基因、VEGF 基因和凝血基因突变的概率增高，糖皮质激素受体基因和 Toll 样受体基因变异的女性，HELLP 综合征风险显著增加。当然，遗传因素对于 HELLP 综合征的影响复杂，涉及多基因变异、胎儿基因 - 母体基因的相互作用等，不同女性发生 HELLP 综合的触发因素也不同。多基因变异的共同效应、母体与环境因素的相互作用是可能的病因。

（二）孕妇的危险因素

高体重指数（body mass index，BMI）及代谢综合征与子痫前期相关，但与 HELLP 综合征似乎无关。抗磷脂抗体综合征（anti-phospholipid antibody syndrome，APLS）可能与 HELLP 早期发病有关。不孕症的治疗可能增加子痫前期风险，但卵子于受孕前暴露于精液中可降低其风险，则支持免疫适应不良的发病机制，这些因素也可能影响 HELLP 综合征的发生风险。

（三）胎盘因素

子痫前期和 HELLP 综合征患者合体滋养细胞膜刷状缘形态异常，胎盘蛋白 13（placental protein 13，PP13）在合体滋养细胞膜中的结合异常，妊娠晚期母体胎盘蛋白 13 血浓度升高，提示胎盘蛋白 13 自细胞膜脱落；在子痫前期和 HELLP 综合征患者妊娠头 3 个月或更早，其血液中胎盘蛋白 13 和源自胎盘促血管生长因子浓度均异常。

（四）可溶性 HLA-DR 水平

在妊娠中晚期，孕妇外周血中可溶性 HLA-DR（sHLA-DR）水平升高，但 HELLP 综合征患者血中 sHLA-DR 水平比对照组显著增高。母体对循环中胎儿细胞表达父系抗原的免疫反应，被认为是 sHLA-DR 水平增高的原因，但 sHLA-DR 分子也可能是源自胎儿的，也有学者认为 sHLA-DR 水平增高是母体对胎儿的排斥反应，其生物学意义尚不清楚。

二、发病机制

HELLP 综合征发病机制仍不清楚，以往研究主要关注源于胎盘的炎症细胞因子的致病作用，近年来对发病机制的研究主要集中在母体免疫适应不良的致病作用。

（一）炎症反应

HELLP 综合征母体的炎症反应较正常妊娠者增强。由合体滋养细胞颗粒（syncytiotrophoblast particles）以及胎盘内母体免疫细胞与血管内皮细胞相互作用产生的物质等导致凝血及补体系统激活，产生炎症反应，这些炎症反应可导致 HELLP 综合征患者突然暴发急性弥散性血管内凝血。HELLP 综合征母体血液中 CRP、IL-6 和 TNF-α 的浓度增高，血白细胞计数也升高，后者与疾病严重程度相关。HELLP 综合征补体系统被激活，且伴有补体系统调节异常，这些因素可促使患者发生 TMA 和 HELLP 综合征。显著激活的血管内皮细胞释放活性的多聚体 vW 因子（von Willebrand factor，vWF），vWF 促进血小板聚集、导致血小板黏附于血管内膜。

（二）血栓性微血管病

HELLP 综合征患者活检和尸检显示存在 TMA，这是 HELLP 综合征一个重要的发病机制。给小鼠输注 TNF-α 可引起微血管血栓形成，由抗血管生成物质损伤的血管内皮细胞、暴露于 TNF-α 和高活性水平 vWF 中，两者相互作用，导致 HELLP 综合征发生 TMA。新释放的活性 vWF 呈多聚体形式，可被循环中的金属蛋白酶 ADAMTS13 解聚而失活，但 HELLP 综合征金属蛋白酶 ADAMTS13 减少，促使活性 vWF 水平升高。HELLP 综合征典型表现为血小板减少和 TMA，可能皆由活性 vWF 所致。

（三）微血管病性溶血性贫血

红细胞在通过受损内皮细胞和具纤维蛋白束的血管时破裂，导致微血管病性溶血性贫血（microangiopathic

hemolytic anemia，MAHA）。血涂片中可短暂出现异常的破碎红细胞和 / 或锯齿状红细胞，溶血可引起贫血、乳酸脱氢酶增高。游离血红蛋白在脾脏与非结合型胆红素相结合，或在血浆中与结合珠蛋白相结合，因此，血清结合珠蛋白降低也是 HELLP 综合征的特征。血管内溶血的产物可激活凝血因子、增加 DIC 风险。

（四）肝肾功能障碍

源于胎盘的 FasL（CD95L）对肝细胞具有毒性，可致肝细胞损伤。HELLP 综合征孕妇外周血中 FasL 浓度升高、胎盘绒毛滋养细胞 FasL 含量增高，FasL 致 TNF-α 产生增多，后者可诱导肝细胞的凋亡与坏死。HELLP 综合征患者肝组织 TNF-α 和弹性蛋白酶抗体染色明显阳性，尸检显示肝细胞坏死，坏死周围伴纤维束和出血，无脂肪细胞转化，很少见包膜下出血和梗死。肝窦内可见纤维蛋白和白细胞黏附，可能是血栓性微血管病变的表现，由于微血管病变阻碍门脉血流，更加重肝细胞损伤。HELLP 综合征可出现中等程度肾功能不全，可能由子痫前期肾小球内皮细胞增生引起。有报道 HELLP 综合征患者产后出现肾功能衰竭，肾活检显示 TMA 和急性肾小管坏死。

（五）弥散性血管内凝血

胎儿微粒致组织因子激活，受损的血管内皮可能暴露表面的组织因子，而组织因子是凝血因子的主要激活物。TMA 进一步促使血小板和凝血因子活化。凝血抑制物可灭活已活化的凝血因子，凝血因子持续激活可致凝血抑制物耗竭。微循环中可出现纤维蛋白和血小板聚集物，当血小板和凝血抑制物被耗竭，则发生失代偿性 DIC。

HELLP 综合征可伴发胎盘早剥，胎盘早剥产生的血凝块、凝血酶进入母体循环，也促使 DIC 发生。在代偿性 DIC 阶段，凝血因子消耗不明显，罕见显性出血，也不影响病情预后，但随着凝血因子进一步激活、消耗，可能迅速进展为失代偿性 DIC，表现皮肤和黏膜出血，通常伴严重多器官功能衰竭（multiorgan failure）。

总之，母体免疫适应不良造成妊娠早期胎儿滋养层损伤，可能是 HELLP 综合征发病的基础。过度炎症反应、激活的凝血因子和补体系统、循环中高水平的内皮因子、TNF-α 和 vWF 导致血栓性微血管病，源自胎盘的 FasL 引起的肝损伤，血小板和凝血因子的激活及耗竭致 DIC 发生，出现一系列 HELLP 综合征病理和临床表现。

三、病　理

HELLP 综合征的肾脏病理改变，是由子痫前期时肾小球内皮细胞增生所致，常与子痫前期肾脏病理改变一同描述。

普遍认为，子痫前期所致肾脏损害主要是肾小球内皮细胞增生症（glomerular capillary endotheliosis），1959 年 Spargo 等利用超薄切片和电镜观察，首先描述了内皮增生的概念，以后其他学者也证实了这一特征。近年来，研究也发现子痫前期患者肾小球足细胞受损、脱落、丢失，且在子痫前期患者尿液中检测到足细胞，称之为足细胞尿症（podocyturia），正常妊娠、妊娠期高血压女性没有足细胞尿症。因足细胞不能再生，肾小球壁层上皮细胞（parietal epithelial cells,PEC)被招募替代丢失的足细胞,PEC 迁移至肾小球基底膜。足细胞的丢失和随后的 PEC 活化迁移,可能是子痫前期患者产后发生 FSGS 原因。

（一）光镜

肾小球体积增大,由于内皮细胞和系膜细胞肿胀肥大,肾小球毛细血管腔变窄,呈现肾小球"贫血征（bloodless）"(图 40-1-1A)。虽然其他疾病(如胎盘早剥)可能表现局灶性内皮细胞病变,但在子痫前期时内皮细胞增生突出且呈弥漫性改变。肾小球细胞数略有增加,在严重病例或愈合阶段可能出现系膜基质内皮下插入、双轨征形成(图 40-1-1B)。肾小球足细胞肿胀伴 PAS 阳性的透明小滴。部分子痫前期患者伴 FSGS,新月体少见。HELLP 综合征患者可出现肾小球基底膜双轨征、系膜溶解、血栓性微血管病变(动脉内膜黏液样变、动脉血栓形成、红细胞碎片等)。肾小管也呈缺血性改变,重度子痫前期患者,可因长期肾低灌注导致急性肾小管坏死(acute tubular necrosis,ATN),但非常罕见。HELLP 综合征患者发生 ATN 风险可能更高,有报道 HELLP 患者出现急性肾皮质坏死(acute renal cortical necrosis,ARCN)。肾小球肥大和内皮细胞肿胀一般在产后 8 周消失。

（二）免疫荧光

显示纤维蛋白原系膜区沉积(图 40-1-1C),以 HELLP 综合征患者更为突出,特别是产后 2 周内行肾活检者。免疫球蛋白和补体均为阴性。

（三）电镜

内皮细胞增生、细胞质空泡变性致内皮细胞肿胀、窗孔减少,可见内皮下间隙增宽伴电子疏松样物质沉积,肿胀的内皮细胞可导致毛细血管腔闭塞,系膜区增宽。内皮下及系膜区偶尔可见电子致密物沉积,可能与纤维蛋白或其相关的分解产物沉积有关。虽有研究显示,子痫前期患者肾小球足细胞受损、脱落,但电镜下观察肾小球基底膜和足细胞通常无明显受累。值得注意的是,尽管有患者伴大量尿蛋白,但足细胞足突仍保存、未见广泛融合。

四、临床表现

HELLP 综合征在孕妇中发生率为 0.5%~0.9%,在重型子痫前期患者中有 10%~20% 发生 HELLP 综合征。危险因素包括:初产妇、高龄产妇、既往有子痫前期和家族史(这些危险因素与子痫前期相同)。妊娠前患糖尿病或高血压并不增加发生 HELLP 综合征的风险。

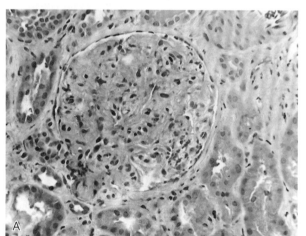

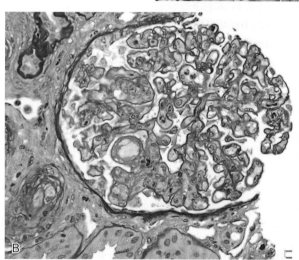

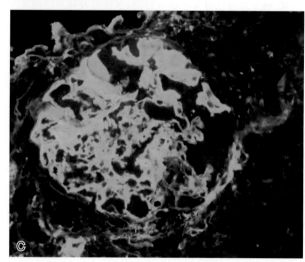

图 40-1-1　HELLP 综合征

注:A. 内皮细胞肿胀、毛细血管壁增厚致肾小球毛细血管腔闭塞(HE×400);B. 内皮细胞增生致肾小球毛细血管腔闭塞,基底膜节段性双轨征形成(PAS×400);C. 免疫荧光显示纤维蛋白原沉积于肾小球系膜区和毛细血管袢(IF×400)。

70%HELLP 综合征病例发生于分娩前,多见于妊娠第 27~37 周之间,少部分病例出现在第 27 周之前(约占 10%)或第 37 周之后(约占 20%),约 30%HELLP 综合征发生在分娩后,可于产后 48 小时、个别至产后 7 天出现,产后发生者预后更差,肾衰竭和肺水肿发生风险明显高于分娩前的 HELLP 综合征患者。

HELLP 综合征临床表现多样,主要症状和体征为溶血、肝功能异常、血小板减少,可有非特异性症状,如流感样症状或器官特异性症状,如右上腹疼痛、恶心呕吐、头痛或视物模糊。这些症状与子痫前期相似。HELLP 综合征患者的体格检查可以没有任何阳性体征,但 90% 孕妇有右上腹或上腹部肌紧张、轻压痛,大多数患者伴有高血压,也有 20% 的患者不伴高血压,部分患者还可能有体重增加、显著水肿。部分患者有出血体征,包括黏膜出血、血尿、皮肤瘀点、紫癜。

实验室检测胆红素升高、乳酸脱氢酶 ≥ 600IU/L,中度谷丙转氨酶升高(波动在 200~700IU/L)、血小板减少。疾病早期凝血酶原时间、活化部分凝血激酶时间正常;但在疾病后期,常伴有 DIC,并有纤维蛋白降解产物、D- 二聚体、凝血酶 - 抗凝血酶复合物升高。组织学上可见灶性肝细胞坏死、门静脉周围出血、纤维蛋白沉积。临床资料显示产后 48 小时转氨酶、胆红素、乳酸脱氢酶可恢复正常,如产后第 4 天,上述指标仍持续异常提示可能伴有并发症。

子痫前期与 HELLP 综合征肾脏表现:正常妊娠早期,肾小球滤过率(glomerular filtration rate,GFR)和肾血浆流量较非妊娠女性提高 40%~60%,经肾脏清除的血清标志物(包括 BUN,Scr 和 UA)下降,而子痫前期患者比同期正常妊娠者 GFR 和肾血浆流量下降 30%~40%,需要注意的是,子痫前期患者血 BUN 和 Scr 常保持在“正常”范围内,此“正常”范围是相对于非妊娠女性而言,而对高滤过的妊娠妇女而言此时 GFR 已显著降低。因此,子痫前期患者肾功能受损的程度容易被低估或忽略。70%~80% 子痫前期患者出现蛋白尿,常伴随或在高血压之后出现,很少先于高血压出现,通常产后 3~8 周内消失,但偶尔会持续数月。尿蛋白排出量不等,少者不足 1g/d,多者达 8~10g/d。尿沉渣红细胞和细胞管型罕见。子痫前期是妊娠期肾病综合征的主要病因。

子痫前期患者可出现肾功能异常,常为中等程度,36%~50%HELLP 综合征患者在疾病过程中可能发生急性肾损伤(acute kidney injury,AKI),导致 AKI 最常见的肾脏组织学改变是急性肾小管坏死(acute tubular necrosis,ATN),但有报道伴 AKI 的 HELLP 患者肾脏病变为急性肾皮质坏死(acute renal cortex necrosis,ARCN),表现为 ATN 患者肾功能常可完全恢复,而 ARCN 者肾功能损害常常不可逆,可能需终身肾脏替代治疗。

HELLP 综合征致孕妇、胎儿、新生儿出现严重并发症,孕妇并发症包括胎盘早剥、DIC 和产后出血,与 DIC 有关的肺水肿和肾衰竭。中枢神经系统并发症包括脑出血、脑水肿、皮质盲。肝包膜下血肿破裂虽然罕见,但却是 HELLP 综合征最严重的并发症之一,发生于 1% 左右的患者,表现为突发右上腹疼痛或上腹疼痛,腹部压痛,超声、CT 或磁共振可诊断。HELLP 综合征患者围产期新生儿死亡率增加,尤其在妊娠 32 周前出生的新生儿死亡率高。新生儿血小板减少发生率为 15%~38%,血小板减少增加了脑室内出血风险。妊娠 32 周前出生新生儿并发症增加,与出生体重和胎龄有关,并发症包括呼吸窘迫综合征、支气管肺发育不良、永久性动脉导管未闭。HELLP 综合征产妇死亡率 1%,围产儿死亡率达 7%~22%。

五、诊　断

HELLP 综合征可分为完全性和部分性。诊断完全性 HELLP 综合征,需有溶血、肝酶升高和血小板减少三联征,以及临床症状,如全身不适,有或无呕吐,右上腹疼痛,明显体重增加和全身性水肿。如只有溶血、肝酶升高和血小板减少三联征中的一项或两项,为部分性 HELLP 综合征。部分性可能发展成完全性 HELLP 综合征,但从完全性转为部分性 HELLP 综合征罕见。

目前,HELLP 综合征诊断标准没有完全统一,以下 2 种诊断标准可参考(表 40-1-1)。

六、鉴别诊断

HELLP 综合征症状不典型,临床表现多样,在疾病初期极易误诊为胆囊炎、胃肠炎及特发性血小板减少症。应注意与以下疾病鉴别诊断:与腹痛相关的疾病如胃肠炎、胆囊炎、肾结石和肾盂肾炎等;与血小板减少相关的疾病如血栓性血小板减少性紫癜、溶血性尿毒症综合征和系统性红斑狼疮等;与黄疸相关的疾病如妊娠急性脂肪肝、妊娠病毒性肝炎、妊娠胆汁淤积症等。

(一)血栓性血小板减少性紫癜(thrombotic thrombo-cytopenic purpura,TTP)

临床五大特征,即血小板减少性紫癜、微血管病性溶血、中枢神经系统症状、发热以及肾脏损害,并称之为 TTP

表 40-1-1　HELLP 综合征诊断:密西西比标准和田纳西标准

	HELLP 分级	PLT(/L)	AST 或 ALT(IU/L)	LDH(IU/L)
密西西比标准	Ⅰ	$\leq 50 \times 10^9$	≥ 70	≥ 600
	Ⅱ	$\geq 50 \times 10^9 \leq 100 \times 10^9$	≥ 70	≥ 600
	Ⅲ	$\geq 100 \times 10^9 \leq 150 \times 10^9$	≥ 40	≥ 600
	不完全性 HELLP	存在上述 3 项实验室异常中的 2 项及严重子痫前期或子痫的证据		
田纳西标准		$\leq 100 \times 10^9$	≥ 70	≥ 600

五联征，仅有前三大特征的称为三联征。TTP 较少出现上腹痛，较少或不出现转氨酶升高。ADAMTS13 活性显著降低。

（二）非典型溶血性尿毒症综合征（atypical hemolytic uremic syndrome, aHUS）

aHUS 是一种罕见的、起病急、易反复发作、病死率极高的疾病。临床特征性表现是血小板减少、微血管病性溶血性贫血和微血管内血小板聚集，血小板减少，伴急性肾衰竭，血肌酐明显增高。其发病机制大多与补体系统异常有关。

（三）妊娠急性脂肪肝（acute fatty liver of pregnancy, AFLP）

多在妊娠晚期发病，起病急骤，黄疸进行性加重，消化道症状重，可有出血倾向，血胆红素明显升高，可达 171μmol/L，而尿胆红素阴性，白细胞显著升高达 20×10^9~30×10^9/L，持续低血糖，彩色多普勒可见脂肪波，肝脏密度增加。

（四）系统性红斑狼疮（systemic lupus erythematosus, SLE）

临床表现可有蛋白尿、溶血性贫血及血小板减少，类似 HELLP 综合征，但实验室抗核抗体、抗双链 DNA 抗体等多种自身抗体阳性。狼疮性肾炎的病理改变见本书相关章节。

（五）急性重型肝炎

主要表现有极度乏力，食欲极度减退，上腹部不适，黄疸迅速加深，常伴精神、神经症状临床，可引起出血、感染、水电解质紊乱、酸碱平衡失调和肝肾综合征等。血清中可检出肝炎病毒抗原抗体。

（六）妊娠合并胆囊炎、胆石症

临床可出现右上腹痛，实验室检查转氨酶、血小板一般正常，超声检查呈现胆石症或炎症表现。

妊娠期微血管病和血小板减少症的鉴别诊断见表 40-1-2。

七、治 疗

HELLP 综合征最有效的治疗方法为终止妊娠，原则上，妊娠超过 34 周立即终止妊娠，妊娠不足 34 周，在孕产妇、胎儿病情平稳的情况下，可以积极治疗至 36~48 小时终止妊娠。治疗措施包括：常规硫酸镁解痉预防抽搐，使用降压药物使血压维持在 150/100mmHg 以下，使用糖皮质激素稳定病情及促胎儿肺成熟，酌情补充血液制品，纠正凝血功能障碍，严密监测病情，评价胎儿宫内状况。

糖皮质激素改善 HELLP 综合征的机制包括：抑制内皮细胞活化、改善内皮细胞功能障碍、减少细胞因子产生。糖皮质激素有利于胎儿肺的成熟和产妇血小板功能和数量的恢复，多项研究表明，应用糖皮质激素后产妇血小板数量增加、肝功能改善。

Martin 等拟定了 HELLP 综合征患者的标准化治疗方案，称之为密西西比方案，对 190 例重症子痫前期或 I / II 级 HELLP 综合征患者早期给予糖皮质激素、硫酸镁及降压治疗。结果显示，无一例孕产妇死亡、卒中或肝衰竭，仅 24% 患者发展为 I 级 HELLP 综合征，18.2% I 级和

表 40-1-2 妊娠期微血管病和血小板减少症的鉴别诊断

项目	PE	HELLP	TTP	aHUS	AFLP	APS	SLE
高血压	+++	+++	+	++	+	+/-	++
蛋白尿	+++	+++	+/-	+++	+/-	+/-	+++
上腹痛	+/-	+++	+/-	+/-	++	+/-	+/-
神经系统症状	+	+	++	+/-	+	+/-	+
血小板减少症	+	+++	+++	+++	+	+	+
溶血	+/-	+++	+++	+++	+	+/-	+
肾功能不全	+/-	+	+	+++	++	+/-	++
肝酶升高	+	+++	+/-	+/-	+++	+/-	+
DIC	+/-	+	+/-	+/-	+++	+/-	+/-
发生时段	妊娠晚期	妊娠晚期、产后	妊娠中期、晚期	产后	妊娠晚期	任何时期	任何时期
处理	如病情严重，及时终止妊娠	及时终止妊娠	血浆置换	血浆置换或血液灌流，依库珠单抗	及时终止妊娠	阿司匹林，低分子肝素	糖皮质激素，羟氯喹，其他免疫抑制剂

注：PE，子痫前期；TTP，血栓性血小板减少性紫癜；AFLP，妊娠急性脂肪肝；aHUS，非典型溶血性尿毒症综合征；APS，抗磷脂综合征；SLE，系统性红斑狼疮；DIC，弥散性血管内凝血。+/-：偶尔（0%~20%）；+：较少（20%~50%）；++：较常见（50%~80%）；+++：非常常见（80%~100%）。

2.4% Ⅱ级患者出现严重的孕产妇并发症。基于上述结果，Martin 等认为对重症子痫前期或Ⅰ/Ⅱ级 HELLP 综合征早期应用密西西比方案，可控制疾病的进展和严重程度。近期一项荟萃分析与 Martin 等的研究结果相似，对 HELLP 综合征、特别是Ⅰ级患者，使用大剂量皮质类固醇可改善疾病标志物（血小板计数、LDH 水平），并缩短患者重症监护室的时间。

然而，大型前瞻性随机对照试验显示，应用糖皮质激素虽明显改善 HELLP 综合征产妇血小板计数，但并不降低严重并发症的发生率、产妇及胎儿围产期死亡率，对临床预后无明显改善。因此，对糖皮质激素的应用仍存在争议。

血小板计数 <50×10^9/L 且血小板数量迅速下降或存在凝血功能障碍时，应考虑输注血小板；血小板计数 <20×10^9/L 时，阴道分娩前强烈建议输注血小板；剖宫产前建议输注血小板。

对于严重持续性溶血或血小板减少的患者需重症监护，并给予支持疗法、血浆置换治疗，有报道血浆置换可改善孕产妇的预后。伴少尿、肺水肿、AKI 者，可予透析治疗。

关于 HELLP 综合征的分娩方式，应根据产科指征而定，需综合考虑宫颈成熟情况、生产史、孕妇病情和胎儿状况等而定。HELLP 综合征往往在发病孕周早、病情重，故阴道分娩率低，多以剖宫产终止妊娠。

八、预 后

一般而言，HELLP 综合征患者产后 24~48 小时各项指标逐渐恢复，产后 4~5 天血小板计数可达 100×10^9/L 以上，产后 7 天肝功能恢复正常，甚至合并肝脏破裂者产后及远期肝功能均可恢复正常；肾脏损害大部分也可恢复至正常，仅个别患者需长期透析治疗。

子痫前期和 HELLP 综合征患者，再次妊娠时高血压发生率为 20%~50%，HELLP 综合征复发率为 2%~6%，患者能否再次妊娠需要慎重评估与考虑。

（袁曙光 刘 虹）

第2节 放射性肾病

放射性肾病（radiation nephropathy）是指肾脏接受大量放射线照射后引起急性或慢性的损伤。肾脏组织对放射线照射敏感，完全暴露于电离辐射下，会导致功能丧失，甚至肾功能衰竭。放射性肾病临床表现为氮质血症、高血压、贫血，可持续到被照射后数月至数年。

1906 年，在人类发现 X 射线仅 10 年后，放射线肾损伤被首次记录。1952 年，Kunkler 等系列报道了一个大样本放射性肾病，患者因精原细胞瘤行放射治疗，经足量照射治疗的患者，放射性肾病发生率约为 20%。在随后 20 年间，报道了大量病例，此后，因为更好的化疗药物出现，以及人们对放射性肾损伤的认知、肾脏的照射剂量阈值被确定，放射性肾病逐渐减少。但随着全身照射（total body irradiation，TBI）在骨髓移植（bone marrow transplantation，BMT）中的应用，导致放射性肾病复又增多，有学者将此类放射性肾病称之为 BMT 肾病。

相对于治疗的放射性辐射而言，作为诊断的放射性辐射量不构成这种风险。例如，常规腹部 CT 扫描，器官接受约 20mGy 照射量，这个照射剂量与导致放射性肾病的剂量相比低 1 000 多倍。

一、病 因

放射性肾病多发生于放射性治疗腹部、生殖系统肿瘤或骨髓移植后全身照射，同时未能对肾脏进行有效防护的患者，也可发生于核事故或核恐怖事件之后。

导致放射性肾病的放射阈值剂量：①单次暴露剂量范围在 5~10Gy，剂量低于 5Gy 一般不会对肾脏产生实质性影响，而剂量大于 10Gy 会引起快速胃肠道坏死；②双肾暴露总剂量为 23Gy，分 20 次、疗程超过 4 周；③ BMT 后放射性肾病，X 射线全身照射单次剂量 10Gy 或分次照射、3 天总量达 14Gy。如仅单侧肾脏暴露于阈值或更高剂量辐射中，放射性损伤仅会发生在该侧肾脏，不会产生因放射性肾病本身所致的肾功能衰竭，然而，未经照射的肾脏可能因对侧肾脏瘢痕致肾素介导的高血压而受损。

前面报道的精原细胞瘤患者接受放疗后，只有 20% 患者发展为放射性肾病。目前认为影响患者肾脏对照射敏感的因素包括：①药物。无论全身照射或局部照射，化疗药物可以加重成人和儿童放疗相关的肾损伤，如在全身照射后，使用氟达拉滨、环孢素或替尼泊苷，肾损伤风险比分别增加 6.2、5.9 和 10.5；在动物模型中，应用阿米福汀、辅酶 Q10 可减轻放射性肾损伤；RAS 阻滞剂对放射性肾病可能具有保护作用。②肾脏对放射线耐受性。肾脏对于非致死量的放射性损伤具有强大修复能力，单次剂量的大小显著影响总的耐受剂量，随着单次剂量的降低，总耐受剂量显著增加；相对于 2 个正常大小肾脏而言，孤立肾、部分肾切除术后，对放疗的耐受性可能会降低；新生儿对放疗更加敏感，对新生儿以 1.25~1.5Gy/ 次、总剂量 12~14Gy 的全肾放疗，出现与放疗相关的 GFR 下降；5 岁以下儿童全身照射后急性肾损伤发生风险增加；目前尚无证据显示年龄较大儿童的肾脏耐受性与成人有何差异。③其他因素。肾功能不全、糖尿病、高血压、肝病、心脏病和吸烟等，也会降低肾脏对放疗的耐受性，但这些因素对放疗影响的程度还不清楚。

二、发病机制

对于放射性肾病发病机制的探讨，大多数源于动物模型。电离辐射损伤的主因是双链 DNA 断裂，进而诱导细胞凋亡和死亡。

（一）辐射对肾固有细胞的损伤

1. 内皮细胞 辐射致内皮细胞损伤并释放趋化因子，中性粒细胞黏附于受损内皮细胞。辐射引起细胞黏附分子合成增加和 / 或表达上调，包括 E 选择素和细胞间黏附分子，后者在放射性肺损伤中发挥作用，细胞间黏附分子 1 基因敲除小鼠在经肺照射后，炎症细胞浸润减少和肺纤维化减轻。内皮损伤后，前列环素 $_2$（PGI$_2$）的产生减少和血管性血友病因子（vWF）释放增加，导致放射性肾病的微血管病变、肾小球内血栓形成。大鼠放射性肾病模型中，肾小球纤溶酶原激活物抑制剂（PAI-1）mRNA 的表达增加，提示纤

维蛋白 - 纤溶系统激活，增加 PAI-1 不仅可以抑制纤溶，也可通过抑制纤溶酶原介导的基质降解而促进纤维化，应用 ACEI 或 ARB 可减少这种 PAI-1 增加现象。

2. 肾小球系膜细胞 单剂量 5~20Gy γ 射线照射大鼠肾小球系膜细胞，导致亚型特异性改变，表达促纤维化细胞因子 TGF-β 基因，照射后 24~48 小时，TGF-β1 mRNA 水平呈剂量依赖性增加，同时，TGF-β3 mRNA 表达剂量呈依赖性降低，伴随着 TGF-β 的变化，多种细胞外基质成分的基因表达增加。5~20Gy 单剂量 γ 射线照射大鼠肾小球系膜细胞后，纤维连接蛋白和 PAI-1 增加，呈时间和剂量依赖性，基质金属蛋白酶(matrix metalloproteinase，MMP)呈差异性变化，活性 MMP-2 水平增加，而 MMP-9 水平不变。

3. 肾小管上皮细胞 体外照射大鼠肾小管上皮细胞，也表现细胞外基质降解和合成基因表达的显著变化。照射 NRK52E 细胞后，胶原 I、PAI-1、和 TGF-β1 基因表达显著增加，活性 MMP-2 水平增加，而 MMP-9 水平不变。进一步机制研究表明，这些变化部分由增加氧化应激所致。照射 NRK52E 细胞 1 小时后，细胞内活性氧(reactive oxygen species，ROS)生成增加，呈剂量依赖性。

(二) 纤维化机制

成纤维细胞激活转化为肌成纤维细胞，是肾脏纤维化的细胞机制，肌成纤维细胞表达平滑肌肌动蛋白(α-SMA)，它是肾纤维化和其他组织纤维化中细胞外基质的主要来源。炎症损伤或增生时，肾小球系膜细胞 α-SMA 染色阳性，猪肾被照射 2 周后，可见系膜细胞表达 α-SMA，4 周达高峰，与肾小球细胞数增多同步。猪肾脏被照射后，肾小球纤维蛋白沉积，在整个放射性肾炎发展过程中持续升高，同时伴小管内纤维蛋白沉积，小管内纤维蛋白可能自损伤的肾小球毛细血管袢滤出，小管纤维蛋白及其代谢小分子纤维蛋白多肽(分子量 1 500)，可穿过因损伤而裸露的小管基底膜，进而促使肾小管间质纤维化。照射单侧肥大的肾脏，小管细胞溶解和小管萎缩呈时间和剂量依赖性增加，与 α-SMA、胶原Ⅲ、间质纤连蛋白增多具相关性，同时肾小管 TGF-β 染色显著增加。

(三) 其他因素

RAS 和活性氧在放射性肾病中也起重要作用。照射导致肾小球和肾小管细胞核 DNA 氧化增加，明显呈剂量依赖性，这种 DNA 氧化仅见于活的肾小球和肾小管细胞，这些数据支持放射性肾损伤与慢性持续性氧化应激有关这一假说。纤维化介质如 PAI-1、MMP-2、和 TGF-β 也受氧化还原调节，其变化也可能与氧化应激相关。

卡托普利成功应用于治疗实验性放射性肾病，血管紧张素Ⅱ(AⅡ)受体阻滞剂也有同样的效果，提示在放射性肾病中 RAS 被激活。预防研究中，在照射前或刚开始照射时，应用 ACEI 或 ARB 均有获益。17Gy 全身照射后 6 周，被照射大鼠的肾脏 AⅡ受体数量和亲和力明显增加，这些数据还有待进一步证实。其他关于 RAS 激活的直接证据不多。Robbins 等发现猪肾脏 8~12Gy 局部照射后，血浆肾素没有增加。Moulder 在大鼠辐射肾病模型中，血浆肾素水平正常或降低，在血浆和肾内 AⅡ水平无变化。

三、病理生理

放射性肾病动物模型显示，经照射后肾小球滤过率(GFR)和有效肾血流量有显著变化，初始时 GFR 和肾血浆流量增加，照射后 6~8 周后，GFR 和有效的肾血浆流量呈剂量依赖性下降，肾功能呈进行性下降，最终导致肾衰竭。

大鼠被照射后肾脏最早的生理变化是，肾小球白蛋白通透性(Palb)增加，体外研究也显示，离体肾小球照射 5 分钟，Palb 增加。这种早期反应与经典的放射损伤模式不相符，经典放射损伤模式认为是依赖于 DNA 损伤致细胞死亡，这种通透性改变可能依赖于环磷酸腺苷(cAMP)信号通路。值得注意的是，肾小球通透性随着时间推移而下降，大鼠被照射后 40 天发现，Palb 增加现象已不存在，而同时，大鼠尿蛋白增加，提示放射性肾病蛋白尿并不仅仅是因为肾小球漏出蛋白增多所致，小管对蛋白重吸收减少，可能在蛋白尿产生中也起了作用。被照射肾小管刷状缘膜与白蛋白结合力下降，可能与刷状缘 megalin-cubulin 蛋白复合物的缺陷相关，该复合物功能缺陷可导致蛋白尿。

放射性肾病高血压原因：放射致肾循环减少、肾内动脉和肾小球血管壁增厚。然而，在缺乏血管病变的情况下仍可发生高血压，可能与肾小管间质损伤和纤维化有关，肾小管间质损伤导致尿钠排泄功能受损，随后血容量增加。RAS 也与放射性肾病高血压有关，放射性血管损伤导致缺血、RAS 激活、AⅡ产生增加。另外，辐照导致一氧化氮产生进行性减少，可能对高血压形成有一定作用。

放射性肾病贫血的特征：正色素正细胞性贫血伴网织红细胞绝对计数降低，提示促红细胞生成素的产生被抑制，或存在微血管病溶血性贫血。促红细胞生成素的产生部位是小管周围间质的成纤维细胞，溶血性贫血可能反映肾小球毛细血管受损，不同的贫血类型可能提示受累靶点不同。这两种原因的存在，导致放射性肾病贫血的严重程度与肾功能下降不成比例。

四、病　理

(一) 光镜

肾脏被照射后早期，肾小球内皮细胞轻度肿胀，内皮下增宽，毛细血管袢内血栓形成，血管内膜黏液样水肿，大剂量照射后可见动脉壁纤维素样坏死；在被照射后几周，肾小球系膜病变进展，出现肾小球毛细血管内皮细胞缺失和系膜溶解，基底膜增厚、分层、双轨征形成(图 40-2-1)，肾小球毛细血管微动脉瘤形成；晚期病变包括，肾脏体积缩小、系膜基质增宽、系膜硬化，肾小球毛细血管袢闭塞和玻璃样变，最终出现肾小球硬化，同时伴肾小管萎缩、肾间质纤维化(图 40-2-2)，明显的叶间动脉和弓状动脉和小叶间动脉硬化。

(二) 免疫荧光

血栓中可见纤维蛋白原强阳性，IgM 沿肾小球毛细血管基底膜和小动脉非特异性沉积。

(三) 电镜

内皮细胞下明显增宽，内皮细胞下低电子密度物质(electron lucent material)沉积(图 40-2-3)，部分毛细管袢内皮细胞缺乏。

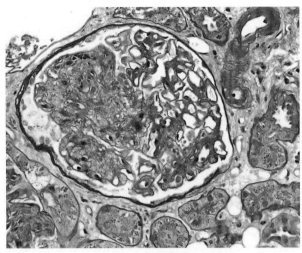

图 40-2-1　急性放射性肾病

注：肾小球重度系膜溶解（PAS×400）。

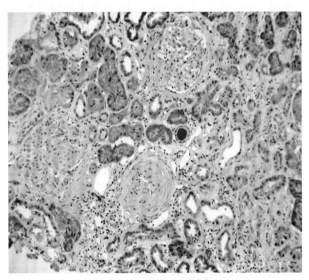

图 40-2-2　慢性放射性肾病

注：球性及节段性肾小球硬化，重度肾小管萎缩和间质纤维化（Masson×200）。

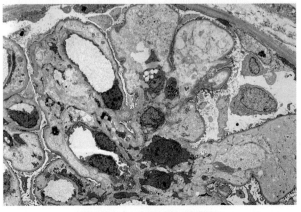

图 40-2-3　急性放射性肾病

注：电镜示内皮细胞肿胀，内皮下间隙增宽，有"絮状"低电子密度物质沉积，毛细血管腔消失，呈"内皮样"变；部分区域系膜基质溶解，细胞增殖不明显（EM×4 000）。

五、临床表现

接受足够剂量放射治疗或暴露于电离辐射后，临床表现为氮质血症、高血压及贫血。高血压发生率高，部分出现恶性高血压，贫血程度与肾功能下降水平不成比例。严重病例表现 TMA 特点包括血小板减少、微血管病特征性外周血涂片异常（如破碎红细胞和红细胞碎片）、血清 LDH 升高和血清结合珠蛋白下降。根据临床表现出现的时间，分为急性放射性肾病和慢性放射性肾病。

（一）急性放射性肾病

放射性肾病可能在暴露于电离辐射后 6~12 个月突然发作，表现为头痛、呕吐、疲劳、高血压、正色素正细胞性贫血和水肿。眼底检查可见微血管收缩。镜下血尿、蛋白尿和管型尿，可伴肾功能下降；肾功能可能完全或部分恢复，或发展至终末期肾衰竭并发恶性高血压。急性 BMT 肾病是一种急性放射性肾病最常见的形式之一，急性 BMT 肾病发生于拟行骨髓移植者全身照射后，出现溶血尿毒症综合征样症状，重度高血压、外周水肿、微血管病性溶血性贫血和血小板减少，肾功能进行性减退，伴有明显蛋白尿和镜下血尿，伴或不伴管型尿。

（二）慢性放射性肾病

在暴露于辐射 18 个月到几年后，表现高血压、蛋白尿、肾功能逐渐下降；可能在暴露 2~5 年后，独立发生高血压或偶与蛋白尿伴随出现；也可能在暴露 5~19 年后，出现单纯低水平蛋白尿。在大多数患者表现轻微，预后良好。慢性 BMT 肾病，表现轻中度高血压和轻度溶血性贫血，多数患者肾功能下降缓慢呈双相模式：在前 12~24 个月持续下降，随后一段时期稳定，也表现蛋白尿（>1g/d）、镜下血尿，一般 8 年后发展为慢性肾衰竭。对 103 例成年骨髓移植生存率的长期研究显示，14 例发生迟发性肾功能不全，他们在移植前都曾接受 14Gy 照射，而接受低剂量照射者无一例出现迟发性高血压或 GFR 下降。

六、诊断与鉴别诊断

肾脏或腹部或全身接受电离辐射后；电离辐射单次剂量大于 10Gy，或者 3 天以上累积剂量为 14Gy，或 4 周以上累积剂量达 20Gy；肾脏损害在电离辐射数月甚至数年后发生，表现为高血压、蛋白尿、进行性贫血及肾功能损害；符合以上条件可诊断放射性肾病。如肾脏病理表现为，肾小球内皮细胞肿胀，毛细血管内皮下增宽、基底膜增厚、双轨征，系膜溶解，肾间质纤维化等，则诊断更明确。

接受放射治疗患者常同时接受化疗，需与化疗药物致肾脏损伤相鉴别。化疗药物顺铂可致肾小管间质损伤，但较少出现肾小球受累。骨髓移植肾病与慢性移植物抗宿主病（graft-versus-host disease, GVHD）相关性肾炎鉴别，慢性 GVHD 相关性肾炎临床特点为大量蛋白尿，高血压不突出，放射性肾病患者尿蛋白定量多小于 2.5g/d，慢性 GVHD 相关性肾炎病理表现为膜性肾病、膜增生肾炎、微小病变肾病或 FSGS，常伴 C4d 沉积于肾小球毛细血管袢及管周毛细血管壁。

七、治　疗

放射性肾病无特殊治疗,而且放射性肾损伤是不可逆的,因此预防是关键。放疗过程尽量对肾脏部位进行屏蔽,选择最小有效剂量、分次照射,同时避免使用肾毒性药物。

对症治疗包括控制高血压,应用重组促红细胞生成素,输注红细胞,应用 ACEI 或 ARB、血浆置换。对血红蛋白低于 100g/L 的贫血患者,推荐使用红细胞生成刺激剂以减少输血,由于增加了血栓形成和加快肿瘤生长的风险,在恶性肿瘤患者谨慎使用这些药物。ACEI 和 ARB 不仅可控制血压,且在动物模型研究中,ACEI 和 ARB 能有效预防和治疗放射性肾病和相关的 TMA,其肾脏的保护作用是独立于降压作用之外。合并 TMA 患者可行血浆置换,其目的是去除各种参与血管内皮损伤的细胞因子,但临床有效率低。有报道,新疗法如达珠单抗、利妥昔单抗、去纤苷、二十碳五烯酸成功治疗骨髓干细胞移植相关性 TMA,但均为小样本非对照性研究,缺乏大样本对照性研究结果。

动物研究显示,一氧化氮合成酶抑制剂氨基胍,对放射性肾病有预防和治疗作用;松果体分泌的褪黑素具抗氧化作用,可预防毒素和放射线导致的氧化损伤,对放射性肾病具有肾保护作用;辅酶 Q10 可显著改善辐射所致肾小球、肾小管病变,减轻放射性肾病。但这些研究结果目前尚未用于临床。

(袁曙光　刘　虹)

第3节　自身免疫性疾病相关的血栓性微血管病

许多自身免疫性疾病可以继发 TMA,如抗磷脂抗体综合征、系统性红斑狼疮、硬皮病、混合性结缔组织病、类风湿关节炎、成人 Still 病、ANCA 相关性血管炎、干燥综合征、溃疡性结肠炎和重症肌无力等。其中以系统性红斑狼疮(systemic lupus erythematosus,SLE)继发 TMA 相对多见。SLE 是一种可导致机体多脏器功能损伤的自身免疫性结缔组织疾病,其中血小板减少是临床上 SLE 血液系统损害的常见表现。在临床工作中,以严重血小板减少为首发表现的患者易误诊为血小板减少性紫癜(thrombocytopenic purpura,TTP)。当 SLE 合并 TTP 时诊断困难,且病情凶险,治疗难度大,死亡率高。

一、病因及发病机制

西方国家以特发性 TMA 为主,而我国则以继发性 TMA 居多。在上海瑞金医院肾脏内科收集并分析的 1999—2011 年确诊的 46 例 TMA 患者资料中,显示继发性 TMA 占主要部分,其中继发于 SLE 最多见,共 15 例 (33%),抗磷脂抗体综合征(antiphospholipid syndrome,APS) 1 例。SLE 患者中出现狼疮性肾炎、抗磷脂抗体肾炎、狼疮性抗凝血综合征、HUS 或 TTP 等症状者更易发生 TMA。有文献认为 ADAMTS13 活性严重缺乏与 SLE 继发 TMA 相关。

SLE 合并 TMA 与 C4d、H 因子、ADAMTS13 等相关。其主要机制为失调的补体激活介导内皮细胞损伤。C4d 是补体经典途径活化产物,可与肾小球内皮细胞及基底膜结合,在肾脏形成微血栓。补体活化调节蛋白如 H 因子起负性调节作用,可与肾小球内皮细胞结合避免补体攻击。TMA 可以与 SLE 同时发病,也可以发生于 SLE 之前或之后,静止期或活动期。

与 SLE 相关的 TTP 可能有以下机制:①SLE 患者产生了针对 ADAMTS-13 蛋白的自身抗体,抑制了 ADAMTS-13 的活性,在免疫复合物和自身抗体损害血管内皮细胞情况下,促使 TTP 发病。②肝脏是 ADAMTS-13 合成的主要场所,SLE 患者合并严重肝脏损伤可引起血浆中 ADAMTS-13 水平下降,也可能促发 TTP。③体外实验表明,中性粒细胞释放活性氧和自由基过氧化物与 vWF 裂解位点的氨基酸结合,从而使 vWF 多聚体抵抗 ADAMTS13 的裂解,但不阻止 vWF 多聚体与血小板的凝集。SLE 患者血中有大量炎性介质可诱发上述反应促成血栓形成。④游离血红蛋白是血液循环中一氧化氮的清除剂,在 SLE 发生血管内溶血情况下,结合珠蛋白不能清除过多的血红蛋白,多余的血红蛋白与一氧化氮结合,导致过多的一氧化氮被清除,干扰了一氧化氮的血管扩张功能和调节微血管功能。此外血红蛋白可抑制 ADAMTS-13 的活性,进一步加剧 vWF 多聚体与血小板的凝集。⑤另外,SLE 患者应用的一些免疫抑制剂如激素和环孢素既可以延缓 SLE 进展为 TTP,同时也可激发 TTP。

二、病　理

病理改变与原发性 TMA 类似,详见第 39 章。如果同时伴有自身免疫相关性肾炎,可见免疫复合物在肾小球的沉积。肾小球及肾小管周围毛细血管内皮细胞胞浆中可见管 - 网状充填物(tubuloreticular inclusions,TRI)。图 40-3-1 为 II 型狼疮性肾炎伴 TMA 的病理表现。

三、临床表现

TTP 典型的临床表现包括"五联征":微血管溶血性贫血、血小板减少、神经精神异常、发热和肾损害,均可为 SLE 各个系统损害的表现。当 SLE 合并 TTP 时,不但诊断困难,临床症状也比 TTP 和 SLE 单独发病时更严重、进展更快。

实验室检查除了狼疮相关免疫指标阳性,还可能出现血小板计数 $<100 \times 10^9/L$,血清乳酸脱氢酶增高,网织红细胞计数增高,外周血涂片可见红细胞碎片 >1%,ADAMTS-13 活性降低(一般认为活性 <5% 有诊断意义,但活性正常也不能排除)。肾脏病理检查可见毛细血管内大量微血栓形成。

四、诊断与鉴别诊断

需与以血小板严重减少为首发表现的 SLE 相鉴别,SLE 临床表现虽然复杂多样,但实验室检查有特殊性,如 ANA、dsDNA 及抗 Sm 抗体等阳性,典型的患者肾活检病理免疫检查多数为"满堂亮",电镜下可见多种免疫复合物

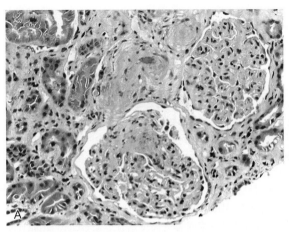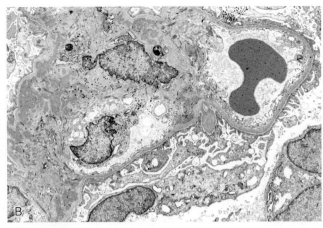

图 40-3-1　Ⅱ型狼疮性肾炎伴 TMA

注:A. 肾小球内皮细胞肿胀,毛细血管腔闭塞。局部可见轻度系膜细胞增生。入球小动脉管腔闭塞,有血栓形成并延伸至血管极(HE×400);B. 电镜显示系膜基质增加伴大量电子致密物沉积(EM×4 000)。

沉积在不同的部位。

五、治　疗

SLE 相关性 TTP 起病急骤,进展迅速,早诊断早治疗可明显降低死亡率。目前治疗没有明确的规范可遵循,以血浆置换、血浆输注并加用激素为常用,近年来利用细胞毒药物、免疫球蛋白、单克隆抗体、重组人可溶性凝血调节蛋白及脾切除手术等方法治疗 SLE 相关性 TTP。

血浆置换是治疗 TTP 的首选方法,合并 SLE 时仍然是一线治疗手段。血浆置换可去除抑制 ADAMTS13 的抗体、清除循环中的 UL-vWF 及其与血小板的结合物,补充正常的 ADAMTS13 及正常止血所需的 vWF,清除损害血管内皮及激活血小板的多种细胞因子,从而缓解病情。血浆置换量推荐采用新鲜冷冻血浆(fresh frozen plasma,FFP)3~4L/d 直到症状缓解(LDH 恢复正常,血小板 >150×10⁹/L 至少 2 天,神经精神症状消失),如果不能进行血浆置换可进行 FFP 的输注,输注时要注意体液平衡。

对处于 SLE 活动期或并发大脑和肾脏损害的 SLE 相关性 TTP 患者,只进行血浆置换和血浆输注的治疗不能从根本上终止体内的自身免疫反应,病情易反复,若早期加用免疫抑制剂则可以提高疗效。①糖皮质激素:可减低血管内皮的损伤,减少血小板和红细胞的破坏,抑制血小板表面相关抗体(PAIgG)的生成。冲击剂量的糖皮质激素起效快,疗程短,英国血液病指南建议所有 TTP 患者都应给予冲击剂量的激素,血浆置换联合大剂量醋酸甲泼尼龙(1.0g,连续 3~5 天)。②细胞毒药物:如长春新碱,可改变血小板膜糖蛋白受体,阻止 vWF 多聚体的附着抑制血小板的聚集;环孢素可抑制辅助 T 细胞,减少血小板相关抗体的产生。环磷酰胺、吗替麦考酚酯、硫唑嘌呤、羟氯喹、雷公藤多苷也通过不同的免疫机制被成功用于治疗 SLE 相关性 TTP。研究表明,在 SLE 相关性 TTP 对血浆置换联合激素治疗不敏感且病情反复或伴有重要器官损害时早期加用细胞毒药物是必要的,不会提高患者的死亡率。

利妥昔单抗是一种嵌合鼠/人 CD20 单克隆抗体,能从血液循环和组织中去除 B 细胞,降低抑制物水平。近年来常用于治疗难治性、复发性和慢性 TTP,甚至还作为预防复发的药物。

静脉滴注免疫球蛋白的作用可能通过封闭 TTP 患者血液循环中的促使血小板凝集的抗体而达到治疗目的。在 SLE 合并 TTP 的患者中疗效不确定,不作为一线疗法。

重组人可溶性凝血调节蛋白(recombinant human soluble thrombomodulin,rTM)包括血栓调节蛋白有活性的胞外区域和无凝集活性的结合凝血酶的区域。它与凝血酶的复合物可激活蛋白 C,活化的蛋白 C 在蛋白 S 的参与下可抑制凝血因子Ⅷa 和Ⅴa 活化从而发挥抗凝作用。

对于贫血严重的患者可输注压缩红细胞,使用红细胞生成素。抗血小板药物阿司匹林、潘生丁、华法林和双嘧达莫等也可用于 SLE 相关性 TTP 的治疗,但氯吡格雷可诱发药物性 TTP,故不使用。一般不主张输注血小板,可能会加重微血管血栓的扩散。

脾切除常用于难治性病例,对于血浆置换无效或复发的 TTP 患者进行脾切除后可达到完全缓解,且可以降低疗效不稳定患者的远期复发率。当有肾脏累及时要根据肾衰竭情况进行血液透析或腹膜透析。

依库珠单抗(eculizumab)是一种抑制补体 C5 的重组人源型单抗.因补体异常激活在 SLE 相关 TMA 中有重要作用。近年来,有使用依库珠单抗治疗 SLE/抗磷脂抗体综合征相关 TMA 的尝试并取得一定疗效。具体治疗方案有待进一步研究。

六、预　后

系统性红斑狼疮合并血栓性微血管病预后较血栓性血小板减少性紫癜差,死亡率 12.4%~62.5%。

(许　静　刘　凛)

第4节 感染相关性
血栓性微血管病

严重感染可引起 TMA,主要与肺炎链球菌、流感病毒、伤寒沙门菌、血管侵袭性真菌,巨细胞病毒和 HIV 感染相关。

一、病因及发病机制

(一)肺炎链球菌感染

产神经氨酸酶(neuraminidase)的肺炎链球菌相关的 TMA 发病机制主要与 Thomsen-Friedenreich(TF)抗原的暴露相关。在正常生理状态下,TF 抗原存在于人体红细胞、血小板及肾小球内皮细胞的表面,并被 N- 乙酰神经氨酸覆盖。侵袭性肺炎链球菌和一些病毒可分泌神经氨酸酶,分解细胞表面的 N- 乙酰神经氨酸,使 TF 抗原暴露。TF 抗原暴露后,机体会产生针对 TF 抗原的自身抗体,引发免疫反应,造成红细胞、血小板及肾小球内皮细胞的损伤,导致 TMA 的发生。

(二)人类免疫缺陷病毒相关性 TMA

发病率报道相差很大,为 0~7% 不等。自高活性抗反转录病毒疗法(highly active antiretroviral therapy,HAART)广泛使用以来,TMA 发病率有所下降。HIV 相关性 TMA 发病机制目前仍不清楚。HIV 病毒对内皮细胞的直接损伤可能是主要原因。其他一些因素也被认为是 HIV 感染者 TMA 的可能诱因。这些因素包括巨细胞病毒感染、隐孢子虫病、艾滋病相关的癌症以及各种药物等。抗磷脂抗体在多项研究中被认为是 TMA 的诱发因素,但在被多种病毒感染但没有触发 TMA 的患者中抗磷脂抗体也很常见,因此抗磷脂抗体在 HIV 相关性 TMA 的作用仍有争议。另外,也可能与引起血管活性物质的释放、造成凝血系统缺陷及参与炎症反应等机制有关。另外,由于志贺类毒素和 HIV-1 皆与肾小球细胞 Gb3 结合,Gb3 可能也参与 HIV 相关性 TMA 的发生。

二、病 理

病理改变和鉴别诊断与原发性 TMA 类似,详见第 39 章。HIV 患者的肾小球及肾小管周围毛细血管内皮细胞细胞质中可见管 - 网状充填物(tubuloreticular inclusions,TRI)。

三、临床表现及诊断

感染相关性 TMA 与原发性 TMA 的临床表现和实验室检查相似,都表现为微血管溶血和血小板减少的典型实验室特征。与典型 HUS 不同,感染相关性 TMA 通常无腹泻。肺炎链球菌感染引起的 TMA 占非大肠埃希菌感染相关的 HUS 的 40%,占所有 HUS 的 3.6%。

四、治疗及预后

与经典 HUS 患者血浆治疗的完全应答不同,HIV 相关

TMA 患者可能只对血浆置换有部分反应。肺炎链球菌感染引起的 TMA 预后多变,其死亡率和肾脏发病率高于大肠埃希菌相关 HUS。

(许 静 卜丽虹)

第5节 系统性硬化症肾损害

系统性硬化症(systemic sclerosis,SSc),也称为硬皮病(scleroderma),是一种以局限性或弥漫性皮肤增厚和纤维化为特征的自身免疫性结缔组织病。除皮肤受累外,可累及心、肺、肾、消化道等多个系统。系统性硬化症依据皮肤受累范围分为局限性和弥漫性。当硬皮病患者出现血压迅速升高,进行性肾衰竭时称为硬皮病肾危象(scleroderma renal crisis,SRC),发生于大约 11% 弥漫性和 4% 局限性系统性硬化症患者。血压正常的患者也可发生肾危象。

一、病因及发病机制

硬皮病肾危象的发病机制尚未完全清楚,目前认为源于各种原因导致的血管内皮损伤是始发因素。内皮细胞激活后释放大量缩血管因子内皮素 -1,促进血管收缩,平滑肌细胞肥大,血管通透性增加,纤维素渗出和血小板聚集,导致微血管性溶血;通过分泌细胞因子和表达黏附因子激活粒细胞和成纤维细胞促进胶原的合成,血管内膜增殖,管腔狭窄,肾血流减少,球旁器肥大,肾素 - 血管紧张素系统过度激活,进一步加重肾缺血,损伤内皮细胞,诱发恶性高血压,导致肾危象。

二、病 理

硬皮病肾危象病理改变与原发性 TMA 类似,多数情况下同时有急性和慢性血管病理改变(图 40-5-1)。

(一)急性病变

1. 光镜 肾小球改变差异可以很大。有的只见轻微改变,有的则可出现充血或梗死,有些病例可表现为典型的 TMA 病理改变,毛细血管壁增厚、管腔狭窄、血栓及系膜溶解。肾小球内可出现纤维素样坏死,伴核碎裂和肾小球毛细血管基底膜断裂以及纤维素血栓。毛细血管祥腔内还可出现破碎的红细胞,常提示微血管性溶血,新月体少见。动脉或小动脉闭塞明显的患者可见球旁器肥大。

入球小动脉病变明显,可出现纤维素样坏死,可伴有管腔内血栓,并向肾小球血管极邻近区域延伸,但炎细胞浸润少见。小叶间动脉和弓形动脉特征性病变是内膜黏液样增厚,内皮细胞下或增厚的内膜下可见纤维素渗出。内皮细胞可肿胀、脱落。小叶间动脉管腔内亦可见嗜酸性纤维素及红细胞碎片。内弹力层完整;中膜可因内膜肿胀扩张而变薄;外膜病变不明显。但是更大的动脉可正常,或仅出现与患者的年龄和其他部位的小动脉硬化相平行的非特异性内膜纤维样增厚。

肾小管病变继发于血管病变。常见近曲小管萎缩。在梗死区域也可见肾小管坏死。急性期间质病变可不明显。但是在梗死区域周边可出现细胞反应性改变,大量中性粒细胞浸润。

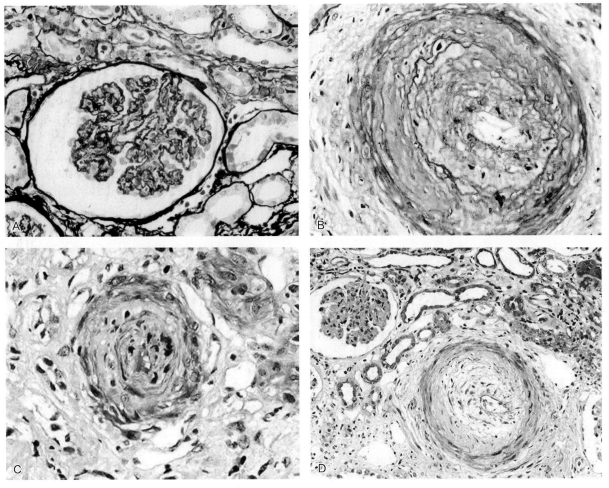

图 40-5-1 硬皮病肾损害

注：患者男性，55 岁，硬皮病病史 1 年，水肿、少尿、血肌酐升高 1 个月。曾使用糖皮质激素。血肌酐 835μmol/L，白蛋白 35.6g/L，尿蛋白 0.29g/24h，血小板 65×10⁹/L，LDH 342IU/L。肾穿刺病理：A. 肾小球缺血皱缩（PASM×400）；B. 小叶间动脉内膜黏液样水肿增厚，管腔明显狭窄（PAS×200）；C. 小动脉内膜纤维增生，管腔明显狭窄，可见红细胞碎片（Masson×400）；D. 小叶间动脉内膜纤维性增生，同心圆样分层，管腔明显狭窄，邻近肾小球缺血皱缩（Masson×200）。

2. 免疫荧光 在 TMA 急性期，纤维蛋白原可沿肾小球毛细血管壁、系膜区、细小动脉及小动脉壁沉积。肾小球可见非特异性颗粒状 IgM、C3 和 IgG 沉积。细小动脉及毛细血管内纤维蛋白栓塞为纤维蛋白原荧光阳性。

3. 电镜 早期典型的改变包括肾小球毛细血管内皮下间隙增宽（电子透明或电子疏松），可见散在的电子致密颗粒、纤维样物质、细胞碎片或间质细胞插入。内皮细胞肿胀，网状孔消失，胞体与基底膜可局部脱离。系膜区或可见肿胀、溶解。足细胞足突呈不同程度融合。

毛细血管内或细小血管内可见纤维蛋白、血小板和破碎红细胞的血栓。动脉内膜增厚由电子透明或疏松物质填充，间或有颗粒状电子致密物及纤维蛋白沉积。

（二）慢性病变

晚期改变主要表现为肾小球基底膜双轨征（在 Jones 染色或 PAS 染色下易见）、系膜溶解。部分小球出现球性或节段性硬化，动脉内膜纤维性增生管腔狭窄，可见血管腔内血栓再通。无硬皮病肾危象的系统性硬化症患者动脉病变与长期高血压患者相似，肾内动脉内膜增厚明显比同龄

对照严重。伴硬皮病肾危象患者病变最为严重，可出现小叶间动脉内膜纤维化，同心圆排列的内膜肌细胞增殖，呈现"洋葱皮"改变。内膜增厚导致管腔明显狭窄。肾小管和间质病变继发于血管病变，主要表现为非特异性的肾小管萎缩和间质纤维化。

三、临床表现

硬皮病肾危象的突出特点是突然出现血压升高，患者可出现头痛头昏，视力模糊，抽搐，心功能不全，肺水肿以及肾衰竭等恶性高血压的临床表现。90% 患者血压超过 150/90mmHg，30% 患者舒张压超过 120mmHg。但是也有 10% 患者血压维持在正常范围。此类患者血压上升 20mmHg 也可能有明显的临床症状，如急性肾损伤，微血管性溶血等。因此对系统性硬皮病患者血压的波动需要密切监测。

硬皮病肾危象可出现急性肾损伤，蛋白尿、镜下血尿和管型尿。在使用 ACEI 等药物控制血压后患者的血肌酐可能会继续上升甚至需要行透析治疗。对于此类患者

糖皮质激素、免疫抑制剂以及血浆置换无效。尿蛋白常小于 2g/24h，很少出现肾病范围的蛋白尿。如果在血压控制后仍然存在大量蛋白尿，需要排除引起肾病综合征的其他原因。

半数硬皮病肾危象患者可出现微血管性溶血，呈正细胞正色素性贫血，网织红细胞增多，血小板减少，外周血检出红细胞碎片。随着血压控制，微血管性溶血改善。

四、诊断与鉴别诊断

硬皮病患者出现迅速的血压上升和急性肾损伤，伴／不伴微血管性溶血均需要怀疑硬皮病肾危象。伴微血管性溶血的患者需要和原发性及其他原因引起的继发性 TMA 进行鉴别。临床表现和实验室检查可资鉴别。

当 TMA 主要累及肾小球毛细血管时，尤其要与 DIC 相鉴别。DIC 也通常表现为弥漫性肾小球毛细血管内血栓形成。病史（如创伤，败血症和恶性肿瘤）、临床表现和实验室检查可资鉴别。

五、治　疗

ACEI 出现前，仅少数硬皮病肾危象患者（<10%）能存活超过 3 个月。ACEI 能阻断激活的肾素 - 血管紧张素系统，减少缓激肽的灭活，扩张血管，降血压，中断硬皮病肾危象的恶性循环。单用 ACEI 不能控制血压时可联合其他降压药物。使用 ACEI 控制硬皮病肾危象可控制血压，改善肾功能，使部分患者脱离透析，改善患者存活。ACEI 治疗的关键在于早期持续用药。研究显示：使用 ACEI 时血肌酐超过 264μmol/L，治疗 3 天后血压仍未控制，提示预后不良；老年、男性、伴心功能不全，即便使用 ACEI，也提示预后不良。部分已经开始透析的硬皮病肾危象患者使用 ACEI 仍然可获得肾功能改善甚至脱离透析。因此，建议已透析的硬皮病肾危象患者也使用 ACEI，透析和用药 1 年仍然透析依赖的患者才考虑肾移植。对于"正常血压"的硬皮病肾危象患者也应使用 ACEI，以期改善肾功能和溶血。对于系统性硬皮病伴有肾功能不全或其他提示肾危象的患者，即使没有恶性高血压，也建议使用 ACEI。对于这类患者，肾活检具有重要价值。

六、预　后

硬皮病肾危象发生的危险因素：包括弥漫性皮肤受累，症状发生时间 <4 年，皮肤硬化迅速进展，抗 RNA 多聚酶抗体阳性，新出现的贫血，新出现的心血管系统事件（心包渗液、充血性心力衰竭），大剂量糖皮质激素的使用（泼尼松15mg/d）。使用 ACEI 可明显改善硬皮病肾危象的预后，目前研究显示 5 年存活率为 65%。

（胡章学　卜丽虹）

参考文献

［1］ ZHOU X J, LASZIK Z, D'AGATI V D, et al. Silva's Diagnostic Renal Pathology [M]. 2nd ed. Cambridge University Press, 2017.

［2］ KAPPLER S, RONAN-BENTLE S, GRAHAM A. Thrombotic microangiopathies (TTP, HUS, HELLP) [J]. Hematol Oncol Clin North Am, 2017, 31 (6): 1081-1103.

［3］ TURNER R J, BLOEMENKAMP KW, PENNING M E, et al. From glomerular endothelium to podocyte pathobiology in preeclampsia: a paradigm shift [J]. Curr Hypertens Rep, 2015, 17 (7): 54.

［4］ PALOMO M, BLASCO M, MOLINA P, et al. Complement activation and thrombotic microangiopathies [J]. Clin J Am Soc Nephrol, 2019, 14 (12): 1719-1732.

［5］ YE W, SHU H, WEN Y, et al. Renal histopathology of prolonged acute kidney injury in HELLP syndrome: a case series and literature review [J]. Int Urol Nephrol, 2019, 51 (6): 987-994.

［6］ WALLACE K, HARRIS S, ADDISON A, et al. HELLP syndrome: pathophysiology and current therapies [J]. Curr Pharm Biotechnol, 2018, 19 (10): 816-826.

［7］ YANG L, REN C, MAO M, et al. Prognostic factors of the efficacy of high-dose corticosteroid therapy in hemolysis, elevated liver enzymes, and low platelet count syndrome during pregnancy: a meta-analysis [J]. Medicine, 2016, 95 (13): e3203.

［8］ DAWSON L A, KAVANAGH B D, PAULINO A C, et al. Radiation-associated kidney injury [J]. Int J Radiat Oncol Biol Phys, 2010, 76 (3 Suppl): S108-S115.

［9］ COSAR R, YURUT-CALOGLU V, ESKIOCAK S, et al. Radiation-induced chronic oxidative renal damage can be reduced by amifostine [J]. Med Oncol, 2012, 29 (2): 768-775.

［10］ COHEN E P, FISH B L, MOULDER J E. Mitigation of radiation injuries via suppression of the renin-angiotensin system: emphasis on radiation nephropathy [J]. Curr Drug Targets, 2010, 11 (11): 1423-1429.

［11］ SINGH N, MCNEELY J, PARIKH S, et al. Kidney complications of hematopoietic stem cell transplantation [J]. Am J Kidney Dis, 2013, 61 (5): 809-821.

［12］ BURTON J O, YOUSSOUF S, DORMER J P, et al. A delayed case of radiation nephropathy [J]. Kidney Int, 2014, 86 (5): 1063.

［13］ EKICI K, TEMELLI O, PARLAKPINAR H, et al. Beneficial effects of aminoguanidine on radiotherapy induced kidney and testis injury [J]. Andrologia, 2016, 48 (6): 683-692.

［14］ ZETNER D, ANDERSEN L P, ROSENBERG J. Melatonin as protection against radiation injury: a systematic review [J]. Drug Res (Stuttg), 2016, 66 (6): 281-296.

［15］ RORIZ M, LANDAIS M, DESPREZ J, et al. Risk factors for autoimmune diseases development after thrombotic thrombocytopenic purpura [J]. Medicine (Baltimore), 2015, 94 (42): e1598.

［16］ KELLO N, KHOURY LE, MARDER G, et al. Secondary thrombotic microangiopathy in systemic lupus erythematosus and antiphospholipid syndrome, the role of complement and use of eculizumab: Case series and review of literature [J]. Semin Arthritis Rheum, 2019, 49 (1): 74-83.

［17］ SZILAGYI A, KISS N, BERECZKI C, et al. The role of complement in Streptococcus pneumoniae-associated haemolyticuraemic syndrome [J]. Nephrol Dial Transplant, 2013, 28 (9): 2237-2245.

［18］ BADE N A, GIFFI V S, BAER M R, et al. Thrombotic microangiopathy in the setting of human immunodeficiency virus infection: High incidence of severe thrombocytopenia [J]. J Clin Apher, 2018, 33 (3): 342-348.

［19］ FINE D M, FOGO A B, ALPERS C E. Thrombotic microangiopathy and other glomerular disorders in the HIV-infected patient [J]. Semin Nephrol, 2018, 28 (6): 545-555.

［20］ SWANEPOEL C R, ATTA M G, D'AGATI V D, et al. Kidney disease in the setting of HIV infection: conclusions from a Kidney Disease: Improving Global Outcomes (KDIGO) Controversies Conference [J]. Kidney Int, 2018, 93 (3): 545-559.

［21］ DENTON C P, KHANNA D. Systemic sclerosis [J]. Lancet, 2017, 390 (10103): 1685-1699.

［22］ NAGARAJA V. Management of scleroderma renal crisis [J]. Curr Opin Rheumatol, 2019, 31 (3): 223-230. management

［23］ JENNETTE J C, OLSON J L, SILVA F G, et al. Heptinstall's Pathology of the Kidney [M]. 7th. Philadelphia: Wolters Kluwer, 2015.

［24］ ZANATTA E, POLITO P, FAVARO M, et al. Therapy of scleroderma renal crisis: state of the art [J]. Autoimmun Rev, 2018, 17 (9): 882-889.

第41章

高血压肾损害

高血压肾损害是指高血压导致的肾脏小动脉或肾实质病变。1826年，Bright首次描述高血压与肾脏的关系。1928年，Goldblatt在多年病理解剖工作中发现高血压患者肾内动脉多有硬化，并于1934年设计了著名的Goldblatt试验，观察到高血压导致的一系列肾脏损害，证实肾脏在血压调控中的重要作用。Perera于20世纪50年代研究随访500例未经治疗的原发性高血压患者，观察到绝大多数原发性高血压患者后期都有动脉粥样硬化和小动脉硬化，并出现心脏、肾脏等器官并发症。

通常情况下，高血压患者很少做肾穿刺活检，然而与高血压相关的病理改变在肾活检中普遍存在。本章主要描述原发性和继发性高血压引起的肾脏病理改变，包括高血压危象或急症、动脉粥样硬化性肾血管狭窄和肌纤维发育不良相关性肾病。

第1节 原发性高血压肾损害

依据2017美国心脏协会标准，正常血压定义为血压不高于120/80mmHg。当收缩压和/或舒张压 $\geq$ 140/90mmHg称为高血压，原发性高血压肾损害是指由原发性高血压所引起的肾实质损害。绝大多数临床所见的高血压肾损害是由于小动脉硬化累及肾脏实质，其发生是由长期未控制好的高血压所致。

一、病因及发病机制

肾小动脉硬化病因未明，可能与以下机制有关。

（一）血流动力学因素

高血压状态下，血管痉挛性收缩和机械性撞击，使血管负荷增加，管壁损伤，纤维增生，管壁增厚及退行性变。在原发性高血压早期阶段，由于肾动脉肌内膜增厚，肾血管阻力增加以及血管收缩因子引起肾血管收缩，所有肾脏阻力血管，包括叶间动脉、弓形动脉、小叶间动脉等肾小球前动脉出现血管重构和肾血流动力学异常。入球小动脉和小叶间动脉玻璃样变性使血管自我调节能力下降，部分肾单位出现高压力和高灌注状态。

（二）非血流动力学因素

血管内皮细胞和平滑肌细胞受到机械损伤后，细胞外基质分泌增加并产生大量抑制细胞外基质降解的酶如纤溶酶原激活物抑制剂（plasminogen activator inhibitor，PAI），这可能是导致肾小动脉玻璃样变甚至硬化的原因之一。此外血小板活化、胰岛素抵抗、高胰岛素血症也在高血压肾损害的发生发展中起重要作用。

（三）其他因素

血管紧张素转换酶基因的插入/缺失多态性与原发性高血压肾动脉硬化相关性仍不十分明确。血管紧张素Ⅱ1型受体基因（*AT1R/A1166C*）AC型或C等位基因对高加索高血压患者肾功能有显著影响，但对日本高血压患者没有显著作用，更多的基因测序和ESRD数据仍有待研究和分析。此外，年龄、性别、体重指数、吸烟等也是高血压患者发生肾损害的影响因素。

二、病理

（一）大体

早期或者轻微高血压患者肾脏体积大小，重量和外观尚正常。晚期肾脏体积缩小，双侧肾总重量减轻（约120g，正常300g），双侧肾受累通常一致。在肾血管病变广泛时，肾脏表面呈颗粒状，称颗粒性萎缩肾，是由交替出现的颗粒区（肾小管肥大）和凹陷区（肾小管萎缩和肾间质纤维化）形成的。当较大血管受累引起大面积肾小管萎缩和肾间质纤维化，表面可见"V"型凹陷。在横切面可见其延伸至皮髓交界处。这不同于肾盂肾炎引起的"U"型凹陷。后者通常累及肾髓质，延伸至肾盏。

（二）光镜

1. 血管　长期高血压状态下，肾内动脉结构和功能的适应反应与受累血管的大小有关。肾血管改变程度与高血压的严重程度呈正相关。在肾活检样本中，弓状动脉是最常见的大血管。弓状动脉和小叶间动脉病变主要表现为动脉内膜纤维增厚和管腔狭窄，伴内弹力膜多层化和中层肥厚（图41-1-1）。早期动脉内膜增厚为离心性，晚期为向心性。弹力纤维染色或银染色最易见内弹力膜多层。中层肥厚可见于小动脉，是一种增生肥大的表现。

小动脉病变包括肌层肥厚、增生，管壁内层及中层玻璃样变，后者以入球小动脉最明显。出球小动脉很少出现玻璃样变，除非同时合并糖尿病。玻璃样变也可见于小叶间动脉。玻璃样变并非高血压引起的特异性改变，也可见于没有高血压的老年人肾脏。玻璃样变与大动脉内膜增厚程

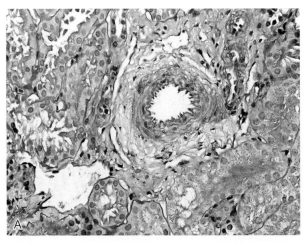 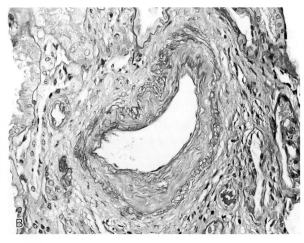

图 41-1-1　高血压动脉病变

注:A. 正常肾小叶间动脉(PAS×400);B. 高血压动脉病变:弓状动脉内膜纤维增厚、节段内弹力膜多层,管腔狭窄(PAS×400)。

度呈正相关。玻璃样变染色特征是均质性的嗜伊红、PAS阳性、银粉染和三色染淡蓝色或者嗜品红色。玻璃样变在PAS最易见,早期沉积在血管内皮下,有时伴内皮下脂质沉积(图41-1-2A、B)。

当管壁肥厚、管腔狭窄到一定程度将引起肾单位的缺血性病变,继而可引起肾小球、肾小管和肾间质的病变。

2. 肾小球　形态可以正常或只表现与年龄相关的改变。少数球性硬化见于正常肾脏。高血压性肾病肾小球主要改变(图41-1-3):①缺血性病变;②肾小球硬化。当管腔狭窄到一定程度,肾小球呈缺血性病变。早期表现为肾小球毛细血管皱缩,管壁增厚。进而可见肾小球毛细血管向球门部皱缩/塌陷,同时伴有肾小球囊腔内胶原蛋白积聚、

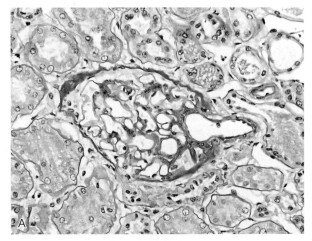 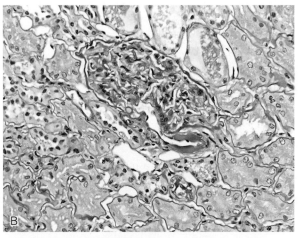

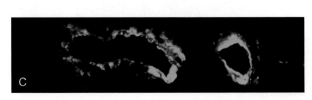 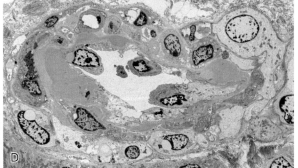

图 41-1-2　入球小动脉玻璃样变

注:A. 正常入球小动脉和肾小球(PAS×400);B. 入球小动脉玻璃样变:在 PAS 最易见,呈阳性(PAS×400);C. 免疫荧光可见非特异性 IgM 沉积(×400);D. 电镜显示间质小动脉低电子密度的致密物沉积(EM×2 500)。

肾小球囊壁增厚、肾小球萎缩变小,发展为缺血性硬化。肾小球囊腔内胶原蛋白起始积聚部位为肾门部,随后即填充整个肾小球囊,导致球性硬化。胶原蛋白的染色特性为弱嗜伊红、PAS 阴性或淡染;trichrome 蓝染。肾小球硬化有 2 种形态:一种是前面提及的由于缺血引起的肾小球囊胶原蛋白积聚的肾小球硬化;另一种肾小球硬化含有大量的玻璃样病变(图 41-1-3D),可伴球门部节段性硬化。后者可能为缺血硬化引起的残余肾小球高灌注损伤而引起的继发性节段硬化和球性硬化。这种硬化不伴肾小球囊腔内胶原蛋白积聚。有时高血压肾病可见肾小球旁器增大。

3. 肾小管和肾间质　由于低血流灌注引起肾小球缺血,继而导致肾小球出球小动脉血流减少,受累肾小管表现缺血性改变。长期缺血引起肾小管萎缩,近端肾小管直径变小,肾小管基膜增厚和皱褶,有时可见透明管型。在肾小管萎缩区域,面积增大呈纤维化。可伴有慢性炎症细胞浸润,成熟淋巴细胞为多。根据变窄血管的部位和直径大小不同,见多灶状和片状肾小管萎缩和肾间质纤维化(图 41-1-4)。

(三)免疫荧光

在小动脉玻璃样变区和肾小球硬化区可见非特异性

IgM 和 C3 沉积(图 41-1-2C)。

(四)电镜

玻璃样变物质为含脂质的颗粒样电子致密物(图 41-1-2D)。肾小球毛细血管基底膜呈现缺血性皱褶。

三、临床表现

(一)肾脏表现

本病多见于 50 岁以上的中老年患者,男性多于女性,有长期慢性高血压病史。高血压存在 10~15 年才会引起肾损害的临床表现,最早出现远端肾小管功能受损表现及轻度蛋白尿,而后肾小球功能受损。

1. 夜尿增多　为最早出现的症状,是由于肾小管缺血性病变及远端肾小管浓缩功能减退所致。

2. 蛋白尿　为轻至中度(+~++),24 小时蛋白定量一般不超过 1.5~2g,蛋白尿量与血压增高成正比,降压治疗后蛋白尿可减少。

3. 尿沉渣有形成分(红细胞、白细胞、管型)很少,尿 NAG 酶及 β_2 微球蛋白增多。

4. 肌酐清除率　早期可升高,提示有高滤过,随病情

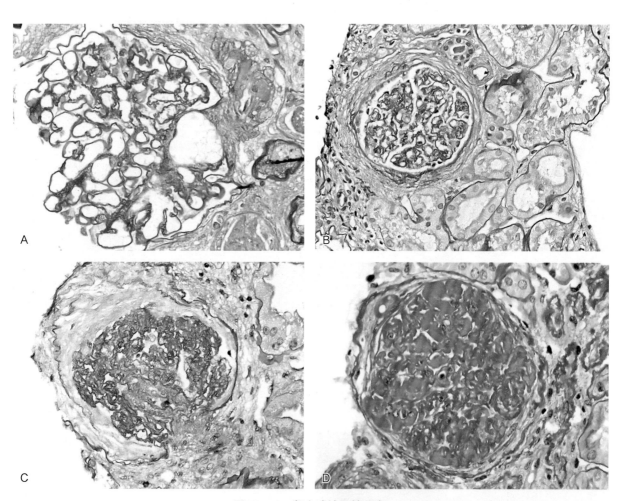

图 41-1-3　肾小球缺血性改变

注:A. 入球小动脉玻璃样变和早期肾小球毛细血管袢缺血性皱缩(PAS×400);B. 肾小球毛细血管袢缺血性皱缩,肾小球囊外纤维化(PAS×200);C. 肾小球囊腔内渗出致肾小球球性废弃(PAS×400);D. 含有玻璃样病变的肾小球硬化(PAS×400)。

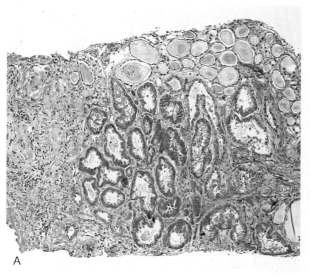 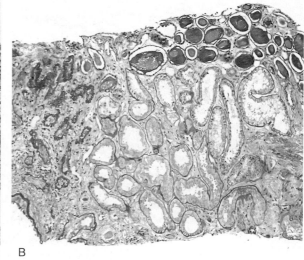

图 41-1-4　肾小管萎缩和肾间质纤维化
注：近端肾小管直径变小，基底膜增厚、皱褶和透明管型（A. Masson×100；B. PAS×100）。

发展而降低，少数发展为氮质血症或尿毒症。

（二）肾外表现

1. 心脏　左心室肥厚、冠心病、心力衰竭。

2. 脑　脑出血或脑梗死，是我国原发性高血压的主要死因。

3. 眼　视网膜动脉硬化，一般与肾小动脉硬化程度平行。

四、诊断与鉴别诊断

有高血压 10 年以上病史，出现蛋白尿、镜下血尿及肾功能减退，可诊断原发性高血压肾损害。需与以下疾病鉴别。

（一）慢性肾小球肾炎

病理以肾小球病变（细胞增生及基质增多）为主，后期合并高血压，随之出现小动脉管壁透明样变和增厚。高血压肾病的肾小球病变主要以缺血性病变为主，肾小管萎缩明显。免疫复合物介导的肾小球肾炎免疫荧光检查通常有免疫复合物在肾小球沉积，有时伴有血管壁免疫复合物沉积。电镜下免疫复合物沉积为电子致密物。两者之间需要结合病史、实验室检查及临床表现综合鉴别。

（二）慢性肾盂肾炎

通常肾小管萎缩和肾间质纤维化程度大于肾小球缺血硬化程度，并伴有明显的广泛的局部密集的炎症细胞浸润。肾小管管腔内有时可见白细胞。多见于女性，常有反复尿路感染病史，尿液异常在先，高血压在后，尿白细胞增加，尿培养为真菌尿，静脉肾盂造影可见肾盂扩张和变形，抗感染治疗有效。

（三）动脉粥样硬化性肾动脉狭窄

全身动脉粥样硬化的一部分，患者多在 50 岁以上，肾动脉主干病变可引起肾血管性高血压和整个肾脏缺血、缩小。由于受累血管为相对较大的血管，肾实质损伤范围通常比较大。患者可出现少量蛋白尿，腹部检查可听到血管

杂音，影像学可发现肾脏缩小。高血压引起的损伤早期以小动脉最为明显，晚期才会出现小面积的缺血融合成大范围损伤。

（四）淀粉样变

淀粉样变累及血管有时容易和高血压肾病，尤其是玻璃样变混淆。与玻璃样变不同，淀粉样变染色特征为无特殊形状的嗜伊红、PAS 弱阳性/阴性、银染阴性、trichrome 蓝染和刚果红阳性（图 41-1-5）。若淀粉样变为 AL 型，免疫荧光可帮助鉴别诊断。电镜下淀粉样变呈随机的无分支的直径为 8~10μm 的纤维。

五、治　疗

早期降血压治疗，将血压降至目标值是预防肾小动脉硬化发生的关键。在肾小动脉硬化发生后，高血压治疗即应同肾实质性高血压治疗一样，以保护残存肾单位、延缓肾损害进展为主要目的。

（一）血管紧张素转换酶抑制剂（angiotensin conve-rting enzyme inhibitors，ACEI）

该类药物通过血流动力学效应及非血流动力学效应两种途径延缓肾损害进展。其肾脏保护作用包括：①改善肾脏血流动力学；②降低蛋白尿；③抑制细胞外基质，延缓肾小球硬化；④维持肾脏调节水钠平衡的功能；⑤改善胰岛素敏感性；⑥改善脂代谢异常；⑦恢复非调节型高血压患者肾血管的反应性；⑧抗氧化应激。

（二）血管紧张素Ⅱ1型受体拮抗剂

Ang Ⅱ 至少有 4 种受体（AT1R、AT2R、AT3R、AT4R），其中致病效应主要通过 AT1R 介导。该类药物具有 ACEI 类似疗效，且存在如下优点：①作用不受 ACE 基因多态性影响；②能抑制非 ACE 催化产生的 Ang Ⅱ 致病作用；③促进 Ang Ⅱ 与 AT2R 结合发挥有益效应。ARB 同 ACEI 一样，也作为治疗肾实质性高血压，包括良性肾小动脉硬化症发生后的高血压的首选药，但不提倡 ACEI 与 ARB 联合应

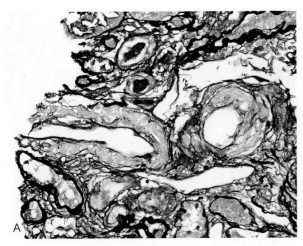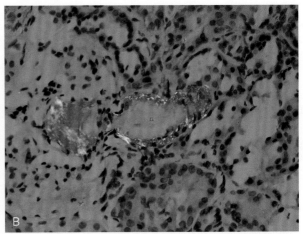

图 41-1-5　小动脉淀粉样变

注：A. 淀粉样物质银染色阴性（PASM × 400）；B. 刚果红染色阳性，偏振光下呈特征性苹果绿双折射（×400）。

用。目前，肾素阻滞剂已被研制成功，正处于临床验证阶段，不久将可能应用于临床。

（三）钙通道阻滞剂（calcium channel blocker, CCB）

CCB 疗效十分确切。此外，二氢吡啶类 CCB 还具有一些非血流动力学效应。该类药能减轻肾脏肥大，减少系膜细胞对大分子物质的捕获；减弱生长因子的有丝分裂反应，抑制自由基形成，促进一氧化氮产生；改善线粒体钙负荷及降低残存肾单位代谢等，这些效应发挥着肾脏保护作用。

（四）其他降压药

如利尿药、β 受体阻断剂（β blocker, βB）及 α 受体阻断剂（α blocker, αB）等，都具有血压依赖性肾小球血流动力学保护效应，因降低系统高血压而间接降低肾小球内"三高"。但是，至今尚未发现它们具有非血压依赖性肾脏保护作用，为此，它们在降压治疗上多作为配伍用药。

（五）联合治疗

常用的组合有：①CCB+ARB；②CCB+BB；③CCB+ACEI；④CCB+αβB；⑤ACEI+ 利尿药；⑥ARB+ 利尿药。在这些单片复方制剂（single pill combinations SPC）中，CCB+ARB 是最常用的一种，其机制互补，可改善夜间血压异常，降低蛋白尿，提高患者依从性和血压达标率，降低主要心血管事件发生率。在 SPC 治疗下，血压仍未达标，可加用第 3 种，甚至第 4 种降压药。

除积极治疗高血压外，抗氧化治疗，积极处理高血压肾损害的危险因素，如胰岛素抵抗、高尿酸血症、高脂血症等对肾小动脉硬化症患者的病程和预后都很重要。肾小动脉硬化症导致的肾功能不全也需要治疗。在未进入终末期肾衰竭前，应按非透析保守疗法治疗；进入终末期肾衰竭后，则应及时进行透析或肾移植。

六、预　后

多种因素影响肾小动脉硬化症的进展，包括临床和病理因素。研究表明，基线肾功能和蛋白尿水平是肾小动脉硬化症进展至终末期肾病的独立危险因素；病理指标中肾小球硬化数（>40%）是肾小动脉硬化症进展至终末期肾病

的重要危险因素。

第 2 节　高血压危象或急症

恶性高血压（malignant hypertension）概念的提出源于 1928 年，患者血压严重升高伴快速靶器官损害，预后与当时癌症患者相似，故称为恶性高血压。随后，恶性高血压又称急进性高血压，用于描述血压在短时间内严重升高伴血管损害，临床表现为视网膜出血、渗出，视乳头水肿，通常伴有脑病，急性肾损伤和微血管溶血性贫血。然而，近数十年来，高血压治疗取得巨大进步，显著改善了恶性高血压的预后，1 年死亡率从 1928 年 80% 降至 1955 年 50%，1990 年以后，1 年死亡率低于 10%。因此，恶性高血压或急进性高血压逐渐被高血压危象和高血压急症所替代。

高血压危象或高血压急症是指收缩压和舒张压显著升高，通常在 180/120mmHg 以上。高血压危象定义为血压显著升高，并发急性靶器官损伤，如冠状动脉缺血、夹层主动脉瘤、肺水肿、高血压脑病、脑出血和惊厥。大多数高血压危象静脉使用降压药通常在数分钟至 1 小时内降低血压 20~40mmHg（不大于治疗前 25%），以减少靶器官损害。高血压急症是指血压显著升高，但没有急性靶器官功能不全。通常口服降压药，在几小时内逐渐降低血压。

一、病因及发病机制

（一）病因

高血压危象或急症可发生在平时血压正常的人，也可发生在长期血压控制不佳、降压治疗突然中断或有其他疾病的患者。引起高血压危象或急症常见病因见表 41-2-1。

（二）发病机制

1. 肾素 - 血管紧张素 - 醛固酮系统（renin-angiotensin-aldosteronesystem, RAAS）的激活　高血压患者肾小动脉病变，进而肾组织处于缺血状态，可分泌肾素，从而 RAAS 系统激活，进一步引起钠潴留、血压升高、肾血管收缩，收缩压进一步升高可出现利钠、利尿现象，血容量下降又可激活 RAAS 系统，形成恶性循环。

表 41-2-1　常见的高血压危象或急症病因

慢性高血压急性加重
　　伴视乳头水肿 ± 脑病 ± 肾衰竭
　　伴血栓性微血管病(血小板减少,溶血性贫血,肾衰竭 ± 视乳头水肿 ± 脑病)

心血管疾病
　　急性心肌缺血 / 梗死
　　急性左心衰竭 / 肺水肿
　　急性主动脉夹层
　　冠脉搭桥或其他血管外科后严重高血压
　　鼻出血,对前 / 后压迫止血无反应

肾脏疾病
　　急性或急进性肾炎
　　肾血管高血压
　　硬皮病或胶原血管病肾危象
　　肾移植后严重高血压

神经系统疾病
　　高血压脑病
　　颅内出血
　　蛛网膜下隙出血
　　脑血栓或动脉粥样硬化性脑梗死
　　动脉粥样硬化性卒中溶栓后严重高血压
　　急性颅脑创伤
　　循环儿茶酚胺水平过高
　　嗜铬细胞瘤危象
　　含酪胺食物与单胺氧化酶抑制剂相互作用
　　中枢作用 α₂-激动剂(可乐定、甲基多巴等)撤药后反弹
　　脊髓损伤后自主过度反射

妊娠相关性疾病
　　子痫

外科疾病
　　围术期高血压
　　血管缝合引起的手术后出血
　　器官移植后高血压

与严重烧伤相关的高血压

2. 血管内皮细胞功能障碍　长期高血压可引起血管内皮细胞损伤,功能发生改变,导致细胞外基质增生,血管壁增厚。血管内皮损伤后释放的组织蛋白酶激活血小板、弹力酶激活白细胞、血管性血友病因子使血小板黏附于暴露的血管内皮细胞下胶原,血小板在血管壁的黏附引起涡流,小动脉内形成血小板为主的血栓。

3. 炎症及免疫系统功能紊乱　研究发现,免疫系统尤其 T 细胞在实验性高血压和血管病理中至关重要。T 细胞介导的炎症反应在高血压中的作用在人类中也同样可见。例如,在高血压患者中发现循环中的细胞毒性 T 淋巴细胞高于正常患者。血浆 TNF-α 和 IL-6 的水平也和高血压呈正相关,高血压引起肾小球硬化的患者相比正常血压患者

肾脏组织 CD4⁺ 和 CD8⁺T 淋巴细胞浸润明显升高。

另外,吸烟、氧化应激、交感神经系统兴奋、促炎症因子释放、血小板功能激活、抗利尿激素及内皮缩血管肽的释放均可能诱发急进性高血压,从而引起肾脏损害。

二、病　理

急进性高血压肾脏病理改变可分为急性和慢性改变,两者均可发生于高血压肾病基础上。

(一)光镜

1. 肾血管　急性期病理改变:①黏液性内膜增生(图 41-2-1)。可见小叶间动脉及弓状动脉内膜水肿(arterial intimal edema),也称为黏液性内膜增生(mucoid intimal hyperplasia),导致管腔高度狭窄。增厚的内膜基质中可见散在分布的纤维母细胞 / 成纤维细胞,但是胶原蛋白含量低,这不同于长期高血压引起的动脉内膜纤维增厚,后者富含胶原蛋白。②纤维素样坏死(图 41-2-2A~C)。主要侵及入球小动脉和小叶间动脉较狭窄的节段,管壁增厚和管壁可有轻度炎症细胞浸润。纤维素样坏死的染色特征:HE 细微颗粒性的嗜伊红、PAS 淡染、PASM 粉染和 Masson 嗜品红色。纤维素样坏死在 Masson 最易见。③血栓性微血管病。纤维素样坏死常伴有急性血栓性微血管病变。通常累及入球小动脉和肾小球毛细血管祥。管腔和管壁内可见血小板 - 纤维蛋白血栓形成,并伴有红细胞碎片。

慢性期血管病变特征为小动脉内膜"洋葱皮样"增厚,管腔严重狭窄,可呈"针尖样",甚至完全闭锁(图 41-2-3)。

2. 肾小球　急性期由于入球小动脉内膜水肿导致管腔高度狭窄,引起严重缺血。肾小球可见局灶节段性纤维素样坏死、节段性增生和新月体形成。肾小球纤维素样坏死在肾小球和小动脉染色特性一致,在肾小球还可见毛细血管基底膜断裂,尤其在 PASM 易见。另外,血栓性微血管病可累及肾小球(图 41-2-4A、B)。

慢性期肾小球呈慢性缺血改变,表现为肾小球毛细血管缺血性萎缩,毛细血管壁增厚,肾小球囊壁增厚,萎缩变小甚至球性硬化。肾小球纤维素样坏死转为慢性,可见局灶节段肾小球瘢痕形成和球囊粘连。慢性血栓性微血管病表现为肾小球基质松弛、系膜溶解(mesangiolysis)和肾小球基底膜双轨征。

3. 肾小管 - 间质病变　急性期肾小管可出现上皮细胞刷状缘缺失、细胞质减少、细胞变薄、脱落及再生等急性肾小管坏死改变。肾小管管腔可见炎症细胞和红细胞。肾间质可表现为水肿、出血和局灶性炎症细胞浸润。慢性期表现为肾小管萎缩和肾间质纤维化。

(二)免疫荧光

急性期在纤维素样坏死的小动脉壁上可见纤维蛋白原、白蛋白和某些免疫球蛋白及补体成分的沉积(图 41-2-2D)。慢性期在硬化节段可见非特异 IgM 和补体 C3 沉积。

(三)电镜

急性期可见肾小球内皮细胞肿胀,内皮细胞下间隙(内皮和基底膜间)增宽,透亮区形成,内皮细胞下稀疏的类似绒毛状物质沉积,可伴有靠近内皮新的肾小球毛细血管基底膜形成。常可见含有血小板、纤维蛋白以及变形红细胞

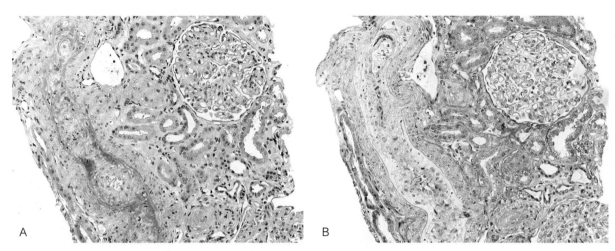

图 41-2-1 小动脉内膜水肿/黏液性内膜增生

注:A. HE×200;B. Masson×200。

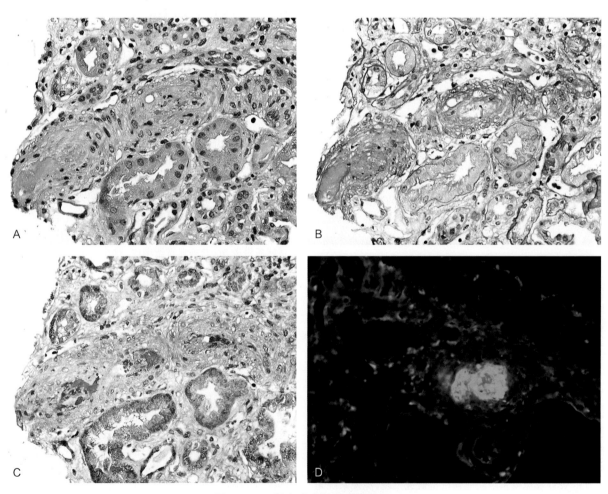

图 41-2-2 肾小动脉纤维素样坏死

注:A. 肾间质小动脉呈细微颗粒性的嗜伊红色(HE×400);B. PAS 弱阳性(PAS×400);C. Masson 染色肾小动脉内见嗜品红色的血栓(Masson×400);D. 免疫荧光在纤维素样坏死的小动脉可见纤维蛋白原沉积(IF×400)。

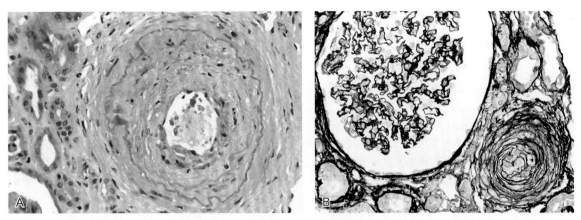

图 41-2-3 急进性高血压慢性期血管病变

注:A. 小动脉黏液样变性(HE×400);B. 小动脉"洋葱皮样"改变,管腔狭窄(PASM×400)。

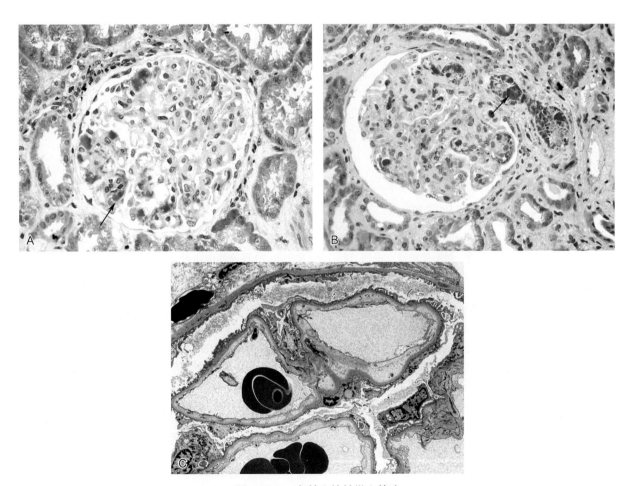

图 41-2-4 急性血栓性微血管病

注:A. 肾小球毛细血管襻腔内可见血栓形成(箭头,PAS×400);B. 毛细血管襻腔内及入球动脉内血栓形成(箭头,Masson×400);C. 电镜观察毛细血管襻内皮下间隙增宽,少量无定形物沉积,并见新形成的基膜,足细胞足突融合(EM×4 000)。

的血栓,足细胞足突呈不同程度融合(图41-2-4C)。在纤维素样坏死和血栓形成节段可见血小板和纤维蛋白纤维。慢性期可见明显的内皮侧新形成的肾小球毛细血管基底膜,呈"双轨"征。

三、临床表现

(一)高血压

血压在短时间内显著升高,在180/120mmHg以上。

(二)肾脏表现

1. 尿检异常 2/5患者可出现蛋白尿,以微量白蛋白尿为主,部分可表现为非肾病范围的蛋白尿,极少数可出现大量蛋白尿,可出现颗粒管型和红细胞管型;半数患者可有镜下血尿,部分可出现无痛性肉眼血尿;约3/4患者出现无菌性白细胞尿。

2. 夜尿增多 部分高血压危象或急症可引起远端肾小管浓缩功能受损,表现为夜尿增多。

3. 低钾血症、低钠血症 约有一半患者可出现低钾血症,可能与肾缺血引起肾素过多分泌,继发醛固酮增多有关,因此,低钠血症也较常见。

4. 肾功能损害 肾功能常呈急进性恶化,常于数周至数月内出现肾衰竭。部分患者可呈现急性少尿型肾衰竭。

(三)其他器官损害表现

1. 眼底 眼底镜检查可见渗出、出血、视神经乳头水肿。

2. 神经系统症状 头痛、神志模糊、嗜睡、癫痫发作,甚至有出现昏迷。

3. 心血管系统表现 心尖搏动明显、心脏增大、充血性心力衰竭。

4. 胃肠道反应 恶心、呕吐、消化道出血等。

四、诊断与鉴别诊断

血压在短时间内显著升高,在180/120mmHg以上,伴靶器官损伤,可诊断高血压危象;如不伴靶器官损伤,则可诊断高血压急症。需与以下疾病鉴别。

(一)急进性肾小球肾炎

因高血压危象可表现为急性肾衰竭,有时需与急进性肾小球肾炎相鉴别。ANCA相关性肾小球肾炎与抗基底膜肾小球肾炎光镜检查相似,肾小球毛细血管襻纤维素样坏死比较常见,伴有广泛新月体形成。免疫复合物型急进性肾炎的病变特征主要取决于其基础疾病。

(二)慢性肾小球肾炎继发的高血压危象

见于肾小球和间质不同程度的炎症病变,表现为局灶增生性、增生硬化性、毛细血管内增生性、膜增生性肾小球肾炎,间质性肾炎和狼疮性肾炎等。肾小动脉管壁增厚、管腔狭窄及玻璃样变。

(三)肾动脉狭窄

肾动脉肌纤维结构不良,病变多位于肾动脉远端2/3段。由于肾脏大动脉供血减少,其远端小动脉和肾小球表现缺血损伤。

(四)血栓性微血管病

不同病因引起的血栓性微血管病形态学改变相似。鉴别诊断主要依靠临床表现和实验室检查。常见病因包括但不仅限于高血压危象,溶血性尿毒综合征,血栓性血小板减少性紫癜,抗磷脂综合征,硬皮病肾病以及药物副作用等。慢性血栓性血管病的形态学鉴别诊断包括膜增生性肾小球肾炎和移植性肾病(transplant glomeruopathy)。

五、治 疗

积极降压,静脉使用降压药,及时撤减过渡至口服降压药,避免血压降得过低过快引起肾脏灌注不足至关重要。

(一)降压目标

对于有心、脑血管并发症的高血压危象患者,可在2~6小时内将血压降至160~170/100~110mmHg,或下降最大幅度小于治疗前水平的25%,在12~36小时逐步将舒张压降至90mmHg。对于长期高血压患者,过快、过低降压可引起脏器灌注不足,降压应更缓慢,待血压稳定后,渐渐过渡至口服药物,使血压在数天至3个月内降至140/90mmHg以下。合并糖尿病或高血压并发症(心、脑、肾),24小时尿蛋白定量大于1g,应降至125/75mmHg以下。

(二)降压药物的选择

1. 静脉用降压药物

(1)硝普钠:直接作用于血管的强效无选择性血管舒张药,起效快,作用时间短(2~5分钟)。起始剂量为0.25~0.5μg/(kg·min),根据病情可逐渐加量,最大量可以用到8~10μg/(kg·min)。极少数病例在长期应用硝普钠后,可发生氰化物中毒,特别是当患者合并有肾功能不全时,此副作用更易发生。因此,当患者出现肾功能不全时,应该慎用此药。

(2)乌拉地尔:主要阻断突触后$α_1$受体,使外周阻力下降,扩张血管,同时也有中等程度阻断儿茶酚胺的收缩血管作用;中枢作用主要通过激活5-羟色胺受体,降低延髓心血管控制中枢的交感反馈调节而起到降压作用(这不同于可乐定的中枢作用),可维持心、脑、肾供血。用于高血压危象时在20秒速度内注射25mg,以后再将本品250mg加入0.9%氯化钠溶液或葡萄糖注射液500ml中静脉滴注,开始滴速为6mg/min,平均维持剂量滴速为120mg/h。

(3)拉贝洛尔(labetalol):兼有$α_1$受体和β受体阻滞作用。对β受体的作用比$α_1$受体强,作用比率为3:1~7:1。静脉使用可采用间断注射或持续输注方法。间断注射法:首剂20mg,每10分钟注射20~80mg,每日总量为300mg。若采用持续输注法,剂量为0.5~2mg/min。

(4)尼卡地平:直接扩张小动脉的Ca^{2+}拮抗剂,对外周血管、冠状动脉和脑血管均有较强的扩张作用。静脉持续输注,起始剂量为5mg/h,可逐渐加量,最大剂量为15mg/h。

2. 口服降压药物 高血压危象或急症患者常表现为难治性高血压,多数患者需要两种或两种以上抗高血压药物联合治疗,才能达到降压治疗效果。此外,肾素血管紧张素系统(renin-angiotensin system,RAS)高度活化是高血压危象或急症发生机制中的重要环节,ACEI、ARB和β-受体阻滞剂可有效抑制RAS,有效控制血压,促使肾功能恢复,因此,宜优先选用。但在治疗过程中,应注意监测肾功能与血钾的变化。还要注意,降压过程中应慎用利尿剂,由于高血压导致的压力性利尿,患者可表现血容量不足,此时不宜使用利尿剂,否则,会加重血容量不足,进一步激活 RAS,不利于高血压危象或急症恢复。当肾功能受损出现水钠潴留或心力衰竭时,可谨慎地联合使用利尿剂。

(三)肾脏替代治疗

当高血压危象患者合并尿毒症时,需要接受肾脏替代治疗。目前,缺乏不同肾脏替代治疗方式对高血压危象患者的肾功能恢复影响的高质量对比研究。腹膜透析对血流动力学影响较小,利于肾功能恢复。血液透析也可作为这类患者的肾脏替代。但是,需要避免在透析中过多超滤,因为过多超滤一方面可以导致低血压,造成肾脏低灌注、缺血性肾损伤,加重肾损害,延缓肾功能的恢复;另一方面,可以激活 RAS,不利于控制血压,影响治疗效果。若积极治疗 1 年后仍不能摆脱透析,则可考虑肾移植。

六、预　后

尽管有效的降压方案可使患者存活率增加,但是高血压危象常并发不同程度的肾功能不全甚至 ESRD,从而引起其他脏器功能不全或死亡。如果没有治疗,1 年存活率仅为 10%~20%,大多数患者在 6 个月内死亡;有效及时的治疗对于存活率的提升至关重要,据报道 5 年存活率可达60%~75%。RAS 在高血压危象发病机制中起重要作用。因此,ACEI 或 ARB 的应用可有效地减少蛋白尿和保护肾功能。

第3节　动脉粥样硬化性肾动脉狭窄

动脉粥样硬化性肾动脉狭窄(atherosclerotic renal arterial stenosis,ARAS)是由于动脉粥样硬化引起的肾动脉管腔狭窄,是引起高血压和 / 或肾功能不全的重要病因。当局限性管腔狭窄 ≥ 50%,才会导致肾灌注压下降,被称为有临床意义的肾动脉狭窄。ARAS 发病率随人口老龄化逐渐增加,影响患者预后和肾脏预后,是 ESRD 的独立危险因素。

一、病因及发病机制

ARAS 往往是全身性血管病变的一部分,其危险因素为年龄、体重指数、血肌酐、高血压史、糖尿病病史、缺血性脑血管病病史等,其中年龄、血脂、吸烟史、高血糖、高血压等为 ARAS 的独立危险因素。其发病机制如下。

(一)动脉粥样硬化斑块形成

动脉粥样硬化是一种慢性炎性性疾病。上述危险因素存在时导致内皮细胞损伤,损伤的内皮细胞吸引血液中的单核细胞、淋巴细胞等迁移至内皮下,单核细胞转化为巨噬细胞吞噬大量的脂质颗粒等有害物质,形成泡沫细胞;泡沫细胞聚集形成脂池可吸引动脉中层的平滑肌细胞迁移至内膜,随后平滑肌细胞转变成合成型平滑肌细胞,并产生大量胶原和弹力纤维等包裹脂池,形成典型粥样硬化病变。

(二)动脉粥样斑块引起肾动脉狭窄

ARAS 累及的肾动脉病变多位于肾动脉开口和近端 1/3 部位。肾动脉狭窄达 50% 以上时,导致肾灌注压降低,氧供减少,进而导致细胞内 ATP 下降,引起代谢抑制和缺氧,可产生氧自由基以及诱导免疫反应,引起细胞损伤甚至凋亡;同时血流动力学改变,导致肾素 - 血管紧张素 - 醛固酮 - 激肽系统及其他血管活性物质的活化,上述效应的级联反应进一步加重组织及血管损伤,诱导组织炎症及慢性纤维化。

二、病　理

(一)光镜

动脉粥样硬化斑可导致动脉内膜纤维增厚,导致偏心性管腔狭窄。动脉粥样硬化斑由纤维帽、肌纤维母细胞、疏松的细胞外基质、泡沫细胞、胆固醇结晶和脂质碎屑组成(图 41-3-1)。当动脉粥样硬化斑破裂时,脂质碎屑和胆固醇结晶脱落,进入血液循环形成栓子,并在小动脉引起栓塞,形成胆固醇结晶栓塞。长期动脉粥样硬化可导致肾实质长期缺血损伤,其直接供血的肾小球可因缺血导致毛细血管塌陷皱缩,系膜基质增加,肾小球囊壁增厚,严重时可导致局灶节段性肾小球硬化;对应的肾小管因缺血缺氧发生上皮细胞凋亡、坏死,上皮细胞剥脱,肾小管基底膜变厚,多层化;肾小管间质炎症细胞浸润,纤维细胞增生,形成局灶无菌性炎症反应,进而引起纤维化,最后可能导致整个肾脏纤维化和萎缩。

(二)免疫荧光和电镜

肾小球无免疫复合物沉积。

三、临床表现

该病主要有以下临床表现:①既往有动脉粥样硬化危险因素:高血脂,高血糖,吸烟史等;②高血压:中老年新发高血压,且无明确高血压家族史;③高血压基础上发生高血压危象、顽固性高血压,或既往控制良好的高血压突然加重,难以达标;④ ACEI/ARB 治疗后肾功能恶化(特别是血肌酐升高幅度大于 30%)者;⑤肾萎缩或影像学显示肾脏大小不一,双肾长径差异超过 1.5cm;⑥同时伴有冠状动脉多支血管病变,脑血管病变或周围血管动脉粥样硬化。

四、诊　断

目前临床诊断 ARAS 常用彩色多普勒超声、磁共振血管成像(MR angiography,MRA)、CT 血管成像(CT angiography,CTA)、肾动脉造影等方法。彩色多普勒超声因其价格低廉,无创,可重复性强,临床广泛用来筛查 ARAS。CTA 和 MRA 敏感性和特异性均较高,临床应用各有其优点,但费用均比较昂贵。肾动脉造影仍是诊断 ARAS 的"金标准",缺点是有创伤,所需对比剂量较大,有致血栓脱落及对比剂肾病的危险。临床上首先推荐肾脏 B 超及肾血管彩色多普勒超声等无创性检查,根据具体情况选择 MRA 或 CTA 检查。当高度怀疑而上述无创性检查诊断不明确时,可行肾血管造影,同时做好支架植入准备,对有创检查需严格掌握其适应证。

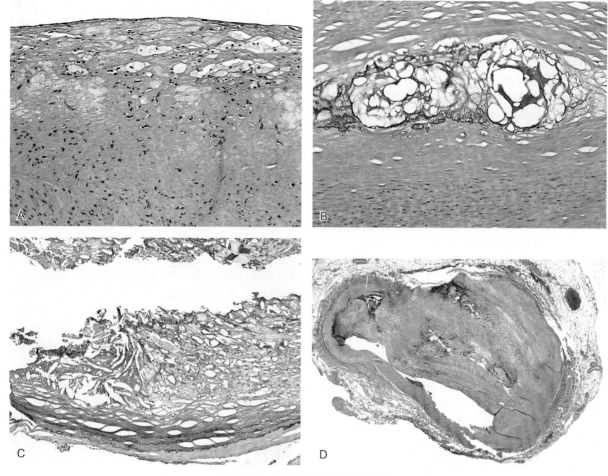

图 41-3-1　冠状动脉粥样硬化演变

注：早期泡沫细胞（A）明显，逐渐可见细胞外基质和脂质碎屑（B）、胆固醇结晶（C、D）和明显的钙化（A、B. HE×200；C、D. HE×100）。

五、治　疗

ARAS 治疗的目标主要是保护肾功能，控制血压，降低心血管事件的发生率。主要治疗方法是药物治疗和介入治疗，有时需外科治疗。

（一）药物治疗

稳定斑块，控制血压，防治肾功能恶化，降低心脑血管事件。

1. 控制血压　单侧 ARAS 患者，ACEI、ARB、长效二氢吡啶类钙通道拮抗剂、β 受体阻滞剂及小剂量利尿剂均可使用，或联合使用直至控制血压达标；双侧 ARAS，孤立肾 ARAS 或伴失代偿性充血性心力衰竭患者，慎用 ACEI，ARB 类药，可采用长效二氢吡啶类钙通道拮抗剂控制血压。

2. 降低心脑血管事件　他汀类降脂药稳定斑块，维持血脂达标；阿司匹林、氯吡格雷等抗血小板聚集；控制血压、血糖、吸烟等危险因素。

3. 防治肾功能恶化　避免使用肾毒性药物，调控血容量及血压稳定。

（二）介入治疗

包括球囊扩张和支架置入术两种方式，开口处狭窄首选支架置入，非开口处狭窄可选球囊扩张。一项多中心，开放性 RCT 研究（CORAL 研究）发现介入治疗与单用多靶点药物治疗相比，并不能使患者得到更多的获益，但这些研究有选择偏移，很多"高危"患者被排除在研究之外。所以对 ARAS 患者行介入治疗必须严格掌握其适应证及禁忌证。

（三）外科手术治疗

上述治疗效果不佳或治疗失败，或伴腹主动脉病变需手术治疗时，可行外科治疗，但需严格掌握其适应证及禁忌证。

动脉粥样硬化性肾动脉狭窄属于全身性血管病变的一部分，病变复杂，很多研究证明血管重建可能在"高危"患者中获益。未来研究方向可利用现代影像学技术确定 ARAS 病变血流动力学特征和"高危"临床表型的关系，辨别出肾功能有恢复潜力的患者，通过机制研究制定细胞生物学治疗方案保护肾实质和微血管结构。

六、预　后

多数 ARAS 是全身病变的一部分，很多患者在进展至 ESRD 前已发生严重心脑血管并发症，本病治疗重在预防，必要时采用介入或手术治疗，其预后与肾动脉狭窄程度，狭窄时间及肾功能恶化程度具有相关性。

第 4 节　肌纤维发育不良

肌纤维发育不良（fibromuscular dysplasia，FMD）是一种非炎症性、非动脉硬化性动脉血管病。该病临床表现多样，从无症状到类似于坏死性血管炎引起的多系统疾病，其变化取决于受累动脉节段、狭窄程度和病变类型。肾动脉和冠状动脉受累相对常见。患者多为青年人或中年人，女性多见。目前诊断主要依靠肾动脉造影。由于病因未明，无法对因治疗。主要治疗方法是内科保守治疗、手术治疗和介入治疗。

一、病因及发病机制

FMD 的病因尚未明确。各种环境因素如吸烟、内源性或外源性雌激素的使用以及机械因素如反复肾动脉的拉伸等可能与 FMD 有关。少部分患者有家族史，有些同卵双胞胎共同发病，提示遗传因素可能起作用。迄今尚未发现与 FMD 相关的致病基因。

二、病　理

病理上根据纤维化累及的肌层不同，主要分为 3 种类型。

（一）内膜型 FMD（intimal fibroplasia）

占肾动脉 FMD 的 5%。其特点是胶原在血管内膜沉积，间充质细胞在疏松的内皮下结缔组织基质中不规则排列，内弹力板断裂。血管腔可呈向心性狭窄，影像学多表现为局灶型病变（图 41-4-1A）。

（二）中膜型 FMD（medial dysplasia）

最常见，占肾动脉 FMD 的 80%~90%。病理改变为胶原蛋白沉积在内弹力板周围，导致血管狭窄与血管瘤交替出现，影像学上呈现典型的"串珠样"改变。其又分成 3 种亚型：①中膜纤维化（medial fibroplasia）；②中膜外纤维化（perimedial fibroplasia）；③中膜过度增生（medial hyperplasia）分别占中膜型 FMD 的 60%~70%、10%~15%

和 1%~2%（图 41-4-1B）。

（三）外膜型 FMD（adventitial fibroplasia）

最为少见（<5%），外膜中疏松的结缔组织被致密的纤维组织所替代，并且有过多的组织沉积在中膜和外膜之间。影像学多表现为局灶型或管样狭窄。

1979 年，Bragin 和 Cherkasov 描述了 FMD 的超微结构改变，发现不同类型的 FMD 亚细胞水平病变是相同的，只是程度和位置不同。随病情进展，平滑肌细胞活化，胶原合成增多。细胞核有多个分叶，粗面内质网显著增生，高尔基复合体肥大。胶原在细胞间隙中积聚，平滑肌细胞出现不同程度的退化。纤维化改变明显的病例，偶见动脉中层有成纤维细胞。受累动脉中层的弹力纤维显著减少。动脉内弹力板常被破坏，这一点在部分内膜型病灶中表现突出。因此，各种类型的 FMD，其形态发生过程是相同的，最核心变化是平滑肌细胞发生成纤维细胞样转化。

FMD 病灶没有炎症、坏死、脂质聚集及钙化等炎症或动脉粥样硬化的病理表现。

三、临床表现

肾动脉 FMD 好发于 15~50 岁的女性，可以发生在任何年龄段。在多数情况下，这些患者可多年无症状，因其他疾病行检查时偶然被发现。肾动脉 FMD 典型临床表现是高血压，可激活肾素 - 血管紧张素系统，生化检测可发现血浆肾素水平升高，血、尿醛固酮水平升高，血清钾降低等继发性醛固酮增高表现。FMD 可因肾动脉夹层和肾梗死而出现突然腰痛、血尿以及快速进展性高血压。

与动脉粥样硬化不同，肾动脉 FMD 很少发生肾功能不全，但长期存在的或严重的肾动脉 FMD 可导致难以控制的高血压以及进行性肾功能下降。上腹部及侧腹部杂音可能为肾动脉 FMD 的一个重要体征。很多 FMD 患者合并动脉瘤及动脉夹层。

四、诊断与鉴别诊断

中青年患高血压，特别是女性，应怀疑此病；应用影像学检查方法可明确诊断。需与以下疾病鉴别。

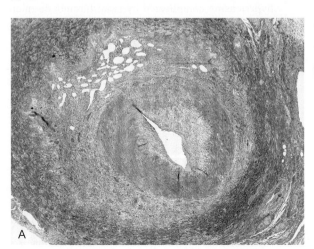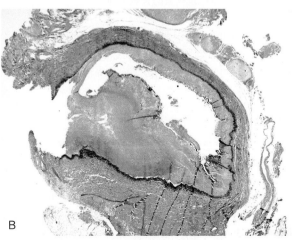

图 41-4-1　肾动脉肌纤维发育不良
注：A. 内膜型（Masson×40）；B. 中膜型（弹力纤维×40）。

（一）肾动脉粥样硬化

二者都可以导致血管狭窄，但比较容易鉴别。FMD好发于年轻女性，平均年龄比动脉粥样硬化年轻20岁，病变最常累及肾动脉中段及远段，病灶为多发性，一般无脑血管病危险因素。动脉粥样硬化好发于老年人，病变位于血管分叉部和近端，多有脑血管病危险因素。

（二）血管炎

二者均可见于年轻人，有时可导致相似的血管狭窄。尤其是多发的内膜纤维组织形成的FMD在造影时与血管炎表现非常接近。FMD是非炎性动脉病，没有急性期反应物（如红细胞沉降率、C反应蛋白、纤维蛋白原、α-1抗胰蛋白酶铁蛋白、降钙素原等）升高。

（三）Ehlers Danlos 综合征（Ⅳ型）

Ehlers Danlos 综合征又称先天性结缔组织发育不良综合征，临床上主要表现为关节活动过度、皮肤和血管脆性增加及外伤后出现假性肿瘤等特征。Ⅳ型为静脉曲张或动脉瘤型，以血管损害为主。动脉瘤型有血管中膜变薄、纤维组织形成。如果血管造影有FMD的典型表现，又有多发的动脉瘤，就要怀疑是否患有 Ehlers Danlos 综合征（Ⅳ型）。经检测确认 *COL3A1* 基因突变。

五、治　疗

治疗的目标包括：控制血压；保护肾功能；防止并发症。治疗方式包括药物治疗、经皮干预（PTA血管成形术和支架）和外科血管再通。

（一）药物治疗

肾素-血管紧张素-醛固酮系统过度激活是肾动脉FMD导致高血压的重要机制，因此首选ACEI或ARB，但需严密监测肾功能和电解质，可联合钙拮抗剂和利尿剂。如无禁忌，FMD患者需要服用抗血小板治疗和他汀类药物。

（二）介入治疗

包括肾动脉球囊扩张术或支架植入术。血管介入治疗的必要性取决于症状，可作为肾动脉FMD的首选治疗，特别是新发高血压的年轻患者。首选球囊扩张术，支架治疗只是作为球囊扩张出现撕裂的补救措施。

（三）外科手术治疗

动脉内膜切除术只作为肾动脉介入治疗有困难或者治疗失败的补充。肾动脉狭窄合并动脉瘤、2次以上球囊扩张术后仍出现再狭窄、复杂的分叉病变等情况可选择外科手术。

六、预　后

FMD肾动脉狭窄进展程度比肾动脉粥样硬化轻，经皮肾动脉血管再通认为是最佳治疗，大多数患者有良好治疗效果。肾动脉介入术后FMD肾血管性高血压治愈率在10%~60%，改善率为20%~80%，介入治疗效果与患者年龄明显相关，年轻患者预后明显好于年长患者。吸烟者的预后比非吸烟者差，可能合并动脉瘤和跛行，需要行血管重建术缓解症状。

（徐兴欣　吴永贵　卜丽虹）

参考文献

［1］ KOPP J B. Rethinking hypertensive kidney disease: arterionephrosclerosis as a genetic, metabolic, and inflammatory disorder [J]. Curr Opin Nephrol Hypertens, 2013, 22 (3): 266-272.

［2］ WHELTON P K, CAREY R M, ARONOW WS, et al. 2017 ACC/AHA/AAPA/ABC/ACPM/AGS/APhA/ASH/ASPC/NMA/PCNA Guideline for the Prevention, Detection, Evaluation, and Management of High Blood Pressure in Adults: A Report of the American College of Cardiology/American Heart Association Task Force on Clinical Practice Guidelines [J]. J Am Coll Cardiol, 2018, 71: e127-e248.

［3］ SECCIA T M, CAROCCIA B, CALÒ LA. Hypertensive nephropathy moving from classic to emerging pathogenetic mechanisms [J]. J Hypertens, 2017, 35 (2): 205-212.

［4］ KREMERS W K, DENIC A, LEISKE J C, et al. Distinguishing age-related from disease-related glomerulosclerosis on kidney biopsy: the aging kidney anatomy study [J]. Nephrol Dial Transplant, 2015, 30 (12): 2034-2039.

［5］ LIN J, XU R, YUN L, et al. A risk prediction model for renal damage in a hypertensive Chinese Han population [J]. Clin Exp Hypertens, 2019, 41 (6): 552-557.

［6］ MICHAUD C J, TRETHOWAN B. Valsartan effective for malignant hypertension after aortic dissection with renal artery involvement [J]. Pharmacotherapy, 2018, 38 (4): e25-e28.

［7］ SHANTSILA A, LIP G. Response to: the cause of the arteriolar injury in malignant hypertension [J]. Am J Hypertens, 2017, 30 (11): e15.

［8］ AIJAZI I, SHAMA F A, RAMAN L G, et al. Malignant hypertension complicated by renal thrombotic micro angiopathy: role of Adam 13 mutational analyses [J]. J Ayub Med Coll Abbottabad, 2017, 29 (3): 502-505.

［9］ SHANTSILA A, SHANTSILA E, BEEVERS D G, et al. Predictors of 5-year outcomes in malignant phase hypertension: the West Birmingham Malignant Hypertension Registry [J]. J Hypertens, 2017, 35 (11): 2310-2314.

［10］ WAN S H, SLUSSER J P, HODGE D O, et al. The vascular-renal connection in patients hospitalized with hypertensive crisis: a population-based study [J]. Mayo Clin Proc Innov Qual Outcomes, 2018, 2 (2): 148-154.

［11］ EL KAROUI K, BOUDHABHAY I, FRÉMEAUX-BACCHI V. Atypical hemolytic uremic syndrome and hypertensive crisis [J]. Kidney Int, 2019, 96 (5): 1239.

［12］ ARONOW W S. Atherosclerotic renal artery

stenosis [J]. Ann Transl Med, 2017, 5 (12): 264.

［13］ TEXTOR S C, MCKUSICK M M. Renal artery stenosis: if and when to intervene [J]. Curr Opin Nephrol Hypertens, 2016, 25 (2): 144-151.

［14］ DE LEEUW P W, POSTMA C T, SPIERING W, et al. Atherosclerotic renal artery stenosis: should we intervene earlier? [J]. Curr Hypertens Rep, 2018, 20 (4): 35.

［15］ BRINZA E K, GORNIK H L. Fibromuscular dysplasia: advances in understanding and management [J]. Cleve Clin J Med, 2016, 83 (11 Suppl 2): S45-S51.

［16］ LEWIS S, KADIAN-DODOV D, BANSAL A, et al. Multimodality imaging of fibromuscular dysplasia [J]. Abdom Radiol, 2016, 41 (10): 2048-2060.

［17］ SANIDAS E A, SEFEROU M, PAPADOPOULOS D P, et al. Renal fibromuscular dysplasia: a not so common entity of secondary hypertension [J]. J Clin Hypertens, 2016, 18 (3): 240-246.

［18］ VAN TWIST D J L, DE LEEUW P W, KROON A A. Renal artery fibromuscular dysplasia and its effect on the kidney [J]. Hypertens Res, 2018, 41 (9): 639-648.

第42章

血栓栓塞性疾病

第1节 肾静脉血栓形成

肾静脉血栓形成(renal vein thrombosis,RVT)于1840年由 Rayer 首先描述,指肾静脉主干和/或分支内血栓形成,导致肾静脉部分或全部阻塞而引起的一系列病理改变和临床表现。急性 RVT 合并肾静脉较大分支或主干阻塞可出现肾脏增大;剧烈上腹部或腰背部疼痛、肾区叩痛;尿检异常:尿蛋白突然增加,镜下血尿、常伴肉眼血尿;如双侧肾静脉主干血栓形成可出现少尿和急性肾衰竭。RVT 是肾病综合征(nephrotic syndrome,NS)常见且严重的并发症之一,可增加肺栓塞(pulmonary embolism,PE)的风险,并且急性 RVT 加重原有肾脏病的恶化,影响 NS 患者的疗效和预后,需要引起临床的重视。RVT 也是肾移植术后需要注意的严重并发症。

一、病因及发病机制

肾静脉血栓形成主要在2种情况中发生。

(一)血液高凝状态

常见引起血液高凝状态的疾病有肾病综合征,婴幼儿严重脱水,妊娠或口服避孕药,先天性血栓症如先天性抗凝血酶Ⅲ缺乏,先天性蛋白 C 缺乏症,系统性红斑狼疮、骨髓纤维增生症等。

(二)肾静脉血管壁受损

常见引起静脉壁受损的疾病有肾细胞癌侵犯肾静脉;肾脏外伤;邻近器官组织病变压迫肾静脉,如肿大淋巴结、腹主动脉瘤等。

二、病 理

(一)光镜

肾活检因取材较小,极少见到肾静脉分支中有血栓形成,偶可见扩张的静脉。急性期,可见肾小球毛细血管扩张淤血,并可见节段性粒细胞浸润乃至微血栓形成。肾小管上皮细胞空泡变性,刷状缘脱落。肾间质高度水肿。小动脉无明显病变(图 42-1-1)。慢性期,肾间质纤维化,肾小管萎缩,肾小球缺血。

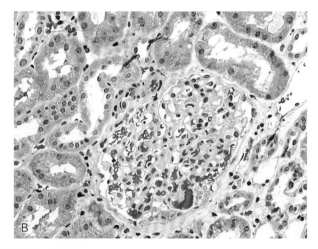

图 42-1-1 肾静脉血栓形成

注:A. 肾活检因取材较小,极少见到肾静脉分支中有血栓形成,图为肾切除标本在肾门处见肾静脉血栓形成,部分血栓已纤维化(HE×100);B. 肾静脉血栓形成急性期,可见肾小球毛细血管祥扩张淤血,肾小管上皮细胞细小空泡变性,肾间质水肿(HE×400)。

（二）免疫荧光

与原有的肾脏疾病免疫荧光特点一致,移植肾则也和肾移植相关病变的免疫荧光特点相同。

（三）电镜

除与原有的肾脏疾病超微结构特点一致,肾间质弥漫水肿。

三、临床表现

成人 RVT 形成的临床表现主要与血栓形成速度、程度和血栓形成的完整性相关,患者可能没有临床症状,或非特异性临床症状,如恶心、虚弱,或更重要的特异性临床症状,如上腹痛、血尿等。如果有急性 RVT,肾静脉较大分支或主干阻塞可出现以下典型表现:①肾脏增大;②剧烈的上腹部或腰背部疼痛、肾区叩痛;③尿检异常,蛋白尿突然加重,镜下血尿,常伴肉眼血尿;④肾功能减退。部分患者症状轻微,如肾区隐痛,肿胀等。

四、诊断与鉴别诊断

（一）诊断

1. RVT 的诊断　主要依靠影像学检查。选择性肾静脉造影是诊断 RVT 的“金标准”,但因为是有创性检查且有诱发血栓脱落等并发症,不用于高危患者的筛查。CT 增强表现为血管内低密度充盈缺损,螺旋 CT 血管成像诊断 RVT 敏感性和特异性高,可以作为肾静脉造影的替代。血管彩色多普勒超声诊断 RVT 有无创、便于反复进行的优点,常用于对可疑 RVT 的筛查和动态观察。压迫型超声对 DVT 和 RVT 的诊断特异性高,可作为首选。但超声检查仅能发现肾静脉主干内血栓,阳性率因超声探头和检查者的水平不同差异较大。

2. 病理诊断　肾活检标本很难发现静脉内血栓,需结合临床其他资料诊断。

（二）鉴别诊断

其他肾脏缺血性疾病或小管损伤严重的疾病会有相似的病理改变,但结合临床资料,一般鉴别并不困难。

五、治　疗

目前针对 RVT 的治疗仍缺乏统一的规范,以 NS 合并 RVT 形成的治疗为例,RVT 的治疗主要针对保护患肾功能及预防可能出现血栓栓塞并发症,常用治疗方法如下。

（一）一般治疗

在针对原发病治疗的基础上,适当活动,避免长期卧床。避免反复、大剂量使用利尿剂,以防血容量不足和血液浓缩。

（二）抗凝治疗

抗凝治疗是治疗 RVT 的基础,可有效阻止血栓增大,改善蛋白尿和患肾功能,同时预防致命性肺栓塞的发生。在抗凝治疗的基础上,患者自身的纤溶系统将发挥作用,使肾静脉血栓部分或全部溶解。目前使用较多的药物为华法林、肝素（包括低分子肝素）及溶栓药物。其中华法林及低分子肝素使用时间最长,对肾脏功能恢复的作用也最明显。较常用的方法为,低分子肝素 200U/(kg·d),分 2 次皮下注

射。症状改善后可改为口服华法林治疗,控制 INR 在 2~3。但也有文献提出对于 AT Ⅲ 缺乏患者不推荐使用低分子肝素,因其可出现肝素抵抗现象。临床上对肾病综合征患者合并血栓形成是否使用溶栓药物尚存在争议,因溶栓药物可引起出血及栓子脱落风险等严重并发症。临床上普遍认为,只有在急性血栓形成造成急性肾衰竭或出现急性肺栓塞等危及生命情况下才推荐溶栓治疗。目前使用较多的溶栓药物为 t-PA,因其使血栓溶解的同时几乎不影响循环中的纤溶系统,是最理想的纤溶药物,但价格昂贵。传统的溶栓药物,即链激酶、尿激酶,因出血风险较大已逐渐退出一线溶栓药物行列。需要指出的是,对于大面积肺栓塞患者的溶栓治疗,溶栓窗为 7~14 天。美国胸科医师学会和欧洲心脏病协会推荐 t-PA 剂量为 100mg,静脉滴注 2 小时。国内指南基于临床试验结论,建议使用 t-PA50mg,静脉滴注 2 小时。

（三）预防

目前认为,对于肾病综合征患者如无特殊禁忌证如活动性出血等,应使用预防性抗血栓药物,尤其以下高危患者:①膜性肾病患者,血清白蛋白低于 25g/L;②病程较长,超过 8 周不缓解,血清白蛋白低于 20g/L,胆固醇高于 12mmol/L;③血液浓缩,纤维蛋白原 ≥ 6g/L,血小板计数大于 300×10^9/L;④合并抗心磷脂抗体,狼疮性抗凝物质阳性者;⑤有中心静脉置管者;⑥抗凝血因子丢失,AT Ⅲ <200mg/L;⑦长期卧床。临床上常用的抗凝药物为华法林,控制 INR 在 2.0~3.0 之间;如使用利伐沙班预防性抗凝,推荐剂量为 10mg/d;如条件许可,也可使用低分子肝素预防性抗凝,推荐剂量为 100U/(kg·d),每日 1 次,皮下注射。

六、预　后

急性 RVT 的抗凝治疗简单安全有效。慢性 RVT 行抗凝治疗则效果尚不满意;有报道,慢性 RVT 形成者经充分抗凝治疗并未加快肾脏病进展。如仅有单肾受累且肾功能良好,采用针对肾脏原发病的保守治疗即可获得满意疗效。

第 2 节　肾动脉血栓栓塞

肾动脉血栓栓塞（renal artery thromboembolism,RAT）是指肾动脉主干或较大分支被血栓栓子堵塞,导致肾脏组织缺血、坏死。临床主要表现包括肾功能损害、一过性高血压、肾区疼痛及肾组织缺血性坏死引起的发热、尿常规改变及细胞酶学增高等一系列临床综合征。肾动脉血栓栓塞的诊断主要依赖影像学检查,包括彩色多普勒超声、腹部 CT、磁共振、肾动脉造影、静脉尿路造影、放射性核素肾图等。

一、病因及发病机制

肾动脉血栓栓塞的栓子主要有心源性栓子和心外栓子两大类。

（一）心源性肾动脉血栓栓塞

心脏是肾动脉血栓栓塞的最常见来源,房颤或与二尖瓣修复瓣膜有关的疾病也是常见的原因。其他心源性因素包括心肌梗死、心肌病或其他心律失常的附壁栓子、细菌性

心内膜炎的感染性栓子以及左房黏液瘤等。所以若以往有心脏病病史的患者出现了急腹症、腰痛或胸痛和肾功能不全、血尿或蛋白尿，应高度怀疑肾动脉血栓栓塞的可能。

（二）非心源性来源的肾动脉血栓栓塞

正常情况下，左房压力高于右房，原发隔压迫继发隔使卵圆孔关闭。但是，当咳嗽、大笑、打喷嚏、深呼吸或做 Valsalva 动作时，右房压力一过性高于左房，可出现通过卵圆孔的右向左分流，此时，若静脉系统有血栓或心腔内有原位栓子，这些栓子就可通过未闭的卵圆孔从右心系统进入左心系统，进而导致体循环栓塞，这种情况称之为反常栓塞（paradoxical embolism，PDE）。PDE 的栓子多来自静脉系统，栓塞多发生于脑部，其次为四肢及各内脏器官（包括肾脏）。

当寻找栓子的心源性来源未得到结果时，应该考虑反常栓塞的可能。

二、病　理

（一）大体表现

肾动脉血栓栓塞若不能及时建立侧支循环，会导致肾脏的局部缺血性坏死，称肾梗死（infarct of kidney）。梗死病变与动脉血管分布吻合，立体呈圆锥形，切面呈三角形，尖端朝向肾门，底部朝向被膜，浆膜面常有少量纤维素性渗出物被覆，梗死病灶呈灰黄色。

（二）光镜

梗死病灶内肾小管呈凝固性坏死，细胞质呈均匀一致的红色，早期可见核固缩、核碎裂。肾小球固有细胞坏死改变外，常见淤血和充血，肾间质水肿和出血（图 42-2-1）。

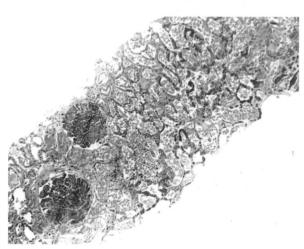

图 42-2-1　肾动脉血栓栓塞
注：梗死病灶内肾小管呈凝固性坏死，细胞质呈均匀一致的红色。肾小球淤血，固有细胞坏死。肾间质水肿和出血（HE×100）。

（三）免疫荧光和电镜检查

无特殊诊断意义。

三、临床表现

肾动脉血栓栓塞的临床表现取决于动脉堵塞的速度、程度和范围，小分支堵塞可能无任何症状或体征，而肾动脉主干及其大分支堵塞却出现典型的临床表现。

（一）腰痛

患者可突然出现剧烈的腰腹痛，可类似于肾绞痛，向大腿放射，也可类似于急性胆囊炎疼痛向肩背部放射，有些患者可类似于急性胰腺炎或急性心肌梗死。

（二）高血压

约 60% 患者在肾动脉堵塞后，因肾缺血，肾素释放而在短期内出现高血压。一般持续 2~3 周，其中约 50% 患者遗留持续性高血压，而另 50% 患者血压可恢复正常。肾动脉主干闭塞可出现高血压危象。

（三）肾脏

依阻塞的部位、大小、完全或不完全、急或缓的程度、正常或升高的程度而定，严重者可发生急性肾衰竭。可出现不同程度的血尿、蛋白尿。

（四）酶学改变

包括：①乳酸脱氢酶，常在梗死后 1~2 天升高，持续 2 周后可降至正常；②谷草转氨酶，在梗死后立即升高，3~4 天后降至正常；③碱性磷酸酶，梗死后 3~5 天内达高峰，升高后约 4 周降至正常。

四、诊断与鉴别诊断

（一）诊断

选择性动脉造影是确诊的"金标准"，也是确定进一步治疗方法的重要依据。肾动脉造影可见到病变血管分布区域出现充盈缺损，缺损外周肾实质或包膜下因侧支循环而显影，形成所谓的"肾影环"，但细小分支闭塞只可见到患段肾实质不显影。梗死后漏出性出血可形成血肿造成邻近正常血管的推压移位。由于肾动脉造影是有创性检查，目前一般用于介入置管溶栓治疗患者的术前肾动脉血流评估。置管溶栓过程中，肾动脉造影复查用来评估溶栓治疗的疗效等。其他无创检查也非常重要，如 B 超显示如为单侧肾动脉阻塞，病变侧肾体积缩小，若双侧均有病变，则双肾均缩小。CT、MRI 提示栓塞特征性变化。CT 血管成像（computed tomography angiography，CTA）检查可明确肾动脉栓塞诊断（图 42-2-2）。放射性核素肾显影检查，若存在节段性肾灌注缺损（分支阻塞）或肾灌注完全缺如（肾动脉主干完全阻塞）则提示本病。

（二）鉴别诊断

1. 与急性胆囊炎、胰腺炎等急腹症鉴别　急性胆囊炎患者有发热、腹痛、黄疸等"夏科"三联征，查体墨菲征阳性腹部 B 超可见到胆囊炎症或胆结石的存在；急性胰腺炎腹痛可呈"腰带状"，血、尿淀粉酶增高及动态曲线有确诊意义。

2. 与其他肾脏疾病鉴别　肾结石伴泌尿系感染可出现类似肾梗死的症状和体征。也可出现一过性血尿，但肾功能受损轻微或正常，无高血压及血清酶学增高。

3. 与其他部位动脉栓塞鉴别　肠系膜动脉闭塞引起肠缺血坏死的早期表现与肾梗死相似，但腹痛重而无固定压痛及反跳痛是前者特点，病情发展可出现血便或呕血。不典型急性心肌梗死症状也可与急性肾梗死混淆。动态观察心肌酶和心电图演变很重要，核素心肌热区显像如发现节段性心肌异常浓聚可以辅助诊断。

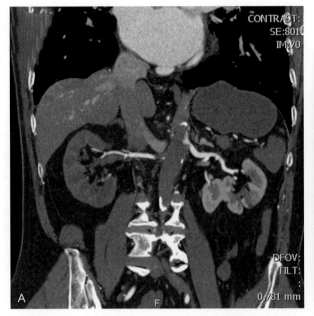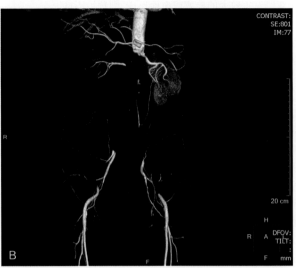

图 42-2-2　肾动脉栓塞 CT 血管成像

注：患者男性，62 岁，发病半月前不明原因腹痛，便血于外院治疗，后缓解。入院前晚突发腹痛，心率 130 次 /min，血压 143/86mmHg，白细胞升高；CT 血管成像明确肾动脉栓塞诊断。A. CT 血管成像曲面重建冠状位图像，腹主动脉栓塞，累及双侧肾动脉，右肾动脉起始段完全闭塞，左肾动脉起始段重度狭窄，右肾实质强化程度弥漫均匀减低，明显低于左侧；B. 容积再现图像，右肾完全不显影，右肾动脉起始段完全闭塞。

五、治　疗

（一）手术治疗

外科手术取血栓或血管造瘘术，适用于年轻患者的单侧肾动脉主干创伤后所造成的闭塞，以及任何年龄、任何原因引起的急性双侧肾动脉栓塞。手术治疗越早越好。手术主要适应证包括以下 3 条。

（1）外伤性肾动脉闭塞。

（2）双侧肾动脉主干或大分支闭塞（或孤立肾动脉闭塞）。

（3）肾动脉堵塞时间在 12 小时以内，12 小时以后进行手术者肾功能恢复可能性下降，12~18 小时内手术的肾功能恢复仅 50%，如时间再延迟者，肾功能不一定能得到恢复。

（二）介入性治疗

选择性肾动脉造影术是诊断肾梗死的确诊手段，在此基础上进一步行肾动脉取栓、溶栓及成形术是目前文献报道较为有效安全的方法，也有成功报道采用机械性血栓抽吸后再行置管溶栓治疗肾动脉栓塞。

（三）内科治疗

1. 静脉溶栓　静脉溶栓效果不如动脉内溶栓确切，但因其费用少，不须介入治疗用的昂贵设备和操作技术一般医院均可进行，因此值得推广。

（1）适应证：所有肾动脉血栓形成或血栓栓塞患者均适用。

（2）禁忌证：①高龄患者一般认为年龄 >75 岁不宜行静脉溶栓治疗；②出血倾向；③半年内深部组织外伤或穿刺病史；④半年内脑血管意外病史；⑤溶栓剂过敏；⑥不能控制的高血压。

2. 抗凝治疗　对于有血栓形成或栓塞病史的患者，外科手术后，介入治疗和静脉溶栓治疗后的患者也应常规抗凝治疗，以防栓塞再次发生。住院患者可以给予普通肝素或低分子肝素静脉滴注或皮下给药。长期应用可给予华法林、噻氯匹定或阿司匹林等口服抗凝药，用药剂量要求个性化，用药过程定期监测出凝血时间，随时调整剂量以防出血并发症。如果考虑患者出血风险较大，还可以使用利伐沙班等新型抗凝药物进行抗凝治疗。

3. 对症治疗

（1）高血压治疗：高血压常于发病 1 周内出现，在 2~3 周恢复正常，部分患者持续终身。其发生机制与肾缺血导致肾小球球旁细胞分泌肾素增多，肾素 - 血管紧张素系统活性增加有关，因此，血管紧张素转换酶抑制剂或血管紧张素 Ⅱ 受体拮抗药可能有效。但是，由于这两类药在扩张全身动脉的同时也扩张出球小动脉，当入球小动脉的灌注压因肾动脉血栓形成或栓塞而下降时，可造成肾小球血流量进一步下降，导致肾功能恶化。因此，应慎重权衡用药，其他降压药物治疗效果欠佳，高血压危象应给予硝普钠或酚妥拉明等强而起效快的静脉用降压药。

（2）急性肾衰竭治疗：对于急性肾衰竭患者应及时血透治疗可减轻症状，可为进一步外科或介入治疗赢得时间。

（3）纠正水电解质及酸碱平衡失调。

六、预　后

肾动脉栓塞和血栓形成的预后与病因、肾动脉阻塞程度、范围及开始治疗时间有关。可手术切除者预后尚好。一侧栓塞者,因另一侧肾脏可代偿,并不影响患者的生存;如双侧发生较大的栓塞或血栓形成,则预后不良。

第3节　胆固醇结晶栓塞

肾胆固醇结晶栓塞(cholesterol crystal embolization,CCE)或动脉粥样硬化栓塞(renal atheroembolization)通常是含胆固醇的动脉粥样硬化斑块的碎片随血流栓塞于肾动脉所致。文献报道尸检中发现肾脏血管内胆固醇栓子发生率为0.1%~3.3%。但是在胆固醇结晶栓塞病中肾脏受累比例高达74%,CCE开始成为超过60岁成年人中肾功能不全的常见病因。CCE的高危因素包括性别(男性)、人种(白种人)、吸烟、缺血性心脏病、脑血管疾病、高血压、高胆固醇血症、糖尿病、高凝状态、腹主动脉瘤、周围血管病变和家族史。由于从弓形动脉到肾小球毛细血管均可受累,所以其临床表现一般并不特异,若栓塞发生于肾动脉较大分支可引起急性肾损伤。

一、病因及发病机制

动脉粥样硬化症是胆固醇结晶栓塞形成的必要条件,尸检中胆固醇结晶栓塞的发生率随着动脉硬化的程度增大而上升。通常情况下,胆固醇结晶栓塞栓子是自发形成的,但是随着有创血管操作的发展,进行冠脉造影、动脉瘤修补术等操作时也成为粥样硬化斑块脱落的诱因。腹主动脉的动脉粥样硬化斑块较胸主动脉常见,因此胆固醇栓塞主要发生于横膈以下的器官。

动脉粥样硬化斑块破裂时,漏出的胆固醇结晶(cholesterol crystals,CCs)不仅引起局部的炎性反应,也会进入循环系统,直径50~200μm的胆固醇结晶随血流栓塞于小动脉中(通常在中等大小的动脉,直径100~200μm)。这些栓子导致小动脉管腔的狭窄或闭塞,从而造成肾脏的缺血或梗死。除了机械损伤,CCs引发了动脉周围的异物炎症反应及血管内皮反应。这些变化已经在动物试验中得

到证实。有学者将这些炎症反应分为3个阶段:急性期单核细胞、嗜酸性粒细胞浸润导致的动脉炎,出现内皮细胞增生、内膜纤维化和巨细胞吞噬CCs,最终结晶穿破血管内膜造成外膜纤维化。进而,肾素-血管紧张素-醛固酮系统激活,补体系统激活也在CCE的发展中起到了作用。

二、病　理

(一)光镜

制片过程中胆固醇结晶会被溶解,在血管腔内,血管壁或血管周围组织可见到针状的裂隙(图42-3-1)。冷冻切片上,胆固醇结晶呈双折光性,脂肪染色阳性。虽然肾小球可以受累,但胆固醇栓子主要见于入球小动脉和小叶间动脉,有时也可见于弓形动脉和叶间动脉。胆固醇结晶被白细胞、特别是巨噬细胞和多核巨细胞围绕。之后,受累动脉出现内膜增生,包绕胆固醇结晶。若胆固醇栓子很大,发生胆固醇结晶栓塞的血管所支配的肾实质区域由于缺血出现坏死等继发性损伤。随着病程进展,新旧缺血性损伤可同时存在,前者为管腔阻塞引起急性缺血性坏死,后者表现为慢性缺血性改变,如肾小球硬化、肾小管萎缩和肾间质纤维化。

(二)免疫荧光和电镜检查

无特殊诊断意义,偶尔电镜组织内可见胆固醇栓塞。

三、临床表现

与肾动脉血栓栓塞的临床表现相似。

四、鉴别诊断

在肾脏各级动脉血管腔偶成针状裂隙样,需和胆固醇结晶栓塞相鉴别。同前所述,胆固醇结晶常被白细胞特别是巨噬细胞和多核巨细胞围绕,可帮助鉴别。

五、治　疗

目前尚无特异性治疗手段,临床以对症支持治疗为主,包括应用他汀类药物稳定斑块,避免使用抗凝药物,避免进

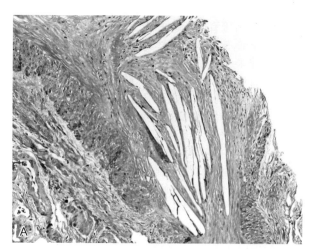
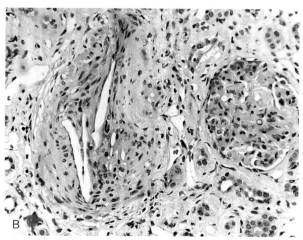

图 42-3-1　肾胆固醇结晶栓塞

注:A.小叶间动脉管腔内胆固醇溶解后可见针状裂隙(Masson×200);B.除小动脉管腔内见针状裂隙外,肾小球毛细血管袢内淤血(PAS×200)。

行有创性心血管操作,控制血压、改善心功能;对于肾功能衰竭患者,可行透析治疗;对于高血压患者,应适当控制血管内容量并应用降压药,血管紧张素转换酶抑制剂或血管紧张素受体拮抗剂的应用存在争议。糖皮质激素可减少早期的炎症损伤,但疗效仍有争议,有研究建议使用口服醋酸泼尼松龙 1mg/(kg·d) 或可改善肾脏预后。血小板抑制剂的有效性有待研究。

六、预　后

胆固醇结晶栓塞后,肾脏预后差异很大,一些患者需要维持透析,而其他患者肾功能则会有一定程度的恢复,但会遗留不同程度的慢性肾脏病。30%~55% 的急性或亚急性 CCE 患者需要透析。只有 21%~28% 的患者肾功恢复。另外的 23%~32%AERD 患者进展为终末期肾病。

(刘　楠　王力宁)

参考文献

［1］LI S J, GUO J Z, ZUO K, et al. Thromboembolic complications in membranous nephropathy patients with nephrotic syndrome-a prospective study [J]. Thromb Res, 2012, 130 (3): 501-505.

［2］MZAYEN K, AL-SAID J, NAYAK-RAO S, et al. Unusual presentation of renal vein thrombosis with pulmonary artery embolism [J]. Saudi J Kidney Dis Transpl, 2013, 24 (3): 566-570.

［3］BARGE T F, WILTON E, WIGHAM A. Endovascular treatment of an extensive iliocaval and renal vein thrombosis secondary to inferior vena cava stenosis and May-Thurner type iliac vein compression: a case report [J]. Vasc Endovascular Surg, 2020, 54 (3): 297-300.

［4］BOURGAULT M, GRIMBERT P, VERRET C, et al. Acute renal infarction: a case series [J]. Clin J Am Soc Nephrol, 2013, 8 (3): 392-398.

［5］KURIR T T, BOZI C'J, DRAGICEVI C'D, et al. Successful treatment of renal artery embolism even forty-eight hours after event [J]. Acta Clin Croat, 2014, 53 (2): 233-236.

［6］AYKAN A C, GÜRSOY O M, OZKAN M, et al. Successful treatment of renal artery thromboembolism with low-dose prolonged infusion of tissue typed plasminogen activator in a patient with mitral mechanical heart valve thrombosis under the guidance of multimodality imaging [J]. Blood Coagul Fibrinolysis, 2012, 23 (7): 663-665.

［7］黄艺生, 杨熙章, 吴纪瑞, 等. 疑似急性肠梗阻的肾动脉血栓及经肾动脉溶栓一例 [J]. 介入放射学杂志, 2013, 22 (1): 85-86.

［8］GHANNY S, CROWTHER M. Treatment with novel oral anticoagulants: indications, efficacy and risks [J]. Curr Opin Hematol, 2013, 20 (5): 430-436.

［9］YOKOTA L G, SAMPAIO B M, ROCHA E P, et al. Acute kidney injury in elderly patients: narrative review on incidence, risk factors, and mortality [J]. Int J Nephrol Renovasc Dis, 2018, 11: 217-224.

［10］OZKOK A. Cholesterol-embolization syndrome: current perspectives [J]. Vasc Health Risk Manag, 2019, 15: 209-220.

［11］DESAI M, RAM R, PRAYAGA A, et al. Cholesterol crystal embolization (CCE): Improvement of renal function with high-dose corticosteroid treatment [J]. Saudi J Kidney Dis Transpl, 2011, 22 (2): 327-330.

［12］LAZARETH H, KARRAS A. Cholesterol crystal embolization after transcatheter aortic-valve replacement [J]. N Engl J Med, 2019, 381 (7): 655.

［13］AGRAWAL A, ZICCARDI M R, WITZKE C, et al. Cholesterol embolization syndrome: an under-recognized entity in cardiovascular interventions [J]. J Interv Cardiol, 2018, 31 (3): 407-415.

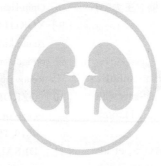

第五篇
肾脏感染

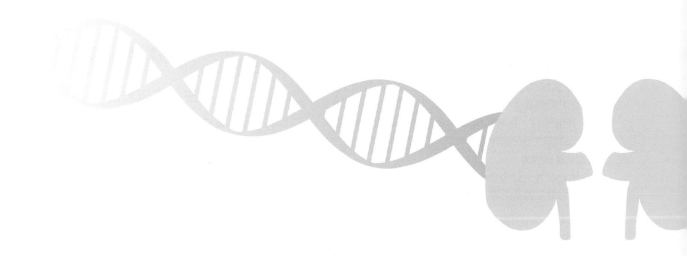

第43章

肾脏细菌感染

第1节 急性肾盂肾炎

急性肾盂肾炎(acute pyelonephritis)是发生于肾盂、肾间质和肾小管的化脓性炎症,主要由细菌感染引起(特别是大肠埃希菌),偶可由多瘤病毒等病毒引起。典型临床表现为急性起病,寒战、高热、尿频、尿急、尿痛、尿液白细胞显著升高和肾区疼痛等。

一、病因及发病机制

肾盂肾炎多由细菌感染引起,致病菌以肠道革兰氏阴性菌最常见,尤以大肠埃希菌感染最常见,占75%左右;腐生葡萄球菌占5%~10%,偶可见其他肠杆菌,如变形杆菌和克雷伯菌等。非细菌性病原微生物约占20%,对于伴有生殖系统病变的患者,应排除衣原体、淋球菌、滴虫、真菌和单纯疱疹病毒感染的可能。由于健康状态下尿液有自净作用,所以仅在机体全身抵抗力下降或泌尿道局部防御机制被破坏时,病原菌才可能致病。

(一)感染途径

1. 血源性传播 也称下行性感染,多累及双侧肾脏,通常在败血症基础上由葡萄球菌或大肠埃希菌引起。

2. 上行性感染 累及单侧或双侧肾脏,通常由大肠埃希菌、变形杆菌或其他细菌引起。细菌先感染下尿路,然后通过尿道、膀胱、输尿管反流进入肾实质,或经输尿管周围的淋巴管上行到肾盂、肾盏和肾实质。

3. 其他途径 肾脏周围器官、组织感染时可直接累及或经淋巴道播散而引起肾盂肾炎。

(二)易感因素

急性肾盂肾炎分为单纯性和复杂性。导致复杂性肾盂肾炎发生的常见因素见表43-1-1。

表43-1-1 引起复杂性肾盂肾炎的常见原因

原因	原因
尿路系统的任何部位存在梗阻	男性
外来物,如留置导尿管、支架等	妊娠
排尿不尽,残余尿	糖尿病
膀胱输尿管反流	免疫功能低下
近期有器械操作史	医源性感染

临床上,急性肾盂肾炎在女性更常见,女性与男性发病比率约为8:1,尤其在15~40岁年龄组。可能与女性尿道短、直,尿道口靠近肛门,容易被粪便污染,加上尿道括约肌作用弱,女性激素水平的变化有利于细菌对尿道黏膜的黏附以及性交时黏膜容易受伤等因素有关。

二、病 理

(一)大体形态

肾体积增大,表面充血,可见稀疏或密集的黄白色脓肿灶,周围见紫红色充血带(图43-1-1A)。病灶相互融合可形成大脓肿。切面沿髓放线见黄色条纹,向皮质延伸。肾盂黏膜充血水肿,表面有脓性渗出物。严重时,肾盂内有积脓。

(二)光镜

灶性间质性化脓性炎症或脓肿形成,可见病灶充血、出血,多量中性粒细胞浸润,肾小管上皮细胞颗粒变性或空泡变性,甚至坏死脱落,腔内有脓性渗出物或白细胞管型(图43-1-1B、C)。若为上行性感染首先累及肾盂,随后波及肾小管,髓质及肾盂病变较重,病变局部可见肾组织坏死、脓肿(图43-1-1B、C);血源性感染先累及双侧皮质,形成以肾小球为中心的多灶性小脓肿,进一步发展累及肾盂。

急性发作的肾盂肾炎患者一般不做免疫病理和电镜检查,因为无特殊诊断价值。

三、临床表现

(一)全身表现

患者急性起病,出现寒战、发热、乏力、血白细胞增多等全身症状。

(二)局部表现

通常有膀胱和尿路刺激症状如排尿困难、尿频、尿急和尿痛。肾肿大和肾包膜炎患者常伴有肾区胀痛。

(三)尿液改变

脓尿、菌尿、血尿、管型尿和蛋白尿等。尿液培养可发现细菌。白细胞管型有临床诊断意义。

由于急性肾盂肾炎病变多呈灶状分布,肾小球通常较少受累,一般不出现高血压、氮质血症和肾功能异常。伴有尿路阻塞、糖尿病或免疫功能障碍患者的病情常较严重,可发生败血症。并发肾乳头坏死时可发生急性肾衰竭。

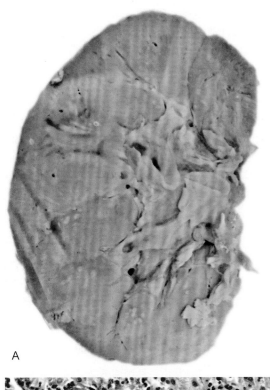

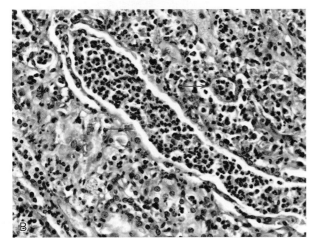

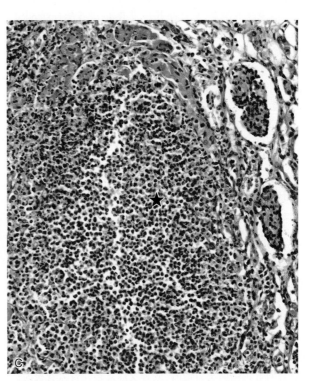

图 43-1-1 急性肾盂肾炎

注：患者女性，64 岁，宫颈癌晚期合并急性肾盂肾炎，死后尸检。A. 肾脏切面，见成簇分布之黄白色小脓肿灶；B. 光镜下肾间质水肿，中性粒细胞浸润；肾小管内有脓性渗出物（箭头所示，HE×400）；C. 肾间质高度充血、水肿，大量中性粒细胞浸润；局部肾组织坏死，脓肿形成（星号所示，HE×200）。

四、诊断与鉴别诊断

患者表现寒战、高热、血白细胞显著升高；尿频、尿急、尿痛、尿液出现大量白细胞和肾区疼痛等即可诊断，清洁中段尿细菌培养菌落计数 ≥ 10^4cfu/ml，即可确诊。一般没有必要做肾活检。

急性肾盂肾炎应与急性过敏性间质性肾炎相鉴别。二者临床表现明显不同，前者有肾区叩痛（单侧多见，偶有双侧），通常不会导致肾功能损害，而后者多无肾区叩痛，可伴有急性肾损伤；病理表现也不同，前者肾间质浸润的炎细胞以中性粒细胞为主，后者则以淋巴细胞、单核细胞和嗜酸性粒细胞为主。

五、治 疗

（一）急性单纯性肾盂肾炎的治疗

应行尿路超声检查以排除尿路梗阻、肾结石。如患者治疗 72 小时后仍发热，或者临床症状恶化时应立即行 CT 扫描，肾脏 - 输尿管 - 膀胱腹部平片 + 静脉肾盂造影（KUB+IVP）等影像学检查排除其他复杂因素或并发症如尿路结石、肾周脓肿等。妊娠妇女可行超声或者 MRI 检查，避免放射线对胎儿的影响。有条件情况下，用药前可行尿液涂片革兰氏染色。所有肾盂肾炎患者均推荐行中段尿培养及药敏试验。在耐药率低的地区，推荐氟喹诺酮类作为一线治疗药物。

病情较轻者可在门诊治疗,仅推荐氟喹诺酮类(耐药率<10% 的地区)和头孢类抗生素,作为口服治疗单纯性肾盂肾炎的一线经验性用药。环丙沙星 0.5~0.75g,每天 2 次,7 天为 1 个疗程;左氧氟沙星 0.75g,每天 1 次,5 天为 1 个疗程。口服三代头孢类抗生素,疗程 10~14 天,推荐首剂可静脉给予 1 次长效抗生素,如头孢曲松。不应口服呋喃妥因和磷霉素,因为此类药物在肾组织的药物浓度不够。如果药敏试验证实为敏感,也可选择口服 SMZ/TMP160/800mg,每天 2 次;或口服 β 内酰胺类抗生素,疗程 14 天。首剂可静脉给予 1 次长效抗生素。

如果药敏试验提示上述药物均不敏感,推荐静脉给予抗生素治疗。静脉用抗生素可选择氟喹诺酮类、氨基糖苷类,或者广谱的头孢类或青霉素类抗生素。药敏试验提示广谱耐药的细菌,如产生超广谱 β- 内酰胺酶(extended spectrum beta-lactamase,ESBL)的肠杆菌科细菌,可选择碳青霉烯类。

全身症状明显者可住院治疗,宜静脉给药,体温恢复正常 24 小时后或全身症状改善后,可改为口服给药(如有药敏试验,可根据药敏结果调整用药),总疗程为 14 天。

(二)急性复杂性肾盂肾炎的治疗

包括去除导致复杂性肾盂肾炎的易感因素和抗生素治疗。大肠埃希菌仍是最主要的病原菌(60%~75%),但是非发酵菌(如铜绿假单胞菌)和革兰氏阳性球菌(如葡萄球菌和肠球菌)也是重要的致病菌。与结石相关的尿路感染主要与奇异变形杆菌、克雷伯菌、假单胞菌感染等有关。

在抗生素应用之前,均应做清洁中段尿细菌培养。如果没有做中段尿细菌培养,经验治疗所选用的抗生素应针对最可能相关的病原菌。考虑到目前的耐药率,不推荐阿莫西林、阿莫西林 / 克拉维酸、甲氧苄啶、SMZ/TMP、环丙沙星和其他氟喹诺酮类作为复杂性尿路感染的经验性治疗药物。有系统症状的住院患者推荐给予静脉抗生素进行初始治疗,可选择氨基糖苷类、二代或三代头孢类、广谱青霉素类抗生素。出于耐药性考虑,氟喹诺酮类仅在患者症状不严重,且对 β 内酰胺类过敏时,或者女性复杂性肾盂肾炎时,可推荐作为经验性用药。但近 6 个月内已使用氟喹诺酮类抗生素,不推荐继续氟喹诺酮类治疗。推荐抗菌疗程为 7~14 天,但疗程还与基础疾病的治疗有关。重症患者推荐联合抗生素治疗:如二代头孢菌素类联合氨基糖苷类抗生素治疗。有系统症状的患者可予静脉三代头孢菌素作为经验性治疗。积极处理泌尿道结构 / 功能异常,尽可能去除潜在的易感因素。如果不能去除易患因素,疗程 10~21 天抗生素治疗可以改善症状,疗程结束后 5~9 天以及 4~6 周时,应再做清洁中段尿细菌培养。

六、预 后

急性肾盂肾炎使用抗生素治疗预后好。即使本病不治疗其经过也是良性和自限性的,症状往往持续不超过一周,但菌尿可以存在较长时间,若引起感染的诱因未去除或治疗不彻底,则病变易反复发作慢性化,最终使肾组织瘢痕形成并伴有皮质及其下的肾盂肾盏纤维化变形(上行性感染者易发生)。

常见并发症包括:①肾乳头坏死(papillary necrosis)。病变特征是肾锥体乳头侧 2/3 区域内出现境界清楚的灰白或灰黄色梗死样坏死灶。病变累及单个或所有肾乳头。显微镜下肾乳头发生梗死样的凝固性坏死,正常组织和坏死组织交界处可见中性粒细胞浸润。肾乳头坏死多见于糖尿病和尿路堵塞的病例。②肾盂积脓(pyonephrosis)。严重尿路阻塞,特别是上尿路阻塞,脓性渗出不能排除,滞留在肾盂、肾盏内形成积脓。③肾周围脓肿(perinephric abscess):病变严重时肾内化脓性改变可穿破肾被膜,在肾周组织形成脓肿。④其他。还可能出现革兰氏阴性杆菌败血症及肾结石和尿路梗阻等。

第 2 节 慢性肾盂肾炎

慢性肾盂肾炎(chronic pyelonephritis)为肾小管及肾间质的慢性炎症,伴肾实质瘢痕、厚壁小脓肿形成,以及明显的肾盂和肾盏扩张、变形、肾盂黏膜增厚。可由急性肾盂肾炎发展而来,或开始即为慢性过程。

一、病因及发病机制

与急性肾盂肾炎常由一种细菌感染引起不同,慢性肾盂肾炎可能为多种细菌的混合感染。病变反复发作,按原因分为 2 种类型。

(一)慢性阻塞性肾盂肾炎

长期尿路梗阻,如结石、前列腺增生和肿瘤等使肾脏易于感染,反复多次感染可产生慢性肾盂肾炎。通常由大肠埃希菌引起,可因梗阻部位的不同而分别呈双侧或单侧性病变。

(二)慢性反流性肾盂肾炎

这是本病最常见的原因。起始于儿童,是由于先天性膀胱输尿管反流或肾内反流合并感染引起,可以是单侧或双侧。起病多隐匿,常伴有高血压和多尿症。

尽管多数慢性肾盂肾炎患者可有急性病史,有持续或反复的细菌感染,但相当数量的慢性病例与先前的急性发病阶段无关。不伴有尿路堵塞的慢性肾盂肾炎患者,通常没有以前或当前受感染的证据。此类患者可能先前已有无症状性细菌感染,还可能有其他致病因素。

二、病 理

(一)大体形态

慢性肾盂肾炎通常是双侧性病变,但两侧肾脏的损害和固缩并不一致。可见肾脏体积缩小,外形不规则,双侧不对称,局部瘢痕收缩凹陷(图 43-2-1A)。切面见皮髓质界限不清,有灶性灰白色瘢痕、厚壁小脓肿,肾乳头萎缩,肾盏和肾盂因瘢痕收缩而变形,肾盂黏膜粗糙。

(二)光镜

早期肾小球很少受累,主要是局灶性淋巴细胞、浆细胞浸润和间质纤维化。肾盂黏膜粗糙,在上皮下可见结缔组织增生、瘢痕形成(图 43-2-1B),还可见淋巴细胞团。严重间质炎症可引起肾小管逐渐萎缩和破坏,肾小球周围纤维化,甚至导致肾小球玻璃样变。代偿扩张和萎缩的肾小

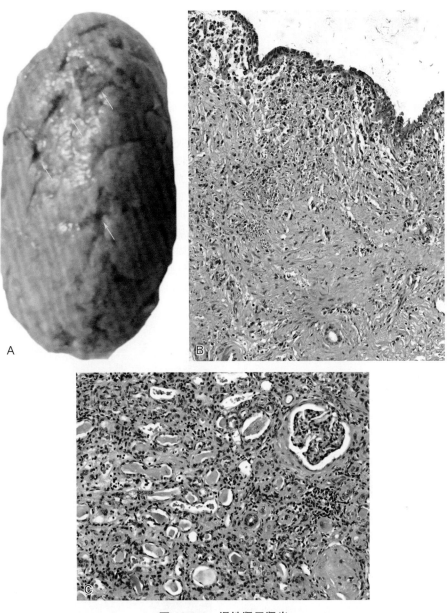

图 43-2-1　慢性肾盂肾炎

注：患者女性，73 岁，慢性肾盂肾炎史 10 年。临床主要表现为多尿、夜尿和高血压；IVP 显示双肾缩小，外形不规则，肾盂、肾盏变形。死于尿毒症。A. 肾脏表面，见不规则凹陷瘢痕（黄色箭头所示）；B. 光镜下，肾盂黏膜浅层充血水肿（蓝色箭头所示为黏膜上皮，HE×200），深层瘢痕形成（蓝色星号所示）；C. 肾小管萎缩，腔内大量胶样管型，呈甲状腺样改变；肾小球周围纤维化及小管间质纤维化，多量淋巴细胞和少量中性粒细胞浸润（HE×200）。

管内可充满胶样管型类似甲状腺组织形态（图 43-2-1C），为含蛋白的尿液、炎性渗出物和 Tamm-Horsfall 蛋白在小管内浓缩而成。慢性肾盂肾炎急性发作时出现大量中性粒细胞浸润，并有小脓肿形成。小动脉壁可增厚、管腔狭窄。

三、临床表现

慢性肾盂肾炎临床表现复杂，易感因素不同、病程发展阶段不同，临床表现也不尽相同。尿路梗阻所致，常缓慢起病，也可类似急性肾盂肾炎反复发作；若为反流相关，发病较隐匿，就诊通常较晚。慢性肾盂肾炎的共性表现包括：①肾小管功能受损表现，特别是浓缩能力丧失会导致多尿和夜尿、低渗尿、低比重尿；钠、钾和重碳酸盐丧失可引起低钠、低钾及代谢性酸中毒；②高血压，肾组织纤维化和小血管硬化导致局部缺血，肾素分泌增加；③晚期肾组织破坏严重，可出现贫血、氮质血症和尿毒症；④急性发作的表现，慢性肾盂肾炎常反复发作，伴有腰背部疼痛、发热，频发的脓尿和菌尿等。

四、诊断与鉴别诊断

慢性肾盂肾炎多有反复发作病史;X 线检查可显示不对称的固缩肾,伴有典型的粗糙瘢痕、肾盂肾盏变形;菌尿是本病的特征,但在终末阶段常消失;组织学特征为慢性间质性肾炎常伴有甲状腺样改变及厚壁小脓肿。根据以上几点不难作出本病的诊断。

本病晚期肾脏出现纤维化及小球硬化,应与慢性硬化性肾小球肾炎鉴别。前者病变为灶性分布,部分肾小球伴球周纤维化,可见厚壁小脓肿,免疫病理检查和电镜检查为阴性;后者病变弥漫,无小脓肿,免疫荧光和电镜检查常有阳性发现。再结合病史及其他检查,可以对二者作出鉴别。

五、治　疗

慢性肾盂肾炎急性发作期的治疗与急性肾盂肾炎相似,但治疗更为困难,常需抗生素联合用药,疗程可适当延长为 2~4 周。甚至可使用长程低剂量抗生素抑菌疗法,以保持尿液的无菌状态。

六、预　后

若能及时去除诱发因素,病变可获控制,肾功能可获代偿而不引起严重后果。若频繁发作并广泛累及双肾,最终必将引起慢性肾衰竭(占 11%~20%)和高血压,危及生命。一些伴有肾盂肾炎瘢痕的患者可在数年后发展为局灶性节段性肾小球硬化,预后多不佳。

第 3 节　黄色肉芽肿性肾盂肾炎

黄色肉芽肿性肾盂肾炎(xanthogranulomatous pyelonephritis,XPN)是一种非特异性的慢性肾脏炎性病变。该病临床非常少见,仅有为数不多的零星报道。该病是慢性细菌性肾盂肾炎的一个特殊类型,可产生弥漫性肾实质破坏,一般仅有单侧肾脏受累,罕有双侧病变。其特征是肾实质损害、肉芽肿性脓肿,大量含载脂巨噬细胞的肉芽肿组织通常会大面积破坏肾脏。本病在任何年龄均可发病,但以 50~70 岁多见;女性患者多于男性。在手术摘除或活检的慢性肾盂肾炎中,有 8.2% 存在 XPN,在肾脏脓肿患者中高达 25%。

一、病因及发病机制

本病属于慢性化脓性炎症,多由大肠埃希杆菌和变形杆菌所致,偶见耐青霉素的金黄色葡萄球菌感染引起。尿路梗阻、脂代谢异常、免疫功能紊乱促进其发展。长期慢性炎症致肾组织持续破坏,脂质释放,被组织细胞吞噬而形成黄色瘤细胞是其主要的病理机制。由于患者的机体抵抗力和免疫状态的特殊,所以形成了慢性化脓性肉芽肿。

研究显示,在变形杆菌、大肠埃希菌、葡萄球菌感染的小鼠,均可见 PAS 阳性的颗粒细胞,电镜下发现这些细胞起初内含有细菌,以后含有大量的吞噬溶酶体,细胞质内充满了髓脂质和无定形物,从而提示可能是由于巨噬细胞的溶解功能障碍影响了细菌产物的消化。

二、病　理

(一)大体形态

基本上只累及单侧肾脏。有局灶性和弥漫性 2 种病理类型。肾内(主要在肾髓质)可见肿瘤样结节,周围界限不清,切面黄白色,偶见坏死,与肾细胞癌相似。弥漫性 XPN 有脓腔型和非脓腔型两种病理表现。脓腔型病理表现是肾切面灰白或灰黄色,多个囊腔形成,内含黄色脓液。

(二)光镜、免疫荧光及电镜

光镜下病灶见成堆的泡沫状细胞(载脂巨噬细胞)、脂质或胆固醇结晶、单核巨噬细胞、淋巴细胞和中性粒细胞,多核巨噬细胞散在分布,周围有多少不等的成纤维细胞和纤维细胞(图 43-3-1A)。免疫组化染色可见多量 CD68 阳性的巨噬细胞(图 43-3-1B)。病灶内肾组织完全破坏消失,犹如慢性脓肿。小血管壁增厚伴有玻璃样变性。病灶外肾组织无明显病变。

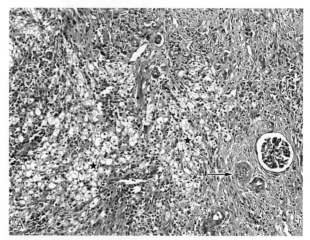

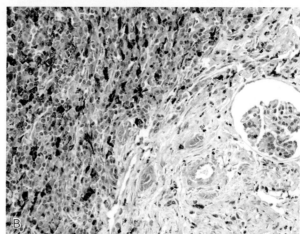

图 43-3-1　黄色肉芽肿性肾盂肾炎

注:患者男性,45 岁,反复腰痛、发热及尿检异常,影像学检查发现左肾包块,行手术切除。A. 光镜下,病灶内肾组织结构破坏,小管消失,纤维结缔组织增生,成堆的泡沫细胞(黑色星号所示)、淋巴细胞和少量浆细胞浸润,小血管壁增厚(黑色箭头所示),小球周围纤维化(HE × 200);B. 免疫组化染色可见多量 CD68 阳性的巨噬细胞,呈棕褐色(IHC × 200)。

免疫荧光和电镜检查无特殊诊断意义。电镜下有时可见单核巨噬细胞内的细菌残骸。

三、临床表现

腰痛、发热肿块是最常见的临床表现，也可出现厌食和体重减轻。体检时常可触及单侧肾脏肿块。常存在泌尿系反复感染，尿中有大量白细胞，中段尿细菌培养阳性率达 75% 左右，最常见的 XPN 相关病原菌是大肠埃希菌、奇异变形杆菌、假单胞菌、粪肠球菌和克雷伯菌。此外，可有贫血、红细胞沉降率增快、周围血白细胞增多、高血压等。有研究报道尿中发现泡沫细胞阳性率达 80%。

四、诊断与鉴别诊断

确诊 XPN 需要影像学和病理学检查。CT 已取代肾血管造影成为优选的 XPN 诊断性评估工具。CT 可提示肾脏肿块，可显示正常肾组织消失代之以多发性类圆形低密度灶，边缘环形增强，称之为"熊掌征"。CT 还可发现肾结石，偶尔还会发现 XPN 与肾癌并存。本病肾活检的病理诊断依据是肾实质破坏，出现肉芽肿、脓肿和泡沫细胞。镜下可见病变由以肾盏为中心的 3 层结构组成：内层为坏死物、白细胞、淋巴细胞、浆细胞和巨噬细胞；中层有散在出血的肉芽组织；外层为多核巨细胞和胆固醇裂隙。炎性肉芽肿主要为大量的载脂巨噬细胞，因此病变呈黄色。

由于大体和影像学的表现均显示肾内肿块，光镜检查可见大量胞质透明的细胞。所以，本病易与肾透明细胞癌混淆，前者细胞较混杂，后者细胞单一；前者的透明细胞由组织细胞演变而来，CD68 阳性，后者为肾小管上皮演变而来，CK 阳性。

XPN 的临床表现缺乏特异性，因此，要与肾结石并积水、肾脓肿、肾结核等鉴别。肾结石并积水通过影像学和大体检查可以与本病区分；单纯肾脓肿无肉芽肿及泡沫细胞聚集；肾结核有干酪样坏死和典型的结核性肉芽肿，组织内缺乏泡沫细胞。

五、治　疗

肾脏弥漫性累及时采用全肾切除术。在病变完全局限的部分患者，提倡采用肾部分切除术。Ⅲ期患者由于肾周炎症明显，可累及膈肌、十二指肠、结肠等，并可形成窦道。因此，术中分离应小心谨慎，勿伤及相邻受累器官。

六、预　后

黄色肉芽肿性肾盂肾炎预后极好，在术后不复发。其中晚期的并发症主要有肾萎缩、肾积水、肾结石、单侧肾功能下降或丧失。

第 4 节　尿路软斑病

软斑病（malacoplakia）是一种罕见的炎症性疾病，可累及全身，泌尿生殖系统相对较多。1902 年由 Michaelis 和 Gutmann 首先报道，1903 年 von Hansemann 用希腊文 malaco（柔软）和 plakia（斑块）命名此病为软斑病。大量组织细胞聚集以及细胞质内出现 Michaelis-Gutmann 小体（M-G 小体）为其病理特征。尿路软斑病多见于成年女性，男女比例为 1：4。好发年龄女性为 30 岁以上，男性为 50 岁以上。肾软斑病是与黄色肉芽肿性肾盂肾炎相似的另一种肉芽肿性疾病。

一、病因及发病机制

本病病原体为大肠埃希杆菌。宿主免疫缺陷，并发细菌感染，导致此病发生。然而体液免疫异常对软斑病的发病没有明显影响，主要是细胞免疫功能低下，使吞噬细胞杀灭细菌功能降低。

实验证明，受环核苷酸控制的微管功能有缺陷，导致细胞内杀菌能力丧失。有的学者指出某些单核细胞所含的环 - 磷酸鸟苷（cyclic-guanosine monophosphate，cGMP）水平低，因此减少了 β- 葡萄糖苷酸酶（β-glucuronidase）的释放，导致细胞内消化能力不足。Wener 和 Curran 研究发现单核细胞中的 cGMP/cAMP 比值降低比单纯 cGMP 水平降低对发病更有意义。这种缺陷造成溶酶体内环境的改变致使未被消化的细菌碎片钙化，M-G 小体就是大肠埃希菌的残留物。细菌本身也能产生内肽质膜或毒素来抵抗吞噬杀灭作用，或者使体内吞噬消化能力丧失。

二、病　理

（一）大体形态

肾软斑病中约半数为双侧同时受累，可出现双侧肿物。膀胱软斑病表现为质软黄褐色斑块，可单发或多发，多分布于两侧壁；内镜下可见分散或群集的浅黄或黄灰色至褐色软天鹅绒样轻度隆起的斑块，大小 0.1~0.3cm，斑块一般为未受损害的黏膜覆盖，偶尔伴有浅表溃疡，局部可见凹陷，邻近组织有炎症或出血。

（二）光镜、免疫组化染色及电镜

光镜下可见病灶内肾组织破坏消失，代之以大量组织细胞（von Hansemann 细胞）积聚，形成肉芽肿样结构，伴不同程度的浆细胞和淋巴细胞浸润。组织细胞胞浆丰富，嗜酸性，颗粒状或泡沫样。间质及组织细胞质内可见直径为 2~10μm 的 M-G 小体，为圆形或卵圆形，边界清楚，均质或环状结构（图 43-4-1A）。电镜下可见组织细胞吞噬溶酶体中含有不同时期的细菌分解碎片，最后分解形成 4~10μm 同心圆晶状小体，由钙化的黏多糖和脂质组成，PAS 反应阳性、铁钙反应阳性。病灶内多数细胞免疫组化染色 CD68 阳性，提示为巨噬细胞来源（图 43-4-1B）。

三、临床表现

泌尿生殖系软斑病的症状因起源位置的不同而有差异。膀胱软斑病患者多有肉眼血尿和尿路刺激症状；而上尿路软斑病可表现为不同程度的发热、腰痛或肿物。腹部平片结合静脉肾盂造影（KUB+IVP）显示肾轮廓增大，多处充盈缺损，肾排泄功能可减弱，甚至无功能，当病变限于集合系统时，可无明显的放射学发现，有时症状不典型，可无临床症状而偶然被发现。输尿管软斑病可表现为狭窄和梗阻，若双侧输尿管受累时，可表现为肾衰竭。

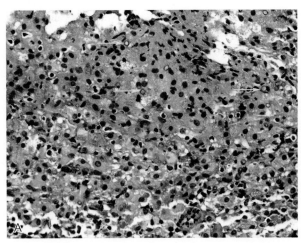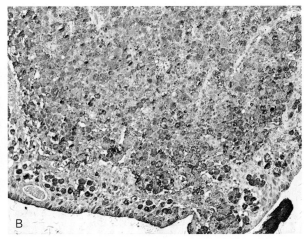

图 43-4-1 尿路软斑病

注：患者女性，42 岁，类风湿关节炎病史多年，长期服用雷公藤，近半年反复腰痛、发热，影像学检查发现右肾盂充盈缺损，行手术切除。A. 大量细胞质丰富的巨噬细胞聚集，细胞内易见呈空圈样的 M-G 小体（箭头所示，HE×400）；B. 免疫组化染色显示细胞膜和细胞质 CD68 阳性，呈深棕色（IHC×200）。

四、诊断与鉴别诊断

尿路软斑病常伴有尿路感染的症状，单纯从症状上难以诊断，需要与尿路肿瘤、其他恶性疾病鉴别，确诊依赖于病理诊断。诊断依据为大嗜伊红巨噬细胞（也称组织细胞）聚集，细胞质外和细胞质内查见 PAS 阳性 M-G 小体，电镜可见泡沫样的软化斑组织细胞吞噬体内完整的大肠埃希杆菌或细菌碎片。软斑病镜下可分 3 期，即炎症早期、肉芽肿期、愈合期，小体仅见于后两期。因此，对于高度怀疑的患者，应定期随访才能确诊。免疫组化检测 CD68 和 a- 抗胰蛋白酶有助于本症的早期诊断和鉴别诊断。

软斑病应与其他肉芽肿性病变鉴别。大量具有 PAS 阳性的包涵体的组织细胞是其最具诊断意义的病变。

五、治　疗

尿路软斑病属于炎症性病变，需要长期应用抗生素治疗，能改善症状，但易于复发。实践证明，利福平和磺胺甲噁唑能进入吞噬细胞，帮助杀死细胞内细菌。近年发现喹诺酮类药物在巨噬细胞内的高浓度对清除细胞内病原菌非常有利。对于膀胱软斑病除了长期应用抗菌药物治疗外，还可以经尿道将膀胱内病变进行电灼治疗，对病变愈合有利。由于本症容易复发，需定期随诊作膀胱镜检查。对肾软斑病患者，一旦临床确诊为单侧肾软斑病，需作患侧肾切除术。

六、预　后

下尿路软斑病是一种自限性过程，预后良好；上尿路软斑病则被认为是一种进行性过程，病灶容易扩散累及重要脏器，必须积极的手术治疗，否则死亡率极高。有学者报道本病病死率 >50%，双侧肾脏软斑病或移植肾软斑病患者多在 6 个月内死亡，单侧肾脏软斑病行患肾切除后可长期存活。

第 5 节　肾 结 核

肾结核病常为全身结核病的一部分，多见于中青年，20~40 岁为泌尿系结核高发年龄。以非肾小球源性血尿为主要表现。肾组织干酪样坏死和结核性肉芽肿（也称结核结节）为其病理特征。

一、流行病学

泌尿系结核是肺外器官结核病中最常见者，其中又以肾结核占比最大。发病情况自 20 世纪 50 年代以来总体呈下降趋势，但结核病发病率仍有波动，其原因可归结为：耐药结核杆菌的出现、个体免疫系统抑制（如白血病、糖尿病、HIV 感染）、某些社会经济问题（如结核病流行地区居民的迁移、战争、贫穷、恶劣的生活环境等）。另外值得注意的是，临床表现不典型肾结核、慢性肾脏病合并结核病以及肾移植后罹患结核病有增加趋势。

二、病因及发病机制

肾结核的病原体是结核分枝杆菌。结核分枝杆菌可经血液、尿液、淋巴管和直接蔓延到达肾脏，其中血行感染是公认的最主要途径。原发病灶几乎都在肺内，其次为附睾、女性生殖器附件、骨关节和淋巴结，偶见继发于肠和全身粟粒性结核。

到达肾脏的结核杆菌被巨噬细胞所吞噬，在有效细胞免疫建立以前，巨噬细胞将其杀灭的能力很有限，结核杆菌在细胞内繁殖。同时巨噬细胞将抗原信息递呈给 T 淋巴细胞，后者活化并产生各种细胞因子，其中肿瘤坏死因子和白细胞介素 -1 可以动员骨髓单核细胞汇集到病变局部，形成肉芽肿；继之巨噬细胞在细胞因子的作用下活化并杀灭结核杆菌，由于细菌菌体蛋白、脂质和大量内源性炎症介质等诱发强烈变态反应，从而出现干酪样坏死。

三、病　理

(一) 大体形态

疾病早期常为多发性微结核病灶,针尖大小,灰白或灰黄色。继续发展形成局灶性结核病变,伴有干酪样坏死,因其肉眼上的色白、细腻、类似奶酪而得名(图 43-5-1A)。然后病变累及肾乳头,崩溃入肾盂,形成结核性空洞;有时候病灶可发生纤维化、钙化。随着病变的不断扩展蔓延,肾内形成多个干酪样坏死灶或结核空洞(图 43-5-1A),以致破坏整个肾脏。

(二) 光镜

结核性肉芽肿(上皮样细胞性肉芽肿)和干酪样坏死是诊断肾结核病的重要依据。典型的结核性肉芽肿病灶中央为干酪样坏死,围以上皮样细胞,其中混有淋巴样细胞和多数不等的朗汉斯巨细胞(图 43-5-1B、图 43-5-2)。朗汉斯巨细胞是一种特殊的多核巨细胞,多个细胞核呈半圆形马蹄铁状分布。结节最外层为成纤维细胞和纤维细胞。有时候干酪样坏死不明显,仅仅见上皮样细胞团,有时仅仅见干酪样坏死而无典型肉芽肿。

(三) 免疫荧光和电镜检查无特殊

身体其他部位原发病灶的结核分枝杆菌经过血行播散进入肾脏。典型表现为结核杆菌进入髓质间质,形成肉芽肿。这些肉芽肿可能会愈合,伴有相应的纤维化,也可在初始感染的若干年后破溃,从而引起感染连续性播散,若病变继续发展,肾乳头干酪样坏死液化、破溃,形成空洞并蔓延至肾盂。同时,干酪样坏死物随尿液下行,可使输尿管、膀胱和前列腺、精索等继发感染受累。

结核引起的不太常见的病变包括间质性肾炎和肾小球

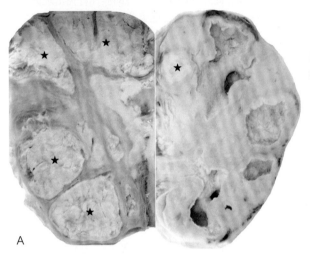
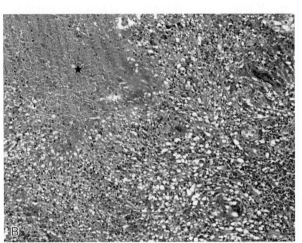

图 43-5-1　肾结核

注:A. 肾切面数个灰白色干酪样坏死灶(黑色星号),同时可见干酪样坏死物排出形成空洞;B. 镜下左上部为干酪样坏死灶(黑色星号),周围为结核性肉芽组织(黄色星号,HE×100)。

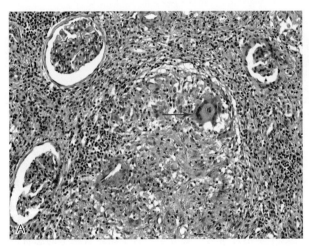
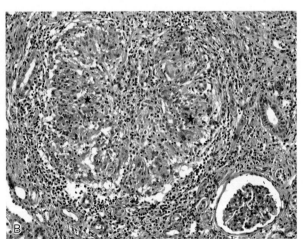

图 43-5-2　肾结核

注:患者男性,50 岁,肺结核抗结核治疗,尿检异常 10 天,行肾活检病理检查,肾组织抗酸染色阳性。A. 中部为一结核性肉芽肿,蓝箭头所示为朗汉斯巨细胞,肉芽肿周围有 3 个毛细血管袢皱缩的肾小球,肾间质大量淋巴单核细胞浸润以及纤维结缔组织增生;B. 肾小球左上为结核性肉芽肿(星号所示),无朗汉斯巨细胞,其周围小管被破坏,肾间质大量淋巴单核细胞浸润以及纤维结缔组织增生(A、B. HE×200)。

疾病。急性过敏性间质性肾炎也可能是治疗结核的药物所致,如利福平。结核相关性肾小球肾炎似乎与感染直接相关,85%的肾活检标本 PCR 检测结果为结核阳性。结核还可引起肾脏淀粉样变,可能是慢性炎症所致,结核患者外周血中血清淀粉样蛋白 A 水平较高。

四、临床表现

常见症状为尿频、尿急、尿痛、血尿、腰痛等,1/3 患者可出现肉眼血尿和腰痛。全身症状相对较罕见,如发热、体重下降。肾结核晚期还可能出现尿失禁、排尿困难、肾功能不全等。临床上不典型结核者,常以腰痛为主要表现。

五、诊断与鉴别诊断

由于缺乏特异性症状,肾结核的诊断并非易事,然而既往肺结核或肺外结核病史能为肾结核的诊断提供重要的线索。尽管尿沉渣涂片找抗酸杆菌、B 超检查对于肾结核

的筛查具有重要价值,尿培养中发现结核杆菌可建立泌尿系结核的诊断。病理检查可确诊肾结核。总之本病诊断和其他感染性疾病一样,应抓住病史、病原体、病理形态三要素。

(一)病理诊断要求

肾结核病理特征为结核性肉芽肿和干酪样坏死。肉芽肿中央常有干酪样坏死,从中心到外围有一定的排列结构。若对肾活检标本做 PCR 检测,结果为结核阳性。

(二)鉴别诊断

因肾结核病灶内有肉芽肿形成,所以凡是能出现肉芽肿的疾病均需鉴别(表 43-5-1)。例如与肾结节病鉴别,需注意肾结核病结节常有干酪样坏死,从中心到外围有一定的排列结构,抗酸染色查见结核杆菌;而肾结节病的结节以上皮样细胞为主,没有干酪样坏死,也无层次结构,有时可见星状小体。此外提请注意,急性间质性肾炎出现肉芽肿,但不伴有干酪性坏死,极可能为药物过敏所致。

表 43-5-1　肉芽肿形态特点及其可能的相关疾病

形态类型	可能的相关疾病
1. 巨噬细胞性肉芽肿	风湿病、伤寒、结核病(初始)、软斑病、黄色瘤样肉芽肿性炎
2. 上皮样细胞肉芽肿 *	
(1)可见坏死	
1)中心干酪样坏死	结核病、梅毒Ⅲ期、真菌病
2)中心碎屑样坏死	猫抓病、结核病
3)中心纤维素样坏死	结节病
4)中心化脓性改变	猫抓病、真菌病、非典型分枝杆菌病、放线菌病、性病淋巴肉芽肿、布鲁菌病、李斯特菌病等
5)中心嗜酸性脓肿	寄生虫病
(2)无坏死	
1)小肉芽肿	弓形虫病、梅毒、利什曼病、异物反应、淋巴瘤等
2)大肉芽肿	
①结核样	结核病、麻风、布鲁菌病、真菌病、寄生虫病、异物反应、恶性肿瘤引流区淋巴结反应
②结节病样	结节病、结核病
③异物性	各种异物反应

注:* 上皮样细胞由巨噬细胞转化而来。

六、治　疗

肾结核多继发于全身性结核病,因此在治疗上必须重视全身治疗并结合局部病变情况全面考虑,才能收到比较满意的效果。治疗肾结核的方法和治疗肺结核的方法相同。

肾结核一线治疗方案(6 个月短程疗法)适用于绝大部分患者。即先行 2 个月的强化期,每天联用利福平、异烟肼、吡嗪酰胺、乙胺丁醇(或链霉素)中的 3 至 4 种,随后为 4 个月的持续期,期间每日联用利福平与异烟肼。当出现复发结核、免疫抑制或 HIV/AIDS 患者时可考虑选用 9~12 个月的方案。一般而言,在 2 周恰当的抗结核治疗后,尿液

中就不再能检测到分枝杆菌。

由于抗结核药物能治愈大部分的结核患者,因此手术治疗肾结核有严格的指征。单侧肾切除适用于以下情况:①患侧肾无功能;②病变累及整个肾脏合并高血压,或肾盂输尿管连接部梗阻;③合并肾肿瘤。对于中、晚期肾结核,手术治疗常为主要方案。对于输尿管狭窄的患者,需行扩张或重建手术。对于存在耻骨联合上疼痛或膀胱极小(<20ml)的患者,构建新膀胱。

控制结核病的关键在于预防,肾结核也不例外。继卡介苗之后,Van Der Meeren 等报道用 M72/AS01$_E$ 疫苗来预防结核病,已在临床试验中获得满意效果,值得期待。

七、预 后

临床肾结核病经规范治疗多可治愈。晚期可出现并发症,主要包括:输尿管狭窄、膀胱挛缩、肾积水、患侧肾功能损害及肾功能不全等。约6%的病例在治疗后复发(治疗后11~324个月),在肾切除患者中复发率较低约1%。因此对于没有肾切除的患者,需要进行监测。监测应在抗结核治疗后持续10年,每半年到1年复查一次尿分枝杆菌培养及超声检查。

第6节 卡介苗肉芽肿性间质性肾炎

卡介苗肉芽肿性间质性肾炎[Bacillus Calmette-Guerin(BCG)granulomatous interstitial nephritis]是由于泌尿道灌注卡介苗治疗原位尿路上皮癌引起的肾肉芽肿性炎症。临床上BCG肾炎发生率远低于肉芽肿性膀胱炎。

一、流行病学

泌尿道灌注卡介苗治疗浅层尿路上皮癌以及预防复发已在临床实践40年以上,95%以上患者均能耐受,但其副作用也时有报道。这些不良反应包括伴有肌痛和高热的流感样表现(2.9%)、明显血尿(1%)、肉芽肿性前列腺炎(0.9%)、肺炎和/或肝炎(0.7%)、关节痛(0.5%)、附睾炎(0.4%)、败血症(0.4%)、皮疹(0.3%)、输尿管阻塞(0.3%)、膀胱挛缩(0.2%)、肾脓肿(0.1%)和血细胞减少(0.1%)。由卡介苗引起的肉芽肿性间质性肾炎仅有零星报道,发病率低于0.1%。

二、病因及发病机制

活的减毒结核杆菌为病原体。发病可能与几种因素有关,包括对BCG治疗的高敏感性、组织直接感染接种的减毒活菌、膀胱输尿管和肾内反流、血路播散和过度的免疫反应等。

三、病 理

卡介苗肉芽肿性间质性肾炎大体形态缺少相关报道,CT检查可见肾脏内有低密度或高密度影,类似肿瘤。肾穿刺主要见肾间质淋巴单核细胞浸润伴有结核样肉芽肿形成。若血源性感染,肾小球可受累;若上行性感染,肾小球可无明显改变。肾小管病变轻重不一,从颗粒变性、空泡变性到坏死脱落均可能出现。

免疫荧光和电镜检查无特殊价值。

四、临床表现

临床表现与病变轻重程度有关,且与卡介苗治疗存在时间关联。轻者可无特殊表现,重者可有低热、乏力、尿频、尿急、尿痛、尿血、排尿困难以及腰痛等表现。个别病例甚至出现肾功能衰竭。分枝杆菌的血培养通常为阴性。

五、诊断及鉴别诊断

(一)诊断

本病诊断需结合卡介苗治疗史以及肾组织病理形态。肾活组织检查可见肾小管间质淋巴单核细胞、少量嗜酸性粒细胞浸润;上皮样肉芽肿形成,伴有非干酪样坏死及多核巨细胞。

(二)鉴别诊断

1. 药物引起的间质性肾炎 通常无肉芽肿,伴有嗜酸性粒细胞浸润。近期有药物服用病史。

2. 结节病 出现非干酪性肉芽肿,周围伴有淋巴细胞浸润,肉芽肿缺少层次感。常常有肾外结节病的表现。

3. 真菌感染 免疫力低下的人易受影响。六胺银(Grocott's methanamine silver,GMS)染色、PAS染色查见菌丝、芽孢。

六、治 疗

与肾结核治疗方案相似。抗结核药物治疗通常有效。药物治疗失败后行肾切除术。

七、预 后

及时诊断、治疗,本病预后尚好。偶因严重急性间质性肾炎而导致肾功能衰竭。

第7节 麻 风 病

麻风是由麻风杆菌引起的一种慢性传染病,主要病变在皮肤和周围神经。本病在世界上流行甚广,我国由于积极防治,本病已得到有效的控制,几近绝迹。肾脏受损主要为麻风相关性肾损伤和肾脏麻风,但报道较少。

一、流行病学

我国麻风病总体处于低流行率水平,但地区分布不均衡,主要流行地区为西南省份,如云南、四川、贵州等。国内学者对2010年全国麻风病流行病学特征分析显示,2010年度共发现新麻风病例1 324例,发现率为0.99/1 000 000,其中儿童占2.9%、多菌型占84.9%、Ⅱ级畸残占22.5%。2010年度共发现复发病例96例,其中35例为联合化疗后复发。至2010年底我国尚有现症病例6 032例,患病率为0.45/10万。从国际上来看,印度和巴西麻风病人较多,但发病率也在快速下降。

二、病因及发病机制

病原菌是麻风杆菌。带菌者咳嗽和喷嚏时的飞沫和悬滴通过健康人的上呼吸道黏膜进入人体,是麻风杆菌传播的主要途径。麻风病患者罹患肾脏病的可能机制有:异常免疫反应导致抗原抗体复合物沉积于肾脏、麻风杆菌经血液播散至肾脏、抗麻风药物损伤肾脏等(图43-7-1)。

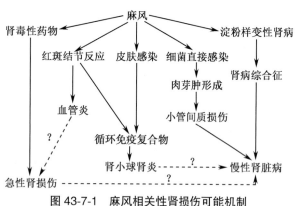

图 43-7-1　麻风相关性肾损伤可能机制

三、病　理

肾小球病变少见，可表现为膜性肾病、系膜增生性肾小球肾炎、IgA 肾病、淀粉样物沉积等。免疫荧光检查可见 IgG、C3、IgA、IgM 和 fibrin 沉积在系膜区、毛细血管壁；电镜检查也证实颗粒状电子致密物沉积在系膜 - 内皮下和上皮下区。逐渐发展，小球可硬化、玻璃样变，有时见球周纤维化。

小管间质病变相对多见，主要为急性或慢性小管间质性肾炎，偶见慢性肾盂肾炎和特异性麻风损害（即麻风肉芽肿），后者与皮肤麻风之肉芽肿形态相同（图 43-7-2），且多见于瘤型麻风患者（图 43-7-3）。小血管壁可增厚。

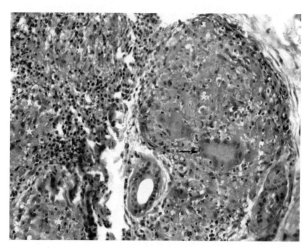

图 43-7-2　皮肤结核样型麻风

注：图中可见麻风肉芽肿（黄色星号所示），和结核性肉芽肿相似，见朗汉斯巨细胞（箭头所示），但无干酪样坏死（HE×400）。

抗麻风药物可引起急性肾小管坏死、急性间质性肾炎和肾乳头坏死等。

四、临床表现

除了皮肤和神经受累的表现外，患者出现血尿、蛋白尿、管型尿，甚至脓尿，重症患者可出现肾功能衰竭。

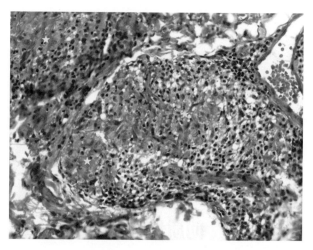

图 43-7-3　皮肤瘤型麻风

注：图中可见麻风肉芽肿，主要由泡沫细胞构成，无干酪样坏死（黄色星号所示，HE×400）。

五、诊断与鉴别诊断

（一）诊断

诊断肾脏麻风主要依据是病史和麻风肉芽肿。结核样型麻风肉芽肿和结核性肉芽肿相似，但无干酪样坏死；瘤型麻风肉芽肿主要由泡沫细胞构成，抗酸染色可见细胞内有大量麻风杆菌，病变弥漫或呈灶性分布，后期泡沫细胞减少，病灶纤维化。

（二）鉴别诊断

主要与肾脏肉芽肿性疾病鉴别，麻风病史、病理形态和病原体检测为三要素。可参考本章第 5 节肾结核相关内容。

六、治　疗

麻风病治疗包括抗麻风杆菌、避免免疫性并发症、减少畸形残疾，促进身心康复。要早期、及时、足量、足程、规则治疗，避免复发。为了减少耐药性的产生，现在主张数种有效的抗麻风化学药物联合治疗。世界卫生组织推荐的治疗药物包括利福平、氨苯砜、氯法齐明，还有泼尼松和非甾体抗炎药物等。治疗过程中时刻注意肾毒性的观察和处理。血液透析和肾移植为重症患者备选方案。

七、预　后

由抗麻风药物引起的急性肾损伤在停用药物后，可逐渐恢复；细菌直接损伤或免疫反应介导的肾损害可逐渐发展为慢性肾脏病，最终导致肾功能不全。

第 8 节　诺卡菌肾病

诺卡菌肾病是诺卡菌引起的肾组织化脓性炎症，多见于免疫功能低下者，常由诺卡菌肺炎发展而来，孤立的诺卡菌肾病十分罕见。另外，肾病综合征患者常因使用激素和免疫抑制剂，为诺卡菌病易感人群，应予注意。诺卡菌有 2 个特征：一是能够播散至几乎所有器官，尤其是中枢神经系统；二是尽管经过适当的治疗仍然有复发或进展的趋势。

一、病因及发病机制

诺卡菌是广泛分布于土壤中的革兰氏阳性需氧性放线菌。对人致病的主要有3种：星形诺卡菌（N.asteroides）、豚鼠诺卡菌（N.caviae）和巴西诺卡菌（N.brasiliensis）。引起人类疾病主要为星形诺卡菌和巴西诺卡菌。在我国最常见的为星形诺卡菌。诺卡菌病多为外源性感染，可因吸入肺部或侵入创口引起化脓感染。或是摄入被污染的食物通过胃肠道感染。诺卡菌肾病非常少见，多继发于血行播散。

本病的诱因是机体抵抗力低下，诺卡菌通常被视为一种机会性感染疾病。器官移植、肿瘤、HIV感染者、糖尿病或长期应用皮质激素、免疫抑制及广谱抗生素患者为高危人群。

二、病理

诺卡菌肾病大体形态类似于肾盂肾炎，肾内出现大小不等脓肿灶，可相互融合，并向周围蔓延形成窦道和瘘管。也有的形成伴有坏死的肿瘤样包块。

镜下可见脓肿壁和周围肉芽组织中有大量巨噬细胞，病灶内部为大量中性粒细胞，中心可见紫蓝色放射状排列之菌落，可能与其他放线菌感染病灶出现的"硫磺颗粒"类似。急性炎症影响肾小球及其附近小管间质，但一般不累及血管。革兰氏染色（gram staining，GM染色）见纤细虚线状分支细菌（图43-8-1），GMS弱阳性，抗酸染色阳性。

免疫荧光和电镜检查无特殊。

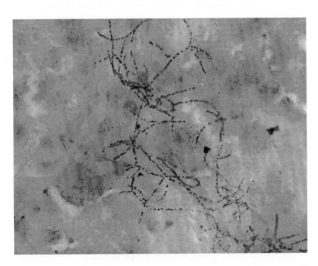

图43-8-1 诺卡菌形态涂片见虚线样诺卡菌生长（GM×1000）

三、临床表现

患者可有发热、寒战、腰痛等征象，也可出现泌尿道刺激征，偶见腰部皮肤窦道及肾功能衰竭等表现。

四、诊断与鉴别诊断

诺卡菌肾病非常少见，确诊依赖病理检查、细菌培养。病理诊断依据是肾内慢性脓肿病灶、放射状菌落且革兰氏染色见纤细虚线状分支细菌，GMS弱阳性，抗酸染色阳性。

分子诊断技术和基因测序可帮助诊断。

鉴别诊断主要注意与非诺卡菌感染性肾盂肾炎的区别，组织化学染色和细菌培养有助于确诊。

五、治疗

药物治疗首选磺胺类药物TMP-SMX，给药后2小时检测磺胺水平，血药浓度在100~150μg/ml为足够的治疗浓度。若对磺胺类药物过敏不能耐受者，替代药物如阿米卡星、亚胺培南、美罗培南、第三代头孢菌素、米诺环素、莫西沙星、利奈唑胺、替加环素等。利奈唑胺使用超过2周可带来很大的血液毒性特别是血小板减少，以及神经毒性如周围神经病变，考虑到诺卡菌病的推荐治疗时长通常为6~12个月，故利奈唑胺似乎不太可能被广泛使用。在免疫功能低下的患者，需要行12个月的长期治疗。如果单侧肾脏病变严重，也可考虑手术切除患肾。

六、预后

诺卡菌肾病病灶局限者预后佳，病灶播散患者预后差，病死率高。另外，尽管经过适当的治疗仍然有复发或进展的趋势。

第9节 钩端螺旋体病

钩端螺旋体病（leptospirosis）简称钩体病，是由一组致病性钩端螺旋体引起的急性传染病。世界各地均有流行，以热带及亚热带地区常见。我国除北方少数省区外，均有本病的发生和流行，但以长江流域较重。发病季节主要集中在夏秋季。以青壮年农民发病率较高。

一、病因及发病机制

（一）病原体

为致病性钩端螺旋体（简称钩体）。钩体长为6~20μm，宽0.1~0.2μm，具有细密规则的螺旋，钩体的一端或两端弯曲成钩状，血尿等新鲜标本中的钩体在暗视野显微镜下可见。

（二）致病性

钩体的抗原结构复杂，有多种血清群和血清型。不同血清型别的钩体对人的致病性不同。钩体有较强的侵袭力，能穿过正常或破损的皮肤和黏膜进入人体。对宿主内皮细胞黏附、侵袭及其代谢产物与其致病性密切相关。其中成孔蛋白类溶血素、表面黏附素在致病过程中起较为突出的作用。钩体进入人体后，通过淋巴结和血道播散到全身，在血液和内脏迅速繁殖，产生毒素，形成钩体血症及毒血症，引起全身中毒性损害和毛细血管通透性增高导致出血。

（三）传染源及传播途径

钩体病为人畜共患的自然疫源性疾病，猪和鼠类为其主要传染源。钩体在动物肾小管中长期繁殖，随尿排出，污染周围环境和水源，人通过接触被污染的水源或物体而感染。

二、病　理

钩体病基本病理变化为急性出血性炎症。病变累及全身毛细血管。毛细血管广泛扩张充血，通透性增高造成漏出性出血。出血灶内炎症反应一般轻微，有少量单核细胞浸润。病程经过可分早期、中期及后期，早期主要是由中毒引起受累器官的功能改变，无明显器质性变化，中期出现明显的器质性变化，后期出现免疫反应。

疾病不同阶段肾脏损害程度不同，以肾功能衰竭型最严重，主要表现为小管间质性肾炎。肉眼观：肾体积肿大，切面见皮髓质弥漫充血，皮质增厚，偶见出血灶。镜下观：肾小管上皮细胞肿胀，有轻重不等的坏死，管腔内可见红细胞、白细胞、蛋白和细胞碎片形成的管型。肾间质弥漫性水肿，灶性出血和少量浆细胞浸润。肾小球一般无明显变化。肾组织内易查到钩体。其他器官病变以充血、出血为突出表现，伴有组织细胞不同程度变性、坏死。

三、临床表现

钩体病由于菌型，毒力和机体反应不同，所以引起病变的程度和临床表现也不一般。临床上可分为3期。

（一）早期（钩体血症期）

多在起病后3天内，本期突出表现是：发热、头痛、全身乏力、眼结膜充血、腓肠肌压痛、全身表浅淋巴结肿大。本期还可同时出现其他系统表现。

（二）中期（器官损伤期）

在起病后3~14天，此期患者经过了早期感染中毒败血症之后，出现器官损伤表现，如咯血、肺弥漫性出血、黄疸、皮肤黏膜广泛出血、蛋白尿、血尿、管型尿和肾功能不全、脑膜脑炎等。

（三）恢复期或后发症期

患者热退后各种症状逐渐消退，但也有少数患者退热后经几日到3个月左右再次发热，出现症状，称后发症。表现为后发热、眼后发症、神经系统后发症、胫前热等症状。

四、诊断及鉴别诊断

结合临床表现、病理变化和病原学检查可明确诊断。通过暗视野显微镜、特殊染色及培养等手段可发现钩端螺旋体。血培养联合显凝试验MAT的特异性为98.8%。病理诊断的依据为小管间质性肾炎，肾组织存在病原体。注意与其他感染疾病引起的肾小管间质性肾炎相鉴别，病原体检查为鉴别关键。

五、治　疗

本病治疗原则是：一般治疗、抗菌治疗和对症治疗。大多钩体病有自限性，部分严重的患者需要抗微生物治疗。

抗微生物治疗病变轻微时可选择口服用药，推荐多西环素100mg，每日2次，7天为一疗程；或阿奇霉素500mg，每日1次，3天为一疗程。病变较重时可选择静脉用药，可予青霉素150万单位，每6小时1次，静脉注射；或多西环素100mg，每日2次，静脉注射；或头孢曲松1~2g，每日1次，静脉注射；或头孢噻肟1g，每6小时1次，静脉注射。

严重患者疗程通常为7天。可选用青霉素、庆大霉素、四环素、第三代头孢菌素和喹诺酮类药物。患者尿液中有钩端螺旋体，应采用石灰、含氯石灰等消毒处理。

六、预　后

与病情轻重、治疗早晚和正确与否有关。轻者、及时接受抗生素和对症治疗者预后良好，否则预后不良。合并葡萄膜炎和脑内动脉栓塞者将遗留后遗症。

（陈平圣　李艳　倪海锋）

参考文献

[1] COLVIN R B, CHANG A. Diagnostic pathology: kidney disease [M]. 2nd ed. Philadelphia: Elsevier, 2016: 749.

[2] 陈平圣，冯振卿，刘慧. 病理学 [M]. 2版. 南京：东南大学出版社，2017: 223.

[3] BONKAT G, BARTOLETTI R R, BRUYERE F, et al. EAU guidelines on urological infections [DB/OL]. [S. l.]: European Association of Urology, 2019.[2020-07-01]. https://www. doc88. com/p-9864709775223. html.

[4] ADEMOLA B L, ATANDA A T, AJI S A, et al. Clinical, morphologic and histological features of chronic pyelonephritis: an 8-year review [J]. Niger Postgrad Med J, 2020, 27 (1): 37-41.

[5] WU S T. Bear paw sign: classic presentation of xanthogranulomatous pyelonephritis [J]. QJM, 2019, 112 (6): 461-462.

[6] KANG H J, SHIN H J, LEE W J, et al. Multiple extensive malacoplakia mimicking metastatic carcinoma [J]. Australas J Dermatol, 2018, 59 (4): e279-e280.

[7] FIGUEIREDO A A, LUCON A M, SROUGI M. Urogenital tuberculosis [J]. Microbiol Spectr, 2017, 5 (1): 1-16.

[8] ROMANOWSKI K, CLARK E G, LEVIN A, et al. Tuberculosis and chronic kidney disease: an emerging global syndemic [J]. Kidney Int, 2016, 90 (1): 34-40.

[9] MORAN E, BAHARANI J, DEDICOAT M, et al. Risk factors associated with the development of active tuberculosis among patients with advanced chronic kidney disease [J]. J Infect, 2018, 77 (4): 291-295.

[10] BHAT S, SRINIVASA Y, PAUL F. Asymptomatic renal BCG granulomatosis: An unusual complication of intravesical BCG therapy for carcinoma urinary bladder [J]. Indian J Urol, 2015, 31 (3): 259-261.

[11] HORINO T, MATSUMOTO T, INOUE K, et al. A case of acute kidney injury caused by granulomatous interstitial nephritis associated with sarcoidosis [J]. CEN Case Rep, 2018, 7 (1): 34-38.

[12] SILVA JUNIOR G B, DAHER EDE F, PIRES NETO RDA J, et al. Leprosy nephropathy: a review of clinical and histopathological features [J]. Rev Inst Med Trop Sao Paulo, 2015, 57 (1): 15-20.

[13] CHEN B, TANG J, LU Z, et al. Primary cutaneous

Nnocardiosis in a patient with nephrotic syndrome: a case report and review of the literature [J]. Medicine (Baltimore), 2016, 95 (3): e2490.

［14］WANG T, JIA Y, CHU B, et al. Nocardiosis in kidney disease patients under immunosuppressive therapy: case report and literature review [J]. Int J Med Sci, 2019, 16 (6): 838-844.

［15］郭锦洲, 许书添, 姜玲, 等. 肾病综合征患者合并播散性诺卡菌感染的临床特征 [J]. 肾脏病与透析肾移植杂志, 2016, 25 (3): 245-250.

［16］刘波, 丁凡, 蒋秀高, 等. 2006-2010 年中国钩端螺旋体病流行病学分析 [J]. 疾病监测, 2012, 7 (1): 46-50.

［17］李兰娟, 任红. 传染病学 [M]. 8 版. 北京: 人民卫生出版社, 2013: 253-258.

［18］KIMBERLIN D W, BRADY M T, JACKSON M A, et al. American academy of pediatrics. Tetracyclines [M]// Red Book: 2018 Report of the Committee on Infectious Diseases. 31th ed. Itasca: American Academy of Pediatrics, 2018: 905.

［19］CARRILLO-LARCO R M, ALTEZ-FERNANDEZ C, ACEVEDO-RODRIGUEZ J G, et al. Leptospirosis as a risk factor for chronic kidney disease: a systematic review of observational studies [J]. PLoS Negl Trop Dis, 2019, 13 (5): e0007458.

第44章
真菌、立克次体及寄生虫肾脏感染

第1节　毛霉菌病

毛霉菌病(mucormycosis)是由毛霉菌目中的条件致病菌导致的侵袭性真菌感染,其菌丝可侵犯血管,引起血栓形成及坏死,常累及鼻、脑、消化道、呼吸道及肾脏等。

一、病因及发病机制

病原菌以毛霉菌目中的根霉菌及毛霉菌较常见,前者多侵犯鼻、鼻窦、脑及消化道,后者易侵犯肺。机体免疫力降低为重要致病诱因,霉菌通过呼吸道、消化道或经破损皮肤进入人体。感染可发生于免疫抑制的患者、伴有中性粒细胞减少症或接受大剂量皮质类固醇治疗的患者及接受去铁胺治疗的慢性肾病患者,糖尿病酮症酸中毒患者也易受感染。

二、病　理

光镜下,肾组织坏死和化脓性炎症,其中可见毛霉菌丝(图44-1-1)。HE切片菌丝蓝染、PAS染色阳性,菌丝粗10~20μm,可有不规则或呈直角的分支,不分隔,壁厚薄不均,末端有充满椭圆形孢子的孢囊(图44-1-1)。毛霉菌侵犯组织内血管,尤其是大、小动脉,血管壁可见菌丝,管腔内形成血栓,导致组织缺血、梗死和坏死,很少出现肉芽肿。

三、临床表现

目前已有单纯累及肾的毛霉菌病的报道。通常表现为腰痛和发热。可累及单侧或双侧肾脏。其他依据感染部位不同,临床表现分为:①鼻脑型。毛霉菌从鼻腔、副鼻窦沿小血管到达脑部,导致脑血栓及坏死。②肺型。主要表现为支气管肺炎,亦有肺梗塞及血栓形成。③胃肠道型。多见于回肠末端、盲肠和结肠,也可累及食道和胃。④皮肤型。表现为局部皮肤坏疽。⑤全身播散型。真菌侵入血流,在多数器官形成急性炎症和栓塞性病变。病变主要为急性化脓性炎症,进展快,严重者可致死。

四、诊　断

因为坏死组织内常常不含真菌,培养常为阴性,故确诊困难。只有在活组织内发现毛霉菌菌丝方可确诊本病。

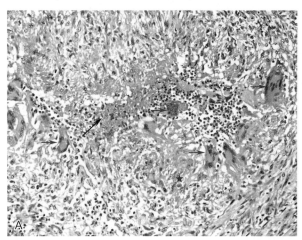
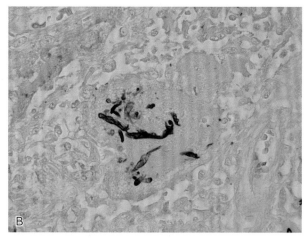

图 44-1-1　毛霉菌肾病

注:A. 肾组织坏死和脓肿形成(黄星所示),病灶中部有染成浅蓝色的毛霉菌丝(长箭头所示),脓肿壁为肉芽肿(红星所示),其中见数个多核巨细胞(短红箭头所示),外围结缔组织增生(HE×200);B. 中部黑色不规则棒状物为毛霉菌,菌丝不分隔,壁厚薄不均,末端有充满椭圆形孢子的孢囊;偶见不规则或呈直角的分支(GMS×400)。

五、治疗及预后

治疗包括受累组织的手术清创联合抗真菌治疗。去除易感因素如高血糖、代谢性酸中毒、中性粒细胞减少、停用免疫抑制剂或去铁胺。静脉给予两性霉素B是初始治疗的首选药物。起始剂量为5mg/(kg·d)，最高可增加至10mg/(kg·d)。两性霉素持续使用至症状缓解，通常是几周时间，可予降阶梯治疗。泊沙康唑首日每次300mg，每日2次口服；之后300mg，每日1次，口服；或艾沙康唑首剂200mg，3/d，口服2天，之后200mg，每日1次，口服治疗。原发性毛霉菌病的治疗中位时间为102天。有报道6例多西环素B联合卡泊芬净治疗患者均获得治愈，但目前并无更多的证据来支持多烯类联合棘白菌素的治疗方案。其他抗真菌药物，如伏立康唑、氟康唑、氟胞嘧啶对毛霉菌无效。

本病预后很差，肺毛霉菌死亡率可高达87%。感染局限者预后稍好。

第2节　念珠菌病

念珠菌属(candida species)感染是最为常见的真菌感染，尤其是白色念珠菌，在侵袭性真菌病(invasive fungal disease)中占首位。念珠菌病可累及人体皮肤、黏膜及各内脏器官。

一、病　因

本病病原菌是念珠菌，广泛存在于自然界，是一种典型的条件致病菌。白色念珠菌是本病的主要病原菌，其他念珠菌属还有克柔念珠菌、类星形念珠菌、热带念珠菌等。念珠菌感染源可以是外源性的，但大多感染属于内源性感染，来自自身口咽部、消化道、阴道等处，在内、外环境改变和人体免疫功能下降时引起感染。肾念珠菌病通常是血源性播散，多从胃肠道起源，少数为泌尿道上行感染所致。

二、病　理

肾穿刺活检多表现为肾盂炎症。深部念珠菌的组织反应不具特征性，一般急性期呈化脓性炎症，脓肿或微脓肿形成，内含较多中性粒细胞、芽孢及细而短的菌丝，周围有单核细胞和淋巴细胞浸润；慢性期可见坏死，并形成结节状肉芽肿，坏死中除含有大量变性坏死的细胞碎屑外，还可见细长的假菌丝，坏死周围有类上皮细胞和多核巨细胞，周围纤维组织增生(图44-2-1)。

三、临床表现

肾念珠菌病高危人群为患有肿瘤、艾滋病、化疗或用免疫抑制药物后免疫功能受损者。主要症状为发热、寒战、腰痛和腹痛，常导致肾脓肿或因真菌菌块阻塞导致肾盂积水或无尿，婴儿常见少尿或无尿。

四、诊　断

肾脏念珠菌病除根据临床表现外，确诊需多次尿培养为同一菌种，或镜检直接看到真菌菌丝和芽孢。

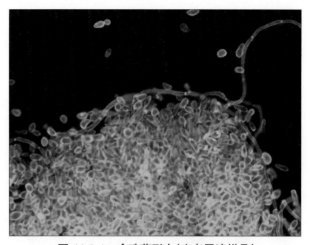

图44-2-1　念珠菌形态（患者尿液样品）
注：镜下可见大量孢子及少量假菌丝（IF×400）。

五、治　疗

目前最常用于治疗念珠菌病的抗真菌药物有棘白菌素类(卡泊芬净70mg负荷量，然后50mg/d静脉给药；米卡芬净100mg/d静脉给药)。对于临床症状缓解和病情较轻者可予降阶梯治疗，选择三唑类(如氟康唑800mg负荷量，然后400mg/d口服或静脉)。多烯类(两性霉素B及其含脂复方制剂)因其毒性风险而相对较少使用。患者对棘白菌素类和三唑类的耐受性均优于两性霉素B。疗程推荐尿培养转阴后继续治疗2周。

第3节　组织胞浆菌病

组织胞浆菌病(histoplasmosis)是感染荚膜组织胞浆菌(histoplasma capsulatum)引起的原发性深部真菌病。组织胞浆菌为芽孢繁殖，孢子呈圆形、卵圆形，直径2~5μm，大小较一致，在北美和拉丁美洲的一些特定区域流行，我国较为少见。儿童或者免疫功能低下，容易感染并形成播散，甚至出现急性暴发性系统性感染。

一、病　因

荚膜组织胞浆菌常由呼吸道传染，多为肺部感染，经皮肤及单核巨噬系统如肝、脾等，可侵犯肾、中枢神经系统及其他脏器，预后凶险。

二、病　理

活检标本中的形态学发现包括：肉芽肿、淋巴组织细胞聚集体，以及弥漫性单个核细胞浸润。因病变部位的巨噬细胞大量吞噬组织胞浆菌，故组织胞浆菌常位于感染机体的巨噬细胞内，分布于组织间隙、坏死灶周围。因固定液导致真菌收缩，其外周多形成透亮空隙，形似荚膜。PAS染色菌壁呈红色，孢内无横隔，真菌内容物不易着色。弥漫型组织胞浆菌病(disseminated histoplasmosis)有时可累及肾小球，甚至导致TMA(图44-3-1)。

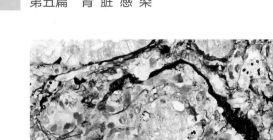

图 44-3-1 弥漫型组织胞浆菌病伴 TMA

注：肾小球节段毛细血管腔闭塞伴系膜溶解，肾小球及肾小管周毛细血管腔内可见组织胞浆菌（PASM × 400）。

三、临床表现

临床表现差异较大，肺部感染者可表现为无症状型（95% 患者属此型）、急性型、慢性型、播散型。播散型多见于细胞免疫功能低下或缺乏者，除急性肺型症状外，表现为多脏器受损，淋巴结及肝脾大，肾脏受累，预后不佳。

四、诊断与鉴别诊断

诊断依赖真菌培养和病理学检查。应注意与结核相鉴别，主要依靠培养及相应的血清学检查。在组织形态上应与黑热病（内脏利什曼病），马尔尼菲青霉病等鉴别。黑热病瑞特或吉姆萨（Giemsa）染色后细胞呈蓝色，内有一较大红色核，PAS 染色胞膜不着色或着色颗粒浅而不连续，内容物着色明显，与真菌易于区别。马尔尼菲青霉菌为分裂繁殖，其临床症状与荚膜组织胞浆菌酷似。

五、治 疗

美国感染病学会在 2007 年更新了治疗组织胞浆菌病的临床指南。荚膜组织胞浆菌造成的大部分感染为自限性，无需治疗。但暴露于大量组织胞浆菌的患者以及免疫力低下的患者需要抗真菌治疗。伊曲康唑、氟康唑、伏立康唑、泊沙康唑、艾沙康唑和两性霉素 B 都有抗胞浆菌活性。推荐伊曲康唑 200mg，每日 3 次，口服 3 天之后，200mg，每日 1 次或每日 2 次口服。应在治疗 2 周后检测血药浓度，至少达到 1μg/ml（HPLC 法）。不推荐将氟康唑作为一线治疗，仅用于不能耐受伊曲康唑的患者。推荐剂量为 400~800mg/d。

第 4 节 球孢子菌病

球孢子菌病（coccidioidomycosis），又称球孢子菌性肉芽肿，是由双相粗球孢子菌引起的一种全身性疾病。本病亦称圣华金热或溪谷热，为美国西南部地方性流行病。

一、病 因

粗球孢子菌可在流行地区的土壤甚至干燥砂土存活，属双相型，在 37℃组织内为酵母型，28℃培养基上则为菌丝型，可断裂成关节孢子，传染性大。人类主要通过吸入土壤中的关节孢子或实验室中培养的孢子而感染，少数也可能通过污染物传播。感染后，半数以上患者呈无症状隐性感染，40% 患者有自限性的感冒或流感样症状，10% 患者可发展为肺炎，<1% 患者发展为播散性感染。

二、病 理

球孢子菌体侵犯组织器官不同但是其病理形态基本相同。在 HE 染色切片上（图 44-4-1），病变为坏死性肉芽肿性炎症。肉芽肿中心为脓肿区，其中可见球孢子及内生孢子，最具特征的病理改变是在孢子周围围绕嗜酸性 Splendore-Hoeppli 物质，呈红色放射状条纹，由抗原抗体复合物和细胞碎片形成。坏死区域可见较多中性粒细胞和嗜酸性粒细胞浸润，以及淋巴细胞、上皮样细胞、多核巨细胞及坏死组织纤维化等改变。

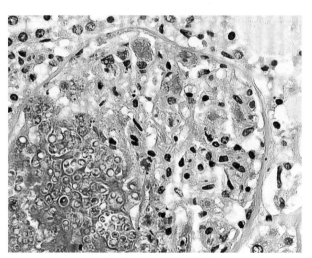

图 44-4-1 球孢子菌病

注：肾小球节段毛细血管腔内可见大量球孢子菌体（HE × 400）。［图片由 Dr.Joseph Guileyardo（Baylor University Medical Center at Dallas，Dallas，Texas，USA）提供］

三、临床表现

常表现为急性、良性无症状或自限性。播散性感染最常累及的部位为皮肤、骨骼和中枢神经系统，也可累及肾脏等任何脏器。临床症状因受累脏器而异，可伴发热、寒战、盗汗、体重减轻、肌肉疼痛及疲乏等全身症状。严重播散性感染可致感染性休克。

四、诊 断

本病诊断除典型临床症状外，皮肤球孢子菌素试验（尤其是有皮损时）一般于感染后 2~6 周即呈阳性，可以确诊；

真菌检查:痰及皮损处等病理活检组织内找到球孢子菌可确诊,但阴性不能排除本病。

五、鉴别诊断

球孢子菌肉芽肿需要与其他肉芽肿性病变相鉴别,包括其他真菌感染,如新型隐球菌、西伯鼻孢子菌以及结核、风湿结节和结节病等。能够找到球孢子菌的孢子是诊断的重要依据。

六、治　疗

轻症者无需抗真菌治疗即可自愈,而重症者治疗难度大、预后差。由于慢性、播散性感染常迁延不愈,且停药后复发率高,故疗程较长。目前用于治疗球孢子菌病的抗真菌药物主要为唑类药物(氟康唑、伊曲康唑)和多烯类药物(两性霉素 B 及其含脂复方制剂)。推荐氟康唑 400mg/d;或伊曲康唑 200mg,每日 2 次。关于治疗的持续时间尚未达成共识,通常对没有重度免疫缺陷的患者治疗 3~6 个月。对于原发性球孢子菌感染患者需进行 1 年或更长时间的随访。

第 5 节　芽生菌病

芽生菌病(blastomycosis),又称北美芽生菌病,是由皮炎芽生菌引起的一种以肺、皮肤和骨骼为主的慢性化脓性肉芽肿性病变。主要流行于北美洲。患者以往都有居住在美国或接触过本菌污染物的病史。该病任何年龄均可发病。

一、病　因

皮炎芽生菌属于双相型真菌,在温度的诱导下其菌丝相、酵母相可相互转化,致病相为酵母相,主要通过吸入途径或皮肤黏膜的破损而感染人类。孢子进入肺泡后被巨噬细胞吞噬,引起炎症反应包括中性粒细胞浸润,而后形成肉芽肿。

二、病　理

常规 HE 染色在肉芽肿中心和组织细胞内可见真菌。芽生菌形态较单一,大小平均 8~15μm,大者可达 30μm,具有淡棕色厚壁,单个菌体有光基的出芽,PAS 染色阳性,六胺银染色呈黑色。周围呈上皮细胞样肉芽肿或化脓性炎、坏死及纤维化。

三、临床表现

原发性肺芽生菌病由呼吸道吸入真菌孢子引起肺泡炎,一般青壮年发病,男性患者多于女性患者。临床可有高热、寒战、干咳、胸痛。有些患者无症状,常同时有皮炎病变。多数病例可自愈。

系统性皮炎芽生菌病多数从肺,少数从其他部位通过血液循环播散所致,皮肤和内脏受累表现为多发性脓肿,内脏可累及肝、脾、肾、脑、前列腺等。

四、诊　断

体液或组织镜检发现特征性的宽基出芽酵母型菌体可确诊本病。在沙堡琼脂上真菌培养,25℃可观察到特征性的菌落形态,37℃可观察到出芽状态。

五、治　疗

两性霉素 B 是对严重芽生菌病的有效治疗药物,两性霉素 B 3~5mg/(kg·d)静脉给药。症状缓解后可切换成伊曲康唑 200mg,每日 3 次,口服 3 天,之后 200mg,每日 2 次,维持 6~12 个月。轻症非致命、非脑膜病型皮炎芽生菌病推荐伊曲康唑治疗,方案同上,也可应用氟康唑 400~800mg/d 治疗。

第 6 节　曲霉菌病

曲霉菌病(aspergillosis)是由各种曲霉菌,主要是烟曲霉菌引起的真菌病,可侵犯皮肤、黏膜、眼、外耳道、鼻、鼻窦、支气管、肺、胃肠道、神经系统或骨骼,严重者导致败血症。

一、病　因

曲霉菌属于条件致病菌,繁殖能力很强,人类曲霉菌病 95% 以上由烟曲霉菌引起。曲霉菌腐生于植物、土壤等处,可产生大量孢子,由呼吸道进入引起呼吸道疾患,也可引起鼻窦、眼眶部感染,皮肤烧伤后可引起感染。机体免疫力差者可以发生感染,少数可经血行播散至全身,预后不良。

二、病　理

病变主要表现为化脓、组织坏死、液化,形成急性脓肿,脓肿壁可见多核巨细胞,病灶内可见真菌菌丝及孢子。菌丝可侵及血管,导致坏死性血管炎、出血、血栓或真菌性菌栓。组织中发现曲霉菌是确诊的"金标准",镜下见分支菌丝,菌丝由多细胞组成,有分隔,PAS 染色菌丝呈红色,六胺银染色显黑色。但镜检常不能准确区别真菌的种类,检出的敏感度差异很大(图 44-6-1)。

三、临床表现

曲霉菌感染的临床表现不具特异性,曲霉菌病分为侵袭性、慢性(腐生型)、变应性三大类。侵袭性曲霉菌病包括了以下呼吸道、鼻窦和皮肤作为入侵门户的感染,还包括血行播散和病灶周围直接扩散的感染。慢性(腐生型)曲霉菌病包括曲霉菌性耳真菌病和肺曲霉菌病。变应性曲霉菌病包括变应性曲霉菌鼻窦炎和变应性支气管肺曲霉菌病。

四、诊　断

由于真菌培养阳性率低,临床诊断困难。自无细菌标本中分离出曲霉菌及在病理组织中发现曲霉菌丝具诊断意义。血清学病原微生物培养有助于诊断。

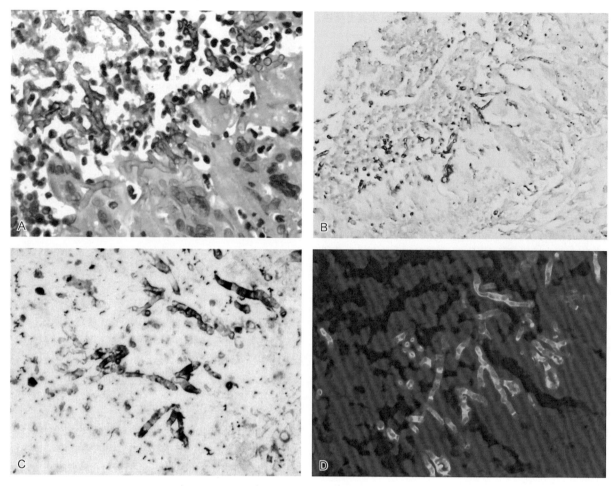

图 44-6-1 曲霉菌病

注:皮肤肉芽肿内曲霉菌,可见真菌孢子及 45° 分支的菌丝,菌丝较细,粗细一致(A. HE×400;B. PAS×100;C. PASM×400;D. 荧光×400)。

五、治 疗

对于侵袭性曲霉菌感染给予积极地抗真菌药物治疗,如伏立康唑、伊曲康唑、两性霉素 B、卡泊芬净等。给药方案:伏立康唑首日静脉给药,6mg/kg,每 12 小时 1 次,之后 4mg/kg,每 12 小时 1 次,静脉给药。症状缓解后可予200mg,每 12 小时 1 次,口服,对于疾病进展的患者可增加至 300mg,每 12 小时 1 次,口服。建议测量伏立康唑的血药谷浓度,使谷浓度维持在 2~5.5µg/ml。

棘白菌素:卡泊芬净负荷 70mg,静脉给药,之后 50mg/d,静脉给药,若疗效不佳可增至 70mg/d;或米卡芬净 100~150mg/d 静脉给药,无须负荷剂量。

两性霉素 B 脂质体:3~5mg/(kg·d),静脉给药。

疗程取决于感染部位,基础疾病以及疗效等,最短治疗时长为 6~12 周,在某些病例中甚至持续数年。

严重的侵袭性曲霉菌感染需要联合用药时,可予伏立康唑+棘白菌素,或两性霉素 B+棘白菌素,或两性霉素 B+三唑类药物。

对于慢性轻症的曲霉菌感染,推荐伊曲康唑 200mg,日 2 次,口服;或伏立康唑 200mg,日 2 次,口服,作为一线药物。也可使用泊沙康唑首日 300mg,每 12 小时 1 次,之后

300mg,日 1 次,口服。疗程一般需 6 个月,对于持续免疫抑制治疗的患者或疗效较差者,则需要延长疗程。

第 7 节 隐球菌病

隐球菌病(cryptococcosis)是一种主要由新型隐球菌(cry ptococcus neoformans)引起的系统性感染性疾病,脑膜、脑、肺、皮肤、中枢神经系统或其他内脏均可受累,该病好发于青壮年,约 1/3 患者无症状,近年来发病有上升趋势。

一、病 因

新型隐球菌是本病主要病原菌。该菌广泛分布于自然界中,从人的皮肤、土壤、灰尘、鸽粪中都能找到,其中从鸽粪中分离出的新型隐球菌被认为是人类感染的最重要来源。人与动物均可感染。近年发现,其他隐球菌也可致病,如罗伦特隐球菌、加特隐球菌等。

二、病 理

新型隐球菌是圆形菌体,不形成菌丝,外周有一圈透明的厚荚膜,黏液卡红染色时,菌体外膜被染成鲜红色,对隐

球菌具有特征性诊断意义(图44-7-1、图44-7-2)。在免疫功能正常个体,新型隐球菌组织学改变常表现为肉芽肿性炎症反应,由大量的组织细胞、多核巨细胞、上皮样组织细胞聚集,以慢性炎症纤维化为背景构成的肉芽肿。

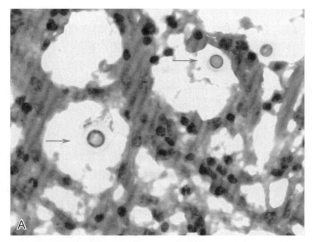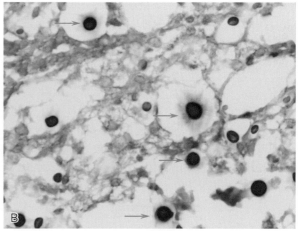

图 44-7-1　隐球菌病

注:肺隐球菌感染,菌体外可见荚膜(箭头)(A. HE×400;B. PAS×400)。

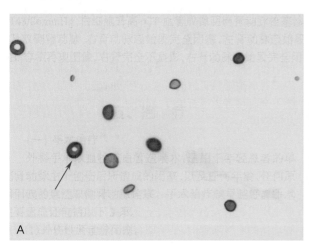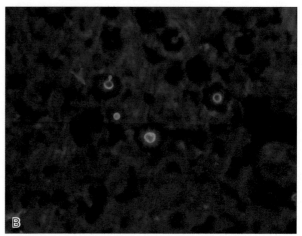

图 44-7-2　隐球菌病

注:肺隐球菌感染,菌体外可见荚膜,并见芽生孢子(A图箭头)(A. PASM×400;B. 荧光×400)。

三、临床表现

临床表现可分为肺隐球菌病、中枢神经系统隐球菌病、皮肤黏膜隐球菌病、骨隐球菌病及内脏隐球菌病。播散性隐球菌病可首先表现在许多脏器或系统上,据报道,骨髓炎、前列腺炎、肾盂肾炎、腹膜炎等都可以作为隐球菌病的首发表现。胃肠道及泌尿生殖系统的感染与结核病相似。

四、诊　断

早期诊断对于预后有十分重要的影响作用。组织内厚荚膜的菌体及真菌培养是确诊的主要手段。墨汁染色和隐球菌抗原检测也有助于诊断。

五、治　疗

治疗方案主要由患者的免疫状态和病情的严重程度决定,主要包括多烯类和咪唑类抗真菌药物的治疗。轻度且免疫功能正常的患者,可口服氟康唑400mg/d,持续6~12个月;或伊曲康唑200mg,日3次,口服3天,之后200mg每日2次;或伏立康唑400mg,每日2次,负荷量,之后200mg,每日2次。HIV感染者应长期抑菌治疗,氟康唑200mg/d。内科治疗无效的局部隐球菌感染,偶尔需要手术切除。

第8节　微孢子菌病

微孢子菌病(microsporidiosis)是一种由微孢子菌(microsporidian)引起的机会性感染疾病,传统的生物学分类方法一直称之为"微孢子虫",近年来根据基因组学及蛋白组学的研究将其归类为真菌。常见于AIDS感染者、器官移植患者、儿童、角膜接触镜佩戴者及老年人。

一、病 因

微孢子菌是一类专性细胞内寄生性真菌,种属庞大,能引起多种动物及人类疾病。微孢子菌感染可由消化道食入孢子引起,其他部位的感染则是微孢子菌经消化道进入人体后,在宿主细胞内生长、增殖,通过血液循环播散至肝、肾、脑等其他组织器官。

二、病 理

成熟的孢子为卵圆形,具有折光性,革兰氏阳性,吉姆萨染色或 HE 染色后着色均较淡,孢子壁光滑,在透射电镜下可见其由一层电子致密的孢子外壁和较厚的电子透明的孢子内壁构成,可引起周围组织局灶性肉芽肿性炎、组织内脉管炎及脉管周围炎。

三、临床表现

微孢子虫病在人体表现复杂,最多见的是肠道感染,其次可引起尿路感染、角结膜炎、肺部感染、心肌炎、中枢系统的感染等,为微孢子菌播散性感染的结果。

四、诊断及治疗

因孢子微小,检出困难,确诊及种属鉴别依赖于电子显微镜。各种抗原虫药及抗生素几乎都无效,可能具有疗效的药物为抗微管蛋白药物阿苯达唑,15mg/(kg·d),分 2 次口服,持续 7 天。

第 9 节 立克次体病

立克次体病(rickettsiosis)是由立克次体引起的急性发热性疾病。是一类严重威胁人类和动物健康的自然疫源性疾病。人通过被感染立克次体的媒介昆虫叮咬后致病,早期表现为发热、头痛、虫咬溃疡、淋巴结肿大,晚期可因心、肝、肾等多脏器功能衰竭而死亡。

一、病 因

立克次体是介于细菌和病毒之间的微生物,在代谢衰退的细胞内生长旺盛,具有典型的细胞壁、DNA 和 RNA,目前发现对人类致病立克次体通常为立克次体属和东方体属。传播媒介主要为节肢动物如蜱、虱、蚤、螨等,也可因家畜如猫、犬等抓咬发生。立克次体进入宿主细胞内并在局部淋巴组织或血管内皮细胞繁殖,引起血管内皮细胞肿胀、坏死、血栓形成等,损伤血管壁,导致血管通透性增强,并可经由血液播散引起全身多脏器感染。

二、病 理

立克次体呈球状、杆状或丝状,大小为 0.5~2.0μm,有壁,无鞭毛,呈革兰氏阴性反应(除恙虫病立克次体外),在光学显微镜下清晰可见。特异性病理改变为广泛的血管周围炎和血栓性血管炎。

三、临床表现

多数立克次体病临床上可表现为发热、头痛和皮疹三联征,多发于春季和夏季,常有蜱咬、近期野营或职业性暴露病史。不同的立克次体能引起不同的疾病,如立克次氏体可引起人类患落基山斑点热、普氏立克次氏体可引起人类患流行性斑疹伤寒、穆氏立克次氏体可引起人类患地方性斑疹伤寒、恙虫热立克次氏体可引起人类患恙虫热,以及伯氏考克斯氏体可引起人类患 Q 热。

四、检查与诊断

外斐反应简便,但特异性较差,易出现假阳性。特异性与敏感性较好的是血清学诊断方法:间接免疫荧光、酶联免疫吸附实验、固相放射免疫测定以及间接血凝试验等检测特异性 IgM 或 IgG,特异性高。其他免疫电镜、PCR 检测也有助于诊断。

五、治 疗

药物治疗多应用多西环素、四环素、氯霉素等,对各种立克次体病均有相当疗效。多西环素 100mg,每日 2 次,口服或静脉给药。轻症患者可予阿奇霉素 500mg,每日 1 次,口服。严重患者可予氯霉素 50mg/(kg·d),每天分 4 次静脉给药。对于确诊的危重患者,对症支持疗法非常重要,重症患者出现呼吸窘迫时可考虑呼吸机辅助呼吸,急性肾功能不全时可考虑透析治疗,同时还要注意纠正贫血与凝血功能障碍。

第 10 节 弓形虫病

弓形虫病(toxoplasmosis)又称弓形体病,是由刚地弓形虫所引起的人畜共患病,呈全球流行。它广泛寄生在人和动物的有核细胞内,是孕期宫内感染导致胚胎畸形的重要病原体之一。

一、病 因

弓形虫有三种具感染性的阶段:子孢子(卵囊内)、速殖子(假包囊内)和缓殖子(中间宿主的包囊内)。猫和其他猫科动物是弓形虫的终宿主兼中间宿主,通过摄入组织包囊传播。组织包囊存在于中间宿主的肌肉和脑中,人类可能通过卵囊污染的食物或水而被感染。弓形虫从入侵部位进入血液并迅速进入单核-巨噬细胞以及宿主的各脏器或组织细胞内繁殖,直至细胞胀破,逸出的速殖子再次侵入邻近细胞,循环往复,造成局部组织的灶性坏死和周围组织的炎性反应。原虫亦可在体内形成包囊、长期潜伏;一旦机体免疫功能降低,包囊内缓殖子即破囊逸出,引起复发。

二、病 理

游离的弓形虫虫体呈弓形或月牙形,一端较尖,另一端钝圆;一侧扁平,另一侧较膨隆(图 44-10-1)。吉姆萨染色或瑞氏染色其浆为蓝色,核呈紫红色。核位于虫体中央,在核与尖端之间有染成浅红色的颗粒称副核体。细胞内寄生的虫体呈纺锤形或椭圆形,数个至十多个不等(图44-10-1)。周围组织可见坏死及炎症。

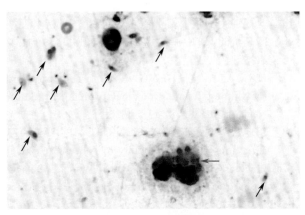

图 44-10-1 弓形虫病

注:血涂片黑箭头所示为游离的弓形虫;蓝箭头所示为胞内寄生的弓形虫(吉姆萨染色 ×1 000)。

三、临床表现

弓形虫常呈隐性感染,即感染的临床症状不典型或不明显。孕妇在怀孕期间发生原发性感染(即第一次或初次的感染),可以通过胎盘传染给胎儿,先天性感染是重要的感染途径;临床表现可为隐性或出现视网膜脉络膜炎、脑积水、小头畸形、无脑儿、颅内钙化等。后天获得性弓形虫病病情轻重不一,免疫功能正常的宿主约90%表现为急性淋巴结炎,免疫缺损者如艾滋病、器官移植、恶性肿瘤(主要为霍奇金淋巴瘤等)常有显著全身症状,如高热、斑丘疹、肌痛、关节痛、头痛、呕吐、谵妄,并发生脑炎、心肌炎、肺炎、肝炎、胃肠炎等。

四、实验室检查和诊断

病变组织或体液组织学染色检查找到弓形虫滋养体或包囊可确诊本病。此外,常用的诊断方法还有血清学检测和病原学检测,PCR分子生物学检测方法敏感、迅速且廉价,血清诊断方法有直接或间接凝集试验、ELISA及胶体金标记免疫层析等。

五、治疗

用于弓形虫病治疗的典型药物包括乙胺嘧啶结合氨苯磺胺,多数用于治疗本病的药物对滋养体有较强的作用,而对包囊阿奇霉素和阿托伐醌可能有一定作用外,余多无效。初始方案:磺胺嘧啶,2g,每日2次;联合乙胺嘧啶200mg负荷量,之后50~75mg/d口服;联合亚叶酸10~25mg/d预防乙胺嘧啶导致的血液毒性。

对于不能耐受磺胺的患者,给予克林霉素600mg,每日1次,静脉滴注或口服+乙胺嘧啶+亚叶酸治疗。

备选方案:甲氧苄啶TMP5mg/kg+磺胺甲噁唑25mg/kg,每日2次,静脉或口服;或阿奇霉素900~1 200mg,每日1次+乙胺嘧啶200mg负荷量,之后50~75mg/d+亚叶酸10~25mg/d,每日1次,口服。

第11节 棘球蚴病

棘球蚴病(echinococcosis),又称包虫病(hydatidosis),是细粒棘球绦虫或多房棘球绦虫的幼虫感染人体所致的疾病,为人畜共患病。棘球蚴病常见于北美、欧洲、俄罗斯和土耳其,我国主要流行在陕西、甘肃、青海、宁夏回族自治区、新疆维吾尔自治区及内蒙古自治区、四川、西藏自治区等地区,新疆高发。包虫幼虫进入人体后,可侵犯各个部位,但主要对肝脏造成严重的损害。

一、病因及发病机制

虫卵进入人体后须经历3个主要过程:孵化、激活、移行,通常在感染后0.5~2小时即可见到激活的六钩蚴穿透肠黏膜固有层的小静脉或乳糜管,通过血液或淋巴系统移行,多于肝或肺组织内寄生,少数六钩蚴可进入其他器官或组织。

二、病 理

包虫体长度为2~11mm,多数<5mm。虫卵为圆形或椭圆形,直径30~40μm,内为六钩蚴,囊壁由两层构成:内层为生发层,直接包裹着囊液,能产生育囊、原头节和子囊;外为角质层,为无细胞的致密板层状结构。变性或破裂的囊可引起中性粒细胞及嗜酸性粒细胞渗出为主的炎症反应,并导致肉芽肿性炎。

三、临床表现

本病潜伏期长,常在感染5年以后发病,有的甚至更长。早期无症状,常由常规查体时发现,有的患者有发热、乏力、食欲缺乏等症状。

四、治 疗

肝棘球蚴病的治疗仍以手术为主,药物治疗可选择阿苯达唑15mg/(kg·d)分成2剂,每日2次,口服,最大剂量不超过每剂400mg,持续7天。

(甄军晖 李艳)

参考文献

[1] DEVANA S K, GUPTA V G, MAVUDURU R S, et al. Isolated renal mucorm ycosis in immunocompetent hosts: clinical spectrum and management approach [J]. Am J Trop Med Hyg, 2019, 100 (4): 791-797.

[2] PFALLER M A, DIEKEMA D J. Epidemiology of invasive candidiasis: a persistent public health problem [J]. ClinMicrobiol Rev, 2007, 20 (1): 133-163.

[3] PAPPAS P G, KAUFFMAN C A, ANDES D R, et al. Clinical Practice Guideline for the Management of Candidiasis: 2016 Update by the Infectious Diseases Society of America [J]. Clin Infect Dis, 2016, 62 (4): e1-e50.

[4] PEA F, LEWIS R E. Overview of antifungal dosing in

invasive candidiasis [J]. J Antimicrob Chemother, 2018, 73 (suppl_1): i33-i43.

[5] MCCURDY L, WHEAT L J, BLOCK J, et al. Peripheral blood smear findings in a kidney transplant recipient with disseminated histoplasmosis and elevated aspergillus galactomannan [J]. Transpl Infect Dis, 2019, 21 (4): e13126.

[6] 吴吉芹, 朱利平. 球孢子菌病的流行病学、临床表现及诊治进展 [J]. 微生物与感染, 2017, 12 (1): 44-49.

[7] GABE L M, MALO J, KNOX K S. Diagnosis and management of coccidioidomycosis [J]. Clin Chest Med, 2017, 38 (3): 417-433.

[8] GALGIANI J N, AMPEL N M, BLAIR J E, et al. 2016 infectious diseases society of America (IDSA) clinical practice guideline for the treatment of coccidioidomycosis [J]. Clin Infect Dis, 2016, 63 (6): e112-e146.

[9] SMITH J A, GAUTHIER G. New developments in blastomycosis [J]. Semin Respir Crit Care Med, 2015, 36 (5): 715-728.

[10] 马丽, 陈杭薇, 李雪辉, 等. 肺曲霉菌病的临床研究进展 [J]. 中华医院感染学杂志, 2016, 26 (16) 3835-3837.

[11] VIEGAS C, ALMEIDA B, GOMES A Q, et al. Aspergillus spp. Prevalence in primary health care centres: assessment by a novel multi-approach sampling protocol [J]. Environ Res, 2019, 175: 133-141.

[12] BARTON R C. Laboratory diagnosis of invasive aspergillosis: from diagnosis to prediction of outcome [J]. Scientifica (Cairo), 2013, 3: 459405.

[13] MIN J, HUANG K, SHI C, et al. Pulmonary cryptococcosis: comparison of cryptococcal antigen detection and radiography in immunocompetent and immunocompromised patients [J]. BMC Infect Dis, 2020, 20 (1): 91

[14] HAN B, WEISS L M. Therapeutic targets for the treatment of microsporidiosis in humans [J]. Expert Opin Ther Targets, 2018, 22 (11): 903-915.

[15] TIMOFEEV S A. Current concepts of human microsporidiosis [J]. Vestn Ross Akad Med Nauk, 2015, 70 (2): 257-263.

[16] 吴捷, 金玉明, 马焱, 等. 立克次体病实验室检测技术研究进展 [J]. 中国热带医学, 2014, 14 (9): 1131-1135.

[17] KAMATH N, IYENGAR A. Infections and the kidney: a tale from the tropics [J]. Pediatr Nephrol, 2018, 33 (8): 1317-1326.

[18] SHANE A L, MODY R K, CRUMP J A. 2017 Infectious Diseases Society of America Clinical Practice Guidelines for the Diagnosis and Management of Infectious Diarrhea [J]. Clin Infect Dis, 2017, 65 (12): e45-e80.

[19] RICHARDS A L. Worldwide detection and identification of new and old rickettsiae and rickettsial diseases [J]. FEMS Immunol Med Microbiol, 2012, 64 (1): 107-110.

[20] 刘侠, 阚松鹤, 林青. 弓形虫病研究进展 [J]. 动物医学进展, 2015, 36 (1): 101-105.

[21] LEE LOY J, KORATALA A, DE LOS SANTOS Y, et al. Disseminated toxoplasmosis: a life-threatening complication of inadequate posttransplant prophylaxis [J]. Kidney Int, 2019, 95 (5): 1274.

[22] KAPLAN J E, BENSON C, HOLMES K K, et al. Guidelines for the prevention and treatment of opportunistic infections in HIV-infected adults and adolescents: Recommendations from the Centers for Disease Control and Prevention. the National Institutes of Health, and the HIV Medicine Association of the Infectious Diseases Society of America [J]. MMWR Recomm Rep, 2009, 58 (RR-4): 1-207.

[23] KAMAN A, TANR G, ÇAKMAK E, et al. Characteristics, diagnosis, and treatment modality of pediatric patients with cysticechinococcosis: a single centre experience [J]. Turk J Pediatr, 2019, 61 (5): 704-713.

第45章

肾脏其他病毒感染

第1节 汉坦病毒肾病

汉坦病毒(hantavirus,HV)是负性单链 RNA 病毒,感染后可导致肾综合征出血热(hemorrhagic fever with renal syndrome,HFRS)。中间宿主主要是啮齿动物,在我国野外以黑线姬鼠占优势,其次为褐家鼠;居民区以褐家鼠占绝对优势,小家鼠次之;黑线姬鼠和褐家鼠仍是我国 HFRS 最主要的宿主动物和传染源。传播途径主要有 3 条:①通过宿主动物的排泄物、分泌物或含有 HV 的气溶胶传播;②垂直传播;③虫媒传播,如恙螨和革螨。

一、病因及发病机制

HFRS 的发病机制至今未完全阐明,汉坦病毒进入人体后随血液到达全身,通过血小板、内皮细胞和巨噬细胞表面的 β_3 整合素介导,进入血管内皮细胞以及肺、肾等组织,进一步增殖后再释放入血。病毒感染能诱发人体免疫应答和各种细胞因子的释放,导致机体组织损伤。有学者观察到发生汉坦病毒感染时,补体经典途径和旁路途径激活,血管内皮损伤,从而可能引起血管通透性增加。

二、病 理

(一) 光镜

最常见的组织病理学损伤是急性小管间质性肾炎。可见肾间质水肿明显,大量炎症细胞浸润,主要为单核细胞和淋巴细胞。间质出血为 HFRS 特征性表现,常见于皮髓交界处(图 45-1-1)。重症时可见小血管内微血栓形成,至纤维素样坏死。后期肾间质可出现纤维化。偶尔累及肾小球,可见系膜细胞增生和系膜区增宽,内皮细胞增生和有轻度的单核细胞浸润。

(二) 免疫荧光

可见 IgG、IgM 及 C3 沿肾间质毛细血管基底膜及肾小球系膜区颗粒状弥漫分布。

(三) 电镜

偶尔可在肾小管上皮细胞内发现病毒样颗粒。肾小球可见系膜区和上皮下少量电子致密物沉积。

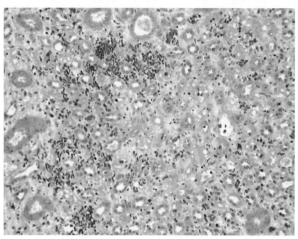

图 45-1-1　汉坦病毒肾病

注:肾间质管周毛细血管充血,有的管壁断裂,肾间质红细胞聚集(HE × 400)。

三、临床表现

经典的 HFRS 临床表现一般分为 5 个阶段:发热期、低血压期、少尿期、多尿期、恢复期。

(一) 发热期

潜伏期一般为 2~3 周,多数患者在发病前 1 周可出现疲乏、多汗、嗜睡、食欲减退等前驱症状。随后出现高热、寒战、头痛、腹痛、肌痛和心动过缓等症状,持续 3~4 天。尚可表现皮肤充血潮红,见于颜面部、颈、胸部位置,严重者呈酒醉貌。在第 3~5 天时,上腭开始出现瘀斑,结膜出血和暂时性的视功能损伤。尿检有大量蛋白尿,在有些案例中 >3g/24h。

(二) 低血压期

在第 4~6 天,可能出现休克和低血压。实验室检查发现肾小球滤过率降低、白细胞增多和血小板减少。尿检可见大量蛋白、管型、RBC 及 WBC,严重者尿中可出现由血浆蛋白及细胞碎片凝聚而成的膜状物。

(三) 少尿期

大约发生在第 8 天,尿量明显减少 <400ml/d。表现为尿毒症、酸中毒和水、电解质紊乱、出血现象加重。

575

（四）多尿期

开始在第 11 天左右,肾小管重吸收功能尚未完善,加上尿素氮等潴留物导致高渗性利尿,使尿量增多。

（五）恢复期

常发生在第 15~21 天,尿量恢复至 2 000ml 以下。少数患者有后遗症,如慢性肾功能不全、高血压等症状。

四、诊　断

（一）流行病学资料

包括是否进入过疫区,与啮齿动物是否有接触史。

（二）临床特征

早期有"三痛":头痛、腰痛、眼眶痛。还有皮肤充血潮红,如醉酒貌;皮肤黏膜出血;球结膜水肿等特点,利于早期发现。典型病例有发热期、低血压期、少尿期、多尿期、恢复期。不典型者可越期或前三期重叠。

（三）实验室检查

1. 血常规　血红蛋白及红细胞升高、白细胞计数增多、血小板减少。

2. 尿常规　早期出现大量蛋白尿,严重者尿中可出现由血浆蛋白及细胞碎片凝聚而成的膜状物。

3. 免疫学检查　在发病第 2 天即可检测出特异性 IgM 抗体。特异性 IgG 抗体需双份血清效价升高 4 倍以上者有诊断意义。也可用免疫荧光法或 ELISA 法在患者的血清、血细胞、尿沉渣中检测出汉坦病毒抗原。

4. 分子生物学法　用 RT-PCR 法检测出汉坦病毒RNA,敏感性高,对早期诊断有很高的价值。

五、治　疗

本病的治疗原则是"三早一就":早期发现、早期休息、早期治疗和就近治疗。早期应用抗病毒治疗,中晚期对症治疗。要注意防治休克、肾衰竭等。

（一）发热期

抗病毒治疗(如利巴韦林,1g/d);输注平衡盐溶液或葡萄糖盐水 1 000ml 左右减轻外渗;物理降温;适当给予低分子右旋糖酐以预防弥散性血管内凝血(disseminated intravascular coagulation,DIC)。

（二）低血压期

积极补充血容量、纠正酸中毒,可用血管活性药或肾上腺糖皮质激素改善微循环。

（三）少尿期

治疗原则为"稳、促、透",即稳定机体内环境、促进利尿和透析治疗。

（四）多尿期

治疗同少尿期,但当每天尿量达到 4 000~8 000ml 时,要注意维持水与电解质的平衡,并防止继发感染。忌用对肾脏有毒性的抗生素。

（五）恢复期

补充营养,出院后休息 1~2 个月,定期复查肾功能、血压等,若有不适及时治疗。

（六）并发症治疗

消化道出血应注意病因治疗;抽搐应用地西泮或戊巴比妥钠静脉注射;ARDS 可用大剂量肾上腺皮质激素地塞米松 20~30mg 每 8h 静脉注射,同时上呼吸机进行人工终末正压呼吸;自发性肾破裂进行手术缝合。血小板减少的患者可输注血小板。急性肾衰竭患者给予肾脏替代治疗。

六、预　后

预后与病情轻重、治疗是否及时和正确与否有关。近年来,通过早期诊断和治疗措施的改进,病死率下降至 3%~5% 或以下。汉坦病毒肾病所导致的肾功能损害大多经保守或血液透析治疗后可完全恢复。

（韩　敏）

第 2 节　新型冠状病毒肺炎 (COVID-19)相关性肾损害

新型冠状病毒肺炎(coronavirus disease-19,COVID-19)是指严重急性呼吸综合征冠状病毒 2 型(severe acute respiratory syndrome coronavirus-2,SARS-CoV-2)引起的以肺部感染为主,可同时累及心脏、肝脏、肾脏及其他器官的一种系统性疾病。

COVID-19 以男性多见,病情轻重不一,80% 以上为无症状感染者或轻型患者。老年、有基础疾病者死亡率高。COVID-19 可在肺部感染或多脏器功能不全时合并肾损伤,也可在轻度肺部感染时出现较重的肾脏病变。COVID-19 间接或直接引起的肾脏病称为 COVID-19 相关性肾损害。

一、流行病学

（一）流行病学特点

1. 传染源　目前所见传染源主要是 SARS-CoV-2 感染的患者。无症状感染者也可能成为传染源。

2. 传播途径　经呼吸道飞沫和密切接触传播是主要的传播途径。在相对封闭的环境中长时间暴露于高浓度气溶胶情况下存在经气溶胶传播的可能。由于在粪便及尿中可分离到新型冠状病毒,应注意粪便及尿对环境污染造成气溶胶或接触传播。

3. 易感人群　人群普遍易感。慢性肾脏病、透析及肾移植患者更加易感。

（二）COVID-19 相关性肾损害

肾损害在 COVID-19 患者中较为常见。Pei 等通过回顾性研究发现,333 例 COVID-19 患者中 251 例(75.4%)出现蛋白尿、血尿或急性肾损伤(acute kidney injury,AKI);伴肾损害的患者相比无肾损害的患者住院死亡率更高(11.2% *vs.* 1.2%)。AKI 常见,但文献报道其发生率在 0.1%~46% 之间。一项纳入 1 099 例 COVID-19 患者的多中心研究发现,COVID-19 伴发 AKI 占 0.5%。纽约西奈山医院报道 3 235 例 COVID-19 住院患者中,1 406 例发生 AKI(46%)。这种差异可能与不同地区人群易感基因和共患病不同相关。

二、病因及发病机制

(一) SARS-CoV-2

SARS-CoV-2 病毒属于巢病毒目(nidovirales)冠状病毒科(coronaviridae)、β冠状病毒属。目前研究显示与蝙蝠 SARS 样冠状病毒(bat-SL-CoVZC45)同源性达 85% 以上。体外分离培养时,SARS-CoV-2 在 96 小时左右即可在人呼吸道上皮细胞内发现,而在 Vero E6 和 Huh-7 细胞系中分离培养需约 6 天。对冠状病毒理化特性的认识多来自对 SARS-CoV 和 MERS-CoV 的研究。病毒对紫外线和热敏感,56℃ 30 分钟、乙醚、75% 乙醇、含氯消毒剂、过氧乙酸和氯仿等脂溶剂均可有效灭活病毒,氯己定不能有效灭活病毒。

病毒颗粒有包膜,包膜上存在形似日冕或皇冠的棘突(spike),其基因组为单股正链 RNA(+ssRNA)。与 SARS-CoV(2003)感染途径相似,SARS-CoV-2 病毒可通过棘突蛋白(S 蛋白)受体结合域(receptor binding domain,RBD)与宿主血管紧张素转换酶Ⅱ(angiotensin converting enzyme 2,ACE2)受体相结合,同时 S 蛋白被细胞跨膜丝氨酸蛋白酶(transmembrane serine protease,TMPRSS)激活和裂解,使病毒释放融合肽,进行膜融合,从而侵入细胞。因此,ACE2 和 TMPRSS 的共同表达是 SARS-CoV-2 进入宿主细胞的关键决定因素。ACE2 在人体中主要分布于肺、心脏、消化道、肾脏和睾丸等器官。

(二) 发病机制

SARS-CoV-2 相关肾损害的发病机制尚未完全阐明,与多种因素有关。

1. 全身机制

(1)细胞因子风暴:临床研究显示 COVID-19 重症患者血浆中多种炎症介质,如 IL-6、IL-2、IL-7、IL-10、粒细胞集落刺激因子(granulocyte colony-stimulating factor G-CSF)、干扰素诱导蛋白 10(interferon induced protein 10)、单核细胞趋化蛋白(monocyte chemoattractant protein 1,MCP-1)、巨噬细胞炎性蛋白 1α 和肿瘤坏死因子 -α(tumor necrosis factor α,TNFα)的浓度均显著增高,提示病毒诱导的细胞因子风暴(cytokine release syndrome,CRS)可能是造成 SARS-CoV-2 相关肾损害的重要因素。其中 IL-6 是 CRS 中最重要的促炎症因子,COVID-19 伴 ARDS 的患者均伴有高血清 IL-6 水平。COVID-19 伴 CRS 可表现为胸腔积液、水肿、腹内高压、第三间隙液体丢失和低血压等。值得注意的是,体外膜氧合(extracorporeal membrane oxygenation,ECMO)、有创机械通气和连续性肾替代治疗(continuous renal replacement therapy,CRRT)可导致炎症因子产生。

(2)器官交互作用:研究发现,肺泡损失和肾小管损伤之间存在相关性。一项 357 例 COVID-19 患者的回顾性研究发现,83% 肺炎导致 ARDS 的患者中 68% 并发 AKI。ARDS 可导致肾髓质低氧,引起小管损伤。细胞因子过量产生参与肺肾损害。损害的肾小管上皮细胞可促进 IL-6 的上调,引起肺泡毛细血管通透性增加和肺出血。

心肾交互同样促进了 COVID-19 患者 AKI 的发生。CRS 心肌病和病毒性心肌炎均可引起肾静脉淤血、低血压和肾脏低灌注,导致肾小球滤过率下降。

(3)全身效应:COVID-19 常伴发液体失衡、横纹肌溶解、脓毒血症、低血容量休克、代谢性酸中毒和高钾血症等全身并发症,可导致肾脏损害的发生。

2. 肾脏局部机制　通过单细胞 RNA 测序分析,ACE2 主要表达在近端肾小管细胞,但在足细胞也观察到低水平表达。TMPRSS 和 FURIN 这 2 种裂解 S 蛋白的酶也表达于肾细胞但近端肾小管细胞表达相对较低,提示肾脏是 SARS-CoV-2 入侵的潜在靶标。然而,哪一种酶裂解 S 蛋白仍不清楚。其后,病理研究也支持 SARS-CoV-2 可直接感染肾脏足细胞和小管上皮细胞造成损伤。此外,COVID-19 伴发的 CRS 可引发肾脏炎症、增加血管通透性、容量消耗、心肌病,进而导致 AKI 的发生。其他因素,如缺氧、药物毒性等也参与了局部肾脏损伤的发生和发展。

三、病　理

(一) 光镜

肾小球囊腔内见蛋白渗出物,肾小管上皮变性、脱落,可见透明管型。间质充血,可见微血栓和灶性纤维化。急性肾小管损伤可见肾小管上皮细胞空泡变性、刷状缘脱落、管腔扩张,管腔内可见细胞碎片,严重病例可见小管上皮细胞坏死脱落、小管基膜裸露,微血管内大量红细胞淤积(图 45-2-1A)。肾小球缺血皱缩(图 45-2-1B),一般无增殖性或炎症性病变(无其他基础肾脏疾病)。

(二) 电镜

电镜下同样突出表现为急性肾小管损伤,可见肾小管上皮细胞线粒体肿胀、线粒体嵴减少、甚至消失,内质网扩张、囊泡化,部分上皮细胞刷状缘脱落,严重者上皮细胞坏死、脱落,基膜裸露。部分患者可观察到小管上皮细胞中可见成簇冠状病毒样颗粒(图 45-2-1C)。肾小球毛细血管及管周毛细血管内红细胞淤积(图 45-2-1D)。肾小球、肾小管、肾间质、肾血管未见诊断意义的电子致密物沉积。

目前 COVID-19 肾脏病理改变大多来自尸检观察,许多蛋白尿和血尿患者由于技术难度没有肾活检。新近欧洲和美国几份肾活检报道提示 COVID-19 患者也可发生塌陷型 FSGS,与 HIV 相关性肾病相似。因此,可预见一些 COVID-19 合并蛋白尿患者也可发生其他肾小球病。虽然 COVID-19 主要损伤内皮细胞,但 TMA 不常见。

EM 观察病毒感染肾细胞也存在争论,最近研究通过原位杂交和 RNA 测序证实 SARS-Cov-2 存在于肾细胞。然而,还需要做免疫组化甚至免疫电镜等证实。

四、临床表现

(一) 全身表现

COVID-19 潜伏期一般为 3~7 天,可长达 14 天。以发热、干咳、乏力为主要表现。少数患者伴有鼻塞、流涕、咽痛、肌痛和腹泻等症状。

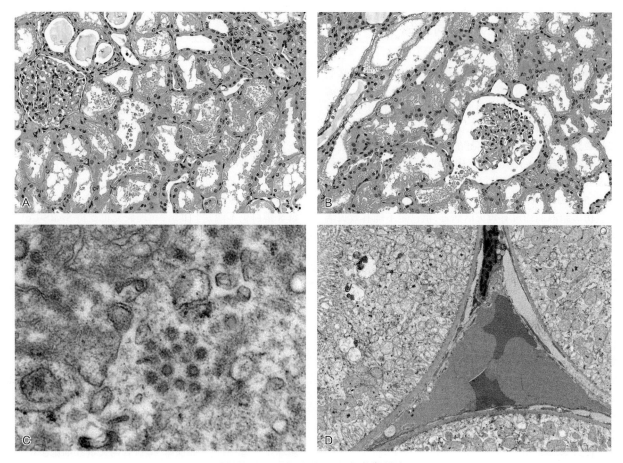

图 45-2-1 SARS-CoV-2 相关肾损害

注：A. 近端肾小管上皮细胞坏死脱落，肾小管管腔中细胞碎屑（HE×200）；B. 肾小球缺血皱缩，近端肾小管上皮细胞空泡变性与坏死脱落（HE×200）；C. 肾小管上皮细胞细胞质内可见成簇花冠样冠状病毒颗粒（EM×30 000）；D. 管周毛细血管内红细胞淤积，肾小管上皮细胞内线粒体肿胀（EM×5 000）。

（二）呼吸系统

重症患者多在发病一周后出现呼吸困难和/或低氧血症，严重者可快速进展为急性呼吸窘迫综合征、脓毒症休克、难以纠正的代谢性酸中毒、出凝血功能障碍及多器官功能衰竭等。胸部 CT 早期呈现多发性小斑片影及间质改变，以肺外带明显。进而发展为双肺多发磨玻璃影、浸润影，严重者可出现肺实变，胸腔积液少见。

（三）肾脏表现

COVID-19 相关肾损害主要表现为尿检异常（蛋白尿、血尿）及肾小球滤过功能受损。AKI 可以独立存在，AKI 患者分布在 ICU 和非 ICU 病房。在 ICU，更多的是 AKI 3 期，常常是多器官功能障碍综合征（multiple organ dysfunction syndrome，MODS）的症候群之一。约 20%AKI 需要肾脏替代治疗，AKI 治愈率约 30%，肾脏超声检查通常表现为肾脏体积正常或增大，CT 提示肾实质 CT 值减低，可能与肾脏炎症和水肿有关。

（四）其他表现

值得注意的是重型、危重型患者病程中可为中低热，甚至无明显发热。部分儿童及新生儿病例症状可不典型，表现为呕吐、腹泻等消化道症状或仅表现为精神弱、呼吸急促。轻型患者仅表现为低热、轻微乏力等，无肺炎表现。最

近研究提示 COVID-19 可引起多器官并发症，如中枢神经系统、皮肤和睾丸等。

（五）实验室检查

发病早期外周血白细胞总数正常或减少，可见淋巴细胞计数减少，部分患者可出现肝酶、乳酸脱氢酶（lactate dehydrogenase，LDH）、肌酶和肌红蛋白增高；部分危重者可见肌钙蛋白增高。多数患者 C 反应蛋白（CRP）和血沉升高，降钙素原正常。严重者 D-二聚体升高、外周血淋巴细胞进行性减少。重型、危重型患者血中炎症因子水平升高。

病原学及血清学检查：①病原学检查：采用 RT-PCR 和/或 NGS（测序技术）在鼻咽拭子、痰和其他下呼吸道分泌物、血液、粪便等标本中可检测出新型冠状病毒核酸。检测下呼吸道标本（痰或气道抽取物）更加准确。标本采集后尽快送检。②血清学检查：新型冠状病毒特异性 IgM 抗体多在发病 3~5 天后开始出现阳性，IgG 抗体滴度恢复期较急性期有 4 倍及以上增高。

五、诊断与鉴别诊断

根据临床证据，COVID-19 可分为疑似病例和确诊病例；确诊病例临床分型为轻型、普通型、重型和危重型，其诊断标准如下。

（一）疑似病例

结合以下流行病学史和临床表现综合分析。

1. 流行病学史

（1）发病前 14 天内有流行地区，或其他有病例报告社区的旅行史或居住史。

（2）发病前 14 天内与新型冠状病毒感染者（核酸检测阳性者）有接触史。

（3）发病前 14 天内曾接触过来自流行地区，或来自有病例报告社区的发热或有呼吸道症状的患者。

（4）聚集性发病（2 周内在小范围如家庭、办公室、学校班级等场所，出现 2 例及以上发热和 / 或呼吸道症状的病例）。

2. 临床表现

（1）发热和 / 或呼吸道症状。

（2）具有上述新型冠状病毒肺炎影像学特征。

（3）发病早期白细胞总数正常或降低，淋巴细胞计数正常或减少。

有流行病学史中的任何一条，且符合临床表现中任意 2 条。无明确流行病学史的，符合临床表现中的 3 条。

（二）确诊病例

疑似病例同时具备以下病原学或血清学证据之一者。

（1）实时荧光 RT-PCR 检测新型冠状病毒核酸阳性；

（2）病毒基因测序，与已知的新型冠状病毒高度同源；

（3）血清新型冠状病毒特异性 IgM 抗体和 IgG 抗体阳性；血清新型冠状病毒特异性 IgG 抗体由阴性转为阳性或恢复期较急性期 4 倍及以上升高。

（三）临床分型

（1）轻型：临床症状轻微，影像学未见肺炎表现。

（2）普通型：具有发热、呼吸道等症状，影像学可见肺炎表现。

（3）重型：成人符合下列任何一条：①出现气促，RR>30 次 /min；②静息状态下，指氧饱和度 ≤ 93%；③动脉血氧分压（PaO₂）/ 吸氧浓度（FiO₂）≤ 300mmHg（1mmHg=0.133kPa）；④肺部影像学显示 24~48 小时内病灶明显进展 >50% 者按重型管理。

（4）危重型：符合以下情况之一者：①出现呼吸衰竭，且需要机械通气；②出现休克；③合并其他器官功能衰竭需 ICU 监护治疗。

（5）COVID-19 相关性肾损害：无慢性肾脏病史，感染 SARS-CoV-2 后，出现血尿、蛋白尿或急性肾损伤；或在原有慢性肾脏病基础上感染 SARS-CoV-2 后，血尿、蛋白尿和肾功能加重或恶化。

（四）鉴别诊断

1. 新型冠状病毒感染轻型表现需与其他病毒引起的上呼吸道感染相鉴别。

2. 新型冠状病毒肺炎主要与流感病毒、腺病毒、呼吸道合胞病毒等其他已知病毒性肺炎及肺炎支原体感染鉴别，尤其是对疑似病例要尽可能采取包括快速抗原检测和多重 PCR 核酸检测等方法，对常见呼吸道病原体进行检测。

3. 还要与非感染性疾病，如血管炎、皮肌炎和机化性肺炎等鉴别。

六、治 疗

（一）根据病情确定治疗场所

疑似及确诊病例应在具备有效隔离条件和防护条件的定点医院隔离治疗，疑似病例应单人单间隔离治疗，确诊病例可多人收治在同一病室。危重型病例应当尽早收入 ICU 治疗。

（二）一般治疗

卧床休息，加强支持治疗，保证充分热量；注意水、电解质平衡，维持内环境稳定；密切监测生命体征、指氧饱和度等。根据病情监测血常规、尿常规、CRP、生化指标（肝酶、心肌酶、肾功能等）、凝血功能、动脉血气分析、胸部影像学等。及时给予有效氧疗措施，包括鼻导管、面罩给氧和经鼻高流量氧疗。有条件可采用氢氧混合吸入气（H₂O₂：66.6%/33.3%）治疗。

（三）抗病毒、抗菌治疗

目前尚无疗效确切的抗 SARS-CoV-2 病毒药物，可试用 α- 干扰素（成人每次 500 万 U 或相当剂量，加入灭菌注射用水 2ml，每日 2 次雾化吸入）。洛匹那韦 / 利托那韦、利巴韦林、磷酸氯喹、阿比朵尔等仅在个别病例上有效，缺少大样本临床证据。瑞德西韦是美国 FDA 批准的唯一抗 SARS-CoV-2 病毒药。然而，中国临床试验不能显示疗效。最近多中心临床研究提示羟氯喹对 COVID-19 患者没有益处，但有潜在的心脏毒性。

抗菌药物治疗：避免盲目或不恰当使用抗菌药物，尤其是联合使用广谱抗菌药物。

（四）重型、危重型病例的治疗

1. 治疗原则　在对症治疗的基础上，积极防治并发症，治疗基础疾病，预防继发感染，及时进行器官功能支持。

2. 呼吸支持

（1）氧疗：重型患者应当接受鼻导管或面罩吸氧，并及时评估呼吸窘迫和 / 或低氧血症是否缓解。

（2）高流量鼻导管氧疗或无创机械通气：当患者接受标准氧疗后呼吸窘迫和 / 或低氧血症无法缓解时，可考虑使用高流量鼻导管氧疗或无创通气。若短时间（1~2 小时）内病情无改善甚至恶化，应当及时进行气管插管和有创机械通气。

（3）有创机械通气：采用肺保护性通气策略，即小潮气量（6~8ml/kg 理想体重）和低水平气道平台压力（≤ 30cmH₂O）进行机械通气，以减少呼吸机相关肺损伤。在保证气道平台压 ≤ 35cmH₂O 情况下，可适当采用高 PEEP，保持气道温化湿化，避免长时间镇静，早期唤醒患者并进行肺康复治疗。较多患者存在人机不同步，应当及时使用镇静剂及肌松剂。根据气道分泌物情况，选择密闭式吸痰，必要时行支气管镜检查采取相应治疗。

（4）挽救治疗：对于严重 ARDS 患者，建议进行肺复张。在人力资源充足的情况下，每天应当进行 12 小时以上的俯卧位通气。俯卧位机械通气效果不佳者，如条件允许，应当尽快考虑 ECMO。其相关指征：①在 FiO₂>90% 时，氧合指数小于 80mmHg，持续 3~4 小时；②气道平台压

≥35cmH$_2$O 单纯呼吸衰竭患者,首选静脉静脉-体外膜氧合(VV-ECMO)模式;若需要循环支持,则选用静脉动脉-体外膜氧合(VA-ECMO)模式。在基础疾病得以控制、心肺功能有恢复迹象时,可开始撤机试验。

3. 循环支持 在充分液体复苏的基础上,改善微循环,使用血管活性药物,密切监测患者血压、心率和尿量的变化,以及动脉血气分析中乳酸和碱剩余,必要时进行无创或有创血流动力学监测,如超声多普勒法、超声心动图、有创血压或持续心排血量(PiCCO)监测。在救治过程中,注意液体平衡策略,避免过量和不足。

如果发现患者心率突发增加大于基础值的20%或血压较基础值下降大于20%以上时,若伴有皮肤灌注不良和尿量减少等表现时,应密切观察患者是否存在脓毒症休克、消化道出血或心力衰竭等情况。

4. 肾衰竭和肾脏替代治疗 危重症患者的肾功能损伤应积极寻找导致损伤的原因,如低灌注和药物等因素。对于肾衰竭患者的治疗应注重体液平衡、酸碱平衡和电解质平衡,在营养支持治疗方面应注意氮平衡、热量和微量元素等补充。重症患者可选择连续性肾脏替代治疗。其指征为:①高钾血症;②酸中毒;③肺水肿或水负荷过重;④多器官功能不全时的液体管理。

5. 康复者血浆治疗 适用于病情进展较快、重型和危重型患者。

6. 血液净化治疗 血液净化系统包括血浆置换、吸附、灌流、血液/血浆滤过等,能清除炎症因子,阻断CRS,从而减轻炎症反应对机体的损伤,可用于重型、危重型患者细胞因子风暴早中期的救治。

7. 免疫治疗 对于双肺广泛病变者及重型患者,实验室检测IL-6水平升高者,可试用托珠单抗治疗。首次剂量4~8mg/kg体重,推荐剂量为400mg,用0.9%氯化钠溶液稀释至100ml,输注时间大于1小时;首次用药疗效不佳者,可在12小时后追加应用1次(剂量同前),累计给药次数最多为2次,单次最大剂量不超过800mg。注意过敏反应,有结核等活动性感染者禁用。

8. 其他治疗措施 对于氧合指标进行性恶化、影像学进展迅速、机体炎症反应过度激活状态的患者,酌情短期内(3~5天)使用糖皮质激素,建议剂量不超过相当于甲基泼尼松龙12mg/(kg·d),应当注意较大剂量糖皮质激素由于免疫抑制作用,会延缓对SARS-CoV-2的清除;可静脉给予血必净每次100ml,每日2次治疗;可使用肠道微生态调节剂,维持肠道微生态平衡,预防继发细菌感染。由于这些病人呈高凝状态,对没有禁忌证的患者也可考虑抗凝治疗。

(五)中医治疗

本病属于中医"疫"病范畴,病因为感受"疫疠"之气,可根据病情、气候特点以及不同体质等情况,使用金花清感颗粒、连花清瘟胶囊、清肺排毒汤等进行辨证论治。

七、预 后

多数患者预后良好,少数患者病情危重。老年人和患有慢性基础疾病者预后较差。多数COVID-19伴蛋白尿血

尿患者和约一半的COVID-19伴AKI患者在3周内肾损害或肾功能可恢复。然而其他的AKI患者多发展为CKD,需要更久的恢复时间甚至进展至慢性透析。肾脏损伤是患者死亡的独立危险因素,因此建议规范化的防治,即5R原则:风险筛查(risk)、早期识别(recognition)、及时处理(response)、肾脏替代治疗(renal replacement therapy)和肾脏康复(recovery),并注意尿常规与肾功能等相关指标的追踪与随访。

(苏 华 万 程 薛 澄 何慈江 张 春)

第3节 其他病毒感染

一、腺病毒感染

腺病毒(adenovirus)为无包膜、核内复制的双链DNA病毒,常通过呼吸道传播,易感染人类上皮细胞,呈现出特有的细胞反应。在免疫力强的宿主体内,它们通常感染呼吸道、肠胃或眼睛,具有一定的自限性,然而在免疫功能低下的患者中,特别是器官移植后使用免疫抑制的人群中发病率和死亡率较高。

(一)病因及发病机制

病毒感染导致肾脏损伤并出现肾病的可能机制如下:①病毒抗原诱发宿主产生抗体或活化T细胞,通过免疫介导形成肾小球肾炎或肾小管间质性肾炎;②病毒进入肾脏细胞,直接破坏细胞的结构和功能,引起细胞变性乃至坏死;③激活各种细胞因子和炎性因子,导致炎症反应。

(二)病理

病理学改变主要是急性肾小管间质性肾炎(图45-3-1A),甚至出血坏死性间质肾病炎。可见肾小管上皮细胞核溶解、胞体崩解、基底膜断裂;严重时肾间质炎症细胞浸润并出血灶;有时还可见肾小管上皮细胞和部分肾小球细胞内的污秽细胞样病毒包涵体。可见肾小球充血。电镜下,病变肾小管上皮细胞和肾小球细胞内可见病毒颗粒,大小约80nm(图45-3-1B)。免疫组化、原位杂交技术可显示肾小管上皮细胞内腺病毒抗原或DNA存在。

(三)临床表现

腺病毒相关性肾病主要表现为发热、乏力、纳差等病毒感染的症状,同时可伴有血尿、尿路梗阻、尿量减少、出血性膀胱炎,甚至急性肾衰竭等肾脏损害的症状。其中肾移植患者腺病毒感染最常见的泌尿系表现为出血性膀胱炎,主要在移植后第一年诊断,典型临床症状为发热、排尿困难、尿急和尿频。

(四)诊断

腺病毒感染相关性肾病的诊断需要具备:①肾脏损害的证据:如血尿、尿量减少、急性肾损伤等临床表现;②活动性腺病毒感染:包括血清学检查特异性腺病毒抗体阳性或血、尿中分离出腺病毒;③肾组织活检中可见肾小管上皮细胞和肾小球细胞内的腺病毒包涵体;电子显微镜肾组织中有病毒颗粒;④免疫组化或原位分子杂交证实肾组织中有腺病毒感染,如存在腺病毒抗原或腺病毒DNA。

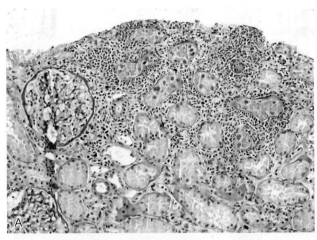
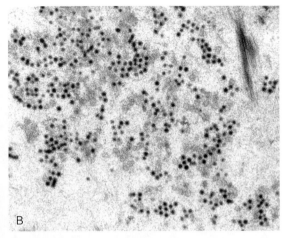

图 45-3-1 腺病毒肾病

注：A. 肾间质大量炎症细胞浸润，部分小管上皮细胞核固缩或溶解（PAS×200）；B. 肾小管和肾小球内的病毒颗粒，大小约 80nm（EM×20 000）。

（五）治疗

对腺病毒感染相关性肾病的治疗尚无统一标准，大多呈自限性，采用支持治疗即可。抗病毒治疗通常只用于免疫力低下的患者和严重感染的患者，研究表明西多福韦有很好的抗病毒疗效，但必须考虑其肾毒性的风险。可采用 1mg/kg，隔日 1 次或每周 3 次，口服治疗，以减少肾毒性。在无大量蛋白尿时静脉注射免疫球蛋白对腺病毒感染相关性肾病具有一定疗效。是否停用免疫抑制剂尚存在争议，使用免疫抑制剂会增加患者腺病毒感染的风险及程度，但停用免疫抑制剂又会增强 T 细胞介导的免疫反应。对于发生急性肾衰竭患者，可适当地应用糖皮质激素，必要时进行血液透析治疗。可接种疫苗以预防腺病毒感染。

（六）预后

早期发现、积极的肾活检、适时的治疗包括抗病毒治疗、调整免疫抑制剂是决定预后的重要因素。大部分患者经过积极治疗，肾功能可逐渐恢复至感染前水平，但仍有少数患者可能引起肾功能严重下降甚至衰竭。

二、巨细胞病毒感染

巨细胞病毒（cytomegalovirus，CMV）为双链 DNA 病毒。感染可导致免疫低下人群发病，包括间质性肺炎、肝炎、神经系统及全身多脏器感染等。临床可表现为单核细胞增多症样表现，如发热、乏力、肌肉痛、关节痛，偶有白细胞减少和出现不典型淋巴细胞。严重间质性肺炎和食管、结肠溃疡是导致患者死亡的主要原因。CMV 感染相关肾病常见于肾移植术后。

（一）病因及发病机制

CMV 感染是肾移植患者的严重感染之一，感染途径包括术前供 / 受者体内存在 CMV 潜伏感染及术后感染。CMV 感染对移植肾的危害是多方面的：通过某些机制 CMV 感染和排斥反应可以互相影响；CMV 感染可以引起血管内皮损伤，形成血管硬化，可加强结缔组织生长因子在移植肾的表达，引发移植肾间质纤维化。另外，CMV 在 IgA 肾病和膜性肾病肾组织中有较高的阳性率，或许对远

期肾功能会产生一定影响。

（二）病理

光镜下可见淋巴细胞、浆细胞和巨噬细胞浸润。CMV 包涵体主要存在于肾小管上皮细胞、肾小球足细胞、系膜细胞及内皮细胞的细胞核，有时可见于细胞质中，包涵体呈鹰眼状（图 45-3-2），利用原位杂交可以发现病毒存在。

（三）临床表现

CMV 肾损伤可表现为持续性或反复性镜下或肉眼血尿，高血压和肾功能不全。病程多迁延，常持续 1 年以上，也有急性起病并迅速发展为肾衰竭的报道。

（四）诊断

活动性 CMV 感染诊断标准：①病毒分离阳性；②找到病毒抗原；③检测到 CMV mRNA；④抗 CMV IgM 抗体阳性，以上各项中①～③中任何一项阳性即可诊断，第④项阳性也可考虑诊断。近年来发现，在外周血白细胞中检测到 CMVpp65 抗原也可诊断为活动性 CMV 感染，同时 CMVpp65 阳性白细胞数目可反映机体病毒负荷，体现 CMV 感染的严重程度。在活动性 CMV 感染的基础上，同时出现肾损伤的临床表现即可诊断巨细胞病毒感染性肾病。

（五）治疗

CMV 感染治疗方案取决于临床症状的严重程度。主要为针对 CMV 感染进行治疗，常用药物为更昔洛韦，每次 4~7.5mg/kg，每 12 小时 1 次，静脉滴注，2~6 周为 1 个疗程；或每次 10mg/kg，每周 3 次，静脉滴注，持续 3 个月。此外，还包括减少免疫抑制剂的应用，增强机体抵抗力，防止二重感染和应用免疫增强药等。

（六）预后

肾移植早期 CMV 感染与远期肾功能密切相关，肾移植后 6 个月内发生严重活动性 CMV 感染（长时间、高活动性感染）的患者，术后 3 年内肌酐清除率下降速度明显增快、肾功能不全发生率显著升高。因此，肾移植术后常规检测 CMV 感染的活动性，对严重的 CMV 感染患者应予以警惕和有效处理，可改善其预后。

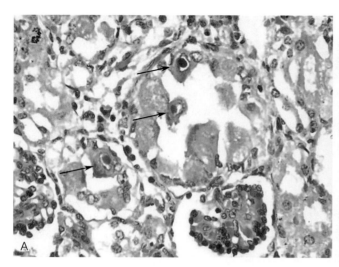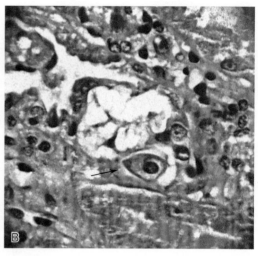

图 45-3-2　巨细胞病毒感染

注:A. 肾小管上皮细胞内巨细胞病毒包涵体(箭头所示);肾间质水肿,少量淋巴单核细胞浸润(HE×200);
B. 移植患者肾小管上皮细胞内巨细胞病毒包涵体,呈鹰眼样(箭头所示);肾间质少量淋巴单核细胞浸润(HE×400)。

三、急性单纯疱疹病毒肾炎

疱疹病毒(herpes simplex virus,HSV)是一类有包膜结构的双链 DNA 病毒,广泛存在于自然界中,可分为 HSV-1 及 HSV-2 两种血清型,HSV-1 感染人体后主要引起口唇疱疹、咽炎、角膜炎,也能引起散发性脑炎等严重疾病的发生;HSV-2 主要通过破损皮肤及黏膜感染引起生殖器疱疹。单纯疱疹病毒感染可分为 2 种:①原发感染,常见于 1~5 岁儿童,80%~90% 呈亚临床经过;②反复感染,在任何年龄都能发生且较常见,20%~40% 小儿群体有反复性口唇疱疹。HSV 肾损伤多见于儿童及肾移植患者。

(一)病因及发病机制

单纯疱疹病毒参与或引起肾炎的发生和发展机制可能主要与病毒能损伤肾组织和免疫活性细胞,破坏单核巨噬细胞的功能以及病毒抗原参与免疫复合物的形成有关。

(二)病理

光镜下表现为急性间质性肾炎。HSV 在多数细胞中表现为溶细胞感染,细胞肿胀、变圆,细胞融合并出现嗜酸性核内磨玻璃样包涵体。HSV 主要分布在集合管上皮细胞的顶端细胞质中。

(三)临床表现

临床上单纯疱疹病毒感染可分为原发性感染和复发性感染。原发性感染即未感染过单纯疱疹病毒、血清反应阴性的初次感染者,常为亚临床感染,约 90% 的人可不出现临床表现。仅少数患者出现倦怠、发热等全身症状,皮肤、黏膜上发生一处或多处水疱。复发性感染则根据发病部位不同,可有不同的临床表现。

HSV 具有极强的传染力,可引起多种广泛流行的疾病,且易建立潜伏感染,HSV-1 和 HSV-2 分别能在三叉神经节和骶尾神经节内终生潜伏,缺乏特异的临床表现,给诊断和治疗带来一定困难。

(四)诊断

具体诊断方法如下:①根据典型的皮肤、黏膜病损诊断;②微生物学检测;③急性单纯疱疹病毒肾炎多见于肾移植术后,可行肾穿刺活检。

微生物学检测包括:①细胞学诊断:刮取宫颈、皮肤、口腔等疱疹病损组织的基底部材料作涂片,寻找细胞核内包涵体及多核巨细胞;②核酸检测:应用 PCR 或原位杂交技术检测标本中 HSV-DNA;③分离培养:采取水疱液、唾液或脑脊液等样本,常规处理后接种于人胚肾、兔肾等易感细胞进行分离病毒;④血清学检查:常用 ELISA 和间接免疫荧光法检测 HSV。

(五)治疗及预后

为了最大的临床获益,72 小时内应立即开始治疗。系统抗病毒是目前最主要的治疗方法,常用的药物有阿昔洛韦、伐昔洛韦与泛昔洛韦等,分为间歇疗法和长期抑制疗法 2 种。间歇疗法即发作时用药,推荐在患者出现前驱症状或皮损出现 24 小时内给予抗病毒药物,口服阿昔洛韦 200mg,每日 5 次;或阿昔洛韦 400mg,每日 3 次;或伐昔洛韦 1 000mg,每日 2 次;或伐昔洛韦 300mg,每日 2 次,共 7 天;或泛昔洛韦 250~500mg,每日 3 次。常规疗程为 7~10 天,其中初发性单纯疱疹的抗病毒治疗,疗程需延长至 10 天。对于频繁发作的患者(每年发作大于 6 次),发作期出现前驱症状时应快速启动抗病毒治疗,可选择阿昔洛韦 200mg,每天 5 次,共 5 天;或伐昔洛韦 2g,每日 2 次,共 1 天;或泛昔洛韦 1 500mg,每日 1 次,共 1 天,之后长期抑制病毒疗法:口服阿昔洛韦 400mg,每日 2 次;或伐昔洛韦 500mg,每日 1 次,疗程为 16 周或更长时间。长期抑制疗法虽然可减少单纯疱疹的复发次数,但目前尚无证据表明,此法可阻止停药后复发。

HSV 感染的预后取决于疾病严重程度以及抗病毒治疗的效果。早期发现,并及时予以治疗,有助于改善预后。

(韩 敏)

参考文献

［1］MATTAR S, GUZMN C, FIGUEIREDO LT. Diagnosis of hantavirus infection in humans [J]. Expert Rev Anti Infect Ther, 2015, 13 (8): 939-946.

［2］SARATHKUMARA Y D, GAMAGE C D, LOKU-PATHIRAGE S, et al. Exposure to hantavirus is a risk factor associated with kidney diseases in Sri Lanka: a cross sectional study [J]. Viruses, 2019, 11 (8): 700.

［3］王芹, 曲靖, 张全福, 等. 2013 年全国肾综合征出血热疫情及监测分析 [J]. 疾病监测, 2015, 30 (6): 440-447.

［4］Coronaviridae Study Group of the International Committee on Taxonomy of V. The species Severe acute respiratory syndrome-related coronavirus: classifying 2019-nCoV and naming it SARS-CoV-2 [J]. Nat Microbiol, 2020, 5 (4): 536-544.

［5］YAN R, ZHANG Y, LI Y, et al. Structural basis for the recognition of SARS-CoV-2 by full-length human ACE2 [J]. Science, 2020, 367 (6485): 1444-1448.

［6］ZHOU P, YANG X L, WANG X G, et al. A pneumonia outbreak associated with a new coronavirus of probable bat origin [J]. Nature, 2020, 579 (7798): 270-273.

［7］GUAN W J, NI Z Y, HU Y, et al. Clinical characteristics of coronavirus disease 2019 in China [J]. N Engl J Med, 2020, 382 (18): 1708-1720.

［8］PEI G, ZHANG Z, PENG J, et al. Renal involvement and early prognosis in patients with COVID-19 pneumonia [J]. J Am Soc Nephrol, 2020, 31 (6): 1157-1165.

［9］WALLS A C, PARK Y J, TORTORICI M A, et al. Structure, function, and antigenicity of the SARS-CoV-2 spike glycoprotein [J]. Cell, 2020, 181 (2): 281-292.

［10］RONCO C, REIS T. Kidney involvement in COVID-19 and rationale for extracorporeal therapies [J]. Nat Rev Nephrol, 2020, 16 (6): 308-310.

［11］HUANG C, WANG Y, LI X, et al. Clinical features of patients infected with 2019 novel coronavirus in Wuhan, China [J]. Lancet, 2020, 395 (10223): 497-506.

［12］PAN X W, XU D, ZHANG H, et al. Identification of a potential mechanism of acute kidney injury during the COVID-19 outbreak: a study based on single-cell transcriptome analysis [J]. Intensive Care Med, 2020, 46 (6): 1114-1116.

［13］SU H, YANG M, WAN C, et al. Renal histo-pathological analysis of 26 postmortem findings of patients with COVID-19 in China [J]. Kidney Int, 2020, 98 (1): 219-227.

［14］CHENG Y, LUO R, WANG K, et al. Kidney disease is associated with in-hospital death of patients with COVID-19 [J]. Kidney Int, 2020, 97 (5): 829-838.

［15］CAO B, WANG Y, WEN D, et al. A trial of lopinavir-ritonavir in adults hospitalized with severe Covid-19 [J]. N Engl J Med, 2020, 382 (19): 1787-1799.

［16］MASUTANI K. Viral infections directly involved in kidney allograft function [J]. Nephrology (Carlton), 2018, 23 Suppl 2: 31-37.

［17］RADY K, WALTERS G, BROWN M, et al. Allograft adenovirus nephritis [J]. Clin Kidney J, 2014, 7 (3): 289-292.

［18］SALIBA M, KFOURY A H, ABBAS S, et al. Adenovirus infection as a cause of fever of unknown origin and allograft dysfunction in a kidney transplant recipient [J]. Exp Clin Transplant, 2019, 17 (3): 411-413.

［19］L MOREIRA C, ROCHA J, SILVA M, et al. Adenovirus infection-A rare cause of interstitial nephritis in kidney transplant [J]. Nefrologia, 2019, 39 (1): 106-107.

［20］WORKOWSKI K A, BOLAN G A. Centers for Disease Control and Prevention. Sexually transmitted diseases treatment guidelines, 2015 [J]. MMWR Recomm Rep, 2015, 64 (RR-03): 1-137.

［21］BABADY N E, CHENG C, CUMBERBATCH E, et al. Monitoring of cytomegalovirus viral loads by two molecular assays in whole-bloodand plasma samples from hematopoietic stem cell transplant recipients [J]. J Clin Microbiol, 2015, 53 (4): 1252-1257.

［22］樊建勇, 赵阳, 杨慧兰. 单纯疱疹病毒的生物学特点及其潜伏复发机制研究进展 [J]. 皮肤性病诊疗学杂志, 2015, 28 (1): 82-85.

第六篇
发育不良性肾病

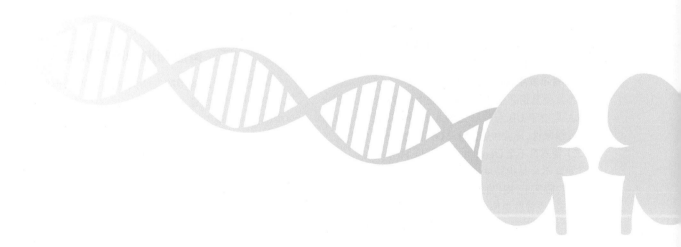

第46章

发育不良性肾病概述

先天性肾脏及尿路畸形(congenital anomalies of kidney and urinary tract,CAKUT)是指包含有泌尿系统解剖学异常的一系列疾病,在先天性器官发育畸形中最为常见,约占所有产前超声检出畸形的1/3,每500个新生儿即有1例患者。CAKUT约占儿童慢性肾脏病(chronic kidney disease,CKD)和终末期肾病(end stage renal disease,ESRD)病因的40%~50%。人类在肾脏发育生物学领域取得了长足的进步,人们对肾脏胚胎发生的理解从既往的解剖学层面提高到了现有的细胞及分子水平。研究肾脏发育的解剖形态过程,理解肾脏发育的细胞生物学模式,明确肾脏发育的分子调控机制,无疑将会为临床发育性肾脏病的诊治提供强而有力的支撑。但目前对这类疾病的基础和临床研究仍然较少。此外,积极开展产前超声筛查,探讨相关的遗传及环境因素,将有助于疾病的早期发现,提高婴儿存活率及改善患者生存质量。

一、肾脏畸形的分类

人类肾脏的发育依次经历前肾、中肾和后肾。后肾的发育起始于孕第5周初输尿管芽(ureteric bud,UB)与后肾间充质(metanephric mass,MM)的相互诱导,最终形成具有多层肾单位的功能成熟的肾脏。在肾脏发育过程中出现的干扰或异常,可以导致CAKUT的临床表型。

CAKUT的肾脏畸形主要包括三类。

(一)肾不发生(renal agenesis,RA)

肾不发生是指胚胎期肾脏发育并未正常启动。在胚胎学上,RA是由于UB与MM之间相互诱导失败,导致UB不能形成输尿管、肾盂和集合管;MM不能形成肾单位。

(二)肾发育不全(renal hypoplasia,RH)

肾发育不全是指肾单位的数目减少,但是肾单位发育分化正常。临床上,RH常定义为肾脏体积小于同龄平均值两个标准差,或肾脏总体积小于同龄正常值50%以上。寡而大的肾单位发育不全(oligomeganephronic hypoplasia,OMNH)代表RH的一类严重亚型。该类患者肾小球数目减少80%,但肾小球显著肥大,直径超出正常值的2倍以上。

(三)肾发育不良(renal dysplasia,RD)

肾发育不良是指肾脏存在未分化和/或化生的组织成分。有时甚至整个肾脏都发育不良,如肾不发育

(renal aplasia,也许仅有几毫米长)或多囊性肾发育不良(multicystic dysplastic kidney,MCDK)。值得注意的是,由于严重的RD或MCDK可以在产前或生后凋亡退化,最后残留一小块无功能的肾组织,表型类似于肾不发育。

肾不发生和肾不发育大体形态上难以鉴别,确诊需要镜检时发现退化的肾实质(肾不发育)。虽然有研究显示肾不发育是先天性孤立肾的主要病因,但由于临床上难以操作,常以RA统称肾不发生和肾不发育。CAKUT还包括肾脏的位置和形态畸形,如异位肾、融合肾、重复肾及旋转不良等,还包括输尿管、膀胱、尿道的发育畸形。

肾脏畸形可见于双侧或单侧,可以单独存在或合并其他CAKUT及肾外畸形。部分病人起病隐匿,甚至缺乏任何临床症状,直至肾衰竭。因此,临床上注重产前筛查以及相关畸形的排查,早期发现预后不良的危险因素,提供个性化的随访方案尤为重要。

对复旦大学附属儿科医院肾脏风湿科2005—2010年就诊的1358例CAKUT患儿进行分析,发现CAKUT构成比排序前4位的病种分别为肾盂输尿管连接部梗阻(pelviureteric junction obstruction,PUJO)、膀胱输尿管反流、双集合系统和输尿管膀胱连接部梗阻(ureterovesical junction obstruction,UVJO),占总CAKUT病例的79.6%。

二、肾脏畸形的发病机制

虽然目前肾脏畸形的发病机制尚未阐明,但是基因突变等遗传机制受到越来越多的关注。有学者认为CAKUT至少部分为单基因遗传病,依赖于以下几点理由。

(1)CAKUT存在一定的家族聚集性。

(2)基因敲除小鼠呈现CAKUT表型。

(3)单基因缺陷的人类多器官综合征中可以包括CAKUT表型。

在人类,已知的非综合征CAKUT致病基因有30余种,包含肾脏畸形的人类畸形综合征有上百种(表46-0-1)。

1995年,Sanyanusi在一个患有视神经缺陷、肾发育不全和膀胱输尿管反流的家族中发现了PAX2基因的移码突变,首次发现了PAX2基因与CAKUT的相关性。之后陆续发现了HNF1B、EYA1、sALL1等基因与CAKUT的发生有较高相关性,随后BMP7、CHD1L、CDC5L、EYA1、GATA3、RET、ROBO2、SALL1、SIX2、SIX5、FRAS1和FREM等在内

表 46-0-1　人类肾脏发育畸形主要致病基因表

OMIM	基因	临床肾脏表型	主要综合征	遗传方式
非综合征型				
#137920	HNF1β	RHD、RA	肾囊肿和糖尿病综合征	AD
#112262	BMP4	RHD、RA	—	AD
#146255	GATA3	RD	甲状腺功能减退、感觉性耳聋、肾脏异常（hypothyroidism，sensorial deafness，renal anomalies，HDR）	AD
#120330/ #191830	PAX2	RHD、VUR	Papillorenal 综合征	AD
#191830	RET	RA	希尔施普龙病（Hirschsprung　disease）	AD
#612666	DSTYK	RHD、UPJO	—	AD
#107480	SALL1	RA、RHD、VUR	Townes-Brocks（Branchio-oto-renal–like 综合征）	AD
#603490	WNT4	RHD	Mullerian aplasia and hyperandrogenism、SERKAL 综合征	AD
#611559	UPK3A	RA	—	AD
#219000	FRAS1、FREM2	RA、RHD	Fraser 综合征	AR
综合征型				
#118450	JAG1、NOTCH2	RHD、MCDK	Alagille 综合征	AD
#113650	EYA1、SIX1、SIX5	RA、RHD	Branchio-oto-renal 综合征（鳃 - 耳 - 肾综合征）	AD
#607323	SALL4	异位肾、CAKUT	Okihiro 综合征	AD
#161200	LMX1B	RA	指甲髌骨综合征	AD
#308700	KALL1、FGFR1	RA、RHD	Kallman 综合征	AD
#610132	VANGL1	RA、RHD、异位肾	VACTERL/caudal regression 综合征	AD
#142994	MNX1	RA、RHD、异位肾、VUR	VACTERL/caudal regression 综合征	AD
#214800	CHD7	RA、RHD、异位肾、VUR	CHARGE 综合征	AD
#122470	NIPBL	RA、RHD	Cornelia de Lange 综合征	AD
#147920	MLL2	RHD、异位肾、VUR	Kabuki 综合征	AD
#180849	CREBBP	RA、RHD、VUR	Rubinstein-Taybi 综合征	AD
#146510	GLI3	RA、RHD	Pallister-Hall 综合征	AD
#130650	KIP2	RHD、VUR	Beckwith-Wiedemann 综合征	AD
#181450	TBX3	RA、RHD	Ulnar-Mammary 综合征	AD
#270400	DHCR7	RA、RHD、VUR	Smith-Lemli-Opitz 综合征	AR
#214100	PEX	RHD、囊肿	Zellweger 综合征	AR
#300209	GPC3	RHD、囊肿、VUR	Simpson-Golabi-Behmel 综合征	X-linked
#188400	Del.22q11	RA、RD、VUR	Di George 综合征	染色体突变

注：OMIM，人类孟德尔遗传在线（http://www.ncbi.nlm.nih.gov/Omim/）；RHD，肾发育不全 / 不良；UPJO，肾盂输尿管连接部梗阻；VUR，膀胱输尿管反流；AD，显性遗传；AR，隐性遗传；X-linked，X 连锁遗传；RA，肾不发生；RD，肾发育不良；MCDK，多囊性肾发育不良。

的基因也在 CAKUT 中报道。目前已知 CAKUT 单基因致病大约有 40 个，可解释 5%~20% 的患者病因。由于致病基因具有明显的异质性、表现度不一致以及不全外显率，使得 CAKUT 新发致病基因的发现仍然具有挑战性。

目前发现 CAKUT 新致病基因的方法主要包括候选基因研究、全基因组连锁分析、全外显子测序和拷贝数变异分析等遗传研究，然后应用 CAKUT 的体外和体内模型进行功能研究，为潜在的致病基因的分类及作用机制提供初始依据。近年来，复旦大学附属儿科医院与复旦大学发育生物学研究所及美国波士顿儿童医院密切合作，通过家系筛查发现新的致病基因，并通过动物实验验证，报道了新发的与肾小球发育相关的基因，如 GEN1、KEOPS、AVIL、NUP93、NUP205、NUP160、XPO5 等，丰富了肾发育相关致病基因的基因谱系。

遗传学检测在肾脏相关疾病的诊断和治疗中起到极其重要的作用。随着对单个基因突变所致肾脏相关疾病的深入认识，新一代基因测序技术已成为肾脏疾病诊断的新工具。对于基因诊断明确的患者，部分可针对基因缺陷开展精准治疗。如近年来发现辅酶 Q10 缺乏可引起肾脏病变，系线粒体病肾损伤，其特征性表现为激素耐药性肾病。有学者将与辅酶 Q10 缺乏相关的蛋白尿和进展性肾病统称为"辅酶 Q 肾病"，其相关的突变基因主要为 COQ2、COQ6、COQ9、PDSS2 和 ADCK4 基因。原发性辅酶 Q10 缺乏可应用辅酶 Q10 替代治疗和改善神经和肾脏病变。另外，如 TSC1、TSC2、PTEN 等 mTOR 通路相关基因突变导致的肾脏疾病，可应用 mTOR 通路抑制剂雷帕霉素来辅助治疗。因此，早期基因发现意义深远，将进一步推进精准治疗，改善患儿预后。

除了遗传因素外，孕期的环境因素也可以影响肾脏发育，包括孕期服用致畸药物（如氨基苷类抗生素、非甾体抗炎药或血管紧张素转换酶抑制剂）、大量饮酒、胎儿生长受限以及孕母的疾病（如糖尿病）等。目前引起肾脏畸形的具体分子机制，仍需进一步探讨。

三、特殊类型的肾脏畸形

（一）肾不发生

双侧肾不发生（bilateral renal agenesis，BRA）是一种罕见的致命性畸形，约每 10 000 例胎儿中有 1 例，是 Potter 综合征的常见病因之一。Potter 综合征首次报道于 1946 年，是一组由于各种原因导致羊水过少继发肺发育不良、畸形足以及特殊面容（双侧低位耳廓、扁平鼻、宽睑裂、小下颌等）的病征。无疑，BRA 是 Potter 综合征严重形式之一。BRA 患儿由于肾实质和羊水的完全丧失，极度的肺发育不全，约有 40% 死产；即使生后存活的新生儿，多于短期内死于呼吸衰竭。若新生儿生后 24~48 小时仍无尿，应警惕 BRA 的发生。B 超可以协助诊断。

（二）单侧肾不发生（unilateral renal agenesis，URA）

由于缺乏临床症状，发病率没有确切统计。URA 的发病率，在产前超声研究中约为 1/2 900，尸检研究中占 1/1 000，学龄儿童超声检查中为 1/1 300。采用 Meta 分析对 URA 发病率进行综合评价，约为 1/2 000，男性稍多于女

性。URA 的发病率产前低于产后，可能由于产前超声易于将肾上腺误认为肾脏而发生漏诊，以及生后诊断为 URA 的患者可能部分源于发育不良的肾脏逐步退化所致。

URA 的诊断需要首先排除异位肾的存在，如盆腔肾、对侧融合肾等。B 超、二巯基丁二酸（dimercaptosuccinic acid，DMSA）或硫乙甘肽 3（mercaptoacetyltriglycine，MAG3）扫描可以协助诊断。URA 由于单侧肾脏丧失，对侧正常肾脏发生代偿性肥大。对侧肾脏的长度或体积与身长比值在最初的 3~4 个月中即发生缓慢增加，逐渐超出正常人群范围。如果对侧肾脏代偿失败，常提示对侧肾脏存在发育不良。由于 URA 常伴有对侧泌尿系畸形，如膀胱输尿管反流（40%）或肾盂输尿管连接部梗阻（20%）等，因此推荐对 URA 患者进行对侧泌尿系统的影像学检查。虽然缺乏坚实的理论依据，但有证据显示 URA 患者常合并其他系统畸形，尤其是内耳、生殖道和脊柱畸形等。在 26 例 URA 女性患儿的资料研究中，发现有 3 例存在米勒管异常。

URA 的预后是个颇具争议的临床话题。30 年前，Brenner 等提出了肾单位数目减少导致肾小球高滤过的假说。这种高滤过可以引起肾小球纤维化和肾单位数目进一步减少的恶性循环。在产前，90% 的 URA 存在对侧肾脏的代偿肥大。这些代偿在出生时是有益的，但是从长远看，可能引起肾小球纤维化和血管收缩，加重肾脏损害。需要强调，先天性孤立肾和获得性孤立肾，如肾脏捐赠，两者的长期预后存在重要差别。前者常伴随的其他 CAKUT 也是预后不良的潜在因素。虽然，目前尚缺乏产前诊断的 URA 患者的前瞻性长期随访研究，但是没有证据显示 URA 预后良好。因此，推荐对 URA 患儿生后即开始规律随访。

综上所述，人类肾脏胚胎发育受到多种因素的相互协调和制约。通过肾脏专业网站 GUDMAP（www.gudmap.org）可以更好地了解胚肾发育过程中各种基因的表达谱。随着人们研究技术和能力的提高，肾脏发育的研究领域也在不断扩大，如肾脏再生医学、肾脏干细胞移植、生物人工肾的研发等。了解肾脏发育的过程，明确肾脏发育的调控机制，将对今后肾脏疾病的诊治开拓更为广阔的思路。

（徐　虹　陈　径）

参考文献

［1］COMBES A N, DAVIES J A, LITTLE M H. Cell-cell interactions driving kidney morphogenesis [J]. Curr Top Dev Biol, 2015, 112: 467-508.

［2］MOTAMEDI F J, BADRO D A, CLARKSON M, et al. WT1 controls antagonistic FGF and BMP-pSMAD pathways in early renal progenitors [J]. Nat Commun, 2014, 17 (5): 4444.

［3］VIVANTE A, HWANG D Y, KOHL S, et al. Exome sequencing discerns syndromes in patients from consanguineous families with congenital anomalies of the kidneys and urinary tract [J]. J Am Soc Nephrol, 2017, 28 (1): 69-75.

［4］VAN DER VEN A T, VIVANTE A, HILDEBRANDT

F. Novel insights into the pathogenesis of monogenic congenital anomalies of the kidney and urinary tract [J]. J Am Soc Nephrol, 2018, 29 (1): 36-50.

［5］BRAUN D A, RAO J, MOLLET G, et al. Mutations in KEOPS-complex genes cause nephrotic syndrome with primary microcephaly [J]. Nat Genet, 2017, 49 (10): 1529-1538.

［6］曹琦，李国民，徐虹，等 . 辅酶 Q10 治疗 COQ6 基因突变致肾病一例并文献复习 [J]. 中华儿科杂志 , 2017, 55 (2): 135-138.

［7］宋晓翔，徐虹，沈茜，等 . ADCK4 相关肾小球病 8 例分析 [J]. 中华肾脏病杂志 , 2017, 33 (1): 22-28.

［8］LAM H C, SIROKY B J, HENSKE E P. Renal disease in tuberous sclerosis complex: pathogenesis and therapy [J]. Nat Rev Nephrol, 2018, 14 (11): 704-716.

［9］SAISAWAT P, KOHL S, HILGER A C, et al. Whole-exome resequencing reveals recessive mutations in TRAP1 in individuals with CAKUT and VACTERL

association [J]. Kidney Int, 2014, 14 (11): 704-716.

［10］HUMBERT C, SILBERMANN F, MORAR B, et al. Integrin alpha 8 recessive mutations are responsible for bilateral renal agenesis in humans [J]. Am J Hum Genet, 2014, 94 (2): 288-294.

［11］LAURICHESSE D H, KOHLER M, DORAY B, et al. Congenital unilateral renal agenesis: Prevalence, prenatal diagnosis, associated anomalies. Data from two birth-defect registries [J]. Birth Defects Res, 2017, 109 (15): 1204-1211.

［12］KENDRICK J, HOLMEN J, YOU Z, et al. Association of unilateral renal agenesis with adverse outcomes in pregnancy: a matched cohort atudy [J]. Am J Kidney Dis, 2017, 70 (4): 506-511.

［13］PERLMAN S, LOTAN D, DEKEL B, et al. Prenatal compensatory renal growth in unilateral renal agenesis [J]. Prenat Diagn, 2016, 36 (11): 1075-1080.

第47章

肾发育不良 / 肾发育不全

第1节 肾发育不良

肾发育不良（renal dysplasia，RD）是由于后肾的分化异常所致，可以表现为弥漫性、节段性或局灶性。肾发育不良的肾脏大小和形态差异很大，可以呈无囊的小肾脏，也可以为多囊的巨大肾（如肾多囊性发育不良）。需要注意，肾发育不良的发展是个动态过程，无囊肾体积减小的肾发育不良与肾发育不全难以鉴别。因此，临床上常统称为肾发育不全 / 不良（renal hypodysplasia，RHD）。

一、病因及发病机制

肾发育不良发病机制目前尚不明确，可能与中肾管的壶腹运动异常以及输尿管芽异常出芽所导致的肾单位诱发缺陷有关，同时也可能与泌尿系统胚胎发育不同阶段受到各种致畸因子的影响有关。

二、流行病学

RD 发病率单侧约为 1/1 000，双侧为 1/5 000。既往，这类病人仅在成年期其他疾病检查中偶然发现，除非是双侧 RD 导致 Potter 或儿童期肾衰竭。随着产前超声筛查的普及，儿童中 RD 的检出率逐渐增加。大约 10%RD 患者拥有肾脏 / 尿路畸形的家族史，同时，RD 也是儿童期慢性肾衰竭的最常见病因。

三、病 理

单纯性肾发育不全很罕见，多数伴发肾发育不良（图47-1-1）。RD 病理组织学表现为存在原始肾小球和肾小管、原始小管周围包绕未分化的平滑肌和软骨样化生等（图 47-1-2）。

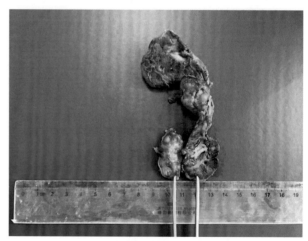

图 47-1-1 肾发育不良大体解剖图

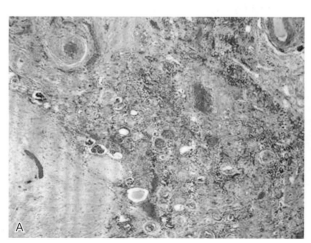

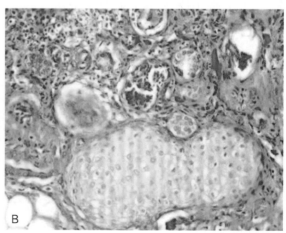

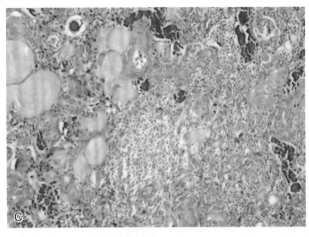
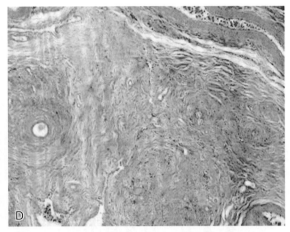

图 47-1-2　肾发育不良

注:A. 肾脏结构排列紊乱(HE×200);B. 原始肾小球、肾小管及软骨组织(HE×400);C. 肾小管扩张,间质大量淋巴细胞浸润(HE×200);D. 间质大量纤维组织增生(HE×200)。

四、临床表现

1. 部分患儿若不伴有泌尿系其他畸形,又无并发症,可无明显临床症状,一般在体检影像学检查时无意发现。

2. 若合并输尿管开口异位可出现异常滴尿。

3. 合并肾积水或输尿管扩张可出现腰腹痛或腹部包块。

4. 合并输尿管反流或输尿管囊肿反复经尿道口脱出可出现尿路感染。

5. 合并肾动脉狭窄可出现高血压等。

五、诊断与鉴别诊断

(一)肾发育不良的诊断

肾发育不良常合并 UPJO、VUR 和后尿道瓣膜等。因此,应该进行下尿路的影像学检查,以明确是否合并其他 CAKUT 畸形。

1. B超　B超检查简便易行、无创,为本病的首选检查方法,由于异常的肾实质组织导致的回声增强,皮髓质不易区分,同时可探及肾实质性囊肿,但对于发育不良的肾体积小且位置较低时,B超准确性较差,则不能探及肾脏,但可发现对侧肾代偿性增大。若发现盆腔或膀胱后方扩张的输尿管或囊肿,应想到肾发育不良可能(图 47-1-3)。

2. 排尿性膀胱尿路造影(MCU/VCUG)　由于肾发育不良伴发输尿管发育不良的可能性大,故 MCU/VCUG 检查是必要的。

3. 99mtc-DMSA　DMSA 对肾发育不良的敏感性较高,可有助于确定肾功能和未来肾损害的风险。

4. 肾病理活检　可用来确诊,肾发育不良的主要病理特征为原始小管外周包裹纤维环。

5. 多层螺旋 CT 尿路造影(multislice puted tomography urography,MSCTU)　发育不良肾脏表现为结节状或囊状,可见钙化,无肾的结构及形态;MSCTU 增强扫描各期患肾均无实质强化,MPR、MIP 及 VR 等后处理图像无确切的供肾动脉显示;延迟扫描,肾盂肾盏不显影。

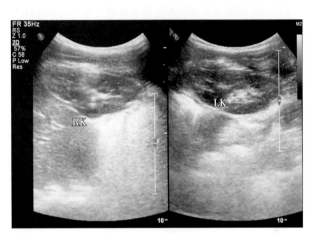

图 47-1-3　肾发育不良

注:B 超示由于异常的肾实质组织导致的回声增强,皮髓质不易区分。

(二)鉴别诊断

1. 肾发育不全　肾发育不全为肾组织发育分化差或未分化,除体积缩小外,还可见囊腔等幼稚结构。二者鉴别点主要在于患者有无排泄功能及有无确切肾血管显示。*MSCTU* 对肾脏先天异常的整体解剖形态和细微病理变化显示能力强,对肾发育不良与肾发育不全鉴别诊断具有重要意义。

2. 肾萎缩(终末期肾脏)　病因较多,如尿毒症、慢性肾盂肾炎、肾动脉狭窄、肾结核等;肾萎缩的肾动静脉较粗,与肾体积缩小不成比例。根据患者年龄、基础疾病及 MSCTU 对肾血管改变可以进行鉴别。

六、治　疗

1. 对于无明确临床表现及体征的单侧肾发育不良的患儿,多数预后较好,但需进行长期的 B 超和血压的动态监测。

2. 对于累及对侧肾的患儿,应常规评估对侧肾脏的形态及功能,当对侧肾及输尿管病变引起了相应临床症状时,应首先处理对侧,如重复肾切除、肾盂输尿管成形、膀胱输尿管再植术等,而不能仅简单地切除发育不良的肾脏,以防肾功能损害或加重。

3. 因肾发育不良导致肾衰竭的患者(伴或不伴反流),可使用 ACEI 提高肾功能。

七、预　后

临床预后除了与其他器官的合并畸形相关外,还需要考虑:①单侧或双侧疾病;②存留功能肾体积大小;③有无下尿路梗阻;④孕期羊水量的变化。由于 RD 及肾功能存在动态演变,因此需要生后随访并更新评估。

第2节　肾发育不全

肾发育不全(renal hypoplasia,RH)是指肾脏含有较少的肾单位,但肾脏结构正常。超声检查可以显示肾脏呈高回声,组织学上发现肥大的肾小球和肾小管。肾发育不全包含 3 种形式:①单纯肾发育不全。单侧肾发育不全可以没有症状,仅在对侧肾有病变或因高血压等行检查时才被发现。双侧肾发育不全在幼小年龄时即可出现肾功能下降,出现如厌食、呕吐、生长受限等症状。多数患儿在婴儿期死于肾功能不全或呼吸系统疾病。②节段性肾发育不全(segmental hypoplasia,Ask-Upmark kidney)。从肾被膜外可见局部肾实质变薄,呈凹槽样内陷覆盖于扩大的肾盏。特征为肾脏体积小且在肾脏表面有 1 个或几个深沟,其下肾实质类甲状腺样表现,反流为其可能病因。多以严重高血压为主要表现,预后与继发高血压及感染程度相关,严重者需肾脏替代治疗。③寡而大的肾单位发育不全(oligomeganephronic hypoplasia,OMNH)。病理特点详见前述。该病多见于男性,男女比例约为 3∶1,常为双侧病变。

临床上单纯性肾发育不全很罕见,多数伴发肾发育不良。

一、病因及发病机制

肾发育不全发病机制尚不明确,可能的机制包括以下内容。

1. 子宫内血管异常　早期肾血流灌注不足可导致肾发育不全(部分双胎病例报道中,通常只有一个胎儿会出现肾发育不全),产前暴露于血管紧张素转化酶抑制剂(angiotensin converting enzyme inhibitors,ACEI)或血管紧张素 II 受体阻滞剂(angiotensin receptor blockers,ARBs),或与肾素-血管紧张素系统相关的基因突变可导致肾小管的发育不全。

2. 肾性营养不良或泌尿系统异常　肾性营养不良可导致 PUV、UVR 或 UPJO。

3. 遗传因素　发现一些基因及表观遗传因素在肾发育不全中起重要作用,如 EYA1 和 SIX1(鳃耳肾综合征)、FRAS1(Fraser 综合征),PAX2(肾功能缺损综合征)、SAll1(Townes-Brocks 综合征)、TCF2(肾囊肿和糖尿病)等,部分 CNV 也常与肾发育不良和异常相关联,特别是伴发精神发育迟缓的肾发育不全。

4. 环境因素　包括:①宫内发育迟缓;②母体维生素 A 缺乏;③母体高血糖和糖尿病等。

二、病　理

肾发育不全主要表现为小肾脏,肾脏重量低于正常年龄组的 50%。光镜下可见:①肾单位减少。肾单位数量只有正常肾脏的 20%~25%。②肾小球肥大。肾小球直径是正常肾小球大小的 2 倍(图 47-2-1)。③肾小管肥大。受影响的小管较长(是正常长度的 4 倍)以及较大(是正常适龄对照的 15 倍)。电镜下可见 Bowman 包膜增厚、肾小球基底膜变异;电镜也显示上皮细胞足突过程有不规则增厚和融合。

三、临床表现

1. 单侧肾发育不全的患儿可无明显临床表现,部分患儿可因查体发现蛋白尿等就诊。

2. 双侧肾发育不全的婴儿在出生时肾功能受损,随后可能发生渐进性肾功能衰竭。

3. 相关的泌尿系统异常可包括肾盂肾盏的异常(如先天性肾积水、输尿管狭窄以及膀胱输尿管反流等),临床可表现与泌尿系统异常有关的并发症,包括尿路感染、血尿、发热和腹痛等。

四、诊断与鉴别诊断

(一)诊断

1. 妊娠 3 个月后即可进行产前诊断,对于 B 超显示肾脏小于参考图表第 5 个百分点应高度怀疑发育不全,此外羊水过少也可能提示胎儿肾发育不全。

2. B 超检查　通常显示肾脏体积减小(是正常肾脏的 20%~75%)。

3. ^{99m}Tc-DMSA　反复肾脏感染导致的肾瘢痕也可表现为肾脏减小,DMSA 可用来排除肾瘢痕的存在。

4. 肾病理活检　可确诊,由于是有创性检查,故不首选。

5. MSCTU　发育不全肾脏表现为肾脏体积变小,但保持正常肾脏形态,部分肾盂肾盏扩张。增强扫描,大多数病例表现为肾脏皮髓质较薄且明显强化;MIP 及 VR 可以清晰、直观显示供肾动脉及静脉,且供肾动脉与患肾大小成比例缩小;少数病例皮质极度变薄,不具备肾脏形态,皮质期及髓质期均无明显强化,排泄期可见延迟强化;延迟足够长时间,均可见肾盂内对比剂排泄。

(二)鉴别诊断

1. 肾发育不良　肾发育不良为肾叶所含肾单元数量减少而肾组织结构正常,仅体积小于正常。二者鉴别详见本章第 1 节。

2. 先天性孤立肾　先天性孤立肾的对侧肾不发育,血管、输尿管等完全缺如;常同时合并同侧膀胱三角区发育不良、精囊囊肿、孤立肾代偿性肥大等。MSCTU 表现为孤立肾体积代偿性增大,对侧肾窝内无肾组织结构,皮髓质期轴位及 MIP、VR 图像均显示肾动静脉缺如,排泄期输尿管缺如等,这有助于与肾发育不全鉴别。

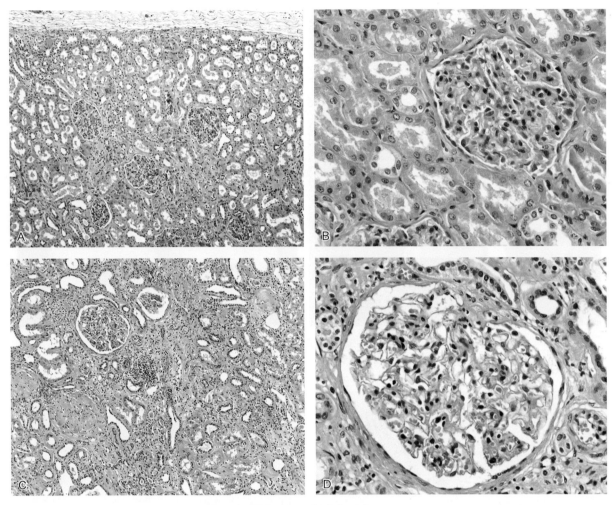

图 47-2-1　肾发育不全

注：与正常发育的肾脏相比（A. HE×100；B. HE×400），肾发育不全的肾实质肾单位明显减少，肾小球明显增大（C. HE×100；D. HE×400）。

五、治　疗

1. 对于单侧 RH 患者，对侧肾脏通常代偿性肥大，若无并发症时，患者可无明显临床表现，可随访观察。

2. 双侧 RH 患者在幼小年龄时即可出现肾功能下降的表现，如厌食、呕吐、生长受限等，多数患儿在婴儿期死于肾功能不全或呼吸系统疾病。

3. 当节段性肾发育不全可出现较严重的高血压，在对侧肾功能良好情况下，可行手术切除患肾，血压多数在术后即恢复正常。由于 RH 多不合并其他畸形，病程进展缓慢，故是肾移植的可选对象。

第 3 节　多囊性肾发育不良

多囊性肾发育不良（multicystic dysplastic kidney，MCDK）是肾发育不良的极端形式，发病率约为 1/4 000。MCDK 以单侧性多见，双侧者多早夭。不少病例合并同侧输尿管闭锁，对侧 UPJO、VUR 或其他类型的发育不良。

一、病因及发病机制

MCDK 病因尚未完全阐明，目前多认为系胎儿早期输尿管上段和 / 或肾盂的供血血管损伤导致肾盂、输尿管闭锁致后肾退化，肾小管呈囊性扩张，输尿管缺如或粗大呈条索状。研究显示在 MCDK 中至少存在小部分相对正常的肾小球和近端小管。这些结构可以在产前或生后发生退化而消失。在 83 例 MCDK 患者生后放射性核素肾图的研究中，有 3 例患者 MCDK 侧肾脏仍存留很少的排泄功能，占总肾功能的 3%~7%。

二、病　理

MCDK 表现为患侧肾脏形态失常，由多个大小不等的囊肿所替代，囊间含有原始发育不良的组织成分（图 47-3-1、图 47-3-2）。

三、临床表现及治疗

临床上常常表现为单侧性腹部肿块。MCDK 患儿的处理涉及观察随访、药物治疗以及肾切除。由于 MCDK 多合

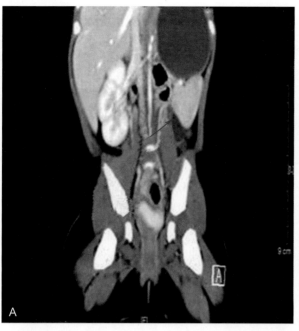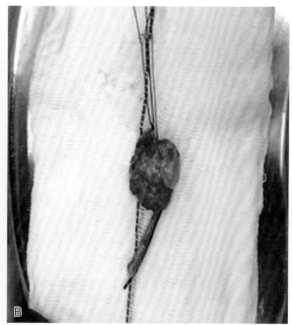

图 47-3-1　多囊性肾发育不良

注：A. 肾发育不良，呈多囊肾，显影不良（箭头所指）；B. 切除的多囊性发育不良肾。

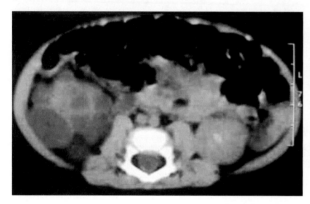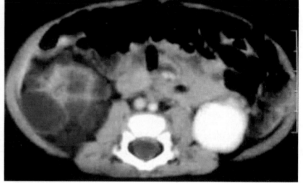

图 47-3-2　多囊性肾发育不良

并其他 CAKUT 畸形，所以应该评估合并畸形的可能性及监测血压。肾脏超声常规推荐为出生后 1 年中每 3 个月 1 次；随后每 6 个月 1 次直至包块退化；或者至少 5 年。对侧肾脏可以发生代偿性肥大，应该超声随访。小部分出现高血压的患者中药物治疗有效，但是部分患者可能需要肾切除。

（徐　虹　陈　径）

参考文献

[1] CHEN R Y, CHANG H. Renal dysplasia [J]. Arch Pathol Lab Med, 2015, 139 (4): 547-551.

[2] CAIULO V A, CAIULO S, GARGASOLE C, et al. Ultrasound mass screening for congenital anomalies of the kidney and urinary tract [J]. Pediatr Nephrol, 2012, 27 (6): 949-953.

[3] VMONTINI G, BUSUTTI M, YALCINKAYA F, et al. European Society for Paediatric Nephrology Working Group on Congenital Anomalies of the Kidney and Urinary Tract. A questionnaire survey of radiological diagnosis and management of renal dysplasia in children [J]. J Nephrol, 2018, 31 (1): 95-102.

[4] SANNA-CHERCHI S, SAMPOGNA R V, PAPETA N, et al. Mutations in DSTYK and dominant urinary tract malformations [J]. N Engl J Med, 2013, 369 (7): 621-629.

[5] SAISAWAT P, KOHL S, HILGER A C, et al. Whole-exome resequencing reveals recessive mutations in TRAP1 in individuals with CAKUT and VACTERL association [J]. Kidney Int, 2014, 85 (6): 1310-1317.

[6] SHARADA S, VIJAYAKUMAR M, NAGESWARAN P, et al. Multicystic dysplastic kidney: a retrospective study [J]. Indian Pediatr, 2014, 51 (8): 641-643.

[7] ADAMIOK-OSTROWSKA A, PIEKIEŁKO-WITKOWSKA A. Ciliary genes in renal cystic diseases [J]. Cells, 2020, 9 (4): E907.

第48章

肾小球巨大稀少症

肾小球巨大稀少症(oligomeganephronia)是指先天性肾小球数量减少、体积增大。确切的机制不清楚,常见于母体营养不良、孕期使用了影响肾脏发育的药物、早产儿或出生低体重儿。肾小球巨大稀少症的患者主要表现为双肾体积缩小、不同程度的蛋白尿及缓慢进展性肾功能不全,容易发生急性肾损伤和局灶节段性肾小球硬化,容易发生高血压,可发展为慢性肾衰竭。

一、病因及发病机制

肾小球巨大稀少症的发生与孕期母亲的营养不良、用药情况、早产儿或出生低体重儿有关。

造成早产儿和出生低体重儿的原因很多。其中孕期母亲的营养不良、孕期母亲的健康状态不佳(如妊娠高血压、糖尿病、肾脏病、先兆子痫和子痫等)、孕期母亲使用硝基呋喃类、甲硝唑、四环素类、大环内脂类、头孢菌素类、喹诺酮类等抗生素,是重要原因。上述原因可以导致宫内或宫外肾脏发育不良,容易导致早产和出生时低体重,同时可能导致肾小球数目减少、残余肾小球体积增大。早产儿和出生低体重儿是肾小球巨大稀少症的重要原因。新近,通过人体肾活检标本研究显示,与同年龄出生正常体重(平均 3 110g,3 120g)的局灶节段肾小球硬化和微小病变患儿比较,出生低体重(平均777g)的局灶节段小球硬化患儿肾活检组织肾小球的密度低[平均$(1.4 \pm 0.6)/mm^2$ vs. $(3.3 \pm 1.2)/mm^2$, $(3.6 \pm 1.1)/mm^2$],肾小球体积大(平均$4.1 \times 10^6 \mu m^3$ vs. $1.6 \times 10^6 \mu m^3$, $1.3 \times 10^6 \mu m^3$);肾小球密度与出生体重及胎龄有明显的正相关。

人类肾小球数目的变化很大(20 万 ~200 万),无论是先天还是后天肾小球数目的减少都更易患高血压、慢性肾脏病。国外学者提出人肾小球的减少在初期可以维持正常的肾小球滤过率,这是通过肾小球肥大来代偿的,个体肾小球肥大可增加肾小球的有效面积,随着时间的推移,这种适应性反应反而变得有害;另外增加肾小球面积可以导致钠潴留,继而造成全身性高血压,同时肾小球高滤过影响肾脏的自主调节机制,产生肾小球内高压和蛋白尿。这些过程导致肾脏容易损伤,反过来又导致了额外肾小球数目减少和残余肾小球更高的滤过功能,最终导致更快速肾损伤的恶性循环。

除了母亲的营养和健康状态、用药情况、胎龄以及妊娠期胎儿体重影响肾小球数量外,还有种族、性别、年龄、体重和肾脏的体积与重量等因素对肾小球数目也有影响。由于出生体重与肾小球数目和体积密切相关,出生体重每增加 1kg,肾小球数增加 257 426 个。因此,凡是能导致出生低体重的因素均可能导致肾小球数目减少、体积增大。

二、临床及病理表现

肾小球巨大稀少症,根据其严重程度可有不同的临床和病理表现。常发生在出生低体重、肾脏体积减小的人群,肾活检组织中肾小球数目、密度减少和肾小球体积增大(图48-0-1)。

国际上还没有公认的肾小球巨大稀少症诊断标准。部分学者采用以下的诊断标准:①肾活检取材符合标准(肾皮质或皮髓质或皮 - 髓 - 皮质;长度 1.5~2cm);②光镜下肾小球数目减少(≤ 10 个),肾小球体积增大(肾小球面积大于正常 2 倍以上);③免疫荧光检查肾小球、肾小管均无 IgG、IgA 及补体沉积,电镜检查无电子致密物;④排除血液动力学、肾小球弥漫增殖性病变、肾小球毛细血管祥内血栓或异常蛋白沉积、代偿性等各种原因造成的肾小球体积增大。

三、临床表现、治疗及预后

肾小球巨大稀少症,由于肾小球肥大,常表现为不同程度蛋白尿。由于肾小球稀少,可表现为不同程度肾功能不全、高血压,甚至肾衰竭。CT 平扫和增强(一般不推荐增强CT 检查)的特点是,双侧对称性缩小,皮质和髓质相对增厚,肾椎体汇合处失去正常形态,肾皮质微小条纹、少量皮质瘢痕。

肾小球数目减少是发生急性肾损伤(acute kidney injury,AKI)的重要危险因素。早产儿容易发生 AKI 其原因可能与患儿病情太严重或应用肾毒性药物或营养不良有关,但是肾小球数目减少是其重要原因。AKI 是 CKD 的危险因素,越来越多的证据提示 AKI 所引起的损伤是累积性的,所以早产儿和出生低体重儿发生 AKI 概率的增加导致CKD 的发生率增加。

肾小球数目减少易发生局灶节段性肾小球硬化(focal segmental glomerulosclerosis,FSGS)。早产儿及出生低体重儿肾小球数目减少,可能与 FSGS 有关。有文献报道出生

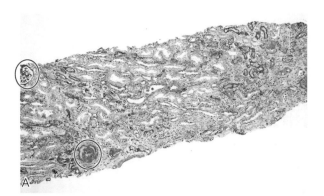

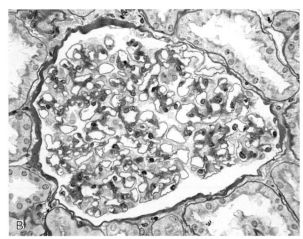
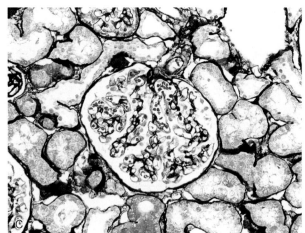

图 48-0-1　早产和出生时低体重患者肾小球稀少症

注：A. 低倍镜下只见 2 个肾小球（红色圆圈内），其中之一球性硬化。可见局部肾小管萎缩和间质纤维化（PAS×100）；B. 高倍镜下见肾小球肥大（PAS×400）；C. 正常肾小球（PASM×400）。

低体重儿的肾活检结果提示其 FSGS 发生率为 37.5%，显著高于出生正常体重儿童。伴有 FSGS 的出生低体重患儿与出生正常体重的患儿相比，足细胞数目显著减少。这些实验研究进一步证明了肾小球数目减少、足细胞减少或损伤易引发 FSGS。此外，胎儿期肾小球结构过早停止发育可能比直接损伤足细胞造成更严重的后果，母亲的生活压力、营养情况、是否酗酒以及是否患有心脏病或高血压等许多因素都会影响子代肾小球的发育，后代肾小球过早停止发育可导致 FSGS 的发生。

由于肾小球数目和全肾肾小球表面积的减少将导致钠排泄能力降低，增加高血压易感性、减少肾脏储备，从而限制对肾损伤的代偿，这可以解释出生低体重人群的高血压和肾脏疾病患病病率更高。多种动物模型显示了出生低体重与高血压的关联，部分原因是由其肾小球数的先天性缺陷导致的。从动物数据来看，这种出生低体重与高血压关联性不仅依赖过肾小球的滤过表面积，也可能受肾脏的钠转运蛋白表达的改变或肾素 - 血管紧张素 - 醛固酮系统的影响。

对于肾小球巨大稀少症的患者，如何减少肾小球的高压力、高灌注、高滤过是重要的。控制血压在理想水平、适当低蛋白饮食、慎用或不用肾毒性药物，对于肾小球功能的长期维持，延缓肾功能的恶化，具有重要的意义。

（谢院生）

参考文献

［1］ KOIKE K, IKEZUMI Y, TSUBOI N, et al. Glomerular density and volume in renal biopsy specimens of children with proteinuria relative to preterm birth and gestational age [J]. Clin J Am Soc Nephrol, 2017, 12 (4): 585-590.

［2］ HELAL I, FICK-BROSNAHAN G M, REED-GITOMER B, et al. Glomerular hyperfiltration: definitions, mechanisms and clinical implications [J]. Nat Rev Nephrol, 2012, 8 (5): 293-300.

［3］ LUYCKX V A, PERICO N, SOMASCHINI M, et al. A developmental approach to the prevention of hypertension and kidney disease: a report from the Low Birth Weight and Nephron Number Working Group [J]. Lancet, 2017, 390 (10092): 424-428.

［4］ HOPKINS K, MOWRY J, HOUGHTON D. Congenital oligomeganephronia: computed tomography appearance [J]. Clin Pract, 2013, 3 (2): e31.

［5］ IKEZUMI Y, SUZUKI T, KARASAWA T, et al. Low birthweight and premature birth are risk factors for podocytopenia and focal segmental glomerulosclerosis [J]. Am J Nephrol, 2013, 38 (2): 149-157.

第49章

肾脏异位、旋转不良等畸形

肾脏先天畸形还包括多种肾脏位置和形态异常类型，如异位肾、融合肾、旋转不良及重复肾等。

第1节 异位肾

异位肾（renal ectopia）是指一侧或双侧肾脏先天性位置异常，肾脏不在正常的肾窝中，可能位于盆腔、髂部、胸部，或交叉至对侧。异位肾常合并其他畸形，如 VUR、肾发育不良、生殖道、心血管系统和骨骼畸形等。因此，应该注意评估是否合并其他畸形的存在。

正常肾脏发育过程中，肾脏从盆腔向上至中上腹部腹膜后并发生内旋。如果肾脏没有上升或上升超越正常肾窝，成为异位肾。异位肾可以位于盆腔内，也可以位于胸腔内。

一、分型

异位肾临床按位置不同，可分为盆腔异位肾、胸腔异位肾及交叉异位肾。

（一）盆腔异位肾

异位肾较小，因旋转不良肾盂常位于前方，90% 肾轴倾斜甚至呈水平位。输尿管短或仅轻度弯曲。肾血管异常，主肾动脉源于主动脉侧或其分叉处，伴一条或多条迷走血管。

（二）胸腔异位肾

是指部分或全部肾穿过横膈进入后纵隔。异位肾位于横膈的侧后方，Bochdalek 孔内，横膈变薄似包膜包住肾脏，故肾脏不游离于胸腔内。肾的形态和集合系统正常，肾血管和输尿管通过 Bochdalek 孔，输尿管被拉长但正常进入膀胱。

（三）交叉异位肾

是指一个肾越过中线至对侧，其输尿管仍由原侧进入膀胱。McDonald 和 McCleelan 报道了交叉异位肾的类型：①交叉异位伴融合；②交叉异位不伴融合；③孤立交叉性异位肾；④双侧交叉异位肾。90% 交叉异位肾是融合的，不融合时非异位肾位置正常，异位肾位于正常肾的下方。大多数交叉异位肾无症状，如有症状则常见于中年。

二、流行病学

1. 异位肾总体发生率为 1/900，没有明显性别差异。

2. 盆腔异位肾尸检发生率为 1/3 000~1/2 100，孤立异位肾为 1/22 000，男女无差异。

3. 胸腔异位肾罕见，占所有异位肾的 5%。左侧多见，左右之比为 1.5∶1。男女之比约 3∶1。

三、临床表现

1. 无症状的异位肾常偶然发现，如产前超声检查中。

2. 有症状者可表现为下腹部肿块。

3. 若并发尿路感染、结石或梗阻可导致发热、腹痛、脓尿、血尿、泌尿系感染或高血压。

4. 可由于压迫周围血管、神经等出现胃肠症状以及膀胱刺激症状。

四、诊断与鉴别诊断

（一）B超

腹部 B 超检查可以对融合肾作出初步诊断，不仅可判断异位肾动脉的起点及走行，还可检测出肾动脉的内径、长度及血流速度等诸多参数。

（二）CT 或 MRI

当合并泌尿系统或其他系统的复杂畸形时，可选择 CT 或 MRI 显示双侧肾脏、输尿管及膀胱的解剖结构，而且 CT 可观察合并的骨骼畸形，MRI 有助于观察脊柱脊髓畸形，包括脊髓纵裂、脊髓中央管扩张、脊髓终丝脂肪瘤以及脊髓脊膜膨出等。

（三）静脉尿路造影（intravenous pyelography, IVP）

肾位置的异常和异常的肾血管可引起梗阻，出现肾积水和结石。IVP 可以确诊，如需手术则应行肾动脉造影了解肾血管的畸形。

五、治疗及预后

1. 如无症状或压迫症状不明显，无须特殊处理。

2. 并发感染时，可使用抗菌药物；并发重度肾积水或积脓时，则需手术治疗。

3. 若异位肾伴肾动脉狭窄引起严重的高血压，可经肾动脉支架植入，术后血压可恢复正常。

绝大多数预后良好，有合并症时对症处理。

第2节 融合肾及肾旋转不良

　　两侧肾脏相互融合称为融合肾(fused kidney),表现有各种形态,如马蹄肾、盘形肾、乙状肾等。马蹄肾(图49-2-1、图49-2-2)是最常见的肾脏融合畸形,发病率为1/800~1/400,在 Turner 综合征中更为常见(30%)。在马蹄肾中,两侧肾脏融合多发生于肾脏下极,中间融合的部分称为峡部,由肾实质或结缔组织构成。由于融合的限制,马蹄肾中肾脏不能正常旋转。输尿管越过峡部前方下行,由于引流不畅,常发生感染、积水或结石(图49-2-3)。

　　肾旋转不良(rotation dysplasia)是指肾脏发育中旋转障碍,肾盂未朝向内侧。肾旋转不良可以是单侧或双侧,最多见的是旋转不全,即肾盂朝向前方。肾旋转不良不需要纠正。仅在有尿路感染、结石及梗阻等并发症时,根据具体情况进行治疗。

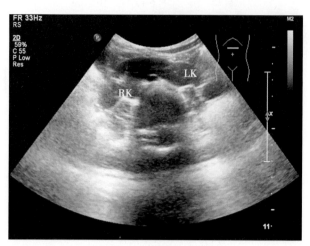

图 49-2-1　马蹄肾 B 超表现

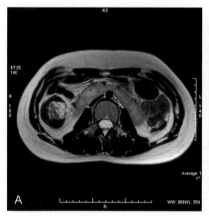 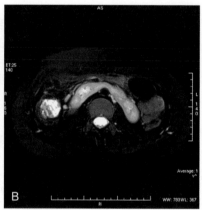 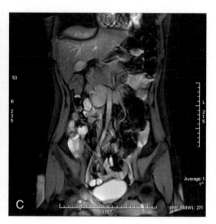

图 49-2-2　马蹄肾 MRI 表现

注:A. 马蹄肾 -T_1WI 轴位;B. 马蹄肾 -T_2WI 轴位;C. 马蹄肾 -Trufi 冠状位。

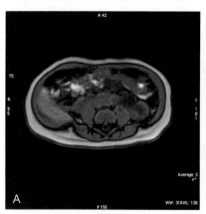 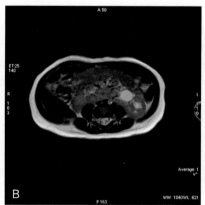 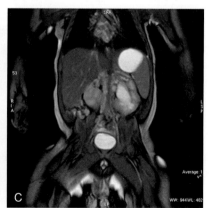

图 49-2-3　马蹄肾伴肾积水 MRI 表现

注:A. 马蹄肾伴肾积水 -T_1WI 轴位;B. 马蹄肾伴肾积水 -T_2WI 轴位;C. 马蹄肾伴肾积水 -Trufi 冠状位。

第3节　肾重复畸形

重复肾、输尿管畸形是比较常见的一种先天泌尿系畸形,发病率为 0.7%~4%,一般较多发生于女性,单侧畸形比双侧畸形多 6 倍。重复肾多数融合为一体,多数不能分开,表面有一浅沟,但肾盂、输尿管上端及血管分开,也有各自的肾盂、输尿管和血管。重复肾可为单侧,亦可双侧。

一、病因及发病机制

胚胎时期,由中肾管突出的输尿管芽逐渐上升,其上端进入生肾组织分为 2 支即肾大盏,生肾组织包盖着它们。输尿管芽是从泄殖腔腹部发生,中肾管也开口其中,以后输尿管口才移向膀胱三角两侧开口。在输尿管发育上升的过程中发生紊乱,发育停滞障碍等,就造成各种各样的输尿管先天异常。输尿管重复畸形总是合并肾盂的重复畸形,可为完全重复畸形或不完全性重复畸形,后者更为多见。

二、分　型

（一）不完全性输尿管重复畸形

为单个输尿管胚芽分叉与后肾汇合,大约在胚胎第 5~6 周时形成。两支输尿管汇合的部位可以在肾盂水平汇合(分叉型肾盂)或者输尿管上段、中段或下段(分叉输尿管),最终以一根输尿管形式在正常位置进入膀胱。如果重复肾的两部分共用一根输尿管,两部分肾脏功能往往正常。非常罕见的重复肾表现为重复输尿管未到达肾脏,输尿管上端形成盲端,相应的肾脏只有一套收集系统。

（二）完全性输尿管重复畸形

为 2 套独立的输尿管胚芽起源于 Wolffian 管。下位的输尿管多类似于正常的输尿管。但是下位的肾脏同样会发生一些累及单个肾脏的疾病,例如膀胱输尿管反流、肾盂输尿管连接处梗阻以及输尿管膀胱连接处梗阻等。上位的输尿管是异常和异位的(Weigert-Meyer 规则)。

三、临床表现

1. 不完全型重复输尿管畸形,或完全型重复输尿管畸形(图 49-3-1),输尿管均开口于膀胱内,且没有合并症。这类病例完全没有临床症状,只有在进行泌尿系影像学检查时才被发现。

2. 重复肾伴有合并症,出现肾盂肾炎、肾结石、结核、肿瘤、积水等症状进行泌尿系影像学检查时才发现(图 49-3-2)。

3. 完全型双重输尿管畸形,女孩异位输尿管多开口于膀胱底部下方的尿道或阴道,开口于阴道的异位输尿管会引起持续性的滴尿和尿失禁。男孩异位输尿管开口不会低于尿道括约肌,因此不会出现尿失禁;但是可以终止于 Wolffian 管衍生物包括精囊和输精管。

4. 异位输尿管常常出现梗阻,但是很少有反流。如果异位输尿管进入尿道括约肌水平的尿道,根据括约肌是关闭还是开放状态会出现尿反流或梗阻。异位输尿管开口位置越远,相应肾脏发育不良或功能异常的机会越大。单一

输尿管系统也可发生异位开口和伴随的畸形。

5. 膀胱黏膜下层的输尿管末端扩张可以形成输尿管囊肿,可引起不同程度的输尿管梗阻,相应导致肾盂和肾盏积水。女孩异位的上位输尿管常常伴随有输尿管囊肿。男孩输尿管囊肿多发生在单一系统的正常位置的输尿管。

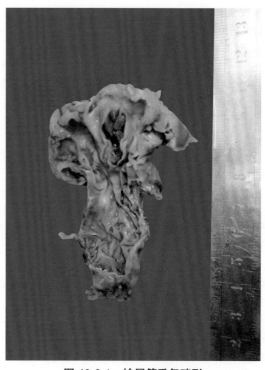

图 49-3-1　输尿管重复畸形

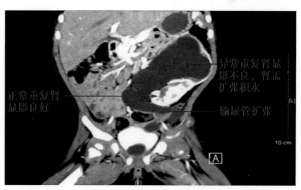

图 49-3-2　重复肾伴输尿管扩张

四、诊断与鉴别诊断

（一）B 超

B 超可显示功能良好的重复肾畸形,但输尿管是后腹膜区脏器,其内有丰富脂肪组织及含气肠管,尤其是输尿管中段病变,B 超诊断符合率较低,应用受限。

（二）CT 检查

可清晰显示重复肾畸形及合并积水的双输尿管,能更清楚的显示重复肾的内容,同时 CT 连续层面观察可确定

输尿管的异位开口，但对无扩张的重复输尿管显示不够清晰、直观。

（三）膀胱镜检查

在完全型者常可看到患侧多一个输尿管口，位于外上方的常是低位肾盂来的输尿管。

（四）静脉尿路造影（intravenous pyelography，IVP）

如重复肾有功能，造影时可显示 2 个肾盂肾盏；如无功能，则仅显示一低位肾。逆行尿路造影时如插管成功，显影较清晰，更有助于诊断。

（五）CT 尿路成像术

是一种微创性影像检查方法，可以显示正常尿路解剖和肾脏生理情况的优点，可同时清晰显示正常肾输尿管及因功能差而显影淡且积水的重复肾输尿管。

五、治疗及预后

治疗选择主要依据重复肾、输尿管病变情况及并发症而采取不同疗法。

1. 无症状者，可终身不被发现，仅尿路感染，而无解剖上异常（肾积水、输尿管口异位）时宜用药物控制感染，无需手术。

2. 有输尿管异位开口者，一般采取输尿管膀胱再植术；当伴重度肾积水和反复发作的泌尿系感染等症状时，可行重复肾及输尿管切除术；若双侧均异位开口可分期行手术治疗。

3. 对无输尿管异位开口者一般采取保守治疗或行输尿管膀胱再植术，若血尿、腰痛、尿路感染反复发作且重复肾重度积水，肾皮质菲薄者可行重复肾及输尿管切除术。

4. 合并尿路感染无法控制，或有点滴性尿失禁或合并较大结石、严重积水的，需手术治疗。

（徐　虹　陈　径）

参考文献

［1］缪千帆，沈茜，徐虹，等 . 慢性肾脏病 2~5 期患儿 264 例病因构成分析 [J]. 中华儿科杂志，2015, 53 (9): 665-669.

［2］CLEPER R. Mechanisms of compensatory renal growth [J]. Pediatr Endocrinol Rev, 2012, 10 (1): 152-163.

［3］VAN VUUREN S H, SOL C M, BROEKHUIZEN R, et al. Compensatory growth of congenital solitary kidneys in pigs reflects increased nephron numbers rather than hypertrophy [J]. PLoS One, 2012, 7 (11): e49735.

［4］WESTLAND R, SCHREUDER M F, VAN GOUDOEVER J B, et al. Clinical implications of the solitary functioning kidney [J]. Clin J Am Soc Nephrol, 2014, 9 (5): 978-986.

［5］WESTLAND R, SCHREUDER M F, KET J C, et al. Unilateral renal agenesis: a systematic review on associated anomalies and renal injury [J]. Nephrol Dial Transplant, 2013, 28 (7): 1844-1855.

［6］吴宗美 . 超声检查在异位肾诊断中的价值 [J]. 临床超声医学杂志，2016, 2: 133-135.

［7］ZACCARIA L, FICHTENBAUM E J, MINEVICH E A, et al. Long-term follow-up of laparoendoscopic single-site partial nephrectomy for nonfunctioning moieties of renal duplication and fusion anomalies in infants and children [J]. J Endourol, 2020, 34 (2): 134-138.

［8］DARR C, KRAFFT U, PANIC A, et al. Renal duplication with ureter duplex not following Meyer-Weigert-Rule with development of a megaureter of the lower ureteral segment due to distal stenosis-a case report [J]. Urol Case Rep, 2019, 28: 101038.

第50章

Ask-Upmark 肾

Ask-Upmark 肾又称节段性肾发育不全,是一种极为罕见的肾畸形。特征为肾盂进入肾实质内,肾脏体积小且在肾脏表面有1个或几个深沟。显微镜下瘢痕由小管形成,有时扩张,呈甲状腺样外观。动脉内膜增厚以及小动脉内膜玻璃样变;肾发育不良,尤其是肾小球缺失。有时可观察到炎症细胞(图50-0-1)。

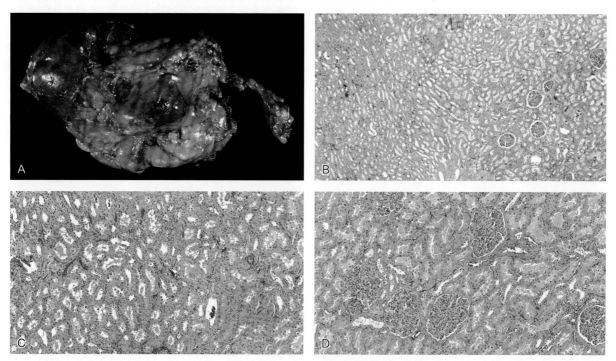

图 50-0-1　节段性肾发育不全

注:A. 肾脏外表呈部分萎缩,显示为胎儿小叶状;B. 从正常发育的皮质(右)至没有肾小球的皮质(左)(HE×40);C. 萎缩部分的皮质(HE×100);D. 同一肾脏的正常皮质部分(HE×100)。

节段性肾发育不全常常是单侧的,但双侧不对称性病变也有报道。虽然最初认为节段性肾发育不全是一种先天性异常,但最近的数据表明,膀胱输尿管反流和肾盂肾炎是导致节段性肾发育不全的重要原因。

个案报道,节段性肾发育不全应被视为引起儿童和成人高血压和肾衰竭的潜在因素。节段性肾发育不良应归于肾发育不良。由于本病的发病率极低,受临床思维所限,故术前难以作出定性诊断。肾活检对于该病的诊断是必要的。单侧节段性肾发育不全患者可通过肾切除术使血压变为正常;对于肾功能损伤严重者,应考虑肾移植。

(徐虹　陈径)

参考文献

[1] GIGANTE A, GASPERINI M L, GIANNAKAKIS K, et al. Ask-upmark kidney and tubulointerstitial nephritis in a woman with severe renal failure [J]. Ren Fail, 2011, 33 (7): 726-729.

[2] KOMATSU H, AOI T, YAMAZOE I. Imaging of bilateral Ask-Upmark kidney [J]. Clin Exp Nephrol, 2018, 22 (6): 1437-1438.

[3] MIYAZAKI K, ENYA T, OKADA M, et al. A case of Ask-Upmark kidney with extrarenal complication [J]. Pediatr Int, 2020, 62 (2): 229-230.

第51章

肾小管发育不良

肾小管发育不全（renal tubular dysgenesis）为一罕见的发育障碍，其特征是肾近曲小管分化缺如伴肾结构紊乱，但后肾胚基中输尿管突起的分支或肾单元的发生并不见畸变。本病首次由 Allanson 等于 1983 年报道，文献中报道不多。由于本病的家族性出现，且并非主要见于男性，故大多数作者认为系常染色体隐性遗传性疾病，其经过通常为"致死性"，临床表现以羊水过少为特征，后者出现于妊娠第 22 周后并继之以 Potter 综合征。产后经过则决定于先天性无尿和呼吸功能不全的合并症。发病机制至今尚不清楚。

病理特征为近曲小管通常位于皮质迷路，衬以低分化的，拥挤的柱状和立方上皮细胞（图 51-0-1）。应用远端小管和集合管上皮细胞的特异性标记物 - 免疫组化染色上皮膜抗原（EMA），以及导管上皮细胞特异性标记物 - 过氧化物酶标记的花生凝集素染色，表明所有的小管几乎均为集合管，同时对近端小管选择性标记的过氧化物酶标记的翼状豌豆凝集素染色显示阴性。所有这些研究意味着该病患者没有近曲小管或近曲小管分化不完全。

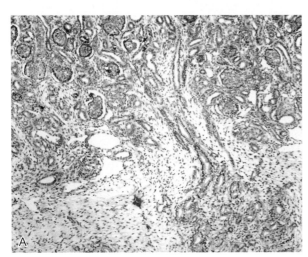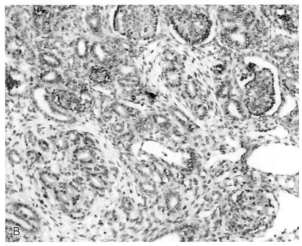

图 51-0-1　肾小管发育不良
注：近端小管明显减少，间质组织稀疏（A. HE×100；B. HE×200）。

波特综合征别名：①双侧性肾发育不全综合征；②肾缺失畸形综合征；③肾 - 面综合征；④肾 - 面发育不全综合征；⑤羊水过少四联症综合征。1946 年 Potter 首先报道本征，主要特征为肾发育不全，结节性羊膜及手足畸形。

病因病理：病因不明，属先天畸形性疾病，临床表现与染色体 18- 三体型综合征很相似。有学者认为是 18- 三体综合征的严重型，但染色体分析研究未能证实。

眼部特征：双眼眶距过远，显著的内眦部皱褶向下延伸至颊部，倒蒙古样斜睑裂。全身特征：①面部畸形，鼻梁扁平，低位耳，小下颌。②手足畸形（杵状手和杵状脚），关节僵硬，脊柱裂。③生殖系统：肾脏囊样发育障碍或肾缺失畸形，羊水过少或结节性羊膜。女性常无子宫和阴道，男性常无直肠和肛门。④肺发育不全。

治疗：无特殊疗法，出生后短期内死亡。

（徐 虹　陈 径）

参考文献

［1］ALLANSON J E, HUNTER A G, METTLER G S, et al. Renal tubular dysgenesis: a not uncommon autosomal recessive syndrome: a review [J]. Am J Med Genet, 1992, 43 (5): 811-814.

[2] ECKARDT K U, ALPER S L, ANTIGNAC C, et al. Autosomal dominant tubulointerstitial kidney disease: diagnosis, classification, and management-A KDIGO consensus report [J]. Kidney Int, 2015, 88 (4): 676-683.

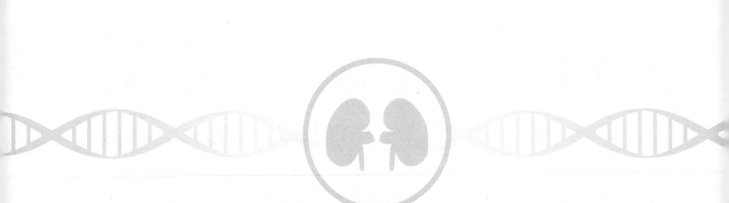

第七篇
囊肿性肾病

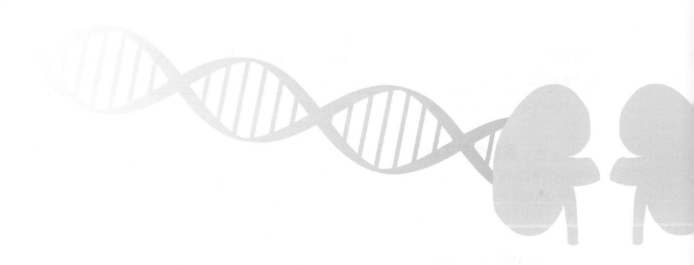

第52章

囊肿性肾病概述

囊肿性肾病（cystic kidney disease）是指肾脏出现单个或多个液性囊肿的一组疾病，是临床上较为常见的肾脏病。该类疾病临床表现多样：在囊肿数目上，可表现为孤立性囊肿，也可表现为多发性囊肿；在囊肿部位上，可表现为单侧肾脏病变，也可表现为双侧肾脏病变；在遗传特性上，可分为遗传性囊肿性肾病和非遗传性囊肿性肾病（表52-0-1）。遗传性囊肿性肾病和非遗传性囊肿性肾病通常可根据家族史、临床特征、肾脏影像学特点以及肾外表现来进行鉴别。

表 52-0-1　囊肿性肾病分类

疾病	发病率	致病基因
遗传性		
常染色体显性多囊肾病	1/2 500~1/1 000	*PKD1*、*PKD2*
常染色体隐性多囊肾病	1/20 000	*PKHD1*
结节硬化症	1/15 000~1/6 800	*TSC1*、*TSC2*
VHL 病	1/36 000	*VHL*
常染色体显性小管间质性肾病	-	*MUC1*、*UMOD*、*REN*、*HNF1B*
肾消耗病	1.3/100 000	*NPHP1-NPHP20*
非遗传性		
单纯性肾囊肿	1.7%（30~49 岁） 11%（50~70 岁） 22%~30%（>70 岁）	
髓质海绵肾	1/5 000	
获得性囊性肾病	5%~20%	

注：Von Hippel-Lindau 综合征，简称 VHL 综合征，又称脑视网膜血管瘤病（VHL 病）。

一、囊肿的发生时间

不同囊肿性肾病的发病时间各不相同。常染色体显性多囊肾病多在成人期才有显著的肾囊肿表型，常染色体隐性多囊肾病则多在新生儿期即可有明显的肾囊肿表型，而单纯性肾囊肿则多在中老年时期才有囊肿形成（图52-0-1）。

二、囊肿的发生机制

肾小管的任意一段发生局部膨出，当膨出直径达数毫米时，就与肾小管脱离，形成独立、充满液体的封闭囊腔，即形成囊肿。囊肿形成后进一步增大一般需要满足4个基本条件：①上皮细胞增殖：来自肾小管或集合管的单个上皮细胞持续异常增殖，伴分化不良，形成囊肿衬里上皮细胞，其增殖指数比正常肾小管细胞高10~100倍，囊肿衬里上皮细胞的不断增殖，促进囊肿长大。②液体积聚：囊肿衬里上皮细胞腔膜面存在一种分泌氯离子（Cl⁻）转运子，称为囊性纤维化跨膜调节子（cystic fibrosis transmembrane regulator，CFTR）。在cAMP刺激下，CFTR分泌Cl⁻增加，通过电荷作用，Na⁺进入囊腔，促使囊液渗透压增高，从而使自由水经细胞间紧密连接进入囊腔，促进囊肿长大。③细胞外基质异常：研究发现肾囊肿组织中纤连蛋白、Ⅰ、Ⅳ型胶原蛋白和层粘连蛋白增多，硫酸肝素缺乏，引起细胞外基质重塑，肾小管基底膜顺应性降低，有利于囊肿进行性长大。④内分泌激素及生长因子异常：内分泌激素及生长因子异

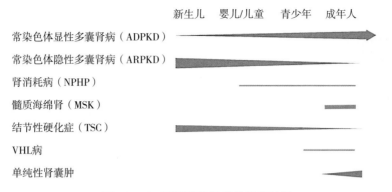

图 52-0-1　不同囊性肾病的发病时间

常是导致囊肿生长快慢不一的重要因素。

三、囊肿性肾病的诊治

遗传性囊肿性肾病的具体诊治详见有关章节,本节主要介绍非遗传性囊肿性肾病的诊治。非遗传性囊肿性肾病可分为先天发育异常性和后天获得性。

先天发育异常性囊肿以髓质海绵肾及多囊性肾发育不良多见。髓质海绵肾诊治详见相关章节。多囊性肾发育不良多因肾脏胚胎发育时期,肾小管和集合管不能按正常程序发育,实行对接所致。多囊性肾发育不良是婴儿最常见的囊肿性肾病。双侧病变的婴儿不能存活,存活者多为单侧病变。发育不良的一侧肾脏布满囊肿,无泌尿功能,对侧肾脏无囊肿,常代偿性肥大或因输尿管梗阻而出现肾盂积水,随疾病进展可出现高血压及蛋白尿等临床表现,部分患者可合并生殖器官畸形。

后天获得性囊肿则是以单纯性肾囊肿最常见,随着影像学检查(如超声、CT、MRI 等)广泛应用,使得在肾实质中偶然发现囊肿的病例增多。随着年龄增长,肾囊肿发生率也逐渐升高,80 岁以上人群单纯性肾囊肿发病率可达 50%以上。通常情况下患者没有任何症状,但也有患者合并严重的肾脏并发症,如囊肿破裂出血、感染等。大多数患者为良性单纯性肾囊肿,但仍需进一步排除复杂性囊肿或肿瘤的可能。

肾囊肿可利用 Bosniak 分级系统对肾囊肿病变进行分级。具体为:Ⅰ级:良性单纯性或多发性囊肿。CT 表现:囊肿壁薄,无分隔、钙化或实性成分,囊液为水样密度,无增强;Ⅱ级:良性囊性病变。CT 表现:可能有少量薄分隔,囊壁或分隔可有小的或局限增厚的钙化灶,均一的高密度病变直径 <3cm,边界清晰无强化;ⅡF 级:囊肿复杂程度介于Ⅱ级和Ⅲ级之间。CT 表现:可能有多个薄分隔,囊壁或分隔可有局限轻度增厚,可含有增厚和结节状的钙化,高密度病灶直径 >3cm,边界清晰无增强;Ⅲ级:较为复杂的不定性囊肿,包括良性及恶性(良性囊肿包括多房性囊性肾瘤、复杂分隔性囊肿、慢性感染性囊肿、钙化性囊肿等,恶性的有囊性肾癌和多房性囊性肾癌)。CT 表现:囊壁和分隔不规则或平滑增厚,存在可测量的增强影;Ⅳ级:

主要为囊性肾癌,恶性率为 85%~100%。具有Ⅲ级囊肿的所有特征,并含有邻近或独立于囊壁或分隔的增强软组织成分。

肾囊肿根据 Bosniak 分级进行治疗。Bosniak Ⅰ级或Ⅱ级囊肿一般不需要进一步处理;ⅡF 级囊肿需进行影像学随访;Ⅲ级囊肿需要临床医生综合评估患者囊肿病变,决定是否进一步处理(如:频繁影像学监测、细针穿刺活检或部分肾切除术等),而Ⅳ级囊肿需手术治疗。囊肿直径较大(超过 5cm)或囊肿位于肾门处压迫肾动脉产生压迫症状、引起尿路梗阻时,则需考虑在 B 超引导下行囊液抽吸术,以消除肾动脉压迫和尿路梗阻的症状。在条件允许的情况下,可进行囊内注射硬化剂,以减少囊肿复发。囊液抽吸术疗效不佳或囊肿巨大时(直径超过 10cm),可采取手术治疗。

透析相关性肾囊肿也是后天获得性肾囊肿的常见类型。可能是因为在透析过程中体内不能排出的毒素及致囊因子在体内蓄积,导致肾小管基膜病变、上皮细胞增生、间质纤维化,最终造成肾小管梗阻而形成囊肿,一般随着透析年限延长而逐渐增大、增多。由于透析相关性肾囊肿可引起出血和癌变,影响透析患者的预后,故早期诊断尤为重要,以便及时处理。

(郁胜强　徐德超　梅长林)

参考文献

［1］FEEHALLY J, FLOEGE J, TONELLI M, et al. Comprehensive Clinical Nephrology [M]. 6th ed.[S. l.]: Elsevier, 2018.

［2］谌贻璞. 肾内科学 [M]. 2 版. 北京:人民卫生出版社, 2015.

［3］JAMESON J L, LOSCALZO J. 哈里森肾病学与酸碱代谢紊乱 [M]. 梅长林, 吴明, 杨杨, 译. 2 版. 北京:科学出版社, 2018.

［4］MÜLLER R U, BENZING T. Cystic kidney disease from the adult nephrologist's point of view [J]. Front Pediatr, 2018, 6: 65.

第 53 章

纤毛类疾病

初级纤毛是一种突出于细胞顶端表面、由微管构成的细胞器,存在于大多数哺乳动物细胞表面包括肾小管上皮细胞。纤毛作为细胞环境感受器和信号器官,参与调节细胞周期和分裂。近年研究发现,几乎每种与囊肿发生相关的蛋白均位于初级纤毛。当纤毛相关基因突变时,可引起细胞-细胞、细胞-基质之间的相互作用异常,引起细胞增殖、去分化、极性改变以及囊液分泌增多等,从而导致囊肿形成。故此,将这类疾病统称为纤毛病(ciliopathy)。本章将阐述两种主要纤毛类疾病,即常染色体显性和隐性多囊肾病。

第1节 常染色体显性多囊肾病

常染色体显性多囊肾病(autosomal dominant polycystic kidney disease,ADPKD)是一种最常见的单基因遗传性肾病,其特点是双肾多个囊肿形成,随着年龄增长囊肿不断增多增大,破坏肾脏结构,导致终末期肾衰竭。除肾脏病变外,常伴有肾外囊肿性和非囊肿性表现,如肝胆管、胰管、精囊及蛛网膜囊肿、颅内动脉瘤、主动脉根瘤、二尖瓣脱垂以及腹壁疝等。

一、流行病学

ADPKD 发病率为 1/2 500~1/1 000,是最常见遗传性疾病之一,其发病率是镰状细胞性贫血的 10 倍、囊性纤维化的 15 倍、亨廷顿舞蹈症的 20 倍。目前我国约有 100 万例 ADPKD 患者,发病高峰年龄在 30~60 岁,一般在 35~45 岁出现症状,甚至迟至 70~80 岁才起病。但近年来有年轻化趋势,极少部分在儿童发病。随着疾病进展,囊肿逐渐增大,压迫正常肾组织;至 60 岁时,约 50% 患者进入终末期肾病(end-stage renal disease,ESRD),是导致 ESRD 的第 4 位病因。

二、致病基因及发病机制

(一)致病基因及其蛋白产物

ADPKD 主要致病基因是 PKD1 和 PKD2,其中 PKD1 突变约占 85%,PKD2 占 15%。PKD1 基因位于 16 号染色体短臂 1 区 3 带 3 亚带(16p13.3),基因长度 52kb,有 46 个外显子,mRNA 为 14kb,其编码蛋白产物称为多囊蛋白 1

(polycystin-1,PC1),是一种细胞膜上的糖蛋白,由 4 302 个氨基酸组成,相对分子质量约 46 万,主要分布于肾小管上皮细胞的腔膜侧、细胞连接和基底膜局灶黏附部位,参与细胞-细胞、细胞-细胞外基质相互作用。PKD2 位于 4 号染色体长臂 2 区 2 带至 2 区 3 带之间(4q22~23),基因长度 68kb,有 15 个外显子,mRNA 约 2.9kb,其基因表达产物为多囊蛋白 2(polycystic-2,PC2),也是一种膜蛋白,由 968 个氨基酸组成,相对分子质量 11 万,在细胞膜上分布部位与 PC-1 相似,此外,还分布在内质网膜上,主要作为钙离子通道参与信号通路调节。生物结构学研究表明,PC1 与 PC2 形成独特的 1:3 复合体(图 53-1-1),该复合物位于初级纤毛,二者在没有蛋白质 C 端卷曲螺旋结构域的情况下仍能形成复合体,PC1 的 S6 穿膜螺旋上有许多带正电的氨基酸,指向通道中心空腔,堵住了类似钙离子通道的中心孔道路径。PKD1 或 PKD2 基因突变可引起 PC1-PC2 复合体结构和功能异常,进而导致肾小管细胞内信号转导异常,细胞极性发生改变,分泌液体增加,形成肾囊肿。PKD1 突变更常见,其原因是 PKD1 序列比 PKD2 长,GC 含量高,序列更易突变。迄今报道 PKD1 和 PKD2 突变形式分别超过 1 300 种和 200 种,包括错义突变、无义突变、剪切异常、缺失、插入和重复等。PKD1 突变形式与 ADPKD 预后密切相关,与非截短突变患者相比,截短突变患者进展到 ESRD 风险增加 2.7 倍。与 PKD1 相比,PKD2 突变患者疾病进程更为缓慢,进入 ESRD 的中位年龄晚 20~25 岁。

10%ADPKD 家系未检出 PKD1 和 PKD2 突变,由此推测可能存在其他致病基因。2016 年报道在 9 个多囊肾病合并多囊肝家系中发现一种新致病基因 GANAB,该基因编码葡萄糖苷酶Ⅱ的 α 亚基,在内质网中参与 N-连接糖基化,主要控制跨膜和分泌蛋白的折叠,成熟和转运。GANAB 突变可影响 PC1 的成熟和转运,进而引起肾囊肿的形成和长大。2018 年报道在 7 个伴 ADPKD 非典型表现的家族中发现一个新基因 DNAJB11,该基因产物是内质网中最丰富的辅因子之一,称为伴侣蛋白结合免疫球蛋白(BiP;或称 HSPA5 和 GRP78),是一种热休克蛋白伴侣蛋白,负责在内质网中控制跨膜和分泌蛋白的折叠和合成。DNAJB11 同样也可影响 PC1 的成熟和转运,进而导致肾囊肿或肝囊肿发生。

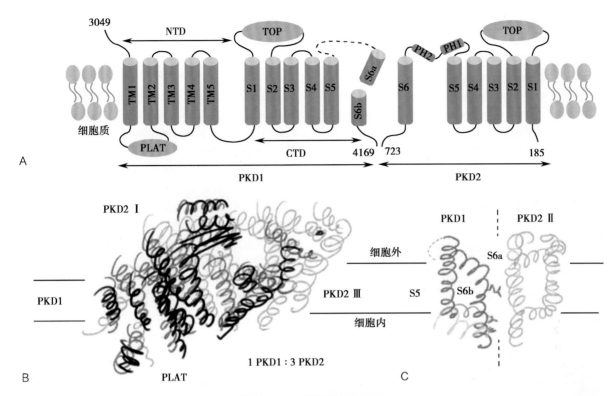

图 53-1-1　多囊蛋白复合体

注:A. 人源 PC1 和 PC2 蛋白的拓扑结构示意;B. 人源 PC1 和 PC2 蛋白复合体结构;C. 人源 PC1 独特的通道结构域。
分辨率 3.6Å(10⁻¹⁰m)。

(二)发病机制

迄今,ADPKD 发病机制尚未完全阐明,主要有以下几种机制。

1. 初级纤毛致病学说　初级纤毛是一种突出于细胞顶端表面、由微管构成的细胞器,几乎每种与囊肿发生相关的蛋白均位于初级纤毛。一般认为多囊蛋白复合物功能是一种液体流动感受器,促进细胞外钙离子内流及细胞内钙离子的释放并调控其他信号通路。因此,初级纤毛作为细胞环境感受器和信号器官,参与调节细胞周期和分裂。当初级纤毛结构和/或功能异常时,可引起细胞-细胞、细胞-基质之间的相互作用异常,引起细胞增殖、去分化、极性改变以及囊液分泌增多等,从而导致囊肿形成(图 53-1-2)。

2. 螺旋区-螺旋区(Coil-Coil)相互作用假说　PC1 和 PC2 均为跨膜蛋白,二者通过羧基端 α-螺旋-螺旋区相互作用形成多囊蛋白复合物,从而激活下游多种信号通路,如 G 蛋白、Wnt-β-catenin-TCF/LEF、Ras/Raf/MEK/MRK、

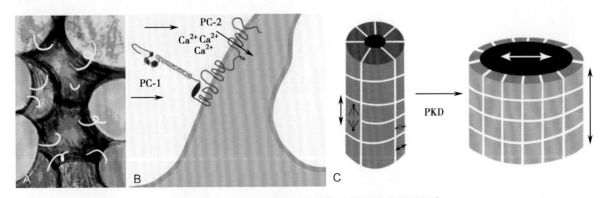

图 53-1-2　常染色体显性多囊肾病纤毛致病学说示意

注:A. 肾小管细胞初级纤毛伸入管腔直接感受尿流刺激;B. 初级纤毛是多囊蛋白复合体发挥功能的主要部位,尿流刺激 PC-1 胞外段将感受的机械信号传递给 PC-2,引起 Ca²⁺ 通道开放钙内流增加;C. 正常钙内流信号调控肾小管细胞分裂极性、管腔直径和分化状态,多囊肾病时细胞分裂极性由沿管轴方向变为垂直于管轴方向,肾小管进行性扩张形成囊肿。PKD,多囊肾病。

JAK2-STAT、mTOR 通路等,参与调节细胞增殖、分化、凋亡及移行等生理过程。因此,*PKD1* 和 *PKD2* 任一基因发生突变,引起的临床表现相似。

3. 二次打击学说　ADPKD 是一种局灶性病变,虽然肾脏有多个囊肿形成,但囊肿仅来源于 1%~5% 肾单位。Qian 等对多囊肾病患者进行研究后发现单个囊肿是由单克隆细胞增殖形成,囊肿细胞的杂合子基因、单倍体发生了丢失,从而提出体细胞等位基因突变学说,即"二次打击"(two hit)学说。个体在遗传因素及后天环境作用下,部分肾小管细胞另一个单倍体发生体细胞突变,使 PKD 基因完全失活,引起囊肿的形成。

4. 三次打击学说　有研究显示,ADPKD 囊肿形成除了二次打击外,还可能存在第 3 次打击,其原因包括其他基因损伤或非基因损伤,如缺血再灌注肾损伤等。

三、病　理

双侧肾脏增大,肉眼可见皮髓质许多个囊肿形成,累及部分或全部肾实质。与 ARPKD 不同,整个肾单位均可出现囊性扩张,包括鲍曼囊和所有肾小管节段(图 53-1-3)。

在 ADPKD 成人患者中,肝脏和胰腺囊肿较常见,尤其是女性,但小儿患者中少见。绝大多数 ADPKD 患者不伴有胆道异常,个别患者可出现不同程度的门脉纤维化以及胆管增生。

四、临床表现

ADPKD 是一种累及多个器官的全身性疾病,其临床表现包括肾脏表现、肾外表现及并发症。ADPKD 主要临床表现及其发生率见表 53-1-1。

(一)肾脏表现

肾脏表现包括肾脏结构及功能异常。

1. 肾脏结构异常　肾脏结构改变主要指肾囊肿的形成。肾脏皮质、髓质存在多个液性囊肿,直径从数毫米至数厘米不等,囊肿的大小、数目随病程进展而逐渐增加。囊液黄色澄清,创伤或合并感染时可为巧克力色。随着囊肿的不断增多、增大,肾脏体积也逐渐增大;双侧肾脏大小可不对称。肾脏体积与肾功能成反比关系,男性患者肾功能受损程度较肾脏同样增大的女性患者更为严重。

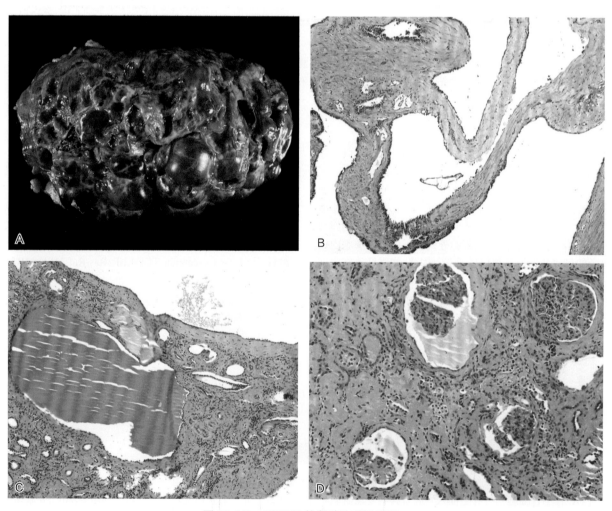

图 53-1-3　ADPKD 的肾脏外观及病理

注:A. ADPKD 肾脏外观:体积明显增大,包含有多个囊泡;B、C. 囊泡壁厚度不同可有残存肾小管,囊腔内可有出血(B、C. HE×10);D. 肾小球囊腔样变化(HE×40)。

表 53-1-1　ADPKD 主要临床表现及发生率

临床表现	发生率
肾脏表现	
解剖学改变	
肾囊肿	100%
肾腺瘤	21%
囊肿钙化	常见
功能改变	
肾浓缩功能下降	所有成人患者均可发生
尿枸橼酸盐排泌减少	67%
尿酸化功能受损	未知
激素改变	
肾素合成增加	绝大多数高血压成人患者
维持促红素生成	绝大多数 ESRD 成人患者
合并症	
高血压	80%ESRD 患者
血尿	50%
肾衰竭	60 岁时 50%
尿路结石	20%
感染	常见
肾外表现	
胃肠道	
结肠憩室	20%~50% 成人 ESRD 患者
肝囊肿	>50%
胰腺囊肿	10%
先天性肝脏纤维化	罕见
胆管癌	罕见
心血管	
心脏瓣膜异常	25%
心包渗出	35%
颅内动脉瘤	5%~10%
主动脉瘤	未知
生殖系统	
精囊囊肿	40%
卵巢囊肿	未知
睾丸囊肿	未知
子宫内膜囊肿	未知
其他	
腹股沟疝	45% 肾脏替代治疗患者
蛛网膜囊肿	8%~12%
脑脊膜囊肿	1.7%
脾脏囊肿	罕见
遗传性感音性耳聋	罕见

注：ADPKD，常染色体显性多囊肾病；ESRD，终末期肾病。

2. 腹部肿块　当肾脏增大到一定程度，即可在腹部扪及。双侧可触及者为 50%~80%，单侧可触及者为 15%~30%。触诊肾脏质地较坚实，表面可呈结节状，随呼吸移动，合并感染时可有压痛。

3. 疼痛　背部或肋腹部疼痛是 ADPKD 最常见早期症状之一，见于 60% 患者，发生率随年龄及囊肿增大而增加，女性更为常见。性质可为钝痛、胀痛、刀割样或针刺样，可向上腹部、耻骨上放射。急性疼痛或疼痛突然加剧常提示囊肿破裂出血，结石或血块引起的尿路梗阻（伴明显绞痛）或合并感染（常伴发热）。慢性疼痛为增大的肾脏或囊肿牵拉肾包膜、肾蒂，压迫邻近器官或间质炎症引起。巨大肝囊肿也可引起右肋下疼痛。

4. 出血　30%~50% 患者有肉眼血尿或镜下血尿。多为自发性，也可发生于剧烈运动或创伤后。引起血尿的原因有囊肿壁血管破裂、结石、感染或癌变等。研究发现，血尿发生频率随高血压程度加重、随囊肿的增大而增加，且与肾功能恶化速度成正比，一般血尿均有自限性。外伤性囊肿破裂引起肾周出血较为少见，CT 有助于诊断。

5. 感染　泌尿道和囊肿感染是多囊肾病患者发热的首要病因，女性较男性多见，主要表现为膀胱炎、肾盂肾炎、囊肿感染和肾周脓肿。致病菌多为大肠埃希菌，克雷伯菌，金黄色葡萄球菌和其他肠球菌，逆行感染为主要途径。

6. 结石　20%ADPKD 患者合并肾结石，其中大多数结石成分是尿酸和 / 或草酸钙。尿 pH、枸橼酸盐浓度降低可诱发结石。

7. 蛋白尿　见于 14%~34% 非尿毒症患者，在合并肾衰竭患者中达 80%，男性多于女性。一般为持续性，定量多小于 1g/24h。大量蛋白尿患者较无蛋白尿或轻度蛋白尿患者平均动脉压高、肾脏体积大、肌酐清除率低、病程进展快。因此蛋白尿被认为是促进肾功能恶化的一个重要的危险因素，应予积极有效的治疗。其他尿检异常有尿中常见白细胞，但尿培养多为阴性。60% 患者尿中可见脂质体。

8. 贫血　未发展至终末期肾脏病（end stage renal disease，ESRD）的 ADPKD 患者通常无贫血。有持续性血尿的患者可有轻度贫血。另有 5% 患者因缺血刺激肾间质细胞产生促红细胞生成素增加而引起红细胞增多症。当病程进展至 ESRD，ADPKD 患者较其他病因引起的肾衰竭患者贫血出现晚且程度轻。

9. 高血压　是 ADPKD 最常见的早期表现之一，见于 30% 儿童患者、60% 合并肾功能不全的患者，在 ESRD 患者中高达 80%。血压的高低与肾脏大小、囊肿多少成正比，随年龄增大而不断上升。高血压是促进肾功能恶化的危险因素之一，合并高血压的 ADPKD 患者肾功能失代偿平均年龄为 47 岁，血压正常患者为 66 岁。因此，早期监测、治疗高血压，对 ADPKD 患者保护肾功能、改善预后至关重要。

10. 慢性肾衰竭　为 ADPKD 的主要死亡原因。其发病年龄从 2~80 岁不等，60 岁以上的 ADPKD 患者 50% 进入 ESRD。一旦肾小球滤过率低于 50ml/min，其下降速度每年为 5.0~6.4ml/min，从肾功能受损发展到 ESRD 时间约为 10 年，其中存在较大的个体差异。早期肾功能损害表现为肾脏浓缩功能下降。肾功能正常的成年 ADPKD 患者最大尿渗透压较其正常家庭成员最大尿渗透压降低16%,并随年龄增长逐渐下降。

(二)肾外表现

ADPKD除影响肾脏外,还累及消化系统、心血管系统、中枢神经系统以及生殖系统等多个器官,因此ADPKD实际是一种全身性疾病。ADPKD肾外病变可分为囊性和非囊性两种。囊肿可累及肝、胰、脾、卵巢、蛛网膜及松果体等器官,其中以肝囊肿发生率最高。肝囊肿随年龄增大而逐渐增多,20~29岁ADPKD患者中仅10%有肝囊肿,而60岁患者肝囊肿发生率可达75%。肝囊肿的发生可能与雌激素有关,所以女性患者肝囊肿通常多于男性患者,而且随妊娠次数的增加而加重。肝囊肿极少影响肝功能,也没有明显症状,但囊肿体积过大可引起疼痛、囊肿内出血及感染,肿瘤较少见。

非囊性病变包括心脏瓣膜异常、结肠憩室、颅内动脉瘤等。二尖瓣脱垂见于25%ADPKD患者,可出现心悸和胸痛,无症状心包渗出见于40%的ADPKD患者。主动脉瓣和二尖瓣、三尖瓣可出现黏液瘤性变导致的瓣环扩张、关闭不全,说明存在胶原及基质代谢紊乱。合并结肠憩室的患者结肠穿孔发生率明显高于其他ADPKD患者。在ADPKD肾外表现中颅内动脉瘤危害最大,是导致患者早期死亡的主要病因之一。颅内动脉瘤家族史阴性者发生率5%,家族史阳性患者发生率高达22%,平均发生率8%。多数患者无症状,少数患者出现血管痉挛性头痛,随着动脉瘤增大、动脉瘤破裂危险增加。

五、诊断与鉴别诊断

(一)诊断标准

ADPKD诊断标准如下:① ADPKD家族遗传病史,大约80%患者有家族遗传病史;②影像学检查发现双肾体积增大,有多个大小不一囊肿,超声和MRI诊断和排除标准见表53-1-2。同时具备此两项即可确诊ADPKD。若无家族遗传史或影像学检查不典型,需进行PKD1/PKD2基因突变检测,主要采用长片段PCR联合二代测序技术进行检测,突变检出率约90%。需要注意的是,尽管基因检测为诊断ADPKD"金标准",但除PKD1/2外约10%的突变不能检出。此外,PKD1基因无突变热点且具有结构复杂性,5'端1~33外显子区域内存在6个同源性在98%以上的假基因,外显子1区域内GC占比高(>85%),内含子21区域内还有一段较长的多聚嘧啶序列,使PKD1极易发生不均衡重排及基因转换,造成检测困难。

(二)鉴别诊断

缺少家族遗传史诊断ADPKD难度增加,特别需与以下囊肿性肾病进行鉴别,见表53-1-3。

表53-1-2　ADPKD超声、MRI诊断及排除标准

	超声			MRI
	15~39岁	40~59岁	>60岁	
诊断标准	单/双侧肾囊肿≥3个	每侧肾囊肿≥2个	每侧肾囊肿≥4个	肾囊肿总数≥10个
排除标准	无	每侧肾囊肿<2个	每侧肾囊肿<2个	肾囊肿总数<5个

注:ADPKD,常染色体显性多囊肾病。

表53-1-3　需与ADPKD鉴别诊断的其他囊肿性肾病

疾病	基因/蛋白	遗传方式	临床特点
单纯性肾囊肿	无	无	肾脏大小正常;孤立性囊肿,60岁时每侧肾囊肿数通常不超过4个
获得性肾囊肿	无	无	其他原因导致CKD的患者中常见;肾脏缩小;可进展为肾细胞癌
结节性硬化症	TSC1、TSC2/Tuberin样蛋白1、Tuberin样蛋白2	AD	临床特征多样化:肾脏血管平滑肌脂肪瘤、肾细胞癌;皮肤色素脱失斑、面部血管纤维瘤、鲨鱼皮斑、面部纤维样斑块、甲床下纤维瘤、脑皮质、室管膜下结节,室管膜下巨细胞星形细胞瘤、癫痫、智力低下;心脏横纹肌瘤、心律失常;肺淋巴管肌瘤病
口-面-指综合征Ⅰ型	OFD1/OFD1	X连锁显性遗传	男性致死;母系遗传。特征性畸形:面部眼距增宽、鼻翼发育不全、小颌畸形、唇裂;口腔舌裂、舌错构瘤或舌脂肪瘤、牙齿异常、腭裂;拇指/趾重复、多指/趾、短指/趾、手指弯曲;脑智力低下、颅内囊肿、胼胝体发育不全、小脑发育不全伴或不伴Dandy-Walker畸形

续表

疾病	基因 / 蛋白	遗传方式	临床特点
常染色体隐性多囊肾病	*PKHD1* 纤囊素 / 多管蛋白	AR	先天性肝纤维化伴脾功能亢进及其他门脉高压表现。早发病的 ADPKD（1%~2% 患儿）临床上很难与 ARPKD 区分
多囊肝病	*PRKCSH,SEC63* / Ⅱ型糖苷酶,β 亚基 Sec63	AD	年龄相关的无数肝囊肿形成;肾囊肿少见
肾囊肿糖尿病综合征（5 型成人发病型糖尿病）	*TCF2* /HNF1β	AD	胰腺外分泌功能不全和胰腺萎缩;成人发病型糖尿病;泌尿生殖系统异常;高尿酸血症常见;与广泛肾脏畸形相关
Von Hippel Lindau 综合征	*VHL* /VHL	AD	嗜铬细胞瘤、乳头状囊腺瘤、肾脏肿瘤及肾细胞癌、视网膜及中枢神经系统血管母细胞瘤

注:ADPKD,常染色体显性多囊肾病;AD,常染色体显性;AR,常染色体隐性。

六、治 疗

（一）一般治疗

1. 饮食 低盐饮食,每日摄入钠离子 <100mmol 或 2.3g（6g 食盐）;中等量 $[0.75~1.0g/(kg\cdot d)]$ 蛋白饮食;每日保证足量饮水,保持尿量 2.5~3L/d,尿液渗透压 $\leq 280mOsm/(kg\cdot H_2O)$;限制磷摄入 $\leq 800mg/d$。

2. 调整生活方式 戒烟,限制饮酒;保持体重指数 20~25kg/m²;谨慎参与剧烈运动。

3. 控制高血压 血压控制目标值为 130/80mmHg。优先使用 RAAS 阻滞剂,ACEI 类药物作为一线药物,ARB 可作替代。

4. 控制高血脂 高血脂患者应接受降血脂治疗,优先使用他汀类药物,不耐受者可换用依折麦布。

5. 控制高尿酸血症 伴有高尿酸血症患者除改善饮食外,必要时给予碳酸氢钠片或非布司他治疗。

（二）延缓 ADPKD 进展

通过肾脏总体积（total kidney volume,TKV）和估算的肾小球滤过率（estimated glomerular filtration rate,eGFR）监测疾病进展。利用超声、CT 或 MRI 测定肾脏体积,计算身高校正的总肾脏体积（HtTKV,单位 ml/m）。HtTKV（ml/m）= π/6×（肾脏长度×宽度×厚度）/身高,根据图 53-1-4 得出梅奥分型。分型 1C、1D 和 1E 患者病情进展较快,可使用精氨酸血管升压素 V2 受体拮抗剂托伐普坦抑制肾囊肿

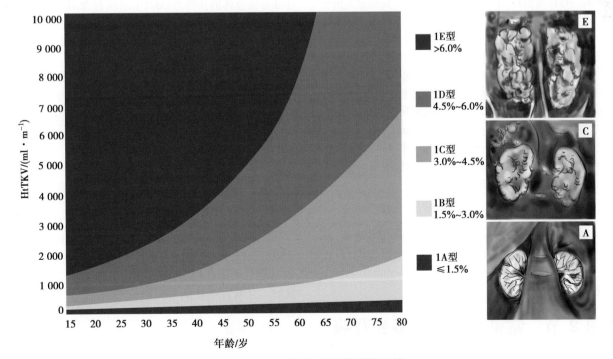

图 53-1-4 ADPKD 进展的梅奥分型

注:ADPKD,常染色体显性多囊肾病。HtTKV:身高校正的总肾脏体积（ml/m）。HtTKV 年增长率:1A 型 <1.5%/ 年;1B 型 1.5%~3.0%/ 年;1C 型 3.0%~4.5%/ 年;1D 型 4.5%~6.0%/ 年;1E 型 >6.0%/ 年。

生长，延缓肾功能恶化。1A 和 1B 患者不需要使用托伐普坦治疗。托伐普坦分 2 次服用，间隔 8 小时以上，起始剂量早晨 45mg、下午 15mg，随后根据耐受情况逐步增加到早晨 60mg、下午 30mg 或早晨 90mg、下午 30mg，使晨尿渗透压 ≤ 280mOsm/(kg·H$_2$O)。使用托伐普坦治疗需监测肝功能，初始治疗后 2 周和 4 周各 1 次，以后每个月 1 次，治疗 18 个月后，每 3 个月 1 次。

（三）并发症防治

肉眼血尿和囊肿出血是 ADPKD 患者的常见并发症。多为自限性，轻症患者绝对卧床休息，多饮水，使尿量达到 2~3L/d，大部分出血可在 2~7 天内自行停止。卧床休息不能止血时，给予抗纤溶药物（如氨甲环酸）治疗。出现发热、腹痛、血沉快、C 反应蛋白升高应考虑囊肿感染。18 氟 - 脱氧葡萄糖 PET 检查有助于囊肿感染的诊断。致病菌以大肠埃希菌最为常见。囊肿感染的标准治疗是根据血、尿培养结果选用抗生素（喹诺酮类、复方新诺明及甲硝唑等）。伴肾结石患者应使用 CT 进行诊断，鼓励患者多饮水，根据结石大小和部位可口服排石药物或选用输尿管镜钬激光碎石术。腰痛评估应包括病史、心理和体检；非阿片类镇痛剂（如对乙酰氨基酚）可作为一线止痛药，手术治疗包括囊肿穿刺硬化治疗、腹腔镜去顶减压或肾切除术，需根据囊肿大小、数量、位置及肾功能状态选用。

（四）ESRD 的治疗

ADPKD 进入 ESRD 患者需要肾脏替代治疗，包括血液透析，腹膜透析和肾移植。优先选择肾移植，血液透析使用最为普及，腹膜透析与血液透析生存率无显著差异。

（五）生育遗传

胚胎植入前遗传学检测技术（preimplantation genetic testing，PGT）可阻断 ADPKD 致病基因遗传，降低患儿出生率，对优生优育，提高人口素质具有重大意义。该技术首先自体外受精胚胎中通过退火环状循环扩增技术（MALBAC）筛选出不携带致病突变、无染色体异常的胚胎，再将胚胎移植入母体子宫发育，在孕 18 周时羊水穿刺检测胎儿是否携带致病基因，如没有携带致病基因则继续妊娠，直至成功分娩。但该方法只能排除家系中明确的致病突变基因遗传，无法避免多囊肾病（polycystic kidney disease，PKD）基因自发突变致病；其次，尽管现有基因检测技术快速发展，但仍然约有 10%ADPKD 患者及家系无法检出明确致病基因突变，也不能实施 PGT 阻断疾病遗传。

七、预　后

影响 ADPKD 预后的主要因素包括突变基因类型、性别、年龄、起病时间、高血压、血尿、蛋白尿、尿路感染以及囊肿大小等。60 岁以上患者约 50% 将进展为 ESRD，需进行肾脏替代治疗。

第2节　常染色体隐性多囊肾病

常染色体隐性多囊肾病（autosomal recessive polycystic kidney disease，ARPKD）是一种遗传性肝肾纤维囊性病变

综合征，是导致儿童肝肾病变及死亡的主要病因之一。主要特点为 PKHD1 基因突变引起肾脏囊性增大和先天性肝纤维化。

一、流行病学

据统计，约 20 000 个活产儿中有 1 例 ARPKD，是导致儿童慢性肾病的重要遗传病之一。围产期死亡率为 40% 左右。大多数患者最终进展为终末期肾病，但年龄不尽相同。大规模队列研究显示，5 岁时肾脏存活率为 86%，20 岁时下降至 42%，且进入 ESRD 的时间与发病年龄密切相关。围产期发病的患者，在 11 年后即需要肾脏替代治疗，而围产期后发病的患者，则为 32 年。

二、致病基因及发病机制

所有典型的 ARPKD 均为 *PKHD1* 基因突变所致。目前已发现 750 多种致病突变类型，其中将近一半为错义突变，最常见的是第 3 外显子 c.107C>T（第 36 位蛋氨酸变为苏氨酸）错义突变，约占全部突变位点的 20%。多数突变为家族遗传，新生突变仅占 2%~5%。*PKHD1* 定位于 6 号染色体短臂 2 区 1 带 1 亚带至 1 区 2 带之间（6p21.1-p12），是一个大小大约 500kb 的具有复杂剪接模式的基因。该基因编码的蛋白产物称为纤囊蛋白（fibrocystin/polyductin，FPC），是一种单次跨膜蛋白，由较长的氨基端胞外段和较短的羧基端胞内段组成，可能具有多种亚型。FPC 主要位于肾脏集合管、胆管以及胰管上皮细胞的初级纤毛，当 FPC 表达异常时，影响细胞内信号传导，造成肾脏集合管、胆管囊性扩张及胆管周围纤维化，最终导致门脉高压形成。新近报道，*DZIP1L* 基因突变也可导致 ARPKD。*DZIP1L* 位于 3 号染色体的长臂上（3q22.1-q23），包含 16 个外显子以及 2301bp 的编码序列，编码蛋白为 DZIP1L，主要定位于细胞中心体和纤毛的基底体上。目前，ARPKD 囊肿形成的具体机制尚不清楚。研究发现 cAMP、MYC 和 mTOR 等信号通路在 ARPKD 中异常激活，鉴于以上信号通路在 ADPKD 囊肿形成的作用，提示以上信号通路也可能参与了 ARPKD 囊肿的发生和发展过程。

三、病　理

（一）肾脏

受累肾脏表现为包膜下许多微小囊肿形成，双肾对称性增大，但形态基本正常，输尿管无异常（图 53-2-1）。组织结构上，集合管弥漫囊性扩张，囊肿长轴方向垂直于肾外膜，由立方上皮或扁平上皮组成。免疫组化染色显示囊肿起源于集合管。除集合管扩张外，约 30% 胎儿在孕 34 周后可能形成近端肾小管囊肿，但从未发现肾小球囊肿。受累肾单位从 20%~90% 不等，与临床严重程度相关。

（二）肝脏

肝脏病变独具特点，肉眼可见光滑或细颗粒的肝脏表面上零星白色斑点。组织结构表现为胆管增生、扩张以及门脉纤维化，但肝细胞正常。

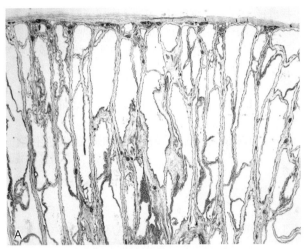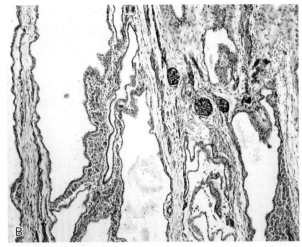

图 53-2-1　ARPKD 肾脏病理表现

注:ARPKD,常染色体隐性多囊肾病;囊腔从皮质至髓质呈梭形排列,可见到残存的未成熟肾小球(A. HE × 10, B. HE × 20)。

四、临床表现

(一)新生儿肺发育不全

ARPKD 患儿围产期死亡率约 30%,主要原因是呼吸系统损伤,尤其是羊水过少所致的新生儿肺发育不全。气胸也是一种相对常见的并发症。

(二)肾功能不全

大多数 ARPKD 患儿进展为 ESRD,但是进入年龄大不相同,这取决于首次发病年龄。一项队列研究显示,围生期(又称围产期)发病患儿中有 25% 在 11 年后需进行肾脏替代治疗(renal replacement therapy,RRT);相比之下,围产期之后发病的患者中直到 32 岁,只有 25% 需要 RRT。

(三)高血压

ARPKD 患者高血压发生率为 55%~75%,但随着肾功能减退血压随之下降。目前其发病机制尚不清楚。

(四)其他肾脏并发症

ARPKD 患儿可出现肾小管稀释功能受损,故新生儿中低钠血症发生率高达 25%。再加上尿液淤积在囊泡和扩张的集合管,尿路感染机会明显增加,发病率为 20%~50%。此外有报道称,稍年长的 ARPKD 患儿中常出现肾脏钙化,这可能与低枸橼酸尿症及肾衰竭导致的尿液酸化功能障碍有关。

(五)肝胆系统表现

ARPKD 常伴有先天性肝纤维化,这是胆管板发育缺陷所致。进行性门管区纤维化可引起门静脉高压和脾功能亢进、食管 - 胃底静脉曲张等相关并发症。部分患者肾脏病变轻微,往往以肝脾肿大为首发症状。肝脏转氨酶一般正常,仅有少部分患者出现血清碱性磷酸酶及 γ- 谷氨酰转移酶异常。此外,由于胆管扩张,胆汁淤积,细菌反复感染可引起持续性胆管炎,是导致 ARPKD 患者尤其是在肾和 / 或肝移植术后发病及死亡的主要原因。

五、诊断与鉴别诊断

主要根据临床表现、影像学检查和基因检测做出诊断。

(一)临床表现

当患儿出现呼吸窘迫、高血压、肾功能异常、门脉高压、胆管炎等相关临床表现时,应高度怀疑 ARPKD。

(二)影像学检查

ARPKD 多在常规产前超声检查时被发现。由于肾脏形成多个微小囊肿,超声下可见肾脏对称性增大并出现回声增强,后者是因皮髓质分化异常所致,有时也能见到个别囊肿。因胎儿尿液排出减少,可出现羊水过少。进一步利用高分辨率超声有可能发现扩张的集合管。值得注意的是,有的至妊娠中晚期才观察到异常,个别甚至到出生后才出现严重的表型,因此超声检查结果正常并不能完全排除 ARPKD。与 ADPKD 不同,ARPKD 患儿的肾脏体积通常在 1~2 岁时达到峰值,接着相对于体型逐渐变小,4~5 岁时保持稳定。随着患者年龄增大,弥漫性小囊肿(直径 <2cm)可造成髓质区回声增强。肝脏体积一般正常或增大,回声通常低于肾脏。但随着年龄增长,肝门纤维化逐渐进展。因此,稍年长患儿超声检查常显示肝脾肿大和肝回声增强。

增强 CT 可清楚地显示这些患儿的肾脏结构。据报道,分别有 25% 和 50% 的 ARPKD 患儿出现双侧肾盂肾盏扩张及肾脏钙化。若成人患者则表现为髓质扩张,这种囊性改变易与髓质海绵肾相混淆。

(三)基因检测

据报道,突变等位基因检出率为 42%~87%。因此,可通过直接 DNA 测序来诊断,约 95% 患者被检测出至少有一种 *PKHD1* 突变。但直接测序并不能检出所有突变体(例如,非编码外显子、启动子或调控区)。因多种疾病临床表现与 ARPKD 相似,大大增加了 ARPKD 分子诊断的难度。随着下一代 DNA 测序技术的改善,该检测难题可能很快会被解决。对肾囊肿患者而言,这是一种强有力的诊断和鉴别诊断方法,值得进行全面推广。

(四)鉴别诊断

随着 ADPKD 的年轻化,易误诊为 ARPKD,故二者之间应进行鉴别诊断见表 53-2-1。

表 53-2-1 ARPKD 与 ADPKD 的鉴别诊断

	ARPKD	ADPKD
发病率	1/20 000	1/2 500~1/1 000
致病基因	*PKHD1* (6p21.1-p12)	*PKD1* (16p13.3) *PKD2* (4q22-23)
缺陷蛋白	FPC	PC1、PC2
病理表现	集合管弥漫性囊性扩张,囊肿长轴垂直于结缔组织被膜,肝门管区胆管增生、扩张及纤维化	全部肾单位均可出现囊性扩张,囊肿排列无序,与正常肾实质交错存在
发病年龄	婴儿期,少数成人	成年,少数青少年
并发症	死胎 新生儿呼吸窘迫 慢性肾衰竭 门静脉高压	慢性肾衰竭 颅内动脉瘤破裂

注:ARPKD,常染色体隐性多囊肾病;ADPKD,常染色体显性多囊肾病。

六、治 疗

对 ARPKD 患者要采取双管齐下的方法进行临床管理。一方面延缓或抑制囊肿生长,另一方面对并发症的管理。

(一)一般治疗

1. 监测 定期监测血压、肝肾功能、电解质、凝血功能、25 羟维生素 D、脂溶性维生素水平等指标,必要时行腹部 B 超、食管 - 胃 - 十二指肠镜或肝胆造影等检查。避免使用肝肾毒性药物,如 NSAIDS、氨基苷类、对乙酰氨基酚、酒精等。

2. 控制高血压 80%ARPKD 患儿出生 1 个月后开始出现血压升高,1 岁前血压控制较难,1 岁后血压相对可控。出现高血压时,应限制钠盐摄入,并予以降压药治疗,首选 ACEI/ARB 类。

3. 纠正电解质紊乱 ARPKD 患儿因尿液浓缩稀释功能障碍,极易出现电解质紊乱,应定期监测血电解质水平,及时纠正电解质紊乱。

4. 维持正常生长发育,积极补充营养并纠正酸中毒有利于患儿的生长发育,必要时,可考虑予以生长激素治疗。

(二)呼吸支持

主要方法是机械通气,临床上极少将单侧或双侧肾脏切除以改善通气。

(三)肾脏替代治疗

约 50% 患者在 10 年内进入 ESRD,可进行肾脏替代治疗。肾移植可显著提高患者的长期生存率。对于有胆管扩张和胆管炎发作的 ESRD 患者,提倡肝肾联合移植。

(四)肝胆并发症的处理

可在内镜下行静脉曲张硬化剂治疗或套扎,当门脉高压严重,胆管炎反复发作时,可考虑行门体静脉分流术或肝

移植。

(五)其他并发症的预防

1. 熊去氧胆酸能增加胆汁酸、减少胆结石形成。

2. 严重门脉高压和脾功能障碍的患者免疫接种荚膜细菌。

3. 年龄超过 24 岁伴有慢性肺病的患者可使用帕利珠单抗。

4. 有胆管炎高危风险的患者可预防性使用抗生素。

(郁胜强 薛澄 梅长林)

参考文献

[1] CORNEC-LE GALL E, ALAM A, PERRONE R D. Autosomal dominant polycystic kidney disease [J]. Lancet, 2019, 393 (10174): 919-935.

[2] A D A M I O K - O S T R O W S K A A, PIEKIEŁKO-WITKOWSKA A. Ciliary genes in renal cystic diseases [J]. Cells, 2020, 9 (4): E907.

[3] MOCHIZUKI T, MAKABE S, AOYAMA Y, et al. New insights into cystic kidney diseases [J]. Contrib Nephrol, 2018, 195: 31-41.

[4] SU Q, HU F, GE X, et al. Structure of the human PKD1-PKD2 complex [J]. Science, 2018, 361 (6406): eaat9819.

[5] PORATH B, GAINULLIN V G, CORNEC-LE GALL E, et al. Mutations in GANAB, encoding the glucosidase Ⅱ alpha subunit, cause autosomal-dominant polycystic kidney and liver disease [J]. Am J Hum Genet, 2016, 98 (6): 1193-1207.

[6] CORNEC-LE GALL E, OLSON R J, BESSE W, et al. Monoallelic mutations to DNAJB11 cause atypical autosomal-dominant polycystic kidney disease [J]. Am J Hum Genet, 2018, 102 (5): 832-844.

[7] CHEBIB F T, TORRES V E. Recent advances in the management of dominant polycystic kidney disease [J]. Clin J Am Soc Nephrol, 2018, 13 (11): 1765-1776.

[8] GIMPEL C, BERGMANN C, BOCKENHAUER D, et al. International consensus statement on the diagnosis and management of autosomal dominant polycystic kidney disease in children and young people [J]. Nat Rev Nephrol, 2019, 15 (11): 713-726.

[9] TKACHENKO O, HELAL I, SHCHEKOCHIKHIN D, et al. Renin-angiotensin-aldosterone system in autosomal dominant polycystic kidney disease [J]. Curr Hypertension Rev, 2013, 9 (1): 12-20.

[10] IRAZABAL M V, RANGEL L J, BERGSTRALH E J, et al. Imaging classification of autosomal dominant polycystic kidney disease: a simple model for selecting patients for clinical trials [J]. J Am Soc Nephrol, 2015, 26 (1): 160-172.

[11] CHEBIB F T, PERRONE R D, CHAPMAN A

B, et al. A Practical Guide for Treatment of Rapidly Progressive ADPKD with Tolvaptan [J]. J Am Soc Nephrol, 2018, 29 (10): 2458-2470.

[12] TORRES V E, CHAPMAN A B, DEVUYST O, et al. Tolvaptan in patients with autosomal dominant polycystic kidney disease [J]. N Engl Med, 2012, 367 (25): 2407-2418.

[13] CHEN D P, MA Y Y, MEI C L, et al. Triptolide-containing formulation in patients with autosomal dominant polycystic kidney disease and proteinuria: an uncontrolled trail [J]. Am J Kidney Dis, 2014, 63 (6): 1070-1072.

[14] GUAY-WOODFORD L M, DESMOND R A. Autosomal recessive polycystic kidney disease: the clinical experience in North America [J]. Pediatrics, 2003, 111 (5 Pt 1): 1072-1080.

[15] BERGMANN C. Genetics of autosomal recessive polycystic kidney disease and its differential diagnoses [J]. Front Pediatr, 2018, 5: 221.

[16] BURGMAIER K, KILIAN S, BAMMENS B, et al. Clinical courses and complications of young adults with autosomal recessive polycystic kidney disease (ARPKD)[J]. Sci Rep, 2019, 9 (1): 7919.

第 54 章

其他遗传性囊肿性肾病

第 1 节　脑视网膜血管瘤病

1895 年德国眼科医生 Von Hippel 发现视网膜血管母细胞瘤具有家族遗传性,1926 年瑞典眼科医生 Lindau 发现视网膜和小脑的血管母细胞瘤有相关性,均具有遗传性。1964 年,Melmon 和 Rosen 总结多篇临床报告,将中枢神经系统血管母细胞瘤合并肾脏或胰腺囊肿、嗜铬细胞瘤、肾癌以及外皮囊腺瘤等疾病正式命名为 "Von Hippel-Lindau 综合征",简称 VHL 综合征,又称脑视网膜血管瘤病(VHL 病)。VHL 综合征是一种常染色体显性遗传性疾病,主要表现为多系统的肿瘤。人群发病率为 2/10 万 ~3/10 万,新生儿发病率为 1/5.2 万 ~1/3.6 万。

一、病因及发病机制

目前认为,VHL 综合征是由 *VHL* 基因的胚系突变引起,外显率接近 100%。*VHL* 基因是一种抑癌基因,位于染色体 3p25-26,长约 10kb,包含 3 个外显子。*VHL* 基因编码的蛋白(pVHL)分 2 种,分别为 213 个氨基酸组成的 p30 和 160 个氨基酸组成的 p19。pVHL 在低氧诱导因子(hypoxia induced factor,HIF)α 亚单位降解中起关键作用。pVHL 减少或失活,HIFα 不能降解导致一系列低氧反应基因激活,包括 VEGF、PDGFβ、TGF-α、Cyclin D1 等表达增加,引起血管生成、细胞增殖、凋亡及代谢异常。VEGF 表达升高而发生富含血管的血管母细胞瘤。*VHL* 基因结构缺陷和 / 或 DNA 高甲基化抑制 VHL 基因表达均可导致 VHL 蛋白功能缺陷,*VHL* 基因不同位点的突变类型导致疾病的不同表现型。在散发的肾细胞癌、血管母细胞瘤、嗜铬细胞瘤也发现 *VHL* 基因的失活,散发肾细胞癌中有 70% 发生 *VHL* 基因突变或高甲基化。*VHL* 基因在这些散发肿瘤发生中的机制尚不清楚。

二、病　理

中枢神经血管母细胞瘤病理表现为大量的血管增生,可见毛细血管扩张,薄壁伴有数目不等的体积较大的间质细胞,呈片状或巢状分布,细胞核浓染,细胞质丰富、淡染或空泡状。肾脏病理多为透明细胞癌,肾皮质内可见大量的微小肿瘤病灶,肿瘤边界清晰,因出血和坏死呈现橘黄色外

观。镜下可见肿瘤细胞质透明,细胞间有显著的血管组织。在囊性透明细胞癌中,肿瘤由不同大小的囊肿组成,在囊肿壁上可见数目不等的透明细胞(图 54-1-1)。

三、临床表现

VHL 综合征患者临床表现多种多样,平均起病年龄 26 岁,平均寿命不超过 49 岁。其主要死亡原因是中枢神经系统血管母细胞瘤破裂出血、肾细胞癌和嗜铬细胞瘤引起的恶性高血压。

(一)中枢神经系统

60%~80% 患者表现为中枢神经系统或视网膜血管母细胞瘤,常发生在小脑、脊髓、脑干,患者可出现颅内压升高的表现及肢体或躯干共济失调,这些病变一般为良性过程,但可出现颅内出血导致死亡。50% 以上患者视网膜血管母细胞瘤是双侧或多发的,35% 患者出现视力丧失。

(二)肾脏表现

主要为透明细胞癌和肾囊肿。其中肾透明细胞癌是 VHL 患者死亡的重要原因,占死亡人数的 50%,为双侧多发,60 岁以上患者发生率达 70%。大部分小的肿瘤生长缓慢(<2cm/ 年),很少发生远处转移,但对于生长速度较快的肿瘤,25% 患者可发生转移。多发肾囊肿尽管很少影响肾功能,但囊肿衬里上皮细胞多存在发育不良或发生原位癌,导致透明细胞癌的发生。患者可表现为血尿、腰痛及可触及的肿块。

(三)嗜铬细胞瘤

7%~18% 患者有嗜铬细胞瘤,为释放儿茶酚胺的肿瘤,发生在肾上腺外称为副神经节瘤。未治疗的嗜铬细胞瘤可导致高血压及其并发症,危及生命。

(四)胰腺囊肿及肿瘤

胰腺多发囊肿较常见,多不影响功能;5%~10% 发生胰腺癌;其他如黏液性囊性瘤,胰腺神经内分泌肿瘤少见等。

(五)其他临床表现

11% 患者发现内耳内淋巴囊肿瘤,双侧内淋巴囊肿瘤是 VHL 的重要病理特征,多数患者无症状,但少数患者出现听力丧失,大部分患者有耳鸣及眩晕。可出现附睾黏液性囊腺瘤。此外,VHL 患者还可出现红细胞增多症。

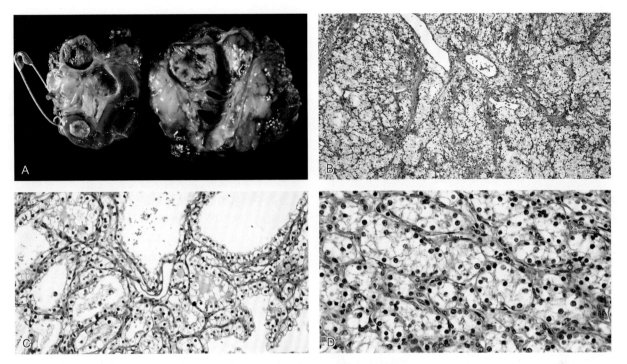

图 54-1-1　VHL 肾脏透明细胞癌

注：该病往往双侧多发。A. 大体上可见 2 个肿瘤和 2 个囊泡；B、C、D. 光镜下肿瘤内血管丰富，肿瘤细胞呈巢状排列，细胞质透明（B. HE × 100、C. HE × 200、D. HE × 400）。

四、诊　断

视网膜和中枢神经系统 2 个以上不同部位的血管母细胞瘤或 2 个血管母细胞瘤伴有腹腔器官的病变可作为诊断依据。2 个以上腹脏器官病变或有家族史的患者有 1 个上述病变考虑诊断 VHL 综合征。不同年龄段的患者上述病变发生率是不同的。如嗜铬细胞瘤常早发，而肾细胞癌很少在脑和眼底病变出现之前发生，但其后发生率可高达 70%。所以在临床工作中已诊断或有上述病变怀疑是 VHL 综合征的患者，应该定期随访，常规行 B 超或 CT 检查。根据是否存在嗜铬细胞瘤，VHL 综合征表型可分为两型：1 型为无嗜铬细胞瘤，2 型为有嗜铬细胞瘤，其中 2 型 VHL 又分为 3 个亚型，2A 型有嗜铬细胞瘤和中枢神经血管母细胞瘤，不伴肾透明细胞癌；2B 型伴肾透明细胞癌；2C 型仅有嗜铬细胞瘤，无其他疾病。

五、治　疗

目前尚无特异性的治疗方法。对于肿瘤主要行外科手术治疗。对于囊肿如肾囊肿、胰腺囊肿由于有癌变的可能，一般大于 3cm 建议手术切除。肾细胞癌的治疗与散发性肾细胞癌有所不同，由于前者常为双侧多发，肿瘤生长较慢，转移较晚，故即使为单侧肾癌，也应尽量行保留肾单位的肿瘤切除手术，因为对侧肾今后也有发生肿瘤的可能。

中枢神经系统神经母细胞瘤的治疗以手术为主，对于较小的非囊性肿瘤可采用放射疗法。大部分视网膜母细胞瘤对激光或冷凝方法治疗有效。

近年来，新药的研究较多，部分药物已经进入临床试验，如沙利度胺联合干扰素治疗肾透明细胞癌，抗 VEGF，酪氨酸受体激酶抑制剂及 HIF 抑制剂的研究，未来可能为患者带来更大的益处。

第 2 节　结节性硬化症

结节性硬化症（tuberous sclerosis complex，TSC）是一种常染色体显性遗传性疾病，表现为多发良性肿瘤，可累及多个脏器包括脑、肾、皮肤、周围神经、肺、心脏等。病变多样，可发生于不同年龄，同一家系患者表现各不相同。TSC 为少见的遗传性疾病，新生儿发病率约为 1/5 800，人群发病率为 1/10 000~1/6 000。

一、病因及发病机制

目前认为致病基因为 TSC1 和 TSC2。TSC1 基因定位于 9q34.13，与扭转痉挛基因（DYT1）及 ABO 血型基因紧密相邻，有 23 个外显子，编码错构瘤蛋白（hamartin，TSC1）；TSC2 基因定位于 16p13.3，与 PKD1（多囊肾病）基因紧密相邻，有 41 个外显子，编码结节蛋白（tuberin，TSC2）。非结合状态的 TSC2 很容易被泛素化介导的降解，TSC1 与 TSC2 结合可稳定细胞内 TSC2 水平，TSC2 有 GTP 酶活性，这 2 个蛋白形成复合物，抑制调控细胞生长和增殖的西罗莫司靶蛋白复合物 1（mTORC1）信号通路。TSC1 和 / 或 TSC2 基因突变导致蛋白复合物表达减少，mTORC1 持续激活，出现不正常的细胞增殖及分化，导致多组织器官错构瘤样病变的发生。

TSC 家族为常染色体显性遗传模式，但由新的生殖突变引起的散发性 TSC 病例占 70%。85%TSC 患者可检测到 TSC1 或 TSC2 的突变,尚有 15%~20% 患者没有发现 TSC1 或 TSC2 的突变,这些患者临床表现多较轻微。有报道散发性 TSC 患者中,*TSC2* 突变为主占 70%。家族性病例中,*TSC1* 突变率高于散发病例。

二、病　理

由于病变复杂,各组织病理表现多样。

中枢系统病理改变以室管膜下巨细胞星形细胞瘤(subependymal giant cell astroma,SEGAs)多见,肿瘤边界清楚,但无明显包膜,肿瘤细胞大小不一,形态多样,从胞质丰富嗜酸性玻璃样的多角形或椭圆形巨细胞,到不规则排列的较长和较小的细胞。

肾脏病理以少脂肪的血管平滑肌脂肪瘤为多见,肿瘤组织由梭状细胞、血管成分及上皮细胞组成,多为良性表现,极少浸润到周围组织(图 54-2-1)。少数报道有嗜酸粒细胞瘤表现,病理可见胞浆嗜酸性染色的肿瘤细胞,细胞核大小一致,含有丰富的线粒体。极少数有肾细胞癌。肾囊肿多见,除了表现为肾小管起源的囊肿,肾小球囊肿也有报道,表现为肾小囊扩张,体积较大,形态特异的壁层上皮细胞在鲍曼氏囊堆积。

肺部 LAM 常见,肉眼见肺组织弥漫的蜂窝状结构,可见大小不等的囊肿,显微镜下肺实质、气道、淋巴管和血管广泛的平滑肌细胞浸润,呈现薄壁囊性表现。浸润的平滑肌细胞呈良性外观,有较低的有丝分裂比率。

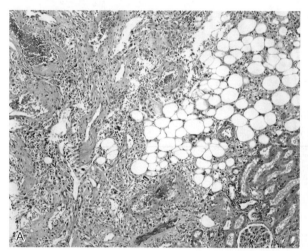
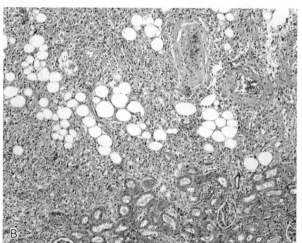

图 54-2-1　血管平滑肌脂肪瘤

注:A、B. 光镜下可见厚壁的血管,成熟脂肪细胞和梭形细胞(HE×100)。

三、临床表现

TSC 发病年龄多为 0~15 岁,男女比例为(2~3):1。因本病常累及多个器官及组织,临床表现多样,以面部血管纤维瘤、癫痫发作及智力障碍三联征常见。临床以癫痫发作和皮肤表现就诊较多。

(一)中枢神经系统

常受累系统之一,包括皮质结节、室管膜下结节、SEGAs 等。常在幼年起病。表现为癫痫,智能减退,少数可有神经系统阳性体征,如锥体外系体征或单瘫、偏瘫、截瘫、腱反射亢进等。

(二)肾脏病变

也较常见,表现为肾血管平滑肌脂肪瘤(angiomyolipoma of liver,AML),发生率为 75%~80%,其次为肾囊肿,肾细胞癌少见(1%~3%)。临床上可表现为血尿、蛋白尿、高血压及腹部肿块等。25% 患者可出现威胁生命的血尿,肾功能减退发生率约 40%。在 TSC 死亡患者中因肾脏疾病而夭折者约占 27.5%,是该病死亡的第二大原因。TSC 肾囊肿发生率为 14%~53%,多囊肾病发生率仅 2%,虽不多见,但是终末期肾病的主要原因,可能由于 *TSC2* 基因与其相连的 *PKD1* 基因同时缺失导致。

(三)皮肤损害

70% 患者出现皮肤损害,包括口鼻三角区皮脂腺瘤,色素脱失斑,腰骶区的鲨鱼皮斑,甲床下纤维瘤,其他如咖啡牛奶斑、皮肤纤维瘤等均可见。

(四)肺部淋巴管平滑肌瘤病(lymphangiomyomatosis,LAM)

可见于 40%TSC 的生育期妇女,更有报道 30 岁以上的 TSC 女性患者发生率达 60%~80%,临床表现为反复发作自发性气胸、活动后呼吸困难、乳糜胸和咯血等,严重时可导致呼吸衰竭。肺部 CT 可见两肺弥漫性分布的薄壁小囊状改变。

(五)眼部症状

50% 患者有视网膜胶质瘤,称为晶体瘤。眼底检查在眼球后极视乳头或附近可见多个虫卵样或桑椹样钙化结节,或在视网膜周边有黄白色环状损害。此外尚可出现小眼球、突眼、青光眼、晶体混浊、白内障、玻璃体出血、色素性视网膜炎、视网膜出血和原发性视神经萎缩等。

(六)其他表现

包括心脏横纹肌瘤,骨小梁增生所致骨质硬化和骨囊肿等。目前认为,除骨骼肌、松果体外,TSC 可累及所有组织器官,如消化道、甲状腺、甲状旁腺、子宫、膀胱、肾上腺、乳腺和胸腺等。

四、诊　断

目前沿用的诊断标准为2012年更新制定。确诊的TSC需2个主要指征或一个主要指征加上2个次要指征；拟诊的TSC需1个主要指征加上1个次要指征；可能TSC需1个主要指征或2个及以上次要指征。

1. 主要指征

(1) 面部血管纤维瘤或前额斑块。

(2) 非外伤性指(趾)甲或甲周纤维瘤。

(3) 色素减退斑(≥3)。

(4) 鲨革样皮疹(结缔组织痣)。

(5) 多发性视网膜错构瘤结节。

(6) 皮质结节。

(7) 室管膜下结节。

(8) 室管膜下巨细胞星形细胞瘤。

(9) 单个或多发的心脏横纹肌瘤。

(10) 肺淋巴管性肌瘤病。

(11) 肾血管平滑肌瘤。

2. 次要指征

(1) 多发性、随机分布的牙釉质凹陷。

(2) 错构瘤性直肠息肉(组织学证实)。

(3) 骨囊肿(放射学证实)。

(4) 脑白质放射状移形束(放射学证实)。

(5) 牙龈纤维瘤。

(6) 非肾性错构瘤(组织学证实)。

(7) 视网膜色素缺失斑。

(8) Confetti 皮损。

(9) 多发性肾囊肿(组织学证实)。

3. 几点说明

(1) 若脑内皮质发育异常与脑白质移形束同时存在,只能算一个指征。

(2) 若肺淋巴管性肌瘤病与肾血管平滑肌瘤共存,则需有其他TSC指征才能确诊。

(3) 脑白质移形束与局灶皮质发育异常常见于TSC患者,但因其常单独出现且不具特异性,故只作为次要指征。

五、治　疗

目前治疗仍以对症治疗为主,重在遗传咨询及早发现可治疗的症状及并发症。脑部病变一般手术难以根治,但引起严重的并发症应手术切除。针对癫痫,可根据不同年龄及发作类型选择不同的抗癫痫治疗。随着mTORC1在TSC研究中的进展,mTOR抑制剂包括传统的西罗莫司及新一代的依维莫司,作为一线用药在治疗室管膜下巨细胞星形细胞瘤已经取得了明显的疗效,研究也显示mTOR抑制剂对大于3cm的肾血管平滑肌脂肪瘤,肺淋巴管肌瘤病均有很好的疗效,使很多患者避免手术治疗。

第3节　脑肝肾综合征

脑肝肾综合征(cerebro-hepato-renal syndrome)于1964年首先由Bowen、Lee和Zellweger报道,故又称Bowen-Lee-Zellweger综合征或Zellweger综合征(ZS),为常染色体隐性遗传病。由于PEX基因突变,导致过氧化物酶体功能缺乏或缺陷,极长链脂肪酸(very-long-chain fatty acids, VLCFA)蓄积,缩醛磷脂和胆汁酸减少,从而导致一系列临床症状,主要累及神经系统、肝、肾、骨等,并伴有多种畸形的发生。人群发病率为1/50 000~1/10 000。

一、病因及发病机制

1973年Goldfischer首次发现ZS患者肝和肾脏内过氧化物酶体缺乏,并提出其参与本病的发生。随后的研究发现,由过氧化物酶体功能异常导致的疾病(peroxisome biogenesis disorders, PBD)表现多种多样,其中过氧化物酶体组装异常,导致广泛性过氧化物酶体功能缺陷可出现严重的临床表现。其他如过氧化物酶体中单一基质酶缺陷导致不同的临床表型。参与的基因为PEX基因,编码peroxin蛋白,是过氧化物酶体形成、基质酶和膜蛋白转运所必需的蛋白。目前发现14种PEX基因突变导致本病,其中最常见的为PEX1基因突变,占这类疾病的70%。PEX6、PEX10、PEX12或PEX26基因突变占26%。

过氧化物酶体(peroxisome)是一种细胞器,存在于一切真核细胞内,含有约40余种氧化酶和触酶,主要功能是催化脂肪酸的β-氧化,将极长链脂肪酸(very long chain fatty acid, VLCFA)分解为短链脂肪酸,并催化缩醛磷脂和胆汁酸的合成。缩醛磷脂(plasmalogen)是甘油骨架C-1位置上含有烯醚键的磷脂,作为哺乳动物细胞质膜的结构成分,广泛分布于组织细胞中。它可以调节质膜的流动,是多不饱和脂肪酸的储存库,并可作为内源抗氧化剂保护细胞氧化应激。ZS由于多种过氧化物酶缺乏,出现VLCFA蓄积,缩醛磷脂的缺乏。导致脑、骨、肝、肾、眼、内分泌腺异常,患者表现为明显的发育迟滞、肌张力减退,喂食困难,呼吸功能下降,多早期死亡。

二、病　理

脑组织异常,有嗜苏丹性脑白质营养不良;肝活组织检查可以显示微结节性肝硬化、肝纤维化和巨核细胞形成;肾脏病理活检提示被膜下大小不等肾皮质囊肿形成;其他包括肺不张及含铁血黄素沉着,胰岛细胞增生,胸腺发育不良,动脉导管未闭、卵圆孔未闭等心脏畸形也经常发现。

三、临床表现

(一)神经系统

发育异常为常见的表现。表现为新生儿癫痫、严重的肌张力障碍和神经发育迟缓,由于严重的肌张力障碍,进食困难通常是突出的症状,可以出现喉软化和其他呼吸功能障碍。患儿可表现明显的头面部畸形,如前额突出、大囟门、枕平坦、鼻根宽大、外耳畸形、内眦赘皮等。

(二)肝病

肝细胞及胆道系统功能障碍见于80%的患者,表现为肝大,肝功能障碍,黄疸。

（三）肾脏表现

70%患儿在出生前即有大小不等的被膜下肾皮质囊肿形成。患儿可出现高草酸尿及其引发的肾结石，导致肾功能异常。一项荷兰的临床观察发现83%的患者出现肾脏草酸钙结石。

（四）肾上腺皮质功能低下

常见，病因不清，但有研究表明与VLCFA浓度有关，早期治疗肾上腺皮质功能低下有助于延长生存期。

（五）其他表现

90%患者出现感音神经性耳聋导致听力丧失。由于视网膜营养不良和视神经发育不全，导致视力丧失，少数患者出现白内障。软骨发育不全，软骨钙化（特别是髌骨）容易骨折。永久牙齿的珐琅异常，应该接受适当的牙科治疗。

四、诊　断

通过酶学检测发现过氧化物酶缺陷或基因检测发现*PEX*基因突变，对诊断是最有帮助的，产前对绒毛膜细胞或羊水细胞培养进行基因检测将尽早对疾病进行诊断。对于有临床症状的也可通过检测体液中VLCFA的浓度进行筛查，皮肤纤维母细胞的生化测试对于证实血液和尿液中的代谢异常是很有用的。

五、治　疗

主要采用支持疗法，由于缺乏胆汁酸可能存在一定的吸收不良，减少膳食VLCFA的含量，增加不饱和脂肪酸饮食，胆酸的补充可对肝功能的恢复有帮助。由于胆汁酸的合成障碍，推荐服用脂溶性维生素A、D、E和K。由于合成缩醛磷脂障碍，而其是甘油骨架C-1位置上含有烯醚键的磷脂，在细胞膜及抗氧化中起重要的作用，补充其前体物质鲨肝醇对临床症状有改善。对于高草酸尿症患者，口服枸橼酸及大量饮水可减少肾结石的发生。其他支持治疗包括癫痫和肾上腺皮质功能低下的治疗。由于肌张力障碍，婴儿期喂养障碍，需要导管辅助。随着研究进展，一些新的治疗药物正在研究中，如酪氨酸激酶抑制剂治疗VHL嗜铬细胞瘤有很好的疗效，未来可能应用于临床。

（刘春艳）

参考文献

[1] GOSSAGE L, EISEN T, MAHER E R. VHL, the story of a tumour suppressor gene [J]. Nat Rev Cancer, 2015, 15 (1): 55-64.

[2] HSU T. Complex cellular functions of the von Hippel-Lindau tumor suppressor gene: insights from model organisms [J]. Oncogene, 2012, 31 (18): 2247-2257.

[3] MAHER E R, NEUMANN H P, RICHARD S. Von Hippel-Lindau disease: A clinical and scientific review [J]. Eur J Hum Genet, 2011, 19 (6): 617-623.

[4] WIND J J, LONSER R R. Management of von Hippel-Lindau disease associated CNS lesions [J]. Expert Rev Neurother, 2011, 11 (10): 1433-1441.

[5] TOOTLE A, HASANI-RANJBAR S. Von Hippel-lindau disease: a new approach to an old problem [J]. Int J Endocrinol metab, 2012, 10 (4): 619-624.

[6] LAM H C, SIROKY B J, HENSKE E P. Renal disease in tuberous sclerosis complex: pathogenesis and therapy [J]. Nat Rev Nephrol, 2018, 14 (11): 704-716.

[7] ROSSET C, NETTO C B O, ASHTON-PROLLA P. TSC1 and TSC2 gene mutations and their implications for treatment in Tuberous Sclerosis Complex: a review [J]. Genet Mol Biol, 2017, 40 (1): 69-79.

[8] LIN S, ZENG J B, ZHAO G X, et al. Tuberous sclerosis complex in chinese patients: phenotypic analysis and mutational screening of TSC1/TSC2 genes [J]. Seizure, 2019, 71: 322-327.

[9] MUSTAFA S, ELIZABETH P H, BRENDAN D M, et al. Advances and future directions for tuberous sclerosis complex research: recommendations from the 2015 Strategic Planning Conference [J]. Pediatr Neurol, 2016, 60: 1-12.

[10] NORTHRUP H, KRUEGER D A. International Tuberous Sclerosis Complex Consensus Group. Tuberous sclerosis complex diagnostic criteria update: recommendations of the 2012 international tuberous sclerosis complex consensus conference [J]. Pediatr Neurol, 2013, 49: 243-254.

[11] FRANZ D N, BELOUSOVA E, SPARAGANA S, et al. Efficacy and safety of everolimus for subependymal giant cell astrocytomas associated with tuberous sclerosis complex (exist-1): a multi-centre, randomised, placebo-controlled phase 3 trial [J]. Lancet, 2013, 381 (9861): 125-132.

[12] LEE P R, RAYMOND G V. Child neurology: Zellweger syndrome [J]. Neurology, 2013, 80 (20): e207-e210.

[13] EBBERINK M S, KOSTER J, VISSER G, et al. A novel defect of peroxisome division due to a homozygous non-sense mutation in the PEX11 beta gene [J]. J Med Genet, 2012, 49 (5): 307-313.

[14] EBBERINK M S, MOOIJER P A, GOOTJES J, et al. Genetic classification and mutational spectrum of more than 600 patients with a Zellweger syndrome spectrum disorder [J]. Hum Mutat, 2011, 32 (1): 59-69.

[15] SOLIMAN K, GÖTTFERT F, ROSEWICH H, et al. Super-resolution imaging reveals the sub-diffraction phenotype of Zellweger Syndrome ghosts and wild-type peroxisomes [J]. Sci Rep, 2018, 8 (1): 7809.

第55章
其他非遗传性囊肿性肾病

第1节 髓质海绵肾

髓质海绵肾(medullary sponge kidney),简称海绵肾,是以肾髓质集合管囊性扩张为特征的良性先天性疾病。实际上,海绵肾病名并不准确,因为受累的肾脏外观并不像海绵。更正确的病名应该是肾小管扩张或集合管囊性扩张。但由于习惯性原因,海绵肾名称仍沿用至今。绝大多数海绵肾为散发,非遗传性发育异常。但家族性发病倾向亦有报道,且呈常染色体显性遗传。一些患者伴有其他先天性发育异常,大约25%患者有偏身肥大;反之,偏身肥大者中有10%伴有髓质海绵肾。

一、发病率

海绵肾是先天性疾病,但由于患者早期通常无症状,当患者20岁或30岁后因合并肾结石、尿路感染或血尿才被诊断,因此其实际发生率并不清楚。美国流行病学数据显示,大约每5 000人中有1人患病。而在泌尿外科门诊,发病率则上升到每1 000人中有1人患病,约占静脉肾盂造影患者的0.5%~1%。据估计,约有0.5%静脉肾盂造影的患者有海绵肾。相对男性而言,女性更容易患海绵肾。

二、病 理

海绵肾最重要的结构异常是髓质和集合管的球形、椭圆形或不规则的扩张(图55-1-1A)。显微镜下,囊肿与内衬柱状或立方上皮相沟通,很少与移行上皮连接。闭合性囊肿内衬萎缩上皮。囊肿一般1~7mm大小,内含清晰的、果冻样囊液,通常还含有小结石。当囊肿涉及多个肾乳头时,肾脏可能会稍微变大。肾脏其余部分通常结构正常,除非肾盂肾炎或肾梗阻使肾脏病变更复杂。

三、临床表现

通常海绵肾患者没有临床症状。一般都是由于血尿、肾结石或尿路感染等其他临床症状做超声、腹部平片检查或静脉肾盂造影时才被发现(图55-1-1B)。血尿是海绵肾患者常见的临床表现之一,10%~20%患者表现为肉眼血尿,大多数患者表现为镜下血尿,可伴或不伴尿路感染。85%血尿见于并发结石和尿路感染,少数可继发于高钙尿症或因扩张小管脆性增加破裂出血。肾结石是海绵肾的另一个临床症状,可能由于尿路感染、输尿管梗阻和肾髓质钙沉积引起。海绵肾患者的肾结石成分通常由磷酸钙和草酸钙构成,在扩张的结合管内形成,多数为小结石,可自行排

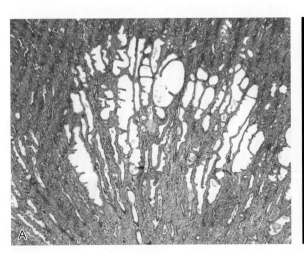
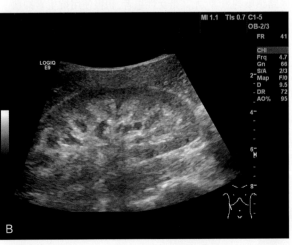

图 55-1-1 海绵肾病理及超声

注:A.肾乳头区髓质集合管扩张,低倍镜下呈海绵样改变(HE×40);B.右肾大小形态正常,皮髓质分界清晰,皮质呈均质低回声,髓质回声增强,分布一致的高回声锥体围绕肾窦呈放射状排列,内部呈光亮的细点状回声,无声影。

出。海绵肾患者无论是否存在肾结石都可合并尿路感染。无菌性脓尿也很常见。与一般肾结石患者相比,海绵肾患者尿路感染的发病率明显增加,女性尿路感染发生率高于男性。海绵肾患者更容易发生高钙尿症,30%~50% 病例伴有高钙尿症。与不伴海绵肾的高钙尿症患者相比,海绵肾高钙尿症患者更容易发生肾结石。由于尿酸化功能下降,尿 pH 偏高,可引起 I 型肾小管酸中毒。肾小管浓缩功能常受影响。肾小球滤过率亦可能降低,但罕有发生肾功能不全。极少数患者伴有 Ehlers-Danlos 综合征、先天性幽门梗阻、马方综合征、心脏畸形、先天性无牙、多囊肾病、马蹄肾、肾旋转异常及附加肾。

四、诊　断

成年患者表现为肾结石、血尿和尿路感染时需考虑到海绵肾的可能。部分患者可能合并高钙尿症和肾小管酸中毒。对于疑似病例,采取腹部平片和静脉肾盂造影有助于确诊本病。腹部平片见肾脏大小正常或轻度增大,肾区内可见成簇的多发性结石;静脉肾盂造影见造影剂在肾乳头或扩张的集合管呈现放射条纹状或花束状。B 超(图 55-1-1B)和 CT 检查有助于与肾结核、肾乳头坏死、多囊肾、肾盏憩室和肾脏肿瘤相鉴别。

五、治疗及预后

无症状的海绵肾患者,无需特别治疗。但需告知有肾结石及尿路感染的可能,建议定期复查尿常规及腹部影像学检查。高钙尿症可口服氢氯噻嗪以降低尿钙。合并肾结石者要多饮水,保持每天尿量在 2 500ml 左右,以防止钙盐等在集合管和肾盂中沉积。另外,检测 24 小时尿钙、尿酸、磷、草酸和枸橼酸等水平,有助于针对肾结石的相关危险因素进行治疗。对于低枸橼酸尿症、高钙尿症、高尿酸尿症、高草酸尿症、或合并肾小管酸中毒的海绵肾患者,可使用柠檬酸钾治疗。但纠正酸中毒不宜过度使用碱剂,以免尿 pH 增高促进结石形成。反复肾绞痛发作的肾结石患者,可行体外冲击波碎石术或经皮肾输尿管镜取石术治疗。对于反复尿路感染的患者,尤其是女性患者,积极使用抗生素抑菌

治疗。严重节段性小管扩张的患者,需作部分肾切除。极少一部分患者,由于一侧严重的肾小管扩展需做一侧肾切除。由于髓质海绵肾多为双侧性,所以部分或完全肾切除要谨慎,术前必须仔细评价肾功能,只有在保留足够肾功能的前提下才能进行手术治疗。

海绵肾预后良好,但有 10% 患者因反复肾结石、肾盂肾炎、细菌尿和败血症而导致肾功能不全。

第 2 节　囊性肾瘤

囊性肾瘤(cystic nephroma),也称为多房性囊性肾瘤,是一种罕见的、非遗传的良性肾脏囊性病变。1892 年,埃德蒙兹报告了世界第一例囊性肾瘤病例。迄今为止,国际上至少报道了 200 例以上的囊性肾瘤病例。根据《WHO 关于肾脏肿瘤的分类》,它归类为混合性上皮间质肾瘤。

一、发 病 率

囊性肾瘤常见于婴幼儿和 40 岁以上成人。它可以是先天性的,主要见于 2 岁以下的婴儿,男女比例为 2:1,且大多数是单侧肾脏受累,也有婴儿双侧囊性肾瘤的病例报道。另外,囊性肾瘤也可以是后天获得的,主要影响绝经后妇女,男女比例为 1:9。

二、病　理

囊性肾瘤由纤维伪胶囊包围的肿块,其内部完全由囊肿和隔膜组成,没有固体结节。囊肿内衬扁平或立方上皮(图 55-2-1)。分隔物可能含有类似成熟肾小管的上皮结构,但不含有透明细胞质的上皮细胞,且不含骨骼肌纤维。

三、临床表现

囊性肾瘤临床表现多种多样。儿童常常表现为无痛性腹部肿块,成年人常表现为腹痛或血尿。囊性肾瘤也没有特定的影像学表现。腹部平片可显示腹部有肿块,一般无钙化。静脉肾盂造影可见正常肾脏内的肿块。

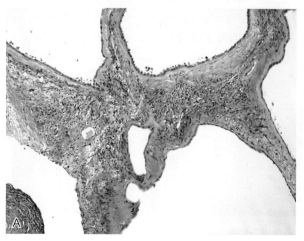
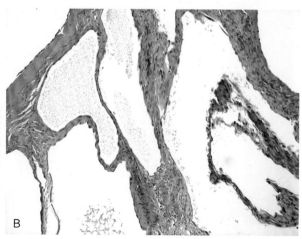

图 55-2-1　囊性肾瘤
注:囊肿内衬扁平或立方上皮,囊壁上含不同厚度的良性间质细胞(A、B. HE×100)。

四、诊　断

超声常作为首选检查,尤其是对儿童。囊性肾瘤典型超声表现包括囊性肿物,囊壁和分隔没有实性或者结节成分。较大肿物可压迫邻近肾实质,和 / 或合并泌尿系梗阻。囊腔的大小多样,可以非常微小,直径也可以大至 4cm。非常细小的多发房腔可表现类似于实性成分的回声,因为囊腔太小,多发的囊腔反而增加了回声界面。CT 平扫:典型的囊性肾瘤表现为边界清晰、有包膜的多房囊性肿物。增强 CT 检查:分隔可见强化,囊腔内不强化。MRI:典型表现为多房囊性肿物,有多个分隔及包膜。不管在什么序列,肿物的分隔都呈现出低信号,可能因为纤维成分含量较多。

五、治疗及预后

手术(肾全切或部分切除术)不仅是治疗手段,也是诊断所必须的,因为囊性肾瘤的诊断最终需要病理才可确诊。

第 3 节　获得性囊性肾病

1847 年 Simon 首次报道了获得性囊性肾病(acquired cystic kidney disease,ACKD)。ACKD 是指在没有遗传性多囊肾病的患者中出现了 3~5 个以上的肾囊肿,通常表现为"多发性、对称性肾囊肿",多见于长期接受透析治疗的终末期肾衰竭病人。在疾病早期,ACKD 一般没有症状,通常是由于做腹部影像学检查才发现有肾囊肿。

一、发 病 率

美国流行病学数据显示,7%~22% 透析患者在透析初始即发现有 ACKD。在透析 3 年后,其发病率上升至 44%;透析时间在 3~10 年,ACKD 发病率上升至 79%;透析时间超过 10 年,发病率为 90%;透析 10~15 年后,ACKD 发病率上升速度则开始减缓。

与透析患者相比,接受肾移植患者 ACKD 发病率明显降低。在一个纳入 561 例肾移植患者的队列研究中,ACKD 发病率为 23%。而在其他终末期肾病患者中,ACKD 发病率为 30%~90%。

二、发病机制

ACKD 与机体尿毒症状态相关,其具体发病机制尚不完全清楚,但可能与以下方面相关:①肾小管阻塞:由于肾小球滤过功能和肾小管液体排泄功能出现异常,引起肾小管液体聚集与潴留;②代偿性增生:终末期肾病肾单位的严重丧失促进了残存肾小管上皮细胞肥大和增生。肥大、增生的肾小管引起肾小管重吸收障碍,与肾小管上皮细胞跨膜分泌的液体一起促进了肾囊肿的发展。在此过程中,一些促进囊肿生长的因子也参与了囊肿的形成过程。

三、临床表现

绝大多数 ACKD 患者没有囊肿相关症状,通常是因为做腹部影像学检查才发现。部分患者由于出现相关并发症才被诊断:①囊肿出血,伴或不伴血尿,通常由于肾囊肿破

裂后引起肾周出血或腹膜后出血,严重者可出现低血容量性休克;②肾囊肿钙化;③并发泌尿系统感染、脓肿甚至败血症;④红细胞增多症:相对或绝对的红细胞增多是其最常见的情况,这可能与肾囊肿患者血浆促红素水平较高有关;⑤并发肾细胞癌(renal cell carcinoma,RCC):据报道,与正常人群相比较,ACKD 患者患 RCC 的概率提高近 40 倍。约 1%ACKD 患者出现肾囊肿恶性变。ACKD 发生 RCC 的相关危险因素包括:①男性患者:男女比例约 7:1;②非裔美国人种;③长期透析患者;④肾囊肿显著增大者。

四、诊　断

对于诊断 ACKD 和较大体积的 RCC,超声是一种灵敏的确诊方法(图 55-3-1)。然而,由于晚期 ACKD 肾实质的回声性和囊肿复杂性,B 超对于鉴别单纯性肾囊肿与肾肿瘤的敏感性较差。CT 扫描,尤其是增强 CT 检查在检测体积较小的肾脏恶性肿瘤方面优于 B 超。根据 CT 扫描结果,Bosniak 提出了肾囊肿的分类,并广泛应用于超声和MRI。以下几个方面有助于诊断 RCC 而非囊肿:囊壁增厚、不规则;在囊肿内有隔膜或肾组织,对比增强;囊肿直径 >4cm。考虑到肾毒性,钆增强的 MRI 对于透析患者以及肾小球滤过率 <30ml/min 并不推荐使用。

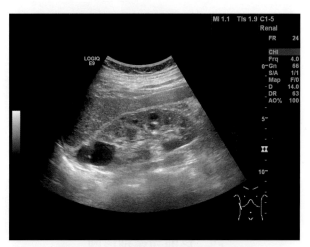

图 55-3-1　获得性囊性肾病的超声表现
注:右肾实质内可见多个无回声区,最大 3.5cm×2.5cm,位于上极,边界清,内部透声好,部分囊内可见强回声点。

五、治疗及预后

ACKD 只有当囊肿发生出血、感染或恶性变等并发症时,才有必要治疗。对于前两者并发症,内科保守治疗即可,一般不需手术处理。但当 ACKD 发生恶性变时,需要行肾切除术。但在透析或肾移植患者中进行肾切除术时,围手术期的发病率和死亡率较普通患者更高。

第 4 节　单纯性肾囊肿

单纯性肾囊肿(simple renal cysts)是人类最常见的肾囊性疾病。男性发病率是女性的 2 倍。单纯性肾囊肿通常

是单侧单发,少有单侧多发,双侧发生则更少见。一侧或两侧有数个囊肿,又称多发性单纯性肾囊肿(multiple simple renal cysts)。

一、发 病 率

儿童很少见单纯性肾囊肿,但随着年龄增长,单纯性肾囊肿越来越常见。一项大型超声调查研究显示,在30~49岁患者中,单侧肾囊肿发生率为1.7%;50~70岁上升至11%;超过70岁,患病率为22%~30%。

二、病理生理

1999年Blazer等在对29 984例妊娠14~16周的妇女进行胎儿肾脏超声检查时发现,胎儿单纯性肾囊肿患病率为0.09%。但绝大多数囊肿在出生前即消失,据此他们认为胎儿期单纯性肾囊肿发病机制不同于出生后的儿童和成人。它起源于一种可逆的过程(如局部缺血),而最终囊肿会于出生前自行消失。目前认为肾小管梗阻和肾实质缺血

是引起肾囊肿异常增生的主要病因。单纯性肾囊肿通常出现在肾皮质中(图55-4-1),随着年龄增长,肾小球滤过率下降,患肾囊肿概率会随之增加。

三、临床表现

单纯性肾囊肿通常无症状。多数患者是由于其他原因行影像学检查偶然发现。部分患者因肾囊肿较大,腹部可触及包块而就诊;有的患者因腹部外伤后出现血尿而就诊。最常见的症状是腰腹疼痛,可能是由于囊肿增大牵拉肾包膜或压迫肾实质,或囊肿破裂出血、并发感染等引起。此外,增大的囊肿还可能压迫输尿管,引起输尿管梗阻和继发性感染。单纯性肾囊肿一般较少引起癌变,据统计囊壁癌变率约1%。

当囊肿压迫邻近血管时,可导致肾脏局部缺血,激活肾素-血管紧张素系统,引起血压升高。一个大样本回顾性分析,纳入29 523名健康成人,旨在评估肾囊肿与高血压相关性。研究者分析了囊肿数目、大小以及位置与高血压的关系。结果发现单纯性肾囊肿与高血压存在一定相关性。

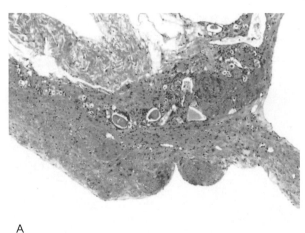
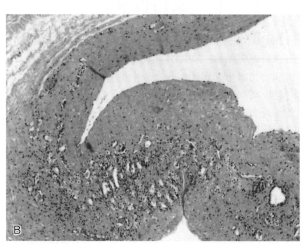

图55-4-1 单纯性肾囊肿

注:A、B.纤维结缔组织囊壁,未见衬里上皮,囊壁周围可见受压萎缩的肾小管,伴少量炎性细胞浸润(HE×100)。

四、诊断与鉴别诊断

单纯性肾囊肿大部分是做腹部影像学检查时偶然发现的。一般肾脏超声可明确诊断(图55-4-2)。如果肾脏超声诊断仍不明确,可以通过CT检查进一步明确诊断。

临床上,单纯性肾囊肿的主要问题是与多囊肾病、肾恶性肿瘤相鉴别。与多囊肾病的鉴别:单纯性肾囊肿在声像图上显示囊肿呈圆形无回声区,壁薄而光滑,后壁及后组织回声增强,可有边侧声影出现。多囊肾病属遗传性疾病,往往双肾受累,肾实质内充满无数潴留性囊肿,成人相对多见。肾脏形态、内部结构以及囊肿大小、数目,均因人及轻重程度不同而异,轻者保持肾脏形态及大部分肾脏结构,重者几乎看不到正常肾实质,全都被大小不等的囊肿占据。声像图上显示肾脏增大,肾内可见多个大小不等无回声区,肾实质回声增强。严重者肾脏外形不清,肾脏内部看不到正常肾实质回声,呈许多大小不等重叠无回声区。常伴有肝囊肿,偶见胰腺、卵巢囊肿和颅内动脉瘤等。

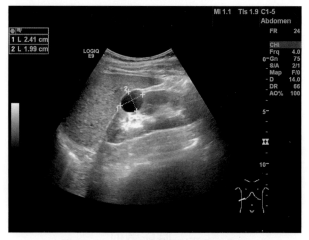

图55-4-2 单纯性肾囊肿的超声表现

注:左肾中上部实质内可见囊性病变,低回声,透声好,包膜光滑,大小2.4cm×2.0cm。

Bosniak 总结了 CT 检查鉴别单纯性肾囊肿与肾恶性肿瘤：前者呈圆形低密度区，可有囊周钙化线，囊肿与肾实质界面光滑，边界清楚锐利；后者如有钙化，多呈中央区钙化，常不完全具备单纯性肾囊肿的 CT 表现。囊液化验时良性囊肿呈透明草黄色，无红细胞、白细胞和非典型细胞；恶性囊肿液的外观呈血性或黑色，胆固醇、脂肪和乳酸脱氢酶含量升高，可发现恶性肿瘤细胞。

五、治疗及预后

单纯性肾囊肿进展缓慢，对肾功能影响小，恶变概率小，所以对于无症状和无并发症的单纯性肾囊肿患者不需特别治疗，每半年或一年定期复查即可。日本的一个研究纳入 57 例成年患者，每年对他们进行一次肾脏超声随访，随访中位数 9.9 年。研究发现单纯性肾囊肿直径年增长 1.4mm，年增长率为 3.2%。10 年随访结束时，绝大多数肾囊肿增长体积不超过之前的 2 倍。肾囊肿平均数目从 2.3 个增加到 3.2 个。多变量分析确定年龄是引起肾囊肿增大的最重要决定因素。另外，在这 10 年随访过程中，只有 2 例患者发展为肾癌。

由于囊肿体积过大（直径 6~8cm）或合并感染、囊肿破裂等，2%~4% 单纯性肾囊肿患者合并腹部疼痛、血尿。因此，对于直径超过 5cm 的较大囊肿合并上述症状者，需密切随访排除癌变可能。部分较大囊肿可通过超声引导下进行囊肿穿刺抽液，并将无水乙醇等硬化剂注入囊腔内，以防止囊肿复发。

第5节 肾淋巴管瘤 / 淋巴管扩张

肾脏淋巴液异常聚集形成囊性病变统称为肾淋巴管扩张症，包括肾淋巴管瘤（renal lymphangiomatosis）、肾盂周围多发淋巴囊肿、肾淋巴管瘤样病等。Upreti 研究发现双侧、多发的肾淋巴管扩张较单侧、单发更常见。肾淋巴管扩张临床罕见，国内外报道病例不多，其发病率不明。

一、病理生理

肾淋巴管扩张症是一种良性病变。当较大的肾窦淋巴管由于先天性因素和获得性因素如炎症等阻塞后，引流功能受损，出现淋巴管扩张症。也可继发于肾静脉血栓，部分有家族遗传倾向。其特点是肾周、肾盂旁或肾内淋巴管异常扩张，可形成单房、多房囊性肿块，累及单侧或者双侧肾脏。

大多数淋巴管扩张为多房性囊肿，少数为单房，质地柔软，外表光滑，有波动感。囊壁薄呈半透明，囊内含有大量淡黄、清亮液体，也含有乳白色或乳黄色的乳糜液。

由于淋巴管阻塞后进行性扩张而导致的分隔厚薄不匀的多腔病变，病变大小取决于淋巴管阻塞的位置和程度，如果在肾蒂处阻塞，将发生广泛的淋巴囊肿，如果仅有肾内小淋巴管阻塞，将形成局限性扩张或淋巴囊肿。

二、临床表现

肾淋巴管扩张病变局限时通常无症状。当扩张的淋巴管引起肾脏包膜牵拉时可出现肉眼或镜下血尿、腰部钝痛、腹部包块，肾脏功能通常不受影响，但少数可发生肾功能不全。也有无临床症状者因肾脏超声或 CT 检查被偶然发现。扩张的淋巴管挤压肾实质，影响肾血流量，激活肾素 - 血管紧张素系统，引起肾性高血压。有时扩张的淋巴管合并囊腔感染或破裂出血，导致囊肿体积短期内增大，临床表现类似急腹症。

三、诊断与鉴别诊断

肾淋巴管扩张症的确诊需依赖影像学检查和细胞病理学检查。超声检查表现为低回声，囊内可见强回声结构；CT 平扫可见较大、狭长、薄壁、多房的囊性肿块，因淋巴液内蛋白含量不同或出血可表现为低或中低密度。病灶常有分叶，可在肾周腹膜后间隙蔓延，增强扫描病灶周边及纤维间隔可有轻度强化。穿刺抽液进行细胞学检查及病理检查有助于确诊本病。

本病需要与肾周积液等相鉴别。肾周积液多继发于尿路梗阻、感染等，梗阻后肾盂内压力增高引起尿外渗形成肾周积液，IVU、CT 增强延迟扫描可见肾集合系统扩张，造影剂渗入肾周间隙，积液性质为漏出液，尿液成分为主。肾及肾周各种感染性疾病引起炎性渗出，以中性粒细胞为主，而淋巴管扩张症积液以淋巴细胞为主，蛋白含量高。

四、治疗及预后

肾淋巴管扩张症病程复杂，症状可迅速出现或加重，也可突然停止生长甚至自发消退。由于大部分病变呈良性过程，如无临床症状及合并症，肾功能未受影响时可严密观察随访。对有症状者及病变进展者，经皮穿刺引流及静脉输白蛋白、支链氨基酸被证实为有效治疗方法。如病变广泛伴肾实质明显受压以及出现肾积水、肾性高血压及其他并发症者应手术治疗。腹腔镜具有创伤小、恢复快优点，可替代开放手术。局限性病灶手术可完整切除，预后良好，很少复发。弥漫性病变边界不清，难以完全切除，容易复发。

（刘俊兰 关天俊）

参考文献

[1] MCPHAIL E F, GETTMAN M T, PATTERSON D E, et al. Nephrolithiasis in medullary sponge kidney: evaluation of clinical and metabolic features [J]. Urology, 2012, 79 (2): 277-281.

[2] KORAISHY F M, NGO T T, ISRAEL G M, et al. CT urography for the diagnosis of medullary sponge kidney [J]. Am J Nephrol, 2014, 39 (2): 165-170.

[3] FABRIS A, LUPO A, BERNICH P, et al. Long-term treatment with potassium citrate and renal stones in medullary sponge kidney [J]. Clin J Am Soc Nephrol, 2010, 5 (9): 1663-1668.

[4] WILKINSON C, PALIT V, BARDAPURE M, et al. Adult multilocular cystic nephroma: Report of six cases with clinical, radio-pathologic correlation and review of

literature [J]. Urol Ann, 2013, 5 (1): 13-17.

［5］ KARMAZYN B, TAWADROS A, DELANEY L R, et al. Ultrasound classification of solitary renal cysts in children [J]. J Pediatr Urol, 2015, 11 (3): 149. e1-e6.

［6］ 汤英俊. 血液透析患者获得性肾囊肿的临床观察 [J]. 临床肾脏病杂志, 2011, 12: 557-558.

［7］ PRZYBYCIN C G, HARPER H L, REYNOLDS J P, et al. Acquired cystic disease-associated renal cell carcinoma (ACD-RCC): a multiinstitutional study of 40 Cases with clinical follow-up [J]. Am J Surg Pathol, 2018, 42 (9): 1156-1165.

［8］ WOOD C G, STROMBERG L J, HARMATH C B, et al. CT and MR imaging for evaluation of cystic renal lesions and diseases [J]. Radiographics, 2015, 35 (1): 125-141.

［9］ LEE C T, YANG Y C, WU J S, et al. Multiple and large simple renal cysts are associated with prehypertension and hypertension [J]. Kidney Int, 2013, 83 (5): 924-930.

［10］ 郭彩芬, 申吉泓, 陈超. 单纯性肾囊肿的再认识 [J].

实用医学杂志, 2016, 32 (19): 3271-3273.

［11］ WHELAN T F. Guidelines on the management of renal cyst disease [J]. Can Urol Assoc J, 2010, 4: 98-99.

［12］ ANTONOPOULOS P, CHARALAMPOPOULOS G, CONSTANTINIDIS F, et al. Familial renal retroperitoneal lymphangiomatosis: personal experience and review of literature [J]. JBR-BTR, 2010, 93 (5): 258-261.

［13］ HAKEEM A, GOJWARI T A, REYAZ S, et al. Computed tomography findings in bilateral perinephric lymphangiomatosis [J]. Urol Ann, 2010, 2 (1): 26-28.

［14］ BEVERIDGE N, ALLEN L, ROGERS K. Lymphoscintigraphy in the diagnosis of lymphangiomatosis [J]. Clin Nucl Med, 2010, 35 (8): 579-582.

［15］ UEDA S, YANAGIDA H, SUGIMOTO K, et al. Chronic renal insufficiency in a boy with cystic renal lymphangiectasia: morphological findings and long-term follow-up [J]. Clin Nephrol, 2007, 68 (6): 416-421.

第八篇
肾脏肿瘤

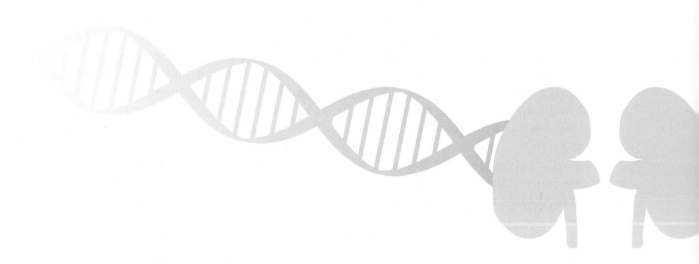

第 56 章

肾脏肿瘤概述

肾脏肿瘤是泌尿生殖系统最常见的肿瘤类型之一，肾恶性肿瘤较良性肿瘤更常见。肾细胞癌（renal cell carcinoma，RCC）是起源于肾实质泌尿小管上皮系统的恶性肿瘤，占原发性肾肿瘤的 80%~85%，包括起源于泌尿小管不同部位的各种肾细胞癌亚型，但不包括来源于肾间质以及肾盂上皮系统的各种肿瘤。肾脏尿路上皮（移行细胞）癌大约占肾脏肿瘤的 8%，肾母细胞瘤（Wilms 瘤）常见于儿童（占肾脏原发性肿瘤的 5%~6%）。

一、流行病学

肾癌约占成人恶性肿瘤的 2%~3%。在流行病学上，肾癌的发病具有明显的地区、性别、种族以及年龄上的差异。2012 年发布的 GLOBOCAN 数据显示，2012 年全球肾癌的发病率和死亡率分别为 4.4/10 万和 1.8/10 万，居恶性肿瘤第 14 位和 16 位，男性分别为 6.0/10 万和 2.5/10 万，女性分别为 3.1/10 万和 1.2/10 万。在世界范围内，各国家或地区的肾癌发病率存在明显差异，发达国家的发病率比发展中国家平均高 10~15 倍，其中发病率最高的国家是捷克，男性发病率为 22/10 万、女性为 9.9/10 万，东欧国家、德国、意大利、北美国家和大洋洲的澳大利亚、新西兰等国的发病率也较高。多数亚洲国家及非洲国家的发病率较低。城市居民肾癌发病率高于农村居民，男性高于女性。在美国，与美国印第安人 / 阿拉斯加原住民、西班牙裔美国人 / 拉丁美洲裔美国人、白种人或非洲裔美国人相比，亚裔美国人或太平洋岛民的 RCC 发病率最低。RCC 主要发生于 50~79 岁，确诊时的中位年龄为 64 岁。在 40 岁以下的患者中较为少见，在儿童中更为罕见。

中国的肾癌发病率略低于世界平均水平。据全国肿瘤登记年报，2011 年中国肾癌新发 45 096 例，占所有恶性肿瘤的 1.34%；发病率 3.35/100 000，死亡率 1.12/100 000，分别居恶性肿瘤第 15 位和 16 位。男性的发病率和死亡率分别为 4.38/100 000 和 1.43/100 000，女性分别为 2.26/100 000 和 0.81/100 000。由于我国人民生活水平的不断提高、人均寿命的不断延长、健康查体的日益普及等原因，我国肾癌的发病率、死亡率以及治疗后的生存率具有逐年增高的趋势，但以发病率增高最明显，死亡率增加较缓慢，治疗后生存率稍有提高。男性发病率、死亡率明显高于女性，男女比例约为 2：1；城市地区 RCC 发病率和死亡率明显高于农村地区。发病年龄可见于各年龄段，高发年龄 50~70 岁。

二、病　因

肾癌的发病原因不明，可能与以下因素有关。

（一）吸烟

多年研究已证明，吸烟是肾癌发病的高危因素。根据美国癌症研究学会（American Association for Cancer Research，AACR）的统计，吸烟量越大，吸烟时间越长，肾癌发病风险越高（OR：1.4~2.4）。此外，吸烟量越大似乎与更晚期的疾病（病理分期 T_3，淋巴结受累或转移性疾病）呈现相关性。

（二）肥胖

超重也是肾癌的危险因素。肾癌的相对危险度（relative risk，RR）随基线体重指数逐渐升高。对于新诊断为肾癌的患者，超重常伴有较低级别的疾病。此外，在转移性疾病患者中，与正常或低于正常体重的患者相比，超重者总体生存期更长。这些患者预后的改善可能与脂肪酸合成酶（FASN）基因表达降低有关。

（三）高血压

高血压患者易发生 RCC，这似乎与抗高血压药物或肥胖无关。由于肥胖与高血压本身密切相关，因此高血压与肥胖这两者对 RCC 发病率的独立影响能力难以评估。高血压与肾癌相关联的病理生理学机制仍不明确。

（四）职业暴露

职业暴露于有毒化合物，如镉、石棉和石油副产品，与 RCC 的风险增加相关。在一项 1700 多例 RCC 患者和 2 300 例健康对照者的国际多中心研究中，暴露于石棉（RR：1.4，95% CI：1.1~1.8）、镉（RR：2.0，95% CI：0~3.9）和汽油（RR：1.6，95% CI：1.2~2.0）的人群癌症风险增加。暴露于镉的工人同时吸烟者，肾癌发病率特别高（OR：1.2~5.0）。暴露于此类致癌物质可能与肾癌发病相关基因的突变相关，如 Von Hippel-Lindau（VHL）肿瘤抑制基因。

（五）镇痛药

长期摄入镇痛药组合，特别是含有非那西汀（其中对乙酰氨基酚是主要代谢物）和阿司匹林的化合物可能导致慢性肾衰竭。这些患者肾盂和尿路上皮肿瘤风险增加。流行病学研究已经证明，大量使用阿司匹林、NSAIDs 和对乙酰氨基酚者肾癌风险增加,风险可能因药而异。

(六) 获得性囊性肾病

获得性囊性肾病通常发生于长期血液透析的终末期肾病患者(发生率 35%~50%),约 6% 患者最终发展为肾癌,其肾癌发病风险约高于普通人群 30 倍。目前,获得性囊性肾病相关性肾癌被认为是一种独立的组织学亚型,但所有其他亚型(透明细胞、乳头状和嫌色细胞肾细胞癌等)均可发生在囊性和非囊性终末期肾病中。

(七) 细胞毒性药物化疗

儿童期恶性肿瘤、自身免疫性疾病或骨髓移植后细胞毒性药物化疗的应用与其后的基因易位性肾癌的发生发展有关。

(八) 慢性丙型肝炎病毒感染

对超过 67 000 例患者的流行病学研究发现,丙型肝炎病毒的慢性感染与年龄、种族、性别、慢性肾脏病相关,肾癌风险显著升高(*HR*:1.77,95% *CI*:2.05~2.98)。

(九) 肾结石

肾结石史可能与肾癌和上尿路的尿路上皮癌有关。在一项汇总近 63 000 例肾结石患者数据的荟萃分析中,发生肾癌的风险比为 1.96(95% *CI*:1.24~2.49),风险增加似乎主要限于男性。尿路上皮癌的风险比为 2.14(95% *CI*:1.35~3.40)。

(十) 其他风险因素

具有镰状细胞特征的患者和(较小程度)镰状细胞病患者发生肾髓质癌的风险增加。一些研究表明,糖尿病病史与肾癌的风险度增加相关,但在其他研究中却没有发现二者的相关性,这可能是由于调节了高血压发病率。其他可能增加肾癌发生风险的临床因素包括膳食因素,如加工肉源摄入亚硝酸盐、生殖因素(如增加妊娠次数)和术前放射治疗。对女性来说,使用口服避孕药可能会降低风险。酒精摄入对发生肾癌可能具有保护作用。

三、遗传易感性

虽然大多数肾癌是散发性的,但是 2%~4% 有家族遗传性,肾癌患者一级亲属的 RCC 风险增加约 2 倍。有几种遗传性疾病与肾癌相关,肾癌的常见组织学亚型也各有相应的家族性癌症综合征。遗传性肾癌多并发全身其他组织脏器良性病变或恶性肿瘤,故称为肾癌相关遗传综合征,各种肾癌相关遗传性综合征均具有不同的突变基因、临床表现及病理类型。以往对肾癌相关遗传性综合征的描述主要基于临床观察,如疾病的外在表现和家族遗传特点;近年来家系研究和分子遗传学进展为了解肾癌相关遗传性综合征的发病机制提供了分子途径学说,也对散发性肾癌的发生提出了新的见解(表 56-0-1)。

表 56-0-1　肾细胞癌相关遗传性综合征的特点

综合征	染色体	基因/蛋白	肾脏	皮肤	其他组织
Von Hippel-Lindau (VHL)病	3p25	VHL/pVHL	多灶,双侧透明细胞性 RCC,肾囊肿	-	视网膜和中枢神经系统血管母细胞瘤,嗜铬细胞瘤,胰腺囊肿和神经内分泌肿瘤,内耳内淋巴囊肿,附睾和阔韧带囊腺瘤
遗传性乳头状肾细胞癌(HPRCC)	7p31	MET	多灶,双侧乳头状 RCC I 型	-	-
遗传性平滑肌瘤病和肾细胞癌综合征(HLRCC)	1q42	FH	乳头状 RCC,非 I 型	平滑肌瘤	子宫平滑肌瘤/平滑肌肉瘤
家族性甲状腺乳头状癌	1q21	不清	乳头状 RCC、嗜酸细胞瘤	-	甲状腺乳头状癌
甲状旁腺功能亢进-颌骨肿瘤综合征	1q25	HRPT2	混合上皮间质肿瘤,乳头状肾细胞癌		甲状旁腺肿瘤,纤维-骨性颌骨肿瘤
Birt-Hogg-Dubé(BHD)综合征	17p11	BHD	多灶嫌色性肾细胞癌,杂合性嗜酸细胞/嫌色细胞肿瘤、乳头状 RCC	面部纤维性毛囊瘤	肺囊肿,自发性气胸
结节性硬化症(TSC)	9q34 16p13	TSC1 TSC2	多灶,双侧血管平滑肌脂肪瘤,淋巴管瘤血管平滑肌瘤病	血管纤维瘤,指(趾)甲下纤维瘤	心脏横纹肌瘤,十二指肠和小肠腺瘤样息肉,肺和肾囊肿,大脑皮质结节硬化和室管膜巨细胞星形细胞瘤
3 号染色体异位	3p13-14	不清	多灶,双侧透明细胞性 RCC		

综合征	染色体	基因/蛋白	肾脏	皮肤	其他组织
遗传性副神经节瘤和	5p15.33	SDHA	SDH 缺陷性肾细胞癌		副神经节瘤和嗜铬细胞瘤
嗜铬细胞瘤综合征	1p36.13	SDHB	或嫌色细胞癌		胃肠道间质瘤
	1q23.3	SDHC			
	11q23.1	SDHD			
	11q12.2	SDHAF2			

四、病　理

（一）大体

绝大多数肾癌发生于一侧肾脏,常为单个肿瘤,10%~20% 为多灶性。多发病灶常见于遗传性肾癌以及乳头状 RCC 的患者。肿瘤多位于肾脏上、下两极,瘤体大小差异较大,直径平均为 7cm,常有假包膜与周围肾组织相隔。双侧发病者(先后或同时)仅占散发性肾癌的 2%~4%。1 975 例中国肾癌患者的临床资料显示,初诊肾癌患者肿瘤最大径 0.5~30cm,平均值为 5.4cm。

（二）病理分类

2016 年 WHO 出版了第 4 版泌尿男性生殖系统肿瘤分类,基于病理学、流行病学及遗传学的新认识,对 2004 年的第 3 版 WHO 分类做了很多重要修订,这些修订意见于2015 年在瑞士苏黎世召开的 WHO 专家共识会议中通过。与旧版分类相比,新版分类在泌尿男性生殖系统各器官的病理学和遗传学内容上均有较大的变化,根据更多循证医学的依据和多学科讨论的结果,对肿瘤的命名和分类更科学合理、更易接受,具有更高的临床指导意义。推荐采用2016 年 WHO 肾肿瘤组织学分类标准(表 56-0-2)。

表 56-0-2　WHO 肾脏肿瘤组织学分类(2016)

肾细胞肿瘤	肾母细胞瘤 8960/3
透明细胞肾细胞癌 8310/3	囊性部分分化性肾母细胞瘤 8959/1
低度恶性潜能的多房性囊性肾肿瘤 8316/1	儿童囊性肾瘤 8959/0
乳头状肾细胞癌 8255/3	**间叶性肿瘤**
遗传性平滑肌瘤病和肾细胞癌(HLRCC)相关性肾细胞癌 8311/3*	主要发生于儿童的间叶性肿瘤
嫌色性肾细胞癌 8317/3	透明细胞肉瘤 8964/3
集合管癌 8319/3	横纹肌样瘤 8963/3
肾髓质癌 8510/3	先天性中胚层肾瘤 8960/1
小眼转录因子(MiT)家族易位性肾癌 8311/3	婴幼儿骨化性肾肿瘤 8967/0
琥珀酸脱氢酶(SDH)缺陷性肾细胞癌 8312/3	**主要发生于成人的间叶性肿瘤**
黏液小管和梭形细胞癌 8480/3	平滑肌肉瘤 8890/3
管状囊性肾细胞癌 8316/3	血管肉瘤 9120/3
获得性囊性肾病相关性肾细胞癌 8316/3	横纹肌肉瘤 8900/3
透明细胞乳头状肾细胞癌 8323/3	骨肉瘤 9180/3
肾细胞癌,未分类 8312/3	滑膜肉瘤 9040/3
乳头状腺瘤 8260/0	尤因肉瘤(EWS)/外周性神经外胚叶肿瘤(PNET)9260/3
肾嗜酸细胞腺瘤 8290/0	血管平滑肌脂肪瘤 8860/0
后肾性肿瘤	上皮样血管平滑肌脂肪瘤 8860/1
后肾性腺瘤 8071/0	平滑肌瘤 8890/0
后肾性腺纤维瘤 9013/0	血管瘤 9120/0
后肾源性间质肿瘤 8935/1	淋巴管瘤 9170/0
肾母细胞性肿瘤	血管母细胞瘤 9161/1
肾源性残余	球旁细胞瘤 8361/0

肾髓质间质细胞肿瘤 8966/0	小细胞神经内分泌癌 8041/3
神经鞘瘤 9560/0	副神经节瘤 8693/1
孤立性纤维性肿瘤 8815/1	嗜铬细胞瘤 8700/0
混合性上皮和间质肿瘤	**杂类肿瘤**
囊性肾瘤 8959/0	肾脏造血系统肿瘤
混合性上皮和间质肿瘤 8959/0	生殖细胞肿瘤
神经内分泌肿瘤	**转移性肿瘤**
高分化神经内分泌肿瘤 8240/3	
大细胞神经内分泌癌 8013/3	

注：形态学代码来自肿瘤学国际疾病分类（ICD-O）编码。生物学行为编码：0 代表良性，1 代表不确定、交界性或生物学行为未定，2 代表原位癌 / 上皮内瘤变Ⅲ级，3 代表恶性。鉴于对一些疾病认识的变化，对先前的 WHO 肿瘤组织学分类进行了一些修订。*代表新增 ICD-O 编码，由 IARC/WHO 委员会批准。

（三）组织学分级

核分级是肾细胞癌，特别是透明细胞肾细胞癌重要的预后因素。其中，依据胞核的形态、直径以及核仁的突出情况进行分级的 Fuhrman 分级系统曾是使用最广的肾细胞癌分级系统，该系统由 Fuhrman 等于 1982 年确立。但是在实际应用中，该分级系统存在判读困难及可重复性差等问题，因此在 2016 版 WHO 肾脏肿瘤新分类中，该系统被新的分级标准即 WHO/ISUP（International Society of Urological Pathology）分级系统所取代（表 56-0-3）。新的分级系统仅使用核仁的明显程度这一参数将肾细胞癌分为 1~3 级，4 级为瘤细胞显示明显多形性的核、瘤巨细胞、肉瘤样或横纹肌样分化。该分级系统已被认为是透明细胞肾细胞癌和乳头状肾细胞癌很好的预后指标，但不适用于嫌色性肾细胞癌，是否适用于其他类型的肾细胞癌预后判断尚需进一步研究验证。

表 56-0-3　WHO/ISUP 分级

级别	WHO/ISUP 分级
1 级	400 倍显微镜下核仁缺失或不明显并呈嗜碱性
2 级	400 倍下可见清晰的嗜酸性核仁，但在 100 倍下核仁不明显或不清晰
3 级	100 倍下可见清晰的嗜酸性核仁
4 级	瘤细胞显示明显多形性的核，瘤巨细胞，肉瘤样或横纹肌样分化

五、临床分期和病理分期

由美国癌症联合委员会（American Joint Committee on Cancer Staging，AJCC）和国际抗癌联盟（Union for International Cancer Control，UICC）修订的第 8 版 TNM（tumor，node，metastasis）分期系统用于肾癌的所有组织学类型。TNM 分期系统如表 56-0-4 所示。在该系统中，局限于肾脏的肿瘤根据大小被分为 T_1 或 T_2。肿瘤侵入肾静脉或肾周组织内，但不超过 Gerota 筋膜者归入 T_3，而肿瘤侵犯超过 Gerota 筋膜，包括直接浸润同侧肾上腺者归入 T_4。淋巴结转移和远处转移归为不存在或存在。推荐采用 2017 年开始使用的第 8 版 AJCC 的 TNM 分期和 AJCC 分期组合（表 56-0-4）。临床分期用 cTNM 表示，病理分期用 pTNM 表示。

表 56-0-4　AJCC 肾癌 TNM 分期和 AJCC 肾癌分期组合（第 8 版）

T	原发肿瘤
T_X	原发肿瘤无法评估
T_0	无原发肿瘤证据
T_1	肿瘤最大径 ≤ 7cm，局限于肾脏
T_{1a}	肿瘤最大径 ≤ 4cm，局限于肾脏
T_{1b}	4cm< 肿瘤最大径 ≤ 7cm，局限于肾脏
T_2	最大径 >7cm，局限于肾脏
T_{2a}	7cm< 肿瘤最大径 ≤ 10cm，局限于肾脏
T_{2b}	最大径 >10cm，局限于肾脏
T_3	肿瘤侵犯主要静脉，或肾周软组织，但是未侵及同侧的肾上腺和未超出肾周筋膜（Gerota 筋膜）
T_{3a}	肿瘤侵犯肾静脉或其主要分支的肾段静脉，或侵及肾盂肾盏系统，或肾周和 / 或肾窦（肾盂旁）脂肪组织，但未超出 Gerota 筋膜
T_{3b}	肿瘤侵犯横膈以下的下腔静脉
T_{3c}	肿瘤侵犯横膈以上的下腔静脉，或侵犯下腔静脉壁
T_4	肿瘤已超出 Gerota 筋膜，（包括直接侵犯邻近肿瘤的同侧肾上腺）

续表

N	区域淋巴结		
N_x	区域淋巴结无法评估		
N_0	无区域淋巴结转移		
N_1	区域淋巴结转移		
M	远处转移		
M_0	无远处转移		
M_1	有远处转移		
AJCC 肾癌分期组合			
分期	T	N	M
Ⅰ期	T_1	N_0	M_0
Ⅱ期	T_2	N_0	M_0
Ⅲ期	T_3	N_0	M_0
	T_1, T_2, T_3	N_1	M_0
Ⅳ期	T_4	任何 N	M_0
	任何 T	任何 N	M_1

注：有关 TNM 分期的任何问题可参考：http://www.uicc.org/tnm。

六、临床表现

肾癌早期可完全没有症状，患者的主诉和临床表现多样，易误诊为其他疾病。经典的血尿、腰痛和腹部肿块"肾癌三联征"的发生率仅 6%~10%，多数患者往往由于体检或因其他原因进行 B 超、CT 等检查时偶然发现，也被称为偶发癌。国外文献报道无症状肾癌的发现率逐年升高（约占 50%）。大约 25% 的患者就诊时有肿瘤远处转移或晚期局部病变，此时可表现为转移灶症状，如骨痛和持续性咳嗽。

症状和体征 6%~10% 患者可发生经典"肾癌三联征"（血尿、腰痛和腹部肿块）。当存在时，强烈提示为局部晚期疾病。其他症状和体征与相邻结构的侵犯或远处转移有关。

（一）血尿

血尿是肾癌常见的症状，50% 的患者出现肉眼血尿或镜下血尿，多因肿瘤侵入肾盂、肾盏而引起。临床上常呈间歇性、无痛性肉眼血尿，为泌尿系肿瘤特有的症状。当血块通过输尿管时可出现绞痛。

（二）腰痛

60% 的患者可有疼痛，多数为钝痛、不适感，局限在腰部或背部，多因肿瘤增大导致肾包膜张力增加所致，或因肿瘤侵及肾周围组织所致。出现持续性疼痛，提示肿瘤已侵犯神经和腰椎。血尿在输尿管内凝固成条索状血块，经尿排出，可引起肾绞痛。

（三）肿块

10% 肾癌患者腰部和上腹部可触及肿块，尤其在消瘦

患者或肿瘤位于肾脏下极者，有时可为唯一的体征。肿块质硬，呈实质性，无压痛，随呼吸而移动。若肿块固定不能移动，则表示已浸润肾周围组织，预后不佳。

（四）精索静脉曲张

肾肿瘤侵及肾静脉或肿瘤压迫精索内静脉可导致精索静脉曲张，常发生在左侧，可出现于多达 11% 的肾细胞癌患者中。

（五）下腔静脉受侵表现

下腔静脉受到侵犯可出现各种临床表现，包括下肢水肿、腹水、肝功能障碍（可能与 Budd-Chiari 综合征相关）和肺栓塞。

（六）肿瘤转移所致的体征或症状

肾细胞癌最常见的转移部位包括肺、淋巴结、骨、肝和脑，诊断通常是通过转移性肿瘤的活检或通过腹部影像学检查发现肾脏肿块。

（七）副肿瘤症状

肾癌患者可存在或随后出现全身症状或副肿瘤综合征，可能是由于异位产生各种激素（如促红细胞生成素、甲状旁腺激素相关蛋白、人绒毛膜促性腺激素、促肾上腺皮质激素样物质、肾素，胰高血糖素及胰岛素等）所致。

（八）贫血

29%~88% 的晚期肾癌患者可在诊断数月之前出现贫血，常极为严重，可以是正常红细胞或小红细胞性贫血，可能与慢性缺铁有关。

（九）肝功能障碍

肝功能不全罕见于肾癌患者。原发性肾脏疾病影响到肝脏功能，称为 Stauffer 综合征。当存在肝功能障碍时，常与发热、体重减轻、疲劳和预后不良相关。肝功能障碍可能由肿瘤产生的细胞因子引起，如粒细胞 - 巨噬细胞集落刺激因子和白细胞介素 -6（interleukin 6，IL-6）。肾细胞癌切除后多数患者肝功能恢复正常，若肝功能持续异常，提示体内有残留灶或转移灶，这类患者预后不良。

（十）发热

20% 肾癌患者可出现发热，常为间歇性，且常伴盗汗、厌食、体重减轻和疲劳。其机制尚不清楚。

（十一）高钙血症

15% 的晚期肾癌患者可出现高钙血症，可能由多种不同的机制引起，如溶骨性骨转移、甲状旁腺激素相关蛋白分泌过多、促进骨吸收的前列腺素生成增加。非甾体抗炎药物（如吲哚美辛）可以改善高钙血症。

（十二）恶病质

与其他肿瘤一样，肾癌患者可出现恶病质。

（十三）红细胞增多症

1%~5% 的晚期肾癌患者可出现红细胞增多症，可能与红细胞生成素活性升高有关。此外，突变的 VHL 蛋白与缺氧诱导因子调节受损相关，红细胞增多也可能与缺氧条件下的缺氧诱导型转录因子的降解减少有关。

（十四）AA 淀粉样变性

5% 的肾细胞癌患者可出现继发性 AA 淀粉样变性，该表现提示慢性炎症反应，因为淀粉样蛋白原纤维是由血清急性期反应物血浆淀粉酶 A 组成的。

（十五）血小板增多症

血小板增多症罕见于肾癌患者，但其出现与预后差有关。潜在的机制尚未确定，可能与肿瘤产生 IL-6 有关。

（十六）风湿性疾病

已有关于肾癌伴副肿瘤风湿综合征的报道。与特发性风湿疾病相反，此症状对泼尼松没有反应，但肾切除术后常可恢复正常。

七、诊　断

肾癌的临床诊断主要依靠影像学检查，实验室检查可评估患者术前一般状况、肝肾功能以及预后判定，确诊则需依靠病理学检查。

（一）体格检查

体格检查在肾癌诊断中的作用很有限。早期肾癌鲜有体征，不到 10% 的肾癌患者有体征，体积巨大的肾癌可出现腹部肿块，有淋巴结转移的患者可出现左侧锁骨上淋巴结肿大，有下腔静脉癌栓严重阻塞静脉回流者可出现双下肢水肿，左肾肿瘤肾静脉癌栓患者可出现不受体位改变而变化的左侧精索静脉曲张等。

（二）实验室检查

主要的实验室检查项目应包括肾功能（血清尿素氮、肌酐和肾小球滤过率）、肝功能、血钙、血糖、红细胞沉降率、碱性磷酸酶和乳酸脱氢酶。此外，还应包括血常规、尿常规和凝血功能。如果中央型肾肿瘤临近或侵犯集合管系统，为了排除尿路上皮癌的可能性，需要进行尿液细胞学检查，甚至需要考虑对上尿路进行内镜检查以进行评估。对孤立肾的肾肿瘤、双肾肿瘤、肾功能指标异常和存在使肾功能受损的疾病（如糖尿病、慢性肾盂肾炎、多囊肾病、对侧肾结石等）患者需行核素肾图检查，了解肾功能情况。

（三）影像学检查

主要依据影像学检查结果对肾癌患者进行临床诊断和临床分期。

1. 腹部 B 超或彩色多普勒超声检查　腹部 B 超或彩色多普勒超声检查是发现肾肿瘤最简便和常用的方法。肾超声造影检查有助于鉴别肾肿瘤良恶性，适用于慢性肾衰竭或碘过敏而不适宜行增强 CT 扫描的肾肿瘤患者以及复杂性肾囊肿患者的鉴别诊断。

2. 腹部 CT/MRI 检查　腹部 CT 平扫加增强扫描检查是临床诊断肾细胞癌和进行临床分期最主要的手段，对肾脏囊性病变鉴别诊断则需做薄层 CT 平扫加增强扫描。MRI 检查在肾细胞癌与出血性肾囊肿的鉴别诊断及确定静脉癌栓范围方面具有优势。

3. 胸部 X 线片　胸部正、侧位 X 线摄片是肾癌患者手术前及术后随访的常规检查项目。

4. 其他影像学检查　对于临床局限性（T_{1-2} 期）肾癌患者，通常不需做胸部 CT、脑 MRI/CT、核素骨扫描和 PET-CT 检查，以下情况时可考虑选择这些检查项目。

（1）胸部 CT 扫描检查指征：胸部 X 线片有可疑病灶；临床分期≥Ⅲ期的患者。

（2）头部 MRI/CT 扫描检查指征：有头痛或相应神经系统症状患者。

（3）核素骨显像检查指征：有相应骨症状；碱性磷酸酶增高；临床分期≥Ⅲ期的患者。

（4）核素肾图或静脉尿路造影（IVU）检查指征：未行 CT 增强扫描，无法评价对侧肾功能者。

（5）PET/PET-CT 检查指征：需明确有无远处转移病灶，或需对全身治疗进行疗效评价的患者。

（四）肾肿瘤穿刺活检

肾肿瘤穿刺活检主要应用于以下情况：①用于选择肿块较小的患者进行随访监测；②在进行消融治疗前明确病理诊断；③在进行靶向治疗或放化疗前明确病理诊断。对于准备进行手术治疗的患者也可先行肾肿瘤穿刺活检。穿刺可以在超声或 CT 引导下进行。对于较大的肿物穿刺应选择其边缘，以免取出的组织为坏死组织，建议使用 18G 的穿刺针，至少穿刺 2 针。肾肿瘤穿刺活检具有极高的特异性和敏感性，但因取材局限，无法准确判断其组织学分级。经皮肾肿瘤穿刺活检的并发症发生率较低，自发性肾包膜下 / 肾周血肿和血尿是最常报道的并发症，而具有临床显著意义的出血不常见（0~1.4%），且通常为自限性。

（五）肾血管造影检查

肾血管造影对肾癌的诊断价值有限。

八、鉴别诊断

（一）肾盂癌

肾盂癌也可出现间歇性无痛性全程肉眼血尿，但程度较重且发生早，并频繁出现。IVU 及逆行造影示肾盂肾盏有不规则的充盈缺损，肾脏大小及形态多无明显改变，无显著的肾轴旋转。肾盂镜检查可见突入肾盂腔内的新生物。尿脱落细胞检查可发现肿瘤细胞。

（二）肾血管平滑肌脂肪瘤

可出现腰痛、腰腹肿块及血尿等临床症状。尿路平片可见不规则低密度肿块；超声检查见较多均匀分布的强光点；肾动脉造影因肿瘤组成的组织密度不同而呈葱皮样分层形态。CT 检查可见密度不均的肿块，含脂肪量较多，CT 值为 40~90Hu。肿瘤易发生自发性破裂出血而致突发性严重血尿或休克。

（三）成人肾母细胞瘤

也可表现为腰痛及腹部肿块，肿块常生长迅速，患者多以腹部肿块为主要症状，血尿常不严重。逆行肾盂造影可见肾盂肾盏常因肿瘤的破坏而大部分消失。超声检查呈细小的散在光点，其亮度与肾皮质的回声相等或略强。

（四）单纯性肾囊肿

表现为腰痛、肿块，但无严重血尿。尿路平片示囊壁呈蛋壳样或条纹样钙化。肾动脉造影显示边界光滑的无血管病变，周围血管弧形移位。超声检查可见肾实质内边界清晰的圆形无回声暗区。

（五）多囊肾病

可出现腰痛、肿块及血尿等症状，但病变为双侧性。高血压及肾功能损害较为常见。IVU 显示肾影显著增大，肾盏普遍分离并伸长伴多处边缘光滑的弧形压迹。超声检查显示双肾增大，轮廓呈波浪状，肾实质内散在大小不等的圆形液性暗区，且彼此不相通。CT 检查显示肾实质中充满大小不等的囊状低密度区。

(六) 肾包膜下血肿

除表现为肿物、低热及血尿外，还有原发病如肾动脉硬化、肾梗死、肾外伤等病史。起病急骤，出血量较大者可发生休克。IVU 可见肾及输尿管受压移位。

(七) 肾脓肿

可表现为腰痛、肾肿大，但有发热，肾区叩击痛明显，血白细胞增高。IVU 可见肾盂肾盏变形及移位。但肾动脉造影无肿瘤血管，中央无血管区被增殖的血管包绕，肾包膜下血管扩张迂曲，静脉期可见边缘静脉回流。CT 检查表现为肾内边界清楚的圆形低密度区，CT 值为 10~25Hu，增强扫描后可见厚壁强化环即为脓肿壁。

(八) 假蜘蛛腿样肾盂

在 IVU 检查上也表现为肾脏增大，肾大盏伸长，盏距增宽。但患者无腰痛、血尿、肿块等表现。超声检查除肾长轴增长外，无异常发现。肾动脉造影各级血管均示正常。

九、治　疗

综合影像学检查结果评价临床分期(cTNM 分期)，根据 cTNM 分期初步制定治疗方案。依据术后组织学确定的侵袭范围进行病理分期(pTNM)评价，如 pTNM 与 cTNM 分期有偏差，按 pTNM 分期结果修订术后治疗方案。

(一) 局限性肾癌的治疗

局限性肾癌(localized renal cell carcinoma)是指 2017 年版 AJCC 的 TNM 分期中的 T_1~$T_2N_0M_0$ 或临床分期为 I、II 期的肾癌。

外科手术切除是局限性肾癌治疗的首选治疗方法，术式可选择根治性肾切除或保留肾单位手术。这两种术式都具有各自的优点与风险，需要在长期肾功能以及预计的无病复发时间之间进行平衡。

1. 根治性肾切除手术(radical nephrectomy，RN)　根治性肾切除手术是公认可能治愈肾癌的方法。对于临床分期 I 期($T_1N_0M_0$)不适于行部分肾切除的肾癌患者、临床分期 II 期($T_2N_0M_0$)的肾癌患者，根治性肾切除术是首选的治疗方法。经典的根治性肾切除范围包括：肾周筋膜、肾周脂肪、患肾、同侧肾上腺、从膈肌脚至腹主动脉分叉处腹主动脉旁或下腔静脉旁淋巴结以及髂血管分叉以上输尿管。40 多年来，对采用经典根治性肾切术治疗肾癌的观念已经发生了部分变化，特别是对手术切除范围的变化(如选择适当病例实施保留同侧肾上腺根治性肾切除术、保留肾单位手术)已经达成共识，治疗方式也不再是单一的开放性手术，还包括如腹腔镜手术、机器人腹腔镜手术、单孔腹腔镜手术及小切口腹腔镜辅助手术等。开放性及腹腔镜根治性肾切除术 2 种手术方式的治疗效果无明显区别。2 种手术方式均可选择经腹或经腰部入径，没有明确证据表明哪种手术入径更具优势。根治性肾切除术的死亡率约为 2%，局部复发率 1%~2%。不推荐根治性肾切除术前常规行肾动脉栓塞。根治性肾切除术患者不常规行同侧肾上腺切除术，但在以下情况下推荐同时行同侧肾上腺切除术：术前 CT 检查发现肾上腺异常或术中发现同侧肾上腺异常考虑肾上腺转移或直接受侵。

绝大多数的淋巴结转移患者即使进行了淋巴结清扫术，也很快出现远处转移，淋巴结切除并非治疗目的而是提供预后信息。据最新公布的欧洲癌症研究与治疗组织(European Organiation for Research Cancer，EORTC)一项 III 期临床研究比较了肾癌根治术进行淋巴结清扫术与单独肾切除术的情况，结果显示两组人群在总生存、疾病进展时间或无进展生存时间等方面没有显著差异；原发肿瘤的病理特征，如核分级、肉瘤成分、肿瘤大小、分期以及肿瘤坏死是影响肾癌根治术时淋巴结受侵可能的因素。临床对淋巴结状态的评估基于影像学(CT/MRI)和手术时所见，但 CT/MRI 可能无法查见正常淋巴结中的小转移灶。

美国国家综合癌症网络(National Comprehensive Cancer Network，NCCN)肾癌委员会推荐区域淋巴结清扫术适用于那些术中可触及或术前影像学检查发现淋巴结肿大的患者。CT 发现淋巴结肿大的患者以及淋巴结显示正常但需要获取足够分期信息的患者。

2. 保留肾单位手术(nephron sparing surgery，NSS)　根据肿瘤大小、位置、患者情况、医生经验决定是否行保留肾单位手术，NSS 与根治性肾切除术的疗效相同。行保留肾单位手术时，只要能完整切除肿瘤，边缘的厚度不影响肿瘤复发率。对肉眼观察切缘有完整正常肾组织包绕的患者，术中不必常规进行切缘组织冷冻病理检查。NSS 可经开放性手术或腹腔镜手术进行，开放性保留肾单位手术目前仍是保留肾单位手术的标准治疗技术，而腹腔镜或机器人腹腔镜保留肾单位手术是开放性保留肾单位手术之外可选择的治疗手段之一。对于低分期($T_1N_0M_0$)特别是 $T_{1a}N_0M_0$ 期的 RCC 患者，若适合进行保留肾单位手术，建议首先选择保留肾单位手术，对于不适用保留肾单位手术的 $T_1N_0M_0$ 期 RCC 患者也可选择行根治性肾切除术治疗。$T_{1b}N_0M_0$ 期 RCC 患者，根治性肾切除术或保留肾单位手术都是可选择的治疗手段，此期 RCC 患者采用保留肾单位手术与根治性肾切除术的治疗效果没有明显差别。推荐按照各种适应证选择实施 NSS。

NSS 适应证：肾癌发生于解剖性或功能性的孤立肾，根治性肾切除术将会导致肾功能不全或尿毒症的患者，如先天性孤立肾、对侧肾功能不全或无功能者、遗传性肾癌患者以及双侧肾癌等。

NSS 相对适应证：肾癌对侧肾存在某些良性疾病，如肾结石、慢性肾盂肾炎或其他可能导致肾功能恶化的疾病(如高血压、糖尿病、肾动脉狭窄等)患者。

NSS 可选择适应证：对侧肾功能正常，临床分期 T_{1a} 期(肿瘤 ≤4cm)，肿瘤位于肾脏周边，单发的无症状肾癌患者。临床分期 T_{1b} 期(肿瘤最大径 4~7cm)也可选择实施 NSS。

保留肾单位手术后肾癌局部复发率 0~10%，而肿瘤 ≤4cm 者保留肾单位手术后局部复发率 0~3%，保留肾单位手术后 RCC 患者的死亡率为 1%~2%。最近越来越多研究显示对于早期肾癌，保留肾单位手术较根治性肾切除术可以获得更好的生存预后。因此如果能够使用保留肾单位手术，不应考虑根治性肾切除术。NCCN 肾癌委员会认为根治性肾切除术可能是小的单侧 T_{2a} 期肿瘤患者的一种选择。

3. 其他治疗　射频消融(radio-frequency ablation, RFA)、冷冻消融、高强度聚焦超声(high-intensity focused ultrasound, HIFU)可以用于不适合手术的小肾癌患者的治疗,但应按适应证慎重选择:不适于开放性外科手术者、需尽可能保留肾单位者、有全身麻醉禁忌者、有严重合并症、肾功能不全者、遗传性肾癌、双肾肾癌、肿瘤最大径≤4cm(特别适合≤3cm)且肿瘤位于肾周边的肾癌患者。在治疗前应常规行肿瘤穿刺活检以明确病理。

4. 积极监测　是指通过连续的影像学检查(超声、CT或MRI),密切监测肾肿瘤大小变化,暂时不处理肾肿瘤,若肿瘤发生变化时再及时处理的方法。适应证:部分有严重合并症或预期寿命比较短的高龄小肾癌患者可采用积极监测手段。

5. 肾动脉栓塞　对于不能耐受手术治疗但伴有严重血尿、腰痛的患者,肾动脉栓塞术可作为缓解症状的一种姑息性治疗方法。一些研究结果显示,术前肾动脉栓塞对延长患者生存期、减少术中出血及降低术后并发症方面并无明显益处。

6. 术后辅助治疗　$pT_{1b} \sim pT_2$ 期肾癌手术后 1~2 年内有 20%~30% 的患者发生转移,随机对照临床研究结果显示手术后辅助的细胞因子治疗(IFN-α、IL-2)、放疗、化疗不能降低复发率和转移率,局限性肾癌手术后尚无标准的可推荐的辅助治疗方案。高危患者有可能在临床试验中获益。

(二) 局部进展性肾癌的治疗

局部进展性肾癌(locally advanced renal cell carcinoma):伴有区域淋巴结转移和 / 或肾静脉瘤栓和 / 或下腔静脉瘤栓和 / 或肿瘤侵及肾周脂肪组织和 / 或肾盂肾盏系统,和 / 或肾窦脂肪组织(但未超过肾周筋膜),无远处转移的肾癌,2017 年版 AJCC 临床分期为 Ⅲ 期,既往称为"局部晚期肾癌"。

局部进展期肾癌($T_1N_1M_0$、$T_2N_1M_0$、$T_3N_0M_0$ 及 $T_3N_1M_0$ 期)首选治疗方法为根治性肾切除术,而对转移的淋巴结或血管瘤栓根据病变程度、患者的身体状况等因素选择是否切除。术后尚无标准辅助治疗方案。

1. 区域或扩大淋巴结清扫术　早期研究主张做区域或扩大淋巴结清扫术,而最近的研究结果认为区域或扩大淋巴结清扫术对术后淋巴结阴性患者只对判定肿瘤分期有实际意义;由于淋巴结阳性患者多伴有远处转移,手术后需综合治疗,区域或扩大淋巴结清扫术只对少部分患者有益。

2. 肾静脉和 / 或腔静脉瘤栓的外科治疗　多数学者认为 TNM 分期、瘤栓长度、瘤栓是否浸润腔静脉壁与预后有直接关系。建议对临床分期为 $T_{3b}N_0M_0$ 的患者行肾和 / 或腔静脉瘤栓取出术。术中可能出现静脉瘤栓脱落,引起肺动脉栓塞致死。静脉瘤栓尚无统一的分类方法。推荐采用美国梅奥医学中心(Mayo Clinic)的五级分类法,0 级:瘤栓局限在肾静脉内;Ⅰ 级:瘤栓侵入下腔静脉内,瘤栓顶端距肾静脉开口处≤2cm;Ⅱ 级:瘤栓侵入肝静脉水平以下的下腔静脉内,瘤栓顶端距肾静脉开口处 >2cm;Ⅲ 级:瘤栓生长达肝内下腔静脉水平,膈肌以下;Ⅳ 级:瘤栓侵入膈肌以上下腔静脉内。目前 CT 或 MRI 是确定肾静脉或腔静脉瘤栓最常用的影像学检查方法。

3. 术后辅助治疗　局部进展性肾癌根治性肾切除术后尚无标准辅助治疗方案。肾癌属于对放射线不敏感的肿瘤,单纯放疗不能取得较好效果。术前放疗一般较少采用,不推荐术后对瘤床区进行常规放疗,但对未能彻底切除的 Ⅲ 期肾癌可选择放疗或参照转移性肾癌的治疗。多种靶向治疗药物的辅助、新辅助治疗及免疫治疗尚在进一步研究中。

(三) 转移性肾癌的治疗

转移性肾癌(metastatic renal cell carcinoma, mRCC),临床分期Ⅳ期,应采用综合治疗。mRCC 尚无统一的标准治疗方案。外科手术主要为转移性肾癌辅助性治疗手段,极少数患者可通过外科手术而获得较长期生存。靶向药物的临床应用,明显提高了患者的生存期。

1. 手术治疗

(1) 肾原发病灶的手术治疗:原发病灶有可能手术切除,但合并多发转移灶的患者,推荐全身治疗前行减瘤性肾切除术。多项随机试验显示,接受减瘤性肾切除术后给予干扰素治疗患者生存获益。美国西南肿瘤组(SWOG 8949)和欧洲肿瘤研究治疗组织行随机试验,对行或不行肾切除的患者予干扰素治疗,联合分析显示手术联合干扰素组的中位生存优于单用干扰素组。

病例选择对于能否从减瘤性手术中获益非常重要。最有可能受益的患者为仅有肺转移,具有良好预后因素与行为状态的患者。而对于适合高剂量 IL-2 治疗患者并没有得出相似的数据,UCLA 肾癌数据库以及其他研究组织发表的数据表明采用其他形式免疫治疗的患者也可以从姑息减瘤术中获益。至于减瘤性手术对于后续靶向治疗是否同样获益,目前正进行随机临床研究,但来自 IMRDC 数据显示对于接受抗 VEGF 治疗的患者姑息减瘤术仍有重要意义。对于合并血尿以及其他与肿瘤相关症状的患者,如果条件允许,应接受姑息减瘤术。

(2) 转移灶的手术治疗:对根治性肾切除术后出现的孤立性转移瘤以及肾癌伴发孤立性转移、体能状态良好的患者可选择外科手术治疗。对伴发转移的患者,可视患者的身体状况,转移灶切除手术与肾脏手术同时进行或分期进行。

一项回顾性研究表明转移灶完全切除后患者的 5 年生存率达到 44%,而不能完全切除者 5 年生存率仅为 14%。目前转移灶的手术治疗尚缺乏大宗研究证据,适应证也很难界定和选择,转移灶的切除主要推荐用于免疫治疗效果较差的患者。肾癌的转移多发生在肺,肺转移瘤患者手术后 5 年生存率为 21%~60%。

肾癌骨转移的治疗原则:由肾癌引起的转移部位中,骨转移占 20%~25%。而尸检发现在死于肾癌的患者,骨转移率为 40%。肾癌骨转移患者的治疗应采用综合治疗,骨转移最有效的治疗方法就是手术切除转移灶。对可切除的原发病灶或已切除原发病灶伴单一骨转移病变(不合并其他转移病灶)的患者,应进行积极的外科治疗。承重骨骨转移伴有骨折风险的患者推荐首选手术治疗,可采用预防性内固定术等方法以避免骨折的发生。已出现病理性骨折或脊髓压迫症状且符合下列 3 个条件者也推荐首选手术治疗：①预计患者存活期 >3 个月；②体能状态良好；③术后能改善患者的生活质量，有助于接受放、化疗和护理。

其他部位转移如肝、胰转移者，切除转移灶可延长总生存期，完整切除肝转移灶比部分切除肝转移灶有更好的生存优势。一项研究比较分析了脑转移灶手术切除结合放疗和单纯放疗，结果显示脑转移灶切除虽然对局部肿瘤控制有帮助，但肿瘤特异生存率无提高。

2. 药物治疗　20 世纪 90 年代起，中、高剂量 IFN-α 和 / 或 IL-2 一直作为转移性肾癌标准的一线治疗方案。但是，细胞因子治疗的客观反应率仅为 5%~27%，中位无进展生存期（progression free survival，PFS）仅为 3~5 个月，使大多数转移性肾癌患者不能获得满意疗效。近年来国内外研究表明，较传统的细胞因子治疗，分子靶向药物更能显著提高转移性肾癌患者的客观反应率，延长 PFS 和总生存期（overall survival，OS）。2006 年起 NCCN、欧洲泌尿外科协会（European Association of Urology，EAU）将分子靶向治疗药物作为转移性肾癌的一、二线治疗用药。

（1）细胞因子治疗

1）IL-2：高剂量 IL-2 适用于预后较好的复发 / 转移性、或无法切除的Ⅳ期透明细胞肾细胞癌患者。主要副作用有疲乏感、发热、注射部位皮下硬结、皮疹 / 脱屑、腹泻、呕吐、转氨酶升高、血肌酐和尿素氮升高、贫血、呼吸困难等，大多数不良反应为可逆性。

2）IFN-α：有较多临床研究证实，中、高剂量 IFN-α（900 万单位以上）治疗转移性肾癌患者可较安慰剂延长无进展生存（progression free survival，PFS）一倍以上，特别对那些低中危透明细胞肾癌患者，其临床效果更好。国外研究发现贝伐珠单抗联合 IFN-α 较单用 IFN-α 有更好的有效率和 PFS。虽然 IFN-α 联合 IL-2 可提高转移性肾癌治疗的有效率，但 IFN-α 联合 1L-2 治疗组与单独应用 IFN-α 组之间的 PFS 比较并无明显统计学差别。

（2）靶向药物治疗：2005 年和 2006 年 FDA 批准索拉非尼和舒尼替尼，后批准 5 种抗血管生成药物（帕唑帕尼、阿西替尼、贝伐珠单抗、卡博替尼和乐伐替尼），2 种 mTOR 抑制剂（替西莫罗司和依维莫司）、1 种免疫检查点抑制剂（纳武单抗）用于治疗转移性肾癌的靶向药物。

肿瘤组织病理学与危险分层对于靶向治疗的选择是重要的。肾癌手术后或者活检后可以取得组织学诊断，根据世界卫生组织的分类，肾癌主要分为 3 个主要类型：透明细胞肾细胞癌、乳头状肾细胞癌以及嫌色细胞肾细胞癌。预后评分系统用于转移阶段肾癌的危险分层。

1）透明细胞肾细胞癌的一线治疗：口服多靶点激酶抑制剂舒尼替尼和帕唑帕尼，抑制 VEGFR1/2/3，PDGF 及其他酪氨酸激酶。舒尼替尼较 IFNα 有效率高、PFS 时间长，且明显延长 OS；帕唑帕尼较安慰剂有效率和 PFS 明显提高，两者均为一线用药。最近报道了舒尼替尼与帕唑帕尼比较用于一线治疗的一项大宗非劣研究（COMPARZ），结果显示两者疗效相似，但帕唑帕尼的耐受性更好。

索拉非尼也是一种小分子的多靶点抑制剂，索拉非尼较 IFN-α 取得更多的肿瘤缓解，且并发症少，生活质量高。贝伐珠单抗是抗 VEGF-A 的重组型单抗，贝伐珠单抗联合 IFNα 也为一线方案，联合治疗组延长了中位无进展生存，并提高了有效率，但毒性也高于干扰素单药组。阿昔替尼作为透明细胞肾细胞癌患者的一线治疗，与索拉非尼相比，阿昔替尼已经明确显示出更高的客观缓解率、更长的 PFS。

替西罗莫司为 mTOR 激酶抑制剂，随机Ⅲ期临床研究证实较 IFNα 延长生存期，为预后差的透明细胞肾细胞癌的一线选择。mTOR 抑制剂干扰代谢，可导致高血糖症（26%）、高胆固醇血症（24%）、高脂血症（27%）。舒尼替尼和帕唑帕尼也可用于预后差患者，且口服方便用药。

2）透明细胞肾细胞癌的二线治疗：依维莫司和阿西替尼可作为一线抗 VEGF 治疗失败后二线选择，均有Ⅲ期临床试验支持。依维莫司为口服 mTOR 抑制剂，主要用于治疗既往 VEGFR-TKI 治疗（包括贝伐珠单抗）失败的转移性肾癌，与安慰剂或空白治疗进行对照，依维莫司较安慰剂显著延长 PFS 时间。一线治疗失败（舒尼替尼和细胞因子）患者，阿西替尼较索拉非尼显著延长 PFS。卡博替尼（cabozantinib），是一种口服的小分子酪氨酸激酶抑制剂，用于既往抗血管生成治疗失败的晚期透明细胞肾细胞癌。在二线治疗中应用卡博替尼的效果比目前依维莫司标准治疗更加显著延长 PFS 和 OS。乐伐替尼（lenvatinib）是一种口服的多酪氨酸激酶（RTK）抑制剂，随机Ⅱ期临床研究依维莫司联合乐伐替尼优于依维莫司单药，PFS 和 OS 均延长，有效率增加，联合起始剂量较单药低，降低了毒性。纳武单抗为完全人源化单克隆 IgG4 抗体，特异性作用于 PD-1。Ⅲ期临床研究比较依维莫司与纳武单抗的疗效，发现纳武单抗有效率更高，OS 更长，且毒性较低显著改善生活质量。

3）非透明细胞肾细胞癌的全身治疗：非透明细胞与透明细胞肾细胞癌组织学和分子特征不同，但治疗方案多来自透明细胞肾细胞癌。总体上，非透明细胞肾细胞癌药物治疗有效率低，临床试验少，靶向治疗方案主要包括替西罗莫司、依维莫司、索拉非尼和舒尼替尼。

替西罗莫司是用于非透明细胞肾细胞癌治疗有效的唯一药物，用于转移性非透明细胞肾细胞癌的一线治疗。全球 ARCC 试验的亚组分析显示替西罗莫司对透明细胞肾细胞癌有效，而且对非透明细胞肾细胞癌同样有效。接受替西罗莫司治疗的非透明细胞肾细胞癌的患者（主要为乳头状癌）中位 OS 达 11.6 个月，而接受干扰素治疗的患者仅为 4.3 个月。依维莫司治疗非透明细胞肾细胞癌的数据非常有限。临床使用依维莫司治疗非透明细胞肾细胞癌的数据大多来源于个案报道和亚组分析。有研究显示对于初治晚期乳头状肾细胞癌患者，依维莫司有一定抗肿瘤效果。

近年来靶向药物的扩大临床试验以及Ⅱ期临床试验数据显示舒尼替尼与索拉非尼用于非透明细胞肾细胞癌的疗效。然而，与这些药物用于透明细胞肾细胞癌治疗的疗效比较，非透明细胞肾细胞癌的疗效下降。厄洛替尼是口服表皮生长因子受体（epithelial growth factor receptor，EGFR）酪氨酸激酶抑制剂，已有研究将其用于进展期乳头状肾细胞癌的治疗,试验结果表明使用单药厄洛替尼治疗可以获得疾病控制及生存获益,而不良反应在预期范围之内。一项小的Ⅱ期临床试验研究贝伐单抗单药治疗乳头状肾细胞癌的疗效。

(3)化疗:推荐仅作为转移性非透明细胞肾细胞癌患者或转移性透明细胞肾细胞癌伴显著肉瘤样变患者的基本治疗。伴有肉瘤变的肾细胞癌以及非透明细胞肾细胞癌的治疗目前仍具有挑战。肉瘤样成分可见于所有类型的肾细胞癌,这类肾细胞癌更具有侵袭性,预后差。化疗在肉瘤的治疗中具有重要价值,因此已经将化疗应用于伴有肉瘤样成分的肾癌的治疗。吉西他滨联合多柔比星,或吉西他滨联合卡培他滨用于肉瘤样变的透明细胞肾细胞癌或非透明细胞肾细胞癌的治疗具有一定疗效。

非透明细胞肾细胞癌中,髓质癌相当少见,约占年轻患者所有原发肾脏肿瘤的2%,95%的患者发生转移性疾病,虽然预后很差,但化疗仍然是髓质癌的主要治疗。

肾集合管癌也是非常少见的非透明细胞肾细胞癌类型,恶性程度较高。约40%的患者诊断时即已出现远处转移,大部分患者确诊后1~3年内发生死亡。肾集合管癌的生物学行为与尿路上皮癌有相似之处,一项多中心前瞻性研究显示23例既往未接受过治疗的患者接受吉西他滨联合顺铂或卡铂治疗,结果显示有效率达26%,总生存期达10.5个月。

NCCN肾癌委员会将化疗作为3级证据推荐用于肉瘤分化的透明细胞与非透明细胞肾细胞癌的治疗选择,已经显示一定疗效的化疗方案包括:吉西他滨联合多柔比星或卡培他滨。另外,已经观察到吉西他滨联合卡铂,或紫杉醇联合卡铂治疗其他类型的非透明细胞癌有一定疗效,如集合管癌或髓质癌等。

(4)放疗:对骨转移、局部瘤床复发、区域或远处淋巴结转移患者,姑息放疗可达到缓解疼痛、改善生存质量的目的。近些年开展的立体定向放疗(γ刀、X刀、三维适形放疗、调强适形放疗)对复发或转移病灶能起到较好的控制作用,但应当在有效的全身治疗基础上进行。

十、预后影响因素

影响预后的因素包括解剖学、组织学、临床和分子学因素。

(一)解剖学因素

解剖学因素包括:肿瘤体积、静脉受累、肾包膜侵犯、肾上腺受累、淋巴结和远处转移等因素。这些因素通常包括在通用的TNM分期系统中(表56-0-4)。

(二)组织学因素

组织学因素包括肿瘤分级、组织学亚型、肉瘤样特征、微血管侵犯、肿瘤坏死以及集合管侵犯。Fuhrman分级曾是应用最为广泛的肾细胞癌组织学分级系统。尽管会受到观察者自身和观察者之间差异的影响,但Fuhrman分级仍是一项独立的预后因素。在2016版WHO肾脏肿瘤新分类中,该系统被新的分级标准(即WHO/ISUP分级系统,见表56-0-3)所取代。新的分级系统已被证实为透明细胞肾细胞癌和乳头状肾细胞癌很好的预后指标。

依据WHO分类,肾细胞癌可分为3个主要的组织学亚型:透明细胞亚型(65%~70%);乳头状亚型(10%~20%)和嫌色细胞亚型(4%~5%)。在单因素分析中可观察到以下趋势:嫌色细胞亚型的预后优于乳头状亚型和透明细胞亚型。然而,当依据肿瘤分期进行分层时,RCC亚型无明确预后意义。

不同RCC亚型间肿瘤分期、分级和癌症特异性生存(cancer specific survival,CSS)的差异详见表56-0-5。

通常来说,对于所有RCC亚型患者,预后均会随着疾病分期和组织病理学分级的增高而变得更差(表56-0-6)。所有类型RCC的5年总生存率为49%,自2006年以来,RCC的5年总生存率有了进一步提高,这可能与偶发性RCC的检出率增加以及酪氨酸激酶抑制剂的使用有关。肉瘤样变可见于所有类型RCC中,这提示肿瘤分级高,且极具侵袭性。

在一项美国单中心队列研究中,于1970—2003年接受根治性肾切除术或肾部分切除术的单侧、散发透明细胞RCC、乳头状RCC或嫌色细胞癌患者的长期生存结局详见表56-0-7。

在乳头状RCC中,已发现2个亚型具有不同的预后:1型是分级低的肿瘤,且预后较好;2型大部分为分级较高的肿瘤,发生转移的风险高。具有Xp11.2易位的RCC预后不良。该类RCC发病率较低,但对于年轻患者应该作系统性处理。RCC分类已通过细胞遗传学和基因组分析在分子水平上得以验证。

表56-0-5 3种主要RCC亚型的基本特征

类型	占RCC的比例	诊断时已是晚期疾病($T_{3\sim4}$N+M+)	Fuhrman*分级为3级或4级	CSS(HR)
透明细胞亚型	80%~90%	28%	28.5%	对照
乳头状亚型	6%~15%	17.6%	28.8%	0.6~0.85
嫌色细胞亚型	2%~5%	16.9%	32.7%*	0.24~0.56

注:CSS.癌症特异性生存率;HR.风险比;*Fuhrman分级系统经验证可用于透明细胞RCC、乳头状RCC,但用于嫌色细胞RCC不太可靠。

表 56-0-6　不同分期和组织病理学分级的 RCC 的癌症特异性死亡风险［比值比，odds ratio，OR（95% CI）］

分期或分级	OR（95% CI）
$T_1N_0M_0$	参照
$T_2N_0M_0$	2.71（2.17~3.39）
$T_3N_0M_0$	5.20（4.36~6.21）
$T_4N_0M_0$	16.88（12.40~22.98）
$N+M_0$	16.33（12.89~20.73）
M+	33.23（28.18~39.18）
Grade1	参照
Grade2	1.16（0.94~1.42）
Grade3	1.97（1.60~2.43）
Grade4	2.82（2.08~3.31）

表 56-0-7　接受手术治疗的不同组织学亚型 RCC 患者的癌症特异性生存率［估计生存率（95% CI），%］

生存时间	5 年	10 年	15 年	20 年
透明细胞亚型	71（69~73）	62（60~64）	56（53~58）	52（49~55）
乳头状亚型	91（88~94）	86（82~89）	85（81~89）	83（78~88）
嫌色细胞亚型	88（83~94）	86（80~92）	84（77~91）	81（72~90）

（三）临床因素

临床因素包括患者一般情况、局部症状、恶病质、贫血状态、血小板计数、中性粒细胞 / 淋巴细胞比例、C- 反应蛋白（C-reactive protein，CRP）和白蛋白水平。

（四）分子学因素

目前已对多种分子标志物进行了研究，可能与透明细胞 RCC 患者预后相关的标志物，包括 B7H1 和 4B7H4 的表达、低水平碳酸酐酶Ⅸ（carbonic anhydrase Ⅸ，CA Ⅸ）、高水平的增殖标志物（Ki67 指数）、较低水平的缺氧诱导因子（HIF-1α）表达、U3 小核仁核糖核蛋白（IMP3）的表达、9p 染色体缺失、3 号染色体上肿瘤抑制基因突变，包括 BRCA1 相关蛋白 -1（BAP1）和组蛋白赖氨酸 N- 甲基转移酶 SETD2 突变等。所有这些标记物中没有一种可以提高目前预测系统的准确性，因此，在常规临床实践中不推荐使用。基因表达谱看似颇有前景，但目前还不能作为新的相关预后因素予以采用。

（五）预后预测系统和列线图

预后预测系统和列线图将众多独立预后影响因素结合起来，目前正得到广泛的研究和外部验证，这些系统在预测生存结局方面或许比单独应用 TNM 分期或组织学分级更为准确。只有当新的预测方法的预测准确性（predictive accuracy，PA）优于传统的预后预测系统时，新的预测方法才可被应用，列线图可以对不同预后影响因素的 PA 进行客观评估。最近，已有学者设计出了具有较高 PA 的新型术前列线图。表 56-0-8 汇总了目前最具相关性的预后系统。

目前应用比较广泛的肾癌预后判断模型有美国加州大学洛杉矶分校（UCLA）提出的 UISS 模型，梅奥医学中心提出的 SSIGN 模型，纪念斯隆 - 凯特林癌症中心的 MSKCC 评分和国际转移数据库联盟的 IMDC 模型。其中，MSKCC 预后评分基于细胞因子治疗时代数据，而 IMDC 预后模型基于靶向治疗时代数据。

表 56-0-8　常见局限性和转移性 RCC 预后模型中解剖学、组织学和临床情况总结

预后模型		变量												
		TNM 分期	ECOG PS	Karnofsky PS	RCC 相关症状	Fuhrman 分级	肿瘤坏死	肿瘤体积	诊断与治疗之间的延迟	LDH	校正血钙浓度	血红蛋白	中性粒细胞计数	血小板计数
局限性肾细胞癌	UISS	×	×			×								
	SSIGN	×				×	×	×						
	术后 Karakiewicz 列线图	×			×	×		×						
转移性肾细胞癌	MSKCC 预后系统			×						×	×	×	×	
	IMDC			×	×							×	×	×
	Heng 模型			×							×	×	×	×

注：× 代表有适用性；ECOG PS，东部肿瘤协作组织患者一般情况评分；LDH，乳酸脱氢酶；MSKCC，纪念 Sloan-Kettering 癌症中心；PS，患者一般情况；SSIGN，分期、大小、分级、坏死；UISS，UCLA 综合分期系统；IMDC，国际转移性肾癌数据库联盟。

（谢　玲　任善成　章宜芬　吴群力）

参考文献

[1] SIEGEL R L, MILLER K D, JEMAL A. Cancer statistics, 2017 [J]. CA Cancer J Clin, 2017, 67 (1): 7-30.

[2] ZNAOR A, LORTET-TIEULENT J, LAVERSANNE M, et al. International variations and trends in renal cell carcinoma incidence and mortality [J]. Eur Urol, 2015, 67 (3): 519-530.

[3] CUMBERBATCH M G, ROTA M, CATTO J W, et al. The role of tobacco smoke in bladder and kidney carcinogenesis: a comparison of exposures and meta-analysis of incidence and mortality risks [J]. Eur Urol, 2016, 70 (3): 458-466.

[4] ALBIGES L, HAKIMI A A, XIE W, et al. Body mass index and metastatic renal cell carcinoma: clinical and biological correlations [J]. J Clin Oncol, 2016, 34 (30): 3655-3663.

[5] IL'YASOVA D, SCHWARTZ G G. Cadmium and renal cancer [J]. Toxicol Appl Pharmacol, 2005, 207 (2): 179-186.

[6] CHO E, CURHAN G, HANKINSON S E, et al. Prospective evaluation of analgesic use and risk of renal cell cancer [J]. Arch Intern Med, 2011, 171 (16): 1487-1493.

[7] GORDON S C, MOONKA D, BROWN K A, et al. Risk for renal cell carcinoma in chronic hepatitis C infection [J]. Cancer Epidemiol Biomarkers Prev, 2010, 19 (4): 1066-1073.

[8] CHEUNGPASITPORN W, THONGPRAYOON C, O'CORRAGAIN O A, et al. The risk of kidney cancer in patients with kidney stones: a systematic review and meta-analysis [J]. QJM, 2015, 108 (3): 205-208.

[9] MOCH H, HUMPHREY P A, ULBRIGHT T M, et al. WHO classification of tumours of the urinary system and male genital organs [M]. Lyon, France: International Agency for Research on Cancer, 2016.

[10] RINI B I, MCKIERNAN J M, CHANG S S, et al. Kidney.//AJCC Cancer Staging Manual [M]. 8th ed. New York: Springer. 2017: 739.

[11] LJUNGBERG B, ALBIGES L, BENSALAH K, et al. Updated EAU guidelines on renal cell carcinoma [J]. Eur Urol, 2019, 75 (5): 799-810.

[12] MOTZER R J, JONASCH E, AGARWAL N, et al. NCCN clinical practice guidelines in oncology (kidney cancer): Version 3. 2019 [DB/OL]. [2020-06-30]. https://www. nccn. org/professionals/ physician_gls/default. aspx.

[13] LUO J H, ZHOU F J, XIE D, et al. Analysis of long-term survival in patients with localized renal cell carcinoma: laparoscopic versus open radical nephrectomy [J]. World J UroL, 2010, 28 (3): 289-293.

[14] CAPITANIO U, BECKER F, BLUTE M L, et al. Lymph node dissection in renal cell carcinoma [J]. Eur Urol, 2011, 60 (6): 1212-1220.

[15] KUNKLE D A, UZZO R G. Cryoablation or radiofrequency ablation of the small renal mass: a meta-analysis [J]. Cancer, 2008, 113 (10): 2671-2680.

［16］ BLUTE M L, LEIBOVICH B C, LOHSE C M, et al. The Mayo Clinic experience with surgical management, complications and outcome for patients with renal cell carcinoma and venous tumour thrombus [J]. BJU int, 2004, 94 (1): 33-41.

［17］ CULP S H, TANNIR N M, ABEL E J, et al. Can we better select patients with metastatic renal cell carcinoma for cytoreductive nephrectomy?[J]. Cancer, 2010, 116 (14): 3378-3388.

［18］ CHOUEIRI T K, MOTZER R J. Systemic therapy for metastatic tenal cell Ccarcinoma [J]. N Engl J Med, 2017, 376 (4): 354-366.

［19］ SHI H Z, TIAN J, LI C L. Safety and efficacy of sunitinib for advanced non-clear cell renal cell carcinoma [J]. Asia Pac J Clin Oncol, 2015, 11 (4): 328-333.

［20］ MOTZER R J, HUTSON T E, MCCANN L, et al. Overall survival in renal cell carcinoma with pazopanib versus sunitinib [J]. N Engl J Med, 2014, 370 (18): 1769-1770.

［21］ HUTSON T E, LESOVOY V, AL-SHUKRI S, et al. Axitinib versus sorafenib as first-line therapy in patients with metastatic renal-cell carcinoma: a randomised open-label phase 3 trial [J]. Lancet Oncol, 2013, 14 (13): 1287-1294.

［22］ CHOUEIRI T K, ESCUDIER B, POWLES T, et al. Cabozantinib versus everolimus in advanced renal cell carcinoma (METEOR): final results from a randomised, open-label, phase 3 trial [J]. Lancet Oncol, 2016, 17 (7): 917-927.

［23］ MOTZER R J, ESCUDIER B, MCDERMOTT D F, et al. Nivolumab versus everolimus in advanced renal-cell carcinoma [J]. N Engl J Med, 2015, 373 (19): 1803-1813.

［24］ MICHAELSON M D, MCKAY R R, WERNER L, et al. Phase 2 trial of sunitinib and gemcitabine in patients with sarcomatoid and/or poor risk metastatic renal cell carcinoma [J]. Cancer, 2015, 121 (19): 3435-3443.

［25］ LI P, WONG Y N, ARMSTRONG K, et al. Survival among patients with advanced renal cell carcinoma in the pretargeted versus targeted therapy eras [J]. Cancer Med, 2016, 5 (2): 169-181.

［26］ KEEGAN K A, SCHUPP C W, CHAMIE K, et al. Histopathology of surgically treated renal cell carcinoma: survival differences by subtype and stage [J]. J Urol, 2012, 188 (2): 391-397.

［27］ CHO D S, KIM S I, CHOO S H, et al. Prognostic significance of modified Glasgow Prognostic Score in patients with non metastatic clear cell renal cell carcinoma [J]. Scand J Urol, 2016, 50 (3): 186-191.

［28］ HAKIMI A A, OSTROVNAYA I, REVA B, et al. Adverse outcomes in clear cell renal cell carcinoma with mutations of 3p21 epigenetic regulators BAP1 and SETD2: a report by MSKCC and the KIRC TCGA research network [J]. Clin Cancer Res, 2013, 19 (12): 3259-3267.

［29］ ZIGEUNER R, HUTTERER G, CHROMECKI T, et al. External validation of the Mayo Clinic stage, size, grade, and necrosis (SSIGN) score for clear-cell renal cell carcinoma in a single European centre applying routine pathology [J]. Eur Urol, 2010, 57 (1): 102-109.

第 57 章

透明细胞肾细胞癌

透明细胞肾细胞癌（clear cell renal cell carcinoma, ccRCC）是一种由细胞质透明或嗜酸性的肿瘤细胞构成的恶性肿瘤。肿瘤具有特征的血管网和分子遗传学改变，即 *VHL* 基因失活和 *HIF* 基因上调。

一、流行病学

透明细胞肾细胞癌是肾细胞癌中最常见的病理类型，约占肾脏肿瘤的 65%~70%。任何年龄均可发生，高峰在 60~79 岁，儿童和青少年少见，男性多于女性。

二、病　因

ccRCC 大多散发，与其相关联的因素见概述部分。偶尔 ccRCC 可发生于各种家族性肾癌综合征。

三、临床特征

60%~80% 肾癌患者在 B 超、CT、MRI 检查中偶然发现。肾癌最常见的症状是血尿和腰痛。体重减轻和发热常出现在晚期阶段。

肾癌常通过肾窦静脉、肾静脉和腔静脉血行转移至肺。从肾静脉延伸到腰静脉易于扩散到上方的椎旁静脉丛（连接到硬脑膜静脉窦）和下方的盆腔静脉，引起中枢神经系统、头颈部及中枢和外周骨转移。淋巴结转移包括肾门、主动脉、下腔静脉淋巴结，并可进入胸导管或直接累及胸腺淋巴结。通过这些不同的转移途径，有时肾肿瘤可转移到一些不寻常的部位，如皮下、十二指肠乳头等。

四、病　理

（一）大体检查

ccRCC 呈实性，位于肾皮质。双侧肾脏发病率相等。约 5% 的病例呈多中心性发生 / 或累及双侧肾脏。当病变多中心性双侧发生，且发病年龄小者应警惕遗传性癌症综合征，如 von Hippel-Lindau 综合征等。典型的 ccRCC 为球形，自肾皮质呈圆形突出。肿瘤与周围肾组织界限清楚，形成推压式边界和假包膜，弥漫浸润于肾脏者少见（图 57-0-1A、B）。肿瘤平均直径 7cm，但是随着影像学技术的广泛应用，体积小的肾癌发现率在升高。有时可见肾窦和肾静脉受累，特别是大肿瘤。ccRCC 因细胞中含有丰富的脂质（胆固醇、中性脂质和磷脂）而呈金黄色。肿瘤中常见出血、坏死、钙化、囊性变及纤维化使切面呈多彩状。钙化和骨化见于坏死区域，10%~15% 在影像学上可见。

（二）组织病理学

ccRCC 形态多样，最常见的是泡巢状和腺泡状结构（图 57-0-1C）。肿瘤中有小的薄壁血管构成的网状间隔，这一特点有助于诊断。泡巢状结构中无腔，腺泡状结构中央有一圆形的腔，其内充以淡染的嗜酸性浆液或红细胞。泡巢状或腺泡状结构可以扩张形成大小不等的囊腔。偶见肿瘤中出现小管结构，局灶可见假乳头形成。肿瘤细胞胞浆内有脂质和糖原，在常规制片过程中脂质和糖原溶解，使细胞变得细胞质透明，胞膜清楚。许多 ccRCC 中含有少量细胞质嗜酸性的细胞，这在高分级肿瘤和坏死及出血附近尤为常见。

在保存及处理得好的标本中，肿瘤细胞的细胞核呈圆形，大小一致，染色质细颗粒状，均匀分布，根据不同分级，可见大小不等的核仁，偶见细胞核很大但无核仁，或出现奇异核。ccRCC 中可出现少见的组织学结构。5% 的肿瘤可有肉瘤样结构，提示预后差（图 57-0-1D）。有些肿瘤中心出现纤维黏液样间质，有些肿瘤出现钙化和骨化。大多数 ccRCC 无炎症反应，偶见较多淋巴细胞和中性粒细胞浸润。

（三）免疫表型

ccRCC 细胞表达刷状缘抗原、低分子量 CK、CK8、CK18、CK19、AE1、Cam5.2、EMA 和 vimentin 阳性。高分子量 CK 包括 CK14 和 34βE12 几乎均阴性。新版 WHO 分类在免疫表型中强调 VHL 和 HIF-1 的下游调控基因碳酸酐酶Ⅸ（CA Ⅸ）在 75%~100% 的 ccRCC 中表达，有助于与其他肾癌的鉴别。在透明细胞乳头状肾细胞癌中 CA Ⅸ 呈细胞基底部及侧膜阳性（杯状表达模式），有助于透明细胞乳头状肾细胞癌的识别。CK7 在 ccRCC 阴性而在嫌色细胞癌中阳性，可鉴别二者。RCC maker 和 CD10 均属于近端小管标记，在大多数 ccRCC 表达，但也会见于其他类型的肾细胞癌。PAX8 和 PAX2 表达于肾小管上皮起源的肿瘤，ccRCC 几乎均阳性，PAX8 比 PAX2 更为敏感。

五、分子特征

研究者对 ccRCC 的分子生物学特点的理解，最初来源于对患有 VHL 病（von Hippel Lindau disease）的基因研究。VHL 病是一种常染色体显性遗传的癌症综合征，患者易患

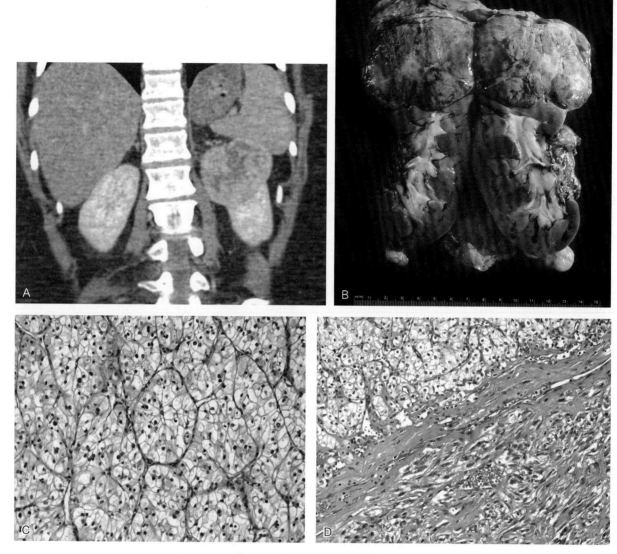

图 57-0-1 透明细胞肾细胞癌

注：A. 左侧肾上极透明细胞肾细胞癌，普通 CT 图像；B. 肾上极球形肿瘤，界限清楚的黄色区域提示脂质含量高；C. 透明细胞肾细胞癌，典型的泡巢状结构（HE×100）；D. 透明细胞肾细胞癌伴肉瘤样分化（HE×100）。

包括 ccRCC 在内的一系列良性和恶性肿瘤。VHL 病患者遗传了一个位于 3p25 的 VHL 抑癌基因的体细胞突变，且体细胞上第 2 个野生型等位基因发生失活或缺失。*VHL* 基因突变也被认为是散发性 ccRCC 的主要病因，约 90% 的患者体内都存在 *VHL* 基因的体细胞突变或超甲基化。*VHL* 基因是经典的"双重打击"（two hit）抑癌基因，第 1 次打击为 *VHL* 基因的突变或甲基化，第 2 次打击为片段缺失或染色体臂缺失导致的第 2 个 *VHL* 等位基因的失活。

细胞内的 VHL 蛋白有多种功能，主要是作为 E-3 泛素连接酶复合体的组成部分，该复合体作用于缺氧诱导因子 -α（hypoxia-inducible factor，HIF-α）。在正常情况下 VHL 蛋白与 HIF-α 结合并将其降解，维持 HIF-α 的低水平状态。缺氧或 *VHL* 基因突变等导致 VHL 蛋白失活时，

HIF-α 则不通过 VHL 蛋白介导泛素降解这条途径而在细胞质内大量积聚。继而 HIF-α 进入细胞核内，与 HIF-β 共价结合形成具有转录活性的二聚体，上调下游一系列靶基因的表达，包括血管内皮生长因子（vascular endothelial growth factor，VEGF）、血小板衍生生长因子（platelet-derived growth factor，PDGF）、人源葡萄糖转运蛋白（GLUT1）等，这些基因的表达上调可以促进血管新生、细胞增殖以及能量代谢。目前研究表明，除了经典的 VHL-HIF 信号通路变化外，参与 ccRCC 发病的机制还包括 Notch、核因子 κB（nuclear factor NF-κB）、MAPK、PI3K/Akt 等信号通路的异常活化。

有趣的是，另一个 VHL 蛋白——E3 泛素连接酶复合体成员 TCEB1 的错义突变，出现在了 4.7% 的 ccRCC 样本

中,并且只存在于 VHL 野生型肿瘤中,这凸显了这条通路在 ccRCC 中的重要性。基因组学研究显示,除了 VHL 基因,3 号染色体短臂上还存在其他抑癌基因,并和 ccRCC 有关,这些基因包括组蛋白赖氨酸甲基化酶基因 *KDM6A*(*UTX*)和 *KDM5C*(*JARID1C*)、组蛋白赖氨酸甲基转移酶基因 *SETD2* 以及 SWI/SNF 染色质重塑复合物基因 PBRM1。值得注意的是,这些基因都编码调控染色质和组蛋白修饰的因子。同时一部分 ccRCC 存在 BAP1 的突变,并提示预后不良,与侵袭性更高的肿瘤表型和临床进程相关。除了涉及染色体 3p 丢失的肿瘤引发途径外,其他与 ccRCC 预后不良相关的遗传特征包括染色体 14q 上的等位基因丢失,4p 和 9p 的缺失。70% 的肾细胞癌出现 5q 染色体长臂上拷贝数增加,是 ccRCC 中第二常见的染色体异常。研究发现 ccRCC 细胞常过表达位于 5q 上与组蛋白修饰相关的 *EZH2* 基因、与应激反应相关的 *STC2* 基因、与细胞黏附和迁移相关的 *VCAN* 基因、与细胞侵袭和 mTOR 调控相关的基因(*CSF1R*、*PDGFRB*、*GNB2L1* 和 *SQSTM1*)。

六、遗传易感性

ccRCC 是 von Hippel-Lindau 综合征的典型(几乎普遍)表现;但是也可见于其他家族性肾细胞癌综合征,如 Cowden 综合征、Birt-Hogg-Dubé 综合征、结节性硬化症和琥珀酸脱氢酶缺陷型肾细胞癌。

七、预后及预测因素

ccRCC 患者最准确的预后预测指标是病理分期。在同一分期的肿瘤中,进一步的预后参数是肿瘤分级、肿瘤坏死和肉瘤样变及横纹肌分化。免疫组化和分子生物标志物作为 ccRCC 潜在的预后因素已被进行广泛研究,但目前还没有充分的证据用于日常临床实践中。

ccRCC 伴肉瘤样和横纹肌样形态预后较差;伴肉瘤样形态的肿瘤 5 年生存率为 15%~22%,伴横纹肌样分化的肿瘤中位生存期 8~31 个月。

组织学分级对肾细胞癌的预后评估具有重要的临床意义,之前一直沿用 Fuhrman 分级系统,但该系统存在明显的局限性。在 2016 版 WHO 肾脏肿瘤新分类中,该系统被新的 WHO/ISUP 分级系统取代。新的分级系统使用核仁明显程度这一参数将肾细胞癌分为 1~3 级,4 级为瘤细胞显示明显多形性的核、瘤巨细胞、肉瘤样或横纹肌样分化。该系统已经证实为 ccRCC 和乳头状 RCC 很好的预后指标,但不适用于嫌色细胞 RCC。

肿瘤坏死是独立的不良预后因素。总的来说,肿瘤坏死占肿瘤体积的 10% 与不良预后相关。而对于 TNM Ⅰ 期和 Ⅱ 期肿瘤,肿瘤坏死占肿瘤体积的 20% 与不良预后相关。

(谢　玲　吴群力　章宜芬)

参考文献

［1］BRUGAROLAS J. Molecular genetics of clear-cell renal cell carcinoma [J]. J Clin Oncol, 2014, 32 (18), 1968-1976.

［2］LINEHAN W M, SRINIVASAN R, SCHMIDT L S. The genetic basis of kidney cancer: a metabolic disease [J]. Nat Rev Urol, 2010, 7 (5): 277-285.

［3］ROBINSON C M, OHH M. The multifaceted von Hippel-Lindau tumour suppressor protein [J]. FEBS Lett, 2014, 588 (16): 2704-2711.

［4］SATO Y, YOSHIZATO T, SHIRAISHI Y, et al. Integrated molecular analysis of clear-cell renal cell carcinoma [J]. Nat. Genet, 2013, 45 (8): 860-867.

［5］CANCER GENOME ATLAS RESEARCH NETWORK. Comprehensive molecular characterization of clear cell renal cell carcinoma [J]. Nature, 2013, 499 (7456): 43-49.

［6］GUO G, GUI Y, GAO S, et al. Frequent mutations of genes encoding ubiquitin mediated proteolysis pathway components in clear cell renal cell carcinoma [J]. Nat. Genet, 2012, 44 (1): 17-19.

［7］KAPUR P, PEÑA-LLOPIS S, CHRISTIE A, et al. Effects on survival of BAP1 and PBRM1 mutations in sporadic clear-cell renal-cell carcinoma: a retrospective analysis with independent validation [J]. Lancet Oncol, 2013, 14 (2): 159-167.

［8］DONDETI V R, WUBBENHORST B, LAL P, et al. Integrative genomic analyses of sporadic clear cell renal cell carcinoma define disease subtypes and potential new therapeutic targets [J]. Cancer Res, 2012, 72 (1): 112-121.

［9］GIRGIS A H, IAKOVLEV V V, BEHESHTI B, et al. Multilevel whole-genome analysis reveals candidate biomarkers in clear cell renal cell carcinoma [J]. Cancer Res, 2012, 72 (20): 5273-5284.

第58章

低度恶性潜能的多房性囊性肾肿瘤

低度恶性潜能的多房性囊性肾肿瘤(multilocular cystic renal neoplasm of low malignant potential)是完全由具有分隔的多个囊腔构成的肿瘤,囊腔被覆透明细胞,其分隔内可见单个或多簇无膨胀生长的透明细胞团。这种肿瘤在形态上与低级别 ccRCC 无法区分,但尚未发现复发或转移的报道。

2016 版 WHO 肾脏肿瘤分类中将过去的多房性囊性肾细胞癌(multilocular cystic renal cell carcinoma,MCRCC)更名为低度恶性潜能的多房性囊性肾肿瘤。MCRCC 于 1982 年首次作为一种独立的肾脏肿瘤类型而提出,历史上对 MCRCC 诊断标准修改不大。之前定义 MCRCC 为典型实性 RCC 区域不超过整个肿瘤的 10%。随后,Corica 等提出了实性 RCC 区域不足 25%。2004 版 WHO 泌尿与男性生殖系统肿瘤分类中将 MCRCC 定义为由多个囊腔组成,囊腔分隔内含有小灶性透明细胞与 1 级 ccRCC 无法区分的囊性肿瘤。基于文献报道,对 200 多例 MCRCC 患者进行超过 5 年时间的随访,结果显示无 1 例复发或转移。由于该肿瘤的极好预后,有些研究者建议对这种病变重新命名为低度恶性潜能的多房性囊性肾肿瘤。2012 年国际泌尿病理协会(International Society of Urological Pathology,ISUP)在加拿大温哥华举办的 RCC 共识会议上,参会代表对 MCRCC 的名称进行了投票,结果 64% 代表支持使用"低度恶性潜能的多房性囊性肾肿瘤"的名称,34% 支持使用 MCRCC,仅有 1% 代表分别同意使用 RCC 伴广泛囊性变和未确定分类的肾肿瘤。

一、流行病学

低度恶性潜能的多房性囊性肾肿瘤约占所有肾细胞癌的 4%,好发于中年男性,男女比为 1.2:1~2.1:1。

二、临床特征

临床上少数患者可出现腰背部不适、腹痛或血尿等症状,但多数症状不明显,无典型肾癌的三联征,也无红细胞增高、高钙血症等副肿瘤综合征,全身临床症状如无力、食欲减退和体重减轻的发生率较低,近 90% 患者因其他疾病行影像学检查时偶然发现,通常表现为单侧孤立性病变。

三、病 理

(一)大体检查

大体上,低度恶性潜能的多房性囊性肾肿瘤几乎全部由大小不一的囊腔组成,囊腔之间为薄的纤维分隔,囊腔内可充满透亮的浆液性或黏稠液体。肿瘤边界清楚,常有纤维性包膜与周围正常肾组织分隔。肿瘤直径 2.5~13cm,大于 20% 的肿瘤间隔内有钙化,偶见骨化生。

(二)组织病理学

肿瘤由大小不一的囊腔组成,囊腔分隔由纤维组织组成,较纤细,可伴有钙化或骨化。囊腔内弥漫衬覆单层上皮性肿瘤细胞(偶见复层),胞质丰富透亮,细胞核小,无核仁(WHO/ISUP 分级 1 级或 2 级,图 58-0-1)。罕见情况下,囊壁可见衬覆多层、胞质颗粒状细胞或形成突出于囊腔的小的乳头状细胞簇。绝大多数患者均可见到一个重要的诊断特征是纤维分隔内存在类似于囊腔衬覆的肿瘤细胞簇,但并非实性团块状或膨胀性生长。无坏死、血管侵犯及肉瘤样改变。

(三)免疫表型

肿瘤细胞表达 CK7、CA Ⅸ、CD10(局灶)、CAM5.2、RCC Marker、波形蛋白、PAX2 和 PAX8,但不表达 CD68、平滑肌肌动蛋白、雌激素受体、孕激素受体和 α- 甲酰基辅酶 A 消旋酶(AMACR)。GSK3β 失活、PTEN 表达降低和 PAX2 阳性见于绝大多数 MCRCC,类似于 CCRCC。然而,p27 核强阳性表达高于 ccRCC。Ki-67 阳性指数 <5%。

四、分子特征

VHL 基因突变可见 25% 的低度恶性潜能的多房性囊性肾肿瘤中;3p 缺失分别见于 89% 的 ccRCC 和 74% 的低度恶性潜能的多房性囊性肾肿瘤中,二者之间没有明显差异,这些研究结果均支持低度恶性潜能的多房性囊性肾肿瘤是 ccRCC 的一种亚型。

五、鉴别诊断

低度恶性潜能的多房性囊性肾肿瘤的鉴别诊断包括肾脏的其他囊性病变,主要是囊性肾瘤、ccRCC 囊性变、透明细胞乳头状 RCC、管状囊性癌、伴有上皮样囊肿的血管平滑肌脂肪瘤(AMLEC)和肾皮质囊肿等。

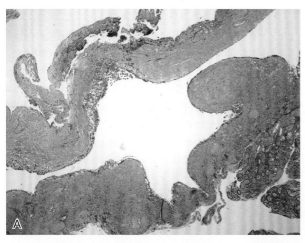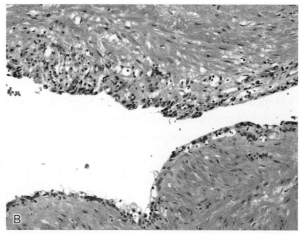

图 58-0-1　低度恶性潜能的多房性囊性肾肿瘤

注:A.肿瘤由大小不一的囊腔组成,囊腔之间为薄的纤维分隔(HE×40);B.纤维分隔衬覆单层肿瘤细胞(偶见复层),胞质丰富透亮,细胞核小,无核仁(WHO/ISUP分级1级,HE×100)。

(一)囊性肾瘤

发病年龄呈双峰性分布,多发于2岁以下的男孩和40岁以上的中年妇女,单侧多见。肿瘤由大小不等的囊腔构成,囊壁内衬单层扁平或鞋钉样上皮细胞,胞质嗜酸或透明,纤维间隔内无透明细胞灶,如可见到卵巢样间质则可将囊性肾瘤与低度恶性潜能的多房性囊性肾肿瘤区分,后者无这种类型间质;免疫组织化学上,囊性肾瘤上皮成分表达CK,尤其是表达CK7,34βE12局灶阳性。

(二)ccRCC囊性变

ccRCC为具有成片实性区域的肿瘤,常见出血、坏死,有时可形成囊腔,其透明细胞核的异型性较大,可见WHO/ISUP分级较高(2~3级)的肿瘤细胞。若在病变中出现实性成片肿瘤细胞区或膨胀的肿瘤细胞结节,则应考虑为ccRCC囊性变,而非低度恶性潜能的多房性囊性肾肿瘤。

(三)透明细胞乳头状RCC

通常为囊性,大多数肿瘤显示不同程度乳头和小管/腺泡状结构,肿瘤细胞主要是低级别核的透明细胞,肿瘤的一个最显著特征是肿瘤细胞核呈线性排列,核位于中央或近顶部;免疫组织化学显示肿瘤细胞弥漫表达CA Ⅸ(呈杯状结构)和CK7,而AMACR表达阴性,CD10大多数表达阴性。

(四)管状囊性癌

也呈多房性囊性结构,囊腔衬覆的细胞不是透明细胞,而是扁平立方、有时为具有嗜酸性胞质的靴钉样细胞,细胞核具有不同程度的不典型性,核仁明显,WHO/ISUP分级为2或3级。另外,管状囊性癌的纤维分隔内无透明细胞灶存在;免疫组织化学显示>90%肿瘤表达CD10和AMACR,CK7表达不一,表达模式为弱和灶性表达,肿瘤还可同时表达Ksp-cadherin、PAX2和PAX8,而34βE12绝大多数时为阴性。

(五)伴有上皮样囊肿的血管平滑肌脂肪瘤

在AMLEC中,卵巢样间质常见于上皮细胞下,肿瘤细胞表达HMB45、Cathepsin K和Melan A,而PAX2和PAX8为阴性。

(六)单纯性肾囊肿

通常为单房,卵圆形到圆形,表面光滑,囊壁衬覆单层扁平到立方上皮,常充满漏出液样透明或淡黄色液体,少数情况下囊肿可为多房,衬覆上皮可显示较复杂结构;一些囊肿衬覆上皮可有乳头状增生,上皮呈立方形、靴钉样,胞质嗜酸、嗜碱或透亮,未见任何囊壁内透明细胞簇或结节;免疫组织化学显示透明细胞表达CK7和CA Ⅸ,而CD10和AMACR阴性。

六、预后及治疗

低度恶性潜能的多房性囊性肾肿瘤为低分期、低分级肿瘤,进展缓慢,预后佳。到目前为止,尚未有转移、血管侵犯或肉瘤样改变的报道。

不论肿瘤的大小和分期,均推荐外科手术治疗。手术方式包括根治性肾切除术、单纯肾切除术、保留肾单位手术,多数学者认为当术前高度怀疑,而术中证实诊断时,如果技术条件允许,应该考虑施行保留肾单位手术。术后一般预后好,5年生存率接近100%。

(谢　玲　章宜芬　吴群力)

参考文献

[1] BOSTWICK D G, CHENG L. Urologic surgical pathology [M]. 3rd ed. Philadelphia: Elsevier, 2014.

[2] MAZZUCCHELLI R, SCARPELLI M, MONTIRONI R, et al. Multilocular cystic renal cell neoplasms of low malignant potential [J]. Anal Quant Cytopathol Histopathol, 2012, 34 (5): 235-238.

[3] MONTIRONI R, LOPEZ-BELTRAN A, CHENG L, et al. Words of wisdom: re: multilocular cystic renal cell carcinoma with focus onclinical and pathobiological aspects [J]. Eur Urol, 2013, 63 (2): 400-401.

[4] KIM S H, PARK W S, CHUNG J. SETD2, GIGYF2, FGFR3, BCR, KMT2C, and TSC2 as candidate genes for differentiating multilocular cystic renal neoplasm of low malignant potential from clear cell renal cell carcinoma with cystic change [J]. Investig Clin Urol, 2019, 60 (3): 148-155.

[5] WILLIAMSON S R, MACLENNAN G T, LOPEZ-BELTRAN A, et al. Cystic partially regressed clear cell renal cell carcinoma: a potential mimic of multilocular cystic renal cell carcinoma [J]. Histopathology, 2013, 63 (6): 767-779.

[6] WAHAL S P, MARDI K. Muhilocular cystic renal cell carcinoma: a rare entity with review of literature [J]. J Lab Physicians, 2014, 6 (1): 50-52.

[7] RASPOLLINI M R, CASTIGLIONE F, CHENG L, et al. Synchronous clear cell renal cell carcinoma and multilocular cystic renal cell neoplasia of low malignant potential: a clinicopathologic and molecular study [J]. Pathol Res Pract, 2016, 212 (5): 471-474.

第 59 章

乳头状肾细胞癌

乳头状肾细胞癌（papillary renal cell carcinoma，PRCC）是一种原发于肾小管上皮的恶性肿瘤，具有乳头状或小管乳头状结构。

一、流行病学

乳头状肾细胞癌为第二常见的肾细胞癌，约占肾脏原发性上皮性肿瘤的 18.5%，其年龄和性别分布与 ccRCC 相似，发病年龄 59~63 岁，男女发病率 1.8∶1~3.8∶1。

二、病因学

尽管 PRCC 更常见于终末期肾病有瘢痕或获得性囊性肾病的患者，但是具体病因尚不清楚。偶尔 PRCC 可发生于各种遗传综合征，特别是遗传性乳头状肾细胞癌家族。

三、临床特征

PRCC 患者的一般临床表现与其他类型的肾细胞癌相似，典型的肾癌三联征（腹部肿块、腹痛和血尿）仅存在于 5%~10% 的病例。PRCC 比 ccRCC 更有可能发生缺血性坏死和自发性出血，约 8% 的病例出现自发性出血。多数无症状，近 50% 病例因其他疾病行影像学检查时偶然发现。

四、病理

（一）大体检查

乳头状肾细胞癌常有出血、坏死和囊性变，肿瘤边界清楚者可有假包膜。PRCC 较其他肾脏实质肿瘤累及双侧肾脏和多灶性者多见，特别是在 PRCC 相关的遗传性肿瘤综合征中。

（二）组织病理学

肿瘤细胞形成多少不等的小管和乳头状结构，有时可见囊腔，囊内壁可见呈乳头状生长的肿瘤组织。乳头状结构由纤细的纤维血管轴心构成，其中可见泡沫样组织细胞和胆固醇结晶。偶见乳头轴心因水肿和结缔组织透明变性而变宽。实性乳头状肾细胞癌由比较致密的小管或短乳头结构构成，类似肾小球。肿瘤内常见出血和坏死，组织细胞内、间质和肿瘤细胞质内可有含铁血黄素。乳头轴心和周围纤维化间质中常有钙化，也可出现钙化的草酸盐结晶。约有 5% 的 PRCC 有肉瘤样分化，1 型和 2 型均可发生。

PRCC 形态学谱系比较广，目前普遍应用的分型方法

是 Delahunt 和 Eble 最先提出的，而后被 WHO 采用的分型方法，即根据细胞及结构特征，将 PRCC 分为 1 型和 2 型，也可二者混合。1 型 PRCC 乳头状、管状或实性结构被覆单层立方上皮，细胞小而温和，核仁不明显，细胞核一般为低级别；胞质淡染嗜碱性，钙化及乳头轴心泡沫状组织细胞常见（图 59-0-1A、B）；而 2 型 PRCC 的乳头状结构被覆假复层恶性上皮细胞，胞质嗜酸，核仁明显，细胞核级别较高，罕见钙化及乳头轴心泡沫状组织细胞（图 59-0-1C、D）。最近分子研究认为 2 型乳头状肾细胞癌可能并非为单一明确的类型，而是由具有不同分子遗传学改变的亚群构成。

Allory 等和 Hes 等报道了不同于 1 型和 2 型 PRCC 的第 3 种亚型，该亚型被覆单层立方上皮，细胞质丰富嗜酸，乳头轴心常有泡沫细胞，细胞形态较温和，细胞核圆而规则，核仁居中，大部分核级别较低，少部分可见高级别核，被命名为嗜酸细胞型 PRCC（OPRCC），最近文献报道的 OPRCC 具有和 PRCC 相似的免疫表型和分子遗传学改变，因此归为乳头状肾细胞癌的一个形态学亚型。

（三）免疫表型

肿瘤细胞高表达 AMACR（89.3%）、PAX2（92.9%）、PAX8（87.5%）、CA Ⅸ（66.1%）以及 vimentin（85.7%）。乳头状肾细胞癌 CK7 可阳性，1 型阳性率（87%）较 2 型（20%）者高。

五、分子特征

散发性 PRCC 最常见的遗传学改变为 7 号、17 号染色体三体，Y 染色体丢失。其他染色体畸变也有报道，包括 8，12，16 和 8 三体，1p，4q，6q，7，9p，13q，Xp 和 Xq 的缺失。在大部分遗传性 PRCC（1 型）和 13% 的散发性 PRCC 中均可发生 MET 原癌基因突变，前者突变率远较后者高，提示二者可能存在着不同的发病机制。美国国立癌症研究所 Linehan 等报道乳头状肾细胞癌 1 型和 2 型是 2 种完全不同的类型，存在各自不同的基因突变。根据分子特点不同，PRCC 2 型又可以被进一步分为 3 种分子亚型，并且与预后相关。其中，1 型与 MET 基因改变有关，2 型以 CDKN2A 基因失表达、SETD2 基因突变、TFE3 基因融合以及 NRF-2 抗氧化反应因子通路表达增加等为特点。CDKN2A 基因失表达提示预后较差。CpG 岛甲基化表型为 2 型中的一个特殊亚型，该亚组患者特点是预后差，而且突变基因编码延胡索酸水化酶。

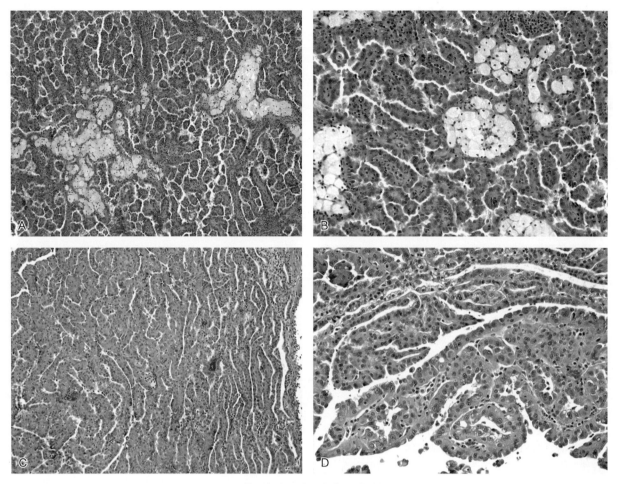

图 59-0-1 乳头状肾细胞癌

注:A. 1 型乳头状肾细胞癌的乳头轴心中可见泡沫样组织细胞(HE×40);B. 1 型乳头状肾细胞癌的小管和乳头状结构(HE×100);C. 2 型乳头状肾细胞癌,肿瘤细胞呈假复层排列,细胞质嗜酸性(HE×40);D. 2 型乳头状肾细胞癌可见大的细胞质嗜酸性细胞(HE×100)。

六、遗传易感性

PRCC 大多为散发性,但也可见于其他家族性肾细胞癌综合征,如家族性乳头状肾细胞癌综合征(1 型)、Birt-Hogg-Dubé 综合征、遗传性平滑肌瘤病和肾细胞癌综合征等。

七、鉴别诊断

经典型 PRCC 的诊断并不困难,但多种肾上皮性肿瘤均可出现乳头状结构,所以不能仅凭乳头状结构存在与否或多少来诊断。需要与以下肾肿瘤进行鉴别,如后肾腺瘤、MiT 家族易位性肾细胞癌、遗传性平滑肌瘤病、肾细胞癌综合征相关性肾细胞癌、集合管癌和透明细胞乳头状肾细胞癌、肾嗜酸细胞腺瘤等相鉴别。

(一) 后肾腺瘤

该瘤境界清楚,为肾实质肿瘤,镜下见肿瘤由紧密排列的小腺管或小腺泡组成,乳头轴心常有小管,间质血管稀少,瘤细胞大小较一致,免疫组化标记 EMA、CK7、CD10 均阴性。

(二) 集合管癌

当瘤体比较大或高级别时,应与肾集合管癌鉴别。后者也可由真性乳头构成,位于肾髓质,但其明显硬化或癌性促结缔组织增生性间质,明显侵犯周围肾实质的浸润性生长方式及 CK(34βE12) 阳性可资鉴别。

(三) 肾嗜酸细胞腺瘤

多以巢团、管状和腺泡状排列分布,在疏松水肿的结缔组织中,乳头状结构少见,核异型不明显,胞质丰富,强嗜酸,尤其冷冻病理诊断时应与 OPRCC 鉴别;而 OPRCC 以广泛的乳头状结构为主,部分区实性生长,免疫组化标记 AMACR 和 vimentin 强阳性可资鉴别。

(四) Xp11.2 易位/TFE3 基因融合相关性肾癌

镜下乳头状结构表面的瘤细胞胞质透亮,常见嗜酸性的瘤细胞呈巢团状排列,而乳头状肾细胞癌不具备该特征。免疫组化标记 TFE-3 有助于二者鉴别。

(五) 透明细胞乳头状肾细胞癌

由低级别的透明细胞、囊性/部分囊性、小管和真性乳头构成,肿瘤具有明显纤维化的间质,CK7 阳性,CA Ⅸ 阳性(杯状阳性模式)/阴性,AMACR、CD10 阴性,属低度恶性潜能的肿瘤。

八、治疗及预后

PRCC 预后优于 ccRCC、集合管癌和遗传性平滑肌瘤病和肾细胞癌综合征。

1 型和 2 型 PRCC 根据不同分期,5 年生存率为 49%~84%,肿瘤分级、分期和肉瘤样变均与预后有关。研究显示 1 型预后比 2 型的好。1 型 PRCC 的 WHO/ISUP 分级通常为 1~2 级,低于 2 型 PRCC 的核分级(2~3 级)。在肿瘤分期上,1 型 PRCC 在就诊时主要处于 Ⅰ~Ⅱ 期,而 2 型 PRCC 主要为 Ⅲ~Ⅳ 期。在 2 型 PRCC 中更容易出现肉瘤样分化及肾窦 / 肾周脂肪浸润。

PRCC 治疗以根治性肾切除术为首选,影像学提示有恶性肿瘤征象时,尤其在对侧肾功能良好的情况下,应行根治性肾切除术。而小肾癌(肿瘤直径 ≤ 4cm)、临床分期 T_{1a} 者可行保留肾单位手术。对于晚期或转移性 PRCC,没有好的治疗方案。INF-α、IL-2 为代表的免疫治疗用于局限性肾癌或局部进展性肾癌术后辅助治疗的疗效目前尚不肯定,能否用于预防术后肿瘤复发暂无定论。VEGFR、MET 或 MET/VEGFR 靶点的酪氨酸激酶抑制剂包括卡博替尼(cabozantinib)、舒尼替尼(sunitinib)、克唑替尼(crizotinib)、沃利替尼(volitinib)用于 PRCC 患者的随机 Ⅱ 期临床研究中显示有疗效。

（谢　玲　吴群力　章宜芬）

参考文献

[1] A LORY Y, OUAZANA D, BOUCHER E, et al. Papillary renal cell carcinoma: prognostic value of morphological subtypes in a clinicopathologic study of 43 cases [J]. Virchows Arch, 2003, 442 (4): 336-342.

[2] HES O, BRUNELLI M, MICHAL M, et al. Oncocytic papillary renal cell carcinoma: a clinicopathologic. Immunohistochemical, ultrastructural and interphase cytogenetic study of 12 cases [J]. Ann Diagn Pathol, 2006, 10 (3): 133-139.

[3] KLATTE T, PANTUCK A J, SAID J W, et al. Cytogenetic and molecular tumor profiling for type 1 and type 2 papillary renal cell carcinoma [J]. Clin Cancer Res, 2009, 15 (4): 1162-1169.

[4] LINEHAN W M, SPELLMAN P T, RICKETTS C J, et al. Comprehensive molecular characterization of papillary renal-cell carcinoma [J]. N Engl J Med, 2016, 374 (2): 135-145.

[5] GAO Z, ZHANG D, DUAN Y, et al. A five-gene signature predicts overall survival of patients with papillary renal cell carcinoma [J]. PLoS One, 2019, 14 (3): e0211491.

[6] COURTHOD G, TUCCI M, DIMAIO M, et al. Papillary renal cell carcinoma: a review of the current therapeutic landscape [J]. Crit Rev Oncol Hematol, 2015, 96 (1): 100-112.

第60章

嫌色细胞肾细胞癌

嫌色细胞肾细胞癌(chromophobe renal cell carcinoma, ChRCC)由 Thoenes 于1985年首先提出,将其归为一类独立的肾细胞癌,起源于肾集合小管,癌细胞具有明显的胞膜,核皱缩伴核周空晕,细胞质浅染或嗜酸性。

一、流行病学

ChRCC 约占外科切除的肾上皮性肿瘤的5%,平均发病年龄60岁左右(27~86岁)。男性发病率略高于女性,死亡率<10%。大多为散发性,偶见遗传性病例。

二、临床特征

无特殊的症状和体征。大多偶然发现,影像学上可见大的瘤块,无坏死和钙化。

三、病　理

(一)大体检查

ChRCC 为边界清楚的实性肿物,表面略呈分叶状。未固定的标本切面呈均一的浅棕色或褐色,经甲醛固定后呈浅灰色,有时可见中央瘢痕。肿瘤常较大,平均直径7cm。

(二)组织病理学

ChRCC 呈巢团状、腺泡状或实性片状生长,可伴灶状

钙化和宽厚的纤维间隔。与ccRCC 不同,该瘤中的血管大多数是厚壁血管,并伴偏心性透明变性,血管周围的癌细胞常增大。肿瘤细胞有多形性,大致有两种形态:一种为半透明的嫌色细胞,胞体大,包膜厚而清晰,胞质呈细网状或絮状;另一种为体积较小的嗜酸性细胞,胞质呈嗜酸性颗粒状(图60-0-1)。肿瘤细胞核不规则,常有皱折,有时见双核,核仁小,常见核周空晕(图60-0-1)。肿瘤如以嗜酸性细胞为主者称嗜酸性细胞变型。2%~8%的肿瘤可有肉瘤样结构。

部分瘤的组织学形态同时具有肾嗜酸细胞腺瘤及嫌色细胞肾细胞癌的特征,称之为杂合性嗜酸性细胞/嫌色细胞肾肿瘤(hybrid oncocytic chromophobe tumor,HOCT)。该类肿瘤和嗜酸细胞瘤病以及 Birt-Hogg-Dube 综合征相关,也可为散发性。HOCT 共有3种变型:①存在经典的肾嗜酸细胞腺瘤区域与经典的 CRCC 区域;②在经典形态的肾嗜酸细胞腺瘤中散在分布着具有核周空晕、偶有双核的嫌色细胞;③大的空泡状嗜酸性细胞,具有轻、中度的核多形性,呈肾嗜酸细胞腺瘤样巢状排列。这部分肿瘤的预后在2016版 WHO 分类中并未提及,从目前文献报道的病例来看,尚无复发和转移的病例。

(三)免疫表型

ChRCC 常呈 CK7 弥漫阳性,CD117 膜阳性,parvabumin

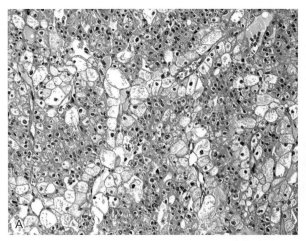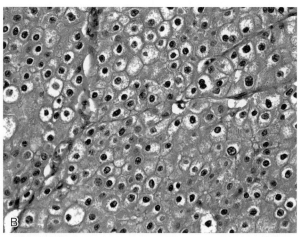

图 60-0-1　嫌色细胞肾细胞癌

注:A.肿瘤细胞排列成片状,沿血管排列。细胞质透明的嫌色细胞和嗜酸性细胞混合存在(HE×100);B.嫌色细胞肾细胞癌,嗜酸细胞型,典型者细胞质嗜酸颗粒状,伴核周空晕,可见双核细胞(HE×200)。

和 Ksp-cadherin 阳性；CA IX,vimentin 和 AMACR 阴性。Hale's 胶样铁染色显示肿瘤细胞胞质弥漫阳性。

四、分子特征

细胞遗传学研究显示,多个染色体丢失是 ChRCC 的一个特征。其中 86% 的肿瘤细胞存在整个染色体拷贝的丢失,主要是 1、2、6、10、13 和 17 号染色体。与经典型 ChRCC 相比,嗜酸性细胞型较少表现出染色体拷贝数目的改变。线粒体 DNA 的体细胞突变常见,TP53 和 PTEN 基因突变分别出现在 32% 和 9% 的肿瘤中。TERT 基因的启动子在超过 10% 的肿瘤中存在断裂,这为 TERT 基因的过表达提供了一个可能的机制。

五、遗传易感性

BHD 综合征(Birt-Hogg-Dubè syndrome)是一种常染色体显性遗传疾病,患者带有 FLCN 基因的体细胞突变,这使患者易患嫌色细胞肾细胞癌和肾嗜酸细胞腺瘤,特别是 HOCT。

六、鉴别诊断

(一)肾嗜酸细胞腺瘤

肿瘤切面为均匀一致的红褐色或褐色,常实性、质软,33% 病例存在中央星形瘢痕;镜下巢团状排列的瘤细胞分布于细胞稀少、疏松水肿的结缔组织中,这是肾嗜酸细胞腺瘤最重要的形态特征;瘤细胞小,形态单一、胞质丰富,内含大量嗜酸性颗粒,核小、圆、规则。而 ChRCC 以实性片状结构为主,疏松水肿的间质很少见,可见两型细胞,核不规则。有时 2 种肿瘤以杂交瘤的形式出现,组织学特点有重叠,提示两种肿瘤可能为一个谱系的两端。免疫组化与 ChRCC 大多一致,但 CK7 阴性和 Hale 胶体铁染色阴性有助于与 ChRCC 鉴别。

(二)嗜酸性细胞为主的透明细胞癌

大体上常呈多彩状,常见出血、坏死,可见金黄色区域。镜下仍可见典型的透明细胞癌成分,癌细胞胞质完全透亮,不是细网状。免疫组化肿瘤细胞大多 CD10 和 vimentin 阳性,CD117 和 Ksp-cadherin 阴性,Hale's 胶体铁染色多呈阴性。

七、治疗及预后

CRCC 较其他类型肾细胞癌的恶性度低、预后好,5 年生存率 78%~100%。肿瘤分期、肉瘤样变、坏死和微血管浸润是独立的预测因子。出现肉瘤样变的肿瘤更具有侵袭性,可发生转移。WHO/ISUP 分级系统不适用于 ChRCC。据报道一种基于区域性的细胞核的密集度与退行性变而提出的新的 ChRCC 3 级肿瘤分级系统,具有更高的预测精度,但还有待进一步临床验证。

ChRCC 的治疗可参考肾癌治疗原则。在对侧肾功能良好的情况下,应行根治性肾切除术。临床分期 T_{1a} 的肿瘤可行保留肾单位的手术。由于缺乏大样本对照试验,细胞因子、靶向药物及化疗药物对于 ChRCC 的疗效尚不肯定。

(谢 玲　章宜芬　吴群力)

参考文献

[1] SRIGLEY J R, DELAHUNT B, EBLE J N, et al. The International Society of Urological Pathology (ISUP) Vancouver Classification of Renal Neoplasia [J]. Am J Surg Pathol, 2013, 37 (10): 1469-1489.

[2] DAVIS C F, RICKETTS C J, WANG M, et al. The somatic genomic landscape of chromophobe renal cell carcinoma [J]. Cancer Cell, 2014, 26 (3): 319-330.

[3] NICKERSON M L, WARREN M B, TORO J R, et al. Mutations in a novel gene lead to kidney tumors, lung wall defects, and benign tumors of the hair follicle in patients with the Birt-Hogg-Dube syndrome [J]. Cancer Cell, 2002, 2 (2): 157-164.

[4] FINLEY D S, SHUCH B, SAID J W, et al. The chromophobe tumor grading system is the preferred grading scheme for chromophobe renal cell carcinoma [J]. J Urol, 2011, 186 (6): 2168-2174.

[5] BIAN L, DUAN J, WANG X, et al. Sarcomatoid chromophobe renal cell carcinoma: a case report and review of the literature [J]. Am J Case Rep, 2019, 20: 1225-1230.

第61章

肾集合管癌

肾集合管癌（collecting duct carcinoma，CDC）是来源于 Bellini 集合管主细胞的恶性上皮性肿瘤。

一、流行病学

发病率非常低，占肾细胞癌的 1%~2%，可发生于任何年龄（13~85 岁），平均年龄为 43~63 岁，男女发病比例为 2：1。

二、临床特征

2/3 的 CDC 患者是有症状的，通常有背部或腰部疼痛、血尿、疲劳和体重减轻。约 80% 患者出现淋巴结转移，肺、肝、骨、肾上腺和脑的转移也很常见。70%CDC 诊断时已为 pT3 或更高分期。

三、病　理

（一）大体检查

集合管癌通常起自肾中极髓质内，累及肾门结构，肿块较大时难于辨别其起源部位；切面多为灰白或灰黄色，与周围组织界限不清，侵袭性生长，无假包膜；可见出血、坏死和卫星结节。肿瘤直径 2.5~15cm。晚期时病变浸润肾皮质、肾盂，甚至突出肾轮廓之外侵犯周围脉管、神经及肾周脂肪囊。

（二）组织病理学

肿瘤细胞以肾脏间质为支架，沿集合管扩散生长，肿瘤间质内纤维组织明显增生，并伴有多量淋巴细胞、浆细胞等炎症细胞的浸润。肿瘤细胞的细胞质明显嗜酸性，细胞核呈不同程度的异型、大而深染、具有明显的嗜酸性核仁。肿瘤细胞排列成乳头状腺癌的形态，也可形成小管、小巢或以单个细胞浸润于致密结缔组织中（图 61-0-1）。肿瘤组织中可含有细胞质丰富而透明的肿瘤细胞灶，形似反应性增生的尿路上皮，其细胞核不规则，有核沟。肿瘤周围的远曲小管和集合小管的上皮细胞可有异型。肿瘤细胞可沿肾小管扩散到肾皮质，并可侵犯脉管或神经。肾 CDC 可出现广泛肉瘤样变，该肿瘤是出现肉瘤样变比例最高的肾细胞癌。

2016 版 WHO 分类对其诊断标准有所放宽，诊断需满足以下标准：①病变累及肾髓质；②明显的小管样形态；③间质促结缔组织增生；④高级别细胞学特征；⑤浸润性生长；⑥无伴随其他类型的肾细胞癌或尿路上皮癌。

（三）免疫表型

CDC 表达高分子量角蛋白如 CK19、34βE12 和 CK7，vimentin。PAX2（+）、PAX8（+）、OCT3/4（−）、SMARCB1/INI1（+，极少缺失）、p63（−）的抗体组合有助于诊断。

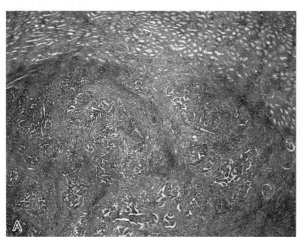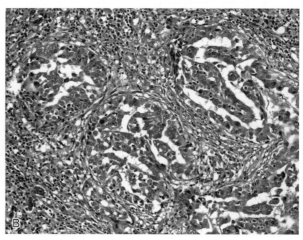

图 61-0-1　肾集合管癌

注：A. 肿瘤位于肾髓质内（HE×40）；B. 小管乳头状结构，细胞高度异型（HE×100）。

四、分子特征

目前 CDC 的分子遗传学尚无定论。研究结果多样,已在多个染色体臂上鉴定了 LOH:8p、6p、9p、13q 和 21q。染色体 1、6、14、15 和 22 的单体;染色体 4、14、18 和 22 的缺失;4、7、8、17 和 20 号染色体的三体。有研究提示 1p36、3p、6p 和 8p 缺失和 13q 获得可能与肿瘤高度侵袭性有关,已有报道证实肾 CDC 中存在 HER-2/neu 增多。少数 CDC 可能与 SMARCB1(INI1)基因异常有关,免疫组化表现为 SMARCB1 表达缺失。随着分子生物学的深入研究,也许今后可以用分子遗传学来解释 CDC 独特的病理特点与生物学行为。

五、鉴别诊断

虽然肾集合管癌有以上形态学特点,但诊断常有困难,往往为排除性诊断,需要与 PRCC、肾盂浸润性尿路上皮癌、肾髓质癌及转移性腺癌鉴别。

(一) 乳头状肾细胞癌

PRCC 常伴有出血、坏死和囊性变,肿瘤边界清楚可有假包膜;组织学表现为乳头状结构,具有纤细的纤维血管轴心,其中可见泡沫样组织细胞和胆固醇结晶,乳头被覆上皮细胞异型性小,呈假复层,非靴钉样,且间质纤维化不明显,肿瘤周围集合管上皮无异型性。免疫组化 CK7 可阳性,而不表达 CK19、34βE12。

(二) 肾盂浸润性尿路上皮癌

其侵犯肾实质时要与 CDC 鉴别,肾盂肿瘤的主瘤体位于肾盂内,可有腺样、鳞状分化,有典型尿路上皮癌区域,可见尿路上皮异型增生至原位癌并浸润的过程。免疫组化 CK7、CK20 阳性,此点与 CDC 免疫表型不同。

(三) 肾髓质癌

起源于肾集合管的高度恶性肿瘤,该肿瘤患者绝大多数伴镰状细胞性血液病,多见于儿童和年轻人。镜下肿瘤细胞呈网状分布和密集排列的腺样囊性结构,胞质内见滴状黏液,并可见镰状红细胞。间质胶原丰富,常见水肿。免疫组化不表达 34βE12,低分子质量角蛋白可阳性。分子遗传学上表现为 INI-1 基因失活,从而免疫组化示 INI-1 蛋白失表达。

(四) 肾管状囊性癌

该瘤以前多被归类为低级别的集合管癌,但最近的分子遗传学研究发现其具有独特的特征。管状囊性癌一般预后较好,镜下界限清楚,无包膜,由大小不等的小管及囊腔构成,内衬扁平或柱状嗜酸性细胞,呈鞋钉样,异型性不明显。

(五) 转移性腺癌

多为胃肠道、肺腺癌转移至肾,一般为多灶性,位于肾实质,界限清楚,具有典型的腺癌形态学特征。通过免疫组化 CK20、CDX2、Mucin2、villin、TTF-1、CK7 及临床病史可与 CDC 鉴别。

六、治疗及预后

肾 CDC 预后差,多数病例发现时已有转移。约 2/3 患者在诊断后 2 年内死亡。

目前肾 CDC 尚无有效的特异性治疗方法,参照其他类型的肾癌进行以根治性肾切除术为基础的综合治疗。关于化疗和免疫治疗,文献推荐吉西他滨联合铂类化疗方案为治疗转移性肾集合管癌的标准方案,而免疫治疗(IFN-γ、IFN-α、IL-2)效果不明显。新近出现的靶向治疗(酪氨酸激酶抑制剂如舒尼替尼和索拉菲尼)让 CDC 患者看到了希望,但疗效尚不确定,目前除了极小样本研究和个案报道,尚无证据支持靶向治疗对 CDC 的疗效。

(谢　玲　吴群力　章宜芬)

参考文献

[1] CHEVILLE J C, LOHSE C M, ZINCKE H, et al. Sarcomatoid renal cell carcinoma: an examination of underlying histologic subtype and an analysis of associations with patient outcome [J]. Am J Surg Pathol, 2004, 28 (4): 435-441.

[2] PROCOPIO G, VERZONI E, IACOVELLI R, et al. Is there a role for targeted therapies in the collecting ducts of Bellini carcinoma?Efficacy data from a retrospective analysis of 7 cases [J]. Clin Exp Nephrol, 2012, 16 (3): 464-467.

[3] DASON S, ALLARD C, SHERIDAN-JONAH A, et al. Management of renal collecting duct carcinoma: a systematic review and the McMaster experience [J]. Curr Oncol, 2013, 20 (3): e223-e232.

[4] OHE C, SMITH S C, SIROHI D, et al. Reappraisal of morphologic differences between renal medullary carcinoma, collecting duct carcinoma, and fumarate hydratase-deficient renal cell carcinoma [J]. Am J Surg Pathol, 2018, 42 (3): 279-292.

第62章

肾髓质癌

肾髓质癌(renal medullary carcinoma,RMC)是发生于肾髓质中央高度侵袭性的恶性肿瘤,绝大多数与镰状细胞性血液病相关。如果肿瘤形态、免疫和分子表型都符合髓质癌,但患者没有镰状红细胞特征或镰状红细胞血液病,应诊断为伴有肾髓质癌表型的未能分类的肾细胞癌。

一、流行病学

目前约有 200 例这种罕见肿瘤的报道,该肿瘤主要发生于青少年,文献报道最小年龄为 5 岁,最大年龄为 69 岁,中位年龄 14.8 岁;男性多见,男女比例为 2∶1。大多数报道的病例发生在非裔患者,其中较小部分发生在西班牙裔或巴西裔患者。发生在白人的报道不足 10 例。

二、病因学

肾髓质癌的一个重要临床特征是绝大多数患者都伴有镰状细胞病或镰状红细胞特征,Davis 认为它是第 7 种镰状细胞肾病。镰状细胞病(sickle cell disease,SCD)又称镰状细胞贫血,是一种常染色体显性遗传血红蛋白(Hb)病,由于 β- 肽第 6 位谷氨酸被缬氨酸代替,形成镰状血红蛋白(HbS),取代了正常血红蛋白(HbA)所致,临床表现为慢性溶血性贫血、易感染和复发性疼痛危象,以致慢性局部缺血导致器官组织损害。可能由于镰状红细胞引起肾髓质慢性缺氧,血管内皮生长因子(vascular endothelial growth factor,VEGF)和缺氧诱导因子(hypoxia inducible factor-1,HIF)表达上调,从而促进肿瘤内血管生成及肿瘤生长。

三、临床特征

临床症状不尽相同,常见症状为季肋部或腹部疼痛、肉眼血尿和体重下降和可触及的包块也常见。大多数 RMC 在诊断时即有淋巴结和远处转移。一般转移至肾上腺、腹膜后淋巴结、下腔静脉、肺、肝、骨及脑膜。

四、病理

(一)大体检查

肿瘤常累及一侧肾,以右肾多见;肿瘤多位于肾中央,直径 4~12cm,平均 7cm,切面灰褐色,质地较韧或偏硬,常伴有出血坏死囊性变或灶性黏液变。病变主要位于肾髓质,常浸润肾盂、肾被膜及肾周软组织,有时肾皮质内可见卫星结节。

(二)组织病理学

肾髓质癌在组织形态学上与 CDC 高度重叠,2 种肿瘤的组织学均表现为低分化腺癌伴有促纤维间质反应、炎性浸润、肾周浸润、血管淋巴管侵犯、管腔内黏液、核级别高等。肾髓质癌的肿瘤细胞呈网状、卵黄囊样、片状、微乳头状排列,并可有微囊形成,还可呈实性排列,偶见腺管状和小梁状结构。间质明显纤维化及大量中性粒细胞浸润形成微脓肿是 RMC 特征性改变。高倍镜下肿瘤细胞大小不等,圆形、椭圆形、梭形,细胞质嗜酸,核空泡状,核仁大而明显,核分裂象多见(图 62-0-1)。部分病例可见鳞状上皮化生,一般无尿路上皮癌成分。多数肿瘤呈现胶原丰富并有水肿的间质,常见胞质内滴状黏液,可查见镰状红细胞。

(三)免疫表型

一半以上患者表达多克隆 CEA、CK7、CAM5.2 和荆豆凝集素。SMARCB1(INI1)的缺失是其重要的免疫表型。此外干细胞标记 OCT3/4 的表达也有助于诊断。肿瘤 PAX8 阳性,与其肾组织起源一致。

五、分子特征

肾髓质癌的基因谱研究显示,低氧诱导信号通路相关基因的参与,特别是 RMC 中 HIF 表达上调。有研究发现 RMC 存在 DNA 重组通路包括微管重组,认为这是 RMC 的主要发病机制。基因表达谱分析发现肾髓质癌的分子生物学改变与尿路上皮癌有一定相似性。分子研究显示 SMARCB1 基因的杂合子缺失(LOH)或半合子缺失。Albadinen 研究发现肾髓质癌细胞表达拓扑异构酶 2a,推测可能是转录或转录后调节引起。随访还发现拓扑异构酶 2a 蛋白表达水平与患者生存时间成反比。罕见情况下,显示 22 号染色体丢失和 ABL 基因的扩增。总的来说目前还未发现肾髓质癌的特异性分子生物学改变。

六、鉴别诊断

(一)肾集合管癌

肾髓质癌在组织形态学上与肾 CDC 高度重叠,鉴别诊断主要依靠临床病史、免疫组化标记以及分子遗传学特征。肾 CDC 是一种起源于肾集合管上皮细胞的肿瘤,从青少年到老年均可发生,男性多见,其发病年龄较 RMC 大,另外

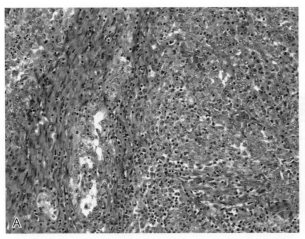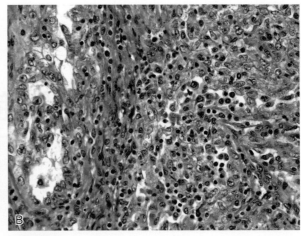

图 62-0-1　肾髓质癌

注：A. 低分化的肿瘤细胞呈片状分布（HE×40）；B. 肿瘤细胞常与中性粒细胞混合存在（HE×100）。

该肿瘤也不伴有镰状红细胞特征。CDC 通常也位于肾髓质，切面灰白色，浸润性生长，中央有坏死。镜下常见不规则腺管状或乳头状结构，缺乏卵黄囊样、网状结构或弥漫梭形细胞区。典型的癌细胞呈鞋钉样，细胞界限不清，核异型性大，肿瘤间质纤维组织增生伴浆细胞、淋巴细胞等炎性细胞浸润。

（二）肾横纹肌样瘤

一种组织发生尚不明的高度恶性肿瘤，好发于婴幼儿，多 <3 岁。肿瘤体积大，常 >10cm，易发生出血坏死，与正常肾分界较清晰。瘤细胞呈弥漫性或不规则巢状分布，细胞形态多样，大而多边形，细胞质丰富嗜酸，似横纹肌母细胞，泡状核，可见嗜碱性大核仁，有的核周有空晕。细胞质内粉染微丝状 / 玻璃样包涵体是其重要特征，具有诊断价值。该肿瘤也缺乏卵黄囊样及网状结构，且不伴有镰状红细胞病。

（三）肉瘤样肾细胞癌

多发生于肾皮质，肿瘤体积较大时，可向肾髓质弥漫浸润。组织结构和类型呈多样性，瘤细胞常呈梭形细胞肉瘤样分化，炎性细胞浸润少见。多处取材或仔细寻找，通常可见透明细胞癌或其他类型肾细胞癌成分。免疫组织化学可表达 CD10、CKpan 和 vimentin，与 RMC 有部分重叠。RMC 主要位于肾髓质，组织学以卵黄囊样、微囊状及腺管等结构为主，间质伴有显著纤维结缔组织增生及中性粒细胞浸润。

（四）低分化肾盂癌

起源于肾盂尿路上皮的恶性肿瘤，主要位于肾盂，可见乳头状、实性巢状及腺样结构，肿瘤细胞呈多边形或梭形，细胞质淡染，核染色较均匀，可见核仁，间质淋巴细胞和中性粒细胞浸润。RMC 主要位于肾髓质，可见卵黄囊样或网状结构，尤以间质明显纤维化及大量中性粒细胞浸润为特征。

七、治疗及预后

肾髓质癌对放疗、化疗以及生物免疫治疗等均不敏感，

预后差，病死率高，术后生存期为 1~16 个月，文献报道中位生存期为明确诊断后 15 周，可能与就诊时已处于晚期及其对常规化疗药物耐药有关。

（谢 玲　章宜芬　吴群力）

参考文献

［1］SCHAEFFER E M, GUZZO T J, FURGE K A, et al. Renal medullary carcinoma: molecular, pathological and clinical evidence for treatment with topoisomerase-inhibiting therapy [J]. BJU Int, 2010, 106 (1): 62-65.

［2］YANG X J, SUGIMURA J, TRETIAKOVA M S, et al. Gene expression profiling of renal medullary carcinoma: potential clinical relevance [J]. Cancer, 2004, 100 (5): 976-985.

［3］CHENG J X, TRETIAKOVA M, GONG C, et al. Renal medullary carcinoma: rhabdoid features and the absence of INI1 expression as markers of aggressive behavior [J]. Mod Pathol, 2008, 21 (6): 647-652.

［4］ALBADINE R, WANG W, BROWNLEE N A, et al. Topoisomerase Ⅱ alpha status in renal medullary carcinoma: immuno-expression and gene copy alterations of a potential target of therapy [J]. J Urol, 2009, 82 (2): 735-740.

［5］GATALICA Z, LILLEBERG S L, MONZON F A, et al. Renal medullary carcinomas: histopathologic phenotype associated with diverse genotypes [J]. Hum Pathol, 2011, 42 (12): 1979-1988.

［6］ELLIOTT A. Renal medullary carcinoma [J]. Arch Pathol Lab Med, 2019, 143 (12): 1556-1561.

［7］MSAOUEL P, HONG A L, MULLEN E A, et al. Updated recommendations on the diagnosis, management, and clinical trial eligibility criteria for patients with renal medullary carcinoma [J]. Clin Genitourin Cancer, 2019, 17 (1): 1-6.

第63章

MiT 家族易位性肾细胞癌

MiT 家族易位性肾细胞癌（MiT family translocation renal cell carcinomas）是一种较少见的肾细胞癌亚型，具有 *TFE3* 或 *TFEB* 基因的重排，包括 Xp11 易位 /*TFE3* 基因融合相关性肾细胞癌和 t(6;11)(p21;q12)/*TFEB* 基因融合相关性肾细胞癌。*TFE3* 和 *TFEB* 是小眼转录因子（MiT）家族成员。

一、流行病学

Xp11 异位 RCC 约占儿童肾癌的 40%，成人肾癌的 1.6%~4%。而 t(6;11) 肾癌更少见，文献中约 50 例报道。平均和中位年龄为 31 岁。

二、病因学

病因仍不明确，可能与既往化疗病史有一定相关性。10%~15% 的患者在患病前曾因其他恶性肿瘤而进行过细胞毒性化疗，从起始化疗到诊断为肾癌的时间间隔为 4~13 年。

三、临床特征

MiT 家族易位性肾癌的临床表现与其他类型的肾癌类似，可表现为肉眼血尿、腹痛、腹部包块等，但更多的病例是在体检时偶然发现。影像诊断主要依靠 CT 或 MRI，可见肾内界限清楚的肿块。

四、病理

（一）大体检查
MiT 家族易位性肾癌没有独特的大体表现，切面多为棕黄色，可有坏死、出血。

（二）组织病理学
Xp11 异位 RCC 的形态更接近于乳头状肾细胞癌，由肿瘤细胞巢状或蜂窝状聚集形成的乳头状结构，胞质丰富，透明至嗜酸性染色（图 63-0-1），可伴有多量砂粒体。其形态也可类似于其他肾肿瘤，包括 ccRCC、ChRCC、低度恶性潜能多房性囊性肾肿瘤、肾嗜酸细胞腺瘤和上皮样血管平滑肌脂肪瘤等。不同易位基因的 Xp11 易位 RCC 在镜下可能会有不同的形态表现，如 ASPL-TFE3 肾癌的肿瘤细胞排列成腺管状、乳头状或巢状，肿瘤细胞立方状或柱状，细胞界限清楚，异型性显著，肿瘤细胞含大量的透明或嗜酸性胞质，核大、泡状染色质、核仁明显，砂粒体多见；而 PRCC-

TFE3 肾癌的肿瘤组织结构更加紧密，多见实性巢状结构，肿瘤细胞缺乏大量的胞质，核仁不明显，砂粒体少见。

一种 *TFE3* 易位性肾肿瘤含有大量色素并表达色素标记但肾源性标记 PAX8 阴性，其特征与软组织 *TFE3* 重排的上皮样血管周细胞肿瘤（PEComa）有重叠。最新研究提示 PSF-TFE3 融合基因是这 2 种肿瘤最常见的融合基因，它们应属于同一种肿瘤。考虑到该类肿瘤不表达上皮性标记、S100 和肾源性标记 PAX8，而色素性标记 HMB45、MelanA 和 cathepsin K 阳性，没有结节性硬化症的遗传性背景（*TSC* 基因突变），患者多出现肿瘤复发、转移或死亡，该肿瘤应是一种独立的肿瘤亚型，有学者建议将其命名为色素性 Xp11 易位性肿瘤或伴有色素分化的 Xp11 易位性肿瘤以体现其独特的临床病理特征。

t(6;11) 肾癌典型的形态学为双相性，癌组织呈巢状排列，由大小两种上皮细胞组成，大细胞胞质透明至嗜酸性，细胞核呈泡状，核仁明显；小细胞排列紧密，核染色质丰富，核仁较小或不明显，可围绕玻璃样变的基底膜样物质形成菊形团样结构，肿瘤周边常见内陷的肾小管（图 63-0-2）。t(6;11) 肾癌与 Xp11 异位 RCC 形态学有重叠，其形态也可类似于其他肾肿瘤，包括 ccRCC、ChRCC 和上皮样血管平滑肌脂肪瘤等。

（三）免疫表型
与 ccRCC 不同，MiT 家族易位性肾癌不表达或仅局灶表达上皮性标记 EMA、CKpan 及 CK7，表达 PAX8 和其他肾小管标记。t(6;11) 肾癌表达色素性标记 HMB45、MelanA 和 cathepsin K。只有部分 Xp11 异位 RCC 表达色素性标记，约 60% 表达 cathepsin K。Xp11 异位 RCC 肿瘤细胞具有特异的 *TFE3* 核标记强阳性，具有高度的敏感性和特异性，用 FISH 检测细胞分裂间期的 *TFE3* 断裂基因可更为准确地协助诊断。细胞核 TFEB 蛋白强阳性是 t(6;11)(p21;q12)/*TFEB* 基因融合相关性肾细胞癌特征性标记物，TFEB 分离探针的 FISH 检测有助于确诊。

五、分子特征

Xp11 异位 RCC 以染色体 Xp11.2 易位形成 *TFE3* 融合基因，高表达 TFE3 融合蛋白为特点。所涉及的融合基因近 10 余种，分别为 t(x;1)(p11.2;q21) 染色体易位，形成 *PRCC-TFE3* 融合基因；t(x;17)(p11.2;q25) 染色体易

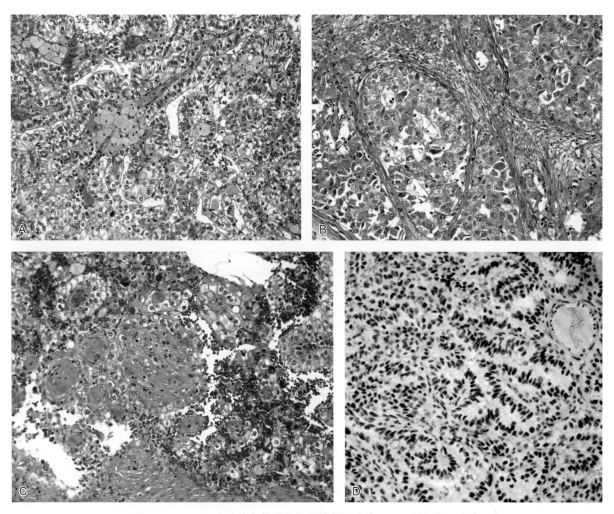

图 63-0-1　MiT 家族染色体易位相关性肾细胞癌,Xp11 易位肾细胞癌

注:A.乳头状结构及泡沫样组织细胞(HE×100);B.实性巢状结构(HE×100);C.乳头状结构及透明变性结节(HE×200);D.肿瘤细胞核 TFE3 强阳性(IHC×100)。

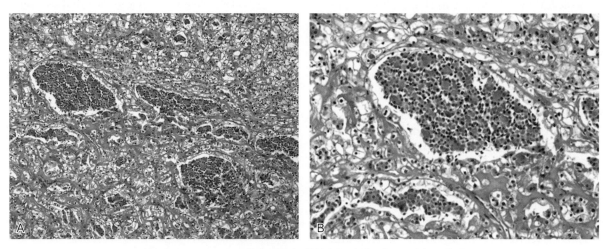

图 63-0-2　MiT 家族染色易位相关性肾细胞癌,t(6;11)肾细胞癌

注:典型形态学为双相性,癌组织呈巢状排列,由大小 2 种上皮性细胞组成,其中形态较小的上皮细胞巢状排列并围绕着玻璃样变的基底膜样物质形成菊形团样结构(A.HE×40;B.HE×100)。

位,形成 ASPL-TFE3 融合基因;t(x;1)(p11.2;p34)染色体易位,形成 *PSF-TFE3* 融合基因;inv(x)(p11;q12)染色体易位,形成 *NonO-TFE3* 融合基因;t(x;17)(p11.2;q23)染色体易位,形成 *CLTC-TFE3* 融合基因;t(X;17)(p11.2;p13.1)染色体易位,形成 *DVL2-TFE3* 融合基因;t(X;X)(p11.2;p11.23)染色体易位,形成 *RBM10-TFE3* 融合基因;X:inv(X)(p11.23,p11.23)染色体易位,形成 *GRIPAP1-TFE3* 融合基因;t(X;3)(p11.2;q21)染色体易位,形成 *PARP14-TFE3* 融合基因;t(X;17)(p11.2;q21)染色体易位,形成 *LUC7L3-TFE3* 融合基因等。其中最常见的是 *PRCC-TFE3* 和 *ASPL-TFE3* 融合基因。有趣的是腺泡状软组织肉瘤(alveolar soft part sarcoma,ASPS)中也检测到 *ASPL-TFE3* 融合基因,不同点是 ASPS 是染色体的不平衡易位,而 ASPL-TFE3 肾癌是平衡易位。

t(6;11)肾癌主要有 *MALAT1-TFEB* 融合基因,也有其他易位融合形式如 *TFEB-KHDBRS2*、*TFEB-CADM2* 和 *COL21A1-TFEB*。另外,TFEB 扩增性 RCC 代表成人高级别 RCC 中的一种独特分子亚型,其临床行为更具侵袭性,形态学变化差异较大,且异常表达黑色素细胞标志物。因此将来 MiT 家族易位性肾癌中应该会有新的面孔出现。

六、治疗及预后

Xp11 易位性肾癌预后与 ccRCC 相似,较 PRCC 差,主要预后因素除了与病理分型、肿瘤分级分期、是否有远处转移等有关,还与患者年龄及不同融合基因类型有关。在多因素分析中,只有远处转移和年龄较大是独立预测预后因子。该肿瘤生物学特性在儿童及青少年患者中呈惰性表现,即使患者出现淋巴结转移或者邻近组织浸润,手术完全切除预后也较好。但是在成人患者中该肿瘤普遍表现为侵袭性强、疾病进展快、预后差。有报道称 Xp11 易位性肾癌不同融合基因类型的预后也有差异。ASPL-TFE3 融合性肾癌较 PRCC-TFE3 型肾癌更易出现区域淋巴结转移,但是淋巴结阳性的 ASPL-TFE3 型肾癌即使没有术后辅助治疗也有较好的预后。因此,局部进展与否可能无法预测不良后果。

据报道 t(6;11)RCC 是比 Xp11 易位 RCC 更为惰性的肿瘤。在已发表文献中约有 50 例 t(6;11)RCC,只有 4 例发生转移,其中 3 例死亡。大多数肿瘤为较低分期(pT1 或 pT2),预后良好。

MiT 家族易位 RCC 有可能在诊断后长达 20 年或 30 年后出现转移,这可能也反映了其典型的低增殖的特征。MiT 家族易位 RCC 目前缺乏统一的治疗标准,外科手术仍是首选治疗方法。局限性肾癌可行根治性肾切除手术或保留肾单位手术;局部进展性肾癌除根治性肾切除术外,应根据病变程度、患者的身体状况等因素决定是否切除转移的淋巴结或血管癌栓;而转移性肾癌应采用以内科为主的综合治疗,外科手术作为辅助性治疗手段。Xp11 异位 RCC 对化疗、放疗及以 IL-2、IFN-α 单用或联合应用为基础的免疫治疗不敏感,而对以血管内皮生长因子受体抑制剂或哺乳动物西罗莫司靶蛋白抑制剂为基础的靶向治疗较敏感。t(6;11)RCC 因发病率极低,肾癌术后辅助治疗的价值尚难以评估。

(谢 玲 吴群力 章宜芬)

参考文献

[1] RAO Q, SHEN Q, XIA Q Y, et al. PSF/SFPQ is a very common gene fusion partner in TFE3rearrange-ment-associated perivascular epithelioid cell tumors (PEComas) andmelanotic Xp11 transloca-tion renal cancers: clinicopathologic, immunohisto-chemical, and molecular characteristics suggesting classification asa distinct entity [J]. Am J Surg Pathol, 2015, 39 (9): 1181-1196.

[2] ARGANI P. MiT family translocation renal cell carci-noma [J]. Semin Diagn Pathol, 2015, 32 (2): 103-113.

[3] MAGERS M J, UDAGER A M, MEHRA R. MiT family translocation-associated renal cell carcinoma: a contem-porary update with emphasis on morphologic, immuno-phenotypic, and molecular mimics [J]. Arch Pathol Lab Med, 2015, 139 (10): 1224-1233.

[4] ARGANI P, ZHONG M, REUTER V E, et al. TFE3-fusion variant analysis defines specific clinicopathologic associations among Xp11 translocation cancers [J]. Am J Surg Pathol, 2016, 40 (6): 723-737.

[5] CUTRUZZULA P, CAHN D, KIVLIN D, et al. A review of translocation T (6; 11) renal cell carcinoma tumors in the adult patient [J]. Curr Urol, 2017, 10 (2): 69-71.

[6] PFLUEGER D, SBONER A, STORZ M, et al. Iden-tification of molecular tumor markers in renal cell carcinomas with TFE3 protein expression by RNA sequencing [J]. Neoplasia, 2013, 15 (11): 1231-1240.

[7] LINEHAN W M, SPELLMAN P T, RICKETTS C J, et al. Comprehensive molecular characteriza-tion of papillary renal-cell carcinoma [J]. N Engl J Med, 2016, 374 (2): 135-145.

[8] ROBILA V, KRAFT A O. New entities, new technolo-gies, new findings: a review of the cytologic features of recently established subtypes of renal cell carci-noma [J]. Cancer Cytopathol, 2019, 127 (2): 79-97.

[9] ARGANI P, REUTER VE, ZHANG L, et al. TFEB-amplified renal cell carcinomas: an aggressive molecular subset demonstrating variable melanocytic marker expression and morphologic heterogeneity [J]. Am J Surg Pathol, 2016, 40 (11): 1484-1495.

[10] LIU N, WANG Z, GAN W, et al. Renal cell carci-noma associated with Xp11. 2 translocation/TFE3 gene fusions: clinical features, treatments and prog-nosis [J]. PLoS One, 2016, 11 (11): e0166897.

[11] CHOUEIRI T K, LIM Z D, HIRSCH M S, et al. Vascular endothelial growth factor-targeted therapy for the treat-ment of adult metastatic Xp11. 2 translocation renal cell carcinoma [J]. Cancer, 2010, 116 (22): 5219-5225.

第64章

琥珀酸脱氢酶缺陷相关的肾细胞癌

琥珀酸脱氢酶缺陷相关的肾细胞癌（succinate dehydrogenase-deficient renal carcinoma，SDH deficient RCC）是一类琥珀酸脱氢酶（线粒体复合物Ⅱ功能缺陷的标志物）缺失的肾脏恶性上皮性肿瘤，表现为细胞质嗜酸性空泡状或透明。大多数患者存在SDH相关性基因的胚系突变。

一、流行病学

SDH缺陷型RCC罕见，占所有RCC的比例为0.05%~0.2%；肿瘤好发于年轻成人（14~76岁，平均年龄38岁，中位年龄35岁），男性稍多见，男女比例约1.8∶1。

二、病因学

该肿瘤呈高度遗传相关性，患者往往存在SDH相关基因的胚系突变（SDHB突变最常见，其次是SDHC，而SDHA和SDHD突变极其罕见），通过SDH基因双重打击机制导致线粒体复合物Ⅱ功能缺陷而致瘤。

三、临床特征

肿瘤常为体检偶然发现，有时表现为腹痛；大多数肿瘤局限于肾脏内，偶尔以转移为首发表现。患者及其家属可同时或先后罹患SDH缺陷相关的副神经节瘤或胃肠道间质肿瘤（GIST）等。约30%患者表现为多灶性或双侧肾脏发生肿瘤。

四、病理

（一）大体检查

肿瘤常境界清楚，最大径0.7~20cm，切面灰红灰白色，实性为主，常伴有不同程度的囊性变，30%的患者为多灶或双侧发生。

（二）组织病理学

肿瘤一般界限较清楚，部分见包膜，呈分叶状或推挤状生长，周边常见内陷的良性肾小管，常表现为不规则分支和乳头状结构。瘤细胞以实性、巢状排列为主，常见不同程度的微囊或多囊性扩张以及小管形成，偶见乳头状生长结构。瘤细胞胞质丰富，嗜酸性，SDH缺陷型RCC最具特征性的组织学表现为胞质内存在半透明的包涵体，内含嗜酸性或浅染的絮状物质，当这一改变显著时可造成肿瘤明显的空泡状外观。肿瘤细胞核形态通常较温和，具有神经内分泌

样的染色质，WHO/ISUP分级一般为1级或2级，偶可表现为高级别形态或肉瘤样变。在高级别肿瘤中，SDH缺陷型RCC特征性的胞质内包涵体可能并不明显，需广泛取材仔细寻找。肿瘤间质一般比较稀少，常见不同程度的水肿或出血，背景内可见较多量的肥大细胞浸润。

（三）免疫表型

SDHB抗体表达缺失（无论突变基因为SDHB或其他SDH相关基因，SDHB免疫组化均为阴性）为其特征，SDHA基因突变型肾癌时，SDHA和SDHB免疫组化同时阴性。需警惕部分细胞质透明的肾细胞癌有时SDHB染色减弱，但非真阴性，此时不能诊断为SDHB缺陷型肾癌。其他免疫标记诊断价值有限，仅30%患者CK阳性，PAX8和Ksp-cadherin普遍阳性，CK7绝大多数为阴性，神经内分泌标记如synaptophysin、Chromogranin A等阴性。

五、分子特征

SDH是连接三羧酸循环与电子转运链的一种线粒体酶复合物，由4个亚单位即SDHA、SDHB、SDHC及SDHD组成。目前已知SDH亚单位编码基因的胚系突变可导致家族性嗜铬细胞瘤-副神经节瘤（PGL）综合征（分别为PGL1、PGL3、PGL4）的产生，其中SDHB编码基因胚系突变导致PGL4综合征，该综合征患者易罹患嗜铬细胞瘤或副节瘤，其中近30%具有恶性的组织病理学特征。除此之外，PGL4综合征患者还可表现为胃肠道间质肿瘤（GIST，又称为SDHB阴性的GIST）以及肾肿瘤。据估计，PGL4综合征患者及其家族亲属罹患肾肿瘤的危险性将近14%。

SDH缺陷型RCC大多有SDH任何一个亚基（SDHA、SDHB、SDHC、SDHD）的胚系突变，以SDHB为主，其次为SDHC，而SDHA和SDHD较少见。研究认为SDH缺陷型RCC的发生通过任一SDH基因双重打击机制实现。

现阶段发现SDH缺乏与多种肿瘤相关，但关于其具体致癌机制并不十分清楚，主要存在以下2种观点。SDH基因突变导致SDH的不稳定，诱发伪缺氧途径，使HIFα增多，参与糖酵解和血管生成相关基因的表达，促进肿瘤的发生发展。且SDH的不稳定影响基因甲基化，表观遗传学的改变促进肿瘤发生与转移。

至今未发现肿瘤有VHL、PIK3CA、AKT、MTOR、MET及TP53基因的突变。

六、鉴别诊断

SDH 缺陷型 RCC 需要与嗜酸细胞性 ChRCC、肾嗜酸细胞腺瘤以及杂交瘤等肿瘤鉴别诊断,仔细的形态学观察寻找特征性的胞质内半透明絮状包涵体,再辅以 SDHB 的免疫组织化学标记通常可将 SDH 缺陷型 RCC 与这些形态学类似的肿瘤区分开来。

(一) 肾嗜酸细胞腺瘤

该肿瘤由嗜酸性细胞组成,排列成各种形态,多形成大的圆形肿瘤细胞巢分散于透明样或水肿样间质,细胞呈圆形,核大小、形态较一致,位于细胞中央,可见退变的细胞异型性及细胞核拉长。与肾嗜酸细胞腺瘤相比,SDH 缺陷型 RCC 的肿瘤细胞表现为典型的胞质空泡及嗜酸性絮状包涵体,但应注意其他非 SDH 缺陷型肾肿瘤偶尔也会出现胞质空泡。明显的肿瘤内肥大细胞也是 SDH 缺陷型 RCC 的诊断线索。免疫组化染色显示 CD117 阴性支持 SDH 缺陷型 RCC 的诊断,而嗜酸性细胞瘤通常阳性;SDHB 阴性为 SDH 缺陷型 RCC 明确诊断。

(二) 嫌色细胞肾细胞癌

尤其是嗜酸性亚型,肿瘤通常由淡染及嗜酸性细胞组成,细胞边界清楚,具有核周空晕,细胞核不规则,有时可见双核。免疫组化有助于两者的鉴别,ChRCC 通常弥漫表达 CK7、CD117 及 ksp-cadherin,而 HNF1B 呈阴性。

(三) 透明细胞肾细胞癌

通常由透明细胞构成,组织结构多样。肿瘤细胞胞质有时明显嗜酸,呈巢状生长,这与 SDH 缺陷型 RCC 组织学形态非常相似,但 ccRCC 免疫组化染色 CA Ⅸ 及 vimentin 通常呈弥漫阳性,而 SDH 缺陷型 RCC 示 SDHB 染色阴性或弱阳性表达可予以鉴别。

(四) 杂合性嗜酸性细胞 / 嫌色细胞肾肿瘤

该肿瘤组织学形态同时和嫌色细胞肾细胞癌及肾嗜酸细胞腺瘤重叠,与嗜酸细胞瘤病及 Birt-Hogg-Dube(BHD)综合征相关。肿瘤细胞表达 CD117、parvabumin、ksp-cadherin 及 CK7。FLCN 胚系突变有助于 BHD 综合征的诊断。

(五) Xp11 易位相关的 RCC

该肿瘤主要由透明细胞构成乳头样结构,常伴有嗜酸性颗粒胞质的瘤细胞组成的巢状结构,但一致的嗜酸性胞质的肿瘤细胞不是其典型特点,肿瘤通常表达 TFE3、cathepsin K 及 HMB45,染色体荧光原位杂交(nuorescence in situ hybridization,FISH)及 RT-PCR 等遗传学分析显示 Xp11.2 染色体易位,导致 *TFE3* 基因融合。

七、治疗及预后

大多数的(75%)SDH 缺陷型 RCC 为低核级,缺乏凝固性坏死,肿瘤局限于器官内,长期预后较好,转移率约 11%;少数(25%)为高核级肿瘤,常见凝固性坏死,长期预后较差,转移率可达 70%。因此,SDH 缺陷型 RCC 的患者需要长期随访,随时监控患者及其家属是否存在与 SDH 突变相关的其他肿瘤(如副节瘤、GIST、垂体腺瘤、RCC 等)。

(谢 玲　章宜芬　吴群力)

参考文献

[1] GILL A J. Succinate dehydrogenase (SDH) and mitochondrial driven neoplasia [J]. Pathology, 2012, 44: 285-292.

[2] GILL A J, HES O, PAPATHOMAS T, et al. Succinate dehydrogenase (SDH)-deficient renal carcinoma: a morphologically distinctEntity: a clinicopathologic deries of 36 tumors from 27 patients [J]. Am J Surg Pathol, 2014, 38 (12): 1588-1602.

[3] BARLETTA J A, HORNICK J L. Succinate dehydrogenase-deficient tumors: diagnostic advances and clinical implications [J]. Adv Anat Pathol, 2012, 19 (4): 193-203.

[4] LETOUZÉ E, MARTINELLI C, LORIOT C, et al. SDH mutations establish a hypermethylator phenotype in paraganglioma [J]. Cancer Cell, 2013, 23 (6): 739-752.

[5] KURODA N, YORITA K, NAGASAKI M, et al. Review of succinate dehydrogenase-deficient renal cell carcinoma with focus on clinical and pathobiological aspects [J]. Pol J Pathol, 2016, 67 (1): 3-7.

第65章

透明细胞乳头状肾细胞癌

透明细胞乳头状肾细胞癌(clear cell papillary renal cell carcinoma,CCPRCC)是一种肾上皮性惰性肿瘤,由透明细胞形成乳头状和管状结构,细胞核远离基底靠近腔面是其特点,具有特征性的免疫表型。

一、流行病学

CCPRCC 占肾恶性肿瘤的 1%~4%,发病年龄 18~88 岁均有报道,以老年多见,无明显性别倾向。肿瘤可为散发性也可发生于终末期肾病或 VHL 综合征。

二、临床特征

患者一般无腰痛、肉眼血尿、尿频、尿急及尿痛等临床症状,多是体检或偶然发现,少数患者出现腰部不适。大多数肿瘤发生于单侧肾脏,局限于肾内,少数病例可多发或双侧发生,特别是有终末期肾病(end stage renal disease,ESRD)者,可伴随有其他类型的肾细胞肿瘤(CCRCC、低度恶性潜能的多房性囊性肾肿瘤和肾嗜酸细胞腺瘤)。

三、病　理

(一)大体检查

肿瘤界限清楚,具有厚的纤维性包膜,切面常为囊性或囊实性,约 50% 的患者可见明显的囊性成分。肿瘤切面呈灰红色、黄褐色或红褐色,出血、坏死及钙化非常少见。肿瘤直径 0.2~7.5cm。病理分期基本均为 T_1 期。

(二)组织病理学

肿瘤细胞排列成多种结构,包括乳头状、分支管状、腺管腺泡状、微囊状或缎带状。细胞质丰富,透明或淡伊红染,核级别低,大多为 WHO/ISUP 1 级,部分病例为 2 级。大部分区域可见肿瘤细胞核远离细胞基底部而朝向腔面分布现象,形成特征性的类似于分泌早期子宫内膜核下空泡的形态(图 65-0-1)。腔内或囊内常见粉红色液体。间质内及乳头轴心内无泡沫状组织细胞及含铁血黄素沉积,无砂粒体形成。肿瘤缺乏侵袭性的组织学特征如肾窦浸润、血管累犯等,未见肿瘤性坏死及核的多形性。部分病例包膜和 / 或间质呈局灶或广泛性的血管平滑肌瘤样 / 平滑肌瘤样成分。

(三)免疫表型

CCPRCC 具有特征性的免疫表型。肿瘤细胞弥漫表达 CK7,但不表达 CD117 和 AMACR;同时,肿瘤细胞表达 CAIX,但不表达 CD10。CAIX 常定位于肿瘤细胞膜的基底部及侧面,而腔面不表达,产生特征性的"杯状"着色模式。此外,肿瘤细胞还表达波形蛋白、CK(AE1/AE3)、CK8、CK18、CK19、EMA 和 PAX8,不表达 TFE3 及 TFEB。Ki-67 阳性指数低,一般 ≤ 5%。

四、分子特征

目前还没有在 CCPRCC 中找到一致的遗传学改变,所有的研究都显示该肿瘤没有透明细胞肾细胞癌所特有的 3p 缺失、VHL 基因的突变,也没有乳头状肾细胞癌的 7 和 17 号染色体的获得和 Y 染色体的缺失。比较基因组杂交的研究也没发现任何基因组大片段的异常。个别报道描述 CCPRCC 存在 10 号和 12 号染色体三倍体;16 号、17 号和 20 号染色体单倍体;5、7、12、16 号染色体的获得。

五、鉴别诊断

需与所有具有乳头状结构和透明细胞的肾肿瘤鉴别。

(一)透明细胞肾细胞癌

大体上 ccRCC 癌细胞因含丰富的脂质通常呈金黄色,出血和坏死也较常见。形态上虽可有二级乳头形成,但肿瘤细胞体积较大,胞质明显透亮,可有高级别的核、肿瘤性坏死、血管侵犯等,具有特征性纤维血管网间质。两者免疫表型亦不同,CCPRCC 弥漫表达 CK7,不表达 CD10,ccRCC 则相反;CCPRCC 中 CAIX 的着色不同于 ccRCC,即呈现一种"杯状"着色模式。遗传学上,CCPRCC 无 ccRCC 的 3p 缺失、VHL 基因的突变。

(二)乳头状肾细胞癌

特别是伴有透明细胞特征的 PRCC 在形态学上与 CCPRCC 有一定重叠。CCPRCC 的乳头常为短的出芽状乳头状结构,而 PRCC 的乳头则为具有纤细的纤维血管轴心的乳头状结构,其中可有泡沫样组织细胞和胆固醇结晶,间质内常见砂粒体胞质可以嗜酸性。二者均可表达 CK7,但 CCPRCC 表达 CAIX,不表达 AMACR,少部分 PRCC 可以有 CAIX 的局灶表达。PRCC 有特征性的 7 号和 17 号染色体的获得和 Y 染色体的缺失。

(三)Xp11 易位性肾细胞癌

该肿瘤多见于年轻人,肿瘤细胞较大,胞质丰富嗜酸或

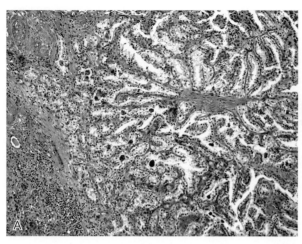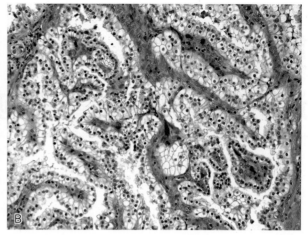

图 65-0-1 透明细胞乳头状肾细胞癌

注:A. 紧密排列的管状乳头状结构,局部间质见平滑肌样成分,左侧可见压缩和塌陷的小管(HE×40);B. 小管和乳头由透明细胞组成,细胞核分布均匀,排列整齐,远离细胞基底部而朝向腔面分布(HE×100)。

透明,核级别高,常见坏死和砂粒体形成,无 CCPRCC 特征性的核下空泡。核特征性表达 *TFE3*;可检测到 *TFE3* 融合基因。

(四)低度恶性潜能的多房性囊性肾肿瘤

CCPRCC 中除有多房囊性且囊壁衬覆核级别低的透明细胞区域外,还可有管状、乳头状、腺管腺泡状、缎带状结构。遗传学上,低度恶性潜能的多房性囊性肾肿瘤可检测到 3p 的缺失。

六、治疗及预后

目前报道的 CCPRCC 均未出现复发或转移,因此其 ICD-O 编码定为 1(交界性或恶性潜能未定的肿瘤)。大多数在诊断时局限于肾实质内,预后较好。一般采用保留单位的部分肾切除术。

(谢 玲 吴群力 章宜芬)

参考文献

[1] ROHAN S M, XIAO Y, LIANG Y. Clear-cell papillary renal cell carcinoma: molecular and immunohistochemical analysis with emphasis on the von Hippel-Lindau gene and hypoxia-inducible factor pathway-related proteins [J]. Mod Pathol, 2011, 24 (9): 1207-1220.

[2] ADAM J, COUTURIER J, MOLINIÉ V, et al. Clear-cell papillary renal cell carcinoma: 24 cases of a distinct low-grade renal tumour and a comparative genomic hybridization array study of seven cases [J]. Histopathology, 2011, 58 (7): 1064-1071.

[3] FISHER K E, YIN-GOEN Q, ALEXIS D, et al. Gene expression profiling of clear cell papillary renal cell carcinoma: comparison with clear cell renal cell carcinoma and papillary renalcarcinoma [J]. Mod Pathol, 2014, 27 (2): 222-230.

[4] DIOLOMBI M L, CHENG L, ARGANI P, et al. Do clear cell papillary renal cell carcinomas have malignant potential?[J]. Am J Surg Pathol, 2015, 39 (12): 1621-1634.

[5] TORDJMAN M, DBJAY J, CHAMOUNI A, et al. Clear cell papillary renal cell carcinoma: a recent entity with distinct imaging patterns [J]. Am J Roentgenol, 2020, 214 (3): 579-587.

第 66 章

管状囊性肾癌

管状囊性癌（tubulocystic carcinoma of the kidney，TCC）是一种主要呈囊性的肾脏上皮性恶性肿瘤。

一、流行病学

管状囊性癌少见，占全部肾癌的不足 1%，多发生于成年人，发病年龄 30~94 岁，平均年龄约 58.4 岁。有明显的性别倾向，男性患者明显多于女性患者，常发生于左肾（约 70%）。

二、临床特征

临床症状及体征无特异性，大部分于体检时发现肾脏占位（60%），少数可表现为腹胀、腹痛、腰痛、血尿或腹部肿块等，此外有 TCC 发生于终末期肾病患者的报道。

三、病　理

（一）大体检查

多数界限清楚，切面为囊性、蜂窝状或海绵状，囊壁菲薄，囊内含清亮或血清样液体。肿瘤直径 0.7~17cm，平均 4.2cm。肿瘤局限于肾内，无实性、出血和坏死区，无被膜和肾血管浸润。

（二）组织病理学

一般见不到真正的纤维性包膜。肿瘤细胞形成大小不等的管状、囊状结构，部分囊腔可明显扩张。内衬单层扁平、立方、低柱状或靴钉样嗜酸性瘤细胞，核仁明显（细胞核形态相当于 WHO/ISUP 3 级），但缺乏坏死及核分裂象（图 66-0-1）。这种管状囊状结构被纤维性间质所分割，有别于混合性上皮间质肿瘤。此外，部分患者可同时伴有乳头状肾细胞癌的组织学结构或低分化肉瘤样区域。

（三）免疫表型

大部分患者表达 CK8、CK18、PAX2、PAX8、AMACR、CD10 和 P504S，部分患者表达 CK7，与乳头状肾细胞癌的免疫表型相似。

四、分子特征

该肿瘤的分子生物学特征和乳头状肾细胞癌有重叠之处，可有染色体 7 和 17 的获得和 Y 染色体的缺失。但一个大样本量的基因表达谱及比较基因组杂交分析显示其细胞遗传学谱不同于 ccRCC、PRCC、ChRCC 和 CDC。此外，Cheng 的研究表明，形态学为单纯的管状囊性癌形态的病例不具有染色体 7 和 17 的获得和 Y 染色体的缺失。

五、治疗及预后

该病呈惰性过程，在相关研究报道的 70 例患者中，大多数的肿瘤诊断时为 pT_{1-2} 期，预后良好，仅 1 例复发，4 例出现肿瘤转移。转移部位有骨、肝、淋巴结。

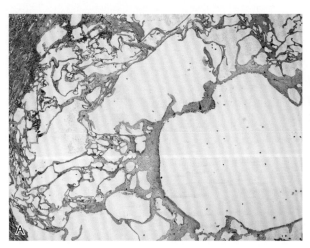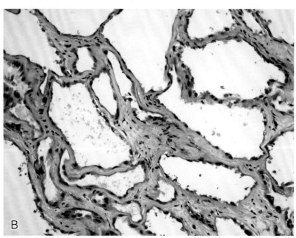

图 66-0-1　管状囊性癌
注：A. 肿瘤形成大小不等的管状、囊状结构（HE×20）；B. 囊内衬覆立方、低柱状，细胞胞质嗜酸性，核仁明显（HE×100）。

目前对 TCC 没有标准的治疗方案,可参照一般肾肿瘤的治疗方案,根据肿瘤大小及部位选择部分或根治性肾切除,辅以免疫治疗等。

（谢 玲 章宜芬 吴群力）

参考文献

［1］TRAN T, JONES C L, WILLIAMSON S R, et al. Tubulocystic renal cell carcinoma is an entity that isimmunohistochemically and genetically distinct from papillary renal cellcarcinoma [J]. Histopathology, 2016, 68 (6): 850-857.

［2］KHALAF I, EL-BADAWY N, SHAWARBYC M A, et al. Tubulocystic renal cell carcinoma, a rare tumor entity: Review of literature and report of a case [J]. Afr J Urol, 2013, 19 (1): 1-6.

［3］SARUNGBAM J, MEHRA R, TOMLINS S A, et al. Tubulocystic renal cell carcinoma: a distinct clinicopathologic entity with a characteristic genomic profile [J]. Mod Pathol, 2019, 32 (5): 701-709.

第67章

获得性囊性肾病相关性肾细胞癌

获得性囊性肾病相关性肾细胞癌（acquired cystic disease-associated renal cell carcinoma，ACD-RCC）是一种主要发生在终末期肾病和获得性囊性肾病的独特的肾肿瘤类型。肿瘤形态多样，筛状、微囊性结构和肿瘤间质中出现草酸盐结晶沉积最具特征。

一、流行病学

ACD-RCC 占所有终末期肾病继发的上皮肿瘤的 36%。

二、临床特征

这种肿瘤仅指发生在获得性囊性肾病患者的肾细胞癌。获得性囊性肾病是指终末期肾脏病患者肾内有 4 个以上的囊腔形成，诊断时应排除遗传性家族性多囊肾病。该病与终末期肾病血透密切相关。获得性囊性肾病本身不影响血透患者寿命，但其罹患肾癌的风险约为正常人群的 100 倍。随着肾透析时间延长，其发病率增加。目前认为获得性囊性肾病患者最常发生的肾细胞癌是近几年逐渐认识的一种独有的肾细胞癌类型即获得性囊性肾病相关性肾细胞癌。

三、病　理

（一）大体检查

肿瘤所在肾脏具有多囊性外观，多灶性病变和双侧肾脏病变均比较常见。肿块一般界限清楚，实性，灰黄色、淡黄色或棕色，部分肿瘤较大时可见出血、坏死。

（二）组织病理学

ACD 相关性肾细胞癌的诊断主要依靠患者有慢性肾衰竭和 / 或长期血液透析的病史，以及其特有的病理学特点，大体检查为终末期肾病的特征，可见肾萎缩、肾皮质内弥漫性的小囊肿使肾皮、髓质界限不清。组织学上，肿瘤或紧邻囊腔生长，或直接由囊腔内壁长出，并填满囊腔。肿瘤组织可呈筛孔状、微囊性、乳头、腺管、腺泡或实性片状结构，筛状、微囊性结构最具特征。肿瘤细胞较大，细胞质丰富嗜酸，核大而圆或轻度不规则，核仁明显（图 67-0-1）。另一个特征性改变是在肿瘤间质中出现草酸盐结晶沉积，在 HE 染色切片上很易辨认，在偏振光显微镜下显示多彩状，但并非全部病例都能见到。

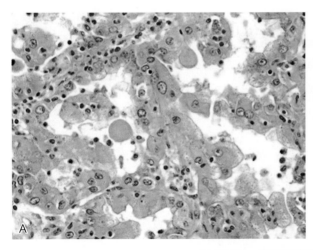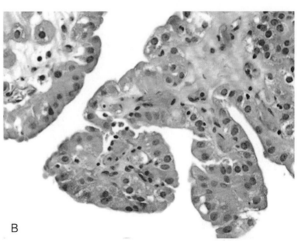

图 67-0-1　获得性囊性肾病相关性肾细胞癌

注：A. 肿瘤组织呈微囊、乳头、腺泡状结构（HE×100）；B. 肿瘤细胞较大，细胞质丰富、嗜酸，核大而圆或轻度不规则，核仁明显（HE×100）。

（三）免疫表型

免疫组化 ACD-RCC 表达 AMACR、CD10、RCC 标志物和 Vimentin，大部分肿瘤 CK7 阴性。

四、分子特征

ACD 相关性肾细胞癌的遗传学改变目前还没有一致性的结论。通过比较基因组杂交分析和 FISH 方法研究发现 ACD 相关性肾细胞癌存在染色体 3、7、16、17 和 Y 的获得，这似乎与乳头状肾细胞癌的遗传学改变相似，但是 ACD 相关性肾细胞癌同时存在染色体 3 和 X 的获得。

五、治疗及预后

由于目前对 ACD 相关性肾细胞癌尚缺乏充分的认识，其生物学行为仍存在争议。大多数认为其具有相对较低的侵袭性，但有肉瘤样或横纹肌样分化患者和极少数经典形态患者可发生转移。ACD 相关性肾细胞癌的常规治疗方法仍是部分或完全性肾切除术，肾细胞癌的靶向治疗目前主要是针对 ccRCC 的已知信号通路，对 ACD 相关性肾细胞癌并没有特异的化疗药物。因此，大多数学者推荐对终末期肾脏病尤其是有透析史 10 年或以上的患者应定期进行超声或影像学检查以早期发现肿瘤、及时治疗。

（谢 玲 吴群力 章宜芬）

参考文献

［1］ YAMAGUCHI T, KUMDA N, KAWADA T, et al. Imprint cycological findings of acquired cystic disease-associated renal cell carcinoma: a close relationship to papillary renal cell carcinoma [J]. Diagn Cytopathol, 2012, 40 (9): 844-846.

［2］ KURODA N, YAMASHITA M, KAKEHI Y, et al. Acquired cystic disease-associated renal cell carcinoma: an immunohistochemical and nuorescence in situ hybddization study [J]. Med Mol Morphol, 2011, 44 (4): 228-232.

［3］ PRZYBYCIN C G, HARPER H L, REYNOLDS J P, et al. Acquired cystic disease-associated renal cell carcinoma (ACD-RCC): a multiinstitutional study of 40 cases with clinical follow-up [J]. Am J Surg Pathol, 2018, 42 (9): 1156-1165.

第68章

遗传性平滑肌瘤病及肾细胞癌综合征相关性肾细胞癌

遗传性平滑肌瘤病和肾细胞癌综合征相关性肾细胞癌[hereditary-leiomyomatosis and renal cell carcinoma (HLRCC) associated renal cell carcinoma]呈乳头状的或与集合管癌结构相似的浸润性生长模式。细胞核具有特异性的嗜酸性核仁,类似核内包涵体,核仁周可见空晕。常伴发肾脏外的多部位(如皮肤、子宫等)平滑肌瘤,显示延胡索酸水合(fumarate hydratase,FH)基因胚系突变。

一、流行病学

遗传性平滑肌瘤病和肾细胞癌综合征相关性肾细胞癌非常罕见。

二、临床特征

HLRCC相关肾细胞癌表现为皮肤多发性平滑肌瘤(多发生于上肢及胸壁),女性患者除皮肤病变外,还可表现为多发、早发、有症状的子宫平滑肌瘤。肾脏受累的患者则表现为早发性的肾细胞癌和囊性病变。与肾癌相关的症状,可能发生腰痛和血尿(很少见)。腹部影像学检查如MRI和CT可发现肾脏占位。FDG-PET可用于肿瘤分期,因为HLRCC相关肾细胞癌的肿瘤组织对葡聚糖的摄取增多。

三、病 理

(一)大体检查

多为单侧单发肿块,较易囊性变,可表现为实性或囊实性混合。直径2.5~12cm,多位于肾皮质。

(二)组织病理学

肿瘤的经典形态类似2型乳头状肾细胞癌,瘤细胞排列成乳头状,细胞质丰富,核仁显著,大而红染,类似核内包涵体样,核仁周围可见一圈淡染空晕(图68-0-1)。核的显著特征常不均匀地出现在整个病变中。近来一些研究报道拓宽了该肿瘤的形态学谱系,部分HLRCC相关性肾癌可呈实性、管状、囊状生长结构,形态学与集合管癌或管状囊性癌有重叠,需谨慎鉴别。

1. 皮肤和子宫肌瘤 为HLRCC相关性肾细胞癌的最常见特征,约占85%。皮肤平滑肌瘤患者年龄在10~47岁之间,子宫平滑肌瘤患者年龄18~52岁,平均年龄30岁。

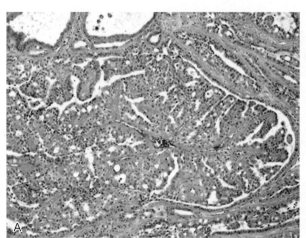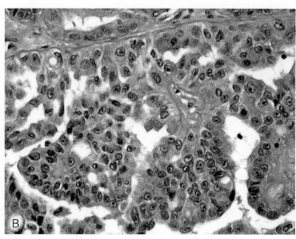

图68-0-1 遗传性平滑肌瘤病肾细胞癌综合征相关肾细胞癌

注:A.肿瘤细胞呈乳头状、管状结构(HE×40);B.瘤细胞排列成乳头状,细胞质丰富,部分核仁显著,大而红染,类似核内包涵体样,核仁周围可见一圈淡染空晕(HE×100)。

皮肤平滑肌瘤表现为多个质地较硬的皮肤结节,大小为0.5~2cm。子宫平滑肌瘤常常表现为多发、巨大的结节。

皮肤平滑肌瘤由平滑肌细胞呈束状交织排列,核居中呈长梭形,两端钝圆。子宫平滑肌瘤的肿瘤细胞具有非典型性,细胞核的特征类似于肾脏的肿瘤细胞,核分裂少见,尽管有可能在某些情况下每10个高倍视野有1~2个核分裂,无坏死。

2. 肾上腺皮质结节性增生 HLRCC 相关性肾细胞癌患者的一个亚组中观察到单侧和双侧肾上腺皮质结节性增生,未发现肾上腺恶性肿瘤。

（三）免疫表型

HLRCC 相关性肾细胞癌通常不表达 CK7、CK20 和高分子 CK,免疫组化染色显示 FH 缺失表达和 S-(2-succino)-cysteine(2SC,一种改组的半胱氨酸,因 FH 失活致延胡索酸异常富集而形成的产物)过表达可提示 HLRCC 相关性肾细胞癌的诊断。特征性的临床病史和特异性 FH 基因突变有助于确诊。

四、分子特征

HLRCC 相关性肾细胞癌由 FH 基因胚系突变所致,99% 的遗传性平滑肌瘤病和肾细胞癌综合征患者存在 FH 基因胚系突变。FH 基因位于 1q,参与线粒体三羧酸循环。FH 基因突变与 HLRCC 相关性肾细胞癌的发生机制尚不完全清楚,该酶缺乏导致三羧酸循环障碍,丙酮酸不能进行三羧酸循环,线粒体内氧化磷酸化及供能受影响,细胞能量来源依赖于无氧糖酵解,造成细胞假性缺氧,从而导致肿瘤的发生。还有研究发现,FH 基因失活突变导致活性氧自由基的产生,稳定缺氧诱导因子 1α(hypoxia-inducible factor 1α,HIF 1α),均有利于形成假性缺氧。

五、治疗及预后

HLRCC 相关性肾细胞癌易发生早期转移,即使原发肿瘤很小亦有远处转移的报道,预后较差。新的治疗方式有望获得更长的生存时间。建议家庭成员进行遗传咨询。

（谢 玲 章宜芬 吴群力）

参考文献

［1］ ALAM N A, BEVAN S, CHURCHMAN M, et al. Localization of a gene (MCUL1) for multiple cutaneous leiomyomata and uterine fibroids to chromosome 1q42. 3-q43 [J]. Am J Hum Genet, 2001, 68 (5): 1264-1269.

［2］ POLLARD P, WORTHAM N, BARCLAY E, et al. Evidence of increased microvessel density and activation of the hypoxia pathway in tumours from the hereditary leiomyomatosis and renal cell cancer syndrome [J]. J Pathol, 2005, 205 (1): 41-49.

［3］ SUDARSHAN S, SOURBIER C, KONG H S, et al. Fumarate hydratase deficiency in renal cancer induces glycolytic addiction and hypoxia-inducible transcription factor 1α stabilization by glucose-dependent generation of reactive oxygen species [J]. Mol Cell Biol, 2009, 29 (15): 4080-4090.

［4］ TRPKOV K, HES O, AGAIMY A, et al. Fumarate hydratase-deficient renal cell carcinoma is strongly correlated with fumarate hydratase mutation and hereditary leiomyomatosis and renal cell carcinoma syndrome [J]. Am J Surg Pathol, 2016, 40 (7): 865-875.

［5］ MENKO F H, MAHER E R, SCHMIDT L S, et al. Hereditary leiomyomatosis and renal cell cancer (HLRCC): renal cancer risk, surveillance and treatment [J]. Fam Cancer, 2014, 13 (4): 637-644.

第69章

未分类肾细胞癌

未分类肾细胞癌（unclassified renal cell carcinoma，URCC）不是一种独立的肾细胞癌亚型，而是当肿瘤不能归入现有已知的肾细胞癌亚型时，称之为未分类肾细胞癌，包括低级别/分期和高级别/分期肾细胞癌。

一、流行病学

未分类肾细胞癌是一组明显异质性的肿瘤，并非所有病例都在文献中有所报道且诊断标准不统一，所以真正的发病率及其临床病理资料尚不清楚。约占肾肿瘤的4%~5%，老年人多发，发病年龄21~91岁，男女发病率大约为1:1。未分类肾细胞癌的死亡率是CCRCC的1.7倍。

二、临床特征

未分类肾细胞癌的临床特征和影像学表现与其他RCC亚型相似。大多数患者处于临床进展期。

三、病　理

（一）大体检查

未分类RCC通常较大且广泛侵及肾脏；约60%肿瘤直径>7cm。

（二）组织病理学

未分类RCC的病理诊断为排他性诊断，是建立在标本充分取材切片的基础上，结合免疫表型分析，肿瘤不能归入已知的肾细胞癌类型，也不包含尿路上皮癌成分（图69-0-1）。单纯的肉瘤样癌，不能识别其中的上皮成分归属时，可归入未分类肾细胞癌。低级别嗜酸细胞性肾细胞癌以及形态学类似于肾嗜酸细胞腺瘤的肿瘤但具有高级别的细胞核和实性的生长方式也诊断为未分类肾细胞癌。此外，诊断未分类肾细胞癌需排除浸润性尿路上皮癌或转移性癌。脉管侵犯和坏死常见。

（三）免疫表型

免疫组化标记PAX8、PAX2、RCC标志物和CD10有助于判断其肾源性。

四、分子特征

未分类RCC分子遗传学研究较少，研究发现其具有显著的遗传不稳定性。由于这类肿瘤的异质性，目前尚未有一致的分子遗传学改变的报道。文献报道62例高级别未分类RCC的分子遗传学研究发现29个基因中的复发性体细胞突变，包括NF2（18%）、SETD2（18%）、BAP1（13%）、KMT2C（10%）和mTOR（8%）。基于这些分子遗传学的研究，推测NF2缺失、mTOR C1高度活化、FH缺乏、染色质重塑/DNA损伤缺陷在肿瘤发生中发挥关键作用，有助于解释未分类RCC的高度异质性。

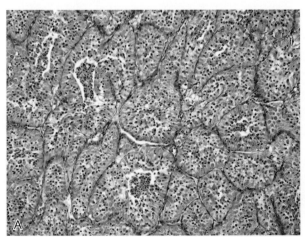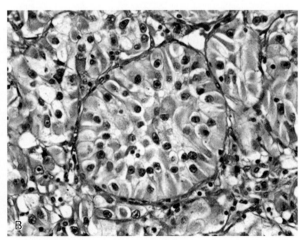

图 69-0-1　未分类肾细胞癌
注：形态学类似于肾嗜酸细胞腺瘤的肿瘤但具有高级别的细胞核和实性的生长方式（A. HE×40；B. HE×100）。

五、治疗及预后

目前国内外对未分类 RCC 的了解还仅限于少量的病例报告,治疗以根治性肾切除手术为主,其生物学特性及治疗效果仍需进一步的研究。有研究认为 URCC 比 ccRCC 更具侵袭性,常伴淋巴结和远处转移。肿瘤独立的预后预测病理因素包括核级、TNM 分期、肿瘤凝固性坏死、肿瘤的大小和微血管侵犯。

(谢 玲 吴群力 章宜芬)

参考文献

［1］CHEN Y B, XU J, SKANDERUP A J, et al. Molecular analysis of aggressive renal cell carcinoma with unclassified histology reveals distinct subsets [J]. Nat Commun, 2016, 7: 13131.

［2］CRISPEN P L, TABIDIAN M R, ALLMER C, et al. Unclassified renal cell carcinoma: impact on survival following nephrectomy [J]. Urology, 2010, 76 (3): 580-586.

［3］ZISMAN A, CHAO D H, PANTUCK A J, et al. Unclassified renal cell carcinoma: clinical features and prognostic impact of a new histological subtype [J]. J Urol, 2002, 168 (3): 950-955.

［4］SIDDAIAH H, GOLSHAYAN A R, ELSON P, et al. Unclassified renal cell carcinoma (RCC): analysis of clinical and pathologic features [J]. J Clin Oncol, 2008, 26: 16044.

第70章

肾嗜酸细胞腺瘤

肾嗜酸细胞腺瘤(oncocytoma)是一种肾良性上皮性肿瘤,肿瘤由胞质嗜酸性的细胞构成,细胞内线粒体丰富,可能来源于集合管的插入细胞。

一、流行病学

肾嗜酸细胞腺瘤约占肾小管上皮肿瘤的 5%,发病年龄范围较广,24~91 岁,发病高峰在 70 岁前后。男女比例约为 2∶1。大多数肾嗜酸细胞腺瘤为散发。

二、临床特征

大多数患者无症状,多数患者在因其他原因做影像学检查时发现,少数患者出现血尿、季肋部疼痛,或触及包块。CT 或 MRI 显示部分肿瘤中央有瘢痕,这是肾嗜酸细胞腺瘤的特征性影像学表现。

三、病 理

(一)大体检查

肿瘤边界清楚,但无包膜。多数呈棕色,少数呈褐色或淡黄色。约 33% 的肿瘤中央有放射状瘢痕,多见于较大的肿瘤(图 70-0-1A、B)。约 20% 肿瘤有出血,大体上罕见坏死。有时肿瘤呈多中心生长,少数呈双肾分布。

(二)组织病理学

肿瘤细胞排列成实性巢状、腺泡、小管或微囊状结构(图70-0-1C、D)。间质少或呈水肿、透明变性(图 70-0-1C、D)。大多数肿瘤细胞(所谓的"嗜酸性细胞")呈圆形或多角形,胞质内有较多嗜酸性颗粒,细胞核圆形、规则,染色质均匀分布,核仁位于中央;少数细胞胞质稀少,核浆比升高,核染色质深(图 70-0-1C、D)。如果有微囊形成,囊腔内充以红细胞。常见多形性和核染色质多的细胞簇状聚集。罕见肾嗜酸细胞腺瘤有核分裂象,无病理性核分裂象。肿瘤内可见小灶状坏死。在透明变性的间质内可见灶状、孤立的透明细胞。非常罕见的情况下可见灶性小乳头状结构,但无真正而广泛的乳头状结构。偶见肿瘤组织长入肾周脂肪组织或有血管浸润。肾嗜酸细胞腺瘤是良性肿瘤,不对其进行分级。肾嗜酸细胞腺瘤细胞质 Hale's 胶体铁染色阴性。

嗜酸细胞病(肾嗜酸细胞腺瘤病):多项报道显示肾脏可有许多嗜酸细胞瘤样病变,在形态学上形成一个谱系,包括嗜酸细胞肿瘤、良性小管嗜酸性变、微囊内衬嗜酸性细胞以及肾间质内有簇状嗜酸性细胞。尽管嗜酸性细胞结节有嫌色细胞或混合性特点,但在形态学和超微结构上更像肾嗜酸细胞腺瘤。嫌色肾细胞癌、杂合性嗜酸性细胞/嫌色细胞肾肿瘤可以发生在嗜酸细胞病中。现在认为大多数此类病例与 Birt-Hogg-Dubé 综合征相关。

(三)免疫表型

肾嗜酸细胞腺瘤细胞常表达 CK8、CK14、CK18、EMA、CD117 和 S100,CK7 和 vimentin 常阴性或仅局灶表达。CD10、RCC 标志物、E-cadherin、parvalbumin 和 AMACR 偶有阳性表达。瘤细胞质 Hale 胶体铁染色阴性。

四、分子特征

该病的细胞遗传学特点较明显,有 1 号染色体和 Y 染色体的缺失,14 号染色体杂合性缺失,11q13 重排等。然而,具有正常核型的病例也很常见。在肾嗜酸细胞腺瘤中很难发现 3、7 和 17 号染色体异常。

肾嗜酸细胞腺瘤是散发性肿瘤,没有已知的遗传易感性。近来发现其与 Birt-Hogg-Dubé 综合征相关,后者是一种与 FL 基因突变相关的常染色体显性疾病。

五、鉴别诊断

(一)嫌色细胞肾细胞癌(嗜酸细胞型)

2 种肿瘤无论在组织形态、免疫表型及细胞遗传学方面都有很多相似之处,有研究认为二者可能属于同一肿瘤谱系,组织起源方面存在密切联系。ChRCC 虽然癌细胞质也呈嗜酸,但细胞膜较厚,界限清楚,核不规则,有皱褶,常有核周空晕,部分细胞质半透明,疏松水肿的间质少见。而本病瘤细胞形态较单一,胞膜不清晰,核小圆形,无明显核仁,通常没有核周空晕,常有细胞稀少的玻璃样变或水肿的间质。免疫组化染色显示嫌色细胞肾细胞癌 CK7 强阳性,胶体铁染色为弥漫胞质阳性,而肾嗜酸细胞腺瘤的肿瘤细胞CK7 常阴性,Hale 胶体铁染色阴性或为胞膜阳性。

(二)透明细胞肾细胞癌(嗜酸变型)

与肾嗜酸细胞腺瘤相比,ccRCC 嗜酸变型常有明显的出血、坏死,切面呈多彩状;镜下癌细胞呈腺泡状或片状排列,核圆形,空泡状。胞质虽呈嗜酸,但癌细胞大小不一,异型明显,核分级为高级别,核分裂象较肾嗜酸细胞腺瘤常见,并可见到经典型透明细胞肾细胞癌区域。免疫组化染色显示 vimentin

673

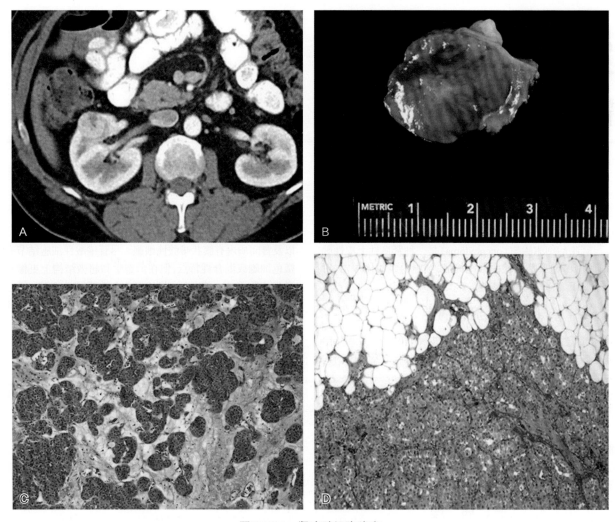

图 70-0-1　肾嗜酸细胞腺瘤

注：A. 右侧肾上极肾嗜酸细胞腺瘤，动脉相增强 CT 图像；B. 肾嗜酸细胞腺瘤边界清楚，中央可见放射状瘢痕；C. 肿瘤细胞排列成实性巢状，间质细胞少伴水肿或透明变性（HE×40）；D. 肿瘤细胞长入肾周脂肪组织（HE×100）。

和 CD10 阳性，E-cadherin 和 CD117 阴性，有助于鉴别。

（三）嗜酸细胞性乳头状肾细胞癌

此肿瘤是一种不同于 1 型 PRCC 的少见肾细胞癌类型，肿瘤大体呈褐色，出血及坏死常见，可见假包膜。肿瘤由大量衬覆单层嗜酸细胞的纤细乳头状结构组成，假复层排列；肾嗜酸细胞腺瘤应无广泛明确的乳头状结构。在病变不典型的区域可与肾嗜酸细胞腺瘤混淆，免疫组化染色显示 vimentin、RCC 标志物和 AMACR 阳性，CD117 阴性，与肾嗜酸细胞腺瘤不同。

六、治疗及预后

研究证实，本病为良性肾上皮性肿瘤，预后较好。极少数患者可发生肾静脉血管侵犯（2.2%~5.4%）和包膜或肾周脂肪组织侵犯（11.3%），然而随访发现这些表现对肿瘤的预后并无明显影响。文献报道，本病 5 年生存率为 100%。治疗采取肾部分切除或肿瘤切除术。术中如怀疑为肾嗜酸细胞腺瘤的可能，应行冷冻快速病理学检查，避免进行不必要的根治性肾切除手术。

（谢　玲　章宜芬　吴群力）

参考文献

[1] EISENGART L J, TRETIAKOVA M, ROHAN S M, et al. Hybrid oncocytic tumors of the kidney in patients with Birt-Hogg-Dube (BHD) syndrome [J]. Mod Pathol, 2010, 23 (suppl 1): 188A.

[2] YUSENKO M V. Molecular pathology of renal oncocytoma: a review [J]. Int J Urol, 2010, 17 (7): 602-612.

[3] HES O, MICHAL M, SÍMA R, et al. Renal oncocytoma with and without intravascular extension into the branches of renal vein have the same morphological immunohistochemical and genetic features [J]. Virchows Arch, 2008, 452 (3): 285-293.

[4] AMIN M B, CROTTY T B, TICKOO S K, et al. Renal oncocytoma: a reappraisal of morphologic features with clinicopathologic findings in 80 cases [J]. Am J Surg Pathol, 1997, 21 (1): 1-12.

第71章

肾乳头状腺瘤

肾乳头状腺瘤 (papillary adenoma) 为一种直径 ≤ 1.5cm、具有乳头状或管状结构的 WHO/ISUP 低级别 (1~2 级)、无包膜的肿瘤。必须强调的是，通过细针穿刺诊断乳头状腺瘤需格外慎重，因为穿刺随机性导致的穿刺点可能为经过有包膜肿瘤的包膜缺失区域，同时局部穿刺的肿瘤组织 WHO/ISUP 分级不能反映出整体肿瘤的分级。

一、流行病学

肾脏微解剖显示，在 10% 的 21~40 岁和 40% 的 70~90 岁人群中检测到乳头状腺瘤。乳头状腺瘤较多发生在肾血管疾病患者的肾脏，其发生与慢性烟草使用呈正相关。乳头状腺瘤在长期血液透析患者中很常见，获得性囊性肾病患者有 33% 可发生肾乳头状腺瘤。在一项研究中，14% 的接受移植的终末期肾病患者发现乳头状腺瘤。已经报道肾细胞癌患者肾脏中合并乳头状腺瘤，在遗传性乳头状肾细胞癌患者的肾脏中常见。直到 2015 年，肾乳头状腺瘤的诊断标准仍要求瘤体直径 ≤ 0.5cm。而在 2016 年版 WHO 分类中乳头状腺瘤的诊断阈值更改为直径 ≤ 1.5cm，主要根据在于有证据表明无包膜、WHO/ISUP 1~2 级、直径 ≤ 1.5cm 的乳头状肿瘤没有转移能力。

二、临床特征

绝大多数的乳头状腺瘤在临床上都是无症状的，高分辨率影像学检查技术有助于发现一些乳头状腺瘤，多数乳头状腺瘤为偶然发现。

三、病理

（一）大体检查

通常呈孤立单发，偶尔多发，并累及双肾。当肿瘤数目很多时则称之为"肾腺瘤病"。肿瘤位于肾皮质内，大多数紧邻肾被膜，呈结节状，黄色或灰白色，与周围分界清楚。小肿瘤常呈圆形，较大的肿瘤有时呈圆锥形，在切面上呈楔形，楔底朝向肾皮质表面。

（二）组织病理学

肾乳头状腺瘤主要由肾小管样上皮细胞组成，排列成小管状、乳头状和小管乳头状结构，有时也形成小囊腔，偶见少数实性的细胞巢团。肿瘤细胞分化良好，呈立方形或多角形，多数细胞质稀少，双染性或嗜碱性，而无透明的细胞质（图 71-0-1）。偶见胞质较多，嗜酸性。细胞核圆形或椭圆形，大小一致，位于细胞中央，染色质点彩状或块状，核仁不明显，可见核沟，无异型性及核分裂象。间质中常见砂

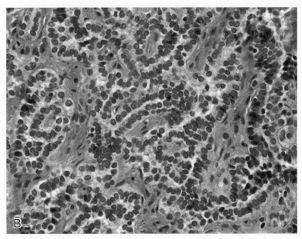

图 71-0-1 乳头状腺瘤

注：A. 乳头状腺瘤由复杂分支的乳头构成，部分乳头轴心透明变性 (HE×40)；B. 腺瘤有复杂的乳头，乳头表面被覆单层小的上皮细胞 (HE×100)。

粒体和泡沫状组织细胞。

（三）免疫表型

大多数乳头状腺瘤常表达 EMA、低分子量细胞角蛋白（如 CK7）和高分子量细胞角蛋白（如 34βE12）及 AMACR。

四、分子特征

乳头状腺瘤常显示 7 和 17 染色体三体，Y 染色体丢失。

五、治疗及预后

乳头状腺瘤临床经过为良性。2016 版 WHO 分类中新修订的肾乳头状腺瘤的诊断标准在某些情况下可能对临床诊疗活动产生较大影响。例如，目前共识认为直径 ≤ 0.5cm 的肾乳头状腺瘤不是肾移植的禁忌，但移植供肾中检测到直径 0.5~1.5cm 的肾乳头状腺瘤是否可以作为移植供肾仍需临床研究。

（谢 玲 吴群力 章宜芬）

参考文献

［1］CALIÒ A, WARFEL K A, EBLE J N. Papillary adenomas and other small epithelial tumors in the kidney: an autopsy study [J]. Am J Surg Pathol, 2019, 43 (2): 277-287.

［2］LOHSE C M, GUPTA S, CHEVILLE J C. Outcome prediction for patients with renal cell carcinoma [J]. Semin Diagn Pathol, 2015, 32 (2): 172-183.

［3］WANG K L, WEINRACH D M, LUAN C, et al. Renal papillary adenoma-a putative precursor of papillary renal cell carcinoma [J]. Hum Pathol, 2007, 38 (2): 239-246.

第 72 章

后肾腺瘤

后肾腺瘤（metanephric adenoma，MA）是一种细胞丰富的上皮性肿瘤，肿瘤细胞小且一致，呈胚胎样。

一、流行病学

后肾腺瘤好发于儿童和成人，文献报道患者最小年龄15个月，最大83岁，最常见于50~60岁，女性多见，男女发病率为1:2。后肾腺瘤是儿童最常见的肾上皮性肿瘤。

二、病 因 学

通常认为后肾腺瘤起源于肾胚胎发育过程中的残留组织，Muir就后肾腺瘤、肾源性残余及肾母细胞瘤做了一系列病理组织学及免疫组织化学的研究，认为后肾腺瘤的发生与肾源性残余及肾母细胞瘤相关，均起源于肾原始细胞，后肾腺瘤和肾母细胞瘤可能属于同一谱系肿瘤的两端。

三、临床特征

后肾腺瘤临床表现无特异性，大多在体检时偶然发现，少数患者以肉眼血尿、发热、腹部包块或腹痛就诊。约10%的患者有红细胞增多症，可能与肿瘤细胞产生并分泌促红细胞生成素有关，手术切除肿瘤后症状消失。

四、病 理

（一）大体检查

大体检查常为边界清楚的肿块，直径0.3~15cm，平均直径5.5cm。肿瘤可无明显包膜，部分患者有薄包膜。切面多为灰白色、灰黄褐色，质地软或硬，可见钙化，10%肿瘤内有小囊腔。多数肿瘤无明显坏死出血，但有个别报道患者因瘤体巨大伴出血坏死及囊性变。

（二）组织病理学

肿瘤细胞非常丰富，排列紧密。细胞小而一致，形态单一，核小而一致，细胞核比淋巴细胞略大，圆形或卵圆形，染色质细腻，无核仁，或核仁不明显。细胞质稀少，淡粉染，核分裂象无或罕见。细胞排列成腺泡状，似胚胎细胞。由于腺泡腔非常小，在低倍镜下肿瘤细胞往往被误认为，呈实性片状排列（图72-0-1）。常见长的分支状和鹿角状小管结构。70%~80%的肿瘤间质有透明变性瘢痕和灶状骨化生。约50%的肿瘤有乳头状结构，可见小囊内有粗大的乳头突出，似不成熟的肾小球。常见砂砾体，有时数量很多（图72-0-1）。

（三）免疫表型

肿瘤细胞表达WT1、CD57、vimentin、CKpan、CAM5.2、

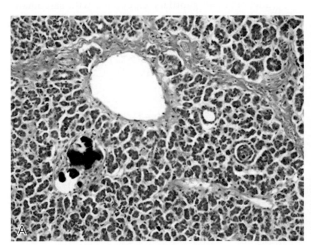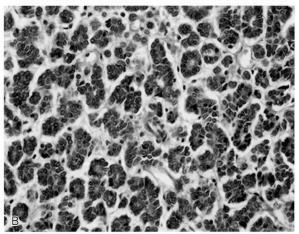

图 72-0-1 后肾性腺瘤

注：A. 由紧密排列的小腺泡构成，小腺泡由大小一致、细胞质不明显的小细胞构成，可见砂粒体（HE×40）；B. 肿瘤细胞核大小一致，卵圆形，核仁不明显（HE×100）。

CK18、CK7、AMACR、EMA 常阴性。

五、分子特征

以往认为后肾腺瘤与 PRCC 及肾母细胞瘤(WT)的来源相近。早期研究曾报道,后肾腺瘤存在 7 和 17 号染色体三倍体及 Y 染色体丢失,并通过荧光原位杂交技术检测发现后肾腺瘤与 PRCC 密切相关,但近期研究并未发现后肾腺瘤存在 7 和 17 号染色体三倍体、Y 染色体丢失或 2p 缺失。由于免疫组织化学染色结果的相似,有研究认为后肾腺瘤与 WT 密切相关,但目前尚未发现后肾腺瘤中 WT 基因区(11p13)发生变化。近期发现 90% 后肾腺瘤存在 $BRAF^{V600E}$ 突变,这一特有的遗传学改变,提示后肾腺瘤是一种具有显著特征的独立病种。

六、鉴别诊断

后肾腺瘤可发生于各年龄组,最常见于女性患者。其形态及免疫表型与分化型肾母细胞瘤和肾源性残余相似,被认为是分化成熟的肾母细胞瘤。免疫组化染色显示肿瘤组织表达 CK、CD57 及 WT1,而 EMA 和 AMACR 为阴性。该肿瘤需要与上皮为主型肾母细胞瘤和实体型乳头状肾细胞癌鉴别。

(一)肾母细胞瘤

多见三相分化,除上皮性成分外,还可见胚芽和间质成分,并且异型性明显;上皮为主型 WT 的细胞核为细长楔形,与后肾腺瘤圆形、椭圆形核明显不同,核分裂象可见。发病年龄也是鉴别要点之一。

(二)乳头状肾细胞癌

50% 的后肾腺瘤有乳头状结构,由小囊腔组成,内含类似未成熟肾小球的短而粗的乳头,大部分乳头内未见到血管。PRCC 的乳头有纤细的纤维血管轴心,轴心内常见较多泡沫样组织细胞;肿瘤细胞异型性明显,核分裂象多见。有学者报道联用 WT1、CK7、CD57、AMACR 4 种抗体可鉴别后肾腺瘤、PRCC 及 WT。后肾腺瘤表达 WT1、CD57 阳性,CK7、AMACR 阴性;PRCC 表达 WT1、CD57 阴性,CK7、AMACR 阳性;肾母细胞瘤 WT1 阳性,CD57、CK7、AMACR 阴性。在同一患者中可出现后肾腺瘤、WT 或 PRCC 等结构成分并存的现象,存在诊断陷阱,需要特别注意。最近文献提示,Cadherin17(CDH17)在 81% 后肾腺瘤中呈阳性,而在上皮为主型 WT 和实体型 PRCC 均为阴性,是一种敏感而特异的免疫组化标记。

七、治疗及预后

后肾腺瘤为良性肾肿瘤,预后良好,术后长期随访基本无复发和转移,因此行肾部分切除术即可达到治愈的目的。但也有文献报告后肾腺瘤出现骨及淋巴结转移,另外后肾腺瘤还可合并乳头状肾细胞癌。因此,后肾腺瘤的生物学行为还需通过密切随访进一步证实。

(谢 玲 章宜芬 吴群力)

参考文献

[1] MUIR T E, CHEVIUE J C, LAGER D J. Metanephric adenoma, nephrogenic rests and Wilms'tumor: a histologic and immunophenotypic comparison [J]. Am J Surg Pathol, 2001, 25 (10): 1290-1296.

[2] BRUNELLI M, EBLE J N, ZHANG S, et al. Metanephric adenoma lacks the gains of chromosomes 7 and 17 and loss of Y that are typical of papillary renal cell carcinoma and papillary adenoma [J]. Mod Pathol, 2003, 16 (10): 1060-1063.

[3] ARGANI P. Metanephric neoplasms: the hyperdifferentiated, benign end of the Wilms tumor spectrum？ [J]. Clin Lab Med, 2005, 25 (2): 379-392.

[4] UDAGER A M, PAN J, MAGERS M J, et al. Molecular and immunohistochemical characterization reveals novel BRAF mutations in metanephric adenoma [J]. Am J Surg Pathol, 2015, 39 (4): 549-557.

[5] PANER G P, TURK T M, CLARK J I, et al. Passive seeding in metanephric adenoma: a review of pseudo-metastatic lesions in perinephric lymph nodes [J]. Arch Pathol Lab Med, 2005, 129 (10): 1317-1321.

[6] HES O, CURIK R, MALATKOVA V, et al. Metanephric adenoma and papillary carcinoma with sarcomatoid dediffrentiation of kidney. A case report [J]. Pathol Res Pract, 2003, 199 (9): 629-632.

第73章

肾脏透明细胞肉瘤

肾透明细胞肉瘤（clear cell sarcoma of kidney，CCSK）是一种罕见的组织来源不明确的肾脏肉瘤，发生在儿童。

一、流行病学

CCSK 是十分罕见的肾脏恶性肿瘤，占儿童肾脏恶性肿瘤的 3%~5%。尽管发病率低，但也位居儿童肾脏恶性肿瘤的第 2 位。平均发病年龄为 36 个月，男女比例约 2∶1。CCSK 与肾母细胞瘤相关综合征或肾源性残余无关。

二、临床特征

首发症状绝大多数为腹部肿块，伴或不伴血尿。临床症状和影像学检查与肾母细胞瘤等其他儿童期肾肿瘤难于区分，确诊依赖于病理学诊断。

三、病 理

（一）大体检查

CCSK 多累及肾脏髓质，呈单中心性，体积通常较大（平均直径 11.3cm），切面多表现为囊实性，灰白或灰红色，质地软，可伴有黏液样或出血坏死。肿瘤多无包膜但界限清楚，可推挤压迫周围肾组织使其萎缩。

（二）组织病理学

经典型 CCSK 组织学表现为瘤细胞呈团片状或实体状分布，间质为纤细的分支状血管（"鸡爪样"血管，图 73-0-1）。瘤细胞圆形或卵圆形，胞质多透明或浅染，细胞间分界不清，细胞核较为均一，染色质细腻，核仁不明显，并可见核沟（图 73-0-1）。此外，也可同时出现其他组织学类型，如黏液型（50%），以透明质酸聚集形成的无细胞区为主；硬化型（35%），以骨样的透明变性的胶原为主；细胞型（26%），胞质少的细胞密集深染；上皮样/假腺泡型（13%），肿瘤细胞呈腺泡状排列。此外，还有栅栏状（11%）、肉瘤样（7%）、席纹状（4%）等排列方式。约 2.6% 的患者出现间变特征，表现为核高度异型，核分裂象多见。虽然 CCSK 影像学和大体检查时表现为边界清晰的肿块，甚至可有包膜，但包膜或边缘常有血管侵犯。有文献报道，CCSK 可形成沿血管延伸至心房的瘤栓和肾蒂周围淋巴结转移。

（三）免疫表型

目前还没有非常特异的标记物可以用于确诊 CCSK。CCSK 表达 vimentin、cyclin D1 和 bcl-2 阳性，而 S-100、CK、EMA、desmin、SMA 和 CD34 等阴性。

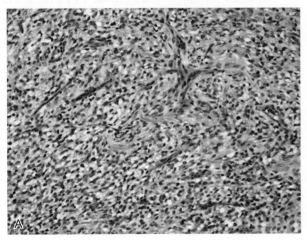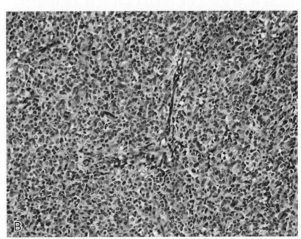

图 73-0-1　肾脏透明细胞肉瘤

注：A. 经典型，细胞呈巢状或条索状排列，周围间质内有树枝状纤维血管分隔（HE×100）；B. 肿瘤细胞密集，胞质较少（HE×100）。

四、分子特征

细胞遗传学发现约 10% 的 CCSK 具有 t(10;17)(q22;p13)染色体易位,产生 YWHAE-FAM22 融合基因,该基因也存在于一部分高级别子宫内膜间质肉瘤中。YWHAE-FAM22 融合基因可激活 cyclin D1 表达,因此肿瘤高表达 cyclin D1 可作为其诊断标记。此外,85% 的肿瘤存在 BCOR 基因的框内重复(in-frame duplication),而在其他儿童肾脏恶性肿瘤中(如肾母细胞瘤)并未发现该突变,可用于和其他幼年性肾脏恶性肿瘤鉴别。基因表达谱已经证明了 CCSK 具有原始肾源性的胚胎特征,其他研究也发现表皮生长因子受体途径的异常调节。

五、鉴别诊断

CCSK 恶性程度高,治疗方案特别,需与肾母细胞瘤等其他儿童期肾肿瘤进行鉴别。

(一)肾母细胞瘤

富于细胞型和上皮型 CCSK 与 WT 中胚芽和原始小管成分相似,但后者瘤细胞核密集重叠,且可以找到胚芽、原始器官样特征的上皮成分和幼稚间胚叶组织三者的混合区,免疫组化染色除 vimentin 阳性外还表达 CK。近年文献报道,EGFR 在 CCSK 中表达显著高于 WT,可能对二者的鉴别诊断有帮助。

(二)先天性中胚叶肾瘤(congenital mesodermal nephroma,CMN)

有时候 CCSK 以梭形细胞为主,排列成束状,此时与 CMN 不易区分,但后者发病年龄多小于 6 个月,与 CCSK 好发年龄段少有重叠,且缺乏明显的纤维血管网。免疫组化染色显示 CMN 的瘤细胞表达 actin、desmin、fibronectin,显示肌纤维母细胞免疫表型。

(三)肾恶性横纹肌样瘤(malignant rhabdoid tumor kidney,MRTK)

MRTK 瘤细胞核大,呈泡状,核仁极为明显,胞质内可查见特征性均一的嗜酸性包涵体,免疫组化除表达 vimentin 外,常见表达 CK 和 EMA。另外,横纹肌样瘤可特异性 INI-1 蛋白表达缺失,电镜显示胞质内包涵体是由相互缠绕的中间丝构成。

(四)原始神经外胚叶肿瘤(primitive neuroectodermal tumor,PNET)

PNET 与 CCSK 一样好发于儿童,但前者瘤细胞核染色质浓密,可分为明细胞和暗细胞 2 种细胞,且 CD99、S-100 蛋白和 NSE 等阳性。遗传学异常表现为 EWS-FLI1 基因易位。

六、治疗及预后

CCSK 是具有高度侵袭性和广泛转移能力的恶性肿瘤。早期报道认为,CCSK 死亡率约为 70%。由于将多柔比星加入化疗方案,CCSK 患者的生存率从 20% 增加到 70%。然而,转移可能发生在初诊 10 年后。诊断时近 30% 的患者存在肾周淋巴结转移。骨转移曾经是最常见的复发模式,但脑转移更常见,可能是由于血脑屏障阻碍了有效的化疗。CCSK 与肾母细胞瘤的区别在于其转移到不寻常的部位,如软组织或眼眶。真正的 I 期 CCSK 有良好的预后,根据目前儿童肿瘤小组协议可以接受较少的治疗。

(谢 玲 吴群力 章宜芬)

参考文献

[1] AW S J. Clear cell sarcoma of the kidney [J]. Arch Pathol Lab Med, 2019, 143 (8): 1022-1026.

[2] O'MEARA E, STACK D, LEE C H, et al. Characterization of the chromosomal translocation t (10; 17) (q22; p13) in clear cell sarcoma of kidney [J]. J Pathol, 2012, 227 (1): 72-80.

[3] JET AW S, HONG KUICK C, HWEE YONG M, et al. Novel karyotypes and cyclin D1 immunoreactivity in clear cell sarcoma of the kidney [J]. Pediatr Dev Pathol, 2015, 18 (4): 297-304.

[4] UENO-YOKOHATA H, OKITA H, NAKASATO K, et al. Consistent in-frame internal tandem duplications of BCOR characterize clear cell sarcoma of the kidney [J]. Nat Genet, 2015, 47 (8): 861-863.

[5] GOOSKENS S L, FURTWÄNGLER R, SPREAFICO F, et al. Treatment and outcome of patients with relapsed clear cell sarcoma of the kidney: a combined SIOP and AIEOP study [J]. Br J Cancer, 2014, 111 (2): 227-233.

第74章

肾恶性横纹肌样瘤

肾恶性横纹肌样瘤(malignant rhabdoid tumor of kidney，MRTK)是发生于低龄儿童的具有高度侵袭性和致命性的肿瘤，肿瘤细胞有囊泡状染色质，核仁突出，细胞质内有玻璃样变的包涵体。

一、流行病学

恶性横纹肌样瘤约占所有儿童肾脏肿瘤的2%，诊断时的平均年龄约1岁，约80%患者在2岁之前诊断。3岁以上患者诊断此病时应慎重，5岁以上儿童基本不再诊断此病，以往报道5岁以上儿童诊断RTK者随后均被证实为肾髓质癌。成人肾恶性横纹肌样瘤罕见，可发生于任何年龄。

二、临床特征

MRTK临床表现缺少特征性，婴幼儿及儿童多表现为腹部肿块、血尿、腹痛及发热。70%的患者就诊时为Ⅲ期或Ⅳ期，故需提高对该病的认识。成人多表现为腹部肿块、血尿和腰痛。有患者可出现高钙血症、高血压等。大约15%的患者在后颅窝发生类似肾恶性横纹肌样瘤的非典型畸胎瘤样/横纹肌样瘤。

三、病　理

(一)大体检查

MRTK多发于单侧肾，均位于肾中央，浸润肾髓质和肾盏，并常累及集合系统。多为实性包块，没有包膜，浸润性生长，与周围肾组织分界不清，缺乏肾母细胞瘤的特征性分叶状结构。肿瘤较大，常伴坏死、出血。

(二)组织病理学

肿瘤无包膜，浸润至周围肾实质，常有广泛血管浸润。肿瘤细胞呈实性条索和片状排列，细胞有3个特点：囊泡状染色质、显著的红核仁和粉染玻璃样的胞质内包涵体。肿瘤间质毛细血管丰富，扩张的血管呈攀样弯曲包绕瘤组织，形成大小不一的"肾小球样"结构。部分肿瘤可能主要由原始未分化小圆形细胞构成，但是仔细寻找具有上述细胞学特点的小灶状细胞可帮助诊断。

(三)免疫表型

绝大多数MRTK均表达vimentin，部分表达CK和EMA，肌源性标志物如Desmin、Myoglobin和生殖细胞标记均为阴性，核内包含物蛋白标记(INI1)均阴性(INI-1丢失)，Ki-67指数高达70%~80%，明显高于肾脏其他肿瘤。

四、分子特征

最具特征的分子病理改变是位于22号染色体上的SWI染色质重塑复合物核心亚基SMARCB1(INI1)的双等位基因失活，导致INI1免疫组化表达缺失，同样的改变也出现在肾外横纹肌样瘤以及软组织上皮样肉瘤和肾髓质癌中。因此INI1缺失是MRTK的相对敏感和特异性标记物。偶尔会出现SMARCB1完整但SWI染色质重塑复合物另一核心亚基SMARCA4(BRG1)突变的病例。最近文献中还报道了SWI染色质重塑复合物亚基SMARCB1、SMARCA2和PBRM1在MRTK中同时缺失，提示MRTK的发生和SWI染色质重塑复合物功能的完整有关，而SWI染色质重塑复合物功能破坏需要多个核心亚基失常的协同作用。

少数幼儿可以同时出现多个部位的MRTK，如同时出现肾脏和中枢神经系统的MRTK，这些患者往往伴有INI1胚系突变，为横纹肌样瘤易感综合征(rhabdoid predisposition syndrome，RPS)家族成员。家族中必须有2个或以上成员携带INI1胚系突变才能诊断RPS。

五、鉴别诊断

主要与具有横纹肌样形态的肿瘤鉴别，包括横纹肌肉瘤、近端型上皮样肉瘤、促结缔组织增生性小圆细胞肿瘤(desmoplastic small round-cell tumor，DSRCT)、滑膜肉瘤、具有横纹肌样形态的不典型肾母细胞瘤等。

(一) DSRCT

很少出现在6岁以下儿童，可以出现上皮及间质等多样分化，vimentin和desmin免疫组化染色可以出现特征性核旁点状染色，INI1阳性。90%以上DSRCT病例出现特征性的分子遗传学改变t(11;22)(p13;q12)。

(二)横纹肌肉瘤

在年龄、发病部位及组织形态上与MRTK均有重叠，但肢体及会阴是横纹肌肉瘤的好发部位，MRTK很少在此发生。横纹肌肉瘤形态上常出现原始幼稚的间叶细胞及处于不同分化阶段的横纹肌母细胞。免疫组化检测是两者重要的鉴别依据，横纹肌肉瘤常表达desmin、MyoD1、myoglobin和myogenin，而MRTK很少表达；最关键的是横纹肌肉瘤 INI1 阳性, 而 MRTK 阴性。腺泡状横纹肌肉瘤可出现特征性 t(2;13)(q35;q14), 小部分出现 t(1;13)(p36;q14)。

(三) 滑膜肉瘤

很少发生于 6 岁以下儿童, 好发于四肢尤其靠近大关节处, 但任何部位均可发生, MRTK 的好发部位肾脏及头颈部深部软组织也有报道。具有双相分化的滑膜肉瘤易与 MRTK 区分, 但分化差的滑膜肉瘤伴横纹肌样形态时不易鉴别。免疫组化染色时两者均可表达上皮及间质标志物, 但滑膜肉瘤可表达 TLE1 而 MRTK 特征性 INI1 表达减弱。滑膜肉瘤特征性的 t(X;18)(p11;q11) 可明确诊断。

(四) 肾母细胞瘤

出现横纹肌样分化时, 可与 MRTK 混淆, 但具有经典的肾母细胞瘤区域及 INI1 免疫组化染色阳性, 可与 MRTK 区别。

六、治疗及预后

肾恶性横纹肌样瘤有高度侵袭性, 易短期内复发和多处转移, 预后极差。>80% 的患者在诊断 2 年内死于肿瘤。影响预后的因素包括发病年龄、肿瘤分期以及是否合并中枢神经系统肿瘤, 发病年龄早、分期高、合并中枢神经系统肿瘤者预后差。

目前 MRTK 主要治疗方案仍是根治性肾切除术, 术后辅助强力的放疗和/或化疗, 发生转移的患者综合治疗效果差。

(谢 玲 章宜芬 吴群力)

参考文献

[1] JACKSON E M, SIEVERT A J, GAI X, et al. Genomic analysis using high-density single nucleotide polymorphism-based oligonucleotide arrays and multiplex ligation-dependent probe amplification provides a comprehensive analysis of INI1/SMARCB1 in malignant rhabdoid tumors [J]. Clin Cancer Res, 2009, 15 (6): 1923-1930.

[2] RAO Q, XIA Q Y, WANG Z Y, et al. Frequent co-inactivation of the SWI/SNF subunits SMARCB1, SMARCA2 and PBRM1 in malignant rhabdoid tumours [J]. Histopathology, 2015, 67 (1): 121-129.

[3] BIEGEL J A, FOGELGREN B, WAINWRIGHT L M, et al. Germline INI1 mutation in a patient with a central nervous system atypical teratoid tumor and renal rhabdoid tumor [J]. Genes Chromosomes Cancer, 2000, 28 (1): 31-37.

[4] VAN DEN HEUVEL-EIBRINK M M, VAN TINTEREN H, REHORST H, et al. Malignant rhabdoid tumours of the kidney (MRTKs), registered on recent SIOP protocols from 1993 to 2005: a report of the SIOP renal tumour study group [J]. Pediatr Blood Cancer, 2011, 56 (5): 733-737.

第 75 章

肾血管平滑肌脂肪瘤

肾血管平滑肌脂肪瘤(renal angiomyolipoma,RAML)是一种良性间叶性肿瘤,肿瘤内有多少不等的脂肪组织、梭形和上皮样平滑肌细胞以及异常的厚壁血管,属于血管周上皮样细胞肿瘤(PEComas)家族成员之一,其肿瘤细胞起源于血管周上皮样细胞(perivascular epithelioid cell,PEC)。

上皮样血管平滑肌脂肪瘤(epithelioid angiomyolipoma,EAML)是 AML 的一种变型,80% 肿瘤细胞为上皮样细胞。

一、流行病学

AML 是肾良性肿瘤中最常见者,约占肾肿瘤的 1%,发现率随着影像学的发展而升高。AML 可以是散发性的,也可以是结节性硬化症(tuberous sclerosis complex,TSC)的肾脏表现。TSC 是一组常染色体显性遗传并累及 3 个胚层多种器官的综合征,故亦名为结节性硬化复合体。特征性临床表现为面部血管纤维瘤、癫痫、智力低下三联征,病变随年龄增长逐渐进展。此外可见皮肤、脑、肾、肝、肺、眼、骨及心脏等多发肿瘤性损害,其新生儿发病率约为 1/6 000。合并肾脏损害者占 48%~80%,主要表现为 RAML(占 34%~85%),也可有良性肾囊肿(占 18%~53%)及肾细胞癌(占 0.5%~4.5%)。

外科病例中不伴结节硬化症的 AML 患者,男女发病率比例为 1:4;伴有结节硬化症的 AML 患者,男女发病率相近。不伴结节硬化症的 AML 发病年龄介于 45~55 岁,有结节硬化症的 AML 发病年龄介于 25~35 岁,青春期可能会影响 AML 的发展。散发的 AML 例数是结节性硬化症伴 AML 的 4 倍。

EAML 占所有切除 AML 的 4.6%。和 AML 一样 EAML 可以伴有 TSC 或 TSC2/PKD1 相邻基因综合征。发病年龄 30~80 岁,平均发病年龄 50 岁,男女发病率相似。

二、病 因 学

AML 属于血管周上皮样细胞(perivascular epithelioid cell,PEC)来源的肿瘤。近年来分子生物学研究证实本病是单克隆性疾病,免疫组化和超微结构研究也证实本瘤组织发生上来自单一种类细胞。病因和病理机制不清。男女发生比率不同、青春期后发病以及免疫组化 PR 常阳性,提示本病可能与激素有关。

三、临床特征

患者的临床特征根据是否有 TSC 而不同,在 TSC 患者,AML 常无症状,多为影像学发现。在无 TSC 的患者,常有季肋部疼痛、血尿、可触及包块等症状和体征,有时可出现腹膜后出血。同一肾脏同时发生 AML、肾细胞癌和肾嗜酸细胞腺瘤者也有报道。此外,AML 还与淋巴管平滑肌瘤病(lymph angioleio myomatosis,LAM)有关,LAM 是一种常发生于年轻女性肺部的进展性疾病,也与 TSC 有关。组织病理学和遗传学证实 AML 和 LAM 有许多相同的特点。

绝大多数患者在手术前通过 CT 和超声检查即可诊断,大多数 AML 脂肪含量高,故在 CT 中有其独特的影像学特点。但是,当肿瘤成分中以平滑肌细胞为主,或 3 种成分混合存在,或发生显著囊性变时,术前难以将其与上皮性肿瘤鉴别,此时,需通过细针穿刺并辅以免疫组化确诊。

罕见情况下,AML 延伸到肾内静脉系统、肾静脉或腔静脉。血管侵犯和多发病灶偶尔被误认为恶性肿瘤和转移的证据。局部区域淋巴结可能被累及,但这被认为是 AML 的多灶性生长模式而不是转移。只有少数散发性 AML 发生肉瘤改变的报道,其中两例发生肺转移,1 例肝转移。

肾脏 EAML 临床症状无特异性,多数为体检发现,少部分患者有腰部不适、血尿和腹部包块等症状。

四、病 理

(一)大体检查

AML 与周围肾组织边界清楚,但无包膜。根据 3 种成分含量不同,肿瘤呈黄色或红褐色。含有 3 种成分者大体上似透明细胞肾细胞癌,以平滑肌成分为主者似平滑肌瘤。虽然 AML 可以体积很大,但是它们向肾周脂肪组织呈膨胀性生长,而不是浸润性生长。多数 AML 呈孤立性生长,但也可多发,此时,大的主瘤体周围伴有小的瘤体。

EAML 体积较大,呈浸润性生长,肉眼呈灰褐色、白色、棕色,或伴出血,可有坏死。有时肿瘤侵及肾外组织或肾静脉乃至腔静脉。

(二)组织病理学

大多数 AML 由多少不等的成熟脂肪组织、厚壁的不规则血管和平滑肌构成(图 75-0-1)。肿瘤与周围肾实质界限清楚,部分肿瘤边缘可有肾小管陷入。平滑肌细胞在血

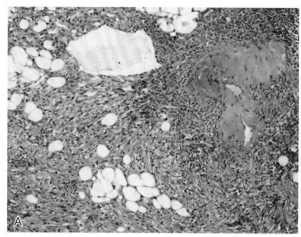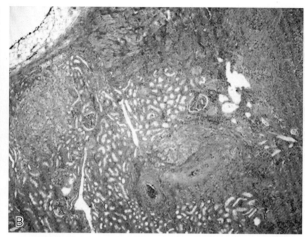

图 75-0-1 血管平滑肌脂肪瘤

注：A. 血管平滑肌脂肪瘤由平滑肌、厚壁血管和脂肪细胞组成（HE×40）；B. 结节硬化患者伴肾脏多发性血管平滑肌脂肪瘤（HE×40）。

管壁周围呈放射状排列，远离血管区可呈束状生长。平滑肌细胞多为梭形，但也可呈圆形上皮样（图 75-0-1）。有时细胞核呈明显的异型性、核分裂象和多核细胞，此时可能提示恶性。有些 AML 位于肾被膜下，而且肿瘤几乎全由平滑肌细胞构成，似平滑肌瘤。那些与薄壁的分支血管相关的细胞，生长方式与淋巴管平滑肌瘤相似，是肿瘤中平滑肌成分的另一类型。脂肪成分主要是成熟的脂肪组织，但也可以有脂肪母细胞。若以脂肪成分为主，则肿瘤似脂肪肉瘤。肿瘤中的血管主要为厚壁血管，缺乏正常动脉的弹力层。当 AML 以血管成分为主时，似血管畸形。

血管平滑肌脂肪瘤伴上皮性囊肿形成（angiomyolipoma with epithelial cysts，AMLEC）又称为囊性血管平滑肌脂肪瘤（cystic AML），是 AML 的一种罕见的组织学变异型。到目前为止，文献中仅有不超过 20 例的报道。组织学上 AMLEC 的囊肿壁由截然分层的 3 种成分构成：最里层为被覆单层扁平 / 立方细胞，偶尔为鞋钉样上皮细胞的囊肿；紧邻囊肿的是上皮下的薄层"生发层样"间质，由致密的富于细胞的苗勒样短梭形细胞组成，其内可见散在的慢性炎性细胞浸润；上皮下间质之外是厚的长梭形或上皮样平滑肌样间质，胞质嗜酸或浅染，呈不规则或模糊束状排列，常围绕畸形的厚壁血管生长。

嗜酸细胞型 AML 由均一的多边形，细胞质嗜酸性细胞构成。在有或无 TSC 的患者中均有报道。识别这种 AML 变异型很重要，因为肾嗜酸细胞腺瘤可以与 AML 共同存在。

在发生 AML 的肾脏中常见具有 AML 特点的小结节，提示这些病变可能属于 AML 的前驱病变，最小的结节主要由上皮样平滑肌细胞构成，随着结节的逐渐增大，梭形细胞和脂肪细胞逐渐增多。有报道显示，有 TSC 和无 TSC 的患者肾小球内均有 AML 的前驱病变。

EMAL 中上皮样肿瘤细胞有丰富的颗粒状细胞质，呈巢状和片状排列，上皮样细胞在血管周围呈套袖样分布。在许多报道中将之误诊为高级别的癌。肿瘤细胞圆形或多角形，细胞核较大，囊泡状，核仁清楚，可见多核细胞和大

的神经节样细胞（图 75-0-2）。可见短梭形细胞聚集、细胞核间变、核分裂象、血管浸润、坏死和肾周脂肪组织的浸润，常有明显的出血（图 75-0-2）。有些肿瘤中可有灶状经典的 AML 区域。有时还可见肿瘤中出现多少不等的透明细胞，甚至透明细胞成分还很突出。

（三）免疫表型

AML 同时表达黑色素细胞［HMB45、HMB40、tyrosinase、Melan A 和小眼症转录因子（microphthalmia transcription factor，MiTF）］和平滑肌（SMA、MSA 和 Calponin）标记，也可表达 CD68、NSE、S-100、ER 和 PR，但无上皮性标记物的表达。

AMLEC 免疫表型特征，囊肿内衬上皮表达 PAX8、PAX2 及 CK7；上皮下"生发层样"间质弥漫强表达 HMB45、Melan A、CD10、ER、PR，不表达 SMA 和 desmin；外层平滑肌肌样间质则相反，弥漫表达 SMA 和 desmin，仅偶尔或散在表达 HMB45、MelanA、ER 和 PR。

EAML 表达黑色素细胞的标记，如 HMB45、Melan A 和 MiTF，平滑肌标记物如 SMA、MSA 等的表达不定。cathepsin K 阳性表达，desmin 阳性较少，有些肿瘤 TFE3 阳性表达，但表达较弱。上皮性标记物一般呈阴性。

五、分子特征

已知有 TSC1 和 TSC2 基因引起结节性硬化症。TSC1 基因定位于染色体 9q34，包含 23 个外显子，并编码 hamartin 蛋白。TSC2 基因定位于染色体 16p13，包含 41 个外显子，编码 tuberin 蛋白，该蛋白是一种可活化 RAP 和 RAB5 蛋白的 GTP 酶。tuberin 和 hamartin 蛋白相互作用，形成一个细胞质内的复合物。单发和与 TSC 伴发的 AML 常显示在 TSC2 基因的杂合性缺失。

最近的研究发现，散发性 AML 存在 TSC2 基因突变，而不是 TSC1 或 RHEB 基因突变，此外没有发现其他基因组变化。

散发性 EMAL 有些存在 TSC2 基因杂合性的缺失，提示肿瘤的克隆性及与经典性 AML 的关联。近年来发现 EAML 中有 Xp11.2 染色体易位导致的 TFE3 基因的融合，

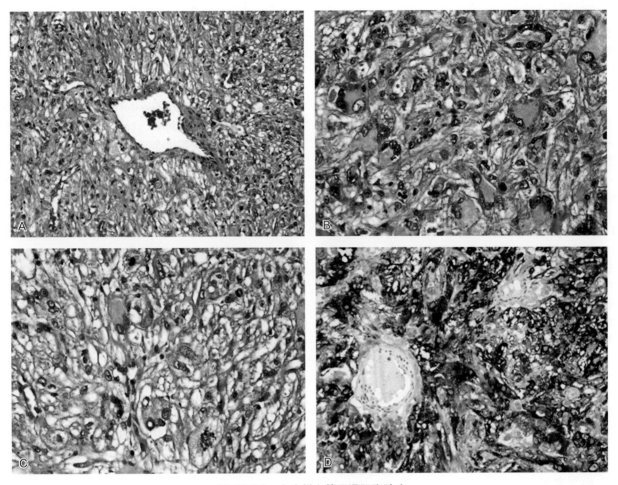

图 75-0-2　上皮样血管平滑肌脂肪瘤

注:A.典型的上皮样血管平滑肌脂肪瘤由大小不等的多角形和梭形细胞组成(HE×100);B.灶状神经节样细胞和多核细胞(HE×100);C.明显的细胞核异型性和核分裂象(HE×100);D.多数细胞显示 HMB45 阳性(IHC×100)。

表现为 TFE3 蛋白核阳性表达,并与其侵袭性行为有关。多数 EMAL 表达 TFE3 蛋白,但是没有 *TFE3* 基因的融合。

六、鉴别诊断

(一)脂肪肉瘤

当 AML 的绝大部分以空泡状透亮细胞为主时,易误诊为脂肪肉瘤,此时应注意对标本多取材并仔细寻找平滑肌和血管成分。免疫组化 SMA、HMB-45 有助于鉴别。

(二)平滑肌肉瘤

当上皮样 AML 脂肪细胞过少、细胞核异型性比较明显、核质比增大、核分裂象易见时,易与平滑肌肉瘤相混淆。同时,免疫组化染色显示上皮样 AML 与平滑肌肉瘤往往都会表达 SMA、desmin 等肌源性标志物,最终还需以 melan A 和 HMB45 的免疫组化染色来进行鉴别。

(三)透明细胞肾细胞癌

特别是伴嗜酸性胞质的 ccRCC 易与肾 EAML 相混淆。两者组织形态及影像学特征有重叠,主要依据免疫组化相鉴别,肾 EMAL 表达 HMB45 和 SMA,而上皮性标志物如 EMA、CK、RCC 标志物阴性;ccRCC 则相反。

(四)副神经节瘤

神经内分泌标记 Syn、CgA、CD56 阳性,而 HMB45 和

肌源性标记阴性。

七、治疗及预后

经典的 AML 属良性肿瘤,极少数患者因并发症死亡。肿瘤大于 4cm 或孕妇,可有腹膜后出血的情况发生,可能危及生命。发生于 TSC 患者的肾囊肿和多灶 AML 可发生肾衰竭。在治疗方面,肿瘤直径 ≤ 4cm 者可以经由腹部超声定期复查,当出现进展性增长、肿瘤直径 >4cm 或出现腰痛、血尿、腹部可触及肿块时,可按保留肾单位的方法进行治疗,如行选择性介入动脉栓塞术、肾肿瘤切除术或肾部分切除术。

近年来对结节性硬化症的遗传及分子生物学层面的研究进展使西罗莫司或依维莫司成为可选的药物治疗方法。正常状态下肿瘤抑制基因 *TSC1/TSC2* 编码的蛋白复合物可从上游抑制细胞生长调节因子 mTOR 的活性,结节性硬化症患者由于 *TSC1/TSC2* 突变使 mTOR 活性上调,促使细胞过度增殖,形成肿瘤性病变。而雷帕霉素或依维莫司可直接抑制 mTOR 活性,使肾 AML 停止增长或体积缩小。

EAML 是一种具有恶性潜能的间叶性肿瘤。文献中报道 5%~66% 的 EAML 出现侵袭性的生物学行为(包括局部复发和转移),这种数值的差异可能是由研究中包括

的病例类型造成。目前对于 EAML 的恶性诊断和预后参数尚无统一认识。Nese 等认为 EAML 伴结节性硬化症和 / 或并发经典的 AML、肿瘤直径 >7cm、呈癌样形态、浸润肾周脂肪和 / 或肾静脉、肿瘤性坏死等因素与疾病进展、复发、转移或死亡相关，基于上述参数建立了预测风险分层模型，将肿瘤分成低（0~1 参数）、中（2~3 参数）和高（≥ 4 参数）风险类别。这些组中疾病进展的风险分别为 15%、64% 和 100%。具有 ≥ 3 个不良参数的患者 80% 发生疾病进展。

Brimo 等对肾 EAML 研究则显示患者年龄大、肿瘤直径大、上皮样成分多、细胞高度异型性、高核分裂象计数、肿瘤性坏死和脉管浸润与肿瘤不良预后相关，并总结了 4 条病理学特点：①异型的上皮成分 >70%；②核分裂象 >2 个 /10HP；③出现病理性核分裂象；④肿瘤性坏死。Polpe 等将 EAML 分为良性、潜在恶性、恶性 3 种。良性：无令人担忧的特征（肿瘤 <5cm，非浸润性，核及细胞密度低 ~ 中等，核分裂象 ≤ 1 个 /HP，无凝固性坏死和脉管侵犯）；潜在恶性：肿瘤具有多形性核、多核巨细胞或肿瘤 >5cm；具有 2 个或多个令人担忧的特征属于恶性。

AML 的治疗以手术切除为主，至于肿块直径为多少才有手术指征，目前没有统一标准。手术方式可采用 R.E.N.A.L. 评分来决定。针对术后复发或出现远处转移者，目前国内外尚无有效治疗方案。有采用多柔比星、环磷酰胺、异环磷酰胺等化疗的报道，疗效不肯定。

（谢 玲 吴群力 章宜芬）

参考文献

［1］REDKAR N, PATIL M A, DHAKATE T, et al. Tuberous sclerosis complex presenting as bilateral large renal angiomyolipomas [J]. BMJ Case Rep, 2012, 2012: bcr2012006412.

［2］GIANNIKOU K, MALINOWSKA I A, PUGH T J, et al. Whole exome sequencing identifies TSC1/TSC2 biallelic loss as the primary and sufficient driver event for renal angiomyolipoma development [J]. PLoS Genet, 2016, 2 (8): e1006242.

［3］QIN W, BAJAJ V, MALINOWSKA I, et al. Angiomyolipoma have common mutations in TSC2 but no other common genetic events [J]. PLoS One, 2011, 6 (9): e24919.

［4］CHUANG C K, LIN H C A, TASI H Y, et al. Clinical presentations and molecular studies of invasive renal epithelioid angiomyolipoma [J]. Int Urol Nephrol, 2017, 49 (9): 1527-1536.

［5］OHE C, KURODA N, HES O, et al. A renal epitheliod andiomyolipoma/perivacular renal epithelioid angiomyolipoma/perivascular epithelioid cell tumor with TFE3 gene break visualized by FISH [J]. Med Mol Morphol, 2012, 45 (4): 234-237.

［6］PLANELLES M, MACíAS L, PEIRó G, et al. Rheb/mTOR/p70s6k cascade and TFE3 expression in conventional and sclerosing PEComas of the urinary tract [J]. Appl Immunohistochem Mol Morphol, 2016, 24 (7): 514-520.

［7］FLUM A S, HAMOUI N, SAID M A, et al. Update on the diagnosis and management of renal angiomyolipoma [J]. J Urol, 2016, 195 (4Pt1): 834-846.

［8］BUDDE K, GAEDEKE J. Tuberous sclerosis complex-associated angiomyo-lipomas: focus on mTOR inhibition [J]. Am J Kidney Dis, 2012, 59: 276-283.

［9］KINGSWOOD J C, BELOUSOVA E, BENEDIK M P, et al. Renal angiomyolipoma in patients with tuberous sclerosis complex: findings from the tuberous sclerosis registry to increase disease Awareness [J]. Nephrol Dial Transplant, 2019, 34 (3): 502-508.

第76章

肾血管母细胞瘤

血管母细胞瘤(haemangioblastoma)是一种与中枢神经系统血管母细胞瘤形态学上相似的肿瘤。它由间质细胞和丰富的毛细血管网构成。

一、流行病学

血管母细胞瘤大部分发生于中枢神经系统,发生于中枢神经系统以外的血管母细胞瘤较少报道,肾脏发生的原发性血管母细胞瘤非常罕见。目前仅10余例文献报道。发生于中枢神经系统的血管母细胞瘤与Von-Hippel-Lindau(VHL)相关,但是原发于肾脏的血管母细胞瘤与VHL无关。

二、临床特征

原发性肾血管母细胞瘤患者以中年为主,平均年龄50岁(16~71岁)。患者多无特异性的临床表现,可有腰痛及腰部不适,肉眼血尿及红细胞增多症等。术前常诊断为肾癌。

三、病　理

(一)大体检查

均为单发的实性肿块,肿块大小1.2~9.0cm,平均4.5cm,包膜完整。切面可成灰黄灰白色、暗红色或灰褐色,质地韧,中心坏死少见,偶可见出血及囊性变。这与颅内血管母细胞瘤以囊性变为主明显不同。

(二)组织病理学

肾血管母细胞瘤主要由泡状的大的间质细胞和丰富的毛细血管网(不同成熟阶段的血管)两种成分组成。间质细胞的细胞核呈多形性,圆形、卵圆形或短梭形,胞质丰富淡染或呈空泡状,含脂质样空泡,一般无核分裂现象和坏死。间质细胞的形态也可具有非典型性,胞核出现多形性,需与恶性肿瘤鉴别。

(三)免疫表型

肿瘤细胞特征性表达vimentin、NSE、S-100、GLUT1、EMA、CD10偶有局灶表达,PAX8核阳性。CK、HMB45、

Melan A、突触素、嗜铬粒素A、Desmin均阴性。血管内皮细胞表达CD34、CD31和第八因子相关抗原,而间质细胞均不表达血管相关标记。

四、分子特征

肾血管母细胞瘤是散发性的,未见VHL基因突变,也未发现与其他已知的家族或遗传有关联。

五、治疗及预后

肾血管母细胞瘤是良性肿瘤。在报道的病例中有随访长达9年无复发和转移者。由于肾血管母细胞瘤富含毛细血管,是较罕见的动脉血供丰富的良性肿瘤,加之形态无典型特征,术前容易被误诊为肾恶性肿瘤,导致临床过度治疗。因此术前诊断十分重要。手术切除为主要治疗手段,应在完整切除肿瘤的前提下尽可能保留肾单位。

(谢　玲　章宜芬　吴群力)

参考文献

[1] Zhang X P, Wang X, Wang J J, et al. Clinicopathologic study of primary renal hemangioblastoma [J]. Zhonghua Bing Li Xue Za Zhi, 2015, 44 (6): 377-381.

[2] WANG Y, WEI C, MOU L, et al. Sporadic renal haemangioblastoma: case report and review of the literature [J]. Oncol Lett, 2013, 5 (1): 360-362.

[3] WU Y, WANG T, ZHANG P P, et al. Extraneural hemangioblastoma of the kidney: the challenge for clinicopathological diagnosis [J]. J Clin Pathol, 2015, 68 (12): 1020-1025.

[4] DOW E. Hemangioblastoma in hereditary leiomyomatosis and renal cell cancer syndrome: a phenotypic overlap between VHL and HLRCC Syndromes [J]. Fam Cancer, 2019, 18 (1): 91-95.

第 77 章

混合性上皮和间质肿瘤家族

混合性上皮和间质肿瘤（mixed epithelial and stromal tumours，MEST）家族是一种同时含有间质和上皮成分的良性肿瘤，该肿瘤包括了以形态学囊性成分为主的成人囊性肾瘤（cystic nephroma，CN）和以不同比例的上皮和间质成分共同构成的混合性上皮间质肿瘤。同幼年型囊性肾瘤一起，成人囊性肾瘤以前被视为一个独立的肾肿瘤类别。2016 版 WHO 肿瘤分类将其归入混合性上皮间质肿瘤家族，原因在于两者均明显好发于围绝经期的女性，具有相似的年龄特征、重叠的组织学特点和免疫表型特征以及相似的基因表达谱。与成人囊性肾瘤不同的是，幼年型囊性肾瘤是存在特异性 *DICER-1* 基因突变的一类肿瘤实体。

一、流行病学

这两种肿瘤均较罕见。好发于围绝经期的女性，平均发病年龄 52 岁，男女比例为 1∶7。在男性患者中，经常有激素治疗的病史。

二、病 因 学

MEST 病因尚不清楚，因其多见于围绝经期女性，部分患者有长期的雌孕激素治疗病史，所以可能与激素失调或其他与激素相关的因素有关。

三、临床特征

临床症状包括无痛性腹部肿块、季肋部疼痛、血尿及尿路感染等症状。部分患者系偶然体检时影像学检查发现肾肿块。影像学检查中，多达 70% 的肿瘤有实性部分的强化表现。

（一）大体检查

成人囊性肾瘤有包膜，边界清楚，完全由囊及其间隔构成，无实性和坏死区。囊内含浆液性液体，偶伴血性液体。病变呈局灶性或占据全肾，偶见位于肾盂。

混合性上皮和间质肿瘤多位于肾中央、肾盂或肾髓质内，肿瘤呈膨胀性生长，界限较清，灰褐色，直径 2~24cm 不等，平均 6cm；切面囊实性，囊大小不等，与实性区混杂存在，两者比例不定，部分患者以囊性区为主，囊内有附壁实性结节；实性区根据细胞的多少可以从质地硬韧到质软细腻不等。肿瘤出血及坏死少见。

（二）组织病理学

成人囊性肾瘤镜下表现为囊壁组织衬覆单层扁平、立方或鞋钉样上皮细胞，细胞质多为嗜酸性，也可透明。间质为纤维组织样、纤维母细胞样，也可似卵巢样间质（图 77-0-1A、B）。间隔内可见簇状成熟的肾小管。

混合性上皮和间质肿瘤结构复杂，主要有 2 种成分：①上皮成分主要构成大小不一的囊、微囊和小管。小管内衬扁平、立方或柱状上皮，与集合管相似；小管扩张形成大小不一的囊，囊壁内衬矮立方、扁平或鞋钉样上皮细胞，有时形成乳头状结构，可伴有复杂的分支。这些上皮细胞胞质通常淡染、嗜酸性或透明，核分裂象少见（图 77-0-1C、D）。②间叶成分以束状和片状排列的梭形细胞为特征（图 77-0-1C），这些梭形细胞核大，细胞质丰富，围绕小管和囊腔分布，偶见核分裂象。间质细胞密度不均，既可呈细胞稀少的瘢痕样结构，也可以细胞丰富密集类似平滑肌纤维，还可呈缺乏特征的纤维组织束状交错排列，类似孤立性纤维性肿瘤或卵巢间质。

极少数 MEST 可以发生恶性转化，恶性成分主要由未分化的梭形细胞肉瘤构成。恶性转化的 MESTK 呈浸润性生长，间质成分细胞密度高且异型性明显，一般类似卵巢间质肉瘤样排列，也可伴有异源性恶性成分，包括横纹肌肉瘤、软骨肉瘤等。

（三）免疫表型

免疫组化：上皮成分 CK 强阳性；间叶成分 SMA、desmin 和 actin 强阳性。vimentin、CD10、ER 和 PR 均阳性，而 S100、HMB-45 和 CD34 均阴性。卵巢样间质（特别是黄素化的）可表达 inhibin 和 calretinin。

四、分子特征

mRNA 表达谱的分析发现在混合性上皮和间质肿瘤与成人囊性肾瘤中表现出相似的表达谱，支持二者是位于同一肿瘤谱系两端的肿瘤。未发现细胞性先天性中胚叶肾瘤的基因易位现象。其他遗传学方面的情况知之甚少。

五、鉴别诊断

MEST 病理形态多变，尤其易与以梭形细胞为主的肿瘤混淆，在诊断时须与以下疾病相鉴别。

（一）先天性中胚叶肾瘤

绝大多数发生在婴儿期（90% 小于 1 岁），无性别差异；该肿瘤为纯间叶性肿瘤。另外，先天型中胚叶肾瘤多见

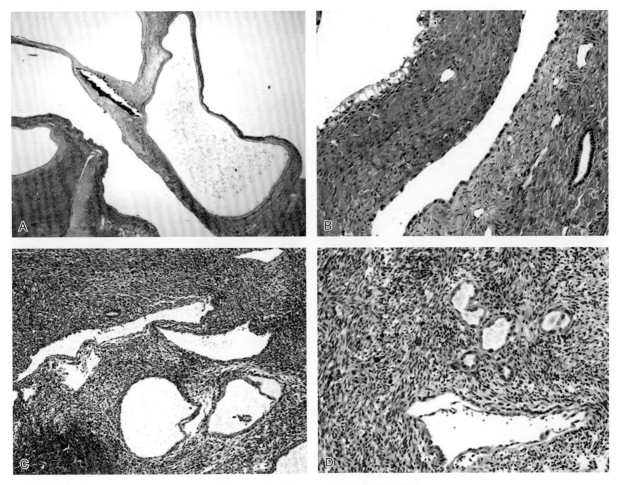

图 77-0-1　混合性上皮和间叶来源的肿瘤

注:A. 成人囊性肾瘤由大小不等的薄壁囊肿构成(HE×40);B. 成人囊性肾瘤囊壁组织衬覆单层扁平、立方或鞋钉样上皮
　　细胞,细胞质多为嗜酸性,也可透明(HE×100);C. 混合性上皮和间质肿瘤,主要有 2 种成分:上皮成分主要构成大小不
　　一的囊、微囊和小管,间叶成分以束状和片状排列的梭形细胞为特征(HE×100);D. 小管内衬扁平、立方或柱状上皮,间
　　质梭形细胞核大,细胞质丰富,围绕小管和囊腔分布(HE×100)。

ETV6-NTRK3 融合或 8、11、17 多倍染色体等遗传学改变。

(二)部分囊状分化的肾母细胞瘤

形态学上存在特征性的胚芽组织及胚胎性肾小管、肾小球样结构。

(三)后肾腺纤维瘤

多发生于儿童和青壮年,男性多见;间胚叶成分为纤维母细胞样细胞;免疫组化染色显示梭形细胞表达 CD34,不表达 SMA 和 Desmin。

(四)梭形细胞肉瘤

如平滑肌肉瘤,除了梭形细胞胞质红染、核周有空晕等平滑肌细胞特点外,在肿瘤的中央不见小管成分,免疫组化染色显示 CD10、ER 和 PR 阴性;滑膜肉瘤具有双向分化特征,其上皮和间叶细胞异型性大,核分裂象和坏死多见,免疫组化染色显示梭形细胞 EMA 和 vimentin 均阳性,且多数患者可检测到 SYT-SSXl 或 SYT-SSX2 融合转录体。

(五)幼年型囊性肾瘤

组织学上和成人型 CN 无法鉴别,但流行病学上幼年型 CN 好发于 <2 岁男性婴儿或幼童,分子遗传学方面通常可见 *DICERl* 基因突变,因此被认为与 MEST 是两类疾病。

(六)低度恶性潜能的多房性囊性肾肿瘤

临床及术前影像鉴别诊断困难,但低度恶性潜能的多房性囊性肾肿瘤几乎完全由囊腔构成的肿瘤,囊腔间隔由纤维组织构成伴有透明胶原形成,可见小灶非膨胀性类似典型 ccRCC 的透明细胞。免疫组化染色示透明细胞表达 CA Ⅸ、vimentin、CD10,而 MEST 间质细胞表达 ER、PR 等可以鉴别。

六、治疗及预后

MEST 绝大多数为良性,手术以完整切除肿物为原则,根据肿瘤的位置和大小选择根治性肾切除术、保留肾单位手术,均可成功治疗 MEST,推荐行腹腔镜下肾部分切除术治疗。MEST 预后一般良好,仅有极少数术后复发。目前比较多见的术后复发和 / 或转移是因为 MEST 恶性转化。

(谢　玲　吴群力　章宜芬)

参考文献

［1］ ZHOU M, KORT E, HOEKSTRA P, et al. Adult cystic nephroma and mixed epithelial and stromal tumor of the kidney are the same disease entity: molecular and histologic evidence [J]. Am J Surg Pathol, 2009, 33 (1): 72-80.

［2］ KAMEL MH, DAVIS R, COX RM, et al. Enucleation/partial nephrectomy for large mixed epithelial stromal tumor and herniating into the pelvicalyceal system [J]. Urol Ann, 2014, 6 (4): 377-380.

［3］ SUN BL, ABERN M, GARZON S, et al. Cystic nephroma/mixed epithelial stromal tumor: a benign neoplasm with potential for recurrence [J]. Int J Surg Pathol, 2015, 23 (3): 238-242.

第78章

肾盂和输尿管尿路上皮癌

上尿路上皮癌（upper tract urothelial carcinoma，UTUC）是指发生在肾盂或输尿管尿路上皮的恶性肿瘤。

一、流行病学

上尿路上皮癌在流行病学上与膀胱尿路上皮癌相似，男性患者多于女性（男女比例为3∶1），多数发生在70~90岁的老年人，但儿童病例也有报道。发生在肾盂的肿瘤大约是输尿管肿瘤的2倍，发生在肾盂和输尿管尿路上皮癌的总数约占总尿路上皮的5%~10%。

二、病因学

吸烟、工业致癌物、慢性刺激（结石和感染）、滥用非那西丁止痛剂等均是引发肾盂和输尿管尿路上皮癌的危险因素，其中滥用非那西丁是一些人群中最重要的致病因素，约占肾盂肿瘤患者的25%以上，约占输尿管肿瘤患者的10%。巴尔干肾病主要是上尿路上皮癌的危险因素，与膀胱癌无关。上尿路上皮癌的另一个重要病因为马兜铃酸类物质接触史。有研究发现马兜铃酸同DNA片段特异性结合后会形成马兜铃酸-DNA加合物，可引起p53基因139号密码子的突变而导致肿瘤的发生。

三、临床特征

临床以无痛性肉眼血尿、持续镜下血尿及腰部不适为主要表现，部分患者可没有明显的临床症状，体检时被发现。镜下血尿可能是肾盂及输尿管浸润性肿瘤的首发症状，同时近半数的患者会出现肉眼血尿。部分患者因凝血块的急性阻塞引起腹部绞痛，可能会被误诊为输尿管结石，如果是慢性阻塞，则可以出现临床上不易被察觉的肾盂积水。

四、病理

（一）大体检查

肾盂尿路上皮癌常发生于一侧，单发或多发，与膀胱的尿路上皮癌在大体上相似，主要表现为乳头状、息肉状、结节状、实性、溃疡性或弥漫性生长，切面半透明状，质软，呈灰红色。肿瘤常常弥漫累及肾盂并可呈树枝状侵犯输尿管，偶尔仅局限于肾盏。

发生在输尿管的尿路上皮癌可发生于任何节段，并可因管腔堵塞而发生近端扩张，少数病例可弥漫发生于整个输尿管。

肾盂和输尿管的尿路上皮癌常伴有泌尿道其他部位的肿瘤。因此，在发现上尿路上皮肿瘤时，要仔细检查膀胱等泌尿道是否有同样肿块的存在。

（二）组织病理学

上尿路上皮癌在肿瘤组织学分类及形态上与膀胱尿路上皮癌相似。根据其组织学形态，尿路上皮癌可分为浸润性尿路上皮癌和非浸润性尿路上皮癌，非浸润性尿路上皮癌包括非浸润性低级别乳头状尿路上皮癌、非浸润性高级别乳头状尿路上皮癌及尿路上皮原位癌。

非浸润性低级别乳头状尿路上皮癌的瘤细胞由纤细、多分支和轻度融合的乳头组成，细胞异型性较明显，核分裂象可出现在全层，形态上需与低度恶性潜能的乳头状尿路上皮肿瘤（papillary urothelial neoplasm of low malignant potential，PUNLMP）进行鉴别，PUNLMP组织形态表现为瘤细胞缺乏异型性或轻度异型，核分裂罕见（图78-0-1A、B）。其中细胞异型性和核分裂象是鉴别非浸润性低级别乳头状尿路上皮癌和PUNLMP的关键因素。非浸润性高级别乳头状尿路上皮癌镜下表现为融合和分支的乳头，排列明显无序，细胞核大，染色质较深，排列紊乱，细胞的黏附性降低，核分裂象常见（图78-0-1C）。

尿路上皮原位癌是指扁平状尿路上皮病变，被覆上皮内有呈恶性形态的细胞。尿路上皮原位癌的诊断要点是细胞异型性必须达到高级别（图78-0-1D），即镜下表现为细胞核增大、多形、深染，核仁大而明显，核分裂象多见，肿瘤的改变可以累及或未累及整个黏膜的厚度，伞细胞可存在。在正常的上皮细胞中，可出现散在的癌细胞，称为"Paget样"扩散。

浸润性尿路上皮癌是指浸润至基底膜以下的一种尿路上皮肿瘤。典型的浸润性尿路上皮癌表现为大小不等的巢状、梁状、索状或单个细胞浸润性生长，瘤细胞核形状多样，核仁明显，核分裂象常见，在浸润性瘤细胞巢之间通常可以发生促纤维结缔组织增生的间质反应。根据肿瘤细胞核间变程度和组织学结构的异常，可将浸润性尿路上皮癌分为低级别和高级别，大多数浸润性尿路上皮癌为高级别，然而，区分浸润性尿路上皮癌低级别和高级别对患者的预后具有重要的意义。

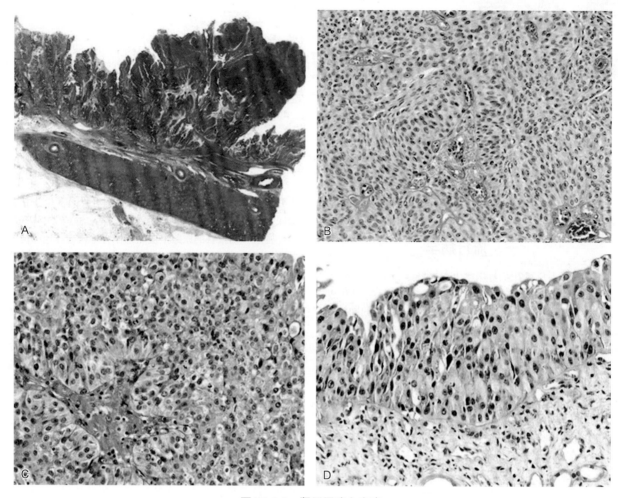

图 78-0-1 肾盂尿路上皮癌

注:A. 肾盂非浸润性低级别乳头状尿路上皮癌(HE×20);B. 肾盂非浸润性低级别乳头状尿路上皮癌(HE×200);C. 肾盂非浸润性高级别乳头状尿路上皮癌(HE×200);D. 肾盂尿路上皮原位癌(HE×200)。

浸润性尿路上皮癌组织学形态多样(图78-0-2),25%的尿路上皮癌具有变异型形态,最常见的是鳞状分化,其次是腺性分化,通常典型的尿路上皮癌形态中可以看到不同变异型形态混合存在。因此,病理医生需要警惕,避免漏诊。浸润性尿路上皮癌的变异型主要包括:鳞状分化、腺性分化、巢状变异型、微囊变异型、微乳头变异型、淋巴上皮瘤样型、浆细胞样变异型、肉瘤样变异型、伴巨细胞型、伴滋养叶细胞分化型、透明细胞变异型及富于脂质变异型等。其中富于脂质的尿路上皮癌病理诊断上需与脂肪肉瘤、印戒细胞癌等鉴别,该变异型诊断时常为进展期,预后差,45%患者诊断时即有淋巴结转移。

(三)免疫表型

免疫表型上,上尿路上皮癌与膀胱尿路上皮癌相似,GATA3、S-100P、uroplakin Ⅲ、血栓调节蛋白、CK7、CK20、p63和高分子量细胞角蛋白均阳性。PAX2和PAX8等肾细胞癌标记分物有时在上尿路尿路上皮癌中阳性表达,但在膀胱尿路上皮癌阴性。尿路上皮原位癌CK20和p53通常弥漫阳性,ki-67的表达明显高于正常尿路上皮,CD44一般表达缺失。

五、分子特征

散发性UTUC细胞遗传学改变与膀胱尿路上皮癌相似,最常见的染色体改变主要集中在2q、5q、8p、9p、9q、9p和Y染色体缺失以及1q、5p、8q和17q的获得。上尿路尿路上皮癌和膀胱尿路上皮癌具有不同的分子分型,包括具有TP53更高的突变率、基因组的不稳定性、细胞周期及凋亡功能紊乱等,FGFR3在高级别UTUC中的突变率显著高于膀胱高级别尿路上皮癌。目前,Moss等已经明确了上尿路尿路上皮癌的4种分子亚型(Cluster1~4型)(表78-0-1),它们分别具有不同的临床特点及预后,其中Cluster 1型预后较好,Cluster 4型预后较差。

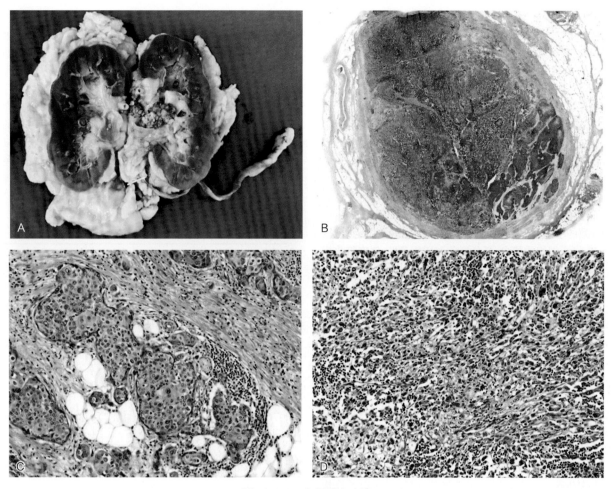

图 78-0-2　上尿路上皮癌

注:A. 肾盂尿路上皮癌大体呈乳头状;B. 输尿管浸润性尿路上皮癌充满管腔(HE×20);C. 输尿管浸润性乳头状尿路上皮癌鳞状细胞分化(HE×200);D. 肾盂浸润性尿路上皮癌呈肉瘤样变异型(HE×200)。

表 78-0-1　上尿路上皮癌分子分型

	Cluster 1 型	Cluster 2 型	Cluster 3 型	Cluster 4 型
基因突变	无 PIK3CA 突变	100% FGFR3 突变	100% FGFR 突变,71% PIK3C 突变,无 TP53 突变	无 PIK3CA 突变,62% KMT2 突变,53% TP53 突变
吸烟史	无	有	有	有
分级	高级别	低级别	低级别	高级别
分期	无肌层浸润	无肌层浸润	无肌层浸润	肌层浸润
复发	高复发	无复发	高复发	低复发
生存率	较好	较差	较差	差

六、遗传易感性

遗传因素在上尿路尿路上皮癌的发病机制具有重要的作用,研究发现在遗传性非息肉性结肠癌家族中,输尿管和肾盂的尿路上皮癌发病率增加,尤其是发在输尿管的年轻患者。对于 UTUC 患者,应该获得其进一步的病史以阐明 Lynch 综合征的危险因素。

七、鉴别诊断

肾盂尿路上皮癌主要鉴别诊断为肾细胞癌,尿路上皮癌形态多变,可出现多种组织或细胞变异型及化生,因此还应与多种肿瘤相鉴别。当尿路上皮出现鳞状上皮化生时应与尿路上皮原发的鳞状细胞癌相鉴别;当尿路上皮表现为小细胞形态时,还应与小细胞神经内分泌癌等鉴别;尿路上皮癌巢状变异型还需与明显的 Brunner 巢、肾源性化生、副神经节瘤等鉴别；浆细胞变异型尿路上皮癌容易误诊为浆细胞瘤，需与浆细胞瘤鉴别等。

（一）肾细胞癌

位于肾实质的肿物，一般境界清楚，无包膜，而浸润性尿路上皮癌以肾盂为中心，可以延伸至髓质和皮质，镜下肾细胞癌腺性分化及鳞状分化通常罕见，免疫组化标记 PAX2、PAX8 阳性，AMACR 乳头状肾细胞癌弥漫阳性，Gata3、p63 通常阴性。

（二）小细胞神经内分泌癌

当尿路上皮癌表现为小细胞形态时，应与发生在肾盂和输尿管的小细胞神经内分泌癌鉴别。镜下小细胞癌由形态一致的小细胞片状增生组成，间质较少，肿瘤细胞细胞核大小一致，细胞质稀少，核分裂象和坏死多见，免疫组化标记 CK 呈逗点状阳性，CgA、Syn 及 CD56 阳性可资鉴别。

（三）鳞状细胞癌

尿路上皮癌伴有鳞状上皮化生需与鳞状细胞癌鉴别，镜下鳞状细胞癌无尿路上皮癌成分，可见细胞间桥，高级别尿路上皮癌可见明显的角化。此外，高级别尿路上皮癌常见腺性分化，而腺性分化在鳞状细胞癌中非常罕见。

（四）浆细胞瘤

浆细胞瘤是浆细胞异常增生而形成的肿瘤，镜下由形态相对一致，可以是成熟的、未成熟的或间变性的浆细胞组成，CD38、CD138 等浆细胞标记阳性，而上皮性标记物均阴性，从而可以与浆细胞变异型的尿路上皮癌相鉴别。

（五）副神经节瘤

发生于上尿路的副神经节瘤较少见，多数境界清楚或多发结节状，镜下肿瘤排列成不连续的巢状（Zell-ballen 样），细胞巢之间有纤细的血管网分隔，肿瘤细胞大、多角形，核居中或偏位，免疫标记 CgA、Syn、CD56 常阳性，支持细胞表达 S-100 蛋白。

八、治疗及预后

上尿路尿路上皮癌由于具有与下尿路上皮癌共存的高风险性，对于任何上尿路的尿路上皮癌患者，局限行肾切除术之前和之后，都有必要进行膀胱镜的检查。由于上尿路的尿路上皮癌呈多中心性生长，且单纯病灶及周围尿路上皮切除术后残余肾盂或输尿管组织肿瘤复发率极高。因此，与肾细胞癌部分或根治性肾切除的手术方式不同，对于上尿路尿路上皮癌的治疗策略是根治性肾切除术、输尿管切除术和膀胱袖状切除。由于根治性肾输尿管切除术后可能导致肾功能不全，对于孤立肾、双侧 UTUC 及肾功能不全的患者，或有保留肾脏意愿的患者，在充分评估之后可以考虑开展保留肾脏手术。保留肾脏手术指征：低分级（细胞学或活检病理）、非肌层浸润性疾病（影像学）、直径 <2cm 及单发肿瘤等。

上尿路的尿路上皮癌通常被认为较下尿路的肿瘤更具有侵袭性，一般来说，多灶性肿瘤、肿瘤直径大于 3cm 和合并原位癌被认为是肿瘤复发和进展的危险因素。肿瘤分期和分级是上尿路肿瘤的重要预后因素，2017 年美国癌症联合会（American Joint Committee on Cancer, AJCC）肾盂和

输尿管尿路上皮癌分期见表 78-0-2，TNM 分期系统主要依据肿瘤的解剖学信息，按原发肿瘤（T）、区域淋巴结（N）、远处转移（M）划分不同的分期，第 8 版 AJCC 泌尿系统分期更细、与预后的相关性更大。肿瘤是否浸润肌层从很大程度上决定了 UTUC 患者的术后生存，5 年肿瘤特异性生存率对于 pT_2 和 pT_3 期肿瘤患者均小于 50%，而对于 pT_4 期则小于 10%。上尿路尿路上皮癌优先推荐以铂类为基础的方案，对于晚期肾盂和输尿管尿路上皮癌与膀胱癌类似，以吉西他滨联合顺铂化疗为主，近年来 PD-1/PD-L1 通路的免疫治疗在尿路上皮肿瘤领域中取得了重大突破，有望改善晚期尿路上皮患者的总生存率。

表 78-0-2　AJCC 上尿路尿路上皮癌 TNM 分期（2017）

T- 原发肿瘤	
T_x	原发肿瘤不能确定
T_0	无原发肿瘤证据
T_a	非浸润性乳头状癌
T_{is}	尿路上皮原位癌
T_1	肿瘤浸润到上皮下结缔组织
T_2	肿瘤浸润肌层
T_3	（肾盂）肿瘤浸润超过肌层，浸润肾盂周围脂肪或肾实质 （输尿管）肿瘤浸润超过肌层，浸润输尿管周围脂肪
T_4	肿瘤浸润邻近器官或穿透肾脏浸润肾周脂肪
N- 局部淋巴结	
N_x	局部淋巴结不能确定
N_0	无局部淋巴结转移
N_1	单个淋巴结转移，最大直径 ≤ 2cm
N_2	单个淋巴结转移，最大直径 >2cm，或多个淋巴结转移
M- 远处转移	
M_0	无远处转移
M_1	远处转移

（王朝夫　周露婷　吴群力）

参考文献

[1] ROUPRET M, BABJUK M, COMPERAT E, et al. European Association of Urology Guidelines on Upper Urinary Tract Urothelial Carcinoma: 2017 Update [J]. Eur Urol, 2018, 73 (1): 111-122.

[2] COLIN P, KOENIG P, OUZZANE A, et al. Environmental factors involved in carcinogenesis of urothelial cell carcinomas of the upper urinary tract [J]. BJU

Int, 2009, 104 (10): 1436-1440.

［3］杨晓群, 甘华磊, 王朝夫. 尿路上皮病变的病理诊断 [J]. 中华病理学杂志, 2016, 45 (7): 490-492.

［4］AMIN M B, TRPKOV K, LOPEZ-BELTRAN A, et al. Best practices recommendations in the application of immunohistochemistry in the bladder lesions: report from the International Society of Urologic Pathology consensus conference [J]. Am J Surg Pathol 2014, 38 (8): e20-e34.

［5］MOSS T J, QI Y, XI L, et al. Comprehensive genomic characterization of upper tract urothelial carcinoma [J]. Eur Urol, 2017, 72 (4): 641-649.

［6］AUDENET F, YATES D R, CUSSENOT O, et al. The role of chemotherapy in the treatment of urothelial cell carcinoma of the upper urinary tract (UUT-UCC)[J]. Urol Oncol, 2013, 31 (4): 407-413.

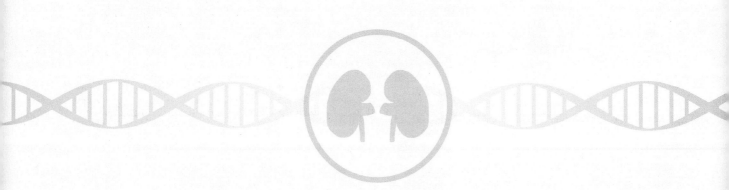

第九篇
集尿系统疾病

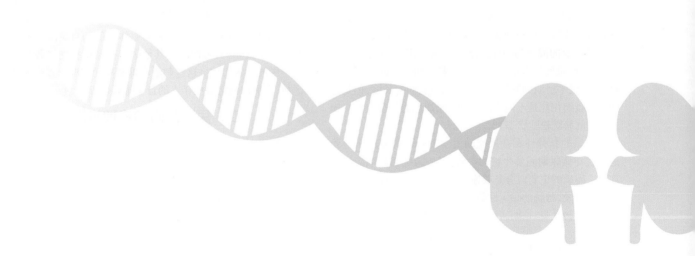

第79章

尿流障碍概述

尿流障碍是指排尿过程中发生的一系列非正常的尿流过程，包括膀胱输尿管反流、各种原因导致膀胱充盈和膀胱排空障碍、肛门括约肌及盆底功能障碍、尿失禁等。

一、尿流的生理过程

（一）正常下尿路功能

成人下尿路的主要功能是实现尿液在膀胱内低压状态下的充盈和存储；良好的尿控功能和自主周期性的完全排空，随后又恢复到低压尿液充盈期，循环往复。成年人下尿路的功能是由自主神经功能控制的，这与其他内脏器官存在明显区别，后者主要依赖非自主神经调节。

一个排尿周期可以分为两个相对独立的阶段：膀胱充盈/储尿期和膀胱排空/排尿期。排尿周期的这两个阶段通常表现为单一的"开-关"模式，涉及排尿反射抑制、储尿反射激活和排尿反射激活、储尿反射抑制周而复始的转变过程。

（二）储尿期和排尿期的功能机制

1. 储尿期膀胱反应　在成年人，生理节律下尿液充盈过程中膀胱内压力的改变是不知不觉的，这是膀胱良好顺应性的体现，主要取决于膀胱良好的弹性和黏弹性。膀胱黏弹性被认为主要与膀胱壁含有细胞外基质有关。细胞外基质最主要的成分为弹性纤维和胶原，它们主要存在于浆膜、膀胱肌束间以及肌肉平滑肌细胞之间。当膀胱充盈的时候，膀胱平滑肌细胞持续收缩以调节它们的长度，但是这种肌肉收缩往往是不同步的。这就是尿动力学检查及临床上所谓的膀胱松弛状态。

间质的黏弹性和在尿流动力学上所谓的逼尿肌松弛是膀胱在储尿期间发生被动扩张，保持膀胱正常顺应性的基础。间质的主要成分是胶原蛋白。当膀胱胶原蛋白含量增加的时候，膀胱的顺应性就会相应降低，这种情况通常发生于慢性膀胱炎、长期膀胱出口梗阻、神经传导障碍和各种损伤。

膀胱的储尿过程大多数人认为可能是非神经调节的过程。储尿过程中上皮细胞释放一种目前尚不明确的松弛因子或 NO（一氧化氮），可能对刺激的传导有一定抑制作用。神经系统在正常膀胱储尿过程中也发挥着重要作用。在膀胱充盈过程中，脊髓交感神经反射有促进膀胱充盈和储存尿液的功能，这种抑制膀胱收缩的效应主要是通过胆碱能

交感神经实现的。其他可能的反应还包括神经介导的 α-肾上腺素受体占优势的平滑肌反应，提高受体分布肌肉的紧张度；分布于膀胱逼尿肌中的 β-肾上腺素受体被激活（抑制作用），导致膀胱张力下降。

2. 储尿期膀胱出口的反应　膀胱充盈过程中由于外括约肌收缩引起尿道压力逐渐升高，同时也可能存在内括约肌的作用。在膀胱充盈/储尿期，尿道压力升高与阴部神经传出频率的增加以及肌电图描记的尿道周围括约肌电活动增加密切相关。这构成了脊髓-躯体反射的传出部分，被称为"防卫反射"。在正常膀胱充盈/储尿期，这种脊髓-躯体反射导致膀胱括约肌电活动增加。内括约肌可通过肾上腺素来调节肌肉收缩，从而对膀胱充盈过程中尿道压力的变化起一定的调节作用。

3. 正常膀胱收缩与排空　成人储尿期末膀胱内压力增加导致膀胱胀满感是诱导自主膀胱排空的最主要因素。自主排尿步骤包括：控制尿道括约肌的躯体传出神经反射和膀胱储尿过程中激发交感神经反射的抑制，控制膀胱逼尿肌高度协同收缩的骨盆副交感传出神经的激活。膀胱出口松弛，成漏斗状，膀胱出口阻力下降，开始排尿。在自主排尿的起始阶段，膀胱内压高于出口压力，膀胱出口形态发生变化，尿液顺利排出。重叠的躯体反射和自主反射的机制是非常复杂的，可能通过其他中枢神经调控网络调节脊上神经的输入实现。这些刺激和抑制冲动来源于多个神经区域，它们协同完成成年人的自主排尿过程。

二、尿流障碍的病理机制

（一）充盈/储尿期功能障碍

多继发于膀胱过度活动（非自主性收缩、膀胱顺应性降低）、膀胱出口阻力下降、膀胱感觉超敏或敏感性改变，或是上述因素的联合效应。

膀胱过度活动常常表现为膀胱阶段性非自主收缩、膀胱低顺应性或者两者的结合。膀胱非自主收缩最常见于神经系统疾病或者神经损伤，也可能于下尿路感染、膀胱出口梗阻、压力性尿失禁、年龄或者特征性疾病所致的传出冲动增加有关。膀胱顺应性降低可能继发于骶骨及以下水平神经系统损伤或神经系统疾病，也可由任何破坏膀胱壁弹性的疾病所引发。膀胱出口阻力降低往往发生于神经系统疾病或者损伤、手术或者其他机械性损伤的患者以及中老年

患者。

（二）膀胱排空 / 排尿期功能障碍

继发于绝对或者相对膀胱收缩功能的降低（收缩幅度或持续时间的下降）、流出道阻力升高或者两者都有。

低活动性膀胱多数是由于诱发和维持正常逼尿肌收缩所必需的神经肌肉机制某一环节暂时或永久性改变，神经功能正常的个体中在排空反射受到抑制时也可以发生；也可以继发于骨盆和会阴区域发出的传出冲动增加或者心理因素。非神经因素通常包括膀胱过度扩张导致膀胱肌肉的损伤、中枢或者外周激活药物的应用，严重感染及膀胱纤维化。病理性出口梗阻多见于男性，常继发于解剖性梗阻。女性最常见流出道梗阻为括约肌性尿失禁术后继发的流出道受压或者纤维化。

三、排尿障碍的分类

排尿功能障碍的分类法很多，包括按功能分类、国际尿控协会分类、尿动力学分类、Lapides 分类、Bors-Comarr 分类、Hald-Bradley 分类和 Bradley 分类等，各有优缺点。一个理想分类法应包括以下 3 个方面：①结合尿流动力学结果；②可很好地预测排尿功能障碍的临床症状；③可大概判断出神经损伤的部位以及类型。

四、尿流障碍的诊断及治疗

（一）详细询问病史

必须询问既往史中有无神经系统的疾病，如有无手术史或腰背痛史、脊髓的损伤，有无脑出血和脑梗死、帕金森病、脑萎缩等，有无服用 α 受体阻滞剂、抗胆碱药物、抗抑郁剂等，有无癫痫等中枢神经系统病变史；有无盆腔、前列腺、尿道及膀胱手术史。现病史主要包括储尿期、排尿期症状，应注意症状发生时间、过程及进展。发病时的年龄等。其他因素包括肠道功能、性功能等。

储尿期症状有尿频、尿急、夜尿、急迫性尿失禁等。排尿期症状包括排尿踌躇、费力、尿流变细、尿滴沥不尽、尿潴留等。男性常见原因为前列腺增生所致梗阻，而女性常见原因为失调性排尿和逼尿肌活动低下。

（二）体格检查

1. 神经系统检查　包括全身神经系统、感觉及运动功能检查、神经反射检查等。

2. 泌尿系统检查　包括有无膀胱尿潴留，有无肾脏触痛、增大；外生殖器有无感染；女性会阴部有无萎缩，阴道、膀胱或直肠有无脱垂等；直肠指检有无直肠肿块、内外瘘管存在，前列腺有无增大、硬结等，尿道括约肌张力、球海绵体反射等情况。

（三）辅助检查

1. 实验室检查　包括尿常规检查，尿比重有无降低，有无血尿、脓尿、蛋白尿、菌尿等。肾功能检查，是否合并上尿路病变。

2. 影像学检查　包括腹部超声检查观察肾脏大小、有无肾盂输尿管积水；测量膀胱壁厚度，测量排尿前后膀胱容量。膀胱尿路造影可显示膀胱及尿道形态、有无膀胱输尿管反流（vesicoureteral reflux，VUR）、憩室、结石。

3. 内镜检查　包括膀胱尿道镜检查可发现结石、憩室、狭窄，膀胱颈部梗阻、前列腺增生。

4. 尿动力学检查　包括简单尿流率测定、膀胱压力容积测定、压力 - 留率测定、漏尿点压力测定、外括约肌肌电图测定、盆底电生理检查、动态尿动力监测等。尿动力学检查的目的在于解答患者与储尿和排尿功能有关的特殊问题。在实施尿动力学检查时，原则上应先进行最简单和创伤最小的检查。与患者症状不符的检查结果不能作为诊断依据。要注意尽量排除仪器、心理等非生理性影响。

（四）治疗

主要根据病史、体格检查和尿动力学检查的结果，明确尿流障碍的原因，根据病因和发病机制的不同，选择适当的功能锻炼方法、药物或者手术治疗。

（王明军）

参考文献

[1] GUYTON A C, HALL J E. Textbook of Medical Physiology [M]. 13th ed. Philadelphin: W B Saunders Company, 2016.

[2] WINTERS J C, DMOCHOWSKI R R, GOLDMAN H B, et al. Urodynamic studies in adults: AUA/SUFU guideline [J]. J Urol, 2012, 188 (6 Suppl): 2464-2472.

[3] CONOVER M M, JONSSON FUNK M, KINLAW A C, et al. Trends and patterns of urodynamic studies in U. S. women, 2000-2012 [J]. Obstet Gynecol, 2015, 125 (3): 559-565.

[4] BAUER S B, NIJMAN R J, DRZEWIECKI B A, et al. International Children's Continence Society standardization report on urodynamic studies of the lower urinary tract in children [J]. Neurourol Urodyn, 2015, 34 (7): 640-673.

[5] FUSCO F, PALMIERI A, FICARRA V, et al. a1-Blockers Improve Benign Prostatic Obstruction in Men with Lower Urinary Tract Symptoms: A Systematic Review and Meta-analysis of Urodynamic Studies [J]. Eur Urol, 2016, 69 (6): 1091-1101.

[6] 张元芳, 孙颖浩, 王忠, 等. 实用泌尿外科和男科学 [M]. 北京：科学出版社, 2012.

[7] CLEMENT K D, BURDEN H, WARREN K, et al. Invasive urodynamic studies for the management of lower urinary tract symptoms (LUTS) in men with voiding dysfunction [J]. Cochrane Database Syst Rev, 2015,(4): CD011179.

第 80 章

反流性肾病

膀胱输尿管反流（vesicoureteral reflux，VUR）是指由于先天性或后天性的原因使输尿管膀胱壁段失去了抗反流的作用，当尿流积聚或逼尿肌收缩，膀胱内压力增高时，尿流从膀胱内倒流入输尿管甚至肾盂内。这些原因包括膀胱输尿管连接部瓣活作用先天性不全或继发于尿路梗阻及神经源性膀胱功能障碍。反流性肾病（reflux nephropathy，RN）是指膀胱输尿管反流导致肾脏形成瘢痕等肾实质损伤，以往称为"慢性萎缩性肾盂肾炎"，是间质性肾病的一种，以肾表面不规则粗大瘢痕、受累肾盏杵状肥大和扩张变形、受累皮质萎陷退缩、VUR 为特征。临床可出现蛋白尿和高血压，最终可进展为终末期肾衰竭。

一、病因

反流性肾病的病因是膀胱输尿管反流。可分为原发或继发性 VUR。

（一）原发性膀胱输尿管反流

临床最常见，多见于小儿，为膀胱黏膜下输尿管段的先天性异常。包括：①膀胱内输尿管纵行肌薄弱或缺如；②输尿管开口异常；③输尿管隧道长度与直径比例下降；④先天性膀胱黏膜下输尿管缩短；⑤神经源性膀胱逼尿肌收缩无力等，此类患者往往具有常染色体显性遗传倾向。原发性 VUR 明显地具有在青春发育期前自愈的倾向，不伴输尿管扩张的轻度反流（Ⅰ~Ⅱ级）患者有近 75%~85% 反流停止，中度反流的患者有 66% 反流消失，伴有较严重输尿管扩张反流（Ⅲ~Ⅴ级）患者有近 25%~30% 反流停止。Robert 证实原发高度反流的持续时间比中度反流长。VUR 的家族发病率为 8%~32%。与散发病例比较，家族性患者反流更严重，且更多为双侧性。可能与 IL-19 和 IL-20 细胞因子基因多态性相关。国外学者研究了尿路重复畸形患者的 VUR 发病率，结果显示，69% 的完全尿路重复畸形患者和 22% 的部分尿路重复畸形患者可见 VUR。

（二）继发性反流

不管是解剖性的还是功能性的梗阻，任何导致膀胱内压力过高或输尿管口功能异常均可造成继发性膀胱输尿管反流，如输尿管憩室、神经源性膀胱综合征、下尿路功能异常、便秘、累及膀胱输尿管连接部位的炎性疾病、膀胱颈病变、新生物、尿路内管道的拔出、尿道后瓣膜、先天性或获得性神经疾病、肾移植、下尿路感染和炎症等原因。

二、病理生理

（一）瘢痕形成

反流性肾病主要是小管间质病变，炎症介质和基质蛋白的释放，导致间质性肾炎和肾实质纤维化。肾间质瘢痕形成的原因未明，尿路感染的频率增加，增加的膀胱输尿管反流、膀胱及输尿管功能异常是肾皮质瘢痕形成的危险因素。但被认为主要是通过免疫机制，大分子捕获和肾小球系膜功能障碍，血管改变，高血压和血流动力学改变介导的。肾内反流引起的肾瘢痕大部分发生在肾极，表现广泛融合（复合）肾乳头。瘢痕可能是由单次肾盂肾炎引起的，特别是在幼儿中。也可能需要几年时间。在一项研究中，从发现 VUR 到肾瘢痕形成的平均时间为 6.1 年。VUR 患者随着年龄增加其肾瘢痕发生率也增加；早产儿为 10%，年龄 <8 岁儿童为 26%，8~11 岁儿童为 47%，年龄 >11 岁为 94%。VUR 及其严重程度在肾瘢痕形成中是否起了重要作用未明，或者是否是先天性发育不良的标志物，但是与没有 VUR 的患者相比，具有 VUR 的儿童更可能发展肾盂肾炎（RR：1.5，95% CI：1.1~1.9）和肾瘢痕形成（RR：2.6，95%CI：1.7~3.9），VUR Ⅲ级或以上的儿童与 VUR 级别较低的儿童（RR：2.1，95% CI：1.4~3.2，）相比更有可能发展成瘢痕。与Ⅰ~Ⅱ级 VUR（14%）或无 VUR（6%）相比，Ⅲ~Ⅳ级（40%）VUR 患者超过 25% 肾实质瘢痕化的风险明显升高。合并 UTI 的Ⅲ~Ⅳ级 VUR 患者，VUR 相关的肾瘢痕更常见，VUR 存在急性肾盂肾炎时，其肾瘢痕形成与 VUR 病人相比风险增加 2.8 倍。UTI 6 个月后肾瘢痕风险增加。反复 UTI 和高级别的 VUR 患者是肾瘢痕形成的危险因素。

（二）高血压

肾瘢痕形成与高血压之间的关系密切。高血压儿科反流性肾病患者发生率在 17%~30%，成人反流性肾病患者为 34%~38%。根据进行生存分析的研究，约 50% 单侧和双侧肾损伤患者在 30 岁和 22 岁左右均可有持续高血压。随访肾瘢痕患儿 15 年，20~31 岁患者约 13% 有高血压，大多数患者在 15~30 岁之间发生。血浆肾素活性（plasma renin activity，PRA）可能在一些年龄较大的肾瘢痕儿童中增高，但血压和 PRA 之间没有直接相关性。

（三）蛋白尿

21% 成人反流性肾病患者有明显蛋白尿，但在儿科患者中罕见。它是由免疫损伤，大分子捕获和肾小球系膜功能障碍、高血压和肾小球高滤过引起的肾小球和 / 或肾小管间质损伤所致。据报道，在 51% 有肾瘢痕的儿童患者［平均年龄(9.8 ± 4.2) 岁］中，微量白蛋白尿在非常早期阶段提示肾小球损伤，并进展至明显的蛋白尿，进行性肾损伤和肾衰竭。反流性肾病患者也分泌一些低分子量蛋白质，如 β_2- 微球蛋白(β_2-M)、视黄醇结合蛋白(retinol-binding protein, RBP)、α_1- 微球蛋白(alpha 1-microglobulin, α_1M) 和 N- 乙酰基 -β-D- 葡糖胺酶(NAG)。尿中性粒细胞明胶酶蛋白(neutrophil-gelatinase-associated lipocalin NGAL)排泄量随着肾瘢痕出现而增加，是预测反流性肾病的标志物之一。

三、临床表现

原发性 VUR 以男性儿童多发，主要表现为肾积水和反复发作尿路感染引起的临床症状。新生儿症状均为非特异性的，常见的为生长缓慢和嗜睡，高热罕见。婴儿和年龄小的儿童可伴发热、尿液特殊气味、排尿疼痛、尿频和胃肠道症状包括恶心、呕吐。初期表现某一种或某些症状常提示为尿路感染。肾盂肾炎常表现为弥漫性腹部不适而非局部腰疼。尿液反流的儿童和成人即使无感染，有时也会表现腹部和腰部不适，并伴膀胱充盈或排尿后立即充盈。当肾脏已有瘢痕而未被诊断为反流时，任何年龄的儿童均可发生肾功能不全、高血压和体格发育受损。临床上常因不典型表现而误诊为中耳炎、病毒性胃肠炎、呼吸道感染或发热待查，而遗漏尿路感染和反流。待到明确诊断时，肾功能已受严重损害。因此，如果在患儿超声检查中发现肾积水者，应做排尿膀胱尿道造影(voiding cystourethrography, VCUG)检查，以排除原发性 VUR。多达 50% 以上的儿童为无症状性。因此，首次尿路感染发作后应做详细检查和评估，排除解剖方面的原因。

成人患者多为中、青年女性，多因单侧肾萎缩、肾衰竭，尿感症状，高血压等来就诊。本病还具有潜伏性特点，女性中、青年患者常在妊娠时因尿路感染、蛋白尿、高血压、先兆子痫或肾衰竭被首次发现。个别患者偶尔因发现单肾或双肾瘢痕或萎缩或因发现无症状菌尿而考虑到本病诊断。部分患者可长期无症状，直到肾功能不全进入尿毒症期才得以诊断。本病病程中常见高血压，即使在成功的抗反流手术数年后，也可发生高血压。高血压严重程度与反流程度和尿路梗阻程度无明显相关性。临床上高血压是反流性肾病的后期常见并发症；妊娠高血压(妊高征)可为反流性肾病的首发症状。可有夜尿、多尿、尿液浓缩功能异常；有 10%~50% 的反流性肾病可导致肾衰竭，一般发生肾衰竭发病年龄在 35 岁以下。约半数病例就诊时已有氮质血症。本病还可有遗尿史(4%~20%)，肾结石(2.2%~18%)，镜下或肉眼血尿等。

四、诊　断

反流性肾病诊断主要包括 3 个方面：①是否有反复尿路感染，尤其是儿童的尿路感染，大多数都存在膀胱输尿管的反流；②是否存在膀胱输尿管的反流；③是否存在反流性肾病特征性肾损害。

(一)尿路感染的诊断

收集的尿液标本应置于 4℃ 冰箱直至培养。对婴儿或稍大的儿童，怀疑收集的标本有污染时，提倡用导尿法。尿培养菌落计数超过 1 万 CFU/ml 即认为有意义。耻骨上穿刺抽吸法，为最敏感也是儿童中最具挑战性的评估菌尿的方法。还可以使用粘贴袋收集尿液标本。

输尿管反流引起的尿路感染往往是上尿路感染，临床上可通过一些蛋白和细胞因子预测，包括 β2- 巨球蛋白、乳酸脱氢酶和抗体包裹的细菌，白细胞介素 -6，白细胞介素 -8，T-H 蛋白、N- 乙酰 -D- 氨基糖苷酶(NAG)、血清细胞内黏附分子和上皮生长因子。

(二)膀胱输尿管反流的评估

应考虑 VCUG 检查的情况包括：①胎儿期出现过间歇性肾积水的任何新生儿和中、重度上尿路扩张的新生儿；②证明有反复尿路感染，年龄小于 5 岁的儿童，且泌尿系超声检查发现异常者；③任何年龄的儿童有尿路感染伴发热；④成人有反复发作性尿路感染、遗尿、多尿、夜尿、高血压、肾功能不全、双肾大小不等或明显缩小等。

膀胱输尿管反流的国际分级系统：Ⅰ 级：尿液反流入无扩张的输尿管；Ⅱ 级：尿液反流入肾盂和肾盏，但无扩张；Ⅲ 级：输尿管、肾盂和肾盏轻、中度扩张，穹窿部稍变钝；Ⅳ 级：中度双侧输尿管迂曲和肾盂、肾盏明显扩张；Ⅴ 级：输尿管、肾盂、肾盏的巨大扩张，肾乳头消失，输尿管迂曲(图 80-0-1)。

MRU 和 CTU：这是近年应用较为广泛的无创检查法。

尿动力学检查：当怀疑反流存在激发原因，如后尿道瓣膜、神经源性膀胱、非神经性神经源性膀胱、排尿功能障碍的患儿，均应做下尿路尿动力学检查，有助于指导治疗。

(三)肾损害的评估

1. 大剂量静脉肾盂造影加 X 线断层照片的改变　包括：①肾盏杵状变形及邻近皮质瘢痕形成；②肾皮质变薄常发生于肾两极，单侧或双侧肾体积缩小或形态学上不相称(两肾长度相差 1.5cm)；③肾盂、肾盏、输尿管扩张，而无器质性梗阻。

2. 病理　肾脏大体标本现实皮质瘢痕形成，肾盏扩张、扭转，病变以肾下极和上极最显著，病变可为单侧或双侧，肾脏直径有不同程度的缩小，也可到极度萎缩。如大量反流继续存在，可见输尿管扩张、弯曲。光镜下与慢性肾盂肾炎无明显区别，可见肾小管萎缩，肾间质纤维化，有淋巴细胞浸润，在皮质及外髓可见萎缩小管内常有胶质管型(图 80-0-2A、B)。晚期病变可见肾小球局灶性硬化。荧光镜可见部分肾小球内有 IgM 和 C3 非特异性沉积。电镜检查可见少数患者系膜区电子致密沉积物。

3. 肾脏闪烁扫描　^{99m}Tc-DMSA 做肾脏闪烁扫描是检测肾盂肾炎和肾皮质瘢痕最好的方法。临床上许多儿童的尿路感染呈非特异性表现，当怀疑存在肾盂肾炎时，DMSA 扫描对诊断有非常大的帮助，DMSA 扫描对检测肾脏瘢痕具有高度敏感性。已被用于药物治疗反流患者的定期(每 2 年 1 次)随访，还可用于超声异常、高级别反流或反复发作感染的患儿。

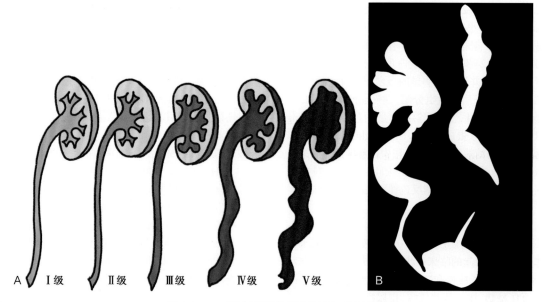

图 80-0-1 膀胱输尿管反流的国际分级系统

注：A.膀胱输尿管反流的国际分级系统；B. VCUG（排尿膀胱尿道造影）显示Ⅳ级膀胱输尿管反流。

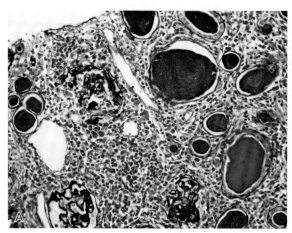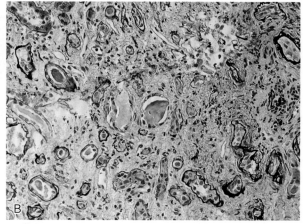

图 80-0-2 反流性肾病病理

注：A.可见部分肾小球硬化，间质淋巴细胞浸润、纤维化、小管退行性改变，萎缩小管内常有胶质管型，部分呈小管囊性扩张；B.肾小管萎缩，肾间质纤维化，有淋巴细胞浸润，小管内常有胶质管型。（A、B. PASM×400）

五、治 疗

（一）治疗原则

青春期前儿童的Ⅰ～Ⅲ级反流，因大多数反流可消退，应先推荐药物治疗，而大多数Ⅳ级反流，尤其年龄较小的患儿和单侧病变者，一个时期的观察和药物治疗也是合理的。如2~3年内无明显改善，则应手术治疗。患Ⅴ级反流的新生儿预防性药物可维持者，也先应用药物处理。持久的Ⅴ级反流和发生于较大年龄儿童的Ⅴ级反流不易自发消退。

发病期开始药物治疗而身高停止生长时应停止并改为手术治疗。为避免活动性反流对未来妊娠的影响，对大多数持久反流的女孩应做手术治疗，这对存在的反流性肾病或者曾有尿路感染倾向者尤为适用。

对存在VUR和尿路感染的成人患者推荐作输尿管再植术。青春期后女性盆腔附件发育成熟后，游离解剖输尿管的难度增大，出血量增多，输尿管的再植术风险也增加。

（二）药物治疗

根据尿培养和药敏试验选择有效的抗生素。6周以内的小儿推荐应用阿莫西林和氨苄西林。6周以后的小儿胆道系统成熟到足以处理复方新诺明时，则可成为选择的预防药物。呋喃妥因是最适宜的药物，罕见并发症为肺纤维化和间质性肺炎，其他副作用包括恶心、呕吐、溶血性贫血、周围神经病变。2个月以内的儿童不应给呋喃妥因。已产生感染且细菌对单个药物耐药时，可将复方新诺明和呋喃妥因交替隔天使用，或者上午服复方新诺明，晚上服呋喃妥因，可有效控制感染。

通过定时排尿和2次排尿以排空膀胱，并适当会阴擦洗、消除便秘等有助于达到药物治疗目标。每3个月做尿液培养,可监测感染是否控制。

影像学检查联合超声检查和核素膀胱造影,对泌尿系统提供足量信息,可指导继续或终止药物治疗。除非肾盂肾炎发作或怀疑肾瘢痕形成,否则不必做连续 DMSA 扫描。标准的 VCUG 能较好比较反流级别和监测消退的倾向,一旦证实反流消退,应立即终止预防性药物治疗。

间歇治疗感染是无效的。与慢性持续治疗者相比,仅在症状发作时治疗者,证明反流性肾病有进展。但也有不同观点,最近的荟萃研究显示长期抗生素治疗并不能阻止瘢痕形成。当儿童顺应性较差时应采用手术纠正反流,而不是进行无益的药物治疗或随访观察。

(三) 内镜治疗

相比开放外科手术,简单的内镜治疗成为首选,内镜治疗 VUR 正逐步替代长期抗生素预防感染和手术治疗。内镜治疗是将某种物质或注射材料置于输尿管后方,对膀胱充盈和收缩时提供必要的支持,具有临床应用方便、简单、并发症发生率低、性价比好等优点。目前内镜治疗尚未达到开放手术的效果,如果使用了右旋糖酐/透明质酸共聚物一次注射的最佳治愈率约为 70%。高级别的反流、注射技术不正确和排尿功能障碍者为内镜治疗失败的最常见原因。

(四) 开放性手术

经典的抗反流手术适应证:①应用预防性抗生素时仍发生尿路感染;不能顺从药物治疗;②重度反流(Ⅳ级或 Ⅴ级),尤其存在肾盂肾炎改变;连续超声检查或扫描发现肾脏不生长、新的肾脏瘢痕形成或肾功能恶化;③女孩接近青春期仍存在反流;反流伴有膀胱输尿管链接处的先天性异常(如膀胱息室)。

临床上较为广泛应用的几种技术包括:① Politano-Leadbetter 技术,报道总成功率达 97%~99%;② Cohen 三角区交叉再植术可能是目前最广泛应用的矫正 VUR 的技术;③ Clenn-Anderson 技术,成功率高达 97%~98%,但该技术仍有再植后反流的可能性;④ Cil-Vernet 技术,一侧反流而对侧输尿管口有非反流性病理表现者,推荐本手术预防术后反流;⑤ Lich-Gregoir 膀胱外输尿管再植术;⑥双侧输尿管再植术。

(五) 内科治疗

本病部分患者肾小球滤过功能可长时间保持稳定,其他患者肾功能进行性损害,进入肾衰竭。抗高血压治疗是反流性肾病治疗的重要方面,研究表明持续的高度反流和尿路感染以及同时存在的高血压,是促进肾损害发展到终末期肾衰竭的因素。蛋白尿是肾功能损害的最重要标志。现在认识到,蛋白尿提示并发的小球病变可在无并发感染和高血压的情况下,或在外科手术纠正反流之后,进行性发展。抗反流手术不影响肾小球病变的发展,局灶节段性肾小球硬化是本病向肾衰竭发展的重要因素。积极抗高血压治疗,如果合并蛋白尿,在没有禁忌的情况下可以给予 ACEI 或 ARB 降压、降蛋白尿治疗。如果有肾功能不全,按慢性肾功能不全一体化治疗。

(王明军)

参考文献

[1] HUBERT K C, KOKOROWSKI P J, HUANG L, et al. New contralateral vesicoureteral reflux after unilateral ureteral reimplantation: predictive factors and clinical outcomes [J]. J Urol, 2014, 191 (2): 451-457.

[2] YLMAZ S, ÖZÇAKAR Z B, KURT ŞÜKÜR E D, et al. Vesicoureteral reflux and renal scarring risk in children after the first febrile urinary tract infection [J]. Nephron, 2016, 132 (3): 175-180.

[3] MATTOO T K, CHESNEY R W, GREENFIELD S P, et al. Renal scarring in the randomized intervention for children with vesicoureteral reflux (RIVUR) trial [J]. Clin J Am Soc Nephrol, 2016, 11 (1): 54-61.

[4] PARMAKSIZ G, NOYAN A, DURSUN H, et al. Role of new biomarkers for predicting renal scarring in vesicoureteral reflux: NGAL, KIM-1, and L-FABP [J]. Pediatr Nephrol, 2016, 31 (1): 97-103.

[5] KESKINOGLU A, DARCAN S, KESKINOGLU P, et al. Growth evaluation in children with vesicoureteral reflux [J]. Minerva Pediatr, 2015, 69 (2): 129-134.

[6] SCHAEFFER A J, GREENFIELD S P, IVANOVA A, et al. Reliability of grading of vesicoureteral reflux and other findings on voiding cystourethrography [J]. J Pediatr Urol, 2017, 13 (2): 192-198.

[7] ATTINI R, KOOIJ I, MONTERSINO B, et al. Reflux nephropathy and the risk of preeclampsia and of other adverse pregnancy-related outcomes: a systematic review and meta-analysis of case series and reports in the new millennium [J]. J Nephrol, 2018, 31 (6): 833-846.

第 81 章

梗阻性肾病

梗阻性肾病(obstructive nephropathy)是由于泌尿道结构和/或功能的改变,导致尿流不畅,尿液逆流向上引起的肾脏实质和功能损害的疾病。它不是一个独立的疾病,而是由各种病因引起的具有相似临床表现和病理形态的一组疾病。尿路梗阻部位多变,可以从肾小管到尿道口任何水平,引起肾脏内压增高,肾盂肾盏扩张,肾实质均一性变薄,可伴有肾盂积水。病程呈急性或慢性经过,儿童和老年人多见,成年人低发。

一、病因学分类

按照尿路梗阻原因分为以下两类。

(一)先天性梗阻

先天性尿路缺陷:后尿道瓣膜、输尿管囊肿、输尿管疝、先天性巨输尿管、肾盂输尿管连接处畸形等。

(二)后天性梗阻

1. 物理性梗阻 结石,泌尿系统肿瘤,细菌和真菌的感染。

2. 前列腺增生肥大。

3. 外界压迫 妊娠、腹膜后纤维化、恶性肿瘤转移。

4. 其他 手术合并症、药物。

二、发病机制

1. 尿流阻碍引起肾盂和肾小管内压力升高,肾盂和集合管扩张,肾乳头变平。

2. 肾实质长期受压导致小动脉受压,管壁增厚,引起肾实质缺血和萎缩,肾间质纤维化。

3. 肾内多种血管活性物质和细胞因子的活化导致血流动力学发生改变。

三、病　理

(一)光镜

1. 肾小球 早期病变不明显,肾小囊扩张,球周炎细胞浸润,后期肾小球节段性或球性硬化形成,偶见新月体。对侧肾的肾小球可出现代偿性肥大(图 81-0-1)。

2. 肾小管 病理损害最为严重,远端肾小管和集合管扩张,上皮细胞扁平。肾小管局灶、多灶或弥漫性萎缩(图 81-0-1)。

3. 间质 纤维化,慢性炎症细胞浸润明显。

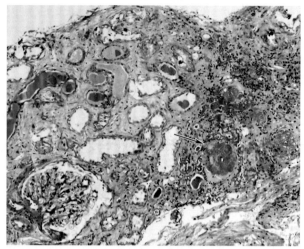

图 81-0-1　慢性梗阻性肾病

注:患者男性,67 岁,反复右侧腰痛 4 年,加重 2 天。B 超示右肾多发结石并积液。肾穿刺病理:肾小球缺血硬化(箭头),残存的肾小球代偿性肥大,肾小管萎缩,管腔扩张,上皮细胞扁平,间质水肿纤维化,伴炎细胞浸润(PAS×200)。

4. 血管 内膜纤维化,中膜增生,管腔狭窄。

5. 肾盂和输尿管 肾盂扩张,肾乳头消失。输尿管扩张肥大。黏膜层慢性炎症细胞浸润。

(二)免疫荧光和电镜

无特异表现。

四、临床表现

(一)腰痛

腰部触痛伴呕吐和反胃。

(二)排尿障碍

排尿迟缓、尿流变细,双侧完全梗阻可造成无尿。出现急性肾衰竭,慢性肾功能不全。

(三)膀胱刺激症状

泌尿道感染时可出现膀胱刺激征(尿频、尿急和尿痛),如发生急性肾感染,易导致败血症。

(四)高血压

单侧病变者由于肾素增多可引起轻度血压升高,双侧积水引起水钠潴留可起高血压及肾衰竭。

（五）其他

贫血与肾小管酸中毒等。

五、诊断与鉴别诊断

尿常规、影像学检查（B 超和 X 线）和实验室检查不仅可以确立诊断，还可明确病因。鉴别诊断上要同反流性肾病（肾盂积水较少出现），Ask-Upmark 肾病（肾小管局灶性硬化，肾小球无明显病变）和其他慢性肾小管间质性疾病（肾盂扩张少见，髓质病变较轻）相鉴别。

六、治疗及预后

治疗的主要目的是尽早解除梗阻，防止感染，保护肾功能。梗阻性肾病的预后取决于梗阻的程度、部位和持续的时间以及是否合并感染。

（王　頔）

第 82 章

肾结石病

肾结石病(nephrolithiasis)是指尿中的矿物质或有机物析出形成结晶在肾内异常聚集导致的肾石病,是泌尿系统的常见病,男性患病多于女性。肾结石多见于肾盂肾盏内,肾实质结石少见,引起尿路阻塞,出现排尿困难、肾盂积水、肾脏血流减少和继发感染等,使肾功能受到损伤。

一、病因及发病机制

肾结石的病因很多,包括代谢、感染、遗传、环境、饮食和药物等因素。其发病机制也非常复杂,主要包括以下 3 个方面:①尿中结石晶体的物质呈超饱和状态,尿液中钙、草酸或尿酸排出量增加;②尿液浓缩和尿中抑制晶体形成物质不足;③其他:肾小管损伤(如尿路梗阻、感染及异物),代谢性疾病(如甲状旁腺功能亢进)和肥胖等。

肾结石是不同化学物质的结合产物,按照结石的矿物质成分和所占比例依次如下。

(一)含钙结石

最为多见,包括草酸钙结石,草酸钙和尿酸钙混合结石,磷酸钙结石,和碳酸氢钙结石等。由高草酸尿症、高钙血症和 / 或高钙尿症引起。

(二)鸟粪石结石或感染性结石

继发于其他结石引起的梗阻和继发感染。通常与磷酸盐及草酸钙成分混合存在。

(三)尿酸结石

多见于高尿酸血症或者酸性尿液。

(四)胱氨酸结石

少见,多并发于胱氨酸血症和胱氨酸贮积症,后者为常染色体隐性遗传性疾病。

(五)其他

黄嘌呤、二羟基腺嘌呤、药物等。

二、病 理

(一)光镜

1. 肾小球 早期病变不明显,后期肾小球可出现硬化。
2. 肾小管 肾小管和集合管局灶或多灶状萎缩,可见结石成分沉积(表 82-0-1),局部上皮细胞脱落、管腔扩张和管周炎症细胞浸润(图 82-0-1)。
3. 间质 也可见结石物质沉积,淋巴和单核细胞浸润伴有纤维化(图 82-0-2)。

表 82-0-1 肾结石的形态学比较

肾结石	大体性状	光镜检查
草酸钙结石	单发或者多发,质硬,粗糙,棕褐色,不透 X 线	无结构的蓝紫色钙质沉积(HE 染色),Von Kossa 染色呈现黑色,偏振光显微镜下可呈现白色或绿色折光(图 82-0-1)。
磷酸钙结石	单发或多发,易碎,粗糙,不规则,分层,灰白、淡黄色,不透 X 线	分层,有棱角,蓝紫色晶体沉积(HE 染色),特殊染色 Von Kossa 染色和 Yasue 染色呈黑色。偏振光显微镜下不显色。
鸟粪石,感染性结石	巨大有分支,可呈鹿角形,质硬,灰白色,半透 X 线(透光程度取决于含钙量)	多与其他类型结石混合存在,结晶排列不齐,内部空隙间可见细菌成分。
尿酸盐结石	多发,质硬,光滑,类圆,棕黄色,可透 X 线	早期尿酸盐结晶出现在髓袢和集合管内,进而沉积于间质,呈放射状无色或浅蓝色针状结晶(HE 染色),可伴巨细胞反应和纤维化(痛风结节反应)。偏振光显微镜下可呈现白色或彩色折光(图 82-0-2)。
胱氨酸结石	多发,体积小,光滑,蜡样外观,淡黄色至黄棕,不透 X 线	矩形或针状的胱氨酸结晶主要存在于巨噬细胞内,也出现在肾小管上皮细胞和足细胞内。

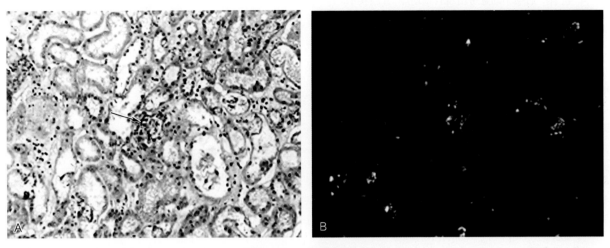

图 82-0-1　草酸钙结石

注:患者男性,45 岁,右侧腰部疼痛 2 个月余,血肌酐 321μmol/L。肾穿刺病理:A. 肾小管和间质可见大量草酸钙结晶(箭头,HE×200);B. 同一切片肾小管和间质充以草酸钙结晶,呈现白色折光(偏振光×200)。

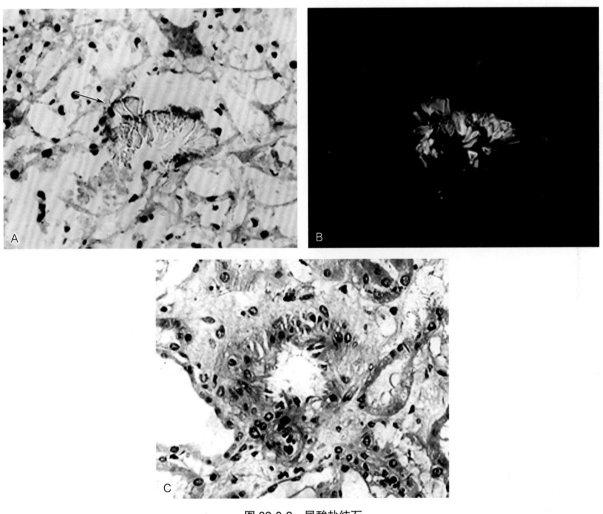

图 82-0-2　尿酸盐结石

注:患者男性,50 岁,患痛风 6 年。肾穿刺病理:A. 间质可见放射状,无色星芒状尿酸盐结晶(箭头,冰冻切片,HE×400);B. 同一切片尿酸盐结晶彩色折光(偏振光 ×400);C. 痛风石,肾间质尿酸盐沉积,周围炎细胞和多核巨细胞包绕(HE×400)。

4. 血管　后期小动脉可出现管壁增厚,管腔狭窄。

(二) 免疫荧光

无特异表现。

(三) 电镜

未见电子致密物沉积,肾小管上皮细胞和间质内可见结晶结构形成。

三、临床表现

(一) 疼痛

首发症状为剧烈的锐痛、痉挛痛,常位于患者的腰部、上腹部,伴有恶心和呕吐,多数呈阵发性,也可为持续性。

(二) 血尿

疼痛发作后,出现镜下血尿或肉眼血尿。

(三) 排石史

部分患者可在尿中发现砂粒或小结石。

(四) 其他症状

并发感染时可有高热和脓尿,双侧输尿管堵塞时出现无尿。

四、诊断与鉴别诊断

结合病史、体格检查、影像学检查和实验室检查,多数患者可以确诊。鉴别诊断上应与泌尿系结核和各种上尿路梗阻性疾病,以及相关腰痛疾病(如胆囊炎/结石、卵巢囊肿蒂扭转、异位妊娠)等相鉴别。

五、治　疗

肾结石病患者的治疗包括:①大量饮水,加强运动,调整饮食;②药物治疗;③体外冲击波碎石;④经皮肾镜取石或碎石术;⑤输尿管镜取石或碎石术;⑥腹腔镜输尿管取石;⑦手术治疗。

(王　頔)

参考文献

[1] COLVIN R B, CHANG A, GAUT J P, et al. Diagnostic Pathology: Kidney Diseases [M]. 2nd ed. Philadelphia: Elsevier, 2015: 918-923.

[2] JENNETTE J C, HEPTINSTALL R H, OLSON J L, et al. Heptinstall's Pathology of the Kidney [M]. 7th ed. [S. l.]: Lippincott Williams & Wilkins, 2014: 1094-1101.

[3] 邹万忠. 肾活检病理学 [M]. 3 版. 北京: 北京大学医学出版社, 2014: 172-177.

[4] GUNNHILD K, DAN H, MORTEN K M. Kidney stone compositions and frequencies in a Norwegian population [J]. Scand J Urol, 2019, 53 (2-3): 139-144.

[5] KITTANAMONGKOLCHAI W, MARA K C, MEHTA R A, et al. Risk of hypertension among first-time symptomatic kidney stone formers [J]. Clin J Am Soc Nephrol, 2017, 12 (3): 476-482.

第十篇

肾移植

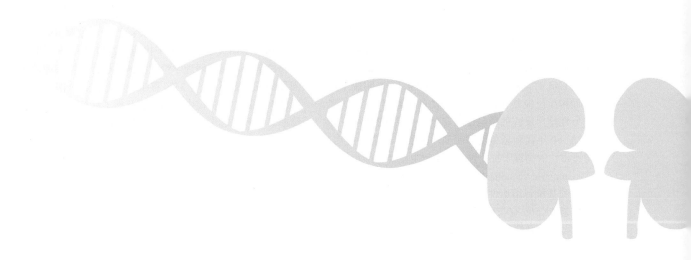

第83章

移植肾病理学概述

第1节　移植肾病理学发展史

　　人类为了实现以器官置换（移植）来治疗器官衰竭性疾病的初衷，在器官移植领域已经进行了一个多世纪的不懈探索，这不仅使器官移植由梦想成为了现实，而且也产生了许多交叉学科，移植病理学（transplantation pathology）即是其中之一。目前，活检病理学诊断仍然是移植肾各种并发症诊断的最佳方法，用于移植术前供肾质量的病理学评估、术后多种并发症的明确诊断和术后随访的全过程。

一、国际移植肾病理学的发展

　　最早的移植肾病理学研究报道缘于1926年，Williamson等观察到术后失功能的移植肾脏内有大量淋巴细胞浸润以及显著的肾小球炎，由此关注到炎症损伤是导致移植肾失功的重要原因。由于早期肾移植术前组织配型技术和术后免疫抑制方案尚不完善，较多移植肾在移植术中迅速失功，由此在20世纪60年代提出了移植肾"超急性排斥反应"和"加速性急性排斥反应"的概念。在20世纪80年代依据移植肾排斥反应发生的时间及其病理学表现，排斥反应分为超急性排斥反应、加速性急性排斥反应、急性排斥反应和慢性排斥反应4种类型；在90年代末，随着HLA-Ⅰ类和Ⅱ类抗体检测技术的提高，以及针对移植肾活检组织内补体片段C4d的免疫组织化学方法的建立，逐渐明确了抗体介导性排斥反应是导致移植肾失功的重要因素，促进了抗体介导性排斥反应的明确诊断和针对性治疗的研究；随着20世纪80年代新型免疫抑制剂环孢素A的临床应用，其移植肾毒性的病理学特征包括肾小管上皮细胞细小等大空泡变（isometric vacuolization）、小动脉管壁外周的结节性透明样变和移植肾溶血性尿毒症综合征表现等得以明确；随后也明确FK506有与环孢素A类似的移植肾毒性损伤表现。国际移植肾病理学发展中最具里程碑意义的进展是1991年创立了Banff移植肾病理学会议（以下简称"Banff会议"）。Banff会议每2年举行一次，吸引了全球范围内的移植相关学者参与。1991年首届Banff会议的初衷是希望建立一项国际公认的移植肾活检病理学诊断体系，在参会者随后两年内通过特定病变切片的循环阅片、会议交流和个人间通信讨论的基础上，逐渐明确了移植肾病理学的基本类型、定义和基本的形态学诊断标准，从而在1993年第2届Banff会议上发布了移植肾活检病理学诊断标准（以下简称"Banff标准"）。其重要意义是建立了一项国际公认的移植肾活检病理学诊断框架，包括对移植肾穿刺活检标本合格性及其病理染色的基本要求、移植肾并发症的基本病理类型、排斥反应的病理学诊断标准及其病理分级，并后续不断予以更新，良好地指导了移植肾并发症的诊断和治疗，并且引领了相关的基础研究。

二、我国移植肾病理学的发展

　　我国移植肾病理学的研究始于20世纪70年代末，最早的文献见于1978年彭杰青等在我国权威专著《外科病理学》中对临床失功而切除的移植肾的病理学观察；随后在20世纪80年代国内陆续报道了实验动物犬移植肾及人体移植肾排斥反应、移植肾低温保存、移植肾免疫荧光及超微结构变化，这些早期的开创性研究为我国移植肾病理学的发展奠定了良好的基础；20世纪80~90年代，国内开展了移植肾和供肾活检病理学诊断，并发表了大样本的移植肾活检病理学分析的研究报告。21世纪初，随着我国临床肾脏移植迅速发展，大样本的移植肾活检病理学研究报道不断涌现，随后对抗体介导性排斥反应、移植肾BK病毒肾病等病理学研究也陆续见于报道。2017年中华医学会器官移植学分会移植病理学组就我国移植肾活检病理诊断的问卷调查数据显示，有35%移植中心尤其是全国主要区域内的大例数的肾移植中心均常规开展了移植肾活检病理学诊断。在教材和专著方面，在我国权威的《肾活检病理学》《肾穿刺活检病理诊断彩色图谱》《移植病理学》《移植肾病理诊断手册》和《移植学》等专著和我国首部器官移植研究生规划教材《器官移植学》中均设有"移植病理学"章节，使得移植肾病理学的专业理论知识逐渐普及。在学术交流方面，2014年以来在中华医学会器官移植学年会、中国器官移植医师年会等均专设移植病理学分会场，进行移植病理学论文交流和专题研讨。这些成果是我国病理学家、肾脏病学家和移植学家经过40余年来不懈探索和共同努力的结果，这不仅使我国移植肾病理学从无到有，而且在服务肾移植临床、人才培养和理论知识建设方面都取得了良好的成绩。

（郭　晖　陈惠萍）

第 2 节 肾活检在肾移植中的作用

一、移植肾病理学的基本定义

移植肾病理学（kidney transplantation pathology）是将病理学的基本知识与方法应用于肾移植医疗与研究的交叉学科，即借助对移植肾活检以研究移植肾脏在移植术前的形态结构、移植术后多种并发症时的病理形态学特征及其并发症的发病机制，并进一步与临床观察、生化检测、影像学检查甚至基因检测等各项临床检查密切结合，以准确、合理的对移植术前的供肾质量予以评估和对移植术后的并发症予以诊断和鉴别诊断，进而指导临床予以针对性治疗以保障移植肾和受者的长期存活，同时开展相关的基础研究。

二、移植肾病理学在肾脏移植中的作用

肾移植的过程包括供肾切取、供肾灌注与保存、供肾质量评估、移植手术、术后并发症的诊断及治疗和术后长期复查与随访等多个环节，是一个连续、系统的医疗过程，而非单一的移植外科手术。在此过程中，移植肾病理学在明确诊断受者原发性疾病、评估供肾质量、移植后多种并发症的诊断与治疗和相关的基础研究方面都将发挥积极作用，就目前而言，这一作用仍然是其他诊断方法所不能取代的。

（一）受者原有疾病的明确诊断

移植受者自身肾病复杂多样，而且在移植术后由于原有致病因素在受者体内仍持续存在，以及移植后免疫抑制剂的应用或感染等多种因素的影响，移植肾脏可出现原有肾病复发（recurrent disease）或发生新发性疾病（de novo disease），那么，在移植术前行肾活检不仅可以明确诊断原发性疾病及判断患者是否适合肾移植，而且可以为移植后多种复发性肾病的预防与治疗提供参考。

（二）供肾质量的评估

供肾质量评估是观察供肾在移植前是否存在病变，即所谓的"预存性病变（pre-existing disease）"，或称"供肾携带性病变"，以及观察供肾的灌注保存效果，排除是否存在严重的灌注保存性损伤。供肾质量评估应作为肾移植活检病理学诊断的常规工作之一。因供者器官严重短缺，越来越多的边缘性供者器官（marginal donor organ）应用于移植中，这些供肾在移植前经临床功能指标评估、获取时肉眼评估和器械灌注参数评估以后，再结合活检病理学评估可以获得较为准确供肾质量资料。供肾质量的病理学评估的方法包括供肾获取时活检（procurement biopsy）、移植前活检（pre-implantation biopsy）和在移植术中对供肾进行的零时活检（time-zero biopsy）3 种方式。其病理诊断的内容包括：①供肾是否有预存性的慢性病变，譬如高龄供者供肾的动脉硬化和狭窄、供肾间质性肾炎和不同类型肾小球肾炎等；②供肾的灌注保存情况，主要观察缺血缺氧因素所致的急性肾小管损伤及其程度；③判断是否有感染和肿瘤。供肾评估的目的为预测和避免术后发生严重的移植肾原发性

无功能（primary non-function，PNF）或移植肾功能延迟恢复（delayed graft function，DGF）以及杜绝供肾携带性感染和肿瘤。

（三）肾移植术后多种并发症的诊断

对移植肾出现的多种并发症进行穿刺活检诊断是移植肾病理学工作的主要内容。肾移植后的并发症包括移植肾缺血/再灌注损伤、排斥反应（包括 T 细胞介导的排斥反应和抗体介导的排斥反应）、免疫抑制剂毒性损伤、移植后感染、原有疾病复发、新发疾病和移植后肿瘤等。这些并发症常共存或交替发生，且临床表现类似使诊断更加困难。随着肾穿刺活检安全性的显著提高，活检已经成为肾移植后并发症的常规诊断手段；同时也随着病理组织学方法的完善，绝大多数移植肾并发症均可以进行明确诊断，以指导临床针对性治疗。

（四）并发症诊断治疗后的疗效评估

对于明确诊断的并发症尤其是移植肾急性排斥反应等，经临床抗排斥反应治疗后，可进行再次活检帮助明确前一阶段的治疗效果以及对未能缓解的排斥反应采用更有效的治疗方案。

（五）相应的基础研究

在移植肾临床研究论著中，必须具备病理学诊断结果作为可靠的研究依据；同时，活检病理学检查也为深入的基础研究提供了有价值的标本，使相关的基础研究如新型器官保存方法研究、抗体介导性排斥反应机制研究和排斥反应中生物标记物研究等得以展开。

三、移植肾病理学诊断的特殊性及其对病理医师的要求

（一）移植肾脏病理学诊断的特殊性

1. 移植肾病理学诊断直接关系到移植受者来之不易的"第二次生命" 移植肾病理学诊断主要基于对移植肾的活检，其主要目的是诊断与鉴别诊断各种并发症，其诊断结果直接关系到采取何种治疗措施以保证移植肾与受者的存活，即直接关系到受者来之不易的"第二次生命"。

2. 遵循组织病理、免疫病理和超微病理密切结合的诊断原则 由于肾移植手术环节多、复杂的免疫学机制和术后长期药物的应用，术后不可避免地会发生缺血/再灌注损伤、不同类型的排斥反应、免疫抑制剂毒性损伤、感染、复发或新发性肾病和移植后肿瘤等，这些并发症中的病变往往不具有特异性且常常共存或交替存在，其鉴别诊断往往非常困难，在诊断中应遵循组织病理、免疫病理和超微病理密切结合的原则。

3. 病理与临床紧密结合的原则 由于并发症的多样性以及缺乏病变的特异性，单纯依赖镜下的病理学形态观察往往难以明确诊断，此时，病理形态学观察必须与临床各项检查密切结合，脱离临床的、单纯的组织病理学诊断是不可取的。

（二）移植肾病理学对病理医师的基本要求

正是由于上述移植肾病理学诊断的特殊性，其对从事移植肾病理学诊断的病理医师提出了更高的要求，包括以

下内容。

1. 移植病理医师必须掌握移植知识　单纯病理形态学观察是无法适应肾移植病理学诊断和研究的需要，只有了解肾移植相关的供肾获取、保存、移植术式、排斥反应机制、免疫抑制剂应用、影像学和器官移植新进展等内容后，再结合详细的移植肾活检病理学观察，才能对观察到的组织病理学变化建立正确的诊断思路，因此移植病理学医师应具备病理和移植两方面的知识，才能在移植团队中发挥建设性的作用。

2. 必须具备良好的沟通能力和协作精神　由于移植肾脏病变缺乏特异性，病理医师应克服单纯的显微镜下诊断的狭隘观念，主动与临床移植医师进行深入、细致的沟通，尽可能全面地了解肾移植手术及术后管理中的特殊细节，再结合细致的镜下观察以建立准确的诊断。同样，对于临床医师而言，也要注重学习移植肾病理学的基本内容和诊断标准。一方面鼓励病理医师参与临床查房和临床-病理讨论，另一方面鼓励临床医师"不单纯依赖病理报告，自己亲自看切片"。同时，病理医师应具备协作精神，了解各项生化检查、影像学和感染诊断等各项特殊检查和临床相关学科的新进展，并能主动与各相关科室建立良好的协作关系，能充分运用各种诊断方法以配合病理组织学诊断。

（郭　晖　陈惠萍）

第3节　供肾活检的病理学评估

2019 年中国肾脏疾病数据网络（CK-NET）发布的《中国肾脏疾病年度科学报告》显示，我国慢性肾脏病患者达 1.2 亿，总患病率为 10.8%，接受透析治疗的终末期肾脏病（end stage renal disease，ESRD）患者总数约为 60 万，2017 年有 10 793 例患者接受了肾移植，每年仅有约 1/60 的 ESRD 患者能接受肾移植治疗。器官短缺是救治更多 ESRD 患者的最大障碍，拓宽器官来源和更好地利用捐献器官，是目前器官移植面临的主要挑战和使命。

移植器官的来源包括尸体捐献（deceased donor）和活体捐献（living donor）。前者是由捐献者在经严格规范的医学死亡评定后无偿捐献出器官供移植，是移植器官的主要来源；其中包括脑死亡器官捐献（donation after brain death，DBD）和心脏死亡器官捐献（donation after cardiac death，DCD）2 种类型；活体供者包括活体亲属供者和活体非亲属供者，前者包括血缘亲属和配偶，后者包括无血缘关系的好友、匿名供者和器官互换的供者。尸体器官捐献中的 DBD 供者生前多为健康人、具备良好的心肺功能和器官活性，死因多为不可逆性的脑损伤，其在器官获取过程中可借助机械通气和药物维持心脏搏动来保障器官血液灌注，是良好的器官供者，又称为标准供者（standard criteria donor，SCD）；而 DCD 供者是指呼吸和循环功能停止的供者，又称为无心跳供者（non-heart-beating donor，NHBD），其心肺功能停止和血液循环终止，其捐献的器官经历了较长的热缺血时间、组织缺氧、酸中毒、细胞内环境破坏、大量炎症因子释放等因素导致器官损伤较重。由于供者器官的

严重短缺，供者器官选择的标准逐渐放宽，期望更多的供者器官用于移植，提出了扩大标准供者（expended criteria donor，ECD），相对于上述的标准供者而言又称为边缘供者（marginal donor），其基本定义为供者年龄 >60 岁；或供者年龄介于 50~59 岁之间，死亡原因为脑血管疾病、肌酐 >177μmol/L 或高血压这 3 项情况中的 2 项。随着 DCD 器官捐献的广泛开展，捐献器官的数量显著增加，其中部分为边缘供肾而具有不同程度的慢性病变，同时心脏死亡后所致的较为严重的缺血、缺氧损伤也可导致急性肾小管病变，以及供肾可能存在的感染或肿瘤病变均需要在移植前予以详细评估，以判断供肾是否适合移植，以保证移植成功和受者的良好存活。

供肾质量评估是一项综合评估，包括供肾功能指标、器官获取手术中的肉眼观察、机械灌注（machine perfusion，MP）参数和活检病理学评估（表 83-3-1）。供肾病理学评估的意义在于，在前述多层次评估后，进一步给予组织病理学观察以直接、客观和真实地反映供肾病变，并帮助临床综合地判断供肾质量和决定取舍。国内在 20 世纪 90 年代开展了供肾活检病理学评估，随着近年来我国公民捐献器官移植的广泛开展，许多移植中心也逐渐开展了供肾活检病理学评估并积累了良好的经验。

表 83-3-1　供肾病理学评估基本流程（DCD/ECD 供肾）

流程	具体内容
1. 捐献前供者临床指标的评估	供者年龄、体重指数、肌酐、热缺血和冷缺血时间、影像学检查等
2. 机械灌注参数的评估	机械灌注的压力、流量和阻力指数等参数
3. 供肾获取时的肉眼外观评估	供肾大小、质地、外观颜色、有无肉眼可见的病变等
4. 供肾组织病理学评估	楔形活检/穿刺活检以后冷冻切片或快速石蜡切片，评估供肾的肾小球、动脉血管、肾间质和肾小管结构以及有无感染和肿瘤病变

注：DCD，心脏死亡器官捐献；ECD，扩大标准的供者。

一、供肾的临床评估简介

（一）供肾获取前的临床评估

主要依靠供者的临床资料和器官维护过程中供者的基本生命体征指标。供者临床资料主要包括供者年龄、原发病病史、ICU 救治过程中的血管活性药物使用情况、主要生化指标和影像学检查情况。目前也有借助供肾评估指数（kidney donor profile index，KDPI）评分、Nyberg 评分和 Pessione 评分等临床评分系统，通过对供者年龄、原发病、高血压病史、捐献前肌酐水平、心肺复苏和低血压过程等予以计分来评估肾脏质量，甚至预测移植后是否会发生移植肾原发性无功能（primary non-function，PNF）或移植肾功能延迟恢复（delayed graft function，DGF）。

（二）供肾获取后的临床评估

包括对供肾的肉眼观察和机械灌注参数两个方面。

1. **供肾的肉眼观察** 是在供肾获取手术和修整手术的过程中观察肾脏颜色、质地、大小、动脉有无硬化等来判断肾脏质量。有经验医师可以借助肉眼观察结合病史能判断供肾的大致状况。观察供肾外观对于判断感染、挫裂伤或血栓等疾病十分重要，但是对肿胀的肾脏、弥漫性肾小球内微血栓形成后的色泽乌黑的肾脏、肌红蛋白溶解所致肾小管损伤的肾脏等，必须进一步借助活检诊断予以明确。

2. **机械灌注参数的评估** 机械灌注（machine perfusion，MP）的目的为减轻供肾间质水肿、降低氧自由基损伤程度、增加三磷酸腺苷供应、清除毒性代谢产物、清除微血栓和缓解微血管痉挛及改善局部微循环。这时，可借助 MP 参数判断供肾质量。2016 年《中国公民逝世后器官捐献供肾体外低温机械灌注保存专家共识》中供肾质量评估的推荐标准为：肾脏灌注阻力指数 <0.3mmHg/（ml·min）、灌注流量 >100ml/min 者为供肾良好；阻力指数 <0.4mmHg/（ml·min），灌注流量 >80ml/min 者，可以用于移植；阻力指数 0.5~0.6mmHg/（ml·min），灌注流量 50~80ml/min 者，需要结合临床资料综合判断；而阻力指数 >0.6mmHg/（ml·min），灌注流量 <50ml/min 者建议摒弃供肾。同时，MP 参数必须与上述临床指标和活检病理诊断相结合。

二、供肾活检的病理学评估

（一）供肾活检病理学评估的基本原则

供肾活检病理学评估是通过供肾活检（包括获取时活检、移植前活检和零时活检）对供肾组织病理学改变予以观察，进而帮助临床综合评定供肾的质量。病理学评估是临床综合评估的一部分，是对临床评估的有效补充。由于供肾病变的多样性和活检病理诊断的局限性，病理学评估不能作为供肾取舍的唯一依据，必须与临床综合评估密切结合。

（二）供肾活检病理学评估的基本方法

1. **供肾活检的种类**

（1）获取时活检（procurement biopsy）：在供肾获取手术中或获取后、灌注冷保存之前，肉眼观察供肾，并行肾活检。也可对获取手术中肉眼观察供肾异常者，如疑似感染灶或肿瘤进行活检以明确病变性质。

（2）移植术前活检或称植入前活检（pre-implantation biopsy）：在供肾获取后的冷保存和运输过程中、低温机械灌注后或移植手术前的供肾修整中进行活检。其不仅可以判断供肾的预存性病变，而且可以了解供肾的缺血损伤情况，

是依据供肾形态学改变判断供肾质量进而决定取舍的最佳活检时机。

（3）零点活检（zero-time biopsy）：在肾移植手术中实施的活检。选择在血管吻合完成但开放血流前，或在血管吻合完成开放血流后对移植肾活检，因此部分文献中也称为再灌注后活检（post-reperfusion biopsy）。其主要目的是不仅观察供肾的预存性病变，同时观察供肾缺血以及血供恢复后的再灌注损伤情况；也可以获得供肾的组织学背景资料为移植术后的程序性活检或指征性活检提供参照，但已无法帮助决定供肾的取舍。

上述 3 种活检类型及其活检时机见图 83-3-1。

2. **供肾活检的方法**

（1）穿刺活检（core-needle biopsy，CNB）：借助专用的肾活检穿刺针 / 穿刺枪，以一定角度穿刺进入肾皮质部位取材肾组织以供病理学观察。其活检肾组织为长条形，长 1~2cm、直径 0.5~1.0mm。其取得的肾组织量少于楔形活检，但其取材部位较深，对肾小球硬化和动脉血管病变的判断更为准确。穿刺活检操作简单，容易标准化操作，是目前国内移植中心供肾活检的主要方法。在供肾病理评估中对于穿刺活检的部位并无硬性规定，在肾上极和下极的穿刺方法一致，但需要注意穿刺针应与肾表面呈 45° 夹角，避免穿刺针贯穿肾脏或穿到肾盂导致移植术后出血。

在临床实践中，穿刺本身有时也是评估肾脏病变性质的有效方法之一，图 83-3-2A 示 1 例肾挫裂伤的供肾，但尚无法确定挫裂伤的范围和深度。图 83-3-2B 示在挫裂伤的部位进行了穿刺活检，并且在肾上极、中部和下极分别进行了穿刺。由图可见，挫裂伤的范围贯穿了肾脏的中部和下极，在最深的位置贯通了肾脏皮质，大约深度达 1cm，在肾下极深度约 0.5cm，据此明确此肾挫裂伤范围较大，最后决定弃用（图 83-3-2C）。

（2）楔形活检（wedge biopsy，WB）：借助手术刀尖在肾脏表面切取楔形的肾皮质浅层肾组织以供病理学观察。楔形切块大小为 3~5mm 的等边三角形，厚度为 2~3mm。其取得的肾组织量比较充足，可供观察的范围较大且其中的肾小球数量较多但动脉血管的数量较少。美国大多数移植中心采用供肾移植术前活检和楔形活检的组合以评估供肾质量和判断取舍，但这一技术组合目前认为由于其取材部位位于肾被膜下，比较表浅且处于动脉血供末梢，尤其是老年供者（或 ECD 供者）本身存在不同程度的动脉血管硬化，因此容易高估肾小动脉硬化的比例，因此有的中心推荐楔形活检深度应达到 5mm 才能准确判断肾小球硬化情况。

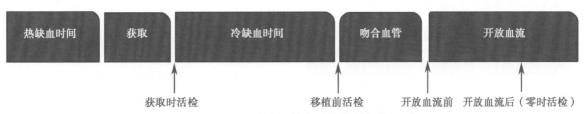

| 热缺血时间 | 获取 | 冷缺血时间 | 吻合血管 | 开放血流 |

获取时活检　　　　　移植前活检　　　开放血流前　开放血流后（零时活检）

图 83-3-1 DCD 供肾活检类型及其活检时机示意

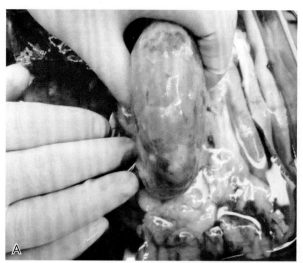

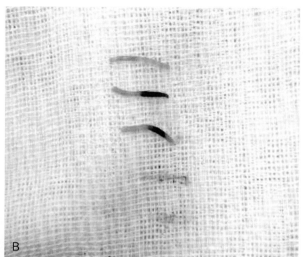

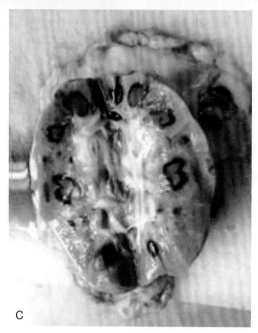

图 83-3-2　肾挫裂伤的供肾

注:A. 肾挫裂伤的供肾整体外观,可见局部暗红色出血斑块;B. 从上到下依次进行了 3 次穿刺,可见 3 次穿刺组织条中暗红色肾组织的范围不同,以此确定挫裂伤的范围;C. 供肾弃用后的供肾剖面观,其肾实质内的暗红色出血灶的范围与穿刺判断的肾脏损伤范围相符合。

供肾病理评估中,取得合格的活检标本是首要前提。与《2016 年 Banff 供肾病理学评估共识》中提到的国际上主要采用楔形活检不同,国内大部分肾移植中心采用穿刺活检,两者各有优劣(表 83-3-2)。对于肾脏表面存在局灶感染(图 83-3-3)、肿瘤或者其他肾表面外观异常者,楔形活检则无疑比穿刺活检更有利于诊断。

表 83-3-2　楔形活检和穿刺活检方法的比较

比较点	楔形活检	穿刺活检
评估部位	皮下区域	整个皮质
缺血再灌注损伤	过度	准确

续表

比较点	楔形活检	穿刺活检
肾小球硬化	过度	不足
血管病变	过度	准确
出血风险	大	更大
间质纤维化	过度甚至错误	准确
肾小管损伤	过度	准确
肾小球血栓	容易发现	相对不易
感染灶	容易诊断	相对不易

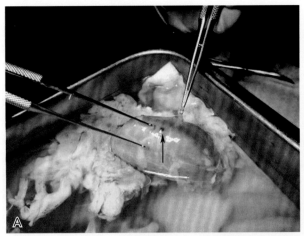
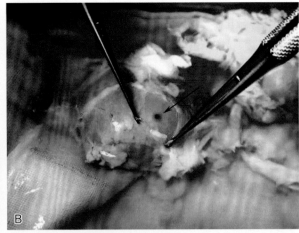

图 83-3-3　供肾移植术前修整过程中发现的供肾表面局部感染灶

注：分别示不同角度观察可见病灶呈孤立的斑点状。

上述 2 种活检方法的标本合格性标准是不同的，多数移植中心建议楔形活检组织中的肾小球数量应达到 25 个或更多并含有动脉血管分支；穿刺活检组织则依据 Banff 标准要求肾小球数应 ≥ 7 个并至少含有 2 支动脉血管分支。

（3）皮肤活检器活检：为了避免穿刺活检组织量少和楔形活检过于表浅且创面较大的弊端，近年 Bago-Horvath 等尝试将皮肤钻孔活检（skin punch biopsy，SPB）应用于供肾活检，其方法为选用直径 3mm 的皮肤钻孔活检器在移植肾表面钻孔取材，因皮肤钻孔活检器直径大于穿刺针 / 穿刺枪，能取得足够量的肾组织，而对肾脏的损伤又明显小于楔形活检。因此不仅取材组织量足而且可避免活检部位表浅所致的误判以及较大的组织损伤，更适合于供肾活检，但还需要进一步积累经验。

3. 供肾活检标本的病理学制片方法

（1）冷冻切片（frozen section，FS）：将活检组织标本直接置恒冷切片机内快速冷冻切片，随后立即进行 HE 等染色，整个过程可以在 40min 内完成。其优点为快速，缺点是由于组织内冰晶形成或技术操作不佳等因素使组织和细胞形态欠佳甚至产生人为假象，不利于肾小管缺血损伤病变的判断。

（2）快速石蜡切片（rapid paraffin section，RPS）：将活检标本甲醛固定液固定，借助现代化、自动化的组织标本处理机或微波快速处理仪予以快速组织脱水、浸蜡及石蜡切片并染色，其肾脏 4 个固有结构单元即肾小球、血管、肾间质和肾小管的病变形态均保存良好便于准确判断，但耗时较长约 2h，延长了供肾的冷缺血时间。

（3）冷冻切片与快速石蜡切片的比较及我国推荐的技术方案：目前对于 DCD 供肾中上述两种病理学技术方法的比较研究仍有限，其中冷冻切片虽然能基本满足肾小球和血管病变的观察，但由于技术因素使得肾小管 - 间质的形态保存欠佳，不利于准确判断供肾的急性肾小管损伤，尤其是对边缘性供肾，经历了心肺复苏，存在较为显著肾小管缺血损伤者（图 83-3-4）。快速石蜡切片能避免这一不足，但耗时较长，增加病理人员的工作负担，不利于广泛采用。国际上多采用供肾楔形活检 + 冷冻切片的技术组合模式。依据我国 2019 年发布的《肾移植病理学临床技术操

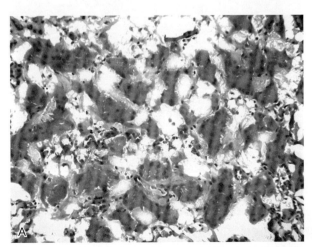
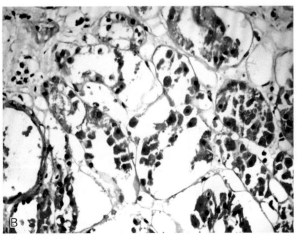

图 83-3-4　供肾活检组织冷冻切片和快速石蜡切片的比较

注：A. 冷冻切片可见多数肾小管上皮细胞结构不清，不利于判断肾小管上皮损伤情况（HE×200）；B. 快速石蜡切片，可见同为冷冻切片的供肾组织，肾小管上皮细胞明显坏死脱落、基底膜裸露（HE×200）。

作规范》,推荐根据各移植中心的经验和供者的具体情况,选择采用穿刺活检或者楔形活检,推荐采用冷冻切片及常规染色＋免疫荧光染色＋保留电镜标本;或者快速石蜡切片＋常规染色＋保留电镜标本的技术组合。前者便于简单、快速地评估供肾质量和了解供肾是否有原发性肾小球疾病,后者则便于供肾固有结构的精确判断;而留取电镜标本是便于在必要时予以电镜观察以明确诊断供肾的肾小球疾病。

三、供肾活检的病理学评估

(一)供肾的肾小球病变

1. 肾小球硬化比例 供肾评估中的核心内容之一。肾小球硬化(图83-3-5)的比例越高,术后肾功能恢复越差,发生 DGF 的可能性越大;但多因素分析显示硬化肾小球比例并不是移植肾功能预后的独立危险因素。肾小球硬化比例较高的供肾是否影响受者的长期存活,主要与有效肾单位和受者基础代谢率有关,只要供肾内的有效肾单位数量大于受者的代谢需求,术后做好管理,保护有效肾单位的功能,受者即可长期存活。

目前尚未有公认的肾小球硬化比例阈值,多将 20% 作为参考阈值,这一阈值源自早期 Gabar 等的研究,提出硬化肾小球比例 >20% 的供肾中 88% 患者在移植后出现 DGF,而硬化肾小球比例 <20% 的供肾中仅 27% 患者发生 DGF,从而最早提出供肾硬化肾小球的比例不应 >20% 的概念,而后续 Koppelstaetter、Pokorna 和 Arias 等的研究报道硬化肾小球并不影响肾移植术后 1、2 和 3 年的存活率。大部分文献都认为硬化比例超过 30% 的供肾术后恢复较差,建议弃用。尤其是硬化肾小球均匀分布并伴有其他高危因素如高龄、糖尿病或高血压等。硬化比例在 15%~30% 的肾脏可以选择用于基础代谢率较低或者体型较小的受者,并在严格控制血压和体重的情况下,肾功能仍可以恢复正常,甚至维持长期存活。肾小球硬化比例 <15% 的供肾,总体来说是比较安全的。但有些情况的肾小球硬化需要区别对

待:①硬化肾小球灶性聚集者,除了说明肾脏本身功能较差以外,有可能是因为肾脏某一支动脉闭塞导致肾小球硬化比较集中,或者取材位于肾脏表面纤维瘢痕内,建议更换穿刺部位再次活检;②肾小球硬化不仅包括球性硬化,还包括局灶缺血性硬化、球周硬化,预示这些小球即将失去功能,移植后并不会因为机体环境的改变而明显改善,在评估供肾时,应充分考虑到不完全硬化的肾小球;③硬化肾小球比例的判定在活检取得的肾小球数量偏少的情况下并不准确,当肾小球数目 <15 个时,肾小球硬化比例一般偏高,再加上前面提到的 2 种情况,硬化比例会更高;④左右两侧肾常会出现硬化小球比例不一致的情况,排除供肾解剖或者血管条件差异的因素,左右供肾的总体情况应该是相似的,不能简单通过病理就排除一侧肾脏,必要时慎重进行再次肾活检以明确病变情况。

2. 肾小球内纤维素微血栓(glomerular fibrin thrombi,GFT) 是供肾急性损伤的一种表现,有文献报道其发病率在 3.5%。其病因为供者严重外伤、心搏骤停或大量出血性疾病等导致的弥散性血管内凝血(disseminated intravascular coagulation,DIC),引起全身微血管及肾小球毛细血管袢内微血栓栓塞(图83-3-6)。报道证实 GFT 供肾移植后发生 DGF 的概率为 45% 以上,其主要与 GFT 累及的肾小球数量有关,但其供肾移植后的远期存活率与正常供肾相比无统计学差异。对于局灶性微血栓,仅部分毛细血管袢腔被微血栓堵塞者,术后移植肾功能经过 1~2 个月的透析可恢复,这种单纯的由于血液凝固性增高而产生的纤维素性微血栓的供肾预后良好,但必须除外由于供肾内皮细胞损伤如血栓性微血管病所致的微血栓,或已出现肾皮质凝固性坏死者,其发生移植肾原发性无功能的概率大大增加,不宜作为供肾。

(二)供肾的血管病变

由于 DCD 供者中大部分为脑血管意外、高血压、糖尿病或高龄供者,供肾的血管病变相当普遍,文献报道 >50% 的 DCD 供肾和 >70% 的亲属活体供肾活检中均可见血

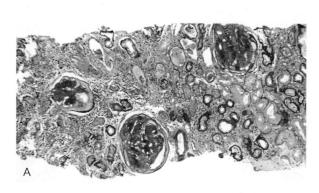

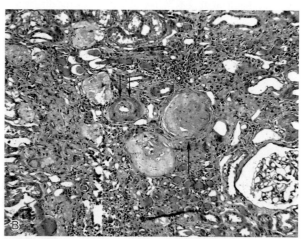

图 83-3-5 供肾肾小球硬化

注:A. 糖尿病供者的供肾肾小球硬化,图示细胞外基质显著增多,硬化肾小球的体积无明显缩小(PAS×100);B. 高血压供者引起的供肾肾小球硬化,图示肾小球毛细血管袢显著皱缩,图中单箭头示硬化肾小球的体积显著缩小,双箭头示小动脉内膜增厚(HE×200)。

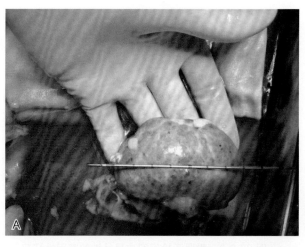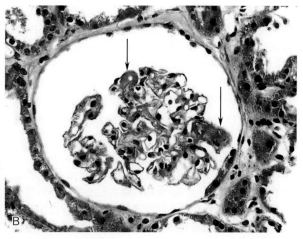

图 83-3-6　供肾肾小球内纤维素微血栓栓塞

注:A. 供肾肾小球纤维素微血栓栓塞的肉眼观,供肾表面密布暗红色细小出血点;B. 供肾活检光镜下肾小球内纤维素微血栓,可见肾小球毛细血管腔内微血栓(箭头)(HE×400)。

管病变。国内文献报道的高龄、脑出血和高血压者分别占供者中的 7.5%、50.5% 和 17.6%,因此可见供肾血管病变对供肾质量有明确的影响。供肾动脉血管病变主要包括小动脉透明样变(arteriolar hyalinosis,AH)和动脉硬化

(arteriosclerosis,AS)2 种类型(图 83-3-7)。Banff 标准中对 AH 的分级标准主要依据其累及小动脉的数量(以 "ah" 表示),对 AS 的分级标准主要依据动脉管腔狭窄的程度(以 "cv" 表示),并予以半定量评分分级(第 84 章)。

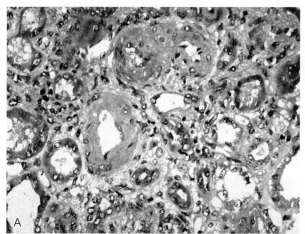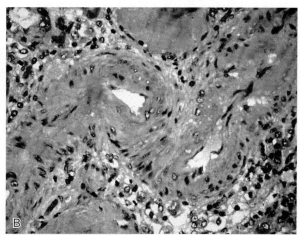

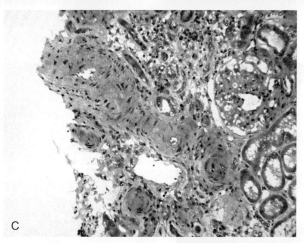

图 83-3-7　供肾移植前穿刺活检多数小动脉内膜增厚及管腔不同程度狭窄

注:A. 移植肾穿刺活检组织内小动脉内膜硬化及增厚导致管腔狭窄 <30% cv1(HE×200);B. 供肾活检组织内小动脉内膜硬化及增厚导致管腔狭窄约 50% cv2(HE×400);C. 供肾活检组织内小动脉内膜硬化及增厚导致管腔狭窄达 70% cv3(HE×400)。

血管病变与术后移植肾功能的恢复密切相关,移植肾功能恢复情况会随动脉血管评价的结果而不同。就 Banff 标准来说 cv1~2、ah2 以下的供肾,血管病变不影响术后血肌酐和移植肾长期存活;cv2 以上或 ah3 的供肾需要结合肾小球硬化率、间质纤维化比例和肾小管萎缩比例以及临床指标综合判断;所有的临床研究都表明 cv2 以上或者 ah3 的供肾,发生 DGF 或原发性无功能的概率高于血管条件良好的供肾。

(三)供肾的肾小管病变

由于供肾在获取过程中的热缺血和冷缺血因素、供者在死亡前血流动力学紊乱、药物性损害和心搏骤停损害等均可导致 DCD 供肾存在不同程度的急性肾小管损伤甚至急性肾小管坏死(acute tubular necrosis,ATN)。故评估急性肾小管损伤的范围和程度能够对移植肾出现 DGF 的可能性及其持续时间进行预测。2016 年 Banff 会议发布的供肾术前活检病理诊断共识中将肾小管的急性损伤划分为轻、中、重 3 个等级。①轻度:肾小管扩张、上皮细胞肿胀、上皮细胞核裸露和刷状缘消失;②中度:肾小管上皮细胞局灶性、凝固性坏死(图 83-3-8);③重度即广泛的缺血坏死。轻度肾小管上皮细胞损伤非常常见,很少影响尿量和肾功能的恢复,甚至由于肾小管重吸收功能的下降会导致术后早期出现多尿期,轻度肾小管损伤在术后 1 周内可完全恢复。对于肾小管凝固性坏死的供肾一定要明确造成坏死的病因。感染、血栓、冷缺血时间过长所致凝固性坏死的供肾不建议使用。此外,明显梗死的肾脏也不应移植,常由于大动脉血栓或坏死组织阻塞肾脏弓形动脉甚至叶间动脉分支所致。梗死的肾脏表面往往呈红色斑片状或地图状(图83-3-9),经过穿刺后可见其坏死组织深度贯穿肾皮质全层,移植后易发生肾破裂。由外伤、冻伤、获取和转运过程中的机械性损伤造成的局部微小的凝固性坏死,一般不影响使用。对于局灶性梗死的供肾,活检穿刺点的选择非常重要,必须在肉眼梗死病变部位和其他正常部位均进行穿刺,以确定梗死的范围。

除上述缺血再灌注损伤引起的肾小管损伤之外,导致供肾小管急性损伤的其他因素还有挤压伤引起的横纹肌溶解、肌红蛋白堵塞肾小管等,但一般不影响肾功能恢复。此

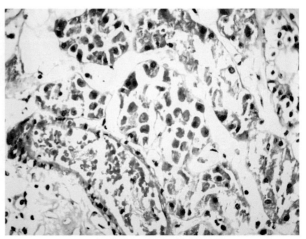

图 83-3-8 供肾活检组织内局灶性的凝固性坏死
注:肾小管上皮细胞凝固性坏死和脱落(HE × 400)。

外,DCD 供肾还应关注药物性肾损伤因素,特别是供者经 ICU 抢救期间使用的多种药物如抗生素等都可能损害肾小管上皮细胞,引起 ATN 和急性间质性肾炎(acute interstitial nephritis,AIN),前者表现为肾小管上皮细胞严重水肿变性及肿胀、坏死和崩解脱落,小管管腔扩张,管腔内可见坏死脱落肾小管上皮细胞形成的细胞碎屑及颗粒管型;后者为肾间质显著的以淋巴细胞为主并伴有嗜酸性粒细胞的炎性浸润。

(四)供肾的肾间质病变

供肾的肾间质病变主要表现是肾间质水肿、间质炎症和纤维化。由于供肾缺血损伤,常导致肾间质水肿,表现为肾小管之间间隙增大、间质疏松,HE 和 PAS 染色浅淡。需要注意的是冷冻切片由于没有经过固定过程,易造成间质显著增宽的假象,避免误判为间质水肿。供肾轻度间质水肿不影响肾功能的恢复,但是严重的间质水肿会增加 DGF 的发生率,甚至可能导致移植肾破裂。间质炎症细胞浸润在 DCD 供肾也较为常见,特别是在非硬化区域出现明显的炎症细胞浸润时,应特别注意排除感染、药物性肾损伤等原因。肾间质纤维化对术后肾功能影响不如肾小球硬化的影响显著,对于预测术后肾功能有一定争议,有学者解释为冷

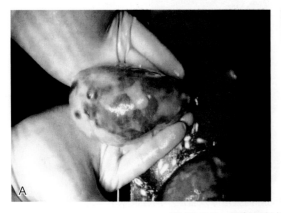
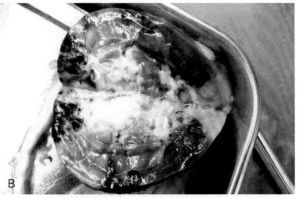

图 83-3-9 供肾局灶性梗死及局部出血性坏死灶
注:A. 供肾表面界限清晰的、地图状局灶性坏死区域;B. 供肾剖面局灶性出血坏死区域。

冻切片及其 HE 染色导致纤维化误判,影响了对肾功能的预测。2016 年 Banff 供肾活检诊断共识把 >50% 的肾间质纤维化作为重度纤维化的阈值,并且认为重度纤维化的供肾功能较差。

(五) 其他病变

1. 供肾糖尿病　糖尿病供肾可以移植至非糖尿病受者,前提是糖尿病肾病病变尚未达到不可逆性病变的严重程度。文献报道的成功案例经过一段时间的观察后可见增厚的肾小球基底膜和增宽的系膜区病变逐渐缓解,但如果供肾已经出现明显的系膜结节状硬化时,则建议弃用。

2. 供肾的肾小球肾炎　对于供肾可能携带的肾小球疾病,应尽可能在术前病理评估时进行免疫荧光染色以明确诊断。最常见的供肾肾小球肾炎是 IgA 肾病,发生率约 10% 左右,亲属活体供肾和 DCD 供肾的发生率大致相近。大多数患者的病理改变较轻,仅表现为轻微或轻度系膜基质增生,这些沉积的 IgA 在术后数周及数月后逐渐溶解消失,并不影响移植肾的长期存活。此外,其他的免疫复合物介导的肾炎如膜性肾病等,都有成功作为供肾的报道,其沉积在肾小球毛细血管壁的 IgG 在移植后的重复活检中逐渐减弱,增厚的基底膜缓慢重构,整个过程可持续数年,但受者并无蛋白尿的出现,提示即使供肾存在免疫复合物介导的肾炎,当供肾进入受者后,其脱离了原来的致病环境后,原有病变不再进展并逐渐缓解。因此,只要硬化程度尚未超过允许的范围,供肾存在免疫复合物性肾炎并不能作为供肾禁忌。

3. 供肾肿瘤和感染　在少数情况下,DCD 供肾有占位性病变,此时供肾是否能够使用取决于肿瘤的性质和大小。肾脏常见肿瘤种类较多,良性肿瘤如肾腺瘤、肾血管平滑肌脂肪瘤;恶性肿瘤最常见的为肾细胞癌特别是肾透明细胞癌;中间型如上皮样血管平滑肌脂肪瘤等。对于肾脏最常见的透明细胞癌,文献认为境界清楚的、单发的、直径 <1cm 者可以考虑剔除后使用且肿瘤复发或转移的风险较小。供肾感染是肾移植术中供者源性感染(donor derived infection,DDI)的主要来源,虽然肾移植中 DDI 感染检测主要依赖术前供者感染因子的检测和供肾灌注液及保存液的病原学培养等检测,但病理学评估中针对供肾肉眼可见的疑为感染的局灶性病变均应进行活检病理学诊断,可协助临床发现和诊断一些在临床评估过程中未能发现的特定致病菌的感染。

基于供者的基础疾病和健康状况不同,不同的供肾存在的问题及病理评估的侧重点也因人而异。除了上述的情况以外,还存在供肾外观异常、两侧供肾病变不一致等复杂情况,在实际工作中需要结合供者的临床病史、供肾外观、机械灌注参数和活检病理改变予以综合分析。总之,供肾活检病理学评估可以弥补临床资料评估和肉眼评估的不足,为临床提供一个直接而独特的评估途径,一方面可以帮助临床医师在目前器官来源仍非常短缺的情况下充分利用好宝贵的供肾资源,并满足捐献者的美好意愿;另一方面也避免质量不佳的供肾移植给受者带来的风险,保证肾移植成功和受者的长期存活。

(刘　磊　郭　晖　陈文芳)

第 4 节　移植肾指征性活检

一、移植肾指征性活检的定义

移植肾指征性活检(indication biopsy 或 indication transplant biopsy)即在肾移植术后的任何时间,当移植肾功能出现异常时,为明确诊断而进行的活检及其后续的病理学诊断。

移植肾功能异常主要包括临床表现异常和实验室检查指标异常两方面,前者主要有肾移植受者出现无尿或尿量减少、不明原因的乏力、体温升高、血压升高、移植肾区肿胀和 / 或疼痛和彩超等影像学检查出现异常等;后者主要包括肾移植受者血清肌酐和尿素氮升高、尿常规和尿蛋白定量检测出现蛋白尿和 / 或血尿、病毒载量升高或血清移植抗体的滴度升高等。由于移植肾功能异常的临床表现和实验室检测均缺乏特异性,而指征性活检是目前明确诊断移植肾多种并发症如缺血 / 再灌注损伤、不同类型的排斥反应、免疫抑制剂毒性损伤、病毒感染和复发性 / 新发性肾病的最佳方法,同时也是个体化地调整免疫抑制剂的治疗方案、科学管理移植肾及受者和评估预后的最有效手段。

指征性活检的时间没有限定,完全取决于移植肾功能的变化及其临床明确诊断的需要,这一点是与后述的移植肾程序性活检的最大区别。

二、移植肾指征性活检的主要作用

(一) 对移植肾并发症予以明确诊断

在充分结合临床资料以及良好的活检取材的前提下,活检是最为准确的诊断方法,可以对肾移植术后绝大多数的并发症予以明确诊断和鉴别诊断,促进移植肾和受者的长期存活。

肾移植术后的并发症多种多样,其在肾移植术后的总体发生率高达 30%~50%,且临床表现相似。这些并发症包括外科并发症、缺血 / 再灌注损伤、不同类型的排斥反应、以病毒感染为主的机会性感染、免疫抑制剂的毒性损伤、复发性 / 新发性肾病和移植后肿瘤,临床上均表现为尿量减少、肌酐升高、蛋白尿和 / 或血尿等,单纯的临床观察、普通的血生化检测甚至影像学检查往往难以明确诊断和鉴别,而移植肾穿刺活检及其病理学观察是对上述并发症予以明确诊断和鉴别诊断的最佳途径。通过移植肾活检病理诊断可以纠正 30%~42% 的临床诊断偏差以及 38%~83% 的临床治疗偏差。

(二) 准确地指导临床对并发症予以针对性的治疗

在对移植肾并发症予以明确诊断的基础上,可以指导临床采取更有针对性的、更有效的治疗方案。相对于血生化、影像学检查等,活检对移植肾并发症进行诊断的最直接、最准确的手段;移植肾活检病理学诊断是目前其他诊断方法所无法取代的。

(三) 评估治疗效果和优化治疗方案

对急性排斥反应、免疫抑制剂毒性损伤、病毒感染等并发症,经活检明确诊断和针对性的治疗后可以再次活检,也可在治疗过程中进行连续、多次活检,对并发症在治疗过程中予以动态观察,以准确评估治疗效果和精确调整治疗方案,这是将活检明确诊断与临床针对性治疗相融合的最佳典范。

(四)完善移植肾诊疗体系

在良好地开展了移植肾活检病理诊断的移植中心,可以建立完善的移植肾诊疗体系,有利于对年轻临床医师、进修医师以及研究生培养和树立正确的诊断及治疗思路。

(五)国际和国内学术交流和协作研究

完善的移植肾活检资料是临床研究论著在国际期刊发表中不可缺少的内容。据统计,截至 2012 年,至少有 717 篇临床移植研究论文中引用了 Banff 活检病理学诊断标准。同时,活检病理学诊断也是多中心之间交流与协作研究所不可缺少的,例如活检病理学诊断能为新型免疫抑制剂的多中心临床试用研究提供最为准确的、治疗有效性的依据。

与此同时,由于多数移植肾并发症的病理组织学表现缺乏特异性,因此应特别注意树立病理组织学观察与临床各项检查密切结合的原则,以建立综合性诊断而避免单纯、机械地依赖组织病理学观察的倾向,只有这样才能切实提高移植肾活检诊断的准确性与科学性。

三、移植肾指征性活检的实施方法

移植肾指征性活检相对于后续的移植肾程序性/计划性活检而言,其实施与否以及活检的时机主要取决于移植肾功能状况和临床诊断的需要,不拘泥于严格的时间限定,可以在移植术后任何时间点实施。同时必须经活检前的相应临床检查以避免活检的禁忌证。其活检方法主要为移植肾经皮穿刺活检,穿刺时可借助 B 超或 CT 引导。采用的穿刺针包括切割式和抽吸式两种,其中以前者为主,建议选用直径 16G 的穿刺针以保证充足的肾小球和动脉血管数量。

(郭 晖 陈惠萍)

第 5 节 移植肾程序性活检

一、移植肾程序性活检的定义

程序性活检(protocol biopsy)又称为"计划性活检",是在移植术后按计划设定的时间点对移植肾进行连续的、多次的活检,以动态观察移植肾的组织形态学变化和进行病理学诊断。相对于移植肾的指征性活检(indicated biopsy)而言,程序性活检时移植肾的功能指标往往正常或仅有小幅波动(血清肌酐值升高幅度 <10% 左右),但通过程序性活检仍能够及时发现和诊断早期的、轻微的并发症以指导临床及时干预治疗,从而保障移植肾和受者的长期存活。

二、移植肾程序性活检的作用

程序性活检的作用主要有 5 个方面:①及时发现移植肾的亚临床急性排斥反应,指导临床及时进行有针对性的

治疗。这是基于许多急性排斥反应是隐匿的、持续存在的或反复发生,单纯的指征性活检已经无法满足临床诊断和治疗的需要,借助程序性活检可以对许多并发症予以早期发现与诊断。②可以连续动态观察并发症的治疗效果及其变化趋势,譬如经程序性活检诊断了亚临床急性排斥反应以后,在经抗排斥反应治疗后再次活检,观察治疗效果及其转归;也可以对高敏患者在移植后借助程序性活检观察抗体介导性排斥反应的发生情况和指导精确调整免疫抑制方案。③及时发现早期阶段的慢性移植肾失功及明确其致病因素,并进行早期的干预治疗以保障移植肾和受者的长期存活。④协助免疫抑制方案的调整,实现个体化的免疫抑制治疗方案。⑤有利于开展临床研究:这是由于造成移植肾失功的因素众多,程序性活检可以为移植肾慢性排斥反应等发病机制的研究提供最佳的动态观察途径和研究标本。

三、移植肾程序性活检的实施

程序性活检在临床肾移植、肝移植和心脏移植术后均得到越来越多的应用,其活检时间通常为移植术后1、2、3、6、12、24 个月,其中在 0 点时即移植手术中血管吻合开放后,许多移植中心也进行活检以观察供肾质量、缺血及再灌注损伤情况并作为后续活检的组织学参照。目前研究发现,术后近期尤其是 6 个月内的活检表现对于移植肾的中、长期的转归与预后具有一定的指导意义。

(郭 晖 陈惠萍)

第 6 节 移植肾活检的基本病变

对病理学家而言,要正确诊断移植肾活检所提供的复杂、繁多的病变是一个挑战。能顺利完成这一任务的前提是对移植肾活检所提供的基本病变有一正确、全面的认识。本节简单介绍移植肾活检的基本病变。

移植肾活检常见的基本病变

移植肾活检病理诊断的思路和技术手段,与自体肾活检病理诊断一样,需具备免疫荧光和电镜检查的基本知识,熟悉自体肾脏疾病的基本病变(详见第 6 章),临床医师则需提供详细的临床信息,还需要自体肾和供肾活检资料,方能作出全面的诊断。

(一)肾小球

1. **肾小球肾炎** 肾小球毛细血管袢腔内内皮细胞肿胀、增生、炎症细胞聚集;提示急性血管性排斥反应。但各种感染(细菌、病毒、立克次体等)也可见肾小球内皮细胞变化和炎症细胞浸润。单纯的高滤过、高压力和高灌注状态时,也见内皮细胞的变化,但常无炎症细胞浸润。有研究者认为管周毛细血管 C4d 阳性者,肾小球内浸润细胞以中性粒细胞为主;而 C4d 阴性者,肾小球内浸润细胞则主要是单核细胞(图 83-6-1),但并非绝对,还需除外急性细菌感染。

2. **毛细血管袢腔内血栓** 超急性或加速性(急性抗

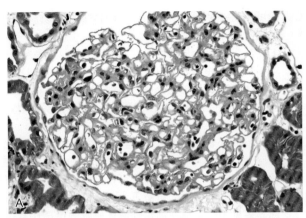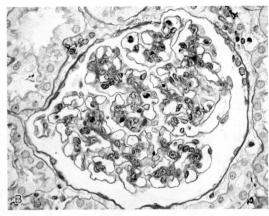

图 83-6-1　肾小球炎

注:肾小球毛细血管袢腔内见单个核细胞浸润(A. HE×400)及中性粒细胞浸润(B. PAS×400)。

体介导)排斥反应常见。若无排斥反应证据,则应考虑药物如环孢素 A(CsA)/他克莫司(FK506)引起的血栓性微血管病或复发性溶血尿毒症综合征(haemolytic uraemic syndrome,HUS)的可能。

3. 肾小球坏死　超急性排斥反应和严重急性抗体介导的排斥反应的结果,偶尔在接近肾梗死区亦可见坏死的肾小球(图 83-6-2)。

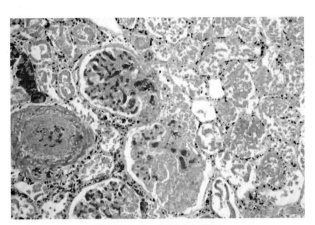

图 83-6-2　肾皮质坏死

注:肾小球、肾小管和小动脉丧失正常结构(HE×400)。

4. 细胞增生　见到不同程度的肾小球细胞增生时,除考虑急性排斥反应之外,还应考虑到其他情况(如复发疾病、新生疾病及慢性移植肾肾病等)。诊断时,必须结合免疫荧光和电镜检查结果。

移植肾排斥反应罕见肾小球新月体形成;若移植较长时间后行肾活检,新月体形成数量多,则应考虑肾小球肾炎的可能性,至于是复发、供肾携带还是新生疾病,需有自体肾及供肾活检资料,否则则难以确诊。

5. 毛细血管袢皱缩和塌陷　节段性肾小球毛细血管袢皱缩,要排除缺血引起的肾小球毛细血管袢开放不佳,重者毛细血管袢完全闭锁。这种情况既见于慢性排斥反应,也见于其他原因引起的血管病变致使肾小球毛细血管袢皱缩(图 83-6-3)。节段性肾小球毛细血管袢塌陷,应除外复

发性局灶节段性肾小球硬化,移植肾肾病时,肾小球也可出现节段性硬化性病变,此时未硬化的肾小球可见原发的肾小球病变(如肾小球毛细血管袢增厚、双轨等),分析未硬化的肾小球有利于鉴别诊断。慢性排斥反应常引起肾小球球性硬化。

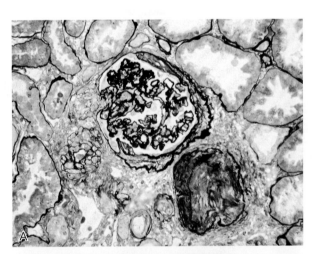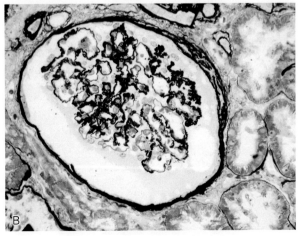

图 83-6-3　肾小球毛细血管袢皱缩

注:A. 肾小球毛细血管袢节段皱缩(PASM×400);B. 肾小球毛细血管袢皱缩,鲍曼囊腔相对扩大(PASM×400)。

6. 毛细血管外周袢分层 移植后肾小球毛细血管外周袢分层,类似于自体肾活检的膜增生性肾小球肾炎(membrano-proliferative glomerulonephritis,MPGN) 或慢性TMA。肾小球细胞数增生不明显,内皮下无嗜复红物沉积,仅表现为肾小球基底膜(GBM)分层、双轨、毛细血管袢开放不佳等(图83-6-4);免疫荧光阴性,通常见于慢性排斥反应,一些慢性移植肾肾病患者肾小球毛细血管外周袢也可见阳性的免疫荧光;此时,则需进一步明确原因,必要时增加免疫荧光染色内容(IgG亚型或轻链等)。

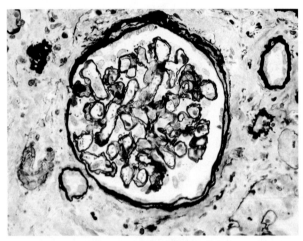

图 83-6-4 移植肾肾小球病

注:肾小球细胞数增生不明显,内皮下无嗜复红物沉积,仅表现为肾小球毛细血管袢基底膜分层、双轨(PASM×400)。

(二)肾小管

1. 急性肾小管坏死 移植肾急性肾小管坏死的组织学改变与自体肾活检相同,见肾小管上皮细胞刷状缘脱落,甚至肾小管上皮细胞坏死并与肾小管基底膜抗体TBM剥脱,TBM裸露。常同时见肾小管上皮细胞再生。间质内细胞浸润少。超急性和加速性排斥反应、CsA急性肾毒性等,均可见此病变。除肾小管坏死外,急性T细胞介导的排斥反应常伴间质大量细胞浸润。

2. 肾小管上皮细胞等立方空泡变性 主要发生在近端小管直段,由胞质内的细胞器(如溶酶体、内质网)膨胀所致,也可能是细胞外成分(图83-6-5A)。若肾小管上皮细胞等立方空泡变性病变范围局限,应除外环孢素A肾毒性;若分布范围广,则与渗透性利尿剂相关。

3. 肾小管上皮细胞细小空泡变性 肾小管上皮细胞肿胀,胞质淡染。胞质内遍布界限清晰的、纤细的、弥漫的微小空泡。这些空泡内既可以是碳水化合物或糖原,也可以是脂类物质。电镜下为各级溶酶体、吞噬泡和脂滴。多见于过量输注高渗性液体所致的渗透性肾病、先天性糖原贮积病性肾病以及因缺氧、中毒等引起的肾损害。

4. 肾小管上皮细胞大空泡变性 肾移植患者长期慢性电解质紊乱,如低钾血症亦可见肾小管上皮细胞散在分布的大空泡(图83-6-5B)。

5. 肾小管上皮细胞包涵体 肾移植患者长期使用免疫抑制剂或重度感染时,可见肾小管上皮细胞核包涵体。

病毒感染时,肾小管上皮细胞核模糊、不清晰是核包涵体的特点(图83-6-6A);严重病例整个肾小管上皮细胞均被病毒侵犯,上皮细胞质脱落至管腔内,免疫酶标抗多瘤病毒染色阳性(图83-6-6B、C、D)。核内包涵体应与再生的肾小管上皮细胞内大、含染色质多(浓染)、密集的胞核相鉴别。包涵体见于各种病毒感染(多瘤病毒、巨细胞病毒和腺病毒等)。免疫组织化学或原位杂交技术及电镜观察,有助于鉴别病毒感染和肾小管上皮细胞再生(图83-6-6E)。

6. 肾小管上皮细胞胞质内结晶 多种情况下肾小管上皮细胞胞质内可见嗜碱性草酸结晶(图83-6-7),如急性肾小管坏死的修复期、各种盐类结晶及中毒引起的肾小管上皮细胞损害。肾移植后肾小管上皮细胞胞质内草酸结晶再现,高度提示为高草酸血症患者疾病复发。

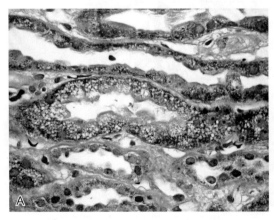

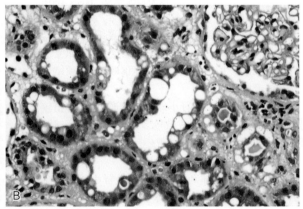

图 83-6-5 肾小管上皮细胞空泡变性

注:A.肾小管上皮细胞等立方空泡变性,可见于急性环孢素A肾毒性等(Masson×400);B.肾小管上皮细胞肿胀,胞质内出现边界清晰的巨大空泡,可见于低钾血症等(HE×400)。

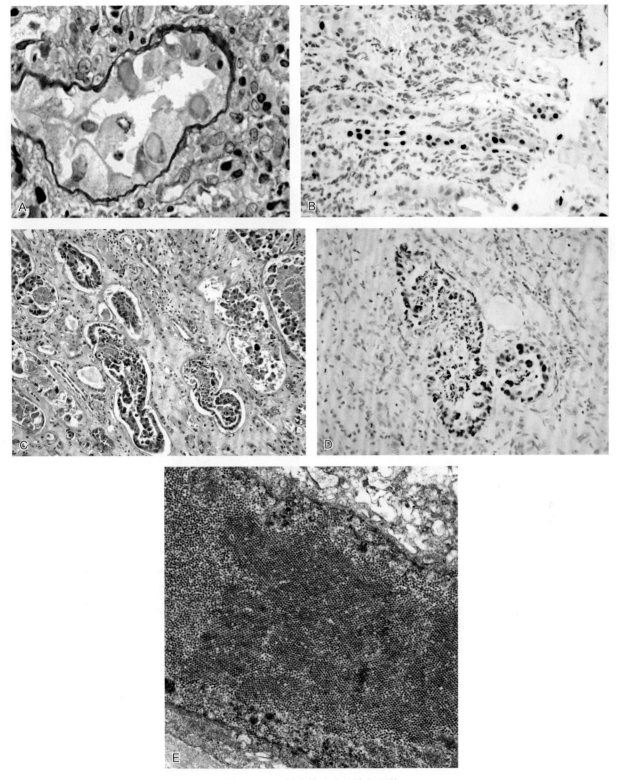

图 83-6-6　肾小管上皮细胞包涵体

注:A. 肾小管上皮细胞核增大,核模糊、不清晰的核内包涵体(PAS×400);B. 抗多瘤病毒染色示肾小管上皮细胞核呈棕色(IHC×400);C. 整个肾小管上皮细胞脱落至肾小管管腔中,细胞核大小不一,核模糊不清(HE×200);D. 抗多瘤病毒染色示整个肾小管上皮细胞核呈棕色,与肾小管基膜分离(IHC×200);E. 电镜下肾小管上皮细胞核内多瘤病毒颗粒呈晶格样排列(EM×30 000)。

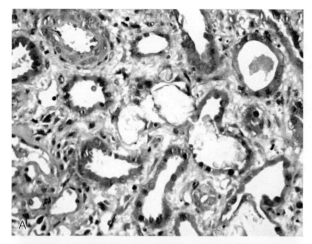

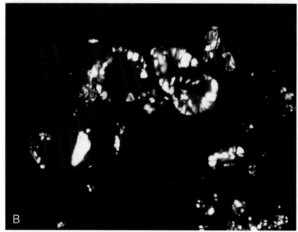

图 83-6-7 草酸结晶

注:A. 肾移植后肾小管上皮细胞胞质及管腔内嗜碱性的草酸结晶(HE×400);B. 偏光显微镜观察(偏振光×400)。

7. 肾小管上皮细胞胞质内巨大线粒体 CsA 中毒时近端小管曲部(S1 段及 S2 段)可见巨大线粒体(图 83-6-8),其分布不均,一些小管的切面可能有许多巨大的线粒体,而相邻的小管细胞内却很罕见。若小管上皮细胞中存在大量包涵体,则应考虑是吞噬性溶酶体。巨大线粒体位于胞核边,体积约为胞核的一半,形态缺乏特异性,多数呈圆形或卵圆形,偶尔呈雪茄形。线粒体几乎没有嵴,且形态多样,易误为溶酶体。且常常含有包涵体、巨大的基质颗粒以及脂滴。除巨大线粒体外,其他线粒体的大小及形态差异不大。在极少数情况下,自噬性溶酶体内含有线粒体片段。

8. 肾小管上皮细胞微钙化 CsA 中毒时不同部位的肾小管可见微钙化。光镜下钙化灶呈圆形、新月形或多环形。微钙化是 Tamm-Horsfall(T-H)蛋白管型钙化的结局,也可能为肾小管上皮细胞坏死的痕迹。

9. 免疫组织化学或原位杂交技术及电镜观察,有助于鉴别病毒感染和肾小管上皮细胞再生。

炎症细胞通过 TBM 侵入小管上皮细胞的胞质内,严重的小管炎可伴 TBM 断裂(图 83-6-9)。侵入的细胞可为淋巴细胞或中性粒细胞。肾移植急性排斥可见"小管炎";"小管炎"也是各种活动性肾小管 - 间质性肾炎、各种肾小球疾病(原发性及继发性)存在急性肾小管间质损伤的证据。

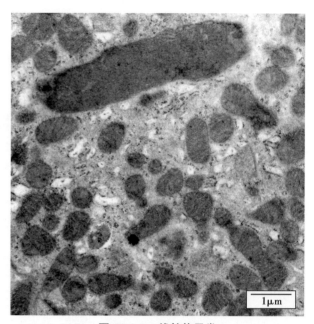

图 83-6-8 线粒体异常

注:电镜下近端肾小管上皮细胞胞质内见大小不一,形态各异的线粒体。

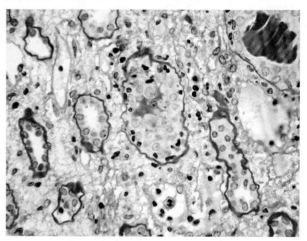

图 83-6-9 小管炎

注:炎症细胞通过 TBM 侵入小管上皮细胞的胞质内(PAS×400)。

(三)肾间质

1. 炎症细胞浸润 肾间质局灶的(通常在血管周)炎症细胞浸润,不伴肾小管炎时,通常不足以诊断排斥反应。重度肾小管间质炎症细胞浸润而无血管改变的患者,经适当的抗排斥反应治疗,肾功能可有所改善。

间质单核细胞浸润同时伴小管炎是急性排斥反应的证据,但应注意与排斥反应无关的急性小管 - 间质性肾炎相鉴别。分析浸润的炎症细胞表型有助鉴别诊断(前者以 T 细胞为主)。若浸润细胞聚集在肾小球周,要全面评估其临床意义;有学者提出,当急性排斥反应伴较多间质嗜酸性细胞浸润时,很可能提示预后不良,同时应与药物引起的间质性肾炎鉴别。若间质散在浆细胞,小管炎轻微,则应考虑是否进展至慢性病变;如浆细胞或浆细胞样淋巴细胞聚集成团(图83-6-10A),经免疫组织化学染色证实浸润细胞以B细胞为主,则要注意排除移植后淋巴细胞增生性疾病(图83-6-10B);还应行EB病毒检测。出现成熟的浆细胞是排斥反应的证据,尤其在疾病后期肾间质中存在浆细胞为慢性排斥反应的证据,而非EB病毒感染。

间质细胞浸润以多形核中性粒细胞为主,且多见于管周毛细血管者,应除外急性抗体介导的排斥反应。肾组织免疫荧光C4d染色有助于鉴别。当多形核中性粒细胞聚集于肾小管腔内,则提示急性肾盂肾炎;梗死区周围或超急性排斥反应时,间质也可见很多中性粒细胞浸润。

2. 肾间质出血　间质出血为微血管损伤的证据,可伴或不伴明显的急性血管性排斥反应的证据(图83-6-11A)。间质出血提示预后不良。

3. 肾梗死　移植肾活检标本中若见到梗死区常提示急性血管性排斥反应;若无排斥反应的线索,应考虑其他原因,如血栓、栓子、动脉硬化性血栓和与排斥反应无关的血栓。肾活检可以发现梗死(图83-6-11B),但不能澄清梗死的范围。因为与自体肾活检相比,移植肾的病变可以较局限,有时不能代表整个肾脏的病变。

4. 肾间质纤维化和肾小管萎缩　肾移植早期存在间质纤维化和小管萎缩,最大的可能与供肾有关(供肾带入,通常有肾硬化的可能)。晚期(数月或数年后)则应首先考虑慢性排斥反应或环孢素A引起的肾毒性。在纤维化区域见到不同程度的炎症细胞浸润,且以浆细胞为主时,提示为慢性排斥反应。此时萎缩的小管可见小管炎。有时肾穿刺组织取自包膜下区域,也可见到间质纤维化。

少数情况下,移植肾间质纤维化是血管病变或慢性间质性肾炎(如慢性肾盂肾炎)的后果。反流性肾病或慢性肾盂肾炎的诊断,主要依靠病史和影像学检查。若间质纤维化呈条索状分布,则提示与环孢素A慢性中毒有关。

(四) 肾血管

1. 动脉内膜炎(intimal arteritis,见图83-6-12A)　为内皮细胞炎(endothelialitis)的同义语,组织学改变表现为内膜增厚、伴动脉炎症。早期,当浸润细胞向动脉内膜移动

时,即使临床无排斥反应证据、肾功能稳定的患者,也应注意观察是否进展为急性血管性排斥反应。有的患者在一定时间后,可能出现排斥反应的临床证据。轻度动脉内膜炎是极其局限的,内膜下间隙可见炎症细胞浸润。然而,当炎症细胞(淋巴细胞、单核细胞或两者兼有)侵入内皮细胞而引起内皮细胞炎症或坏死时,则引起典型的动脉炎。此时,常伴纤维素、血小板沉积。病变的严重性,取决于受累血管的大小及数量。常见于急性抗体介导的排斥反应。

2. 动脉/细动脉血栓　通常见于超急性排斥反应和急性抗体介导的排斥反应。复发性溶血尿毒症综合征、环孢素A或FK506治疗引起的血栓,通常多见于细动脉和肾小球毛细血管袢腔内,重者发生在小叶间动脉,致使肾皮质坏死(图83-6-11B)。

3. 透壁动脉炎和纤维素样坏死(transmuralarteritis and fibrinoidnecrosis)　见于超急性排斥反应及严重的急性抗体介导的排斥反应,也见于坏死性血管炎、溶血尿毒症综合征、CsA和FK506毒性及恶性高血压患者。复发性溶血尿毒综合征、CsA和FK506毒性引起的血管损害多累及小动脉、细动脉和肾小球毛细血管袢,有时静脉也可见透壁性坏死。

4. 小动脉透明变性　透明变性可能为供肾带入的,此为非排斥反应征象;肾移植后高血压、糖尿病,可引起动脉透明变性,CsA中毒也可造成小动脉透明变性(图83-6-12B)。

5. 动脉内膜泡沫样变性　移植后4周就可见动脉内膜泡沫样变性(充满脂质的巨噬细胞)。

6. 管周毛细血管　此变化在肾移植活检诊断中具有重要意义。尤其近年强调电镜检查在肾移植中的作用,就更应该仔细观察管周毛细血管的变化,即使肾活检组织无肾小球,也应该仔细观察此部位的变化。急性排斥反应时,管周毛细血管内可见红细胞聚集,大量浸润的淋巴细胞。当管周毛细血管浸润细胞以中性粒细胞为主时,高度提示为急性抗体介导的排斥反应。此时,需行免疫荧光C4d染色。若C4d弥漫阳性,则为诊断急性体液性排斥反应的强有力证据(图83-6-13)。

管周毛细血管病变不仅在急性排斥反应诊断中具有重

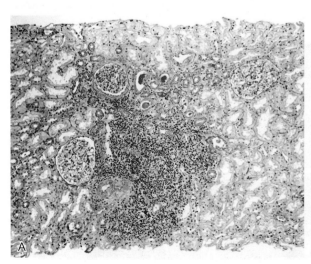

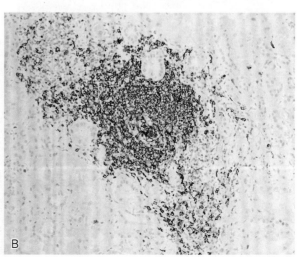

图 83-6-10　肾间质炎症细胞浸润
注:A. 肾间质浆细胞样淋巴细胞聚集成团(PAS×200);B. CD20呈阳性(IHC×200)。

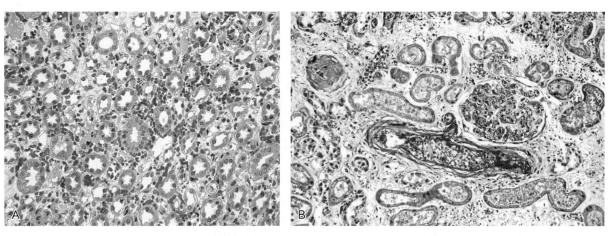

图 83-6-11　肾间质出血及肾梗死

注:A. 肾间质出血(HE×200);B. 肾梗死致肾小球、肾小管结构不清,小动脉内可见血栓(Masson×200)。

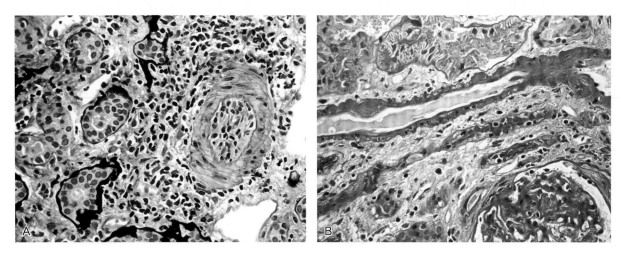

图 83-6-12　动脉内膜炎

注:A. 小叶间动脉内皮细胞水肿,内膜下间隙可见炎症细胞浸润(PASM×400);B. 肾间质细动脉结节性透明变性(外膜侧),可见于 CsA 慢性中毒(PAS×400)。

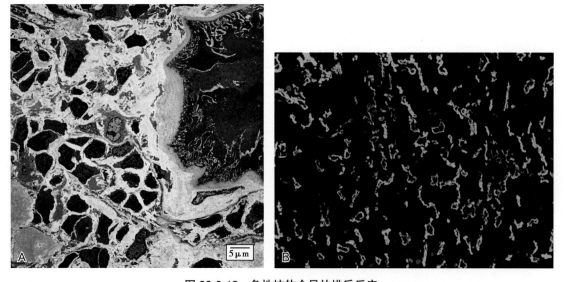

图 83-6-13　急性抗体介导的排斥反应

注:A. 管周毛细血管大量浸润的中性粒细胞(EM×2 000);B. 管周毛细血管 C4d 阳性(IF×200)。

要价值,在慢性移植肾失功,尤其慢性体液性排斥反应时,管周毛细血管分层(通常≥5层)提示患者体内长期存在抗供者特异性抗体(donor specific an-tibody,DSA),为慢性体液性排斥反应的证据之一(图 83-6-14)。近年来,对移植肾活检标本电镜观察管周毛细血管的分层越来越受到重视,有作者提出电镜观察管周毛细血管的层数对诊断慢性活动性和急性抗体介导的排斥反应有预测价值,同时,管周毛细血管的分层及管周毛细血管中浸润炎症细胞的个数也对患者移植肾的存活及移植肾肾病的发生有意义。然而,到底管周毛细血管分几层对患者的预后有判断价值还存在不同看法。

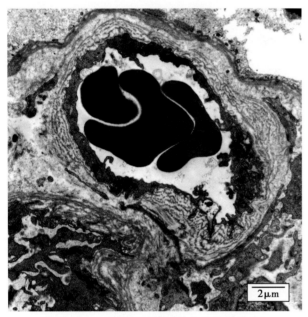

图 83-6-14　慢性活动性抗体介导的排斥反应
注:电镜下管周毛细血管分层(>5层)。

7. 静脉炎　静脉周围单核细胞浸润,并侵入静脉腔的内皮下。其意义不明,无排斥反应、肾功能正常的移植肾也可见到此种病变。

移植肾活检不仅能为病情变化提供可靠的诊断依据,更重要的是能对患者的预后评估提供一些可靠的线索。当患者存在下述组织学病变时常提示预后不良:①动脉纤维素样坏死;②肾梗死;③动脉内膜炎;④肾小球炎;⑤间质出血;⑥间质大量嗜酸性细胞浸润;⑦移植肾肾小球病;⑧闭塞性动脉病变。

(陈惠萍　王 林　侯晓涛　刘小婷)

参考文献

[1] BöHMIG GA, EXNER M, HABICHT A, et al. Capillary C4d deposition in kidney allografts: a specific marker of alloantibody-dependent graft injury [J]. J Am Soc Nephrol, 2002, 13 (4): 1091-1099.

[2] HAAS M, LOUPY A, LEFAUCHEUR C, et al. The Banff 2017 Kidney Meeting Report: Revised diagnostic criteria for chronic active T cell-mediated rejection, antibody-mediated rejection, and prospects for integrative endpoints for next-generation clinical trials [J]. Am J Transplant, 2018, 18 (2): 293-307.

[3] 陈实, 郭晖. 移植病理学 [M]. 北京: 人民卫生出版社, 2009.

[4] RODRíGUEZ FABA O, BOISSIER R, BUDDE K, et al. European Association of Urology Guidelines on Renal Transplantation: Update 2018 [J]. Eur Urol Focus, 2018, 4 (2): 208-215.

[5] SOLEZ K, RACUSEN LC. The Banff classification revisited [J]. Kidney International, 2013, 83 (2): 201-206.

[6] JENNETTE J C, OLSON J L, SILVA L, et al. Heptinstall's Pathology of the Kidney [M]. 7th ed. Philadelphia: Lippincott Williams & Wilkins, 2014.

[7] 中华医学会器官移植学分会, 中华医学会外科学分会移植学组, 中华医师协会器官移植学分会. 中国心脏死亡器官捐献评估与应用专家共识 (2014 版)[J]. 中华消化外科杂志, 2015, 14 (1): 6-10.

[8] WANG C J, WETMORE J B, CRARY G S, et al. The donor kidney biopsy and its implications in predicting graft outcomes: a systematic review [J]. Am J Transplant, 2015, 15 (7): 1903-1914.

[9] LIAPIS H, GAUT JP, KLEIN C, et al. Banff histopathological consensus criteria for preimplantation kidney biopsies [J]. Am J Transplant, 2017, 17 (1): 140-150.

[10] BORDA B, SZEDERKéNYI E, OTTLAKáN A, et al. Banff score changes in kidneys from marginal donors [J]. Orv Hetil, 2016, 157 (8): 298-301.

[11] PELLETIER J H, KUMAR K R, ENGEN R, et al. Recurrence of nephrotic syndrome following kidney transplantation is associated with initial native kidney biopsy findings [J]. Pediatr Nephrol, 2018, 33 (10): 1773-1780.

[12] NAESENS M, KUYPERS DR, DE VUSSER K, et al. Chronic histological damage in early indication biopsies is an independent risk factor for late renal allograft failure [J]. Am J Transpl, 2013, 13 (1): 86-99.

[13] DE KORT H, WILLICOMBE M, BROOKES P, et al. Peritubular capillary basement membrane multilayering in renal allograft biopsies of patients with De Novo donor-specific antibodies [J]. Transplantation, 2016, 100 (4): 889-897.

[14] GO H, SHIN S, KIM Y H, et al. Refinement of the criteria for ultrastructural peritubular capillary basement membrane multilayering in the diagnosis of chronic active/acute antibody-mediated rejection [J]. Transpl Int, 2017, 30 (4): 398-409.

[15] SAKAI K, OGUCHI H, MURAMATSU M, et al. Protocol graft biopsy in kidney Transplanta-

tion [J]. Nephrology (Carlton), 2018, 23 Suppl 2: 38-44.

［16］殷立平, 刘志红, 陈惠萍, 等. 1200 次移植肾穿刺的并发症及临床意义分析 [J]. 中华器官移植杂志, 2002, 23 (2): 81-83.

［17］DELVILLE M, SIGDEL T K, WEI C, et al. A circulating antibody panel for pretransplant prediction of FSGS recurrence after kidney transplantation [J]. Sci Transl Med, 2014, 6 (256): 256ra136.

第 84 章

移植肾排斥反应

肾移植术后，影响移植肾长期存活的因素主要包括两大方面，一是免疫因素，又称抗原依赖性因素（antigen-dependent factor）；二是非免疫因素，又称非抗原依赖性因素（antigen independent factor）。其中免疫因素即排斥反应（rejection），非免疫因素则包括多种因素，如缺血/再灌注损伤、免疫抑制剂毒性损伤、机会致病菌感染、复发肾病/新发肾病及肿瘤等。

排斥反应是肾移植术后最重要的并发症之一，也是导致移植肾失功的重要因素。诊断排斥反应必须依靠移植肾穿刺活检病理学检查，并需与其他并发症进行鉴别。移植肾排斥反应的发病机制是基于供受者遗传背景的差异，移植肾所携带的移植抗原，包括主要组织相容性抗原、次要组织相容性抗原、ABO 血型抗原及组织特异性抗原等刺激受者免疫系统，进行免疫识别、免疫细胞增殖及分化产生免疫效应细胞和抗体，引发免疫损伤效应。随着对排斥反应致病机制的认识逐渐深入，移植肾排斥反应的分类也经历了重要的演变。本章将简述移植肾排斥反应的经典分类，并着重介绍排斥反应的现代（Banff）分类。

第 1 节　移植肾排斥反应的经典分类

移植肾排斥反应的经典分类主要依据以下 3 个方面：①排斥反应发生的时间，如肾移植后数小时、1~2 天、数月、1 年内或 1 年以上；②移植术后受者的临床表现，包括有无发热、移植肾区肿胀、疼痛和肾功能减退等临床表现；③移植肾病理形态学改变，如急性免疫损伤的炎症所致的移植肾间质水肿、炎症细胞浸润及肾实质坏死；或是以慢性增生性病变为主如动脉内膜增生增厚、肾小球硬化、肾小管萎缩和肾间质纤维化。经典分类中将排斥反应分为超急排斥反应、加速性急性排斥反应、急性排斥反应和慢性排斥反应 4 个类型。经典分类虽然能够体现排斥反应的一些基本特征，但其最大缺陷在于无法准确反映排斥反应的免疫损伤机制，从而无法精确地指导临床给予针对性治疗。

一、超急排斥反应

（一）临床表现

超急性排斥反应（hyperacute rejection，HAR）是最为严重的排斥反应，也是最早被认识的一种抗体介导性的排斥反应。多发生于移植肾与受者血管吻合开放后的即刻、数分钟或数小时以内，大部分见于肾移植术后 24 小时之内；表现为移植肾突然出现少尿甚至无尿，移植肾缺血性或出血性坏死。偶见肾移植后 1~2 天发生者，则称为迟发性超急排斥反应（delayed hyperacute rejection）。HAR 一旦发生多难以逆转，必须切除移植肾及再次移植。

（二）发病机制

主要为受者在移植前接受过血液透析、多次输血、妊娠或前次移植，使受者体内产生了预存抗体（performed antibody），该抗体与移植肾血管内皮细胞上所表达的供者 ABO 血型抗原或 HLA 抗原特异性结合后，迅速激活补体级联反应，产生膜攻击复合体（C5b-9）等直接导致移植肾动脉血管内皮的广泛损伤，损伤内皮细胞释放 von Willebrand 因子（vWF）导致血小板的黏附与聚集，甚至广泛的血栓形成即严重的血液循环障碍，形成移植肾广泛的缺血性坏死（梗死）或出血坏死。这是移植肾抗体介导性排斥反应中的严重类型，也是对应于 Banff 活检病理学诊断标准中的急性/活动性抗体介导排异反应中的最严重类型。

（三）病理

往往在肾移植术后动脉血管吻合开放后即刻发生。肉眼可见移植肾体积迅速肿胀、饱满、肾脏颜色迅速呈深红色、青紫发绀乃至暗褐色，严重者甚至出现肾破裂（图 84-1-1A）。移植肾剖面因出血性坏死和梗死而呈暗黑色出血坏死区域与灰白色梗死区域相间存在。镜下表现为移植肾组织内弥漫性出血坏死及局部梗死，部分肾小球毛细血管袢内微血栓栓塞，严重动脉内膜炎、透壁性动脉炎甚至动脉管壁纤维素样坏死（图 84-1-1B、C）。C4d 染色可见弥漫性阳性（图 84-1-1D）。

（四）诊断

1. 诊断依据　病史中有多次输血或血浆、妊娠或者既往有移植史；发生于移植肾血液循环恢复后的即刻、数分钟或数小时以内，大部分见于肾移植术后 24 小时之内；术中开放血循环后见移植肾由饱满、粉红色迅速变软、暗紫色或花斑状，输尿管排尿停止。

2. 鉴别诊断　鉴别诊断中主要需要与外科并发症即动脉吻合口狭窄或动脉及静脉血栓相鉴别，根据临床表现、影像学检查和病理改变可帮助鉴别。

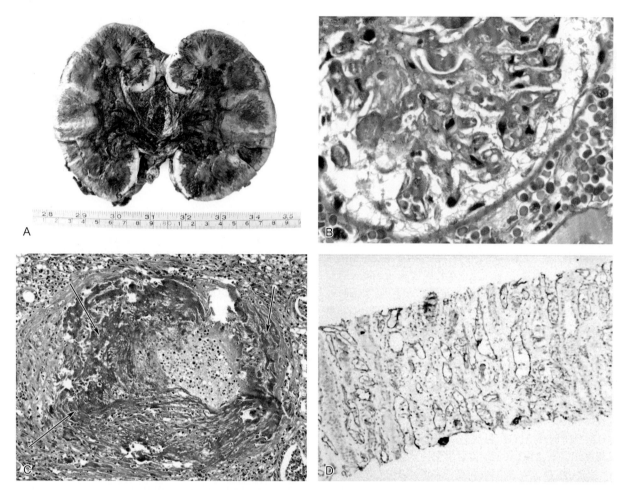

图 84-1-1 移植肾超急性排斥反应

注：A. 肉眼观移植肾体积明显肿胀、饱满，表面呈暗褐色，切面观呈暗红色出血坏死区域与灰白色梗死区域相间；B. 肾小球内弥漫性微血栓形成伴肾小球炎，肾间质出血（HE×600）；C. 移植肾小动脉壁纤维素样坏死（箭头，HE×400）；D. 免疫组化显示弥漫性肾小管管周毛细血管壁 C4d 阳性（IHC×100）。

（五）治疗原则

目前尚无有效的治疗方法，只能行移植肾切除、恢复透析治疗并等待再次移植。预防措施包括：①术前严密的组织配型。供受者之间淋巴细胞毒交叉配型试验呈阴性，选择供者时应尽量避开与受者体内预存抗体有针对性结合的供者 HLA 抗原位点，并详细了解受者既往是否有多次输血或应用血浆制品、多次妊娠或者既往有移植史。②对于术前抗体水平高的受者，术前应预防性实施血浆置换、免疫吸附、特异性的单克隆抗体治疗或大剂量丙种球蛋白输注等措施，以清除受者体内的预存抗体，降低超急性排斥反应的发生概率。③避免术前反复大量输血、多次妊娠、长期的血液透析以及微生物感染等，也是预防抗体产生的有效手段。④术前使用抗 CD20 抗体（利妥昔单抗）、蛋白酶体抑制剂（硼替佐米）等清除 B 淋巴细胞或诱导浆细胞凋亡。

二、加速性急性排斥反应

（一）临床表现

加速性急性排斥反应（accelerated acute rejection，AAR）发生于肾移植后数天（术后 3~7 天），较超急排斥反应发生

时间略晚。表现为移植肾功能突然减退，排尿急剧减少、移植肾区胀痛等，严重者也可出现移植肾破裂。

（二）发病机制

与超急性排斥反应相同，也是预存抗体引起的抗体介导性排斥反应所致，只是程度略轻、发生时间略晚而已。在最新 Banff（2017）分类中，也属于急性/活动性抗体介导排异反应，预后不良。

（三）病理

在肉眼观察、光镜下和 C4d 免疫染色与超急性排斥反应相似。

（四）诊断

根据临床表现，一般发生在肾移植术后 3~5 天，其主要表现为术后移植肾功能逐渐恢复甚至恢复正常后突然出现体温升高、血压升高、尿量骤减和肌酐骤升；体检发现移植肾区饱满，伴有轻度压痛不适，严重时移植肾破裂出血引起明显腹痛，辅以 B 超和活检病理检查可明确诊断。

（五）治疗原则

其治疗也应以预防为首，术前应做好淋巴毒交叉配型等免疫学筛选并放弃强阳性的供肾者。加速性急性排斥反

应（accelerated rejection，AAR）的治疗效果与治疗早晚有明显关系，因此，一旦怀疑加速性急性排斥反应发生，抗排斥治疗必须迅速加强，尝试多环节、多靶点抗排斥治疗。通常AAR对皮质激素冲击治疗无明显反应或有短暂反应，最终治疗效果欠佳，故宜尽早选用多抗或单抗生物制剂。此外，还可辅以血浆置换疗效更佳。

三、急性排斥反应

（一）临床表现

急性排斥反应（acute rejection，AR）是最常见的排斥反应类型，既往认为常发生在移植术后数周至1年内，但随着强效免疫抑制剂的应用，已不具备明确的时间界限。临床表现为发热、移植肾肿胀及疼痛、尿量减少和移植肾功能突然减退。明确其诊断必须进行移植肾活检病理检查。

（二）发病机制

为受者免疫系统识别移植抗原并增殖分化后，引发针对移植抗原特异性的细胞免疫应答效应和体液免疫应答效应损伤所致。其细胞免疫效应主要包括 $CD4^+Th1$ 细胞介导的迟发型超敏反应、$CD8^+$ 淋巴细胞的直接杀伤作用、活化的巨噬细胞和NK细胞的作用；体液免疫效应主要为B细胞活化并分化为浆细胞，产生以IgG为主的抗体，经补体依赖的细胞毒作用和抗体依赖的细胞毒作用等发挥体液免疫损伤效应。但经典分类中未能明确依据急性排斥反应的免疫发病机制给予进一步明确分类，因此不利于急性排斥反应的针对性治疗。

（三）病理

肉眼可见移植肾肿胀、质硬，表面呈灰红色，严重者表面和剖面可见局灶性出血坏死或点状出血；其特征性病理学改变为肾组织间质内弥漫性的、以淋巴细胞、浆细胞和巨噬细胞为主的单个核细胞浸润和肾小管炎（tubulitis）；轻度AR时血管变化不明显，轻型的动脉内膜炎以内皮淋巴细胞浸润伴内皮细胞肿胀、肥大和空泡变性为特征；较为严重动脉内膜炎致动脉内膜明显水肿增厚，导致动脉管腔部分或完全闭锁；最严重者出现动脉透壁纤维素样坏死，受累血管所供应的肾实质呈进行性缺血坏死，最终导致移植肾丧失功能。

（四）诊断

经典分类中笼统的急性排斥反应诊断是不可取的，必须借助移植肾活检及其新的分类，依据急性排斥反应的致病机制对其进一步明确诊断，即急性T细胞介导的排斥反应和急性抗体介导的排斥反应，前者与T细胞的活化增殖有关，后者主要涉及抗体及补体的作用，这两者在发生机制、病理表现、免疫检测和治疗方法上均存在本质的差异，后文将结合排斥反应的新分类给予详细论述。

（五）治疗

详见本章第2节。

四、慢性排斥反应

（一）临床表现

慢性排斥反应（chronic rejection，CR）往往进展缓慢、呈隐匿性，多发生在肾移植术后数月或数年后，移植肾功能逐渐、缓慢地减退，最终进展为慢性移植肾失功能，是目前器官移植临床中所面临的最大障碍之一，也是限制移植肾和受者长期存活的主要障碍。

（二）发病机制

CR的发病机制为免疫损伤因素，即反复多次、隐匿发生的、未能明确诊断和治疗的急性排斥反应所致。在排斥反应的经典分类中，笼统的慢性排斥反应诊断无法明确区分其准确的致病机制，必须借助新的排斥反应分类，将其明确区分为慢性T细胞介导性排斥反应和慢性抗体介导性排斥反应。这两种免疫机制最终导致移植肾动脉血管内皮细胞持续损伤、血管平滑肌细胞增生致动脉管腔逐渐狭窄甚至闭塞，形成CR特有的慢性移植肾动脉血管病，以及慢性移植肾小球病和肾小球周毛细血管基膜多层为特征的微血管病变，继而肾实质缺血及广泛纤维化。详细的致病机制见后述的慢性/活动性T细胞介导性排斥反应和慢性/活动性抗体介导性排斥反应。

（三）病理

慢性排斥反应的特征性病变为慢性移植肾动脉血管病（chronic allograft vasculopathy，CAV），即移植肾内各级动脉分支因持续反复的急性排斥反应所致的动脉内膜炎及其内膜增生，光镜下小动脉内膜增厚、管腔狭窄，内弹力膜分层和断裂，最终导致动脉管腔狭窄甚至闭塞；肾小球病变包括毛细血管丛皱缩和塌陷，毛细血管基底膜增厚，系膜基质增加，肾小球囊壁增厚，最终导致肾小球硬化；多数肾小管萎缩，部分肾小管代偿性扩张，若间质内有较多炎症细胞浸润，萎缩肾小管也可呈肾小管炎，则提示急性排斥反应的肾实质损害仍呈活动性进展；间质广泛纤维化。慢性排斥反应需要与CNI类免疫抑制剂的慢性肾毒性损伤、新发性或复发性肾病、移植前预存性病变相鉴别。

（四）诊断

临床早期表现主要为移植肾功能缓慢减退、血肌酐缓慢升高、血压升高及蛋白尿，其他可有血尿、进行性贫血，晚期可出现移植肾体积缩小。需进行肾活检病理检查明确诊断。

（五）治疗

慢性排斥反应无有效的治疗方法，关键在于早期预防。移植前通过精确的组织配型减少HLA错配，避免免疫抑制不足或低免疫抑制状态，及时诊断和治疗急性排斥反应尤其是轻微的、亚临床急性排斥反应是治疗的关键。

第2节 移植肾排斥反应的现代分类及其病理

移植肾排斥反应的现代分类是指目前被国际公认的移植肾活检的Banff诊断和分类标准（以下简称"Banff标准"）中对移植肾排斥反应的分类和分级。Banff标准中将移植排斥反应依据免疫损伤的机制明确地划分为T细胞介导性排斥反应（T cell-mediated rejection，TCMR）和抗体介导性排斥反应（antibody-mediated rejection，AMR）2个类型；每种类型又依据其病理学特征进一步分为急性（或称活动性)T 细胞介导性排斥反应、慢性 / 活动性 T 细胞介导性排斥反应、急性(或称活动性)抗体介导性排斥反应以及慢性 / 活动性抗体介导性排斥反应;同时对其中的病变予以半定量评分,以明确体现排斥反应病变的严重程度。Banff 标准通过每隔 2 年举行的 Banff 会议及专业工作组、多中心研究和讨论不断予以更新和修订。既往由于无法区分免疫因素和非免疫因素,以及无法区分免疫因素中的细胞性排斥反应和抗体介导性排斥反应机制,因而只能将移植肾

慢性失功笼统地诊断为"慢性移植肾肾病(chronic allograft nephropathy,CAN)"。随着近 10 年来抗体介导性排斥反应机制的逐渐明确及其诊断方法的进步,不仅可以明确区分导致移植肾慢性失功的免疫因素和非免疫因素,而且可以明确区分免疫因素中的细胞性排斥反应和抗体介导性排斥反应,因此彻底摒弃了 CAN 这一含糊不清的诊断类型。最新的 2017 年 Banff 标准见表 84-2-1;Banff 标准的分级方案中与排斥反应有关病变的半定量评分见表 84-2-2。

表 84-2-1　Banff 肾移植病理分类(2017)

一、正常

二、抗体介导的排斥反应(可伴有三、四、五和六)

1. 急性 / 活动性抗体介导的排斥反应(需具备以下 3 项)

(1)急性组织损伤的证据(包括以下 1 个或多个)

微血管炎症[g>0 和 / 或 ptc>0]

动脉内膜炎或透壁性动脉炎(v>0)

急性血栓性微血管病,排除其他病因所致

急性肾小管损伤,排除其他明显病因所致

(2)当前 / 近期存在的抗体与血管内皮细胞相互作用的证据(包括以下至少 1 项)

肾小管周毛细血管 C4d 呈线性沉积(冷冻切片免疫荧光染色阳性评分 C4d2 或 /C4d3,石蜡切片免疫组化染色 C4d 阳性评分 >0)

中等以上微血管炎症(g+ptc ≥ 2);其中仅 ptc ≥ 2 不够,2 分中至少有 1 个是 g

内皮细胞相关转录因子表达增加

(3)供者特异性抗体的血清学证据(抗 HLA 或其他移植抗原的抗体)

2. 慢性 / 活动性抗体介导的排斥反应(需具备以下 3 项)

(1)慢性组织损伤的形态学证据(包括以下 1 项或多项)

慢性移植肾肾小球病(cg>0,包括电镜下的仅有 cg1a),无慢性血栓性微血管病

肾小管周毛细血管基膜多层(需电镜证据)

排除其他原因引起的动脉内膜增厚及纤维化

(2)当前 / 近期存在的抗体与血管内皮细胞相互作用的证据(包括以下至少 1 条)

肾小管周毛细血管 C4d 呈线性沉积(冷冻切片免疫荧光染色阳性评分 C4d2 或 /C4d3,石蜡切片免疫组化染色 C4d 阳性评分 >0)

中等以上微血管炎症(g+ptc ≥ 2);其中仅 ptc ≥ 2 不够,2 分中至少有 1 个是 g

内皮细胞相关转录因子表达增加

(3)供体特异性抗体的血清学证据(抗 HLA 或其他移植抗原的抗体)

3. 无排斥反应证据的 C4d 沉积(包括以下 3 项)

(1)肾小管周围毛细血管 C4d 线性沉积(冷冻切片免疫荧光染色阳性评分 C4d2 或 /C4d3,石蜡切片免疫组化染色 C4d 阳性评分 >0)

(2)g=0,ptc=0,cg=0(光镜和电镜),v=0 ;无血栓性微血管病,无肾小管周围毛细血管基膜多层,无肾小管急性损伤(无其他明显原因)

(3)无急性 T 细胞性介导排斥反应(Banff:ⅠA 级或以上)或者临界的急性排斥反应病变

三、临界性病变　指"疑为"急性 T 细胞介导性排斥反应

局灶性的肾小管炎(t1、t2 或 t3)伴轻度间质炎(i0 或 i1),或者间质炎(i2 或 i3)伴轻度肾小管炎(t1)

无动脉内膜炎(v0)

四、T 细胞介导的排斥反应

1. 急性 T 细胞介导性排斥反应(分级和分型)

ⅠA 级:间质明显炎症细胞浸润(>25% 肾皮质区域),i2 或 i3 非纤维化区域),局灶的中度肾小管炎(t2)

ⅠB 级:间质明显炎症细胞浸润(>25% 肾皮质区域),i2 或 i3 非纤维化区域),局灶的重度肾小管炎(t3)

ⅡA 级:轻~中度动脉内膜炎(v1)

ⅡB 级：重度动脉内膜炎(v2)

Ⅲ型：透壁性动脉炎和 / 或动脉管壁纤维素样坏死及中膜平滑肌坏死伴淋巴细胞浸润(v3)

2. 慢性 / 活动性 T 细胞介导的排斥反应(新增分级)

ⅠA 级：间质炎症累及 >25% 的总皮质区(ti2 或 ti3)及 >25% 纤维化皮质区(i-IFTA2 或 i-IFTA3)伴累及 1 个及以上肾小管的中度肾小管炎(t2),严重萎缩肾小管除外；排除了其他因素引起的 i-IFTA

ⅠB 级：间质炎症累及 >25% 的总皮质区(ti2 或 ti3)及 >25% 纤维化皮质区(i-IFTA2 或 i-IFTA3)伴累及 1 个及以上肾小管的重度肾小管炎(t3),严重萎缩的肾小管除外；排除了其他因素引起的 i-IFTA

Ⅱ级：慢性移植物动脉血管病(动脉内膜纤维化增生伴单个核细胞浸润形成新生内膜)

五、肾间质纤维化和肾小管萎缩(可包括肾小球硬化)

Ⅰ级：轻度肾间质纤维化和肾小管萎缩(≤ 25% 肾皮质)

Ⅱ级：中度肾间质纤维化和肾小管萎缩(26%~50% 肾皮质)

Ⅲ级：重度肾间质纤维化和肾小管萎缩(>50% 肾皮质)

六、其他与急性和 / 或慢性排斥反应无关的病变

移植肾 BK 病毒相关性肾病

移植后淋巴组织异常增生

移植肾钙调磷酸酶抑制剂肾毒性损伤

移植肾急性肾小管坏死

移植肾复发性肾病

移植肾新发性肾病

移植肾肾盂肾炎

移植肾药物相关性间质性肾炎

注：表中各病变半定量评分见表 84-2-2。

表 84-2-2　Banff 标准的病变分级方案——移植肾病变的半定量评分

肾间质炎症细胞浸润(i)

i0：无炎症细胞浸润或炎细胞浸润 <10% 非纤维化肾皮质区

i1：炎症细胞浸润累及 10%~25% 非纤维化肾皮质区

i2：炎症细胞浸润累及 26%~50% 非纤维化肾皮质区

i3：炎症细胞浸润累及 >50% 非纤维化肾皮质区

肾小管炎(t)

t0：肾小管内无炎症细胞浸润

t1：局灶性 1 个肾小管切面内(或 10 个肾小管上皮细胞内)有 1~4 个炎症细胞浸润

t2：局灶性 1 个肾小管切面内(或 10 个肾小管上皮细胞内)有 5~10 个炎症细胞浸润

t3：局灶性 1 个肾小管切面内有多于 10 个炎症细胞浸润,或者 2 个和 2 个以上区域肾小管基底膜被破坏伴 i2/i3 的炎症和 t2

动脉内膜炎、血管炎或小动脉炎(v)

v0：无动脉内膜炎

v1：至少 1 个小动脉横断面的内皮见轻 ~ 中度的动脉内膜炎

v2：至少 1 个小动脉横断面见明显的动脉内膜炎伴内膜水肿增厚导致 25% 管腔受累

v3：透壁性动脉炎和 / 或动脉管壁纤维素炎坏死、中膜平滑肌坏死伴淋巴细胞浸润

肾小球炎(g)

g0：无肾小球炎

g1：<25% 肾小球有肾小球炎

g2：25%~75% 肾小球有节段性和球性肾小球炎

g3：>75% 肾小球有肾小球炎

续表

肾小管周围毛细血管炎（ptc）

ptc0：<10% 肾皮质有 ptc，但 ptc 腔内仅 1 个炎细胞，或最多不超过 3 个

ptc1：≥ 10% 肾皮质的 ptc 腔内有 1 个炎症细胞淤积，且最明显的 ptc 管腔内的炎症细胞数达 3 或 4 个

ptc2：≥ 10% 肾皮质的 ptc 腔内有 1 个炎症细胞淤积，但最明显的 ptc 管腔内炎症细胞数达 5~10 个

ptc3：≥ 10% 肾皮质的 ptc 腔内有 1 个炎症细胞淤积，但最明显的 ptc 处管腔内炎症细胞数 >10 个

肾间质内总的炎症细胞浸润（ti）

ti0：肾间质内无炎症细胞浸润或炎细胞浸润 <10% 肾皮质

ti1：肾间质内炎症细胞浸润累及 10%~25% 肾皮质

ti2：肾间质内炎症细胞浸润累及 26%~50% 肾皮质

ti3：肾间质内炎症细胞浸润累及 >50% 肾皮质

肾间质纤维化及肾小管萎缩区域内的炎症细胞浸润（i-IFTA）

i-IFTA0：无炎症细胞浸润或 <10% 的肾皮质瘢痕区有炎症细胞浸润

i-IFTA1：10%~25% 的肾皮质瘢痕区有炎症细胞浸润

i-IFTA2：26%~50% 的肾皮质瘢痕区有炎症细胞浸润

i-IFTA3：>50% 的肾皮质瘢痕区有炎症细胞浸润

C4d 免疫染色评分

C4d0：无肾小管周毛细血管（PTCs）阳性染色

C4d1：轻微的 C4d 阳性（>0 但 <10% 的 PTCs 阳性）

C4d2：局灶性的 C4d 阳性（10%~50% 的 PTCs 阳性）

C4d3：弥漫性的 C4d 阳性（>50% 的 PTCs 阳性）

肾小球病变、肾小球双轨征（cg）

cg0：光镜和电镜下无肾小球基底膜双轨征

cg1a：光镜下肾小球基底膜无双轨征，电镜下见至少 3 个肾小球毛细血管袢基底膜有不完整的双轨征

cg1b：光镜下未硬化的肾小球中、所累及最重的肾小球出现 1%~25% 的毛细血管袢呈双轨征

cg2：未硬化的肾小球中、所累及的最重的肾小球中 26%~50% 的毛细血管袢呈双轨征

cg3：未硬化的肾小球中、所累及的最重的肾小球中 >50% 的毛细血管袢呈双轨征

肾小球系膜基质增生（mm）

mm0：肾小球内无系膜基质增生

mm1：非硬化肾小球中有 25% 肾小球呈系膜基质中度增生

mm2：非硬化肾小球中有 26%~50% 肾小球呈系膜基质中度增生

mm3：非硬化肾小球中 >50% 肾小球呈系膜基质中度增生

细动脉管壁玻璃样变（ah）

ah0：PAS 染色无动脉壁玻璃样变和增厚

ah1：PAS 染色至少 1 支细小动脉管壁轻～中度玻璃样变伴增厚

ah2：PAS 染色 1 支以上细小动脉管壁中～重度玻璃样变伴增厚

ah3：PAS 染色多支细小动脉管壁重度玻璃样变伴增厚

细动脉管壁玻璃样变管壁增厚（aah）

aah0：无典型钙调磷酸酶抑制剂相关的血管病变

aah1：仅见 1 支血管壁平滑肌细胞被玻璃样变物质取代，未累及血管壁的全周

aah2：超过 1 支血管壁平滑肌细胞被玻璃样变物质取代，未累及血管壁的全周

aah3：多支血管壁平滑肌细胞被玻璃样变物质取代，并累及血管壁的全周

动脉内膜纤维化增厚（cv）

cv0：动脉无慢性病变

cv1：动脉内膜纤维性增生增厚，管腔狭窄达管腔面积的 25%

cv2：动脉内膜纤维性增生增厚，管腔狭窄达管腔面积的 26%~50%

cv3：动脉内膜纤维性增生增厚，管腔狭窄达管腔面积 >50%

肾间质纤维化(ci)

ci0：肾间质纤维化区域占肾皮质实质 <5%

ci1：肾间质纤维化区域占肾皮质实质 6%~25%(间质轻度纤维化)

ci2：肾间质纤维化区域占肾皮质实质 26%~50%(间质中度纤维化)

ci3：肾间质纤维化区域占肾皮质实质 >50%(间质重度纤维化)

肾小管萎缩(ct)

ct0：无肾小管萎缩

ct1：肾小管萎缩区域累及肾皮质实质的 25%(轻度肾小管萎缩)

ct2：肾小管萎缩区域累及肾皮质实质的 26%~50%(中度肾小管萎缩)

ct3：肾小管萎缩区域累及肾皮质实质的 >50%(重度肾小管萎缩)

一、抗体介导的排斥反应

目前已经明确,抗体介导的排斥反应(antibody mediated rejection,AMR)贯穿于排斥反应的所有类型中,其不仅可导致移植肾的超急性排斥反应和加速性急性排斥反应,而且也是急性排斥反应和慢性排斥反应中主要的致病机制,在急性排斥反应和慢性排斥反应中,均有以抗体为核心的免疫效应损伤机制的参与。最新的 2017 年 Banff 标准中将AMR 分为急性/活动性抗体介导的排斥反应、慢性/活动性抗体介导的排斥反应、无任何排斥反应形态证据的 C4d阳性抗体介导的排斥反应 3 个基本类型。

（一）发病机制

1. 移植抗原　引发抗体介导性排斥反应的移植抗原包括 ABO 血型抗原、HLA Ⅰ类和 HLA Ⅱ类抗原、血管内皮细胞抗原(endothelial cell antigens,ECA)以及上皮细胞抗原(epithelial cell antigen)。

2. 抗体　肾移植受者体内的抗 ABO 血型抗原的抗体为机体天然形成。抗 HLA Ⅰ类抗原的抗体一部分为预存抗体,即移植受者在移植术前接受过多次输血、血液透析、多次妊娠以及再次移植而形成,常导致移植肾以超急性和加速性急性排斥反应为主的免疫损伤;另一部分抗 HLA Ⅰ类和Ⅱ类抗原的抗体为移植术后逐渐产生的抗体即诱生抗体(induced antibody)或称为移植术后新生供者特异性抗体(de novo DSA),是导致移植肾急性抗体介导的排斥反应和慢性/活动性抗体介导的排斥反应的重要因素。B 细胞表面的抗原特异性受体可以直接与抗原结合,结合的抗原经 B 细胞加工处理后与 HLA Ⅱ类抗原共同表达于 B 细胞表面并与 T 细胞受体作用,引发细胞因子 IL-4、IL-5、IL-6的产生,这些细胞因子促进 B 细胞增殖分化为分泌抗体的浆细胞;另一些 B 细胞则转化成为记忆性 B 细胞,当再次接触移植抗原时,记忆性细胞克隆大量增殖,快速分化成为IgG 分泌产生细胞,形成排斥反应。在超急性排斥反应尤其是 ABO 血型不合的移植中,造成移植物破坏的抗体主要是 IgM,而在急性抗体介导的排斥反应中,针对 HLA Ⅰ类抗原的抗体主要为 IgG,针对 HLA Ⅱ类抗原的抗体中既有IgM 也有 IgG 且以 IgM 居多。由于上述这些移植抗原主要表达于移植物血细胞以及血管内皮表面,因此移植肾抗体介导的排斥反应的主要靶部位是移植肾内的各级血管分

支尤其是微血管床,其次才是移植肾的实质组织部分。抗体在移植排斥反应中有多种效应机制,其中主要通过激活补体、抗体依赖性细胞介导的细胞毒作用导致移植肾免疫损伤。

3. 主要效应机制

（1）激活补体：即移植抗原与特异性抗体结合后,激活补体并启动补体的级联反应,参与移植肾损伤。补体的激活途径有 3 种即经典途径、旁路途径和甘露糖结合凝集素(mannose-binding lectin,MBL)途径(图 84-2-1)。最终形成攻膜复合物导致靶细胞破坏。其导致移植肾组织损伤的主要机制有：①补体的活性复合物攻击内皮细胞膜引起血管内皮细胞溶解,血管内皮下胶原暴露,启动凝血;② C5b67、C5b78 通过信息传导引起内皮细胞活化;③补体活化过程中产生多种具有炎症介质效应的活性片段参与炎症反应,其中过敏毒素 C3a、C4a、C5a 作为配体与相应细胞包括肥大细胞、嗜酸性粒细胞和淋巴细胞表面上受体结合后激发后者脱颗粒,释放组胺等血管活性介质,明显增强血管通透性;C5a 还可以直接作用于血管内皮细胞导致血管通透性增加并表达 P-选择素,促进中性粒细胞与之结合。上述这些效应的综合结果是导致血管扩张、通透性明显增加,中性粒细胞的趋化聚集、血小板凝聚和血栓形成,共同引起移植肾血液循环障碍。

（2）抗体依赖性细胞介导的细胞毒作用(antibody dependent cell-mediated cytotoxicity,ADCC)：即移植抗原与抗体结合后,抗体通过 Fc 段与携带有 IgG 受体的 NK 细胞、巨噬细胞、中性粒细胞、嗜酸性粒细胞等表面 FcγR Ⅲ结合,导致这些细胞活化,介导这些效应细胞杀伤靶细胞(图84-2-2)。参与这种 ADCC 作用的抗体主要是 IgG 类中的某些亚类如 IgG$_2$ 等。

（3）巨噬细胞与迟发性超敏反应：机体通过抗原特异性的 Th1 分泌 IFN-γ 以及 TNF-α 激活迟发型超敏反应(delayed-type hypersensitivity,DTH),DTH 是一个以淋巴细胞和单核细胞-巨噬细胞浸润为特征的免疫反应,可不依赖于 T、B 淋巴细胞而诱发排斥反应,排斥反应时移植物局部可见大量巨噬细胞浸润。活化的巨噬细胞产生一氧化氮(NO)、氧自由基以及 TNF-α,高浓度的 NO 能直接杀伤靶细胞,同时还能扩张血管,造成组织水肿;氧自由基损伤细胞膜;TNF-α 也可通过与细胞表面受体结合,诱导细胞凋亡,

共同造成急性排斥反应损伤。上述多种抗体介导的免疫致病机制共同作用,不仅导致急性免疫损伤,而且急性炎症期间产生的 IL-1、TNF-β 等多种炎症介质促进平滑肌细胞增殖,细胞外基质蛋白合成与纤维化,导致移植肾肾小球病、慢性移植肾动脉血管病和肾间质广泛纤维化等慢性病变(图 84-2-3)。

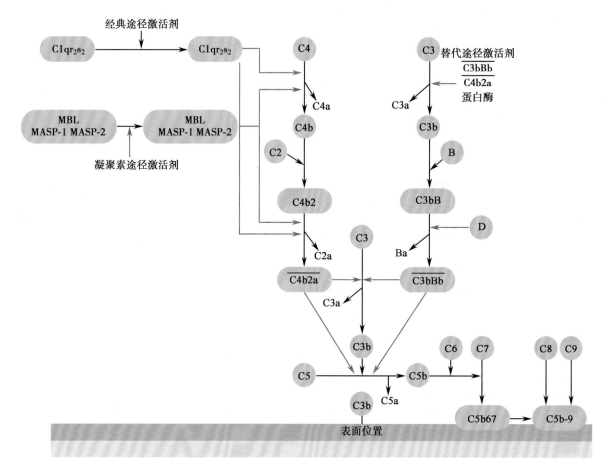

图 84-2-1 补体活化的 3 条途径及攻膜复合物(MAC)作用示意

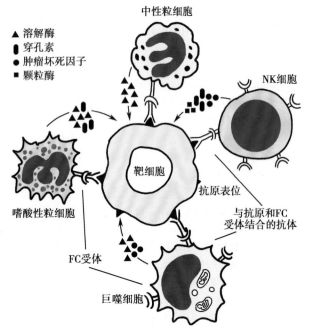

图 84-2-2 移植排斥反应中 ADCC 作用示意

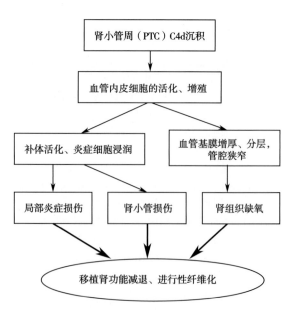

图 84-2-3 抗体介导性排斥反应致慢性移植肾损伤

（二）急性/活动性抗体介导的排斥反应

1. 临床表现 超急性和加速性急性排斥反应已经在上一节阐述，目前临床上已经极为罕见，本节主要关注点是急性抗体介导的排斥反应，绝大多数表现为术后不同时间内移植肾功能明显减退及其相应表现包括移植肾肿胀、尿量减少、血清肌酐升高等，明确诊断必须进行活检病理学诊断。

2. 发病机制 已于前述，即移植肾所携带的移植抗原与供者特异性抗体结合后，通过多种途径激活补体和多种炎症因子引起广泛的血管内皮细胞损伤，导致血小板凝聚、血栓形成以及广泛的微血管炎症损伤。

3. 病理 急性/活动性 AMR 的移植肾肉眼观察没有明显特征，有时可见移植肾肿胀、质硬、表面呈灰红色，严重者表面和剖面可见局灶性出血坏死或点状出血。其镜下特征性的病理学表现为微血管炎。多数患者 C4d 免疫荧光和免疫酶染色呈阳性。

（1）微血管炎（microvascular inflammation，MVI）：抗体对血管内皮细胞损伤的表现，微血管即毛细血管是急性 AMR 损伤的主要靶部位，MVI 病变包括肾小球炎和肾小管周毛细血管炎，且两者往往同时出现。

1）肾小球炎（glomerulitis，g）：为肾小球的毛细血管襻腔内出现数量不等的炎症细胞淤积浸润，病变初期或病变严重时，淤积及浸润的炎症细胞以中性粒细胞为主，多数情况下主要为淋巴细胞、单核巨噬细胞的滞留和淤积（图 84-2-4），有时可见炎症细胞贴附于毛细血管内皮细胞。

2）肾小管周毛细血管炎（peritubular capillaritis，PTC）：表现为肾小管周毛细血管的管腔扩张及其管腔内见有不等数量的炎症细胞淤积，同样在病变初期或病变严重时，滞留的炎症细胞以中性粒细胞为主，但多数情况下为淋巴细胞和单核-巨噬细胞的淤积（图 84-2-5）。

（2）动脉内膜炎：2013 年 Banff 标准中明确提议将动脉内膜炎（intimal arteritis，或称血管炎，vasculitis，v，计分可以是 v1 或 v2）纳入急性 AMR 的病理学诊断标准，虽然血管炎病变是严重的急性 T 细胞介导的排斥反应，但研究发现其同样可见于急性 AMR 和急性混合性排斥反应中，且与 AMR 的预后有明确的相关性。动脉内膜炎表现为小动脉内膜有不同程度的单个核炎症细胞浸润，浸润的炎症细胞包括淋巴细胞和/或巨噬细胞等，病变轻者仅见内皮细胞下个别的、少数的淋巴细胞浸润形成动脉内皮炎（endotheliitis）（图 84-2-6A）；重者见内膜内多数的炎症细胞

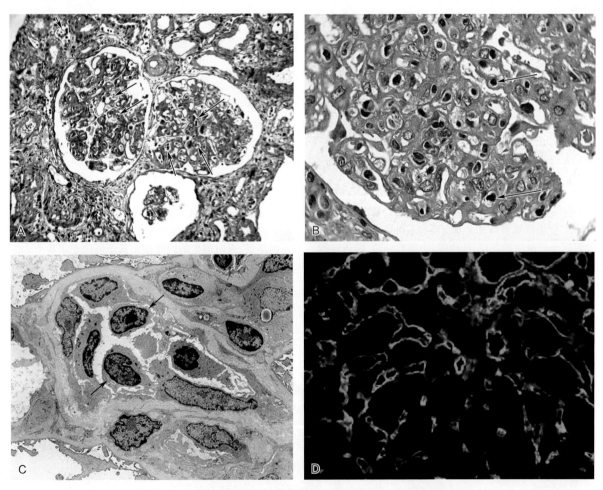

图 84-2-4 移植肾急性/活动性抗体介导的排斥反应的肾小球病变

注：A、B. 肾小球内毛细血管襻腔内多个中性粒细胞等炎症细胞浸润（箭头）（A. Masson×200；B. HE×400）；C. 电镜下肾小球毛细血管襻内多个淋巴细胞淤积（箭头，EM×3 000）；D. 免疫荧光染色 C4d 呈弥漫性肾小管周围毛细血管壁阳性（IF×200）。

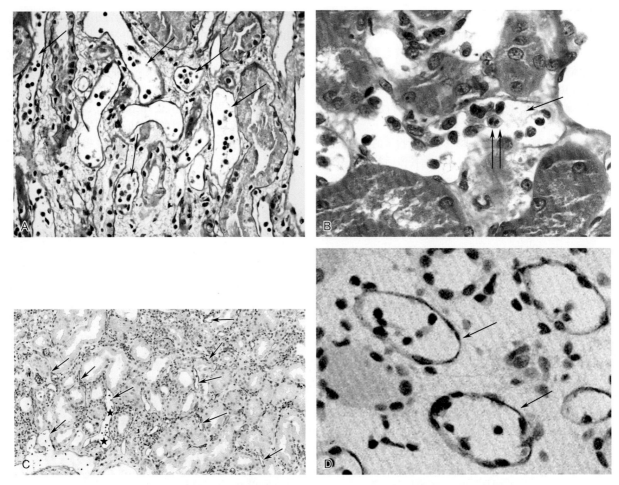

图 84-2-5　移植肾急性/活动性抗体介导的排斥反应的肾小管周围毛细血管病变

注:A. 肾小管周毛细血管扩张及管腔内多个炎症细胞淤积(箭头,PAS×200);B. 肾小管周毛细血管内淤积的淋巴细胞(单箭头)和中性粒细胞(双箭头)(HE×1 000);C、D. 免疫酶组织化学染色示管周毛细血管炎(星号)的同时其 C4d 染色呈阳性(箭头)(C×200;D×400)。

浸润,可伴有内膜水肿及内皮细胞空泡变即动脉内膜炎(图 84-2-6B);更为严重者可见炎细胞浸润不再局限于内膜,而是侵犯到小动脉壁的各层,即内膜、中膜和外膜,即透壁性小动脉炎(transmural arteritis)(图 84-2-6C)或透壁性血管炎,甚至动脉壁纤维素炎坏死(图 84-2-6D)。

(3)急性血栓性微血管病:急性 AMR 时,形态学上也可以出现类似于急性血栓性微血管病(thrombotic microangiopathy,TMA)的病理改变。光镜下,肾小球毛细血管内皮细胞肿胀、增生伴不同程度炎症细胞浸润,有时见系膜溶解,有时增生的内皮细胞甚至可以充满整个毛细血管腔;肾小球基底膜轻度增厚,有时可有节段性假双轨征,也可有微血栓形成(图 84-2-7)。小动脉内皮细胞肿胀,内膜可有不同程度的黏液变性和增厚,细动脉内可伴有血栓形成。电镜下,典型的急性 TMA 可见肾小球内皮细胞肿

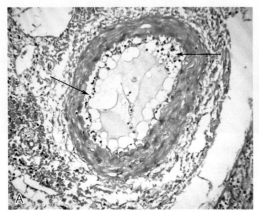

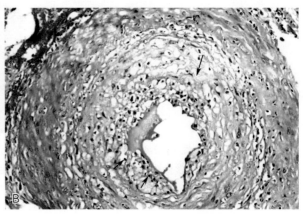

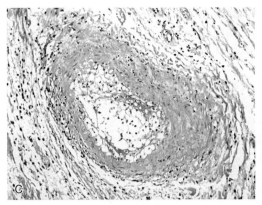
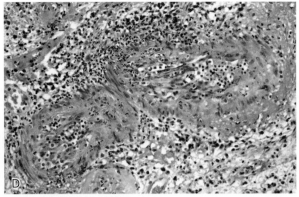

图 84-2-6　移植肾急性抗体介导的排斥反应的动脉内膜炎

注:A.动脉内膜少数淋巴细胞浸润(箭头),局部内皮细胞轻度水肿呈动脉内皮炎(HE×200);B.动脉内膜明显水肿及内膜内可见淋巴细胞浸润(箭头,HE×400);C.透壁性动脉炎,动脉内膜、中膜和外膜均可见淋巴细胞浸润(HE×200);D.透壁性动脉炎伴纤维素样坏死(HE×400)。

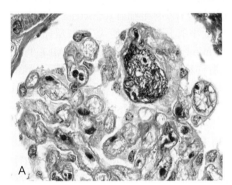
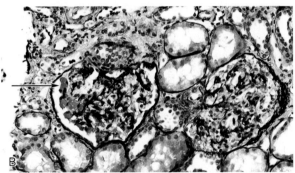

图 84-2-7　移植肾急性血栓性微血管病

注:肾小球毛细血管内皮细胞肿胀伴炎症细胞浸润,可见有系膜溶解,毛细血管内皮细胞下间隙增宽及部分毛细血管腔内微血栓栓塞(B图箭头)(A.磷钨酸苏木素染色 ×1 000 ;B. PASM×400)。

胀,主要表现为肾小球基底膜内疏松层弥漫性水肿增厚致毛细血管内皮细胞下间隙增宽。由于移植后可引起急性TMA的原因很多,包括感染、恶性高血压、系统性硬化等。因此,在考虑急性AMR引起的急性TMA病变时,要排除其他能引起TMA的病因。

(4)急性肾小管损伤:可见弥漫性或多灶状肾小管扩张,肾小管上皮细胞刷状缘脱落、消失;有时可见明显的肾小管上皮细胞核消失及细胞崩解(图84-2-8),有时也可见肾小管凝固性坏死。现认为急性肾小管损伤并非急性AMR的直接损伤所致,而是急性AMR血管损伤后的继发改变。同样,急性肾小管损伤的原因可有多种,包括缺血、缺氧,药物中毒等;需排除其他原因导致的急性肾小管损伤后,方可考虑为急性AMR。

4. 诊断　AMR一直是近10余年来Banff分类方案中讨论和更新最多的内容之一,其病理组织学的病变多样,但仅仅依据移植肾脏的病理形态学病变不足以诊断AMR,最新的2017年Banff标准中已进一步明确其诊断应是综合诊断,包括移植肾活检病理学改变、特异性抗体对血管内皮细胞损伤的证据和血清学DSA检测结果3个方面。若已满足了诊断条件的第1、2条,即出现了移植肾急性组织学损伤的形态学改变和抗体与内皮细胞反应证据,应迅速检

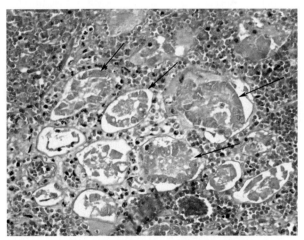

图 84-2-8　移植肾急性抗体介导的排斥反应所致肾小管坏死

注:部分肾小管上皮细胞坏死崩解,间质出血(箭头,HE×200)。

查血清中DSA以确定诊断。同时还需注意:①条件2(目前或近期出现抗体与内皮细胞反应的证据)中,C4d免疫组化染色阳性判定时,需根据染色条件的不同、阳性判断标准

也不同。石蜡切片免疫组织化学染色 C4d>0 即为阳性,而冷冻切片免疫荧光染色 C4d 需要达到 2 分或 3 分方能认为是阳性;②条件 2,中度微血管炎可作为目前或近期出现抗体与内皮细胞反应的证据,微血管炎评分≥ 2 分;若出现有急性 T 细胞介导性排斥反应、临界性改变和感染时,在微血管炎的 2 分中,需要至少有 1 分是来自肾小球炎;③条件 2,如果能确定满足这一诊断条件,即穿刺组织中内皮细胞损伤基因转录表达的增加,也可以作为目前或近期出现抗体与内皮细胞反应的证据,但尚未明确建立哪些靶基因的基因转录表达增加可作为检测对象。

5. 治疗 目前公认治疗 AMR 有效方案是:①静脉注射用免疫球蛋白(intravenous immunogloblin,IVIG);②抗淋巴细胞生物制剂,如多克隆抗体 ATG;③单克隆抗体如 CD20 单抗(利妥昔单抗)或蛋白酶体抑制剂硼替佐米等;④血浆置换(plasmapheresis,PP)或免疫吸附(immune adsorption,IA)。此外,近年来在肾移植临床应用的新 AMR 治疗药物,包括:①依库珠单抗(eculizumab,抗 C5 单抗),用于急性 AMR 及难治性 AMR 的治疗,但并不能消除慢性移植物损伤,不能阻断慢性 AMR 发生;②托珠单抗(tocilizumab,抗 IL-6 受体单抗),用于高致敏的严重 AMR 患者的治疗,可使移植肾功能改善、稳定,并且治疗后 1 年 DSA 水平显著下降,托珠单抗潜在治疗获益包括抑制 B 细胞活化、减少浆细胞产生抗体以及诱导 Treg 的产生;③贝拉西普(belatacept,共刺激信号阻断剂),可使肾移植受者体内新生 DSA 显著下降;④ C1 酯酶抑制剂(berinert),属于丝氨酸蛋白酶抑制剂家族,其作用包括调节补体系统、激肽释放系统、纤溶系统和凝血系统,除有抑制丝氨酸蛋白酶作用外并具有多种非蛋白酶抑制功能,如抗炎和抗凋亡作用,对正在发生 AMR 的移植患者,在减少 DSA 诱导的补体依赖性免疫损伤方面有益。总之,无论对于 AMR 的预防和治疗,均不应忽视维持性的、足量的免疫抑制剂的应用,足量的 FK506 及足够的吗替麦考酚酯药物曲线下面积对 DSA 形成有良好的抑制作用,有助于减少 AMR 的风险。

(三)慢性 / 活动性抗体介导性排斥反应

慢性 / 活动性抗体介导性排斥反应(chronic active antibody-mediated rejection)可发生于移植后的数月和 / 或数年后,但也有报道在移植后两个月即出现了明显的慢性 / 活动性 AMR,可见其并没有确定的时间限制,只要存在多种因素所致的低免疫抑制状态,均有可能发生慢性 / 活动性 AMR,且目前已经明确其是导致移植肾慢性失功能的主要原因。

1. 临床表现 与慢性 / 活动性 T 细胞介导的排斥反应类似,其临床表现也缺乏特异性,且多为隐匿发生。表现为肌酐和尿素氮缓慢升高并逐渐出现蛋白尿、高血压等。其明确诊断必须通过移植肾活检病理学诊断。

2. 发病机制 移植肾血管内皮细胞上携带的移植抗原持续刺激 B 细胞产生特异性抗体,这些抗体通过激活补体或 ADCC 作用对移植肾动脉血管和微血管等主要靶部位形成持续的免疫损伤,形成动脉血管内膜和微血管内皮反复的炎症损伤及修复增生,逐渐导致动脉血管病、肾小球硬化和肾小管周毛细血管基膜多层等慢性病变直至移植肾

失功能,是急性 / 活动性 AMR 持续进展的结果。

3. 病理 肉眼观察移植肾通常呈现萎缩及体积缩小、表面苍白或色泽灰暗、切片皮质髓质界限不清、有时可见局部出血。光镜下,慢性活动性 AMR 组织学病变多样,可以出现如下 3 种相对特异性的病理学改变。

(1)移植肾肾小球病(transplant glomerulopathy,TG):又称慢性移植肾肾小球病。主要表现为(图 84-2-9):肾小球基底膜弥漫增厚伴双轨征出现,病变轻者有时仅在电镜下见肾小球基底膜的双轨征(cg1);病变进一步发展可在光镜下见肾小球基底膜节段性双轨征形成,病变重者见弥漫肾小球基底膜增厚伴明显双轨征形成,肾小球系膜细胞和基质、内皮细胞可呈轻重不等的增生,有时可伴节段性肾小球硬化和分叶,光镜下病变类似于膜增生性肾小球肾炎,但肾小球分叶状往往不明显,也无嗜复红蛋白沉积;其明确诊断需要电镜观察,电镜下在基底膜和系膜区内往往无明显的电子致密物沉积,但可见足突弥漫融合。部分患者 C4d 免疫组化染色呈肾小球毛细血管壁阳性。

(2)肾小管周毛细血管基膜多层(peritubular capillary basement membrane multilayering,PTCBMML):即肾小管周围毛细血管基膜由正常的单层增生为多层,光镜下 PAS 和 PASM 染色中可见管周毛细血管基膜不同程度增厚,但明确诊断必须借助电镜诊断(图 84-2-10)。PTCBMML 的诊断标准为,电镜下可见 1 支管周毛细血管基膜增生达 7 层,或 2 支管周毛细血管基膜均达到 5 层。目前 Banff 标准中将 PTCBMML 病变作为慢性 / 活动性 AMR 诊断的特征性病变,其在非移植肾活检中的出现概率 <1%。这一病变说明移植肾微血管床是抗体介导性排斥反应免疫损伤的主要靶部位。

在实际病例中,MVI 病变即肾小球肾炎(g)和肾小管周围毛细血管炎(peritubular capillary vasculitis,PTC),不仅出现在急性 AMR,也可以出现在慢性 / 活动性 AMR 中,此时往往提示抗体介导性排斥反应处在活动性的、持续进展的阶段,MVI 程度越重提示其排斥反应进展越活跃。对慢性 / 活动性 AMR 的病理学诊断,依据最新的 2017Banff 标准,需要满足 3 个条件:①移植肾出现移植肾动脉血管病、肾间质纤维化、肾小球硬化和肾小管萎缩等提示慢性抗体介导性排斥反应的慢性病变;②抗体与内皮细胞反应的证据;③血清学检查到 DSA(抗 HLA 抗原或其他移植抗原)。条件 2 和条件 3 与诊断急性 / 活动性 AMR 完全一致,因此 AMR 是归因于急性 / 活动性抑或是慢性 / 活动性,主要依据移植肾形态学组织学损伤的类型,是急性损伤还是慢性损伤。同样若已满足条件 1 和 2,即出现了移植肾慢性病理学损伤的形态学改变和抗体与内皮细胞反应证据,应迅速检查血清中 DSA 以明确诊断。在慢性 / 活动性 AMR 的病理诊断中,电镜发挥着决定性的作用。2013 年 Banff 标准开始建议对所有的移植肾活检标本均应进行电镜观察,尤其是肾移植术后 >6 个月或者临床明确提示了体液免疫因素损伤的患者。

(3)慢性排斥反应的血管病变:与慢性 / 活动性 T 细胞介导的排斥反应一样,也可以形成慢性移植肾动脉血管病(chronic allograft vasculopathy,CAV),病变特征详见慢性 / 活动性 T 细胞介导性排斥反应中的慢性血管病变。

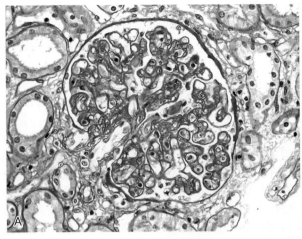

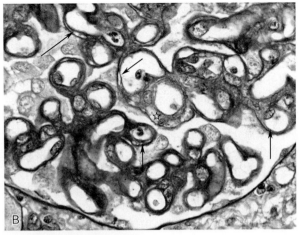

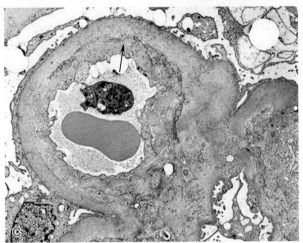

图 84-2-9 慢性移植肾肾小球病

注:A、B. 肾小球系膜细胞和基质、内皮细胞增生,弥漫性肾小球毛细血管袢基底膜增厚及双轨征(B 图箭头)(A. PAS×400;
B. PASM×1 000);C. 肾小球毛细血管袢基膜增厚呈双轨,足细胞足突融合,无电子致密物沉积(EM×5 000)。

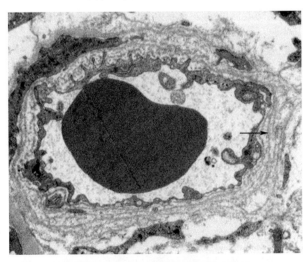

图 84-2-10 移植肾管周毛细血管基膜多层

注:肾小管周毛细血管基膜增厚及多层(箭头,EM×6 000)。

4. 鉴别诊断 慢性/活动性 AMR 的鉴别诊断中主要为 TG 与移植肾复发或新发肾病相鉴别,其鉴别要点在于牢固把握 TG 和肾小球疾病病各自的形态学特点,即 TG 在免疫荧光染色和电镜观察往往没有明显的电子致密物沉积但具有显著的微血管炎特征,而各种类型的肾小球肾病中均有不同类型和程度的免疫复合物或电子致密物沉积,同时再结合外周血血清学抗体检测则更有利于鉴别诊断。

5. 治疗 慢性/活动性 AMR 的治疗关键在于预防,即术前应用精确的配型检测方法对致敏者予以筛选、避免直接对高致敏者实施移植;在确定高致敏者后通过多种手段清除体内抗体后再考虑行移植;对急性抗体介导的排斥反应予以有效治疗,以预防其进展为慢性 AMR。经详细的活检病理学观察和血清学检测明确诊断为慢性/活动性 AMR 后,其总体的治疗原则与急性 AMR 治疗相同,必要时考虑再次移植。

(四)无排斥反应形态学证据的 C4d 阳性

在 2015 年 Banff 标准的 AMR 项目中,提出了一类称为"无任何排斥反应形态学证据的 C4d 阳性"的类型,其诊断条件是形态学上无任何排斥反应的病理形态学损伤表现,包括急性损伤和慢性损伤,也无任何急性 T 细胞介导的排斥反应和临界性病变的形态学病变,但 C4d 染色呈阳性,其机制仍未完全明确,部分研究者认为是免疫"适应(accommodation)"机制所致。

（五）C4d 阴性的抗体介导的排斥反应

补体片段 C4d 是补体的经典激活途径中补体 C4 激活后的降解产物片段。经典激活途径是由抗原 - 抗体形成免疫复合物后结合 C1q 启动补体激活，依次激活补体固有成分 C2、C4 和 C3 等，C4 被水解为小片段 C4a 和大片段 C4b，结合的 C4b 被再次水解，裂解为 C4c 和 C4d，其含有硫酯键的 C4d 可与血管内皮细胞表面、血管基底膜等细胞外基质成分形成共价结合，这种共价结合的 C4d 恰好能用免疫组化染色技术所检测。因此，移植物微血管内皮细胞及其基膜上 C4d 的阳性沉积可作为显示 AMR 的可视性证据。实际上，以补体片段 C4d 阳性染色诊断 AMR 这一开拓性研究是由 Feucht 等 1991 年提出的，直至 2005 年的 Banff 会议明确将 C4d 染色阳性作为诊断 AMR 的必要条件之一，并列入 Banff 分类方案中。此后几年的研究和临床实践中发现，并非所有的 AMR 均伴有补体片段 C4d 的免疫组化染色阳性，将 C4d 阳性作为 AMR 诊断的必要条件之一是不全面的，而对诊断 AMR 更具特异性的依据为受者外周血抗体 DSA 的检测和抗体对移植肾血管内皮损伤的证据（包括电镜观察内皮细胞损伤和分子检测中抗体与内皮细胞相互作用）。因此，2013 年 Banff 标准中明确提出 C4d 阴性 AMR（C4d negative antibody-mediated rejection），其定义为移植肾活检组织内 C4d 呈阴性但具有肾小球肾炎（g）、肾小管周毛细血管炎（peritubular capillary vasculitis，PTC）和血栓性微血管病在内的微血管炎的特征，以及供者特异性抗体（donor specific antibody，DSA）；即补体片段 C4d 染色阴性，但具备"目前或近期抗体与血管内皮细胞反应"的证据，包括中度微血管炎（g+PTC ≥ 2）和穿刺组织中内皮细胞损伤相关基因转录表达的增加，即可诊断 C4d 阴性的 AMR。其可见于移植肾指征性活检中，也可见于没有临床症状的计划性活检中。

二、T 细胞介导的排斥反应

移植肾 T 细胞介导的排斥反应（T cell-mediated rejection，TCMR）在 1997 年 Banff 标准中已经建立了比较完善的诊断、分级和病变的半定量评分。随着近年来对移植肾活检组织内纤维化和肾小管萎缩区域内淋巴细胞浸润意义的认识日益明确。在 2017 年 Banff 标准中新增了慢性 / 活动性 T 细胞介导性排斥反应的类型，并依据肾间质纤维化和肾小管萎缩区域内炎症细胞浸润的范围，进一步将这一慢性 / 活动性 TCMR 予以程度分级，更有利于精确地体现慢性 / 活动性 TCMR 的病变程度和指导临床治疗。

（一）急性 T 细胞介导的排斥反应

1. 临床表现 急性 T 细胞介导性排斥反应（acute T cell-mediated rejection）也称急性细胞性排斥反应（acute cellular rejection，ACR），是临床最多见的移植肾排斥反应类型。急性 TCMR 的发生时间已经没有明确的时间界限，虽然多见于移植术后数月至 1 年内，但也可见于移植术后多年。其主要的危险因素包括免疫抑制剂浓度偏低、突然更换、减药或撤除了免疫抑制剂、频繁呕吐或腹泻、短期内体重增加或者药物间相互作用等多种因素所致的低免疫抑制状态。此外，感染中多种炎症因子的释放和感染治疗过程中降低免疫抑制剂也是诱发急性 TCMR 的重要因素。

急性 TCMR 的临床表现包括血清肌酐和尿素氮升高、移植肾肿胀、压痛、尿量减少、出现蛋白尿和 / 或血尿；发热、乏力、关节酸痛、体重增加、血压升高；彩超检查显示移植肾体积增大、血流减少、血管阻力增加，但确诊必需进行移植肾穿刺活检组织病理学诊断，明确诊断是后续及时和针对性治疗的关键。

2. 发病机制 急性 TCMR 的发病机制中，T 淋巴细胞起主导作用，即抗原递呈细胞通过对移植抗原的递呈作用启动排斥反应，迟发型超敏反应性 CD4$^+$T 细胞（T$_{DTH}$）通过引发迟发型超敏反应性炎症促进排斥反应，而细胞毒性 CD8$^+$T 细胞（CTL）通过直接杀伤靶细胞发挥主要的免疫损伤效应，这一过程中，也有巨噬细胞、NK 细胞等多种细胞的参与。CTL 对移植肾靶细胞的杀伤作用主要通过穿孔素 / 颗粒酶或 Fas/FasL 途径来完成。

（1）穿孔素 / 颗粒酶途径：即抗原 - 抗体结合 48 小时后，CD8$^+$T 细胞活化并开始合成穿孔素和颗粒酶（perforin/granzyme），CD8$^+$T 细胞与表达移植抗原 MHC 分子的移植肾组织细胞形成紧密结合后，CD8$^+$T 细胞释放穿孔素在靶细胞表面打孔，使颗粒酶 A 和颗粒酶 B 进入靶细胞胞质，进而通过半胱天冬酶（caspase）途径激活核酸酶分解 DNA 造成靶细胞损伤。

（2）Fas/FasL 途径：为 TNF 超家族，表达于大多数细胞表面，而 FasL 则诱生性表达于激活后的 T 细胞表面。Fas/FasL 结合后，形成死亡诱导信号复合物（death-inducing signal complex，DISC），激活半胱天冬酶（caspase）途径激活核酸酶分解 DNA 造成靶细胞凋亡。

此外，在急性 TCMR 中，激活的巨噬细胞和 NK 细胞等天然免疫细胞成分也参与急性 TCMR 的组织损伤中。

3. 病理 肉眼观察，严重的急性 TCMR 可见移植肾明显充血水肿，造成移植肾明显肿大，由于间质水肿致使肾实质切面呈灰白色，与正常肾脏相比，重量可增加 50% 以上，因此称之为"大白肾"；有时肾皮质有点状出血，又类似"蚤咬肾"，严重者因移植肾间质出血，又有"大红肾"之称。切片可见移植肾呈灰红色，严重者局部可见皮髓质内局灶性出现呈暗红色（图 84-2-11）。

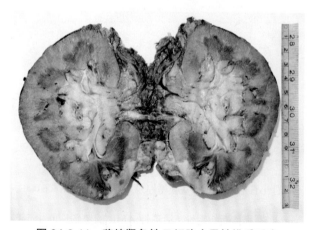

图 84-2-11 移植肾急性 T 细胞介导性排斥反应
注：肉眼观察移植肾明显肿胀，剖面可见皮质和髓质内局灶性出血。

光镜下，典型的急性 TCMR 的病理学特征为肾间质内不同程度的水肿，以淋巴细胞等单个核细胞为主的炎性浸润（图 84-2-12），进而淋巴细胞等侵入肾小管上皮层形成"肾小管炎"（图 84-2-13）。Banff 标准中将仅累及肾小管 - 间质者称为急性 TCMR 的Ⅰ级，再依据其程度分为ⅠA 和ⅠB（表 84-2-1）。随着急性 TCMR 程度的加重，可出现动脉内皮炎或动脉内膜炎，以动脉内皮上淋巴细胞浸润伴内皮细胞肿胀、肥大和空泡变性为特征，严重时动脉内膜水肿增厚和管腔狭窄甚至闭锁；炎症细胞浸润也可由内膜扩展至动脉中膜甚至外膜形成透壁性动脉炎，更为严重者导致动脉管壁纤维素样坏死。Banff 标准中将出现动脉内膜炎者诊断为急性 TCMR Ⅱ级；依据病变程度的不同，病变轻者为ⅡA 和ⅡB 级；若出现动脉血管壁的透壁性动脉炎或纤维素样坏死则属于Ⅲ级。急性 TCMR 的诊断中需结合

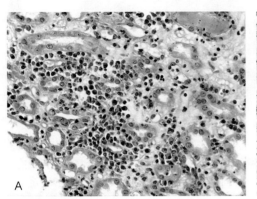
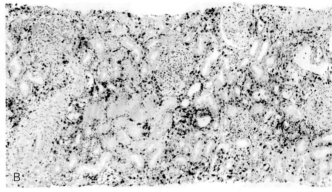

图 84-2-12　移植肾急性 T 细胞介导性排斥反应

注：A. 移植肾活检组织内见间质弥漫性淋巴细胞浸润（HE ×200）；B. 移植肾间质内弥漫性浸润的 CD8⁺ 淋巴细胞（IHC ×100）。

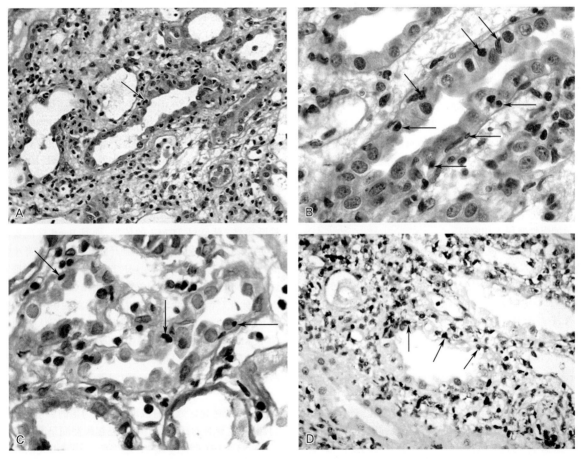

图 84-2-13　移植肾急性 T 细胞介导性排斥反应的肾小管炎

注：A. 移植肾间质内弥漫性淋巴性细胞浸润及肾小管炎（箭头）（HE ×200）；B、C. 肾小管炎，可见多个淋巴细胞浸入肾小管上皮细胞内（箭头）（B. HE ×400；C. PAS ×400）；D. 肾小管炎时浸润肾小管上皮细胞内的 CD8⁺ 淋巴细胞（CD8 免疫酶组织化学染色 ×400）。

移植肾活检组织 C4d 免疫组化染色和受者外周血抗体检测以排除 AMR。

4. 诊断和鉴别诊断 急性 TCMR 的明确诊断需要移植肾活检病理学诊断。辅助检查中 B 型超声和彩色多普勒等对了解移植肾的形态、血管阻力指数和血流量等具有一定的帮助；免疫学监测包括外周血 T 细胞亚群计数、杀伤细胞活性测定、血清 IL-2R 测定等对判断受者是否会出现排斥反应有一定的参考意义。

急性 TCMR 的临床表现多种多样，包括尿量减少、血清肌酐升高、移植肾肿胀、压痛和血清肌酐升高等，需排除导致移植肾功能减退的其他因素，包括免疫抑制剂的急性毒性损伤、病毒感染和原发肾病复发等，其鉴别诊断也必须依据移植肾穿刺活检的病理检查。

5. 治疗 在经活检明确诊断的前提下，其治疗原则为大剂量激素冲击治疗，并调整免疫抑制剂剂量。大剂量糖皮质激素冲击治疗是治疗急性 TCMR 的首选方法，使用率为 88%。一般用甲基泼尼松龙 500mg 静脉滴注，每天 1 次，连续 3 天，70% 的 AR 治疗后可以逆转。排斥反应控制后，应适当调整免疫抑制剂剂量和种类。如果大剂量激素冲击治疗效果不佳，可能是耐激素的急性排斥反应，在急性 TCMR 中约占 30%，这类急性排斥反应往往有抗体介导的排斥反应参与，因此清除抗体则是治疗耐皮质类固醇排斥反应的有效方法。同时，对于较为严重的急性 TCMR 可采用抗淋巴细胞抗体治疗，目前常用的抗淋巴细胞抗体主要为抗胸腺淋巴细胞球蛋白（ATG）和抗 CD3 单克隆抗体（OKT3）。抗体治疗可以使 75%~90% 的耐皮质类固醇的急性 TCMR 逆转。此外，可用血浆置换治疗。

（二）慢性 / 活动性 T 细胞介导的排斥反应

1. 临床表现 慢性 / 活动性 T 细胞介导的排斥反应（chronic active T cell-mediated rejection）的临床表现缺乏特异性，常常呈隐匿发生和进展。通常表现为肾移植术后 3~6 个月或数年后肌酐和尿素氮缓慢爬行性升高、逐渐出现蛋白尿、高血压等，最终因移植肾纤维化而失功。其明确诊断必须通过移植肾活检病理学诊断，并与非排斥反应因素所致的慢性肾损害相鉴别。

2. 发病机制 随着移植免疫学研究的深入，目前已明确，慢性排斥反应是未能及时诊断和治疗的急性排斥反应持续进展所致。急性排斥反应炎症损伤中局部浸润的炎症细胞、血管表面沉积的血小板以及组织固有细胞可以产生大量的转化生长因子 β（transforming growth factor β，TGF-β）、血小板源性生长因子（platelet-derived growth factor，PDGF）、纤维细胞生长因子（basic fibroblast growth factor，bFGF）、内皮细胞生长因子（epidermal growth factor，EGF）、IL-1、IL-6、IL-8、IFN-γ 以及胰岛素样生长因子 1 等细胞因子，这些大量分泌的促纤维化细胞因子在组织修复的同时长期持续存在并产生级联反应，导致细胞外基质过度沉积和降解减少逐渐形成纤维化及移植肾慢性失功。

3. 病理 肉眼观察移植肾体积常明显缩小（图 84-2-14），肾实质因纤维化和萎缩致肾脏外观表面可见多少不等的瘢痕；肾包膜明显增厚，表面和切面多呈灰白色而质硬。光镜下与既往认为的移植肾慢性 / 活动性 TCMR 仅是单一

的慢性动脉血管病变不同，其最新的病理学特征还应包括"间质纤维化区域内的间质炎症和萎缩肾小管的肾小管炎"。

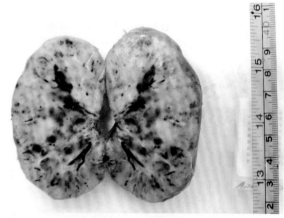

图 84-2-14 移植肾急性 T 细胞介导性排斥反应
注：移植肾肉眼观明显缩小，皮髓质分界不清。

（1）慢性移植肾动脉血管病：为慢性 / 活动性 TCMR 经典、特征性表现。动脉血管内膜反复地损伤、修复及增生，逐渐进展为内膜增厚使管腔狭窄甚至完全闭塞。早期常表现为小动脉内膜出现多量的泡沫样细胞，使管腔狭窄、甚至闭塞（图 84-2-15A）；进一步进展可呈内膜纤维性增厚及管腔不同程度的狭窄；有时可见增厚的内膜层内仍可见多数淋巴细胞、巨噬细胞浸润，提示急性 T 细胞介导的排斥反应炎症仍在进展（图 84-2-15B）；终末期阶段可见内膜层均为致密增生的纤维组织，内弹力层断裂，管腔明显狭窄甚至闭塞（cv）（图 84-2-15C）。增生的内膜类似"新内膜"形成，亦称为"第二中膜"（图 84-2-15D）。该病变可累及移植肾内各级动脉分支，常见为小叶间动脉和弓形动脉及其分支。

（2）间质纤维化区域内的间质炎症和萎缩肾小管的肾小管炎［interstitial inflammation in fibrotic areas（i-IF/TA）and tubulitis in atrophic tubules（t-IF/TA）］：既往并不作为诊断慢性 / 活动性 TCMR 的依据，而且 Banff 标准要求在判定间质炎症和肾小管炎时避开间质纤维化和肾小管萎缩区域。但近年研究发现，i-IF/TA 和 t-IF/TA 与移植肾慢性失功及预后有显著的相关性，因此在 2015 年和 2017 年 Banff 标准对慢性 / 活动性 TCMR 的诊断中引入了 i-IF/TA 和 t-IF/TA。这一最新进展体现出 Banff 标准认识到了急性 TCMR 所致的间质 - 小管损伤仍在持续进展，必须予以明确诊断和治疗。目前研究显示，i-IF/TA 和 t-IF/TA 多由前次急性 TCMR 迁延而来或为隐匿进展的亚临床急性排斥反应所致。其病理学特征为在移植肾活检组织内的不同程度间质纤维化区域内有以淋巴细胞为主的单个核细胞浸润，以及在萎缩的肾小管上有淋巴细胞浸润呈萎缩肾小管炎（图 84-2-16），而完全萎缩、塌陷所致管腔消失的肾小管不能用于评估。

移植肾慢性 / 活动性 TCMR 时的免疫荧光染色常为阴性，有时可见 C3 在肾小球系膜内局灶性阳性沉积，C1q 染色多呈阴性。肾小球病变包括节段性、局灶性系膜基质增

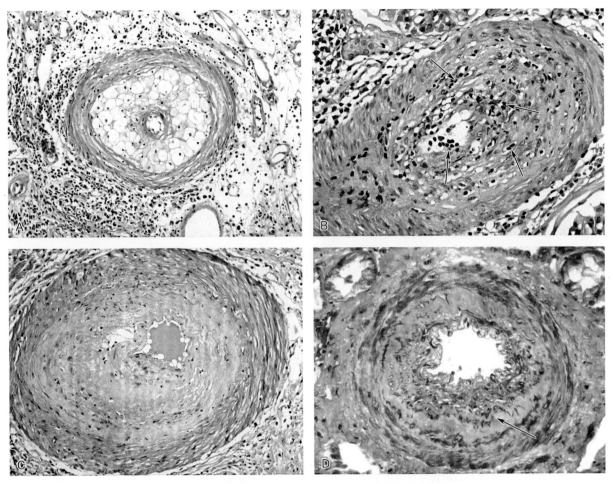

图 84-2-15　移植肾慢性排斥反应的慢性移植肾动脉血管病

注：A. 小动脉内膜有多量泡沫样细胞沉积致管腔狭窄甚至闭塞（HE×200）；B. 小动脉内膜增生增厚致管腔狭窄，同时可见在增厚的内膜内有多数淋巴细胞浸润（箭头，HE×400）；C. 动脉分支内膜显著增厚致管腔狭窄接近闭锁（HE×200）；D. 慢性移植肾动脉血管病时显著增厚的内膜形成类似"第二中膜"改变（箭头，Masson×200）。

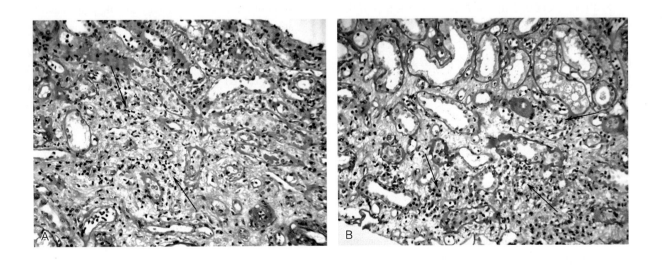

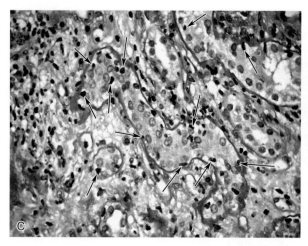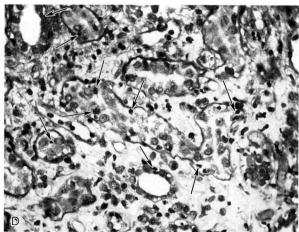

图 84-2-16　移植肾慢性／活动性 T 细胞介导性排斥反应

注：A、B. 移植肾轻度萎缩的间质内可见淋巴细胞浸润（箭头，PAS×100）；C、D. 移植肾萎缩的肾小管上皮细胞内见炎细胞"小管炎"（箭头）（C. PAS×200；D. Masson×200）。

生、分叶，甚至球性硬化、肾间质纤维化和肾小管萎缩。

4. 诊断和鉴别诊断　慢性／活动性 TCMR 需肾活检方可诊断。其诊断依据包括间质的炎症细胞浸润、肾小管肾炎和 CAV 等特征。鉴别诊断主要应与慢性／活动性 AMR 相鉴别，两者鉴别诊断的原则为严格依据各自的病理学诊断标准，前者移植肾活检组织内少见微血管炎变化、C4d 免疫组化染色阴性和复查受者 PRA 和 DSA 均为阴性，后者则多为阳性；但对于 C4d 阴性的抗体介导性排斥反应，两者的鉴别主要依赖是否出现微血管炎的特征和外周血中 PRA/DSA 抗体水平的检测。在两者鉴别诊断中需要注意的是，目前越来越多的临床观察发现移植肾慢性失功常常是由慢性／活动性 TCMR 和慢性／活动性 AMR 共同参与所致的混合性排斥反应（mixed rejection）所致。慢性／活动性 TCMR 与移植肾多种复发性疾病的鉴别要点为前者通常出现 CAV 病变；同时 CAV 也是帮助区分慢性免疫抑制剂毒性损伤以及感染的鉴别要点。

5. 治疗　关键在于预防排斥反应的发生和及时明确诊断，治疗急性 TCMR，阻止其进展为慢性／活动性 TCMR。良好的术前组织配型、术后合理使用免疫抑制剂，术后根据受者机体药代动力学的个体差异实施个体化的免疫抑制方案，以预防急性排斥反应或亚临床排斥反应的发生均是预防的关键。对于已经进展到严重的慢性／活动性 TCMR，临床缺乏有效的治疗手段，必要时考虑再次肾移植。

（吴 珊　韩 永　官 阳　郭 晖）

参考文献

[1] JOHN R, KONVALINKA A, TOBAR A, et al. Determinants of long-term graft outcome in transplant glomerulopathy [J]. Transplantation, 2010, 90 (7): 757-764.

[2] SIS B, MENGEL M, HAAS M, et al. Banff'09 meeting report: antibody mediated graft deterioration and imple-mentation of Banff working groups [J]. Am J Transplant, 2010, 10 (3): 464-471.

[3] 朱有华，石炳毅. 肾移植手册 [M]. 北京：人民卫生出版社，2010.

[4] PAUL I T. A personal perspective: 100-year history of the humoral theory of transplantation [J]. Transplantation, 2012, 93 (8): 751-756.

[5] LEFAUCHEUR C, LOUPY A, HILL G S, et al. Preexisting donor-specific HLA antibodies predict outcome in kidney transplantation [J]. J Am Soc Nephrol, 2010, 21 (8): 1398-1406.

[6] VALENTE M, FURIAN L, MARCHINI F, et al. C4d-positive renal allograft rejection biopsies in cyclosporine-treated patients: single-center incidence and outcome [J]. Transplant Proc, 2010, 42 (6): 2214-2217.

[7] RENOULT E, COUTLÉE F, PÂQUET M, et al. Evaluation of a preemptive strategy for BK polyomavirus-associated nephropathy based on prospective monitoring of BK viremia: a kidney transplantation center experience [J]. Transplant Proc, 2010, 42 (10): 4083-4087.

[8] HAN Y, SHI B, CAI M, et al. CD20 expression in the transplanted kidney of patients with graft loss and transient allograft dysfunction [J]. J Med Biochem, 2012, 31 (1): 1-5.

[9] JOHN R, KONVALINKA A, TOBAR A, et al. Determinants of long-term graft outcome in transplant glomerulopathy [J]. Transplantation, 2010, 90 (7): 757-764.

[10] RANDHAWA P S, SCHONDER K, SHAPIRO R, et al. Polyomavirus BK neutralizing activity in human immunoglobulin preparations [J]. Transplantation, 2010, 89 (12): 1462-1465.

[11] JIRASIRITHAM S, KHUNPRAKANT R, TECHA-WATHANAWANNA N, et al. Treatment of simul-

taneous acute antibody-mediated rejection and acute cellular rejection with alemtuzumab in kidney transplantation: a case report [J]. Transplant Proc, 2010, 42 (3): 987-989.

［12］ CLOVIN R B. Antibody-mediated renal allograft rejection: diagnosis and pathogenesis [J]. J Am Soc Nephrol, 2007, 18 (4): 1046-1056.

［13］ LOUPY A, HAAS M, SOLEZ K, et al. The Banff 2015 Kidney Meeting Report: Current Challenges in Rejection Classification and Prospects for Adopting Molecular Pathology [J]. Am J Transplant, 2017, 17 (1): 28-41.

［14］ HAAS M, LOUPY A, LEFAUCHEUR C, et al. The Banff 2017 Kidney Meeting Report: Revised diagnostic criteria for chronic active T cell-mediated rejection, antibody-mediated rejection, and prospects for integrative endpoints for next-generation clinical trials [J]. Am J Transplant, 2018, 18 (2): 293-307.

［15］ SABLIK K A, CLAHSEN-VAN GRONINGEN M C, DAMMAN J, et al. Banff lesions and renal allograft survival in chronic-active antibody mediated rejection [J]. Transpl Immunol, 2019, 56: 101213.

第85章

移植肾的非免疫性损伤

移植肾的非免疫性损伤既往也称为非抗原依赖性因素（antigen-independent factor）所致的损伤，是抗原依赖性因素（antigen-dependent factor）即免疫排斥反应以外的多种因素所致的移植肾损伤，主要包括移植肾预存性病变、移植肾外科并发症、缺血/再灌注损伤和免疫抑制剂毒性损伤。以下分别予以阐述。

第1节 预存性病变

移植肾预存性病变（pre-existing disease）也称携带性病变，是指供肾在移植前即已经存在的病变，随着移植手术由供肾携带进入受者体内。严重的预存性病变可导致术后移植肾原发性无功能、移植肾功能延迟恢复和/或较早出现移植肾慢性失功等；少数情况下供肾肿瘤或感染也可随移植肾进入受者体内而导致受者发生肿瘤或严重的感染。因此，认识移植肾的预存性病变并避免使用具有严重预存性病变的供肾是保证移植肾和受者长期存活的首要环节。

一、类型

移植肾预存性病变主要来源于2个方面，一方面来源于供肾因年龄因素所致的退行性改变；另一方面来源于供者全身系统性疾病导致的供肾病变和供肾肾小球肾炎。近年来，随着供肾严重短缺，越来越多边缘性供肾应用于肾移植中，需要对供肾预存性病变予以高度重视。

（一）供肾退行性改变

其属于供肾的生理性改变，是随着年龄增长而形成的肾脏结构和功能改变，有时又称为老年肾改变。另外，随着供者器官的严重短缺，扩大标准的供者（expanded criteria donor，ECD）或边缘性供者（marginal donor）器官的应用逐渐增多，上述因素导致越来越多来源于老年供者的捐献器官应用于器官移植。由于肾脏独特的结构和功能，肾脏是增龄老年化改变较早和改变比较显著的器官，所以重视供肾的老年性改变是准确评估供肾质量、合理分配供肾和保证其移植效果的关键因素之一。

（二）供肾特定疾病所致的病变

供肾特定疾病所致的病变包括全身系统性疾病累及肾脏所致病变和肾脏本身疾病两个方面。前者主要为供者高血压、糖尿病等全身系统性疾病所致的肾脏病变；后者为多种类型的肾小球肾炎和结石性肾病等。

二、病理

单纯的退行性改变镜下见个别或极少数肾小球陈旧性萎缩硬化（图85-1-1A），小动脉分支往往正常，但高血压或

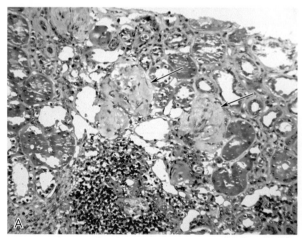
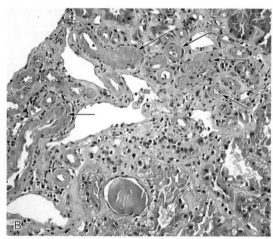

图85-1-1 供肾预存性病变

注：A.供肾移植前穿刺活检肾组织中见肾小球硬化（箭头）及间质灶性炎细胞聚集（HE×100）；B.细动脉分支管壁全层玻璃样变（箭头，HE×200）。

糖尿病等所致的供肾慢性病变,则可见小动脉病变和肾小球硬化,肾小球逐渐由节段性、局灶性硬化进展为全小球硬化导致有功能肾单位数量逐渐减少,剩余部分肾小球代偿性肥大;细小动脉管壁玻璃样变(图 85-1-1B)、动脉内膜硬化增厚导致管腔狭窄(图 85-1-2)甚至完全闭塞,肾组织间质有不同程度的纤维化和肾小管萎缩,部分残存肾小管代偿性扩张。

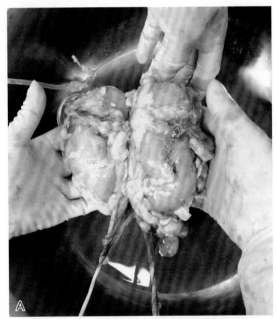

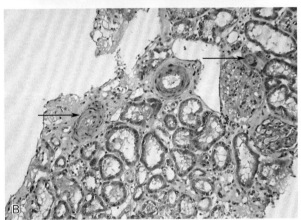

图 85-1-2　供肾预存性病变

注:A. 供肾肉眼未见明显异常;B. 供肾移植前穿刺见细动脉分支内膜增厚及管腔中度狭窄(箭头,HE×100)。

（郑瑾　郭晖）

第 2 节　被膜下病变

移植肾被膜下损伤(subcapsular injury)是移植肾被膜下区域因移植术后不同程度的持续缺血和移植手术过程中的植入反应所致的病理改变。造成移植肾被膜下损伤主要包括供应肾被膜及其被膜下浅层肾皮质组织的血供中断和移植肾植入反应(implantation reaction)2 个方面的因素,前者是由于肾被膜的部分血供来源于穿动脉,其起源于肾脏的小叶间动脉但其一部分分支进入肾小球血管袢,另一部分分支直接穿入肾被膜提供血供,并与肾上腺动脉以及性腺动脉的分支相吻合形成回路,而在移植肾获取过程中往往会离断肾上腺动脉及性腺动脉的部分分支导致该动脉回路中断,进而导致穿动脉的末梢血供减少使得肾被膜血供减少;而植入反应是指移植肾在移植手术操作过程中因揉捏、挤压所致的局部组织的应激性、反应性炎症。此外,随着移植术后时间的延长,移植肾周围纤维组织增生所致的粘连和包裹也进一步加重肾被膜下局部区域的轻微缺血。这些因素共同导致移植肾被膜下损伤及其病理学改变,但总体上这些损伤较轻微,不会对移植肾功能的正常发挥产生阻碍。

移植肾被膜下病变包括紧邻肾被膜下区域的、沿着肾被膜的少数淋巴细胞浸润,被膜下区域纤维组织轻微增生进而导致该区域内少数肾小管萎缩和少许肾小球硬化(图 85-2-1),但这一病变非常局限,仅沿肾被膜浅层分布,深部皮质肾组织往往正常,且没有肾小管炎、血管内膜炎或肾小管管周毛细血管炎等提示排斥反应的病变,因此,在诊断移植肾急性或慢性活动性排斥反应时,无论是 T 细胞介导性排斥反应或抗体介导性排斥反应,均应避开肾被膜下区域,向较为深部的肾皮质区域观察以免影响诊断的准确性。

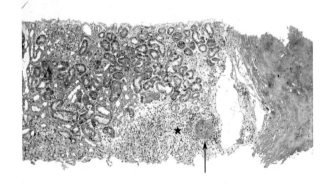

图 85-2-1　移植肾被膜下病变

注:移植肾活检见肾被膜下肾小球硬化(箭头)和轻微局灶性间质炎症(星号)(Masson×100)。

（郑瑾　郭晖）

第 3 节　外科并发症

移植肾的外科并发症主要包括移植肾血管栓塞、狭窄和输尿管梗阻。

一、移植肾动静脉血栓

（一）病因及临床表现

移植肾肾动脉血栓(transplant renal artery thrombosis, TRAT)和肾静脉血栓(transplant renal vein thrombosis, TRVT)

及栓塞常发生在移植术后1~2周内,少数也可见于术后数周者,发生率为0.1%~1.0%。其致病因素包括血管吻合技术欠佳、肾脏获取和移植手术过程中动脉、静脉内膜损伤或撕脱;动脉吻合口狭窄、扭曲;血管内膜灌注损伤、严重的排斥反应所致动脉内膜炎或受者的高凝状态等。移植肾动脉血栓栓塞的临床表现为术后1~2周时突然出现无尿,移植肾缩小、变软(图85-3-1A);移植肾穿刺可见肾组织呈弥漫性或局灶性缺血坏死(梗死)(图85-3-1B);移植肾静脉血栓形成则表现为尿量迅速下降、血清肌酐快速上升,临床表现为移植肾肿大、局部疼痛和明显触痛,移植肾活检中可见肾组织内广泛的毛细血管淤血甚至肾组织弥漫性出血及出血性坏死(图85-3-2)。

(二)处理

临床上一旦怀疑有移植肾动脉主干栓塞应尽快手术探查。肾动脉血栓形成早期,可行溶栓或切开血管取栓,并用低温肝素进行灌洗,必要时可切除原吻合口并重新吻合,无效者切除移植肾。肾动脉栓塞晚期,移植肾多已呈紫褐色,此时肾功能已无挽回可能,应切除移植肾,恢复透析治疗。移植肾静脉血栓早期可在观察下静脉内注射肝素和尿激酶溶栓,无效时手术探查,处理原则同肾移植肾动脉栓塞。

移植肾动静脉血栓的预防主要包括:了解受者术前是否处于高凝状态并尽早予以纠正;取肾和灌注时,避免损伤动脉内膜;注意血管吻合口径大小的设计,提高吻合技巧;防止感染和急性排斥反应。

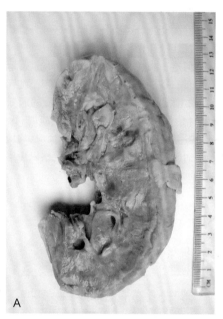
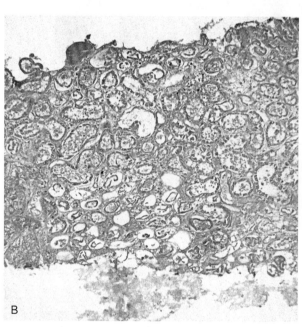

图 85-3-1 移植肾动脉血栓栓塞后肾缺血性坏死(梗死)
注:A.移植肾梗死缩小、呈灰白色和质软;B.肾弥漫性缺血性坏死,活检肾组织所有肾小管上皮细胞及肾组织间质细胞等细胞核均消失(HE×200)。

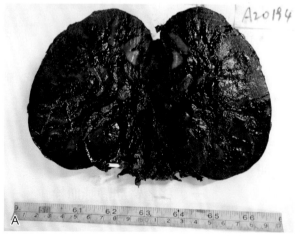
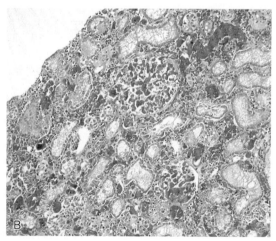

图 85-3-2 移植肾静脉血栓栓塞
注:A.切除移植肾剖面见肾实质内各级静脉管腔内血栓栓塞;B.镜下移植肾组织广泛出血性坏死(HE×400)。

二、移植肾动脉狭窄

（一）病因及临床表现

移植肾动脉狭窄（transplant renal arterial stenosis，TRAS）见于较长期存活的受者中，其发病率为 3%~16%。其致病因素包括动脉吻合技术欠佳致动脉吻合口缝合过紧、受者髂内动脉内膜有动脉粥样硬化斑块和排斥反应免疫损伤导致的动脉内膜增生等。临床表现为降压药物难以控制的高血压、移植肾区血管杂音、尿量减少及肾功能减退，活检中常缺乏典型的特征性病变，往往可见肾组织间质不同程度纤维化和肾小管萎缩，部分肾小球呈缺血状外观及硬化。

（二）治疗及预防

1. 治疗

（1）保守治疗（抗高血压治疗）：若移植肾功能稳定，彩超检查显示狭窄并未严重影响移植肾的血流动力学，如收缩期峰速度 <180cm/s、阻力指数 >0.75，移植肾动脉狭窄 <60%，则可采取保守治疗。应用 ACEI 和 ARB 类药物治疗可获得满意效果。

（2）经皮血管腔内成形术：若移植肾功能有减退、移植肾动脉狭窄 >70%，或者狭窄进行性发展，则是行经皮血管腔内成形术（percutaneous transluminal angioplasty，PTA）的指征。PTA 对远离吻合口的小狭窄有效，随访术后狭窄复发率为 10%~33%，如果成形术的同时置入血管支架，则可降低复发率。

（3）外科手术矫正或移植肾切除术：如果狭窄处的移植肾区粘连严重，手术难度高，成功率低，一般行狭窄段切除、血管重新吻合。如果 TRAS 引起严重的高血压，降压治疗不理想时，应行移植肾切除或肾动脉栓塞。

2. 预防　对于 TRAS 的最佳治疗方法是积极预防包括：①外科操作必须精细，以保持吻合口通场，并使吻合口尽可能宽；避免肾动脉血管扭曲或成角；②针对发生的原因预防血管损伤，不要过分地剥离血管壁；③血管缝合线的选择，为了避免血管吻合技术性狭窄可选用可吸收血管缝合线；④控制心血管疾病的危险因素，以减少动脉粥样硬化可能发展为 TRAS 的机会。

三、移植肾输尿管梗阻

（一）病因及临床表现

移植肾输尿管梗阻（ureteral obstruction）是肾移植术后的常见并发症之一，发病率为 4.5%~16.6%。致病因素包括输尿管血肿、淋巴囊肿、移植肾位置不佳所致压迫，输尿管膀胱吻合口狭窄，输尿管过长及扭曲，输尿管腔内结石、血凝块及真菌团等梗阻，输尿管远端坏死或纤维化等。临床表现有尿量减少和血清肌酐逐渐升高。首选检查方法为 B 超检查，如发现移植肾集合系统扩张积水 >2.0cm 和 / 或见输尿管扩张，应考虑输尿管梗阻可能。排泄性尿路造影可明确梗阻的部位和程度，当血清肌酐 >300μmol/L 时可进行磁共振尿路成像（MR urography，MRU）。诊断不明确时，利尿性肾图也有助于确定有无梗阻。必要时可在 B 超引导下行经皮移植肾肾盂穿刺造影。活检病理学诊断的价值不

大，如果进行了活检则可见移植肾组织内多数肾小管显著扩张（图 85-3-3）。

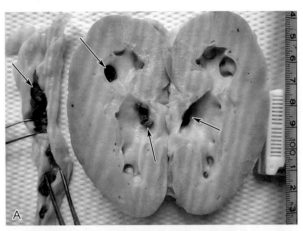

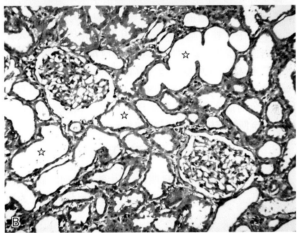

图 85-3-3　移植肾肾盂及输尿管内多发结石

注：A. 切除移植肾肾盂和输尿管内多发结石堵塞（箭头），肾盂扩张；B. 移植肾组织内肾小管明显扩张（星号，HE×200）。

（二）治疗及预防

根据移植肾输尿管梗阻发生的时间、程度、进展速度以及有无并发症采取相应的处理。

1. 早期急性梗阻　一旦发生应手术治疗，根据梗阻类型去除梗阻原因，一般需行输尿管膀胱重新再吻合术。

2. 晚期梗阻　以吻合口或输尿管狭窄居多。治疗措施包括：①膀胱镜或输尿管镜，镜下输尿管口扩张或剪开置入单 “J” 导管术。内镜下通过吻合口输尿管置支架或扩张术。若治疗失败以及有明确手术指征的患者，可行开放手术，切除狭窄段后重新吻合。②移植肾积水，经皮肾造瘘顺行肾盂造影后置入双 “J” 管。顺行对输尿管膀胱吻合口狭窄进行气囊扩张，短期成功率 50%~90%，长期疗效尚不确定。③经腹寻找及分离自体输尿管，行同侧自体输尿管与移植肾肾盂或输尿管吻合术。

移植肾输尿管梗阻的预防包括以下内容：供肾输尿管长度留存合适，且供肾位置放置恰当；术中止血完善，术后引流通畅；完善吻合技术；术后抗生素预防感染。

总之，移植肾血管和输尿管等外科并发症的诊断主要

依赖影像学检查,首选彩色多普勒超声检查,同时选择性移植肾动脉造影仍是目前诊断移植肾动脉狭窄的金指标,可明确狭窄的部位、程度和范围;此外 CT 血管成像和磁共振血管成像也非常适用于移植肾动脉狭窄的诊断。活检病理学诊断不作为必要手段,但活检可以进一步协助临床确定诊断和与排斥反应、缺血/再灌注损伤、免疫抑制剂毒性损伤等鉴别。

(郑 瑾 郭 晖)

第4节 缺血/再灌注损伤

充足的血液供应是保持器官组织正常代谢,并维持其正常功能的前提。移植肾在获取时血供中断以及在保存和运送过程中始终处于缺血状态,可使肾脏组织细胞发生缺血性损伤,表现为代谢功能紊乱、正常结构消失、细胞凋亡甚至坏死等,在此基础上,随着移植手术中血管吻合而恢复血供后,随着血液的再灌注导致组织中大量氧自由基、血液中的中性粒细胞、多种炎症因子、趋化因子等进入移植肾内进一步加重缺血损伤,导致移植肾实质细胞的广泛水肿甚至坏死,这种变化即为移植肾的缺血/再灌注损伤(ischemia reperfusion injury,IRI)。IRI 是肾移植手术过程中不可避免的损伤,是导致移植肾原发性无功能或功能延迟恢复甚至慢性移植肾功能障碍的重要因素。

一、发病机制

IRI 损伤的基本机制已明确,其中能量代谢障碍是 IRI 的始发环节,氧自由基的生成增多以及钙超载两者互为因

果并成为 IRI 的主要机制(图 85-4-1),其次有再灌注血流恢复后的组织无复流现象、白细胞及多种炎症因子参与的炎性损伤和细胞凋亡等多种重要机制的作用。

(一)能量代谢障碍

线粒体是细胞的能量合成中心,参与细胞三羧酸循环中氧化反应、电子传递以及能量转换过程。生物体的 ATP 90% 以上由线粒体的氧化磷酸化过程生成,缺血损伤时 ATP 严重耗竭,再灌注时 ATP 合成的前身物质如腺苷、肌苷以及次黄嘌呤等被冲洗出去,使得合成高能磷酸化合物的物质基础又严重不足;其次线粒体富含磷脂,容易受到自由基的损伤而发生脂质过氧化,血液再灌注时,线粒体出现应激反应,其耗氧量、ATP 酶活性先升后降,最终合成 ATP 的能力显著下降,线粒体功能障碍。

(二)自由基生成增多

缺血/再灌注损伤时氧自由基产生增加的机制为缺血时 ATP 显著减少,Ca^{2+} 进入细胞内,激活 Ca^{2+} 依赖性蛋白水解酶,使得嘌呤代谢产物次黄嘌呤(hypoxanthine)和黄嘌呤(xanthine)在缺血组织内大量堆积;后续再灌注进入缺血组织内的大量分子氧,可以催化次黄嘌呤转变为黄嘌呤进而释放出大量的氧自由基,高浓度活性氧自由基(oxygen free radical)直接损害细胞造成氧化应激损伤(oxidative stress injury)。

(三)细胞内钙超载

钙超载(calcium overload)定义为各种原因引起的细胞内钙含量异常增多并由此导致的细胞结构和功能代谢异常。缺血时 ATP 生成明显减少,Ca^{2+} 功能障碍,导致细胞内 Na^+ 升高和细胞出现酸中毒;再灌注时 ATP 含

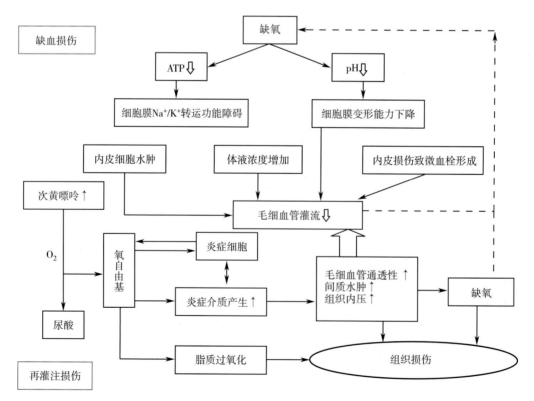

图 85-4-1 移植肾缺血/再灌注损伤机制示意

量和 pH 恢复,细胞内外的 pH 差激活 Na$^+$-H$^+$ 交换,细胞内 Na$^+$ 进一步增多,激活 Na$^+$-Ca^{2+} 交换途径,使细胞外 Ca^{2+} 大量内流,造成细胞内钙超载;其次再灌注损伤导致细胞膜钙泵功能异常和细胞膜通透性增加均进一步加重钙超载。

(四)无血液复流现象(no-reflow phenomenon)

指即便解除了缺血原因也不能使缺血区域得到充分血流灌注的反常现象,其实际是缺血的延续和损伤的累加。其机制包括实质细胞因缺血损伤使得实质细胞肿胀而对局部组织微循环形成明显的压迫作用;血管内皮细胞也发生肿胀,形成管腔的狭窄与阻塞;毛细血管通透性增高,大量液体成分渗入到组织间质形成水肿而压迫微血管;血管的强烈痉挛诱发血栓形成以及血管栓塞。

(五)中性粒细胞作用

中性粒细胞是再灌注损伤中主要的损伤效应细胞。IRI 损伤时,血管内皮细胞以及血流中白细胞表达的黏附分子增加,促进中性粒细胞靠近内皮并在内皮细胞表面滚动、黏附,以至最终借助阿米巴样运动穿透血管壁而游出(图 85-4-2)进入损伤部位形成浸润以及损伤效应。

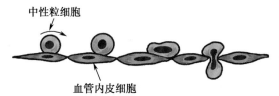

图 85-4-2　中性粒细胞渗出及组织内浸润示意

(六)凋亡

凋亡不仅是缺血/再灌注损伤的结果,又反过来导致实质细胞的丢失,促进 IRI 损伤的发展。IRI 损伤中钙负荷以及活性氧是线粒体内膜通透转换孔(mitochondrial permeability transition pore,MPTP)开放的诱导剂,线粒体内膜 MPTP 开放后引起线粒体解偶联,离子稳态失衡,细胞死亡。

二、损伤过程

移植肾 IRI 的主要损伤效应是导致术后移植肾功能障碍,依据其程度和持续时间分为移植肾功能延迟恢复(delayed graft function,DGF)和移植肾原发性无功能(primary nonfunction,PNF)。目前多数移植中心将移植肾 DGF 定义为移植术后 1 周内由于移植肾功能恢复不良,至少需要进行 1 次血液透析治疗,并排除了包括急性排斥反应或免疫抑制剂急性肾毒性损伤等其他因素所致的术后近期的移植肾功能恢复不良。

依据 DGF 的发生机制可以将其分为三期,分别为:①缺血期(ischemic phase),即移植肾急性肾小管坏死(acute tubular necrosis,ATN)阶段。②持续期(maintenance phase),这一时期 ATN 依然存在甚至仍在进展,但机体出现相应的抗氧化酶以对抗氧自由基的损伤,其中超氧化物歧化酶作为氧自由基的清除剂发挥重要保护作用。这一阶段

不仅可见 ATN 的基本表现如肾小管上皮细胞凋亡和坏死,也可见少数新生肾小管上皮及其增生的表现,如肾小管上皮细胞核分裂等现象,提示肾小管坏死开始修复。③恢复期(recovery phase),这一时期的特点为产生了大量促进细胞增生与分化的细胞因子,DNA 合成旺盛。可见多数新生的肾小管上皮细胞取代坏死脱落的肾小管上皮,新生肾小管上皮细胞的来源可以是残存的小管上皮细胞增生而来,也可以是由肾组织内的干细胞分化及增生而来,这种现象见于术后数天至数周。

三、病　理

移植肾严重的 IRI 损伤导致临床上出现 DGF 甚至 PNF,病理上表现为 ATN。随缺血损伤程度不同,病理改变由轻至重,轻者镜下仅见肾小管上皮细胞刷状缘消失;较为严重的肾小管上皮损伤时可见肾小管上皮细胞明显水肿变性致细胞质明显肿胀和细胞大小及高矮不一,部分细胞核消失(图 85-4-3A);最为严重者可见肾小管上皮细胞坏死,细胞核消失、胞体固缩呈嗜伊红染色增强甚至细胞崩解而大量脱落于肾小管管腔内(图 85-4-3B),肾小管基膜裸露,与非移植肾急性肾损伤时严重的、大范围的肾小管坏死类似。

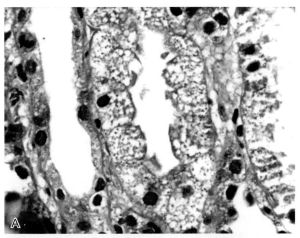

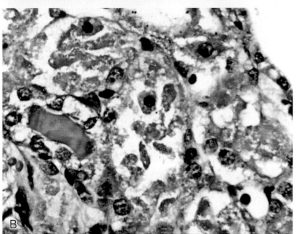

图 85-4-3　移植肾急性肾小管坏死

注:A. 肾小管上皮细胞空泡变,细胞核消失(HE×400);B. 肾小管上皮细胞脱落于肾小管腔内,肾小管基膜裸露(PAS×400)。

四、鉴别诊断

除了由于 IRI 导致 ATN 进而造成移植肾 DGF 外,其他因素也可以造成术后出现 DGF,这些因素包括严重的抗体介导性排斥反应,如超急性排斥反应。此外,还有移植肾梗死或严重的免疫抑制剂毒性损伤等。这些因素可以通过临床观察、影像学检查和活检予以鉴别诊断。对于抗体介导性排斥反应,穿刺活检组织学和免疫组织化学检查有助于鉴别诊断;对于梗死者须借助影像学检查予以鉴别;术后应用 CNI 类免疫抑制剂出现轻度的急性毒性损伤时可见少数肾小管上皮细胞细胞质内呈粗小等大空泡变性,除非严重的毒性损伤,极少造成 ATN 表现,通过调整药物剂量后再次活检有助于鉴别诊断。

五、防治原则

IRI 防治原则和措施包括:①尽快恢复血流以缩短缺血时间。②注意再灌注时的低流、低压、低温。低流和低压的意义在于使灌注氧的供应不至突然增加而引起大量氧自由基的形成;低温则可降低缺血器官的代谢,减少代谢产物的聚积。③改善缺血组织的代谢。缺血组织在有氧代谢下,酵解过程增强,因而补充糖酵解底物如磷酸己糖有保护缺血组织的作用;外源性 ATP 作用于细胞表面与 ATP 受体结合,或使细胞膜蛋白磷酸化,有利于细胞膜功能恢复,并可穿过细胞膜进入细胞直接供能;针对缺血时线粒体损伤所致的氧化磷酸化受阻,可以应用氢醌、细胞色素 C 等进行治疗,以加强 NAD- 黄素蛋白 - 细胞色素链的功能,延长缺血组织的可逆性改变期限。④清除氧自由基:外源性 SOD、黄嘌呤氧化酶抑制剂别嘌醇(allopurinol)、维生素 E、维生素 C、过氧化氢酶、二甲基亚砜(dimethyl sulfoxide,DMSO)等氧自由基清除剂对缺血/再灌注损伤有防护作用。

近年来越来越多的研究发现,一些与细胞存活相关的激酶如 Akt 激酶、ERK 激酶、PKCε 激酶等,在被激活的情况下可以对缺血/再灌注损伤有一定的保护作用。因此,开发活化细胞信号传导通路中细胞存活相关激酶的生物制品药物,来优化防治肾缺血再灌注损伤的措施具有非常广阔的应用前景。

(郑 瑾 朱有华 郭 晖)

第 5 节 钙调磷酸酶抑制剂肾毒性损伤

同种异体肾移植后,由于供受者 HLA 抗原的差异,受者必须终生服用免疫抑制剂以预防排斥反应。目前临床应用的免疫抑制剂大体上可分为化学类免疫抑制剂和生物制剂类免疫抑制剂两大类,前者包括环孢素 A(cyclosporine A,CsA)、他克莫司(tacrolimus,Tac,FK506)、吗替麦考酚酯、糖皮质激素(corticosteroids)、硫唑嘌呤(azathioprine,Aza)、西罗莫司(又名雷帕霉素 rapamycin,Rap)等;后者主要有抗淋巴细胞球蛋白(anti-lymphocyte globulin,ALG)、抗胸腺

细胞球蛋白(anti-thymocyte globulin,ATG)和 CD3 单克隆抗体(OKT3)等。这些免疫抑制剂的使用一方面良好地预防了排斥反应的发生,显著促进了移植肾和受者的长期存活,但同时这些免疫抑制剂的毒副作用也导致了移植肾相应的药物损伤及其病理改变,通过活检病理观察及时发现和明确诊断这类免疫抑制剂的毒性损伤,也是保证移植肾和受者长期存活的重要环节之一。下面主要介绍钙调磷酸酶抑制剂肾毒性损伤。

钙调磷酸酶抑制剂(calcineurin inhibitor,CNI)是指与 T 细胞细胞质内的钙调蛋白依赖性磷脂酶活性蛋白结合、抑制磷脂酶活性进而抑制细胞因子产生和 T 细胞活化的一类免疫抑制剂。环孢素 A(CsA)和他克莫司(FK506)是主要的 CNI 类免疫抑制剂。CNI 类肾毒性致病机制主要与其导致的肾小管血管痉挛收缩、肾血流减少及其导致的肾小球滤过率(glomerular filtration rate,GFR)下降等有关,但其确切机制仍未完全明了。

一、分 类

CNI 肾毒性损伤有多种不同的分类,根据 CNI 是否形成移植肾功能减退和器质性的组织病理改变,通常将其损伤分为功能性和器质性肾毒性损伤 2 个方面。

(一)功能性 CNI 肾毒性损伤

功能性 CNI 肾毒性损伤是指服用 CNI 后出现的少尿、血肌酐升高、高血压、高钾血症、代谢性酸中毒、高尿酸血症等临床症状,其中高血压见于 40% 应用 CsA 的肾移植受者。此时,肾脏的病理形态学上未见有任何明显异常,或者说形态学上没有出现能够解释血肌酐升高的任何形态学证据。功能性 CNI 肾毒性绝大多数出现于器官移植术后的早期阶段,也可发生于器官移植后的任何时间,需结合移植受者免疫抑制剂用药史、血肌酐检查、活检中缺乏肾脏毒性损伤的形态证据并排除其他并发症的情况下,方能考虑功能性 CNI 肾毒性因素。一旦确定为功能性 CNI 肾毒性损伤,减少 CNI 用量后肾功能可完全恢复。

(二)器质性 CNI 肾毒性损伤

器质性 CNI 肾毒性损伤是指出现了毒性损伤相应的病理形态学变化,包括肾小管病变、小动脉病变、肾小球系膜增生及硬化和肾间质局灶性或弥漫性纤维化,以及相应的临床表现。这些器质性损伤依据发生的时间分为急性 CNI 肾毒性(acute CNI nephrotoxicity,acute CNI-NT)和慢性 CNI 肾毒性(chronic CNI nephrotoxicity,chronic CNI-NT)2 种类型。

二、病 理

(一)急性 CNI 肾毒性损伤的病理改变

常见于器官移植术后 6 个月至 1 年内。其定义为术后移植肾功能良好,但在应用 CNI 类免疫抑制剂 2~3 周后出现急性或亚急性移植肾功能减退并表现为 CNI 的剂量依赖性,CNI 减量后肾功能可立即恢复。病理形态学上,急性 CNI 肾毒性损伤可表现为肾小管病变和以细小动脉 - 肾小球为主的血管病变 2 个方面。

1. 急性 CNI 毒性损伤的肾小管病变　临床表现为急性肾功能减退,患者常伴随 CNI 血药浓度的升高,但也有血药浓度处于正常范围的病例,血药浓度水平与急性毒性损伤之间并非完全相关。

光镜下,肾小管上皮细胞胞细胞质内出现细小、等大的空泡,即肾小管上皮细胞细胞质呈大小均一的空泡变性(图 85-5-1),受累上皮细胞核可偏位。这种空泡变性的肾小管多呈灶状分布,即在穿刺的移植肾组织内仅可见相邻的数个肾小管,或仅散在几处小灶状的肾小管上皮细胞呈上述改变,病变最常累及近端肾小管的直部即直小管;病变严重时可见上皮细胞细胞质内出现嗜伊红的“包涵体”和钙盐沉积,偶尔可见有肾小管坏死。急性肾小管损伤时常无明显的肾间质炎症细胞浸润和肾小管炎等病变提示急性细胞性排斥反应的表现。电镜下,近端肾小管上皮细胞细胞质内见巨线粒体,也可见均匀扩张的滑面内质网。

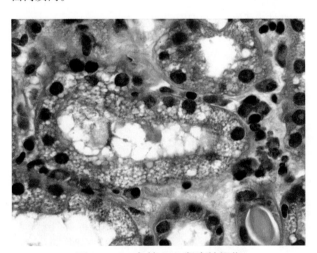

图 85-5-1　急性 CNI 肾毒性损伤
注:肾小管上皮细胞胞浆内细小等大的空泡变(HE×400)。

2. 急性 CNI 毒性损伤的细小动脉 - 肾小球病变　有时表现为急性血栓性微血管病(thrombotic microangiopathy,TMA)样病理改变,但相对比较少见且往往程度轻微,主要累及小叶间动脉、微小动脉和肾小球毛细血管。临床表现以突然肌酐增高即肾功能不全为特点,病变严重时甚至可出现溶血性尿毒综合征。

光镜下,部分细小动脉或肾小球毛细血管腔内可见有微血栓形成(图 85-5-2),受累的小叶间动脉内膜黏液样水肿增厚;有时伴有细小动脉管壁平滑肌细胞的串珠样空泡变性(图 85-5-3)和 / 或坏死,此病变不具特征性,需结合临床鉴别,明确是否急性 CNI 毒性损伤的细小动脉病变。肾小球病变时严重者可见肾小球系膜溶解、内皮细胞肿胀、轻度增生、内皮细胞下间隙增厚、间隙内可见有变型红细胞;轻者表现为肾小球内部分毛细血管袢腔内透明血栓栓塞伴部分袢腔内红细胞淤积,有时透明血栓也可见于管周毛细血管腔内。免疫荧光染色,肾小球内有时可见 IgM、C3 和纤维蛋白相关抗原的弱阳性。电镜下,见肾小球内皮细胞肿胀增生、可伴毛细血管腔内微血栓成分,肾小球系膜溶解,内皮细胞下基底膜内疏松层增宽,肾小球内无电子致密物沉积。

(二)慢性 CNI 肾毒性损伤的病理

其主要临床表现为渐进性移植肾功能减退,与移植肾慢性排斥反应和其他慢性肾病的临床表现类似,常常难以鉴别诊断。

光镜下,慢性 CNI 肾毒性损伤相对特征性病变在细小动脉及微动脉,称为 CsA 相关小动脉病。主要累及细小动脉分支及微动脉,细小动脉管壁呈均质红染、无结构的蛋白样物质沉积,即细小动脉管壁的透明样变性,或称玻璃样变性(玻璃样变或玻变)。该玻璃样变可呈单个结节样或多个串珠样,最初偏于小动脉壁外膜一侧,严重者可累及细小动脉壁全层,进而伴有管壁增厚和管腔狭窄(图 85-5-4)。其致病机制目前认为是急性 CNI 肾毒性损伤时细小动脉中膜的平滑肌细胞空泡变性及坏死,坏死的平滑肌细胞被玻璃样的血浆蛋白物质替代形成了慢性 CNI 肾毒性损伤的细小动脉病变。此外,有时慢性 CNI 肾毒性损伤的血管病变还可呈现小动脉内膜黏液样变性及增厚伴管腔狭窄,但较为少见。免疫荧光染色多为阴性。

慢性 CNI 肾毒性损伤的肾间质 - 小管病变表现为肾组织间质出现条带状的肾间质纤维化(stripped interstitial fibrosis)(图 85-5-5),纤维化区域内的肾小管萎缩,有时可伴有少量的炎症细胞浸润,间质 - 小管病变往往与细小动脉玻璃样变相伴随。肾间质条带状纤维化与细小动脉的分布走向在一定程度上相吻合,提示 CNI 细小动脉病变引起局部肾组织缺血是慢性 CNI

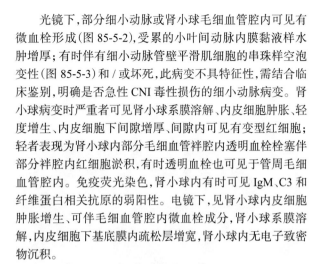

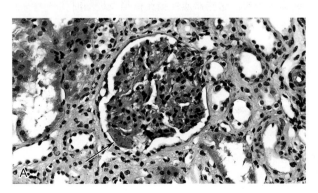

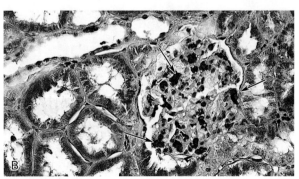

图 85-5-2　急性 CNI 肾毒性损伤
注:肾小球毛细血管袢腔内可见红细胞淤积及微血栓栓塞(箭头)(A. HE×200;B. Masson×200)。

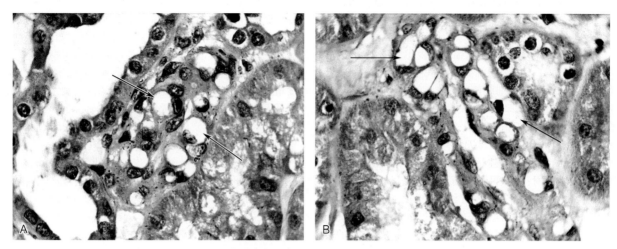

图 85-5-3　急性 CNI 肾毒性损伤

注:细小动脉管壁平滑肌细胞串珠样空泡变性或坏死(箭头,HE×400)。

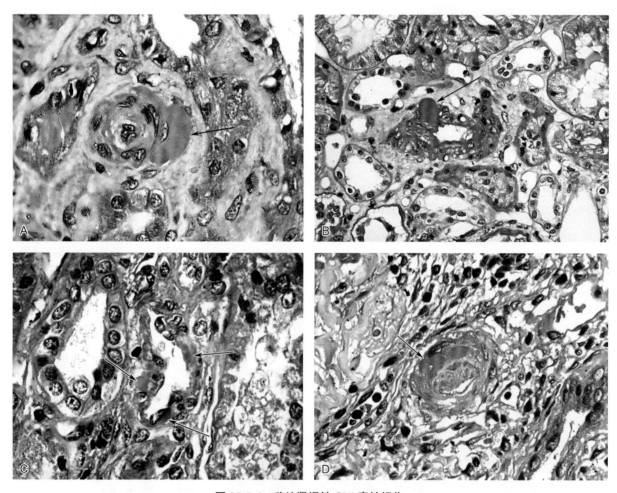

图 85-5-4　移植肾慢性 CNI 毒性损伤

注:A、B、C. 微动脉管壁外侧局部结节样玻璃样变(箭头所示,A. HE×400,B. PAS×400,C. Masson×400);
D. 微动脉管壁结节透明样变及内膜增厚管腔狭窄(箭头所示,HE×400)。

肾毒性损伤时肾间质纤维化的重要因素。有部分慢性 CNI 肾毒性损伤患者临床可出现蛋白尿、甚至是肾病综合征程度的蛋白尿,这些患者的肾穿刺病理常显示为继发性局灶节段性肾小球硬化表现,伴剩余肾单位肥大,提示有功能肾单位丢失后的适应性反应,而非直接的毒性损伤所致。

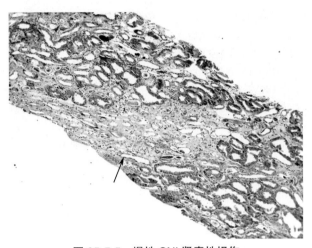

图 85-5-5　慢性 CNI 肾毒性损伤

注:移植肾组织间质条带状纤维化(箭头所示,Masson × 100)。

三、鉴别诊断

　　急性 CNI 肾小管毒性损伤需要与对比剂肾毒性损伤、急性缺血性肾小管损伤及渗透剂性肾病等鉴别。形态学上,急性 CNI 肾毒性损伤的肾小管病变与对比剂肾毒性损伤难以鉴别,需要结合临床药物或对比剂应用的情况予以区分;急性缺血性肾小管损伤时,肾小管上皮细胞的空泡变性往往粗大而不规则,并常伴有上皮细胞的扁平、上皮细胞刷状缘脱落及消失,甚至细胞坏死;急性 CNI 肾毒性损伤的肾小管上皮细胞的变性空泡细小且大小基本一致;渗透性肾病时肾小管上皮细胞也见有明显空泡变性,变性的空泡较大而且病变肾小管弥漫成片,甚至可见肾小管上皮细胞呈气球样变。在病理学诊断的同时,可通过减少 CNI 用量,观察急性 CNI 肾毒性损伤所致的肾功能减退是否得以逆转,借此也可以帮助鉴别诊断,而减药后的移植肾再次活检观察肾小管上皮细胞内细小等大空泡变消失则更有利于鉴别诊断。急性 CNI 毒性损伤的细小动脉 - 肾小球病变需密切结合临床病史,从而与其他原因如恶性高血压、妊娠子痫或急性抗体介导的排斥反应(acute antibody-mediated rejection,AAMR)所致的 TMA 相鉴别。AAMR 所致 TMA,往往同时可见抗体损伤微血管的特征,包括肾小球炎和肾小管周毛细血管炎;借助 C4d 染色和外周血抗体检测可予以鉴别,若移植肾穿刺活检组织内的补体片段 C4d 免疫组化染色呈阴性,未见有明显肾小球炎及肾小管周围毛细血管腔(peritubular capillary,PTC)炎,则应考虑是急性 CNI 肾毒损伤所致的 TMA 可能性大。急性 CNI 肾毒性损伤的血管病变的预后差异较大,部分受者减少免疫抑制药物剂量后肾功能可得以恢复,部分受者则逐渐进展为

不可逆性的移植肾功能损伤。

　　慢性 CNI 肾毒损伤所致的细小动脉玻璃样变需与高血压、糖尿病等所致的小动脉管壁玻璃样变相鉴别,高血压或糖尿病一般无小动脉中膜平滑肌细胞的空泡变性和坏死。继发性局灶节段性肾小球硬化需要与特发性局灶节段性肾小球硬化(focal segmental glomurular sclerosis,FSGS)相鉴别,临床上特发性 FSGS 常有明显的高血脂、高度水肿、低蛋白血症和大量蛋白尿的典型肾病综合征表现。

四、预防及治疗

(一)人细胞色素氧化酶 P450(CYP)3A5 基因型检测

　　肾移植是治疗终末期肾病最有效的方法,但术后患者需终生服用免疫抑制剂。CsA 和 FK506 是最常用的钙调神经蛋白抑制剂,但是这两种药物在体内代谢存在治疗窗窄、个体之间药代动力学差异大等特点。研究表明,CsA 和 FK506 主要是通过肝脏及小肠中 CYP450(CYP3A5)代谢的。*CYP3A5* 基因多态性是造成肾移植术后不同个体间 CsA 和 FK506 代谢差异的主要原因。研究报道 *CYP3A5*3* 是目前发现在中国人群中突变频率最高的位点。而且,*CYP3A5*3* 等位基因携带者体内 CsA 和 FK506 血药浓度较 *CYP3A5*1* 等位基因携带者高,尤其是 *CYP3A5*3/*3* 突变纯合子携带者的 FK506 血药浓度显著高于 *CYP3A5*1/*1* 野生型纯合子。因此,器官移植前检测受体基因组 DNA 中细胞色素氧化酶 P450 *CYP3A5* 等位基因,包括 *CYP3A5*1/*1*、*CYP3A5*1/*3*、*CYP3A5*3/*3* 基因分型,可为临床医生个体化用药提供参考,指导临床制订科学、合理、个体化治疗方案,提高肾移植患者的长期高质量生存率。

(二)血药浓度监测

　　由于个体间药物毒性敏感性的差异,血药浓度与免疫抑制剂急性毒性损伤之间并非完全相关,但是多数急性药物毒性损伤见于较高的血药浓度水平,通过减少剂量常可使急性药物毒性损伤导致的肾功能损害在 24~48 小时内恢复。因此,器官移植术后长期进行免疫抑制剂血药浓度监测,使药物浓度保持在合理范围内具有重要的意义。根据长期临床实践及参阅文献,我们对肾移植术后常用免疫抑制剂理想浓度窗进行了修订,仅供参考(表 85-5-1)。

表 85-5-1　肾移植术后血药浓度的理想范围

免疫抑制剂	术后 ≤ 3 个月	术后 >3 个月
FK506	12~15ng/ml	8~10ng/ml
CsA	250~300ng/ml	200~250ng/ml
MMF(AUC)*	30%~60%	30%~60%
西罗莫司	3~5ng/ml	3~5ng/ml

注:*,表示吗替麦考酚酯药时曲线下面积。

(三)治疗

　　CNI 肾毒性损伤处理没有统一的规范,通常是在监测

血药浓度的前提下,调整免疫抑制剂的剂量使血药浓度处于理想范围;或者根据患者药物浓度的高低停止或加用辅助用药(地尔硫䓬或五酯胶囊);还可以根据患者CYP3A5基因型进行药物调整,如*CYP3A5*1/*1*野生型纯合子的患者对FK506的代谢率高,可以调换成CsA或西罗莫司。总之,一定要保障移植受者足够的免疫抑制剂药量,以免排斥反应的发生。

(郑　瑾　吕吟秋　余　晨　朱有华　郭　晖)

第6节　机会性感染

机会性感染是指在人体免疫功能降低时,正常时不能致病或较弱的病原体所致的感染性疾病。器官移植术后的排斥反应和感染是阻碍移植器官和受者存活的首要障碍,且两者往往伴随发生,移植术后免疫抑制不足往往引发急性排斥反应,而为了预防和治疗排斥反应加大免疫抑制强度后造成免疫功能低下,引发感染,两者始终处在一种动态平衡中。移植术后约有80%的受者至少出现一次感染,40%的围手术期死亡原因是感染,或者为治疗感染降低免疫抑制剂后合并的排斥反应。

导致移植后机会性感染的因素众多,包括移植前、移植术中和移植后多个方面。移植前因素包括供者携带的感染因子、受者潜在疾病、营养不良和免疫状况等;移植术中因素包括移植手术持续时间、输注血液制品、手术操作原因等;移植术后因素包括围手术期内留置导管、院内感染和术后长期、大量的免疫抑制剂应用等,尤其是出现排斥反应而加大免疫抑制强度以后,更易引发感染。

移植术后感染的时间与感染的类型有关,术后第1个月内:95%感染是细菌和真菌性的,这些感染可以是供者来源性的感染(donor derived infection,DDI)即供者体内存在的病原体随供者器官及其移植过程进入受者导致受者罹患感染;或受者原有的潜伏性感染在移植后加重,移植术后95%以上的感染属于前一种类型。移植术后第2~6个月是发生机会性感染最常见的阶段,主要原因为术后近期免疫抑制剂剂量较大,受者机体营养状况尚未完全恢复等原因。肾移植6个月后,感染的类型主要取决于免疫抑制方案和器官移植的类型,多数移植受者已拥有良好的移植物功能且免疫抑制剂维持在合理水平,感染并发症相对较少而且主要是肺部感染。另外,大约10%的移植受者有慢性病毒感染,如不能及时诊断和治疗则危害较大,可以逐渐引起移植物失功能,如EB病毒及其淋巴组织异常增生;还有10%受者由于移植后的排斥反应而强化免疫抑制治疗也容易引起危及生命的机会性感染,因此认识这些机会性感染并借助活检病理学诊断协助临床明确诊断,以保障移植器官和受者的长期存活。

一、移植肾BK病毒感染

(一)概述

BK病毒(BK virus)属于乳多瘤空病毒科,多瘤病毒属(polyma viruses)的一种亚型。成年人群中的感染率在70%以上,但只有在免疫功能低下的人群,如艾滋病患者、器官

移植受者、造血干细胞移植受者中可引起BK病毒相关肾病(BK virus associated nephropathy,BKVAN),并且主要发生在肾移植受者的移植肾脏,主要的病理表现是小管-间质性肾炎。

据国内统计,经活检病理学诊断确诊的BKVAN平均发生在肾移植术后16.5个月(2.2~63.9个月),但有延迟确诊的趋势,平均延迟时间达4.2个月。BKVAN的发病率文献报道为1.5%~10%,并且与免疫抑制剂中他克莫司联合霉酚酸类药物的应用有密切关系。

(二)病因及发病机制

BKVAN的病因为肾移植受者在术后免疫抑制状态下感染BKV或原有潜伏的BKV活化所致。其在发病机制为,肾脏上皮细胞或尿路移行细胞膜表面的唾液酸神经节糖脂神经节苷脂GD1b和GT1b是BKV的受体,BKV与受体结合后进而以无被膜病毒颗粒的形式,借助细胞质膜微囊介导的内吞机制进入肾小管上皮细胞核内、病毒复制并产生子代病毒,通过不断地复制和转染其他细胞,BKV进一步扩散及BKVN逐渐加重。

(三)临床表现

移植肾BKVAN在临床上主要表现为移植肾功能明显减退,常表现血清肌酐升高,一般不伴有蛋白尿,但往往出现晨尿比重降低显示小管浓缩功能的障碍,大量病毒负荷可导致出血性膀胱炎,并可能成为BKVN的首要表现。在出现血清肌酐升高之前,通过实验室检查可发现BKV尿症和BKV血症。BKVAN其他的临床表现包括尿路梗阻即来源于膀胱的上行感染可导致移植肾输尿管狭窄和输尿管梗阻。

(四)病理

1. 光镜　早期病变多局限于肾髓质区,间质炎症浸润不明显。早期病例和经抗病毒治疗后的病例中,病毒包涵体往往不典型;炎症进展期,在常规HE染色切片中,典型的病理特征为受感染的肾小管上皮细胞胞核增大、核内有无定形的、嗜碱性的毛玻璃样病毒包涵体,其往往突入管腔内,多数病例肾间质内单个核细胞浸润明显增多(炎症浸润累及11%~50%)且与预后相关,浸润细胞包括浆细胞、淋巴细胞、嗜酸性粒细胞,可以伴有肾间质水肿和肾小管炎,严重时可见显著的中性粒细胞浸润(间质性炎性改变>50%)(图85-6-1A~C,图85-6-2A);进展期的少数患者甚至可见肾小球壁层上皮细胞受累(图85-6-1D);慢性病变期,病变呈现显著慢性化趋势,间质广泛纤维化(纤维化面积>50%的肾实质)和大片肾小管显著萎缩,与预后相关,残留的肾小管代偿性扩张,上皮细胞扁平。此时病毒导致的肾间质炎症细胞浸润的范围和肾组织病变的范围可多可少,炎症呈慢性化改变,肾小球常显著缺血皱缩,囊壁纤维性增厚。

2. 免疫组化及免疫荧光　BKV感染的肾小管上皮细胞需经免疫组化或原位杂交染色技术予以确认,以此判断病毒感染造成的细胞病理损害范围,尤其是病变早期和治疗后包涵体不典型时,以及急性排斥反应等肾小管损伤后再生的肾小管上皮细胞也可表现为核增大,此时均需免疫组化染色予以进一步确认诊断和鉴别。免疫组化染色中

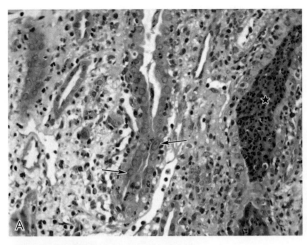
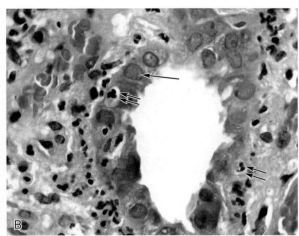
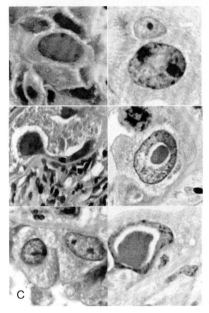
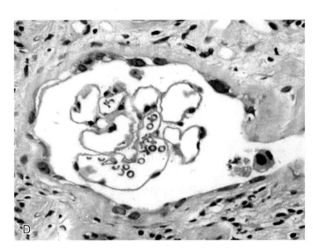

图 85-6-1 BK 病毒相关肾病（BKVAN）

注：A. 移植肾间质内多数中性粒细胞和淋巴细胞浸润，及中性粒细胞为主的肾小管炎（单箭头），邻近肾小管内中性粒细胞管型（星号），间质纤维化不明显（HE×200）；B. 移植肾肾小管炎，肾小管上皮细胞核增大深染（单箭头），核内可见包涵体，感染的肾小管上皮细胞内淋巴细胞和中性粒细胞浸润（双箭头，HE×400）；C. 肾小管上皮细胞内不同形态的 BK 病毒包涵体（HE×1 000）；D. 肾小球壁层上皮细胞核大深染，可见病毒包涵体（HE×400）。

常使用的是针对 SV40 大 T 抗原的抗体（PAb 416）（图85-6-2B），因此，无法区分 BKV 与 JC 病毒（JCV）。BKV 感染时，免疫荧光染色可见 IgG、C3、C4d 沿肾小管基底膜颗粒样沉积，但临床意义尚不清楚。

3. 电镜　肾小管上皮细胞核内可见直径 40~50nm 排列呈晶格状整齐排列、均一密集或分散存在的病毒颗粒（图85-6-2C、D），偶尔也可在细胞质中观察到。但电镜对于确诊的意义有限。

4. Decoy 细胞　尿液 Decoy 细胞检测可采用巴氏染色后制片和相差显微镜观察。Decoy 细胞表现为细胞核明显增大，不规则的细胞外形与肿瘤细胞相似，增大的细胞核由嗜碱性染色的包涵体组成（图85-6-3）。根据包涵体形态主要分 4 型。Ⅰ型：经典 Decoy 细胞内含有增大的，均质无定形磨玻璃样细胞核；Ⅱ型：Decoy 细胞含有大

小不一的囊泡样细胞核，其内填充成簇的染色质和细胞核核仁；Ⅲ型：Decoy 细胞核染色质明显固缩，形似哑铃状；Ⅳ型：Decoy 细胞核中央可见圆形大颗粒状核内包涵体，周围环绕着边缘清晰的浅色光环，即鹰眼状病毒包涵体。若将其定量计数并结合伴随特征（如坏死的炎症背景和管型）可提高这种检测技术预测 BKVAN 的特异性和阳性预测价值。若将其定量计数并结合伴随特征（如坏死的炎症背景和管型）可以提高对 BKVAN 检测的特异性和提高阳性预测价值。

（五）分级 / 分期

对于确诊为 BKVAN 者，其病理结果需量化，因为不同的分级 / 分期与病变损伤的程度（如炎症范围及慢性化程度等）和预后相关，而且可为后续的重复移植肾穿活检做对比参考。目前的分级 / 分期主要为 2009 年 Banff 分级提

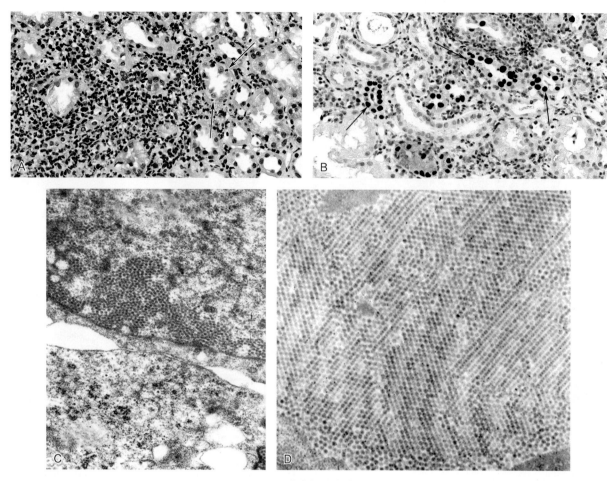

图 85-6-2 BK 病毒相关肾病(BKVAN)

注:A. 移植肾间质大量淋巴细胞浸润及肾小管炎(箭头,HE×200);B. 移植肾肾小管上皮细胞核 SV40 阳性(箭头,SV40-T 抗原免疫组化染色 ×200);C. 电镜下受 BKV 感染的肾小管上皮细胞细胞核内可见直径为 35~50nm 的病毒颗粒(EM ×20 000);D. 典型的 BK 病毒颗粒呈排列整齐的晶格状(EM ×30 000)。

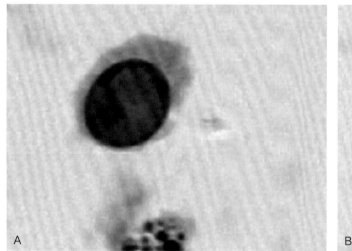

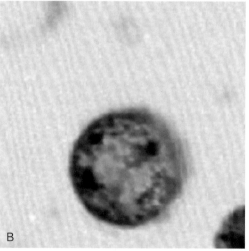

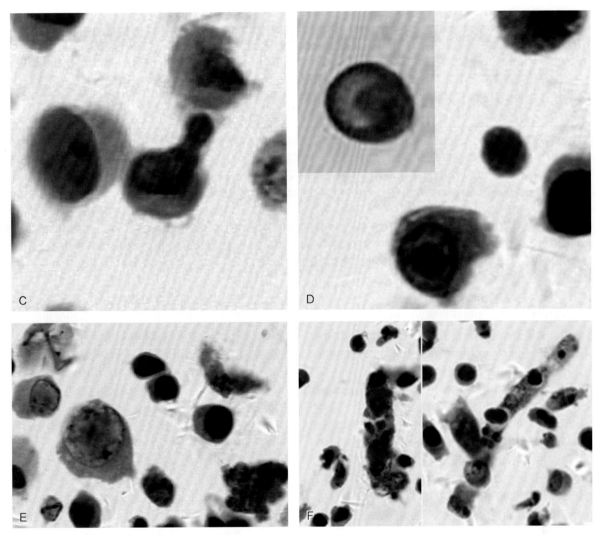

图 85-6-3　移植肾尿沉渣检测中不同形态的 Decoy 细胞

注:A. Decoy 细胞可表现为细胞核肿大、包涵体由嗜碱性均质物质组成,围绕着毛玻璃或凝胶样的染色质;B. 核内包涵体呈小囊样改变;C. 包涵体使细胞核成纺锤形;D. 包涵体围绕一圈光晕使细胞核呈枭眼状;E. 小管上皮细胞核形态显著畸形深染,核质比增大;F. Decoy 细胞管型伴炎症坏死背景(Papanicolaou 染色,A~D. ×600,E. ×400,F. ×200)。

案(分级依据为病毒导致肾小管上皮细胞的损害程度和肾间质纤维化的程度);同时也有马里兰大学分级和美国移植协会分级(后二者相似,并且分级较为简单,可供参考)(表85-6-1)。

表 85-6-1　BKVAN 分级 / 分期诊断

	2009 年 Banff 会议 BKN 诊断分级提案[1,2]	马里兰大学分级[3]	美国移植协会分级[3]
A 级	早期阶段,穿刺活检肾组织内有不等数量感染的肾小管上皮细胞,但没有或仅有个别肾小管上皮细胞损伤坏死表现	穿刺活检肾组织内不等数量感染的肾小管上皮细胞伴有任何程度的肾小管上皮损伤表现,但没有或仅有极为轻微的肾间质炎症	活检肾组织中 <25% 的肾小管上皮细胞出现病毒感染和细胞病变,但没有间质炎症或间质炎症范围 <10%
B 级	活动性 BKVAN 阶段,穿刺活检肾组织内可见病毒导致的肾小管上皮细胞坏死或溶解并从基膜上剥离脱落致基膜裸露(裸露基膜的长度约跨越 2 个上皮细胞的长度)	穿刺活检肾组织内不等数量感染的肾小管上皮细胞伴有任何程度的肾小管上皮损伤表现,同时具有 <25%(B1 亚分级)、21%~50%(B2 亚分级)或 >50%(B3 亚分级)的活检肾组织内的间质炎症浸润表现	主要内容与马里兰大学分级相似,只是在相应 B1、B2 和 B3 亚分级中相应增加了细胞病变、肾间质纤维化和肾小管萎缩病变

续表

2009 年 Banff 会议 BKN 诊断分级提案[1,2]	马里兰大学分级[3]	美国移植协会分级[3]
C 级 晚期肾组织纤维化阶段,穿刺活检肾组织内有任意程度的肾小管上皮细胞病变并伴有 >50% 肾皮质纤维化表现	穿刺活检肾组织内不等数量感染的肾小管上皮细胞伴有任何程度的肾小管上皮损伤表现,同时 >50% 的肾间质纤维化/肾小管萎缩	与马里兰大学分级相同

注:[1]BK 病毒感染的 Banff 工作小组诊断分级提案是在 2009 年第 10 届 Banff 移植病理学会议上提出,这一提案希望通过 A、B 和 C 不同的分级以体现疾病进展的不同阶段,也可以避免与 Banff 诊断分级体系中的诊断不同程度的肾间质纤维化的分级标准相区别;关于该诊断分级提案的详细描述可以进一步访问 http://www.uncnephropathology.org/documents/BanffDraftforPolyomavirusNephropathyStaging.pdf。[2]一个比较疑惑的地方在于该诊断分级提案中没有将肾组织间质炎症的程度分级纳入进来。[3] 马里兰大学分级和美国移植协会(AST)分级标准主要内容基本相同,除了 AST 分级中采用"无或仅有非常轻微的间质炎症",而马里兰大学分级中采用活检肾组织中的"肾间质炎症累及范围 <10%" 予以表述;马里兰大学分级中直接依据间质炎症和肾小管萎缩而将 B 级划分为 B1~B3 三个亚分级,而同级的 AST 分级中,则在相应亚分级中增加了受感染出现细胞病变的细胞数量这一内容,然而这一内容也增加了应用这一诊断分级标准时的难度,虽然肾间质的纤维化和肾小管萎缩确实是基于肾小管细胞病毒感染后的细胞病变。

(六)诊断与鉴别诊断

BKVAN 的特异性、无创性检测方法包括尿液中脱落的尿路上皮细胞 Decoy 细胞检测,对于 BKVAN 的阳性预测价值为 27.7%,但 Decoy 细胞阴性并不能完全排除 BKV 感染。定量 PCR 方法检测血液和尿液中的 BKV-DNA 载量,尤其是血浆 BKV-DNA 持续阳性及负荷 >10^4copies/ml 被认为是启动治疗的阈值;其他检查包括尿液的电子显微镜观察管型样三维病毒聚集体(Haufen);尿液中 BK 病毒 VP1 mRNA 水平的测定有助于预测 BKVAN;移植肾组织活检是确诊 BKVAN 的"金标准"。鉴别诊断包括以下。

1. 急性排斥反应 BKVAN 与移植肾急性排斥反应,尤其是二者合并出现的情况下非常难以鉴别。对于肾移植术后由于肌酐升高而首次肾活检确诊为 BKVAN 的病例很少合并急性排斥反应,而在针对 BK 病毒感染治疗过程中,因降低免疫抑制剂剂量后则存在合并发生急性排斥反应的风险,仅当同时发现动脉内膜炎、血管壁纤维素性坏死、肾小球炎或 C4d 沿肾小管周毛细血管阳性沉积以及血清供者特异性抗体(DSA)检测水平升高时,可以明确诊断急性排斥反应与 BKVAN 同时发生(图 85-6-4)。间质小管炎范围增加而 SV40-T 阳性细胞范围减小时需要考虑合并急性排斥反应。小管上皮 MHC Ⅱ 抗原的表达上调已被认为是排斥反应的标记,但是仍缺乏独立研究的证据。两者合并出现的情况需结合临床其他信息予以综合判断。

2. 其他 BKVAN 尚需与其他病原体感染所致的急性间质性肾炎或急性肾小管坏死等鉴别。鉴别要点包括仔细观察和鉴别肾小管上皮细胞核内有无包涵体及其异型性、SV40-T 免疫组化染色和肾间质的炎症浸润特征。

(七)治疗

由于没有特效的抗 BKV 药物,减少移植后免疫抑制剂治疗的强度是目前主要的治疗方法,具体包括减药、换药和停药。

1. 减药 即减低钙调磷酸酶(calcineurin inhibitor,CNI)类免疫抑制剂剂量的治疗方法,减药后他克莫司谷浓度一般为 <6ng/ml,环孢素 A 谷浓度一般为 <150ng/ml,西罗莫司为 <6ng/ml,吗替麦考酚酯每日剂量 ≤ 1 000mg。

2. 换药 即将他克莫司转换为小剂量环孢素 A,或 CNI 类免疫抑制剂转换为非 CNI 类免疫抑制剂即低剂量西罗莫司;或从霉酚酸改为来氟米特或低剂量西罗莫司。进一步减少用量可能适用于更复杂疾病或某些个体。最近研究提示,更低水平的 CNI,即目标剂量的他克莫司谷浓度为 3ng/ml,环孢素 A 谷浓度为 100ng/ml 比较适合,但同时要密切监测急性排斥反应的发生。

3. 停药 停止使用原来的三联免疫抑制剂用药方案中的一种药物,如停用 CNI 或霉酚酸(mycophenolic acid,MPA)类免疫抑制剂,但同时要密切监测急性排斥反应的发生。

4. 抗病毒治疗 在已经充分减小免疫抑制强度的情况下,若血浆 BKV 仍然持续升高,可以考虑辅助使用抗病毒药物。然而,目前没有随机对照研究证实辅助使用这些抗病毒药物比适时减少免疫抑制强度效果更佳的证据。

二、移植肾巨细胞病毒感染

巨细胞病毒(cytomegalovirus,CMV)属于疱疹病毒家族中的一员,在人群中的感染非常广泛,60%~90% 健康成人曾经感染过 CMV,但通常为隐性感染,感染者没有明显的临床症状。而当机体免疫功能下降时,可使潜伏的 CMV 再激活或者新感染 CMV,造成全身如肺、肝脏和肾脏等多个器官或系统的活动性 CMV 感染,尤其是供者器官为 CMV 阳性而移植给阴性受者时最容易造成感染及发病。CMV 对移植肾的危害主要是直接感染造成的 CMV 肾病,发病率并不高,主要感染肾小管上皮细胞、肾小球足细胞、系膜细胞和血管内皮细胞的细胞核,部分存在于肾小管上皮细胞尤其是伴有颗粒变性、空泡变性的肾小管上皮细胞胞质以及肾小球足细胞、系膜细胞及内皮细胞胞质中。感染移植肾的同时通常感染其他器官。

(一)病因及发病机制

CMV 侵入移植肾、肝和受者胃肠道并引起相应临床症状时称为 CMV 病,移植肾 CMV 感染的途径有 3 种:①原发性感染(primary infection),即 CMV 血清学阴性受者接受了 CMV 血清学阳性供者的器官(D+/R-);②继发性感染

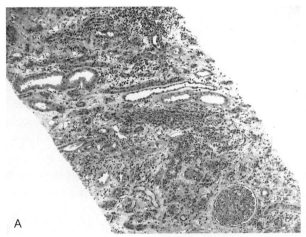

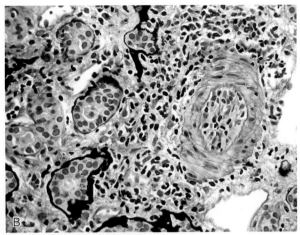

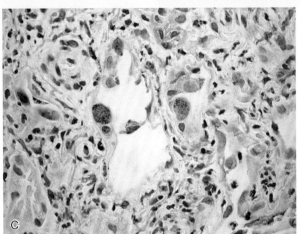

图 85-6-4 移植肾 BKVAN 合并急性细胞性排斥反应

注：A. 肾移植后 4 个月，该患者术后 2 个月时确诊为 BKVAN 停用所有免疫抑制剂，术后 4 个月重复移植肾穿刺活检，发现移植肾间质炎症及小管炎加重（HE×100）；B. 移植肾动脉内膜炎（PASM×200）；C. 移植肾内的个别肾小管上皮细胞免疫组化染色残留阳性（SV40-T 抗原免疫组化染色 ×400）。

或再活化感染（secondary infection or reactivation infection），即受者为 CMV 血清学阳性，但为隐性潜在的内源性感染，CMV 病毒因移植术后免疫抑制剂的应用导致激活而活化感染；③超级感染或再感染，超级感染（superinfection）为 CMV 病毒血清学阳性的受者接受了病毒血清学阳性的供者器官，供者细胞来源的病毒经活化而感染发病。其次移植受者接受了携带 CMV 的血液制品等也是感染的途径之一。

CMV 感染与 MHC 抗原、黏附分子、细胞因子及生长因子多种炎症因子的表达等有关，后者在移植肾 CMV 感染后的慢性血管病变及间质纤维化病变的发生进展中发挥重要作用。

肾移植中使用的不同类型的免疫抑制剂对 CMV 感染有不同的影响。大剂量皮质类固醇、麦考酚酸酯和某些抗 T 细胞生物制剂的肾移植受者是感染的高危患者。麦考酚酸酯选择性抑制 B 淋巴细胞和 T 淋巴细胞的增殖，它可能通过改变细胞因子谱和改变 CMV 诱导的黏附分子下调促进病毒的复制；抗淋巴细胞抗体制剂和细胞毒性药物通过抑制 T 细胞功能而促进了病毒活化；而环孢素 A、他克莫司和皮质类固醇通过抑制受者的抗病毒免疫而促进病毒持久性增殖和传播。

（二）临床表现

CMV 感染主要侵害移植受者等免疫低下人群，甚至引起包括间质性肺炎、肝炎、神经系统及全身多脏器感染等在内的严重活动性感染。早期多引起潜伏性感染而缺乏特异性临床症状。出现临床表现是可见类似单核细胞增多症样症状，如发热、乏力、肌肉痛、关节痛，偶有白细胞减少，严重者可致间质性肺炎和食管、结肠的溃疡，消化道溃疡往往导致患者死亡的主要原因。

CMV 感染引起的移植肾肾炎的主要临床表现为持续或反复的血尿、蛋白尿、管型尿、血清肌酐水平缓慢增高及肾病综合征表现（多为肾炎型，病情相对较重，且对激素治疗不敏感）。此外，CMV 炎症时可上调异体抗原的表达、诱导多种炎症因子进而引发急性排斥反应等造成移植肾损害，影响移植肾和受者的长期存活。与此同时，部分患者也出现发热、咳嗽、腹泻、腹痛、呼吸困难、白细胞减少等表现全身症状。临床辅助检查中 CMV 抗原如 IEA、EA 或 pp65、CMV-IgM 抗体和 PCR 检测及病毒培养可呈阳性。

（三）病理

1. 光镜 感染若累及肾小管上皮细胞，表现为细胞增大、肿胀、大细胞变,细胞质浆或胞核内嗜酸性"枭眼样"包涵体(图85-6-5A、B),间质内不同程度的炎症细胞浸润,并且间质内浸润的巨噬细胞内也可形成包涵体,此时很少累及内皮细胞。若感染累及肾小球及肾小管周毛细血管内皮细胞,可出现上述类似的细胞病理学变化,可出现血栓性微血管病变,此时很少累及肾小管上皮细胞,而间质炎细胞浸润轻微。少见的情况是表现为肾小球内皮细胞广泛感染性肾小球肾炎,可伴有新月体形成。

2. 免疫组化　受感染的细胞可经 pp65 免疫组化染色或者原位杂交技术来确认,表现为细胞核或细胞质阳性(图85-6-5C)。

3. 电镜　受感染的细胞核或包浆内可发现直径150~200nm 的病毒颗粒,中心为致密的核心被较厚的被膜包绕(图85-6-5D)。

（四）诊断与鉴别诊断

肾移植受者活动性 CMV 感染诊断标准:①病毒分离阳性;②找到病毒抗原;③检测到 CMV mRNA;④抗CMV IgM 抗体阳性。以上各项中①~③中任何一项阳

性即可诊断,第④项阳性也可考虑诊断。近年来发现,在外周血白细胞中检测到 CMVpp65 抗原亦可诊断为活动性 CMV 感染,同时 CMVpp65 阳性白细胞数目可反映机体病毒负荷,体现 CMV 感染的严重程度。在活动性CMV 感染的基础上,同时出现了移植肾功能损伤的临床表现,并排除其他因素的前提下,亦可诊断移植肾巨细胞病毒感染,同时建议移植肾活检进一步明确诊断和鉴别诊断。

移植肾 CMV 感染的鉴别诊断包括:

1. 移植肾多瘤病毒相关肾病　小管上皮细胞核深染、不典型性及核内毛玻璃样略嗜碱性包涵体,不累及内皮细胞,BK 病毒 SV40-T 免疫组化阳性。

2. 移植肾腺病毒感染　较为罕见,呈局灶坏死性小管间质炎,小管上皮细胞核内毛玻璃样、污秽的包涵休,免疫组化确定腺病毒相关抗原阳性。

3. 移植肾急性 T 细胞介导性排斥反应　表现为伴有动脉内膜炎的小管间质炎症,而无病毒感染导致的细胞病理学改变,病毒免疫组化染色可以协助鉴别。

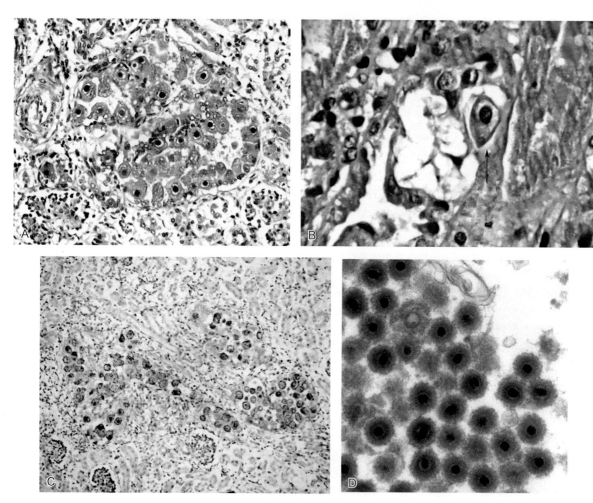

图85-6-5　移植肾 CMV 肾病

注:A.肾小管上皮细胞病毒包涵体形成,表现为细胞增大、肿胀,"枭眼样",感染的上皮细胞从基底膜脱落入管腔,间质不同程度的炎症细胞浸润(HE×400);B.移植肾肾小管上皮细胞巨细胞病毒包涵体(箭头所示,HE×10 000);C.受感染的肾小管上皮细胞 pp65 免疫组化染色呈细胞核或细胞质阳性(×200);D.电镜下见直径150~200nm 的病毒颗粒,中心为致密的核心被较厚的被膜包绕(×60 000)。

（五）治疗

移植肾 CMV 感染治疗方案取决于临床症状的严重程度。主要治疗方案为减少免疫抑制剂的应用以适当恢复受者的机体免疫力和抗病毒药物治疗。现有的抗病毒药物包括更昔洛韦、缬更昔洛韦、西多福韦、膦甲酸钠、福米韦生。更昔洛韦每次 4~7.5mg/kg，每 12 小时一次，静脉滴注，2~6 周为 1 个疗程；或每次 10mg/kg，每周 3 次，静脉滴注，持续 3 个月。尽管现有的方案对防治肾移植术后 CMV 感染有显著的效果，但抗 CMV 药物存在抗病毒效力低、生物利用度差、肝肾毒性作用时间长、易耐药等不足。肾移植早期 CMV 感染与远期肾功能密切相关，肾移植后 6 个月内发生严重活动性 CMV 感染（长时间、高活动性感染）的患者，术后 3 年内肌酐清除率下降速度明显增高、肾功能不全发生率显著升高。因此，肾移植术后常规检测 CMV 感染的活动性，对严重的 CMV 感染的患者应予以警惕和有效处理，可改善其预后。

三、EB 病毒感染及移植肾淋巴组织异常增生性疾病

移植肾淋巴组织异常增生性疾病（posttransplant lymphoproliferative disorder，PTLD）是指肾移植术后因 EBV 感染和免疫抑制剂的应用等因素导致的一类以 B 淋巴细胞异常增生为主的疾病，临床表现和病理类型多样的综合征，病变从良性多克隆淋巴细胞扩增到侵袭性、致死性的单克隆非霍奇金淋巴瘤。

（一）流行病学

EB 病毒（Epstein-Barr virus，EBV）属疱疹病毒科嗜淋巴细胞病毒属的 DNA 病毒，具有在体内外专一性感染人类及某些灵长类 B 细胞的生物学特性，人是 EB 病毒感染的宿主，EBV 是可致瘤的人类肿瘤病毒之一。普通人群中 EBV 感染主要通过唾液传播并通过口咽黏膜进入宿主并最终感染 B 淋巴细胞。血清流行病学研究显示在全球成人中的 EBV 感染率超过 90%~95%。初次或称原发性 EBV 感染的时机受社会经济条件及其卫生状况影响较大，在发达国家约 50% 的 5 岁儿童呈 EBV 血清阳性，而在发展中国家以及来自社会经济状况较差的人群中其感染更早和感染率更高，其 3~5 岁幼儿中 90% 以上曾感染 EB 病毒。实体器官移植后 EBV 感染主要通过 EBV 血清阳性供者器官内的过客白细胞、输注的血液制品或暴露与社区中其他已感染个体而发生。此外也包括受者体内原有感染的、静息状态下的 EBV 在应用免疫抑制剂后活化。

移植后淋巴细胞增殖性疾病（posttransplant lymphoproliferative disorders，PTLD）的发病率随移植器官的类型、移植前 EBV 的血清学状态和移植受者免疫抑制方案的差异而有明显不同，综合受者年龄、移植术后年限和免疫抑制剂方案的多因素在内的累积发病率更能准确地反映 PTLD 的实际发病状况。PTLD 通常发生在移植后早期第 1 年内。不同的移植器官类型以及不同受者年龄所导致的 EBV 的血清学状态的差异中，儿童受者常常因为 EBV 供受者不匹配（D+/R−）导致的原发性感染较为严重，使得 PTLD 的发病率较成人高。虽然 EBV 相关 PTLD 的死亡率差异较大，

但值得注意的是 PTLD 后移植受者的死亡率正在升高，有报道 PTLD 的死亡率可达到 69%~81%，其中老年、移植术后远期发生和以病理学诊断为单克隆淋巴瘤者常预后不良，而且儿童受者 PTLD 的死亡率又高于成人受者。EBV 阳性 PTLD 的移植受者的预后似乎优于 EBV 阴性者，移植后早期（<2 年）出现 PTLD 的受者生存率也优于晚期（>5 年）；中枢神经系统的 PTLD 预后结果较差。

（二）危险因素

PTLD 的危险因素是复杂多样的，这些危险因素包括：①致瘤病毒 EBV 的感染。②EBV 血清学阴性受者接受阳性供者器官的移植。其中儿童受者 EBV 不匹配（D+/R−，即 EBV 阴性的儿童受者因接受了 EBV 血清学阳性的供者器官而首次感染病毒）是这一危险因素的突出表现；由于原发性 EBV 感染是导致包括 PTLD 在内严重 EBV 相关疾病的主要危险因素，因此与成人移植受者相比，儿童受者感染 EBV 后 PTLD 是其首要的移植后肿瘤。③器官内固有淋巴细胞数量丰富的移植器官，如小肠移植和肺移植。④移植前免于诱导和移植后强效免疫抑制剂的应用：其中移植前诱导治疗中的抗胸腺细胞球蛋白（ATG）和术后应用的抗 T 细胞单克隆抗体 OKT3 可显著降低受者 T 淋巴细胞的免疫监视功能；移植术后钙调磷酸酶抑制剂 CsA 或 FK506 的应用不仅进一步抑制了 EBV 反应性的细胞毒性 T 淋巴细胞（EBV-cytotoxic T lymphocyte，EBV-CTL）的免疫功能，而且还通过增加 TGF-β 的产生促进肿瘤组织内血管增生和抑制损伤 DNA 的修复促进肿瘤的发展。⑤供受者 HLA 配型错配：HLA 错配数量增加预示着移植后需要更强有力的免疫抑制方案。

（三）发病机制

EBV 感染分为增殖期和潜伏期，前者为 EBV 经唾液传播感染宿主咽部 B 淋巴细胞并增殖，进而大量进入血液循环而引起全身性感染，这一期感染部位急性炎症导致宿主细胞破坏并释放子代病毒；增殖期过后，病毒抗原表达较少，病毒 mRNA 和蛋白质与宿主感染细胞相互作用，导致受者免疫监视细胞凋亡和感染 B 细胞永生化引起持续的潜伏感染状态。移植后由于大量持续的应用免疫抑制剂，受者 T 细胞免疫监视功能严重低下，EBV 相关蛋白 LMP-1 触发宿主感染 B 淋巴细胞转化和异常增生。与此同时，免疫抑制剂的应用也进一步导致 EBV 特异性细胞毒性 CD8$^+$T 淋巴细胞（EBV-CTL）受到严重抑制，EBV-CTL 的活性与循环 EBV 的载量和发生 PTLD 的可能性呈反向相关性，受者免疫抑制越少，EBV-CTL 活性反应越好，发生 PTLD 的可能性则越低，而移植后无法合成足量的 EBV-CTL 使得免疫监视功能严重缺乏。此外，移植器官中固有的 B 淋巴细胞数量也是导致不同的器官类型容易发生 PTLD 的因素之一，譬如移植小肠和移植肺中由于携带有较多的固有淋巴组织，因此其移植术后 PTLD 的发生率较其他移植器官高。

（四）临床表现

PTLD 是一组临床病变类型各异的疾病谱，因此临床表现差异很大而且早期表现缺乏特异性，往往有发热、体重降低、移植器官功能减退等良性表现。演变为恶性肿瘤所

致的占位性病变者,其临床表现随 PTLD 发生的器官而不同,占位性病变累及的部位包括移植器官、受者淋巴结、消化道、肺、肝脏和中枢神经系统等。其中受者器官累及者约占 50%,其次为消化道以及其他部位。

(五)病理

PTLD 的临床诊断必须依靠肿瘤的活检病理诊断及其相应肿瘤细胞标志物免疫组织化学染色和 EBV 原位杂交染色。PTLD 的活检病理学诊断标准依据 2008 年 WHO 分类分为 4 种类型(表 85-6-2):①早期病变;②多形性 PTLD;③单形性 PTLD;④经典的霍奇金淋巴瘤型 PTLD。多数 PTLD 为 B 细胞源性,极少数为 T 细胞或 NK 细胞来源,后者往往为严重恶性且预后极差。

表 85-6-2　2016 年 WHO 的 PTLD 病理分类更新

分类	病理类型	克隆状况	EBV 状况
早期病变	浆细胞增生 传染性单核细胞增生症病变 活化的淋巴滤泡增生	多克隆性	EBV(+)
多形性 PTLD	B 细胞淋巴瘤	多克隆性	EBV(+)
	弥漫性大 B 细胞淋巴瘤 伯基特淋巴瘤 浆细胞性骨髓瘤 浆细胞瘤样病变 其他	单克隆性	EBV(+)
单形性 PTLD	T 细胞和 NK 细胞淋巴瘤		
	外周 T 细胞淋巴瘤 肝脾 T 细胞淋巴瘤 其他	单克隆性	EBV(−)
经典霍奇金淋巴瘤型 PTLD		单克隆性	EBV(+)

注:PTLD:移植肾淋巴组织异常增生性疾病。

1. PTLD 早期病变(early lesions)或称早期非破坏性病变(early non-destructive lesions)　多发生于儿童或青年受者并且病变常常自行缓解。其中活化的淋巴滤泡增生(florid follicular hyperplasia)常见于年轻受者腮腺部位的淋巴滤泡反应性增生,但难以与其他炎症因素导致局部淋巴滤泡增生相鉴别,是不同于下列浆细胞增生和传染性单核细胞增殖样改变;浆细胞增生(plasmacytic hyperplasia,PH)淋巴组织正常结构保存但以大量多形性的浆细胞和小淋巴细胞增生,通常含有少量免疫母细胞;传染性单核细胞增殖样改变(infectious mononucleosis-like lesion,IM-like lesion)表现在淋巴滤泡内副皮质区扩大、在正常的小淋巴细胞和浆细胞的背景下有大量免疫母细胞增生及局部组织结构破坏。免疫表型染色显示 PH 和 IM 样改变中为多克隆 B 细胞、浆细胞和 T 细胞,并且不伴有表型异常;部分 PH 组织中多数淋巴细胞呈 EB 核糖核酸编码 RNA-1(EB encoded RNA-1,EBER)的原位杂交染色阳性;而传染性单核细胞增殖样改变的组织内的绝大多数淋巴细胞呈 EBER 阴性。PH 和 IM 样改变中基本无法检测到 Ig 基因克隆性重排。

2. 多形性 PTLD(polymorphic PTLD,P-PTLD)　病理学特征为受累组织的正常结构破坏,代之以各种不同分化阶段的 B 细胞浸润,增生的淋巴细胞包括小及中等大的淋巴细胞、浆细胞和免疫母细胞而呈多形性增生样改变,病变有时可向结外扩展。有时可见组织坏死以及散在分布的异型性免疫母细胞类似 Reed-Sternberg 细胞(RS 细胞)且核

分裂象多见。这些病理学特征不能符合任何一项在普通人群发生的淋巴瘤亚型的诊断标准。P-PTLD 病理形态学上常与单形性弥漫性大 B 细胞淋巴瘤(diffuse large B-cell lymphoma,DLBCL)样 PTLD 有重叠,而后者多有浆细胞的异型增生。P-PTLD 需要注意与临床少见的单形性 T 细胞 PTLD 相鉴别,这时细胞表面标志的免疫组织化学染色和基因重排的分子病理学检测是鉴别的关键,大部分 P-PTLD 为 CD20+CD3+ 和 CD15−,并含有大量 EBER 阳性细胞并以此与移植肾急性排斥反应相鉴别。P-PTLD 具有克隆性 Ig 基因重排但无 T 细胞克隆。

3. 单形性 PTLD(monomorphic PTLD,M-PTLD)　在病理学特征上符合发生于普通人群中已知的一种 B 细胞或 T/NK 细胞肿瘤的标准,唯一例外是小 B 细胞淋巴瘤如滤泡性淋巴瘤和结外黏膜区相关淋巴组织边缘区淋巴瘤(mucosa-associated lymphoid tissue,MALT)不属于 PTLD 范畴。大部分 M-PTLD 为单一性的转化淋巴细胞或浆细胞增殖,但在部分个体病例中,往往可见 P-PTLD 与 M-PTLD 之间的延续和过度的表现。M-PTLD 在病理学上表现为正常淋巴组织结构被形态单一、异型性弥漫增生的淋巴细胞所取代和破坏。依据肿瘤细胞来源分为 B 细胞性单形性 PTLD 和 T/NK 细胞 PTLD 两个类型,B 细胞性 M-PTLD 最多见,为单克隆转化的 B 淋巴细胞或浆细胞增殖,有时可见多形性转化的细胞,其中一些细胞为多核细胞或细胞核型怪异,甚至类似 RS 细胞;B 细胞性 M-PTLD 表达 B

细胞相关抗原 CD19[+]、CD20[+] 和 CD79a[+]，许多病例也表达 CD30[+]，另 EBER 阳性。T/NK 细胞性 M-PTLD，其在 PTLD 中极为少见但预后极差，其中以外周 T 淋巴细胞瘤最多见，其次为肝脾 T 细胞淋巴瘤，细胞免疫表型表达全 T 细胞抗原或 NK 相关抗原即 CD4[+]、CD8[+]、CD56[+] 和 CD30[+] 或 ALK[+]、TCRαβ[+] 和 TCRγδ[+]，大多数 T 细胞 PTLD 呈 EBER 阴性（70%~80%）。NK 细胞 PTLD 淋巴瘤罕见。所有的 M-PTLD 均存在克隆性 Ig 基因重排，可见癌基因 *RAS* 或 *TP53* 突变、MYC 重排和 *bcl-6* 基因体细胞超突变，且大部分 M-PTLD 含有 EBV 基因组（图 85-6-6）。

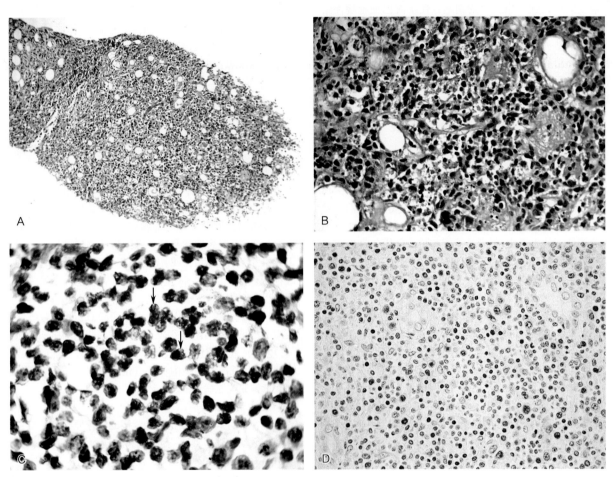

图 85-6-6　移植肾 EB 病毒感染及 EB 病毒感染相关性 PTLD

注：A、B. 组织内弥漫性、均一性的淋巴细胞浸润，部分肿瘤组织和邻近脂肪组织坏死（A. HE×100，B. HE×200）；C. 免疫组化示 EB 病毒编码的特异 RNA（EBER）普遍阳性（箭头所示，IHC×400）；D. 原位杂交（in situ hybridization，ISH）检测 EB 病毒 EBER 阳性（ISH×200）。

4. 经典霍奇金淋巴瘤型 PTLD（classic Hodgkin lymphoma-like PTLD，CHL-PTLD）　病理诊断与 CHL 的病理特征和免疫表型一致，病理学特征上常常具有 P-PTLD 和 M-PTLD 的特征。其免疫表型为 CD15[+] 和 CD30[+] 同时阳性，EBER 多呈阳性。

（六）诊断

PTLD 多表现为淋巴结外病变且临床表现缺乏特异性，影像学检查 CT、磁共振成像（magnetic resonance imaging，MRI）和正电子发射断层造影（positron emission tomography，PET）对早期发现受者体内或移植器官内的 PTLD 占位性病变非常有利，尤其是对于难以活检的中枢神经系统的肿瘤，在此基础上对 PTLD 肿瘤占位病变进行活检病理学诊断当然是最准确的诊断方法，同时需要结合 EBER 原位杂交染色和检测受者 EBV 载量也非常有助于明确诊断。

（七）预防和治疗

目前仍缺乏预防性的 EBV 疫苗，而且由于受者术后免疫抑制剂的应用是不可缺少的，因此移植术后预防 PTLD 的发生是一项非常困难的工作。即便预防性服用阿昔洛韦或更昔洛韦等抗病毒药物并未能达到预防感染的作用，但通过定期检测受者外周血 EBV 载量，以针对性地调整临床免疫抑制剂而避免受者细胞免疫功能过度低下，可在一定程度上预防 EBV 的感染及其 PTLD 的发生。

PTLD 治疗方法包括撤减免疫抑制剂、抗 B 细胞的单克隆抗体、化疗或放疗、T 细胞过继输注治疗、抗病毒食疗、外科手术切除肿瘤和这些方案的组合应用。其中首选的方案为减小免疫抑制剂的剂量，这对于除极度恶性或晚期患者以外的多数 PTLD 患者有一定疗效；抗 B 细胞单克隆抗体 - 利妥昔单克隆抗体（rituximab）对于绝大多数 B 细胞克隆或 CD20[+] 的 PTLD 是二线治疗方案，其可与 CHOP(环磷酰胺 cyclophosphamide;H 多柔比星,曾称阿霉素 hydroxydaunorubicin;长春新碱 oncovin;泼尼松龙 prednisone)联合应用。有研究显示这一治疗方案使 68% 患者完全缓解,另 22% 患者部分缓解,中位生存时间 6.6 年,而治疗相关的死亡率为 11%。T 细胞过继输注治疗为获取受者体内或健康供者的细胞毒性 T 淋巴细胞输注给 PTLD 受者而重建受者抗 EBV 的细胞免疫功能,初步临床应用显示是一项非常有效的治疗方向,但存在技术要求高、费用大和制备细胞耗时长等缺点。抗病毒治疗的效果尚不能令人满意。对于局部明确的肿瘤占位病变采取局部放疗或手术切除。

四、移植肾腺病毒感染

(一)病因及发病机制

腺病毒(adenovirus ADV)为无包膜、核内复制的双链 DNA 病毒,常通过呼吸道传染,易感染人类上皮细胞,呈现出特有的细胞反应。在免疫力很强的宿主体内,它们通常感染呼吸道、肠胃或眼结膜,具有一定的自限性,然而在免疫功能低下的患者中,特别是器官移植后使用免疫抑制剂的人群中发病率和死亡率较高。目前腺病毒感染相关性肾病的发病机制仍未完全明确,初步的免疫损伤及其肾病的机制如下:①病毒抗原诱发宿主产生抗体或活化 T 细胞介导的免疫损伤形成肾小球肾炎或肾小管间质性肾病;②病毒进入肾脏细胞,直接破坏细胞的功能和结构,引起细胞变性乃至坏死;③激活各种细胞因子和炎性因子,导致炎症反应。

(二)病理

腺病毒感染相关性肾病的病理学改变主要在肾小管和肾间质。腺病毒感染可导致急性肾小管间质性肾病(图 85-6-7A)和少见的坏死性肾小球肾炎。可见肾小管上皮细胞以核溶解及胞体崩解为主的坏死表现以及基膜断裂,严重的肾间质炎症细胞浸润并有出血灶;有时还可见肾小管上皮细胞和部分肾小球系膜细胞内的污秽细胞样病毒包涵体。肾小球内毛细血管祥可见淤血。电镜下,病变肾小管上皮细胞和肾小球细胞内可见大小约 80nm 的病毒颗粒(图 85-6-7B)。免疫组化、原位杂交染色可显示肾小管上皮细胞内腺病毒抗原或 DNA 存在。

(三)临床表现

国内外腺病毒感染相关性肾病的报道极少。从有限的文献中可见,腺病毒相关性肾病主要的临床表现为发热、乏力、纳差等病毒感染症状,有时可伴有血尿、尿路梗阻、尿量减少、出血性膀胱炎,甚至急性肾衰竭等肾脏损害的症状。其中肾移植患者腺病毒感染最常见的临床表现为出血性膀胱炎,多出现在肾移植后 1 年内,其典型临床症状为发热、尿频、尿急和排尿困难。

(四)诊断

有关腺病毒感染相关性肾病的诊断目前尚无明确统一的标准,主要参考临床表现、实验室检查和组织病理学检查等方面来明确诊断。肾移植术后患者、造血干细胞移植患者或 AIDS 患者、肿瘤化疗患者和长期使用免疫抑制剂者等免疫功能低下人群,如果突然出现血尿、尿量减少、肾功能受损等症状都必须考虑腺病毒感染可能,需结合直接抗原检测、组织病理学和病毒基因检测来辅助诊断。腺病毒感染相关性肾病的诊断需要具备以下各项:①肯定的肾脏损伤证据:如血尿、尿量减少、急性肾功能不全等临床表现;②明确的活动性腺病毒感染,包括血清学检查特异性腺病毒抗体阳性或血、尿中检测出腺病毒 DNA;③肾脏活检组织中可见肾小管上皮细胞和肾小球细胞内的腺病毒包涵体;电子显微镜或特殊染色显示肾组织中有病毒颗粒或包涵体;④肾脏活检组织中免疫组化或原位分子杂交染色证实病毒抗原或腺病毒 DNA。

(五)治疗及预后

现在针对病毒感染相关性肾病的治疗原则尚无统一的标准。活动性腺病毒感染可给予抗病毒治疗,研究表明,西多福韦有很好的抗病毒疗效,但必须考虑其肾毒性。在无大量蛋白尿时静脉注射免疫球蛋白对腺病毒感染相关性肾病具有一定疗效。是否停用免疫抑制剂尚存在争议,使用免疫抑制剂会增加患者腺病毒感染的风险及程度,但肾移

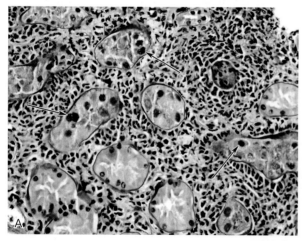
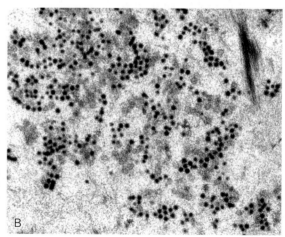

图 85-6-7 移植肾腺病毒感染相关肾病

注:A. 间质内大量炎症细胞浸润,见肾小管上皮细胞核增大及污秽(箭头所示,PAS×400);B. 电镜下肾小管和肾小球内的病毒颗粒(EM×20 000)。

植受者停用免疫抑制剂则会增加急性排斥反应的风险。对于发生急性肾衰竭者,可适当地应用糖皮质激素,必要时进行血液透析治疗。

早期发现、积极的肾活检、适时的治疗包括抗病毒治疗、调整免疫抑制剂是决定预后良好的重要因素。大部分患者经过积极治疗,肾功能可逐渐恢复至感染前水平,但仍有少数患者可能引起肾功能减退甚至衰竭。

五、移植肾单纯疱疹病毒肾炎

(一)病因及发病机制

单纯疱疹病毒(herpes simplex virus,HSV)是一类有包膜结构的双链 DNA 病毒,广泛存在于自然界中,可分为 HSV-1 及 HSV-2 两种血清型,HSV-1 感染人体后主要引起口唇疱疹、咽炎、角膜炎,也能引起散发性脑炎等严重疾病的发生;HSV-2 主要通过破损皮肤及黏膜感染引起生殖器疱疹。

正常人群中单纯疱疹病毒肾炎发病多见于儿童。其可能是机体免疫功能发育不足的结果。感染分为 2 种:第 1 种为原发感染,常在 1~5 岁小儿中发生,80%~90% 呈亚临床经过;第 2 种为反复感染,在任何年龄都能发生且较常见,20%~40% 小儿群体有反复性口唇疱疹,约只有 1% 为严重疱疹感染。单纯疱疹病毒参与或引起肾炎的发生和发展机制可能主要与病毒能损伤肾组织和免疫活性细胞,破坏单核巨噬细胞的功能活动以及病毒抗原参与免疫复合物的形成有关。

(二)病理

HSV 在多数细胞中表现为溶细胞感染,表现为细胞肿胀、变圆,出现嗜酸性核内包涵体和细胞融合。单纯疱疹主要分布在集合管上皮细胞的顶端细胞质中,而肾小球、间质细胞,近端小管和远端小管上皮均为阴性,不存在坏死、炎症反应和病毒细胞学异常。

(三)临床表现

临床上单纯疱疹病毒感染可分为原发性感染和复发性感染。原发性感染即未感染过单纯疱疹病毒、血清反应阴性的初次感染者,常为亚临床感染,约 90% 患者可不出现临床表现。仅少数患者出现倦怠、发热等全身症状,皮肤、黏膜上发生一处或多处水疱。复发性感染则根据发病部位不同,可有不同的临床表现。

HSV 具有极强的传染力,可引起多种广泛流行的疾病,且易建立潜伏感染,HSV-1 和 HSV-2 分别能在三叉神经节和骶尾神经节内终生潜伏,缺乏特异的临床表现,给诊断和治疗带来一定困难。

(四)诊断

活动性感染时,可根据典型的皮肤、黏膜疱疹临床表现,结合某些促发因素等特点,加以诊断。但在角膜、结膜、腔道深处(如生殖道、尿道、直肠等)以及疱疹性脑炎,其他内脏性损害而缺乏皮肤疱疹者,则诊断困难。目前实验室检查是诊断 HSV 感染的主要方法之一。具体诊断方法如下。

(1)根据典型的皮肤、黏膜病损诊断。

(2)实验室检查:①细胞学诊断。刮取宫颈、皮肤、口腔等疱疹病损组织的基底部材料作涂片,用荧光素或酶标记抗体,检查细胞内 HSV 抗原;Wright-Giemsa 染色镜检,寻找细胞核内包涵体及多核巨细胞。②核酸检测。应用 PCR 或原位杂交技术检测标本中 HSV-DNA。③分离培养:采取水疱液、唾液或脑脊液等样本,常规处理后接种于人胚肾、兔肾等易感细胞进行分离病毒。HSV 引起的细胞病变常在感染后 2~3 天出现,细胞病变表现为细胞肿胀、变圆、折光性增强和形成多核细胞等。④血清学检查:常用 ELISA 和间接免疫荧光法检测 HSV。

(3)肾移植术后免疫抑制治疗是导致移植肾急性单纯疱疹病毒性肾炎最重要原因,可行肾穿刺活检诊断。

(五)治疗

目前针对 HSV 感染的治疗目标主要包括缓解症状、减少复发、减少排毒以及减轻患者心理负担,治疗手段主要包括系统抗病毒治疗、局部治疗、免疫治疗及健康教育等。

抗病毒治疗是目前最主要的治疗方法,常用的药物有阿昔洛韦、伐昔洛韦与泛昔洛韦等,分为间歇疗法和长期抑制疗法两种。间歇疗法即发作时用药,推荐在患者出现前驱症状或皮损出现 24h 内给予抗病毒药物:口服阿昔洛韦 200mg,每天 5 次,共 5 天;或阿昔洛韦 400mg,每天 3 次,共 5 天;或伐昔洛韦 500mg 每天 2 次,共 5 天;或伐昔洛韦 300mg,每天 2 次,共 7 天;或泛昔洛韦 250mg,每天 3 次,共 5 天。其中初发性单纯疱疹的抗病毒治疗,疗程需延长至 10 天。对于频繁发作的患者(每年发作大于 6 次),可推荐长期抑制疗法:口服阿昔洛韦 400mg,每天 2 次;或伐昔洛韦 500mg,每天 1 次,疗程一般为 6 个月或更长时间。长期抑制疗法虽然可减少单纯疱疹的复发次数,但目前尚无证据表明,此法可阻止停药后复发。

HSV 感染的预后取决于疾病严重程度以及抗病毒治疗的效果。早期发现,并及时治疗,有助于改善预后。

六、汉坦病毒肾病

汉坦病毒(Hantavirus,HV)是负性单链 RNA 病毒,感染后可导致肾综合征出血热(hemorrhagic fever with renal syndrome,HFRS)。主要以啮齿动物为中间宿主,人类吸入或进食被感染动物的排泄物和分泌物而致病。HFRS 可以累及全身的毛细血管和小静脉,肾损伤以间质出血和间质浸润导致的急性肾衰竭为特征。经典的 HFRS 临床表现一般分为 5 个阶段:发热期、低血压期、少尿期、多尿期、恢复期。预后与病情轻重、治疗是否及时和正确与否有关。近年来,通过早期诊断和治疗措施的改进,病死率下降至 3%~5% 以下。移植肾汉坦病毒肾病研究和报道极少,读者可参考本书第 45 章第 1 节汉坦病毒肾病。

(黄 刚 韩 敏 韩 永 郭 晖)

第 7 节　急性细菌性间质性肾炎

移植肾急性感染性小管间质性肾炎(acute infectious tubulointerstitial nephritis)为细菌感染侵犯移植肾盂、肾盏及肾实质所引起的急性化脓性炎症,主要表现为移植肾急性肾盂肾炎。移植肾感染的危险因素包括女性、高龄、糖尿病、急性排斥反应治疗后、移植后反复尿路感染、尿液反流和移植肾泌尿道结石等,多与受者免疫力低下和移植肾解剖结构异常有关。细菌感染的途径往往是经尿道、膀胱、输尿管的上行感染,约占95%。主要致病菌为大肠埃希菌,少见于衣原体、真菌、分枝杆菌等。

一、临床表现

主要临床表现为发热、寒战、恶心呕吐、移植肾区疼痛、尿频、尿急和尿痛。通常情况下,免疫抑制剂会掩盖感染的临床表现,同时由于移植肾去神经支配,使得移植肾疼痛定位不准确。查体可见体温升高、移植肾压痛,部分患者合并膀胱炎症,另外,部分患者也可毫无症状及体征。

实验室检查血常规提示白细胞升高,中性粒细胞比例升高;血降钙素原升高;尿检尿白细胞数增多,白细胞管型尿,尿液细菌培养呈阳性;某些患者血培养结果也呈阳性,提示存在菌血症;部分患者可发展至急性肾衰竭。值得注意的是移植肾急性肾盂肾炎可诱发急性排斥反应。

二、病 理

(一)大体观

移植肾肿大,充血,表面散在大小不等的脓肿,周围可见出血点。切面上脓肿主要在皮质,这些圆形细小的脓肿在局部呈楔形分布,可见脓性物,出血点积脓,髓质可见黄色条纹伸向皮质。肾盂、肾盏黏膜充血变厚,并有渗出物覆盖。严重者,肾组织可遭受严重破坏,肾实质和肾盂内充满脓液。由于反流或梗阻造成的肾盂肾炎可伴有肾盂肾盏的扩张(图85-7-1A)。

(二)光镜

上行感染时,炎症始发肾盂,其黏膜有充血、水肿、肾实质尤其是皮质内可见广泛的炎症性病理改变。肾组织内大量中性粒细胞浸润,随后炎症沿肾小管及其周围组织扩散,引起肾实质化脓性炎伴有脓肿形成,脓肿破入肾小管,使管腔内充满中性粒细胞和细菌呈细胞管型或颗粒管型(图85-7-1B),也可形成小管炎,尤其是中性粒细胞小管

炎是急性肾盂肾炎的特征之一。此外也常常混合有淋巴细胞、浆细胞、嗜酸性细胞浸润,肾髓质亦可见类似的病理改变。严重者可致近曲小管上皮细胞刷状缘消失、上皮细胞坏死崩解及脱落入管腔等肾小管损伤的表现。肾盂、肾盏上皮亦有急性炎症变化,肾小球一般无改变,除非炎症很严重。此处需要注意的是,中心粒细胞肾小管炎也可出现在严重的急性抗体介导性排斥反应时,需要引起注意并予以进一步鉴别。真菌感染所致的肾小管炎时也常见中性粒细胞管型但其中往往可发现真菌菌丝以利鉴别(图85-7-2)。

三、实验室检查

革兰氏染色有助于发现致病细菌,六亚甲基四胺银染色有助于识别真菌。细菌等感染所致的急性肾盂肾炎的免疫荧光染色中无特异性表现;C4d可结合于部分细菌表面而呈阳性;电镜在诊断移植肾肾盂肾炎意义不大。

四、鉴别诊断

(一)与急性排斥反应鉴别诊断

中性粒细胞管型和脓肿一般不会出现在急性排斥反应中,除非二者并存;肾小管周围毛细血管的C4d阳性沉积和供者特异性抗体的检测是与抗体介导排斥反应相鉴别的主要依据;而单纯的淋巴细胞性肾小管炎并不能作为鉴别急性细胞性排斥反应的唯一特征,还需要进一步结合移植肾组织间质内炎症浸润细胞的类型、有无排斥反应特征性血管内膜炎等予以明确鉴别。

(二)药物性间质性肾炎

药物性间质性肾炎时少见移植肾内单纯的中性粒细胞管型,而在移植肾组织间质内通常混合有嗜酸性粒细胞浸润,且血、尿病原菌培养呈阴性可资鉴别。

五、治 疗

移植肾细菌感染性急性肾盂肾炎抗生素治疗一般首选对革兰氏阴性杆菌有效的抗生素,并依据尿培养或者血培养结果来选用敏感的抗生素。治疗过程中需要注意抗生素

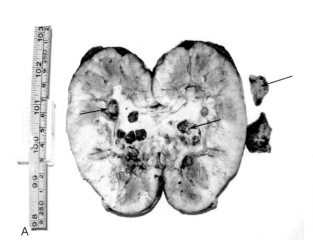
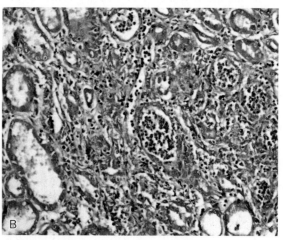

图 85-7-1 移植肾细菌感染性间质性肾炎

注:A.肾移植术后肾盂结石切除移植肾,可见肾盂内结石及肾盂扩张,结石表面被覆脓液(箭头所示);B.移植肾间质可见大量以中性粒细胞为主的炎症细胞浸润,小管炎明显,肾小管内可见白细胞管型(HE×400)。

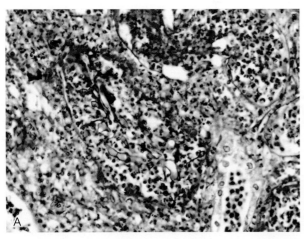
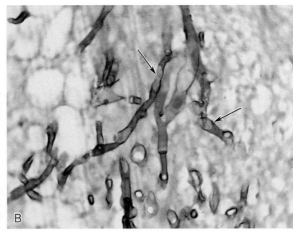

图 85-7-2　移植肾真菌感染性间质性肾炎

注：A. 移植肾间质可见大量炎症细胞浸润及小管炎，肾小管内可见中性粒细胞管型及粗大的真菌菌丝（PASM×400）；
B. 移植肾组织内炎症部位中粗大的毛霉菌菌丝（箭头，HE×1 000）。

如环丙沙星等与免疫抑制剂的相互拮抗作用。移植肾细菌感染性急性肾盂肾炎的治疗疗程需要 2 周以上，时间过短容易导致复发。由于急性肾盂肾炎可诱发急性排斥反应，治疗过程中需加以注意，适时增加免疫抑制剂，同时注意休息和避免劳累。反复发作的移植肾肾盂肾炎需要行移植肾超声或者磁共振等影像学检查，以排除移植肾尿路畸形、尿液反流和梗阻等因素。

（黄　刚　韩　敏　韩　永　郭　晖）

参考文献

［1］ 陈实，郭晖. 移植器官缺血再灌注损伤 [M]// 陈实，郭晖. 移植病理学. 北京：人民卫生出版社，2009：321-336.

［2］ ZUK A, BONVENTRE J V. Acute Kidney injury [J]. Annu Rev Med, 2016, 67: 293-307.

［3］ ISSA N, KUKLA A, IBRAHIM H N, et al. Calcineurin inhibitor nephrotoxicity: a review and perspective of the evidence [J]. Am J Transplant, 2013, 37 (6): 602-612.

［4］ ZHOU L Y, ZUO X C, CHEN K, et al. Significant impacts of CYP3A4*1G and CYP3A5*3 genetic polymorphisms on the pharmacokinetics of diltiazem and its main metabolites in Chinese adult kidney transplant patients [J]. J Clin Pharm Ther, 2016, 41 (3): 341-347.

［5］ HUANG G, WU L W, YANG S C, et al. Factors influencing graft outcomes following diagnosis of polyoma-virus-associated nephropathy after renal transplantation [J]. PLoS One, 2015, 10 (11): e0142460.

［6］ GULLEY M L, TANG W. Using epstein-Barr viral load assays to diagnose, monitor, and prevent posttransplant lymphoproliferative disorder [J]. Clin Microbiol Rev, 2010, 23 (2): 350-366.

［7］ MASUTANI K. Viral infections directly involved in kidney allograft function [J]. Nephrology (Carlton), 2018, 23 Suppl 2: 31-37.

［8］ L MOREIRA C, ROCHA J, SILVA M, et al. Adeno-virus infection-a rare cause of interstitial nephritis in kidney transplant [J]. Nefrologia, 2019, 39 (1): 106-107.

［9］ BABADY N E, CHENG C, CUMBERBATCH E, et al. Monitoring of cytomegalovirus viral loads by two molecular assays in whole-blood and plasma samples from hematopoietic stem cell transplant recipients [J]. J Clin Microbiol, 2015, 53 (4): 1252-1257.

［10］ FUJIYAMA N, SATOH S, SAITO M, et al. Association of immunosuppressive agents and cytomegalovirus infection with de novo donor-specific antibody development within 1 year after renal transplantation [J]. Int Immunopharmacol, 2019, 76: 105881.

［11］ 樊建勇，赵阳，杨慧兰. 单纯疱疹病毒的生物学特点及其潜伏复发机制研究进展 [J]. 皮肤性病诊疗学杂志，2015, 28 (1): 82-85.

第 86 章

移植肾复发性肾病和新发性肾病

移植肾复发性疾病(post-transplantation recurrent disease)是指肾移植术后移植肾出现的肾病类型及其病理学改变与受者自体肾病类型相同;而移植术后移植肾出现的肾病类型与受者自身肾病类型不同,则称为移植肾新发性肾病(post-transplantation de novo disease)。因为移植肾复发性疾病中的主要病变类型集中在肾小球病变,因此常常也称为复发性肾小球病(recurrent glomerular disease),当然复发性疾病也包括少数非肾小球疾病(如高草酸盐肾病)甚至移植肾复发性肿瘤等。

导致移植术后肾病复发的常见高危因素包括:①年轻受者;②供受者之间较好的 HLA-DR 匹配;③亲属活体供肾移植;④自体肾脏原发性肾病的病理类型重者(如新月体性肾小球肾炎);⑤移植术后较多的排斥反应;⑥肾移植后激素维持剂量较低或者未用激素的受者。此外,某些原发肾病的发病时间和严重程度也与其肾移植术后的复发率密切相关,如 16 岁前发病、确诊至肾衰竭的时间少于 3 年的 FSGS 受者;过敏性紫癜肾炎在 16 岁以后发病的受者,移植后复发风险高。

肾移植后新发肾病可能与急性和慢性排斥反应、缺血/再灌注损伤、药物性肾损伤、慢性病毒感染等因素有关。如新发 MN 常伴有一定程度的血管排斥反应和钙调磷酸酶抑制剂(CsA、他克莫司)诱发的血管病变,慢性丙型肝炎病毒感染可诱发循环免疫复合物形成,也与部分新发性肾病的发病有关。

移植肾复发性肾病或新发性肾病的诊断必须具备两个基本条件:其一是移植前受者自体肾病的类型有明确病理诊断;其二是移植肾活检明确了肾病的病理类型以便于与原发肾病对比,以明确复发性或新发性肾病的诊断。然而,许多肾移植受者初次就诊时就已进展至终末期肾病/尿毒症阶段,即便活检也难以明确自体肾病的病理类型;其次,部分受者在移植前不愿意接受肾脏穿刺活检而缺乏其原发性肾病的明确病理诊断,导致移植术后无法明确移植肾病的病理类型。此外,药物肾毒性、高血压、急性和慢性排斥反应等不同的病理改变也夹杂其中,使得移植肾复发和新发疾病的诊断更为困难。本章将对一些常见移植肾复发和新发疾病做简要介绍。最后,本章将对移植物抗宿主病相关性肾损害作简要描述。

第 1 节　复发性肾病

一、抗肾小球基底膜病

(一) 流行病学

移植后抗 GBM 病的复发率为 5%~10%。有学者发现移植 2 年以后,几乎所有病人都可以出现 IgG 和白蛋白沿肾小球基底膜沉积,但仅有 25% 的患者出现血尿、蛋白尿等临床症状,移植肾丢失率不足 1%。移植前抗 GBM 抗体阳性的患者复发概率较高。随着强效免疫抑制剂的广泛应用使得抗 GBM 病的复发率有所下降。

(二) 发病机制

外周血中的抗 GBM 抗体是本病的致病"元凶"。该抗体是针对Ⅳ型胶原纤维不同抗原决定簇产生的多克隆抗体,它的直接靶抗原是 GBM 内的Ⅳ型胶原 α3 链的非胶原区 1,与靶抗原结合后可通过激活补体、促进炎症因子释放而致病。除了 GBM,肾小管基底膜、肺泡基底膜等也存在 IgG 靶抗原,因而肺、肾可以同时受累。

(三) 临床特点

部分患者血清抗 GBM 抗体阳性,可出现血尿、蛋白尿、高血压等症状,严重者表现为急进性肾小球肾炎,血肌酐在短期内即出现进行性升高。部分患者也可伴发肺出血(Goodpasture 综合征)。

(四) 病理

光镜下肾小球出现局灶增生和坏死性病变,严重者表现为大量细胞性新月体形成伴纤维素样坏死,肾小管上皮细胞坏死、刷状缘脱落,间质可见炎症细胞浸润,但无明确小管炎。典型病变免疫荧光显示肾小球毛细血管外周袢呈线性 IgG 沉积,部分伴颗粒样或不连续性 C3 沉积,其他免疫球蛋白和补体不多见,肾小球毛细血管基底膜无增厚。也有报道在复发性抗 GBM 病患者肾组织中 IgG 在毛细血管袢呈节段性、非线性沉积。此时,需与 DN、高血压肾病等鉴别;总之,要排除同时伴有血清白蛋白在肾小球毛细血管基底膜非特异性线性沉积的情况。电镜可见肾小球毛细血管袢断裂,纤维素沉积,炎症细胞浸润、壁层上皮细胞或成纤维细胞增生。肾小球内无电子致密物沉积。

（五）诊断与鉴别诊断

结合患者的临床症状、血清抗 GBM 抗体和移植肾活检等可以诊断。需要与其他导致 IgG 在肾小球基底膜沉积的疾病相鉴别（如 DN、免疫复合物型新月体肾炎）。根据肾小球病变以及血管内膜、肾小管有无炎症细胞浸润等病变，结合供者特异性抗体（donor specific antibody，DSA）检测，与排斥反应相鉴别。

（六）治疗及预后

一旦确诊，需积极进行血浆置换、免疫吸附清除抗 GBM 抗体，并予免疫抑制治疗（糖皮质激素、环磷酰胺等）和对症支持治疗直至抗体转阴。对移植前抗 GBM 抗体阳性的患者，待抗体转阴后 6~12 个月再行移植手术，可显著降低抗 GBM 病的复发。轻者经治疗后预后良好，重者进展快，肾功能迅速恶化，甚至可能导致移植肾丢失。

二、膜增生性肾小球肾炎

（一）流行病学

膜增殖性肾炎（menbranoproliferative glomerulophritis，MPGN）包括 C3 肾炎和致密物沉积病（dense deposit disease）均可在移植肾中复发，Ⅰ型 MPGN 复发率相对较低。移植肾 MPGN 的复发率为 20%~50%，以 DDD 复发率为最高。其中近 50% 者逐渐在数年内出现移植肾失功能。复发的高危因素包括血清补体 C3 偏低、既往有复发或亲属肾移植者。

（二）发病机制

Ⅰ型 MPGN 主要为免疫复合物病，由较大分子的免疫复合物反复持续沉积引起，C3 肾病则与补体功能异常有关。

（三）临床特点

临床表现存在蛋白尿和血尿，蛋白尿为非选择性，持续性镜下血尿，10%~20% 的患者在呼吸道感染后出现发作性肉眼血尿，约 1/3 以上患者伴高血压，尤其 DDD 患者可能发生严重的高血压。至少半数患者出现急性或慢性肾功能不全，发病初期出现肾功能不全常提示预后不良。本病病情总体上呈缓慢进展。

（四）病理

光镜下肾小球毛细血管袢内皮细胞及系膜增生，致肾小球呈分叶状改变，广泛系膜基质插入致基底膜内皮下致使外周袢呈双轨样改变。Ⅰ型 MPGN 免疫荧光显示 Ig 和补体在毛细血管外周袢和系膜区沉积。免疫荧光检查可以鉴别 C3 肾病及 MPGN。电镜观察肾小球电子致密物沉积的部位和形态可鉴别 DDD 与Ⅰ型 MPGN。

（五）鉴别诊断

MPGN 需与慢性活动性抗体介导性排斥反应导致的慢性移植肾肾小球病（chronic transplant glomerulopathy，CTG 或 TG）相鉴别，前者常伴内皮下大量免疫复合物沉积，而 TG 一般无免疫复合物沉积，且后者往往具有肾小管管周毛细血管炎和肾小管炎，C4d 阳性和 DSA 阳性等也有助鉴别2种病变。且慢性抗体介导性排斥反应常常伴有肾小管管周毛细血管多层。

（六）治疗和预防

治疗上首先需要明确诊断，免疫复合物所致者可采用血浆置换治疗和部分对利妥昔单抗有效；C3 肾炎采用抗 C5a 单抗；单克隆免疫球蛋白病者采用硼替佐米治疗去除抗体。其他治疗方法包括免疫吸附或环磷酰胺等。

三、局灶节段性肾小球硬化

（一）流行病学

局灶节段性肾小球硬化（focal segmental glomerular sclerosis，FSGS）是肾移植术后主要的复发性肾病，复发率高且预后较差。自体肾活检诊断原发性 FSGS 的移植受者，首次移植复发概率可高达 25%~40%，再次移植复发率则达到 80%~100%。而原发病为继发性 FSGS 者或相关基因突变引起的 FSGS 者，移植后复发较少。成人肾移植术后 FSGS 复发的中位时间为 7.5 个月，而儿童患者移植后复发的平均时间为 2 周。移植肾 FSGS 复发的危险因素包括：①原肾 FSGS 诊断的类型是否为快速进展性 FSGS、重度系膜增殖的 FSGS；②年轻患者尤其是儿童，其移植术后 FSGS 复发率为成人的 5 倍；③亲属肾移植也是复发的危险因素。

新发的 FSGS 也日益多见，有报道移植术后 FSGS 中约 30% 为新发的 FSGS，平均发生在肾移植术后 57 个月，发生时间晚于复发的 FSGS。新发的 FSGS 常见于长期存活的移植肾、有 CNI 毒性表现的移植肾、慢性移植肾肾病患者等，移植肾发生排斥反应、缺血、CNI 毒性损伤后，残存肾单位因血流动力学改变引起 FSGS 的发生。

（二）发病机制

移植肾复发性 FSGS 的发病机制仍未完全明确，可能与机体存在的一些循环因子有关，其中水溶性尿纤溶酶原激活剂受体（suPAR）及载脂蛋白 A-1B 与 FSGS 复发密切相关。此外足细胞裂孔膜蛋白中的 podocin 编码基因 *NPHS2* 基因突变也是导致移植肾复发 FSGS 的因素之一。

（三）临床特点

与原发性 FSGS 一样，最突出的特点是大量蛋白尿，伴高血压和肾功能减退。大量蛋白尿和逐渐恶化的肾功能可导致 FSGS 患者移植肾失功，部分临床表现中等程度蛋白尿的患者肾功能多年维持稳定。蛋白尿定量水平并不能全面反映移植肾病变的严重程度。

（四）病理

与原发性 FSGS 一样移植肾活检取材对早期诊断及有意义。光镜下的组织学特征与特发性 FSGS 相同；如肾小球节段性、局灶性硬化及肾小球毛细血管袢与球囊粘连等；肾小管上皮细胞刷状缘脱落，间质内可见有泡沫细胞，血管病变较为轻微。免疫荧光染色多为阴性，部分患者仅有轻微的、非特异性免疫复合物沉积，以 IgM 居多，若 IgA 阳性时要注意鉴别 IgA 肾病。电镜可见足细胞足突广泛融合较多微绒毛化；光镜下局灶、节段性硬化不明显者，免疫组化 CD40 染色有助鉴别；电镜对足突病变的观察也不可缺少。

（五）诊断与鉴别诊断

移植肾复发性或新发 FSGS 的诊断需要密切临床观察，蛋白尿定量检测结合移植肾活检中光镜、免疫荧光尤其是电镜的观察予以诊断。同时要注意与移植肾抗体介导的排斥反应等所致的肾小球疾病鉴别。

（六）治疗及预防

FSGS 治疗的原则为清除体内体液性致病因子。治疗方法包括血浆置换、利妥昔单抗和将他克莫司转换为大剂量环孢素 A。FSGS 患者移植前采用血浆置换预处理可有效降低其复发率，同时术前检测与复发相关的致病因子如 suPAR、载脂蛋白 A-1B 水平等也可预测 FSGS 复发情况有助决定是否移植和术后治疗。

四、膜性肾病

（一）流行病学

膜性肾病（membranous nephropathy，MN）是成人肾病综合征的常见类型，其中特发性 MN 与患者体内磷脂酶 A2 受体（PLA2R）密切相关。MN 在肾移植术后的复发率约为 40%，可见于术后不同时间，平均复发时间为 12 个月左右。

（二）发病机制

移植肾 MN 的复发与受者体内 PLA2R 抗体水平有关，多数移植术后复发性 MN 受者的血清 PLA2R 抗体阳性，PLA2R 抗体滴度越高则复发越快，而无相应抗体者复发时间显著延长。多数移植后新发的 MN 患者 PLA2R 抗体阴性，提示可能发病机制完全不同。

（三）临床特点

临床表现与自体肾脏 MN 相似，肾病综合征即大量蛋白尿、低蛋白血症、高度水肿、高脂血症，出现双下肢或颜面水肿，严重时可出现腹水、胸腔积液；有的患者存在非肾病范围的蛋白尿。可伴少量镜下血尿，部分患者伴高血压和／或肾功能损伤。部分患者可无临床症状，在移植术后定期复查时发现蛋白尿。

（四）病理

光镜下特点与自体肾 MN 相同。包括肾小球毛细血管袢僵硬，PASM 染色可见肾小球毛细血管袢基底膜外侧钉突形成等。对术前 PLA2R 抗体阳性的移植受者应开展程序性活检以早期发现和诊断。免疫荧光检查见 IgG 沿肾小球毛细血管袢颗粒样沉积，常伴有 C3 沉积。建议增加 PLA2R 免疫荧光染色以鉴别复发性和新发性 MN，新发性 MN 者 PLA2R 抗体呈阴性。电镜观察见肾小球毛细血管袢基底膜上皮侧电子致密物沉积，MN 分期及超微结构改变同自体肾活检 MN。

（五）治疗和预防

复发性 MN 的治疗包括使用 ACEI 和 ARB 等控制蛋白尿，对于血清中 PLA2R 抗体阳性的受者可使用利妥昔单抗抑制抗体的产生，降低 PLA2R 抗体的滴度。

五、IgA 肾病

（一）流行病学

文献报告经肾活检证实的 IgAN 的复发率多寡不一，平均约为 33%（12%~61%）。国外一项针对 65 例肾移植患者程序性肾活检的研究资料显示，1 年内 IgAN 复发率达 32%，其中一半患者尿检并无异常发现。国内学者对 1 000 例尸体肾移植患者进行了长达 10 年（1995—2004 年）的随访，结果发现 243 例证实为复发或新发的 IgAN，其中 10 例证实有新月体形成的 IgAN。移植后 IgAN 复发会导致移

植肾功能减退，约 5% 的患者因复发导致移植肾失功。

（二）发病机制

IgAN 复发的独立危险因素仍存在较多争议，年轻受者和肾移植后激素剂量减低或无激素受者更易出现 IgAN 复发。其他潜在高危因素包括：亲属活体供肾；受者血清高水平的抗低糖基化 IgA1 的 IgG 型自身抗体、IL-10 1082 A/G 位点（受者）为 GG 基因型；原发病为新月体型 IgAN；供肾 IgA 阳性；多次发生排斥反应；较长的肾缺血时间等。亲属活体供肾比尸体供肾更易出现复发性 IgAN，这可能与遗传的敏感因素有关。研究表明携带 HLA-B8、HLA-DR3 等位基因能增加约 66% 的移植物失功风险；且携带此等位基因可能作为预示 IgA 易复发的标志。供肾 IgA 阳性也可能引起 IgAN 的复发。这可能与受者体内存在抗低糖基化 IgA1 铰链区 N- 乙酰半乳糖胺抗体有关，这些抗体与供肾 IgA 发生免疫应答，从而导致疾病复发。

（三）临床特点

复发性 IgAN 临床常表现为无症状性镜下血尿、非肾病范围的蛋白尿，较少出现肾功能损害，由于病情隐匿，多仅能通过肾活检证实。少数复发性 IgAN 患者可出现肉眼血尿合并急性移植物失功，这种类型往往在病理上表现有新月体形成，病情较重，预后差。

（四）病理

复发性 IgAN 肾组织学改变一般较自体肾 IgAN 的病变轻微，光镜改变以肾小球系膜轻度增生病变为多，但有些患者可以出现局灶节段性硬化。少数复发性 IgAN 患者发生新月体肾炎，此时病情进展迅速，短期即可出现移植物失功。免疫荧光证实系膜区弥漫的或团块状 IgA 沉积，少数患者 IgA 沿毛细血管袢沉积，同时可伴 C3 沉积。部分患者移植肾活检仅在肾小球毛细血管袢外周袢见 IgA 沉积，提示可能是非特异性沉积，需与 IgAN 鉴别。电镜下系膜区出现散在、团块状电子致密物沉积。

（五）诊断与鉴别诊断

诊断复发性 IgAN 也与诊断其他复发性肾脏病一样，要有自体肾活检。复发性 IgA 肾病需要与继发性 IgAN 相鉴别，如紫癜性肾炎、狼疮性肾炎、以 IgA 沉积为主的感染后肾小球肾炎、慢性肝炎等。此外需要与单纯性 IgA 沉积、新发或者复发 MN、FSGS、慢性排斥反应等疾病相鉴别。

（六）治疗及预后

移植后复发性 IgAN 的治疗包括，激素、免疫抑制剂、血浆置换等，但这些治疗没有显著效果。研究表明，类固醇激素的使用可减少 50% 的 IgAN 复发，但这种效果只对复发性 IgAN 有特异性，激素的使用反而会增加 FSGS 和 MPGN 的复发率。环磷酰胺对肾小球系膜 IgA 沉积在组织学上无明显改善，但可减少移植肾失功率，改善疾病预后。此外，ACEI 和 ARB 具有肾脏保护作用，特别是可以改善伴蛋白尿和高血压的复发性 IgAN 的病情，降低移植肾失功率。也有学者提出扁桃体炎可能是引起 IgAN 复发的原因，行扁桃体切除术或许能改善疾病预后。一般认为，复发性 IgAN 呈良性经过。在 IgAN 患者中，总的移植物存活率与其他原发病的移植受者相当，但移植后复发 IgAN 比无

复发者 10 年移植肾存活率低。对于伴有新月体形成的患者,预后较差。早期行移植肾活检并调整治疗方案,可在一定程度上减少复发带来的移植物失功。

六、糖尿病肾病(diabetic nephropathy,DN)

(一)流行病学

肾移植后 DN 的复发率极高,特别是 1 型 DN,复发率约达 100%,复发导致移植肾丢失率 <5%,大多数移植肾丢失是由慢性排斥反应或者其他肾外并发症所致。移植术后 1 年新发糖尿病的发病率为 2%~50%,有报道显示经肾活检证实的移植后新发 DN 的发病率可达 34.6%。

(二)发病机制

移植后 DN 的发病与非移植人群的发病机制相似,与胰岛素抵抗、胰岛素相对或绝对分泌不足有关。DN 的复发可能与血糖控制不佳有关,而接受胰肾联合移植的患者一般不会出现 DN 复发。DN 的新发除了与年龄、性别、家族史、肥胖、高血压、高尿酸等危险因素有关,还可能与慢性病毒感染(丙型肝炎、巨细胞病毒)、移植前糖耐量异常及免疫抑制剂(糖皮质激素、环孢素 A、他克莫司)的使用有关。

(三)临床特点

移植后 2 年 DN 即可复发。移植后复发与新发 DN 的临床表现相似,主要表现蛋白尿和肾功能进行性下降。DN 复发与自身糖尿病肾病的演变过程相似,15~20 年发展为 ESRD。新发 DN 病变较自体肾 DN 轻,但较早出现血管病变。

(四)病理

与自体肾 DN 病理改变相似(见第 19 章),此处不再赘述。

(五)鉴别诊断

移植后 DN 的病理改变有时无明显特异性,需要与高血压肾损害、慢性肾小球肾炎、慢性排斥反应等相鉴别。病理表现为"结节样"病变时,需与肾淀粉样变、轻链沉积病等鉴别。

(六)治疗及预后

移植后 DN 患者的治疗应该依据糖尿病的类型、血糖水平、肝肾功能和肥胖程度进行个体化治疗,应将血糖控制在一个可以接受的范围,避免过度追求理想的血糖水平而导致低血糖的发生。口服降糖药或者使用胰岛素是移植后 DN 的常规治疗,但要注意药物对肾脏造成的损害以及药物间的相互作用;良好的生活方式,控制体重、血压、血脂也很关键;调整免疫抑制治疗方案对部分患者的血糖控制有效。相比于慢性排斥反应或者其他肾外并发症,移植后 DN 导致移植肾失功风险较低。合理的治疗可以有效地延缓移植肾失功。

七、溶血尿毒症综合征(hemolytic uremic syndrome,HUS)

(一)流行病学

移植肾复发性 HUS 的发病率报道不一,国外文献报道原发 HUS 在肾移植后的复发率为 29.2%,术后新发 HUS 的发病率为 0.8%。术后 3 个月内是 HUS 发病的高峰期。新发 HUS 中 CsA 诱发的 HUS 常发生于肾移植术后 2 周,其发病率为 3.3%,FK506 诱发的 HUS 发病时间较晚,在术后的数天至数月不等,其发病率为 0.1%~4.7%。原发的非典型性 HUS 由于受者补体调节基因的缺陷,多数在移植术后 1 个月内复发。我国由于移植肾活检开展仍未完全普及,尚缺乏准确的复发和新发发病率数据。

(二)发病机制

补体调节蛋白的突变损害了内皮细胞保护自身免受补体攻击的能力,增加了罹患 HUS 的风险,这部分患者因 HUS 导致肾衰竭后接受肾移植治疗,补体调节功能的异常也可促进移植术后 HUS 的复发。同时,肾移植本身也是导致术后发生 HUS 的高危因素,这一因素中又包括免疫抑制剂的应用对血管内皮的损伤、抗体介导性排斥反应等也造成血管内皮细胞的损伤也是主要原因。

(三)临床特点

肾移植术后 HUS 可出现以血红蛋白下降、外周血涂片出现破裂红细胞和网织红细胞增多等为特征的溶血性贫血、PLT 减少、血清乳酸脱氢酶升高和肾功能障碍,其他症状可以有黄疸、高血压、血尿和神经系统症状。这些症状常常不典型,肾功能减退常常是唯一的表现,如果不能及时明确诊断,往往预后较差。

(四)病理

光镜下移植肾 HUS 的病理特点主要是肾脏血栓性微血管病(thrombotic microangiopathy,TMA)及其坏死病变。肾小球毛细血管袢内皮下明显增宽出现双轨样改变、可合并血栓形成。小动脉病变包括内膜水肿增厚,严重者管壁可见纤维素样坏死,小动脉血栓形成,但无淋巴细胞浸润所致的排斥反应内膜炎。慢性病变时小动脉内膜增生呈"葱皮样变"改变。严重者间质可有局灶性出血坏死,局部水肿和散在少许淋巴细胞浸润,浸润的淋巴细胞往往没有典型的急性 T 细胞介导的排斥反应明显。免疫荧光检查示纤维蛋白和纤维蛋白原沿着毛细血管袢节段或者连续颗粒样沉积,而肾小球系膜区少见沉积,同时也在小动脉管壁沉积;毛细血管袢会有 IgM、C3 或者 IgG 的沉积,但罕见 IgA 的沉积。电镜在急性期常见到毛细血管壁因内疏松层增宽和内皮细胞肿胀而增厚,内皮下无细胞物质的沉积(图 86-1-1);毛细血管内有时可见血栓,严重时系膜溶解,其进展导致毛细血管袢扩张;慢性期可见基底膜皱缩、塌陷和多层并有系膜细胞插入。

(五)诊断与鉴别诊断

移植肾 HUS 的诊断是综合诊断,首先微血管溶血性贫血和血小板减少是以 TMA 病变为主的实验室检查的标志性特点,及时移植肾活检病理学诊断是确诊的关键。对移植肾而言,其鉴别诊断中主要包括 CNI 类免疫抑制剂和急性抗体介导的排斥反应所致 HUS。此外,对于原发病为 HUS 者尤其是儿童肾移植者,在经活检明确 TMA 样病变的基础上,进一步借助基因检测明确其基因缺陷也是证实其移植后复发 HUS 的关键。

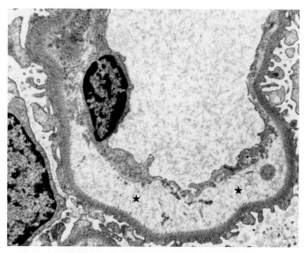

图 86-1-1 移植肾 HUS 的电镜表现

注：肾小球毛细血管袢内皮下间隙增宽，见低密度的无定形物质（星号所示，EM×7 000）。

（六）治疗与预防

疑为 CsA 诱发 HUS 时，一般建议停用 CsA 或转换为 FK506，也可以使用吗替麦考酚酯和激素作为维持免疫抑制的治疗；对使用抗胸腺细胞球蛋白尚缺乏统一意见。对有高危排斥风险的移植受者可继续使用低剂量 CNI，虽然 FK506 对血管系统的毒性与 CsA 相似，都可以引起血管收缩，但 FK506 并不降低依前列醇水平，因此总体上较 CsA 引起的 TMA 少。

输注新鲜冷冻血浆（fresh frozen plasma，FFP）/冷沉淀和血浆置换（plasma exchange，PE）的机制为恢复血浆的抗氧化能力、清除血小板聚集因子如 vWF、补充前列腺素等因子；输注新鲜冷冻血浆可以补充因子 H 和 vWF 裂解蛋白酶；PE 可以清除抗 vWF 裂解蛋白酶自身抗体而结束血小板的消耗。

由于补体系统异常激活是目前大部分移植肾 TMA 发病的重要机制，抗 C5 单抗（依库珠单抗，eculizumab）逐渐应用于 HUS 的治疗，特别适用于儿童肾移植术后发生 HUS 者、血浆置换无效或依赖者、肾移植后预后较差的 HUS 患者，也用于预防肾移植术后 HUS 的复发。对非典型性 HUS 的患者，原双肾切除能减少移植肾 HUS 复发。非典型 HUS 患者不应该接受亲属活体肾移植也可以预防移植术后发生 HUS。同时在预防移植肾 HUS 方面，也需要注意合理调整 CNI 类免疫抑制剂的剂量，预防 CNI 类免疫抑制剂的肾毒性损伤，监测供者特异性抗体和预防抗体介导的排斥反应。

（七）预后

HUS 的预后取决于早期明确诊断和正确的干预治疗，以减少其病死率和改善移植肾和受者的长期存活。在诊断方面应建立完善的移植术后随访，争取早发现患者的 HUS 及其病情变化，一旦发现移植肾功能减退及时移植肾穿刺活检以明确诊断，并积极治疗，这样才能达到理想的治疗效果。

八、高草酸盐尿症肾病

（一）流行病学

原发性高草酸尿症（primary hyperoxaluria，PH）分为 3 型：Ⅰ型（PH1）是一种罕见的常染色体隐性遗传病，它是因丙氨酸乙醛酸转氨酶（alanine glyoxylate aminotransferase，AGT）缺陷导致草酸盐代谢异常引起。PH2 和 PH3 分别是因 *GRHPR* 和 *HOGA1* 基因突变所致。3 种类型的 PH 均可导致高草酸尿症，其中 PH1 最常见，故本文主要介绍复发性 PH1。25%~50% 的 PH1 患者会在 15 岁以前发展为 ESRD，高草酸尿症单行肾移植者术后 100% 将会复发，移植后 3 年器官存活率仅 15%~25%，5~10 年患者生存率只有 10%~50%；而行肝肾联合移植以后患者 5 年生存率可达到约 80%，10 年生存率可达到 70%。

（二）发病机制

PH1 是由于 AGT 编码基因 *AGTX* 突变引起肝脏特异性 AGT 功能缺失，致使乙酸转氨生成甘氨酸减少，氧化生成草酸盐增多，草酸盐在全身各处沉积而致病，而其中肾脏是草酸盐沉积损害的主要靶器官。

（三）临床特点

尿液中草酸钙排出增加，尿检可见草酸钙结晶。有的患者出现反复的血尿、腰痛、反复发作的泌尿系结石、肾钙化等。影像学检查证实多为双肾多发性结石，晚期可见双肾钙化。机体其他部位如骨骼、骨骼肌、心脏、神经、关节、皮肤等均可见到草酸盐沉积。

（四）病理

典型病变时可见肾小管管腔内及部分肾小管上皮细胞细胞质内轻度嗜碱性具折光性的结晶样物质聚集，有时甚至堵塞肾小管管腔（图 86-1-2A）。严重和持续病变者其部分肾小管萎缩，部分肾小管代偿性管腔扩张。尖锐的结晶可对肾小管上皮形成严重的机械性损伤甚至穿透肾小管进入肾间质沉积，伴间质炎症细胞浸润和间质纤维化。肾小球病变轻微，可呈轻度皱缩，球囊壁增厚。偏光显微镜下可见具折光性的晶体物质（图 86-1-2B）。

（五）诊断与鉴别诊断

该病的诊断首先需要在肾移植前即明确患者是否存在自身原发性高草酸尿症，其诊断依据为患者的临床表现、家族史、血生化检查、影像学检查、肝酶检测、缺陷基因分析、结石成分分析和肝肾活检等。只有在患者原发性高草酸尿症明确诊断后，才能慎重考虑是否适合肾移植，亦或考虑实施肝-肾联合移植，以尽可能避免单纯的、贸然的肾移植而导致复发。

对于肾移植后疑为复发性高草酸尿症者，同样可以通过移植术后受者的临床表现、血生化检查，尤其是尽快实施移植肾活检病理学观察予以明确诊断，同时需要与其他易引起泌尿系结石的疾病相鉴别，如高尿酸血症引起的尿酸性肾病等。

（六）治疗及预后

肾移植术后高草酸尿症可在移植术后早期 1~3 个月内复发，因此一般推荐行肝-肾联合移植，且肝移植先于肾移植能提供良好的酶代谢，以逐渐纠正体内代谢酶的缺陷和清除体内既往沉积的草酸盐成分，降低肾移植术后的复发率。针对 PH1 复发的患者，保守治疗可采取限制草酸及蛋白摄入、口服枸橼酸钾、给予小剂量维生素 B₆ 和血液透析等方案。二水草酸钙结石较一水草酸钙结石进展更迅速、

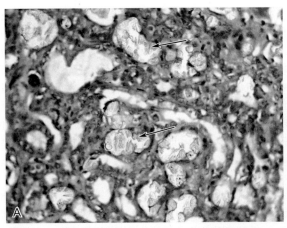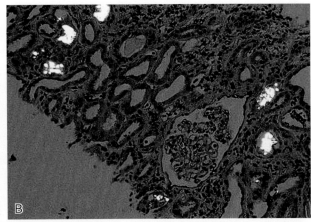

图 86-1-2　移植肾复发性高草酸尿症

注：A. 肾小管管腔内见有淡嗜碱性的结晶堵塞肾小管管腔（箭头所示，HE×400）；B. 偏振光显微镜下可见肾小管管腔内折光的结晶堵塞（HE 偏振光 ×200）。

对治疗更敏感，因此，无论是原发性高草酸尿症或是移植后复发性高草酸尿症，其尽早行肾脏肾活检病理学诊断以明确结石的类型，有助于判断病程并及早治疗。高草酸尿症复发后常在短期内迅速引起移植肾失功，预后极差。

九、抗中性粒细胞胞浆抗体（ANCA）相关性血管炎

（一）流行病学

肾移植后 ANCA 相关性血管炎复发率变异较大，目前普遍认为，移植后复发率要低于维持性透析，可能与移植后长期使用免疫抑制剂有关。在一项 35 例肾移植受者的单中心研究中，3 例（8.5%）复发，5 年移植物存活率为 94%。另一项研究报道 93 例肾移植受者的复发率约 2%，与原发病为其他疾病的肾移植受者相比，患有显微镜下多血管炎（microscopic polyangiitis，MPA）的受者 10 年内移植肾失功或死亡风险成倍增加。而在一项合并了 101 例既往报道案例、最终样本量为 126 例的研究中复发率达 17%。

肉芽肿性多血管炎（granulomatosis with polyangiitis，GPA）和 MPA 在肾移植后任何时间（5 天至 13 年）都可能复发，但极少引起移植肾失功，局限于肾脏的 ANCA 相关性血管炎罕见复发。多数研究显示，受者 ANCA 类型（MPO-ANCA 或 PR3-ANCA）及移植时抗体滴度、病程、移植前维持透析时间、供者类型等与复发风险无关，ANCA 滴度升高者也可接受肾移植。

（二）发病机制

ANCA 相关性血管炎复发的机制尚不清楚，可能是综合因素共同致病，其中包括 ANCA 与内皮细胞相互作用引起的内皮损伤、T 细胞参与、遗传因素等。

（三）临床表现

临床 ANCA 相关性血管炎复发出现血尿、蛋白尿，肾功能进行性下降，同时 ANCA 抗体滴度可升高。

（四）病理

ANCA 相关性血管炎复发的病理改变与自体肾类似，主要表现为寡免疫复合物沉积的局灶或弥漫性的新月体形成伴纤维素样坏死，但严重程度较自体肾轻。

（五）治疗及预后

目前最理想的治疗方案仍未确定，但环磷酰胺通常被作为治疗基础用药，而利妥昔单抗则作为环磷酰胺的备选。除此之外，甲基泼尼松龙冲击治疗、静脉注射免疫球蛋白、血浆置换等也被广泛用于临床。ANCA 相关性血管炎复发会引起移植物失功能。移植前进行强化免疫抑制治疗或者行肾脏替代治疗数月待临床症状缓解以后再行肾移植，可减少复发率和死亡率。肾移植术后定期尿检，监测 ANCA 滴度及程序性肾活检可早期发现复发，及时采取治疗措施。

十、过敏性紫癜性肾炎（henoch-Schönlein purpura nephritis，HSPN）

（一）流行病学

移植肾经病理组织诊断的 HSPN 复发率为 30%~70%，而肾移植后 5、10 年出现临床症状者分别占 2.5% 和 11.5%，复发导致的 10 年内移植肾失功率约占 7.5%。

（二）发病机制

患者在移植前 1 年内出现因严重的全身活动性紫癜，尤其是急进性病变（坏死性/新月体性肾炎）导致肾功能迅速衰竭，是肾移植后复发的高危因素。此外，首次发病年龄大、活体供肾、抗中性粒细胞胞浆抗体（ANCA）阳性、遗传背景相似的亲属活体肾移植等也是导致复发的高危因素。

（三）临床表现

肾移植后 HSPN 复发的主要临床表现为血尿（甚至肉眼血尿）、中等量蛋白尿和高血压等。

（四）病理

复发性 HSP 的病理特征包括肾小球系膜细胞增生、基质增多、系膜区增宽，可伴局灶节段坏死性肾小球肾炎、新月体形成和袢坏死。免疫荧光肾小球系膜区和毛细血管外周袢 IgA 及补体沉积。电镜下可见肾小球毛细血管系膜区、系膜（旁）区呈团块状电子致密物沉积。

（五）治疗及预后

移植肾复发性 HSPN 的治疗包括及早应用糖皮质激素、免疫抑制剂或抗血小板药物、血浆置换等。为避免肾移植后复发，一般主张在紫癜控制 6~12 个月以后再行肾移植术。

通常认为移植肾复发性 HSPN 的预后良好，复发对受者长期存活率及肾功能无影响。国外学者 Moroni 等对年龄、性别和供者类型相匹配的 HSPN 肾移植受者和其他肾脏疾病的肾移植受者进行了长达 15 年的随访，结果发现，两组受者的 15 年存活率（80% 和 82%）、移植肾存活率（64% 和 64%）相当，且排斥反应、慢性移植肾失功等危险也无明显差别。此外，Han 等发现 HSPN 受者移植后 10 年内 HSPN 的复发率约 15.4%，10 年移植肾存活率为 87.7%，与原发性 IgAN 和其他肾脏疾病接受肾移植者的远期存活率相似。

十一、肾淀粉样变性

（一）概述

肾淀粉样变性肾移植后常常复发。国外一项研究发现，59 例 AA 型淀粉样变性肾移植受者中，复发率为 14%。临床研究发现 10 例患有遗传性纤维蛋白原淀粉样变性的肾移植受者，平均生存时间为 7.3 年，复发率为 70%。遗传性载脂蛋白 A-I 淀粉样变性在未接受肝移植的患者中复发率为 30%，9 例同时接受肝肾移植的患者平均生存时间为 6.4 年，无一例复发。复发与淀粉样物质的类型和疾病进展速度有关。临床可表现蛋白尿或肾病综合征，肾功能减退。复发性淀粉样变性组织学及超微结构改变同自体肾淀粉样变性（见第 17 章）。

（二）治疗及预后

肾淀粉样变性在移植后存在很大风险，肾移植前应仔细评估受者心脏等重要脏器状况。多器官受累的患者应行多器官联合移植。对一些特殊类型的淀粉样变性，可先行化疗和干细胞移植，待病情缓解后再考虑肾移植，可提高患者和移植物存活率。家族性地中海热所致的肾淀粉样变性者可早期规律地服用秋水仙碱，以阻止淀粉样物质在移植肾中沉积，从而减少复发。

移植后尿蛋白的量与预后直接相关。移植肾 5、10 年存活率分别为 86% 和 59%。受者 5 年和 10 年生存率均低于无淀粉样变性者，主要是由于心血管并发症以及严重感染发生率高。淀粉样变性复发以及高龄是死亡的两大危险因素。

第 2 节　新发性肾病

多种肾脏疾病均可在移植肾中新发（如膜性肾病、抗 GBM 肾小球肾炎和急性血清病等）。此外，由于多种强效免疫抑制剂的应用、抗体介导性排斥反应认识的深入，由这些因素导致的 TMA 在移植后也逐渐增多（参见溶血性尿毒症综合征节）。

一、膜性肾病

膜性肾病是最常见的移植肾的新发肾炎，其形态学改变和原发性膜性肾病相似。复发和新生的膜性肾病均可在移植后早期出现。

移植后膜性肾病的发生率约为 1%~2%，新发的膜性肾病占移植后膜性肾病的 75%。免疫荧光见肾小球毛细血管外周样 IgG、IgM 和 C3 呈颗粒弥漫分布。常见的临床表现包括肾病范围的蛋白尿，约 35% 患者移植肾功能丧失，目前尚无有效治疗。曾有报道经大剂量糖皮质激素治疗后蛋白尿减轻，且移植肾功能稳定。

二、抗 GBM 肾病

Alport 综合征引起的终末期肾衰竭患者，肾移植后有可能发生新发的抗 GBM 肾病。由于编码 IV 型胶原纤维 α_3、α_4、α_5 链的基因突变，IV 胶原分子不能正常组装，使得肾移植的受者产生了对供者正常 IV 胶原的 IgG 抗体，从而导致新发的抗 GBM 肾病。约 15%Alport 综合征移植肾受者会出现一过性的 IgG 沉积，3%~5% 的患者会新发抗 GBM 肾病，最终因新月体形成，导致移植肾功能下降或失功。

三、急性血清病

急性血清病可以引起另一种类型的新发的急性增殖性肾炎。急性排斥接受马源性抗淋巴细胞血清治疗的患者发生较多。临床表现包括皮疹、低热、尿检异常（少量红细胞及蛋白尿）。肾活检病理呈轻度急性增殖性肾炎改变，伴上皮下免疫复合物沉积。使用单克隆抗 T 细胞抗体治疗排斥，可以避免马源性血清引起的急性血清病，然而多次使用鼠源性血清抗体也可能发生血清病，但发生率明显下降。肾移植患者病毒感染率高，因此病毒相关肾炎的发生率也较高。

第 3 节　移植物抗宿主病相关性肾损害

移植物抗宿主病（graft-versus-host disease，GVHD）是同种异体造血干细胞移植（allogenic hematopoietic stem cell transplant，allo-HSCT）术后最常见的并发症，会严重影响移植受者的长期存活及其生活质量。GVHD 累及肾脏时，称为移植物抗宿主病相关性肾损害。

一、流行病学

急性 GVHD 发病率高低与人类白细胞抗原（human leukocyte antigen，HLA）不相容程度有关，在接受完全匹配的同胞供体的移植受者中，其发生率为 35%~45%，有 1 例 HLA 抗原不匹配的受者中的发生率为 60%~80%。GVHD 主要累及皮肤、肝脏、胃肠道等器官，HSCT 后出现肾损害相对少见，国外学者研究发现 GVHD 相关性肾损害发病率约为 1.03%。最常见的 GVHD 相关肾损害的病理类型是 GVHD 相关膜性肾病和微小病变。此外，GVHD 相关的 FSGS、III 型狼疮性肾炎等也可出现。

二、发病机制

一般认为，GVHD 是由移植物中供者的淋巴细胞（主要是 T 淋巴细胞）识别受者抗原而发生的致敏、增殖和分化，进而直接或间接攻击受者组织而发生的一种排斥反应。GVHD 与实体器官移植的排斥反应不同，它的发生常需要具备 3 个条件，即移植物必须具有一定数量的免疫活性细胞、受者与供者 HLA 匹配度低和受者免疫功能低下即处于免疫抑制或免疫功能缺陷状态而无力对抗移植物的免疫攻击。

GVHD 相关性肾损害（膜性肾病）的发病机制尚不清楚，可能是移植物中的 T 淋巴细胞对受者的 HLA 或非 HLA 抗原不相容，致使移植物中 T 淋巴细胞活化以及 B 淋巴细胞产生自身抗体，作用于足细胞表面的相关蛋白，而引起原位免疫复合物形成，导致膜性肾病。

三、临床表现

Allo-HSCT 并发肾脏损害通常表现以下特点：其发生与免疫抑制剂减量或停用有关，一般在免疫抑制剂减量或停用后的 1~9 个月（平均 3.6 个月）发生；大多数患者有 GVHD 病史，在出现肾脏损害时常伴有 GVHD 的其他表现；肾脏损害常表现为肾病综合征（nephrotic syndrome，NS），但多无明显的镜下血尿，肾功能多正常；常见的病理改变为膜性肾病和微小病变；GVHD 导致的肾脏病变的预后与其病理类型有关，报道显示经免疫抑制治疗后，膜性肾病完全缓解率仅为 27% 左右，而微小病变性肾病完全缓解率可达 90%。

四、病　理

（一）GVHD 相关性膜性肾病

光镜下肾小球基底膜弥漫性增厚，肾小球毛细血管袢基底膜上皮侧可见颗粒状嗜复红物沉积及"钉突"形成，尚可见"链条状"改变及基底膜分层，通常无明显细胞增生；肾小管 - 间质可见轻度慢性病变，血管病变轻重不一。免疫荧光显示沿肾小球毛细血管袢细颗粒状 IgG 伴或不伴 C3 沉积，磷脂酶 A2 受体（phospholipase A_2 receptor，PLA_2R）染色呈阴性。电镜显示肾小球毛细血管袢基底膜上皮侧颗粒状电子致密物沉积，足突融合。

（二）GVHD 相关性微小病变

较 GVHD 相关性膜性肾病少见，光镜下肾小球病变轻微，免疫荧光无阳性发现，突出表现为电镜下足突广泛融合。

五、诊断与鉴别诊断

膜性肾病日益增多，除特发性膜性肾病外，自身免疫性疾病、感染、肿瘤、药物等也会诱发膜性肾病。因此，在诊断 GVHD 相关性膜性肾病时需要排除这些因素。此外，也需要排除白血病本身也会引起肾损害。

六、治疗及预后

移植前 HLA 配型及术前去除 T 淋巴细胞可明显降低 GVHD 的发生率。甲氨蝶呤、环孢素 A、他克莫司、利妥昔单抗等是治疗 GVHD 最有效的药物，对 GVHD 相关性肾损害的治疗也可采用免疫抑制剂治疗，与原发性膜性肾病相比，它对免疫抑制剂的反应较好。

（苏　华　叶显宗　官　阳　郭　晖）

参考文献

［1］ Ponticelli C, Moroni G, Glassock R J. De novo glomerular diseases after renal transplantation [J]. Clin J Am Soc Nephrol, 2014, 9 (8): 1479-1487.

［2］ Moroni G, Longhi S, Quaglini S, et al. The long-term outcome of renal transplantation of IgA nephropathy and the impact of recurrence on graft survival [J]. Nephrol Dial Transplant, 2013, 28 (5): 1305-1314.

［3］ Allen P J, Chadban S J, Craig J C, et al. Recurrent glomerulonephritis after kidney transplantation: risk factors and allograft outcomes [J]. Kidney Int, 2017, 92 (2): 461-469.

［4］ Berthoux F, Suzuki H, Mohey H, et al. Prognostic value of serum biomarkers of autoimmunity for recurrence of IgA nephropathy after kidney transplantation [J]. J Am Soc Nephrol, 2017, 28 (6): 1943-1950.

［5］ Prasad N, Gupta P, Jain M, et al. Outcomes of de novo allograft diabetic nephropathy in renal allograft recipients [J]. Exp Clin Transplant, 2013, 11 (3): 215-221.

［6］ Pelletier J H, Kumar K R, Engen R, et al. Recurrence of nephrotic syndrome following kidney transplantation is associated with initial native kidney biopsy findings [J]. Pediatr Nephrol, 2018, 33 (10): 1773-1780.

［7］ Kanaan N, Mourad G, Thervet E, et al. Recurrence and graft loss after kidney transplantation for henoch-schonlein purpura nephritis: a multicenter analysis [J]. Clin J Am Soc Nephrol, 2011, 6 (7): 1768-1772.

［8］ Heffron T G, Rodriguez J, Fasola C G, et al. Successful outcome after early combined liver and en bloc-kidney transplant in an infant with primary hyperoxaluria type 1: A case report [J]. Pediatr Transplant, 2010, 13 (7): 940-942.

［9］ Pinney J H, Lachmann H J, Sattianayagam P T, et al. Renal transplantation in systemic amyloidosis-importance of amyloid fibril type and precursor protein abundance [J]. Am J Transplant, 2013, 13 (2): 433-441.

［10］ Coemans M, Van Loon E, Lerut E, et al. Occurrence of diabetic nephropathy after renal transplantation despite intensive glycemic control: an observational cohort study [J]. Diabetes Care, 2019, 42 (4): 625-634.

［11］ Byrne-Dugan C J, Collins A B, Lam A Q, et al. Membranous nephropathy as a manifestation of graft-versus-host disease: association with HLA antigen typing, phospholipase A2 receptor, and C4d [J]. Am J Kidney Dis, 2014, 64 (6): 987-993.

第87章

移植肾肿瘤

肾移植受者术后随着时间延长,肿瘤发生率会增高,近年来受到更多的重视。

一、概　述

(一)肾移植后肿瘤

肾移植术后发生肿瘤是肾移植后包括心脑血管疾病、感染和移植肾失功能在内的导致受者死亡的四大原因之一。

McKhann 和 Penn 等在 1969 年分别率先对肾移植后的肿瘤予以报道,并逐渐得到国际上各移植中心的关注,其报道肾移植后肿瘤发生率约为 6%,远高于普通人群的肿瘤发生率,并随移植术后时间延长而增加。早期一项来自澳大利亚及新西兰 6 067 例肾移植受者的研究显示,移植术后 1、5 和 20 年肿瘤发生率分别为 3%、17% 和 64%。欧美国家报道,肾移植后肿瘤类型主要为非色素性皮肤癌(non-melanocytic skin cancer,NMSC)、其次为移植后淋巴组织异常增生(posttransplant lymphoproliferative disorders,PTLD)。来自辛辛那提移植后肿瘤登记处(Cincinnati Transplant Tumor Registry,CTTR)7 869 例移植受者的随访研究显示,皮肤及口唇部位的皮肤癌约占移植后肿瘤 36%,恶性淋巴系统肿瘤占移植后肿瘤的 19%。近年 Zafar 等报道移植后以鳞状细胞癌(squamous cell carcinoma,SCC)和基底细胞癌(basal cell carcinoma,BCC)为主的 NMSC 约占移植后肿瘤 85%,PTLD 占 2%~10%。亚洲国家的肾移植人群中发生的肿瘤类型与欧美国家有显著的不同,新生恶性肿瘤中主要为尿路上皮肿瘤,占所有肿瘤的 33.3%~43.5%,而皮肤癌和恶性淋巴瘤的发生率明显低于欧美国家。

(二)移植肾肿瘤

除上述肾移植受者患肾外肿瘤之外,移植术后移植肾原位发生肿瘤的概率极低。最近 Griffith 报道,经 PubMed 检索到的 1988—2015 年与移植肾原位实体肿瘤相关的 56 篇文献,肾细胞癌发病率为 0.23%。我国目前尚无系统的、较大例数的移植肾肿瘤的研究报道,仅有少数移植中心的零星报道。这些研究中移植肾肿瘤的类型主要为肾细胞癌,近年也有罕见的原始神经外胚层肿瘤、移植肾肉瘤和个别移植肾淋巴组织异常增生,其发生时间介于术后 2~15 年。

二、发病机制

(一)受者机体免疫监视功能低下

肾移植受者必须终身服用免疫抑制剂,从而导致受者处于全身免疫功能低下的状态,机体对肿瘤的免疫监视功能遭到破坏,肿瘤细胞得以突变、生长和逃避机体的免疫监视,这是肾移植受者发生恶性肿瘤的主要原因。肿瘤发生的风险与免疫抑制强度明显相关,但没有充足的证据证明免疫抑制剂是否有直接致癌作用。与普通人群肿瘤患者相比,移植受者发生肿瘤的病理分级、恶性程度和预后更差。

在抗肿瘤的细胞免疫机制中,CD8$^+$CTL 是主要的效应细胞;同时,CD4$^+$Th 细胞在维持免疫记忆、诱导抗肿瘤免疫应答中是不可缺少的,其通过释放大量的细胞因子激活非特异性杀伤细胞和促进 CD8$^+$CTL 细胞的杀伤能力等实现抗肿瘤免疫反应。而肾移植术后常规的免疫抑制方案中的钙调磷酸酶抑制剂包括环孢素 A(CsA)和他克莫司,均可特异性地与细胞质内受体蛋白复合物环啡啉(cyclophilin)或他克莫司结合蛋白(FKBP)结合,使钙调磷酸酶去磷酸化而失活。钙调磷酸酶是 T 细胞活化过程中重要的限速酶,该酶的失活直接抑制 T 细胞的活化和细胞因子基因的表达,从而抑制 T 淋巴细胞的增殖、活化和细胞因子的产生,在抑制排斥反应的同时也显著降低了机体的抗肿瘤免疫能力。

Bustami 等分析 38 191 例首次尸体肾移植的病例发现,抗体诱导治疗与移植后 PTLD 有直接的因果关系,移植后 PTLD 的发病率在肾移植受者中大约 1%,是普通人群的将近 20 倍。

(二)病毒感染

病毒感染是器官移植受者和普通人群肿瘤发生的共同危险因素。有学者认为,全世界 1/7 的肿瘤与病毒感染有关,乙型肝炎病毒感染与肝癌和人类乳头瘤病毒感染与宫颈癌是其中典型的例子。肾移植受者处于持续的免疫抑制状态,不但肿瘤免疫监视功能下降,抗感染免疫功能也低下,是各种病毒感染的特别易感人群。感染后病毒更容易介入宿主细胞的生长调控,插入导致宿主基因诱变及修饰从而改变宿主细胞基因的表达,参与恶性转化过程。在抗原刺激下淋巴细胞增生失调,病毒癌基因在淋巴细胞转运过程中增殖,而感染的宿主处于免疫抑制或过度免疫状态,不能形成有效反馈,导致肿瘤发生。

三、类型及其病理学

(一)移植肾肿瘤分类

移植肾肿瘤依据其来源分为移植后新发恶性肿瘤、移植前肿瘤复发和供者来源肿瘤3种类型。其中主要为移植后新发肿瘤,移植前肾脏肿瘤在术后移植肾的复发非常罕见。随着目前供者器官的严重短缺及边缘性供者器官的应用,供者来源肿瘤的风险逐渐增加,需要予以高度的重视。

(1)移植肾新发肿瘤(de novo malignant tumor in renal allograft):即肾移植术后在移植肾原发的肿瘤。这是移植肾肿瘤的主要类型,以肾细胞癌(renal cell carcinoma, RCC)最为常见;综合目前多数文献资料,其发病率在0.18%~0.5%之间,中位发生时间为移植术后的23个月左右,这一点也提示肿瘤是术后在移植肾内新发的,而非供肾携带所致。国际上首例移植肾新发性肾细胞癌在1988年由英国皇家利物浦医院肾移植中心的Scott等报道。2017年Griffith等回顾分析一组病例显示,肾细胞癌平均发病率为0.23%;肿瘤平均直径为27.5mm(5~90mm);其主要临床症状为血尿、急性肾损伤、肾区疼痛、高血压和反复尿路感染等;其中74.2%移植受者接受的为尸体供肾,25.8%受者为活体供肾;病理组织学类型上45.7%为肾透明细胞癌,42.1%为乳头状肾细胞癌,嫌色性肾细胞癌占3%,余下9%左右为各种不同类型的肿瘤,其中包括血管平滑肌脂肪瘤、嗜酸细胞瘤、良性纤维瘤等;其Fuhrman分级以Ⅱ级为主,其次为Ⅰ级、Ⅲ级和Ⅳ级。

(2)供者来源的肿瘤(donor-transmitted malignancy或donor-derived malignancy transmission):指通过供肾携带进入受者后在移植肾内发生的肿瘤。Kauffman根据UNOS的资料统计发现供者来源的恶性肿瘤发生率大约为3%,经移植器官传播肿瘤的危险性大约在0.01%。除特殊情况外,恶性肿瘤的患者不能成为移植器官的供者。随着供者年龄增大,恶性肿瘤比例也会增多,传播确定或未确定肿瘤的危险性也会增加。此外,肿瘤的级别也是重要的危险因素,肿瘤分化程度越低则传播性越高。Buell等报道经移植器官传播的恶性肿瘤以中枢神经系统肿瘤、黑色素瘤、肾细胞癌和肺癌最多见。依据欧洲和美国UNOS的资料显示,不同国家和地区对曾患肿瘤的供者用于器官移植的应用指南和规定中会根据肿瘤供者的具体情况而选择标准不同,其中供者患有低度恶性肿瘤但已治愈多年(如皮肤癌,除外黑色素瘤)、低度中枢神经系统肿瘤或播散危险性低的肿瘤可以考虑作为供者。大多数原发性中枢神经系统肿瘤患者并不作为捐献移植器官的禁忌证,因生理性血脑屏障的原因,绝大多数中枢神经系统肿瘤不会发生转移,但在具体选用时应考虑低、中度恶性程度的肿瘤,高度恶性原发脑瘤如侵袭性星形细胞瘤、成神经管细胞瘤或多形性成胶质细胞瘤等应高度谨慎,仅适于在特定情况下使用,且必须得到肿瘤没有发生转移的组织学证据。除原发性、无转移的中枢神经系统肿瘤以外,供者具有其他部位的恶性肿瘤者禁用。

供者来源肿瘤可以分为亲属/活体供肾来源和尸体供肾来源两个方面,其中活体供肾者在移植前均经严格的医学检查及评估,可以在很大程度上避免活体供者携带肿瘤而移植。对于尸体供者,为扩大器官来源,部分既往有肿瘤病史者也纳入到供者的范畴。在肾移植中,对于部分供肾内直径较小、恶性程度较低的肿瘤经手术切除后,供肾可以安全实施肾移植。McDermott等报道美国每年约3 000个供肾因为肾脏肿瘤而弃用,如果能进一步明确其肿瘤类型并实施合理、有效的肿瘤切除方案,则可以从中获得部分适用于移植的供肾,扩大供肾的来源。有时在供肾获取后才偶然发现肿瘤(incidental tumor),需要快速病理明确诊断以决定取舍。因此,尸体供肾肿瘤及其对肾移植后的肾脏和受者长期存活的影响受到高度关注,也需要投入更多的研究。

我国开展公民捐献器官移植的时间较短,其中肿瘤供者的供肾移植后发生移植肾肿瘤的研究仍非常有限。黄倩等报道在33例CNS肿瘤供者捐献供肾的63例肾移植受者中,仅1例来源于婴儿"脑瘤"供者的双肾移植的受者,在术后4个月出现移植肾恶性横纹肌样肿瘤并分次行移植双肾切除,余62例受者术后随访(15.9±8.2)个月时均未见肿瘤,移植肾功能正常。对于CNS肿瘤供者,应详细了解供者肿瘤病理类型及其恶性程度和治疗方法、权衡移植等待死亡和移植后肿瘤转移的风险,并在充分知情同意的情况下慎重选用。此外,我国研究者有少数肾移植后移植肾原始神经外胚层肿瘤、癌肉瘤和平滑肌瘤的单中心个案报道。

为避免和减少恶性肿瘤经移植器官传播的风险性,应注意:①详细询问供者病史,特别要注意任何可疑的全身或器官内的新生物,肝脏和肾脏超声、胸片及人类肿瘤血清学标志物的检测如绒毛膜促性腺激素测定等;②供移植器官切取后,任何可疑的肉眼小肿瘤应切除并进行病理检查明确;③在获取供者器官时如发现其他脏器或部位的恶性肿瘤,禁止使用该供者的器官。Flechner等总结了供者在尚未捐献供肾、活体捐献供肾和尸体捐献供肾3种情况下对供肾内小肿瘤的临床策略(图87-0-1),供参考。

(3)移植肾复发性肿瘤(recurrence of pre-transplant malignancy):即肾移植受者在移植前已经罹患恶性肿瘤,如受者存在肝细胞癌、胰腺癌、肺癌和肾癌等,移植后免疫抑制剂的应用增加了肿瘤复发概率。当然,肿瘤复发受多种因素影响,包括原有肿瘤的组织病理学类型、临床分期、癌瘤的大小、化疗与否、化疗药物和疗程以及全身免疫状况等。接受免疫抑制剂治疗者本身即是恶性肿瘤新发或复发的高危群体,因此,移植前有恶性肿瘤病史是移植后发生肿瘤的严重危险因素。但具体到肾移植,因其中绝大多数为多种不同类型的肾小球肾炎等导致的终末期肾病(end stage renal disease, ESRD),因而肾脏恶性肿瘤行肾移植的患者极少,因此肾脏恶性肿瘤在移植肾复发的情况极少。

(二)移植肾肿瘤的病理学

1. 肾细胞癌简称肾癌,是泌尿系统中最常见的恶性肿瘤之一,起源于肾实质小管上皮系统的恶性肿瘤,又称肾腺癌,占肾恶性肿瘤的80%~90%,占我国泌尿生殖系统肿瘤中的第二位,仅次于膀胱肿瘤,占成人恶性肿瘤的2%~3%、小儿恶性肿瘤的20%左右。男女发病率中男性与

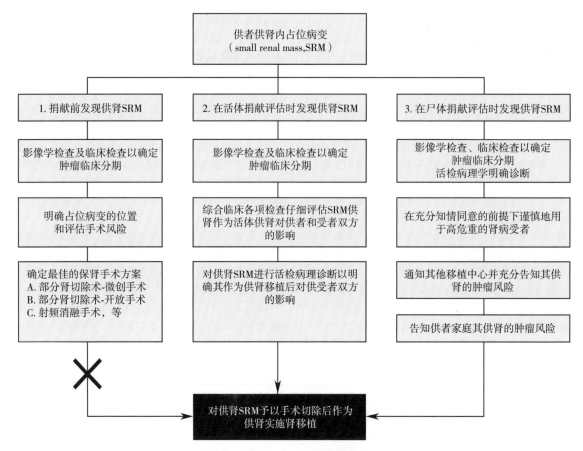

图 87-0-1 供肾肿瘤占位病变的临床策略示意

女性之比为 2∶1。移植肾中肾细胞癌的发病率国际报道为 0.19%~0.5%，但较之普通人群 0.017% 的发病率已经高出至少 10 倍以上。

肾癌的病理类型主要有透明肾细胞癌、乳头状肾细胞癌、肾嫌色细胞癌和集合管癌等，其中透明肾细胞癌占绝大多数，约达 85%。少见类型有多房性透明细胞性肾细胞癌和髓质癌等，详见第八篇。

2. 移植后淋巴组织异常增生（PTLD）是肾移植术后严重的肿瘤之一，常见于移植术后 1 年内。其好发部位包括淋巴结、消化道、中枢神经系统、皮下、肺、肝和移植肾脏等。在影像学检查的基础上，局部肿块、淋巴结切除病理检查和穿刺活检病理学检查是诊断 PTLD 的"金标准"，详见第 85 章第 6 节。

（郭 晖）

参考文献

［1］CHAPMAN J R, WEBSTER A C, WONG G. Cancer in the transplant recipient [J]. Cold Spring Narb Perspect Med, 2013, 3 (7): 1-15.

［2］SU M Z, CAMPBELL N A, LAU H M. Management of renal masses in transplant allografts at an australian kidney-pancreas transplant units [J]. Transplanta-

tion, 2014, 97 (6): 654-659.

［3］GRIFFITH J, AMIN K A, WAINGANKAR N, et al. Solid renal masses in transplanted allograft kidneys: a closer look at the epidemiology and management [J]. Am J Transplant, 2017, 17 (11): 2775-2781.

［4］TILLOU X, GULERYUZ K, COLLON S, et al. Renal cell carcinoma in functional renal graft: toward ablative treatments [J]. Transplant Rev (Orlando), 2016, 30 (1): 20-26.

［5］TILLOU X, DOERFLER D, COLLON S, et al. De Novo kidney graft tumors: results from a multicentric retrospective National study [J]. Am J Transplant, 2012, 12 (12): 3308-3315.

［6］NALESNIK M A, WOODLE E S, DIMAIO J M, et al. Donor-transmitted malignancies in organ transplantation: assessment of clinical risk [J]. Am J Transplant, 2011, 11 (6): 1140-1147.

［7］黄倩，王心强，蒋继贫，等. 原发性中枢神经系统肿瘤供者供肾移植 63 例安全性分析 [J]. 中华器官移植杂志，2017, 38 (3): 136-140.

［8］FLECHNER S M, CAMPBELL S C. The Use of kidneys with small renal tumors for transplantation: who is taking the risk？ [J]. Am J Transplant, 2012, 12 (1): 48-54.

［9］TILLOU X, GULERYUZ K, DOERFLER A, et al. Nephron sparing surgery for de novo kidney graft tumor: Results from a multicenter national study [J]. Am J Transplant, 2014, 14 (9): 2120-2125.

［10］COGNARD N, ANGLICHEAU D, GATAULT P, et al. Recurrence of renal cell cancer after renal transplantation in a multicenter French Cohort [J]. Transplantation, 2018, 102 (5): 860-867.

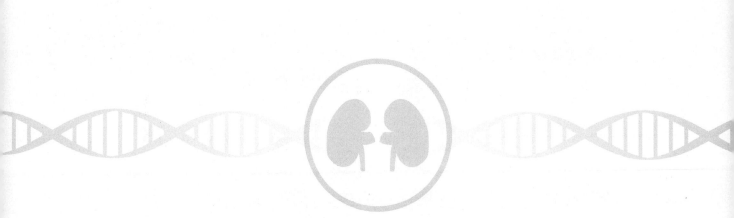

第十一篇

操作技术

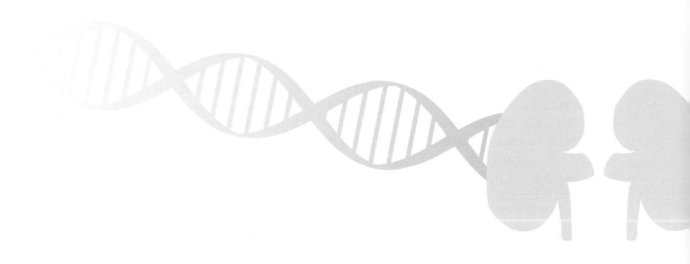

第88章

肾活检组织取材技术及要求

肾活检病理检查是明确肾脏疾病诊断的重要途径，肾脏病理报告的准确性与肾组织取材方法和质量、穿刺后组织处理是否及时，以及活检标本的保存和配送方式密切相关，尤其是荧光和电镜检查对标本固定的时效性、保存温度要求更高。因此应重视肾活检组织离体后的各个环节把控，以保证肾脏病理医师的阅片质量，从而提高诊断的准确性，为临床提供更好的治疗指导和预后判断。

一、肾组织取材的基本要求

目前获取肾组织的方式主要有 2 种：经皮穿刺活检或开放性切口（楔形）活检，但临床应用最多的是 B 超引导下经皮肾穿刺方式，只有部分移植供肾进行楔形切口。2 种活检方式各有利弊，一般经皮细针穿刺所获得的组织有限，但随着医学影像学的发展和穿刺针的改进，在多数情况下可以保证肾穿刺取出的标本满足诊断的需求。虽然楔形活检取材的标本体积较大，但它们往往只包含较浅表部位的皮质层，而缺乏近髓肾小球和弓状动脉。

肾活检病理常规项目应包括光学显微镜（光镜）、免疫荧光（荧光）或免疫组化和电子显微镜（电镜）检查，穿刺标本应同时满足上述 3 种检查的要求，即 3 份组织中均应包含肾小球、肾小管、肾间质和肾血管，此外还应包含有肾皮质和皮髓交界处组织。为了避免取到髓放线位置，要求穿刺角度在 20°~30° 之间，选择穿刺针型号以 16 和 18 号最佳，而 20 和 22 号针获取的肾组织小球与动脉数量会明显减少，且制片时易造成组织破碎而影响镜下观察，穿刺获取肾组织的长度 1.0~1.5cm 为宜，建议取 2 条组织，以保证有足够的肾小球：在光镜标本中应保证至少有 8~10 个肾小球，荧光标本中至少有 2~3 个肾小球，电镜标本最少有 1 个肾小球，同时要求肾小球为非硬化且较完整的，这样才能够满足基本的诊断需求；活检组织中应包括至少两条小动脉，尤其是肾移植活检标本，更应作为其核心要求；节段性硬化的肾小球往往会首先发生于皮髓交界处，所以对于某些疾病（如微小病变肾病）患者若取材时未取到皮髓交界的位置可能会导致误诊或漏诊。

二、肾组织取出后的初步处理

当穿刺组织离体后应立即在预冷（2~8℃）的 0.9% 氯

化钠溶液湿润纱布上将血迹处理干净，然后在解剖显微镜或放大镜下由有经验的医生或技术人员进行观察，确定是否存在肾小球，此时看到肾小球一般是小红点，若标本中无肾小球，或穿刺标本怀疑不是肾组织的，可即刻进行补救穿刺。对于新鲜穿刺的标本必须小心处理，最好用小木棒（如棉签棒）来操作，不要用镊子夹捏组织，以避免污染标本或人为损伤标本，上述处理过程动作要快，应在 1~2 分钟内完成。

在仔细观察肾组织后，对于肾小球的数目和位置会有初步印象，因不同检查项目对肾小球的数量要求不同，为了避免造成组织的浪费或球数不够，对标本进行分割是非常有必要的。将组织轻轻移至已准备好的蜡板上，然后轻轻用力把锋利的手术刀片压向蜡板的方式来切割标本，过程中应注意避免拉锯式切割，因新鲜组织较为脆弱，拉锯切割会造成切口处组织的损伤，而获取标本中的每一个肾小球都很珍贵，若病变肾小球位于切口处，可能会造成无法观察而漏诊掉某些病例。标本的分割方式也是非常重要的，可以根据解剖显微镜下观察到的肾小球位置进行切割，但有些情况下因疾病不同，病变多样等种种原因导致观察到的肾小球较为模糊，无法确定是否为肾小球或硬化的肾小球，此时建议组织离体后首先标记好皮质端（针尾端）至髓质端（针尖段），然后采用以下 3 种分割方法：①若穿刺出来的组织为 1 条且较长，则在组织的两端各切 1mm 做电镜，再各切 1~2mm 做荧光，剩下的标本做光镜检查（图 88-0-1A）；②若穿刺出来的组织为 2 条，则在其中 1 条组织的两端先各切 1mm 做电镜，再各切 1mm 做荧光；在另 1 条组织的皮质端（即针尾端）先切 1mm 做电镜，再切 1mm 做荧光（因为块数比较多，每块组织不用太长，1mm 就可以），剩下的做光镜检查（图 88-0-1B）；③如果穿刺标本比较少，可根据患者最有可能的病变，如怀疑 IgA 肾病，就应当保证光镜和荧光标本有肾小球；若怀疑薄基底膜病或其他遗传性肾病，则应当保证光镜和电镜标本有肾小球，在此基础上适当减少电镜或荧光的标本块数以保证光镜检查，光镜标本在制成蜡块后多数情况下可经过特殊处理后对其他两种检查进行补救。标本分割过程时间亦不应太久，应在 2~3 分钟内完成所有操作，标本分割完成后应迅速将组织放入相应的保存液中送病理室制片检查。

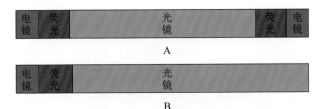

图 88-0-1 肾活检组织分割法
注:A. 1 条长肾活检组织分割法;B. 2 条较短肾活检组织分割法。

三、肾组织取材的评价

近年来,使用较小型号穿刺针(20 或 22 号)进行肾活检的数量有所增加,有数据表明使用小型号穿刺针获取的穿刺组织所能提供的诊断信息非常少,并不会降低并发症的发生率,为了提供准确的诊断,通常需要重复肾活检,这也增加了肾活检手术的风险和成本,所以建议使用 18 号或 16 号穿刺针进行穿刺。

B 超引导下经皮穿刺有一定的盲目性,取出的肾组织可能包括皮质和髓质,也可能全为皮质或髓质,一般新鲜组织肾皮质略白,而髓质血供较为丰富,颜色偏红,肾组织比重较大,置于固定液内时会沉于瓶底。除肾组织外,也可能穿到肌肉、脂肪或结缔组织,脂肪组织呈黄白色,比重比较小,可漂浮于固定液表面;结缔组织呈灰白色,较肾组织质地硬韧;肌肉组织的颜色和比重均与肾组织相似,肉眼难以区分,需借助解剖显微镜下来辨别。少数情况下也可能会穿到肝脏、脾脏、胰腺、肠等脏器,临床医生穿刺时应仔细观察,以免造成患者其他脏器的损伤。

四、肾组织的保存及运送流程

目前能够开展肾活检病理检查的单位越来越多,但主要集中在超大型的三级甲等医院,而不能开展病理项目的医院会把穿刺标本送到大型医院或有资质的第三方医学检验机构,有时运送距离较远,甚至跨省运输,这就对保存液和保存温度的要求很高,以本单位为例介绍标本保存及运输的流程及注意事项。

(1)将分割好的标本应立即放入相对应的光镜(中性甲醛)、电镜(中性戊二醛)、荧光(宙斯)保存液中,放入标本时应按照以下要求进行操作:肾穿标本盒 3 种保存液的区分是以瓶盖的颜色来区分的,蓝色的(第 1 个瓶)是电镜,红色的是荧光(第 2 个瓶),绿色的是光镜(第 3 个瓶),装标本的时候不要把 3 个瓶盖同时打开,否则容易将瓶盖盖错,应逐一打开后放入分割好的组织,同时标本瓶上注明相关检查字样(图 88-0-2)。

(2)由临床医生填写申请单,填写申请单时要注意字迹清楚,患者资料完整,同时应填写医生分割后所看到的标本条数和本次申请检查项目,填写完以后把申请单放在保存盒内。

(3)盖好肾活检保存盒,在保存盒正面标示医院名称和患者信息,然后将保存盒 2~8 ℃冷藏保存配送(图 88-0-3)。

(4)注意事项:①肾穿保存液应保证新鲜,配好的保存液最好 2 周内使用,否则会影响保存效果;②穿刺标本应在离体后 120 小时内送至实验室制片,以免影响观察;③医院放入标本时应将标本完全放进保存液中,不应让标本漂浮或者贴壁。

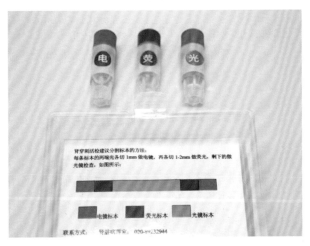

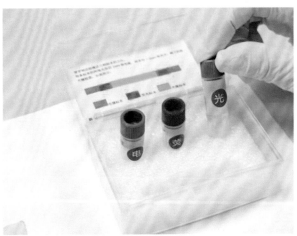

图 88-0-2 将分割组织放入含不同保存液的试管中
注:蓝色. 电镜样本;红色. 荧光样本;绿色. 光镜样本。

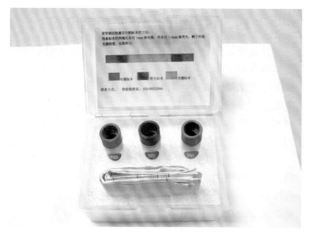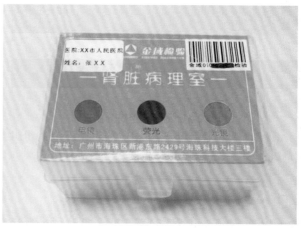

图 88-0-3　保存肾活检标本

注：盖好肾活检保存盒，在保存盒正面标示医院名称和患者信息。

（陈惠萍　王　林）

参考文献

［1］ CORWIN H L, SCHWARTZ M M, LEWIS E J. The importance of sample size in the interpretation of the renal biopsy [J]. Am J Nephrol, 1988, 8 (2): 85-89.

［2］ FOGO A B. Approach to renal biopsy [J]. Am J Kidney Dis, 2003, 42 (4): 826-836.

［3］ CAPRETZ T, PATEL R M, OKHUNOV Z. Percutaneous renal biopsy: approach, diagnostic accuracy and risks [J]. Curr Opin Urol, 2018, 28 (4): 369-374.

［4］ WALKER P D. The renal biopsy [J]. Arch Pathol Lab Med, 2009, 133 (2): 181-188.

［5］ FOGO A, KASHGARIAN M. Diagnostic atlas of renal pathology [M]. 3rd ed. Amsterdam: Elsevier, 2016.

［6］ WALKER P D, CAVALLO T, BONSIB S M, et al. Committee on renal biopsy guidelines of the renal pathology S. practice guidelines for the renal biopsy [J]. Mod Pathol, 2004, 17 (12): 1555-1563.

第89章

肾活检病理诊断技术

规范的肾活检病理诊断由3部分内容组成：光学显微镜(组织学)、免疫病理(免疫荧光或免疫酶标)及电子显微镜(超微结构)检查。三者从不同角度反映患者肾脏病变的特点，各有所侧重，相互联系，缺一不可。本章讨论肾活检的组织学、免疫病理及超微结构在肾脏疾病诊断中的价值。

一、组 织 学

(一)观察内容与步骤

光学显微镜(组织学)观察是肾活检诊断的第一步，可以反映肾脏疾病的全貌，如肾脏损伤范围(弥漫的还是局灶的)、部位(肾小球、肾小管、肾间质和血管)、性质(增生、渗出、坏死、慢性化病变等)等。通过观察能对疾病做出较全面的判断。

首先，应在低倍光学显微镜下观察肾活检取材是否合格，包括有无肾皮质、髓质和皮、髓交界组织；每个切面肾小球数、肾小球大小及肾小管、间质和血管成分等；然后再在高倍镜下观察肾小球内的各种细胞成分(内皮细胞、足细胞、系膜细胞及球内炎性浸润细胞等)的病变及病变性质；肾小球毛细血管袢，肾小球系膜区，鲍曼囊壁和覆盖于鲍曼囊壁上的壁层上皮细胞等病变性质。同样也应对肾小管病变和肾间质、血管病变部位、性质作出相应的评价(表89-0-1)。

表89-0-1 组织学观察肾脏病变的部位及性质

部位	性质
肾小球	基底膜、系膜区、足细胞、炎症、瘢痕、异常物质沉积等
肾小管	近端、远端、上皮细胞、刷状缘、坏死、再生、萎缩、管型、特殊物质沉积等
间质	细胞浸润、水肿、纤维化、出血、异常物质沉积等
血管	动脉、小动脉、炎症、坏死、硬化、透明变性、血栓等

光镜观察首先应明确肾单位受累的原发部位，如免疫炎症性疾病使得肾小球产生炎症性、坏死性病变，肾小管、间质、甚至血管，都可能发生相应的变化，如肾小管坏死、间

质炎细胞浸润等；若高血压引起血管病变时，可能诱发继发性的肾小球缺血、肾小管萎缩、间质纤维化等慢性化病变(表89-0-2)。因此，通过组织学观察要尽量鉴别肾脏损伤的原发部位。当然，必须结合免疫病理和超微结构检查作出最终诊断。

(二)组织切片及常用染色

观察组织学病变必须强调连续、薄的切片(1.5~2μm)；连续切片可以显现不同切面的病变，当一个层面未见明显病变时，但连续的前后层面上可能会清晰地反映出病变，避免误诊。薄的切片则可清晰地发现病变的细微结构。

常用染色包括苏木精-伊红(hematoxylin and eosin，HE)染色、过碘酸希夫(periodic acid Schiff，PAS)染色、过碘酸六胺银(periodic acid-silver metheramine，PASM)染色和Masson。此外，还应根据具体病变选择有针对性的特殊染色。例如，碱性刚果红及高锰酸钾碱性刚果红染色、MSB染色(马休黄猩红蓝染色)、WG染色(弹力纤维胶原染色)及普鲁士蓝染色等。

多数单位已将碱性刚果红及高锰酸钾碱性刚果红染色作为成人肾活检的常规染色，其他的可以根据病情提出需相应的染色，如普鲁士蓝染色、甲苯胺蓝染色及油红O染色等；在一些特殊疾病，如怀疑铜代谢紊乱的疾病，还可以用蒂姆硫化银染技术(Timm's染色)，分析疾病是否与铜代谢相关，在磷酸盐造成的肾损害患者，也可用Von Kossa染色(图89-0-1、图89-0-2)。

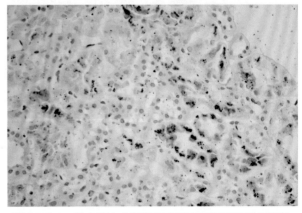

图89-0-1 肾小管上皮细胞细胞质内见深棕色的铜颗粒

注：Timm's染色 ×200。

表 89-0-2　光镜观察的内容

肾小球及血管	肾小管、间质
肾小球	**肾小管上皮细胞**
肾小球数（正常 / 节段和球性硬化）	核改变（坏死、有丝分裂）
毛细血管丛（形态、大小）	大小、肿胀 / 扁平
浸润细胞（种类、数量）	空泡化（大小、性质）
系膜细胞及基质增生及程度	刷状缘
毛细血管袢（节段性硬化、坏死、血栓、袢中内容物）	包涵体
	泡沫细胞
沉积物（系膜区、内皮下、上皮侧）	
基底膜	
新月体（大小、类型、数量）	**肾小管管腔**
鲍曼囊（粘连、囊壁、囊腔）	大小
球旁器	管型（类型和大小）
血管	细胞成分（红细胞、白细胞、上皮细胞和细胞碎屑等）
内膜纤维化	结晶及特殊物质
内膜增厚	基底膜（增厚、断裂）
黏液改变（葱皮样）	萎缩
弹力层断裂	**肾间质**
透明变或纤维素样沉积	水肿
中膜肥厚、坏死	浸润细胞（中性粒、淋巴、单个核等）
血栓	肉芽肿
浸润细胞（中性粒、淋巴、单个核……）	红细胞外渗
管周毛细血管和静脉	纤维化
充血	泡沫细胞
浸润细胞（中性粒、淋巴、单个核等）	结晶或钙化

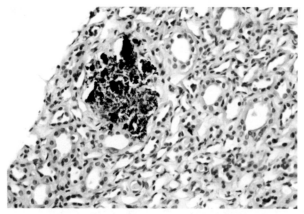

图 89-0-2　肾组织中见聚集的磷酸盐沉积

注：Von Kossa ×400。

HE 染色的特点是细胞核呈蓝色，细胞质呈红色，此染色是区分细胞种类的最好染色，能清晰地反映各种细胞成分，如中性粒细胞、嗜酸性细胞、浆细胞等。此外，薄切片时，还能清晰地观察到细胞核内的染色质。PAS 染色时组织的膜性结构及细胞成分显现清晰，糖原、黏蛋白、膜性结构、系膜基质均呈紫红色，细胞核呈蓝色。此种染色，常用于观察膜性结构的变化及系膜区基质是否增多。PASM 染色也可清楚地观察膜的结构和系膜基质变化，此时肾小球基底膜和系膜区呈棕黑色，但此染色对细胞成分的观察不够清晰，仅见细胞质红色，不易分辨何种细胞；PASM 染色间质胶原呈绿色，免疫复合物呈红色。Masson 染色也能较好地观察细胞成分，细胞核呈蓝色，细胞质呈红色，间质胶原呈绿色，免疫复合物呈红色（表 89-0-3）。

表 89-0-3　肾活检组织学常规染色

常用染色	观察成分	染色结果
HE	各种细胞（染色质和细胞核）	蓝色
	细胞质	红色

续表

常用染色	观察成分	染色结果
PAS	膜性结构、系膜基质 糖原、黏蛋白	紫红色
	细胞核	蓝色
PASM	膜性结构、系膜基质	棕黑色
	细胞质、免疫复合物	红色
	胶原	绿色
Masson	细胞核	蓝黑色
	胶原	绿色
	免疫复合物	红色

分析时，必须注意鉴别诊断，同一病因可出现不同的病理改变，不同的病因又可以出现相同的临床表现。如狼疮性肾炎（lupus nephritis，LN）可分为6种不同组织学改变类型。因此，大多数患者必需结合免疫组织学（免疫荧光/免疫酶标）和电子显微镜检查，同时结合临床表现和实验室检查特点，尽量明确肾脏损伤的原因。

组织学观察时，应对肾组织各部位的病变进行半定量分析。所谓半定量分析的含义有两层意思：一是病变程度，二是病变范围。例如，对肾小球病变的半定量分析常包含废弃肾小球数、局灶病变或弥漫增生病变、新月体的多少等。这些指标，常以数字或百分比表示，如硬化肾小球占观察肾小球的4/28或20%；而肾小管-间质病变则常以0~3+半定量方法表示，0：无病变；1+：轻度病变，即萎缩肾小管占观察肾小管的25%以下；2+：中度病变，萎缩肾小管占观察肾小管的25%~50%；3+：重度病变，表明萎缩肾小管占观察肾小管的50%以上。一些疾病（如LN）有特殊的积分系统行半定量分析。人工智能开发后可以准确地完成此项工作。

（三）形态计量学分析

形态计量学分析多用于科学研究。组织学或超微结构标本常用此法。进行光学显微镜形态学计量分析的标本有一定要求，如标准的标本固定液和包埋剂、切片的厚度、测量标本，必须采用同种染色及需要一定数量的组织等（如非硬化的、正切或相对正切的肾小球至少>10个）。目前，此项工作多采用软件分析系统完成。

二、免疫病理

免疫反应在肾脏疾病的发生、进展中起了重要作用。从肾脏疾病的分型可以看出，一些疾病的命名就是以免疫病理为基础的（如IgA肾病、纤维连接蛋白肾病等），一些疾病的鉴别诊断也离不开免疫病理检查，如LN、抗肾小球基底膜（glomerular basement membrane，GBM）病等；特别是近年来免疫病理发展有了长足的进步，一些新的疾病的诊断及鉴别诊断依赖免疫病理检查。因此，免疫病理检查是肾活检病理诊断中必不可少的一部分，如果忽视了免疫病理检查，则部分疾病的诊断和鉴别诊断将受到影响。

（一）免疫组织化学技术及观察内容

免疫组织化学技术是应用免疫学基本原理——抗原抗体反应，对组织或细胞内抗原或抗体物质定性和定位的组织化学技术。按照标记物的不同，可分为免疫荧光法、免疫酶法、免疫铁蛋白法、免疫金法及放射免疫自显影法等。

用于肾活检病理诊断的主要方法是免疫荧光法和免疫酶法。前者具有抗原抗体反应的特异性，染色技术快速，在细胞或组织上定位的准确性以及荧光效应的灵敏性等优势，然而它也有一些缺点，如荧光强度随时间延长逐渐消退，致使结果不能长期保存（目前可以通过照相保留）；所作出的判断荧光强度的结论也较主观等；当免疫荧光检查取材不合适即无肾小球时，经固定的石蜡切片，不能满足所需的全套荧光染色，即可以用免疫酶染色替补观察。

免疫酶法无须特殊显微镜，定位准确，对比度好；染色标本可长期保存，可用苏木精等染料复染，便于与形态学相结合，既适用于冷冻切片，也适用于石蜡切片等，弥补了免疫荧光法的不足，但其缺点是对染色技术要求较高，否则容易造成假阳性。

肾活检病理诊断中免疫荧光法和免疫酶法技术，都是必须建立的。因为，有些对诊断有价值的观察指标只有免疫酶染色才能确定，如肾组织CD4阳性、CD8阳性细胞及增殖细胞核抗原（proliferating cell nuclear antigen，PCNA）阳性细胞，多瘤病毒检测等；对一些疾病的鉴别诊断也需要借助免疫酶技术，如DNA-JB9可以鉴别纤维性肾小球肾炎（fibrillary glomerulonephritis）和免疫触须样肾小球病（图89-0-3）。有学者报道CD40免疫酶染色有助诊断移植后复发性FSGS，而营养不良聚糖染色则可以鉴别MCD和FSGS。

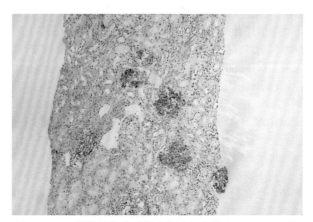

图89-0-3 纤维性肾小球肾炎免疫组化染色DNA-JB9阳性（IHC×400）

常规免疫荧光染色的项目，包括IgG、IgA、IgM、C3、C4、C1q和轻链κ、λ。但要根据患者临床表现及实验室检查结果选择性行抗磷脂酶A2受体抗体（PLA2R）、1型血小板反应蛋白7A域（THSD7A）、重链α、γ及纤维蛋白/纤维蛋白相关抗原、乙型肝炎病毒、丙型肝炎病毒相关抗原、胶原Ⅲ、Ⅳ型胶原α3、α5链、纤维连接蛋白和脂蛋白ApoE、ApoB等染色（图89-0-4）。近来，有学者提出在MCD和FSGS的鉴别诊断中免疫酶标营养不良聚糖（dystroglycan）

染色有助早期鉴别这两种疾病,总之,近来一些新的抗体出现,对疾病确诊、诊断及鉴别诊断均有重要意义。

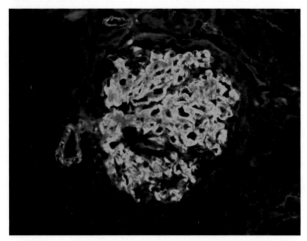

图 89-0-4 肾小球外周袢弥漫沿袢分布的重链 α(IF×400)

分析肾组织中抗体沉积的种类,如免疫球蛋白(IgG、IgA、IgM)和/或补体、轻链 κ、λ 或其他等;部位如 GBM、系膜区和系膜旁区和/或肾小球以外部位,如肾小囊壁、肾小管基底膜、间质血管、管周毛细血管等,有助疾病的诊断和鉴别诊断,应仔细分辨免疫球蛋白和/或补体及其他成分在 GBM 沉积的部位,如在肾小球毛细血管袢基膜上皮下(肾小球基底膜与足细胞间)、内皮下(GBM 和内皮细胞间)等,甚至肾小球足细胞及肾小管上皮细胞胞浆内特殊的成分阳性对疾病的诊断具重要价值;分布范围是指局灶或弥漫、节段或球性;分布形态(线状、颗粒状、团块状和结节样等)及强度(如 +、2+、3+ 等),并予以记录。

除肾小球抗体沉积的种类和部位能提供诊断和鉴别诊断依据外,其他部位如肾小管基底膜、管周毛细血管,甚至间质抗体沉积的种类,对诊断及鉴别诊断也有重要意义。急性过敏性间质性肾炎患者,肾小管基底膜 C3 可阳性;管周毛细血管 IgG 或 C1q 阳性,表明患者体液免疫功能亢进,对 LN 的诊断有十分重要价值;肾移植患者肾活检组织管周毛细血管阳性 C4 分解片段(C4d)阳性,对确诊急性体液性排斥反应有重要价值。

镜下观察时,应首先区分免疫球蛋白和补体非特异性和特异性沉积。节段或球性硬化的小球中,常见血浆内渗或血浆蛋白漏至硬化区,内渗的血浆蛋白中常含白蛋白、大分子质量的免疫球蛋白(尤其是 IgM)和补体(特别是 C3)。因此,在硬化的肾小球及血管壁中发现 IgM、C3 和白蛋白为非特异性,多半是非特异性滞留而非免疫反应的结果。糖尿病肾病或其他肾脏疾病时,增厚的肾小球基底膜和肾小管基底膜偶尔可见免疫球蛋白(IgM 和 C3)和白蛋白非特异性的滞留,重度蛋白尿者鲍曼囊脏层上皮细胞和肾小管上皮细胞的胞质内也可常见淡染的滴状物,这些都是非特异性沉积(图 89-0-5)。需注意的是必须认真区分肾小球足细胞胞质内及肾小管上皮细胞胞质内阳性滴状物的真假,以免遗漏对轻链足细胞病和轻链肾小管病的诊断(图 89-0-6)。

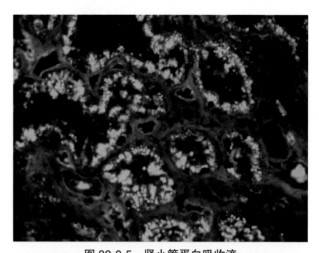

图 89-0-5 肾小管蛋白吸收滴
注:膜性肾病患者,肾小管上皮细胞胞质内大量蛋白吸收滴(IgG,IF×400)。

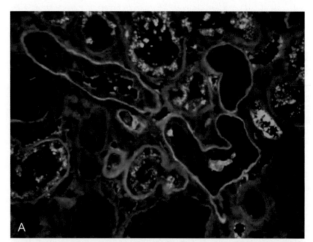

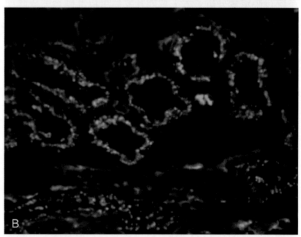

图 89-0-6 轻链沉积病和轻链近端肾小管病
注:A. 轻链沉积病患者,肾小管基膜 λ 阳性,肾小管上皮细胞质内少量蛋白吸收滴(IF×200);B. 轻链近端肾小管病患者,肾小管上皮细胞胞质内大量轻链阳性的蛋白吸收滴(λ 链,IF×400)。

(二)肾组织免疫球蛋白和/或补体沉积部位及类型

1. 肾小球毛细血管袢

(1)线状沉积:IgG 沿肾小球基底膜分布(图 89-0-7A),

这种沉积高度提示抗 GBM 疾病,应进一步检查血清是否存在抗 GBM 抗体;线状沉积也见于轻链沉积病和致密物沉积病。值得注意的是,当抗 GBM 疾病的毛细血管袢遭受破坏而断裂时,线条状沉积物有时呈颗粒状表现。

Ⅰ期膜性肾病可见肾小球毛细血管袢有细小颗粒状沉积物,有时会被误为线状沉积物。此外,糖尿病也可见非特异性的线状沉积物。免疫复合物型肾炎沉积物过于密集时,也可呈假线条状表现。但不论哪一型肾炎,补体或纤维蛋白相关抗原在肾小球毛细血管壁的沉积往往呈颗粒状。

(2)颗粒状沉积(沿肾小球基底膜分布):沿肾小球基底膜分布的免疫球蛋白和/或补体,还可呈粗颗粒、细颗粒及沿肾小球毛细血管袢均匀分布的几种形态(图 89-0-7B)。观察时,如 GBM 外侧缘较平滑、内侧缘呈粗颗粒或块状的疾病包括膜增生性肾小球肾炎(membrano-proliferative glomerulonephritis,MPGN)、继发性肾脏病(如 LN、紫癜性肾炎)等。此时,光学显微镜下可见内皮下嗜复红物。

肾小球基底膜内侧缘较平滑、外侧缘呈不规则、稀疏的颗粒状,免疫复合物多见于上皮下,常见疾病包括感染后肾炎及继发性肾脏病如 LN、紫癜性肾炎等。

(3)团块状沉积:这种沉积可见于 2 种情况,即沿

GBM 分布或分布于袢腔内。抗心磷脂抗体综合征、冷球蛋白血症及 LN 等,常见团块状沉积沿 GBM 内侧分布(图 89-0-7C)。组织学改变显示,肾小球毛细血管袢腔内存在血栓、栓子时,免疫荧光染色可见袢内团块状沉积物。脂蛋白肾病、抗心磷脂抗体综合征、冷球蛋白血症及 LN 等亦见袢内团块状沉积物。

(4)肾小球系膜区及周边袢:均见特异性免疫球蛋白和补体沉积,主要见于 MPGN、LN 及急性感染后肾炎等。

2. 肾小球系膜区

(1)块状沉积物:主要见于 IgA 肾病、LN,轻链、重链、轻重链沉积病及糖尿病肾病等也可见系膜区块状沉积物(图 89-0-8);淀粉样变性及纤维样肾小肾炎患者系膜区沉积物常常模糊、界限不清。

(2)颗粒状沉积:肾小球系膜区颗粒状沉积又可细分为蝌蚪形、团块状、星状、分支或纤细、轻度弯曲形等多种形态的沉积物,分布于系膜区、系膜旁区,有的向内皮下延伸,常见于循环免疫复合物性肾炎或原位免疫复合物性肾炎,如 IgA 肾病、LN 等(图 89-0-9)。

根据免疫荧光(酶标)抗体分布的密集程度,又可进一步分为:①弥漫性沉积。荧光(酶标)抗体连续而均匀地分

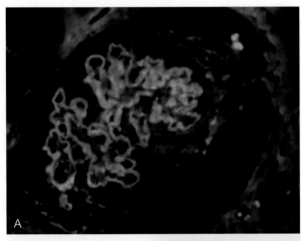
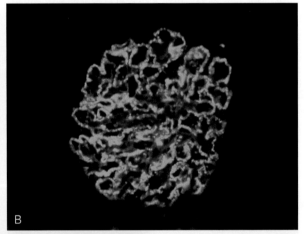
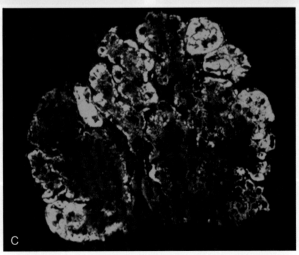

图 89-0-7 免疫球蛋白在肾小球基底膜分布的类型

注:A. IgG 线状沉积沿肾小球基底膜分布(IF×400);B. IgG 颗粒状沿肾小球基底膜分布(IF×400);C. IgG 团块状沿肾小球基底膜分布,节段肾小球系膜区阳性(IF×400)。

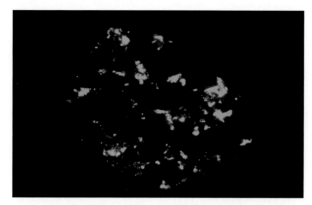

图 89-0-8　肾小球系膜区块状沉积物
注:IgA 在系膜区呈块状沉积(IF×400)。

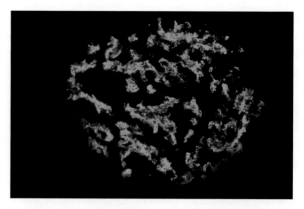

图 89-0-9　免疫球蛋白和 / 或补体在系膜区沉积
注:C3 在系膜区沉积并向系膜旁区及外周袢延伸(IF×400)。

布于肾小球毛细血管袢上。膜性肾病、毛细血管内增生性肾炎、系膜毛细血管性肾炎及 LN 等,常见此种类型。②不规则沉积。免疫球蛋白和 / 或补体等,沿肾小球毛细血管袢和 / 或系膜区呈不规则沉积(图 89-0-10A)。③节段性沉积。荧光(酶标)抗体仅仅分布在肾小球的某些节段,而另外一些节段则不显示荧光(图 89-0-10B),常见于局灶节段性肾小球硬化及 LN。

3. 肾小球足细胞　以往不注意对足细胞的观察,也不

知足细胞细胞质内阳性的意义。近年,足细胞细胞质内 κ 或 λ 阳性者电镜下见足细胞内特殊结构,经胶体金标记的轻链与免疫荧光一致,诊断轻链足细胞病(见第 6 章)。

4. 肾小管 - 间质

(1)线状沉积(沿肾小管基底膜):肾小管基底膜线状免疫球蛋白和 / 或补体等沉积有诊断价值,主要见于抗 GBM 抗体介导的肾小球肾炎、致密物沉积病、轻链或重链(或轻重链)沉积病,罕见抗肾小管基底膜抗体介导的疾病(图 89-0-11A)。

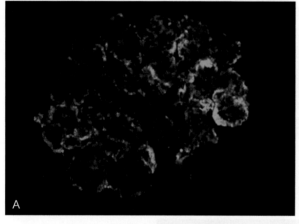

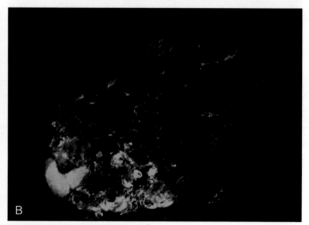

图 89-0-10　免疫球蛋白和 / 或补体沿肾小球毛细血管袢和 / 或系膜区沉积
注:A. IgG 呈不规则沉积;B. C3 节段性沉积(IF×400)。

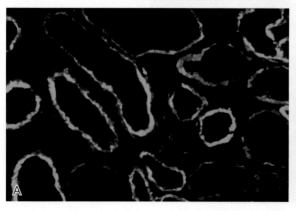

图 89-0-11　肾小管 - 间质线状沉积
注:A. 肾小管基底膜线状免疫球蛋白和 / 或补体及轻链等沉积(IgG,IF×400);B. 肾小管基底膜颗粒状免疫球蛋白和 / 或补体及轻链等沉积(C3,IF×400)。

(2)颗粒状：LN 患者肾小管基底膜常见颗粒状的免疫球蛋白和 / 或补体等沉积,有时急性感染后肾炎、急性肾小管间质性肾炎和肾小管基底膜也可见颗粒状的免疫复合物沉积(图 89-0-11B)。

(3)肾小管管型：一般管型阳性无意义,但骨髓瘤管型肾病时,一些小管管型可见与原发病相关的轻链或单克隆免疫球蛋白沉积(见第 6 章)。

(4)间质：活动性 LN 和浆细胞缺陷病时,间质中可见颗粒状的免疫复合物沉积,有时阳性的沉积物很难确定管周毛细血管、肾小管基膜和间质,电镜观察有助区分(图 89-0-12)。

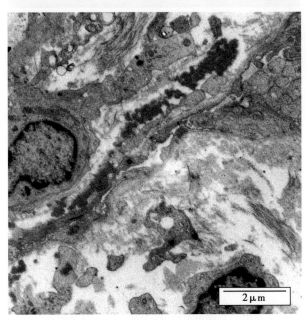

图 89-0-12　肾间质电子致密物沉积(EM)

5. 血管　狼疮性血管病变时,动脉、小动脉壁可见免疫球蛋白和 / 或补体等沉积;良性肾动脉硬化、恶性高血压,血栓性微血管病和妊娠相关性肾脏疾病等,也可见血管壁免疫球蛋白和 / 或补体及纤维蛋白(Fibrin)阳性(图 89-0-13)。

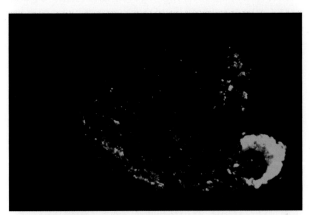

图 89-0-13　入球小动脉 Fibrin 阳性(IF×400)

6. 管周毛细血管　LN 患者可见弥漫的管周毛细血管免疫球蛋白或 C1q 阳性,此时,电镜观察管周毛细血管极易

见电子致密物沉积。肾移植急性体液性排斥反应患者管周毛细血管 C4d 阳性(图 89-0-14)。

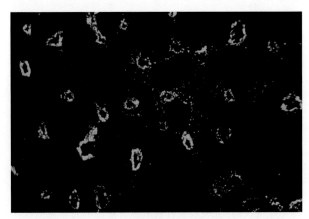

图 89-0-14　C4d 在管周毛细血管沉积(IF×400)

(三)定量分析

免疫荧光及免疫酶标染色的强度,常以半定量的方法评判。不同观察者对同一份标本强度的判断,可有不同的结果。因此,强调最好专人观察免疫荧光及免疫酶标染色结果,以得到恒定的结论。

按 Pirani 的标准,将染色阳性强度划分为：轻度(1+),中度(2+),重度(3+);若免疫球蛋白 / 补体染色不着色,则为阴性。

(四)免疫病理在肾小球疾病诊断中的应用

免疫组织化学技术对研究肾小球疾病的发病机制,判断人类肾小球疾病是否属于免疫性,甚至对于某些肾小球疾病的确诊均具有重要作用,现分述如下。

1. 判断肾脏疾病是否为免疫介导的疾病　根据肾组织是否存在免疫球蛋白和 / 或补体沉积,可将肾小球疾病分为免疫介导的和非免疫介导的两类(表 89-0-4)。①肾小球毛细血管袢免疫球蛋白呈线状沉积,多提示为抗 GBM 疾病,如某些急进性肾炎、肺出血 - 肾炎综合征、极少数轻型肾小球肾炎、罕见肺含铁血黄素沉着症;以及某些肾小管间质性肾炎伴发的抗 GBM 疾病和移植肾。②肾小球毛细血管袢弥漫性颗粒状沉积者,多为循环免疫复合物性肾炎或原位免疫复合物性肾炎。常见急性弥漫内皮细胞增生性(链球菌后)肾炎、膜性肾病、系膜毛细血管性肾炎及 LN 等。③肾小球毛细血管袢颗粒状沉积伴系膜不规则免疫复合物。也多为原位免疫复合性肾炎或循环免疫复合性肾炎。常见狼疮性弥漫性肾炎、系膜毛细血管性肾炎等。④局灶性肾小球内免疫复合物,主要分布于系膜区和 / 或节段毛细血管袢,见于局灶性硬化性肾炎、IgA 肾病、系膜 IgM 肾病等。⑤肾小球基底膜不规则颗粒状沉积,可见于 LN。线条状免疫球蛋白及 C3 沉积,既可见于 LN 及移植肾排斥反应,也可见于间质性肾炎(特别是由 Methicillin 引起者)。⑥肾小球内 C1q 及 C4 沉积,常提示为补体系统由经典途径激活,但也不能排除旁路激活的可能性。备解素沉积则提示为旁路激活。⑦有时可无免疫球蛋白而仅有 C3 沉积,见于由 C3 致肾炎因子(C3NeF)导致的 DDD、胶原Ⅲ肾病,它与免疫复合物可能无关。

表 89-0-4　常见的免疫复合物和非免疫复合物
介导的肾小球疾病

分类	内容
免疫复合物介导的肾小球病	肾小球外周袢线状沉积:抗 GBM 疾病(伴或不伴肺出血) 肾小球系膜区和 / 或外周袢颗粒状沉积:IgA 肾病、急性感染后肾炎、膜增生性肾小球肾炎、C1q 肾病、过敏性紫癜性肾炎、狼疮性肾炎等
非免疫复合物介导的肾小球疾病	ANCA 相关的血管炎、遗传性疾病、代谢性疾病、中毒等

一般来说,肾小球及肾小管的免疫复合物沉积,常提示为免疫性疾病;无免疫复合物沉积者常提示为非免疫性疾病,如薄基底膜肾病、Alport 综合征、Fabry 病、遗传性疾病及中毒等(表 89-0-4)。

2. 确立某些肾小球疾病的诊断　除 IgA 肾病是依靠免疫荧光确诊外,其他一些疾病如抗 GBM 抗体介导的肾小球肾炎、Ⅲ型胶原肾病、纤维连接蛋白肾病、轻链 / 重链沉积病等的确诊,必须依靠免疫荧光检查。此外,肾移植患者出现急性体液性排斥反应时,管周毛细血管 C4d 阳性也是确诊的重要条件。

3. 协助某些肾小球疾病的诊断　Alport 综合征患者组织学改变无特性,有时电子显微镜观察所见也不典型,采用肾组织甚至皮肤组织胶原Ⅳα3、α5 链染色有助于诊断。尽管脂蛋白肾病有其较特征性组织学改变,但肾组织 ApoB、ApoE 染色能使诊断确立。

2015 年基于病因学和发病机制,梅奥诊所 / 肾脏病理学会对肾小球肾炎病理诊断的分类分为 5 类,即免疫复合物相关性肾小球肾炎、寡免疫复合物性肾小球肾炎、抗 GBM 肾炎、单克隆免疫球蛋白相关性肾小球肾炎和 C3 肾病。这样的分类方法即使在诊断不十分确切的时候,治疗也有方向。

总之,笔者认为免疫病理在肾活检诊断与鉴别诊断中的地位与病理组织学一样重要,有时当组织取材受限时,仔细观察免疫病理还能补充诊断,比如膜性肾病 PLA2R 阳性可以基本确诊,DNA-JB9 在鉴别诊断中的地位也日趋明了了,更重要的是,当免疫荧光见新月体时,而组织学切片未见新月体时,必须提醒临床医生监测肾功能,采取积极的治疗方法(图 89-0-15)。因此,只有当免疫病理技术工作完全过关时,才能开展肾活检工作。

三、超微结构

自从 20 世纪 30 年代在德国发明并生产第一批电子显微镜(以下简称电镜)以来,电镜在临床医学中的应用逐渐增多,应用范围不断扩大。电镜的分辨率为 0.2nm,比光学显微镜高 1 000 倍,可放大几万倍到几十万倍,能观察到细胞内更微细的结构。故在电镜下所见的结构,称之为超微结构(ultrastrure),常用的长度计量单位为纳米(nm)。

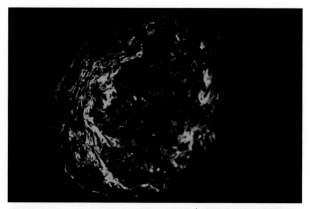

图 89-0-15　肾小球新月体 Fibrin 染色呈强阳性(IF × 400)

电镜的种类有:① 透射电镜(transmission electron microscope,TEM),即日常所谓的电子显微镜或电镜(electron microscope,EM),是使用最为广泛的一类,它的特点是电子束必须穿透样品。在穿过样品时,电子束就被"标上"样品信息,经多级电子放大后成像于荧光屏上。②扫描电镜(scanning electron microscope,SEM):主要特点能观察细胞、组织表面的立体微细结构。它的成像原理是电子束照射样品表面时,能引起二次电子的发射,而二次电子的发射量与样品的表面形貌有关。当照射电子束在样品表面移动时,二次电子的能量将随表面形貌不断变化,经检测放大后加到电视显像管上,用以控制显像管电子束的发射量。只要照射电子束和显像管电子束按相同顺序同步扫描,电视荧光屏就能出现一幅反映样品表面形貌的图像,通过照相可把图像拍摄下来。③电子探针:主要用于探测微小区域内的元素成分。④分析电镜。⑤超高压电镜。肾活检病理诊断中最常用的是透射电镜,除了能观察到肾组织各种细胞的超微结构外,还能清楚地看到各种细胞的位置以及存在的病变的部位和与各种结构之间的关系。

(一)透射电镜观察内容

透射电镜观察的内容包括:①明确是否存在与疾病相关的特征性的结构,如 Fabry 病的髓样小体,免疫管状疾病的微管样结构、丝状结构及指纹状、结晶样包涵体等;②观察肾小球固有细胞的变化,如足细胞裂隙膜及足突等变化;以及细胞核内染色质及细胞质内的细胞器超微结构改变特点;③明确肾小球基底膜的外形(轮廓)、基底膜与基底膜、基底膜与系膜区间的关系,基底膜三层结构有无变化,有无外来物质侵入及基底膜厚度等;④明确肾小球毛细血管袢基底膜致密物沉积的确切部位;⑤明确系膜区病变的原因,是基质增加还是细胞增加,有无特殊物质沉积等;⑥观察电子致密物沉积的确切部位、密度特点等;⑦分析肾小管上皮细胞细胞器及基底膜的变化,基底膜外有无特殊物质的沉积等;⑧观察管周毛细血管的变化,如有无分层、电子致密物沉积等;⑨分辨浸润细胞的种类。总之,透射电镜观察能更清晰地评价肾小球、肾小管和间质等病变的微细变化。

一些特殊结构具有病理性意义,如丝状结构、微管样结构、指纹状、结晶样等,以上均可对一些疾病提供诊断证据。当增殖性肾炎患者肾活检标本中发现较多的特殊结构,如内皮下见网状、指纹状、结晶样包涵体,则提示为 LN 的可能;在电子致密沉积物中可见到丝状、微管样的结构。要注意排除淀粉样变性、胶原Ⅲ肾病、冷球蛋白相关的肾小球肾炎、纤维丝样肾小球病、免疫管状疾病等可能。此外,还可以根据丝状结构出现的部位、排列规则和直径进行分析,以明确诊断;当肾小球基底膜中间致密层被高电子密度的致密物替代时,则提示为致密物沉积病;若管周毛细血管见电子致密物沉积,则应排除 LN 的可能,而管周毛细血管分层>5 层,则要结合病史排除肾移植慢性排斥反应。

透射电镜观察时,要注意以下几项:①电子致密物沉积的部位,如肾小球:上皮下、膜内、系膜区、内皮下间隙;肾小管:基底膜内、基底膜外;肾间质及血管等;②电子密度,如低电子密度、中等电子密度、高电子密度;③致密物形态,如团块状、无定形、丝状以及丝状物质的直径等;④还应注意肾脏固有细胞,如足细胞、内皮细胞、系膜细胞和肾小囊囊壁层上皮细胞的变化;⑤某些疾病和状态时,线粒体和其他细胞器的膜性结构变化等;⑥肾小管上皮细胞的超微结构及基底膜改变;⑦要区分浸润细胞的来源(中性粒细胞、淋巴细胞、毛细胞等);⑧要观察肾组织膜性结构有无变化,如肾小球基底膜、鲍曼囊壁、肾小管基底膜、肾间质血管基底膜(含管周毛细血管);⑨肾小球基底膜 3 层结构变化;有无特殊物质沉积等。此外,还应测量这些膜性结构的厚度。

(二)确立和协助某些肾小球疾病的诊断

依靠电镜诊断的肾小球疾病有:①薄基底膜肾病、纤维丝样肾小球肾炎、免疫管状肾病、致密物沉积病、Fabry 病、Alport 综合征等。②需电镜观察协助光学显微镜和免疫荧光诊断的一些疾病有:胶原Ⅲ肾病、轻链/重链沉积病、脂蛋白肾病、急性感染后肾炎、膜增生性肾小球肾炎等。此外,电镜观察对一些疾病病理改变的分期有决定性价值,如膜性肾病、LN 等,尤其在多靶点治疗某些类型的 LN 时,需电镜观察分辨其组织类型。

(三)形态计量学分析

电镜观察形态计量学分析多用于科学研究。常规透射电镜观察测量肾小球基底膜厚度时,采用此法以鉴别是否薄基底膜肾病。近来,也可测肾小球毛细血管袢腔容积、系膜区面积的软件系统。总之,测量的结果有无价值与受测组织多少呈正相关。

(四)免疫电镜

免疫电镜胶体金标记法,是肾脏疾病较常用的免疫电镜技术。它是利用胶体金在碱性环境中带负电的特性,使其与抗体相吸引,从而将抗体与金颗粒标记。电镜下金颗粒具有很高的电子密度,清晰可辨。因此,免疫电镜胶体金标记法,近年来被成功地应用于生物学的各个方面。常规肾活检标本的观察很少采用胶体金免疫电镜技术,一般用于科研(如观察足细胞裂孔隔膜复合体分子如 nephrin、podocin 时,可用金颗粒与标记蛋白相结合);由于可选择不同直径的胶体金体颗粒标记不同的抗体,当同一部位显现两种直径的胶体金体颗粒时,则表明电子致密物由 2 种或 2 种以上免疫复合物组成。免疫电镜胶体金标记技术,可作为肾组织取材不好、提供免疫荧光检查的组织无肾小球时的替补方法,可用此法澄清电子致密物的种类,以助诊断。

四、肾活检诊断步骤

肾活检病理诊断是临床工作与基础的桥梁,要作出正确的诊断必须组织学、免疫病理和超微结构相结合。此外,一定要对照临床表现及实验室检查结果。常用的肾活检病理诊断步骤包括(图 89-0-16):①了解临床及实验室资料;②在低倍镜下作初步浏览标本是否合格(概貌);③光镜下先低倍后高倍进一步分析组织形态改变(肾小球、肾小管、间质、血管),必要时使用油镜;④结合临床,免疫病理及电镜检查(必要时)作出初步诊断;⑤经高年资医师复核确诊,对病变性质、状态、与预后的关系进行评估。

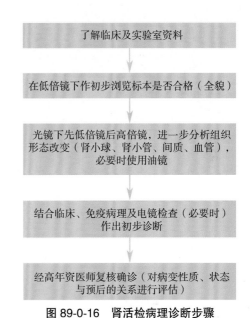

图 89-0-16 肾活检病理诊断步骤

(陈惠萍 刘小婷 侯晓涛 梅长林)

参考文献

[1] WEENING J J, JENNETTE J C. Historical milestones in renal pathology [J]. Virchows Arch, 2012, 461 (1): 3-11.

[2] FOGO A, KASHGARIAN M. Diagnostic atlas of renal pathology [M]. 3rd ed. Amsterdam: Elsevier, 2016.

[3] WALKER P D, CAVALLO T, BONSIB S M, et al. Committee on renal biopsy guidelines of the Renal Pathology S. Practice guidelines for the renal biopsy [J]. Mod Pathol, 2004, 17 (12): 1555-1563.

[4] CAPRETZ T, PATEL R M, OKHUNOV Z. Percutaneous renal biopsy: approach, diagnostic accuracy and risks [J]. Curr Opin Urol, 2018, 28 (4): 369-374.

[5] NICKELEIT V, SINGH H K, MIHATSCH M J. Polyomavirus nephropathy: morphology, pathophysiology, and clinical management [J]. Curr Opin Nephrol Hypertens, 2003, 12 (6): 599-605.

[6] SCHENA F P, GESUALDO L. Renal biopsy--beyond histology and immunofluorescence [J]. Nephrol Dial

Transplant, 1994, 9 (11): 1541-1544.

［7］ SETHI S, HAAS M, MARKOWITZ G S, et al. Mayo Clinic/Renal Pathology Society Consensus Report on Pathologic Classification, Diagnosis, and Reporting of GN [J]. J Am Soc Nephrol, 2016, 27 (5): 1278-1287.

［8］ PEARSON J M, MCWILLIAM L J, COYNE J D, et al. Value of electron microscopy in diagnosis of renal disease [J]. J Clin Pathol, 1994, 47 (2): 126-128.

第90章

光镜标本制作及染色技术

肾组织的光镜检查标本,经过固定、脱水、透明、包埋、切片、染色等步骤,最终制备成玻璃的病理切片,在光学显微镜下进行观察。这是肾活检病理检查中最基本的方法,能够反映肾脏整体病理改变的特点,包括肾小球、肾小管、肾间质以及肾血管等各个部位,是反映肾脏病理改变的基石。因此,高质量的光镜标本制备和病理切片是保证正确的病理诊断的前提。要求病理切片平整且不能太厚(厚度为 1.5~2.0μm),染色齐全,各种结构和细胞形态、免疫复合物等显示清晰。

一、光镜标本的制备

(一) 固定

固定的目的是使肾组织的蛋白和其他成分凝固,尽量保持离体前的形态。肾穿刺标本应立即置入 4% 中性甲醛(又称 10% 福尔马林,Formalin)固定液,室温或 4℃固定 2 小时。95% 的乙醇也是常用的固定液,它除固定作用外,尚有脱水作用,可保存组织内的糖类物质及尿酸结晶,其不足之处是使组织收缩明显,并使组织内脂类物质溶解。

(二) 脱水

固定的组织中,含有一定的水分,为使组织和细胞能与非水溶性石蜡紧密结合,必须脱水。常用的脱水剂包括乙醇和丙酮,后者的脱水能力比乙醇强,但易导致组织收缩及变脆,常用于快速脱水。多数采用由低到高浓度的梯度乙醇脱水,具体流程如下:70% 乙醇 15min × 2 次→80% 乙醇 15min × 2 次→90% 乙醇 15min × 2 次→95% 乙醇 15min × 2 次→无水乙醇 15min × 2 次。

(三) 透明

透明的目的是便于石蜡浸透和包埋。将能与石蜡结合的媒介剂浸入组织,并将不能与石蜡结合的脱水剂(酒精)置换出来,并使组织透明。因此,透明剂既能溶解于石蜡,又能溶解于脱水剂,可以逐步将脱水剂置换出来,并使组织变透明。常用的透明剂为二甲苯,首先用无水乙醇与二甲苯 1:1 混合液,再过渡到二甲苯。在二甲苯透明时间不可过长,否则易导致组织变硬变脆。

(四) 浸蜡和包埋

浸蜡的目的是使石蜡进入组织内部取代透明剂,使组织内有一定的支撑物,具备一定的硬度和韧度;然后,将充分浸蜡的组织包埋于装满石蜡的包埋盒内,制成石蜡包埋块,便于切出满意的切片。根据石蜡的熔点不同分为硬蜡和软蜡,前者熔点较高(熔点为 60~62℃),适宜于制备平整无痕的切片,较为常用;有时为保存组织内的抗原,可用低熔点(48~50℃)的软蜡。但是,切薄切片时易于产生颤痕。

(五) 切片

将石蜡包埋块置于切片机进行连续切片。肾活检病理切片厚度以 2μm 为宜,便于观察细胞形态和特殊染色的结构。如切片较厚会导致细胞和病变的重叠等,影响对病变的观察和评估。但对于某些特殊染色如刚果红染色,则需要 8~10μm 的厚切片。

光镜标本固定液的配制方法:

10% 中性福尔马林固定液

37%~40% 甲醛原液	100ml
磷酸二氢钠(NaH_2PO_4)	4.0g
磷酸氢二钠(Na_2HPO_4)	6.5g
蒸馏水定容至	1 000ml
调节 pH7.0~7.2	

二、光镜病理切片的染色

为了观察组织和细胞的结构和各种病变,需要通过特殊的染色反应来显示,以利于光镜下可以清晰观察肾脏的病理改变,除了细胞成分外,还包括基底膜、细胞外基质、沉积的免疫复合物等,因此,肾活检病理切片除进行基本的 HE 染色外,还需要进行多种特殊染色,包括 PAS、PASM 和 Masson 三色等染色。特殊病例还需要进行刚果红染色、Lendrome(纤维素)染色、Von Kossa 染色等。

(一) 苏木精-伊红染色(hematoxylin-eosin,HE)

HE 染色是最常用的病理染色,可显示各种组织的基本结构和病理改变的一般形态学,常用于对病变组织的整体形态和基本病理改变的观察。

1. 染色步骤

(1) 苏木精(又称苏木素)染色 5~10min。

(2) 自来水冲洗多余染液,3~5min。

(3) 1% 盐酸乙醇分化数秒,使细胞核呈紫蓝色。

(4) 自来水充分洗涤。

(5) 1% 氨水中,返蓝数秒。

(6) 自来水洗,转至蒸馏水充分洗涤,至少 5min。

(7) 1% 伊红染色 3min。

(8)乙醇脱水,二甲苯透明,中性树胶封片。

2. 染液配制方法

(1)苏木素染液:苏木素1g,无水乙醇10ml,钾明矾20g,氧化汞0.5~1.0g,蒸馏水200ml。用前每100ml加冰醋酸4ml。

(2)伊红染液:伊红1g,蒸馏水10ml,醋酸数滴。

3. 染色结果 细胞核呈蓝紫色,细胞质、基底膜、胶原纤维等均染成粉红色。可分辨细胞形态及数目,区分中性粒细胞、嗜酸性粒细胞、浆细胞等细胞类型;但无法清晰显示基底膜,因而难以分辨内皮细胞与系膜细胞等。有利于观察肾小管上皮损伤、坏死与再生,肾间质水肿及炎症细胞内浸润等;也可观察其他病变,如苏木素小体呈蓝紫红色,纤维素样坏死呈深红色,核碎裂呈蓝紫色核碎片,血栓呈红色(图90-0-1)。

(二)过碘酸希夫染色(periodic acid-Schiff stain,PAS)

该法对含有糖原和糖蛋白的成分染成玫红色,所以可显示肾小球和肾小管的基底膜、系膜基质以及血清中的白蛋白和球蛋白等。此外,对中性和酸性黏液类物质也可显示,如软骨、真菌等。可以全面反映肾脏的组织结构和细胞成分的形态改变,是肾活检病理检查中非常重要的、必备的

染色方法。

1. 染色步骤

(1)1%过碘酸溶液染色10min。

(2)蒸馏水洗涤。

(3)Schiff试剂染色10~15min。

(4)流水冲洗5~10min。

(5)苏木素复染细胞核,水洗,1%盐酸乙醇分化,水洗。

(6)乙醇脱水,二甲苯透明,中性树胶封片。

2. 染液配制方法 Schiff试剂配制方法:将200ml蒸馏水煮沸,冷却至80℃时,缓慢加入碱性复红1g,搅拌并再次煮沸5min,使其完全溶解,冷却至50℃时加入1N盐酸,冷却至25℃时,再加入偏重亚硫酸钠1g,并搅匀,置入棕色的遮光瓶内过夜,次日加入活性炭,搅匀后过滤,在4℃冰箱内避光保存备用。

3. 染色结果 细胞核呈蓝色,细胞质、肾小球和肾小管基底膜、肾小囊囊壁、系膜基质、胶原纤维等呈玫瑰红色。PAS染色可以清除显示基底膜,因而可以将系膜细胞、内皮细胞和足细胞等区分开;也可以显示肾小球基底膜增厚、双轨征、皱缩等(图90-0-2A);也可显示肾小球系膜基质增生、系膜溶解以及肾小球的球性硬化和节段性硬化等(图90-0-2B);也可很

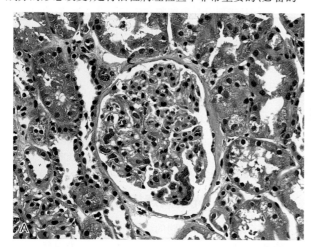
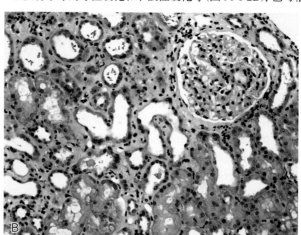

图90-0-1 HE染色

注:A.肾小球结构,可见毛细血管腔内红细胞;B.肾小管上皮细胞脱落伴裸基底膜(A.×400;B.×200)。

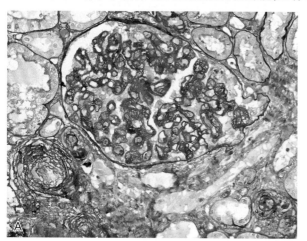
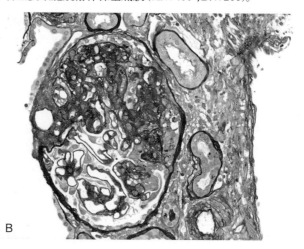

图90-0-2 PAS染色

注:A.肾小球基底膜增厚伴双轨征(×400);B.肾小球节段性硬化(×400)。

好观察肾小管上皮细胞内蛋白质吸收滴、小动脉的玻璃样变等；还可以区分真假血栓、免疫复合物和冷球蛋白等沉积形成的白金耳，假血栓显示 PAS 强阳性，而真血栓为 PAS 染色阴性。

（三）过碘酸六胺银（periodic acid-silver methenamine, PASM）染色

染液中的银化合物可与含糖基的物质或蛋白质等结合，再经过甲醛还原为金属银，并沉积于组织内，呈黑色，这些成分又称为嗜银物质。该种染色可以清晰显示基底膜的结构，包括肾小球和肾小管的基底膜、肾小囊囊壁等，其观察效果优于 PAS 染色，但不利于对细胞形态的观察。如果同时与 Masson 三色套染，可以更好显示嗜复红蛋白的沉积部位。

1. 染色步骤

（1）1% 过碘酸溶液 10min。

（2）自来水洗，再用蒸馏水洗。

（3）浸入加热至 75℃水浴或 75℃烤箱内的六胺银溶液 20min，同时在光镜下观察着色效果决定染色时间。

（4）蒸馏水洗涤 3~4 次。

（5）浸入 0.2% 氯化金溶液 1~2min。

（6）蒸馏水洗涤 3~4 次。

（7）浸入 5% 硫代硫酸钠 5min。

（8）自来水冲洗，再用蒸馏水洗 3~4 次。

（9）苏木素复染核，伊红染色。

（10）乙醇快速脱水，二甲苯透明，中性树胶封片。

2. 染液配制方法　铵银溶液：2% 硝酸银水溶液 3ml，3% 六次甲基四胺液（乌洛托品）25ml，5% 硼砂（四硼酸钠）2ml。该溶液现用现配，硝酸银溶液最后加入并混匀后，放入切片。

3. 染色结果　基底膜包括肾小球和肾小管、肾小囊囊壁和网织纤维等均染成黑色，细胞核蓝黑色，细胞质为粉红色。PASM 观察基底膜病变优于 PAS 染色，可以更清晰显示基底膜厚度、钉突、链环和双轨征（图 90-0-3A）；其次，小动脉的弹力膜也呈黑色，用于观察袢坏死时基底膜断裂或血管炎时动脉壁弹力膜的破坏等（图 90-0-3B）。

（四）Masson 三色染色（Masson's trichrome stain）

该方法综合了 Masson 和 Mallory 两种染色方法的优点，用至少 3 种颜色来显示不同的病变。包括免疫复合物、细胞外基质增生的硬化病变及纤维化病变的程度等，可反映免疫复合物沉积以及组织的急慢性病变程度等。

1. 染色步骤

（1）浸入 Bouin 溶液 10min。

（2）自来水冲洗 5min，蒸馏水洗涤。

（3）天青石蓝染色 5min。

（4）自来水冲洗 5min，蒸馏水洗涤。

（5）Mayer 苏木素染色 5min。

（6）盐酸乙醇分化，自来水冲洗 5min，蒸馏水洗涤。

（7）浸入染液 I（丽春红 - 酸性复红 - 固深红）5~10min。

（8）1% 醋酸溶液洗 1 次，蒸馏水洗 3 次。

（9）浸入染液 II（5% 磷钨酸）30~60s。

（10）浸入染液 III（甲苯胺蓝或亮绿）2min。

（11）乙醇快速脱水，二甲苯透明，中性树胶封片。

2. 染液配制方法

（1）天青石蓝染色：硫酸铁铵 10g，蒸馏水 100ml，天青石蓝 1g，加热煮沸 3min，冷却后过滤，加甘油 20ml，备用。

（2）Mayer 苏木素染液：结晶苏木素 4g，蒸馏水 1 000ml，碘化钾 0.3g，钾明矾 50g，枸橼酸 1g，水合氯醛 75g。首先将钾明矾加入蒸馏水加热使其溶解，再加入苏木素，溶解后再加枸橼酸、碘化钾及水合氯醛，振荡使其全部溶解，呈紫红色，用前过滤。

（3）染液 I 配方：丽春红 3.5g，酸性复红 1.5g，固深红 1g，橘黄 G1.65g，蒸馏水 500ml，醋酸 5ml。

（4）染液 II：5% 磷钨酸水溶液。

（5）染液 III 配方：甲苯胺蓝或亮绿 2.5g，蒸馏水 100ml，冰醋酸 2ml。

3. 染色结果　细胞核呈蓝紫色，细胞质、免疫复合物或血浆、纤维蛋白呈红色，基底膜和 III 型胶原呈蓝或绿色。用于观察免疫复合物的沉积如膜性肾病上皮下嗜复红蛋白沉积、大量免疫复合物沉积形成白金耳或微血栓等；纤维素样坏死和血栓呈深红色；系膜结节状硬化或肾间质纤维化时可见蓝染的细胞外基质和胶原纤维染色，提示慢性化病变（图 90-0-4）。

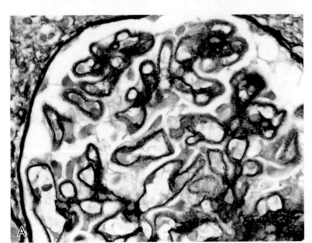
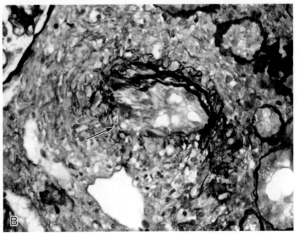

图 90-0-3　过碘酸六胺银（PASM）染色

注：A. 清晰显示肾小球基底膜结构（×400）；B. 显示小动脉弹力膜断裂（箭头，×400）。

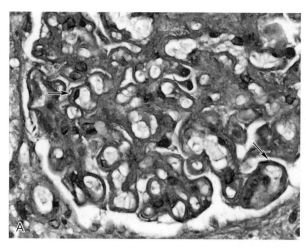
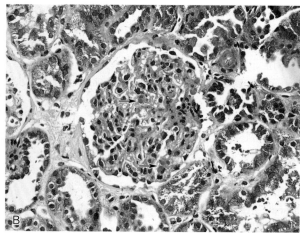

图 90-0-4 Masson 三色染色

注:A.甲苯胺蓝套染,膜性肾病的基底膜呈蓝色,上皮下嗜复红蛋白为红色颗粒(箭头,×630);B.亮绿套染,肾小球系膜区嗜复红蛋白呈红色团块(箭头,×400)。

（五）六胺银和 Masson 三色复合染色（PASM-Masson）

该染色为六胺银和 Masson 三色 2 种染色方法的套染,先进行六胺银染色,复染 HE 前,加 Masson 三色染色。其优点是将 2 种染色的优点均体现出来,既可清晰显示基底膜的结构,也可同时观察免疫复合物的沉积,对免疫复合物的定位更加精确,对肾小球内增生的细胞外基质和Ⅲ型胶原纤维显示为蓝色,而含Ⅳ型胶原的基底膜呈黑色（图 90-0-5）。

1. 染色步骤

（1）~（10）同 PASM 染色;后接 Masson 三色染色（4）~（11）。

2. 染液配制方法:同前。

（六）刚果红染色（Congo red stain）

主要用来显示淀粉样变蛋白。刚果红是一种长链状的偶氮染色剂,其胺基于淀粉样变物质的羟基结合,平行附着于淀粉样变的原纤维上,呈砖红色。由于淀粉样变蛋白的肽链形成 β 片层结构,使原纤维呈规律的扭转缠绕排列,导致刚果红染料在偏振光下变换颜色,呈现苹果绿与橙黄色的双向折光性质。

1. 染色步骤

（1）切片厚度为 6μm,常规脱蜡入水。

（2）苏木素染核,分化,水洗。

（3）碱性刚果红染液 20min。

（4）乙醇快速脱水,二甲苯透明,中性树胶封片。

2. 染液配制方法　刚果红染液:1%NaOH 溶液 0.3ml,80% 乙醇氯化钠刚果红饱和溶液 30ml。

3. 染色结果　淀粉样变物质呈砖红色,偏振光下呈苹果绿与橙黄色双折光;细胞核为蓝色（图 90-0-6）。若刚果红为假阳性时,偏振光下无双折光。

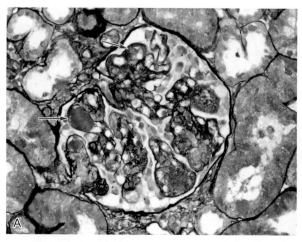
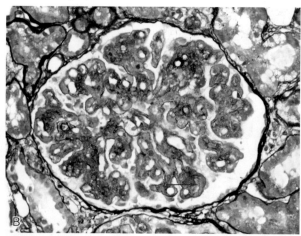

图 90-0-5 PASM-Masson 染色

注:A.肾小球基底膜呈黑色,内皮下嗜复红蛋白和毛细血管腔内微血栓呈红色(箭头,×400);B.肾小球系膜基质呈蓝色,内皮下白金耳呈红色(箭头,×400)。

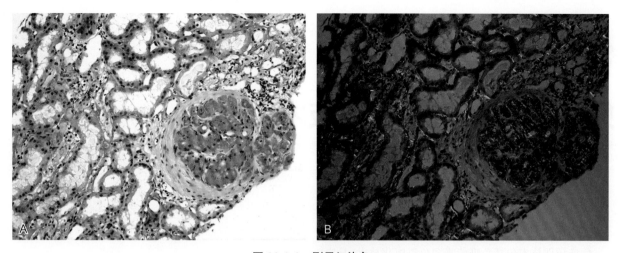

图 90-0-6 刚果红染色

注：A. 肾小球及肾间质可见刚果红染色阳性（×200）；B. 偏振光下淀粉样变呈苹果绿折光（×200）。

（王素霞）

参考文献

［1］JENNETTE J C, OLSON J L, SILVA F G, et al. Heptinstall's Pathology of the Kidney [M]. 7th ed. Philadelphia: Lippincott Williams & Wilkins, 2015.

［2］COLVIN R B, CHANG A. Diagnostic pathology: kidney diseases [M]. 2nd ed. Canada: Amirsys, 2016.

［3］ZHOU X J, LASZIK Z, D'AGATI V D, et al. Silva's diagnostic renal pathology [M]. 2nd ed. United Kingdom: Cambridge University Press, 2017.

［4］CHANG A, GIBSON I W, COHEN A H, et al. A position paper on standing the non-neoplastic kidney biopsy report [J]. Hum Pathol, 2012, 43 (8): 1192-1196.

第91章

免疫荧光及免疫组化技术

免疫病理技术包括免疫荧光和免疫组化技术，是应用抗原抗体特异性结合的原理，对肾脏组织的抗原、抗体和补体等进行检测，分别以荧光染料或过氧化物酶为检测信号。大多数肾小球疾病、部分肾小管间质疾病和血管性疾病由免疫机制介导，包括体液免疫和细胞免疫；其中体液免疫是由于抗体的产生所介导的免疫反应，包括自身抗体和免疫复合物沉积，进一步激活补体或趋化炎症细胞浸润，最终导致组织损伤。近年来的研究也发现不通过抗体介导而直接通过补体旁路途径活化导致的部分肾脏疾病。因此，通过针对抗原、特定抗体、补体片段或细胞标记物的抗体，以荧光素或过氧化物酶反应作为显示物，可以检测肾组织内的特定成分（抗原、抗体、补体）或炎症细胞的种类，为肾脏疾病的病理诊断、分类及发病机制探讨提供了重要的依据。

第1节 常规免疫荧光及免疫组化技术

常规的免疫荧光技术通常在冷冻组织切片进行特定的抗原与抗体结合反应，将荧光染料标记于抗体上，通过荧光显微镜下观察荧光信号的强度和定位，可以鉴定与抗体结合的相应"抗原"物质的分布，所检测的成分可以是外来或自身的抗原、抗体、补体等。常规的免疫组化技术是在石蜡切片上进行抗原与抗体的结合反应，显示物通常为辣根过氧化物酶或碱性磷酸酶等光镜下与底物发生显色反应的试剂，将其标记于第二抗体上，通过光镜观察特异的染色反应判断结果。由于免疫荧光技术具有快速、灵敏的特性，在肾活检病理中常作为首选的免疫病理方法，用于检测免疫复合物、抗体、补体以及特殊抗原的检测。与之相比，免疫组化技术需要进行石蜡包埋过程，需时较长，且被检测成分的抗原性易于受到组织包埋过程的各种处理的影响，导致灵敏性降低，因此，常作为冷冻组织无肾小球或保存不佳时的补救方法。同时，由于免疫组化在细胞形态和组织定位上优于免疫荧光，常用于对肾组织内浸润细胞的成分鉴定。当然，石蜡切片的组织经过抗原修复处理后，也可进行免疫荧光标记，用于冷冻切片的补救或某些特殊抗原的检测（详见本章第2节）。

一、常规免疫荧光技术

冷冻切片的免疫荧光方法包括冷冻标本制备与切片、免疫标记过程以及免疫荧光结果判断。根据免疫标记方法的不同，分为直接法和间接法，前者将荧光素染料直接标记于一抗，一步完成，操作方便，但需要标记针对不同抗原的每种抗体；后者是将荧光素染料标记于二抗，且二抗是针对一抗动物种属的抗血清（多数是 IgG），可作为通用抗体与来自同一种属的多种一抗结合，且具有放大效应。常用的荧光素染料为异硫氰酸荧光素（fluorescein isothiocyanate，FITC），阳性信号为绿色荧光；其他也有用四甲基异硫青罗达明（tetramethylrhodamine isothiocyanate，TMRITC），阳性信号为红色荧光。

（一）冷冻标本及切片的制备

1. 肾组织冷冻标本的制备 若肾活检组织保存在 Zeus 或 Michel 等荧光保存液时，需要将保存液倒掉，加入配套的冲洗液洗涤 3 次，然后将组织放入装有 OCT 包埋剂的标本盒内，使组织完全浸入包埋剂内，在冷冻切片机的低温（−20℃）冷室内快速冷冻；若肾组织取材后由浸湿 0.9% 氯化钠溶液或 PBS 缓冲液的纱布包裹，连同纱布一同放入干净的玻璃小瓶中，由冰桶尽快运输至实验室，用镊子直接从纱布中取出组织放至装有 OCT 包埋剂的标本盒内快速冷冻。也可在肾穿刺现场直接冷冻，需要携带小型液氮罐，肾活检组织放入小容器内，缓慢浸入液氮内，待组织接触液氮开始气化后，迅速形成冷冻组织块。

2. 冷冻切片 将肾组织的冷冻包埋块固定于冷冻切片机的冷冻头上，进行连续的冷冻切片，切片厚度 3μm，一般切片 20 张，除用于常规免疫荧光染色外，其余片子放在 −20℃冰箱保存备用。

（二）直接免疫荧光法

用于常规项目的检测，包括免疫球蛋白 IgG、IgA、IgM、C3、C1q、纤维蛋白原、白蛋白、轻链 κ 和 λ。

（1）冷冻切片置于室温内 20min 干燥。

（2）PBS 轻柔洗涤 3 次。

（3）滴加荧光素标记的一抗，37℃孵育 40min。

（4）PBS 轻柔洗涤 3 次。

（5）甘油封片，荧光显微镜下观察。

（三）间接免疫荧光法

用于一些非常规项目的检测，包括乙型肝炎病毒抗原、淀粉样前体蛋白A、载脂蛋白ApoE、IV胶原α链等。轻链κ和λ的检测,也可以采用间接方法。

(1)冷冻切片置于室温内20min干燥。

(2)PBS轻柔洗涤3次。

(3)1%牛血清白蛋白(BSA)室温封闭10~20min。

(4)滴加无荧光素标记的一抗,37℃孵育40min。

(5)PBS轻柔洗涤3次。

(6)滴加荧光素标记二抗,37℃孵育40min。

(7)PBS轻柔洗涤3次。

(8)甘油封片,荧光显微镜下观察。

(四)免疫荧光结果判读

根据标记的荧光素类型,荧光显微镜下可观察到不同颜色的荧光。FITC为绿色荧光,TMRITC为红色荧光。根据荧光强度进行半定量评估,一般分为0~4+。判断标准如下:阴性;低倍镜和高倍镜下均无荧光。±:低倍镜下阴性,高倍镜下似乎可见。1+:低倍镜下似乎可见,高倍镜下模糊可见。2+:低倍镜下明显可见,高倍镜下清晰可见。3+:低倍镜下清晰可见,高倍镜下可见耀眼的荧光。4+:低倍镜下耀眼,高倍镜下可见刺眼的荧光。

此外,还需要描述荧光信号的分布方式,如细线状、颗粒状、团块状以及沉积部位,如肾小球毛细血管壁、系膜区、肾小管基底膜、肾间质、小动脉等(图91-1-1)。

二、常规免疫组化技术

免疫组化是在福尔马林固定、石蜡包埋的组织切片上进行抗原抗体的特异结合反应,首先应用针对待检测抗原或抗体等成分的一抗进行结合,再用辣根过氧化物酶(HR)等标记的抗一抗动物种属的二抗进行反应,也可进一步用一抗同种属的过氧化物酶-抗过氧化物酶抗体复合物(peroxidase-anti-peroxidase complex,PAP)孵育,最后通过与底物3,3-二氨基联苯胺(3,3-diaminobenzidine,DAB)的显色反应,形成棕黄色反应物即为待检测成分的定位部位。目前,免疫组化技术的显色系统开发了多种试剂盒,应用较多的为通用型Envision试剂盒,无论一抗为单抗(小鼠)还是多抗(兔)均可以结合,且具有较高的灵敏性。由于肾小管上皮细胞具有较丰富的内源性过氧化物酶,所以,肾活检标本的免疫组化常有较强的背景染色,影响阳性结果的判断。因此,也有使用碱性磷酸酶作为标记酶,显色底物为3-氨基-9-乙基卡巴唑(AEC),阳性反应呈红色,可以避免内源性过氧化物酶的交叉反应。

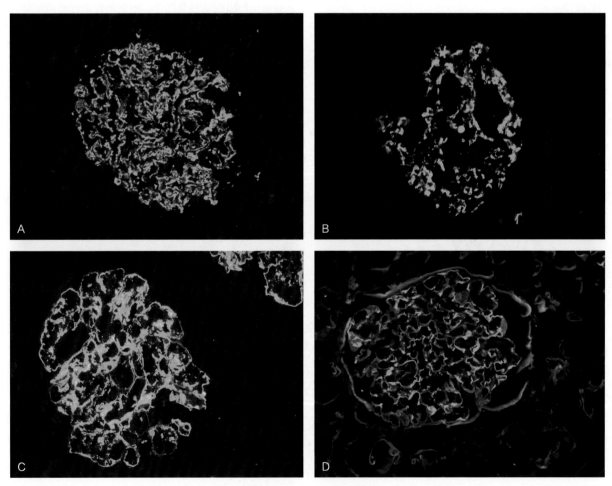

图91-1-1 常规免疫荧光

注:A. IgG沿肾小球毛细血管壁细颗粒沉积;B. IgA沿肾小球系膜区团块状沉积;C. IgG沿肾小球毛细血管壁伴系膜区花瓣样沉积;D.IgG沿肾小球毛细血管壁、肾小囊囊壁呈线样沉积(A~D×400)。

虽然常规的免疫球蛋白、补体等检测项目首先推荐冷冻切片的免疫荧光方法,但也有单位使用免疫组化方法检测。其优点是组织形态及阳性染色的定位较清晰,切片可长期保存,设备要求较低,对于不具备冷冻切片机和荧光显微镜的单位,应用石蜡切片和光学显微镜即可开展工作。但免疫组化方法的时间较长,敏感性较低,容易产生背景,且阳性结果的半定量评估精确度较差,容易受到酶反应显色时间的影响。因此,免疫组化技术更多的是作为冷冻标本无肾小球或标本保存不佳时的替代方法,或在后续增加的检测项目或回顾性检测时使用。

目前常用的免疫组化方法主要包括间接免疫酶标法,PAP 法或 Envision 法等。由于福尔马林的醛基具有交联作用,导致抗原决定簇被遮蔽。因此,抗体结合前必须先进行抗原修复处理,主要方法包括酶消化法(胰蛋白酶、胃蛋白酶等)或物理解聚法(微波炉、高压锅等加热)。具体修复方法视不同抗体而异,需要通过实验摸索。

(一) 间接免疫酶标法

(1)石蜡切片脱蜡入水。

(2)PBS 缓冲液洗涤 3min×3 次。

(3)1% 过氧化氢(甲醇稀释)阻断内源性过氧化物酶,室温 10~20min。

(4)PBS 缓冲液洗涤 3 次 ×3min。

(5)抗原修复:胃蛋白酶或胰蛋白酶,37℃ 10~20min;或者微波/高压锅热修复。

(6)1%BSA 封闭,室温 20min。

(7)滴加一抗孵育,37℃ 40min,或 4℃过夜。

(8)PBS 缓冲液洗涤 3min×3 次。

(9)滴加酶标二抗,37℃ 40min。

(10)PBS 缓冲液洗涤 3min×3 次。

(11)0.04%DAB-H$_2$O$_2$ 显色 5~10min,显微镜下观察控制显色时间。

(12)PBS 缓冲液洗涤 3min×3 次。

(13)苏木素复染细胞核。

(14)脱水,透明,封片。

(二) PAP 法或 Envision 法

(1)~(8)同间接免疫酶标法。

PAP 法:

(9)滴加二抗孵育,37℃ 40min。

(10)PBS 缓冲液洗涤 3min×3 次。

(11)滴加 PAP 复合物孵育,37℃ 40min。

Envision 法:

(9)滴加通用型标记抗体,37℃ 40min。

以后同间接免疫酶标法(10)~(14)。

(三) 免疫组化结果判断

辣根过氧化物酶标记的阳性染色为棕黄色,碱性磷酸酶标记的阳性染色为红色。根据阳性染色的强度分为:0~3+。阴性:无阳性信号,或仅为非特异背景;+:弱阳性;2+:阳性;3+:强阳性。同时,描述阳性表达的部位,如毛细血管壁、系膜区等(图 91-1-2)。

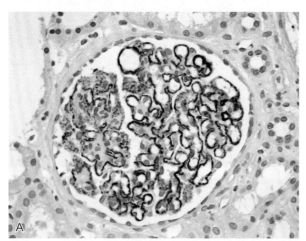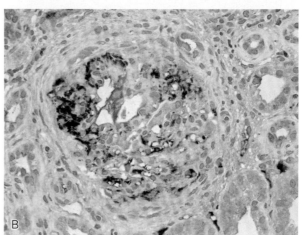

图 91-1-2　免疫组化染色

注:A. 棕黄色颗粒示 IgG 沿肾小球毛细血管壁细颗粒沉积;B. IgA 沿肾小球系膜区团块状沉积(A、B×400)。

第 2 节　特殊免疫荧光及免疫组化技术

常规的免疫荧光或免疫组化主要进行病理诊断中必备的免疫球蛋白(IgG、IgA、IgM)、补体(C3、C1q)和轻链(κ、λ)的检测;为了进一步行分型诊断和病因诊断,对于某些特定病例,还需要进行特殊抗原、抗体亚型以及淋巴细胞种类的检测等。在技术方法上,也可利用石蜡切片进行免疫荧光标记,甚至可利用不同的荧光素进行双标记或多标记。非常规的免疫组化技术更多用于肾组织内各类细胞的分型以及病毒感染等病原体的检测等。

一、特殊免疫荧光技术

如怀疑为乙型肝炎病毒感染相关肾炎,可检测 HBsAg、HBeAg、HBcAg;对于膜性肾病的致病性抗原,可进行磷脂酶 A2 受体(PLA2R)、血小板反应蛋白 7A 域

（THSD7A）等抗原检测，同时检测 IgG 亚型的表达。原发性膜性肾病的肾组织表达 PLA2R 或 THSD7A 阳性，伴随 IgG4 阳性为主免疫球蛋白沉积，早期可伴有 IgG1 阳性；若是继发性膜性肾病，通常 PLA2R 和 IgG4 为阴性，需要结合临床，寻找继发性膜性肾病的病因。对于单克隆免疫球蛋白相关肾病的诊断，除进行轻链的检测外，还需要进行 IgG 亚型（IgG1-4）、IgA 亚型（IgA1、IgA2）的检测。特别是轻链

近端肾小管病的诊断，需要在石蜡切片进行蛋白酶消化的抗原修复暴露后，再进行免疫荧光标记，发现肾小管细胞质内单克隆轻链的限制性表达，该方法较冷冻切片的直接免疫荧光法更为敏感。此外，对于 IgG4 相关肾小管间质肾病的诊断，肾间质浸润细胞以分泌 IgG4 的浆细胞为主，也可进行浆细胞标记物（CD138）与 IgG4 的荧光双标记法（图 91-2-1）。

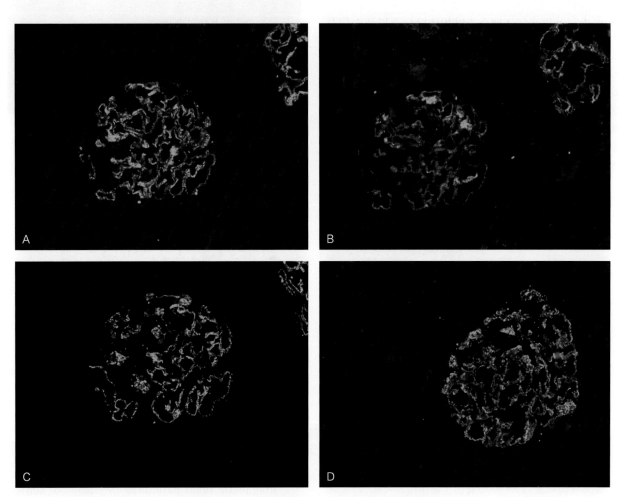

图 91-2-1 IgG 亚型及 PLA2R 抗原的免疫荧光

注：膜性肾病的 IgG 亚型染色（A~D ×200）；A. IgG1（2+）；B. IgG2（+）；C. IgG4（3+）；D. PLA2R（2+）。

（一）石蜡切片免疫荧光法

（1）石蜡切片脱蜡入水。

（2）PBS 洗涤 3min×3 次。

（3）抗原修复：①微波热修复：切片置于乙二胺四乙酸（EDTA）抗原修复液（pH=8.0），加热 95℃ 10min，室温冷却；②蛋白酶修复：0.4% 胃蛋白酶，37℃ 10~20min。

（4）PBS 洗涤 3min×3 次。

（5）1%BSA 封闭，室温 10min。

（6）滴加一抗孵育，37℃ 40min（如有荧光素标记的 I 抗，可用直接法）。

（7）PBS 洗涤 3min×3 次。

（8）滴加荧光素标记二抗，37℃ 40min。

（9）PBS 洗涤 3 次。

（10）甘油封片，荧光显微镜下观察。

（二）免疫荧光双标记法

在同一组织切片上同时检测两种待检的抗原或蛋白成分的免疫荧光法，需要对针对不同抗原的抗体标记不同的荧光素，在荧光显微镜下同时观察两种荧光的图像或共定位的图像。以 IgG4 相关性肾小管间质肾病为例，对于肾间质浸润的浆细胞进行 CD138 和 IgG4 的双标记。

（1）冷冻切片置于室温内 20min 干燥。

（2）丙酮 4℃固定 10min。

（3）PBS 轻柔洗涤 3 次。

（4）1% 牛血清白蛋白（BSA）室温封闭 10~20min。

（5）同时滴加 2 种一抗混合液，鼠抗 IgG4 单抗和兔抗 CD138 多抗，37℃孵育 40min。

（6）PBS 轻柔洗涤 3 次。

（7）滴加荧光素标记的二抗，抗鼠 IgG-FITC 和抗兔 IgG-TMRITC，37℃孵育 40min。

（8）PBS 轻柔洗涤 3 次。

（9）甘油封片，荧光显微镜下观察。

结果：绿色（FITC）代表 CD138，定位于浆细胞的细胞膜；红色（TMRITC）代表 IgG4，分布于浆细胞的细胞质（图 91-2-2）。

二、特殊免疫组化技术

主要用于检测肾组织内细胞的类型，检测抗原包括 CD3（T 淋巴细胞）、CD20（B 淋巴细胞）、CD68（巨噬细胞）、CD138（浆细胞）等（图 91-2-3）。如肾间质内炎症表现为 T 淋巴细胞浸润为主，伴有散在 B 淋巴细胞、巨噬细胞和浆细胞；如为克隆性表达的淋巴细胞或浆细胞浸润，则提示为淋巴瘤或浆细胞瘤肾间质内浸润。此外，病毒感染性疾病的病原体检测，也可采用免疫组化技术。如 BK 多瘤病毒感

图 91-2-2 免疫荧光双标记（CD138⁺IgG4）

注：绿色荧光代表 CD138，定位于浆细胞的细胞膜；红色荧光代表 IgG4，分布于浆细胞的细胞质（×200）。

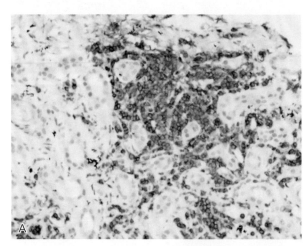
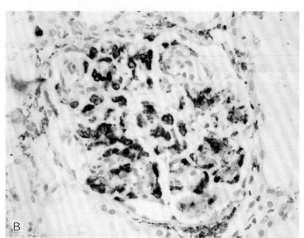

图 91-2-3 肾组织内浸润细胞的免疫组化分型

注：A. 肾间质 B 淋巴细胞浸润（CD20 阳性）；B. 肾小球毛细血管腔内浸润的巨噬细胞（CD68 阳性）（A. ×200，B. ×400）。

染检测其病毒蛋白 SV40 的表达。具体检测方法，同常规免疫组化方法。

（王素霞）

参考文献

［1］JENNETTE J C, OLSON J L, SILVA F G, et al. Heptinstall's pathology of the kidney [M]. 7th ed. Philadelphia: Lippincott Williams & Wilkins, 2015.

［2］ZHOU X J, LASZIK Z, NADASDYT, et al. Silva's diagnostic renal pathology [M]. 2nd ed. United Kingdom: Cambridge University Press, 2017.

［3］BECK L H, BONEGIO R G B, LAMBEAU G, et al. M-type phospholipase A2 receptor as target antigen in idiopathic membranous nephropathy [J]. N Engl J Med, 2009, 361 (1): 11-21.

［4］QU Z, LIU G, LI J, et al. Absence of glomerular IgG4 deposition in patients with membranous nephropathy may indicate malignancy [J]. Nephrol Dial Transplant, 2012, 27 (5): 1931-1937.

第 92 章

电子显微镜技术

电子显微镜简称电镜,在肾脏疾病的病理诊断及发病机制研究中具有重要作用。与光镜和免疫荧光技术相比,电镜的最大优势是具有高分辨率,能够观察到光镜下无法分辨的细微结构改变。同时,对于免疫复合物的定位较免疫荧光更加精确,因而能够弥补光镜和免疫荧光在分辨率方面的不足。因此,肾活检病理诊断强调光镜、免疫荧光和电镜三结合,也体现了电镜技术在肾活检病理诊断中具有不可替代的重要价值。

常用的生物电镜包括透射电镜(transmission electron microscope,TEM)和扫描电镜(scanning electron microscope,SEM),并结合酶组织化学反应和免疫组化原理,发展了电镜组化技术和免疫电镜技术。透射电镜是病理诊断中最常用的电镜技术,是利用电子束作为照射源,电子束穿透极薄的样本后成像,可反映样本内部的超微结构,在肾活检病理检查是必备的电镜技术。扫描电镜是收集电子束沿样本表面逐点扫描后产生的二次电子成像,能够观察组织和细胞的表面立体结构,其分辨率低于透射电镜,主要用于科研方面。电镜组化技术和免疫电镜技术是免疫组织化学与电镜技术相结合,能够在超微结构水平进行特定的物质成分的

分析和定位,是形态学研究中较先进的技术,有时也应用于肾脏疾病的辅助病理诊断中。

另外,由于电镜标本取材不佳,未取到肾小球时,或者电镜标本保存不佳,发生了冷冻或干涸导致超微结构保存不好时,需要从石蜡包埋组织改作电镜标本,可作为电镜检查的补救手段,在此也做相应介绍。

第 1 节　常规透射电镜技术

透射电镜是生物医学领域应用最广泛的一种电子显微镜,其基本原理是利用电子束作为照射源,高速电子束穿透极薄的样本后进行逐级放大,并在荧光屏成像,可反映样本内部的超微结构。透射电镜具有极高的分辨率,可以达到0.2nm,能够观察到组织和细胞内部的亚显微结构。肾活检标本的电镜检查主要通过观察肾小球基底膜和足细胞足突的病变、免疫复合物的沉积以及特殊有形结构的分布等超微结构改变,对于肾脏疾病的诊断与鉴别诊断中具有重要意义(图92-1-1)。透射电镜标本的制备较为复杂,包括电镜标本包埋块制备和超薄切片技术。

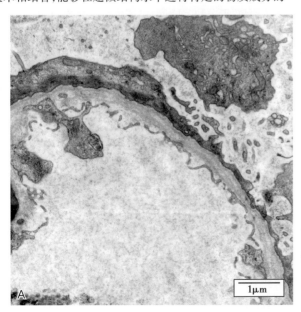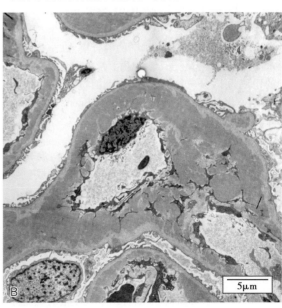

图 92-1-1　透射电镜观察肾小球病变

注:A. Alport综合征的肾小球基底膜呈分层、劈裂状改变;B. 狼疮肾炎可见内皮下大量电子致密物沉积。

一、透射电镜标本包埋块的制备

电镜标本包埋块的制作过程包括取材、固定、脱水、浸透、包埋等步骤。虽然与光镜石蜡包埋块的制备过程相似，但各步的处理过程要求更精细，固定液、脱水剂、包埋剂等也不同。

（一）取材

为保证细胞超微结构的最佳保存，要求组织分割取材后尽快浸入固定液内。组织块大小为 1mm³ 左右，若组织块太大，固定液不易穿透，会影响细胞结构的保存。肾活检组织的电镜检查以肾小球结构为主，应在肾皮质区取 1~2 小块组织（大小为 1mm³），有条件时可在解剖镜下观察，以便确认取到肾小球。

（二）固定

常规采用戊二醛和锇酸双固定法。电镜标本的固定液不同于光镜，要求对组织细胞的细微结构保存良好，因此，采用穿透力强且交联效果好的戊二醛代替福尔马林（甲醛）。戊二醛对蛋白质、核酸和糖原等固定效果好，但不能固定脂质，也无提高电子反差的作用；而锇酸对脂质的固定效果好，且有助于提高电子反差，因此，需要用戊二醛加锇酸的双固定。

1. 初固定　肾组织投入 2.5% 或 3% 戊二醛溶液（0.1M 磷酸缓冲液配制）4℃固定 2~4h；然后 0.1M PB 洗涤 10min×3 次。

2. 后固定　1% 锇酸（OsO_4）4℃固定 1~2h；然后蒸馏水 10min×3 次。

（三）脱水

脱水的目的是将组织内水分去掉，以便疏水的包埋剂进入组织内。一般采用系列梯度丙酮或乙醇进行脱水，后者脱水速度快但易于导致组织收缩，可用在前期脱水，后换为丙酮，也可全部采用丙酮脱水。

丙酮脱水步骤：30%10min → 50%10min → 70%10min → 90%10min → 100%15min×2，室温（23~25℃）。

（四）浸透

将组织浸入包埋剂与脱水剂的混合液，以便包埋剂将脱水剂置换掉而完全浸入组织内。常采用包埋剂与脱水剂的比例为 1:1 → 2:1 → 纯包埋剂的过程，每步时间 40~60min，室温 ~37℃。浸透用的包埋剂 Epon812 先不加催化剂（DMP-30）。

（五）包埋

将组织用环氧树脂 Epon812 包埋，并在高温聚合成硬度适中的包埋块。具体操作过程：先将胶囊或包埋板等放入 60℃干燥箱内烘干备用。根据样品数量加入 DMP-30，充分搅拌混匀配制好包埋剂。向胶囊或包埋板内加入包埋剂，同时放入样品标签纸，用牙签挑起组织块，置入胶囊或包埋板的底/顶端，将包埋板放入烤箱，逐级加温聚合。一般采用 37℃，6h；45℃，12h；60℃，24h。

磷酸缓冲液（phosphate buffer，PB）和固定液的配制方法如下：

（1）磷酸缓冲液

0.2M PB（储备液）配制：

A 液：2.72g KH_2PO_4 溶解于蒸馏水中，定容至 100ml。

B 液：35.82g $Na_2HPO_4·12H_2O$ 溶解于蒸馏水中，定容至 500ml。

A 液:B 液 =1:5 混合后，即为 0.2M PB，pH:7.2~7.4。

0.1M PB 缓冲液：50ml 0.2M PB 加蒸馏水至 100ml。

（2）2.5% 戊二醛固定液

25% 戊二醛溶液	10ml
0.2M PB	50ml
蒸馏水定容至	100ml

（3）1% 锇酸固定液

2% 锇酸（OsO_4）水溶液	5ml
0.2M PB 或蒸馏水	5ml

二、超薄切片的制备

为便于透射电镜观察，需将组织制成 70~100nm 厚度的超薄切片，并进行电子染色获得一定的反差。因此，超薄切片的制备需要进行修块、半薄切片定位、超薄切片及染色等步骤。

（一）修块

超薄切片前需要对组织包埋块进行修整，在解剖显微镜下用刀片将包埋块表面的包埋剂去掉，露出组织，再将组织四周以 45° 角去掉多余的包埋剂，修整为锥形，顶端平面修为上下边平行的梯形。

（二）半薄切片定位

将修好的组织包埋块固定于超薄切片机或修块机上，先切 0.5~1.0μm 切片，捞至玻璃片上，甲苯胺蓝染色，光镜下确定所需的观察部位，进行定位，切去其他不需要的组织。

（三）超薄切片

通常用钻石刀或自己制备的玻璃刀进行超薄切片。将定位好的组织包埋块固定于超薄切片机，调节刀与组织块的距离，调节切片速度，保证切片厚度 70~100nm，在水槽面上可见连成带的连续切片，然后捞于覆有支持膜的铜网上。

（四）染色

未经染色的超薄切片反差太弱，不易观察和拍照。需要用重金属盐与细胞结构中成分进行结合，因重金属在电子束下成像可形成高密度的反差，便于观察。常用染色剂为醋酸铀和枸橼酸铅，进行双重染色。将铜网在醋酸铀染液染色 15~30min，丙酮冲洗后，蒸馏水洗涤，然后，在枸橼酸铅染液染色 10~15min，蒸馏水冲洗，干燥后观察。染色过程中尽可能避免接触空气。

染液配制方法：

（1）醋酸铀溶液：用 50%~70% 丙酮配制饱和醋酸铀溶液。

（2）枸橼酸铅溶液：将 1.33g 硝酸铅、1.76g 枸橼酸钠溶解于 30ml 蒸馏水（最好用前将蒸馏水煮沸 5min 以去掉二氧化碳，剧烈震荡 1min 后再持续摇动 30min，加入 8ml 1mol/L NaOH，溶液即刻变澄清，再用蒸馏水定容至 50ml，pH=12，封闭好储藏于 4℃冰箱备用。

第2节 免疫电镜技术及应用

免疫电镜是免疫组织化学与电镜技术相结合的产物。由于免疫组织化学方法只能在组织学水平检测抗原、抗体、补体或免疫复合物的分布，无法进行精确的定位；而透射电镜虽然能够观察到电子致密物或其他特殊结构的超微结构特点和分布，但无法确定其生化成分。免疫电镜正是将2种方法的优势进行结合，能够在超微结构水平进行特定的特殊物质成分的分析和定位。

与普通电镜标本的处理相比，免疫电镜标本的处理，既要尽可能保存抗原的活性，又要保证高质量的超微结构形态。因此，对免疫电镜标本的固定、包埋、染色等均提出了严格的要求，均要以抗原活性保存为首要目的，同时兼顾超微结构的形态。其次，免疫电镜的标记物也不同于光镜，荧光素或染色反应均不适合于电镜观察，需要具有电子成像的清晰标记物，目前应用较多的是胶体金颗粒，因此，也有将免疫电镜称为胶体金免疫标记（immuno-gold labeling）技术。

一、取材及固定

组织取材不能太多，否则固定液不易穿透，一般组织大小为 0.5~1.0mm³。根据固定的方式，分为灌注固定和浸透固定。如果组织取自实验动物，为了尽快将组织固定，尽可能保持组织生活时的形态原貌，可以在动物处死前通过血管插管，将固定液通过血管灌注到组织，特别是对于脑组织等取材困难或耗时长的组织取材时，可以采取灌注固定，取材后再将组织投入固定液进一步浸透固定。

常规电镜的固定液，包括 2.5% 戊二醛和 1% 锇酸，会影响蛋白质的抗原活性。一般选取对抗原活性影响小的多聚甲醛作为免疫电镜的固定液，但其对超微结构的保存较差，为了兼顾两者，常采用混合固定液，即 4% 多聚甲醛加 0.05%~0.5% 戊二醛。常用以下 2 种固定液：

(1) PLP 固定液： 2% 多聚甲醛

0.075M 赖氨酸

0.01M 过碘酸钠

0.037M PBS

(2) 混合固定液： 2% 多聚甲醛

0.005%~0.5% 戊二醛（视不同的抗原保存状态）

0.1M PBS 或二甲砷酸钠 (pH=7.4)

二、包埋剂及包埋方法

常规电镜的包埋剂环氧树脂 Epon812 或国产树脂618#，因其是疏水的脂溶性物质，常不利于水溶性抗原与抗体的结合；其结构内含环氧基，可与很多生物活性基团发生反应；聚合时加温到60℃，也会影响抗原的活性，使大多数抗原的活性丧失。因此，免疫电镜标本的包埋过程，应在低温状态进行，需要使用低温包埋剂。

免疫电镜标本的制备，分为包埋前法和包埋后法。前者是组织标本在用电镜包埋剂包埋前，先进行抗原抗体的特异结合反应，然后按照常规电镜标本的制作方法制备。包埋前法适用于暴露于细胞表面的抗原标记，导致其应用的范围受到限制。包埋后法常应用低温包埋剂，脱水、浸透和包埋过程均在低温(-40~-20℃)状态进行，常用的低温包埋剂为丙烯酸类 Lowicryl K4M 和 LR White/Gold resin，两者均为水溶性包埋剂，有利于抗原抗体的穿透和结合。其中，Lowicryl K4M 需要在紫外线（波长 365nm）照射下才能聚合。

1. 低温包埋剂的配方

Lowicryl K4M 单体：羟丙基丙稀酸酯；羟乙基丙烯酸酯

17.3g

交联剂：乙二醇丙烯酸酯 2.7g

催化剂：丙甲酸烷基乙醚 0.1g

2. 包埋步骤

(1) 脱水：低温状态自 0℃，-20℃，-35℃ 依次降低，脱水剂多用甲醇或乙醇，由低浓度过渡到高浓度(30% → 50% → 70% → 95% → 100%)，每次 15min，纯甲醇或乙醇换 3 次。也可使用可以自动设置温度和时间的冷冻替换仪完成脱水步骤。

(2) 浸透：将脱水剂与配好的 Lowicryl K4M 溶液按照 1:1；1:2；1:3；纯包埋剂 2 次，进行逐步浸透，-35℃，每步各 1h。

(3) 包埋：采用紫外线能够穿透的带盖子的透明胶囊进行包埋。样本至于预先在低温冰箱预冷的包埋胶囊中，加满包埋剂，用氮气充开胶囊中的空气，避免包埋剂内气泡，由于氧气残留会影响包埋剂的聚合。将胶囊置于紫外线聚合箱内，紫外线灯 12W × 2(365nm) 照射，-35℃ 48h，室温 12h。

三、免疫标记及染色

（一）胶体金颗粒的制备

胶体金是氯金酸(HAuCl₄)经过还原而得到的金颗粒的胶体溶液。由于还原方法的不同，可制备出 2~40nm 之间不同直径的胶体金颗粒。胶体金颗粒表面带负电荷，其具有 2 个方面的意义：①负电荷的排斥作用使金颗粒的胶体状态稳定；②经过静电相互作用，能通过物理吸附力与不同的蛋白质结合（包括抗体）。由于这种吸附作用不仅十分牢固，而且不会改变被吸附蛋白的抗原活性，使得胶体金具有广泛的应用前景。

胶体金标记物的主要特点包括：①胶体金颗粒具有不同的直径，电子密度高，在电镜下易于被识别；②结合于样本上的金颗粒不会发生移动和扩散，分辨率高；③利用胶体金的颗粒性质，可对被标记的抗原进行定量研究；④利用不同直径的胶体金颗粒，可在一张切片上同时显示 2 种以上的抗原。

（二）金标记蛋白复合物的制备

指将制备好的胶体金颗粒标记到抗体或蛋白等大分子的过程。

1. 最适 pH 调节溶液的 pH 至被结合蛋白的等电点或偏高 0.1~0.2 时，胶体金与蛋白结合力最强，为最适

pH。几种蛋白或物质的最适 pH：IgG（9.0~9.2）；protein A（5.9~6.2）；avidin（6.4~6.6）；BSA-多肽（4.0~4.5）；BSA-insulin（5.3）。

2. 待标记的抗体或物质的要求 纯度高，不含盐类或极微量，需要经过透析等方法进行蛋白的纯化，分子量适中。

3. 确定胶体金颗粒与待标记蛋白的比例 通过倍比稀释法确定最适蛋白量。

4. 金标记蛋白复合物的制备与纯化 将合适比例的胶体金溶液与待标记蛋白进行孵育，通过超速离心法或凝胶过滤法进行纯化，将未结合的蛋白或胶体金颗粒去掉，获得纯化的金标记蛋白复合物。

（三）超薄切片的胶体金免疫标记法

（1）低温包埋后制备的包埋块，切成厚度 80~100nm 的超薄切片，捞于镍网或不锈钢网上。也有采用 Tokuyasu 冷冻超薄切片法，将组织块冷冻后再制备冷冻切片，在此不再详细介绍。

（2）含 1%BSA 的 PBS 液孵育，室温 5min。

（3）特异抗体（一抗）用含 1%BSA 的 PBS 溶液稀释后与含标本的镍网孵育，4℃过夜。

（4）PBS 液洗涤，5min×3 次。

（5）0.02M TBS（含 1%BSA 的 Tris 缓冲液，pH：8.2）孵育，室温 5min。

（6）胶体金标记抗体（Ⅱ抗）用 TBS 稀释 1：40 后孵育，室温 1h。

（7）0.02M TBS 液洗涤 5min×3 次。

（8）PBS 液洗涤，5min×3 次。

（9）蒸馏水洗，5min×3 次，空气干燥。

（10）复染，醋酸铀 5min，枸橼酸铅 1min，干燥后观察。

（四）常规电镜标本包埋后标记法

（1）常规 Epon812 包埋的电镜标本块切成厚约 80nm 的超薄切片，捞于镍网上。

（2）切片用 10%H_2O_2 蚀刻 10min。

（3）PBS 液洗涤，5min×3 次。

（4）0.02M TBS（含 0.05%TritonX-100，1%BSA 的 Tris 缓冲液，pH：7.4）孵育，室温 10min。

（5）加Ⅰ抗孵育，此步及后面的染色同上述低温包埋后的切片标记法（3）~（10）。

四、免疫电镜标记技术的应用

为了显示特定抗原或蛋白等在肾脏超微结构的原位定位（图 92-2-1），可以采用低温包埋或冷冻超薄切片技术法，可以最大限度地保存抗原。如用于研究肾小球足细胞裂孔隔膜相关蛋白的定位，包括 nephrin、podocin 等。此法对标本的处理要求高，制备方法复杂，主要用于科研工作中。

常规电镜标本的免疫电镜标记，可以应用现成的标本，进行回顾性研究，应用方便，但是要求被检测的抗原或蛋白的含量高，如肾组织内沉积的大量免疫复合物或补体、单克隆免疫球蛋白轻链等，通常可以得到成功标记，并可用于肾脏疾病的辅助诊断（图 92-2-2）。

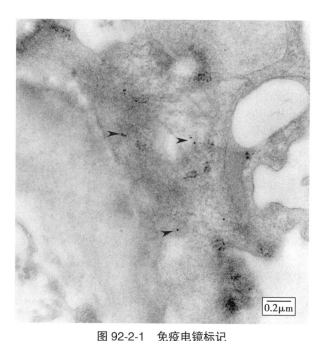

图 92-2-1 免疫电镜标记

注：足细胞胞质内微丝被 actinin 标记（无尾箭头示胶体金颗粒 15nm）。

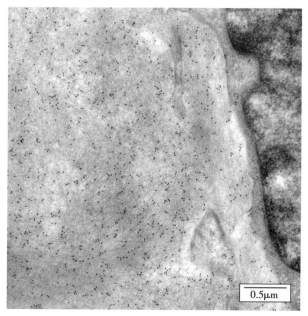

图 92-2-2 免疫电镜标记

注：肾小球系膜区淀粉样变纤维被轻链 λ 标记（胶体金颗粒 15nm）。

第 3 节 电镜细胞化学技术及应用

电镜细胞化学技术是利用细胞内产生特异性化学反应，形成电镜下可见的不溶性高电子密度沉积物，可用于定位细胞及细胞器内各种生化成分，包括酶、蛋白质、核酸、糖类、脂类及某些无机离子、活性基团等物质的定位、定性或半定量分析,以阐明病理生理状态下细胞结构与功能的关系。电镜细胞化学技术包括多种细胞内组分的标记和显示技术,如酶细胞化学技术、离子细胞化学技术、示踪细胞化学技术、电镜放射自显影技术、电镜特殊染色技术等,其中,酶细胞化学方法是发展最早、应用较广的电镜细胞化学技术,本节作简要介绍。

一、电镜酶细胞化学的基本原理

根据光镜的酶组织化学技术原理,通过酶与底物的特定化学反应,并将其产物显示为电镜下可见的标记物,是将光镜组化与电镜技术相结合形成的技术。由于细胞内的酶是无法在电镜下直接看到,只有通过酶的细胞化学反应来间接显示其定位。通常其反应过程分为两步,首先在一定条件下细胞内的酶作用于底物,形成初级反应(酶反应);再应用化学物质(捕获剂或显示剂)与初级产物反应,形成电镜下可见的不溶性高密度沉积物(捕获反应或示踪反应)。

电镜酶细胞化学的主要显示方法分为两大类:金属盐沉淀法和嗜锇物质生成法。金属盐沉淀法的原理是使酶反应的初级产物与重金属结合,产生不溶性的高电子密度物质,常用的重金属有铅和铈,主要用于水解酶类的显示。嗜锇物质生成法的原理是使酶与二氨基联苯胺(diaminobenzidine,DAB)反应产生嗜锇中间产物,再与锇酸反应形成高电子密度的锇黑,主要用于氧化还原酶类的显示。

二、电镜酶细胞化学的操作流程

主要包括 3 个基本步骤:首先将酶固定于细胞内特异部位,防止移位;然后进行酶与底物的特异化学反应;最后要使反应产物在电镜下可见。具体操作流程如下。

固定→振动切片→酶反应→后固定→脱水包埋→超薄切片→电镜观察,在酶细胞化学反应中,对于不同的酶,其化学反应的特点各异。因此,需要根据酶的本身特点,选用合适的底物及其反应条件。具体操作中各步也有一些技术细节需要注意。

(一)取材和固定

组织取材方法视组织的来源,游离细胞离心后可直接投入固定液内;实性组织需要切成 0.5mm³ 的小块或薄片,最好用振动切片机切成约 50μm 切片。如来自动物组织,可先进行灌注固定再取材,尽可能取材后尽快固定,以保持酶活性或原位状态。

固定剂的选择同免疫电镜,既要保存酶的活性,又要兼顾细胞超微结构的保存。一般采用 0.5%~1.0% 戊二醛;或者混合固定液,0.5%~1.0% 戊二醛加 2% 多聚甲醛。固定时间 30min 左右,根据不同的酶对固定剂的敏感性,如酸性磷酸酶固定 24h,葡萄糖 -6- 磷酸酶仅需固定几分钟。

固定完成后需要充分的漂洗,如固定剂有残留会影响酶的反应。通常用二甲砷酸钠缓冲液或 Tris-HCl 缓冲液作为配制固定液、孵育液和冲洗的缓冲液,避免用磷酸缓冲液,由于其易于与不同试剂反应形成沉淀物。

(二)孵育

酶细胞化学的关键技术是孵育,要求选择合适的底物、合适的缓冲液、最佳 pH 以及适当的温度等。孵育时间的长短也很重要,时间过短,反应不充分,产物少不易显示,可能导致假阴性;时间过长,可能造成反应产物的扩散和非特异反应增强。孵育液的渗透也很重要,一般孵育液只能渗透组织表面 40μm 左右,因此,漂洗后的组织最好用振动切片机切成薄片,厚度 40~80μm。

配制孵育液时注意玻璃器皿和其他相关用具的洁净,用现煮沸的蒸馏水(保证祛除 CO_2),用容量瓶配制捕获剂铅盐溶液,应逐滴加入孵育液中,防止形成沉淀。孵育液的配制时间不应太长,最好现用现配。

可先进行预孵育:先用不加底物的孵育液进行预孵育,促进孵育液的渗透,建立细胞内部所需要的 pH 条件和足够的捕获剂浓度。倒掉孵育液,加上含有底物的孵育液,水浴内 37℃孵育 30~60min。

(三)孵育后处理

孵育后换缓冲液,按照常规电镜样本进行后固定、脱水、包埋等处理。一般后固定和脱水的时间稍短,以防止反应物漂移。也有用亚铁氰化钾还原锇酸代替锇酸做后固定。不需要进行铀块染。修块时不要修的太深,以避免深部的化学反应不佳。超薄切片不需要染色,为提高反差,超薄切片的厚度要稍厚,达到 90~100nm。

(四)对照的设置

为保证细胞化学反应的特异性,需要设立阴性对照。一般采用去底物或酶的专一性抑制剂作为阴性对照。也有采用高温使酶灭活,一般 60℃,1h 以上可使酶的活性灭活。

三、常用的几种酶细胞化学反应的实验方法

1. 酸性磷酸酶(acid phosphatase)

(1)孵育液配方

0.1mol/Lβ- 甘油磷酸钠	4.0ml
0.2mol/L Tris-HCl 缓冲液(pH:5.2)	10ml
双蒸水	25ml
DMSO	5.0ml
0.2mol/L 硝酸铅	6.0ml
蔗糖	4.2g

(2)孵育反应条件

孵育液 pH	5.0~5.2
孵育温度	37℃
孵育时间	30~60min

(3)阳性反应物定位:酸性磷酸酶主要定位于溶酶体内,是溶酶体的标志酶。

2. 碱性磷酸酶(alkaline phosphatase)

(1)孵育液配方

β- 甘油磷酸钠	30.6mg
0.1mol/LTris-maleate 缓冲液(pH:8.0)	100ml
加 0.2μL TritonX-100(0.000 2%)	
氯化亚铈(CeCl₃)	74.5mg
蔗糖	5.0g

(2) 孵育反应条件

孵育液 pH	8.0
孵育温度	37℃
孵育时间	40~60min

(3) 阳性反应物定位：碱性磷酸酶主要定位于细胞膜，如小肠上皮细胞和近端肾小管上皮细胞的微绒毛质膜上。

3. 细胞色素氧化酶（cytochrome oxidase）

(1) 孵育液配方

二氨基联苯胺（DAB）	5.0mg
0.05mol/L Tris-HCl 缓冲液（pH：7.2）	5.0ml
双蒸水	5.0ml
过氧化氢酶	1.0mg
细胞色素 C	10.0mg
蔗糖	0.85g

(2) 孵育反应条件

孵育液 pH	7.4
孵育温度	37℃
孵育时间	30~60min

(3) 阳性反应物定位：细胞色素氧化酶主要定位于线粒体的内膜和嵴，是线粒体的标志酶。

4. 葡萄糖 -6- 磷酸酶（glucose-6-phosphatase）

(1) 孵育液配方

葡萄糖 -6- 磷酸单钠盐	56.4mg
（或葡萄糖 -6- 磷酸双钠盐 60.8mg）	
0.2mol/L Tris-maleate 缓冲液（pH：6.5）	4.0ml
双蒸水	14ml
36mmol/L 硝酸铅	2.0ml
蔗糖	2.0g

(2) 孵育反应条件

孵育液 pH	6.52
孵育温度	37℃
孵育时间	30~90min

(3) 阳性反应物定位：葡萄糖 -6- 磷酸酶主要定位于细胞粗面内质网、滑面内质网和核膜，是内质网的主要标志酶，也是糖代谢的关键酶。

5. 髓过氧化物酶（myeloperoxidase，MPO）

(1) 孵育液配方

二氨基联苯胺（DAB）	15mg
0.05mol/L Tris-HCl 缓冲液（pH 7.6）	10ml
双蒸水	5.0ml
1%H₂O₂（现配）	0.10ml

(2) 孵育反应条件

孵育液 pH	7.6
孵育温度	37℃
孵育时间	20~60min

(3) 阳性反应物定位：髓过氧化物酶主要分布于粒细胞和单核细胞系的内质网、核膜、高尔基复合体和胞质颗粒中。

四、电镜细胞化学技术的应用

各种细胞器均有其特定的标志酶。以电镜酶细胞化学为主要方法，显示各种酶类在细胞和细胞器的定位，包括常见的水解酶类、氧化还原酶类、转移酶类等。通过对细胞器标志酶的细胞化学研究，可用于鉴别细胞器：类型；也可通过观察酶在细胞器的定位分布及其变化，探讨细胞器的演变及其生物膜的合成过程，进而探讨病理生理状态下及药物作用下，细胞结构与成分、功能与代谢变化的关系等。

如酸性磷酸酶是溶酶体的标志酶，酸性磷酸酶的细胞化学定位可显示溶酶体及其酸性水解酶在生理及病理状态下的分布及其代谢变化情况，在细胞自噬的研究中可特异显示自噬泡结构。再如葡萄糖 -6- 磷酸酶可以同时显示在粗面内质网和核膜上，说明两者除了结构相连，在成分和功能上也密切相关。同一细胞器的不同部位还存在不同的标志酶，如酸性磷酸酶、硫胺素焦磷酸酶（thiamine pyrophosphate，TPP）和烟酰胺腺嘌呤二核苷酸磷酸酶（nicotinamide adenine dinucleotide phosphate，NADP）分别定位于高尔基复合体的管泡状结构、成熟面扁平囊膜和中间扁囊内等，反映了高尔基复合体不同的结构部分发生了不同的生理过程。

第4节 如何替补电镜标本的缺陷

由于电镜标本取材较小，有时可能会出现目标病变或需要观察的结构没有取到。特别是肾活检组织取材有限，分割给电镜的标本可能未取到肾小球或为硬化的肾小球；或有些病例没有留取新鲜组织进行电镜样本的固定和制备，这时可用石蜡包埋组织样本，作为电镜标本缺陷的替补手段。当然，石蜡包埋的组织一般用福尔马林固定、石蜡包埋，对组织结构的保存较差，通常细胞膜、细胞器的形态严重受损，结构不清，但基底膜结构、免疫复合物等病变依然可以观察，能够为疾病诊断提供辅助的诊断信息，对于肾脏疾病的诊断不失为一种替补的电镜诊断方法（图 92-4-1）。

一、石蜡标本块改作电镜的方法

(1) 石蜡块的组织定位选取：对应光镜切片，选取石蜡包埋块中含有相应病变和结构（如肾小球）的部位，切去局部含蜡组织，放入含有二甲苯的小瓶中。

(2) 脱蜡：组织块在二甲苯中脱蜡，室温 30min × 2 次。

(3) 乙醇处理：100% 乙醇 15min → 90% 乙醇 15min → 70% 乙醇 15min → 50% 乙醇 15min →蒸馏水 5min × 2 次。

(4) 以后步骤按照电镜样本常规方法处理：依次进行 3% 戊二醛固定→ PB（0.1mol/L）缓冲液洗涤→ 1% 四氧化锇后固定→双蒸水洗涤→系列丙酮脱水→丙酮与 Epon812 混合液浸透→ Epon812 包埋→高温聚合。

二、石蜡切片组织改作电镜的方法

极少数情况下，只存留石蜡切片。可以尝试采用顶扣包埋法，将石蜡切片中的薄片组织改作电镜标本，然后对极薄的组织进行超薄切片，对电镜技术的要求较高。具体操

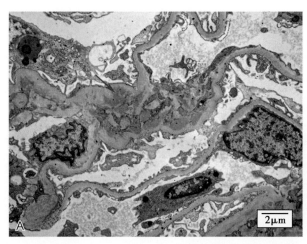 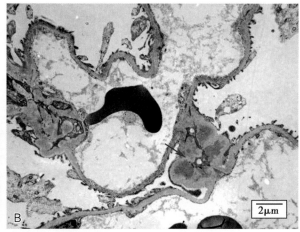

图 92-4-1　IgA 肾病石蜡包埋组织改做电镜图片

注：A. 常规电镜：系膜区块状电子致密物（红色箭头），细胞超微结构保存良好；B. 石蜡包埋组织改作电镜：可见系膜区块状电子致密物沉积（红色箭头），但细胞器结构保存不佳。

作如下。

（1）将石蜡切片进行二甲苯脱蜡，室温 30min×2 次。

（2）对石蜡切片的组织区域滴加液体，一次进行乙醇水化。100% 乙醇 5min → 90% 乙醇 5min → 70% 乙醇 5min → 50% 乙醇 5min →蒸馏水 5min×2 次。

（3）按照电镜样本制作流程处理，依次滴加下列液体：3% 戊二醛固定→ PB（0.1mol/L）缓冲液洗涤→ 1% 四氧化锇后固定→双蒸水洗涤→系列丙酮脱水→丙酮与 Epon812 混合液浸透。

（4）包埋时需要将装满包埋剂的胶囊倒扣至石蜡切片的组织上，置入烤箱内聚合。

（5）利用热胀冷缩的原理，将载有胶囊的玻璃片放入液氮中，待其冷却后迅速取出，即刻投入沸水中，取出后即可将聚合好树脂的胶囊与玻璃片分离。

（6）对胶囊顶端的薄片组织进行切片时，必须十分小心，表层不需要修块，直接切片，可得到超薄切片。

（王素霞）

参考文献

［1］邹万忠. 肾活检病理学 [M]. 4 版. 北京：北京大学医学出版社，2017.

［2］HAAS M. A re-evaluation of routine electron microscopy in the examination of native renal biopsies [J]. J Am Soc Nephrol, 1997, 8 (1): 70-76.

［3］王素霞，章友康，邹万忠，等. 电镜检查在肾活检标本病理诊断中的作用 [J]. 中华医学杂志，1998, 78 (10): 782-784

［4］王素霞，邹万忠，王盛兰，等. 肾活检标本包埋后免疫电镜技术 [J]. 北京大学学报：医学版，2002, 34 (3): 306-309.

［5］武忠弼. 超微病理诊断学 [M]. 上海：上海科学技术出版社，2003.

［6］HERRERA G A, SANDERS P W, REDDY B V, et al. Ultrastructural immunolabeling: a unique diagnostic tool in monoclonal light chain related related diseases [J]. Ultrastruct Pathol, 1994, 18 (4): 401-416.

［7］陈文列，陈金富，刘光英，等. 齿龈内阿米巴的超微结构与溶酶体酶细胞化学研究 [J]. 中国人兽共患病杂志，2002, 18 (4): 97-99.

［8］TOKUYASU K T. Use of polyvinylpyrrolidone and polyvinyl alcohol for cryo-ultramicrotomy [J]. Histochem J, 1989, 21 (3): 163-171.

第93章

分子肾脏病理学

随着基因组时代的到来,病理学与细胞生物学和分子生物学相互渗透形成了一门新的分支学科—分子病理学。分子病理学主要侧重于疾病的亚微观表现,包括应用分子和遗传学方法,通过检测器官、组织和血液中的分子和基因,对疾病进行诊断、分类和研究,从而探索病因、发病机制以及对治疗的反应。传统的疾病命名法多描述疾病的形态特征,而分子病理学则从病因入手,探索疾病潜在的发病机制,并对预后做出有效判断。可见,分子病理学给传统病理学注入了无限生机。

现代"组学"技术与下一代测序技术(next generation sequencing,NGS)的兴起大力推动了分子病理学在肾脏病领域中的应用。通过对肾活检组织标本进行分子基因检测,可以识别疾病分子标签和生物预后标记物。目前,通过对自体或移植肾穿刺标本进行基因检测,发现了多种罕见肾脏疾病的分子基因基础和未知的疾病分子表型,促进了靶向治疗的开展及应用。可见,从"分子显微镜"衍生出来的分子表型诊断在肾脏疾病中的作用越来越受到重视。本章将介绍分子病理学在肾脏疾病中的应用及其价值。

一、分子病理学在激素抵抗型肾病综合征及局灶节段性肾小球硬化症中的应用

肾病综合征患者肾小球滤过屏障严重受损,导致大量蛋白尿、低蛋白血症和水肿。大部分患者对激素治疗敏感,称激素敏感型肾病综合征(steroid-sensitive nephrotic syndrome,SSNS),5%~10% 的患者为激素抵抗型肾病综合征(steroid-resistant nephrotic syndrome,SRNS)。SRNS 患者通常需通过肾活检与 FSGS 或其他肾小球疾病相鉴别,部分病例 5 年内进展至终末期肾病(end-stage renal disease,ESRD)。

在疾病早期进行诸如拷贝数变异(copy number variations,CNVs)或基因突变等基因检测,不仅有助于探索疾病发病的潜在新机制,对于已确诊的 SRNS 病例进行后期治疗方案的调整同样具有重要意义。近年研究发现,单基因病引起的 SRNS 呈迅速增长趋势。单基因变异影响的足细胞功能损伤是 SRNS 最常见的原因,多见于约 30% 的儿童患者。与成人患者相比较,先天性和儿童期发作的 SRNS 具有不同的疾病基因谱和致病原。随着疾病发病谱的不断扩增,不管是发病年龄还是表型特异性,均出现了单基因变异(single nucleotide variations,SNVs)导致的新型疾病表型。例如,Ⅳ型胶原 α3 链(COL4A3)、COL4A4 或 COL4A5 基因中的变异体可以修饰 SRNS 中的某一致病基因表型,此表型变异与否取决于变异体在基因或蛋白中的位置以及变异体的数量。可见,及时进行基因检测有助于合理调整患者治疗方案,更加了解疾病发病的基因复杂性。在 SRNS 患者,应用基因检测技术可以预测患者对免疫抑制治疗的反应性和肾移植术后的复发风险。应用靶向 NGS 诊断基因谱检测技术和有针对性的生物信息学分析,发现肾病综合征患者基因拷贝数的变化,同时检测了某些特殊表型患者出现的 SNVs,揭示了肾病综合征可能存在未检测到的特征不明的基因变异体。Gemma Bullich 等建立了 37 个 SRNS 和胶原相关基因在内的检测系列,用于检测 CNVs 和 SNVs。不仅如此,应用此基因系列能够发现新的致病基因。目前,一些肾脏相关的基因检测系列已逐步应用于临床,包括新近发现的与 SRNS 相关的新型致病基因如 NP93、NUP107、NUP205、KANK1、KANK4、MAGI2、EMP2、ANLN、OSGEP、TP53RK、TPRKB 和 LAGE3 等。与 SRNS 发病相关的基因详见表 93-0-1。

表 93-0-1　遗传性肾脏疾病基因检测系列

疾病	相关基因
激素抵抗型肾病综合征 / 局灶节段性肾小球硬化症(SRNS/FSGS)	ACTN4　ADCK3　ADCK4　ANLN　APOL1　APRT　ARHGAP24　ARHGDIA　COL4A3　COL4A4　COL4A5　COQ2　COQ4　COQ6　CRB2　DLC1　FAT1　IL15RA　INF2　ITGA5　ITGB4　LAMB2　MAG12　MYH9　NPHS1　NPHS2　NUP205　NUP93　NXF5　OCRL1　PAX2　PDSS2　PDSS1　PTPRO　SCARB2　SMARCAL1　SHROOM3　TNS2　TTC21B　TRPC6　XPO5　OSGEP　TP53RK　TPRKB　LAGE3

续表

疾病	相关基因
Alport 综合征（AS）	*COL4A1　COL4A3　COL4A4　COL4A5　COL4A6　FN1　LMX1B　MYH9*
C3 肾小球病（C3G）	*C3　CBA　CD46*（*MCP*）　*CFB　CFH　CFHR1　CFHR2　CFHR3　CFHR4 CFHR5　CFI*
血栓性微血管病（TMAs）	*ADAMTS13　C3　CD46　CFB　CFH　CFHR1　CFHR2　CFHR3　CFHR4 CFHR5　CFI　DGKE　MMACHC　PLG　THBD*
IgA 肾病（IgAN）	*GCM1　TNR　TRDN　Tenascin　TNFSF13　C1GALT1C1　COSMC　TRAC GP1aC807T/G873A　ICAM-1A1548G　DEFA*

局灶节段性肾小球硬化症（focal segmental glomerular sclerosis，FSGS）是导致肾病综合征的常见病变之一，临床表现为蛋白尿，肾活检可见局灶节段硬化病灶。FSGS 并非一种独立性疾病，而是包括一系列潜在病因的临床病理诊断。FSGS 的发病与足细胞相关的基因突变有关。家族性遗传性 FSGS 基因突变包括如 *NPHS1*、*NPHS2*、*PLCE1*、*INF2*、*ACTN4*、*TRPC6*、*CD2AP* 和 *WT1* 等基因突变。因此，需不断更新靶向基因谱，以检测与 FSGS 发病相关的其他致病新基因。

基因检测技术主要适用于筛查罕见病。在过去的 5 年里，应用测序和生物信息学分析技术，广大医师对肾病综合征的遗传基因有了更加深入的了解。在确诊 SRNS 或疑似 FSGS 的患者进行早期基因检测，将对患者的临床治疗提供有力帮助。由此可见，及时全面进行早期基因筛查具有重要的临床意义，具有广阔的应用前景。

二、分子病理学在 Alport 综合征中的应用

Alport 综合征（Alport syndrome，AS）是一种遗传性疾病，1874 年由 Samuelson 和 1875 年 Dickinson 首先报道。1927 年，Cecil A.Alport 报道了一个伴神经性耳聋的家系后才受到普遍重视。文献中曾经称为遗传性肾炎、遗传性进行性肾炎、家族性出血性肾炎或遗传性慢性肾炎。随后，发现许多家族患有类似疾病，且男性多于女性。1961 年正式命名为 Alport 综合征。之后，对其遗传位点的鉴定证实 Alport 综合征具有遗传异质性，由肾小球基底膜 COL4 缺失所致。

临床上，Alport 综合征是一种表现为血尿、慢性进行性肾功能损害，常伴有高频神经性耳聋以及前圆锥晶状体和视网膜病变的遗传性疾病。光镜下病变形态多样，电镜下肾小球基底膜厚薄不均，分层或断裂，免疫荧光 COL4α5 缺失对于疾病诊断具有重要价值，已作为常规检测项目应用于临床。但免疫荧光检测 COL4α5 缺失并非 100% 敏感，因此对 Alport 综合征进行分子基因检测具有重要临床意义。

Alport 综合征与 *COL4A3*、*COL4A4* 或 *COL4A5* 基因变异有关，某些患者临床表现为蛋白尿（一些肾活检时发现 FSGS），多数表现为血尿。个别病例 *COL4A3* 和 *COL4A4* 基因变异与伴有薄基底膜肾病（thin basement membrane nephropathy，TBMN）的 FSGS 发病相关，但缺乏 Alport 综合征的肾外表现。分子病理学在 Alport 综合征的诊断中具有重要价值。

应用 NGS 技术可快速有效对 COL4 胶原基因进行检测，从而做出 Alport 综合征的诊断。研究表明，85% 的 Alport 综合征与 *COL4A5* 基因突变和 X 连锁遗传有关。纯合子或复合杂合子 *COL4A3* 和 *COL4A4* 突变可引起常染色体隐性 Alport 综合征。40% 的 TBMN 患者存在杂合子 *COL4A3* 和 *COL4A4* 突变，有学者认为是导致常染色体显性 Alport 综合征的主要原因。在 FSGS 患者中也发现胶原基因突变可导致 Alport 综合征，因此，*COL4* 基因突变被认为是 FSGS 中的一种修饰性突变。此外，在 SRNS 患者也存在纯合子 *COL4A4* 基因突变，在家族性 FSGS 的外显子测序中发现 *COL4A5* 基因突变。*COL4A3/4* 杂合子基因突变不仅与 TBMN 合并 FSGS 有关，而且也出现于家族性 FSGS 和一些散发性病例中。因此，对于 FSGS 患者，即便临床和肾活检特征并不典型，也应当考虑存在 *COL4A3/4* 和 *COL4A5* 突变的可能性，特别是当家蚕丝蛋白基因（fibrohexamerin，FHx）阳性时，均需考行 NGS 检测以进一步发现其他致病基因。目前用于 Alport 综合征检测的基因详见表 93-0-1。

综上所述，分子病理基因诊断结合靶向全基因组测序技术是一项用于 Alport 综合征和其他遗传性肾病的理想检测手段。

三、分子病理学在血栓性微血管病及 C3 肾小球病中的应用

血栓性微血管病（thrombotic microangiopathy，TMA）和 C3 肾小球病（C3 glomerulopathy，C3G）包括一系列罕见疾病，如不典型溶血性尿毒症综合征，血栓性血小板减少性紫癜，C3 肾小球肾炎和致密物沉积病，这些疾病具有相似的表型特征及其潜在的遗传共性。多个基因的变异导致上述疾病的发生发展，因此，鉴定并研究此类变异基因将对患者的诊断与治疗提供有力帮助。目前，已发现一个外显子区域的基因检测系列，此系列包含与 TMA 和 C3 肾小球病发病相关的所有基因。通过有针对性的基因组富集分析、大规模平行测序、生物信息学分析和多学科交叉研究，探索了每个病例特定的表型和特征。C3G 患者 C3 转化酶罕见的新变种 C3、补体 B 因子（complement factor B，CFB）基因

以及补体调节蛋白基因（*CFH*、*CFI*、*CFHR5* 和 *CD46*）出现频率较高。相反，TMA 患者仅在补体调节基因出现罕见增加的新变异。这种疾病差异性可以解释补体失调的不同位点分别导致 TMA 和 C3 肾小球病。因此，对于临床确诊的 TMA 和 C3 肾小球病患者提供有价值的基因诊断，将对后期指导临床治疗和判断预后具有重要意义。

NGS 靶向富集技术的飞速发展大力推动了基因检测在多种人类疾病诊断及治疗中的临床应用。以 NGS 为基础的测序平台替代了 Sanger 测序，能够以较低的成本在较短时间内完成大批量测序分析。同时，NGS 与基因组富集技术结合应用，大大提高了测序分析的准确性和敏感性，可以检测多种复杂遗传性疾病的新型基因变异，具有较广阔的临床应用价值。

不典型溶血尿毒症综合征（atypical haemolytic uraemic syndrome, aHUS），血栓性血小板减少性紫癜（thrombotic thrombocytopenic purpura, TTP），C3 肾小球肾炎（C3 glomerulonephritis, C3GN）和致密物沉积病（dense deposit disease, DDD）表型特征相似且具有基因遗传共性，因此适合进行基因检测。aHUS 和 TTP 均属于 TMAs，通常表现为以内皮细胞损伤导致的毛细血管和小动脉微血栓为特征，多见于血小板减少、贫血、紫癜和肾衰竭等情况。

aHUS 发生时内皮细胞表面存在补体替代途径的过度激活，其发病与多种补体相关基因如 *CFH*、*CD46*、*C3*、*CFB* 和 *CFI* 以及血栓形成相关基因如血栓调节素（thrombomodulin, THBD），甘油二酯激酶 E（diacylglycerol kinase e, DGKE）和血纤维蛋白溶酶原（plasminogen, PLG）有关。其他常见的基因异常包括补体因子 H 相关蛋白（complement factor H related protein 3, CFHR3）-CFHR1 重合子基因缺失，此种常见的拷贝数变异可以诱发蛋白 H 因子对自身抗体产生变异，导致疾病发生。CFH 和 CD46 的风险单倍型与疾病的外显率和严重程度相关。相比较，TTP 是由血管性血友病因子裂解蛋白酶（a disintegrin and metalloproteinase with a thrombospondin type 1 motif, member 13, ADAMTS13）基因的纯合子或复合杂合子基因突变以及 ADAMTS13 蛋白的自身抗体反应所致。

C3GN 和 DDD 是 C3 肾小球病的亚型，以免疫荧光染色肾小球 C3 沉积为主而命名。C3 沉积激活补体替代途径，导致 C3 降解片段沉积在肾小球基底膜，出现蛋白尿、血尿和肾衰竭。C3GN 和 DDD 均有 *C3*、*CFB*、*CFH* 和 *CFHR5* 基因突变以及 *CFHR* 基因染色体重排。应用 NGS 靶向富集技术发明了可应用于遗传性补体介导的肾脏病的检测系列（genetic complement-mediated renal disease panel, GRP），分析 *CFH*、*CFI*、*CFB*、*C3*、*CFHR5*、*CD46*、*DGKE*、*ADAMTS13*、*THBD*、*PLG* 和 *CFHR3-CFHR1* 的拷贝数变化，用于 aHUS、TTP、C3GN 和 DDD 的诊断具有重要临床应用价值。与血栓性微血管病和 C3 肾小球病相关的基因详见表 93-0-1。

四、分子病理学在 IgA 肾病中的应用

IgA 肾病（immunoglobulin A nephropathy, IgAN）是肾活检病例中最常见的原发性肾小球肾炎，以系膜区 IgA 沉积及系膜细胞和基质增生为主要特征。IgA 肾病在亚洲的发病率明显高于西方国家，尽管多数 IgA 肾病起病较隐匿且部分病变轻微，但 15%~40% 的患者在发病 20 年后仍不可避免地进展至 ESRD。IgA 肾病的发病机制尚不完全清楚，遗传和环境因素均可导致其发生发展。有证据显示，遗传因素，包括种族和地区分布的差异、家族聚集性、个体差异等在 IgA 肾病的发病和预后过程中发挥着重要作用。

目前，通过大规模全基因组关联分析（genome-wide association study, GWAS）研究 IgA 肾病的遗传危险因素及其与疾病预后之间的关系。IgA 肾病时，*C1GALT1C1*、分子伴侣 COSMC 和 2,6- 唾液酸转移酶基因 *ST6GALNAC2* 发生突变。*C1GALT1C1* 与 *ST6GALNAC2* 基因之间的相互作用可以导致半乳糖胺残基在 IgA1 铰链区更多暴露，导致抗半乳糖胺自身免疫性反应，与疾病进展和生存率密切相关。其他一些遗传变异体也是 IgA 肾病的易感因素，与病变程度有关。T 细胞受体恒定基因 TRAC 多态性与 IgAN 易感性相关。GWAS 研究发现，42 种基因可作为判断 IgA 肾病易感性的标记物。一项日本的研究显示，基因多态性，如 *GP1aC807T* 和 *ICAM-1 A1548G* 可作为预测 IgA 肾病进展的指标。此外，还包括其他基因如 α- 防御素（α-defensin, DEFA）基因的 CNVs 等。

另有报道显示，*6q22-23*、*4q26-31* 和 *17q12-22* 与家族性 IgA 肾病的发病密切相关。对人类白细胞抗原分子（human leukocyte antigen, HLA）的研究显示，IgA 肾病与 *HLA-DQ* 和 *HLA-DR* 表位相关。参与自适应和先天性免疫的其他候选基因编码的蛋白质，如糖化 IgA1 和肾素 - 血管紧张素系统也与 IgA 肾病发病相关。但上述这些研究大多局限于小样本，缺乏方法学和独立样本的验证。此外，IgA 肾病与主要组织相容性复合体（major histocompatibility complex, MHC）的 1q32 和 22q12 区域相关。一项包括一万多名受试者（4 137 例 IgA 肾病患者与 7 734 例健康人群）的大型 GWAS 研究发现，编码肿瘤坏死因子（tumor necrosis factor, TNFSF13）和 α- 防御素的染色体 17p13（*rs3803800*）和 8p23（*rs2738048*）的基因是 IgA 肾病发病的易感基因。此外，MHC 的（*rs660895*、*rs2523946*）以及 22q12（*rs12537*）区域均与 IgA 肾病临床亚型、蛋白尿和 IgA 水平相关。可见，与先天性免疫和炎症相关的基因多态性能够影响 IgA 肾病的疾病易感性和临床表现。对 IgA 肾病患者进行基因检测，将有助于发现与疾病发病相关的易感基因，为开展靶向治疗提供理论和实验依据。与 IgA 肾病发病相关的部分基因详见表 93-0-1。

综上所述，应用现代"组学"、NGS 靶向富集技术以及全基因组关联研究等现代分子病理学手段，首诊时可以对患者进行全面的疾病相关基因筛查与检测，结合后续成熟的生物信息学分析，客观准确的分析疾病发生发展与基因变异之间的关系，对于判断患者对治疗的反应性以及评估预后具有重要的临床应用价值。

（白晓燕 吴群力）

参考文献

［1］DANE M J, VAN DEN BERG B M, LEE D H, et al. A microscopic view on the renal endothelial glycocalyx [J]. Am J Physiol Renal Physiol, 2015, 308 (9): F956-F966.

［2］DOWEN F, WOOD K, BROWN A L, et al. Rare genetic variants in Shiga toxin-associated haemolytic uraemic syndrome: genetic analysis prior to transplantation is essential [J]. Clin Kidney J, 2017, 10 (4): 490-493.

［3］BULLICH G, TRUJILLANO D, SANTIN S, et al. Targeted next-generation sequencing in steroid-resistant nephrotic syndrome: mutations in multiple glomerular genes may influence disease severity [J]. Eur J Hum Genet, 2015, 23 (9): 1192-1199.

［4］LENNON R, STUART H M, BIERZYNSKA A, et al. Coinheritance of COL4A5 and MYO1E mutations accentuate the severity of kidney disease [J]. Pediatr Nephrol, 2015, 30 (9): 1459-1465.

［5］MENCARELLI M A, HEIDET L, STOREY H, et al. Evidence of digenic inheritance in Alport syndrome [J]. J Med Genet, 2015, 52 (3): 163-174.

［6］LOVRIC S, ASHRAF S, TANW, et al. Genetic testing in steroid-resistant nephrotic syndrome: when and how？ [J]. Nephrol Dial Transplant, 2016, 31 (11): 1802-1813.

［7］MCCARTHY H J, BIERZYNSKA A, WHERLOCK M, et al. Simultaneous sequencing of 24 genes associated with steroid-resistant nephrotic syndrome [J]. Clin J Am Soc Nephrol, 2013, 8 (4): 637-648.

［8］LOVRIC S, FANG H, VEGA-WARNER V, et al. Rapid detection of monogenic causes of childhood-onset steroid-resistant nephrotic syndrome [J]. Clin J Am Soc Nephrol, 2014, 9 (6): 1109-1116.

［9］BIERZYNSKA A, MCCARTHY H J, SODERQUEST K, et al. Genomic and clinical profiling of a national nephrotic syndrome cohort advocates a precision medicine approach to disease management [J]. Kidney Int, 2017, 91 (4): 937-947.

［10］KERTI A, CSOHáNY R, SZABó A, et al. NPHS2 p. V290M mutation in late-onset steroid-resistant nephrotic syndrome [J]. Pediatr Nephrol, 2013, 28 (5): 751-757.

［11］RAO J, ASHRAF S, TAN W, et al. Advillin acts upstream of phospholipase C 1 in steroid-resistant nephrotic syndrome [J]. J Clin Invest, 2017, 127 (12): 4257-4269.

［12］BRAUN D A, SADOWSKI C E, KOHL S, et al. Mutations in nuclear pore genes NUP93, NUP205 and XPO5 cause steroid-resistant nephrotic syndrome [J]. Nat Genet, 2016, 48 (4): 457-465.

［13］GEE H Y, ZHANG F, ASHRAF S, et al. KANK deficiency leads to podocyte dysfunction and nephrotic syndrome [J]. J Clin Invest, 2015, 125 (6): 2375-2384.

［14］BIERZYNSKA A, SODERQUEST K, DEAN P, et al. MAGI2 mutations cause congenital nephrotic syndrome [J]. J Am Soc Nephrol, 2017, 28 (5): 1614-1621.

［15］BRAUN D A, RAO J, MOLLET G, et al. Mutations in KEOPS-complex genes cause nephrotic syndrome with primary microcephaly [J]. Nat Genet, 2017, 49 (10): 1529-1538.

［16］TRAUTMANN A, BODRIA M, OZALTIN F, et al. Spectrum of steroid-resistant and congenital nephrotic syndrome in children: the PodoNet registry cohort [J]. Clin J Am Soc Nephrol, 2015, 10 (4): 592-600.

［17］LIM B J, YANG J W, DO W S, et al. Pathogenesis of focal segmental glomerulosclerosis [J]. J Pathol Transl Med, 2016, 50 (6): 405-410.

［18］BARUA M, SHIEH E, SCHLONDORFF J, et al. Exome sequencing and in vitro studies identified podocalyxin as a candidate gene for focal and segmental glomerulosclerosis [J]. Kidney Int, 2014, 85 (1): 124-133.

［19］GBADEGESIN R A, HALL G, ADEYEMO A, et al. Mutations in the gene that encodes the F-actin binding protein anillin cause FSGS [J]. J Am Soc Nephrol, 2014, 25 (9): 1991-2002.

［20］FALLERINI C, DOSA L, TITA R, et al. Unbiased next generation sequencing analysis confirms the existence of autosomal dominant Alport syndrome in a relevant fraction of cases [J]. Clin Genet, 2014, 86 (3): 252-257.

［21］DAGA S, BALDASSARRI M, LO RIZZO C, et al. Urine-derived podocytes-lineage cells: a promising tool for precision medicine in Alport Syndrome [J]. Hum Mutat, 2017, 39 (2): 302-314.

［22］ADAM J, CONNOR T M, WOOD K, et al. Genetic testing can resolve diagnostic confusion in Alport syndrome [J]. Clin Kidney J, 2014, 7 (2): 197-200.

［23］MALONE A F, PHELAN P J, HALL G, et al. Rare hereditary COL4A3/COL4A4 variants may be mistaken for familial focal segmental glomerulosclerosis [J]. Kidney Int, 2014, 86 (6): 1253-1259.

［24］WESTERINK J, VISSEREN F L, SPIERING W. Diagnostic clinical genome and exome sequencing [J]. N Engl J Med, 2014, 371 (12): 1169.

［25］RENKEMA K Y, STOKMAN M F, GILES R H, et al. Next-generation sequencing for research and diagnostics in kidney disease [J]. Nat Rev Nephrol, 2014, 10 (8): 433-444.

［26］BOYD S D. Diagnostic applications of high-throughput DNA sequencing [J]. Annu Rev Pathol, 2013, 8: 381-410.

［27］RODRíGUEZ DE CóRDOBA S, HIDALGO M S, PINTO S, et al. Genetics of atypical hemolytic uremic syndrome (aHUS)[J]. Semin Thromb Hemost, 2014, 40 (4): 422-430.

［28］BHATTACHARJEE A, REUTER S, TROJNáR E, et al. The major autoantibody epitope on factor H in atypical hemolytic uremic syndrome is structurally different from its homologous site in factor H-related protein 1, supporting a novel model for induction of autoimmunity in this disease [J]. J Biol Chem, 2015, 290 (15): 9500-9510.

［29］SADLER J E. Pathophysiology of thrombotic thrombocytopenic purpura [J]. Blood, 2017, 130 (10): 1181-1188.

［30］BARBOUR T D, RUSEVA M M, PICKERING M C. Update on C3 glomerulopathy [J]. Nephrol Dial Transplant, 2016, 31 (5): 717-725.

［31］XIAO X, PICKERING M C, SMITH R J. C3 glomerulopathy: the genetic and clinical findings in dense deposit disease and C3 glomerulonephritis [J]. Semin Thromb Hemost, 2014, 40 (4): 465-471.

［32］BU F, MAGA T, MEYER NC, et al. Comprehensive genetic analysis of complement and coagulation genes in atypical hemolytic uremic syndrome [J]. J Am Soc Nephrol, 2014, 25 (1): 55-64.

［33］TRIMARCHI H, BARRATT J, CATTRAN D C, et al. Oxford Classification of IgA nephropathy 2016: an update from the IgA Nephropathy Classification Working Group [J]. Kidney Int, 2017, 91 (5): 1014-1021.

［34］LV J, ZHANG H, WONG M G, et al. Effect of oral methylprednisolone on clinical outcomes in patients with IgA nephropathy: the TESTING randomized clinical trial [J]. JAMA, 2017, 318 (5): 432-442.

［35］ZHAO Y F, ZHU L, LIU L J, et al. Measures of urinary protein and albumin in the prediction of progression of IgA nephropathy [J]. Clin J Am Soc Nephrol, 2016, 11 (6): 947-955.

［36］XIE J, KIRYLUK K, LI Y, et al. Fine mapping implicates a deletion of CFHR1 and CFHR3 in protection from IgA nephropathy in Han Chinese [J]. J Am Soc Nephrol, 2016, 27 (10): 3187-3194.

［37］ZHAI Y L, MENG S J, ZHU L, et al. Rare variants in the complement factor H-related protein 5 gene contribute to genetic susceptibility to IgA nephropathy [J]. J Am Soc Nephrol, 2016, 27 (9): 2894-2905.

［38］KIRYLUK K, LI Y, MOLDOVEANU Z, et al. GWAS for serum galactose-deficient IgA1 implicates critical genes of the O-glycosylation pathway [J]. PLoS Genet, 2017, 13 (2): e1006609.

［39］AI Z, LI M, LIU W, et al. Low alpha-defensin gene copy number increases the risk for IgA nephropathy and renal dysfunction [J]. Sci Transl Med, 2016, 8 (345): 345ra388.

［40］STEWART B J, CLATWORTHY M R. Applying single-cell technologies to clinical pathology: Progress in nephropathology [J]. J Pathol, 2020, 250 (5): 693-704.

第 94 章

数字肾脏病理学

第 1 节 概　述

计算机技术在20世纪末、21世纪初有了长足的发展与普及。其中与数字成像相关的硬件和软件也相应成熟,自然也就有了将这一技术用于医学领域的尝试。在放射影像领域,借助网络技术的发展,数字影像迅速取代了胶片,日常"读片"成了在屏幕上阅读数字影像。这一发展对放射影像科来说无疑节约了成本、方便了交流。与之相应,在病理诊断领域,数字病理学近年来也迎来了高速发展的时期。本章主要内容涵盖数字病理的简略背景,数字病理应用于肾脏病理的独特优势,数字病理的基本原理与相关关键术语,全切片成像技术在肾脏病理中的具体应用,数字病理在临床应用中存在的问题、临床验证的基本要素,以及目前数字病理与数字肾脏病理的进展。

一、数字病理的简史

病理组织切片的数字化经历了早期的静态数码相机成像和自动光学显微镜结合数码摄像机生成动态图像的过程,并于2003年有了全切片图像(whole slide image,WSI),即虚拟切片(virtue slide)的概念。依据美国数字病理协会(Digital Pathology Association)的定义,WSI即使用自动化的图像扫描设备,将整张组织病理学切片扫描生成可储存、阅读和处理的数字化虚拟切片。数字化的切片是原切片的电子镜像,在理想的情况下,这个电子镜像应该包含所有原玻璃切片的信息。经过十余年的发展,WSI已经被广泛应用于病理教学,以及形态学定量科研之中。显然,切片数字化方便了病理影像信息的交流和保存。比如我们外出开会,需要共同阅片,传统情况下,必须携带玻璃切片,还需多头显微镜,才能分享病理影像信息。但是,切片数字化之后,只要有网络,就可以方便地通过电脑屏幕一起阅片。此外,虚拟切片也方便了信息的保存,而无切片褪色、损坏之虞。可以想见将来的数字病理诊断工作平台(digital pathology diagnostic station)将是一个有着多个高清显示屏幕,能够同时调阅多方信息的平台。在这个平台中,全切片影像有机地和电子病例以及临床实验室信息系统整合在一起。病理医生从而可以方便地综合各方资料,做出正确的诊断;并通过计算机辅助的后续分析,进一步量化与治疗、预后相关的组织病理学参数,以及时、有效地服务于患者。

然而,作为日常解剖病理(anatomic pathology)的主要诊断手段,数字病理却进展缓慢。究其原因,主要有以下5点:①WSI仍然需要在玻璃切片的基础上扫描成像,这对节约成本一时并没有帮助;②扫描成像需时较长,可能会影响临床出报告的时间(turnaround time);③阅读数字切片一般需时较阅读切片长,尤其是在刚刚开始的时候,病理医生需要学习、适应;④目前,WSI在图像质量与色彩方面并没有完全达到玻璃切片的水准;⑤美国食品药品管理局(US Food and Drug Administration,FDA)于2017年才刚刚批准首家将WSI用作主要临床诊断手段的数字切片扫描系统。基于以上这些原因,数字病理的临床应用,目前主要在美国以外,而且仅仅应用在一些有限的特殊场合。比如在挪威和加拿大的一些边远地区,病理医生使用WSI远程阅读冷冻切片、术中会诊;再比如,临床多学科病例讨论、远程病理专家会诊,WSI也很有用武之地。

病理切片数字化以及数字病理的前景如何呢?笔者认为病理切片数字化不仅仅有利于病理影像资料的保存与交流,更重要的是,只有病理切片数字化之后,才有可能:①进行后续计算机辅助定量分析,让病理报告更加准确、客观;②在将来把信息技术、人工智能的成果应用于日常病理诊断中,造福患者,更好地服务于临床。正因为如此,虽然"路漫漫其修远兮",但是数字病理是大势所趋。病理切片及读片数字化或许在不远的将来会成为病理诊断的新常态。传统玻璃切片与虚拟切片优劣比较可参见表94-1-1。

二、数字肾脏病理的独特优势

肾脏病理数字化,有其独特优势。首先,肾活检切片比较薄,厚度只有2~3μm,而且标本一般较小,这些特点使得全切片扫描较易在纵轴对焦,可以在短时间内扫描出高质量的影像。其次,当前在肾脏病理中,很多基本信息,都有量化趋势。比如,肾脏活检标本中所含肾小球的数量,硬化肾小球占比,萎缩肾小管及纤维化程度,移植肾活检标本中的Banff评分等。而WSI有利于进一步量化各项病理指标,给临床医生提供更准确可靠的诊断。最后,只有肾活检切片数字化之后,病理医生才能与计算机软件工程师合作,进一步开发分析软件,在计算机辅助下得出客观准确的

表 94-1-1　玻璃切片与虚拟切片之比较

	玻璃切片	虚拟切片
阅片方式的优劣		
所需设备	显微镜	任何高清屏幕
同时比较多张切片	否	可
全景观看整张切片	否	可
远程读取	否	可
保存、调取优劣		
丢失	时有发生	需要备份
退色、损坏	不易避免	永久保存
调取	费时、费力	易
后续分析优劣		
计算机辅助分析	否	易
三维重建	否	可
诊断参数量化	主观、重复性差	客观、重复性好
多张切片叠加	否	可
多种染色叠加	费时费力	方便
信息整合	只能输入文字和有限静态图像	整张切片、信息量大

病理数据。这些后续分析无疑使数字病理更具价值。在肾脏病理临床工作中,病理医生与肾内科医生经常需要讨论病理所见,全切片病理影像能方便沟通交流,方便组织线上读片会。此外,远程肾脏穿刺活检的质量评估也可以纳入数字肾脏病理的范畴里,由肾脏病理技术人员在病理医生的指导下工作,远程协助评估活检标本是否合格,以进一步提高活检穿刺的质量。

第 2 节　数字病理的基本原理与设备相关的关键术语

一、数字切片扫描系统的构成及基本原理

数字切片扫描系统分为硬件和软件两部分。硬件包括数字切片自动扫描装置和与之配套的计算机及高清屏幕,软件则包括扫描控制软件和图像浏览及分析软件。基本原理是利用自动光学显微镜平台对玻璃切片逐幅扫描、采集图像。具体来讲,在扫描和采集图像的过程中,光学显微镜扫描平台自动依序按照切片横轴(x)和纵轴(y)方向移动,并在竖轴(z)方向自动聚焦。同时,扫描控制软件通过光学显微镜中内嵌的电子感光元件采集高分辨数字图像。之后,图像压缩与存储软件将扫描图像无缝拼接,生成全切片图像。

二、数字病理的关键术语

在采购和使用全切片成像系统的过程中,相关医生也应该了解数字病理成像系统的基本术语。这样有助于购买价格适宜,又能满足工作需要的设备;在使用中,也能清楚该系统生成的数字切片的局限性。

(一) 数字病理学(digital pathology)

即虚拟显微镜(virtue microscopy),指通过扫描,生成一个可以与之互动的数字化切片,并能进一步对这个数字影像进行管理分析和做出诊断的过程。

(二) 全切片图像(whole slide image,WSI)

使用自动化的图像扫描设备,将整张组织病理切片扫描生成可储存、可阅读的数字化虚拟切片。数字化切片是原切片的电子镜像,包含所有原玻璃切片的信息。

(三) 扫描时间

由扫描标本的面积和所用物镜的放大倍数决定,高倍物镜需时长。一般四张 40 倍物镜下的图像所涵盖的区域相当于一张 20 倍物镜。但是,获取高清晰度的图像需要使用高倍物镜。目前,肾活检标本全切片成像一般用 40 倍物镜扫描。例如,在 40 倍物镜扫描时,肾移植细胞排斥反应中的肾小管炎以及 BK 病毒包含体清晰可见(图 94-2-1)。另外,40 倍物镜扫描下膜性肾病的"钉突"、肾小球基底膜双轨征及免疫沉积物亦清晰可见(图 94-2-2)。

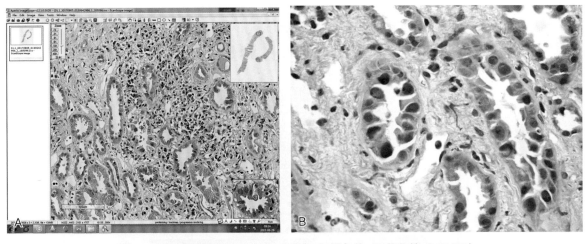

图 94-2-1　肾移植活检 WSI(HE 染色,扫描条件:40 倍物镜,0.95 NA)

注:A. WSI 工作界面,肾小管淋巴细胞浸润清晰可见(绿色箭头);B. BK 病毒肾病,细胞核由于病毒感染,可见核内包涵体,呈毛玻璃样改变。

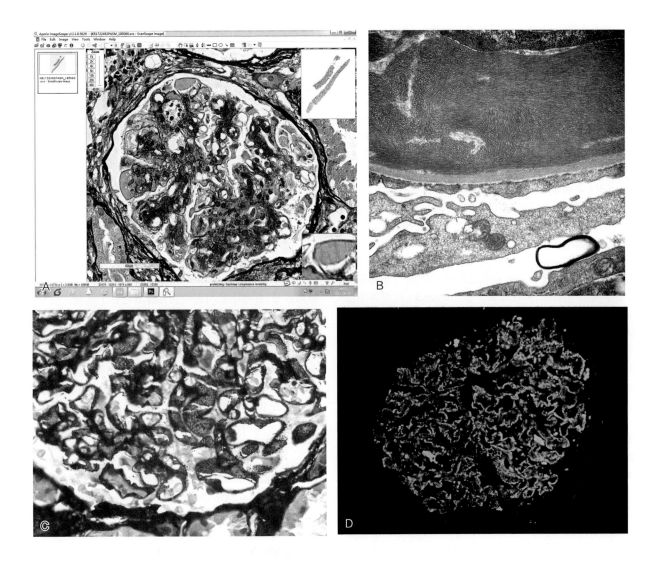

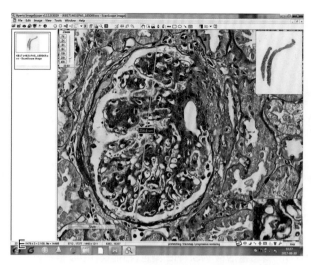

图 94-2-2　WSI 在非移植相关肾脏疾病中的应用

注：冷球蛋白血症性肾小球肾炎（A、B）与膜性肾病（C、D）各 1 例。A. 冷球蛋白血症性肾小球肾炎，可见肾小球毛细血管袢内浸润的细胞和冷球蛋白（箭头所示，PASM×400）；B. 透射电子显微镜下可见电子致密沉积物呈管状规律排列（EM×3 000）；C. 膜性肾病，嗜银染色高倍镜下清晰显示微小的空泡征和钉突（PASM×400）；D. WSI 免疫荧光显示颗粒状 IgG 沿基底膜沉积（IF×400）；E. 糖尿病肾病（PAS×400），可见系膜区结节样硬化，通过 WSI 工作界面，可以测量肾小球直径（254.6μm）。

（四）物镜的选择

选择物镜时，需要了解一些基本光学术语，如数值孔径（numerical aperture，NA）等。数值孔径是显微镜重要参数，又称镜口率。它决定了显微镜的分辨率。数值孔径越高，清晰度也越高。此外，工作距离、荧光透过率、色差消减程度等也都是物镜选择时需要考虑的参数。

（五）聚焦系统的选择

用高倍物镜扫描时，不仅需时长，而且因数值孔径大，焦深也相应较短。这里所说的焦深即景深，指用显微镜扫描时，从对准焦点开始，改变物镜与目标距离，仍能保持清晰的范围。当切片较厚或有打折时，切片扫描仪容易对焦不准，导致图像无法阅读。因此，扫描较厚切片时，往往需要在多个焦点层面上扫描，再在纵轴上叠加（z-stack），以提高图像质量。基于此，在选择扫描硬件时，选购者通常需要了解具体仪器所使用的对焦技术，从而可以选择最适合的设备。当然，如前所述，肾活检标本切片较薄，对此一般要求不高。此外，因为各个公司的产品所使用的对焦技术不尽相同，而且这一领域日新月异，在这里笔者就不再赘述具体技术细节。

（六）图像格式

包括通用格式与特殊格式。通用格式指扫描图像可以用一般软件浏览；特殊格式即全切片图像仅能用与扫描硬件匹配的由相应公司提供的软件打开。因为全切片图像较为复杂，目前浏览软件多为特殊格式。

（七）图像的压缩与存储

全切片图像通常较大在几百兆与几千兆之间，对存储与网络传输都要求很高。因此，图像往往需要压缩。但压缩必须在保证图像质量的前提下。目前，一些较新的图像压缩格式（如 JPEG2000 等）通常能两者兼顾。

（八）图像分析（image analysis）

通过计算机辅助，进行图像增强和处理，以识别或量化一些特异的病理诊断特征，如 DNA 分析、荧光原位杂交及形态学量化分析等。

第 3 节　WSI 在肾脏病理中的应用

一、WSI 及传统光学显微镜诊断

虽然目前全切片成像尚未真正用于肾脏病理日常光学及荧光显微镜诊断，但相关探索已有多年。2013 年，Jen 等通过全切片图像对 25 例移植肾活检标本进行了相关参数评分，并将结果与玻璃切片评分进行了比较。结果显示 WSI 与传统显微镜的评分结果高度一致，因此作者认为将全切片成像技术用于肾脏移植病理是可靠的。2016 年，Sicard 等通过对移植肾活检进行计算机辅助的炎症细胞计数，发现只有巨噬细胞与供体特异抗体（donor specific antibodies）相关。在这项研究中，作者使用多种抗体进行免疫组织化学染色（multiple staining），首先以 CD34 标记血管，再对炎症细胞进行染色：CD3 标记 T 细胞、CD68 标记巨噬细胞，CD20 标记 B 细胞，CD66b 标记粒细胞。之后，染色切片被扫描进电脑并行进一步分析。整个过程体现出数字病理在后期数据分析处理中的强大优势。同期，肾病综合征研究网络（Nephrotic Syndrome Study Network，NEPTUNE）也开始对其收集病例的 WSI 资料进行了各种各样的探索。NEPTUNE 是一个由美国国立卫生研究院（National Institutes of Health，NIH）资助的多中心合作组织。其主要研究领域为肾病综合征，包括微小病变肾病、局灶节段性肾小球硬化及膜性肾病。研究目标是注册 450 例患者，并对其作系统地组织病理及分子遗传学研究。2016

年,Rosenburg 等利用 NEPTUNE 已有的 WSI 资料,深入地研究了计算机辅助分析对肾小球计数及硬化肾小球占比的影响,认为肾脏病理医生在镜下直接计数,往往并不准确。一般活检标本中,肾小球数量越多,计数偏差越大。2017 年,同样是利用 NEPTUNE 的 WSI 资料,Mariani 等认为对于不同的导致蛋白尿的各种肾脏疾病,肾脏间质纤维化程度是肾脏肌酐清除率下降的危险因素,并与炎症、纤维化相关基因表达相关。这些研究无疑显示了数字肾脏病理的优势,为将来数字肾脏病理应用于临床奠定了基础。

二、WSI 及免疫荧光诊断

在肾脏病理中,扫描免疫荧光切片是一项对 WSI 必需的要求。与明视野全切片成像相比,免疫荧光切片扫描相对困难。这主要是因为免疫荧光图像对比度差。比如,扫描仪不易确定免疫荧光组织切片的位置。为解决这一问题,有的产品需要人工辅助圈定组织,有的提供全自动扫描,但重新扫描比率较高。此外,扫描免疫荧光切片,对焦也往往困难。因此,全荧光切片成像在临床具体使用中,往往需要较长时间的前期验证。但是,全切片扫描仪通常支持多个波段荧光光谱的采集。有的扫描仪通过切换滤镜来实现这一功能,有的则通过改变激发光源波段来实现。通过技术手段对多通道荧光采集的支持,使得对同一切片同时进行多种标记染色,并同时叠加多种荧光染色成为可能。这也正是 WSI 的优势之一。

三、数字影像在电子显微镜诊断中的应用

肾脏病理电子显微镜图像已经数字化多年。因为其省去了胶片冲洗的步骤,节约了成本,如今大多数单位已经只需要通过网络传输电子图片进行临床诊断。而且图片电子化之后,也简化了后续的一些分析工作。比如,通过软件对肾小球基底膜厚度进行测量,非常准确方便。

第 4 节　数字肾脏病理在临床诊断中存在的问题及展望

一、临床验证(validation)

临床诊断事关患者安危,因此所有新技术、新方法、新检查项目都需要经过严格的验证,方能应用于临床。数字病理亦不例外。早在 2013 年,美国病理医师学会(College of American Pathologists,CAP)质控中心即发表了 WSI 临床应用指南。指南建议:①所有病理实验室在临床应用 WSI 时都需要进行临床验证;②临床验证应该根据具体的诊断需要具体设计;③需尽可能地模仿临床诊断流程;④只需要对系统整体进行验证,而无须对系统各个组成部分分别验证;⑤ WSI 系统中任何一个组成部分有改变的话,都需要重新验证;⑥相关病理医师必须参与验证;⑦最初验证建议至少包括 60 个病例,以后对附加的免疫组化或特殊染色再每项追加 20 例患者;⑧验证需明确同一病理医师用 WSI 以及玻片读片的诊断一致性(intra-observer variability);⑨全

切片图像与玻片在验证中可以随机,也可以不随机;⑩阅读传统玻片与数字切片两者之间,应间隔至少 2 周;⑪验证中应确保玻片上所有的标本都被扫描成数字图像;⑫实验室应保留所有验证中所涉及的文件,如方法、结果、相关数据以及最后核准的签字等。

二、数字病理设备的市场化及相关法规

数字病理相关设备在西方国家需要法规认证才能正式应用于临床。美国 FDA 虽然一直没有正式划定数字切片扫描仪的认证类别,但其提出数字切片扫描仪在没有首套系统通过认证之前,应归于第 3 类,即最高风险医疗器材。第 3 类医疗器材在其正式应用于临床之前,应进行严格的临床验证,以获取上市前许可(premarketing approval)。只有在第一套扫描系统通过认证后,其他扫描系统的认证才能降为第 2 类,即无需临床试验,仅需与经过认证的产品比较即可。这一认证程序无疑增加了切片扫描仪上市前进行临床试验的难度,延缓了全切片成像应用于临床的进程。可喜的是,2017 年 4 月,FDA 已经通过了数字切片扫描系统上市许可。随着这第一套数字切片扫描系统获准上市直接用于临床诊断,可以想见将来会有更多公司的产品通过认证。

三、数字肾脏病理及精准医学及展望

经皮肾脏穿刺活检,起步于 20 世纪 50 年代,它推动了对肾内科疾病病因及发病机制的认识,已经成为肾内科不可或缺的重要诊断手段。今天,随着分子生物学的发展,精准医学(precision medicine)在医学各个领域生根发芽,肾内科亦不例外。在过去的十多年里,许多肾脏疾病的病因得以在分子水平阐明。例如,目前已知在黑种人人群中,APOL1 突变型与局灶节段性肾小球硬化、HIV 相关肾病及终末期肾病紧密相关。再如,Beck 等于 2009 年发现自身磷脂酶 A2 受体(PLA2R)抗体是 70% 原发性膜性肾病的致病因素。由此可见,将来在肾脏疾病诊断中,会有越来越多的生物标志物(biomarkers)出现。而 WSI 也将契合这一发展的需要,因为其适于后期计算机辅助分析处理,可以同时进行多种标志物染色切片的叠加。可以通过互联网调取已经扫描好的 WSI,网上阅片,并利用数字肾脏病理工作站,综合临床和检验信息,同时进行后续分析整理,最终做出及时、准确的诊断。具数字体肾脏病理工作流程可参见图 94-4-1。

展望未来,因数字肾脏病理所具有的独特优势,其应用将日趋广泛。尤其在人工智能(artificial intelligence,AI)与计算机技术快速发展的今天,计算机将进一步与诊断病理紧密结合,而数字病理正是这一大潮中的第一步。无论是人工智能,还是计算机病理(computational pathology)都需要首先将组织病理学信息输入电脑。由于 WSI 的种种局限,真正将全切片扫描系统用于日常肾脏病理诊断可能尚需要一段时间。临床病理科使用数字病理系统时需要精心准备、逐步展开,选择最佳设备,反复改进,优化诊断流程,开发辅助分析软件最终通过数字肾脏病理提高肾脏疾病的诊断质量,降低诊断成本,方能使 WSI 真正服务于临床肾脏病理诊断。

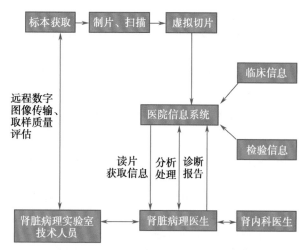

图 94-4-1　数字肾脏病理工作流程图

注：肾脏病理医生指导实验室技术人员完成标本获取、切片制备、扫描生成虚拟切片等环节，并依托医院信息系统读取全切片图像与临床及检验信息、完成图像分析处理。同时，在与肾内科医生沟通交流患者病情后生成诊断报告，最终服务于患者。

四、数字病理在中国国内肾脏病理诊断中的应用

在过去的十年间，中国数字病理世界发生了巨大的变化，引入数字病理的医疗机构从几乎为零到现在的近千家，其在临床病理中的应用不断深化的同时，也显现出了巨大的发展潜力。目前主要应用于以下领域。

（一）应用于临床病例讨论

肾脏病理诊断过程中，同一种临床表现可对应几种病理改变，而同一种病理类型可出现不同的临床表现，所以正确的肾活检病理诊断需要与临床紧密结合，需要病理医师与临床医师知识和经验的交流，这样一方面有利于提高病理医师病理诊断的准确率，减少因欠缺临床资料造成的病理诊断与临床表现脱节的现象。另一方面也可使临床医师更了解患者的肾脏疾病现有的状况、演变过程从而定出最合适的治疗方案并且能准确地判断预后。以往的肾脏病理标本切片如今都被制成数字化的病理切片，并上传到互联网上。医师可在互联网上根据授权进行浏览、下载，不需使用显微镜，只需电脑联网便可全面、清晰的查看患者的病理图。进行临床病例讨论时，医师可边看边讨论，并与病理医师就图像问题进行直接交流，改变了肾内科以往的临床病例讨论的旧模式。

（二）应用于远程会诊

目前的病理会诊通常是从原就诊医院借得病理切片会诊，但玻璃切片易碎难带、难寄，导致会诊价格昂贵，并费时、费力。若切片破碎或切片质量差还需重新借蜡块切片；由于仅有一套切片，不能同时多家会诊，而且会诊完成后还需归还切片。虚拟切片技术简化了这一切步骤，不需归还，不担心破碎，可同时多地点进行会诊。对于疑难病例，还可以通过海外专家会诊，实现与国际水平接轨。

（三）病理资料的保存管理和使用

数字病理改变了以往病理档案管理的电子资料仅仅是图片和文字资料的特点，更多的应用数字化切片。数字化切片能全视野的获取整张病理切片的所有数字信息，避免诊断医师采集病理图片时对该病理改变的主观性选择，减少遗漏其他病变的概率，而且由于其扫描的像素较高，使得数字切片具有高清晰、无极缩放的特点。此外数字切片可使病理医师脱离显微镜对病理切片进行观察，也可使多个医师在不同的地点同时观察，仅用鼠标操作，模拟显微镜的观察模式，使观察者能方便并快速地浏览整个切片。此外，数字化的保存方式还解决了陈年病理切片染色退色问题。

（四）建立专科数据库及电子病历

在不久的将来，病理学专家们还可运用新的管理模式，联系各兄弟医院及医学检验机构建立网络专科共享的资源数据库，供肾内科医师学习，普及肾脏病理知识，做回顾性研究。患者也可用自己的移动存储设备拷贝所取组织的数字切片、诊断意见及治疗过程制成的电子病历。将来患者在任意一家医院就诊时，主诊医师可对患者病情一目了然。

（张平川　岳书玲　周新津）

参考文献

[1] Digital Pathology Association. Glossary of Terms [DB/OL].(2017)[2017-07-30]. https://digitalpathologyassociation. org/glossary-of-terms_1.

[2] GRIFFIN J, TREANOR D. Digital pathology in clinical use: where are we now and what is holding us back？[J]. Histopathology, 2017, 70 (1): 134-145.

[3] ISSE K, LESNIAK A, GRAMA K, et al. Digital transplantation pathology: combining whole slide imaging, multiplex staining and automated image analysis [J]. Am J Transplant, 2012, 12 (1): 27-37.

[4] JEN K Y, OLSON J L, BRODSKY S, et al. Reliability of whole slide images as a diagnostic modality for renal allograft biopsies [J]. Hum Pathol, 2013, 44 (5): 888-894.

[5] SICARD A, MEAS-YEDID V, RABEYRIN M, et al. Computer-assisted topological analysis of renal allograft inflammation adds to risk evaluation at diagnosis of humoral rejection [J]. Kidney Int, 2017, 92 (1): 214-226.

[6] BARISONI L, NAST C C, JENNETTE J C, et al. Digital pathology evaluation in the multicenter Nephrotic Syndrome Study Network (NEPTUNE) [J]. Clin J Am Soc Nephrol, 2013, 8 (8): 1449-1459.

[7] NEPTUNE. About us [DB/OL].(2017)[2017-08-16]. http://www. neptune-study. org/.

[8] ROSENBERG A Z, PALMER M, MERLINO L, et al. The Application of digital pathology to improve accuracy in glomerular enumeration in renal biopsies [J]. PLoS One, 2016, 11 (6): e0156441.

[9] MARIANI L H, MARTINI S, BARISONI L, et

al. Interstitial fibrosis scored on whole-slide digital imaging of kidney biopsies is a predictor of outcome in proteinuric glomerulopathies [J]. Nephrol Dial Transplant, 2018, 33 (2): 310-318.

［10］ DEMETRIS A J, LESNIAK A, ISSE K. Digital renal pathology [M].//ZHOU X J, LASZIK Z, D'AGATI V D, et al. Silva's Diagnostic Renal Pathology. 2nd ed. United Kingdom: Cambridge University Press, 2017: 629-654.

［11］ PARWANI A V, HASSELL L, GLASSY E, et al. Regulatory barriers surrounding the use of whole slide imaging in the United States of America [J]. J Pathol Inform, 2014, 5 (1): 38.

［12］ WYATT C M, SCHLONDORFF D. Precision medicine comes of age in nephrology: identification of novel biomarkers and therapeutic targets for chronic kidney disease [J]. Kidney Int, 2016, 89 (4): 734-737.

［13］ GRANTER S R, BECK A H, PAPKE D J Jr. AlphaGo, deep learning, and the future of the human microscopist [J]. Arch Pathol Lab Med, 2017, 141 (5): 619-621.

［14］ EVANS A J, SALAMA M E, HENRICKS W H, et al. Implementation of whole slide imaging for clinical purposes: issues to consider from the perspective of early adopters [J]. Arch Pathol Lab Med, 2017, 141 (7): 944-959.

［15］ ZEE J, HODGIN J B, MARIANI L H, et al. Reproducibility and feasibility of strategies for morphologic assessment of renal biopsies using the Nephrotic Syndrome Study Network Digital Pathology Scoring System [J]. Arch Pathol Lab Med, 2018, 142 (5): 613-625.

［16］ CHEN H H, LEE T T, CHEN A, et al. 3D digital pathology for a chemical-functional analysis of glomeruli in health and pathology [J]. Anal Chem, 2018, 90 (6): 3811-3818.

第 95 章

"互联网＋"在肾脏病理诊断中的应用

"互联网＋(internet plus)"是指以互联网为主的一整套信息技术(包括移动互联网、物联网、云计算、大数据等)在经济、社会生活各部门的扩散、应用并不断释放出数据的流动性过程。"互联网＋传统行业"并不是简单的两者相加,而是利用信息通信技术与互联网平台连接,让互联网与传统行业进行深度融合,创造出新的发展生态。随着互联网、物联网、云计算、可穿戴设备、移动医疗、智能手机及各种先进医疗技术等的迅猛发展,"互联网＋医疗"的概念及技术给整个医疗行业带来前所未有的革命性变革。"互联网＋医疗"不仅改变了个人健康管理、保健康复、信息查询、健康教育、诊断治疗、医疗保险等传统医疗领域的各个环节,更衍生和发展出了远程医疗、人工智能医疗等新兴学科。同时,互联网＋医疗也深刻影响着医学研究发展、学科建设、人才培养、医学教育等医疗领域的方方面面。

全球范围看,"互联网＋医疗"已成为大势所趋。我国虽然起步较晚,但近年来发展迅猛。从技术发展角度来看,截至 2018 年底,我国网民规模达 8.29 亿,互联网普及率达59.6%。而 2019 年是第 5 代移动通信技术(5G)的试商用之年,5G 技术的高速率、低延迟和高容量等特点能更好地满足医疗实时性、高效性以及稳定性的需求。同时,智能手机、智能芯片、可穿戴设备的广泛使用,使移动互联网医疗所需要的基础技术条件已经具备;而从用户需求角度来看,随着生活水平提高、人们的个人健康管理、疾病预防意识大大增强,对疾病的预防、诊治和康复等有了更高的需求;从政策层面上,2018 年 5 月印发的《国务院办公厅关于促进"互联网＋医疗健康"发展的意见》,要求积极发展"互联网＋医疗健康",优化资源配置,提高医疗健康服务的可及性,提升医疗卫生现代化管理水平。此后,国家卫生健康委先后出台《互联网诊疗管理办法(试行)》《互联网医院管理办法(试行)》和《远程医疗服务管理规范(试行)》。首批细则的出台标志着"互联网＋"将在医疗领域更广泛的应用。截至 2018 年,我国已经有超过 2 000 款移动医疗 APP,使用人数近 3 000 万,互联网＋医疗正在融入人们的日常生活中,悄无声息地改变着医疗健康领域。

病理学是研究疾病发生、发展和转归的学科,一直被视为是基础医学与临床医学之间的"桥梁学科"。病理学往往是疾病诊断治疗的"金标准",病理诊断水平是决定医院诊疗水平的关键因素,在保障医疗质量中起决定性作用。

在病理学领域中,肾脏病理是较为独特的亚专科,某些肾病(如 IgA 肾病、薄基膜肾病等)的诊断中,肾脏病理是唯一的确诊方法;而要做出精确的疾病诊断,除了病理形态学的观察判断外,往往还需要紧密结合实验室检查、临床表现等才能确诊。因此,在互联网＋的时代背景下,互联网与传统病理学的融合,就衍生出了新兴亚学科——"互联网＋病理"。在肾脏病理领域,"互联网＋病理"有着独特优势,能方便高效地结合多种病理学技术,衔接基础与临床,实现疾病的多学科精确诊断、远程诊断,尤其是人工智能辅助诊断将帮助人们更深刻地理解肾脏疾病,把肾脏病理带入全新的高度。

"互联网＋病理"首先依赖于高质量的 WSI 技术,通过WSI 技术获得优质的可视化数据,为互联网＋病理提供大数据背景,实现病理数据高效、优质的储存、检索、使用和分享。再通过高速网络与云技术结合,建立云病理平台,可广泛应用于多学科数字化病理诊断、远程诊断/会诊、质控、教学、人才培养、科研协作等重要的病理学领域,最终实现人工智能辅助诊断,打破地域医疗资源的分布不均,辅助病理医生实现精准诊断,保障病理诊断质量,为患者提供精准的预后判断信息和药物治疗指导,真正造福病患。

一、多学科精准病理诊断

肾脏疾病发病机制复杂,表现多种多样,单独依靠临床往往无法做出精确诊断,更无法实现精准的个体化治疗。例如临床常见的肾病综合征,可由 MCD、FSGS 和膜性肾病等多种原因导致,只有依靠肾穿刺检活检才能明确真正的病因,从而选择相应的治疗方案;肾脏病理诊断除了采用多种常规病理染色技术外,还需要结合免疫病理、超微病理等多种技术,综合各种病理改变做出精确诊断。如 IgA 肾病必须结合免疫病理才能诊断,薄基膜肾病的诊断依赖于超微病理学技术;而要做出精确的疾病诊断,除了病理形态学的观察判断外,还需要紧密结合实验室检查、临床表现等。因此,在肾脏疾病的诊疗过程中,"互联网＋病理"有着独特优势,能方便高效地整合多种病理学技术,衔接基础医学与临床医学,实现疾病的多学科精确诊断。

多学科诊疗(multidisciplinary team,MDT)作为当前医疗服务的新模式,在国内外医学界越来越受到重视。MDT由 2 个以上相关学科构成,相对固定的专家组成小组,针对某一器官或系统疾病,通过定期、定时、定址的会议提出诊疗意见。MDT 以患者为中心,整合医疗资源,产生多学科的合力,共同制定个性化的诊疗方案,对疑难病例进行会诊,促进学科间的合作与共同发展。其中病理学在 MDT 中发挥了非常重要的作用,在肾脏疾病诊疗过程中甚至起着决定性的作用。

开展 MDT 的肾脏病诊疗可以借助 WSI 技术,依托互联网平台,运用相应的软件对患者的病史、临床症状体征、实验室检验以及肾脏病理等资料进行全面系统的分析和管理。患者从门诊、住院直到院外随访,每一个环节都能对患者有完整详细的记录,各个科室之间可以共享病理信息,实现每个医生都能够实时查询。MDT 团队中的肾脏病理学专家不仅负责标本登记、录入、取材、制片,也不仅是开展病理学检查,镜下或数字化阅片,更重要的是根据镜下图像,与临床医师充分沟通、交流和协作,结合病人全部数据进行综合分析,给出精确的肾脏病诊断,指导患者的个体化精准治疗。

二、远程病理诊断 / 会诊

远程病理诊断是指通过远程多媒体计算机通信技术在异地之间共享病理资源,进行病理诊断或疑难病例会诊(详见第 94 章)。我国地域辽阔、医疗资源相对匮乏且分布不均,对于远程病理的需求极为迫切。我国的远程病理虽然起步较晚,但发展迅速。1996 年北京航空航天大学宇航学院图像处理中心研发了通过电话线点对点静态图像的远程病理诊断系统,1997 年空军总医院成立远程病理会诊工作站开展专项远程病理会诊服务。经历了多年的发展,特别是近年来 WSI 技术的发展,宽带速度不断提高,远程病理诊断已日渐成熟和完善。

远程肾脏病理诊断是一个复杂的系统工程,是病理图像的获取系统、信息传输系统和应用系统的有机结合。图像的获取系统包括静态图像获取、实时遥控远程病理图像获取和数字病理切片获取,其中数字病理切片诊断是目前发展的主要方向;信息传输系统分为同步传输和非同步传输两种类型,高速网络的普及使同步传输成为目前主流;而应用系统包括病理资料储存、检索、分析系统、专家会诊系统、在线检查系统、远程交流系统等,用以保证高效、精确和简便地实现远程病理诊断。

远程肾脏病理诊断较传统的病理诊断方法具有以下优势:

(1)远程病理诊断不仅可以实现不同地域之间数据、文字、语音、图像、视频等肾脏病理信息的远距离传输,还可以实现病理专家与医护人员、与患者之间的面对面交流,大大提高了肾脏病诊断的准确性。

(2)远程病理诊断还能提高优质肾脏病理资源可及性,解决病理水平不均衡问题。基层病理医师可以通过远程病理诊断平台获得病理,积累更多诊断经验,辅之有效的远程培训及远程质控,能有效提高肾脏病理诊断水平。

(3)远程肾脏病理还能显著降低患者前往医院就诊的频率以及住院概率,使更多患者在家或就近就能够获得精确的肾脏疾病诊断,极大节省了医疗卫生支出。

(4)"互联网 +"与病理学结合除了扩大诊断项目的种类外,整合细胞 DNA 定量分析、分子病理检查等新技术,能全面提升对肾脏疾病的认知能力及诊断水平。

(5)在精准医疗时代,一旦发现肾脏疾病发生、发展过程中基因组学的改变,及时上传信息,结合互联网平台上疾病的各种组学数据,进行大数据分析,有利于明确肾脏疾病的遗传背景和发病过程,从而研发肾脏疾病的靶向治疗药物。

(6)随着肾脏病理图像大数据积累,机器学习和人工智能的不断发展,计算机能够自动检测数字切片中的病变区域并定量评估各项指标,帮助病理医生做出快速、准确、重复性高的病理诊断,实现人工智能辅助肾脏病理诊断。

三、肾脏病理质控

病理诊断一直被誉为肾脏疾病诊疗的"金标准",因此对整个肾脏病理诊断过程进行严格的质量控制非常重要。然而从肾穿标本处理到最终出具诊断报告至少涉及十多个流程,监管难度大。而借助"互联网 + 病理"平台建立良好的病理信息系统,将方便对本单位肾脏病理诊断全流程进行有效监控及管理。

同时,在远程病理诊断阅片过程中,负责诊断的病理专家可以通过观察数字化病理切片,督查基层病理技术的质量,提出整改意见,并在阅片过程中带教和培训基层肾脏病理医师,从而提高基层单位肾脏病理诊断的质量。

此外,对于各地区的肾脏病临床质量控制中心来说,肾脏病理的质控工作也是肾脏病质控工作的重要组成部分。传统的质控工作由质控中心组织专家进行现场质控检查,而在互联网医疗时代,开展网上质控将节约大量的人力和时间。通过配置网络资源数据库,开设各单位的质控账号,由科室将日常工作开展情况和各种工作数据上传至质控平台,定期由质控中心专人负责汇总、监测各种关键绩效指标;组织专家组使用质控网络平台,进行网上审核评议、评价;质控中心定期汇总专家评议结果,在网络上展示优秀科室的质量控制、科室管理经验、科室文化等内容,便于相互学习,取长补短,促进肾脏病理诊断质量的提高。

四、肾脏病理教学和病理医师的规范化培训及考核

肾脏病理学知识体系庞杂,专业性较强,为了在相对有限的时间内让学生掌握好相关理论知识,多采用以授课为基础的教学模式(lecture-based learning,LBL)进行教学。初学者往往觉得晦涩难懂,教学效果欠佳。病理学作为一门形态学科,能够互动的数字病理切片对于调动学生的兴趣、促进对理论的理解有着至关重要的作用。数字化病理切片库也为教师备课提供充足的教学素材,确保了教学材料的一致性和长期性,提供了规范的教学模式;从使用者角度看,数字化切片具备常规病理切片的一切功能,而在资源保存、检索、实操和共享方面有着传统切片不能比拟的优势;对学生来说数字病理图片可通过各种网络终端随时浏览和复习,指导性更强,大幅提升学生的学习效率和兴趣,

促进学生学习主动性的发挥和自学能力的培养。

为了适应病理学与临床医学密切联系的特点,在肾脏病理学的授课过程中,穿插病例讨论的案例教学法(case-based learning,CBL)和以问题为导向的教学方法(problem-based learning,PBL)是非常有效的教学模式。CBL 是以临床病例为引导,通过分析病理改变让学生理解和回答临床问题。PBL 是以学生为中心,发挥学生的自主能动性,促使学生提出问题、分析问题,并逐步地解决问题。在尚未接触临床的基础教育阶段,通过数字化切片库创造一个虚拟的"诊疗环境",让医学生去处理实际的"患者"与临床疾病,教师适时地激发学生进行思考,提出问题进而解决问题,促进学生主动学习,从而加深其对疾病发展及病理特点的理解,更有利于培养和提高学生素质。

目前,病理科住院医师培养主要采取科室轮转以及科内不同亚专业培养的模式,周期较长,导致病理诊断人才匮乏。"互联网 + 病理"在住院医师培训、继续教育和考核过程中有着广泛应用前景。"互联网 + 病理"有助扩大医学资源的获取途径,提供住院医师与国内外专家的信息交流平台,提升住院医师学习的主观能动性。基层病理科可以通过互联网上远程会诊,一方面解决日常工作中的疑难病例,另一方面可以学习会诊专家的诊断经验和病理知识。病理科医师还可以通过收看网络平台上专家的讲座和论坛等项目,接受医学继续教育,更新知识,提升自己的病理诊断水平;在住院医师培训考核方面,传统的病理学考核方式主要有肉眼辨识实物标本、口试等,而网络平台可以协助采用数字病理标本对住院医师进行全面客观的评价考核,实现标本信息的完整性和考核的公平性。

五、人工智能辅助肾脏病理诊断

人工智能(artificial intelligence,AI)是研究开发用于模拟、延伸和扩展人类智能的理论、方法、技术及应用系统的一门新的技术科学。人工智能主要通过机器学习来实现,其中主流的技术就是深度学习。以深度卷积神经网络(deep convolutional neural networks,DCNN)为代表算法的深度学习能模仿人脑的机制,是基于对数据进行表征学习的方法。"人工智能"最早是在 1956 年,达特茅斯会议上,由 4 位科学家们探讨用机器模拟人类智能等问题时首次提出了这一术语,标志着"人工智能"这门新兴学科的正式诞生。经过 60 多年的演进,特别是在移动互联网、大数据、超级计算、传感网、脑科学等新理论新技术以及经济社会发展强烈需求的共同驱动下,人工智能加速发展。人工智能已经深刻改变了医疗行业的工作模式,在新药研发、疾病诊断和病理诊断等方面取得了卓越成绩。2019 年 4 月 3 日,中国完成了世界首例"AI+5G"手术,标志着人工智能在医疗领域应用进入了一个全新时代。而由于肾脏病理切片属于二维医学图像,是一种典型的结构化数据,非常适合人工智能的深度学习,因此病理学被认为是人工智能最有可能取得突破性进展的领域之一。

随着"互联网 +"时代的到来、医疗信息化的发展及医疗物联网的应用,数字化肾脏病理每天都产生大量属于大数据范畴的数据信息。肾脏病理的大数据应用互联网平台,收集海量数字化病理切片,人工智能专家通过与病理医生紧密协同工作,根据病理专家对组织图像的标注,利用深度神经网络和机器学习技术开发更有效的针对不同病理组织结构的检测、分割、特征提取的算法,提高全扫描组织病理图像分析效率,形成一套通过数字病理切片识别甚至病理诊断结果的智能化临床决策系统。一方面,人工智能辅助病理诊断保证了肾脏诊疗工作的准确高效,减轻病理医师负担,降低漏诊误诊的概率,还能为患者提供个性化的治疗意见和疾病预后判断,降低医疗费用;另一方面,随着数字病理大数据和认知计算的结合,产生表型组学,与其他多种组学的数据融合将形成最终的精确肾脏病理学,更好地为精准医疗服务。

最早使用人工智能的领域并非人们想象中的人脸识别等领域,而是病理学。1965 年,Mendelsohn 等率先报道了采用计算机对细胞图像进行分析。而直到 2016 年,有研究通过数字病理切片的分析对肺癌患者进行分层,预测患者的预后[国内病理学界称为"病理狗(PatholGo)"],才使人工智能在组织病理学领域的应用成为热点。目前基于深度学习的人工智能主要应用于乳腺癌、胃癌、肺癌等多种疾病的早期肿瘤筛查、疾病分级和良恶性诊断等方面,且准确率高达 90%。而在一些探索性竞赛中,人工智能的表现甚至超过病理学专家的平均水平。

人工智能在肾脏病理诊断中的应用起步较早。2013 年由 32 个北美肾病中心组成的肾病综合征研究网络(Nephrotic syndrome study network,NEPTUNE),率先应用 WSI 技术对不同肾病综合征病理类型标本进行采集,并上传和存储在个基于网络的信息系统中,供多个病理学家进行独立诊断。基于 NEPTUNE 数字病理库的数据,研究人员采用深度卷积神经网络等技术进一步优化了计算机的学习能力,并建立了肾小球数字化形态评价系统。在此基础上,2017 年由北美洲(NEPTUNE)网络、欧洲(EURenOmics)和亚洲(China-DiKiP)共同组成的国际数字肾脏病理网络(INTErnational diGital nephRopAThology nEtwork,INTEGRATE)。INTEGRATE 成员间不仅共享相同的取材和储存流程,而且在图像分析、病理打分系统、形态学测量方面都采用相同的协议,所有标准化的数据再采用相同的模板进行视觉及形态学分析。最近报道使用卷积神经网络用于识别正常或者受损的肾小球,平均精确度已高达 96.94%,显示出人工智能辅助肾脏病理诊断的美好前景。

我国病理医师尤其是肾脏病理医师数量少、水平参差不齐,且人才流失严重。三级医院病理医师工作、科研和教学业务繁忙,大部分为重复劳动,而基层病理医师接触病例少、能力提升缓慢。人工智能有助于改善这种困境,其识别病理切片准确性可靠、速度快、没有地域限制、诊断标准一致、不会疲劳,可辅助病理医师筛查病理照片,使病理医师将更多精力用于研究疑难杂症、提升自身水平。我国的人工智能辅助肾脏病理诊断虽然起步晚,但发展飞速。2017 年国务院印发《新一代人工智能发展规划》和国家卫生和计划生育委员会出台《人工智能辅助诊断技术管理规范(2017 年版)》,为人工智能辅助肾脏病理诊断提供了保障和依据。目前,国内一些肾脏病理专家正在与人工智能专家合作,开展肾脏病理诊断研究,已初步实现了人工智能辅助下的形态学的定量分析和细胞学的初筛(图 95-0-1)。2019 年国家肾脏疾病临床医学研究中心在国际上率先发表了应用 AI 技术与统计分析方法相结合,建立一套精准、可解释、临床实用的 IgA 肾病患者预后风险预测系统的论文。对 2 047 例中国长期随访 IgA 肾病患者数据,进行了预后风险预测及风险分层,结果把患者人群分为低危组,中危组和高危组。使医生可快速准确地预估患者 5 年内的预后风险概率。这是全球第一篇有关 AI 疾病预测的论文。

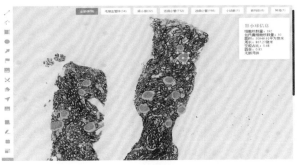

图 95-0-1　人工智能辅助肾组织识别系统
注:在人工智能辅助下对肾脏形态学的定量分析。

当然,人工智能辅助肾脏病理还刚刚起步,还面临许多问题和挑战。例如数据的标准化、大数据分析方法、诊断责任分配、数据安全与个人隐私等。但挑战也是机遇,随着人工智能技术的不断发展,相信各种问题都将逐一解决;而另一方面,即使人工智能辅助肾脏病理诊断技术再成熟、再进步,也永远不可能取代肾脏病理医生。医生在整个疾病诊疗实践中扮演着最重要的角色,是问题的提出者、研究的参与者、研究结果的判定者和研究成果转化的使用者,将始终主导着肾脏病理诊断。

随着"互联网 +"时代的到来,古老的肾脏病理学正在不断地转变。传统的显微镜将逐步退出病理学的舞台,互联网 + 病理将成为肾脏病理诊断的未来发展趋势,给病理医生、生物医学工程师和信息科学工作者提供了无限广阔的研究领域。"互联网 + 病理"必将深刻地改变人类对肾脏疾病的认识、诊断和治疗水平,"互联网 + 病理"的未来值得期待。

(李 林　梅长林)

参考文献

［1］孙小磊,张晖,汪缨,等 . 互联网 + 医疗的应用及展望 [J]. 医疗卫生装备 , 2017, 38 (10): 132-134.

［2］包骥,步宏 . 中国数字病理发展展望 [J]. 实用医院临床杂志 , 2017, 14 (5): 1-2.

［3］GARCíA-ROJO M. International clinical guidelines for the adoption of digital pathology: A review of technical aspects [J]. Pathobiology, 2016, 83 (2-3): 99-109.

［4］李红,陈庆勇,王娜娜,等 . "互联网 +"对病理学科发展推动作用的探讨 [J]. 中国医院管理 , 2016, 36 (7): 75-76.

［5］HIGGINS C. Applications and challenges of digital pathology and whole slide imaging [J]. Biotech Histochem, 2015, 90 (5): 341-347.

［6］李笑迎,王琛,刘群,等 . 基于互联网 + 数字病理远程诊断系统的构建 [J]. 生物医学工程与临床 , 2017, 21 (5): 545-550.

［7］BARISONIA L, HODGIN J B. Digital pathology in nephrology clinical trials, research, and pathology practice [J]. Curr Opin Nephrol Hypertens, 2017, 26 (6): 450-459.

［8］JANOWCZYK A, ZUO R, GILMORE H, et al. HistoQC: an open-source quality control tool for digital pathology slides [J]. JCO Clin Cancer Inform, 2019, 3: 1-7.

［9］BIJOL V, BYRNE-DUGAN C J, HOENIG M P. Medical student web-based formative assessment tool for renal pathology [J]. Med Educ Online, 2015, 20 (1): 26765.

［10］李文通,吕世军,刘雨清 . 浅谈数字化病理教学的利与弊及改进方案 [J]. 教育教学论坛 , 2017, 19: 231-232.

［11］MADABHUSHI A, LEE G. Image analysis and machine learning in digital pathology: Challenges and opportunities [J]. Med Image Anal, 2015, 33: 170-175.

［12］YU K H, ZHANG C, BERRY G J, et al. Predicting non-small cell lung cancer prognosis by fully automated microscopic pathology image features [J]. Nat Commun, 2016, 7, 12474.

［13］BARISONI L, GIMPEL C, KAIN R, et al. Digital pathology imaging as a novel platform for standardization and globalization of quantitative nephropathology [J]. Clin Kidney J, 2017, 10 (2): 176-187.

［14］ZEE J, HODGIN J B, MARIANI L H, et al. Reproducibility and feasibility of strategies for morphologic assessment of renal biopsies using the Nephrotic Syndrome Study Network Digital Pathology Scoring System [J]. Arch Pathol Lab Med, 2018, 142 (5): 613-625.

［15］BUKOWY J D, DAYTON A, CLOUTIER D, et al. Region-based convolutional neural nets for localization of glomeruli in trichrome-stained whole kidney sections [J]. J Am Soc Nephrol, 2018, 29 (8): 2081-2088.

［16］CHEN T, LI X, LI Y, et al. Prediction and risk stratification of kidney outcomes in IgA nephropathy [J]. Am J Kidney Dis, 2019, 74 (3): 300-309.